Clínica Médica

MEDICINA
USP

HC
FMUSP

7
2ª EDIÇÃO
AMPLIADA E
REVISADA

Clínica Médica

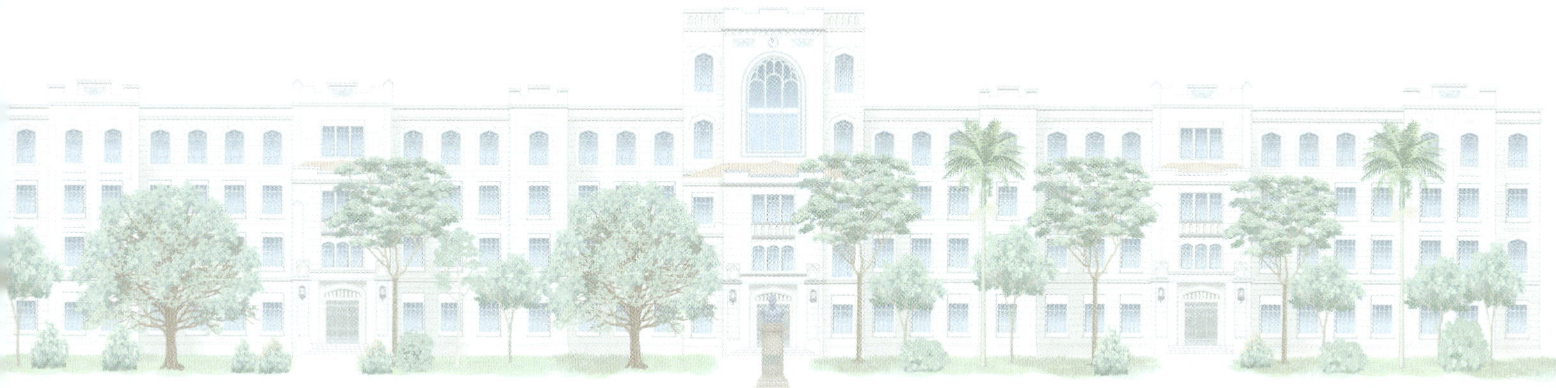

EDITORES
Mílton de Arruda Martins
Flair José Carrilho
Venâncio Avancini Ferreira Alves
Euclides Ayres de Castilho
Giovanni Guido Cerri

VOLUME 7

Alergia e Imunologia Clínica
Doenças da Pele
Doenças Infecciosas e Parasitárias

Manole

"A edição desta obra foi financiada com recursos da Editora Manole Ltda., um projeto de iniciativa da Fundação Faculdade de Medicina em conjunto e com a anuência da Faculdade de Medicina da Universidade de São Paulo – FMUSP."

Editor gestor: Walter Luiz Coutinho
Editoras: Eliane Usui e Juliana Waku
Produção editorial: Kiyomi Yamazaki Hatano

Capa: Hélio de Almeida
Imagem da capa e ilustrações: Sirio José Braz Cançado
Projeto gráfico: Hélio de Almeida e Departamento Editorial da Editora Manole
Editoração eletrônica: Luargraf Serviços Gráficos

Dados Internacionais de Catalogação na Publicação (CIP)
(Câmara Brasileira do Livro, SP, Brasil)

Clínica médica, volume 7: alergia e imunologia clínica, doenças da pele, doenças infecciosas e parasitárias. – 2. ed. – Barueri, SP: Manole, 2016. – (Clínica médica)

Vários autores.
Vários editores.
Bibliografia.
ISBN 978-85-204-3896-1 (obra completa)
ISBN 978-85-204-3745-2

1. Alergia 2. Clínica Médica 3. Dermatologia
4. Diagnóstico e tratamento 5. Doenças infecciosas I. Série.

15-08851 CDD-616.07
NLM-WB 100

Índice para catálogo sistemático:
1. Clínica médica : Medicina 616.07

Edição brasileira - 2016

Editora Manole Ltda.
Av. Ceci, 672 – Tamboré
06460-120 – Barueri – SP – Brasil
Tel.: (11) 4196-6000 – Fax: (11) 4196-6021
www.manole.com.br
info@manole.com.br

Impresso no Brasil
Printed in Brazil

Editores

Mílton de Arruda Martins
Médico Clínico. Diretor da Divisão de Clínica Geral no HCFMUSP. Professor Titular do Departamento de Clínica Médica da FMUSP.

Flair José Carrilho
Médico Gastroenterologista. Diretor da Divisão de Gastroenterologia e Hepatologia Clínica do HCFMUSP. Professor Titular do Departamento de Gastroenterologia da FMUSP.

Venâncio Avancini Ferreira Alves
Médico Patologista. Professor Titular do Departamento de Patologia da FMUSP.

Euclides Ayres de Castilho
Médico Epidemiologista. Professor Titular Sênior do Departamento de Medicina Preventiva da FMUSP.

Giovanni Guido Cerri
Médico Radiologista. Professor Titular do Departamento de Radiologia da FMUSP.

Editores Setoriais

Aluísio Augusto Cotrim Segurado
Mestre em Ciências (Doenças Infecciosas e Parasitárias) pela FMUSP. Doutor em Ciências (Doenças Infecciosas e Parasitárias) pela FMUSP. Livre-Docente em Doenças Infecciosas e Parasitárias pela FMUSP. Professor Titular do Departamento de Moléstias Infecciosas e Parasitárias da FMUSP.

Cyro Festa Neto
Professor Titular do Departamento de Dermatologia da FMUSP.

Fabio Morato Castro
Mestre em Ciências (Alergia e Imunopatologia) pela FMUSP. Especialista em Alergia e Imunopatologia pela FMUSP. Doutor em Imunopatologia pelo Ruprecht-Karls-Universital Heideberg (Alemanha). Professor Associado da Disciplina de Imunologia Clínica e Alergia do Departamento de Clínica Médica da FMUSP.

Jorge Kalil
Professor Titular do Departamento de Clínica Médica/ Imunologia Clínica e Alergia da FMUSP. Diretor do Laboratório de Imunologia do Instituto do Coração do HCFMUSP.

José Antonio Sanches Júnior
Mestre em Ciências (Dermatologia) pela FMUSP. Especialista em Oncologia Cutânea. Doutor em Ciências (Dermatologia). Professor Titular da Disciplina de Dermatologia pelo Departamento de Dermatologia da FMUSP.

Marcos Boulos
Professor Titular do Departamento de Moléstias Infecciosas e Parasitárias da FMUSP.

Maria Aparecida Shikanai-Yasuda
Mestre em Ciências (Doenças Infecciosas e Parasitárias) pela FMUSP. Especialista em Pediatria pela FMUSP. Doutora em Ciências (Doenças Infecciosas e Parasitárias) pela FMUSP. Grupo de Pesquisa do CNPq "O parasita e o hospedeiro: doenças endêmicas".

Colaboradores

Adriana Coutinho Silva
Especialista em Imunologia dos Transplantes pela FMUSP. Doutora em Ciências pela FMUSP. Agente Técnico Parlamentar Biólogo da Câmara Municipal de Guarulhos.

Adriana Satie Gonçalves Kono
Médica Assistente da Divisão de Moléstias Infecciosas do HCFMUSP.

Adriana Lima Vallochi
Mestre em Ciências (Imunologia) pelo ICB-USP. Doutora em Ciências pelo ICB-USP. Professora Adjunta do Instituto Oswaldo Cruz (Fiocruz).

Adriana Marcia S. Cunha Barbosa
Pós-Graduanda no Serviço de Alergia e Imunologia do HCFMUSP. Especialista em Alergia e Imunopatologia pela AMB e ASBAI.

Alexandra Sayuri Watanabe
Mestre em Ciências (Alergia e Imunopatologia) pela FMUSP. Especialista em Alergia.

Alice Zoghbi Coelho Lobo
Especialista em Dermatologia pela Sociedade Brasileira de Dermatologia. *Research Fellow* em Dermatopatologia no Massachusetts General Hospital da Escola de Medicina de Harvard (Boston, EUA).

Aluisio Augusto Cotrim Segurado
Mestre em Ciências (Doenças Infecciosas e Parasitárias) pela FMUSP. Doutor em Ciências (Doenças Infecciosas e Parasitárias) pela FMUSP. Livre-Docente em Doenças Infecciosas e Parasitárias pela FMUSP. Professor Titular do Departamento de Moléstias Infecciosas e Parasitárias da FMUSP.

Álvaro C. Furtado
Especialista em Infectologia.

Amanda Nazareth Lara
Residência Médica em Infectologia pela Fundação Hospitalar do Estado de Minas Gerais (Fhemig) – Hospital Eduardo de Menezes. Especialista em Infectologia. Doutoranda da FMUSP.

Ana Marisa Chudzinski-Tavassi
Doutora em Ciências pela UNIFESP. Pesquisadora Científica do Laboratório de Bioquímica e Biofísica do Instituto Butantan da Secretaria de Estado da Saúde de São Paulo.

Ana Marli Christovam Sartori
Mestre em Ciências (Moléstias Infecciosas e Parasitárias) pela FMUSP. Especialista em Doenças Infecciosas e Parasitárias pela FMUSP. Doutora em Ciências (Moléstias Infecciosas e Parasitárias) pela FMUSP. Professora do Departamento de Moléstias Infecciosas e Parasitárias da FMUSP.

Andrea Cohon
Médica Colaboradora do Serviço de Imunologia Clínica e Alergia do HCFMUSP. Doutora em Ciências (Alergia e Imunopatologia) pela FMUSP.

Ângela de Carvalho Freitas
Mestre em Epidemiologia pela FSP-USP. Especialista em Infectologia pelo HCFMUSP.

Angela Naomi Atomiya
Mestre em Ciências (Moléstias Infecciosas) pela FMUSP. Especialista em Infectologia.

Anna Sara S. Levin
Mestre em Doenças Infecciosas e Parasitárias pela FMUSP. Doutora em Doenças Infecciosas e Parasitárias pela FMUSP. Professora Associada da FMUSP.

Antonio Abílio Motta
Especialista em Alergia pela ASBAI. Doutor em Ciências pela FMUSP.

Antonio Alci Barone
Mestre em Ciências (Doenças Infecciosas e Parasitárias) pela FMUSP. Especialista em Doenças Infecciosas e Parasitárias pelo HCFMUSP. Doutor em Ciências (Doenças Infecciosas e Parasitárias) pela FMUSP. Professor Titular do Departamento de Doenças Infecciosas e Parasitárias da FMUSP. Presidente da Comissão de Controle de Infecção Hospitalar do HCFMUSP.

Antonio Carlos Nicodemo
Mestre em Ciências (Doenças Infecciosas e Parasitárias) pela FMUSP. Especialista em Infectologia pela Sociedade Brasileira de Infectologia. Doutor em Ciências (Doenças Infecciosas e Parasitárias) pela FMUSP. Professor Associado do Departamento de Moléstias Infecciosas e Parasitárias da FMUSP.

Ariana Campos Yang
Especialista em Alergia e Imunologia. Doutora em Ciências pela FMUSP. Professora Colaboradora da Disciplina de Imunologia Clínica e Alergia do Departamento de Clínica Médica da FMUSP.

Bianca Zingales
Doutora em Bioquímica pelo Instituto de Química da USP. Professora Titular da Disciplina de Bioquímica do Departamento de Bioquímica do Instituto de Bioquímica da USP. Membro Titular da Academia Brasileira de Ciências. Membro Titular da Academia de Ciências do Estado de São Paulo. Comendadora da Ordem Nacional do Mérito Científico.

Carlos Roberto de Medeiros
Especialista em Alergia e Imunopatologia Clínica pela Associação Brasileira de Alergia e Imunopatologia. Doutor em Ciências pela FMUSP. Médico Assistente do Serviço de Imunologia da Divisão de Clínica Médica I do Instituto Central do HCFMUSP. Diretor Técnico do Hospital Vital Brazil do Instituto Butantan da Secretaria de Estado da Saúde de São Paulo.

Carolina dos Santos Lázari
Especialista em Infectologia pela FMUSP.

Ceila Maria Sant'Ana Málaque
Mestre em Doenças Infecciosas e Parasitárias pela FMUSP. Médica do Hospital Vital Brazil do Instituto Butantan da Secretaria de Estado da Saúde de São Paulo. Médica Assistente da Unidade de Terapia Intensiva do Instituto de Infectologia Emilio Ribas da Secretaria de Estado da Saúde de São Paulo.

Celia Torrens Wünsch
Especialista em Doenças Infecciosas e Parasitárias pelo HCFMUSP.

Celina Wakisaka Maruta
Especialista em Dermatologia pela FMUSP. Doutora em Ciências (Dermatologia) pela FMUSP. Professora Doutora do Departamento de Dermatologia da FMUSP.

Christina Terra Gallafrio Novaes
Especialista em Infectologia pelo HCFMUSP.

Clarisse Martins Machado
Mestre em Ciências (Doenças Infecciosas e Parasitárias) pela UNIFESP. Doutora em Ciências pela FMUSP. Pesquisadora e Chefe do Laboratório de Virologia do Instituto de Medicina Tropical da FMUSP.

Claudia Giuli Santi
Especialista em Dermatologia pela SBD. Doutora em Ciências pela FMUSP. Professora da Disciplina de Dermatologia do Departamento de Dermatologia da FMUSP.

Claudio Sérgio Pannuti
Professor Associado do Departamento de Moléstias Infecciosas e Parasitárias da USP. Responsável pelo Laboratório de Investigação Médica em Virologia (LIM52) do HCFMUSP.

Clóvis Eduardo Santos Galvão
Doutor em Ciências (Patologia) pela FMUSP. Professor Colaborador da Disciplina de Imunologia Clínica e Alergia do Departamento de Clínica Médica da FMUSP.

Cristina Maria Kokron
Doutora em Pediatria e Ciências Aplicadas à Pediatria pela UNIFESP. Médica Assistente do HCFMUSP. Vice-coordenadora do Laboratório de Imunologia Clínica e Alergia (LIM60) do HCFMUSP.

Cynthia Mafra Fonseca de Lima
Docente da Faculdade de Medicina da Universidade Anhembi Morumbi-SP. Pós-graduanda da Disciplina de Imunologia Clínica e Alergia da FMUSP.

Cyro Festa Neto
Professor Titular do Departamento de Dermatologia da FMUSP.

Eduardo Lacaz Martins
Professor Assistente do Departamento de Dermatologia da Faculdade de Medicina do ABC.

Elisa Donalisio Teixeira Mendes
Especialista em Doenças Infecciosas e Parasitologia pela FMUSP.

Elisabeth Lima Nicodemo
Mestre em Doenças Infecciosas e Parasitárias. Médica Assistente da Divisão de Clínicas de Doenças Infecciosas e Parasitárias do HCFMUSP.

Evaldo Stanislau Affonso de Araújo
Doutor em Ciências (Doenças Infecciosas e Parasitárias) pela FMUSP. Médico Assistente da Divisão de Clínica de Moléstias Infecciosas e Parasitárias do Instituto Central do HCFMUSP.

Evandro A. Rivitti
Professor Titular do Departamento de Dermatologia da FMUSP.

Evanthia Vetos Mimicos
Especialista em Infectologia pela Faculdade de Medicina de Ribeirão Preto. Membro da Sociedade Brasileira de Medicina Tropical. Membro da Sociedade Brasileira de Clínica Médica.

Evelyne Santana Girão
Mestre em Ciências (Doenças Infecciosas e Parasitárias) pela FMUSP. Especialista em Controle de Infecção Hospitalar pela FMUSP. Presidente da CCIH do Hospital São José de Doenças Infecciosas. Presidente da CCIH do Hospital Regional UNIMED Fortaleza.

Fabiana Martins de Paula
Mestre em Imunologia e Parasitologia Aplicadas pelo Instituto de Ciências Biomédicas da Universidade Federal de Uberlândia. Doutora em Parasitologia pelo Instituto de Biologia da Unicamp. Pesquisadora Científica III dp Laboratório de Investigação Médica Imunopatológica da Esquistossomose (LIM/06), do HCFMUSP.

Fabiane Pomiecinski
Pós-Graduanda em Ciências (Imunologia Clínica e Alergia) da FMUSP.

Fabio Morato Castro
Mestre em Ciências (Alergia e Imunopatologia) pela FMUSP. Especialista em Alergia e Imunopatologia pela FMUSP. Doutor em Imunopatologia pelo Ruprecht-Karls-Universital Heideberg (Alemanha). Professor Associado da Disciplina de Imunologia Clínica e Alergia do Departamento de Clínica Médica da FMUSP.

Fátima Mitiko Tengan
Mestre em Ciências (Doenças Infecciosas e Parasitárias) pela FMUSP. Especialista em Doenças Infecciosas e Parasitárias pela FMUSP. Doutora em Ciências pela FMUSP.

Felipe Francisco Bondan Tuon
Doutor em Ciências (Doenças Infecciosas e Parasitárias) pela FMUSP. Professor de Epidemiologia Médica da Universidade Federal do Paraná.

Francisco Oscar de Siqueira França
Médico do Hospital Vital Brazil do Instituto Butantan da Secretaria de Estado de Saúde de São Paulo. Médico Assistente da Divisão de Clínica de Moléstias Infecciosas e Parasitárias do Instituto Central do HCFMUSP. Livre-Docente em Doenças Infecciosas e Parasitárias pela FMUSP.

Guilherme Carneiro Reckziegel
Mestre em Saúde Coletiva pela UnB. Coordenador do Programa Nacional de Controle de Acidentes por Animais Peçonhentos da Coordenação-Geral de Doenças Transmissíveis – Departamento de Vigilância das Doenças Transmissíveis – Secretaria de Vigilância em Saúde – Ministério da Saúde – Brasil.

Helena Olegário da Costa
Mestre em Ciências pela FMUSP.

Hélio Rodrigues Gomes
Doutor em Ciências Médicas pela FMUSP. Responsável pelo Laboratório de Liquor do HCFMUSP. Coordenador do Grupo de Doenças Infecciosas do Sistema Nervoso da Divisão de Clínica Neurológica do HCFMUSP. Médico do LIM15 do HCFMUSP.

Hermes Ryoiti Higashino
Médico Assistente da Divisão de Moléstias Infecciosas do HCFMUSP.

Heverton Zambrini
Mestre em Ciências (Doenças Infecciosas e Parasitárias) pela FMUSP. Especialista em Infectologia. Membro da Sociedade Brasileira de Infectologia.

Ho Yeh Li
Especialista em Infectologia (Departamento de Moléstias Infecciosas e Parasitárias) da FMUSP. Doutora em Ciências da Saúde pela FMUSP. Professora Supervisora da Unidade de Terapia Intensiva de Tétano do Departamento de Moléstias Infecciosas e Parasitárias da FMUSP. Supervisora do Programa de Residência Médica em Infectologia da FMUSP.

Inneke Marie van der Heijden
Mestre em Ciências (Doenças Infecciosas e Parasitárias) pela FMUSP. Doutora em Ciências (Doenças Infecciosas e Parasitárias) pela FMUSP. Professora da Disciplina de Microbiologia e Imunologia do Departamento de Patologia da Faculdade de Medicina do ABC (FMABC).

Isabelle Vera Vichr Nisida
Mestre em Ciências (Moléstias Infecciosas e Parasitárias) pela FMUSP. Especialista em Medicina Intensiva pela AMIB e Sexualidade Humana pela FMUSP. Doutoranda em Ciências (Moléstias Infecciosas e Parasitárias) da FMUSP. Médica Assistente da Divisão de Moléstias Infecciosas e Parasitárias da FMUSP.

João Avancini
Dermatologista pela FMUSP. Especialista em Dermatologia pelo HCFMUSP. Médico Assistente do Departamento de Dermatologia do HCFMUSP. Membro Efetivo da Sociedade Brasileira de Dermatologia.

João Luiz Costa Cardoso
Médico do Hospital Vital Brazil do Instituto Butantan da Secretaria de Estado da Saúde de São Paulo. Dermatologista da Santa Casa de Ubatuba.

José Antonio Sanches Júnior
Mestre em Ciências (Dermatologia) pela FMUSP. Especialista em Oncologia Cutânea. Doutor em Ciências (Dermatologia). Professor Titular da Disciplina de Dermatologia pelo Departamento de Dermatologia da FMUSP.

José Eduardo Costa Martins
Professor Titular do Departamento de Dermatologia da FMUSP.

Jose Ernesto Vidal Bermudez
Especialista em Infectologia pelo Instituto de Infectologia Emílio Ribas. Doutor em Ciências pelo CCD-SES-SP. Aperfeiçoamento em Neuroinfectologia pela Faculdade de Ciências Médicas da Santa Casa de São Paulo. Consultor do Ministério da Saúde do Brasil.

Juliana Dumêt Fernandes
Especialista em Dermatologia pela FMUSP. Doutora em Ciências (Dermatologia) pela FMUSP. Professora Adjunta da Disciplina de Dermatologia do Departamento de Dermatologia da UFBA. Pós-doutorado em Dermatologia pela FMUSP. Membro Titular da Sociedade Brasileira de Dermatologia.

Julio Henrique Rosa Croda
Especialista em Infectologia pela USP. Doutor em Ciências (Patologia) pela USP. Professor Adjunto da FMUSP. Primeiro Secretário da Sociedade Brasileira de Medicina Tropical.

Karim Yaqub Ibrahim
Especialista em Moléstias Infecciosas e Parasitárias pela FMUSP. Doutor em Ciências (Doenças Infecciosas e Parasitárias) pelo Departamento de Moléstias Infecciosas da FMUSP.

Karina Takesaki Miyaji
Mestre em Ciências (Moléstias Infecciosas e Parasitárias) pela FMUSP. Especialista em Moléstias Infecciosas e Parasitárias pela FMUSP.

Lauro Vieira Perdigão Neto
Mestre em Microbiologia Médica pela Universidade Federal do Ceará. Especialista em Prevenção e Controle de Infecção Hospitalar pela USP. Médico Infectologista do Grupo de Controle de Infecção Hospitalar do HCFMUSP.

Ligia Camera Pierrotti
Médica Infectologista. Especialista em Doenças Infecciosas e Parasitárias.

Lucas Chaves Netto
Médico Infectologista do DMIP HCFMUSP.

Lucia Maria Almeida Braz
Doutora em Ciências da Saúde pela FMUSP. Pesquisadora no Laboratório de Parasitologia do Instituto de Medicina Tropical da USP.

Luciana de Paula Samorano
Especialista em Dermatologia pelo HCFMUSP. Médica Assistente da Divisão de Dermatologia do HCFMUSP. Membro Efetivo da Sociedade Brasileira de Dermatologia e da Sociedade Brasileira de Cirurgia Dermatológica.

Luiz Alberto Benvenuti
Especialista em Anatomia Patológica. Doutor em Medicina pela FMUSP.

Luiz Vicente Rizzo
Doutor em Ciências (Imunologia) pela FMUSP. Diretor de Pesquisa do Hospital Israelita Albert Einstein.

Marcello Menta Simonsen Nico
Mestre em Dermatologia. Especialista em Dermatologia. Doutor em Ciências pela FMUSP. Professor Associado da Disciplina de Dermatologia do Departamento de Dermatologia da FMUSP.

Marcello Mihailenko Chaves Magri
Médico Assistente da Divisão de Moléstias Infecciosas do HCFMUSP. Professor Colaborador do Departamento de Moléstias Infecciosas e Parasitárias da FMUSP. Doutor em Ciências (Doenças Infecciosas e Parasitárias) pela FMUSP.

Marcelo Calderaro
Especialista em Neurologia. Membro Titular da Academia Brasileira de Neurologia. Membro da Academia Americana de Neurologia. Membro da Sociedade Brasileira de Cefaleia.

Marcelo Nóbrega Litvoc
Especialista em Doenças Infecciosas e Parasitárias pelo HCFMUSP.

Marcelo Ribeiro Duarte
Mestre em Zoologia pela UNESP/Botucatu. Biólogo do Laboratório de Coleções Zoológicas do Instituto Butantan da Secretaria de Estado da Saúde de São Paulo.

Marcelo Urbano Ferreira
Médico Especialista em Clínica Médica. Médico Especialista em Medicina Tropical pelo Gorgas Memorial Institute (EUA). Livre-Docente em Parasitologia pelo Instituto de Ciências Biomédicas da USP. Professor Titular do Departamento de Parasitologia do Instituto de Ciências Biomédicas da USP.

Marcelo Vivolo Aun
Especialista em Alergia e Imunologia Clínica pela FMUSP. Diretor da ASBAI (Regional SP).

Márcia Yoshida
Especialista em Infectologia. Doutora em Ciências Médicas.

Marcos Boulos
Professor Titular do Departamento de Moléstias Infecciosas e Parasitárias da FMUSP.

Margarete Paganotti Vicentine
Especialista em Infectologia.

Maria Angela Bianconcini Trindade
Mestre em Dermatologia pela Escola Paulista de Medicina da UNIFESP. Especialista em Dermatologia e Hansenologia. Doutora em Medicina (Dermatologia) pela Escola Paulista de Medicina da UNIFESP. Professora de Mestrado Profissional da Disciplina de Saúde Coletiva do Instituto de Saúde, Secretaria de Estado da Saúde (SP). Coordenadora da Comissão de Ética da Fundação de Apoio à Dermatologia da SBD-Resp (FunaderSP).

Maria Aparecida Shikanai-Yasuda
Mestre em Doenças Infecciosas e Parasitárias pela FMUSP. Especialista em Pediatria pela FMUSP. Doutora em Doenças Infecciosas e Parasitárias pela FMUSP. Grupo de Pesquisa do CNPq "O parasita e o hospedeiro: doenças endêmicas".

Maria Cássia Jacintho Mendes Corrêa
Professora Doutora do Departamento de Moléstias Infecciosas e Parasitárias da FMUSP. Médica Assistente da Divisão de Moléstias Infecciosas do HCFMUSP.

Maria Cecilia Rivitti Machado
Mestre em Ciências (Dermatologia) pela FMUSP. Médica Supervisora do Ambulatório de Dermatologia Infantil da Divisão de Clínica Dermatológica do Instituto Central do HCFMUSP. Médica Supervisora do Ambulatório de Acne, Discromias e Tricoses da Divisão de Clínica Dermatológica do Instituto Central do HCFMUSP. Membro da Sociedade Brasileira de Dermatologia.

Maria Cláudia Stockler de Almeida
Mestre em Doenças Infectoparasitárias pela UNIFESP. Especialista em Infectologia pela UNIFESP.

Maria Cristina Carvalho do Espírito Santo
Mestre em Ciências (Doenças Infecciosas e Parasitárias) pela FMUSP. Doutora em Ciências (Doenças Infecciosas e Parasitárias) pela FMUSP. Especialista em Pediatria. Professrora da Disciplina de Moléstias Infecciosas e Parasitárias do Departamento de Medicina do Centro Universitário de Volta Redonda (UniFOA). Médica do Laboratório de Investigação Médica de Imunopatologia da Esquistossomose (LIM/06).

Maria Denise Fonseca Takahashi
Doutora em Ciências (Dermatologia) pela FMUSP. Médica Supervisora de Equipe Técnica da Divisão de Clínica Dermatológica do Instituto Central do HCFMUSP. Professora Colaboradora do Departamento de Dermatologia da FMUSP.

Maria Irma Seixas Duarte
Professora Titular do Departamento de Patologia da FMUSP.

Maria Ivete Castro Boulos
Mestre em Ciências (Moléstias Infecciosas e Parasitárias) pela FMUSP.

Marisa Mazzoncini de Azevedo-Marques
Médica. Professora Associada do Departamento de Clínica Médica da Faculdade de Medicina de Ribeirão Preto da USP.

Marjorie Vieira Batista
Especialista em Infecção em Pacientes Imunodeprimidos pela FMUSP. Doutora em Ciências (Moléstias Infecciosas e Parasitárias) pela FMUSP.

Marlene Zannin
Farmacologista. Doutora em Ciências Médicas pela Escola Paulista de Medicina da UNIFESP. Supervisora do Centro de Informações Toxicológicas de Santa Catarina. Docente do Departamento de Patologia da UFSC.

Marta Heloisa Lopes
Mestre em Ciências (Doenças Infecciosas e Parasitárias) pela FMUSP. Doutora em Doenças Infecciosas e Parasitárias pela FMUSP. Professora Associada do Departamento de Moléstias Infecciosas e Parasitárias da FMUSP.

Maura Salaroli de Oliveira
Mestre em Ciências (Doenças Infecciosas) pela FMUSP. Especialista em Controle de Infecção Hospitalar.

Max Igor Banks Ferreira Lopes
Especialista em Doenças Infecciosas e Parasitárias pelo HCFMUSP. Coordenador do Ambulatório de Doenças Infecciosas e Parasitárias do HCFMUSP.

Melissa Mascheretti Siciliano
Médica Assistente da Divisão de Clínica de Moléstias Infecciosas e Parasitárias do Instituto Central do HCFMUSP. Médica do Ambulatório dos Viajantes do HCFMUSP. Diretora Técnica da Divisão de Doenças Transmissíveis por Vetores e Zoonoses do Centro de Vigilância Epidemiológica da Secretaria de Estado da Saúde de São Paulo.

Myrthes Toledo Barros
Mestre em Ciências (Alergia e Imunopatologia) pela FMUSP. Especialista em Alergia e Imunologia pela Associação Brasileira de Alergia e Imunologia. Doutora em Microbiologia e Imunologia pela UNIFESP. Professora Médica Supervisora da Disciplina de Imunologia Clínica e

Alergia do Departamento de Clínica Médica da FMUSP. Membro do Grupo de Imunodeficiências Primárias da Associação Brasileira de Alergia e Imunopatologia. Membro do Grupo de Título de Especialista da Associação Brasileira de Alergia e Imunopatologia.

Natasha Favoretto Dias
Especialista em Dermatologia pela FMUSP. Membro da Sociedade Brasileira de Dermatologia.

Nathália Coelho Portilho Kelmann
Título de especialista pela Sociedade Brasileira de Alergia e Imunologia (ASBAI). Médica Colaboradora do Ambulatório de Alergias Medicamentosas e Angioma Hereditário do Serviço de Imunologia Clínico e Alergia da FMUSP.

Octávio Grecco
Mestre em Ciências (Medicina) pela FMUSP. Especialista em Alergia e Imunologia Clínica pela Sociedade Brasileira de Alergia e Imunologia.

Palmira Cupo
Doutora em Saúde Maternoinfantil pela Faculdade de Medicina de Ribeirão Preto da USP. Mestre em Saúde Maternoinfantil pela Faculdade de Medicina de Ribeirão Preto da USP. Professora Doutora da Disciplina de Emergências Pediátricas do Departamento de Puericultura e Pediatria da FMRP-USP.

Pasesa Pascuala Quispe Torrez
Médica Infectologista do Núcleo de Extensão em Medicina Tropical (NUMETROP), convênio do Departamento de Moléstias Infecciosas e Parasitárias da FMUSP e Secretaria Municipal de Saúde de Santarém, Pará. Pós-Graduanda do Departamento de Moléstias Infecciosas e Parasitárias da FMUSP.

Paulo Ricardo Criado
Mestre em Medicina pelo IAMSPE. Doutor em Ciências (Dermatologia) pela FMUSP. Professor do Curso de Pós-Graduação Senso Estrito do Departamento de Dermatologia da FMUSP.

Pedro Francisco Giavina-Bianchi Jr.
Especialista em Imunologia Clínica e Alergia pela FMUSP. Doutor em Ciências pela FMUSP. Professor Associado da Disciplina de Imunologia Clínica e Alergia do Departamento de Clínica Médica da FMUSP. Visiting Professor da Harvard Medical School (2012-2014).

Pedro Paulo Chieffi
Mestre em Saúde Pública pela FMUSP. Doutor em Parasitologia pelo ICB-USP. Professor Titular da Disciplina de Parasitologia do Departamento de Ciências Patológicas da Faculdade de Ciências Médicas da Santa Casa de São Paulo.

Priscila Takejima
Mestre em Ciências pela FMUSP. Especialista em Imunologia Clínica e Alergia pela FMUSP. Título de Especialista em Alergia e Imunologia pela Associação Brasileira de Alergia e Imunopatologia.

Raphael Abegão de Camargo
Especialista em Infectologia pela FMUSP. Doutor em Ciências pela FMUSP. Título de Especialista em Infectologia pela Sociedade Brasileira de Infectologia (SBI).

Regina Maia de Souza
Bióloga. Doutoranda do Departamento de Moléstias Infecciosas e Parasitárias da FMUSP.

Ricardo de Paula Vasconcelos
Médico Infectologista Supervisor do SEAP-HIV/Aids da DMIP do HCFMUSP.

Ricardo Romiti
Doutor em Dermatologia pela Ludwig-Maximilians-Universität (Munique, Alemanha). Professor Doutor do Departamento de Dermatologia da FMUSP.

Rinaldo Focaccia Siciliano
Doutor em Ciências da Saúde pela FMUSP.

Roberto Henrique Pinto Moraes
Biólogo. Mestre em Entomologia pela Escola Superior de Agricultura Luiz de Queiroz da USP. Especialista em Entomologia Médica pela FSP-USP. Diretor Técnico do Laboratório Especial de Coleções Zoológicas do Instituto Butantan.

Ronaldo César Borges Gryschek
Mestre em Doenças Infecciosas e Parasitárias pela FMUSP. Especialista em Infectologia pela FMUSP. Doutor em Doenças Infecciosas e Parasitárias pela FMUSP. Professor Doutor do Departamento de Moléstias Infecciosas e Parasitárias da FMUSP. Responsável pelo Laboratório de Investigação Médica de Imunopatologia da Esquistossomose (LIM/06) do HCFMUSP e pelo Laboratório de Helmintologia do Instituto de Medicina Tropical de São Paulo-USP.

Rosana Câmara Agondi
Mestre em Ciências pela FMUSP. Especialista em Alergia e Imunopatologia pela ASBAI. Doutora em Ciências pela FMUSP. Médica Assistente da Disciplina de Imunologia Clínica e Alergia do Departamento de Clínica Médica da FMUSP.

Sandra L. Moraes
Doutora em Imunologia pelo ICB-USP. Pesquisadora Científica do Instituto de Medicina Tropical de São Paulo da FMUSP. Pesquisadora Visitante do Laboratório de Imunologia Clínica e Alergia do HCFMUSP.

Sigrid de Sousa dos Santos
Especialista em Infectologia pela FMUSP. Doutora em Doenças Infecciosas e Parasitárias pela FMUSP. Professora da Disciplina de Saúde do Adulto e do Idoso da UFSCar. Membro da Sociedade Brasileira de Infectologia. Membro da *International Aids Society*.

Silvia Figueiredo Costa
Mestre em Ciências (Doenças Infecciosas e Parasitárias) pela FMUSP. Doutora em Ciências (Doenças Infecciosas e Parasitárias) pela FMUSP.

Sílvia Vidal Campos
Médica Infectologista do Serviço de Pneumologia do HCFMUSP. Grupo de Transplante Pulmonar.

Simone G. Fonseca
Doutora em Ciências (Imunologia) pelo ICB-USP. Mestre em Ciências (Imunologia) pelo ICB-USP. Professora Adjunta da Disciplina de Imunologia do Departamento de Microbiologia, Imunologia, Parasitologia e Patologia do Instituto de Patologia Tropical e Saúde Pública da Universidade Federal de Goiás.

Sylvia Evelyn Hering
Doutora em Ciências pela Faculdade de Medicina da Universidade de Berna (Suíça). Professora Doutora Aposentada do Departamento de Puericultura e Pediatria da Faculdade de Medicina de Ribeirão Preto da USP.

Tânia do Socorro Souza Chaves
Mestre em Ciências (Doenças Infecciosas e Parasitárias) pela FMUSP. Especialista em Doenças Infecciosas e Parasitárias pelo Programa de Residência Médica do Instituto de Infectologia Emilio Ribas da Secretaria da Saúde do Estado de São Paulo. Doutora em Ciências (Doenças Infecciosas e Parasitárias) pela FMUSP. Pesquisadora em Saúde Pública do Instituto Evandro Chagas – Secretaria de Vigilância em Saúde – Ministério da Saúde. Membro Fundador da Sociedade Brasileira de Medicina de Viagem. Membro do Comitê de Medicina de Viagem da Sociedade Brasileira de Infectologia. Vice-Presidente da Sociedad LatinoAmericana de Medicina del Viajero.

Valdir Sabagga Amato
Doutor e Livre-Docente pelo Departamento de Moléstias Infecciosas da FMUSP. Professor Associado do Departamento de Moléstias Infecciosas da FMUSP. Vice-Chefe do Laboratório de Parasitologia (LIM 46) do Instituto de Medicina Tropical da FMUSP. Responsável pelo Ambulatório de Leishmanioses da Divisão de Clínica de Moléstias Infecciosas e Parasitárias do Instituto Central do HCFMUSP.

Valéria Antakly de Mello
Mestre em Ciências (Psiquiatria) pela FMUSP. Especialista em Psiquiatria.

Valéria Aoki
Mestre em Ciências (Dermatologia) pela FMUSP. Especialista em Dermatologia pela FMUSP. Professora Associada e Vice-Chefe do Departamento de Dermatologia da FMUSP. Membro da Academia Americana de Dermatologia. Membro da Sociedade Brasileira de Dermatologia. Visiting Professor da Universidade da Carolina do Norte Chapel Hill (EUA).

Vanessa Infante
Especialista em Infectologia.

Vicente Amato Neto
Professor Emérito da FMUSP. Chefe do Laboratório de Parasitologia Médica do HCFMUSP.

Vidal Haddad Junior
Professor Livre-Docente da Faculdade de Medicina de Botucatu da Universidade Estadual Paulista.

Vitor Manoel Silva dos Reis
Doutor em Ciências pela FMUSP. Professor Colaborador do Departamento de Dermatologia da FMUSP.

Vivian Helena Iida Avelino da Silva
Especialista em Ciências (Infectologia) pela FMUSP. Doutora em Ciências (Doenças Infecciosas e Parasitárias) pela FMUSP.

Walter Belda Jr.
Especialista em Dermatologia pelo HCFMUSP. Doutor em Ciências (Dermatologia) pela FMUSP. Professor Associado da Disciplina de Dermatologia do Departamento de Dermatologia da FMUSP. Membro da Academia de Medicina de São Paulo. Livre-Docente em Dermatologia pela FMUSP.

Zilda Najjar Prado de Oliveira
Especialista em Dermatologia pela FMUSP. Doutora em Ciências (Dermatologia) pela FMUSP. Chefe do Ambulatório de Dermatologia Pediátrica do HCFMUSP.

Sumário

Volumes da obra *Clínica Médica*

Volume 1

- Atuação da Clínica Médica
  Editores: Mílton de Arruda Martins, Paulo Andrade Lotufo
- Sinais e Sintomas de Natureza Sistêmica
  Editores: Mílton de Arruda Martins, Paulo Andrade Lotufo
- Medicina Preventiva
  Editor: Euclides Ayres de Castilho
- Saúde da Mulher
  Editores: Edmund Chada Baracat, Marcelo Zugaib, José Maria Soares Júnior, Rossana Pulcineli Vieira Francisco
- Envelhecimento e Geriatria
  Editor: Wilson Jacob Filho
- Medicina Física e Reabilitação
  Editora: Linamara Rizzo Battistella
- Medicina Laboratorial na Prática Médica
  Editores: Alberto José da Silva Duarte, Leila Antonangelo, Marcelo Henrique Wood Faulhaber

Volume 2

- Doenças Cardiovasculares
  Editores: José Antonio Franchini Ramires, Roberto Kalil Filho, Carlos V. Serrano Jr.
- Doenças Respiratórias
  Editores: Carlos R. R. Carvalho, Gustavo Faibischew Prado
- Emergências e Terapia Intensiva
  Editores: Irineu Tadeu Velasco, Fabiano Pinheiro da Silva, Rodrigo Antonio Brandão Neto

Volume 3

- Doenças Hematológicas
  Editora: Sandra Fátima Menosi Gualandro
- Oncologia
  Editores: Paulo Marcelo Gehm Hoff, Jorge Sabbaga
- Doenças Renais
  Editores: Irene de Lourdes Noronha, Roberto Zatz

Volume 4

- Doenças do Aparelho Digestivo
  Editor: Flair José Carrilho
- Nutrição e Doenças Nutricionais
  Editor: Flair José Carrilho

Volume 5

- Doenças Endócrinas e Metabólicas
  Editoras: Berenice Bilharinho de Mendonça, Ana Claudia Latronico
- Doenças Osteometabólicas
  Editoras: Rosa Maria Rodrigues Pereira, Regina Matsunaga Martin
- Doenças Reumatológicas
  Editoras: Eloísa Silva Dutra de Oliveira Bonfá, Rosa Maria Rodrigues Pereira

Volume 6

- Doenças dos Olhos
  Editores: Remo Susanna Jr., Suzana Matayoshi, Pedro C. Carricondo
- Doenças dos Ouvidos, Nariz e Garganta
  Editor: Ricardo Ferreira Bento
- Neurologia
  Editor: Ricardo Nitrini
- Transtornos Mentais
  Editores: Helio Elkis, Carmita Helena Najjar Abdo

Volume 7

- Alergia e Imunologia Clínica
  Editores: Jorge Kalil, Fabio Morato Castro
- Doenças da Pele
  Editores: Cyro Festa Neto, José Antonio Sanches Júnior
- Doenças Infecciosas e Parasitárias
  Editores: Aluísio Augusto Cotrim Segurado, Marcos Boulos, Maria Aparecida Shikanai-Yasuda

Prefácio à 1ª edição

O Hospital das Clínicas e a Faculdade de Medicina da Universidade de São Paulo sentem-se orgulhosos com mais um produto de seu Projeto Editorial, o livro de Clínica Médica.

Depois do *Clínica Cirúrgica*, sucesso absoluto devido a sua qualidade editorial, sua abrangência temática e exposição didática, lançamos o *Clínica Médica*, com a mesma qualidade e uma dimensão ainda maior, incorporando o aprendizado do primeiro.

Além de o *Clínica Médica* estar atualizado com todos os conhecimentos médicos, retrata a experiência acumulada pelos Serviços do Hospital das Clínicas nesses 65 anos de existência, os avanços científicos lá realizados, além dos projetos extramuros na comunidade.

Dezenas dos mais renomados e experientes médicos e professores brasileiros se debruçaram para transformar esta edição num projeto de grande alcance médico e social buscando atender o estudante, o residente, o médico em atividade clínica e o professor.

A obra abrange aspectos epidemiológicos, com ênfase em dados brasileiros; normatiza condutas, com ênfase nas recomendadas em nossos serviços; e atualiza os dados fisiopatológicos, imunológicos, diagnósticos e clínicos.

Muitas pessoas, além dos Colaboradores, foram fundamentais para chegarmos aqui: os Editores, Professores Mílton de Arruda Martins, Flair José Carrilho,Venâncio Avancini Ferreira Alves, Euclides Ayres de Castilho, Giovanni Guido Cerri e Chao Lung Wen, que tiveram a dura missão de rever os artigos, sugerir modificações e harmonizar a escrita; Amarylis Manole e equipe da Editora Manole, por dar todo suporte aos Editores; e o Núcleo Editorial do Sistema Faculdade de Medicina – Hospital das Clínicas, por tornarem possível a concretização de mais este projeto institucional.

A todos, muito obrigado.

Confio que esta obra será referência brasileira e consulta obrigatória para todos aqueles que se preocupam com o conhecimento e a atenção médica em nosso país.

Marcos Boulos
Diretor da FMUSP
Presidente do Conselho
Deliberativo do HCFMUSP

Prefácio da 2ª edição

É com muito orgulho que o Hospital das Clínicas e a Faculdade de Medicina da Universidade de São Paulo lançam o *Clínica Médica*.

Médicos e professores do Sistema HCFMUSP, referências no cenário brasileiro de saúde e até mesmo internacionalmente, reuniram diferentes tipos de experiência no maior hospital-escola da América Latina para compor este projeto institucional.

Com tópicos contemplados de forma objetiva e didática, esta obra ultrapassa o âmbito acadêmico e desempenha seu papel social de transmitir conhecimento para estudantes de Medicina, residentes, médicos e professores, a fim de colaborar com o aperfeiçoamento do atendimento à comunidade com base em exemplos de avanços científicos realizados.

Os sete volumes do *Clínica Médica* abordam diferentes tipos de doenças e seus respectivos tratamentos, dados clínicos, diagnósticos e normas de conduta com base na experiência de ilustres médicos e docentes do Hospital das Clínicas e da Faculdade de Medicina da Universidade de São Paulo.

Agradeço e parabenizo todos os colaboradores que, de alguma forma, contribuíram para a concretização deste projeto editorial. Cumprimento, em especial, os editores por esta tarefa.

Tenho certeza de que o *Clínica Médica* servirá de parâmetro para as atividades na área de saúde em todo o país, agregando valor à formação dos profissionais e beneficiando a sociedade.

José Otávio Costa Auler Jr.
Diretor da FMUSP e Presidente do Conselho Deliberativo do HCFMUSP

Introdução à 2ª edição

Em 2009, publicamos a primeira edição do *Clínica Médica*. Tivemos como principal objetivo criar um novo livro de Clínica Médica dedicado a estudantes de Medicina, médicos-residentes e outros médicos que exerciam atividades de medicina geral de adultos. Sabíamos que o livro também seria útil a especialistas que necessitassem de aprofundamento em áreas da Clínica Médica fora do dia a dia de suas especialidades.

O *Clínica Médica* faz parte de uma política da Faculdade de Medicina da Universidade de São Paulo (FMUSP) e do Hospital das Clínicas da FMUSP de editar livros em que a experiência de médicos, pesquisadores e docentes dessas instituições possa contribuir para a formação, a especialização e a educação permanente dos estudantes de Medicina e médicos de nosso País.

O *Clínica Médica* obteve grande sucesso em sua primeira edição. Recebemos o Prêmio Jabuti de 2010 como o melhor livro da categoria de Ciências Naturais e Ciências da Saúde. Além disso, vários volumes da primeira edição se esgotaram.

Era o momento, então, de fazer a segunda edição. Os objetivos do livro continuam os mesmos. Mantivemos editores nas áreas de Epidemiologia, Patologia e Imagem, considerando estas áreas fundamentais para o exercício da Medicina do século XXI.

Fizemos uma revisão geral do livro, com a introdução de uma nova Seção, a de Medicina Física e Reabilitação, e a revisão da lista de capítulos de todas as seções. Capítulos foram atualizados, outros foram reescritos, e novos capítulos foram acrescentados. Mantivemos as características gerais do livro, mas o aperfeiçoamento foi substancial. Várias áreas tiveram avanços significativos nos últimos anos, e os Editores Setoriais e os Autores dos capítulos certamente incorporaram esses avanços ao texto final.

Os Editores partilham a visão de que a profissão de médico deve combinar conhecimento científico, competência técnica e uma profunda visão humanística, ética e de compromisso com o paciente. O *Clínica Médica* incorporou essa visão da Medicina e do médico.

Agradecemos, mais uma vez, a confiança e o apoio das direções da Faculdade de Medicina e do Hospital das Clínicas da FMUSP. Agradecemos, especialmente, o intenso e competente trabalho de toda a equipe da Editora Manole, sem a qual este projeto seria impossível.

Os Editores

Realidade Aumentada

Esta edição do *Clínica Médica* oferece acesso a uma ferramenta inovadora que enriquecerá o conteúdo e facilitará o aprendizado: a Realidade Aumentada.

Para acessá-la neste livro, o procedimento é este:

- Baixe o aplicativo **Clínica Médica Realidade Aumentada** de qualquer dispositivo com sistema operacional iOS ou Android.
- Posicione o dispositivo sobre a imagem que contém o ícone da Realidade Aumentada.
- Assim que a imagem for reconhecida pelo aplicativo, elementos virtuais em 3D serão exibidos em sobreposição ao elemento real.

Alergia e Imunologia Clínica

Editores:
Fábio Fernandes Morato Castro
Jorge Kalil

1 Abordagem do Paciente Alérgico
2 Rinossinusite Alérgica
3 Conjuntivite Alérgica
4 Alergia Alimentar
5 Dermatite Atópica
6 Urticária e Angioedema
7 Anafilaxia
8 Alergia a Venenos de Insetos
9 Reações Adversas às Drogas
10 Autoimunidade
11 Imunologia de Doenças Infecciosas
12 Imunodeficiências Primárias
13 Alergia Ocupacional
14 Esofagite Eosinofílica
15 Tosse Crônica
16 Angioedema Hereditário

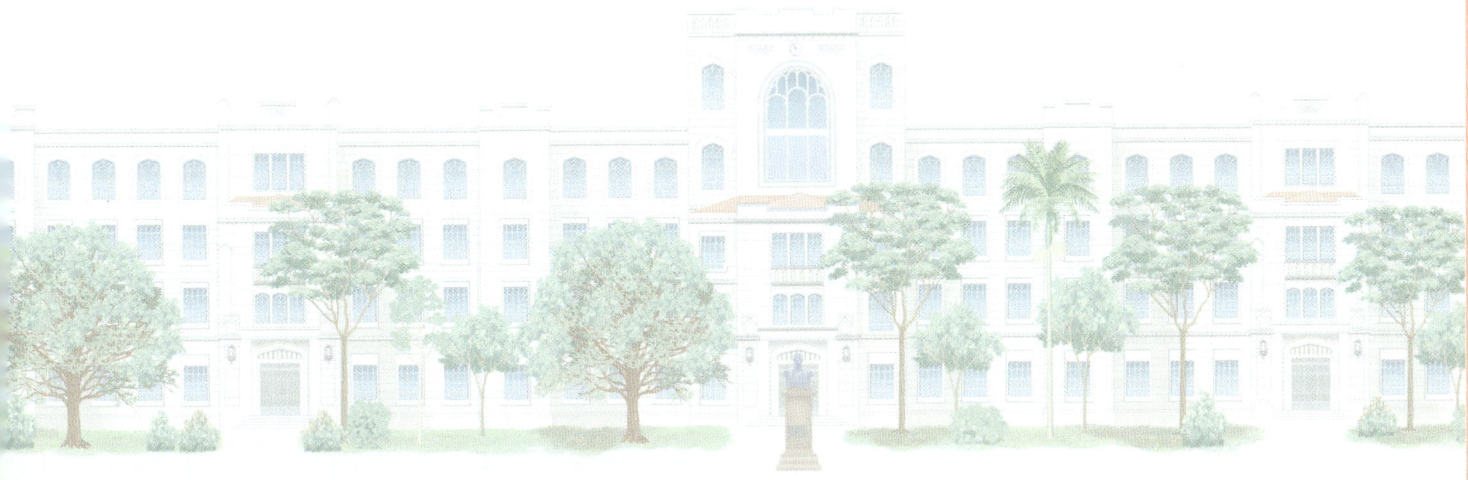

1 Abordagem do Paciente Alérgico

Andrea Cohon
Rosana Câmara Agondi

SUMÁRIO

Introdução

O sistema imunológico é composto por um conjunto integrado de moléculas, células e órgãos que formam uma complexa rede, responsável pela coordenação de diversos mecanismos envolvidos na defesa do hospedeiro. Neste processo, há o reconhecimento de estruturas estranhas com a manutenção da integridade do organismo (*self*). Esta habilidade de diferenciar o *self* do *nonself* é a marca da resposta imune e a base para um entendimento da imunologia clínica na saúde e na doença. Distúrbios nestes mecanismos estão envolvidos na fisiopatogenia de uma gama de condições clínicas, como doenças alérgicas e autoimunes, imunodeficiências e neoplasias. As imunodeficiências graves, sejam elas congênitas ou adquiridas, ilustram a importância do sistema imunológico para a preservação do organismo, uma vez que a ausência de uma resposta imune atuante é incompatível com a vida[1-3]. A maioria dos pacientes que busca orientação médica para o tratamento de doenças alérgicas é vista por médicos generalistas. O diagnóstico correto com a identificação dos agentes envolvidos no processo é essencial para uma abordagem apropriada do paciente.

Imunidades inata e adaptativa

O sistema imunológico foi separado didaticamente em imunidades inata e adaptativa. Entretanto, sabe-se atualmente que há uma estrita colaboração entre os dois braços da resposta imune, e que as células dendríticas (células especializadas na apresentação de antígenos) desempenham um papel fundamental na integração entre eles[4].

A imunidade inata atua de forma ampla, como primeira linha de defesa na interface com o meio externo, contra a invasão do hospedeiro; é a mais primitiva, estando presente desde o nascimento. Caracteriza-se por ser imediata e efêmera, não conferindo memória. Não há adaptações em seus mecanismos, que atuam de forma pré-estabelecida. Dela participam barreiras físico-químicas como a pele, as substâncias bactericidas das secreções, as proteínas pré-formadas, as células preexistentes e o sistema complemento. Os macrófagos encontrados nos tecidos, juntamente com os neutrófilos presentes na circulação, bloqueiam a entrada de microrganismos por meio de fagocitose e pinocitose. Esses processos desencadeiam uma série de reações que resultam na inflamação, responsável pela destruição de agentes invasores e eliminação de compostos tóxicos estranhos. Os linfócitos NK (*natural killer*, células matadoras), assim como as outras células da imunidade inata, não necessitam de contato prévio com o antígeno para atuar[5].

A imunidade adaptativa é constituída por um amplo repertório de linfócitos T e B. Sua atuação, na neutralização a agressores externos, necessita de um contato prévio com o antígeno para elaboração da resposta, que, por essa razão, é mais tardia. Diferencia-se da imunidade inata por ser altamente específica, diversificada e duradoura em decorrência da formação de células de memória. A identificação do agente agressor constitui a primeira etapa da resposta imune. Os linfócitos interagem por meio de seus receptores com as células apresentadoras de antígenos; neste processo, há expressão de moléculas coestimuladoras e produção de interleucinas (IL) responsáveis pela interação, modulação e regulação do sistema. O contato com o antígeno e seu reconhecimento pelo complexo principal de histocompatibilidade dão início à ativação, à diferenciação e à expansão dos linfócitos que, por recombinação aleatória de seus constituintes gênicos, passam a ser antígeno-específicos e denominados clones[2,4].

A identificação dos linfócitos é feita por um conjunto de moléculas de superfície denominadas CD (*clusters of differentiation*) que lhes confere função e fenótipo. Os linfócitos T (LT) diferenciam-se a partir do precursor *naive* (Th0) em dois grupos: CD4+ e CD8+ em decorrência do tipo de antígeno e do microambiente presente na ocasião. Os LT CD4+, também chamados linfócitos auxiliadores ou *helper* (Th), auxiliam os linfócitos B (LB). Seus principais subtipos são Th1, Th2, Th17 e subgrupo regulador (Treg), cada subgrupo com um perfil de produção de citocinas. Os linfócitos Th1 secretam interferon gama e criam um ambiente em que os efetores citotóxicos (macrófagos, células NK) são ativados. As principais citocinas do padrão Th2 são IL-4, IL-13 e IL-5 relacionadas à proteção a parasitas e nos processos alérgicos mediados por IgE. As IL-4 e IL-13 são necessárias para síntese de IgE, e a IL-5 atrai e ativa eosinófilos. Os linfócitos Th17 têm perfil de produção de citocinas pró-inflamatórias e relacionados a doenças autoimunes. Os linfócitos Treg, com fenótipo CD4+ CD25+, normalmente secretam IL-10, e *transforming growth factor* (TGF) beta são responsáveis pela modulação da resposta imune resultando na tolerância imunológica. Sua atuação desempenha um papel importante no controle das doenças autoimunes e infecção viral crônica, alergia, transplantes e câncer. Por sua vez, os linfócitos CD8+, chamados citotóxicos, são responsáveis pela destruição de patógenos intracelulares[2,4,5].

De acordo com os conhecimentos atuais, o equilíbrio entre as células auxiliadoras Th1 e Th2 é necessário para o funcionamento adequado do sistema imunológico. A resposta imune adaptativa é primordial na prevenção de recorrência das doenças pela formação das células de memória que se ativam prontamente na presença do agente agressor[5].

Doenças alérgicas

O sistema imunológico é programado para proteger o hospedeiro, entretanto, em determinadas condições, pode ser deletério e indutor de doenças. Atualmente, o conceito de hipersensibilidade se expandiu e é definido como a presença de reações reproduzíveis, causadas pela exposição a estímulos em doses toleradas por indivíduos normais, resultando em danos para o hospedeiro, podendo ter causas imunológicas ou não[6].

O termo alergia foi introduzido em 1906 por Von Pirquet para designar "reatividade imune modificada", ou seja, uma resposta imune que se desvia daquela esperada. Atualmente, entretanto, o termo alergia tem sido utilizado, de forma generalizada, como causa de sintomas de diversas etiologias. Os clínicos devem ter em mente que o diagnóstico de alergia é criticamente dependente da participação de um processo imunológico. No conceito clássico, as quatro reações de hipersensibilidade de Gell e Coombs são reações alérgicas; no conceito atual, podem ser classificadas em alérgicas (quando há um mecanismo imunológico envolvido) e não alérgicas. As alérgicas, por sua vez, são divididas em reações mediadas por IgE e não mediadas por IgE (Quadro 1).

A reação tipo I ou imediata caracteriza-se pela participação de IgE e sua ligação em seus receptores de alta afinidade presentes nos mastócitos e basófilos. Ela está intrinsicamente ligada à atopia, que é definida como uma tendência hereditária a produzir IgE de forma contínua e elevada contra antígenos inócuos do meio ambiente, levando a manifestações clínicas como asma, rinite, conjuntivite e dermatite atópica[6]. Tipicamente, os indivíduos são acometidos por um espectro de doenças, já mencionadas, conhecido como "marcha atópica". Nos primeiros anos de vida, predominam as manifestações gastrointestinais e a dermatite atópica, na maioria das vezes, por antígenos alimentares, enquanto o aparecimento de sintomas de asma e rinoconjuntivite geralmente são mais tardios e relacionados a alérgenos inalantes. As doenças atópicas, nos casos típicos, a sensibilização e o desenvolvimento dos sintomas ocorrem nos primeiros anos de vida, geralmente com exposição a baixas doses dos antígenos[6].

As doenças atópicas são a disfunção mais frequente do sistema imunológico. Embora seja herdada geneticamente, não foi identificado um marcador gênico específico para a atopia, provavelmente por tratar-se de uma doença poligênica[7]. Estima-se que a chance de uma criança desenvolver alergia mediada por IgE se ambos os pais forem atópicos chega a 70%. Esse risco baixa para 5 a 10% nas famílias não atópicas, ressaltando, evidentemente, a influência dos fatores ambientais (epigenética) no aparecimento da doença[8].

Quadro 1. Reações de hipersensibilidade de Gell e Coombs e exemplos de testes

Tipo	Reação	Exemplos	Exemplos	Testes
I	Imediata ou anafilática	Mecanismo por IgE; mastócitos e basófilos	Atopia anafilaxia	Testes de puntura (*prick-test*)
II	Citotóxica	IgG e IgM Ativação de complemento	Citopenias	-
III	Imunocomplexos	IgG e IgM – formação de imunocomplexos Ativação de complemento	Doença do soro Reação de Arthus	Teste intradérmico (leitura 3-8h)
IV	Tardia	Linfócitos T	Dermatite de contato	Teste de contato (*patch-test*)

Nas últimas décadas, a prevalência das doenças alérgicas tem aumentado em todo o mundo, principalmente nos centros urbanos de países industrializados[9]; além das doenças atópicas, outras manifestações têm sido incluídas, como a alergia alimentar[10]. No Brasil, dados do *International Study of Asthma and Allergies in Childhood* (Estudo ISAAC) mostraram que, nos últimos anos, houve uma estabilização do número de casos de doenças atópicas nas cidades participantes[11].

Dentre as hipóteses surgidas para explicar o aumento das doenças alérgicas, a hipótese da higiene tem sido largamente estudada, entretanto, os fatos ainda não estão devidamente esclarecidos. Proposta por Strachan em 1989, a hipótese atribuiu a desregulação do sistema imunológico à falta de estímulos infecciosos[12]. O detrimento destes estímulos reduziria a indução de linfócitos do subtipo Th1 e, como consequência, haveria o direcionamento da resposta imune para o padrão Th2, resultando na expressiva produção de IgE específica e na manifestação de doenças alérgicas. Estudos atuais têm atribuído a disfunção do sistema imunológico à diminuição das células Treg que, atuando por meio de suas citocinas IL-10 e TGF-beta, teriam a função de modular o sistema via supressão.

As doenças mediadas por IgE caracterizam-se por uma fase de sensibilização e uma fase de desencadeamento. A primeira requer um período de exposição ao alérgeno (antígeno envolvido em processos alérgicos) e resulta na ativação da resposta imune com a formação de linfócitos sensibilizados que interagem com os LB determinando a troca da síntese de imunoglobulina. Esta, por sua vez, passa a ser da classe IgE específica para o antígeno em questão. As moléculas de IgE liberadas permanecem na circulação e são ancoradas em receptores de alta afinidade (FcRI), presentes nas membranas de mastócitos e basófilos. Nessa fase, que pode durar de dias a anos, o paciente está sensibilizado, porém não apresenta sintomas. A fase de desencadeamento ocorre em uma nova exposição ao alérgeno e é representada pela reação de hipersensibilidade tipo I. Esta se caracteriza por uma fase imediata, resposta rápida que ocorre minutos após a exposição alergênica, em consequência da ligação do antígeno às moléculas de IgE ancoradas nos mastócitos e basófilos. O contato do antígeno com duas moléculas de IgE contíguas induz a transdução de sinais que ativam essas células, dando início ao processo de desgranulação com liberação de substâncias biologicamente ativas (mediadores químicos) responsáveis pelo aparecimento dos sintomas. Dentre elas, a histamina e a triptase armazenadas nos grânulos, metabólitos de mediadores lipídicos como leucotrienos e prostaglandinas rapidamente sintetizados (mediadores neoformados) e citocinas[13]. Os sintomas podem ser localizados, desde uma rinorreia após a exposição aos alérgenos inalantes, até um quadro generalizado, potencialmente fatal, seguido de uma exposição sistêmica ao alérgeno (p. ex., os medicamentos), conhecido como anafilaxia (falta de proteção). O termo anafilaxia foi introduzido por Richter e Portier em 1901 para descrever a reação, em cães, que levou à falência do sistema cardiorrespiratório, após uma segunda injeção da toxina procedente de uma água-viva (caravela portuguesa), com intuito de induzir proteção. Pela importância da descoberta, foi conferido aos cientistas o Prêmio Nobel de Medicina. Entre 1 e 20% dos pacientes provocados com alérgenos também desenvolvem uma segunda reação 4 a 12 horas após a exposição ao antígeno[14]. Essa resposta, conhecida como fase tardia da reação tipo I, manifesta-se com a recorrência dos sintomas e deve-se ao influxo de linfócitos sensibilizados e eosinófilos ao local, atraídos e ativados por quimiocinas e citocinas liberadas na fase imediata da resposta. A infiltração celular e a liberação de seus produtos tóxicos nos tecidos estabelecem a inflamação alérgica[2].

A noção da natureza sistêmica das doenças atópicas tem sido proposta com base no envolvimento da medula óssea, flutuação de eosinófilos no sangue periférico e o *homing* de células para os tecidos periféricos durante a exposição alergênica. Esta visão sistêmica fornece o provável mecanismo que poderia explicar a associação observada entre as doenças e suas manifestações clínicas e epidemiológicas[15].

Outras doenças alérgicas não consideradas atópicas têm na sua fisiopatologia a formação de IgE específica, dentre elas a reação a venenos de insetos, as reações a drogas, urticária e angioedema. Indivíduos atópicos, embora sejam predispostos a produzir IgE, não apresentam risco aumentado de desenvolver urticária e angioedema. A incidência de reação mediada por IgE a venenos de insetos é praticamente igual em indivíduos não atópicos[16] (Figura 1).

Hipersensibilidade tipo I

Doenças atópicas

Asma

Trata-se de uma doença inflamatória crônica das vias aéreas associada à hiper-responsividade brônquica, causando episódios recorrentes de tosse, opressão torácica, sibilos e dispneia. Esses episódios são consequência da obstrução generalizada ao fluxo aéreo e costuma reverter espontaneamente ou com tratamento[17,18]. Atualmente, a asma é classificada como alérgica quando envolve mecanismos imunológicos mediados por IgE contra antígenos do meio ambiente, e não alérgica quando a fisiopatogenia não está suficientemente esclarecida. A prevalência da asma no Brasil está em torno de 20%, conforme o estudo ISAAC (International Study of Asthma and Allergies in Childhood). Na asma alérgica, a exposição permanente ao agente agressor mantém o processo de inflamação, que pode resultar em lesão tecidual crônica e remodelamento das vias aéreas responsáveis pela manutenção dos sintomas e agravamento do quadro[17]. O exame físico do paciente asmático, fora de crise, geralmente é normal, podendo estar presentes deformidades torácica e outros sinais de atopia como, por exemplo, a prega nasal característica da rinite alérgica. Em casos mais graves podemos obser-

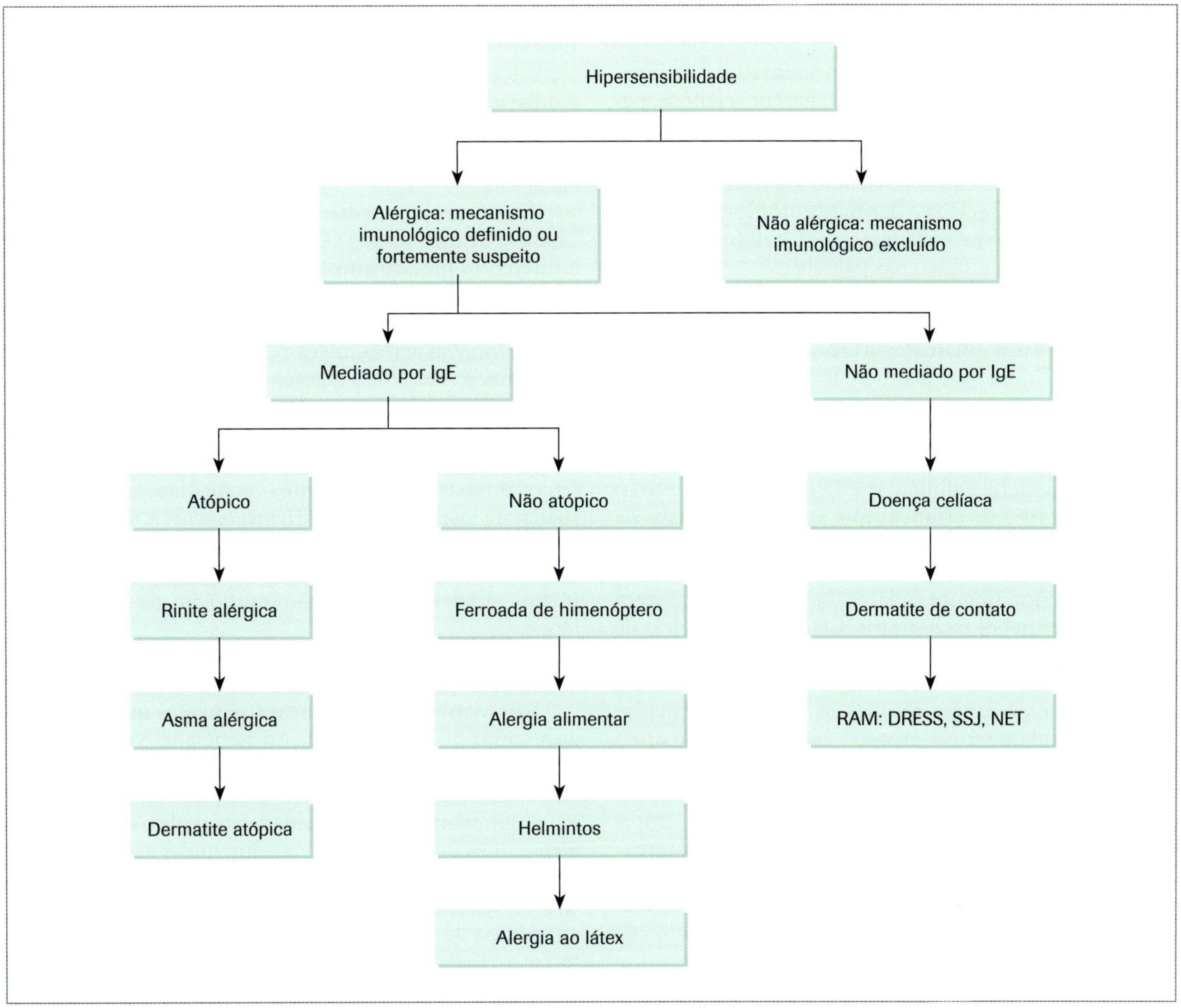

Figura 1. Reações de hipersensibilidade: doenças alérgicas.
RAM: reações adversas a medicamentos; DRESS: drug rash with eoisinophilia and systemic symptoms; SJJ: síndrome de Stevens-Johnson; NET: necrólise epidérmica tóxica.

var sibilos e dispneia perenes, assim como insuficiência respiratória, que pode vir a ser fatal.

Rinite alérgica

Apresenta-se como a doença atópica mais comum, de mais alta prevalência no mundo e afeta de 20 a 25% da população, sendo que 8 entre 10 pacientes asmáticos são também portadores de rinite alérgica[20]. Sintomas como prurido e obstrução nasal, rinorreia e espirros podem se apresentar de forma intermitente ou persistente e são importante causa de comprometimento da qualidade de vida. A inflamação crônica pode levar a alterações anatômicas que comprometem o resultado do tratamento clínico. Assim como a asma, a rinite pode ser alérgica ou não alérgica[21]. No exame físico, é possível observar presença de prega acima da ponta nasal, consequência do ato de coçar (saudação atópica), cianose periorbitária (olheira) em razão da estase venosa, linhas de Dennie-Morgan (segunda prega infraorbitária), respiração bucal e, como consequência, fácies alongada. A rinoscopia mostra presença de secreção hialina e palidez de mucosa, que pode estar acompanhada de hipertrofia das conchas inferiores. Nos casos de obstrução mais intensa, pode-se encontrar palato em ogiva e otite serosa.

A rinite é um fator de risco para a asma. O paciente asmático portador de rinite tem maior probabilidade de apresentar exacerbações que necessitam de pronto atendimento e internações[21].

Conjuntivite alérgica

É uma doença inflamatória crônica da conjuntiva, geralmente de caráter benigno, por não envolver a córnea. Pode se apresentar de forma isolada ou associada à rinite alérgica. Os sintomas incluem prurido, fotofobia, secreção ocular, ardor e sensação de presença de corpo estranho. Os sinais clínicos são representados por hiperemia da conjuntiva, que pode ter aparência leitosa, pequenas papilas na conjuntiva tarsal superior, blefarite e quemose. A ceratoconjuntivite atópica, por sua morbidade, é importante causa de déficits da função visual e geralmente está associada à dermatite atópica. Seus principais sintomas são prurido intenso e fotofobia, acompanhados de eczema atópico nas pálpebras[22].

Dermatite atópica (eczema atópico)

É uma doença inflamatória crônica da pele, intensamente pruriginosa, que acomete todas as faixas etárias, porém é mais comum na infância, principalmente nos primeiros 5 anos de vida, afetando mais de 10% das crianças. Em 80% dos casos, antecede o aparecimento de rinite ou asma. A alergia alimentar está presente em aproximadamente 40% de crianças que apresentam casos de dermatite atópica moderada a grave[23,24]. Embora de alta prevalência – 15 a 20% nos Estados Unidos –, suas causas não estão totalmente esclarecidas, entretanto, foram descritas disfunções na barreira cutânea e deficiência de filagrinas, facilitando a sensibilização por via cutânea[25]. A localização das lesões varia conforme a faixa etária. Na fase aguda, predominam pápulas eritematosas, vesiculação com exsudato seroso, erosão e escoriações tipo crosta; é comum a presença de infecção secundária. Nos processos eczematosos crônicos, observam-se placas descamativas espessadas e liquenificação. Na dermatite atópica é frequente a associação com xerose (pele seca), pitiríase alba, queratose pilar, hiperlinearidade palmar e, nos casos mais graves, catarata e ceratocone. A dermatite atópica é geralmente acompanhada de valores elevados de IgE e eosinofilia[26].

Alergias específicas

Alergia alimentar

Representa uma pequena parte das intolerâncias alimentares. É mais comum na infância, afetando cerca de 6 a 8% das crianças menores de 3 anos, especialmente as portadoras de dermatite atópica, nas quais esta proporção é mais elevada. Os sintomas costumam desaparecer na adolescência, podendo recidivar na fase adulta. Na infância, os alimentos mais envolvidos são leite de vaca, ovos, soja e trigo. A grande maioria das crianças passa a tolerar os alimentos por volta dos 5 anos de idade, sendo que as reações mediadas por IgE são mais persistentes. Apenas 2 a 3% dos adultos são afetados; nessa faixa etária, os alimentos mais implicados são crustáceos, peixes, amendoim e nozes. As reações clínicas podem ocorrer alguns minutos a horas após a ingestão do alimento, e os sintomas variam desde leves manifestações cutâneas e gastrointestinais a reações anafiláticas graves com risco de morte[27]. Na alergia alimentar não mediada por IgE, como na doença celíaca, além da resposta celular, há a participação de anticorpos da classe IgG e IgA.

Indivíduos portadores de rinite ou asma, sensibilizados a pólens, podem apresentar sintomas locais após a exposição oral de alérgenos alimentares que apresentam similaridades com os alérgenos dos pólens, fato conhecido como síndrome da alergia oral[28].

Anafilaxia

É uma reação mediada por IgE potencialmente fatal. Trata-se de uma reação sistêmica aguda, grave e associada a diferentes mecanismos, desencadeantes, apresentações clínicas e gravidade. As principais manifestações são eritema, urticária, angioedema, obstrução de vias aéreas superiores e/ou vias aéreas inferiores, cólicas, vômitos, diarreia e quadros graves, como hipotensão, vertigem e síncope, conhecida como choque anafilático[29]. A história clínica é a ferramenta mais importante para se estabelecer sua causa. Entre as causas mais frequentes estão alimentos (leite, ovo, frutos do mar), medicamentos (penicilina, insulina), ferroadas de insetos da ordem *Hymenoptera*[30] e associação de alimentos e exercício. Reações em que outros mecanismos não mediados por IgE atuam na desgranulação dos mastócitos são denominadas não imunológicas ou pseudoalérgicas[6].

Urticária e angioedema

São manifestações clínicas frequentes que podem se apresentar de forma isolada ou associada. Sua prevalência na população geral é maior em mulheres (2:1) e está ao redor de 20% em alguma época da vida. A urticária e o angioedema, como entidades isoladas, ocorrem em 60% e 20% dos casos, respectivamente. A associação entre as manifestações está em torno de 20%[31]. A dilatação e o aumento da permeabilidade vascular resultam em edema da derme superficial que, na urticária, caracteriza-se pelo aparecimento súbito de pápulas eritematosas, isoladas ou confluentes, intensamente pruriginosas que desaparecem à digitopressão e não deixam lesões residuais. As lesões duram até 24 horas, podendo reaparecer em outras regiões. No angioedema, estão comprometidos os vasos da derme profunda e o tecido subcutâneo, levando a deformações reversíveis pouco pruriginosas com duração de 24 a 72 horas, podendo levar à insuficiência respiratória nos casos de obstrução da glote. A urticária e o angioedema frequentemente são os primeiros sintomas a se manifestarem nos casos de anafilaxia sistêmica. Sua etiologia pode ser mediada por IgE, em especial nos casos agudos e transitórios como a alimentos e drogas, mas, em geral, é de difícil reconhecimento nos casos crônicos[32]. Algumas vezes, a urticária mediada por IgE pode se manifestar localmente com edema e eritema após o contato com o alérgeno, como nas mãos de indivíduos alérgicos ao látex ao usar luvas de borracha natural[33].

Alergias a drogas

Contribuem apenas com uma pequena porcentagem das reações adversas a drogas que são frequentes na prática médica. As reações alérgicas envolvem mecanismos imunológicos e necessitam de um período prévio para sensibilização; podem ser mediadas por anticorpos ou células. A maioria das reações alérgicas a drogas não são mediadas por IgE. Apresentam-se por meio de uma ampla gama de manifestações clínicas, desde leves eritemas cutâneos até morte por anafilaxia. A penicilina e outros antibióticos betalactâmicos são responsáveis por 75% das reações fatais, e suas manifestações alérgicas estão representadas nos quatro tipos de reações de hipersensibilidade[34]. Exemplos de manifestações graves de reações adversas às drogas são síndrome de Stevens-Johnson, necrólise epidérmica tóxica e DRESS (*Drug Rash with Eosinophilia and Systemic Symptoms*)/DIHS (*Drug-induced Hypersensitivity Syndrome*), que envolvem mecanismos de hipersensibilidade tipo IV, ou seja, são reações não imediatas.

Alergia a ferroadas de insetos

Geralmente está presente em uma pequena porcentagem de indivíduos. Pode se manifestar de forma localizada ou sistêmica. As reações locais extensas apresentam uma grande área de edema e eritema no local da ferroada e geralmente desenvolvem infecção secundária. Nas reações sistêmicas, os sintomas podem variar de gravidade, desde quadros leves de urticária, angioedema e broncoespasmo até choque anafilático e morte. Nos Estados Unidos, pelo menos 40 casos fatais são notificados por ano. Os insetos mais relacionados às reações alérgicas pertencem à ordem *Hymenoptera*: abelhas, vespas e formigas[35]. Em casos de reações graves em pacientes não sensibilizados, deve-se investigar mastocitose[36].

Alergia ao látex

Representa a sensibilização à proteína do látex da borracha natural. Afeta menos de 1% da população geral, exceto em indivíduos portadores de espinha bífida e em crianças com malformações geniturinárias, em que a alta prevalência de sensibilização é atribuída ao grande número de intervenções cirúrgicas a que são submetidos. Em ambientes com alta exposição ao látex, como em grupos de trabalhadores de saúde, o número de indivíduos com manifestações alérgicas vem aumentando, com prevalência estimada em 5 a 15%. As reações podem se manifestar localmente, como dermatite ou urticária de contato, ou de forma sistêmica que pode levar à insuficiência cardiorrespiratória. Comumente os indivíduos apresentam reação cruzada com outros alérgenos, por exemplo algumas frutas como banana, kiwi, mamão e abacate[37].

Hipersensibilidade tipo II

As reações tipo II ou citotóxicas envolvem a combinação de anticorpos da classe IgG ou IgM contra determinantes antigênicos das membranas celulares ou antígenos/haptenos circulantes que se ligam à sua superfície, geralmente resultando em destruição celular. Este processo pode ocorrer por 4 mecanismos:

1) Fixação e ativação do sistema complemento pela ligação dos anticorpos com o antígeno na superfície da célula-alvo, geralmente resultando em sua lise.

2) Processo de fagocitose pela ligação da porção Fc dos anticorpos ou do fragmento C3b do complemento, que recobrem as células-alvo (opsonização), às células fagocitárias.

3) Citotoxicidade celular dependente de anticorpo (ADCC), em que a lise das células-alvo, recobertas por IgG, resulta da ação de células *natural killer*, e LT CD8+ pela ligação da porção Fc do anticorpo.

4) Destruição de eritrócitos recobertos de imunocomplexos formados por IgG ou IgM, no baço e no fígado, respectivamente.

São classificadas como reações de hipersensibilidade tipo II:

- As respostas contra as células sanguíneas, como reações transfusionais.
- Doença hemolítica do recém-nascido.
- Anemias hemolíticas autoimunes.
- Reações adversas a medicamentos que são desencadeadas pela resposta contra a droga ou seus metabólitos ligados a componentes do sangue, resultando em lise celular. Como exemplo, pode-se citar: anemia hemolítica causada pelo uso de penicilinas, indinavir e sulfonamida; plaquetopenia causada pela carbamazepina; agranulocitose associada à administração de sufametoxazol[38]. Reação hiperaguda a enxerto, como em transplantes de rins, miastenia grave e endocrinopatias, como tireoidite de Hashimoto e doença de Graves, também estão incluídas na reação tipo II[39].

Hipersensibilidade tipo III

A reação tipo III caracteriza-se pelo depósito de imunocomplexos circulantes ou sua formação *in situ* nos tecidos ou endotélio, desencadeados pela presença de microrganismos, autoantígenos e antígenos externos. Estes agregados ativam o complemento resultando em dano celular. Exemplos clássicos são a doença do soro, atualmente pouco frequente, as vasculites, a alveolite alérgica, entre elas, o pulmão de fazendeiro, a aspergilose broncopulmonar e o lúpus eritematoso sistêmico[39].

Hipersensibilidade tipo IV

A reação tipo IV ou tardia, também conhecida como imunidade celular, é predominantemente mediada por células e caracteriza-se por apresentar resposta 48 a 72 horas após o estímulo. Na dermatite de contato alérgica, a sensibilização inicia-se com o contato e a absorção de alérgenos, geralmente de baixo peso molecular, denominados haptenos, que se ligam a queratinócitos e penetram facilmente na pele, onde passam a ser reconhecidos e encaminhados pelas células de Langerhans (células apresentadoras de antígeno) aos linfonodos, local onde acontece sua apresentação às células T virgens que se diferenciam e passam a reconhecer o antígeno. Os linfócitos Th1 sensibilizados, por ocasião da reexposição ao antígeno, retornam ao sítio de exposição e passam a produzir citocinas, que ativam os macrófagos dando origem a resposta inflamatória, que se caracteriza pelo aparecimento de lesões eczematosas altamente pruriginosas. Entre as causas frequentes de dermatite de contato estão o níquel, a borracha e seus derivados, o couro, além de uma vasta lista de substâncias. Deve-se ressaltar, entretanto, que aproximadamente 80% das dermatites exógenas não são causadas por mecanismos alérgicos, mas induzidas de forma não específica por uma disfunção na barreira cutânea em resposta à lesão mecânica ou química, resultando em dermatites de contato irritativas[40]. As reações cutâneas para tuberculose (PPD), hanseníase (reação de Mitsuda) e fungos como *Candida albicans* (candidina) também são mediadas pela reação tipo IV.

O termo hipersensibilidade atualmente tem sido utilizado de forma mais abrangente que as reações clássicas de Gell e Coombs[6], incluindo as reações de hipersensibilidade não alérgicas, como mostra a Figura 2.

Abordagem do paciente

Na suspeita de doença alérgica, para se obter o diagnóstico correto e instituir o tratamento adequado, a avaliação clínica deve abordar o paciente de forma integral, baseando-se em anamnese, exame físico e exames complementares. A história clínica deve ser detalhada, visando a identificar fatores desencadeantes e estabelecer sua correlação entre a exposição alergênica e o aparecimento dos sintomas, assim como sua remissão com o afastamento do elemento suspeito. Deve-se ressaltar que os pacientes podem ter exacerbações na presença de substâncias

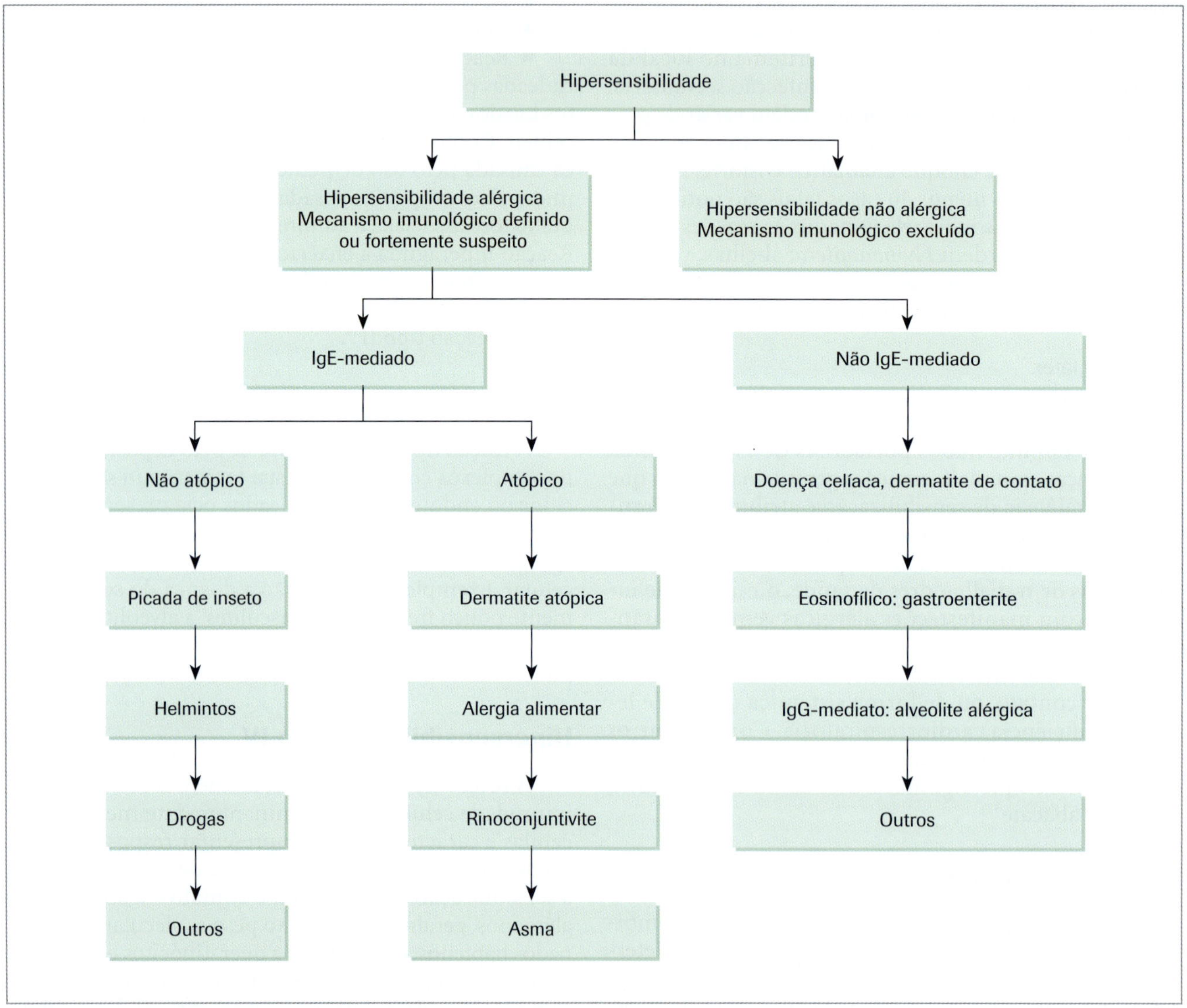

Figura 2. Reações de hipersensibilidade.
Fonte: adaptado de Johansson[6].

irritantes primárias, como fumaça de cigarro e odores penetrantes, como materiais de limpeza e perfumes. O início dos sintomas e a idade podem sugerir se a asma é de origem alérgica ou não. Pacientes atópicos geralmente apresentam sintomas antes dos 10 primeiros anos de vida, enquanto a asma não alérgica tem início mais tardio. A relação entre tempo de exposição ao agente suspeito e o aparecimento dos sintomas também deve ser analisada. A frequência, a duração e a intensidade dos sintomas são utilizadas na classificação da doença e são parâmetros clínicos para escolha, duração e avaliação do resultado do tratamento; a urticária aguda tem uma maior chance de ser de causa alérgica quando comparada à urticária crônica. A dermatite atópica costuma apresentar exacerbações. O caráter perene ou esporádico dos sintomas está geralmente relacionado com exposições constantes ou em determinadas épocas do ano, como na rinite causada por ácaros ou animais de estimação e por pólens, respectivamente. O local de desencadeamento de crises, como residência, escola ou trabalho, também pode ser útil na identificação dos agentes causadores da doença. A participação de condições climáticas como mudança de temperatura, umidade e pressão barométrica é, em geral, mencionada no desencadeamento de crises de rinite ou asma. Em relação a atividades e hábitos, o exercício físico está frequentemente associado ao desencadeamento de crises asmáticas e, mais esporadicamente, anafilaxia quando associado a alimentos. Atividades externas podem expor os indivíduos a alérgenos do ambiente externo (pólens) e a poluição, desencadeando crises. A avaliação do impacto da doença na qualidade de vida do paciente pode ser feita por meio do número de faltas escolares e ao trabalho decorrentes da doença, assim como da frequência e intensidade dos sintomas. É importante pesquisar história pessoal, em particular as entidades da marcha atópica, e reações anteriores, como a drogas, picadas de insetos ou alimentos, além da a história familiar, lembrando-se do caráter hereditário em especial das doenças atópicas. Deve-se questionar a respeito de comorbidades como agravantes diretos da doença ou pela utilização de medicamentos que sabidamente podem piorar seus sintomas ou dificultar o tratamento, no caso de reações sistêmicas graves, como o uso de betabloqueadores[20].

Sinais e sintomas que sugerem doença

Alérgicos

As doenças alérgicas mediadas por IgE acometem, frequentemente, pele, fâneros, trato respiratório e gastrintestinal. Os principais sinais e sintomas estão representados no Quadro 2.

Exames complementares

Testes *in vivo*

Testes cutâneos de puntura de leitura imediata (*prick-test*)

São os testes mais utilizados na prática da alergia clínica e indicados para pesquisa de IgE específica, principalmente para alérgenos inalantes. Dentre estes, os mais prevalentes na população brasileira são ácaros da poeira domiciliar, baratas, epitélio de gato e cão, fungos e pólens. O teste também pode ser utilizado para veneno de insetos, drogas e alguns alimentos. Na falta de extratos comerciais padronizados para alimentos, costuma-se realizar um teste alternativo com o alimento *in natura*, conhecido como *prick to prick*. São testes sensíveis e seguros com raras reações sistêmicas. Estão contraindicados durante o uso de anti-histamínicos, na presença de dermografismo, lesões dermatológicas extensas e em pacientes em crises. Devem ser realizados por médicos ou técnicos capacitados, sob supervisão médica, em locais apropriados[41].

Testes cutâneos intradérmicos de leitura imediata

São pouco utilizados, mas também indicados para pesquisa de IgE específica, sobretudo veneno de insetos e algumas drogas. São mais sensíveis que os testes de puntura, porém menos seguros. Também são indicados para determinação da dose inicial da imunoterapia específica no caso de insetos[41].

Testes cutâneos de leitura tardia

São utilizados para pesquisa da presença de resposta mediada por células. Sua leitura é realizada com 48, 72 e 96 horas. Estão divididos em:

Quadro 2. Sinais e sintomas sugestivos de doenças alérgicas

Localização	Sintomas	Sinais
Pele e mucosas	Prurido, pele seca, edema, distúrbio do sono	Lesões eritematosas, descamativas, exsudativas, liquenificação, queratose pilar, hiperlinearidade palmar, manchas hipocrômicas, dermografismo, sinal de Dennie-Morgan, urticas
Olhos	Prurido, lacrimejamento, ardor, fotofobia, sensação de corpo estranho	Hiperemia conjuntiva, folículos e hipertrofia papilar na conjuntiva tarsal, blefarite, edema, lesões de córnea
Aparelho respiratório alto	Prurido, espirros em salva, obstrução nasal, rinorreia, voz anasalada, respiração bucal	Prega nasal, coriza, hipertrofia de conchas nasais, mucosa pálida violácea, palato em ogiva
Aparelho respiratório baixo	Tosse, chiado, aperto torácico, dispneia	Roncos e sibilos
Aparelho gastrointestinal	Cólica, náusea, vômitos, diarreia	Desnutrição, anemia, sangue oculto nas fezes

1) Testes de contato (*patch-test*): visa a reproduzir a lesão eczematosa por meio da aplicação da substância na pele; são utilizados para o diagnóstico das dermatites de contato. A seleção de antígenos a ser testada é direcionada pela anamnese do paciente, e os antígenos ficam disponíveis em uma série de baterias padronizadas. A interpretação dos resultados requer experiência por parte do clínico. A maioria dos pacientes é alérgica a uma substância ou a um grupo único de substâncias. O teste de contato é justificado para qualquer paciente com prurido crônico ou dermatite eczematosa ou liquenificada recorrente. Virtualmente, qualquer lesão eczematosa pode ser causada ou agravada por um agente de contato.

2) Testes intradérmicos: utilizados para avaliar a resposta imune celular; entre eles, estão o PPD para a tuberculose, a reação de Mitsuda para a hanseníase e a candidina para a *Candida albicans*[41].

Provas de função pulmonar

Na rotina, são realizadas por meio da espirometria para avaliação dos parâmetros da função pulmonar com a finalidade de diagnosticar, classificar e avaliar a resposta ao tratamento das doenças pulmonares. Pode-se avaliar o pico de fluxo expiratório pelo uso de aparelhos portáteis de fácil manejo, como *peak-flow meter*, especialmente nos casos de asma ocupacional e para monitoração dos sintomas em domicílio, lembrando que o fluxo expiratório forçado no primeiro segundo (FEV1) obtido na espirometria apresenta mais acurácia por ser menos dependente do esforço[42].

Provas de provocação brônquica

As broncoprovocações específicas, com os alérgenos, visam a avaliar a presença de resposta específica ao alérgeno, especialmente no diagnóstico diferencial na asma de etiologia ocupacional.

As broncoprovocações inespecíficas buscam avaliar a presença de hiper-responsividade brônquica. Neste caso, utiliza-se histamina, metacolina ou exercício[43]. O teste deve seguir protocolo padronizado e ser realizado na presença de médico. Nos casos de provocação específica, é obrigatória a observação do paciente pelo período de 8 horas.

Prova de provocação alimentar

É o padrão de referência para o diagnóstico de alergia alimentar. Deve ser duplo-cego e placebo-controlado em ambiente hospitalar, em virtude do risco de respostas potencialmente fatais. Não estão indicados nos casos de reações graves.

Provas de provocação por drogas

Devem ser realizadas em ambiente hospitalar seguindo-se protocolos padronizados. Recomenda-se iniciar o teste utilizando-se drogas alternativas. Não estão indicadas em casos de história pregressa de reações graves.

Testes *in vitro*

Determinação de IgE sérica específica

Uma das técnicas utilizadas é o método imunofluorenzimático (Immuno®Cap Thermo-Fisher), que atualmente substitui o Rast (*radio-imuno absorvent test*) para identificar a presença de IgE específica no soro. O resultado refere-se a extratos proteicos complexos. Encontra-se disponível para diversos alérgenos, como inalantes, alimentos, venenos de insetos e algumas drogas. Sua presença tem uma forte associação com o diagnóstico de doença alérgica. Tem como vantagens não sofrer interferência do uso de drogas ou do quadro clínico do paciente e ter boa correspondência com os testes cutâneos, embora seu custo seja mais elevado. A avaliação da presença de sensibilização aos componentes moleculares dos alérgenos, *component-resolved diagnosis* (CDR), já está disponível graças à tecnologia do biochip por meio do teste de alergia em miniatura (*microarray*) com a técnica ImmunoCap®ISAC (*Immuno Solid Phase* Allergen *Chip*-Thermo-Fisher). Este exame analisa 112 componentes de 51 fontes alergênicas, porém deve ser utilizado somente em casos de difícil esclarecimento diagnóstico, na pesquisa de reações cruzadas e prognósticos em casos de reações anafiláticas nas alergias alimentares. Não existe nenhuma evidência científica da utilização da quantificação de IgG para alimentos na abordagem da alergia alimentar[44].

Embora não seja parâmetro específico, níveis de IgE sérica total superiores a 100 kU/L são considerados elevados e são frequentemente associados a doenças alérgicas.

Imunoglobulinas séricas encontram-se em níveis normais, porém é importante lembrar que a deficiência parcial ou total de IgA é bastante prevalente nos pacientes portadores de doenças atópicas.

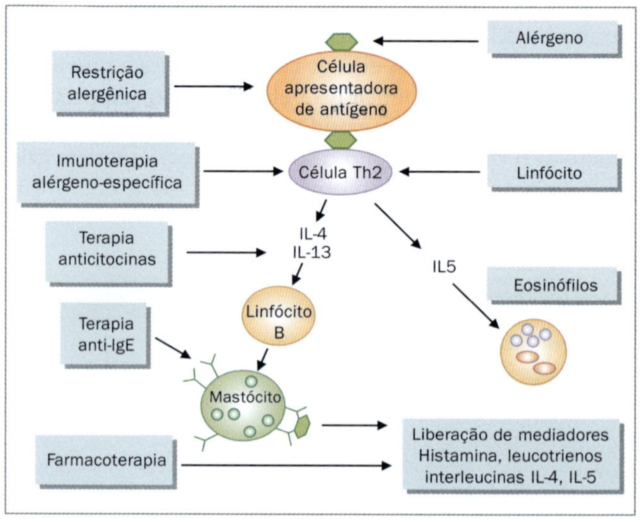

Figura 3. Pontos de intervenção terapêutica.
IL = interleucina.
Fonte: adaptada de Douglas e Robyn[45].

Exame citológico nasal, de conjuntiva e escarro-induzido são pouco utilizados na prática clínica; visam a identificar a presença aumentada de eosinófilos nestas secreções, o que sugere o diagnóstico de doença alérgica.

A presença de eosinofilia no hemograma, muitas vezes, está associada à doença alérgica. Nas patologias relacionadas à reação de hipersensibilidade tipo II, podem-se observar pancitopenias.

Tratamento

O diagnóstico preciso das doenças alérgicas, com a identificação do agente envolvido, possibilita a oportunidade de tratamento específico, como a restrição ao alérgeno e a imunoterapia específica. A associação do anticorpo anti-IgE tem sido utilizada na abordagem da asma de difícil controle e experimentalmente em casos de urticárias refratárias ao tratamento. A boa relação médico/paciente permite maior chance de uma adesão adequada ao tratamento, levando a maior probabilidade de controle da doença. Na Figura 3 estão indicados os possíveis pontos de intervenção terapêutica.

Referências bibliográficas

1. Abbas AK, Lichtman AH, Pillai S. Properties and overview of immune system. In: Cellular and Molecular Immunology. 6. ed. Philadelphia: Saunders-Elsevier; 2006.
2. Bellanti JA. Overview of immunology. In: Immunology IV – Clinical applications in health and disease. Bethesda: I Care Press. 2012. p.3-40.
3. Chaplin DD. Overview of the imune response. J Allergy Clin Immunol 2010;125:S3-23.
4. Abbas AK. General properties of immune responses. In: Cellular and molecular immunology. 2008. p.3-17.
5. Chinen J, Fleisher TA, Shearer WT. The immune system: an overview. In: Middleton's allergy principles and practice. 7.ed. : Mosby Elsevier, 2008. p.1-17.
6. Johansson SG, Bieber T, Dahl R, Friedmann PS, Lanier BQ, Lockey RF et al. Revised nomenclature for allergy for global use: report of the Nomenclature Review Committee of the World Allergy Organization. J Allergy Clin Immunol 2004;113:832-6.
7. Barnes KC. Atopy and asthma genes where do we stand? Allergy 2000;55:803-17.
8. Jackola DR, Liebeler CL, Blumenthal MN, Rosenberg A. Random outcomes of allergen-specific responses in atopic families. Clin Exp Allergy 2004;34:540-7.
9. Sly RM. Changing prevalence of allergic rhinitis and asthma. Ann Allergy Asthma Immunol 1999;82:233-48.
10. Sicherer SH, Sampson HA. Food allergy: epidemiology, pathogenesis, diagnosis, and treatment. J Allergy Clin Immunol 2014;133:291-307.
11. Solé D, Wandalsen GF, Camelo-Nunes JC, Naspitz CK. Prevalence of symptoms of asthma, rhinitis, and atopic eczema among Brazilian children and adolescents identified by the International Study of Asthma and Allergies in Childhood (ISSAC) Phase 3. J Pediatr 2006;82:341-6.
12. Strachan DP. Hay fever, hygiene and household size. BMJ 1989; 299:1259-60.
13. Barnes PL. Pathophysiology of allergic inflammation: initiation. In: Middleton's allergy principles and practice. 7.ed. : Mosby Elsevier, 2008. p.455-72.
14. Lieberman P. Biphasic anaphylatic reactions. Ann Allergy Asthma Immunol 2005;95:217-26.
15. Cyr MM, Denbrug JA. Systemic aspects of allergic disease the role of bone marrow. Curr Opin Immunol 2001;13:727-32.
16. Krishna MT, Ewan PW, Diwakar L, Durham SR, Frew AF, Leech SC et al. Diagnosis and management of hymenoptera venom allergy: British Society for Allergy and Clinical Immunology (BSACI) guidelines. Clin Exp Allergy 2011;41:1201-20.
17. National Heart, Lung and Blood Institute. Global Iniciative for Asthma Management and Prevention (GINA). Bethesda: National Institute of Healh. Revised 2012;1:1-14. Disponível em: www.ginasthma.org.
18. Diretrizes da Sociedade Brasileira de Pneumologia e Tisiologia para o manejo da asma 2012. J Bras Pneumol 2012;38: S1-46.
19. Solé D, Wandalsen GF, Camelo-Nunes IC, Naspitz CK. Prevalence of symptoms of asthma, rhinitis, and atopic eczema among Brazilian childre and adolescents identified by the International Study of Asthma and Allergies in Chilhood (ISAAC) Phase-3. J Pediatr (Rio J)r 2006; 82: 341-6.
20. Sanico AM, Bochner BS, Saini SS. Immediate hypersensitivity: approach to diagnosis in manual of allergy and immunology. 4.ed. 2002. p.25-44.
21. Bousquet J, Khaltaev N, Cruz AA, Denburg J, Fokkens WJ, Togias A et al. Allergic Rhinitis and its Impact on Asthma (ARIA) 2008 Update (in collaboration with the World Health Organization, GA2LEN and AllerGen). Allergy 2008;63(Suppl 86):8-160.
22. Bonini S. Atopic keratoconjunctivitis. Allergy 2004;59:71-3.
23. Bieber T. Atopic dermatitis. Ann Dermatol 2010;22:125-37.
24. Solé D, Amancio OMS, Jacob CMA, Cocco RR, Sarni ROS, Suano F. Guia prático de diagnóstico e tratamento da alergia às proteínas do leite de vaca mediado pela imunoglobulina E. Rev Bras Alerg Imunopatol 2012;35:203-33.
25. Kubo A, Nagao K, Amagai M. Epidermal barrier dysfunction and cutaneous sensitization in atopic diseases. J Clin Invest 2012;122:440-7.
26. Abramovits W. Atopic dermatitis. J Am Acad Dermatol 2005;53:86-93.
27. Beyer K, Teuber SS. Food allergy diagnostics: scientific and unproven procedures. Curr Opin Allergy Clin Immunol 2005;5:261-6.
28. Sampson HA. Food allergy. J Allergy Clin Immunol 2003;111:540-7.
29. Wood RA, Camargo CA Jr, Lieberman P, Sampson HA, Schwartz LB, Zitt M, Collins C, Tringale M, Wilkinson M, Boyle J, Simons FE. Anaphylaxis in America the prevalence and characteristics of anaphylaxis in the United States. J Allergy Clin Immunol. 2013;133:461-7.
30. Blessing-Moore J, Khan D, Lee FE, Portnoy JM, Schuler DE, Spector SL et al. The diagnosis and management of anaphylaxis: an update practice parameter. J Allergy Clin Immunol 2005;115:483-523.
31. Maurer M, Magerl M, Meltz M, Zuberbier T. Revisions to the international guidelines on the diagnosis and therapy of chronic urticaria. J Dtsch Dermatol Ges 2013;Epub ahead of print.
32. Zuberbier T, Bindsler-Jensen C, Canonica W, Grotan EH, Graves MV, Hanz BM et al. EAACI Guideline Management of Urticaria. Allergy 2006;61:321-31.
33. Poley GE, Slater JE. Latex allergy. J Allergy Clin Immunol 2000;105:1054-62.
34. Gruchalla RS. Drug allergy. J Allergy Clin Immunol 2003;111:548-59.
35. Freeman TM. Hypersensitivity to Hymenoptera stings. N Engl J Med 2004;351:1978-84.
36. Bonadonna P, Zanotti R, Müller U. Mastocytosis and insect venom allergy. Curr Opin Allergy Clin Immunol 2010;10:347-53.
37. Taylor JS, Erkerk E. Latex allergy diagnosis and management. Dermatol Ther 2004;17:289-301.
38. Ratajczcak H. Drug-induce hypersensitivity role in drug involvement. Toxicol Rev 2004;23:266-80.
39. Delver PJ, Martin SJ, Burton DR, Roitt IM. In: Roitt's Essencial Immununology. 10.ed. Oxford: Blackwell, 2006. p.336-63.
40. Jacob SE, Steele T. Allergic contact dermatitis: early recognition and diagnosis of important allergens. Dermatol Nurs 2006;18:433-9.
41. Motta AA, Kalil J, Barros MT. Testes cutâneos. Rev Bras Alerg Imunopatol 2005;28:73-83.
42. Miller MR, Hankinson J, Brusasco V, Bugos F, Casaburi R, Coates A et al. Standardisation of spirometry. Eur Respir J 2005;26:319-38.
43. ATS/ERS Guidelines for Methacholine and Exercise Challenge Testing-1999. Am J Respir Crit Care Med 2000;161:309-29.
44. ImmunoCAP®ISAC. Disponível em: www.phadia.com. Acessado em 01 de março de 2014.

2 Rinossinusite Alérgica

Clóvis Eduardo Santos Galvão
Fábio Fernandes Morato Castro

SUMÁRIO

Introdução e definições

A rinite é bastante prevalente em todo o mundo e se caracteriza por intenso processo inflamatório da mucosa nasal. Clinicamente, pode se manifestar com diferentes intensidades, variando desde um quadro semelhante ao resfriado até uma rinossinusite crônica. A sinusite é a inflamação do tecido que reveste as cavidades paranasais. Normalmente, os seios da face estão cheios de ar, mas quando ficam bloqueados e preenchidos com fluido, alguns germes (bactérias, vírus e fungos) podem crescer e causar uma infecção. Os termos rinite e sinusite são corriqueiramente empregados em separado, mas, não havendo limites histológicos ou barreiras anatômicas definidas entre a mucosa nasal e a dos seios paranasais, alguns autores optam por empregar um só termo – rinossinusite – para os processos inflamatórios difusos que acometem o nariz. Essa condição é consequência comum de rinites alérgicas e não alérgicas ou de defeitos anatômicos nas vias aéreas superiores, podendo ainda representar uma reação a um agente físico, químico ou biológico – bacteriano, fúngico ou viral[1].

Como outras alergias, a rinite alérgica é causada pela interação de fatores genéticos e exposição a fatores ambientais, sendo, portanto, mais frequente entre indivíduos com antecedentes familiares de alergia, sem preferência por sexo ou raça. Inicia-se em qualquer faixa etária, porém é mais frequente em crianças e adolescentes. Existem evidências clínicas, epidemiológicas e fisiopatológicas mostrando uma forte associação entre asma, rinite e sinusite (ou rinossinusite) e pólipos nasais, verificando-se que a mucosa respiratória de indivíduos predispostos, agredida por fatores ambientais, adoece com manifestações de localização e intensidade variáveis, podendo ocorrer concomitantemente. Os sintomas nasais ocorrem em 28 a 78% dos pacientes com asma, que são, aproximadamente, 20% da população em geral. Cerca de 19 a 38% dos pacientes com rinite alérgica podem ter asma[2].

A seguir, serão abordados aspectos epidemiológicos e fisiopatológicos da rinossinusite alérgica, apresentando as principais características do quadro clínico, diagnóstico e tratamento dessa doença de crescente importância na prática clínica diária, tanto do especialista como do generalista, em função da sua prevalência, custos diretos e indiretos para a população e impacto na qualidade de vida dos indivíduos acometidos.

Epidemiologia

A epidemiologia da rinite é pouco conhecida, embora seja uma doença comum. Uma das maiores dificuldades para a obtenção de dados é a ausência de métodos epidemiológicos para identificá-la. A maioria dos estudos disponíveis refere-se a dados de prevalência em pequenos grupos populacionais. Cerca de 0,5% de todas as infecções do trato respiratório superior são complicados por sinusite; a incidência de sinusite aguda varia de 15 a 40 episódios por 1.000 doentes por ano, dependendo da configuração[3].

O estudo ISAAC (*International Study of Asthma and Allergies in Childhood*), usando como ferramenta um questionário escrito, padronizado e validado localmente em cada país, permitiu pela primeira vez a comparação de dados de diferentes regiões do mundo. No final da primeira fase desse estudo, haviam sido estudados 463.801 mil adolescentes de 13 a 14 anos de 56 países e 257.800 mil crianças de 6 a 7 anos de 38 países, incluídos os cinco continentes, com exceção da África, no último grupo. A análise dos dados mostrou uma grande variação nos resultados, nos quais a prevalência de sintomas nasais sem infecção respiratória variou de 2 a 64,8% entre as crianças de 6 a 7 anos e de 4,2 a 80,5% entre os adolescentes de 13 a 14 anos[4].

No Brasil, a primeira fase do estudo ISAAC (fase 1) foi concluída em 1996, com a participação de centros em Recife, Salvador, Uberlândia, Itabira, São Paulo, Curitiba e Porto Alegre, mostrando resultados também variáveis, com as maiores prevalências de rinite nos grandes centros urbanos. Nas cidades do Sul e do Sudeste, observou-se aumento de prevalência nos meses mais frios do ano, enquanto no Nordeste não houve variação sazonal na prevalência dos sintomas nasais. Sete anos depois, foi realizado um novo levantamento epidemiológico (fase 3), com aumento do número de centros participantes, abrangendo todas as regiões do país. Os dados obtidos estão resumidos na Tabela 1, e a análise comparativa não observou o que vem sendo apontado pela literatura internacional sobre o aumento da prevalência da rinite[5].

Fisiopatologia

A rinite alérgica corresponde a uma reação de hipersensibilidade tipo I de Gell e Coombs, pois o mecanismo imunológico envolvido é mediado por anticorpos da classe IgE. O ar inspirado é veículo de inúmeras substâncias, entre elas os alérgenos (antígenos) ambientais que, em indivíduos geneticamente predispostos, leva à formação de anticorpos IgE. Entre esses alérgenos, os mais comuns são: ácaros, fungos, epitélio, saliva e urina de animais, barata e pólens. Nos indivíduos sensibilizados, os sintomas aparecem logo após a exposição (cerca de 15 a 30 minutos), por isso essa reação também é conhecida como reação de hipersensibilidade imediata. Os odores fortes e a fumaça de cigarro constituem os principais irritantes inespecíficos, desencadeando os sintomas por meio de mecanismos não imunológicos. A resposta inflamatória na reação tipo I envolve duas fases: uma fase de sensibilização, em que ocorre o reconhecimento antigênico e a produção de IgE específica, que se liga a receptores de mastócitos; e outra fase efetora, dividida em imediata e tardia, na qual o contato com o alérgeno leva à desgranulação de mastócitos com liberação de vários mediadores responsáveis pelos sintomas e também por amplificar a resposta alérgica. A consequência dessa resposta é um intenso infiltrado inflamatório na mucosa nasal, envolvendo a liberação de citocinas, recrutamento, ativação e diferenciação de vários tipos celulares, incluindo eosinófilos, linfócitos e mastócitos. Essas células ativadas liberam os principais mediadores inflamatórios: a histamina e os leucotrienos cisteínicos. Os estudos mostram que a exposição a pequenas quantidades de alérgenos, mesmo que não cause sintomas, gera infiltrado inflamatório na mucosa nasal. Desse modo, a rinite alérgica é vista como uma doença inflamatória crônica, e devem-se buscar estratégias que previnam ou reduzam as exacerbações da doença, e suas complicações[2].

Quando o processo inflamatório se estende e compromete a mucosa dos seios paranasais, ocorre a rinossinusite, cuja patogênese envolve a interação entre mecanismos de defesa do hospedeiro com o agente agressor. Na fisiologia normal dos seios paranasais, consideram-se três fatores que, quando alterados, influenciam na fisiopatologia das rinossinusites: a qualidade das secreções nasais, a função ciliar e a patência dos óstios de drenagem. Quando partículas estranhas alcançam os seios paranasais, o sistema de *clearance* mucociliar drena para os óstios naturais dos seios em consequência da ação coordenada do batimento ciliar, que, em condições normais, é maior que 700 BPM. Durante o processo inflamatório, o *clearance* mucociliar fica comprometido, pois, além de a secreção nasossinusal tornar-se mais espessa, o batimento ciliar diminui para menos de 300 BPM. A patência dos óstios sinusais parece ser um dos principais fatores no de-

Tabela 1. Prevalência de rinite (%) e sintomas relacionados entre escolares brasileiros participantes do ISAAC

Questões	6 a 7 anos		13 a 14 anos	
	Fase 1	Fase 3	Fase 1	Fase 3
Sintomas nasais no último ano sem estar resfriado (rinite)	26,6 (20,2 a 33,8)	25,7 (19,3 a 39,8)	34,2 (24,1 a 46,0)	29,6 (17,4 a 47,4)
Sintomas nasais associados a olhos vermelhos e lacrimejamento (rinoconjuntivite alérgica)	12,8 (9,8 a 28,9)	12,6 (10,3 a 17,4)	18,0 (11,1 a 25,5)	15,6 (8,9 a 24,4)
Diagnóstico médico de rinite	19,9 (9,3 a 28,8)	19,3 (12,3 a 32,3)	25,7 (7,9 a 31,7)	21,4 (2,8 a 42,1)
Problema nasal interfere nas atividades diárias (rinite grave)	17,3 (13,2 a 20,2)	17,1 (13,2 a 26,0)	19,3 (15,1 a 24,2)	18,5 (10,1 a 31,1)

Fonte: extraído de II Consenso Brasileiro sobre Rinites[4].

senvolvimento das rinossinusites. A obstrução parcial ou completa dos óstios resulta em estagnação das secreções, queda do pH e da tensão do oxigênio dentro do seio, favorecendo a instalação do processo. Nas rinossinusites alérgicas, a obstrução é mais frequente em razão do edema da mucosa[6].

Quadro clínico

O intenso processo inflamatório da mucosa nasal se traduz clinicamente por prurido nasal intenso, espirros em salva, obstrução e coriza nasais consequentes. O paciente pode apresentar, ainda, lacrimejamento e prurido ocular, prurido no conduto auditivo, no palato e na faringe. Os sintomas se manifestam de forma sazonal ou perene, de acordo com os alérgenos envolvidos. No Brasil, onde a grande maioria dos casos é provocada por ácaros, o padrão dos sintomas é perene, uma vez que a exposição a esses alérgenos se dá de maneira contínua, durante o ano todo. Outras alterações, detectadas pelo exame físico, são comuns no paciente portador de rinite alérgica, como alterações no septo nasal, aspecto da mucosa, presença de pólipos nasais, presença de secreções, entre outras. O indivíduo também pode apresentar os estigmas de doenças atópicas, como a prega transversa sobre o nariz, cianose da região periorbital, linhas de Dennie-Morgan, fácies alongada e respiração bucal[5,7].

Várias classificações já foram propostas para as rinites considerando etiologia, evolução e quadro clínico. Atualmente, a classificação mais utilizada na prática tem sido a proposta pela iniciativa ARIA (*Allergic Rhinitis and its Impact on Asthma*), que considera não apenas os aspectos clínicos, mas também o impacto na qualidade de vida. A classificação da rinite alérgica proposta pelo ARIA é mostrada na Figura 1[7].

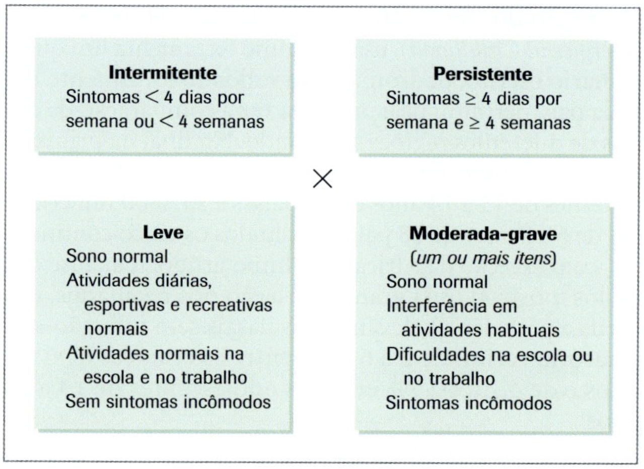

Figura 1. Classificação da rinite alérgica segundo iniciativa ARIA[6].

A rinite pode ser causada por fatores alérgicos, não alérgicos, infecciosos, hormonais, ocupacionais, entre outros. A rinite alérgica é a forma de rinite crônica mais comum, entretanto, 30 a 50% das rinites podem ser causadas por fatores não alérgicos. As características diferenciais entre as rinites alérgicas e não alérgicas estão resumidas no Quadro 1[2]. Já as rinossinusites, segundo o I Consenso Brasileiro sobre Rinossinusites[5], podem ser classificadas de acordo com evolução clínica, como mostrado no Quadro 2.

Diagnóstico

Anamnese detalhada e exame físico minucioso são a base para o diagnóstico de qualquer doença alérgica, nas quais os exames específicos têm bastante importância no diagnóstico etiológico. Os sintomas clássicos descritos já

Quadro 1. Características da rinite alérgica e da rinite não-alérgica

	Alérgica		Não alérgica	
			Eosinofílica	Outras
Anamnese	Antecedentes familiares	+++	0	0
	Início dos sintomas	Infância	Fase adulta	Infância/fase adulta
	Inalantes	+++	+	0/+
	Irritantes	+++	++	+++
	Fatores climáticos	+++	+	+++
Quadro clínico	Bloqueio	+++	++	+++
	Coriza	+++	+++	+++
	Prurido	+++	+++	0
	Espirros	+++	+++	+/++
Exame físico	Mucosa	Pálida azulada	Pálida azulada	Rósea
	Pólipos	Raros (< 10%)	Frequentes (> 10%)	Raros (< 10%)
Exames	Teste cutâneo	Positivo	Negativo	Negativo
	Citológico nasal	Eosinófilo ++	Eosinófilo +++	Eosinófilo 0

Fonte: Consenso sobre rinites, 1999[2].

Quadro 2. Classificação das rinossinusites segundo o I Consenso Brasileiro de Rinossinusite[5]

Rinossinusite aguda - sintomas de início súbito, com duração de até quatro semanas, desaparecendo completamente após o tratamento
Rinossinusite subaguda - continuação de uma rinossinusite aguda, diagnosticada após a quarta semana de evolução, com sintomas podendo durar até 12 semanas
Rinossinusite crônica - persistência dos sinais e sintomas por mais de 12 semanas
Rinossinusite recorrente - sinais e sintomas consistentes com a rinossinusite aguda. Cada episódio dura de 7 a 10 dias ou mais, até quatro semanas. Por ano, ocorrem em média quatro ou mais episódios com ausência completa de sintomas entre eles, mesmo sem nenhum tipo de tratamento
Rinossinusite complicada - quando há uma complicação local, orbitária, intracraniana ou sistêmica de qualquer uma das fases das rinossinusites

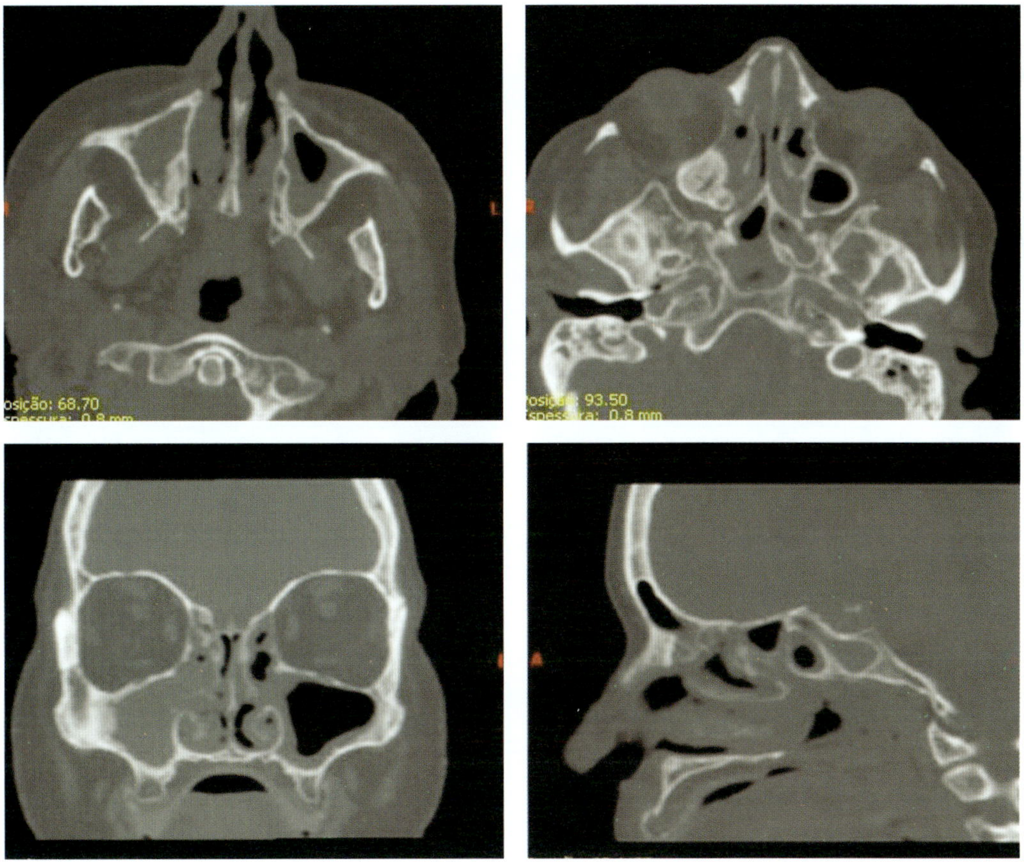

Figura 2. MCS, 70 anos, do sexo feminino, com asma persistente moderada e rinossinusite crônica. Observa-se velamento total do seio maxilar direito e parcial do seio maxilar esquerdo, com comprometimento de seios esfenoidais e etmoidais, caracterizando uma pansinusite. No corte coronal observa-se a obstrução do óstio de drenagem no seio maxilar direito.

citados devem ser explorados na anamnese, observando-se frequência e duração dos sintomas, interferência nas atividades diárias, fatores desencadeantes e agravantes, aspectos relacionados ao ambiente doméstico, exposição ocupacional, uso de medicamentos e resposta a tratamentos anteriores. Além disso, deve-se investigar a história pessoal e familiar de doenças atópicas, pois esse é um fator de risco bem conhecido para alergia respiratória.

No exame físico, antes mesmo de se avaliar a cavidade nasal, é comum observar-se uma prega transversa na ponta do nariz, decorrente da "saudação do alérgico" (hábito de coçar o nariz com a palma da mão). A rinoscopia anterior permite avaliar a cor da mucosa, o tamanho da concha, o grau de fibrose e, segundo a iniciativa ARIA, esse exame é suficiente nos pacientes com rinite alérgica intermitente leve. Entretanto, naqueles com rinite persistente ou moderada/grave, a endoscopia nasal, realizada por especialistas, é mais útil. Apesar de os sintomas serem típicos, não são exclusivos da rinite alérgica e, portanto, é importante lembrar dos diagnósticos diferenciais das rinites e de outras patologias que podem simular seu quadro clínico. Nessa questão, além de algumas diferenças clínicas, os exames complementares ganham maior relevância[7].

Para estabelecer a etiologia alérgica da rinite, é importante documentar a sensibilização alergênica, ou seja, a presença de anticorpos IgE contra alérgenos ambientais. Essa avaliação pode ser feita *in vitro*, por meio da dosagem sérica de IgE específica, ou *in vivo*, usando testes cutâneos ou provas de provocação nasal. Os testes cutâneos de leitura imediata permitem detectar com maior rapidez e sensibilidade a presença de anticorpos IgE específicos (desde que realizados com técnica correta e usando alérgenos padronizados). Por outro lado, a detecção *in vitro* desses anticorpos tem como vantagens o fato de não sofrer influência das condições de pele do paciente ou do uso de anti-histamínicos, além de não oferecer riscos. Entretanto, seu custo é bem mais elevado. Em relação à provocação nasal com alérgeno, sua utilização na prática clínica diária é bastante limitada, sendo mais útil no diagnóstico de rinite ocupacional e na pesquisa[5].

Os exames complementares isoladamente não fazem diagnóstico de alergia; sabe-se que 10% de indivíduos assintomáticos têm teste cutâneo positivo e, portanto, sua indicação e interpretação devem estar vinculadas à história clínica. Por outro lado, o diagnóstico específico da alergia permite uma melhor abordagem terapêutica e contribui para a adesão às medidas de controle ambiental. Outros exames, como hemograma (com eosinofilia), IgE sérica total (aumentada), citologia nasal (aumento de eosinófilos na mucosa), entre outros, podem contribuir para o diagnóstico, mas têm baixa especificidade. Um fluxograma de investigação da rinite encontra-se resumido na Figura 3[2]. Feito o diagnóstico de rinite, a iniciativa ARIA recomenda que os pacientes com rinite alérgica persistente sejam avaliados para asma por meio de história, exame físico e, se possível, com espirometria antes e após uso de broncodilatador.

A presença de sintomas sinusais pode sugerir uma rinossinusite. Nos quadros agudos, os sinais e sintomas mais comuns são: dor na arcada dentária superior, dor ou pressão facial, congestão e obstrução nasal, secreção nasal e pós-nasal, hiposmia/anosmia, febre, cefaleia, halitose, fadiga, otalgia, tosse e irritação de garganta. O exame físico oferece limitadas informações para o diagnóstico de rinossinusites. É possível encontrar edema e eritema nas regiões externas: maxilar, orbital e frontal. Na rinoscopia anterior, visualiza-se hiperemia, edema e aumento da vascularização, além de secreção purulenta drenando pela parede posterior da orofaringe[6].

A endoscopia nasal está recomendada em todos os pacientes com queixas nasais e, nos casos mais compli-

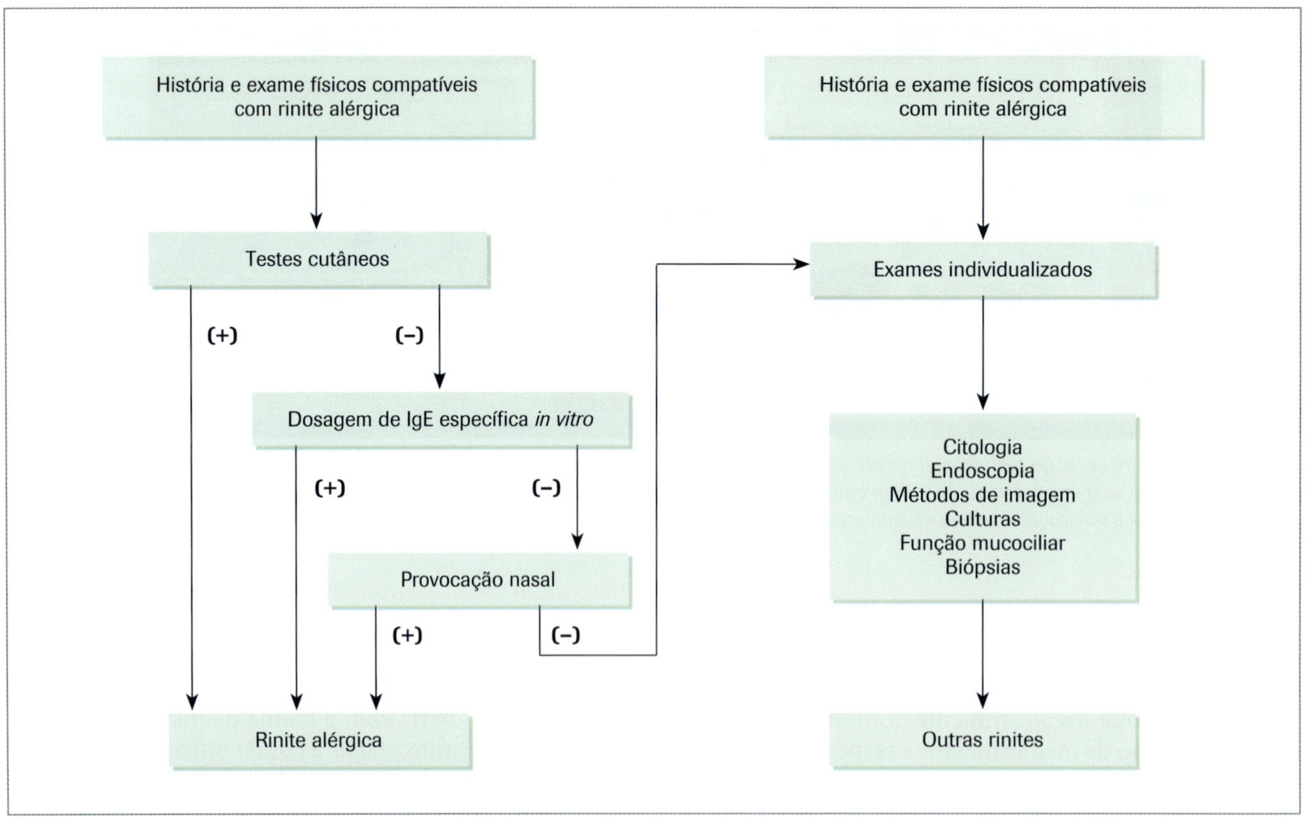

Algoritmo 1. Roteiro diagnóstico para avaliação das rinites.
Fonte: Consenso sobre rinites[2].

cados, podem-se utilizar métodos de imagem. De maneira geral, a radiografia simples dos seios paranasais apresenta valor diagnóstico limitado, sendo seu uso controverso e discutível. A tomografia computadorizada deve ser solicitada em rinossinusites que não estejam evoluindo bem, mesmo com o tratamento adequado, nos quadros crônicos e recorrentes, nas complicações ou quando há indicação cirúrgica. A ressonância magnética tem valor importante nas complicações regionais e intracranianas, bem como diagnóstico diferencial de neoplasias e na suspeita de sinusite fúngica[6].

Tratamento

As principais abordagens existentes para o tratamento das rinossinusites alérgicas são apresentadas a seguir, com a ressalva de que as condutas devem ser individualizadas, levando-se em conta as particularidades de cada paciente, pois, com tratamento apropriado, orientação e educação adequadas, os sintomas podem ser controlados com prejuízo mínimo para a qualidade de vida.

Controle ambiental

Além de sensibilizar indivíduos predispostos, a exposição aos alérgenos pode desencadear sintomas, promovendo a exacerbação da rinite, e, portanto, evitar ou reduzir essa exposição deve sempre fazer parte do tratamento das alergias respiratórias. São poucos os trabalhos específicos para rinite, mas eles mostram que, quando a exposição aos alérgenos é evitada de maneira sistemática, observa-se melhora dos sintomas. Entretanto, as doenças alérgicas são multifatoriais e necessitam de uma associação de intervenções para atingir o controle adequado. O novo conceito de inflamação mínima persistente sugere evitar os alérgenos, como um passo importante na redução do processo inflamatório nasal que se faz presente mesmo na ausência dos sintomas. Dessa forma, medidas de controle ambiental poderiam contribuir para a diminuição da necessidade de outras intervenções. Essas medidas são selecionadas com base na identificação dos alérgenos responsáveis pelo quadro clínico, e envolvem, principalmente, a redução da exposição aos ácaros da poeira, fungos, antígenos de animais e insetos. Evidências sugerem que a intervenção mais eficaz nesse sentido é o revestimento de colchões e travesseiros com material impermeável aos ácaros[8].

Farmacoterapia

O arsenal terapêutico para rinite alérgica é bastante amplo e, nos últimos anos, surgiram novas e eficazes opções de drogas. Inúmeros trabalhos foram feitos sobre o tratamento da rinite, e o projeto ARIA os analisou criteriosamente e, depois, publicou suas recomendações[7]. A sugestão de tratamento, segundo a Classificação da Rinite, de acordo com o ARIA, está resumida na Figura 4. A avaliação clínica individualizada, classificando o paciente quanto à gravidade dos sintomas, deve conduzir a escolha do esquema terapêutico. Embora os medicamentos controlem os sintomas da rinite com muita eficiência, seu efeito não é duradouro após a sua suspensão. Os principais fármacos utilizados no tratamento das rinossinusites alérgicas estão resumidos no Quadro 3, que mostra os efeitos de cada um deles nos diferentes sintomas.

Corticosteroides

O corticosteroide tópico nasal é a medicação de escolha para o tratamento de manutenção da rinite alérgica.

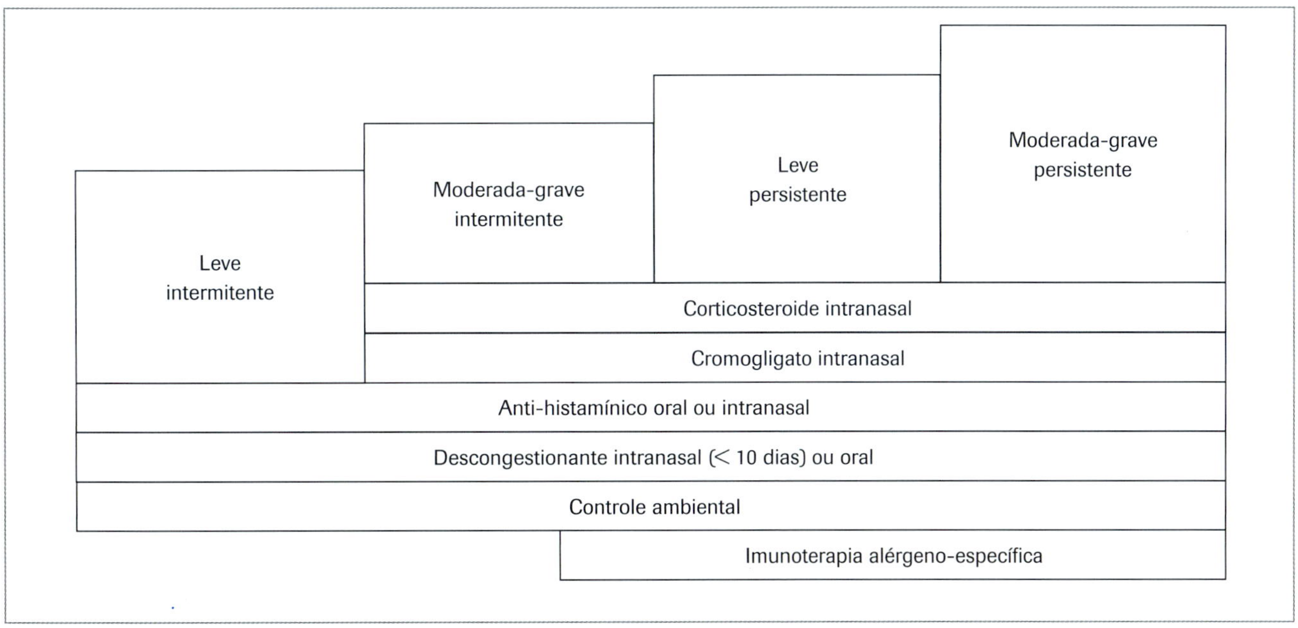

Figura 3. Tratamento da rinite alérgica.
Fonte: adaptado de ARIA[6].

Quadro 3. Principais fármacos utilizados no tratamento das rinossinusites e seus efeitos nos diferentes sintomas

	Espirros	Coriza	Obstrução	Prurido	S. oculares
Anti-histamínicos Oral Tópico nasal Tópico ocular	++ ++ -	++ ++ -	+ + -	+++ ++ -	++ - +++
Corticosteroide Tópico nasal	+++	+++	+++	++	++
Cromonas Tópico nasal Tópico ocular	+ -	+ -	+ -	+ -	- ++
Descongestionante Tópico nasal Oral	- -	- -	++++ +	- -	- -
Anticolinérgicos	-	++	-	-	-
Antileucotrienos	-	+	++	-	++

Fonte: Adaptado de van Cauwenberge P et al.[9].

Seu uso regular é bastante eficaz na redução da coriza, espirros e prurido, e, principalmente, no controle da congestão nasal. Embora o início da ação não seja imediato, pode-se observar melhora dos sintomas após 6 a 8 horas, atingindo seu efeito pleno em alguns dias. A justificativa do seu expressivo efeito clínico é a supressão de vários mediadores e estágios do processo alérgico inflamatório. Os efeitos colaterais são mínimos e, em geral, locais, como ressecamento da mucosa, sensação de queimação e sangramento discreto. No entanto, a associação com corticosteroide inalatório, especialmente em crianças, pode aumentar o risco de efeitos colaterais sistêmicos[9].

Os corticosteroides tópicos para uso nasal, disponíveis no Brasil, estão demonstrados no Quadro 4, com as doses recomendadas na prática e a idade a partir da qual podem ser prescritos[10]. Os corticosteroides hidrocortisona e a dexametasona não estão indicados para uso nasal por serem pouco efetivos e apresentarem muitos efeitos sistêmicos.

A utilização de corticosteroides sistêmicos raramente é necessária e deve ser restrita a casos graves e refratários ao tratamento, em virtude do elevado risco de efeitos colaterais. Os mais indicados são a prednisona ou a prednisolona, administrados por períodos curtos. O uso de corticosteroides de depósito não tem indicação no tratamento de rotina da rinite alérgica[11].

Anti-histamínicos

Os anti-histamínicos são a escolha para alívio das exacerbações ou para o tratamento dos pacientes com sintomas leves ou intermitentes. Eles podem ser administrados por via oral ou nasal. A histamina, principal mediador da resposta imediata da reação alérgica, desencadeia prurido, espirros e coriza, portanto, o bloqueio de seu receptor alivia essa sintomatologia. Nos pacientes com rinite persistente, a congestão nasal é uma manifestação muito

Quadro 4. Corticosteroides tópicos disponíveis no Brasil

Corticosteroide	Dosagem e administração	Dose	Idade
Beclometasona	50 e 100 mcg/jato 1-2 jatos/narina 1-2 x/dia	100-400 mcg/dia	> 6 anos
Budesonida	32, 64, 50 e 100 mcg/jato 1-2 jatos/narina 1 x/dia	64-400 mcg/dia	> 4 anos
Propionato de fluticasona	50 mcg/jato 1-2 jatos/narina 1 x/dia	100-200 mcg/dia	> 4 anos
Mometasona	50 mcg/jato 1-2 jatos/narina 1 x/dia	100-200 mcg/dia	> 2 anos
Triancinolona	55 mcg/jato 1-2 jatos/narina 1-2 x/dia	110-440 mcg/dia	> 2 anos
Furoato de fluticasona	27,5 mcg/jato 1-2 jatos/narina 1 x/dia	55-110 mcg/dia	> 2 anos
Ciclesonida	50 mcg/jato 2 jatos em cada narina 1 x/dia	200 mcg ao dia	> 6 anos

frequente e, assim, a resposta aos anti-histamínicos é apenas parcial. Quanto aos efeitos colaterais, a sonolência é uma manifestação comum dos anti-histamínicos clássicos, de 1ª geração ou sedantes, em razão de sua lipossolubilidade, que lhes permite atravessar a barreira hematoencefálica. Esse efeito é, muitas vezes, limitante, e, a partir da década de 1970, surgiram os anti-histamínicos não clássicos, de 2ª geração ou pouco sedantes, que têm a vantagem de provocar menos sono. A taquifilaxia é um fenômeno observado com o uso contínuo[9]. O cetotifeno é uma medicação sistêmica com ação anti-inflamatória e anti-histamínica que apresenta resultados satisfatórios, especialmente em crianças com rinite e asma associadas. Constitui-se em tratamento profilático a ser usado por, no mínimo, 12 semanas. Mais recentemente, foram lançados no mercado os metabólitos ativos que oferecem melhor perfil de segurança, como fexofenadina, desloratadina e levocabastina.

Descongestionantes

Os descongestionantes são disponíveis para uso oral e intranasal. Esses agonistas alfa-adrenérgicos causam vasoconstrição levando a uma diminuição da congestão nasal, mas não têm efeito sobre prurido, espirros e rinorreia. A absorção sistêmica dos descongestionantes intranasais é mínima, mas sua utilização não deve se estender por mais de 3 a 5 dias. Seu uso regular ou prolongado pode levar a uma rinite medicamentosa, causada pela congestão rebote. Os efeitos adversos incluem irritação, ressecamento e sangramento nasal, podendo, algumas vezes, interferir nos níveis de pressão arterial e intraocular. Os descongestionantes sistêmicos devem ser prescritos com cautela em portadores de arritmias, coronariopatias, hipertensão arterial, glaucoma, hipertireoidismo, diabetes e hipertrofia prostática.

A associação de anti-histamínicos e descongestionantes orais pode ser útil naqueles pacientes com rinite alérgica que exibem congestão nasal pronunciada, particularmente, no controle das crises alérgicas. Não está indicado como tratamento de manutenção de longo prazo. O descongestionante oral mais usado nessa associação é a pseudoefedrina, que pode ter efeitos adversos, como insônia, agitação e perda de apetite[11].

Antileucotrienos

Os antileucotrienos, desenvolvidos inicialmente para o tratamento da asma, mostraram posteriormente bons resultados clínicos no controle da rinite alérgica. O bloqueio dos receptores celulares de leucotrienos alivia primariamente o sintoma de obstrução, com ação mínima no controle de rinorreia, espirros e prurido nasal. A inter-relação de rinite e asma faz dos antileucotrienos uma opção promissora na busca de uma estratégia terapêutica integrada para essas afecções, à medida que atuam tanto em vias aéreas superiores quanto inferiores. Os ensaios clínicos têm demonstrado que o uso dos antileucotrienos como droga única no tratamento da rinite alérgica apresenta eficácia modesta, porém significativa, e um efeito aditivo na eficácia, quando usados em associação com outros agentes terapêuticos, como os anti-histamínicos. As principais vantagens desses fármacos estão na boa segurança clínica e fácil posologia[12].

Estabilizadores de mastócitos

Os estabilizadores de mastócitos inibem a desgranulação dessas células e, consequentemente, a liberação dos mediadores inflamatórios, embora com eficácia bem menor que os corticosteroides tópicos nasais. O cromoglicato é uma medicação bastante segura que está indicada para uso intranasal e profilático de rinites leves. A posologia (4 a 6 vezes/dia) dificulta a adesão ao tratamento[9].

Antibioticoterapia

O tratamento antimicrobiano das rinossinusites geralmente é realizado com base nos dados microbiológicos de trabalhos na literatura. Na seleção do antimicrobiano a ser usado, devem-se considerar a gravidade da doença, o risco de complicações e o uso recente de antibióticos. O tempo de tratamento deve ser de 10 a 14 dias. Nas rinossinusites agudas em adultos e crianças, os agentes mais comuns são: *Streptococcus pneumoniae*, *Haemophilus influenzae* e *Moraxella catarrhalis*. Nos quadros crônicos, deve-se pensar em microrganismos aeróbicos, principalmente *S. aureus* e *Staphylococcus* coagulase-negativos e anaeróbicos. Nesse caso, o tratamento deve ser estendido por 3 a 4 semanas.

Anti-IgE (omalizumabe)

Omalizumabe é um anticorpo monoclonal anti-IgE que forma complexos com a IgE sérica livre, bloqueando sua interação com mastócitos e basófilos e diminuindo o nível de IgE livre na circulação. Atualmente, sua indicação está reservada para casos selecionados de asma grave, como adjuvante. Seu uso na rinite alérgica tem sido investigado, com resultados promissores, mas ainda são necessários estudos que estabeleçam melhor a relação de risco-benefício e custo-efetividade[13].

Imunoterapia alérgeno-específica

A imunoterapia alérgeno-específica consiste na administração de extratos de alérgenos purificados e padronizados por via subcutânea. O objetivo do tratamento é a modificação da resposta imune ao futuro contato com o alérgeno, visando à redução dos sintomas. Atualmente, é a única forma de tratamento que proporciona melhora em longo prazo das doenças alérgicas, mantendo-se mesmo após sua interrupção. A utilidade da imunoterapia foi enfatizada em recente relatório da OMS, que recomenda sua aplicação em pacientes selecionados e que apresentem anticorpos IgE específicos a alérgenos clinicamente relevantes. Os resultados científicos mais relevantes mostram que a imunoterapia alérgeno-específica é capaz de prevenir o aparecimento de asma em crianças com rinite alérgica isolada e o desenvolvimento de novas sensibilizações. A eficácia dessa forma de tratamento depende de inúmeros fatores: seleção criteriosa de pacientes; uso de extratos alergênicos padronizados; adesão ao controle ambiental; e boa adesão, tendo em vista que o tratamento é longo (3 a 5 anos). Além disso, é importante ressaltar que esse tratamento deve ser orientado e seguido por um especialista[14].

Tratamento cirúrgico

Nas rinossinusites alérgicas, não existe indicação de tratamento cirúrgico. Esse tratamento deve ser considerado no caso de complicações como rinossinusites agudas recorrentes (para correção dos fatores predisponentes) e rinossinusite crônica, após falha no tratamento clínico (polipose nasal bilateral, rinossinusite fúngica), e, ainda, outras complicações como meningites, abscessos, trombose do seio cavernoso, mucocele, osteomielite etc.[10].

Considerações finais

Em resumo, a rinite alérgica é uma condição bastante prevalente em todo o mundo, apresentando baixa ou nenhuma mortalidade. Entretanto, sua importante morbidade traz um prejuízo considerável para a qualidade de vida dos indivíduos comprometidos, o que gera um custo elevado para a sociedade. Uma das principais consequências da rinite não controlada é o desenvolvimento de sinusite, ou melhor, rinossinusite – o termo mais apropriado fisiopatologicamente, pois se refere à inflamação do revestimento mucoso do nariz e dos seios paranasais. Para os médicos generalistas e especialistas que tratam dessa doença, é essencial o conhecimento da fisiopatologia para facilitar o diagnóstico e o tratamento, pois, na maioria dos casos, o diagnóstico é relativamente simples e os pacientes costumam responder bem ao tratamento adequado, melhorando sua qualidade de vida. Além do mais, acredita-se que a rinite alérgica seja um importante fator de risco para o desenvolvimento de asma. Assim, o indivíduo com rinite bem controlada pode evitar o comprometimento de vias aéreas inferiores e suas complicações.

Referências bibliográficas

1. Kaliner M. Rhinosinusitis – the role of the allergist in diagnosis and treatment. ACI International. 1998;10(5):141-8.
2. Weckx LM, Sakano E, Araújo E, Castro FFM, Aun WT (coords.). Consenso sobre rinites. Campos do Jordão, 1999. Rev Bras Otorrinolaringol 2000;66(3):Supl 10.
3. Worrall G. Acute sinusitis. Canadian Family Physician. 2011;57:565-7.
4. Strachan D, Sibbald B, Weiland S, Aït-Khaled N, Anabwani G, Anderson HR et al. Worldwide variation in prevalence of symptoms of allergic rhinoconjunctivitis in children: The International Study of Asthma and Allergies in Childhood (ISAAC). Pediatr Allergy Immunol 1997;8:161-76.
5. Sole D, Mello Jr JF, Weckx LM, Rosário Filho NA (coords.). II Consenso Brasileiro sobre Rinites. Rev Bras Alerg Imunopatol 2006; 29(1): separata.
6. Araujo E, Sakano E, Weckx LM (coords.). I Consenso brasileiro sobre rinossinusite. Rev Bras Otorrinolaringol. 1999;65(3):6-24.
7. Bousquet J, van Cauwenberge P, Khaltaev N. Allergic rhinitis and its impact on asthma. J Allergy Clin Immunol. 2001;108(Suppl 5):147-334.
8. Rullo V. Controle ambiental. In: Naspitz CK (ed.). Alergias respiratórias. São Paulo: Vivali, 2003. p.60-70.
9. The European Academy of Allergy and Clinical Immunology (EAACI) – Allergic Rhinitis and its Impact on Asthma (ARIA). Requirements for medications commonly used in the treatment of allergic rhinitis. Allergy. 2003;58:192-7.
10. Sole D, Sakano E (coords.). III Consenso Brasileiro sobre Rinites. Brazilian J Otorhinol. 2012; 75(6):separata.
11. van Cauwenberge P, Bachert C, Passalacqua G, Bousquet J, Canonica GW et al. Consensus statement on the treatment of allergic rhinitis – position paper. Allergy. 2000;55:116-34.
12. Peters-Golden M, Hendersen WR Jr. The role of leukotrienes in allergic rhinitis. Ann Allergy Asthma Immunol. 2005;94(6):609-18, quiz 618-20,669.
13. Passalacqua G, Ciprandi G. Novel therapeutic interventions for allergic rhinitis. Exp Opin Investigational Drugs. 2006;15(12):1615-25.
14. Cox L, Nelson H, Lockey R. Allergen immunotherapy: a practice parameter third update. J Allergy Clin Immunol. 2011;127(1):S1-S55.

Conjuntivite Alérgica 3

Priscila Takejima
Luiz Vicente Rizzo
Pedro Giavina-Bianchi

SUMÁRIO

A resposta imune no olho

A resposta imune no olho ocorre como uma reação contra substâncias externas por uma variedade de mecanismos específicos e inespecíficos de defesa[1]. Como outras partes externas do organismo, o olho está constantemente exposto a uma variedade de danos químicos, físicos e biológicos[2,3]. No entanto, a combinação entre a resposta imune inata, a resposta imune adquirida e a tolerância faz com que esse órgão consiga se defender das agressões com prejuízo mínimo para a estrutura e função na maior parte dos casos[4]. Grande parte da capacidade do olho de resistir a agressões externas depende de propriedades anatômicas e fisiológicas das estruturas externas dos anexos, as pálpebras, a conjuntiva, a córnea e o conteúdo das lágrimas. Uma vez que um componente exógeno penetra no olho (um microrganismo ou um antígeno solúvel), os mecanismos de defesa são menos eficientes e os resultados da resposta imune contra esse "invasor" são geralmente danosos para a estrutura anatômica e também para o funcionamento do olho.

As pálpebras

As pálpebras têm a função de proteger o olho do trauma. Elas também funcionam como um filtro para pequenas partículas em suspensão que são "lavadas" da superfície da córnea e da conjuntiva a cada movimento de piscar. Esse papel de filtro também é desempenhado pelos cílios, que impedem a aproximação e a aderência ao olho de partículas em suspensão no ar. As pálpebras possuem um número de glândulas cujas secreções contribuem para a formação do filme lacrimal e contêm numerosas substâncias antimicrobianas.

A lágrima

O filme de lágrima é constituído de três componentes[5,6]:

1. Uma camada oleosa externa, composta de fosfolípides produzidos pelas glândulas meibomianas. Essa camada retarda a evaporação do filme de lágrima e ajuda o espalhamento sobre a superfície da córnea.
2. Uma camada mediana composta de secreções aquosas das glândulas lacrimais e acessórias de Krause e Wolfring. Essa camada contém lisozima, imunoglobulinas e defensinas, e é deficitária em pacientes com síndrome de Sjögren.
3. A camada interna é a mais fina de todas e é constituída por uma secreção mucoide oriunda principalmente das células da conjuntiva. Essa camada facilita a distribuição da camada aquosa sobre a superfície do olho. Deficiências nessa camada foram observadas em pacientes com penfigoide cicatricial, pênfigo oculomucocutâneo e em pacientes com síndrome de Stevens-Johnson.

Moléculas com ação antimicrobiótica

A lisozima é uma enzima catiônica de baixo peso molecular que reduz a concentração local de bactérias sensíveis, degradando os mucopeptídeos de suas paredes celulares. A despeito de a maioria das bactérias Gram-positivas serem relativamente sensível à ação da lisozima, o *Staphilococcus aureus* parece ser resistente pelo fato de o alvo principal de clivagem da lisozima estar estruturalmente protegido da ação dessa enzima nesses microrganismos. A lisozima da lágrima é produzida nas glândulas lacrimais e está em concentrações muito maiores na lágrima do que no sangue. A concentração no filme lacrimal varia diariamente, maior pela manhã e menor durante o sono. A lactoferrina é um dos componentes proteicos da lágrima, exercendo ação bacteriostática, presumivelmente por causa da capacidade de quelar ânions metálicos, que são essenciais para o crescimento bacteriano.

A atividade microbicida do filme lacrimal em muito excede a atividade dos componentes citados. Um dos possíveis candidatos a responsáveis pelo restante dessa capacidade microbicida são as defensinas, peptídeos catiônicos com amplos espectros microbicida e microstático, que se dividem em dois grandes grupos: alfa e betadefensinas. No olho, foi demonstrada a presença de mRNA das alfa-defensinas 5 e 6 e das beta-denfensinas 1 e 2. A proteína também foi demonstrada pelo teste Elisa, que é incapaz de diferenciar os subgrupos. Recentemente defensinas também foram encontradas no plexo coroide.

A lágrima também contém todos os tipos de imunoglobulinas, exceto IgD. IgA é o anticorpo em maior concentração no filme lacrimal, e como nas demais secreções externas do organismo, a forma predominante é a 11S dimérica do subtipo IgGA2. A IgG é detectada apenas em pequenas quantidades e a IgM é raramente detectada. A IgE está presente e pode ser detectada por ensaios com grande sensibilidade ou em condições patológicas, como na conjuntivite alérgica. As imunoglobulinas na lágrima parecem ser produzidas por plasmócitos e células B dentro das glândulas lacrimais, mas uma parcela pode também advir de linfócitos B na conjuntiva. O componente secretor parece ser sintetizado dentro das células do epitélio acinar da glândula ou nas células localizadas na submucosa da conjuntiva. Os níveis de IgA na lágrima têm sido avaliados por diversos grupos, mas as dificuldades em estabelecer os controles corretos e as possíveis variações técnicas impedem que tais estudos sejam considerados padrão; de qualquer forma, valores entre 100 e 850 μg/mL de IgA têm sido descritos, enquanto a concentração de IgG varia de indetectável a 140 μg/mL. A concentração de imunoglobulinas na lágrima aumenta drasticamente durante os processos inflamatórios no olho, provavelmente por dois fatores: aumento na produção local e o efeito do transudato dos vasos sanguíneos que permeiam a conjuntiva.

O complemento também é detectável na lágrima. Tanto C3 como C4 foram previamente quantificados. As concentrações de C3 parecem piorar proporcionalmente a gravidade da inflamação em pacientes com conjuntivite.

A conjuntiva

A conjuntiva forma uma barreira normal à invasão do olho por agentes exógenos. Como toda superfície mucosa, a resposta imune nessa região evoluiu para privilegiar o impedimento da adesão e da colonização por microrganismos e para induzir uma resposta pouco inflamatória, sem fixação de complemento, caracterizada pelo aumento local das secreções e causando o menor dano local possível. A quantidade de linfócitos intraepiteliais infiltrantes na conjuntiva parece aumentar com a idade e a exposição a antígenos. A conjuntiva normal do adulto contém grande número de leucócitos, principalmente linfócitos T e B, plasmócitos e neutrófilos; mastócitos estão presentes em números expressivos e macrófagos são raros, mas também estão presentes. Sem dúvida essas células devem executar uma importante função homeostática na conjuntiva normal, especialmente no que diz respeito à fagocitose. A pequena presença de macrófagos deve-se provavelmente às características da resposta imune nas mucosas (conforme descrito) e grande parte da função fagocítica é executada pelas próprias células epiteliais. Por não serem células apresentadoras de antígenos profissionais, a fagocitose realizada por meio dessas células favorece a resposta imune menos inflamatória. A função fagocítica das células endoteliais da conjuntiva pode ser claramente demonstrada em infecções por *Chlamydia* e *Listeria*.

A conjuntiva palpebral normal varia muito na aparência da superfície, de uma apresentação acetinada a uma aparência papilar. Papilas representam agrupamentos de leucócitos e elementos teciduais que estão ligados firmemente à placa tarsal ou ao limbo. Folículos também podem ser observados na conjuntiva normal, especialmente na região do fórnice, não estando associados a nenhuma condição patológica, sendo comuns durante a infância. Os folículos linfoides da conjuntiva são agregados de tecido linoide com células em diferentes estágios de maturação. Esses agregados podem ser achados na região imediatamente abaixo do epitélio, muito cedo após o nascimento.

A conjuntiva apresenta diversos mecanismos não específicos de proteção contra invasores externos. A constante renovação do epitélio e as temperaturas locais relativamente baixas em razão da evaporação constante do filme lacrimal são dois desses fatores inespecíficos. Ainda mais, alguns fatores ainda desconhecidos tornam a conjuntiva relativamente resistente à infecção por certos vírus, como o do resfriado comum (no entanto, ela é particularmente sensível a outros tipos de lesão, como a infecção por gonococos). A vascularidade proeminente da conjuntiva e a constante dilatação desses vasos sugerem que a troca constante de substâncias através da parede desses vasos é parte integrante da resposta da conjuntiva para agentes nocivos. A flora residente, as barreiras anatômicas, a secreção de muco e de substâncias antimicrobianas contribuem para a eficiência das mucosas em defender o olho da invasão de microrganismos.

Todas as cinco classes de imunoglobulinas estão presentes na conjuntiva humana. A maior parte pode ser identificada na superfície subepitelial, e quase nenhuma é identificável no epitélio. Normalmente, plasmócitos não são identificados por técnicas de imunofluorescência na conjuntiva perilímbica. A presença de imunoglobulinas que reagem contra antígenos locais, entretanto, sugere plasmócitos, a despeito de não comprovada a contento, é uma possibilidade distinta.

A expressão do componente secretor de imunoglobulinas pelo epitélio conjuntival também é questão de debate, assim como a função dos folículos linfoides da conjuntiva humana. Essa discussão é oriunda, em parte, do uso inapropriado de modelos animais, que embora extremamente úteis, em outras circunstâncias, podem causar certa confusão no estudo desses itens. A conjuntiva de roedores não parece ser uma réplica aceitável da humana. Em adição, discrepâncias entre os estudos em humanos no que diz respeito à idade dos indivíduos estudados, ao sexo, ao sítio das possíveis biopsias, às técnicas de histologias utilizadas na análise das amostras e, ainda, às variações no grau de inflamação induzida ou espontânea no local examinado também não ajudam a esclarecer estes pontos. Com base nas evidências disponíveis, o epitélio da conjuntiva de mamíferos não parece conter células semelhantes às células M do epitélio da mucosa gástrica. No entanto, diferenças na aparência de epitélio em diversas zonas da conjuntiva fazem com que essa questão continue em aberto. A importância dessas diferenças na capacidade de recolher e apresentar antígenos do filme lacrimal também é controversa.

A resposta imune celular tem sido pouco estudada na conjuntiva, mas estudos recentes demonstram de forma inequívoca que esta contém elementos do sistema imune associados às mucosas (MALT), pois linfócitos que para lá migram apresentam o marcador HML-1 exclusivo de linfócitos de mucosas, e a incubação de linfócitos virgens com células da conjuntiva induz à expressão desse antígeno[7]. As células de Langerhans são abundantes no epitélio da conjuntiva. Células T CD8 positivas isoladas predominam como linfócitos infiltrantes do epitélio, enquanto as células T na substância própria se distribuem igualmente entre CD4 e CD8 positivas.

A córnea

Sem dúvida, a resposta imune é fundamental para proteger o olho contra invasores externos, além de ser um requerimento absoluto para a manutenção da capacidade visual. Todavia, a resposta imune por si só pode ser responsável pela perda de função do olho. Uma córnea lisa e bem lubrificada é um pré-requisito para uma visão perfeita; consequentemente, inflamação da córnea e cicatrizes pós-inflamatórias são condições inaceitáveis e, portanto, a córnea apresenta um mínimo de elementos[2,8]. A despeito de uma disfunção conjuntival e consequentes deficiências na produção do filme lacrimal poderem, a longo prazo, alterar a superfície da córnea, a inflamação da conjuntiva é tolerável até certo grau.

Preservação da integridade funcional do olho mediante uma resposta inflamatória

Por causa da microanatomia delicada, o eixo que compõe as vias oculares é extremamente sensível à distorção, à destruição e à consequente perda da acuidade visual, mesmo pela mais trivial resposta inflamatória. Em decorrência disso, a regulação da expressão da imunidade no olho é um fator crucial à manutenção da visão. O controle da resposta imune no olho é exemplo de um fenômeno geral que é a regulação da resposta inflamatória regional por fatores e condições locais que modulam a expressão da imunidade local. O imunoprivilégio no olho é um exemplo extremo desse tipo de modulação no qual as condições locais, de uma maneira ativa, em vez de passiva, através de células do tecido ocular e moléculas produzidas, modulam a indução e a expressão da imunidade, tanto contra antígenos do olho quanto contra antígenos exógenos. A parte que se refere ao imunoprivilégio como mecanismo de proteção contra a autoimunidade será discutida no capítulo sobre a imunopatogênese das uveítes. Aqui, serão discutidos somente os mecanismos gerais que controlam tanto a resposta contra antígenos nominais quanto a resposta contra antígenos próprios.

O conceito de imunoprivilégio foi primeiramente descrito por Medawar em meados do século XX, a despeito de o fenômeno já ser conhecido àquela época por mais de 50 anos. O conceito de imunoprivilégio evoluiu muito desde então e o órgãos imunoprivilegiados, como o olho, são considerados não apenas pela relativa inacessibilidade ao sistema imune, mas também – e principalmente – pela manutenção de um conjunto de condições ativas que controlam a resposta imune local. No olho, foi demonstrado que as células do epitélio e do endotélio da córnea, da íris, do corpo ciliar e por toda a retina consequentemente induzirão apoptose em qualquer linfócito ativado que com elas entre em contato, pois todo linfócito ativado apresenta na superfície a molécula de FAS (CD95). Esse mecanismo é interessante, pois ao mesmo tempo que controla a resposta imune, permite a execução de algumas de suas funções, visto que a ligação de FAS não induz à morte instantânea e, assim, o linfócito ainda persistirá por algumas horas executando qualquer função imune que possa ter causado o seu recrutamento para o olho – por exemplo, combater uma infecção viral.

Diversas outras características contribuem para o estabelecimento do imunoprivilégio no olho. A ausência de vasos linfáticos e a consequente drenagem da linfa diretamente na corrente sanguínea resultam em supressão da resposta imune. Substâncias solúveis com função supressora como TGF-b, PGE2 e neuropeptídeos (hormônio estimulador de melanócitos-a, peptídeo intestinal vasoativo e o produto do gene relacionado com a calcitonina) contribuem para "desviar" a resposta imune nos locais em que essas substâncias são secretadas. No olho, fatores ligados à membrana celular agem como inibidores da cascata do complemento. Também foram identificadas células residentes que possuem a capacidade de inibir a função de linfócitos, como as células de Müller e as do epitélio pigmentado da retina (RPE).

Outro componente importante na manutenção do imunoprivilégio no olho é a barreira hematorretiniana. As células do parênquima da retina apresentam *tight junctions* entre si. A baixa expressão de MHC, classes I e II, por essas células e a expressão de ácido hialurônico na superfície celular completam o conjunto de constituintes físicos da barreira hematorretiniana.

No entanto, a inflamação nos tecidos oculares não ocorre somente por causa das células que migram para o olho; diversas células locais, como parte da função de defesa que exercem, podem iniciar e propagar uma resposta inflamatória. O trato da úvea é, em particular, o mais rico em células desse tipo, incluindo macrófagos residentes, células dendríticas que expressam o MHC, classe II, e consequentemente podem funcionar como células apresentadoras de antígeno. Essas células parecem funcionar como sentinelas para capturar e processar antígenos encontrados dentro do olho. Mastócitos são encontrados em grande número na coroide, mas são ausentes na úvea anterior, na maioria das espécies. Também na íris humana é possível achar mastócitos. Um pequeno número de linfócitos "em trânsito" está presente na úvea normal, e eosinófilos nunca foram identificados sob condições normais em nenhum dos tecidos que compõem o olho. O resultado óbvio de todos esses mecanismos é que, a despeito de uma resposta eficiente contra injúrias, o olho, uma vez que sua integridade seja preservada, tem uma capacidade diminuída de controlar infecções.

Alergia afetando o olho

A conjuntiva é uma membrana vascular mucosa transparente que recobre a porção anterior do globo ocular e a superfície interna das pálpebras. Ela se estende desde o limbo corneoescleral até a junção mucocutânea das pálpebras. O saco conjuntival forma um fórnice com três lados que continua até a plica medial, permitindo um movimento independente dos olhos e das pálpebras.

A conjuntiva é dividida em duas camadas: o epitélio e a substância própria. O epitélio é contínuo com a margem palpebral e é composto por várias camadas de células escamosas não queratinizadas na superfície, uma camada média de células poliédricas e uma camada basal de células colunares e cuboides. O epitélio contém numerosas glândulas mucosas unicelulares (células caliciformes) que secretam a camada de muco da lágrima (um excelente lubrificante e de suma importância para a estabilização do filme lacrimal). Sem a camada de mucina do filme lacrimal, as outras camadas da lágrima se desestabilizariam, e a córnea poderia ser comprometida pela exposição, pelo ressecamento, pela desnutrição ou por infecções. O muco reduz a fricção e a adesão entre as pálpebras, contendo, ainda, células de defesa.

A substância própria pode ser dividida em camadas superficial e fibrosa profunda. A primeira, composta de tecido adenoide, é fina e contém várias células inflamatórias. A camada profunda é espessa e contém fibras elásticas e colágenas, e vasos e nervos que suprem a conjuntiva.

O epitélio normalmente não contém células inflamatórias, como os mastócitos, eosinófilos ou basófilos. Essas células comumente se encontram na camada logo abaixo da epitelial, dentro da substância própria. Outras células inflamatórias migram para dentro do tecido em resposta a vários estímulos.

Os linfócitos estão dispersos na camada epitelial da conjuntiva e formam uma camada distinta dentro da substância própria, onde algumas vezes se agrupam em folículos. Os linfócitos intraepiteliais são predominantemente CD8+, enquanto na substância própria eles estão distribuídos igualmente entre as populações de CD4+ e CD8+. Assim, a conjuntiva, por apresentar células de defesa contra as infecções e entrar em contato direto com o meio exterior, ocupa importante papel no sistema de defesa imunológica externa do olho.

Histórico

A conjuntivite alérgica é uma patologia ocular muito comum, que geralmente faz parte de um espectro maior de doenças alérgicas. Em 1819, foi reconhecida como uma doença ocular por Bostock, que descreveu uma condição irritativa semelhante à doença observada na mucosa nasal. Em 1828, Mac Culloch associou definitivamente algumas conjuntivites alérgicas aos campos de feno.

A conjuntivite primaveril teve sua primeira descrição em 1846 por Arlt*, após examinar três pacientes jovens com edema perilímbico, designada conjuntivite linfática. Em 1871, Von Graefe** relacionou os infiltrados perilímbicos gelatinosos da conjuntivite primaveril com uma resposta papilar da conjuntiva tarsal superior[9]. Em 1886, Grale[10] associou a conjuntivite primaveril com outras doenças oculares alérgicas e mostrou similaridades com a febre do feno. Berkatt notou que a secreção da conjuntivite primaveril era semelhante à secreção da asma[10].

A importância dos eosinófilos na conjuntivite alérgica foi inicialmente descrita por Herbert, em 1903. Mais tarde, Gabriélidès, em 1908, mostrou eosinófilos nas secreções conjuntivais e no sangue periférico de pacientes com conjuntivite primaveril. Os mastócitos tiveram sua primeira descrição nas alergias oculares por Ehrlich***, em 1879, porém no epitélio da conjuntiva tarsal só foi sugerida por Pascheff em 1908[11].

*Arlt F. apud Friendlander

**Von Graefe A. Friendlander.

***Ehrlich P. apud Buckley RJ.

O termo "atopia", de origem grega, que significa doença estranha, foi inicialmente usado por Coca e Cooke, em 1923, em referência a indivíduos com a capacidade peculiar de se tornar sensíveis a certas proteínas, expostos no meio ambiente ou nas residências. Porém, a ceratoconjuntivite atópica só foi definida como uma conjuntivite alérgica por Hogan, em 1952, ocorrendo em associação com a dermatite atópica.

Classificação das conjuntivites alérgicas

A conjuntivite alérgica é uma das formas mais comuns entre as reações alérgicas, afetando cerca de 10 a 20% da população nos Estados Unidos[9]. A prevalência está aumentando no mundo[10] e tem impacto significativo na produtividade e na qualidade de vida[11]. As formas brandas ou moderadas apresentam flutuação dos sintomas ocasionais de prurido, lacrimejamento e edema conjuntival. Nas formas crônicas da doença, os sintomas são mais graves, incluindo dor, perda visual por cicatrizes corneanas, catarata, glaucoma e alterações palpebrais[12-14].

Existem várias classificações para as conjuntivites alérgicas[8,13,15-18]. Dentre elas, a proposta por Friedlaender[19] sugere que as conjuntivites alérgicas possam ser divididas em cinco categorias: (1) conjuntivite alérgica sazonal; (2) conjuntivite primaveril; (3) ceratoconjuntivite atópica; (4) conjuntivite papilar gigante; e (5) conjuntivite de contato.

Conjuntivite alérgica sazonal

A conjuntivite alérgica sazonal corresponde a 25 a 50% dos casos de conjuntivite alérgica[20]. Esse tipo de conjuntivite é autolimitado e caracteriza-se por papilas tarsais pequenas, pela injeção conjuntival, bem como por graus variados de quemose (edema conjuntival) e edema palpebral.

Os pacientes que apresentam conjuntivite alérgica sazonal normalmente têm os sintomas de conjuntivite alérgica aguda por período definido. Na primavera, predominam os pólens das flores; no verão, podem predominar os pólens das gramas; e no outono, os pólens de gramíneas são os alérgenos predominantes. Tipicamente, essas pessoas apresentam-se sem sintomas durante os meses de inverno em razão da menor transmissão aérea desses alérgenos.

A maior prevalência da conjuntivite alérgica sazonal ocorre na infância. Uma parte desses pacientes apresenta perda da sensibilidade alérgica na puberdade (menos de 50% dos casos). Nessa faixa etária, o sexo masculino é predominante. A outra faixa etária que desenvolve esse quadro alérgico vai dos 18 aos 35 anos. Porém, essa faixa etária apresenta a mesma incidência para ambos os sexos[21].

Os sintomas oculares na conjuntivite alérgica sazonal são geralmente bilaterais e assimétricos, e, muitas vezes, acompanhados por sintomas nasais e respiratórios[14,22,23]. O sintoma clássico é o prurido, relatado em 80 a 90% da população atingida. Habitualmente, caracteriza-se como uma conjuntivite difusa com sinais de hiperemia, quemose, edema palpebral, lacrimejamento e secreção mucosa. Acomete a conjuntiva palpebral, bulbar e o limbo. Em alguns casos, pode ocorrer hipertrofia papilar com formação de pequenas papilas no tarso superior[24]. A córnea é raramente atingida, mas pode haver afinamento corneano periférico (*dellen*) secundário à quemose da conjuntiva bulbar, que pode levar à turvação visual.

Conjuntivite primaveril

A conjuntivite primaveril é uma inflamação geralmente bilateral e crônica da conjuntiva, comumente associada com pessoas ou famílias com história de atopia. Representa 0,5% dos casos de conjuntivite alérgica[25]. É também chamada conjuntivite vernal, termo grego que significa "ocorrência na primavera"[26]. Mais de 90% desses pacientes exibem uma ou mais condições de atopia, como asma, eczema ou rinite alérgica sazonal[11]. Esse tipo de conjuntivite é mais frequente em regiões de clima quente, como Itália, Grécia, Israel e partes da América do Sul. Ocorre, predominantemente, em crianças do sexo masculino[25], raramente aparece antes dos 3 anos ou depois dos 25 anos, e na maioria das vezes torna-se inativa por volta da puberdade[27]. A conjuntivite primaveril tem natureza sazonal, porém pode ter recorrência durante o ano inteiro ou não apresentar sazonalidade, conforme o clima local[13].

O sinal clássico da ceratoconjuntivite primaveril é a presença das papilas gigantes, que frequentemente se localizam na conjuntiva tarsal superior. As papilas assumem a forma típica dando aspecto de paralelepípedo. Nos casos mais graves, essas papilas podem até provocar ptose mecânica. A forma limbar da conjuntivite primaveril geralmente afeta indivíduos com pele mais pigmentada, tendo as papilas na região limbar aparência gelatinosa e espessa. Essas papilas comumente estão associadas com pequenos nódulos sobrelevados, esbranquiçados (nódulos de Horner-Trantas), que são constituídos por eosinófilos degenerados, grânulos eosinofílicos e células epiteliais. Os nódulos de Horner-Trantas são transitórios e raramente aparecem antes de uma semana de evolução desse tipo de conjuntivite.

Cerca de 5% dos pacientes terão acometimento da córnea[28], podendo ocorrer microulcerações epiteliais, originando uma ceratite ponteada superficial, conhecida como ceratite epitelial primaveril de Tobgy. Essas microulcerações podem coalescer-se e formar macroulcerações que, se tratadas inadequadamente, podem evoluir para a formação da úlcera em escudo (Cameron, 1995), sendo esta úlcera a causa mais importante de morbidade visual na conjuntivite primaveril. Outra importante causa de morbidade visual em pacientes com conjuntivite primaveril é o desenvolvimento do ceratocone[2,28].

Ceratoconjuntivite atópica

A ceratoconjuntivite atópica é uma inflamação bilateral da conjuntiva e da pálpebra, e cerca de 95% dos pacientes apresentam associação com história familiar e pessoal para doenças atópicas, principalmente a dermatite atópica[29]. Em 1952, Hogan foi o primeiro a descrever essa associação. Esse autor relatou cinco casos de inflamação conjuntival em pacientes do sexo masculino com dermatite atópica. A dermatite atópica é uma doença hereditária que normalmente aparece na infância, sendo mais frequente em homens[28]. Aproximadamente 3% da população é afetada e, dessa porcentagem, cerca de 25 a 42% tem envolvimento ocular[28,30,31].

A ceratoconjuntivite atópica pode afetar pálpebras, conjuntiva, córnea e cristalino. A pele das pálpebras pode exibir uma dermatite eczematosa, com ressecamento e inflamação. As margens palpebrais podem mostrar queratinização e disfunção da glândula de Meibonius. A conjuntiva pode apresentar-se hiperemiada e quemótica e com formação de filamentos. Há também uma reação papilar, em que as papilas tendem a ser menores do que na conjuntivite primaveril, localizando-se, geralmente, na conjuntiva tarsal inferior. E, como na conjuntivite primaveril, os nódulos de Horner-Trantas podem ser observados no limbo, nos casos de ceratoconjuntivite atópica[28].

Nas fases mais avançadas da doença, ocorre uma cicatrização conjuntival. O encurtamento dos fórnices pode ocorrer em aproximadamente 29% dos casos[3], bem como levar a quadro de olho seco, em decorrência da perda das células caliciformes. O processo conjuntival pode desencadear entrópio, simbléfaro e estenose do ponto lacrimal[13,28,32].

O envolvimento corneano na ceratoconjuntivite atópica começa pela ceratite ponteada epitelial, que frequentemente atinge o terço inferior da córnea. Com a progressão da doença, pode aparecer defeito epitelial persistente, além de *pannus*, subsequente vascularização e cicatrização corneana, resultando em perda da visão[33].

Pacientes com ceratoconjuntivite atópica são mais suscetíveis a desenvolver ceratite herpética[34] e catarata[19,35]. A catarata geralmente tem crescimento lento, aparecendo após 10 anos da ocorrência da dermatite atópica, e caracteriza-se por ser bilateral e simétrica. Muitas vezes, é difícil determinar se a catarata aparece pelo tratamento com corticosteroides ou pela própria doença.

O ceratocone também é associado à ceratoconjuntivite atópica[36]. Uma teoria para explicar essa ectasia está no esfregar constante pelo paciente em decorrência do intenso prurido ocular[37]. Outra teoria seria um defeito na síntese de colágeno que os pacientes atópicos apresentam.

Conjuntivite papilar gigante

A conjuntivite papilar gigante, por sua vez, é uma inflamação imunológica da conjuntiva tarsal superior, que se caracteriza pela presença de "papilas gigantes", que apresentam diâmetro maior do que 0,3 mm[19,35]. Acredita-se que esse tipo de conjuntivite represente uma reação imunológica a uma variedade de corpos estranhos, os quais podem causar uma irritação mecânica prolongada da conjuntiva tarsal superior.

A conjuntivite papilar gigante é observada em pacientes usuários de lentes de contato[38] e também usuários de prótese ocular, suturas expostas e em contato com a conjuntiva, e ainda por corpo estranho, deposições e nódulos[39]. Os prováveis fatores responsáveis pela conjuntivite papilar gigante são o trauma mecânico e a reação de hipersensibilidade. Pesquisas recentes sugerem que se trate de uma reação de hipersensibilidade tardia, com um provável componente de IgE[39], não sendo estabelecida uma relação entre a inflamação conjuntival e a reação ao material da lente de contato.

Vários autores estimam que entre 1 e 5% dos usuários de lentes de contato gás-permeáveis e entre 10 e 15% dos que usam lentes de contato hidrogel tenham conjuntivite papilar gigante[40]. Um estudo prospectivo realizado com 200 usuários de lentes de contato rígidas revelou a prevalência de conjuntivite papilar gigante em 10,5%[40]. Estudos epidemiológicos têm demonstrado que a conjuntivite papilar gigante em usuários de lentes de contato é quase exclusivamente bilateral, aparecendo em média 31 meses após o início do uso[40].

Na fase inicial da conjuntivite papilar gigante, os pacientes referem leve prurido ao remover as lentes e aumento da secreção mucosa ao acordar. A visão borrada só aparece horas após o uso das lentes de contato pelos depósitos que se formam[17], excesso de muco e movimento da lente ao piscar. Nessa fase, as papilas tornam-se mais elevadas, com um generalizado espessamento da conjuntiva[17]. Com o avanço da doença, a conjuntiva torna-se mais opaca por causa da infiltração celular por eosinófilos e outras células inflamatórias[15,41].

Na fase avançada da conjuntivite papilar gigante, a superfície da conjuntiva pode ulcerar. Essas ulcerações são mais frequentes no limbo superior, podendo aumentar de tamanho e atingir a região central da córnea, sendo acompanhadas, algumas vezes, por neovascularização corneana periférica. Alguns pacientes também podem apresentar nódulos de Horner-Trantas[38].

Conjuntivites de contato

Nos últimos anos, o uso indiscriminado de antibióticos, antivirais e anti-inflamatórios tópicos tem aumentado a incidência de reações alérgicas de contato[42-44]. Existem várias medicações usadas em oftalmologia que provocam reações alérgicas[44], como cloranfenicol, anestésicos, preservativos, midriáticos (atropina), além de soluções de limpeza e conservação das lentes de contato[45,46].

A conjuntivite alérgica de contato, ao contrário dos outros tipos de alergia, gera uma reação alérgica retardada ou reação de hipersensibilidade tipo IV, que é mediada por linfócitos[47].

Os sintomas da conjuntivite alérgica de contato na fase aguda são pálpebras inflamadas, com prurido e edema. Esses sintomas geralmente se manifestam com 24 a 48 horas após o contato com o alérgeno. Na fase crônica, as pálpebras apresentam eczema, formação de crostas e liquenificação e fotofobia proeminente[19]. Podem também ocorrer erosões corneanas com evolução para opacificações corneanas. A conjuntiva normalmente se encontra hiperemiada e edemaciada, com hipertrofia papilar no tarso superior, acompanhada por vasodilatação, quemose e secreção mucosa[19].

Diagnóstico

O diagnóstico da conjuntivite alérgica é baseado na história e no exame clínico oftalmológico. Os exames laboratoriais podem auxiliar, principalmente os testes *in vivo* (teste cutâneo de puntura e teste intradérmico) e *in vitro* (IgE sérica específica) na identificação do possível alérgeno desencadeante[48]. Os diagnósticos diferenciais incluem conjuntivite infecciosa (viral, bacteriana, fungo), origem autoimune (uveíte, esclerite), síndrome do olho seco e, raramente, glaucoma congênito[34].

Histopatologia

Os raspados conjuntivais[3,49] e a citologia das lágrimas realizada após uma conjuntivite alérgica sensibilizada mostraram aumento significativo de neutrófilos e eosinófilos. Histologicamente, em modelos animais, mais de 70% dos mastócitos encontram-se degranulados[49], as células caliciformes não sofreram alterações, evidenciando-se aumento do número de neutrófilos na fase inicial do processo. A infiltração de eosinófilos ocorre de 1 a 6 horas após o desafio, enquanto nos neutrófilos ocorre após 6 horas, retornando ao nível após 24 horas[50]. Os mastócitos voltam a se regranular após um período de 24 horas, mas são necessários até 7 dias para apresentarem uma resposta normal. Macroscopicamente, os olhos podem ter uma aparência normal, apesar da degranulação dos mastócitos e do edema intersticial microscópico.

A fase tardia da reação alérgica é uma constelação de sintomas que ocorre após a fase imediata, que dura até 2 horas. Essa reação é acompanhada por sensação de corpo estranho, prurido ocular e hiperemia conjuntival, associados com o recrutamento de células inflamatórias presentes no fluido lacrimal. A fase tardia da reação tem um pico de ação entre 4 e 8 horas na pele, no pulmão e no nariz, reduzindo a ação e resolvendo-se em 24 a 48 horas.

A fase tardia do processo alérgico é dose-dependente e está diretamente relacionada com o número de células inflamatórias no filme lacrimal. É acompanhada por mediadores, como histamina, leucotrienos e mediadores dos eosinófilos[43].

Resposta imune na alergia ocular

A atopia é uma doença geneticamente caracterizada pelo aumento na habilidade de os linfócitos B formarem anticorpos IgE para certos grupos de antígenos que possam ativar o sistema imune após inalação, ingestão ou penetrando através da pele[51,52]. Aproximadamente 15% da população tem atopia, apresentando doenças alérgicas, ou seja, uma predisposição a doenças como rinite, asma, dermatite atópica, conjuntivite alérgica, alergia alimentar, urticária e angioedema não hereditário. Uma criança tem 33% de chance de apresentar doenças atópicas se um dos pais tiver atopia, e 66% de chance se ambos os pais forem afetados[14].

É muito difícil precisar a incidência e a prevalência das conjuntivites alérgicas, pois existem problemas tanto de conceituação quanto de diagnóstico. No Brasil, a fase III do estudo ISAAC (*International Study of Asthma and Allergies in Childhood*), em 2006, demonstrou que a prevalência da rinoconjuntivite foi de 12%, enquanto em 2012 um trabalho estimou a prevalência da conjuntivite alérgica em 20,7%[53].

As conjuntivites alérgicas, muitas vezes, associam-se a outras doenças alérgicas e, por sua alta prevalência, geram altos custos para a sociedade. Os Estados Unidos, em 1996, tiveram gastos médicos diretos com a rinoconjuntivite alérgica de aproximadamente 5,9 bilhões de dólares. Desse total, os serviços ambulatoriais custaram 3,7 bilhões, a medicação dos pacientes, 1,5 bilhão e os serviços hospitalares, 700 milhões[15].

As conjuntivites alérgicas compreendem um espectro muito variado de doenças. Apesar de os mecanismos imunopatogênicos da conjuntivite alérgica serem multifatoriais, todos os tipos de conjuntivite alérgica compartilham os mecanismos de hipersensibilidade do tipo 1 de Gell e Coombs. No tipo "reação imunológica", há produção de IgE pelo linfócito B, em resposta a um alérgeno, ligação da IgE ao mastócito, com exposição desse complexo ao antígeno apropriado. A ação da IgE é desencadeada pela ativação de receptores específicos de superfície Fc (*fragment crystallizable*), que são glicoproteínas localizadas na superfície da célula com alta afinidade por receptores de imunoglobulinas. Existem receptores de alta afinidade para IgE localizados nos mastócitos e basófilos, sendo denominados Fc RI[54]. Um segundo receptor para IgE (Fc RII) pode ser encontrado nos linfócitos e em outras células hematopoiéticas, porém estas têm menor afinidade quando comparadas ao Fc RI. Esse processo provoca degranulação dos mastócitos e basófilos e consequente liberação de mediadores inflamatórios, que acaba resultando em vasodilatação conjuntival, aumento da permeabilidade vascular, efeito quimiotático nos leucócitos e lesão da superfície corneana com subsequente reparação[31].

Os processos inflamatórios da conjuntiva afetada são muito mais complexos do que os descritos nos trabalhos de Gell e Coombs. Vários trabalhos evidenciaram as diferentes populações celulares na conjuntiva de pacientes com alergia ocular, por métodos de hibridização *in situ* e imuno-histoquímica. Há uma mistura de um infiltrado celular composto por linfócitos, plasmócitos, mastócitos, macrófagos, eosinófilos e até por basófilos, que já foram descritos. A histamina, um dos principais mediadores de reação de hipersensibilidade imediata (tipo 1), é secretada por mastócitos e basófilos. Assim, conclui-se que a responsabilidade pelo processo alérgico não recai sobre uma única célula, como não há um único mediador.

Os mastócitos e os basófilos são as células mais importantes envolvidas no processo de alergia. Porém, apesar das similaridades, são células com características distintas[55]. Ambas as células contêm histamina e podem produzir leucotrienos e quininas[43]. Os basófilos agem principalmente nas reações de hipersensibilidade tardia. A infiltração dos basófilos no estroma e no epitélio corneano foi observada em várias amostras de pacientes com conjuntivite vernal[56], sugerindo que esta, pelo menos em parte, seja uma manifestação de hipersensibilidade tardia dos basófilos. Os mastócitos participam de uma grande variedade de processos imunológicos, incluindo a produção de inúmeras citoquinas. O processo de degranulação dos mastócitos libera histamina, proteases e outros produtos[57]. Os mastócitos participam também da síntese do fator ativador de plaquetas (importante agente quimiotático para eosinófilos) e leucotrienos. Nos processos inflamatórios agudos, os mastócitos também induzem ao afluxo de neutrófilos e eosinófilos para dentro da conjuntiva. Existem aproximadamente 50 milhões de mastócitos no olho e em tecidos anexos. Entretanto, a maioria das estruturas intraoculares é destituída dessas células (p. ex., cristalino, íris e retina).

A córnea é uma estrutura impermeável que não tem vasos sanguíneos e células imunes. Os tecidos que circundam a córnea, entretanto, são ricos em vasos sanguíneos e elementos do sistema imune, incluindo os mastócitos. Logo, o sistema de defesa da córnea é dependente dos tecidos vizinhos. Os seres humanos têm a densidade de mastócitos na conjuntiva de 5 mil células por mm^2, e na conjuntiva limbar um número maior de células do que a conjuntiva bulbar.

Os mastócitos encontram-se em repouso na conjuntiva normal de seres humanos e camundongos. Essas células localizam-se primariamente na lâmina própria da conjuntiva humana em pacientes normais, enquanto nos casos de doença alérgica podem ser encontradas em outras áreas. Os mastócitos são responsáveis pela sintomatologia das conjuntivites sazonal e perene. A maioria dos pacientes tem história familiar de atopia e apresenta aumento nos níveis de IgE, alérgeno-específico nas lágrimas e no sangue. Recentes estudos histoquímicos mostraram aumento significativo no número de mastócitos conjuntivais nesses dois tipos de conjuntivite, existindo uma correlação entre os sintomas dos pacientes e o número de mastócitos presentes. Irani et al. encontraram também aumento no número de mastócitos no epitélio conjuntival de pacientes com ceratoconjuntivite vernal.

Nos seres humanos, existem dois subtipos de mastócitos, que se distinguem pelas proteases neutras que contêm. O subtipo MCt contém somente uma única protease neutra, a triptase, enquanto o subtipo MCtc apresenta tanto triptase quanto quimase. E apesar de ambos os subtipos de mastócitos se desenvolverem a partir do CD34+ (precursor monocelular), o subtipo MCt é dependente de linfócitos T, predominantes nas superfícies mucosas e que estão em maior número nas doenças alérgicas. O subtipo MCtc aparece independentemente das células T, porém o desenvolvimento requer fatores de crescimento.

Os linfócitos T são importantes na produção de alterações inflamatórias nos pacientes com conjuntivite alérgica crônica, principalmente pela produção de citoquinas e da atuação direta nos receptores, e na adesão das moléculas. Os linfócitos podem ser classificados como T1 e T2, dependendo da citoquina produzida. As células T1 secretam IL-2 e interferon-gama e linfotoxina. As células T2 secretam IL-4, IL-5 e IL-10. Outras citoquinas como IL-12 e IL-1 são secretadas por outros tipos de células T e participam no processo de diferenciação das células precursoras das células T1 e T2.

As células T desempenham importante papel na resposta alérgica, particularmente nas reações de hipersensibilidade tipos I e IV. Na reação de hipersensibilidade tipo IV, o antígeno é apresentado às células T pelas células apresentadoras, como as células de Langerhans. Assim, certas células T são sensibilizadas por um antígeno específico. Subsequentemente à exposição, as linfocinas produzidas recrutam macrófagos, que têm importante atuação na resposta de hipersensibilidade tardia (24 horas após a exposição).

Os linfócitos Th2 clonados do epitélio conjuntival de pacientes com conjuntivite vernal também ativam a liberação de IgE. Essas células não produzem apenas a IL-4, que regula a síntese de IgE humana, mas também IL-3 e IL-4, que ativam e modulam as funções dos mastócitos e eosinófilos. A síntese de IgE ocorre por colaboração entre as células Th2 e as células B. Aquelas atuam sobre estas com no mínimo dois sinais; um através da IL-4 e outro representado pela interação física entre as células T e B, ocorrendo entre as moléculas CD40L (expressa na célula Th ativada) e CD40 (expressa na célula B). Assim, a célula Th2 através da IL-4 e da interação CD40L/CD40 acaba por induzir a célula B à síntese de IgE.

A importância funcional das citoquinas é exemplificada pela IL-4, um importante mediador da resposta alérgica, que induz à transformação das células B de IgM para IgE-produtoras. Esse processo promove o crescimento das células T, principalmente das células T auxiliadoras (Th2), sendo essencial à resposta alérgica e obrigatória para expressão do gene IL-4 no cromossomo 5, o qual inclui a IL-3, a IL-4, a IL-5 e a IL-13.

Há uma correlação entre o número de linfócitos T e os efeitos celulares nos olhos com conjuntivite alérgica, os quais sugerem um envolvimento da IL-4 e da IL-5 (ambas secretadas pelos linfócitos Th2). O epitélio conjuntival humano apresenta populações de células CD4+ e CD8+, principalmente na região subepitelial. Nas conjuntivites sazonal e perene, o número de linfócitos praticamente não sofre alteração. Entretanto, nas conjuntivites atópica, vernal e papilar gigante ocorre aumento na população de células CD4+, mas o número de células

CD8+ não aumenta, com uma mistura de infiltrados celulares contendo mastócitos, eosinófilos, neutrófilos e macrófagos. Na população de CD4+ aumentada, 90% das células são células T de memória. Na conjuntivite atópica, as células T são recrutadas das células T de memória específicas da circulação, enquanto nas conjuntivites papilar gigante e vernal, as células T são produzidas localmente[31].

A variação das citoquinas provenientes das células T CD4+ humanas assemelha-se com as encontradas em camundongos, com células Th1 (secretando IL-2, IFN-gama e Il-12) e células Th2 (secretando IL-4, IL-5, IL-6 e IL-13). A maioria dos clones de células humanas produz uma mistura de linfocinas com um perfil similar ao dos clones Th0 dos camundongos. A produção de diferentes citoquinas pelas células T (Th), conforme explicado anteriormente, tem um efeito regulador da natureza da resposta alérgica. Em camundongos, fatores como o IFN-gama promovem a diferenciação do Th precursor em células TH1, tanto *in vitro* quanto em modelos de leishmania *in vivo*. A IL-4, por outro lado, induz à diferenciação em Th2. Nos últimos anos, resultados semelhantes foram obtidos usando cultura de células humanas mononucleares obtidas do sangue periférico com derivados de proteínas purificadas ou alérgenos: a presença de IL-4 pode diferenciar células Th1 em Th0 ou até em Th2. Em contraste, a adição de IFN-gama anti-IL-4 induz às células T alérgeno-específicas em TH0 ou Th1, em vez de Th2.

Alguns autores acreditam que a citoquina determine o fenótipo-específico subsequente da resposta imune. Romagnani et al. mostraram que os clones de células T provenientes de pacientes com conjuntivite vernal apresentavam aumento na produção de IL-4 e diminuição da produção de IFN-gama, quando comparado com controle. Essas células T oriundas da conjuntivite vernal têm maior capacidade de ajudar na síntese do complexo célula B-IgE+ do que a célula T da corrente sanguínea periférica do mesmo paciente. Um grande número de fatores pode influenciar na diferenciação das células T, como a natureza e a quantidade de antígenos, o tipo de célula apresentadora de antígeno, as citocinas e, por último, mas não menos importante, a herança genética do hospedeiro.

Os neutrófilos ainda não têm um papel bem definido na patogênese das doenças alérgicas. Vários estudos, tanto em animais quanto em humanos, constataram significativo aumento de neutrófilos nas fases aguda e tardia da conjuntivite alérgica[4]. Os neutrófilos têm um aumento substancial no número em outros pacientes alérgicos, como na asma aguda, desempenhando um papel importante na patogênese.

Evidências sugerem que tanto eosinófilos quanto neutrófilos influenciem no aparecimento da asma. Existe uma correlação entre o número de neutrófilos e as altas concentrações de IL-8 em pacientes asmáticos[58-60]. Esse fato sugere que esta possa estar associada com o recrutamento e a ativação dos neutrófilos.

Fatores quimiotáticos para neutrófilos encontrados nas lágrimas de pacientes com conjuntivite papilar gigante pode sugerir uma ligação (pelo menos em animais) entre os neutrófilos e essas alterações conjuntivais[61].

Todas as doenças alérgicas apresentam algum grau de degranulação dos mastócitos, que têm um importante papel no recrutamento dos neutrófilos. Na conjuntivite papilar gigante, os neutrófilos são recrutados primariamente pelo trauma e secundariamente pelos mastócitos. Em pacientes com ceratoconjuntivite vernal, foi constatado pequeno número de neutrófilos infiltrados na conjuntiva, quando comparados com os controles normais[57]. Assim, pode-se sugerir que os neutrófilos participem ativamente na alergia ocular, porém futuros trabalhos são necessários para determinar sua real função nesse processo inflamatório.

Os eosinófilos têm uma importante função na patogênese das conjuntivites alérgicas, aparecendo em grande número nos casos de alergia ocular. Antigamente, acreditava-se que eram simples células efetoras, porém os eosinófilos também podem produzir citoquinas. Várias proteínas são encontradas nos grânulos dos eosinófilos, como as proteínas básicas maiores (MBP), as proteínas catiônicas eosinofílicas (ECP), a peroxidade eosinofílica (EPO) e a neurotoxina derivada do eosinófilo (EDN)[43]. As ECP e MBP induzem à degranulação dos mastócitos e também exercem efeito citotóxico (Montan), assim como a EPO, que, na presença de H_2O_2, tem efeito citotóxico e induz ao acúmulo de neutrófilos no local da lesão[43]. Os níveis de eosinófilos e ECP são similares tanto na reação IgE mediada quanto na não mediada, nos casos de conjuntivite vernal – um indicador da característica dos mediadores eosinofílicos nessa doença.

Tanto os eosinófilos quanto os mastócitos contêm citoquinas multifatoriais que podem aumentar a angiogênese, a fibrose e a hiperplasia tecidual (principalmente do limbo). As proteínas eosinofílicas são tóxicas para o epitélio corneano e podem provocar ceratite superficial e ulceração de córnea em escudo. Essas células são também uma importante fonte de IL-8 nas doenças oculares alérgicas, principalmente nas ceratoconjuntivites atópica e vernal.

Os eosinófilos são células predominantemente ativadas durante a fase tardia de reação no olho. A produção e a ativação dessas células são controladas pelas células TH2, que também regulam a síntese de IgE. A IL-5 age como um fator ativador e produtor de eosinófilos. A IL-4 atua sobre as células endoteliais fazendo com que expressem fatores quimiotáxicos específicos para eosinófilos. Uma vez atraídos em grandes quantidades, os eosinófilos atuam como células efetoras com liberação de mediadores inflamatórios, provocando lesão tecidual.

A presença de eosinófilos na conjuntiva pode ser considerado um indicador de conjuntivites alérgicas. A ECP, que é um produto tóxico secretado pelos eosinófilos em atividade, pode servir como um marcador da atividade dos eosinófilos.

Moléculas de adesão de ICAM-1, E-seletina e VCAM-1 são moléculas que atuam nas células endoteliais da microvasculatura com a função de fixar leucócitos circulantes nas áreas de inflamação[62-64]. Essas moléculas de adesão atuam tanto na ativação dos eosinófilos quanto na migração para o epitélio conjuntival. A expressão da adesão molecular pode ser modificada por variáveis extra e intracelulares, como as citoquinas, as proteínas da matriz extracelular e as infecções virais.

Existe uma correlação significativa entre a expressão do ICAM-1 no epitélio conjuntival com os níveis de ECP encontrados na lágrima. Esse resultado sugere que as células epiteliais da conjuntiva possam sintetizar moléculas de adesão que estão envolvidas na interação com os eosinófilos durante a inflamação alérgica, e a expressão da superfície celular do ICAM-1 é maior na resposta imune, na inflamação e na ativação mediada pelos eosinófilos[63].

As moléculas ICAM-1 aparecem também localizadas nas camadas basais e intermediárias das células do epitélio corneano de pacientes com conjuntivite ocular alérgica crônica, como a ceratoconjuntivite vernal[65]. A expressão do ICAM-1 no epitélio conjuntival ocorre precocemente (30 minutos após uma estimulação específica). Tempo igual ao da formação do infiltrado inflamatório (neutrófilos, eosinófilos, monócitos e linfócitos) (Ciprandi). O VCAM-1, além de atuar no recrutamento de eosinófilos, atua também no recrutamento de células T. Há ainda uma correlação entre os níveis de expressão de ICAM e E-seletina e o grau de infiltração granulocítica e linfocitária. Assim, o nível de moléculas de adesão e seus fatores reguladores são responsáveis pela infiltração das células inflamatórias, e talvez possam perpetuar a inflamação nas formas crônicas das doenças oculares alérgicas (Bacon, 1998).

A conjuntiva é um componente da mucosa ocular que atua como barreira contra agentes externos. As células especializadas do epitélio estratificado escamoso e as células caliciformes (*goblet*), associadas com as células da barreira imune, respondem aos estímulos externos e promovem proteção. Em um processo inflamatório ou alérgico, as células *goblet* aumentam a produção da mucina MUC5AC que protege a superfície ocular e remove alérgenos e outros estímulos inflamatórios do filme lacrimal. Mediadores do sistema imune como histamina, leucotrienos e prostaglandinas estimulam diretamente as células *goblet*[66].

As conjuntivites alérgicas, apesar de consideradas doenças de bom prognóstico, podem ter complicações com diferentes graus de morbidade. Bonini et al. (2000), analisando 195 pacientes com ceratoconjuntivite vernal, constataram que 6% tinham cicatrizações corneanas e 2% apresentavam glaucoma induzido por corticosteroides. Tabbara, em 1999, estudando 58 pacientes com a mesma patologia, observou uma perda visual em 32 pacientes. O prejuízo que as conjuntivites alérgicas acarretam tanto aos pacientes quanto aos sistemas de saúde, quer sejam públicos quer privados, justifica todos os investimentos para sua compreensão, diagnóstico e futuros tratamentos.

Modelos experimentais

Os modelos animais são extremamente importantes para o estudo da fisiopatogenia das doenças humanas. Na conjuntivite alérgica, os modelos experimentais existentes podem variar quanto ao animal utilizado, o alérgeno sensibilizante e a via de sensibilização, entre outros fatores. Existem modelos da doença ocular alérgica[10,67-69] em ratos, cobaias e coelhos, além dos desenvolvidos em camundongos. Na provocação conjuntival desses animais, utilizou-se o composto 48/80, que é um degranulador direto dos mastócitos, ou alérgenos, como o pólen de ambrósia, ou a ovoalbumina.

Foram revisados três modelos de camundongos existentes na literatura. Enquanto, em 1996, Li et al. induziram conjuntivite nos animais pela aplicação ocular do composto 48/80, Merayo-Loves et al., em 1996[69], e Magone et al., em 1998, utilizaram pólen de ambrósia. Nessas duas últimas pesquisas, a cepa de camundongo utilizada foi a SWR/J, sendo a sensibilização feita por via tópica e subcutânea, respectivamente.

O camundongo foi escolhido como modelo para indução de conjuntivite alérgica pela facilidade de obtenção e manuseio desses animais, além de existir maior quantidade de reagentes para o estudo imunológico em camundongos do que em relação a outros animais. Estudando duas linhagens (C57Bl/6 e BALB/c), avaliou-se como fatores genéticos podem interferir na resposta atópica[70]. Como alérgeno imunizante é utilizado o ácaro *Dermatophagoides pteronyssinus* que, com a *Blomia tropicalis*, é o principal agente etiológico da conjuntivite alérgica em nosso meio. Embora a sensibilização por via tópica simule mais precisamente o que ocorre na doença humana, opta-se pela imunização por via subcutânea, que possibilita o estudo de marcadores sistêmicos do processo alérgico, como a produção de anticorpos e a proliferação de linfócitos T sensibilizados. Todos esses fatores levaram à escolha dos camundongos como modelo de doença crônica para avaliação das manifestações clínicas e laboratoriais da conjuntivite alérgica crônica.

Leitura recomendada

1. Lahita RG, Chiorazzi N, Reeves W (eds.). Textbook of the autoimmune diseases. Philadelphia: Lippincott-Raven, 1999.
2. Medawar PB. Immunity to homologous grafted skin. III. The fate of skin homografts transplanted to the brain, the subcutaneous tissue, and to the anterior chamber of the eye. Br J Exp Pathol 1948; 29:58-69.
3. Streilein JW. Immunoregulatory mechanisms of the eye. Prog Retin Eye Res 1999; 18(3):357-70.
4. Moynihan já, Kruszewska B, Brenner GJ, Cohen N. Neural, endocrine, and immune system interactions. Relevance for health and disease. Adv Exp Med Biol 1998; 438:541-9.

Referências bibliográficas

1. Rizzo LV, Valochi AL. Lessons to be learned from experimental uveitis. Dev Ophthalmol 1999; 31:22-30.

2. Bhargava A, Jackson WB, El-Defrawy SR. Ocular allergic disease. Drugs Today (Barc) 1998; 34:957-71.
3. Calder VL, Lackie PM. Basic science and pathophysiology of ocular allergy. Curr Allergy Asthma Rep 2004; 4:326-31.
4. Keane-Myers A. The pathogenesis of allergic conjunctivitis. Curr Allergy Asthma Rep 2001; 1:550-7.
5. Bielory L. Ocular allergy and dry eye syndrome. Curr Opin Allergy Clin Immunol 2004; 4:421-4.
6. Fujishima H, Toda I, Shimazaki J, Tsubota K. Allergic conjunctivitis and dry eye. Br J Ophthalmol 1996; 80:994-7.
7. Gomes JA, Dua HS, Rizzo LV, Nishi M, Joseph A, Donoso LA. Ocular surface epithelium induces expression of human mucosal lymphocyte antigen (HML-1) on peripheral blood lymphocytes. Br J Ophthalmol 2004; 88:280-5.
8. Hunt L. Allergic conjunctivitis disorders. Insight 1995; 20:25-6.
9. Friendlander MH. Management of ocular allergy. Ann Allergy Asthma Immunol 1995; 75:212-22.
10. Grale HQ apud Bucley RJ. Vernal keratoconjunctivitis. Int Ophthalmol 1998; 28:303-8.
11. Buckley RJ. Vernal keratoconjunctivitis. Int Ophthalmol 1988; 28:303-8.
12. Singh K, Axelrod S, Bielory L. the epidemiology of ocular and nasal allergy in the United States, 1988-1994. J Allergy Clin Immunol 2010; 126:778-83.
13. Gomes PJ. Trends in prevalence and treatment of ocular allergy. Curr Oping Allergy Clin Immunol 2014; 14:451-6.
14. Virchow JC, Kay S, Demoly P, Mullol J, Canonica W, Higgins V. Impacto f ocular symptoms on quality of life (QoL), work productivity and resource utilisation in allergic rhitinis patients: an observational, cross sectional study in four countries in Europe. J Med Econ 2011; 14:305-14.
15. Solomon AS. Symptoms of allergic conjunctivitis. Arch Ophthalmol 1985; 103:891.
16. Bonini S. Allergic conjunctivitis: the forgotten disease. Chem Immunol Allergy 2006; 91:110-20.
17. Abelson MB, Granet D. Ocular allergy in pediatric practice. Curr Allergy Asthma Rep 2006; 6:306-11.
18. Ono SJ, Abelson MB. Allergic conjunctivitis: update on pathophysiology and prospects for future treatment. J Allergy Clin Immunol 2005; 115:118-22.
19. Groneberg DA, Bielory L, Fischer A, Bonini S, Wahn U. Animal models of allergic and inflammatory conjunctivitis. Allergy 2003; 58:1101-13.
20. Butrus S, Portela R. Ocular allergy: diagnosis and treatment. Ophthalmol Clin North Am 2005; 18:485-92.
21. Johansson SG, Bieber T, Dahl R, Friedmann OS, Lanier BQ, Lockey RF et al. Revised nomenclature for allergy for global use: Report of the Nomenclature Review Committee of the World Allergy Organization, October 2003. J Allergy Clin Immunol 2004; 113:832-6.
22. Friedlaender MH. Conjunctivitis of allergic origin: clinical presentation and differential diagnosis. Surv Ophthalmol 1993; 38:105-14.
23. Joss J, Craig T. Seasonal allergic conjunctivitis. Drugs Today (Barc) 1998; 34:259-65.
24. Dart JK, Buckley RJ, Monnickendan M, Prasad J. Perennial allergic conjunctivitis: definition, clinical characteristics and prevalence. A comparison with seasonal allergic conjunctivitis. Trans Ophthalmol Soc UK 1986; 105(Pt 5):513-20.
25. Halken S. Prevention of allergic disease in childhood: clinical and epidemiological aspects of primary and secondary allergy prevention. Pediatr Allergy Immunol 2004; 15(Suppl 16):4-5, 9-32.
26. Eigenmann PA. Diagnosis of allergy syndromes: do symptoms always mean allergy? Allergy 2005; 60(Suppl 79):6-9.
27. Abelson MB, Schaefer K. Conjunctivitis of allergic origin: immunologic mechanisms and current approaches to therapy. Surv Ophthalmol 1993; 38:115-32.
28. Lambiase A, Minchiotti S, Leonardi A, Secchi AG, Rolando M, Calabria G et al. Prospective, multicenter demographic and epidemiological study on vernal keratoconjunctivitis: a glimpse of ocular surfasse in Italian population. Ophthalmic Epidemiol 2009; 16:38-41.
29. Bielory L. Differential diagnoses of conjunctivitis for clinical allergist-immunologists. Ann Allergy Asthma Immunol 2007; 98:105-14; quiz 114-7, 152.
30. Prakash OM, Murthy KR. Immunotherapy in allergic conjunctivitis. Indian J Ophthalmol 1992; 40:9-10.
31. Bonini S. Atopic keratoconjunctivitis. Allergy 2004; 59(Suppl 78):71-3.
32. Foster, Calonge M. Atopic keratoconjunctivitis. Ophthalmology 1990; 97: 992-1000.
33. Fujishima H, Takeuchi T, Shinozaki N, Saito I, Tsubota K. Measurement of IL-4 in tears of patients with seasonal allergic conjunctivitis and vernal keratoconjunctivitis. Clin Exp Immunol 1995; 102:395-8.
34. Liu G, Keane-Myers A, Miyazaki D, Tai A, Ono SJ. Molecular and cellular aspects of allergic conjunctivitis. Chem Immunol 1999; 73:39-58.
35. Bloch-Michel E. Chronic allergic conjunctivitis. Int Ophthalmol Clin 1988; 28:321-3.
36. Faraj HG, Hoang-Xuan T. Chronic cicatrizing conjunctivitis. Curr Opin Ophthalmol 2001; 12:250-7.
37. Miraldi V, Kaufman AR. Allergic eye disease. Pediatr Clin N Am 2014; 61: 607-20.
38. Friedlaender MH. Objective measurement of allergic reactions in the eye. Curr Opin Allergy Clin Immunol 2004; 4:447-53.
39. Kari O. Atopic conjunctivitis. A cytologic examination. Acta Ophthalmol (Copenh) 1988; 66:381-6.
40. Schneider LC, Lester MR. Atopic disease, rhinitis and conjunctivitis, and upper respiratory infections. Curr Opin Pediatr 1998; 10:539-47.
41. Allansmith MR. Giant papillary conjunctivitis. J Am Optom Assoc 1990; 61:S42-6.
42. Katelaris CH. Giant papillary conjunctivitis: a review. Acta Ophthalmol Scand Suppl 1999; 17-20.
43. Siddique M, Manzouri B, Flynn TH, Ono SJ. Allergy and contact lenses. Chem Immunol Allergy 2007; 92:166-75.
44. Kumagai N, Fukuda K, Fujitsu Y, Yamamoto K, Nishida T. Role of structural cells of the cornea and conjunctiva in the pathogenesis of vernal keratoconjunctivitis. Prog Retin Eye Res 2006; 25:165-87.
45. Donshik PC. Giant papillary conjunctivitis. Trans Am Ophthalmol Soc 1994; 92:687-744.
46. Schultz BL. Pharmacology of ocular allergy. Curr Opin Allergy Clin Immunol 2006; 6:383-9.
47. Secchi AG. Allergic versus pseudoallergic conjunctivitis. Acta Ophthalmol Scand Suppl 1999; 24-5.
48. Baudouin C. Allergic reaction to topical eyedrops. Curr Opin Allergy Clin Immunol 2005; 5:459-63.
49. Chambless SL, Trocme S. Developments in ocular allergy. Curr Opin Allergy Clin Immunol 2004; 4:431-4.
50. Stern ME, Siemasko KF, Niederkorn JY. The Th1/Th2 paradigm in ocular allergy. Curr Opin Allergy Clin Immunol 2005; 5:446-50.
51. Rothman JS, Raizman MB, Friedlaender MH. Seasonal and perennial allergic conjunctivitis. In: Krachmer JH, Mannis MJ, Holland EJ (eds.). Cornea: fundamentals, diagnosis and management. 3. ed. St Louis: Mosby Elsevier, 2011. p. 570-1.
52. Avunduk AM, Avunduk MC, Dayioglu YS, Centinkaya K. Flow cytometry tear analysis in patients with chronic allergic conjunctivitis. Jpn J Ophthalmol 1997; 41:67-70.
53. Fujishima H, Saito I, Takeuchi T, Shinozaki N, Tsubota K. Characterization of cytokine mRNA transcripts in conjunctival cells in patients with allergic conjunctivitis. Invest Ophthalmol Vis Sci 1997; 38:1350-7.
54. Rizzo LV, DeKruyff RH, Umetsu DT, Caspi RR. Regulation of the interaction between Th1 and Th2 T cell clones to provide help for antibody production in vivo. Eur J Immunol 1995; 25:708-16.
55. Morawetz RA, Gabriele L, Rizzo LV, Noben-Trauth N, Kuhn R, Rajewsky K et al. Interleukin (IL)-4-independent immunoglobulin class switch to immunoglobulin (Ig)E in the mouse. J Exp Med 1996; 184:1651-61.
56. Chong Neto HJ, Rosario CS, Rosario BA, Chong FH, Grasselli EA, Silva FC et al. Allergic rhinitis in preschool children from Southern Brazil. Allergy 2014; 69: 545-7.
57. Calder VL. Cellular mechanisms of chronic cell-mediated allergic conjunctivitis. Clin Exp Allergy 2002; 32:814-7.
58. Gieras A, Focke-Tejkl M, Ball T et al. Molecular determinants of allergen-induced effector cell degranulation. J Allergy Clin Immunol 2007; 119:384-90.
59. Verin P, Comte P, Gendre P, Fritsch D. New immunological findings in vernal conjunctivitis. Rev Int Trach Pathol Ocul Trop Subtrop Sante Publique 1988; 65:73-6, 79-82.
60. Kosrirukvongs P, Visitsunthorn N, Vichyanond P, Bunnag C. Allergic conjunctivitis. Asian Pac J Allergy Immunol 2001; 19:237-44.
61. Ennis M. Neutrophils in asthma pathophysiology. Curr Allergy Asthma Rep 2003; 3:159-65.
62. Watt AP, Schock BC, Ennis M. Neutrophils and eosinophils: clinical implications of their appearance, presence and disappearance in asthma and COPD. Curr Drug Targets Inflamm Allergy 2005; 4:415-23.
63. Yasui K, Kobayashi N, Yamazaki T et al. Neutrophilic inflammation in childhood bronchial asthma. Thorax 2005; 60:704-5.
64. Trocme SD, Leiferman KM, George T et al. Neutrophil and eosinophil participation in atopic and vernal keratoconjunctivitis. Curr Eye Res 2003; 26:319-25.
65. Whitcup SM, Chan CC, Kozhich AT, Magone MT. Blocking ICAM-1 (CD54) and LFA-1 (CD11a) inhibits experimental allergic conjunctivitis. Clin Immunol 1999; 93:107-13.
66. Oh JW, Shin JC, Jang SJ, Lee HB. Expression of ICAM-1 on conjunctival epithelium and ECP in tears and serum from children with allergic conjunctivitis. Ann Allergy Asthma Immunol 1999; 82:579-85.
67. Fukushima A, Yamaguchi T, Ishida W, Fukata K, Ueno H. Role of VLA-4 in the development of allergic conjunctivitis in mice. Mol Vis 2006; 12:310-7.
68. Cook EB. Tear cytokines in acute and chronic ocular allergic inflammation. Curr Opin Allergy Clin Immunol 2004; 4:441-5.
69. Dartt DA, Masli S. Conjunctival epitelial and globet cell function in chronic inflammation and ocular allergic inflammation. Curr Opin Allergy Clin Immunol 2014; 464-70.
70. Carreras I, Carreras B, McGrath L, Rice A, Easty DL. Activated T cells in an animal model of allergic conjunctivitis. Br J Ophthalmol 1993; 77:509-14.
71. Merayo-Lloves J, Calonge M, Foster CS. Experimental model of allergic conjunctivitis to ragweed in guinea pig. Curr Eye Res 1995; 14:487-94.
72. Merayo-Lloves J, Zhao TZ, Dutt JE, Foster CS. A new murine model of allergic conjunctivitis and effectiveness of nedocromil sodium. J Allergy Clin Immunol 1996; 97:1129-40.

4 Alergia Alimentar

Ariana Campos Yang
Fabiane Pomiecisnki
Fábio Fernandes Morato Castro

SUMÁRIO

Conceitos

O termo alergia alimentar muitas vezes é usado de maneira imprópria, é importante compreendê-lo corretamente, pois existem implicações diagnósticas, terapêuticas e prognósticas. A alergia alimentar é apenas um dos tipos de reações adversas a alimentos.

Reação adversa é qualquer resposta anormal do organismo causada pela ingestão de um alimento.

As reações adversas a alimentos são inicialmente divididas em tóxicas e não tóxicas. As reações tóxicas dependem de fatores inerentes ao alimento, como as toxinas produzidas na deterioração, afetando qualquer indivíduo que ingira o alimento em quantidade suficiente para produzir sintomas. As reações não tóxicas dependem da suscetibilidade individual e podem ser divididas em reações imunomediadas (alergia alimentar) e não imunomediadas (intolerância alimentar). Atualmente, tem sido sugerido o termo hipersensibilidade alimentar para abranger tanto as reações imunomediadas, chamadas hipersensibilidade alimentar alérgica, quanto as não imunomediadas, denominadas hipersensibilidade alimentar não alérgica.

A intolerância alimentar pode decorrer de deficiências enzimáticas (intolerância a lactose), reatividade anormal a certas substâncias presentes nos alimentos (aditivos alimentares) ou mecanismos desconhecidos. A alergia pode ter mecanismo imune IgE ou não IgE mediado[1]. As principais diferenças entre alergia e intolerância alimentar são apresentadas no Quadro 1.

Dados epidemiológicos

A prevalência estimada de reações adversas a alimentos é de 12 a 20% em adultos[2]. Entretanto, quando se considera apenas a prevalência das reações imunomediadas, ou seja, de alergia alimentar, a estimativa cai para aproximadamente 6 a 8% nos lactentes e até 4% nos adultos, sendo mais prevalente nos atópicos[3].

As estimativas de prevalência de alergia alimentar não são precisas, uma vez que fatores como definições de alergia, populações de estudo, metodologias, variação geográfica, idades, exposições alimentares e outros influenciam nas estimativas.

O aumento recente da prevalência de alergia alimentar é uma realidade observada e relatada em diversas partes do mundo. Inclusive no Brasil, onde não há informações epidemiológicas específicas deste problema, o crescente número de alergias alimentares é nitidamente percebido por especialistas da área.

Etiologia (principais alimentos)

Em tese, qualquer alimento pode ser causa de alergia alimentar, mas, apesar disso, um pequeno número de alimentos é responsável pela maioria das reações alérgicas

Quadro 1. Principais alimentos e diferenças clínicas entre alergia e intolerância alimentar

	Alimentos mais comuns	Diferenças clínicas
Alergia alimentar (imunomediada)	▪ Crianças menores: leite, ovo, soja, trigo e amendoim ▪ Adolescentes e adultos: peixe, crustáceos, amendoim, castanhas, frutas e vegetais	▪ Início imediato dos sintomas (quando IgE mediado) ▪ Reprodutibilidade ▪ Não depende da quantidade ▪ Raramente há envolvimento de mais de três alimentos em um mesmo indivíduo
Intolerância alimentar (não imunomediada)	**Substâncias com ação farmacológica** ▪ Tiramina: queijos, vinho tinto ▪ Alimentos liberadores de histamina: chocolate, morangos, tomates, abacaxi, etanol, suínos **Aditivos alimentares (corantes/conservantes)** ▪ Tartrazina: corante amarelo em sucos artificiais, confeitos, bolachas e salgados coloridos ▪ Metabissulfitos: evita o escurecimento enzimático dos alimentos, usado em verduras e batatas de restaurantes, frutas secas, além de cerveja e vinhos ▪ Benzoato de sódio: comum em bebidas gaseificadas ▪ Glutamato monossódico: realça o sabor dos alimentos, muito usado na culinária oriental e em temperos prontos ▪ Lactose: nos indivíduos com deficiência de lactase	▪ Intervalo entre a ingestão e o início dos sintomas pode ser longo (horas) ▪ Nem sempre os sintomas se reproduzem em exposições posteriores ▪ Dependem da quantidade ingerida ▪ A participação de múltiplos alimentos é mais comum

induzidas por estes. Nos EUA, leite, ovo, soja, trigo e amendoim correspondem a 90% das reações de hipersensibilidade em crianças, enquanto peixe, crustáceos, amendoim e castanhas correspondem a 85% das reações de hipersensibilidade em adolescentes e adultos. No Brasil, dados sugerem um padrão de sensibilidade semelhante ao norte-americano, porém com a inclusão do milho e menor ação do amendoim. Tem sido observado aumento nas reações alérgicas a frutas e a sementes, como o gergelim.

As proteínas alergênicas de muitos alimentos têm sido identificadas, isoladas, sequenciadas e clonadas. Com a identificação de muitas semelhanças em nível molecular de certas proteínas alergênicas, foi possível compreender porque certos pacientes alérgicos a pólen apresentavam sintomas orais quando ingeriam determinadas frutas e vegetais, conhecida como síndrome de alergia oral[1]. Outro exemplo de reação cruzada ocorre entre o látex e certas frutas ou vegetais, pois pacientes alérgicos a látex podem apresentar sintomas quando ingerem banana, abacate, mamão, manga, kiwi, batata ou tomate[2].

Fisiopatologia

A alergia alimentar pode envolver um mecanismo IgE mediado, não IgE mediado ou mais que um mecanismo imunológico pode estar envolvido.

Mecanismo IgE mediado (hipersensibilidade imediata)

Em pacientes geneticamente predispostos, a falha no desenvolvimento ou a quebra do mecanismo de tolerância oral resulta em produção excessiva de anticorpos IgE específicos para determinado alimento. Após a sensibilização com formação da IgE específica, este anticorpo circula pelo organismo e liga-se a receptores de alta afinidade em mastócitos e basófilos. Nos próximos contatos com o alérgeno, este anticorpo se unirá a IgE que se ligou aos mastócitos e basófilos, promovendo a liberação de mediadores como histamina, prostaglandinas e leucotrienos, que são os responsáveis pelas manifestações clínicas. Estas reações geralmente ocorrem dentro de minutos ou até 2 horas após a ingestão do alimento.

Mecanismo não IgE mediado

Geralmente manifestam-se com sintomas gastrointestinais. São diagnosticadas geralmente pela boa resposta à eliminação do alérgeno da dieta e algumas doenças necessitam de biópsia. Evidências sugerem que estas reações sejam mediadas por células (reações de hipersensibilidade tipo IV). Embora raras, reações de hipersensibilidades tipos II e III também já foram descritas.

As formas de apresentação clínica de acordo com o mecanismo são apresentadas no Quadro 2.

Manifestações clínicas

Cutâneas

São as mais comuns, principalmente prurido, urticária e angioedema, que ocorrem geralmente até 2 horas após a ingestão ou contato com o alimento. Embora seja comum, a ausência de sintomas cutâneos não exclui a hipótese de um alimento estar induzindo anafilaxia.

A exacerbação da dermatite atópica (DA) grave também é comum, embora a relação causa-efeito não seja tão

Quadro 2. Apresentações clínicas e mecanismos de alergia alimentar

IgE	Misto IgE + não IgE	Não IgE
←		→
▪ Anafilaxia ▪ Urticária ▪ Angioedema ▪ Rinoconjuntivite ▪ Broncoespasmo ▪ Síndrome da alergia oral ▪ Dor abdominal ▪ Diarreia ▪ Vômitos ▪ Palpitação ▪ Hipotensão	▪ Dermatite atópica ▪ Esofagite eosinofílica alérgica ▪ Gastroenterite eosinofílica alérgica	▪ Enteropatias induzidas por proteínas ▪ Dermatite herpetiforme ▪ Doença celíaca ▪ Proctocolite alérgica ▪ Síndrome de enterocolite induzida por proteína alimentar (FPIES - *food protein-induced enterocolitis syndrome*)

clara, porque a DA é uma doença crônica e a reação pode ocorrer mais tardiamente.

Gastrointestinais

Aparecem em segundo lugar em frequência nas manifestações de alergia alimentar. São comuns náuseas, vômitos, dor abdominal e diarreia. Estes sintomas podem ocorrer isoladamente.

Na síndrome de alergia oral, ocorre prurido com ou sem angioedema de lábios, língua e palato.

Esofagite e gastroenterite eosinofílica podem ter mecanismo IgE mediado, não IgE mediado ou ambos e são caracterizadas pela infiltração da parede do esôfago, estômago ou intestino por eosinófilos, e frequentemente, eosinofilia periférica[4]. A incidência de esofagite eosinofílica parece estar aumentando nos últimos anos em crianças e adultos. Os sintomas são semelhantes aos da doença do refluxo gastroesofágico, mas estes pacientes não respondem ao tratamento convencional de tal doença. Os alimentos mais envolvidos são leite, ovo, soja e trigo[5].

Enteropatias induzidas por proteína acometem principalmente lactentes, manifestando-se na maioria das vezes por diarreia, com ou sem muco e sangue, anemia e déficit de crescimento. Estes sinais e sintomas geralmente desaparecem até o 2º ano de vida, e o principal alimento envolvido é o leite de vaca[6].

Síndrome de enterocolite induzida por proteína alimentar (FPIES – *food protein-induced enterocolitis syndrome*) caracteriza-se por hipersensibilidade alimentar gastrointestinal não IgE mediada manifestada por vômitos profusos e repetitivos, às vezes acompanhados por diarreia, com possível evolução para desidratação e letargia de forma aguda (cerca de 2 a 6 horas após exposição); outra forma de apresentação clínica pode ser perda de peso e dificuldade no crescimento nas formas crônicas. A FPIES afeta principalmente crianças. Os principais alimentos envolvidos nesta doença são leite de vaca e soja, embora outros alimentos possam atuar como desencadeantes da síndrome.

Respiratórias

Sintomas respiratórios isolados como manifestação de alergia alimentar são raros. Os sintomas incluem coriza, prurido nasal, broncoespasmo e edema de laringe.

Anafilaxia

Os alimentos são causas comuns de anafilaxia. Os pacientes podem apresentar manifestações cutâneas, respiratórias, gastrointestinais ou cardiovasculares, como hipotensão, síncope, arritmias e choque.

Anafilaxia induzida por alimento dependente de exercício é uma síndrome em que os sintomas somente ocorrem se determinado alimento for ingerido 2 a 6 horas antes do exercício físico. O alimento isolado ou o exercício físico sem a ingestão do alimento não causam anafilaxia nestes pacientes.

Diagnóstico

Anamnese

A história clínica é peça fundamental na investigação. Questões importantes devem ser detalhadas:

1. Quando foi a primeira reação? E a última? A idade de início associa-se a maior ou menor frequência de determinados alimentos.
2. Qual é a frequência ou quantas vezes os sintomas se repetiram? Os quadros crônicos são menos frequentes e relacionam-se com alimentos de ingestão diária.
3. Caracterizar a reação: sintomas, duração, gravidade, tratamento necessário.
4. Qual(is) é(são) o(s) alimento(s) suspeito(s)? Esta suspeita geralmente é mais fácil quando os sintomas são intermitentes e esporádicos, porém, a identificação do alimento suspeito pode necessitar do auxílio do diário alimentar.
5. A quantidade de alimento ingerida influencia no aparecimento dos sintomas? Diferentemente da alergia, na intolerância geralmente os sintomas dependem da quantidade.
6. Sempre que o alimento é ingerido, desencadeia a reação? A reprodutibilidade é uma marca sempre presente nas reações alérgicas.
7. Os sintomas já aconteceram sem a ingestão do alimento? O fato da manifestação clínica acontecer sem a exposição ao alimento alerta para a possibilidade de haver outro fator etiológico.
8. Qual é o tempo entre a ingestão e o início dos sintomas? Nas reações mediadas por IgE, os sintomas têm início imediato (minutos a cerca de 2 horas), enquanto na alergia alimentar não IgE mediada podem ocorrer mais tardiamente (horas a dias), e, na intolerância, o intervalo é variável mas em geral não passa de algumas horas.
9. Existem situações associadas (exercício, uso de medicação)?

Exame físico

Deve-se dar atenção aos sinais de atopia, estado nutricional e sinais de outras doenças não alérgicas.

Diário alimentar

É usado como um método auxiliar da anamnese, quando não for possível identificar um alimento suspeito, principalmente na dermatite atópica e esofagite eosinofílica. Pede-se a realização do diário alimentar, por pelo menos 2 semanas, registrando todos os alimentos ingeridos e a data dos sintomas (dia e hora).

Pesquisa *in vivo* da IgE específica (testes cutâneos)

Os testes cutâneos de leitura imediata representam um método rápido para avaliar a sensibilização a alimentos específicos. A técnica escolhida é a puntura (*prick test*), visto que os testes intradérmicos com alimentos são contraindicados pelo risco de reações graves. Considera-se o teste positivo quando o alérgeno alimentar gera uma pápula pelo menos 3 mm maior que o controle negativo. Outra opção é realizar o *prick to prick* com alimento fresco, indicado para frutas e vegetais, em razão da maior sensibilidade. O valor preditivo negativo dos testes cutâneos é maior que 95% e, portanto, resultados negativos contribuem muito para afastar a possibilidade de alergia alimentar, enquanto testes positivos geralmente apenas sugerem alergia clínica (apresentam até 50% de falsos-positivos). Em algumas situações, resultados positivos são aceitos como confirmatórios quando combinados a uma história clara e recente de anafilaxia.

Pesquisa *in vitro* de IgE específica

A avaliação qualitativa de IgE específica por meio do RAST (*radioallergosorbent test*) vêm perdendo espaço para métodos quantitativos, pois estes mostram melhor acurácia. Apesar da menor sensibilidade e do maior custo quando comparada aos testes cutâneos, a pesquisa de IgE específica *in vitro* apresenta algumas vantagens, como a possibilidade de realização em pacientes com dermografismo ou com lesões extensas de pele (p. ex., dermatite atópica), não envolve risco de reação e dispensa a interrupção dos anti-histamínicos. Os resultados são expressos em 6 classes e valorizados como positivos a partir da classe 2. A positividade não confirma o diagnóstico, mas reforça a hipótese clínica e orienta a escolha do(s) alimento(s) posteriormente avaliado(s) por meio de dieta de restrição ou prova de provocação. Têm-se tentado correlacionar níveis de IgE específica para cada alimento com a maior possibilidade de reatividade clínica[7,8].

Dietas de restrição

As dietas de restrição consistem na exclusão sistemática do(s) alimento(s) identificado(s) pela anamnese e/ou pelo diário alimentar e na observação da correlação com melhora clínica. A dieta de exclusão, como instrumento diagnóstico, não deve se estender além do tempo mínimo necessário, para evitar comprometimento do estado nutricional. Geralmente um período de 2 a 4 semanas é suficiente para evidenciar melhora sintomática; excepcionalmente, como nas gastroenteropatias alérgicas, pode ser necessário um tempo maior de dieta (até 8 semanas). As dietas devem ser cuidadosamente planejadas para a adequação nutricional, evitando-se aquelas extremamente restritivas; o objetivo é excluir o mínimo de alimentos. Em caso de melhora clínica, mantém-se a restrição e avalia-se a necessidade de reintrodução ou provocação oral para comprovar a causalidade.

Provas de provocação oral

Consistem na administração fracionada do alimento suspeito, em doses crescentes, sob supervisão médica. São considerados positivos quando reproduzem os sintomas relatados na anamnese. A escolha do alimento para realização da provocação oral será determinada pela história, pesquisa da IgE específica *in vivo* ou *in vitro*, ou pela dieta de restrição. A quantidade de alimento, o intervalo das doses e o tempo de observação são determinados pela história do paciente. Representam procedimentos de risco, em razão da possibilidade de manifestações clínicas graves. Portanto, devem ser sempre realizados por um médico treinado, dispondo de equipamentos e medicação para tratamento de emergência.

A provocação oral pode ser aberta, simples-cego ou duplo-cego (controlado com placebo). Esta última forma é considerada padrão-ouro para diagnóstico, pois, neste teste, paciente e médico não sabem se o que está sendo oferecido contém o alimento suspeito ou o placebo, reduzindo a chance de interferências psicológicas. Geralmente são utilizados alimentos liofilizados envoltos em uma cápsula ou disfarçados com outros alimentos[9]. Os indivíduos com história de anafilaxia grave (com risco de morte) somente devem ser submetidos a provas de provocação quando a anamnese e os exames complementares forem pouco consistentes ou insuficientes para revelar a correlação do alimento com o quadro clínico. Na alergia alimentar, o envolvimento de múltiplos alimentos é raro, e se suspeitado, precisa ser confirmado por esta prova, conhecida como DBPCFC (*double-blind, placebo-controlled food challenge*).

Tratamento

O alimento deve ser totalmente excluído da dieta, enfatizando a necessidade de estar alerta para o risco de exposição acidental. A exclusão do alimento envolve obrigatoriamente a restrição de qualquer fonte alimentar que contenha a proteína alergênica. O paciente deve ser orientado para realizar leitura de rótulos, evitar situações de alto risco (p. ex., *buffets*) e reconhecer precocemente os sintomas alérgicos[10,11].

O paciente também deve ser orientado a evitar alimentos que apresentem reatividade cruzada com o alimento ao qual é alérgico. Por exemplo, na alergia a leite de vaca, o leite de cabra tem 90% de chance de reação cruzada e, portanto, deve ser evitado como substituto.

A restrição de alimentos como leite, ovo e trigo envolve o risco de déficit nutricional e, dessa forma, torna necessária a orientação nutricional adequada. A suplementação de vitaminas e cálcio pode ser necessária. O risco do comprometimento nutricional é maior quanto mais alimentos forem restritos.

Anti-histamínicos podem melhorar sintomas cutâneos IgE mediados, mas não bloqueiam reações sistêmicas. O medicamento chave no tratamento de uma reação alérgica alimentar do tipo anafilática é a adrenalina, na dose de 0,3 a 0,5 mL de solução 1:1.000 por via intramuscular. Deve ser prescrito e orientado o uso de adrenalina para autoinjeção para os pacientes que tenham risco de anafilaxia induzida por alimento[12].

Investigar desenvolvimento de tolerância

As alergias alimentares a leite de vaca, ovo, trigo e soja geralmente apresentam desenvolvimento de tolerância até os 5 anos de idade. Por outro lado, as alergias a castanhas, amendoim e frutos do mar tendem a ser persistentes. O diagnóstico de tolerância pode ser feito questionando-se sempre sobre o surgimento ou não de sintomas nos "escapes" da dieta, ou pela reintrodução periódica do alimento pela provocação oral.

Novas estratégias de tratamento

Na imunoterapia convencional, o risco de eventos adversos foi considerado inaceitável[13]. O uso de alérgenos modificados é uma das alternativas exploradas para tentar diminuir os efeitos adversos associados à imunoterapia.

Alguns estudos demonstraram que a imunoterapia com extrato de pólen para rinite foi eficaz no controle de sintomas de alergia alimentar a frutas (por existir reação cruzada entre alguns pólens e frutas)[14,15].

O anticorpo monoclonal anti-IgE (omalizumabe) constitui uma promessa para o futuro tratamento da alergia alimentar, pois poderia reduzir temporariamente as reações alérgicas para que a imunoterapia convencional possa ser realizada com menor risco de reações graves, ou mesmo aumentar o limiar de tolerância a possíveis exposições acidentais[16].

Considerações finais

Muitos pacientes acreditam serem alérgicos a determinado alimento, mas poucos realmente o são (até 6% das crianças e 4% dos adultos). Uma avaliação cuidadosa deve ser realizada antes da exclusão de um alimento da dieta, o que pode levar o paciente a um déficit nutricional.

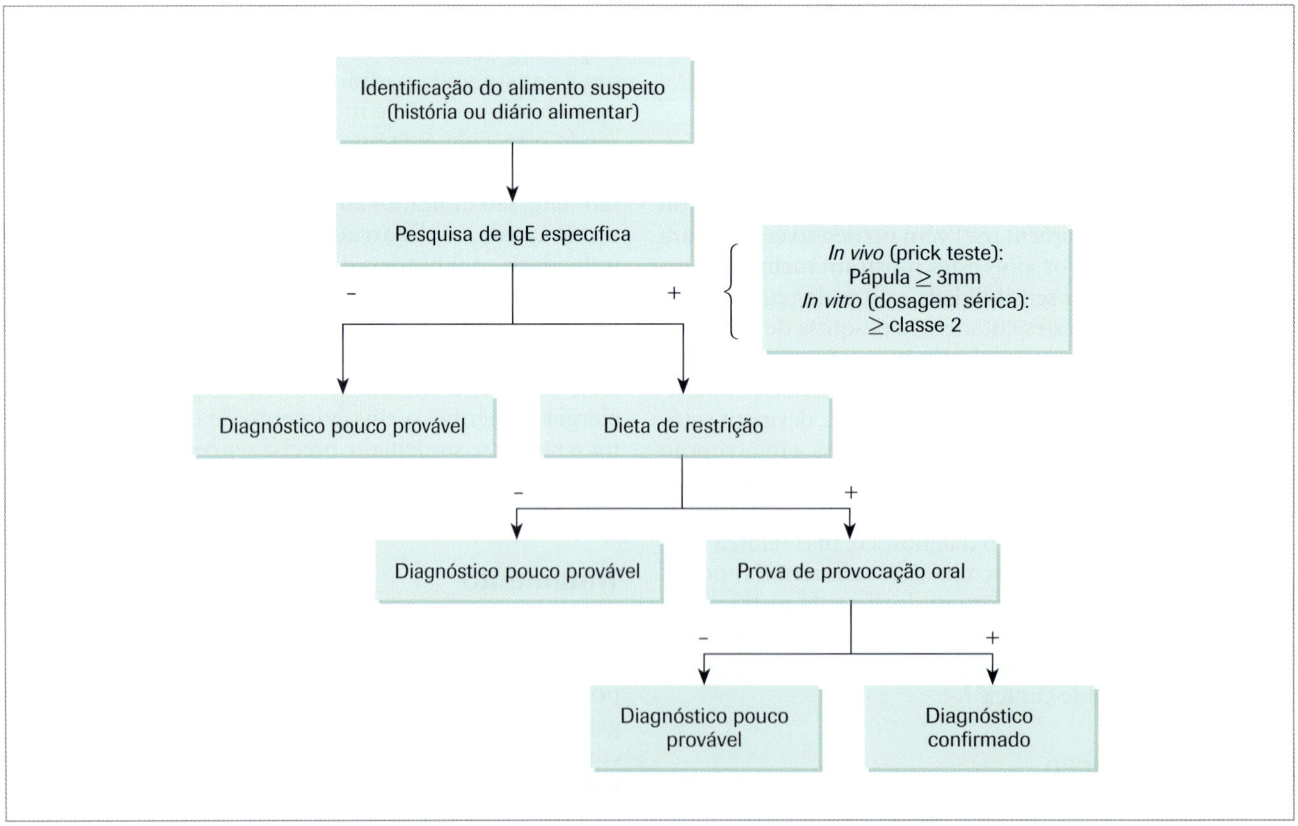

■ **Figura 1.** Algoritmo para diagnóstico de alergia alimentar IgE mediada.

Para avaliação do paciente que refere ter apresentado uma reação adversa a determinado alimento, inicialmente deve-se procurar diferenciar entre intolerância e alergia alimentar (Quadro 1).

A alergia alimentar pode ter mecanismo IgE mediado, não IgE mediado ou ambos, e as manifestações clínicas variam de acordo com o mecanismo envolvido (Quadro 2).

São instrumentos diagnósticos: a anamnese, o exame físico, o diário alimentar, a pesquisa de IgE específica *in vivo* ou *in vitro*, as dietas de restrição e as provas de provocação oral. As provas de provocação oral duplo-cego e placebo-controlada são consideradas padrão-ouro para o diagnóstico.

O tratamento inclui restrição alimentar efetiva, promoção de aporte nutricional adequado, orientação para reconhecimento e tratamento precoce de reações alérgicas, investigação do desenvolvimento de tolerância, além das novas estratégias que ainda estão sendo estudadas.

Referências bibliográficas

1. Sampson HA, Aceves S, Bock SA, James J, Jones S, Lang D et al. Food allergy: a practice parameter update-2014. J Allergy Clin Immunol. 2014;134:1016.
2. Muraro A, Werfel T, Hoffmann-Sommergruber K, Roberts G, Beyer K, Bindslev-Jensen C et al. EAACI food allergy and anaphylaxis guidelines: diagnosis and management of food allergy. Allergy. 2014;69:1008.
3. Crespo JF, Rodriguez J. Food allergy in adulthood. Review article. Allergy. 2003;58:98-113.
4. Sampson HA. Update on food allergy. J Allergy Clin Immunol. 2004;113(5):805-19.
5. Rothemberg ME. Eosinophilic gastrointestinal disorders (EGID). J Allergy Clin Immunol. 2004;113:11-28.
6. Spergel JM, Andrews T, Brown-Whitehorn TF, Beausoleil JL, Liacouras CA. Treatment of eosinophilic esophagitis with specific food elimination diet directed by a combination of skin prick and patch tests. Ann Allergy Asthma Immunol. 2005;95:336-43.
7. Sampson HA. Food allergy. Part 2: Diagnosis and management. J Allergy Clin Immunol. 1999;103:981-9.
8. Heine RG. Pathophysiology, diagnosis and treatment of food protein-induced gastrointestinal diseases. Curr Opin Allergy Clin Immunol. 2004;4(3):221-9.
9. Poulsen LK. In-vitro diagnosis: serum-based methods used for risk assesment of allergenic food. Curr Opin Allergy Clin Immunol. 2001;1:249-54.
10. Helm RM. Food allergy: in-vivo diagnostics including challenge. Curr Opin Allergy Clin Immunol. 2001;1:255-9.
11. Sicherer SH, Teuber S. Current approach to the diagnosis and management of adverse reactions to foods. J Allergy Clin Immunol. 2004;114:1146-50.
12. Sicherer SH, Leung DYM. Advances in allergic skin disease, anaphylaxis, and hypersensitivity reactions to food, drugs, and insects. J Allergy Clin Immunol. 2005;116:153-63.
13. Simons FER. First-aid treatment of anaphylaxis to food: focus on epinephrine. J Allergy Clin Immunol. 2004;113:837-44.
14. Nelson HS, Larr J, Rule R, Bock A, Leung D. Treatment of anaphylactic sensitivity to peanuts by immunotherapy with injections of aqueous peanut extract. J Allergy Clin Immunol. 1997;99:744-51.
15. Asero R. Effects of birch pollen-specific immunotherapy on apple allergy in birch pollen-hipersensitive patients. Clin Exp Allergy. 1998;28:1368-73.
16. Bolhaar STHP, Tiemessen MM, Zuidmeer L, Van Leeuwen A, Hoffmann-Sommergruber, Bruijnzeel-Koomen CAFM et al. Efficacy of birch pollen immunotherapy on cross-reactive food allergy confirmed by skin tests and double-blind food challenges. Clin Exp Allergy. 2004;34:761-9.
17. Leung DYM, Sampson HA, Yunginger JW, Burks AW, Schneider L, Wortel CH et al. Effect of anti-IgE therapy in patients with peanut allergy. N Engl J Med. 2003;348:986-93.

5 Dermatite Atópica

Ariana Campos Yang
Fábio Fernandes Morato Castro

SUMÁRIO

Introdução

A dermatite atópica, também conhecida como eczema atópico, é uma doença inflamatória crônica da pele. Caracteriza-se por prurido intenso, pele seca, lesões eczematosas, escoriações e liquenificação de distribuição típica conforme a faixa etária, associados à maior susceptibilidade a infecções cutâneas. O curso é crônico e recidivante, com períodos de exacerbação e remissão. Trata-se de uma condição potencialmente debilitante que pode comprometer a qualidade de vida dos portadores e de seus familiares.

Dados epidemiológicos

A dermatite atópica acomete indivíduos de todas as idades, porém é mais frequente na infância. Cerca de 85% dos casos têm início antes dos 5 anos de idade[1].

A evolução tende a ser benigna, a maior parte dos pacientes com formas leves da doença evolui para remissão do quadro até a adolescência. Entretanto, estudos evolutivos têm demonstrado que a persistência da dermatite atópica durante a vida adulta está relacionada à idade de início e à gravidade dos sintomas: quanto mais precoce e/ou grave, mais duradoura será a doença[2].

A dermatite atópica geralmente é a primeira manifestação de atopia. Frequentemente precede ou está associada a outras doenças atópicas, como asma e rinoconjuntivite alérgicas, em um processo conhecido como marcha atópica. Cerca de 45% das crianças com dermatite atópica no início da vida apresentarão asma em idade mais avançada.

A prevalência de dermatite atópica vem aumentando nas últimas décadas, particularmente nas grandes cidades de países industrializados, chegando a acometer 10 a 20% das crianças em idade escolar e 1 a 3% dos adultos[3]. No Brasil, dados da primeira fase do ISAAC (*International Study of Asthma and Allergies in Childhood*) revelaram prevalência de diagnóstico médico de dermatite atópica oscilando entre 10% (Curitiba) e 14% (São Paulo)[4]. Há maior prevalência no sexo masculino durante a infância, o que se inverte na idade adulta. Famílias com nível socioeconômico mais elevado também apresentam maior incidência. Não está estabelecido se há diferenças étnicas.

Etiopatogenia

A dermatite atópica é uma doença complexa cuja patogênese não está totalmente esclarecida. A expressão clínica baseia-se na interação de fatores genéticos e ambientais, induzindo disfunções imunes e da barreira epidérmica.

A alergia desempenha um papel fundamental na fisiopatologia da maior parte dos casos de dermatite atópica. Classifica-se a dermatite atópica como extrínseca ou alérgica na presença de sensibilização a alérgenos do meio ambiente, níveis elevados de IgE e história familiar de atopia, correspondendo a 70 a 80% dos portadores da doença; e como intrínseca ou não alérgica na ausência dessas características, sendo menos frequente e de início mais tardio[3].

Estudos epidemiológicos evidenciam a contribuição da genética na expressão de dermatite atópica. Em gêmeos monozigóticos, há concordância de 85% da doença, comparado com 21% nos gêmeos dizigóticos. Estudos têm apontado vários genes como possíveis envolvidos na patogênese da doença, em diferentes cromossomos, como 5q31-33, 3q21, 1q21 e 17q25[3]. A presença de atopia nos familiares constitui um fator de risco maior para o aparecimento da dermatite atópica, assim como de outras doenças atópicas.

A fisiopatologia do prurido na dermatite atópica também está pouco esclarecida; sabe-se que, além da histamina, outros mediadores liberados pelos mastócitos participam do processo. Geralmente o prurido ocorre em crises desencadeadas por inúmeros fatores: sudorese, contato com irritantes, alérgenos e estresse.

A pele mostra alterações quantitativas e qualitativas na composição de lípides que resultam em disfunção da barreira cutânea, com maior perda transepidérmica de água, ressecamento e suscetibilidade aumentada a irritantes (hiper-reatividade cutânea). A diminuição das ceramidas e a produção inadequada de ácidos graxos aumentam a permeabilidade cutânea a antígenos e irritantes, favorece a proliferação bacteriana e contribui para a redução do limiar de prurido, o que torna a pele hiper-reativa a estímulos inespecíficos[5].

Alergias alimentares desempenham um importante papel na etiopatogenia de um subgrupo de pacientes com dermatite atópica, particularmente crianças com quadros graves e persistentes. Pacientes com doença refratária ao tratamento convencional, que praticamente não entram em períodos duradouros de remissão, devem ser avaliados para a possibilidade de alergia alimentar associada[6].

Recentemente, com os avanços da biologia molecular, foi possível identificar similaridades entre antígenos ambientais e proteínas humanas, explicando, assim, a base da autorreatividade IgE na imunopatogênese da dermatite atópica. Desta forma, a resposta imune deflagrada inicialmente por alérgenos ambientais poderia ser mantida por antígenos próprios, principalmente nas formas graves da doença[7].

Quadro clínico

A dermatite atópica pode se apresentar clinicamente desde formas leves e localizadas, com crises frustas até acometimento cutâneo grave, disseminado e resistente.

História clínica

O prurido costuma ser intenso e a ausência exclui o diagnóstico de dermatite atópica. Além das escoriações, o prurido pode resultar em distúrbio do sono e irritabilidade. A xerose (pele seca) é característica comum da doença e está relacionada a anormalidades na barreira cutânea.

O eczema, manifestação clínica principal da doença, pode apresentar-se de forma aguda com predomínio de eritema, edema, vesículas e exsudação; subaguda com lesões mais secas, eritema e descamação; ou crônica com liquenificação e alterações pigmentares. A distribuição varia de acordo com a idade, e podem coexistir, no mesmo paciente, lesões nos três estágios.

Exame clínico

A dermatite atópica apresenta distribuição bastante característica das lesões conforme a idade. Na fase infantil (até 2 anos), predominam lesões agudas em face e superfícies extensoras dos membros. Na fase pré-puberal (2 a 12 anos), as lesões em geral são subagudas e localizam-se preferencialmente em dobras flexoras e pescoço. Na fase adulta (a partir de 12 anos), predominam as lesões crônicas, que tendem a afetar superfícies flexoras, pescoço e região periorbital, sendo comum o acometimento das mãos.

Os pacientes podem apresentar, ainda, uma variedade de sinais, chamados estigmas atópicos, como: hiperlinearidade palmar, prega de Dennie-Morgan (segunda prega infraorbital), queratose pilar, sinal de Hertog (rarefação lateral das sobrancelhas) e ictiose.

Os fatores desencadeantes das exacerbações da doença variam de paciente para paciente. Portanto, é importante proceder a uma avaliação individualizada, pois isto permitirá, posteriormente, a adoção de uma conduta mais eficaz. Os desencadeantes mais comumente envolvidos na piora da pele são apresentados no Quadro 1.

Diagnóstico

O diagnóstico de dermatite atópica é essencialmente clínico, visto que não há achados laboratoriais ou histopatológicos específicos da doença. Os critérios de Hanifin e Rajka são os mais utilizados (Quadro 2). A presença de três critérios maiores e três menores é necessária para o diagnóstico.

A doença manifesta-se em amplo espectro de gravidade, desde poucos sinais e sintomas leves até quadros persistentes e exuberantes. A dermatite atópica é classificada em leve, moderada e grave considerando basicamen-

Quadro 1. Fatores desencadeantes da dermatite atópica

Alérgenos ambientais	Ácaros da poeira domiciliar, fungos, epitélios de animais (cão e gato)
Alérgenos alimentares	Leite, ovo, trigo, soja, peixe e crustáceos
Agentes infecciosos	*Staphylococcus aureus, Malassezia spp*
Irritantes	Sabões, detergentes, tecidos sintéticos (lã), suor, temperaturas extremas
Psicológicos	Estresse

te a intensidade do prurido e a área corporal acometida. Diversos autores tentaram sistematizar essa classificação, as mais utilizadas para fins de pesquisa são o *Eczema Area and Severity Index* (EASI) e o *Scoring Atopic Dermatitis* (SCORAD), esta última se diferencia por avaliar também o prurido e a perda de sono, além da gravidade e extensão das lesões cutâneas.

Exames complementares

Em 80% dos pacientes, encontra-se eosinofilia no sangue periférico e IgE total elevada. Entretanto, estes achados são inespecíficos.

Os testes cutâneos de leitura imediata, conhecidos como *prick test*, são utilizados com o objetivo de identificar anticorpos IgE específicos para os alérgenos que podem estar envolvidos na exacerbação dos sintomas da doença e, desta forma, orientar a conduta terapêutica. Eles são realizados aplicando-se uma gota do extrato de aeroalérgenos e/ou alimentos sobre a superfície volar do antebraço e, em seguida, realiza-se a puntura epidérmica. A leitura do teste é feita após 15 minutos e considera-se o teste positivo se houver formação de pápula 3 mm de diâmetro. Dentre os aeroalérgenos, destacam-se os ácaros da poeira domiciliar, fungos e epitélios de animais (cão e gato), enquanto os alimentos mais envolvidos são o leite de vaca, o ovo, o trigo, a soja, o peixe e os crustáceos. Os testes cutâneos têm valor preditivo negativo de 90%, porém seu valor preditivo positivo é de apenas 50% em decorrência dos frequentes resultados falsos-positivos. Em razão disso, a relevância dos resultados deve ser avaliada com base na história clínica e/ou na provocação[8].

A sensibilização aos aeroalérgenos e/ou aos alimentos também pode ser documentada pela dosagem *in vitro* (sérica) dos anticorpos IgE específicos (RAST). Embora seja menos sensível do que os testes cutâneos para a maioria dos alérgenos, apresenta como vantagens o fato de não sofrer alteração pelo uso de anti-histamínicos e por poder ser realizado independentemente da gravidade e da extensão das lesões de pele. Atualmente, utilizam-se métodos quantitativos para esta dosagem, por apresentarem maior sensibilidade e especificidade. Assim como os testes cutâneos, os testes *in vitro* não indicam necessariamente alergia, pois isto depende de correlação clínica.

Os testes de contato para atopia (*atopy patch test* – APT) são utilizados para identificar fatores desencadeantes de lesões eczematosas, como alérgenos de ácaros, de animais, fungos, pólens e alimentos. O APT consiste na aplicação epicutânea dos alérgenos suspeitos, por meio de um dispositivo que permanece em contato contínuo por 48 horas, e a leitura é feita com 48, 72 e até 96 horas após a oclusão. Ainda são pouco utilizados na prática clínica, pois algumas questões quanto à padronização dos extratos não foram solucionadas.

A biópsia de pele é dispensável na maioria dos casos, tendo em vista que as alterações encontradas (hiperqueratose, acantose, espongiose) são comuns a eczema de qualquer etiologia. A indicação pode ser importante, em casos selecionados, para auxiliar no diagnóstico diferencial.

Quadro 2. Critérios diagnósticos de Hanifin e Rajka modificados

Critérios clínicos maiores
Prurido
Morfologia e distribuição típica das lesões
Dermatite crônica e recidivante
História pessoal ou familiar de atopia
Critérios clínicos menores
Xerose
Prega de Dennie-Morgan
Sinal de Hertog
Queratose pilar
Pitiríase alba
Dermografismo branco
Hiperlinearidade palmar
Queilite
Início precoce da doença
Tendência a infecções cutâneas
Prurido ao suar
Aumento da IgE sérica total
Ceratocone
Catarata

Diagnóstico diferencial

O diagnóstico diferencial é extenso pelas características inespecíficas das lesões, sendo os mais frequentes: dermatite seborreica, psoríase, dermatite de contato, escabiose, neurodermatite, dermatofitoses e até mesmo algumas formas de linfoma cutâneo. Algumas imunodeficiências, como a síndrome de Wiskott-Aldrich e a síndrome de hiper-IgE, apresentam lesões cutâneas semelhantes as da dermatite atópica.

Complicações

As complicações da dermatite atópica são, na maioria, decorrentes da agressão à pele secundária ao prurido, suscetibilidade à infecção ou inerentes ao tratamento.

As infecções estafilocócicas e estreptocócicas são frequentes e associadas à piora do eczema. Nem sempre se apresentam de forma evidente com lesões de impetigo ou como foliculite; eventualmente se manifestam apenas com eritema generalizado de difícil controle. A colonização pelo *Staphylococcus aureus* é muito frequente nos pacientes com dermatite atópica, encontrado em quantidades aumentadas em mais de 90% das lesões cutâneas. O *S. aureus* pode exacerbar a inflamação cutânea pela secreção de superantígenos que estimulam linfócitos T e macrófagos[3,9,10].

As infecções virais (especialmente o herpes simples e o molusco contagioso) e as fúngicas também incidem com maior frequência. O papel de leveduras do gênero *Malassezia* tem sido estudado com particular interesse, uma vez que muitos pacientes apresentam anticorpos IgE específicos contra esse fungo, especialmente os portadores de lesões em cabeça e pescoço, e o tratamento antifúngico pode resultar na melhora das lesões[3,9,11].

Complicações oculares (úlceras de córnea, ceratocone e catarata) são relatadas principalmente nas manifestações graves da dermatite atópica.

Tratamento

O tratamento da dermatite atópica envolve uma soma de ações direcionadas, basicamente, ao controle do prurido, da xerose e da inflamação. O algoritmo apresentado na Figura 1 esquematiza estas ações, que devem ser orientadas em conjunto com as medidas gerais (Quadro 3)[12].

Hidratação

A hidratação da pele é fundamental na abordagem clínica da dermatite atópica, pois visa a reparar as alterações na função de barreira cutânea. Está baseada no uso diário e frequente de emolientes. Deve ser realizada logo após o banho e ser repetida quantas vezes forem necessárias. O hidratante ideal para cada paciente é o que combina boa capacidade de hidratação com ausência de irritabilidade. Devem-se evitar formulações perfumadas e com concentração de ureia ou lactato de amônio acima de 5%, pois podem provocar ardor. Produtos com novos conceitos mimetizam a constituição e a arquitetura dos lípides naturais da pele, melhorando a capacidade e o tempo de hidratação.

Corticoterapia

O corticosteroide tópico ainda é a medicação mais utilizada no tratamento das exacerbações da dermatite atópica, pois apresenta elevada eficácia, embora não seja isenta de efeitos colaterais. Está indicado quando se percebe a instalação de lesões eczematosas. Orienta-se a aplicação 2 vezes/dia pelo tempo necessário para controlar o eczema (geralmente 10 a 15 dias).

Os corticosteroides tópicos são divididos em grupos com base na potência. A classificação norte-americana considera 7 classes (I, II, III, IV, V, VI e VII), em ordem decrescente de potência, sendo a classe I a de maior potência. É importante escolher uma preparação adequada à lesão e ao indivíduo, considerando a idade do paciente, a localização e a extensão do eczema. Os corticosteroides de baixa potência são usados em face, axilas, virilhas, genitais e região perineal, devendo-se evitar preparações potentes, principalmente em face. As preparações muito potentes podem ser necessárias nas palmas e plantas ou em lesões liquenificadas e hipertróficas. O veículo pomada penetra melhor na pele e é mais adequado para as lesões crônicas, secas, espessas e descamativas, contraindicado em flexuras e lesões exsudativas. O creme é preferível para as lesões agudas e subagudas, exsudativas e finas. A loção é apropriada para regiões pilosas, como o couro cabeludo.

Os efeitos colaterais dos corticosteroides tópicos podem ser locais (atrofia, estria, telangiectasia, hipopigmentação, acne) ou sistêmicos (supressão suprarrenal, catarata, glaucoma, déficit de crescimento em crianças). A escolha criteriosa do corticosteroide é capaz de minimizar estes efeitos considerando a idade do paciente, o local a ser aplicado, a extensão da doença, o tipo de preparação, a potência, o tempo de uso e o método de aplicação.

A utilização de corticosteroides sistêmicos deve ser restrita a casos graves e refratários ao tratamento, em virtude do elevado risco de efeitos colaterais e da possibilidade de agravamento do quadro após a retirada (efeito rebote). Os mais indicados são a prednisona ou prednisolona, na dose de 1 a 2 mg/kg/dia por via oral, administrados por períodos curtos. O uso de corticosteroides de depósito está contraindicado.

Quadro 3. Medidas gerais para o controle da dermatite atópica

Cuidados com o banho
- Rápidos e com água morna
- Uso mínimo de sabonetes, preferencialmente neutros
- Secagem sem esfregar a pele
- Uso do hidratante logo após o banho com a pele ainda úmida

Evitar exposição aos alérgenos
- Controle ambiental (evitar tapetes, cortinas, bichos de pelúcia, cobertores de lã, animais domésticos; fazer a limpeza com pano úmido diariamente, forrar colchões e travesseiros com tecido impermeável aos ácaros)
- Alimentos devem ser excluídos da dieta apenas após confirmação diagnóstica

- **Evitar irritantes**
  - Sabões e detergentes (enxaguar bem as roupas)
  - Roupas de lã e sintéticas, preferir as de algodão
  - Altas temperaturas ou frio intenso
- **Controle emocional**
  - Prática de atividades de lazer
  - Evitar o estresse
  - Psicoterapia, se necessário

Anti-histamínicos

O prurido, quando refratário às medidas gerais e de hidratação, pode ser tratado com anti-histamínicos. Os de primeira geração (hidroxizina, difenidramina, clemastina) são muito utilizados. Entretanto, o uso prolongado está relacionado à taquifilaxia e podem causar sonolência, gerando dificuldades no aprendizado escolar e na capacidade de trabalhar e dirigir. Nestes casos, pode-se tentar os anti-histamínicos não sedativos (fexofenadina, cetirizina, loratadina). Os anti-histamínicos tópicos não apresentam benefício no manejo das lesões de dermatite atópica, e existe a possibilidade de sensibilização. A eficácia dos anti-histamínicos no tratamento do prurido é controversa, uma vez que a gênese do prurido na dermatite atópica não se restringe à ação da histamina. Portanto, os anti-histamínicos têm um papel secundário e o tratamento não deve ser centralizado em seu uso.

Imunomoduladores tópicos

Recentemente foi desenvolvida uma classe de imunomoduladores tópicos: pimecrolimo e tacrolimo. Eles atuam inibindo a calcineurina fosfatase, impedindo a transcrição de genes para a secreção de citocinas envolvidas no processo inflamatório da doença; como consequência, inibem a ativação de várias células efetoras implicadas na patogênese da dermatite atópica, incluindo linfócitos T, mastócitos, células de Langerhans e queratinócitos.

São indicados para o controle das exacerbações e como manutenção nos casos persistentes. Apresentam maior eficácia quando usados logo no início dos sintomas e podem ser aplicados em qualquer área do corpo, inclusive face. Devem ser aplicados 2 vezes/dia. O pimecrolimo creme a 1% está aprovado para uso a partir de 3 meses de idade, tendo indicação nas lesões leves e moderadas; o tacrolimo está indicado para crianças com mais de 2 anos de idade e também para as lesões graves. A grande vantagem em relação aos corticosteroides é a segurança terapêutica. A irritação local é mencionada como principal efeito colateral, no entanto, tolerável e transitória na maioria das vezes. A absorção sistêmica extremamente baixa permite o uso no longo prazo sem os efeitos indesejáveis dos corticosteroides[13,14].

Imunossupressores sistêmicos[15]

Inicialmente utilizada para transplantados renais, a ciclosporina, um derivado macrolídeo imunossupressor, é atualmente a melhor droga para tratamento sistêmico da dermatite atópica grave refratária à terapia convencional. Está indicada nos casos refratários, em dose baixa (2 a 5 mg/kg/dia por via oral), por 4 a 8 semanas, com reti-

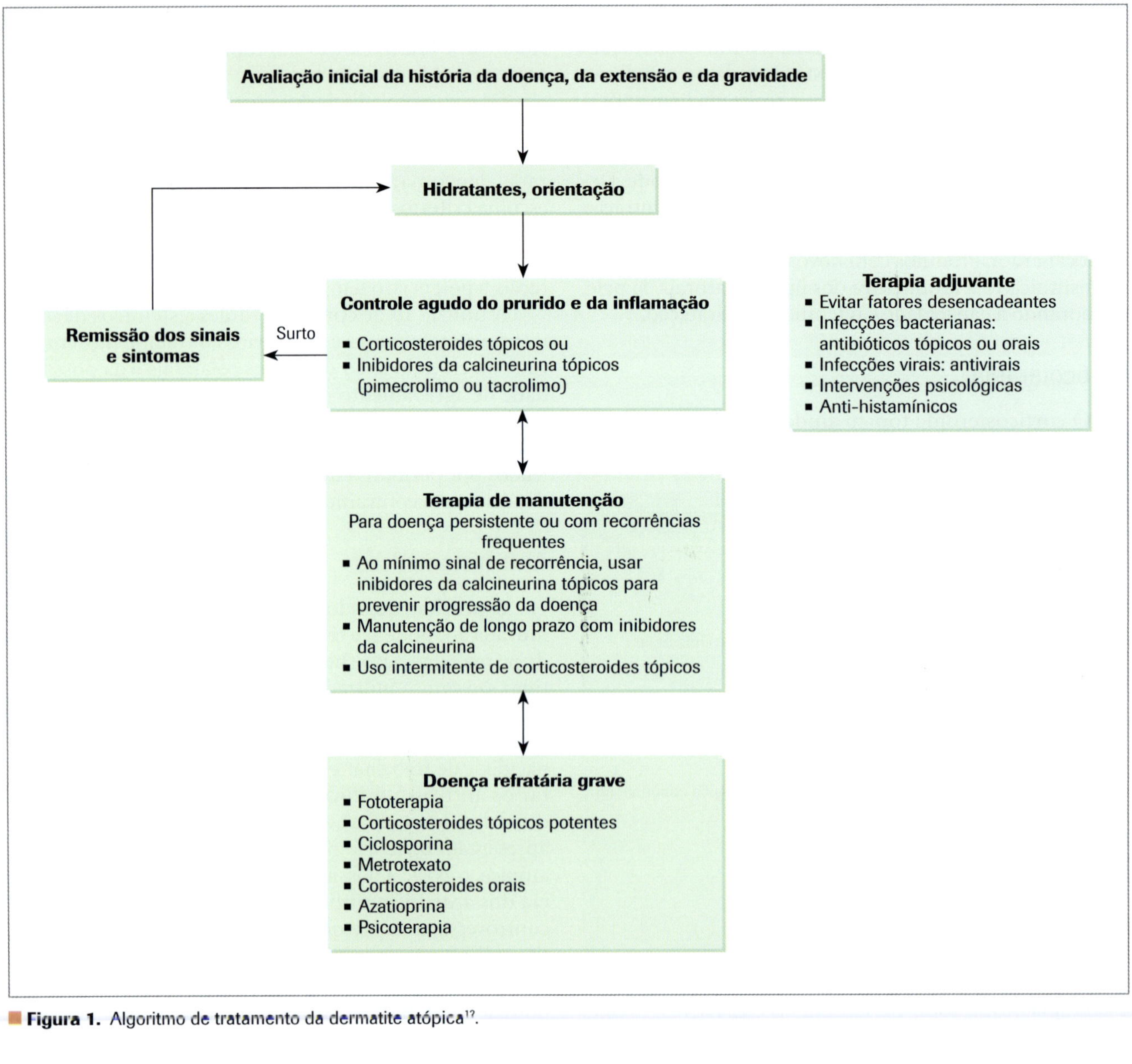

Figura 1. Algoritmo de tratamento da dermatite atópica[17].

rada gradual, embora possa ser mantida por mais tempo. A melhora clínica geralmente é rápida. Os principais efeitos colaterais (hipertensão arterial e insuficiência renal) costumam normalizar após a suspensão do medicamento e devem ser monitorados. Recomenda-se aferir a pressão arterial semanalmente no 1º mês de tratamento e, a seguir, mensalmente. Um aumento de até 25% da pressão arterial basal implica redução da dose, e aumento maior que 25% implica na suspensão. As dosagens de creatinina sérica e exames de urina são úteis para acompanhar a função renal.

O metotrexato, a azatioprina e o micofenolato de mofetila constituem opção imunossupressora para dermatite atópica grave resistente aos demais tratamentos. Ao contrário da ciclosporina, estas drogas apresentam mielotoxicidade.

Antimicrobianos

A pele com dermatite atópica fica mais vulnerável à colonização por bactérias, vírus e fungos. As infecções secundárias alteram o curso da doença, e o uso apropriado de antibióticos, antifúngicos ou antivirais contribui para manter a dermatite atópica estável.

Os antibióticos tópicos são indicados para infecções localizadas. A escolha fundamenta-se na ação antiestafilocócica e antiestreptocócica, e, dentre as drogas disponíveis, destaca-se a mupirocina e o ácido fusídico. A administração oral de antibióticos está indicada no tratamento das lesões infectadas extensas. A eritromicina é o antibiótico de escolha, porém, nos casos de resistência bacteriana ou intolerância, pode-se indicar uma cefalosporina ou a clindamicina.

Fototerapia

A fototerapia (UVA, UVB, UVA + UVB) e a fotoquimioterapia (PUVA) resultam em melhora dos sintomas e reduzem a necessidade de corticosteroides; são indicadas nos pacientes resistentes à terapia convencional. Os efeitos colaterais no curto prazo incluem eritema, prurido e pigmentação, e no longo prazo, o fotoenvelhecimento e o câncer de pele.

Antissépticos

Os antissépticos podem ser utilizados para a limpeza das lesões exsudativas, com muitas crostas ou com infecções. Podem ser utilizadas soluções de permanganato de potássio, solução de Borrow, água boricada e sabonetes antissépticos. Deve-se atentar para a possibilidade de irritação e ressecamento.

Imunoterapia

A indicação de imunoterapia alérgeno-específica para o tratamento da dermatite atópica é controversa. A imunoterapia convencional (subcutânea), eficaz no controle da rinite alérgica e da asma, apresenta um potencial de agravar a evolução da dermatite atópica. Na pesquisa clínica, resultados promissores foram obtidos com a dessensibilização a ácaros por via oral.

Probióticos

Alguns trabalhos sugerem que a administração de lactobacilos probióticos está associada à ação profilática em lactentes de alto risco para atopia e a melhora do eczema em crianças com dermatite atópica, porém não são conclusivos. Diversos fatores interferem nestes resultados, como a espécie dos lactobacilos, a quantidade e a época de administração. Além disso, um problema prático é garantir que os lactobacilos cheguem vivos até o consumo.

Dietas de restrição alimentar

Como discutido anteriormente, um subgrupo de pacientes com doença grave pode ter como desencadeante uma alergia alimentar associada. Nesta situação, a dieta de exclusão do alimento envolvido é importante para se obter o controle adequado da doença. Vale ressaltar que a simples suspeita não justifica a restrição do alimento; deve ser feita após diagnóstico definitivo por um especialista, visando a evitar risco de déficit nutricional. Por outro lado, observa-se que alguns pacientes apresentam intolerância a certos alimentos, especialmente os ricos em corantes e conservantes, tendo piora do prurido.

Considerações finais

A dermatite atópica é dermatose de alta prevalência em crianças e adultos jovens, cuja incidência tem aumentado nas últimas décadas. Evolui para remissão na maioria dos casos, podendo, no entanto, persistir na vida adulta, o que é mais frequente nos quadros de maior gravidade.

A patogênese ainda não é completamente conhecida. Os fatores ambientais e genéticos interagem levando à disfunção da barreira cutânea e do prurido, que é a principal manifestação da doença.

O diagnóstico depende basicamente da história clínica e do exame físico, sendo os exames complementares inespecíficos. A presença de prurido é essencial ao diagnóstico, e, ao exame, encontram-se lesões eczematosas agudas, subagudas e crônicas de distribuição característica de acordo com a faixa etária do paciente.

O tratamento da dermatite atópica é baseado em medidas comportamentais e medicamentosas visando ao controle do prurido, da inflamação e da xerose e à prevenção das complicações concomitantes.

Referências bibliográficas

1. Hanifin JM, Rajka G. Diagnostic features of atopic dermatitis. Acta Derm Venereol. 1980;92:44-7.
2. Williams HC, Strachan DP. The natural history of childhood eczema: observations from the British 1958 birth cohort study. Br J Dermatol. 1998;139:834- 9.

3. Leung DYM, Bieber T. Atopic dermatitis. Lancet. 2003;361:151-60.
4. Williams H, Robertson C, Stewart A, Ait-Khaled N, Anabwani G, Anderson R et al. Worldwide variations in the prevalence of symptoms of atopic eczema in the International Study of Asthma and Allergies in Childhood. J Allergy Clin Immunol. 1999;103:125-38.
5. Pastore S, Mascia F, Giustizieri ML, Giannetti A, Girolomoni G. Pathogenetic mechanisms of atopic dermatitis. Arch Immunol Ther Exp. 2000;48:497-504.
6. Sampson HA. The evaluation and management of food allergy in atopic dermatitis. Clin Dermatol. 2003;21:183-928.
7. Mossabeb R, Seiberler S, Mittermann I, Reininger R, Spitzauer S, Natter S et al. Characterization of novel isoform of alpha-nascent polypeptide-associated complex as IgE defined auto-antigen. J Invest Dermatol. 2002;119:820-9.
8. Sampson HA, Albergo R. Comparison of results of skin tests, RAST, and double-blind, placebo-controlled food challenges with atopic dermatitis. J Allergy Clin Immunol. 1984;74:26-33.
9. Darsow U, Lübbe J, Taïeb A, Seidenari S, Wollenberg A, Calza AM et al Position paper on diagnosis and treatment of atopic dermatitis. JEADV. 2005;19:286-95.
10. Abeck D, Mempel M. Staphylococcus aureus colonization in atopic dermatitis and its therapeutics implications. British Journal of Dermatology. 1998;139:13-6.
11. Aspres N, Anderson C. Malassezia yeasts in the pathogenesis of atopic dermatitis. Australisian Journal of Dermatology. 2004;45:199-207.
12. Ellis C, Luger T. International Consensus Conference on Atopic Dermatitis II (ICCAD II): clinical update and current treatment strategies. Br J Dermatol. 2003;148 (Suppl 63):3-10.
13. Boguniewicz M. Topical treatment of atopic dermatitis. Immunol Allergy Clin North Am. 2004;24(4):631-44, vi-vii.
14. Draelos Z, Nayak A, Pariser D, Shupack JL, Chon K, Abrams B et al. Pharmacokinetics of topical calcineurin inhibitors in adult atopic dermatitis: a randomized investigator-blind comparison. J Am Acad Dermatol. 2005;53:602-9.
15. Hanifin JM, Cooper KD, Ho VC, Kang S, Krafchik BR, Margolis DJ et al. Guidelines of care for atopic dermatitis, developed in accordance with the American Academy of dermatology (AAD)/American Academy of Dermatology Association "Administrative regulations for Evidence-Based clinical Pratice Guidelines". J Am Acad Dermatol. 2004;50:391-404.

Urticária e Angioedema 6

Antonio Abílio Motta
Pedro Francisco Giavina-Bianchi Jr.

SUMÁRIO

Histórico

A urticária foi reconhecida como patologia distinta mesmo antes de Hipócrates. Os diversos nomes dados a ela, desde o século I até os dias de hoje, refletem sua importância clínica. A fisiopatologia da urticária começou a ser esclarecida com a descoberta do mastócito por Paul Ehrlich em 1879, da histamina por Dale e Wardlaw em 1910 e do anticorpo IgE por Ishisaka em 1966.

A primeira descrição do angiodema hereditário foi feita por Quink (edema de Quinck), em 1882, e em 1888, Willian Osler identificou a sua natureza hereditária.

Introdução

Segundo o dicionário da língua portuguesa de Laudelino Freire, a palavra urticária vem do latim *urticare:* produzir sensação análoga à das urtigas sobre a pele. O nome atual urticária foi proposto por Frank em 1792. A urticária e o angioedema são manifestações clínicas muito comuns – aproximadamente 15 a 20% das pessoas terão pelo menos um episódio de urticária e/ou angioedema no decorrer da vida. A urticária é uma dermatite bem demarcada, caracterizada clinicamente por pápulas eritematosas, pruriginosas, que empalidecem à digitopressão; podem variar de tamanho com alguns milímetros, como na urticária colinérgica, a alguns centímetros, como na urticária gigante, apresentando, às vezes, centro pálido. As urticas (pápulas) podem ser reproduzidas por injeções intradérmicas de histamina, que é o principal mediador vasoativo do mastócitos; esta célula é a mais importante na fisiopatologia desta doença[1].

O angioedema é caracterizado pelo edema da derme profunda e do tecido celular subcutâneo e pode atingir mucosas e submucosas, acometendo principalmente mãos, pés, genitália, pálpebras, lábios, laringe e trato gastrintestinal. Tem etiologia variada, podendo ser desencadeada por drogas, fatores emocionais, traumas, mudanças bruscas de temperatura e doenças sistêmicas. Em alguns casos, tem herança familiar, como no angioedema hereditário, que se inicia geralmente na infância ou adolescência, e sua fisiopatogenia decorre da deficiência quantitativa ou funcional do inibidor C1q-esterase (C1I-NH)[2].

Cerca de 50% dos pacientes apresentam apenas urticária, 10% apenas angioedema e 40% urticária com angioedema simultaneamente. A terapia racional da urticária e do angioedema é a identificação e o afastamento da causa precipitante que, direta ou indiretamente, causa a lesão; infelizmente, na maioria dos casos de urticária crônica, não se consegue achar o agente desencadeante. As pápulas da urticária são fugazes, não permanecendo no mesmo local anatômico por mais de 36 horas e não deixam sequelas[3].

Por definição, a urticária aguda aparece em surtos que duram menos de 6 semanas, 2 ou 3 vezes/semana, sendo mais comum em crianças e adolescentes. Os fatores precipitantes mais referidos são medicamentos, alimentos e infecções. Na urticária crônica, estes surtos prolongam-se por mais de 6 semanas, tendo uma duração média de 5 anos, podendo, em alguns pacientes, evoluir por 20 anos ou mais. É duas vezes mais frequente nas mulheres de meia-idade do que nos homens; na maioria dos pacientes, a causa é desconhecida. Cerca de 40% dos pacientes com urticária crônica permanecem com ela pelo menos por 10 anos[3].

Existem diferentes tipos de urticária e angiodema, e sua causa e/ou fatores precipitantes podem ser explicados por mecanismos celulares e moleculares, porém, em uma porcentagem elevada, a causa ou o mecanismo permanece desconhecido. Podem-se citar várias causas de urticária e de angioedema fazendo parte de quadros alérgicos ou não alérgicos variados, como:

- Reações adversas a medicamentos: anti-inflamatórios não hormonais (AINH – ácido acetilsalicílico, dipirona), antibióticos do grupo betalactâmicos, sulfas, anestésicos, opiáceos, contrastes iodados, inibidor da enzima conversora de angiotensina (IECA).
- Reações alérgicas a alimentos proteicos, principalmente peixes, frutos do mar, leite, ovo, trigo e soja.
- Reações adversas a aditivos alimentares (corantes, conservantes, antioxidantes) – são muito raras.
- Picadas de insetos da ordem *Hymenoptera* (vespas, abelhas, formigas).
- Estímulos físicos (urticárias físicas).
- Patologias independentes, como é o caso do angiodema hereditário.
- Doenças mediadas por complexos imunes, como a urticária da doença do soro.
- Doenças mediadas por autoanticorpos, como lúpus eritematoso sistêmico e tireoidites.

As doenças linfoproliferativas e de autoimunidade podem levar à deficiência adquirida do inibidor de C1q-esterase, causando angioedema (angioedema adquirido).

Várias patologias já foram relatadas na literatura médica como causas de angioedema adquirido, como síndrome de imunodeficiência adquirida (HIV), mieloma múltiplo, macroglobulinemia de Waldenström, carcinomas de pulmão e estômago, linfoma de células B, adenocarcinoma de reto, leucemia linfocítica crônica (LLC), lúpus eritematoso sistêmico, vasculite de Churg-Strauss, hepatite B aguda, mielofibrose e sepse. Em um estudo publicado nos EUA em 2000 pela Annals of Internal Medicine, numa amostra de 4.439 pacientes, foram diagnosticados 22 casos de angioedema adquirido, em que as causas mais comuns foram doenças linfoproliferativas (14 casos), seguidos de doença autoimune (4 casos).

Outras síndromes estão associadas à urticária, como: a) síndrome de Muclke-Wells; b) síndrome de Wells; c) síndrome de Schnizler's; d) síndrome Gleich's (Quadro 1).

O angiodema e a urticária são denominados idiopáticos quando suas causas não são esclarecidas.

A definição e a classificação de urticária e de angioedema são importantes para facilitar o diagnóstico clínico. De acordo com o diagnóstico do subtipo da urticária, indicam-se os tratamentos mais adequados, melhorando a eficácia do tratamento.

Epidemiologia

A urticária e o angiodema acometem 15 a 20% da população em alguma época da vida e podem ocorrer si-

Quadro 1. Classificação das urticárias[2]

Grupo	Subgrupo	Descrição
Urticária	Urticária aguda Urticária crônica	Espontânea < 6 semanas Espontânea > 6 semanas
Urticária física	Urticária de contato ao frio Urticária de pressão tardia Urticária de contato ao calor Urticária solar Urticária vibratória Urticária dermográfica	Exposição ao frio Pressão vertical (latência 3-8h) Calor localizado Exposição à raios UV Força vibratória (ex: Ap. pneumático) Desencadeada pelo ato de coçar
Outras urticárias	Urticária aguagênica Urticária de contato Urticária colinérgica Anafilaxia/urticária induzida por exercício + ingestão alimento Urticária autorreativa	Contato com água Contato com substância desencadeante Aumento de temperatura corpórea (exercício) Exercício físico + ingestão de alimentos Autoanticorpos antirreceptor de alta afinidade de mastócitos(FcεRI) ou anti-IgE
Doenças que cursam com urticária	Mastocitose Vasculite Urticária familiar ao frio Síndrome de Muckle Wells Síndrome de Schnitzler's Síndrome de Gleich's Síndrome de Well's	Sinal de Darier positivo Duração > 24h, dolorosa, pigmentação Exposição ao frio Amiloidose, surdez, mialgia Macroglobulinemia 2ª. Gamopatia ↑ IgM Eosinifilia, ↑ IgM Celulite eosinofílica granulomatosa

Fonte: adaptado de Zuberbier T et al.[2].

multaneamente ou apresentar-se como entidade clínica isolada. A incidência é variável e depende da população estudada e do método de pesquisa utilizado. Observa-se uma prevalência maior em mulheres e adultos jovens[4].

Um exemplo de angioedema sem urticária é o angioedema hereditário, cuja deficiência do inibidor C1q-esterase leva a um quadro de angioedema recorrente, que pode ser desencadeado por trauma, estresse emocional, infecções, estrógenos, IECA (inibidor da enzima de conversão da angiotensina) mudanças bruscas de temperatura ou não ter uma causa aparente. A incidência varia de 1:10.000 a 1:150.000 e independe do gênero da idade[4].

Etiologia

São relatadas múltiplas causas de urticária e de angioedema, e várias doenças que podem estar associadas a elas. Os clínicos devem pesquisar as possíveis causas ou associações. Dentre as causas mais comuns de urticária e de angioedema agudos no adulto estão as reações a medicamentos, sendo as mais implicadas os AINH (derivados do ácido acetilsalicílico e dipirona), os antibióticos (betalactâmicos, como penicilinas e derivados) e as sulfas. Não se pode esquecer que os medicamentos vendidos sem receita médica (vitaminas, antigripais, laxantes etc.) também podem ser causa de urticária e/ou angioedema. Os IECA podem desencadear edema de face, principalmente da língua.

Depois dos medicamentos, vêm as reações adversas aos alimentos, que, quando mediadas pela IgE, são chamadas de alergia alimentar, sendo a causa mais comum as proteínas contidas nos alimentos: frutos do mar, peixes, amendoim, soja, trigo, ovo e leite. Existe outro mecanismo não mediado pelo anticorpo IgE, como no caso dos aditivos alimentares (ácido benzoico, tartrazina, sulfitos) que levam a desgranulação direta dos mastócitos causando urticária e/ou angioedema; este tipo de urticária e/ou angioedema é muito raro. A urticária e/ou o angioedema pode fazer parte do quadro clínico do choque anafilático, quando se associa a sinais e sintomas sistêmicos, como rouquidão, prurido cutâneo, dispneia, sibilância, hipotensão e perda de consciência, desencadeada principalmente por picadas de himenópteros, penicilina, látex, alimentos proteicos etc.

Em crianças, a causa mais comum de urticária aguda são os alimentos proteicos, como leite, ovo e trigo, seguidos da ingestão de medicamentos (antibióticos betalactâmicos e anti-inflamatórios) e, mais raramente, os aditivos alimentares.

Além destas, outras causas agudas ou crônicas são frequentemente encontradas, como reações a picadas de insetos (vespa, abelha, formiga), infecções (associação com viroses, p. ex., mononucleose; bactérias: *H. pylori;* ou helmintos: *Ascaris lumbricoide*), urticária e angiodema físicos (descritas a seguir) e associadas a doenças autoimunes, como tireoidite autoimune, diabete melito, lúpus eritematoso sistêmico, artrite reumatoide, síndrome de Sjögren; doenças linfoproliferativas, como linfomas e causas raras[5].

Quadro 2. Classificação das urticárias[5]

Urticária crônica espontânea (UCE)	Urticária e/ou angioedema > 6 semanas com causa conhecida ou não
Urticária crônica induzível (UCI)	Físicas: Dermográfica Pressão Calor Frio Solar Vibratória Outras: Colinérgica Contato Água

Classificação das urticárias

As urticárias são classicamente divididas em: agudas, quando o aparecimento das urticas é inferior a 6 semanas, surgindo logo após a exposição do fator desencadeante; crônicas, quando o aparecimento das urticas é superior a 6 semanas, podendo estar presente diariamente e, muitas vezes, sem um agente etiológico aparente. A prevalência de urticária crônica é cerca de 1% de uma população.

Outro tipo de classificação da urticária crônica foi proposto por Maurer em 2013, visando a simplificá-la em dois grupos, conforme mostra o Quadro 2.[5]

As urticárias e os angioedemas desencadeados por estímulos físicos são classificadas conforme segue:

1. Urticária dermográfica (factícia): é a forma mais frequente de urticária física. Caracteriza-se inicialmente por prurido ou sensação de "pinicação", que antecede o ato de coçar e leva ao aparecimento de uma urtica/vergão (dermografismo) decorrente desta pressão sobre a pele provocada pelo ato de coçar. Esses pacientes não apresen-

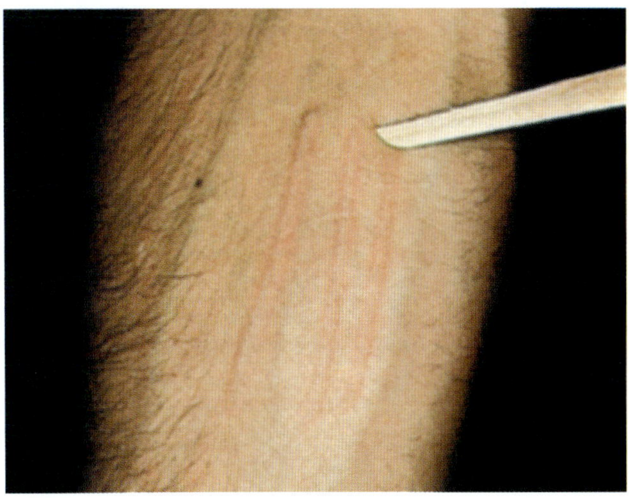

Figura 1. Dermografismo (arquivo pessoal).

tam angioedema espontâneo, em geral são adultos jovens e a urticária tem curso médio de 6,5 anos (Figura 1).

2. Urticária tardia de pressão: é a urticária física mais associada à urticária crônica. Manifesta-se por lesões eritematoedematosas, em geral dolorosas, que surgem de 4 a 8 horas após o estímulo e duram de 8 a 48 horas. Acometem os locais de apoio, como palmas das mãos, plantas dos pés, ombros etc. É mais frequente no gênero masculino, com idade média de 30 anos, e dura aproximadamente 9 anos.

3. Urticária de contato ao calor: é muito rara; o aparecimento das lesões ocorre após o contato com objetos quentes (38 a 50°C) e dura mais de 24 horas.

4. Urticária de contato ao frio: é mais comum nas mulheres; a maioria é idiopática ou pode estar associada a doenças autoimunes, neoplasias ou infecções, como HIV, hepatites, sífilis e mononucleose.

5. Urticária solar: ocorre mais em mulheres jovens, é induzida pela radiação UV e acomete áreas mais expostas à luz.

6. Urticária/angioedema vibratória: aparecimento de prurido e urticas em áreas expostas a estímulos vibratórios; é muito rara.

Outros tipos de urticárias são:

1. Urticária colinérgica: decorre do aumento de temperatura corpórea por exercícios físicos, aquecimento passivo ou estresse emocional. Em geral, as urticas medem de 1 a 3 mm de diâmetro, e, às vezes, podem coalecer, formando grandes pápulas.

2. Urticária de contato: aparecimento da urtica no local onde houve contato com o agente causador. Pode ser alérgica e mediada pela IgE, como as desencadeadas por látex, cosméticos etc., ou não alérgica, como as causadas por plantas tóxicas.

3. Urticária aquagênica: ocorre após contato com água a qualquer temperatura; é muito rara emais frequente no gênero feminino.

4. Urticária autorreativa (autoimune): o paciente desenvolve autoanticorpos IgG contra o receptor de IgE do mastócito ou a própria IgE, fazendo o mastócito se autodesgranuar.

Esses tipos de urticárias estão descritos no Quadro 3.

Classificação dos angioedemas

O angioedema, assim como a urticária, pode estar associado a fatores desencadeantes ou ser uma entidade autônoma, com classificação e fisiopatologia próprias, como ocorre com o angioedema hereditário.

Angioedema associado à urticária

Angioedema agudo

Angioedema de qualquer etiologia com duração inferior a 6 semanas; na maioria das vezes, tem causa estabelecida, sendo os medicamentos e os alimentos as mais frequentes.

Quadro 3. Urticária e testes diagnósticos

Subgrupo	Testes diagnósticos	Comentários
Urticária aguda	Nenhum/anamnese	Em geral, etiologia conhecida
Urticária crônica	Hemograma, PCR*, VHS**, urina I, PPF	Pesquisa de infecções, hipersensibilidade do tipo I, autoanticorpos, hormônios tireoidianos, testes físicos, dieta de exclusão alimentar. Teste do autossoro. Biópsia de pele
Urticária ao frio	Teses de provocação com cubo de gelo	Hemograma, VHS, PCR, crioglobulinas, crioaglutininas, hepatite C, doenças do tecido conectivo (autoimunes)
Urticária de pressão tardia	Teste de pressão (0,2 kg 1,5 kg/cm² por 10 a 20 min)	Pode ser feito com duas bolsas de soro fisiológico de 1 L cada, fixadas a um equipo de soro e colocadas no antebraço ou na coxa
Urticária de contato ao calor	Provocação com água a 40°C	Nenhum
Urticária solar	Aplicação de raios UV (luz visível ou lâmpada UV)	Cuidado para não induzir outras dermatoses
Urticária dermográfica	Teste do dermografismo com objeto de ponta romba	Dermografismo + (60% das urticárias idiopáticas) (100% das urticárias dermográficas)
Urticária aquagênica	Gaze molhada na temperatura ambiente (26 a 30°C) aplicada na pele por 20 min	Extremamente rara
Urticária colinérgica	Provocação com exercício, por exemplo: bicicleta ergométrica até o paciente suar.	Pode ser realizado teste com metacolina ID
Urticária de contato	Teste cutâneo de leitura imediata/leitura em 20 min	O teste deve ser feito com a substância suspeita, p. ex., luva de látex
Urticária/anafilaxia induzida por exercício	Teste de exercício com ou sem alimento dependendo da história	O alimento mais implicado é o trigo

*Proteína C reativa.
**Velocidade de hemossedimentação.

Angioedema crônico

Angioedema de qualquer natureza com duração superior a 6 semanas. Este tipo de angioedema é mais comum em adultos jovens e, em 40% das vezes, está associado com a urticária crônica, quase sempre sem história familiar relatada pelo paciente. Pode estar associado a outras doenças crônicas, como doenças autoimunes, doenças linfoproliferativas ou neoplasias, sendo denominado angioedema adquirido.

Angioedema adquirido

Neste tipo de angioedema há uma ativação exgerada do sistema complemento por autoanticorpos contra o C1INH ou por catabolismo dos componentes do complemento pela própria doença primária. Há uma associação com diferentes doenças, como leucemia linfocítica, linfomas, macroglobulinemia, mieloma, crioglobulinemia essencial, neoplasia e doenças autoimunes. O angioedema pode surgir anos antes da manifestação da doença primária e pode desaparecer com o tratamento desta.

Angioedemas não associado à urticária

Angioedema hereditário (AEH)

É uma doença hereditária, autossômica dominante, com penetrância variável, decorrente da deficiência funcional ou quantitativa de uma alfa-2-globulina sérica, o inibidor da C1q-esterase (C1INH) que inibe os primeiros componentes do sistema complemento; sua ausência leva à ativação da cascata do complemento[6].

Tem início geralmente na infância ou adolescência, caracterizando-se por quadros agudos, graves e recorrentes de angioedema de extremidades, face e/ou alças intestinais (cólicas). Quando acomete as vias aéreas, leva a óbito em 25% dos casos por insuficiência respiratória decorrente do edema de glote[7]. A frequência das crises é muito variável, podendo ocorrer diariamente ou até anualmente. Há história de acometimento de vários membros da mesma família e não tem associação com a urticária. Alguns pacientes podem apresentar o eritema marginado ou serpiginoso como pródomo dos ataques de angioedema. As crises são desencadeadas geralmente por traumas, cirurgias, estresse emocional, mudanças bruscas de temperatura, infecções, estrógenos, antidiabético (sitagliptina), IECA ou não ter causa aparente. O angioedema hereditário é classificado em:

- tipo I ou deficiência quantitativa: há defeito na síntese do inibidor do C1q-esterase. Corresponde a 80% dos casos de AEH;
- tipo II ou deficiência funcional: há níveis satisfatórios do inibidor de C1q-esterase, porém há um defeito funcional desta enzima. Corresponde a cerca de 10% dos casos;
- tipo III ou angioedema com CI-INH normal: angioedema com sintomas clínicos semelhantes aos tipos I e II, porém com o inibidor de C1 (C1-INH) normal. Acomete principalmente mulheres e é mais raro em homens, que, quando afetados, têm na família mulheres com a mesma patologia. Em alguns pacientes, o angioedema é influenciado pela ação dos estrógenos (gravidez, anticoncepcionais), podendo piorar ou desencadear a doença. A sitagliptina é um antidiabético oral que também pode desencadear este tipo de angioedema. Algumas características podem ser diferentes dos tipos I e II, como: maior prevalência nas mulheres, intervalos assintomáticos maiores, edema de face e lábios são comuns, edema de língua é muito frequente, podem apresentar hematomas limitados no local após a resolução do edema, raramente levam a edema de glote, 1/3 destes pacientes apresentam mutações no fator XII de coagulação[6] (Figura 2).

Angioedema pelo inibidor da enzima conversora de angiotensina (IECA)

O angioedema causado pelo IECA é raro, ocorrendo em 0,1 a 0,5% dos pacientes que utilizam esta droga. Não existe diferença em relação aos outros angioedemas, exceto que em mulheres pode haver envolvimento do trato gastrintestinal (TGI) e, em geral, o angioedema fica restrito a face, principalmente língua. Estudos norte-americanos sugerem maior incidência em indivíduos da raça negra, sugerindo também a importância dos fatores genéticos. O angioedema pode ser uma complicação precoce ou tardia da terapia com IECA, sendo descrito mais comumente com o uso de captopril e enalapril, porém outras drogas desta mesma classe também podem estar implicadas na patogenia do angioedema pelo IECA[8-10].

A enzima conversora de angiotensina tem dois substratos: a bradicinina e a angiotensina 1. Ela cliva essas moléculas, inativando-as. O IECA induz angioedema em indivíduos suscetíveis, causando acúmulo de bradicinina, levando a vasodilatação, extravasamento capilar e angioedema.

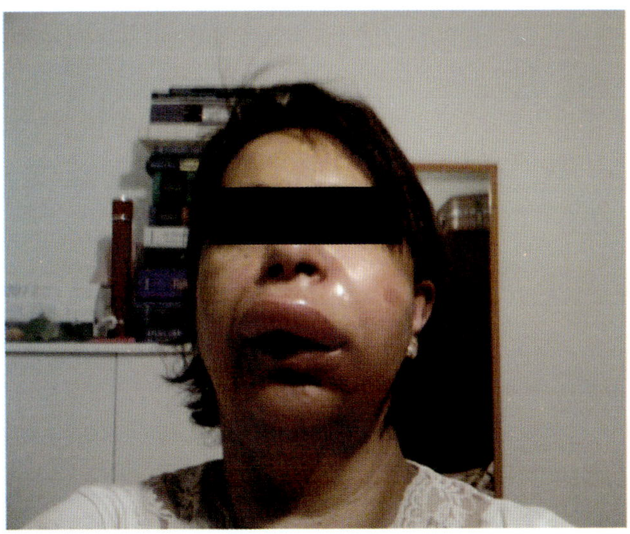

Figura 2. Paciente em crise de angioedema hereditário.

Os sintomas podem se iniciar em semanas ou ao longo de até 2 a 3 anos depois do início do tratamento com IECA. Após a suspensão deste medicamento, os pacientes melhoram gradativamente, podendo demorar até 4 semanas para a remissão total do angioedema Os locais mais comuns do edema são face, língua e lábios; o edema de laringe tem sido descrito em alguns casos, estando mais relacionado a traumas cirúrgicos ou não de vias aéreas superiores. Jain et al. identificaram alguns fatores de risco que incluíram obesidade, cirurgias de cabeça e pescoço e intubação endotraqueal. Pacientes com urticária e/ou angioedema idiopático têm maior risco de apresentar angioedema em uso de IECA, portanto, é recomendado o uso de outra classe de anti-hipertensivos, quando necessário nestes pacientes[10].

Fisiopatologia

O mastócito é a célula mais importante na fisiopatologia de qualquer tipo de urticária e alguns tipos de angioedema. A fisiopatologia da urticária e de alguns angioedemas decorre da sua desgranulação. A desgranulação do mastócito pode ocorrer por mecanismos imunológicos, como pela fixação de IgE específica a um determinado antígeno (p. ex., antígeno proteico) aos receptores de alta afinidade (Fc RI) dos mastócitos levando a liberação de mediadores farmacológicos com atividades inflamatórias, como histamina, leucotrienos, prostaglandinas etc. Várias drogas, como vancomicina, polimixina B, opiáceos, contrastes iodados etc., podem desgranular diretamente o mastócito sem a participação de mecanismos imunológicos, levando ao mesmo processo inflamatório (Figura 3). Alguns tipos de angioedema têm a bradicinina como principal mediador (AEH, AEA e AE por IECA).

A urticária e alguns tipos de angioedema decorrem da liberação de vários mediadores farmacológicos que independem do tipo de desgranulação, isto é, o mastócito pode ser desgranulado por mecanismos imunomediados ou não. O principal mediador é a histamina, que leva à dilatação capilar (eritema), seguida do aumento da permeabilidade capilar com extravasamento de fluido extracelular (edema) e pápulas (urticas), em geral pruriginosas.

Sabroe e Graves identificaram três grupos de pacientes com urticária crônica. No primeiro grupo, encontra-se anticorpo da classe IgG contra os receptores dos mastócitos de alta afinidade para IgE (Fcε-RI) ou contra a própria IgE (urticária autorreativa). Estes pacientes têm o teste do autossoro positivo. Os autores sugerem a presença de um fator liberador de histamina, que agiria direta e especificamente nos mastócitos, sem a participação de basófilos circulantes, configurando um segundo grupo de pacientes. Um terceiro grupo de pacientes não teria nem IgG específica contra IgE ou seu receptor e não teria o fator liberador de histamina, sendo o mecanismo fisiopatológico desconhecido[11].

O sistema do complemento pode ser ativado por duas vias: a via clássica, que depende da formação de imunocomplexos circulantes, como na doença do soro, e a via alternada, que não depende da formação de imunocomplexos e, quando ativada, pode levar a desgranulação do mastócito, como no angioedema adquirido. Este sistema é constituído por proteínas plasmáticas que desempenham importantes funções no mecanismo de defesa do organismo ou inflamação, como lise celular e formação de fragmentos peptídicos que promovem a desgranulação de mastócitos e basófilos, vasodilatação, quimiotaxia, aderência celular e estimulação ou inibição da resposta imune. Esses fragmentos resultam da ativação da clivagem proteica, sendo que os derivados de C2 e C4 produzem intenso efeito inflamatório[12].

O C1INH age em diferentes etapas da síntese dos diversos mediadores inflamatórios, interagindo em três sistemas: do complemento, de contato e fibrinolítico. Ele inibe a ativação proteolítica de C2 e C4 da via clássica, a via de amplificação proteolítica do fator XII (fator de Hageman), a produção de calicreína, plasmina e a formação de cininas. Portanto, a deficiência de C1INH causa inflamação desordenada consequente à produção exagerada de cininas e de fragmentos de C2b, sendo a bradicinina o principal mediador, levando à vasodilatação com aumento da permeabilidade capilar e edema dos tecidos[11] (Figura 4).

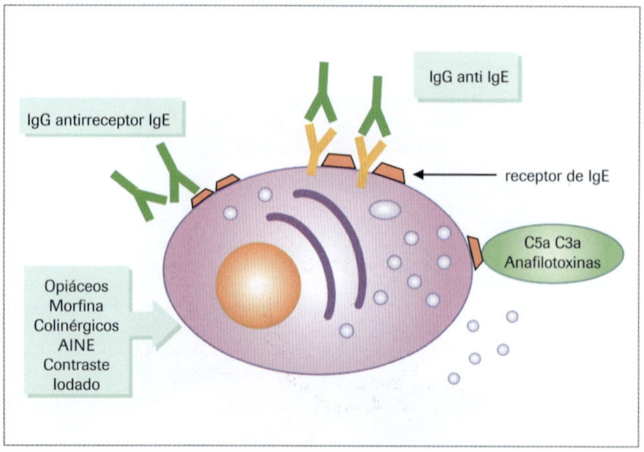

Figura 3. Mecanismos de desgranulação de mastócitos

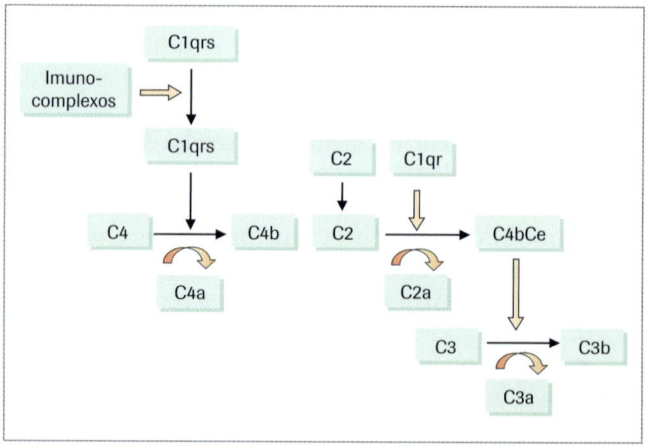

Figura 4. Ativação do complemento.
Fonte: modificado de Roitt[12].

Quadro clínico

Angioedema

O angioedema afeta o tecido subcutâneo ou a submucosa e, em geral, é pouco pruriginoso. O angioedema caracteriza-se por um edema agudo da cor da pele ou eritematoso, pode ocorrer em regiões de pele mais fina, como pálpebras, lábios, língua e genitália, ou extremidades (pés e mãos). A complicação mais temível é o edema da língua, glote e laringe, que pode levar a obstrução da via aérea, insuficiência respiratória e óbito.

O edema pode ser doloroso e progredir lentamente nas primeiras 36 horas, desaparecendo no final do 3º dia. A associação com urticária se dá em aproximadamente 40% dos casos[7].

Embora o angioedema afete em igual proporção homens e mulheres, os estrógenos aumentam as manifestações clínicas desta patologia nas mulheres. Portanto, o uso de anovulatórios orais e o período pré-menstrual são condições exacerbadoras deste, enquanto a menopausa é condição protetora. Observa-se alívio dos sintomas durante a gravidez, podendo haver remissão completa no último trimestre da gestação ou menopausa[8].

Algumas manifestações sistêmicas, como febre, náuseas, vômitos, hipotensão e dor abdominal, podem ocorrer e sugerem edema da mucosa do TGI. Outros órgãos podem estar envolvidos, porém o seu acometimento é mais raro (Figura 5).

Aparelho respiratório

O sintoma mais frequente é a obstrução parcial ou total das vias aéreas superiores. Alterações sutis da tonalidade vocal, rouquidão e disfagia são pródromos do edema de laringe e devem ser observados atentamente. Como já foi citado, o edema de laringe é responsável por 25% da mortalidade nos pacientes com angioedema hereditário[8].

Aparelho gastrintestinal

O TGI pode ser acometido em 88% dos casos de AEH. Os sinais e sintomas mais comuns são dor abdominal intensa em cólica difusa, vômitos e diarreias aquosas, decorrentes do edema das camadas mucosa e submucosa do tubo digestivo. O edema transitório de alças intestinais pode ser confundido com abdome agudo obstrutivo, mas este tem resolução espontânea. Além disso, volvo e intussuscepção podem acompanhar o edema intestinal levando a dificuldade adicional para o diagnóstico diferencial com abdome agudo cirúrgico de outra etiologia.

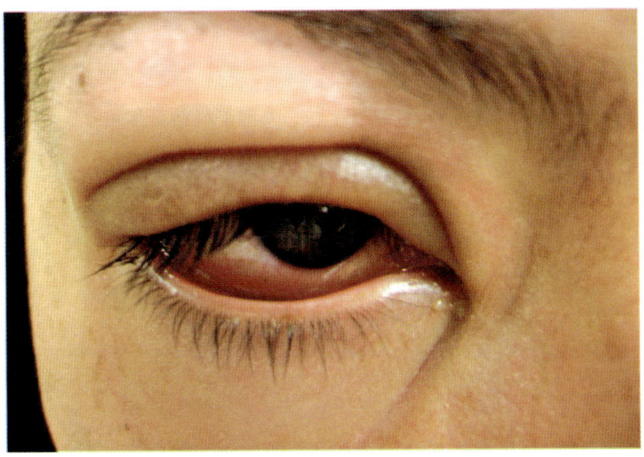

Figura 5. Angiodema por dipirona (arquivo pessoal).

O extravasamento de líquido do espaço intravascular para cavidade peritoneal origina ascite, dificultando ainda mais o diagnóstico. Hemoconcentração e choque hipovolêmico podem ocorrer na fase aguda. Edema intrapancreático obstruindo o ducto pode resultar em pancreatite aguda. A hipersecreção gástrica é responsável pela alta incidência de doença ácido-péptica nesses pacientes.

Infecções podem desencadear crises de angioedema (AEA ou AEH).

Outros sintomas menos comuns, como retenção urinária, dor pleurítica e tosse, podem ocorrer. O edema cerebral pode ocasionar cefaleia, tontura e hemiplegia, por aumento da pressão intracraniana.

Urticária

As pápulas da urticária são lisas, róseas ou avermelhadas e, às vezes, com um halo claro central (forma anular) ou adquirindo a forma serpiginosa.

A urticária pode ou não ser acompanhada por angioedema e as lesões podem ser isoladas, espalhadas ou generalizadas; o angioedema tem preferência por regiões de pele mais fina, como face, pálpebras, genitais e extremidades. A urticária é caracterizada pelo rápido aparecimento de edema e lesões papuloeritematosas, em geral muito pruriginosas e, na grande maioria das vezes, não dolorosas, que desaparecem em menos de 24 horas.

As pápulas (urticas) podem variar de tamanho: pápulas de alguns milímetros, como na urticária colinérgica, a pápulas de 20 a 30 cm, como na urticária gigante, localizada em áreas como tronco, membros superiores e inferiores. A urticária costuma evoluir com períodos de remissão ou de piora em surtos. A maioria dos pacientes refere piora à noite. Em casos de pápulas urticariformes que duram por mais de 24 horas, doloridas, pouco pruriginosas, que deixam sequelas tipo hiperpigmentação e que não respondem adequadamente ao tratamento padrão, deve-se suspeitar de uma urticária vasculite (Figura 6).

Diagnóstico

Aspectos clínicos

A urticária e o angioedema são manifestações clínicas que podem ser desencadeadas por múltiplos fatores, conhecidos ou não.

Em razão da heterogeneidade da urticária e do angioedema, por suas múltiplas etiologias, é preciso uma investigação clínica minuciosa, que começa com história

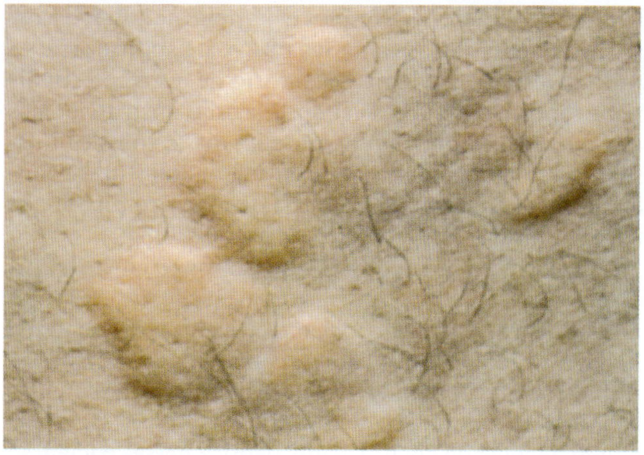

Figura 6. Urticária.

clínica, exame físico e exames laboratoriais de acordo com a suspeita e/ou associação com doenças sistêmicas.

O diagnóstico do tipo de urticária e/ou angioedema baseia-se sobretudo na história clínica muito bem detalhada, seguindo os 21 itens relacionados a seguir[2]:

1. Tempo de início da doença (infância, adultos, idosos).
2. Frequência e duração dos sintomas (aguda ou crônica?).
3. Variação diária (piora à noite?).
4. Distribuição das lesões (localizada ou generalizada?).
5. Associação com angioedema.
6. Associação com intensidade do prurido, queimação e parestesia.
7. História familiar de urticária/angioedema.
8. Antecedentes pessoais de alergias.
9. Associação com exercício e agentes físicos (calor, sol, frio, pressão).
10. Uso de drogas: AINH, IECA, hormônios, laxativos, supositórios, colírios, anticoncepcionais, medicamentos alternativos.
11. Alimentos (proteínas, aditivos alimentares).
12. Profissão, *hobbies*.
13. Reações a picadas de insetos.
14. Relação com ciclo menstrual.
15. Exposição cirúrgica prévia, próteses.
16. Resposta à terapia.
17. Estresse emocional.
18. Qualidade de vida em relação à urticária.
19. Fim de semana, férias, viagens.
20. Patologias gastrintestinais.
21. Doenças sistêmicas, infecções, imunizações.

No exame físico, deve-se observar a localização do angioedema e sua morfologia, a associação com placas urticariformes e a observação precoce de sinais de obstrução das vias aéreas, a fim de avaliar a gravidade do angioedema. Um exame físico sistemático é necessário para avaliar o acometimento de outros órgãos.

Na prática ambulatorial, dificilmente encontram-se alterações ao exame físico do paciente com angiodema, pois eles costumam estar assintomáticos.

É importante salientar a investigação de doenças sistêmicas, linfoproliferativas e autoimunes. Infelizmente, em muitos casos, os resultados da investigação são frustrantes, não se encontrando um fator etiológico.

Exames laboratoriais

Exames gerais

Inicialmente, solicita-se apenas hemograma, parasitológico de fezes, urina I, PCR e VHS. Função hepática, função renal, dosagem de hormônios tireoidianos, autoanticorpos, marcadores tumorais e outros exames específicos devem ser solicitados de acordo com a suspeita clínica.

A pesquisa de infestações parasitárias e doenças infecciosas crônicas persistentes é relevante na investigação de urticária crônica, como pesquisa de *H.Pyrori* (em pacientes com sintomas gástrico), *Streptococcus*, *Staphylococcus* ou *Yersinia*. A frequência e a importância dessas infecções em grupos de pacientes dependem da região geográfica. Nos países em que a ingestão de peixe cru é um hábito alimentar, o *Anisakis simplex* (nematoide parasita de peixe) pode ser uma importante causa de anafilaxia que se manifesta com urticária[2].

Exames específicos

Urticária

Na urticária, são recomendados alguns testes específicos para cada subtipo que, em sua maioria, são fáceis de serem aplicados na prática médica (Quadro 4).

Em casos de urticária crônica de difícil controle e refratária ao tratamento convencional, está indicada a biópsia de pele, para se afastar o diagnóstico de urticária vasculite. Na urticária crônica, histologicamente ocorre

Quadro 4. Critérios diagnósticos para AEH[15]

Critérios clínicos

Principais:

1) Angiodema subcutâneo autolimitado e doloroso sem urticária, recorrente, às vezes com duração > 24 h até 72 h.
2) Dor abdominal sem etiologia evidente, recorrente com duração > 6 h.
3) Edema recorrente de laringe.

Secundários:

1) História familiar recorrente de angioedema e/ou dor abdominal e/ou edema de laringe, morte súbita na família.

Critérios laboratoriais

1) Diminuição dos níveis de C1INH em menos de 50% dos valores normais.
2) Deficiência funcional do inibidor de C1INH em menos de 50% do normal no período intercrises.
3) Mutação do gene do inibidor de C1INH (Serping)

*O diagnóstico de AEH pode ser estabelecido na presença de um critério clínico (principal) e um critério secundário (laboratorial).

dilatação das vênulas e capilares da derme superficial e edema das fibras colágenas. Há um infiltrado perivascular inflamatório de intensidade variável com linfócitos, neutrófilos e eosinófilos sem agressão aos vasos, mas não há vasculite. Podem-se ter dois subtipos: no primeiro, há um predomínio de linfócitos (LPU) em que os anti-histamínicos[11] teriam um efeito terapêutico melhor. No outro tipo de urticária, predomina um infiltrado inflamatório rico em polimorfonucleares: neutrófilos e eosinófilos (PPU); este tipo responderia melhor a drogas com atividades anti-inflamatórias do que os anti-histamínicos, porém, na prática clínica, esta relação nem sempre ocorre (Figura 7)[13].

Alguns testes *in vivo* podem ser realizados na investigação da urticária crônica. O teste do autossoro é feito com o soro do próprio paciente. Quando positivo, indica a presença de autoanticorpos funcionais e uma resposta caracterizada pelo aparecimento de prurido cutâneo, eritema e pápulas no local do teste, como resultado da desgranulação de mastócitos decorrente da presença de autoanticorpos da classe IgG antirreceptor para IgE ou anti-IgE que levariam o mastócito a se autodesgranular. O teste de contato de leitura imediata está indicado nos casos de suspeita de urticária de contato, p. ex., por luvas de látex. O teste de puntura ou teste intradérmico tem pouca utilidade, pois a maioria destes pacientes apresenta dermografismo, o que dificulta sua interpretação (ver Quadro 3)[14].

Angioedema

Os exames recomendados para o diagnóstico dos angioedemas são os mesmos da urticária crônica e devem incluir a dosagem de CH50, C1, C2, C3, C4, C1q e dosagem quantitativa e funcional do inibidor de C1-esterase (CNH1) (Quadros 5 e 6).

Angioedema hereditário (AEH)

Dosagem de CH50, C4, C3, C2, inibidor de C1q-esterase (quantitativo e funcional). No AEH, C2 e C4 estão diminuídos nas crises. O C4 está persistentemente diminuído, mesmo nos períodos intercrises. O inibidor de C1q-esterase quantitativo está diminuído ou ausente no AEH tipo I e o inibidor de C1-esterase funcional não está ativo no AEH tipo II.

Nos tipos I e II, pode-se realizar a pesquisa de mutações genéticas no gen Serping; no tipo com C1INH normal (antigo Tipo III), a pesquisa pode ser feita no gen do fator XII. A ausência de mutação não afasta o diagnóstico, pois muitos pacientes não as têm, porém estas pesquisas não são de rotina e só são realizadas por alguns laboratórios de patologia clínica.

Angioedema adquirido (AEA)

CH50, C4, C1q, inibidor de C1q-esterase (quantitativo e funcional). O C1q está ausente ou diminuído. Realizar outros exames conforme a suspeita da patologia primária (ver Quadro 4 para critérios diagnósticos para AEH[6] e Quadro 5 para diferenças entre angioedema adquirido (AEA) e angioedema hereditário (AEH)).

Diagnóstico diferencial

O diagnóstico clínico da lesão urticariforme não é difícil para o médico, porém a presença de outras lesões associadas, a ausência de prurido cutâneo ou a refratariedade ao tratamento convencional faz pensar em outros diagnósticos.

A mastocitose cutânea ou urticária pigmentosa é caracterizada por lesões maculopapulares de cor parda, persistentes, geralmente com início na infância. Apresenta o sinal de Darrier positivo (teste do dermografismo positivo na lesão pigmentada). Histologicamente, apresenta um importante infiltrado de mastócitos. Pode ocorrer na forma cutânea e/ou visceral (sistêmica) e ser um fator complicador em um choque anafilático.

A urticária vasculite apresenta-se clinicamente como uma urticária, porém as lesões duram mais de 24 horas, geralmente são dolorosas e pouco pruriginosas, podendo deixar pigmentação residual. Histologicamente, diferenciam-se da urticária crônica (UC) pela agressão aos vasos da derme (vasculite), necrose de vasos, leucocito-

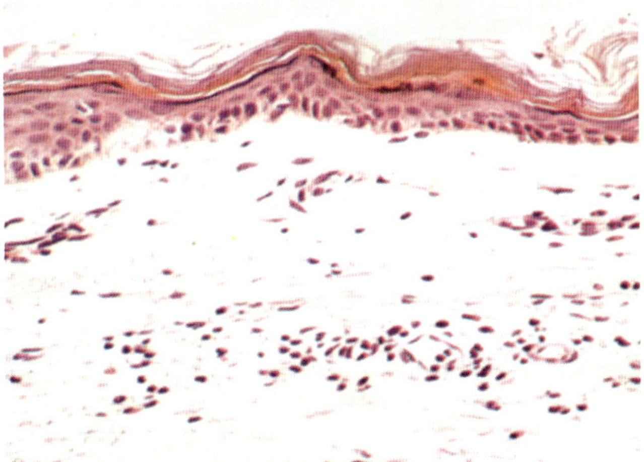

Figura 7. Histologia da urticária.

Quadro 5. Diferenças entre AEA e AEH1[6]

Patologia/características	AEA	AEH
Início dos sintomas	Adultos	Infância/adolescência
História familiar	Ausente	Presente (não é obrigatória)
Associação com urticária	Presente	Ausente
Gênero	Ambos	Feminino (maior prevalência)
C2	normal	diminuído (nas crises)
C4	normal/ diminuído	diminuído
C1q	diminuído	normal
C1INH	normal	diminuído

AEA: angioedema adquirido; AEH: angioedema hereditário.

clasia e extravasamento de hemácias, além do processo inflamatório da UC[14]. Pode manifestar-se apenas na forma cutânea pura ou estar associada a quadros sistêmicos, como nas doenças autoimunes, hepatites virais, drogas e neoplasias.

O eritema multiforme pode ser confundido com a urticária, quando não apresentar as lesões típicas do eritema multiforme (lesões em alvo) ou quando não tiver acometimento de mucosa.

Os exantemas maculopapulares decorrentes de viroses ou ingestão de medicamentos podem ser diferenciados pela persistência das lesões e pela lesão residual purpúrica, como nas reações adversas pela amoxicilina.

Outros exantemas maculopapulares de etiologia infecciosa, como eritema *marginatum*, eritema anular, *tinea corporis*, herpes gestacional, dermatite herpetiforme e sífilis secundária, devem ser considerados no diagnóstico diferencial das urticárias[4].

Talvez a doença mais comum que faz diagnóstico diferencial com angioedema é a dermatite de contato alérgica (DCA)[14]. A pele ao redor dos olhos é particularmente mais suscetível ao edema. O edema é precedido por microvesículas e há uma história de exposição prévia sugestiva de DC. Representa a reação de hipersensibilidade tipo IVa, mediada por linfócitos T. O tratamento baseia-se no uso de corticosteroides tópicos de baixa potência (não fluorado) por até 3 semanas, anti-histamínicos e afastamento da substância desencadeante.

No angioedema episódico com eosinofilia e urticária (síndrome de Gleich), os pacientes apresentam febre, perda de peso, eosinofilia periférica, leucocitose e aumento de IgM. É uma patologia incomum na qual há aumento de interleucina 5 (IL5) e que responde rapidamente a baixas doses de prednisona.

A síndrome de Schnitzler está associada à urticária não pruriginosa e angioedema, relacionada a macroglobulinemia secundária ao aumento de IgM. Fazem parte do quadro clínico febre, dor óssea e aumento do VHS.

A possibilidade de patologias do tecido conjuntivo também deve ser considerada, particularmente em pacientes com edema facial e de mãos. LES, dermatopolimiosite e síndrome de Sjögren podem ter quadro clínico semelhante ao angioedema e à urticária. As manifestações mais comuns das doenças do tecido conjuntivo incluem rubor malar, fotossensibilidade, artrite e úlceras orais. Eritema periorbital, facial e edema são relativamente comuns no LES e na dermatopolimiosite. Na esclerodermia, o fenômeno de Raynaud está comumente presente.

A síndrome da veia cava superior costuma estar associada a rubor facial e edema secundário localizado na região do pescoço e face, em virtude de trombose ou compressão por um processo neoplásico.

Uma patologia rara é a síndrome de Muckle-Wells, doença de herança autossômica dominante caracterizada por urticária, febre e edema de lábios, e que está associada a alterações dos nervos periféricos, surdez progressiva e amiloidose renal.

A síndrome de Melkerson-Rosenthal é uma condição rara, na qual há aparecimento de edema permanente em lábio, região malar ou palpebral, causando deformidade, acompanhado de paralisia facial do VII par e língua escrotal ou geográfica (plicata). Seu diagnóstico é dado pela biópsia, que mostra um processo granulomatoso.

As tireoidopatias podem estar associadas à urticária crônica. No hipotireoidismo, pode haver um edema facial importante, acometendo, sobretudo lábios e pálpebras; no hipertireoidismo, pode estar presente o mixedema pré-tibial, que envolve placas infiltradas na região pré-tibial. A tireoidite de Hashimoto é frequentemente associada à urticária crônica[2].

Tratamento da urticária e angioedema

O tratamento da urticária e do angioedema pode ser dividido em medicamentoso e não medicamentoso e visa a melhorar a qualidade de viwda do paciente. Deve-se orientar o paciente quanto à identificação e à exclusão dos fatores precipitantes das crises, quando possível. Para pacientes ansiosos, que pioram as manifestações da urticária em situações de estresse emocional, deve-se indicar a psicoterapia. Quando doenças sistêmicas são curadas ou controladas, pode-se chegar ao controle dos sintomas da urticária e/ou do angioedema

Exclusão dos fatores precipitantes

O ideal é que os pacientes sejam orientados a excluir os estímulos e/ou fatores desencadeantes da urticária, por exemplo, excluir os medicamentos suspeitos (AINH, AAS, IECA etc.) e substituí-los por outros de classes diferentes, e evitar a ingestão de aditivos alimentares. As doenças associadas devem ser tratadas de acordo com a sua etiologia. O tratamento das urticárias físicas é mais difícil, pois, além do tratamento medicamentoso com anti-histamínicos, o paciente deve evitar estímulos desencadeantes que geralmente fazem parte da rotina diária do indivíduo, como calor, exposição a frio e sol, exercícios físicos, objetos ou atividades que exerçam pressão na pele.

As urticárias agudas podem ser bem controladas com uso de anti-histamínicos e corticosteroides sistêmicos de acordo com a intensidade do quadro clínico. Diante de curto período de tratamento, estas drogas apresentam poucos efeitos colaterais.

Nas urticárias crônicas, em geral não se consegue encontrar a etiologia, sendo necessário o uso de drogas por longos períodos. A primeira escolha no tratamento da urticária crônica é, sem dúvida, o anti-histamínico. Quando ele sozinho não consegue controlar a urticária, podem-se usar outras drogas em associação ou como segunda escolha. Os pacientes com UC com teste do autossoro positivo e/ou intolerância a aspirina podem ser beneficiados com os antileucotrienos (montelucaste) em associação com anti-histamínicos por sua atividade anti-inflamatória. Embora os corticosteroides sistêmicos sejam muito eficazes no tratamento das urticárias, os efeitos colaterais de seu uso crônico superam os benefícios. Devem-se evitar os corticosteroides sobretudo nas urticárias crônicas, pois seu uso inadequado pode levar a uma urticária refratária ao tratamento e se tornar uma urticária crônica corticosteroide-dependente, e até levar o paciente a síndrome de Cushing. Recentemente, têm surgido trabalhos na literatura com o uso de Omalizumabe®, anticorpo monoclonal antirreceptor de IgE com resultados promissores[17].

Em 2013, Maurer et al. publicaram artigo de revisão sobre diretrizes publicadas até este ano, nas quais propõem nova abordagem no manejo da urticária. A Figura 8 mostra as etapas do tratamento da urticária crônica idiopática. Esse guia sugere o aumento da dose do anti-histamínico em até 4 vezes a dose recomendada pelo fabricante; no Brasil, isto é uma prática "*off label*", ou seja, o medicamento não indica tal dosagem em sua bula, por isso, seu uso deve ser restrito a alguns casos. Em relação aos corticosteroides, a proposta é que o medicamento seja usado nas exacerbações das crises por períodos curtos de até 7 dias, porém alguns pacientes poderão considerar tal droga como a "cura" da sua urticária, fazendo uso indevido dela. A maioria dos pacientes com urticária crônica de difícil controle faz uso abusivo de corticosteroides, dado por médico ou por automedicação[5,18] (Tabela 1 e Figura 9).

Angioedema hereditário (AEH)

Orientações gerais pacientes com angioedema hereditário

1. Atividades físicas: não praticar exercícios físicos extenuantes ou que provoquem traumas físicos, principalmente na face.
2. Não usar certas drogas, como IECA, estrógenos, agentes fibrinolíticos, estimulantes ou depressores do SNC e sitagliptina.
3. Em caso de procedimentos cirúrgicos, dependendo da extensão e da localização, deve-se fazer tratamento profilático, de preferência com o C1INH ou andrógenos.

Tabela 1. Tratamento de urticária e angioedema

Tipo de urticária	Tratamento padrão	Opções terapêuticas
Urticária aguda	Loratadina 10 mg/dia Cetirizina 10 mg/dia Hidroxizina 10 a 100 mg/dia	Prednisona 20 mg 2 vezes/dia, por 4 dias Prednisolona 50 mg/dia, por 3 dias Ranitidina 150 mg 2 vezes/dia, por 5 dias
Urticária crônica	Cetirizina 10 mg/dia Ebastina 10 mg/dia Loratadina 10 mg/dia Fexofenadina 180 mg/dia Desloratadina 5 mg/dia Levocetirizina 5 mg/dia Rupatadina 10 mg/dia Bilastina 20 mg/dia	Ranitidina 150 mg 2 vezes/dia Cetotifeno 1 a 2 mg/dia Doxepina 10 a 40 mg/dia Hidroxicloroquina 150 mg/dia Dapsona 100 mg/dia Sulfassalazina 500 mg a 1 g/dia Montelucaste 10 mg/dia Zafirlucaste 10 a 20 mg/dia Ciclosporina A 3 a 5 mg/kg/dia Corticosteroides 0,5 a 1 mg/kg/dia
Urticárias físicas	Considerar exclusão do estímulo	
Urticária dermográfica	Cetirizina 10 mg/dia	Cetotifeno 1 a 2 mg/dia Hidroxizina 10 a 100 mg/dia
Urticária de pressão	Cetirizina 10 mg/dia	Montelucaste 10 mg/dia Loratadina 10 mg/dia Prednisona 20 a 40 mg/dia Dapsona 50 a 100 mg/dia Clobetasol 0,05% tópico
Urticária ao frio	Loratadina 10 mg/dia Cetirizina 10 mg/dia Desloratadina 5 mg/dia Cipro-heptadina (formulado)	Indução de tolerância Cipro-heptadina 6 a 16 mg/dia Montelucaste 10 mg/dia Cetotifeno 1 a 2 mg/dia Doxicilina 100 mg/dia
Urticária solar	Cetirizina 10 mg/dia Fexofenadina 180 mg/dia Loratadina 10 mg/dia Protetor solar fator 30 ou mais	Indução de tolerância Hidroxicloroquina 150 mg/dia Ciclosporina A 3 a 5 mg/kg/dia Gamaglobulina EV Plasmaférese Plasmaférese + PUVA
Urticária colinérgica	Cetirizina 10 mg/dia Hidroxizina 10 a 100 mg/dia	Indução de tolerância ao exercício Cetotifeno 1 a 2 mg/dia

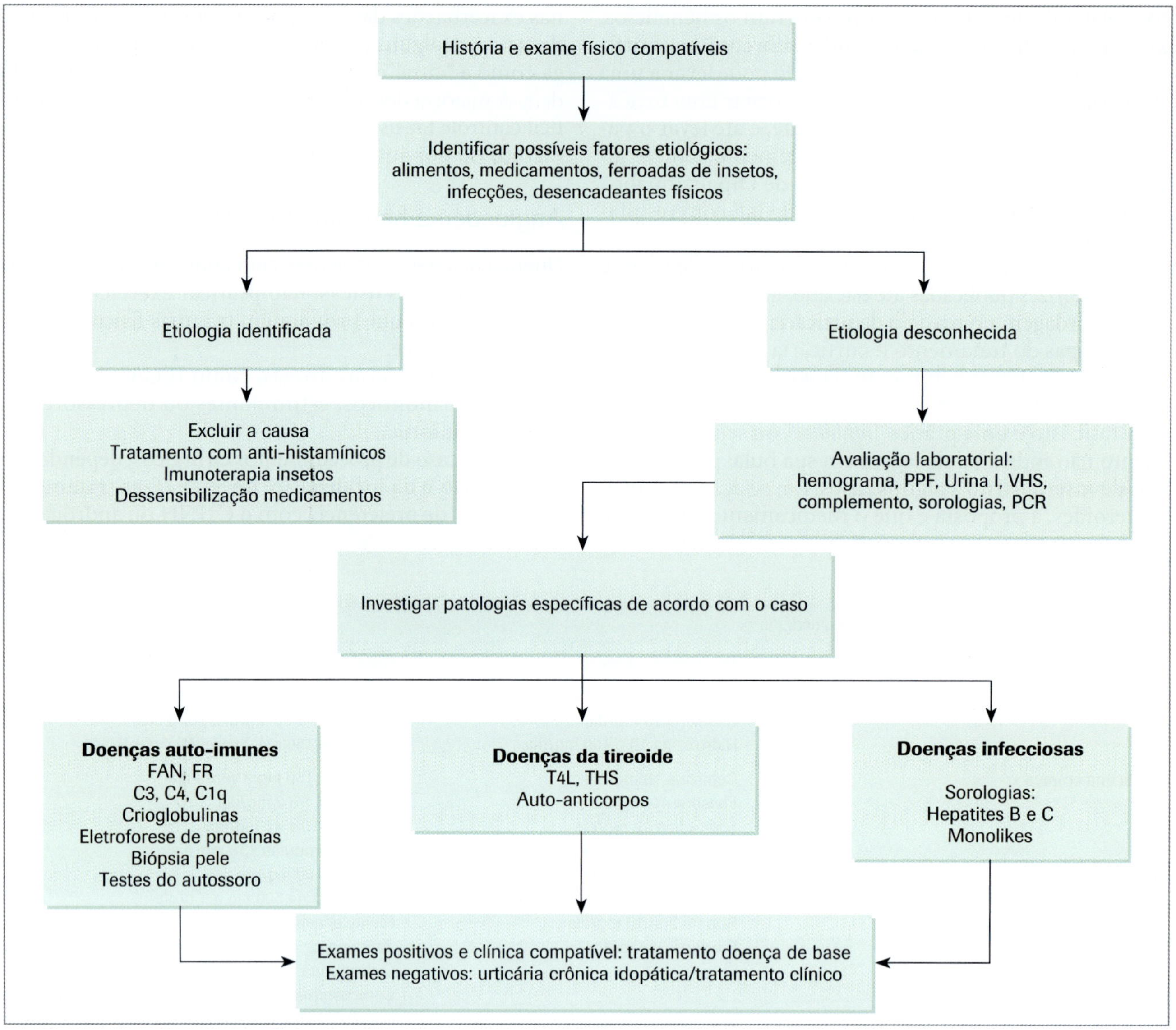

Figura 8. Manejo da urticária e do angioedema.

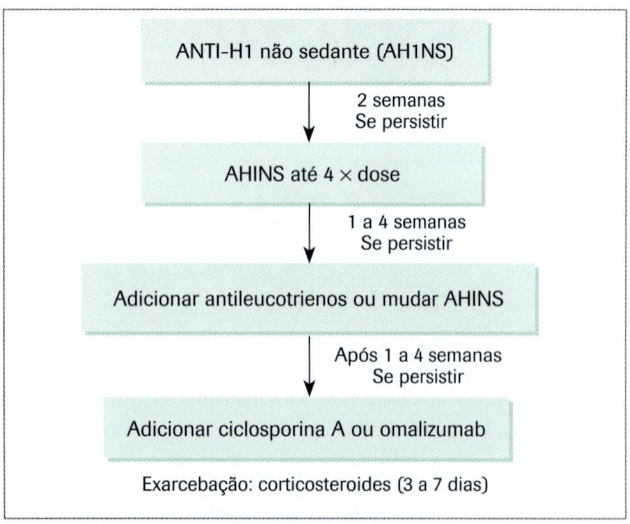

Figura 9. Tratamento da urticária crônica.

Fonte: Maurer M et al. Revisions to the international guidelines on the diagnosis and therapy of chronic urticaria. JDDG. 2013;1610-039:971-978.

4. Vacinação: manter as vacinas em dia, principalmente contra hepatite B.

5. Gravidez: suspender as drogas profiláticas e tratar as crises com C1INH ou, na falta deste, plasma fresco congelado.

6. Parto: o tipo de parto deve ser discutido com o obstetra e, de preferência, fazer profilaxia com o C1INH na dose de 0,15 a 0,35 UI/kg 1 hora antes do procedimento.

7. Amamentação: suspender a amamentação no caso de necessidade de profilaxia materna.

8. Tratamento da crise aguda: o paciente deve ser instruído por escrito com as orientações necessárias ao tratamento de uma crise aguda de acordo com protocolos já estabelecidos.

9. Pacientes com AEH que necessitarem de exames com contraste, uso de estreptoquinase ou plasminogênio

devem fazer profilaxia, pois estas drogas podem diminuir os níveis do C1INH.

Crise aguda

1. Suporte de emergência: intubação orotraqueal ou traqueostomia para suporte ventilatório, acesso venoso, fluidos e medidas básicas de emergência quando houver comprometimento de vias aéreas e hipotensão. Como uma crise aguda de AEH pode simular um choque e/ou anafilaxia de outra etiologia, o diagnóstico de AEH pode ser difícil na unidade de emergência. O paciente com AEH também pode apresentar choque e/ou anafilaxia não dependente da falta do C1q-esterase; nesse caso, podem-se utilizar as drogas usadas na rotina deste tratamento: adrenalina, anti-histamínicos e corticosteroides, quando o tratamento padrão do AEH não for eficaz. O tratamento de escolha é a reposição do próprio inibidor da C1q-esterase (C1INH)
2. Inibidor da C1q-esterase (C1INH) pasteurizado, Berinert P® produzido pelo laboratório Behring, quando disponível na dose de 500 a 1.000 U (0,15 a 0,35 g/mL) IV ou Inibidor de C1q- esterase nanofiltrado (Cinryze) produzido pelo laboratório Shire[18]. Início de ação em 30 a 60 minutos, com remissão do edema dentro de 2 a 3 horas, sendo completa após 24 horas. Nos casos mais graves, pode-se repetir a dose. A vida média é em torno de 64 horas, porém a proteína pode ser catabolizada mais rapidamente durante as crises e no pós-operatório. Atualmente disponível no Brasil.
3. Icatibanto (Firazyr®), produzida pelo laboratório Shire, esta droga é um antagonista do receptor tipo 2 da bradicinina e deve ser usada o mais precoce possível após a crise aguda, na dose de 30 mg (uma ampola) por via subcutânea lentamente; esta dose pode ser repetida se necessário até 3 vezes/dia; disponível atualmente no Brasil.
4. Plasma fresco congelado: terceira opção, quando não for disponível o concentrado do C1INH ou o icatibanto, na dose de 1 a 2 UI/dia de plasma fresco por até 2 dias, porém há o risco de exacerbação paradoxal da crise de angioedema pelo fato de o próprio plasma fornecer mais complemento, o que pode intensificar o processo inflamatório. Há risco de reação transfusional e infecções, porém isto não invalida o seu uso[19].

Profilaxia de longa duração

No tratamento do AEH, usam-se os andrógenos atenuados que, no fígado, estimulam a produção do inibidor do C1q-esterase. Comercialmente, no Brasil, dispõe-se do danazol (Ladogal®) na dose de 50 a 400 mg/dia, ou estanazolol na dose de 1 a 4 mg/dia. Estes andrógenos devem ser utilizados na menor dose necessária para remissão dos sintomas[20]. Os efeitos adversos mais frequentes são hipertensão arterial, amenorreia, virilização e colestase. A hepatite necrotizante é a complicação mais grave, porém é rara. Estes pacientes devem ser seguidos ambulatorialmente e, a cada 6 meses, deve-se monitorar as funções hepática, renal, tireoidiana, lipídios, triglicérides, amilase e realizar USG de abdomen 1 vez/ano. Essas drogas não devem ser utilizadas em crianças e gestantes.

Outra opção terapêutica são os antifibrinolíticos, que inibem a plasmina, bloqueando a fibrinólise e a formação de fragmentos de C2b, evitando a ativação da cascata do complemento e, consequentemente, a liberação de mediadores inflamatórios (ver Figura 4). Pode-se utilizar o ácido épsilon-aminocaproico (EACA®) na dose de 7 a 10 g/dia ou o ácido tranexâmico (Transamin®) na dose de 1 a 2 g divididos em 3 a 4 vezes/dia. Essas drogas são mais indicadas para crianças, podendo reduzir a intensidade e a frequência das crises. Os efeitos adversos mais comuns são náuseas, vômitos, cefaleia, tontura e hipotensão postural. Os antifibrinolíticos são contraindicados em pacientes com hipersensibilidade ao medicamento, gravidez, doença renal e predisposição a trombose.

Profilaxia de curta duração

A profilaxia de curta duração está indicada nos procedimentos de alto risco, como nas cirurgias e procedimentos odontológicos e cirurgias na região facial. O estresse cirúrgico é um importante fator de risco para esses pacientes. Se possível, usar o concentrado purificado do C1INH ou plasma fresco congelado na dose de 2 unidades de plasma 1 hora antes do procedimento. Outra opção são os andrógenos atenuados usados de 3 a 5 dias antes do procedimento, em doses de 2 a 3 vezes maiores da dose de manutenção do paciente, até a dose máxima; por exemplo, o danazol pode ser usado até 400 mg/dia[15].

Drogas novas ainda não disponíveis no Brasil

1. Inibidor de C1q-esterase recombinante (rhC1INH – Rhuin®), produzido pela Pharming Technologies BV®.
2. Antibradicinina (Ecalantide®): produzida pela Dyax Corp® (Figura 10).

Angioedema adquirido (AEA)

O tratamento do AEA baseia-se fundamentalmente no controle da doença primária, como LES, linfomas, neoplasia etc., que leva a falta e/ou diminuição do inibidor da C1q-esterase. O concentrado do C1INH pode ser utilizado nas crises, porém tem efeitos parciais.

Considerações finais

A urticária e o angioedema são manifestações clínicas comuns e facilmente reconhecidas pelos médicos e pacientes. No entanto, tornam-se patologias complexas quando se consideram suas causas, diagnósticos diferenciais e tratamento. A maioria das urticárias não tem causa alérgica. A urticária crônica idiopática pode durar, em média, de 5 até 20 anos ou mais.

Em geral, o diagnóstico clínico da urticária e do angioedema não apresenta dificuldades, e uma boa história é muito melhor que investigações laboratoriais extensas e desnecessárias. O paciente deve ser submetido a exame clínico completo. As lesões descritas ou apresentadas pelos pacientes, a relação causal, os fatores desencadeantes e a evolução fugaz do quadro clínico orientam o diagnós-

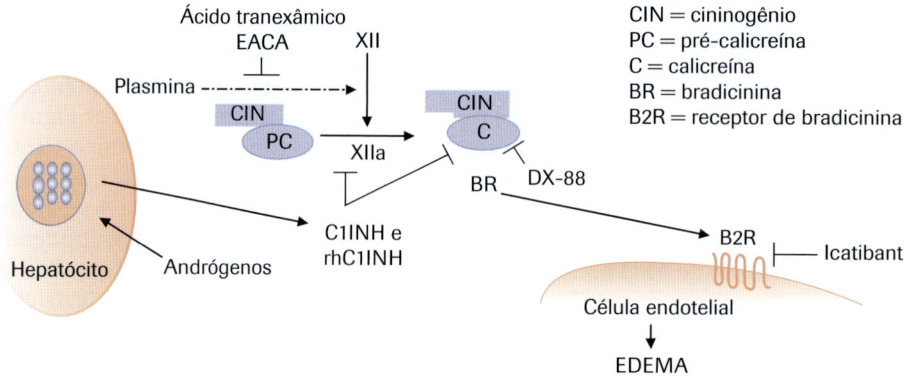

Figura 10. Mecanismos de ação das drogas no tratamento do angioedema hereditário. Modificado de Zuraw[21].

tico. Entretanto, quando as urticas duram mais de 72 horas, são dolorosas e de difícil controle, deve-se pensar no diagnóstico diferencial de urticária vasculite ou associação com outras patologias, como LES, leucemias, linfomas, tireoidopatias autoimunes etc.

A urticária crônica pode se manifestar meses ou até anos antes do aparecimento de doenças sistêmicas/autoimunes. O médico deve estar atento em casos persistentes e de difícil controle. Os pacientes com urticária crônica têm baixa adesão ao tratamento medicamentoso, devendo sempre explicar o caráter crônico da doença. Antes de introduzir um novo fármaco, é preciso checar a adesão do paciente. O tratamento da urticária crônica deve ser individualizado, principalmente em razão da variabilidade e da gravidade desta. Os pacientes devem ser reavaliados a cada 3 ou 6 meses, antes de novas tentativas terapêuticas.

O angioedema causado pelo IECA tem o seu diagnóstico na história clínica. Pode se manifestar após meses ou anos do uso da medicação, e o tratamento se resume à suspensão da droga e à substituição por outra classe de anti-hipertensivos.

O angioedema isolado de início na infância ou adolescência, com antecedentes pessoais, desencadeado por estresse físico e/ou emocional, traumas, mudanças bruscas de temperatura ou de causa desconhecida, associado ou não a procedimentos cirúrgicos ou odontológicos, leva a suspeita clínica de angioedema hereditário. Em muitos casos, o diagnóstico precoce é difícil, e alguns pacientes podem evoluir com edema de glote e óbito.

Sem dúvida, o tratamento das urticárias baseia-se nos anti-histamínicos de 2ª geração. Drogas adjuvantes, como inibidores de leucotrienos, anti-inflamatórios (dapsona, hidroxicloroquina etc.) e doxepina, podem ser usadas, porém com resultados variados. Em casos graves e de difícil controle, os imunossupressores costumam ter bons resultados. O uso de corticosteroides deve ser reservado para casos especiais, e nunca no controle por longo prazo, como no caso da urticária crônica[24].

Referências bibliográficas

1. Motta AA, Tano LK. Urticária. In: Kalil J et al (orgs.). Diagnóstico e tratamento. Barueri: Manole, 2006.
2. Zubebier T. A summary of the New International EAACI/GA² LEN/EDF/WAO Guidelines. In: Urticária. WAO Journal. 2012:S1-S5.
3. Henz BM. The spectrum of urticaria. In: Henz BM, Zuberbier T, Gabbe J, Monroe E (ed.). Urticaria. Berlim: Springer, 1998. p.1-17.
4. Lang MD, Aberer W, Bernstein JA, Chng HH, Grumach AS, Hide M et al. International consensus on hereditary angioedema and adquired angioedema. Ann Allergy Asthma Immunol 2012;109:395-402.
5. Maurer M, Magerl M, Metz M, Zuberbier T. Revisions to the international guidelines on the diagnosis and therapy of chronic urticaria. JDDG 2013;1610-39:971-978.
6. Agostoni et al. Uppdate angioedema. J Allergy Clin Immunol 2004;114-3.
7. Katelaris C. Upper airway angioedema. In: Allergic Emergencies 2004;(Suppl 3): 23-38.
8. Bork K. Angioedema type III, angioedema associated with angiotensin II receptor antagonists, and female sex. The American Journal of Medicine 2004;116:644-65.
9. Slater EE, Merrill D, Guess H, Roylance PJ, Cooper WD, Inman WH et al. Clinical profile of angioedema associated with angiotensin converting-enzyme inhibition. JAMA 1988; 260:967-70.
10. Brown N, Ray WA, Snowden M, Griffin MR Black Americans have an increased rate of angiotensin converting enzyme inhibitor-associated angioedema. Clin Pharmacol Ther 1996;60:8-13.
11. Sabroe RA, Greaves M. The pathogenesis of chronic idiopathic urticaria. Arch Dermatol 1996;133:1003-8.
12. Roitt I et al. Immunology. 5.ed. New York: Churchill Livingstone, 2003.
13. Ackerman AB. Histologic diagnosis of inflammatory skin diseases: an algorithmic method based on pattern analysis. 2.ed. Baltimore: Williams and Wilkins, 1997.
14. Charlesworth EN. Differential diagnosis of angioedema. Allergy and Asthma Proc 2002;23:337-339;146-56.
15. Giavina-Bianchi P, Motta AA, et al. Brazilian guidelines for the diagnosis and treatment of hereditary angioedema. Clinics 2011;66: 1627-1636.
16. Banerji A. Hereditary angioedema: classification, pathogenesis and diagnosis. Allergy and Asthma Proceedings. 2009;32:403-407.
17. Maurer M, Metz M. Omalizumabe in chronic urticaria. Disponível em: www.coallergy.com. 2012;12:406-411
18. Wedib Kapp A. Evidence-based therapy of chronic urticaria. Journal der Deutschen Dermatologischen Gesellschaft, 2007.
19. Herrmann G, Schneider L, Krieg T, Hunzelmann N, Scharffetter-Kochanek K. Efficacy of danazol treatment in a patient with the new variant of hereditary angioedema (HAE III). British Journal of Dermatology 2004; 150:157-8.
20. Jaffe CJ, Atkinson JP, Gelfand JA, Frank MM. Hereditary angioedema: the use of fresh frozen plasma for profilaxis in patients undergoing oral surgery. J Allergy Clin Immunol 1975;55:386.
21. Zuraw BL. Current and future therapy for hereditary angioedema. Clinical Immunology 2005;114:10-6.
22. Jain M, Armstrong I, Hall J. Predisposition to and late onset of upper airway obstruction following angiotensin-converting enzyme inhibitor therapy. Chest 1992;102:871-4.
23. Sabroe RA, Grottan CE, Francis DM, Barr RM, Kobza Black A, Greaves MW. The autologous serum skin test: a screening test for autoantibodies in chronic idiopathic urticaria. Br J Dermal 1999;140:446-52.
24. Motta AA, Agondi RC. Urticária. In: Motta AA, Agondi RC et al. Alergia e imunologia, aplicação clínica. São Paulo: Atheneu, 2015.

Anafilaxia 7

Cynthia Mafra Fonseca de Lima
Ariana Campos Yang
Clóvis Eduardo Santos Galvão
Fábio Fernandes Morato Castro

SUMÁRIO

Introdução e definições

Há cerca de cem anos, o termo "anafilaxia" foi introduzido por Richet e Portier, que, em um experimento tentando imunizar cães contra toxinas de anêmonas do mar, acabaram provocando uma reação súbita e fatal nos cães. Então, propuseram o termo "anafilaxia", em contraposição ao conceito já conhecido na época, de profilaxia. Entretanto, alguns pesquisadores acreditam que a primeira descrição de uma reação anafilática tenha ocorrido muitos séculos antes, em 2640 a.C., com o relato da morte do faraó egípcio Menes, logo após ter sido ferroado por uma vespa.

A partir das primeiras décadas do século XX, os relatos aumentaram progressivamente e atualmente, com o advento de novos agentes diagnósticos e terapêuticas, as reações anafiláticas são consideradas doenças do mundo moderno[1].

Apesar do tempo que se passou desde o reconhecimento dessa emergência médica e da evolução dos conhecimentos de sua fisiopatologia e tratamento, ainda hoje existe grande discussão a respeito da definição. Essa dificuldade repercute diretamente na capacidade de diagnosticar episódios de anafilaxia e, portanto, no conhecimento da prevalência. Na tentativa de minimizar essa situação, um encontro recente de especialistas do National Institute of Allergy and Infectious Disease (NIAID) e Food Allergy and Anaphylaxis Network (FAAN) rediscutiu a definição e propôs critérios diagnósticos para anafilaxia[2,3]. Assim, define-se anafilaxia como uma reação sistêmica aguda grave, potencialmente fatal, decorrente da ação de mediadores inflamatórios liberados por mastócitos e basófilos ativados após o contato com uma substância causadora específica[3]. A intensidade da liberação dessas substâncias e a sensibilidade individual determinam a repercussão clínica do fenômeno[4].

Considerando o mecanismo envolvido, geralmente anafilaxia se refere a uma manifestação imunológica de hipersensibilidade tipo I, mediada por IgE. Porém, clinicamente, o termo é utilizado para descrever um conjunto de sinais e sintomas independentes do mecanismo. Quando a base imunológica da síndrome não pode ser evidenciada, o termo "anafilactoide" costuma ser utilizado[3,4].

Dados epidemiológicos

Na medicina, quando se analisam dados epidemiológicos e há dificuldade de encontrar estatísticas nacionais, recorre-se às estimativas internacionais. No caso de anafilaxia, entretanto, a escassez de informação é mundial, e a incidência e a prevalência exatas são desconhecidas. A inconsistência no registro dos casos e as diferentes definições de anafilaxia contribuem para o subdiagnóstico[5]. Muito provavelmente os dados apresentados a seguir subestimam a magnitude do problema.

Estima-se que a incidência de anafilaxia seja em torno de 10 a 20 casos/100.000 habitantes por ano[6]. Outros estudos mostram que a prevalência de anafilaxia na população geral é de pelo menos 1,6% e, provavelmente, possa ser maior[7].

Nas reações anafiláticas graves, a mortalidade é de 0,65 a 2%, o que representa 1 a 3 mortes/1 milhão de pessoas. Acredita-se que nos EUA ocorram cerca de 1.500 mortes por ano em decorrência de eventos anafiláticos[6].

Na população europeia, estima-se que a anafilaxia afete 1 em cada 300 pessoas em algum momento de suas vidas[8].

Vários estudos têm indicado aumento na incidência de anafilaxia da população, mas as razões ainda não são totalmente entendidas[9]. Um estudo britânico relatou aumento de sete vezes em internações hospitalares entre 1990 e 2005. Em comparação, um estudo americano, para admissões de anafilaxia, mostrou aumento de 17 para 42 milhões de pacientes com idade de 0 a 20 anos, entre 1994 e 2005[10].

Alguns fatores de risco têm sido descritos, tais como: atopia, associando-se a asma também à maior gravidade; sexo, com maior frequência entre indivíduos do sexo masculino entre menores de 16 anos de idade, e a partir dos 30, mais comum entre as mulheres; idade, acometendo mais adultos que crianças, fato possivelmente relacionado ao maior uso de medicamentos pela população mais idosa[11].

Com relação às principais causas de anafilaxia, destacam-se os medicamentos, os agentes diagnósticos, os alimentos e os venenos de insetos himenópteros, além de outras menos comuns como o látex e o exercício[12].

Dados epidemiológicos da anafilaxia na América Latina, registrados por questionários eletrônicos preenchidos por médicos alergistas, mostraram que 57% das reações ocorreram no gênero masculino, 62% dos pacientes desenvolveram reações no domicílio e os agentes etiológicos identificados, em 89% dos casos, foram principalmente ferroada de inseto (31%), alimentos (29%) e medicamentos (29%)[13].

Etiopatogenia

Anafilaxia é um exemplo clássico de reação de hipersensibilidade imediata, ou seja, mediada por anticorpos IgE. Entretanto, muitas vezes, outros mecanismos podem produzir a mesma síndrome clínica. Dessa forma, a anafilaxia pode ser classificada como imunológica (alérgica) ou não imunológica (anafilactoide)[14] (Figura 1).

Nas reações anafiláticas mediadas por IgE, é essencial que o indivíduo tenha sido previamente sensibilizado ao alérgeno. Essa sensibilização pode acontecer após o primeiro contato, ou depois de várias exposições. Nesse processo, ocorre a produção de IgE específica, que se liga aos receptores de alta afinidade de mastócitos e basófilos. A partir daí, em uma nova exposição, os anticorpos de superfície ligam-se ao alérgeno promovendo alterações da membrana celular, influxo de cálcio, aumento de AMP cíclico, com subsequente desgranulação dos mastócitos e liberação de vários mediadores (histamina, triptase, quimases, leucotrienos, heparina e citocinas) responsáveis pelos sintomas e, também, pela amplificação da resposta alérgica. Além das manifestações imediatas, esses mediadores e citocinas são responsáveis pelo recrutamento, ativação e diferenciação de vários tipos celulares, incluindo eosinófilos, linfócitos e mastócitos e, por essa razão, eventualmente se observa recorrência dos sintomas de anafilaxia após algumas horas. Nesse contexto, as reações anafiláticas podem ser classificadas em: (1) unifásicas; (2) tardias (após 2 horas); ou (3) bifásicas.

Em alguns indivíduos, outros mecanismos imunológicos podem estar envolvidos, como citotoxicidade dependente de IgM ou IgG, reações por complexos imunes e ativação do complemento formando fragmentos "anafilactogênicos" (C3a e C5a) que ativam os mastócitos[15].

Entre os mecanismos não imunológicos, ressalta-se a ativação direta de mastócitos por estímulos físicos como o exercício, ou a exposição ao frio, ou ainda, por drogas como opiáceos e contrastes radiológicos. Nesse caso, não

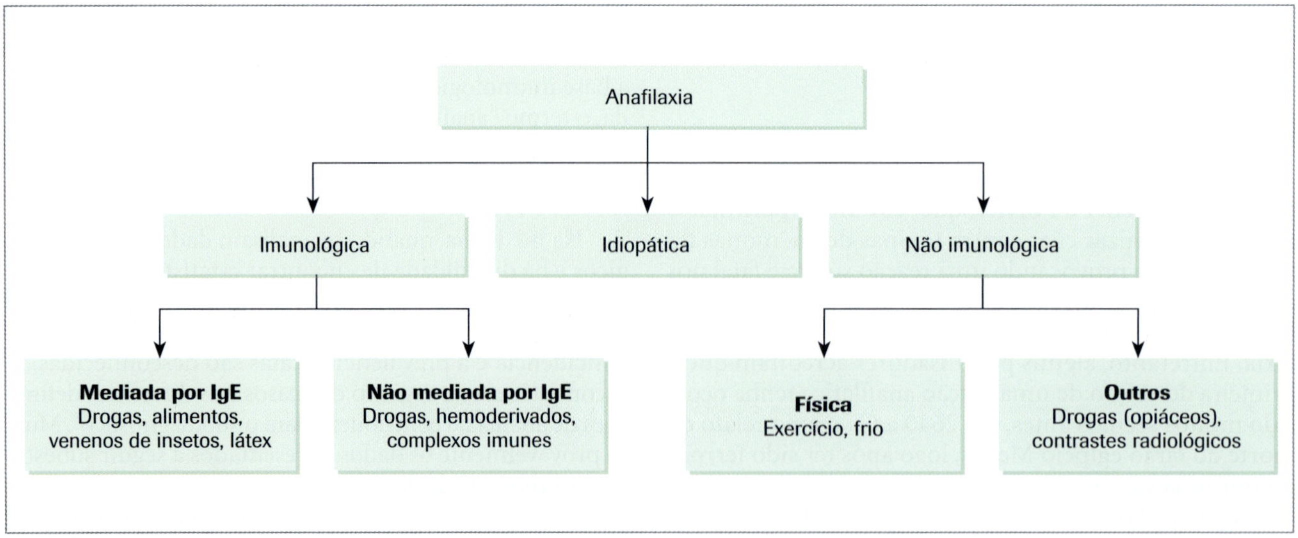

Figura 1. Classificação da anafilaxia quanto ao mecanismo.
Fonte: Lieberman, 2006[12].

se observa sensibilização e, assim, a reação pode acontecer já na primeira exposição. Por outro lado, as reações por exercício físico podem surgir isoladamente ou estar associadas à ingestão de um alimento específico ou medicamento antes da atividade física.

Entre as causas mais frequentes de anafilaxia estão os analgésicos e anti-inflamatórios não hormonais, cujo mecanismo se baseia na interferência no metabolismo do ácido araquidônico; essas drogas, ao bloquear a cicloxigenase, levam à maior formação de leucotrienos.

Embora seja raro, existem reações anafiláticas sem agente desencadeante identificado, denominadas anafilaxia idiopática. Vale ressaltar que esse deve ser um diagnóstico de exclusão, sendo prudente reavaliá-lo a cada consulta, e admiti-lo somente quando todas as causas e os diagnósticos diferenciais tiverem sido investigados[3].

As principais causas de anafilaxia, de acordo com o mecanismo envolvido, estão representadas no Quadro 1.

Quadro clínico

As manifestações clínicas de anafilaxia refletem a ação dos mediadores inflamatórios liberados, principalmente a histamina, nos diferentes órgãos e tecidos. Os sintomas iniciam-se em minutos a poucas horas, em geral de 5 a 30 minutos, após a exposição ao agente causal. Os órgãos envolvidos e também a gravidade da reação variam de caso para caso, ou ainda no mesmo indivíduo em episódios diferentes. Fatores como antecedente de asma e velocidade rápida de progressão dos sintomas estão relacionados a reações anafiláticas mais graves. Porém, nem sempre os sintomas são imediatos e, quando surgem após 2 horas, são denominados anafilaxia tardia. Por outro lado, existem também as reações bifásicas que incidem em até 20% dos casos de anafilaxia (mais comum com alimentos), e são caracterizadas pelo recrudescimento de sintomas após algumas horas da resolução da fase imediata[2,3]. A gravidade dessa fase tardia pode ser semelhante à inicial, mais leve, ou mais grave, e até fatal. Tendo em vista que não há fatores preditivos e que a maioria das reações bifásicas ocorre dentro das primeiras 8 horas, é prudente manter o indivíduo que sofreu uma reação anafilática em observação por pelo menos 8 a 12 horas[16,17].

Considerando a ação sistêmica dos mediadores inflamatórios, é previsível que a expressão clínica seja variável em relação aos sinais e sintomas, entre os quais se destacam o acometimento cutaneomucoso, o respiratório, o cardiovascular e o gastrointestinal. A frequência de sinais e sintomas na anafilaxia são apresentados na Tabela 1.

O fato de a anafilaxia carregar implicitamente um risco de morte não significa que é preciso esperar que a reação seja sempre grave. Existem classificações de gravidade da anafilaxia, que consideram as reações como moderadas e graves aquelas que apresentam, além dos sintomas cutâneos, manifestações respiratórias e cardiovasculares. Entretanto, a maior importância de se fazer esse tipo de classificação consiste em estimar o prognóstico e na indicação de procedimentos diagnósticos de risco e terapêutica específica futura.

Manifestações cutaneomucosas

Representam as manifestações mais comuns, caracterizadas por diversos sinais e sintomas: rubor; prurido, sendo o prurido palmoplantar e no couro cabeludo um achado peculiar; urticária; angioedema; prurido e hiperemia conjuntival; além de palidez, sudorese e cianose de extremidades.

Manifestações respiratórias

Podem refletir envolvimento laríngeo, pulmonar ou nasal. Assim, no caso de a laringe estar acometida, pode-se observar prurido e aperto na garganta, disfagia, dis-

Quadro 1. Principais causas de anafilaxia de acordo com o mecanismo provável

Mecanismo	Causas
Mediada por IgE	Medicamentos (antibióticos, principalmente betalactâmicos, trombolíticos, insulina) Alimentos (leite, ovo, trigo, soja, amendoim, castanhas, peixe, crustáceos, com recente aumento de reações por sementes, frutas e verduras) Venenos: himenópteros (abelha, vespa e formiga), cobra, aranha, látex, líquido seminal Imunobiológicos (extratos alergênicos, anticorpos monoclonais)
Não mediada por IgE	
(imunológica e não imunológica)	Hemoderivados (plasma, plaquetas, imunoglobulina EV)
Ativação do complemento	Membranas de diálise Contrastes radiológicos
Ativação direta de mastócitos	Relaxantes musculares Medicamentos (opiáceos, vancomicina) Moduladores do ácido araquidônico (anti-inflamatórios não hormonais)
Aumento de leucotrienos	Inibidores da enzima conversora da angiotensina (IECA)
Aumento de bradicinina	Exercício
Estímulos físicos	Exercício dependente de alimento (associação com mecanismo IgE mediado) Frio, calor, radiação UV Quinolonas, fluoresceína
Desconhecido	Idiopática

Tabela 1. Frequência de sinais e sintomas na anafilaxia

	Sinais e sintomas	Frequência (%)
Cutâneos	Urticária e angioedema	88
	Rubor	26
	Prurido sem *rash*	5
Respiratórios	Dispneia e sibilância	55-60
	Angioedema de vias aéreas superiores	>25
	Rinite	15-20
Cardiovascular	Tontura, síncope, hipotensão e visão turva	30-35
Gastrointestinal	Náuseas, vômito, diarreia, cólica	25-30
Outros	Cefaleia	5-8
	Dor subesternal	5
	Convulsão	1-2

Fonte: baseado na compilação de 1.865 casos de anafilaxia de diversos levantamentos[3,17].

fonia e rouquidão, estridor e tosse seca. Por outro lado, o acometimento das vias aéreas inferiores pode traduzir-se clinicamente com dispneia, opressão torácica, tosse e sibilância, enquanto no nariz há um ou mais dos sintomas de rinite (prurido, espirros, coriza e congestão).

Manifestações cardiovasculares

O envolvimento cardiovascular é responsável pelo quadro mais dramático da anafilaxia, o choque anafilático. Entretanto, vários níveis de hipotensão podem estar presentes. Outras manifestações podem surgir, tais como: tonturas, sensação de fraqueza e síncope. Além disso, diminuições no débito cardíaco podem comprometer a perfusão miocárdica e, assim, desestabilizar doenças cardíacas subjacentes causando arritmias e insuficiência coronariana. É importante reconhecer precocemente essas manifestações, pois estão associadas com o pior prognóstico, e retardar o tratamento agrava ainda mais a situação.

Manifestações gastrointestinais

Estão presentes em quase um terço dos casos e se caracterizam por náuseas, vômito, diarreia e dor abdominal em cólica.

Outras manifestações

Outras manifestações relatadas incluem: contrações uterinas em mulheres, convulsões, sensação de morte iminente, perda de controle esfincteriano, alteração visual e zumbido. As duas últimas foram bastante frequentes numa população com anafilaxia por veneno de himenópteros[18].

Diagnóstico

Tanto do ponto de vista didático quanto prático, avalia-se o diagnóstico em duas etapas: diagnóstico da anafilaxia, necessário para o pronto atendimento emergencial; e diagnóstico etiológico da anafilaxia, importante para o manejo do paciente em longo prazo.

Diagnóstico da anafilaxia

Diante de uma situação de emergência, o tempo adquire grande valor e deve ser usado criteriosamente. Durante o evento agudo, procede-se a uma avaliação rápida, mas sistemática, visando a estabelecer o diagnóstico e a gravidade, fundamental para a adoção de medidas que estabilizem o paciente e o deixem fora de risco. Infelizmente, a literatura aponta algumas falhas para alcançar esse objetivo, demonstrando que muitos profissionais de saúde relutam em diagnosticar a anafilaxia na ausência de choque, subestimando os casos de reação alérgica aguda grave. Na tentativa de melhorar a sensibilidade e a especificidade diagnósticas, recentemente foram propostos critérios clínicos capazes de diagnosticar cerca de 95% dos casos de anafilaxia, os quais estão representados no Quadro 2.

Entre os achados laboratoriais que podem auxiliar na confirmação de uma anafilaxia recente destacam-se as dosagens de histamina e triptase séricas. Apesar de os níveis de histamina se elevarem mais do que a triptase, a avaliação é pouco viável em razão da rápida metabolização (normaliza-se em 1 hora) e da instabilidade à manipulação. A triptase, por sua vez, é liberada exclusivamente por mastócitos, e após a desgranulação os níveis permanecem elevados por aproximadamente 6 horas. Existem duas frações de triptase: a alfa e a beta-triptase. A fração alfa apresenta liberação contínua basal e, portanto, os níveis refletem a massa de mastócitos. Por outro lado, a fração beta está presente apenas dentro dos grânulos, liberada após a desgranulação dos mastócitos. O teste habitualmente usado quantifica a triptase total, e eventualmente podem-se encontrar níveis normais de triptase em dosagens isoladas[19]. Assim, para aumentar a sensibilidade e especificidade do teste, sugerem-se determinações seriadas. No Brasil, esse tipo de avaliação laboratorial não está facilmente disponível, sendo mais utilizado em centros de pesquisa.

Diagnóstico etiológico

Após o atendimento de emergência, a atenção deve ser voltada para a busca do agente que causou a anafilaxia com a finalidade de prevenir novos episódios. Nesse sentido, a história clínica é o método mais importante para identificar possíveis causas. Na anamnese, é importante detalhar as circunstâncias, características do ambiente, atividades precedentes, tempo em relação à exposição a agentes causadores suspeitos (alimento, medicamento, ferroadas e outros). Com relação ao evento agudo, deve-se caracterizar o tipo de reação, a evolução e o tratamento necessário. A seguir serão discutidas particularidades diagnósticas das principais causas de anafilaxia.

Quadro 2. Critérios clínicos para diagnóstico de anafilaxia[2]

Critério	Importância clínico-epidemiológica
Anafilaxia é altamente provável se qualquer um dos critérios a seguir for preenchido	
1) Doença de início agudo (minutos a várias horas) com envolvimento da pele, mucosa ou ambos (urticária generalizada, prurido ou rubor facial, edema de lábios, língua e úvula). E pelo menos um dos seguintes: a) Comprometimento respiratório (dispneia, sibilância, estridor, redução do pico de fluxo expiratório, hipoxemia) b) Redução da pressão arterial ou sintomas associados de disfunção terminal de órgão (hipotonia, síncope, incontinência)	80% das anafilaxias são identificadas pelo critério 1
2) Dois ou mais dos seguintes que ocorram rapidamente após a exposição a provável alérgeno para determinado paciente (minutos ou várias horas) a) Envolvimento da pele, mucosa ou ambos (urticária generalizada, prurido e rubor, edema de lábios, língua e úvula) b) Comprometimento respiratório (dispneia, sibilância, estridor, redução do pico de fluxo expiratório, hipoxemia) c) Redução da pressão arterial ou sintomas associados de disfunção terminal de órgão (hipotonia, síncope, incontinência) d) Sintomas gastrointestinais persistentes (cólicas, vômitos)	Sintomas cutâneos podem estar ausentes em cerca de 20% das reações anafiláticas por alergia alimentar e veneno de insetos. Assim, o critério 2 pode contribuir nos casos com história alérgica conhecida e possível exposição
3) Redução da pressão arterial após exposição a alérgeno conhecido para determinado paciente (minutos ou várias horas) a) Lactentes e crianças: pressão sistólica baixa (idade específica), ou maior do que 30% de queda na pressão sistólica b) Adultos: pressão sistólica abaixo de 90 mmHg ou queda maior do que 30% da basal	Raramente a anafilaxia ocorre como episódio de hipotensão aguda isolada. Assim, o critério 3 é útil para os casos em que isso acontece após exposição a alérgeno conhecido

Anafilaxia por alimentos

Qualquer alimento pode desencadear um quadro de anafilaxia, e os alimentos frequentemente envolvidos variam de acordo com a população estudada. Os principais alimentos desencadeadores de anafilaxia geralmente são: leite e ovo (crianças), peixe, sementes oleaginosas e crustáceos (adultos)[8].

As anafilaxias causadas por alimentos geralmente são mediadas por IgE e, quase sempre, iniciam-se imediatamente após a ingestão e podem recorrer horas mais tarde[17]. Assim, a pesquisa de IgE específica para o alimento, pelo teste cutâneo ou pela dosagem sérica, auxilia no diagnóstico etiológico. Apesar da maior rapidez, menor custo e maior sensibilidade, os testes cutâneos de leitura imediata não são isentos de risco, sendo prudente realizá-los depois da pesquisa de IgE específica no soro. Os resultados dessa pesquisa não confirmam nem afastam o diagnóstico de alergia alimentar; a interpretação deve ser feita em conjunto com a história clínica. A presença de IgE específica para um alimento confirma apenas a sensibilização, mas não necessariamente sensibilidade clínica. Por outro lado, a pesquisa negativa de IgE específica para determinado alimento apresenta alto valor preditivo negativo, e dessa forma a chance desse alimento ser a causa da reação alérgica diminui. O método para confirmação definitiva é a provocação oral com o alimento, duplo-cego e placebo controlado; a realização está indicada quando ainda existe dúvida em relação ao diagnóstico de alergia alimentar, e desde que realizado em local apropriado e por equipe experiente para tratar eventual anafilaxia[17].

Anafilaxia por medicamentos

Mais uma vez, a história clínica é a chave para a conclusão diagnóstica, tendo em vista que para a maioria dos medicamentos não existe método diagnóstico adequado. Muitas vezes a relação causa e efeito é evidente, principalmente quando se considera o tempo entre o uso do medicamento e o início dos sintomas de anafilaxia.

Os medicamentos com estrutura proteica ou glicoproteica (insulina, estreptoquinase e outros) comportam-se como antígenos completos, sendo possível a determinação de IgE específica nos testes cutâneos ou no soro. Entretanto, a maior parte dos medicamentos apresenta baixo peso molecular e induzem reação IgE mediada somente quando se combinam a uma proteína carreadora formando um antígeno multivalente completo. Enquanto nas reações IgE mediadas deve haver uma sensibilização prévia, nos casos em que não há um mecanismo imunológico relacionado, a reação pode ocorrer logo no primeiro contato.

O exemplo clássico desse evento ocorre com a penicilina, embora esse antibiótico possa causar alergia por vários mecanismos. Dependendo dos reagentes usados, os testes para penicilina apresentam valor preditivo negativo entre 97 e 99% em relação às reações de hipersensibilidade imediata, e valor preditivo positivo de 50%[17]. É importante enfatizar que o teste cutâneo não deve ser realizado com a penicilina benzatina, pois esse medicamento não contém os determinantes principal e secundários, provenientes da metabolização da penicilina. Essas moléculas estão relacionadas com reações de hipersensibilidade. Além disso, a penicilina benzatina é uma substância irritante, ou seja, pode provocar resultados falso-positivos em testes cutâneos, apenas por irritação na pele. Na ausência dos extratos comerciais contendo os determinantes principal e secundários, o teste pode ser realizado com a penicilina cristalina. No entanto, esse teste só deverá ser realizado por um profissional treinado, em um ambiente adequado para atendimento de emergência[20].

Outra causa frequente de anafilaxia por medicamento é representada pelos anti-inflamatórios não hormonais, mas os testes cutâneos e sorológicos não se aplicam em sua avaliação, pois o mecanismo envolvido não é IgE mediado. Assim como com alimentos, o diagnóstico definitivo da etiologia medicamentosa é feito pela prova de provocação; entretanto, o risco desse procedimento faz com que somente seja indicado em casos selecionados, ou quando for necessário excluir sensibilidade ao medicamento.

Anafilaxia por venenos de himenópteros

Na avaliação diagnóstica de anafilaxia por veneno de himenópteros (abelha, vespa e formiga), além da anamnese detalhada, é muito importante investigar a presença de IgE específica, inicialmente no soro e posteriormente nos testes cutâneos de leitura imediata (epicutâneo e intradémico). Considerando os resultados dessa pesquisa será possível analisar a indicação da imunoterapia alérgeno-específica, capaz de alterar o curso da doença. Vale ressaltar que a sensibilidade e a especificidade dos testes variam de acordo com a qualidade dos extratos e da população estudada. No caso de alergia ao veneno de vespa, por exemplo, resultados falso-negativos podem estar relacionados ao fato de que há grande diversidade de espécies desse inseto no Brasil[18].

Anafilaxia por látex

Existem três grupos considerados de risco para reações alérgicas ao látex: profissionais da saúde, outros trabalhadores com exposição ocupacional ao látex e crianças com espinha bífida e anormalidades genitourinárias. A pesquisa de IgE específica no soro tem menor sensibilidade que o teste cutâneo, realizado com extrato comercial ou pela técnica *prick to prick*, usando o material da luva de látex. A síndrome látex-fruta, decorrente da reatividade cruzada com alimentos, ocorre em cerca de 35% dos pacientes alérgicos ao látex, sendo descritos vários alimentos no desencadeamento das reações: castanhas, banana, kiwi, abacate, além de legumes e raízes[3].

Anafilaxia intraoperatória

Geralmente a avaliação de uma anafilaxia intraoperatória costuma ser difícil, principalmente pelo fato de que nessa situação é comum o uso de múltiplas drogas, tais como: antibióticos, analgésicos, anestésicos, relaxantes musculares, sem contar a exposição aos alérgenos do látex.

Os relaxantes musculares, como a succinilcolina, podem causar a liberação direta de histamina (não imunológica), embora também tenha sido descrito mecanismo IgE em alguns casos. Alergia ao tiopental tem sido documentada por teste cutâneo. No caso dos opioides, como o mecanismo principal parece ser ação direta sobre mastócitos, os testes não são usados.

Reações alérgicas raramente são descritas para os anestésicos locais; na suspeita, pode-se avaliar a sensibilidade por meio de testes cutâneos[3].

Anafilaxia por líquido seminal

Anafilaxia causada por fluido seminal humano tem sido atribuída à hipersensibilidade IgE mediada a proteínas de diferentes pesos moleculares. Dessa forma, a avaliação com testes cutâneos, ou *in vitro*, pode auxiliar no diagnóstico. Métodos de barreira contra o contato com o sêmen podem prevenir reações. Há relatos de sucesso com a imunoterapia com proteínas fracionadas do fluido seminal, por via intravaginal. A hipersensibilidade local ou sistêmica ao plasma seminal não está relacionada à infertilidade[17].

Anafilaxia induzida por exercício

A anafilaxia induzida por exercício é uma forma física de alergia. A hipótese mais aceita sugere que, nos indivíduos acometidos, durante o exercício ocorra diminuição do limiar de desgranulação dos mastócitos, com a liberação dos mediadores. Em alguns casos, pode ser necessária a associação com outros fatores como alimentos e medicamentos ingeridos antes do exercício, para que aconteça o desencadeamento da reação clínica. O uso de medicações profiláticas não é útil para a prevenção desse tipo de manifestação e, portanto, há indicação para autoinjetor de adrenalina. Em relação aos quadros dependentes da ingestão de alimentos específicos, a orientação para evitar atividade física no pós-prandial (até 4 horas) costuma ser eficaz para profilaxia de novos episódios[17].

Mastocitose

A mastocitose, muitas vezes incluída na discussão de diagnósticos diferenciais de anafilaxia, também faz parte das possibilidades etiológicas de uma reação anafilática, destacando-se que, nesse caso, a liberação maciça de mediadores de mastócitos pode ser precipitada por estímulos diversos, tais como: alterações na temperatura corpórea, exercícios físicos, alterações emocionais, infecções, drogas como opioides e ferroadas de insetos himenópteros.

Os mastócitos estão distribuídos em diversos tecidos no organismo, e a proliferação exagerada e consequente acúmulo tecidual caracterizam a mastocitose. A pele é um dos órgãos mais envolvidos, mas o acometimento sistêmico é frequente. As lesões cutâneas apresentam-se como máculas e pápulas acastanhadas de milímetros a alguns centímetros de diâmetro, localizadas principalmente em tronco, mas que podem acometer qualquer região do corpo, inclusive mucosas. O sinal clínico característico da doença, conhecido como sinal de Darier, consiste no aparecimento de eritema, edema e prurido local quando se fricciona a lesão de pele. O diagnóstico confirma-se por biópsia, e laboratorialmente se observam níveis persistentemente elevados de triptase sérica, à custa da fração alfa que é liberada constitutivamente pelos mastócitos, independentemente da desgranulação. Durante um evento anafilático, há elevação da triptase em razão do incremento dado pela fração betatriptase presente apenas nos grânulos dos mastócitos[21].

Anafilaxia idiopática

O diagnóstico de anafilaxia idiopática só é feito quando nenhum desencadeante pode ser identificado pela história clínica e os exames séricos e testes cutâneos forem negativos. É recomendável, nesses casos, a dosagem sérica de triptase para a investigação de mastocitose e distúrbios de células mastocitárias.

A profilaxia com corticosteroides está recomendada para pacientes com mais de 6 episódios de anafilaxia em 1 ano, ou mais que 2 episódios em 2 meses, classificados como portadores de anafilaxia idiopática frequente[16].

Recentemente, foram descritas duas novas etiologias para quadros de anafilaxia que anteriormente eram considerados idiopáticos.

Têm sido relatados casos de anafilaxia desencadeados pela ingestão de farinhas contendo ácaros, a chamada anafilaxia oral acarina, ou a anafilaxia por panqueca. Nos países tropicais e subtropicais essa etiologia deve ser considerada[21].

Ainda, foi relatada a associação causal do anticorpo IgE antigalactose-alfa-1,3-galactose (alfa-Gal) com a anafilaxia tardia por carne vermelha (vaca, porco e carneiro). Esses anticorpos são produzidos após a picada do carrapato *Amblyoma americanum*, e também podem se ligar a carboidratos presentes nas carnes vermelhas. Dessa maneira, o indivíduo sensibilizado que ingerir carne vermelha poderá apresentar anafilaxia induzida por reação cruzada[22].

Finalmente, há a tendência em associar o desencadeamento e a gravidade da anafilaxia a vários fatores, incluindo a característica do próprio alérgeno e a sua dose, o *status* de sensibilização do paciente e a afinidade da IgE para o respectivo alérgeno.

Estudos recentes vêm demonstrando aumento do reconhecimento de fatores coestimuladores que potencialmente poderiam modular a resposta clínica, como o exercício físico, bebida alcoólica, anti-inflamatórios não hormonais e outros medicamentos, e doenças infecciosas.

Os cofatores tornam o paciente mais suscetível a doses menores do alérgeno para o desencadeamento da anafilaxia, e podem aumentar a bioavaliabilidade desse alérgeno. De acordo com alguns estudos epidemiológicos, aproximadamente 39% das reações anafiláticas graves estão à presença de cofatores associados ao alérgeno[23].

Diagnóstico diferencial

Na maioria das vezes, não existe dificuldade no reconhecimento clínico de anafilaxia, mas é importante não aceitar esse diagnóstico prontamente, em especial nos casos atípicos ou na ausência de acometimento cutâneo. Diferentes condições clínicas podem assemelhar-se, em maior ou menor grau, à anafilaxia (Quadro 3).

Entre os diagnósticos diferenciais que merecem maior atenção, encontra-se a reação vasodepressora (vasovagal) que tipicamente se apresenta com hipotensão, fraqueza, palidez, náuseas, vômito e bradicardia, sendo este último sinal altamente sugestivo de que não se trata de anafilaxia.

Conduta na anafilaxia

A anafilaxia é uma situação que pode ser vivenciada por médicos em diferentes áreas de atuação e nos mais diversos ambientes. A maioria ocorre inesperadamente na comunidade e na ausência de um profissional da saúde. A padronização dos critérios diagnósticos e da conduta tem se mostrado útil no sentido de favorecer o prognóstico, diminuindo a mortalidade.

Do ponto de vista da conduta, a definição de anafilaxia também não deve ser baseada apenas no mecanismo envolvido, mas também na interpretação de um grupo de sinais e sintomas prontamente identificáveis, tornando a definição mais útil clinicamente. Se a anafilaxia for resultado de uma reação mediada ou não pela IgE, essa informação tem pouca consequência para o tratamento imediato da anafilaxia, mas tem grande importância na orientação do paciente sobre o potencial para futuras reações e como evitá-las. O sucesso para o tratamento de um episódio de anafilaxia é a rapidez das ações. A identificação dos primeiros sintomas por parte dos pacientes e familiares, e principalmente dos médicos e da equipe de emergência é essencial para o controle adequado do quadro.

No ambiente pré-hospitalar

Antes de chegar ao hospital, a ocorrência de anafilaxia corresponde a cerca de 0,5% das emergências em percursos de ambulância, dos quais apenas 10% recebem adrenalina[24].

Quadro 3. Diagnósticos diferenciais de anafilaxia[3]

Reações vasodepressoras
Anafilaxia causada por excesso endógeno da produção de histamina Mastocitose sistêmica, urticária pigmentosa, leucemia basofílica, cisto hidático
Síndromes *flush* (rubor) Carcinoide, pós-menopausa, alcoólica, carcinoma medular de tireoide, epilepsia
Outras formas de choque Hemorrágico, cardiogênico, endotóxico, hipoglicemia
Miscelânea Deficiência de inibidor de C1 esterase (angioedema adquirido e hereditário), feocromocitoma, neurológico (convulsões), síndrome *red-man* (vancomicina)
Doenças não orgânicas Pânico, síndrome de Munchausen, histeria, disfunção de prega vocal

As inconsistências na definição dos casos, na documentação e nos protocolos de diagnóstico e tratamento limitam a utilidade dos dados nessa área. O uso da adrenalina está recomendado para tratar anafilaxia no ambiente pré-hospitalar. Todos os profissionais envolvidos no atendimento de emergência, suporte cardíaco e de apoio à vida devem ser treinados a usar adrenalina autoinjetável nos indivíduos acometidos por anafilaxia que ocorra na comunidade.

No ambiente do pronto-socorro

O diagnóstico de anafilaxia é pouco frequente nas salas de emergência quando comparado com reações alérgicas[25]. A conduta nas salas de emergências é similar às diretrizes gerais para o tratamento da anafilaxia, mas ainda varia muito entre os diversos serviços, na maioria das vezes baseada no alívio dos sintomas. Um estudo multicêntrico mostra que a conduta mais utilizada no pronto-socorro se baseia no uso de anti-histamínicos, corticosteroides e adrenalina[26]. A adrenalina é pouca utilizada nas salas de emergência, sugerindo que a anafilaxia ainda seja subdiagnosticada e/ou subtratada nesses ambientes.

No consultório do alergista

As principais causas de reações alérgicas sistêmicas nestes ambientes são os testes cutâneos com alérgenos, provas de provocação e aplicação de imunoterapia alérgeno-específica. Apesar da baixa incidência, o consultório deve estar equipado com medicamentos e equipamentos adequados para um atendimento rápido, e a equipe envolvida deve ter experiência em atendimento de emergência, dispondo de um roteiro de ação para essas situações. O Quadro 4 relaciona o equipamento mínimo necessário para um consultório estar preparado para atender uma reação anafilática[3].

Quando procurado após uma reação anafilática, o principal objetivo do alergista é determinar a causa da reação e orientar os pacientes e familiares a evitar futuras exposições. Além disso, o paciente deve ser orientado no sentido de reconhecer sinais e sintomas precoces de anafilaxia e como agir no caso de novas reações, de preferência na forma de um plano de ação por escrito para as emergências[2].

No consultório do generalista

O principal objetivo do generalista é identificar pacientes com maior risco para reações anafiláticas. Os pacientes com história sugestiva de uma reação sistêmica prévia devem ser identificados, prováveis causas devem ser exploradas, a exposição a possíveis agentes etiológicos deve ser evitada. Após essa avaliação e orientação inicial, o paciente deve ser encaminhado para o especialista.

Papel da adrenalina no tratamento da anafilaxia

A adrenalina é a medicação de escolha para o tratamento do episódio de anafilaxia, e segundo a Organização Mundial da Saúde é considerada uma droga essencial. Trata-se de um mediador simpatomimético de ação direta tanto nos receptores alfa quanto beta-adrenérgicos, com efeitos farmacológicos em muitos órgãos-alvo[27]. Apesar de diversos efeitos adversos, como sensação de ansiedade, medo, cefaleia, tontura, palpitação e tremor; e em casos de overdose, arritmias ventriculares, angina, infarto do miocárdio, edema pulmonar e hemorragia craniana, não existem contraindicações absolutas para a administração da adrenalina na anafilaxia, quando seu uso é essencial para a melhor sobrevida[27].

O potente efeito vasoconstritor da droga leva ao "clareamento" da pele no sítio da administração, quando injetada em via subcutânea. Com base nessas observações surgiu a hipótese de que a retenção da adrenalina no sítio da administração subcutânea poderia retardar a absorção sistêmica. Um estudo randomizado, duplo-cego, em crianças com risco de anafilaxia, mostrou que o pico da concentração plasmática de adrenalina foi em torno de 8 ± 2 minutos após injeção intramuscular, significativamente menor do que por via subcutânea, quando o pico foi de 34 ± 14 minutos[28]. Outro estudo mostra que o pico da concentração plasmática de adrenalina foi significativamente maior após a administração intramuscular no vasto lateral da coxa, quando comparado a injeções subcutâneas ou intramusculares no músculo deltoide[29].

Vias alternativas de administração têm sido estudadas. O uso de inaladores dosimetrados já está disponível

Quadro 4. Equipamentos e medicamentos para tratamento de eventuais reações anafiláticas em consultório

Essencial	Seringas descartáveis de 1 mL e 5 mL Tubo de oxigênio, máscaras e/ou cateter nasal Adrenalina (aquosa) 1:1.000 (ampolas de 1 mL e frascos multidoses) Adrenalina (aquosa) 1:10.000 Difenidramina injetável Ranitidina ou cimetidina injetável Corticosteroides injetáveis Ambu, tubo orotraqueal, laringoscópio Kit EV com cateter de grosso calibre Líquidos EV - cristaloides Broncodilatadores beta-2-agonistas Glucagon Eletrocardiograma Solução salina (frascos de 10 mL)
De suporte	Equipamento para sucção Dopamina Bicarbonato de sódio Aminofilina Atropina Kit EV - agulhas, equipos, esparadrapos Luvas látex-*free*
Opcional	Desfibrilador Gluconato de cálcio Neurolépticos (para convulsões) Lidocaína

Fonte: Lieberman (2006)[3].

em alguns países, mostrando eficácia para reverter os sintomas respiratórios, porém com baixa resposta para os sintomas sistêmicos, sendo necessária a inalação de 30 a 40 aplicações em um intervalo de 4 minutos para um adulto[30]. A via oral não é eficaz em função da degradação da droga pelo metabolismo nas paredes do trato gastrointestinal e no fígado[31]. Alguns estudos têm avaliado a via sublingual como alternativa[31].

Apesar de a adrenalina ser altamente eficaz no tratamento da anafilaxia, a falta de resposta pode ocorrer em 10% dos casos, por várias razões: falha em função da rápida progressão da anafilaxia; administração tardia; doses baixas ou via de administração inadequada; e frequentemente tem sido relatado que os pacientes e familiares não sabem utilizar a medicação. A dose precisa é muito importante e nos dispositivos para autoaplicação existem apenas duas doses fixas disponíveis (0,15 e 0,30 mg), o que dificulta a individualização da dose para o uso fora do ambiente hospitalar[27].

Quanto mais avançada a reação, menos eficaz é a adrenalina. Segundo alguns estudos, as razões que explicam o uso tardio da adrenalina incluem: (1) as falhas em reconhecer os sintomas de anafilaxia; (2) a percepção de que a reação inicialmente parece ser leve; (3) o fato de ter um serviço médico nas proximidades; (4) o fato de ter havido recuperação espontânea após um episódio prévio; (5) a confiança nos anti-histamínicos orais; (6) preocupações com os efeitos colaterais da adrenalinal; (7) medo da dor causada pela injeção[2].

Tratamento do quadro agudo

O passo inicial no tratamento da anafilaxia é a avaliação rápida do quadro geral do paciente considerando-se a permeabilidade das vias aéreas e o estado de consciência. Se houver qualquer comprometimento na permeabilidade das vias aéreas, deve ser resolvido imediatamente. A pressão sanguínea e a medida do pulso devem ser prontamente verificadas. Foi observado que a posição sentada pode estar associada com fatalidade, pois nessa posição o retorno venoso para o coração fica prejudicado, levando à contração mecânica sem pulso, o que predispõe à arritmia. Recomenda-se, portanto, que o paciente seja colocado em posição supina[11].

Nos casos de exposição parenteral ao agente causador, pode-se usar um torniquete proximal ao local da injeção, onde deve ser feita a infiltração com 0,3 mL de adrenalina de absorção lenta. Não existem dados que confirmem a eficácia desse procedimento. Se o torniquete é usado, deve ser mantido por período nunca superior a 3 minutos.

Como discutido, a adrenalina é a droga de escolha para o tratamento do episódio agudo de anafilaxia. A dose recomendada para o adulto é de 0,3 a 0,5 mL (0,3 a 0,5 mg) de uma solução 1:1.000. Na criança, a dose é de 0,01 mg/kg por via intramuscular, até um máximo de 0,3 mg. A dose inicial pode ser repetida duas a três vezes, a intervalos de 10 a 15 minutos, se os sintomas persistem ou pioram. O uso de adrenalina por via endovenosa deve ser reservado para condições extremas, como nos casos sob anestesia, porque praticamente todos os casos de resultados adversos com adrenalina foram causados pela administração endovenosa[32]. A adrenalina autoinjetável deve ser recomendada para os casos com história prévia de reações sistêmicas graves e com grande risco de novas exposições, como no caso de alergia alimentar ou de alergia a veneno de insetos himenópteros. Após o tratamento inicial com adrenalina, o indivíduo deve ser transferido para o hospital mais próximo para monitoração adequada e observação por pelo menos 8 a 12 horas.

A Figura 2 apresenta um algoritmo que resume as ações recomendadas para o tratamento de um episódio agudo de anafilaxia.

Os anti-histamínicos pode ser útil como tratamento adjuvante, mas nunca como única droga. Com base nos efeitos conhecidos dos receptores H1 e H2, uma combinação de antagonista H1 e H2 parece ser superior ao H1 isolado, principalmente nos casos de sintomas cutâneos como rubor, prurido e urticária. A difenidramina pode ser administrada na dose de 1 a 2 mg/kg ou 25 a 50 mg por via parenteral (IM ou EV). A ranitidina, um antagonista H2, é recomendada na dose de 1 mg/kg. A ranitidina pode ser diluída em 5% de dextrose até um volume de 20 mL e injetada IV por 5 minutos. Cimetidina, na dose de 4 mg/kg, pode ser também usada em adultos.

O choque pode ser provocado pelo desvio de líquidos do meio intra para o extravascular. Nessas circunstâncias, agentes vasoconstritores podem ser ineficazes, sendo necessária infusão de volume. Não existe uma preferência clara entre soluções coloidais ou cristaloides; o mais importante é o próprio volume de líquido infundido, e geralmente grandes volumes são necessários – para o adulto, por exemplo, o total de 1.000 a 2.000 mL de ringer lactato ou solução salina infundidos rapidamente, dependendo da pressão sanguínea. Nos pacientes recebendo betabloqueadores, o volume de infusão deve ser maior (5 a 7 L) até a estabilização. Tais volumes necessitam da monitoração do paciente em unidade de terapia intensiva.

O papel dos corticosteroides no tratamento da anafilaxia não está bem estabelecido. Entretanto, considerando os efeitos nas outras doenças alérgicas, o uso está indicado. Pacientes com episódios anafiláticos graves devem receber corticosteroides pela via endovenosa. O tempo exato do início de ação é desconhecido e não está claro se eles previnem a resposta bifásica, mas existe um racional teórico para o uso.

Os indivíduos em uso de betabloqueadores, que não respondem à adrenalina, podem precisar de glucagon com dose inicial de 1 a 5 mg, EV, em infusão de 5 a 15 mcg/minuto, dependendo da resposta da pressão arterial. Nos casos de bradicardia, pode-se usar atropina na dose de 0,3 a 0,5 mg, EV, a cada 10 minutos até o máximo de 2 mg no adulto. Essa dose pode ser útil no tratamento de uma reação vasovagal.

Nas últimas décadas, houve avanço no entendimento da imunologia e da fisiopatologia da anafilaxia. Os sin-

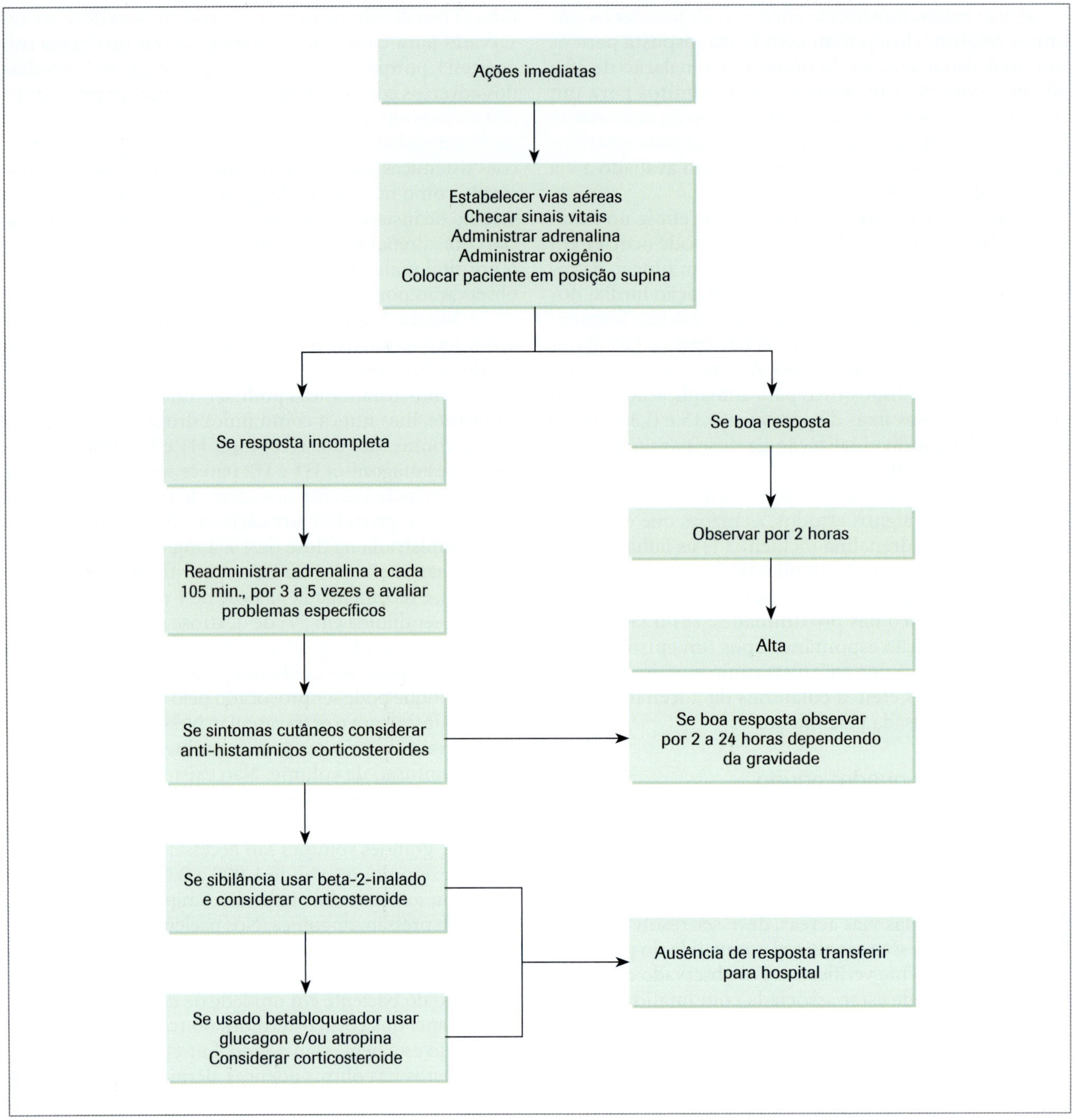

■ **Figura 2.** Algoritmo para o tratamento da anafilaxia.
Fonte: Simons et al. (2011).

tomas característicos e muitos dos agentes etiológicos estão descritos. Entretanto, a natureza clínica variável da resposta anafilática, às vezes no mesmo indivíduo, indica que ainda há muito para ser descoberto. É preciso responder por que alguns pacientes têm reações leves, enquanto outros desenvolvem reações fatais; e por que alguns indivíduos se recuperam espontaneamente, enquanto outros morrem, apesar do tratamento[3,32].

Considerações finais

A anafilaxia representa uma das principais emergências médicas, mas apesar da possibilidade dramática de levar um indivíduo hígido à morte em questão de minutos, também apresenta prognóstico muito favorável quando diagnosticada e tratada precocemente. O diagnóstico da síndrome anafilática é clínico, não sendo necessários exames complementares. Durante o atendimento de emergência, o objetivo primordial consiste em reverter as consequências clínicas da ação dos mediadores inflamatórios liberados pelos mastócitos, além de manter e/ou restaurar as funções vitais do paciente. Para isso, o uso da adrenalina intramuscular não pode ser retardado. Com o paciente estável, a atenção volta-se para a identificação do agente que causou a anafilaxia, pois somente assim será possível evitar futuras exposições e, portanto, prevenir novos episódios de reações anafiláticas. Quando não se identifica a etiologia da reação ou não é possível assegurar que não ocorra exposição acidental ao agente causador, ou ainda, quando o paciente sofreu uma anafilaxia grave com risco de morte, o indivíduo deve ser instruído para autoaplicação de adrenalina. Dependendo da causa, a necessidade de dessensibilização ou imunoterapia alérgeno-específica deve ser considerada. Também é aconselhável que após o atendimento de emergência o paciente seja referenciado a um médico especialista.

Referências bibliográficas

1. Sampson HA, Burks AW. Adverse reactions to foods. In: Adkinson Jr NF, Bochner BS, Busse WW, Holgate ST, Lemanske Jr RF, Simons FER (eds). Middleton's allergy: principles and practice. 7. ed. St Louis: Mosby, 2009. p. 1139-67.
2. Sampson HA, Muñoz-Furlong A, Campbell RL, Adkinson Jr NF, Bock SA, Branum A et al. Second symposium on the definition and management of anaphylaxis: Summary report – dSecond National Institute of Allergy and Infectious Disease/ Food Allergy and Anaphylaxis Network symposium. J Allergy Clin Immunol 2006; 117:391-7.
3. Simons FER, Ardusso LRF, Bilo MB, El-Gamal YM, Ledford DK, Ring J et al., for the World Allergy Organization: World Allergy Organization guidelines for the assessment and management of anaphylaxis. J Allergy Clin Immunol 2011; 127:593. e1-22.
4. Bernd LAG, Sa AB, Watanabe AS, Castro APM, Sole D, Castro FM et al. Guia pratico para o manejo da anafilaxia – 2012. Rev Bras Alerg Imunopatol 2012; 35(2):53-70.
5. Koplin JJ, Martin PE, Allen KJ. An update on epidemiology of anaphylaxis in children and adults. Curr Opin Allergy Clin Immunol 2011; 11:492-6.
6. Moneret-Vautrin DA, Morisset M, Flabbee J, Beaudouin E, Kanny G. Epidemiology of life-threatening and lethal anaphylaxis: a review. Allergy 2005; 60: 443-51.
7. Wood RA, Camargo CA, Lieberman P, Sampson, HA, Schwartz LB, Zitt M et al. Anaphylaxis in America: the prevalence and characteristics of anaphylaxis in the United States J Allergy Clin Immunol 2014; 133:461-7.
8. Panesar SS, Javad S, de Silva D, Nwaru BI, Hickstein L. Muraro A et al. The epidemiology of anaphylaxis in Europe: a systematic review. Allergy 2013; 68: 1353-61.
9. Gupta RS. Anaphylaxis in the young adult population. Am J Med 2014; 127:S17-24.
10. Lee JK, Vadas P. Anaphylaxis: mechanisms and management. Clin Exp Allergy 2011; 41:923-38.
11. Lieberman P. Anaphylaxis. Med Clin N Am 2006; 90:70-95.
12. Lieberman P, Camargo Jr CA, Bohlke K, Jick H, Miller RL, Sheikh A et al. Epidemiology of anaphylaxis: findings of the American College of Allergy, Asthma and Immunology Epidemiology of Anaphylaxis Working Group. Ann Allergy Asthma Immunol 2006; 97:596-602.
13. Sole D, Ivancevich JC, Borges MS, Coelho MA, Rosario NA, Ardusso L et al. Anaphylaxis in Latin American children and adolescents: the Online Latin American Survey on. Anaphylaxis (OLASA). Allergol Immunopathol (Madr) 2012; 40: 331-5.
14. Simons FER. Anaphylaxis, killer allergy: long-term management in the community. J Allergy Clin Immunol 2006; 117:367-77.
15. Kemp SF, Lockey RF. Anaphylaxis: a review of causes and mechanisms. J Allergy Clin Immunol 2002; 110:341-8.
16. Simons FER. Anaphylaxis. J Allergy Clin Immunol 2010; 125:S161-81.
17. Lieberman P, Kemp SF, Oppenheimer J, Lang DM, Bernstein IL, Nicklas RA et al. The diagnosis and management of anaphylaxis: An updated practice parameter. J Allergy Clin Immunol 2005; 115:S487-523.
18. Castro FFM. Anafilaxia por venenos de Hymenoptera: experiência de 20 anos [tese de livre docência]. São Paulo: Universidade de São Paulo, 2001.
19. Brown SGA, Blackman KE, Heddle RJ. Can serum mast cell tryptase help diagnose anaphylaxis? Emerg Med Australas 2004; 16:120-4.
20. Geller M, Malaman MF, Chavarria ML, Motta AA, Silva DDF. Alergia à penicilina: conduta alergológica Rev Bras Alerg Imunopatol 2006; 29(5):194-200.
21. Alvarez-Twose I, Gonzalez-de-Olano D, Sanchez-Munoz L, Matito A, Jara-Acevedo M et al. Standards and standardization in mastocytosis: consensus statements on diagnostics, treatment recommendations and response criteria. Int Arch Allergy Immunol 2012; 157(3):275-80.
22. Sánchez-Borges M, Chacón RS, Capriles-Hulett A, Caballero-Fonseca F, Fernández-Caldas E. Anaphylaxis from ingestion of mites: Pancake anaphylaxis. J Allergy Clin Immunol 2013; 131:31-5.
23. Mullins RJ, James H, Platts-Mills TA, Commins S. Relationship between red meat allergy and sensitization to gelatin and galactose-α-1,3-galactose. J Allergy Clin Immunol 2012; 129(5):1334-42.
24. Kane KE, Cone DC. Anaphylaxis in prehospital setting. J Emerg Med 2004; 27:371-7.
25. Brown AF, McKinnon D, Chu K. Emergency department anaphylaxis: a review of 142 patients in a single year. J Allergy Clin Immunol 2001; 108:861-6.
26. Clark S, Bock SA, Gaeta TJ, Brenner BE, Cydulka RK, Camargo CA. Multicenter study of emergencies department visits for food allergies. J Allergy Clin Immunol 2004; 113:347-52.
27. Simons FER. First-aid treatment of anaphylaxis to food: Focus on epinephrine. J Allergy Clin Immunol 2004; 113:837-44.
28. Simons FER, Robert JR, Gu X, Simons KJ. Epinephrine absorption in children with a history of anaphylaxis. J Allergy Clin Immunol 1998; 101:33-7.
29. Simons FER, Gu X, Simons KJ. Epinephrine absorption in adults: intramuscular versus subcutaneous injection. J Allergy Clin Immunol 2001; 108:871-3.
30. Simons FER, Gu X, Johnston L, Simons KJ. Can epinephrine inhalations be substitute for epinephrine injection in children at risk for systemic anaphylaxis? Pediatrics 2000; 106:1040-4.
31. Gu X, Simons KJ, Simons FER. Is epinephrine administration by sublingual tablets feasible for the first-aid treatment of anaphylaxis? A proof-of-concept study. Biopharm Drug Dispos 2002; 23:213-6.
32. Pumphrey RS. Lessons for management of anaphylaxis from a study of fatal reactions. Clin Exp Allergy 2000; 30:1144-50.

8 Alergia a Venenos de Insetos

Alexandra Sayuri Watanabe
Fábio Fernandes Morato Castro

SUMÁRIO

Introdução e conceitos

A ordem *Hymenoptera* é um dos maiores grupos dentre os insetos, e dela fazem parte as abelhas, as vespas e as formigas. Esses insetos fazem parte da subordem *Apocrita*[1] (Figura 1), cujos membros são caracterizados por apresentarem o primeiro segmento abdominal alojado no tórax e, entre este e os demais segmentos abdominais, existe uma constrição flexível. Na parte final do abdome, possuem um aparelho ovipositor modificado, que perdeu sua função, servindo apenas como ferrão para defesa e imobilização de seus inimigos[2].

A família *Apidae* consiste de abelhas do gênero *Apis* (abelhas do mel), que são as mais comuns, e do gênero *Bombus* (*mamangavas*). A família *Vespidae* diferencia-se pela junção do tórax com o abdome. A subfamília *Vespinae* apresenta junção mais evidente, enquanto a subfamília *Polistinae* apresenta forma mais ovalada. As espécies mais importantes na Europa são as do gênero *Vespula*. Entre os insetos sociais, as formigas foram as que mais se adaptaram às cidades. De 2 mil espécies de formigas descritas no Brasil, 20 a 30 são consideradas pragas urbanas, causando prejuízos no campo e nas cidades, além de danos à saúde.

Características de cada grupo

Abelhas

A apicultura no Brasil teve início em 1839, com a introdução da *Apis mellifera*. Posteriormente, em 1870, foram introduzidas as abelhas amarelas (*Apis mellifera ligustica*), também de origem europeia. Eram mansas e não muito produtivas. Em 1956, o governo brasileiro encarregou o Ministério da Agricultura de importar uma raça africana mais produtiva (*Apis mellifera adamsoni*), com a intenção de melhorar a produção de mel no país. Houve, depois, acidentalmente, o cruzamento das abelhas europeias com as africanas, originando as chamadas abelhas africanizadas, muito mais produtivas do que as europeias puras, porém mais agressivas. Adaptaram-se muito bem ao nosso clima e, durante os períodos do ano em que a temperatura média é alta e o índice pluviométrico baixo, principalmente na primavera e no verão, as abelhas encontram-se mais ativas e agressivas, consequentemente provocando mais acidentes[3].

O ferrão da abelha compreende uma parte glandular, na qual se produz o veneno, e uma estrutura quitinosa e muscular, que serve para ejetar o veneno e introduzir o ferrão. Ele apresenta farpas na sua superfície que se fixam à pele logo após a ferroada, e, quando o inseto tenta sair do local, todo o sistema é destacado, permanecendo na vítima. O inseto, portanto, morre em seguida. Noventa por cento do conteúdo do saco do veneno é liberado em aproximadamente 20 segundos, e o conteúdo total é introduzido dentro de 1 minuto[3].

Vespas

Existem cerca de 10 mil espécies de vespas no mundo, das quais 5% são sociais. No Brasil, esse número encontra-

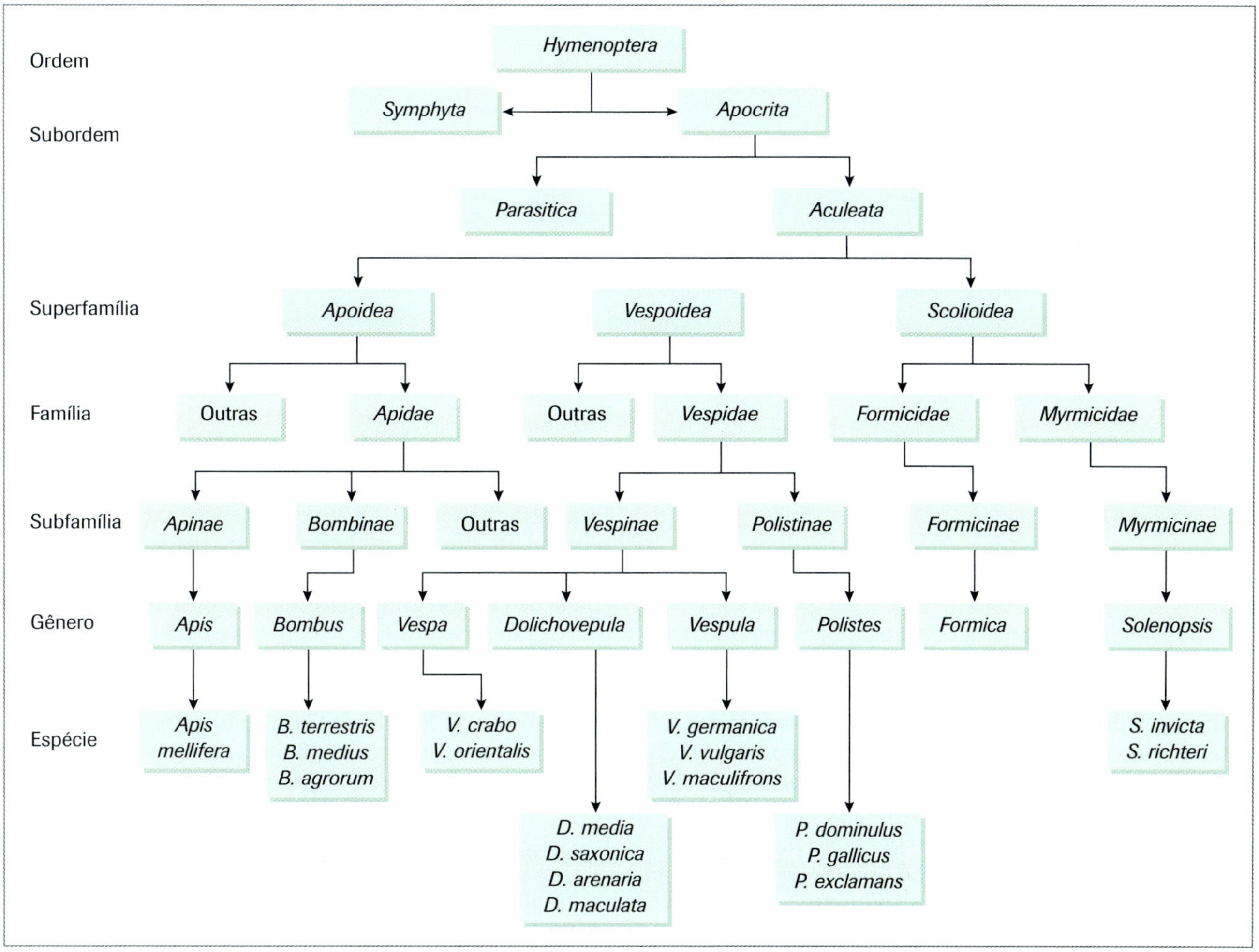

Figura 1. Taxonomia da ordem *Hymenoptera*.

-se próximo de 500 espécies sociais, mas, no geral, poucas delas causam problemas consequentes a ferroadas. Dependendo da região do país, podem ser chamadas de marimbondos e também de zangões. Algumas colônias de vespas podem atingir mais de 200 mil indivíduos adultos.

Formigas

Atualmente, cerca de 11.000 espécies foram descritas, distribuídas por todas as regiões do planeta, exceto nas polares. Todas as formigas pertencem a uma só família (*Formicidae*). Das 16 subfamílias existentes, 7 ocorrem no Brasil, país onde se registrou maior número de espécies. Há uma grande diversidade de formigas, porém, do ponto de vista médico, a maioria das reações alérgicas ocorrem após a ferroada das chamadas formigas-de-fogo ou lavapés (*Solenopsis* sp), embora haja também risco associado com outras espécies.

Composição dos venenos

Os venenos de *Hymenoptera* são compostos de proteínas secretadas, peptídios farmacologicamente ativos, histamina, acetilcolina, catecolaminas e várias outras substâncias, como demonstrado no Quadro 1[4].

Venenos de abelhas

O veneno das abelhas contém alérgenos principais – Api m 1 (fosfolipase A2), Api m 2 (hialuronidase), Api m 3 (fosfatase ácida), Api m 4 (melitina) e Api m 7 (protease sérica) – e, pelo menos um alérgeno secundário (Api m 6) que, em um estudo, mostrou uma resposta IgE mediada em 42% dos pacientes[6].

O alérgeno mais importante do veneno de abelha é a fosfolipase A2, que é uma glicoproteína com 134 resíduos de aminoácidos, cuja atividade está relacionada com a lise de membranas. Compreende 12 a 15% do peso do veneno seco[7]. A hialuronidase foi uma das primeiras enzimas a ser estudada em detalhes. A melitina é produzida como pró-melitina na glândula e pode representar de 30 a 50% do peso do veneno seco, apresentando 26 resíduos de aminoácidos. Tem a capacidade de lisar diversas células, como hemácias, hepatócitos e leucócitos[8]. Ainda pode-se encontrar no veneno a fosfatase ácida, a apamina e alguns peptídios desgranuladores de mastócitos, bem como ou-

Quadro 1. Comparação dos principais componentes dos venenos de *Hymenoptera*

Abelhas	Vespas	Formigas
Fosfolipase A2	Fosfolipase A1	Fosfolipase
Hialuronidase	Hialuronidase	Hialuronidase
Fosfatase ácida	Fosfatase ácida	Fosfatase ácida
Melitina	Peptídios desgranuladores de mastócitos	Alcaloides
Apamina	Cininas	Antígeno-5 like
Peptídios desgranuladores de mastócitos	Antígeno-5	Aminas biogênicas
Aminas biogênicas	Aminas biogênicas	

Fonte: Palma, 1992[5].

tros peptídios, aminas biogênicas (histamina, serotonina, dopamina e noradrenalina), lipídios, carboidratos e aminoácidos livres[9].

Veneno de vespas

Os principais alérgenos do veneno de vespas são: fosfolipase A1 (Ves v 1), hialuronidase (Ves v 2) e antígeno 5 (Ves v 5)[10,11]. Eles têm sido muito estudados e são semelhantes aos das abelhas em determinados componentes. A fosfolipase A1 compreende de 6 a 14% do peso total do veneno seco[12], e o antígeno 5, peso molecular de 25.000 daltons, é o principal alérgeno presente em todos os venenos de vespas[13]. Também estão presentes mastoparanos, desgranuladores de mastócitos e substâncias farmacologicamente ativas, como histamina, serotonina, dopamina e noradrenalina.

Veneno de formigas

As formigas apresentam uma diversidade enorme de venenos, desde soluções simples com poucos componentes até misturas proteicas complexas. Além das enzimas comuns a outros grupos de *Hymenoptera*, as formigas podem apresentar em seus venenos algumas substâncias ácidas com potente ação citotóxica[14]. O veneno de *Solenopsis* contém 4 alérgenos conhecidos: fosfolipase A1 (Sol i 1), Sol i 2 (2/3 da concentração total de proteínas), antígeno 5 (Sol i 3) e Sol i 4 (8 a 10% da concentração da proteína total do veneno). A fosfolipase A1 apresenta homologia parcial com a fosfolipase A1 do veneno de vespa, e Sol i 3 tem aproximadamente 50% de homologia com o antígeno 5 do veneno de vespa[15].

Epidemiologia

Na população geral, a prevalência de sensibilização, indicada por teste cutâneo positivo e/ou presença de anticorpos específicos em pessoas sem história de reação, é de 15 a 25%. Essa sensibilização pode ser autolimitada, desaparecendo em 30 a 50% dos pacientes após 5 a 10 anos, mas pode persistir por décadas, mesmo se não houver reexposição ao veneno[16].

A prevalência de reações sistêmicas relatadas na literatura varia de 0,4 a 3,3%, enquanto a prevalência de reações locais extensas é de 2,4 a 76,6%[17]. Essa variação pode estar relacionada a inúmeros fatores, como idade da população estudada, localização geográfica, diferença nos métodos de coleta dos dados, dificuldade em excluir reações não alérgicas, grau de exposição aos insetos e falta de informação da população em geral e médica sobre as reações alérgicas.

No Brasil, pelos dados do Centro de Vigilância Epidemiológica do Estado de São Paulo, entre 1998 e março de 2014, foram registrados 23.541 acidentes causados por abelhas, sem referências aos outros himenópteros.

Fatores de risco

A alergia a veneno desses insetos é um problema relativamente comum, porém não há critérios específicos para identificar pessoas de risco para desenvolver uma anafilaxia. As reações podem ocorrer em qualquer idade, porém alguns fatores de risco podem estar associados com ocorrência de reação sistêmica: idade adulta, gênero masculino (2 homens:1 mulher) e tipo de inseto responsável (ferroadas por abelhas estão mais relacionadas a reações mais graves do que ferroadas por vespas)[17,18]. A Figura 2 demonstra que essas características não foram observadas em nosso meio, nas quais reações mais graves (grau IV) ocorreram no grupo que apresentou reações a ferroada de vespas, e que em crianças, as ferroadas de formigas causaram reações com sintomas respiratórios, diferindo também da literatura que cita que as manifestações cutâneas são mais comuns após ferroada desses insetos. Múltiplas ferroadas simultâneas (> 50) podem sensibilizar um indivíduo e, posteriormente, uma única ferroada pode causar uma anafilaxia[18].

O risco aumentado em adultos está particularmente relacionado à comorbidades, como aterosclerose, doenças coronarianas, doença pulmonar obstrutiva crônica e pacientes em tratamento com betabloqueadores e inibidores da enzima de conversão da angiotensina.

Pacientes que apresentam mastocitose, mesmo sendo não alérgicos, sabidamente são pessoas predispostas a reações graves após ferroadas desses insetos. Quanto à atopia, seu papel ainda é controverso. Estudos realizados

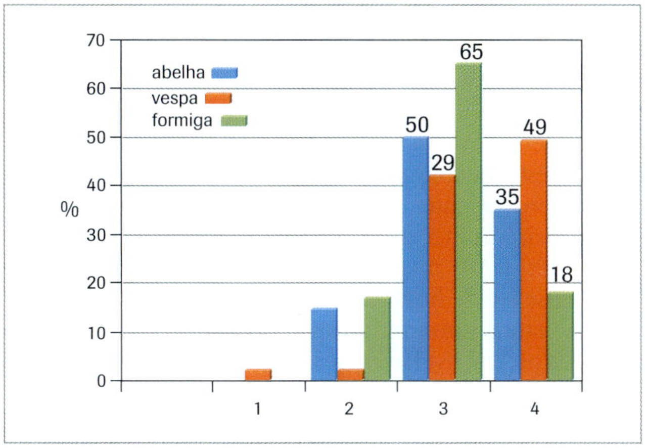

Figura 2. Distribuição dos pacientes de acordo com a gravidade da reação (critérios de Mueller).

Fonte: Ambulatório de Reação a Veneno de *Hymenoptera*, Serviço de Imunologia Clínica e Alergia – IC-HCFMUSP.

em grande número de escoteiros e na população geral indicam que ela é fator de risco para reações alérgicas, principalmente em apicultores. Entretanto, em 1995, foi realizado um estudo com 78 apicultores pelo Grupo de Alergia a Venenos de Insetos do Hospital das Clínicas (setor de Imunologia Clínica e Alergia – FMUSP), demonstrando não haver maior predisposição a manifestações alérgicas por venenos de abelhas no grupo de atópicos. Talvez esses resultados divergentes estejam relacionados às características da apicultura brasileira.

Mortalidade

Pelo menos 100 mortes anuais por veneno de insetos são registradas na Europa[19] e, nos Estados Unidos, 40 mortes anuais[20]. No Brasil, pelos dados do Centro de Vigilância Epidemiológica do Estado de São Paulo, entre 1998 e março de 2014, foram registrados 36 óbitos por ferroada de abelha. Certamente são dados subnotificados, sendo que muitas reações fatais podem não estar sendo reconhecidas.

História natural

Estudos conduzidos para se avaliar a história natural são importantes para orientar médicos e pacientes quanto a ferroadas futuras. O fato de o paciente apresentar uma reação anafilática grave não significa que, numa ferroada subsequente, desenvolverá a mesma reação ou mais grave. Estudos retrospectivos mostram que a simples presença de anticorpos IgE veneno-específicos constituem risco de reações sistêmicas futuras, porém não há parâmetros identificados que possam predizer quais indivíduos sensibilizados apresentarão reações sistêmicas. Desde que uma reação alérgica a ferroada tenha ocorrido, o risco de uma nova reação é maior e está relacionado também com a idade do paciente:

- reação local extensa: geralmente repete a mesma reação, mas pode ter risco de 10% de reação anafilática em ferroadas subsequentes e permanece nesse mesmo valor após 10 a 20 anos;
- reação sistêmica cutânea: em crianças, o risco de reações mais graves em futuras ferroadas é de aproximadamente 10%, e em adultos, esse risco é de 20%. Após 10 a 20 anos, esse risco em crianças cai para 5% e em adultos, 10%;
- reação sistêmica grave: em crianças, o risco de desenvolver uma reação sistêmica grave em ferroadas futuras é de 40%, e em adultos, o risco é de aproximadamente 60%. Após 10 a 20 anos, o risco em crianças diminui para 30%, e em adultos, diminui para 40%[16].

Fisiopatologia

Os mecanismos envolvidos na fisiopatologia dessas reações podem ser não imunológicos ou imunológicos. Os mecanismos não imunológicos podem ser decorrentes de ações farmacológicas específicas das toxinas dos venenos. Podem ainda ser resultado da ação de anafilotoxinas C3a, C4a e C5a do sistema complemento, assim como da desgranulação direta dos mastócitos com liberação de mediadores químicos.

Os mecanismos imunológicos dependem do tipo, da quantidade e da frequência de apresentação do veneno desses insetos. Portanto, podem estar envolvidos os seguintes mecanismos de hipersensibilidade:

- hipersensibilidade do tipo I ou também conhecida como hipersensibilidade imediata: pela participação da IgE veneno-específica (reação anafilática);
- hipersensibilidade do tipo II ou citotóxica: participação de anticorpos IgG e IgM contra antígenos da superfície celular ou da matriz celular. Um exemplo deste mecanismo é a anemia hemolítica causada pelo veneno;
- hipersensibilidade do tipo III ou por imunocomplexos: caracterizada pela participação de imunocomplexos circulantes de IgG ou IgM com antígenos dos venenos caracterizando a doença do soro;
- hipersensibilidade do tipo IV ou tardia: na literatura, alguns relatos de caso já demonstram dermatites de contato pela utilização cada vez mais frequente de produtos derivados de abelhas, principalmente em cosméticos e medicamentos tópicos.

Aspectos clínicos

As ferroadas por *Hymenoptera* são seguidas por dor local intensa e sensação de queimação. Podem ser didaticamente divididas em reações não alérgicas e alérgicas.

Reações não alérgicas (tóxicas)

1. Reação local: após a ferroada, segue-se rapidamente formação de pápula eritematoedematosa, calor local e dor, que se resolve em 4 a 6 horas.
2. Reação sistêmica tóxica: produzida pela grande quantidade de veneno quando o indivíduo leva múltiplas ferroadas, acarretando efeitos farmacológicos tóxicos aos componentes do veneno. Os sintomas podem ser seme-

lhantes às reações alérgicas, sendo difícil a diferenciação; essas reações podem ocasionar morte.

Reações alérgicas

1. Reação local extensa: reação inflamatória intensa, dor local importante, edema e eritema bem delimitados, podendo estender-se desde o sítio da ferroada até a articulação adjacente. Essa induração pode persistir por mais de 24 horas, com pico em 48 horas, e pode durar até 1 semana. As lesões são bastante pruriginosas e, pela escoriação, pode ocorrer infecção secundária.

2. Reação sistêmica anafilática: reação alérgica grave, mediada por imunoglobulina E, cujo antígeno é uma das proteínas do veneno. Os sintomas aparecem dentro de 15 a 20 minutos após a ferroada e podem ser subdivididos, segundo a intensidade (critérios de Muller), em[19]:

- grau I: urticária, prurido, mal-estar, ansiedade;
- grau II: um dos sintomas anteriores e dois ou mais dos seguintes: broncoconstrição leve, náuseas, vômitos, dor abdominal, diarreia e angioedema. Este último pode ser considerado grau II quando aparecer isoladamente;
- grau III: um dos anteriores e dois ou mais dos seguintes: dispneia, sibilos, estridor (esses três já são considerados grau III quando aparecem isoladamente), disfagia, disartria, rouquidão, fraqueza, confusão mental e sensação de morte eminente;
- grau IV: um dos anteriores e dois ou mais dos seguintes: queda de pressão arterial, colapso, perda de consciência, incontinência urinária e cianose.

3) Reação sistêmica tardia: são reações raras, de patogenia desconhecida e incluem vasculites, polirradiculites, neuropatias, coagulação intravascular disseminada e glomerulonefrites.

Diagnóstico

O diagnóstico de alergia a veneno de *Hymenoptera* baseia-se em 2 critérios: uma história clínica associando temporalmente a reação alérgica com a ferroada desses insetos, e a detecção de anticorpos IgE veneno-específicos, seja por meio do teste cutâneo (teste epicutâneo e teste intradérmico) e/ou pela comprovação da IgE sérica (método *in vitro*), após pelo menos 3 a 4 semanas depois do evento agudo, para reduzir a probabilidade de resultado falso-negativo[21].

A história clínica é a parte mais importante do diagnóstico e deve ser bem detalhada quanto a fatores como: inseto responsável pelo acidente, número e localização das ferroadas, descrição minuciosa dos sintomas apresentados e tratamento medicamentoso administrado imediatamente após a reação, além de história anterior de ferroadas e tipo de reação a elas. Quando o inseto não foi visto pelo paciente, tentar caracterizar diferenças no corpo desses insetos (na maioria das vezes, vespas apresentam uma nítida separação entre cabeça e abdome e este é um pouco mais alongado que de abelhas), procurar por ferrão na pele (algumas espécies de vespas podem deixar ferrão no local, mas geralmente são as abelhas que soltam o ferrão e parte de seu abdome) e saber o local do acidente (vespas ficam mais próximas a alimentos adocicados e a bebidas expostas, como refrigerantes) são algumas dicas que podem ajudar a identificar o inseto responsável.

Os testes cutâneos são realizados com extratos padronizados e provenientes do veneno do próprio inseto. Realiza-se primeiro um teste epicutâneo (*prick test*) com diluições crescentes (0,001 mcg/mL a 1 mcg/mL) e, caso seja negativo, faz-se o teste intradérmico, também nas mesmas diluições. O teste positivo indica apenas sensibilização, sendo incapaz de predizer se haverá reação em futura exposição nem a gravidade da reação. Já na pesquisa da IgE veneno-específica *in vitro*, podem ser utilizados radioimunoensaios, métodos enzimáticos e quimioluminescência.

Tanto em adultos como em crianças, o teste cutâneo é o método de preferência em relação à pesquisa de anticorpos IgE séricos específicos para uma melhor sensibilidade diagnóstica. Aproximadamente 10% dos pacientes que apresentam teste cutâneo negativo têm resultados positivos para pesquisa de IgE sérica, e entre os pacientes que apresentam teste cutâneos positivos, 15 a 20% têm pesquisa de IgE sérica com resultado negativo[22]. O nível de sensibilidade do teste cutâneo ou da pesquisa sérica de anticorpos IgE específicos não são fatores preditivos da gravidade de ferroadas subsequentes. De fato, reações fortemente positivas no teste cutâneo ocorrem em pacientes que tiveram apenas reações locais extensas[23].

Outros exames podem ser utilizados, como pesquisa de IgG sérica, teste de liberação de histamina, teste de degranulação de basófilos e mesmo teste de provocação. São métodos mais utilizados para pesquisa e em meio acadêmico, sendo pouco práticos e, mesmo em alguns estudos, não demonstraram serem superiores aos já utilizados.

Um problema importante no diagnóstico das alergias a esses insetos ocorre quando há dupla positividade nos exames, que pode ser causada por reatividade cruzada entre os venenos, por reatividade cruzada pela reação com determinantes de carboidratos, por maior sensibilidade dos métodos utilizados para a pesquisa de IgE específica em relação aos métodos mais antigos ou por uma dupla positividade verdadeira, ou seja, o paciente é alérgico a dois venenos. O fenômeno de reatividade cruzada decorre principalmente da similaridade estrutural entre as proteínas de fontes diversas. A relevância clínica da reatividade cruzada parece ser influenciada por inúmeros fatores, incluindo fatores do hospedeiro (resposta imune contra determinado alérgeno), exposição e alérgenos[24]. A chance de reatividade cruzada aumenta considerando os venenos dentro da mesma família; já para membros de famílias distintas, é mais limitada. Entre abelhas e vespas, quando presente, se deve sobretudo a hialuronidase, e entre formigas e vespas, se deve ao antígeno 5.

Tratamento[23,25]

1. Reações locais: compressas com água fria ou gelo podem ser usadas para reduzir a dor local e o edema. Os

anti-histamínicos orais são suficientes para reduzir o edema local e o prurido, mas também podem ser utilizados analgésicos para reduzir a dor local e o desconforto dessas reações cutâneas. Nenhum estudo controlado com o uso de corticosteroides orais foi realizado até o momento, mas muitos relatos apoiam a sua eficácia. Infecções secundárias em pessoas imunocompetentes são raras, e os antibióticos não são indicados na ausência de infecção. Se 24 a 48 horas após a ferroada de formiga houver formação de pústula no local, esta deve ser mantida intacta, pois é ocasionada pela ação dos alcaloides presentes no veneno de formiga, sendo, portanto, estéril.

2. Reações locais extensas: geralmente são conduzidas como nas reações anteriores, entretanto, em algumas ocasiões, elas podem ser confundidas com celulite, pelo edema importante e eritema extenso. Nesses casos, podem ser utilizados corticosteroides tópicos ou orais; anti-inflamatórios para controle da dor e antibióticos não são necessários.

3. Reações sistêmicas:

a. Generalizadas leves: podem ser utilizados apenas anti-histamínicos.

b. Generalizadas graves: profilaxia, urgência e imunoterapia específica são os três pontos fundamentais na conduta desses pacientes.

- Profilaxia: evitar uso de perfumes adocicados ou fortes; evitar andar com pés descalços em jardins ou próximos a piscina; procurar andar com botas em áreas rurais e orientar o paciente a utilizar adrenalina autoinjetável (EPI-PEN®, Jext®, Anapen®, Twinject®) e anti-histamínicos, caso haja necessidade.
- Urgência: como foi citado, o medicamento adequado é adrenalina na concentração de 1:1.000 em solução aquosa, na dose de 0,3 mL (dose de adulto) e 0,01 mL/kg até o máximo de 0,3 mL (dose para crianças), em intervalos de 15 a 30 minutos. A via de administração é a intramuscular, com aplicação de preferência no músculo vasto lateral da coxa, e não no músculo deltoide. Inalação com broncodilatadores, anti-histamínico injetável e corticosteroides por via parenteral podem ser necessários, além dos cuidados de manter as vias aéreas pérvias e controlar a pressão arterial. Pacientes em uso de betabloqueadores são resistentes à adrenalina, devendo-se, nestes casos, administrar glucagon (0,1 mg/kg). A anafilaxia pode ser prolongada ou recorrente. Pacientes que apresentam tais reações devem ser observados por 3 a 6 horas, dependendo da gravidade da reação e da resposta ao tratamento. Quando a anafilaxia é bifásica, os corticosteroides assumem grande importância na conduta, e esses pacientes devem ser observados por mais tempo[23].
- Imunoterapia específica: é o único tratamento capaz de alterar o curso natural da doença nos pacientes que apresentaram reações anafiláticas induzidas por ferroadas de *Hymenoptera* (Quadro 2), pois age sobre as células T, modificando a resposta TH2 em favor da resposta TH1. É considerado tratamento seguro e eficaz[26-29]. Entretanto, há desvantagens que devem ser consideradas, como: custo, inconveniência, ocorrência de reações adversas à imunoterapia e necessidade de tratamento prolongado. Portanto, a indicação da imunoterapia deve ser precisa e discutida com o paciente e seus familiares.

Segundo uma publicação[29] sobre hipersensibilidade a veneno de insetos que reuniu as três maiores e principais sociedades de alergia e imunologia – The American Academy of Allergy, Asthma and Immunology (AAAAI), The American College of Allergy, Asthma and Immunology (ACAAI) e The Joint Council of Allergy, Asthma and Immunology –, a imunoterapia deve ser recomendada em pacientes que apresentam anafilaxia após ferroada de insetos, especialmente em reações graves, como obstrução da via aérea ou hipotensão, e com teste cutâneo positivo com o veneno do inseto responsável.

Em crianças menores de 16 anos que experimentaram reações cutâneas isoladas, geralmente não se recomenda a imunoterapia, pois os estudos realizados com veneno de abelha e vespa mostraram que tais pacientes apresentaram uma boa evolução, ou seja, as reações sistêmicas nas ferroadas subsequentes foram mais leves ou semelhantes às originais, tanto nos que fizeram imunoterapia, quanto nos que não fizeram[30,31]. Em crianças menores de 16 anos com hipersensibilidade a veneno de formiga, deve-se avaliar cada caso, pois a frequência de exposição é maior nesses pacientes. Desse modo, com base em outro estudo, há novas indicações para a imunoterapia além das já citadas: crianças com reações alérgicas sistêmicas, somente com acometimento de pele e crianças e adultos com reações locais extensas debilitantes que moram em áreas endêmicas ou cuja chance de nova ferroada seja alta[32].

A imunoterapia veneno-específica é efetiva em reduzir o risco de reação sistêmica subsequente a ferroada desses insetos para menos de 5% e, iniciado o tratamento, este deve durar de 3 a 5 anos. Mesmo após o término da imunoterapia, testes cutâneos ainda permanecem positivos em alguns pacientes, mas sem importância do ponto de vista clínico.

Quadro 2. Indicações da imunoterapia segundo a gravidade da reação alérgica.

	Tipo da reação	Teste cutâneo	Imunoterapia
Criança	Reação generalizada grau I ou II	Positivo	Avaliar caso individualmente
Adulto	Reação generalizada grau I ou II	Positivo	Sim
Criança ou adulto	Reação local extensa	Positivo	Avaliar caso individualmente
	Reação generalizada grau III ou IV	Positivo	Sim

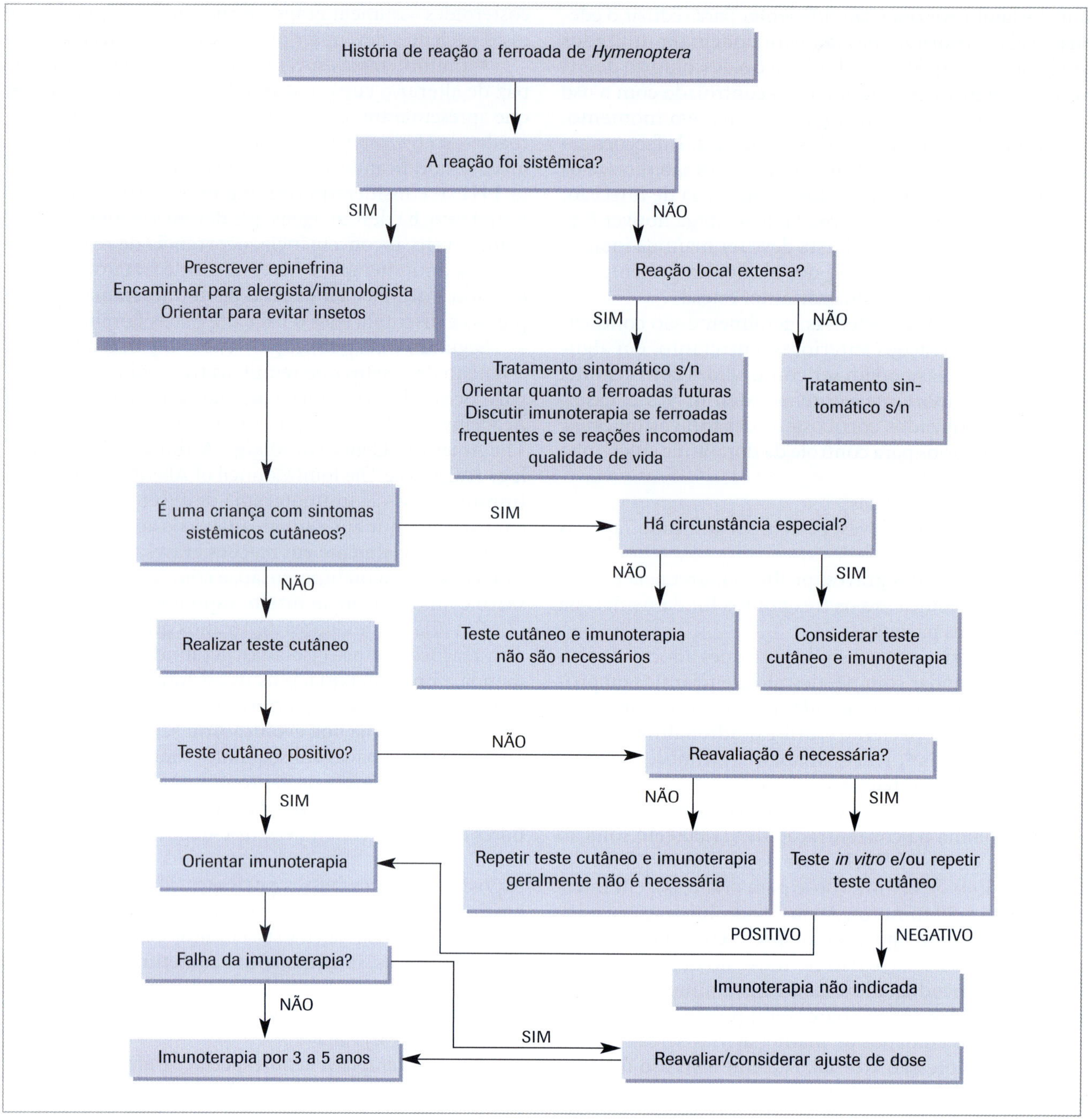

Figura 3. Abordagem do paciente com reação à ferroada de Hymenoptera.

As reações adversas à imunoterapia[29] podem ocorrer e são mais frequentes na fase de indução. A frequência e a gravidade das reações sistêmicas variam entre os estudos, dependendo da seleção do paciente, da doença, do extrato do alérgeno e do regime de indução. A maioria dos pacientes desenvolve reações no local da aplicação. Dentre os pacientes adultos, a maioria desenvolve reações sistêmicas, como broncoespasmo leve, urticária, angioedema, reações de prurido, eritema, que respondem adequadamente ao tratamento com anti-histamínicos ou com beta-2-agonista. Mais raramente, ocorre obstrução brônquica e até mesmo choque anafilático. A segurança da imunoterapia pode ser aumentada introduzindo-se anti-histamínicos como pré-medicação.

Considerações finais

A maioria das pessoas apresenta reações locais, dor e eritema após ferroada de *Hymenoptera*, porém são episódios transitórios. Entretanto, alguns pacientes podem apresentar reação sistêmica grave e, portanto, o diagnóstico etiológico é muito importante. Baseia-se na história clínica bem detalhada quanto ao inseto responsável, à gravidade dos sintomas e à história pessoal anterior de reação. Após anamnese, é realizada a pesquisa da IgE específica *in vivo* (testes cutâneos) e *in vitro* (Figura 3).

O tratamento das anafilaxias provocadas por venenos de insetos consiste de três pontos fundamentais: profilaxia, ou seja, medidas para evitar os insetos e prescrição de adrenalina autoinjetável; tratamento de urgência, cuja conduta mais importante é o uso de adrenalina, de preferência intramuscular no vasto lateral da coxa; e imunoterapia veneno-específica, que tem sido utilizada a mais de 30 anos, com eficácia acima de 90%.

É importante salientar ainda o impacto que tais reações podem causar na qualidade de vida dos pacientes e seus familiares, principalmente em crianças, que ficam impedidas pelos pais de irem a acampamentos, zoológicos e sítios, pelo medo de novas reações.

Além disso, vale reforçar a importância da notificação aos Centros de Vigilância Epidemiológica estaduais, para que se tenham dados reais tanto da frequência das reações quanto da mortalidade que podem causar.

Referências bibliográficas

1. Chinery M. A field guide to the insects of Britain and Northern Europe. London: William Collins Sons & Co, 1984.
2. Wikipédia. Hymenoptera. 2007. Disponível em: http://pt.wikipedia.org/wiki/Hymenoptera. Acesso em 26/3/2007.
3. Homem de Mello MHSH. Abelhas africanizadas na cidade de São Paulo – uma abordagem epidemiológica (dissertação). São Paulo: Departamento de Epidemiologia da Faculdade de Saúde Pública da Universidade de São Paulo, 2000.
4. Nakajima T. Venoms of the Hymenoptera. London: Academic Press, 1986. p.309-27.
5. Palma MS. Venenos de Hymenoptera sociais: coleta, composição, bioquímica e farmacologia. Rev Bras Alergia Imunopatol. 1992;15(4):126-8.
6. Hoffman DR. Hymenoptera venom allergens. Clin Rev Allergy Immunol. 2006;30:109-28.
7. Owen MD, Pfaff LA, Reisman RE, Wypych J. Phospholipase A2 in venom extracts from honeybees (Apis mellifera L.) of different ages. Toxicon. 1990;28:813-20.
8. Dawson CR, Drake A, Helliwell J, Hoder RC. The interaction of bee melitin with lipidic bilayer membranes. Biochimica Biophysica Acta. 1978;510:75-86.
9. Dotmas EM, Hamid KR, Hider RC, Ragnarsson U. Isolation and structure analysis of bee venom mast cell degranulating peptide. Biochimica Biophysica Acta. 1987;911:285-93.
10. Hoffman DR, Jacobson RS. Allergens in Hymenoptera venom: XII. How much protein is in a sting? Ann Allergy. 1984;52:276-8.
11. King TP, Kochoumian L, Joslyn A. Wasp venom proteins: phospholipase A1 and B. Arch Biochem Biophys. 1984;230:1-12.
12. King TP, Alagon AC, Kuan J, Sobotka AF, Lichtenstein LM. Immunochemical studies of yellow jacket venom proteins. Mol Immunol. 1983;20:297-308.
13. Henriksen A, King TP, Mirza O, Monsalve RI, Meno K, Ipsen H et al. Major venom allergen of yellow jackets, Ves v 5; structural characterization of a pathogenesis-related protein superfamily. Proteins. 2001;45:438-48.
14. Morato-Castro FF, Palma MS, Brocheto-Braga MR, Malaspina O, Lazaretti J, Baldo MAB et al. Biochemical properties and study of antigenic cross-reactivity between Africanized honey bee and wasp venom. J Investig Allergol Clin Immunol. 1994;4(1):37-41.
15. Hoffman D. Hymenoptera venom: XXIV. The amino acid sequences of imported fire ant venoms allergens Sol i 2, Sol i 3 and Sol i 4. J Allergy Clin Immunol. 1993;91:71-8.
16. Golden DBK. Insect sting allergy and venom immunotherapy: a model and a mystery. J Allergy Clin Immunol. 2005;115(3):439-47.
17. Charpin D, Birnbaum J, Vervloet D. Epidemiology of Hymenoptera allergy. Clin Exp Allergy. 1994;24:1010-5.
18. Antonicelli L, Bilò BM, Bonifazi F. Epidemiology of Hymenoptera allergy. Curr Opin Allergy Clin Immunol. 2002;2:341-6.
19. Muller U. Hymenoptera venom hypersensitivity: an update. Clin Exp Allergy. 1998;28:4-6.
20. Nall TM. Analysis of 677 death certificates and 168 autopsies of stinging insect deaths. J Allergy Clin Immunol. 1985;75:207-12.
21. Bilo BM, Rueff F, Mosbech H, Bonifazi F, Oude-Elberink JN. Diagnosis of Hymenoptera venom allergy. Allergy. 2005;60(11):1339-49.
22. Golden DBK. Insect allergy in children. Curr Opin Allergy Clin Immunol. 2006;6:289-93.
23. Golden DBK. Stinging insect allergy. Am Fam Phys. 2003;67(12):2541-6.
24. Ferreira F, Hawranek T, Gruber P, Wopfner N, Mari A. Allergic cross-reactivity: from gene to the clinic. Allergy. 2004;59:243-67.
25. Castro FFM, Watanabe AS. Reações alérgicas causadas por veneno de insetos. In: Lopes AC (ed.). Diagnóstico e tratamento. Barueri: Manole, 2006. p.318-23.
26. Hunt KJ, Valentine MD, Sobotka AK, Benton AW, Amodio FJ, Lichtenstein LM. A controlled trial of immunotherapy in insect hypersensitivity. N Engl J Med. 1978;299:157-61.
27. Ross RN, Nelson HS, Finegold I. Effectiveness of specific immunotherapy in the treatment of hymenoptera venon hypersensitivity: a meta-analysis. Clin Ther. 2000;22(3):351-8.
28. Brown SGA, Wiese MD, Blackman KE, Heddle RJ. Ant venom immunotherapy: a double blind, placebo-controlled, crossover trial. Lancet. 2003;361:1001-6.
29. Golden DB, Moffitt JE, Reisman RE, Lee R, Nicklas R, Freeman T et al. Stinging insect hypersensitivity: a practice parameter update 2011. J Allergy Clin Immunol. 2011;Apr127(4):852-4.e1-23.
30. Schuberth KC, Lichtenstein LM, Kagey-Sobotka A, Szklo M, Kwiterovich KA, Valentine MD. Epidemiologic study of insect allergy in children. II. Effects of accidental stings in allergic children. J Pediatr. 1983;102:361-5.
31. Valentine MD, Schuberth KC, Kagey-Sobotka A, Graft DF, Kwiterovich KA, Szklo M et al. The value of immunotherapy with venom in children with allergy to insect stings. N Engl J Med 1990; 323:1601-3.
32. Pesek RD, Lockey RF. Management of insect sting hipersensitivity: an update. Allergy Asth Immunol. 2013;(3):129-32.

9 Reações Adversas às Drogas

Antônio Abílio Motta
Marcelo Vivolo Aun

SUMÁRIO

Introdução e conceitos

A Organização Mundial da Saúde (OMS) define como uma reação adversa a droga "qualquer efeito não terapêutico decorrente do uso de um fármaco nas doses habitualmente empregadas para prevenção, diagnóstico ou tratamento de doenças"[1].

As reações adversas às drogas (RAD) são classificadas como previsíveis ou imprevisíveis, sendo que o primeiro grupo está relacionado aos efeitos diretos do medicamento, que podem ocorrer em qualquer indivíduo (p. ex., superdosagem, efeitos colaterais, efeitos secundários e interações medicamentosas). As reações imprevisíveis, por sua vez, são aquelas que não estão relacionadas diretamente aos efeitos da droga, como as reações de intolerância, idiossincrasia e hipersensibilidade (Quadro 1)[2].

A Organização Mundial de Alergia (World Allergy Organization – WAO) define como hipersensibilidade qualquer reação iniciada por um estímulo definido e que possa ser reproduzida[3]. Dessa forma, as reações de hipersensibilidade às drogas podem ser subdivididas em:

- Alérgicas ou imunológicas: são reações de hipersensibilidade mediadas por um mecanismo imunológico.
- Não alérgicas ou não imunológicas: são reações muito semelhantes clinicamente às reações alérgicas verdadeiras, porém desencadeadas por outros mecanismos; muitas vezes são descritas como pseudoalérgicas.

Neste contexto, a expressão "alergia a droga" ou "alergia a medicamento" deveria ficar restrita às reações de hipersensibilidade alérgicas. Contudo, muitas reações adversas a drogas, principalmente a hipersensibilidade não alérgica, acabam sendo taxadas genericamente como "alergia". Essa diferenciação é importante na hora de definir uma orientação futura ao paciente. O último consenso internacional sobre alergia a drogas sugere que o termo "alergia" fique restrito às reações nas quais é possível comprovar um mecanismo imunológico, seja via teste *in vivo* ou *in vitro*. Caso não tenha havido tal demonstração, deve-se priorizar o termo "reação de hipersensibilidade a droga (RHD)"[4].

De qualquer forma, as RHD, tanto alérgicas como não alérgicas, são atualmente classificadas de acordo com o tempo de instalação do quadro clínico[5]:

- Imediatas: quando os sintomas aparecem até 1 hora após a administração do fármaco. Exemplos: urticária, angioedema, broncoespasmo, anafilaxia etc.
- Não imediatas: quando os sintomas aparecem após 1 hora da administração do fármaco. Exemplos: eczemas, exantemas, síndrome de Stevens-Johnson, pneumonites, nefrites, citopenias etc.

Dados epidemiológicos

Estima-se que as reações adversas às drogas ocorram em 15 a 30% dos pacientes internados, levando ao óbito cerca de 0,1% dos pacientes clínicos e 0,01% dos pacientes cirúrgicos. Em pacientes ambulatoriais, a incidência de RAD é de 5% em adultos. De todas as reações adversas, 10 a 15% correspondem às RHD[6].

Etiologia e fisiopatologia

Uma vez administrada, uma droga pode ativar o sistema imune por vários mecanismos e levar a uma vasta gama de manifestações clínicas de acordo com o mecanismo envolvido na reação[7].

Os medicamentos, em geral, são substâncias de baixo peso molecular (< 1.000 Daltons) e, portanto, pouco imunogênicos. Alguns fármacos têm estrutura proteica,

Quadro 1. Classificação das reações adversas às drogas[1]

Tipo de reação	Descrição	Exemplo
Superdosagem	Reações tóxicas causadas por doses excessivas da droga ou pelo comprometimento no mecanismo de excreção/metabolização da droga	
Efeitos colaterais	Efeitos indesejáveis, relacionados à ação terapêutica da droga, mas previstos, mesmo em doses farmacologicamente corretas	Sonolência, pelo uso de anti-histamínico, ou tremores, pelo uso de beta-2-agonista
Efeitos secundários	Consequência indireta, mas não inevitável, da ação farmacológica primária da droga	Distúrbios gastrointestinais decorrentes de alterações na flora intestinal, pela ação de antibióticos de largo espectro
Interação medicamentosa	Modificação do efeito de uma droga em decorrência do uso prévio ou concomitante de outra droga	Interação físico-química das drogas: inativação da gentamicina pela carbenicilina Interferência com absorção intestinal: antiácidos ingeridos antes de drogas ácidas, como Aspirina® Interferência com o metabolismo da droga: aumento do metabolismo dos anticoagulantes cumarínicos, pelo fenobarbital
Intolerância	Maior sensibilidade a determinadas drogas, mesmo em pequenas doses, sem o envolvimento de qualquer mecanismo imunológico	Zumbido no ouvido, pela associação de salicilatos e quinina, mesmo em doses baixas
Idiossincrasia	Reações a determinadas drogas, em decorrência de defeito enzimático-genético	A ausência da enzima 6-fosfato-desidrogenase, em negros norte-americanos e alguns indivíduos do Mediterrâneo, causa icterícia, em decorrência do uso de drogas oxidantes como antimaláricos
Hipersensibilidade	Alérgicas: desencadeadas por mecanismo imunológico Não alérgicas: reações semelhantes às reações alérgicas, desencadeadas por outros mecanismos	Anafilaxia, pelo uso de penicilina Reações a contrastes iodados

de alto peso molecular, como insulina, hormônios e estreptoquinase, e podem ativar o sistema imune diretamente. Outra possibilidade é que os medicamentos funcionem como haptenos: por meio de uma ligação covalente com uma proteína plasmática, esse medicamento poderia formar um antígeno completo e desencadear uma resposta imune. Também é possível que algumas drogas se comportem como pró-haptenos, ligando-se covalentemente a uma proteína apenas após a sua metabolização. O sulfametoxazol é o protótipo do conceito do pró-hapteno, no qual seu metabólito será o hapteno a desencadear a reação[7]. Após a formação do antígeno (complexo medicamento-proteína), ocorrem o reconhecimento por uma célula apresentadora de antígenos (APC), o processamento e a apresentação desse antígeno para o linfócito T, que se torna sensibilizado. Nesse contexto, podem ocorrer reações mediadas principalmente por linfócitos B, com sensibilização por IgE ou mesmo IgM ou IgG (mecanismos tipos I, II ou III de hipersensibilidade de Gell e Coombs), ou por linfócitos T (mecanismo tipo IV). Nesta última situação, as células T ainda podem atuar de formas diversas, de modo que as reações do tipo IV foram divididas em 4 subtipos (a, b, c e d), de acordo com as outras células e mediadores do sistema imune envolvidos e o quadro clínico[7]. O Quadro 2 expressa os tipos de reações de hipersensibilidade, os mecanismos envolvidos e alguns exemplos de síndromes clínicas.

Outra teoria mais recente é a da interação farmacológica com receptores imunológicos (*p-i concept*), em que determinados medicamentos poderiam se ligar diretamente ao receptor do linfócito T (TCR) ou ao complexo principal de histocompatibilidade (MHC), desencadeando uma resposta imune sem a necessidade da apresentação do antígeno por uma APC[7,8].

Além disso, muitas das RHD exigem a presença de algum cofator do meio ambiente, como vírus ou radiação ultravioleta, para ativar o sistema imune e se manifestar clinicamente. Alguns exemplos são as fotodermatites, além dos exantemas morbiliformes tardios por betalactâmicos na vigência de infecções pelo vírus Epstein-Barr (EBV) ou a síndrome de hipersensibilidade induzida por drogas (SHID), antes chamada DRESS (*drug reaction with eosinophilia and systemic symptoms*), na qual ocorre comumente a reativação de uma infecção viral por um agente da família herpes, como o HHV-6[7].

No entanto, grande parte das RHD é considerada não alérgica, por não haver participação direta do sistema imune. Os mecanismos que envolvem a maioria dessas reações ainda são desconhecidos ou pouco elucidados. Algumas drogas, como a codeína, a morfina e os contrastes iodados, podem provocar a desgranulação direta dos mastócitos e dos basófilos, liberando os mediadores inflamatórios que provocam reações clinicamente semelhantes às do tipo I[2]. A aspirina e os anti-inflamatórios não hormo-

Quadro 2. Classificação das reações às drogas de acordo com os mecanismos de Gell e Coombs revisados[10]

Tipo	Mecanismo	Exemplo
I. Imediata	IgE, mastócitos e basófilos	Anafilaxia, urticária, angioedema, asma
II. Citotóxica	IgM e IgG, complemento, fagocitose	Citopenias, nefrites, pneumonites
III. Imunocomplexos	IgM e IgG, complemento, fagocitose	Doença do soro, febre, urticária, glomerulonefrite, vasculites
IV. Tardia		
IVa	Th1/ativação de macrófagos	Dermatite de contato
IVb	Th2/eosinófilos	Exantemas, SHID/DRESS
IVc	Linfócitos T CTL	Exantemas, SSJ e NET
IVd	Células T/neutrófilos	PEGA

nais (AINH), por meio de sua ação inibitória na via da cicloxigenase (COX), podem promover modificações no metabolismo do ácido araquidônico, que se desvia para a via da lipoxigenase. Dessa forma, uma série de mediadores é produzida, como os leucotrienos, que levam a um quadro inflamatório, podendo se manifestar clinicamente por asma, angioedema, urticária ou anafilaxia, que também são semelhantes às reações alérgicas do tipo I[9].

Quadro clínico

O quadro clínico das RHD é muito variado e pode simular, praticamente, todas as doenças ou síndromes conhecidas. As manifestações cutâneas são as mais comuns, tanto de forma isolada quanto em associação às manifestações sistêmicas. As reações de hipersensibilidade mais frequentes na clínica estão representadas no Quadro 3[10].

As erupções por drogas podem variar de um simples eritema benigno e transitório, que ocorre entre 6 e 9 dias após a introdução de uma droga (em 1 a 3% dos indivíduos que utilizam alguma medicação), até as formas mais graves, com incidência menor do que 1/10.000 usuários, como a síndrome de Stevens-Johnson (SSJ) e a síndrome de Lyell ou necrólise epidérmica tóxica (NET).

As erupções exantemáticas ou maculopapulares são as manifestações cutâneas mais frequentes das RHD (mais de 90% dos casos). A erupção inicia-se, em geral, entre o 4º e o 14º dia de tratamento ou até 1 ou 2 dias após o seu término. Prurido e febre baixa podem acompanhar o quadro cutâneo, desaparecendo após alguns dias. O diagnóstico diferencial das reações exantemáticas por drogas inclui erupções virais (EBV, CMV, HHV-6, parvovírus B19 etc.), erupções tóxicas, reação enxerto *versus* hospedeiro aguda, síndrome de Kawasaki, doença de Still, entre outras. As drogas mais relacionadas com esse tipo de manifestação são o alopurinol, as aminopenicilinas, as cefalosporinas, os anticonvulsivantes e os antibióticos sulfonamidas[11].

A urticária caracteriza-se por placas e/ou pápulas eritematosas transitórias, com prurido importante; em até 50% dos casos, está associada ao angioedema, surgindo alguns minutos ou poucas horas após a administração do medicamento (Figura 1). Os antibióticos e os relaxantes musculares estão entre as principais causas de urticária e angioedema por um mecanismo mediado por IgE, enquanto os AINH são as causas mais comuns por um mecanismo não mediado por IgE[11].

As drogas também estão entre as 3 principais causas de anafilaxia, junto com alimentos e venenos de insetos (abordados separadamente em outro capítulo). Contudo, as drogas são as maiores responsáveis pelos óbitos por anafilaxia. Nos países desenvolvidos, os antibióticos betalactâmicos e relaxantes neuromusculares estão entre as principais causas, mas estudo recentemente publicado por nosso grupo mostrou que, no Brasil, os AINH são a principal causa de anafilaxia, e sem o envolvimento da IgE[12,13].

A erupção fixa por droga caracteriza-se por uma ou poucas placas eritematoedematosas arredondadas e bem delimitadas, algumas vezes, com bolha no centro da lesão. Pode ocorrer em qualquer parte do corpo e envolver mucosas, sobretudo lábios e genitais. A erupção involui em alguns dias, com uma lesão residual acastanhada, que pode ser reativada no mesmo local após uma nova exposição à droga envolvida. Esse quadro está relacionado, com frequência, ao uso de derivados de fenazona, sulfonamidas, barbituratos, fenolftaleína, tetraciclinas e carbamazepina[11].

São 4 as chamadas farmacodermias graves, RHD não imediatas que acometem a pele, têm alta morbidade e são potencialmente fatais. São elas: pustulose exantemática generalizada aguda (PEGA), SHID-DRESS, SSJ e NET.

A Pega caracteriza-se por pequenas pústulas, em grande quantidade, que aparecem sobre uma área de eritema, sobretudo no pescoço, nas axilas, no tronco e nas extremidades superiores (Quadro 4)[14]. Em pacientes com PEGA, não é raro o surgimento de leucocitose, com um número elevado de neutrófilos, hipocalcemia e insuficiência renal transitórias. O tempo entre a administração da droga e o surgimento das lesões é relativamente curto (menor do que 2 dias). A erupção dura alguns dias e é seguida de descamação superficial. As principais drogas relacionadas ao quadro são os antibióticos (aminopenicilinas) e o diltiazem[11,14].

A SHID-DRESS é uma reação aguda e grave, definida pela presença de envolvimento multissistêmico e eo-

Quadro 3. Manifestações mais comuns desencadeadas pelas drogas

Reações	Drogas (exemplos)
Manifestações sistêmicas	
Anafilaxia	Anti-inflamatórios não esteroidais, penicilina, contrastes iodados, quimioterápicos
Doença do soro	Penicilina, soro heterólogo
Febre	Ácido paraminossalicílico, penicilina
Vasculite	Penicilina, sulfonamidas
Poliarterite	Hidralazina
Síndrome lupus-like	Hidralazina, procainamida
Síndrome de hipersensibilidade/DRESS	Anticonvulsivantes aromáticos, sulfametoxazol
Manifestações respiratórias/pulmonares	
Asma/rinite	Aspirina®
Infiltrados eosinofílicos	Ácido paraminossalicílico
Vasculite	Sulfonamidas
Fibrose intersticial	Amiodarona
Manifestações hematológicas	
Anemia hemolítica	Metildopa, cefalosporinas
Trombocitopenia	Tiazídicos
Agranulocitose	Aminopirina, dipirona, fenilbutazona
Eosinofilia	Hidantoínas
Manifestações linforreticulares	
Linfadenopatia	Hidantoínas
Manifestações hepáticas	
Colestase	Fenotiazinas
Lesão hepatocelular	Isoniazida
Manifestações renais	
Glomerulonefrite	Penicilina, silfonamidas
Síndrome nefrótica	Penicilamina, sais de ouro
Nefrite intersticial	Oxacilina, rifampicina, sulfonamidas
Manifestações cutâneas	
Urticária e angioedema	Salicilatos, penicilina,
Dermatite de contato	Penicilina, anti-H1, etilenodiamina
Fotodermatite	Clorpromazina, sulfonamida, oxicans
Dermatite exfoliativa	Barbitúricos, sulfonamidas
Eritema nodoso	Iodetos e brometos
Eritema fixo	Fenolftaleína, barbitúricos, sulfonamidas
Eritema multiforme	Barbitúricos, cloroquina, ampicilina,
Síndrome de Stevens Johnson e necrólise epidérmica tóxica	Alopurinol, sulfonamidas, anticonvulsivantes aromáticos
Prurido, eritema e RASH cutâneo	Sulfonamidas, ampicilina, eritromicina

sinofilia frequente. Clinicamente, manifesta-se por febre, erupção cutânea importante, aumento de linfonodos, alteração da função hepática e renal e acometimento pulmonar ou cardíaco, com anormalidades hematológicas, sobretudo eosinofilia e linfocitose, com atipias. Essa síndrome foi descrita, inicialmente, com drogas anticonvulsivantes (carbamazepina, fenitoína e fenobarbital), sendo denominada síndrome de hipersensibilidade aos anticonvulsivantes. Posteriormente, um quadro semelhante foi observado com uma grande variedade de drogas, como alopurinol, dapsona, minociclina e nevirapina, passando a receber a denominação DRESS (*drug reaction with eosinophilia and systemic symptoms*). Como a eosinofilia nem sempre está presente, a denominação

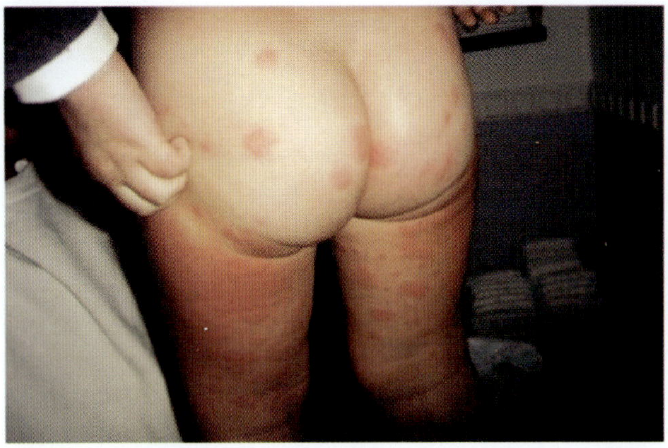

Figura 1 Urticária.

Quadro 5. Critérios de inclusão para potencial diagnóstico de SHID/DRESS pelo grupo RegiSCAR[16]

Hospitalização
Suspeita de reação relcacionada ao uso de droga
Rash cutâneo agudo*
Febre acima de 38°C*
Aumento de linfonodos em, no mínimo, dois sítios distintos*
Envolvimento de, no mínimo, um órgão interno*
Anormalidades no hemograma
Linfocitose ou Linfopenia*
Eosinofilia (por porcentagem ou número absoluto)*
Plaquetopenia*

*Três ou mais necessários.

Quadro 4. Critérios para o diagnóstico da PEGA[14]

Erupção pustular aguda
Febre acima de 38°C
Neutrofilia com ou sem eosinofilia leve
Pústulas subcórneas ou intraepidérmicas na biópsia de pele
Resolução espontânea em menos de 15 dias

atual mais adequada é SHID. Os sintomas aparecem, em geral, entre 2 e 6 semanas após o início do tratamento, evoluindo favoravelmente após a suspensão da droga. No entanto, casos fatais têm sido relatados na literatura, com uma incidência de 10 a 40% dos pacientes[15]. Os critérios diagnósticos para definição de caso de SHID-DRESS estão descritos no Quadro 5[16].

A SSJ e a NET são reações graves decorrentes do uso de drogas, com baixa incidência e alta mortalidade. A incidência da SSJ é de 1 a 6 casos/milhão de pessoas/ano, enquanto a da NET é de 0,4 a 2 casos/milhão de pessoas/ano. Alguns autores sugerem que a SSJ e a NET sejam variantes de uma mesma doença, enquanto o eritema multiforme maior (lesões em alvo e bolhosas, envolvendo extremidades e mucosas) deve ser considerado separadamente, uma vez que está mais relacionado às infecções, especialmente pelo herpes vírus. Tanto a SSJ quanto a NET caracterizam-se por descolamento da epiderme, que varia de leve a grave, conforme a superfície corpórea acometida. De acordo com a extensão do descolamento da pele, a síndrome é classificada em SSJ, NET ou sobreposição (*overlapping*) SSJ-NET (Quadro 6). O quadro pode iniciar com febre, irritação nos olhos e dor à deglutição, precedendo os sintomas cutâneos em 1 a 3 dias. As lesões na pele aparecem primeiramente no tronco e, em seguida, espalham-se pela face, pelo pescoço e pela porção proximal dos membros superiores, com menor acometimento dos membros inferiores, embora possam ocorrer lesões nas regiões palmar e plantar logo no início do quadro. Eritema e erosões nos olhos, na boca e na mucosa genital estão presentes em mais de 90% dos casos. O epitélio do trato respiratório está envolvido em 25% dos casos de NET, e pode também ocorrer acometimento gastrointestinal. Inicialmente, as lesões são eritematosas ou maculopurpúricas, de tamanho e forma irregular, com tendência a coalescer. Conforme o envolvimento epidérmico progride, ocorre necrose das lesões, e a epiderme começa a descolar-se da derme, com a formação de bolhas (presença de sinal de Nikolsky). O uso de medicamentos está relacionado a até 50% dos casos de SSJ e 80% dos casos de NET, sendo os antibióticos sulfonamidas, anticonvulsivantes aromáticos, AINH (principalmente oxicans), alopurinol e nevirapina os mais frequentes (Figura 2)[17,18]. Existe um sistema de classificação de gravidade da SSJ e NET (SCORTEN) que se relaciona diretamente com a mortalidade[18] (Quadro 7). Sugere-se que este seja atualizado diariamente na assistência a esses pacientes para melhor definição da conduta.

Quadro 6. Classificação clínica da SSJ e NET[17]

Categoria	Lesão	Descolamento da epiderme (% superfície corporal)
SSJ	Disseminada; máculas com bolhas ou lesões em alvo atípicas; erosão de mucosas	< 10
Sobreposição SSJ-NET	Disseminada; máculas com bolhas ou lesões em alvo atípicas; erosão de mucosas	10 a 30
NET	Disseminada; máculas com bolhas ou lesões em alvo atípicas; erosão de mucosas	> 30

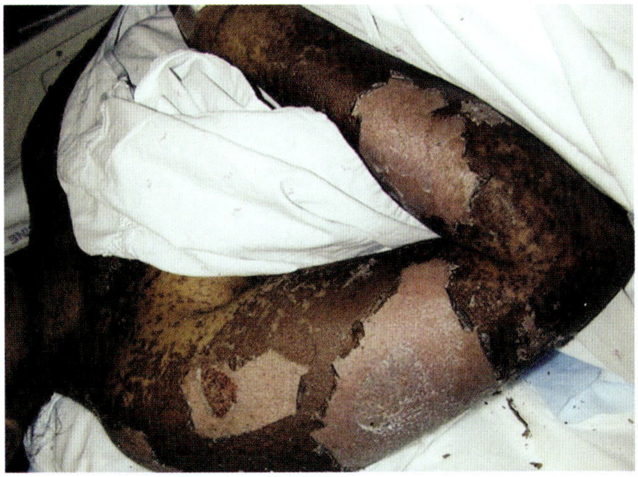

Figura 2 Necroses das lesões e deslocamento da epiderme.

Quadro 7. Escore para avaliação da necrólise epidérmica tóxica (SCORTEN)[18]

Idade > 40 anos
Presença de malignidade
Frequência cardíaca > 120/min
Área de superfície corporal envolvida > 10%
Ureia sérica > 10 mmol/L (28 mg/dL)
Glicose sérica > 14 mmol/L (252 mg/dL)
Bicarbonato sérico < 20 mmol/L (20 mEq/L)
Um ponto para cada fator de risco. Mortalidade estimada baseada no escore total: 0 a 1 (3,2%), 2 (12,1%), 3 (35,3%), 4 (58,3%) ou 5 ou mais (90%).

Diagnóstico/exames complementares

O diagnóstico de uma RAD deve se basear, principalmente, na anamnese e no exame físico. Primeiramente, deve-se lembrar que as RAD são simuladoras de síndromes, que podem ou não acometer a pele. Dessa forma, o questionamento ao paciente sobre medicações em uso deve fazer parte da anamnese de todo caso clínico, especialmente de instalação recente. Além disso, é preciso distinguir o diagnóstico das RAD do diagnóstico etiológico, ou seja, confirmar que se trata de uma reação a uma droga e, a partir daí, investigar qual é a droga desencadeante.

Outro fator importante ainda na abordagem inicial, especialmente do clínico que atende o paciente na vigência da reação, é afastar quadro grave que leve esse paciente a um maior risco. É essencial salientar que pacientes com quadros cutâneos secundários a uma RHD podem estar diante de um acometimento sistêmico, que leve sua vida a risco. Existem alguns sinais de alerta clínicos e laboratoriais (*red flags*) para reações potencialmente mais graves ou até fatais e que merecem atenção especial, por vezes hospitalização até em UTI. Esses sinais estão resumidos no Quadro 8[19].

Quadro 8. Sinais clínicos e laboratoriais de alerta para gravidade das RHD[19]

Clínicos gerais	Cutâneos	Laboratoriais
Febre	Grande extensão de lesões	Eosinofilia
Mal-estar	Lesões mucosas	Linfocitose atípica
Dores pelo corpo	Bolhas	Aumento de TGO, TGP e DHL
Linfadenopatia	Sinal de Nikolsky positivo	Aumento de Ureia e creatinina
Hepatoesplenomegalia	Acidose	

A história clínica, embora muitas vezes cansativa, é fundamental no diagnóstico das RHD. Isso inclui a relação de todas as drogas utilizadas pelo paciente no momento da reação e nos dias antecedentes ao quadro. As drogas utilizadas devem ser organizadas de forma cronológica, procurando relacionar o tempo e o momento do uso com o início dos sintomas, formando uma "linha de tempo". Em geral, a droga introduzida mais recentemente é a droga envolvida. Quando um paciente está em tratamento com inúmeras drogas e apresenta uma RHD, as drogas de uso esporádico são normalmente as mais implicadas. De acordo com as manifestações clínicas, é possível suspeitar de mais de uma droga. Por exemplo, o angioedema é mais frequentemente causado por AINH, inibidores da enzima conversora da angiotensina (IECA) e antibióticos. Por outro lado, a SHID-DRESS é mais frequente com o uso de anticonvulsivantes e sulfonamidas (ver Quadro 3). Muitas vezes, existe uma grande dificuldade em determinar o agente causal da reação, mas a combinação de dados da história com características do exame físico permite excluir determinadas drogas e suspeitar mais de outras.

Quanto ao diagnóstico etiológico da droga causadora da reação, por vezes apenas a história e o exame físico não são suficientes. Nesses casos, testes *in vivo* e *in vitro* podem ajudar a afastar ou confirmar as drogas suspeitas (Figura 3). Essa escolha deve ser discutida com médico alergista, haja vista que a realização e a interpretação destes testes é escopo do especialista. A escolha do teste ou do exame a ser realizado depende, basicamente, do mecanismo suspeito para aquele tipo de reação. O Quadro 9 descreve os tipos de RHD, seus mecanismos prováveis e testes cutâneos possíveis a serem propostos. É importante salientar que existem controvérsias na literatura quanto à realização de testes *in vivo* em pacientes que apresentaram reações graves, como anafilaxia, SSJ, NET ou SHID. Cada caso deve ser analisado de forma isolada; a avaliação do risco-benefício do procedimento deve ser sempre considerada.

Os testes *in vitro*, em geral, têm pouco valor na prática clínica, haja vista a pequena gama de exames disponíveis comercialmente. Em reações mediadas por IgE, po-

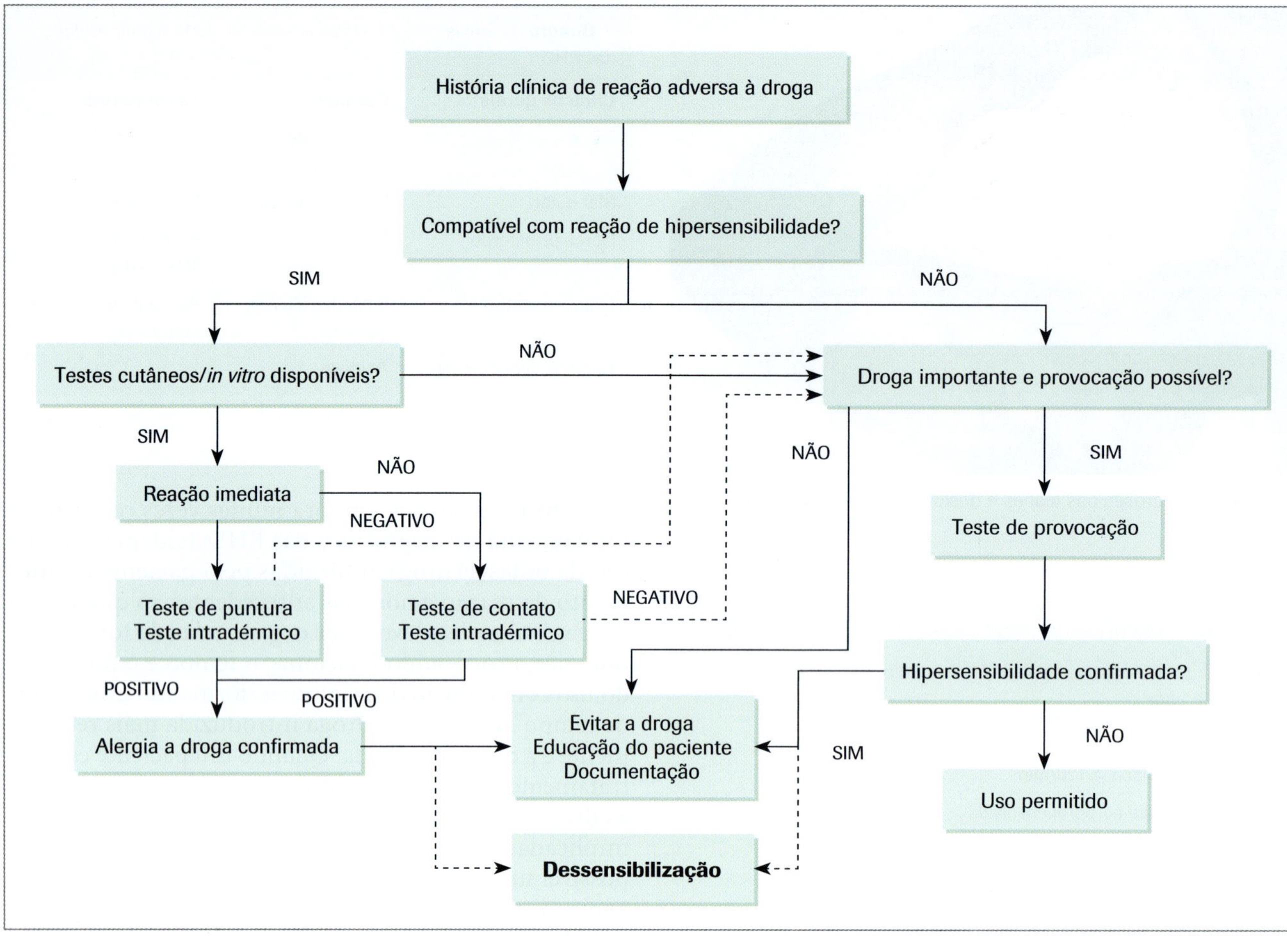

Figura 3. Proposta de abordagem dos pacientes com história de reação de hipersensibilidade a droga.

Quadro 9. Mecanismos de hipersensibilidade, algumas síndromes clínicas compatíveis e respectivos testes cutâneos para diagnóstico das RHD, com seus tempos de leitura[5,10].

Mecanismo de hipersensibilidade	Quadro clínico	Teste cutâneo	Tempo para leitura
I. Anafilático/Imediata	Urticária, angioedema, rinite, asma, anafilaxia	Punctura Intradérmico Contato	15-20 min 15-20 min 15-20 min
II. Citotoxicidade celular dependente de anticorpo	Nefrites, citopenias, pneumonites, pênfigos	Contato (?)	-
III. Imunocomplexos	Doença do soro, febre, vasculites, glomerulonefrite	Intradérmico	6-8 h
IV. Celular	Eczemas, eritema fixo, exantemas, PEGA, DRESS, SSJ/NET	Intradérmico Contato	72 h 48 e 96 h (até 7 dias)

de-se lançar mão da pesquisa de IgE específica, exame conhecido como *RAST*, mas que, no Brasil, só está disponível comercialmente para as seguintes substâncias no universo das RHD: penicilina, ampicilina, amoxicilina, insulina e para o látex. Desse modo, além de não ter alta sensibilidade nas reações imediatas por esses agentes, não serve para investigação de reações a outras drogas. Outros exames laboratoriais na pesquisa das RHD estão reservados, no Brasil, ainda apenas para pesquisa, como os testes de ativação de basófilos para reações imediatas e os testes de linfoproliferação para reações não imediatas.

Os testes cutâneos visam a documentar a presença de uma sensibilização alérgica ao agente testado, de acordo com o mecanismo de hipersensibilidade envolvido no processo. São eles o teste de puntura (*prick test*), intradérmico e de contato (*patch test*) (ver Quadro 7). A realização dos testes cutâneos é reservada para especialistas em alergia e imunologia experientes nestes procedimentos, pois a técnica de preparo e diluição é complexa e alguns testes têm o potencial de levar a reações sistêmicas. Contudo, apesar de ter alta especificidade e alto valor preditivo positivo, a sensibilidade dos testes cutâneos na RHD é baixa e, sem dúvida, o resultado negativo não exclui aquela droga como causa da reação[20].

Além disso, poucos testes têm diluição já bem padronizada. A academia europeia publicou recentemente um artigo sugerindo esquemas de diluições para testes cutâneos com vários grupos farmacológicos[20]. Os testes de leitura imediata para a penicilina, por exemplo, são padronizados e estão disponíveis comercialmente na Europa, incluindo tanto o determinante principal (peniciloil – responsável pela maior parte das reações) quanto os determinantes menores (responsáveis pelas reações mais graves). No Brasil, o Ministério da Saúde desenvolveu um protocolo para a investigação de reações imediatas à penicilina, que utiliza a penicilina G potássica para a realização dos testes cutâneos de leitura imediata, com sensibilidade e especificidade satisfatórias[21].

Quando os testes *in vitro* e/ou cutâneos não são conclusivos ou não estão disponíveis, o diagnóstico definitivo de uma reação de hipersensibilidade pode ser fornecido pelo teste de provocação (ver Figura 3)[22]. Este teste consiste em administrar a droga suspeita, ou uma droga relacionada, ao paciente que apresentou a reação. Deve ser sempre realizado por um médico especialista e experiente, em um ambiente hospitalar preparado para um atendimento de emergência. A European Network for Drug Allergy (Enda) indica os testes de provocação para situações específicas, como as citadas no Quadro 10[22].

Os anestésicos locais são, com frequência, considerados responsáveis por uma série de reações anafiláticas, sobretudo em consultórios de dentistas. Os dois maiores estudos que envolveram pacientes com história sugestiva de reações a anestésicos locais, com 433 pacientes avaliados, demonstraram que, embora alguns indivíduos (< 20) tenham apresentado testes de puntura ou intradérmicos positivos para anestésicos locais, não houve nenhum teste de provocação com resultado positivo, o que sugere a ausência de reações mediadas por IgE nesses pacientes[23,24]. Dessa forma, nos casos suspeitos, a conduta consiste em identificar o anestésico utilizado e substituí-lo por outro de um grupo diferente. Se o anestésico suspeito for do grupo éster (PABA), deve-se trocar por qualquer anestésico do grupo amida. Se for do grupo amida, deve-se substituir por outro do mesmo grupo, visto que não dão reação cruzada entre si[25]. Em ambos os casos, a chance de ocorrer qualquer tipo de reação é muito pequena. Quando não se conhece a droga suspeita, opta-se, em nosso serviço, por realizar o teste de provocação com lidocaína, encontrando-se apenas um paciente verdadeiramente alérgico, com teste positivo, num universo de mais de 100 testes realizados com essa medicação desde 2005[26].

Os testes de provocação são frequentemente utilizados também para encontrar alternativas terapêuticas em pacientes com hipersensibilidade a fármaco relacionado, como provocação com celecoxibe ou paracetamol em pacientes com RHD por AINH ou provocação com cefalosporina em pacientes com RHD por aminopenicilinas. Utilizando as indicações de provocação propostas pela academia europeia de alergia, a positividade destes testes é baixa em nossa experiência[27].

Quadro 10. Indicações para os testes de provocação com drogas (DPT)[22]
Excluir a reação de hipersensibilidade em pacientes com história não sugestiva de hipersensibilidade à droga e em pacientes com sintomas inespecíficos, como sintomas vagais durante a aplicação de anestesia local
Fornecer drogas farmacológicas e/ou estruturalmente não relacionadas e seguras em casos de hipersensibilidade comprovada, como o uso de outros antibióticos em pacientes com alergia aos betalactâmicos. Isso também pode auxiliar nos casos de pacientes ansiosos que se recusam a tomar a medicação recomendada sem a comprovação de tolerância
Excluir a reatividade cruzada de drogas relacionadas em casos de hipersensibilidade comprovada, como o uso de cefalosporina em pacientes com alergia a penicilinas ou AINE alternativos em pacientes com asma por AAS
Estabelecer o diagnóstico em pacientes com história sugestiva de RAD e testes negativos, não conclusivos ou não disponíveis, como na erupção maculopapular durante o tratamento com aminopenicilina e testes alergológicos negativos

Tratamento

A primeira medida a ser tomada no tratamento de qualquer suspeita de RAD é a eliminação de todas as drogas suspeitas. Em pacientes com Aids, observou-se que, nas reações graves, o índice de mortalidade é menor quando a droga suspeita é suspensa antes do aparecimento das bolhas, em relação aos pacientes que o fizeram após a evolução das lesões. Portanto, parece lógico que uma medida semelhante deva ser tomada em qualquer tipo de RAD. Alguns autores sugerem até o uso de plasmaferese para os casos graves (NET), em uma tentativa de eliminar os metabólitos da droga causadora e as citocinas inflamatórias envolvidas na fisiopatologia da reação, embora esse tipo de conduta mais agressiva ainda não tenha demonstrado um benefício evidente[17].

Se o paciente estiver utilizando inúmeras drogas, deve-se eliminar as menos necessárias e as mais prováveis e avaliar os riscos (necessidade da droga) *versus* os benefícios (gravidade da reação)[4].

O tratamento farmacológico deve ser sempre orientado de acordo com o quadro clínico. Reações imediatas mais brandas, como a urticária não extensa ou o angioedema palpebral, em geral, respondem bem com apenas anti-histamínicos H1 por via oral. Por outro lado, reações mais graves, como a anafilaxia, requerem um tratamento de urgência, sendo necessárias medidas como manutenção das vias aéreas, adrenalina intramuscular, anti-histamínicos anti-H1 e anti-H2, drogas beta-adrenérgicas e corticosteroides. Para o tratamento das reações tardias, como o *rash* cutâneo, a SHID e a PEGA, a droga de escolha deve ser sempre o corticosteroide, podendo ser de uso tópico ou sistêmico, de acordo com a extensão das lesões. Na SHID, por vezes, essa corticoterapia é por tempo prolongado e em altas doses, com recorrência da reação ao reduzir as doses usadas.

No entanto, na SSJ e, principalmente, na NET, o tratamento com medicamentos ainda é muito controverso. Tanto o uso de corticosteroide isolado quanto a pulsoterapia com imunoglobulina humana intravenosa (IgIV) e a associação entre eles tem resultados discutíveis. O uso da IgIV tem sido discutido, sob a justificativa de que a IgIV bloquearia a sinalização intracelular via Fas nos queratinócitos. Contudo, os resultados ainda são conflitantes, e qualquer benefício em termos de mortalidade parece ser pequeno. Os corticosteroides parecem ter algum benefício na SSJ, mas não na NET já instalada. As evidências atuais indicam que os possíveis benefícios dessas drogas ocorreriam quando introduzidas no início dos quadros (antes de 48 horas). Contudo, os casos dessa gravidade devem ser discutidos individualmente com especialistas. A profilaxia com antibióticos também é uma conduta que deve ser evitada, devendo-se optar por antibioticoterapia somente quando houver evidência de infecção. A única intervenção certamente eficaz é o suporte geral, em unidade de queimados ou de terapia intensiva, com apoio multidisciplinar[28,29].

Profilaxia

Toda droga tem uma indicação precisa. Ao receitar uma droga, o médico precisa conhecer muito bem a sua farmacologia, sua dose, os efeitos colaterais, as interações com outras drogas etc. Deve-se sempre avisar o paciente sobre os possíveis efeitos colaterais da droga, como sonolência com o uso de anti-histamínicos clássicos. Em geral, esses efeitos ocorrem nos primeiros dias de uso da droga e desaparecem com o uso regular. Os pacientes devem ser sempre questionados quanto à ocorrência de reação prévia com algum medicamento. Também é sempre importante considerar a possibilidade de reações cruzadas entre as drogas administradas. Após o uso de uma droga parenteral, o paciente deve ser observado por, pelo menos, 1 hora, dada a possibilidade de ocorrência de reações anafiláticas nesse intervalo. Embora pouco frequente, existem casos descritos de anafilaxia bifásica. Esquemas profiláticos com corticosteroides e anti-histamínicos podem ser indicados para pacientes que apresentaram RHD não imunológicas, como com contrastes radiológicos[4].

Dessensibilização

A dessensibilização ou indução de tolerância a uma determinada droga é um procedimento que pode ser realizado em situações específicas, como na ausência de alternativas terapêuticas à droga que provocou a reação. Um exemplo clássico é o caso da gestante com sífilis, em que o único tratamento efetivo para a mãe e o feto é a penicilina. Caso a gestante tenha um antecedente de RHD por penicilina, deve-se tentar a dessensibilização, uma vez que não há outra opção eficaz. Existem diversos protocolos para a dessensibilização, que variam de acordo com a experiência de cada centro.

Outras indicações comuns da dessensibilização incluem: pacientes diabéticos tipo I com reação à insulina; pacientes com câncer que apresentem reação aos quimioterápicos; vasculopatas que necessitem de aspirina como antiagregante plaquetário e tenham RHD com AINH; ou sulfametoxazol-trimetoprim em HIV positivos com indicação de profilaxia para pneumocistose e reação prévia com essa droga.

Algumas considerações são importantes sobre a dessensibilização. A primeira é a de que é um procedimento de alto risco, reservado para casos em que não há alternativa terapêutica à droga em questão. Sempre deve ser realizado em ambiente hospitalar, com alergista experiente presente. Além disso, há que lembrar que tal tolerância é transitória e, se a droga for descontinuada, o procedimento precisará ser refeito antes de uma nova exposição[4].

A abordagem do paciente com RHD, desde a suspeita clínica até os testes e a orientação terapêutica, está resumida na Figura 3.

Considerações finais

As RHS são frequentes e potencialmente graves. Grande parte dessas reações ocorre por mecanismos não imunológicos. Dentre os mecanismos imunológicos envolvidos, os mais comuns são os de hipersensibilidade tipos I e IV. Embora as manifestações clínicas possam variar, o envolvimento cutâneo está presente em mais de 90% dos casos. O diagnóstico deve se basear sobretudo na história clínica, uma vez que existem poucos exames subsidiários padronizados disponíveis e com sensibilidade baixa. Com isso, os testes de provocação feitos por especialistas acabam sendo uma boa opção para definição diagnóstica e encontro de alternativa terapêutica. Após a eliminação das drogas suspeitas, o tratamento farmacológico e o prognóstico da reação dependem do mecanismo fisiopatológico envolvido. Para a prevenção de novas reações, é fundamental proporcionar alternativas terapêuticas e orientar o paciente de maneira adequada.

Referências bibliográficas

1. Gruchalla RS. Drug Allergy. J Allergy Clin Immunol 2003;S548-59.
2. Ditto AM. Drug Allergy – Part A: introduction, epidemiology, classification of adverse reactions, immunochemical basis, risk factors, evaluation of patients with suspected drug allergy, patient management considerations. In: Grammer LC, Greenberger PA (eds.). Patterson's allergic diseases. 6.ed. Philadelphia: Lippincott Williams & Wilkins 2002. p.295-334.
3. Greenberger PA. Drug Allergy. J Allergy Clin Immunol 2006;S464-70.
4. Demoly P, Adkinson NF, Brockow K, Castells M, Chiriac AM, Greenberger PA et al. International consensus on drug allergy. Allergy 2014;69:420-37.

5. Romano A, Demoly P. Recent advances in the diagnosis of drug allergy. Curr Opin Allergy Clin Immunol 2007;7(4):299-303.
6. Gomes ER, Demoly P. Epidemiology of hypersensitivity drug reactions. Current Opin Allergy Clin Immunol 2005;5:309-16.
7. Caubet JC, Pichler WJ, Eigenmann PA. Educational case series: mechanisms of drug allergy. Pediatr Allergy Immunol 2011;22(6):559-67.
8. Pichler WJ, Beeler A, Keller M, Lerch M, Posadas S, Schimd D et al. Pharmacological interaction of drugs with immune receptors: the p-i concept. Allergology International 2006;55:17-25.
9. Kowalski ML, Asero R, Bavbek S, Blanca M, Blanca-Lopez N, Bochenek G et al. Classification and practical approach to the diagnosis and management of hypersensitivity to nonsteroidal anti-inflammatory drugs. Allergy 2013;68:1219-32.
10. Lerch M, Pichler WJ. The immunological and clinical spectrum of delayed drug-induced exanthems. Curr Opin Allergy Clin Immunol 2004;4:411-9.
11. Rojeau J. Clinical heterogeneity of drug hypersensitivity. Toxicology 2005;209:123-9.
12. Simons FE, Ardusso LR, Dimov V, Ebisawa M, El-Gamal YM, Lockey RF et al. World Allergy Organization Anaphylaxis Guidelines: 2013 update of the evidence base. Int Arch Allergy Immunol 2013;162(3):193-204.
13. Aun MV, Blanca M, Ribeiro MR, Garro LS, Kalil J, Castells M et al. Non-steroidal anti-inflammatory drugs are major causes of drug-induced anaphylaxis. J Allergy Clin Immunol 2014 in press.
14. Sidoroff A, Havely S, Bouwes-Bavinck J-N, Vaillant L, Roujeau JC. AGEP – A clinical reaction pattern. J Cutan Pathol 2001; 28:113-9.
15. Peyriere H, Dereure O, Brenton H, Demoly P, Cociglio M, Blayac J-P et al. Variability in the clinical pattern of cutaneous side-effects of drugs with systemic symptoms: does a DRESS syndrome really exist? Br J Dermatol 2006;155:422-8.
16. Kardaun SH, Sidoroff A, Valeyrie-Allanore L, Halevy S, Davidovici BB, Mockenhaupt M. Variability in the clinical pattern of cutaneous side-effects of drugs with systemic symptoms: does a DRESS syndrome really exist? Br J Dermatol 2007;156(3):609-11.
17. Khalili B, Bahna SL. Pathogenesis and recent therapeutic trends in Stevens-Johnson syndrome and toxic epidermal necrolysis. Ann Alergy Asthma Immunol 2006;97:272-81.
18. Bastuji-Garin S, Fouchard N, Bertocchi M, Roujeau JC, Revuz J, Wolkenstein P. SCORTEN: a severity-of-illness score for toxic epidermal necrolysis. J Invest Dermatol 2000;115:149-53.
19. Roujeau JC, Stern RS. Severe adverse cutaneous reactions to drugs. N Engl J Med. 1994;331(19):1272-85.
20. Brockow K, Garvey LH, Aberer W, Atanaskovic-Markovic M, Barbaud A, Bilo MB et al. Skin test concentrations for systemically administered drugs - an Enda/Eaaci Drug Allergy Interest Group position paper. Allergy 2013;68(6):702-12.
21. Ministério da Saúde. Testes de sensibilidade a penicilina – manual, 1999. Disponível em: www.aids.gov.br.
22. Aberer W, Bircher A, Romano A, Blanca M, Campi P, Fernandez J et al. Drug provocation testing in the diagnosis of drug hypersensitivity reactions: general considerations. Allergy 2003;58:854-63.
23. Helmut G, Kaufmann R, Kalveram CM. Adverse reactions to local anesthetics: analysis of 197 cases. J Allergy Clin Immunol 1996;97:933-7.
24. Berkum Y, Ben-Zvi A, Levy Y, Galili D, Shalit M. Evaluation of adverse reactions to local anesthetics: experience in 236 patients. Ann Allergy Asthma Immunol 2003;91:342-5.
25. Tanno LK, Ensina LFC, Kalil J, Motta AA. Provocation test in patients with suspected local anesthetics hypersensitivity – A practical proposal approach. Rev Bras Alerg Imunopatol 2008;31(3):113-8.
26. Ribeiro MR, Castro RA, Aun MV, Garro LS, Giavina-Bianchi P, Kalil J et al. Sensibilização a cocaína e anestésico do grupo amida existe? Braz J Allergy Immunol 2013;1(2):118.
27. Aun MV, Bisaccioni C, Garro LS, Rodrigues AT, Tanno LK, Ensina LF et al. Outcomes and safety of drug provocation tests. Allergy Asthma Proc 2011;32(4):301-6.
28. Lee HY, Lim YL, Thirumoorthy T, Pang SM. The role of intravenous immunoglobulin in toxic epidermal necrolysis: a retrospective analysis of 64 patients managed in a specialized centre. Br J Dermatol 2013;169(6):1304-9.
29. Lee HY, Dunant A, Sekula P, Mockenhaupt M, Wolkenstein P, Valeyrie-Allanore L et al. The role of prior corticosteroid use on the clinical course of Stevens-Johnson syndrome and toxic epidermal necrolysis: a case-control analysis of patients selected from the multinational EuroSCAR and RegiSCAR studies. Br J Dermatol 2012;167(3):555-62.

10 Autoimunidade

Myrthes Toledo Barros
Octávio Grecco

SUMÁRIO

A capacidade que o sistema imunológico apresenta de discriminar entre o próprio e o não próprio constitui um fenômeno primordial na homeostase da imunidade. Porém, em determinadas condições, o estado de autotolerância pode ser quebrado e o organismo passa a produzir anticorpos e/ou clones celulares que reagem a antígenos próprios, podendo provocar lesão tecidual. As doenças autoimunes (DAIs) integram uma grande família com diferentes apresentações clínicas, embora compartilhando uma etiologia comum representada pela resposta imune contra antígenos autólogos. Individualmente, as DAI são raras na maioria; no entanto, coletivamente, acometem cerca de 5% da população na América do Norte e na Europa Ocidental, não existindo dados precisos sobre sua incidência nos países em desenvolvimento[1]. Em geral, a frequência das DAI é maior em mulheres, provavelmente em decorrência de causas hormonais[2]. Há uma tendência para a associação de mais de uma DAI no mesmo indivíduo, como incidência maior de anemia perniciosa na tireoidite autoimune ou de Hashimoto (TH) e na doença de Graves (DG)[3].

Autotolerância

O sistema imunológico é capaz de reconhecer um número praticamente ilimitado de moléculas, entre as quais autoantígenos. Em indivíduos saudáveis, não ocorre resposta imune contra os antígenos próprios ou sua presença não leva à lesão tecidual, o que caractereriza a autotolerância. Para que esta esteja garantida e para minimizar o risco de respostas autoimunes, o sistema imunológico utiliza mecanismos gerados tanto em nível central (timo e medula óssea) como periférico (baço e linfonodos)[3,4].

Durante o desenvolvimento da tolerância central, linfócitos T e B são inicialmente expostos a autoantígenos presentes no timo ou na medula óssea, respectivamente. Interações com baixa avidez estimulam e selecionam os linfócitos (seleção positiva), enquanto interações de alta afinidade são letais, eliminando as células por apoptose (seleção negativa). Há evidências de que no caso de linfócitos TCD4+, a ligação com graus intermediários de avidez possa levar à produção de células T reguladoras CD4+ CD25+ (Treg) antígeno-específicas. Cabe ressaltar que a deleção clonal por seleção negativa constitui um processo impreciso, uma vez que requer a presença do autoantígeno no timo ou na medula óssea. Como esse fato nem sempre ocorre, há mecanismos adicionais de controle da autorreatividade na periferia[3,4].

A tolerância periférica constitui o processo pelo qual as células que escapam da deleção central são controladas na periferia para que não ocorra autorreatividade. Os mecanismos propostos são vários:

a) ignorância imunológica: ocorre quando células T "ignoram" os autoantígenos permanecendo não sensibilizadas (*naïve*) e mantendo assim a autotolerância. Várias causas podem estar envolvidas: nível antigênico abaixo do limiar para indução de ativação ou deleção clonal; ausência do auxílio de células TCD4+, impedindo que células TCD8+ sejam ativadas; separação física entre antígenos e células T (sequestro imunológico), tendo-se como exemplos a barreira liquórica e o cristalino – nesse caso, se ocorrer exposição anormal de autoantígenos por lesão tecidual, destruição por apoptose ou quebra da barreira vascular, poderá ocorrer consequentemente quebra da autotolerância e desencadeamento de DAIs[3,4];

b) Deleção clonal: linfócitos maduros, ao reconhecerem autoantígenos nos órgãos linfoides periféricos e tecidos, são induzidos a alterar sua especificidade e, na eventualidade de ocorrer falha desse mecanismo, são eliminados por apoptose. Entre os mecanismos possíveis são citadas a ausência de fatores de crescimento para linfócitos T ativados ou a morte celular pela ligação do Fas (CD95) na superfície de células T com seu ligante Fas L (ligante do Fas)[4].

c) Anergia: ocorre quando linfócitos T se ligam ao antígeno na ausência de sinais coestimulatórios, contato subótimo ou muito prolongado. Como exemplo, cita-se um defeito na interação entre as moléculas coestimulatórias CD28 na superfície do linfócito T e as moléculas CD80/CD86 nas células apresentadoras de antígenos com deficiência da produção de IL-2, resultando em estímulo insuficiente do linfócito T por seu antígeno específico e, consequentemente, morte celular[3,4].

d) Regulação da resposta autoimune: determinados tipos de apresentação antigênica, como a via oral, geram linfócitos TCD4+ CD25+ reguladores (Treg) ou células TCD8+ supressoras que, pela produção de citocinas como IL-10 e TGF-beta, podem inibir a função (desvio funcional) ou suprimir outras células T[3,4].

Como os linfócitos T, os linfócitos B também atuam na regulação da resposta imune. Essa regulação pode ser positiva pela produção de anticorpos, apresentação de antígenos para linfócitos T e consequente ativação dessa população celular, expressão de moléculas coestimulatórias (CD80, CD86 e OX40L) e produção de várias citocinas[3,4].

Recentemente, foram descritas subpopulações de células B produtoras de várias citocinas anti-inflamatórias e que têm a capacidade de regular negativamente os processos inflamatórios, dando origem ao conceito de linfócitos B reguladores. Entre esses, os mais estudados são os linfócitos B que secretam IL-10 (linfócitos B10) e que apenas recentemente foram caracterizados em humanos; contudo, seu papel na etiopatogênese das doenças autoimunes e potencial aplicação terapêutica no controle dessas doenças ainda não está esclarecida[4].

Desencadeamento das doenças autoimunes

Atribui-se o desencadeamento e a perpetuação das DAIs à inter-relação de três fatores: predisposição genética, agentes ambientais e desregulação da resposta imune.

Predisposição genética

Pode ser evidenciada por algumas constatações, como a agregação familiar das DAI e maior frequência entre parentes de primeiro grau, a maior taxa de concordância para coexistência em gêmeos monozigóticos do que em dizigóticos e associação com o cromossomo X[3,4]. Apenas 5% das DAI apresentam herança monogênica. Como exemplos são citadas a endocrinopatia poliglandular autoimune associada à candidíase, à displasia ectodérmica (APECED) e à síndrome poliglandular ligada ao cromossomo X (IPEX), que representam defeitos de tolerância central e periférica, respectivamente[5]. É provável que uma herança poligênica esteja envolvida na maioria das DAI, sendo mais proeminentes os genes do complexo principal de histocompatibilidade (MHC) cujas moléculas classe I ou II podem conferir suscetibilidade por si mesmas[6]. Por outro lado, existem também os chamados alelos protetores, que podem mascarar a suscetibilidade para a doença, mesmo quando os genes de suscetibilidade estiverem presentes. Outros genes relacionados à resposta imune que também estão sob investigação para associação com DAI são os genes que codificam para citocinas, quimocinas e seus receptores[6]. Finalmente, é possível que a vulnerabilidade de determinado órgão-alvo em relação à lesão tecidual também seja determinada geneticamente[7]. Essa hipótese é reforçada pela observação de que pessoas que apresentam os mesmos autoanticorpos necessariamente não desenvolvem as mesmas lesões teciduais.

Agentes ambientais

Os agentes infecciosos constituem os fatores externos mais implicados na deflagração das DAI, possivelmente pelo fato de induzirem respostas inflamatórias em múltiplos órgãos atraindo linfócitos potencialmente autorreativos para o local da infecção. Os mecanismos pelos quais esses agentes podem iniciar os processos autoimunes ainda não estão esclarecidos[3,4,8] e os principais deles estão relacionados no Quadro 1.

Os medicamentos podem desencadear a produção de autoanticorpos contra antígenos nucleares, em particular histonas (H2A–H2B) e eritrócitos que frequentemente desaparecem com a suspensão da medicação, o que leva à rápida remissão dos sintomas[3,4,9]. Também podem ser detectadas células T autorreativas, embora nesses casos os possíveis autoantígenos ou epitopos envolvidos não sejam conhecidos. As DAI induzidas por medicamentos são relativamente raras (aproximadamente 10% dos casos de lúpus eritematosos sistêmico – LES), podendo ocasionalmente estar associadas a sintomas graves. Os mecanismos envolvidos ainda não estão totalmente esclarecidos, existindo várias hipóteses[3-12], conforme exposto no Quadro 2.

A predominância das DAI em mulheres, assim como sua frequência mais baixa antes da puberdade e após a menopausa sugerem um papel dos hormônios sexuais para a predisposição à autoimunidade. Por outro lado, na artrite reumatoide (AR), o uso de anticontraceptivos orais com alto teor de estrógenos tem sido associado à diminuição da incidência da doença, sugerindo que esses hormônios atuem como fatores protetores[1].

Vários outros agentes têm sido implicados no desencadeamento de DAI. Assim, a luz solar é um fator ambiental bem conhecido na indução e exacerbação do lúpus; a luz ultravioleta (UV) altera a estrutura do DNA, além de induzir à apoptose em queratinócitos, expondo antígenos

Quadro 1. Possíveis mecanismos de desencadeamento de doenças autoimunes por agentes infecciosos

Mecanismo	Efeito	Doenças e microrganismos implicados
Mimetismo molecular[3,4,8]	Reconhecimento de antígenos de microrganismos que apresentem homologia com autoantígenos por anticorpo ou linfócito T ativado	*Streptococcus* do grupo A e miosina cardíaca na febre reumática; EBV e DNA no LES; *Klebsiella*, *Shigella* e HLA-B27 na artrite reativa; *Borrelia burgdorferi* e LFA-1 na doença de Lyme; *Klebsiella* e HLA-B27 na espondilite anquilosante; EBV, influenza A, adenovírus, HBV e mielina na esclerose múltipla; HSV e receptor de acetilcolina na miastenia grave; *Campylobacter jejuni* e gangliosídeos na doença de Guillain-Barré; coxsackie B e GAD no DM; *E. coli* e mitocôndria na cirrose biliar primária
Ativação policlonal[3,4,8]	Ativação inespecífica de receptores de linfócitos T por superantígenos originados de microrganismos resultando na ativação de clones autorreativos	Experimental: EAE e artrite por *Mycoplasma* Em humanos: DM tipo 1, psoríase e cardiomiopatia dilatada idiopática
Liberação de antígenos sequestrados[3,4,8]	Destruição tecidual por traumas, infecções virais e bacterianas com liberação de autoantígenos previamente sequestrados no órgão-alvo e apresentação para linfócitos T autorreativos	Esclerose múltipla Orquite Miocardite Uveíte facogênica (cristalino)
Distúrbios da resposta imune inespecífica[3,4,8]	Ativação de células T autorreativas por citocinas pró-inflamatórias liberadas para a prevenção de replicação viral	DM tipo 1: a infecção pelo vírus coxsackie B pode contribuir para a destruição de células betapancreáticas e desencadeamento da doença pela produção local de IFN
Distúrbios de células reguladoras da resposta imune[3,4,8]	Destruição ou disfunção de células necessárias para a manutenção da autotolerância	Cardiopatia autoimune: a infeccção pelo HIV-1, que causa deleção de células CD4+NKT, que exercem ações reguladoras da resposta imune, pode desencadear a doença

DM = diabete melito; AR = artrite reumatoide; CD4 = cluster de diferenciação 4; EAE = encefalomielite alérgica experimental; EBV = vírus Epstein-Barr; GAD = descarboxilase do ácido glutâmico; HBV = vírus da hepatite B; HLA = antígeno leucocitário humano; HSV = vírus da herpes simples; IFN = interferon; LES = lúpus eritematoso sistêmico; LFA = antígeno associado à função linfocitária; NKT = células natural killer T.

Quadro 2. Medicamentos e possíveis mecanismos implicados no desencadeamento de doenças autoimunes

Mecanismo	Medicamento	Doenças
Interferência na tolerância central[10]	Procainamida	LES
Interferência na tolerância periférica[9]	Hidralazina	LES
Ativação direta de linfócitos T que reagem cruzadamente com autoantígenos[3,4]	Sulfametoxazol, lidocaína, quinolonas, carbamazepina, a lamotrigina e o metabólito parafenilenodiamina	Vasculites
Produção de neoantígenos[11]	Halotano	Cirrose biliar primária, hepatite autoimune fulminante
Modificação de autoantígenos[3,4]	Alfa-metildopa	Anemia hemolítica
Modificação de autoantígenos[3,4]	Isoniazida	LES, AR
Modificação de autoantígenos[3,4]	Penicilamina	LES, miastenia, pênfigo

AR = artrite reumatoide; LES = lúpus eritematoso sistêmico

nucleares e citoplasmáticos[13,14]. Evidências epidemiológicas sugerem que a ingestão de L-triptofano seja causa de esclerodermia, e a de produtos que contenham L-canavanina de doenças lúpus-*símile*[7]; o consumo de carne e leite de animais alimentados com altas doses de hormônios sintéticos também parece influenciar no aumento das DAI. No LES, o uso de anticontraceptivos orais, reposição hormonal[13] e tinturas de cabelos permanece controverso.

Muitos dos efeitos prejudiciais à saúde causados pelo ar atmosférico poluído estão associados às partículas finas e ultrafinas que caem na corrente sanguínea e causam inflamação e aumento do estresse oxidativo[15]. Embora há muito tempo os efeitos da poluição atmosférica venham sendo associados às doenças crônicas do sistema respiratório, apenas mais recentemente passaram a ser implicados também na etiopatogenia das doenças reumatológicas[16]. Atualmente, há fortes evidências de que o tabaco possa aumentar o risco para algumas DAIs[7], como AR[17,18] e LES[19] em adultos. Durante estudo recente de metanálise, foi observado que o risco para AR entre tabagistas é aproximadamente duas vezes maior em homens e 1,3 em mulheres em comparação aos respectivos controles não tabagistas[18]. A inalação constante de sílica e amianto, que pode levar à doença pulmonar inflamatória crônica, também tem sido considerada um possível fator de risco para o desenvolvimento de AR e LES[20,21]. Há evidências de que as partículas inaladas estimulem a produção de citocinas pró-inflamatórias tóxicas para macrófagos induzindo apoptose, exposição de antígenos intracelulares e desencadeamento de efeito adjuvante sobre a produção de anticorpos[21]. A exposição ocupacional também foi relacionada à esclerose sistêmica[7] e vasculites como Wegener, poliangeíte microscópica e síndrome de Churg-Strauss[16].

A exposição a solventes orgânicos está associada às alterações autoimunes com início em membrana basal, como ocorre, por exemplo, na síndrome de Goodpasture.

Interessantemente, a inalação de tolueno e benzeno e de alguns herbicidas tem sido associada ao desencadeamento de escleroderma, e a exposição prolongada a tricloroetileno ao de escleroderma, fasciíte eosinofílica e doença escleroderma-*like*[16].

Os vários fatores que têm sido implicados no desencadeamento de doenças autoimunes[12-21] estão listados no Quadro 3.

Desregulação da resposta imune

Há evidências atuais de que o timo constitua o centro controlador da autorreatividade patológica, onde ocorre a eliminação das células T potencialmente autorreativas e a seleção das células TCD4+ CD25+ reguladoras (Treg) específicas para autoantígenos[3,4,22]. A atividade reduzida de células Treg parece tornar os indivíduos mais suscetíveis às DAI, como ocorre na esclerose múltipla e na AR, embora ainda não esteja totalmente esclarecido se essa redução é causa ou consequência da doença de base[3,4,22].

Quadro 3. Outros fatores implicados no desencadeamento de doenças autoimunes

Agente	Doença
Mercúrio e ouro[12]	Esclerodermia
Luz solar[13,14]	LES
L-triptofano[13,14]	Esclerodermia; LES
L-canavanina[13,14]	LES
Anticonceptivos orais[13,14]	LES
Reposição hormonal[13,14]	LES
Tinturas de cabelos[13,14]	LES (não confirmado)
Solventes orgânicos[15,16]	Síndrome de Goodpasture; esclerodermia
Poluição ambiental[15,16]	Artrite reumatoide; artrite reumatoide idiopática
Tabagismo[17,18,19]	Artrite reumatoide; artrite reumatoide idiopática; LES
Exposição a sílica[20,21]	Esclerodermia, LES, AR, vasculites anca-positivas

AR = artrite reumatoide; LES = lúpus eritematoso sistêmico.

Finalmente, cabe ressaltar que nas DAI pode ocorrer aumento da apoptose, assim como diminuição da remoção de células apoptóticas pelos macrófagos, o que resulta em uma rica fonte de autoantígenos e maior risco de quebra da autotolerância. A deficiência de fatores de opsonização, tais como componentes C2, C4 ou C1q do complemento ou de seus receptores, também retarda a destruição do material apoptótico por fagócitos, resultando em prolongada exposição de autoantígenos e indução da autoimunidade[3,4].

Mecanismos imunológicos efetores

Os mecanismos envolvidos na patogênese das DAIs ainda não estão suficientemente esclarecidos. Nas doenças órgão-específicas, ocorre a participação de linfócitos T autorreativos e de autoanticorpos, e a citólise dependente de células T citotóxicas pode ser causada por necrose (via perforinas) ou apoptose (via granzima B[3,4]. Aparentemente, os linfócitos Th1 são críticos para a indução de DAI pelo recrutamento de células e mediadores inflamatórios, enquanto os linfócitos Th2 parecem ser protetores[15]. Mais recentemente, outra subpopulação de células TCD4+ foi identificada – células Th17 – e tem propriedades pró-inflamatórias[3,4].

Os autoanticorpos causam lesão por mecanismos de citólise ou fagocitose de células-alvo, assim como interferência na função celular[3,4]. Nas DAIs sistêmicas, anticorpos IgG são produzidos contra autoantígenos amplamente distribuídos (DNA, nucleoproteínas), formando complexos na circulação. A deposição tecidual desses imunocomplexos causa inflamação mediada por complemento[3,4]. Cabe ressaltar que, à luz dos conhecimentos atuais, a distinção entre DAI mediadas por células T ou anticorpos parece inapropriada, havendo uma tendência a se considerar que ambos os componentes da resposta imune possam atuar simultaneamente na lesão do órgão-alvo.

Aspectos clínicos e diagnósticos

Há numerosas doenças consideradas autoimunes ou de provável etiologia autoimune. De acordo com o número de órgãos atingidos e os tipos de autoanticorpos presentes, podem ser agrupadas didaticamente em doenças órgão-específicas ou localizadas e doenças não órgão-específicas ou sistêmicas. Os autoanticorpos, que constituem a principal alteração laboratorial nas DAI, são dirigidos contra moléculas próprias do núcleo, citoplasma e superfície celular. Os mais característicos são os anticorpos antinucleares (ANA ou FAN), presentes aproximadamente em 95% dos pacientes com DAI. Considerando-se que uma porcentagem significativa de indivíduos com autoanticorpos séricos não tem DAI identificáveis, infere-se que a presença não possa diferenciar entre doença e saúde. Os anticorpos detectados em indivíduos saudáveis ocorrem em baixos níveis, são do isotipo IgM, polirreativos e de baixa afinidade. Em contraste, os pacientes com DAI ostentam títulos elevados de anticorpos de alta afinidade contra antígenos específicos, em geral do tipo IgG[3,4].

Um aspecto intrigante das DAI é a associação com as imunodeficiências primárias (IDP)[5,23,24,25]. Curiosamente, esses dois grupos de doenças constituem polos opostos de um mesmo espectro, sendo as IDP decorrentes de uma resposta imune inadequada e as DAI de uma resposta exacerbada (ver capítulo de Imunodeficiências Primárias).

O diagnóstico de DAI é estabelecido por sinais e sintomas que caracterizem cada doença e seguindo critérios de classificação aceitos e validados em consensos internacionais e divulgados para o uso na clínica diária, em estudos epidemiológicos e de pesquisa[15]. Os autoanticorpos constituem os marcadores sorológicos das DAIs, tendo frequentemente valor diagnóstico e, mais raramente, prognóstico. Podem ser detectados por várias técnicas laboratoriais, sendo os testes imunoenzimáticos e os de imunofluorescência os mais utilizados[26,27]. Cabe ressaltar que os autoanticorpos podem estar em várias doenças de etiologias diferentes da autoimune, como neoplasias, doenças hepáticas crônicas e infecções ativas[3,4,26].

Doenças autoimunes

A seguir, serão abordados sumariamente os aspectos imunológicos das principais doenças autoimunes. Para detalhes, o leitor deverá consultar os capítulos deste livro de texto correspondentes as cada uma delas.

Doenças autoimunes sistêmicas

Artrite reumatoide

Doença inflamatória de etiologia desconhecida, apresenta como característica mais marcante a poliartrite simétrica crônica e erosiva, embora menos frequentemente vários órgãos estejam acometidos. Com prevalência de até 1% na população geral, é entre duas e três vezes mais frequente em mulheres, nas quais a incidência da AR aumenta com a faixa etária, estabilizando-se aos 45 anos. Diferentemente, em homens, a incidência é baixa em jovens, aumenta lentamente com a idade e equipara-se à do sexo feminino aos 65 anos[15].

Os fatores genéticos são importantes para o risco e a gravidade da AR. Embora um risco relativo de 5,8 para a doença esteja associado ao HLA-DR4[3], estudos populacionais recentes envolvendo a análise de gêmeos concordantes para a AR demonstraram que pelo menos 5 ou 6 genes são importantes para o seu desenvolvimento, por exemplo, os que controlam a produção de TNF-α[28].

Há fortes evidências de que fatores infecciosos também atuem no desencadeamento da AR, tais como bactérias (*Mycobacterium* sp., *Streptococcus* sp., *Mycoplasma* sp.), vírus (rubéola, Epstein-Barr, parvovírus) e superantígenos. A patogênese envolve a imunidade celular e humoral: presumivelmente, linfócitos Th1 presentes na sinóvia, após ativação por antígenos desconhecidos apresentados por macrófagos, linfócitos B ou células da própria sinóvia, secretam citocinas que levam à proliferação sinovial. Adicionalmente, as citocinas produzidas por macrófagos, como IL-1 e TNF-α, parecem desempenhar um papel central na manutenção do processo inflamatório. A hipótese amplamente aceita é a de que o processo inflamatório seja deflagrado por um antígeno exógeno e perpetuado por autoantígenos[28].

A participação da imunidade humoral envolve fatores reumatoides (FR), autoanticorpos específicos para determinantes antigênicos constitutivos da região constante C-terminal da porção Fc da imunoglobulina IgG autóloga. Geralmente são do isotipo IgM, capazes de ativar o sistema complemento com consequente liberação de cininas, enzimas lisosômicas e radicais livres de oxigênio. Recentemente, outros autoanticorpos aparentemente mais específicos para a AR têm sido implicados na sua patogênese, tais como anticorpos anti-gp 39 da cartilagem humana, anticolágeno tipo II e antiproteínas citrulinadas cíclicas[28].

Embora o diagnóstico da AR seja eminentemente clínico, nas fases iniciais da doença pode ocorrer dificuldade na identificação de elementos clínicos e radiográficos característicos, o que levou o American College of Rheumatology a estabelecer critérios diagnósticos[15].

Assim, a disponibilidade de um marcador diagnóstico laboratorial sensível e específico torna-se altamente desejável. O FR tem sido utilizado há décadas com essa finalidade, correlacionando-se com a AR mais grave, incluindo erosões ósseas e manifestações extra-articulares. No entanto, apresenta baixa especificidade (59 a 65%), sendo detectado em diversas outras doenças reumáticas, infecções virais, parasitárias e bacterianas, hipergamaglobulinemias, neoplasias e mesmo em uma considerável fração de indivíduos sadios. Além do mais, o FR é detectado em somente 33% dos pacientes na fase inicial da doença, o que constitui um aspecto importante em vista do conceito atual de que o tratamento precoce e adequado é fundamental para redução da morbidade da AR. Na prática clínica, o FR pesquisado é um anticorpo do isotipo M, embora outros tipos de imunoglobulinas, incluindo IgG, IgA e até mesmo IgE e IgD, tenham sido descritos[15].

A busca por marcadores diagnósticos alternativos mais sensíveis e específicos que o FR-IgM levou à detecção dos anticorpos antiprofilagrina/antifilagrina (APF), proteínas presentes em alguns tipos de epitélios queratinizados, como a mucosa oral humana (sensibilidade e especificidade em torno de 70% e 90%, respectivamente) e a mucosa do esôfago de rato (sensibilidade e especificidade em torno de 46% e 97%, respectivamente), que têm como epítopos resíduos do aminoácido arginina convertidos em citrulina. A caracterização molecular desses antígenos revelou que os principais epítopos reconhecidos por esses autoanticorpos são peptídios citrulinados cíclicos (CCP) que são detectados por Elisa[28].

Os testes imunoenzimáticos utilizados na dosagem de anticorpos anti-CCP têm alta sensibilidade (78%) e especificidade (96%) para a AR, constituindo diagnóstico diferencial, dada a não detecção em outras doenças. Atualmente, a pesquisa de anti-CCP constitui o teste de escolha em pacientes com poliartrite não diagnosticada ou FR negativo e, assim, a detecção na prática laboratorial aumenta o valor preditivo positivo para a AR. Além do mais, ocorrem precocemente no curso da doença, podendo até mesmo preceder as manifestações clínicas; parecem ter também valor prognóstico, uma vez que tem sido demonstrada a associação com formas mais erosivas da AR[28].

O FAN (fator antinuclear) pode ser detectado em metade dos pacientes com AR e em quase todos os pacientes com lúpus, o que pode constituir um teste importante para o diagnóstico diferencial. Anticorpos anticitoplasma de neutrófilos, particularmente do tipo perinuclear (ANCA-p), podem ser detectados em 30% dos casos[28].

Lúpus eritematoso sistêmico

Constitui uma doença inflamatória crônica de causa desconhecida que pode afetar pele, articulações, rim, pulmão, sistema nervoso, serosas e/ou outros órgãos. O LES cursa com uma série ampla de manifestações clínicas, evoluindo com períodos de exacerbação seguidos por remissão. Elas podem ser específicas ou inespecíficas como fadiga, perda de peso, artralgia/mialgia e febre. As manifestações específicas foram listadas para o estabelecimento de critérios diagnósticos[15]. A prevalência do LES é estimada entre 40 e 50 casos por 100.000 habitantes. Pode ocorrer em qualquer idade, mas incide principalmente entre 15 e 55 anos. É mais frequente no sexo feminino e a razão mulheres/homens é de 3:1 em crianças, varia de 10:1 a 15:1 em adultos e de 8:1 em idosos. É mais comum em asiáticos e na raça negra em determinadas regiões geográficas, como nos Estados Unidos e Caribe[1,2].

A causa do LES ainda não está totalmente esclarecida, havendo uma inter-relação entre fatores genéticos, hormonais, imunológicos e ambientais[1,2,29]. Estima-se que aproximadamente 20 genes estejam envolvidos na predisposição para a doença, cada um deles atuando de algum modo no seu desencadeamento[15]. Um exemplo é o risco relativo de 5,8 para LES associado à DR3[3].

Vários fatores ambientais têm sido implicados no desencadeamento e/ou exacerbação do LES, incluindo as infecções virais e a luz ultravioleta. Algumas drogas, como a hidralazina, a procainamida e, provavelmente, a monociclina, podem induzir uma doença lúpus-*símile*, especialmente em pacientes acetiladores lentos ou portadores do haplótipo DR4. As sulfonamidas, a penicilina e os anticoncepcionais orais possivelmente podem exacerbar a doença. Por outro lado, numerosas medicações têm sido implicadas no desencadeamento/exacerbação do LES, sem comprovação definitiva, incluindo: hidantoína, penicilamina, isoniazida, α-metildopa, lítio, nitrofurantoína, propiltiouracila, captopril, atenolol, carbamazepina, clortalidona, tartrazina e quinidina. Adicionalmente, os estrógenos estão associados à hiperatividade de células B, enquanto os andrógenos têm efeito contrário, justificando a maior prevalência da doença em mulheres na idade fértil[1,2,29].

Essencialmente, o LES caracteriza-se por alterações da regulação imunológica, provavelmente secundárias à perda da tolerância a autoantígenos, com diminuição de células T com função supressora. Adicionalmente, ocorre defeito de apoptose, provavelmente genético, com destruição celular e liberação de antígenos, em especial nucleares, que são processados por células apresentadoras de antígenos (macrófagos, linfócitos B e células dendríticas). Os peptídeos formados são apresentados no contexto de HLA-classe II a células T CD4 autorreativas, que ativam linfócitos B; estes, por sua vez, secretam grande quantidade de anticorpos antinucleares, especialmente para DNA, histona, nucleoproteína, Sm, RNP, Ro, La, proteína P ribossômica, cardiolipina/β2–glicoproteína 1[15,29].

A patogênese do LES inclui principalmente a participação de imunocomplexos constituidos por antígenos nucleares (em especial, DNA) e autoanticorpos, formados na circulação e se depositam em membranas basais (como a glomerular) ou formados *in situ*. Sequencialmente, ocorre ativação do complemento, geração de fatores quimiotácteis, infiltração leucocitária, tentativa frustrada de fagocitose dos imunocomplexos, liberação de mediadores e perpetuação da inflamação[29].

Embora não haja consenso atual, outras alterações imunológicas descritas no LES sugerem múltiplos comprometimentos: função anormal da fagocitose e do sistema complemento na remoção de imunocomplexos e supressão da atividade de células *natural killer* (NK) e de linfócitos T citotóxicos[29]. Recentemente, têm sido relatadas evidências da participação de linfócitos Th17 na patogênese do LES, abrindo perspectivas para novas intervenções terapêuticas[30].

Esclerose sistêmica

É uma doença rara, com incidência aproximada de 20 pessoas por milhão de habitantes e prevalência de 100 a 300 casos por milhão de habitantes. A maior incidência é entre os 35 e 50 anos, sendo mais comum no sexo feminino. Já foi descrita em todas as raças e em diversas áreas geográficas, sendo a mortalidade maior em mulheres. A história natural da ES é variável, mas em geral a evolução é a de uma doença crônica, com período de atividade que pode durar desde alguns meses até vários anos. Tem características monofásicas e apresenta raras recidivas após a remissão[15].

As manifestações clínicas são decorrentes de uma inflamação ativa, que leva à fibrose progressiva da pele e vasculopatia de outros órgãos, incluindo pulmões, coração, trato gastrointestinal, rins e sistema musculoesquelético. O fenômeno de Raynaud, associado ao espasmo vascular e à rigidez da pele constituem os aspectos clínicos essenciais da doença. As formas clínicas predominantes incluem a esclerodermia sistêmica progressiva (difusa) e a limitada, como a síndrome de CREST, a esclerodermia localizada (morfeia) e a esclerodermia linear[15].

A ES caracteriza-se pela ativação da resposta imune com produção de mediadores inflamatórios que induzem à proliferação fibroblástica. A fibrose resulta da excessiva produção de colágeno e de outras moléculas da matriz extracelular geradas a partir da ativação de fibroblastos teciduais. Evidências sugerem que o fibroblasto se comporta como alvo inocente de citocinas pró-fibróticas (TGF-β, IL-1, fator de crescimento gerado por plaquetas – PGDF) geradas a partir de linfócitos T ou de células inflamatórias (macrófagos, mastócitos, plaquetas) ativadas. Outros fatores que contribuem para a ativação dos fibroblastos são: endotelina-1, produzida no endotélio vascular lesado, assim como a própria hipóxia tecidual resultante da isquemia associada à vasculopatia comumente observada[15].

Há numerosas evidências da participação de mecanismos autoimunes na patogênese da ES. Autoanticorpos específicos podem ser detectados, especialmente contra a topoisomerase I (Scl-70), centrômero, RNA polimerases I, II e III, fibrilarina e endoribonuclease. Na forma difusa da doença, o anticorpo Scl-70 é encontrado em 20 a 40% dos pacientes, particularmente naqueles com envolvimento pulmonar grave. O anticentrômero ocorre em 55 a 95% dos casos com CREST, e o anti-RNA polimerase em 20% dos pacientes com envolvimento cutâneo difuso ou acometimento renal[15].

A resposta imunológica, deflagrada pelos autoantígenos, parece ser dependente de células TCD4+ e TCD8+, encontradas em grande número nos tecidos acometidos (pele, pulmão, coração). Estudos têm demonstrado que células T autorreativas são expostas a autoantígenos liberados durante o processo de apoptose, levando à resposta autoimune. A granzima B, derivada de linfócitos T, tem a capacidade de clivar autoantígenos com exposição de epítopos crípticos. Consequentemente, a lesão tecidual provocada pela isquemia e posterior apoptose celular pode amplificar um processo inflamatório crônico deflagrado a partir da reação autoimune[15].

Mais recentemente, foi demonstrado que os linfócitos B têm papel fundamental na expressão da ES por múltiplas funções, como a produção de citocinas, além da produção de autoanticorpos. Essa população linfocitária apresenta aumento da expressão de CD19, que é um dos mais potentes reguladores da resposta imune. Assim, a ativação crônica de linfócitos B resulta no desencadeamento da fibrose tecidual, possivelmente pela ativação de linfócitos T sensibilizados a autoantígenos e consequente produção de citocinas que estimulam a proliferação fibroblática[31].

Dermatomiosite/polimiosite

Também denominadas miopatias inflamatórias idiopáticas, têm prevalência estimada entre 50 e 90 casos por milhão de habitantes. Caracterizam-se pela inflamação não supurativa da musculatura esquelética e fraqueza simétrica da musculatura proximal pélvica e escapular. As lesões cutâneas características da dermatomiosite (DM) são o heliotropo (coloração eritematoviolácea periorbicular) e as lesões de Groton (pápulas hiperemiadas nas superfícies extensoras das articulações das mãos, dos cotovelos, dos joelhos e dos maléolos). A polimiosite (PM) diferencia-se da DM pela ausência de acometimento cutâneo. O comprometimento extramuscular é frequente e acomete trato gastrointestinal, pulmões e coração; também são comuns a artralgia, artrite não erosiva e fotossensibilidade. O curso dessas doenças é variável, podendo ocorrer remissão inicial seguida de um ou mais episódios de recidiva, recidiva completa após o tratamento ou ausência de resposta terapêutica[15,32].

A PM e a DM são classificadas em primárias ou secundárias a outras doenças do colágeno (lúpus, AR e esclerodermia) ou neoplasias (ovários, trato gastrointestinal, pulmão, mama e linfoma não Hodgkin). O diagnóstico baseia-se na elevação de enzimas séricas musculares: CPK (é a mais específica), aldolase, desidrogenase láctica e transaminases (em especial, aspartato aminotransferase – TGO/AST). Os diagnósticos diferenciais incluem: miosite inflamatória por medicamentos (penicilamina, glicocorticoide, lovastatina e cocaína); trauma (rabdomiólise); hipotireoidismo; distúrbios eletrolíticos e metabólicos; infecções virais[15,32,33].

A patogênese dessas doenças permanece desconhecida. Evidências apontam que sejam imunomediadas, por exemplo: (a) alterações histopatológicas com predomínio de inflamação; (b) detecção frequente de autoanticorpos; (c) superposição ou associação com doenças autoimunes, especialmente LES; (d) fatores de risco vinculados à imunogenética. Esses fatos sugerem que a ativação crônica, em indivíduos geneticamente suscetíveis e expostos a agentes ambientais, possa assumir importante papel no desenvolvimento da DM/PM[15,32,33]. Estudos imuno-histoquímicos de biópsias musculares são sugestivos de que na PM possa ocorrer lesão tecidual mediada por linfócitos T CD8+ citotóxicos, que infiltram e envolvem os miócitos nas áreas de endomísio. Na DM, entretanto, o infiltrado celular é constituído predominantemente por linfócitos B e linfócitos T CD4+, nas áreas de perimísio e perivasculares[32].

Autoanticorpos são encontrados em mais de 90% dos pacientes, porém não há evidências conclusivas de seu papel na patogênese da PM/DM. Os mais comuns são os anticorpos antinucleares, embora outros também estejam presentes. Nenhum deles é específico para a PM ou DM, mas sua detecção auxilia no diagnóstico diferencial com outras formas de miopatias. Por outro lado, cerca de um terço dos pacientes com miosites inflamatórias idiopáticas tem autoanticorpos que são tidos como específicos e que podem definir grupos com maior precisão. Assim, o anti-Jo-1 (anticorpo antissintetase) caracteriza pacientes com início agudo acompanhado de doença pulmonar intersticial, fenômeno de Raynaud e artrite deformante das mãos; ocorre em cerca de 30% dos pacientes adultos com polimiosite, com frequência mais elevada (60%) na presença de pneumopatia; no teste do FAN, está associada ao padrão citoplasmático pontilhado fino. O anticorpo anti-Mi2 (enzima de acetilação de histonas) caracteriza pacientes com início agudo, dermatomiosite e fotossensibilidade, e o anti-SRP (proteína citoplasmática de transporte), pacientes com lesões dermatológicas e agressão cardíaca. Esses anticorpos, além de definirem quadros clínicos distintos, parecem relacionar-se a diferentes respostas terapêuticas e a vários prognósticos, o que sugere que possam estar relacionados também a diferentes síndromes de miosites inflamatórias[15,32,33].

Síndrome de Sjögren

É caracterizada pela destruição de glândulas exócrinas, em particular glândulas lacrimais e salivares. A apresentação clínica predominante inclui: diminuição da secreção lacrimal com ressecamento do epitélio corneano (ceratite) e conjuntivite; xerostomia levando ao aumento de cáries, monilíase e disfagia. O acometimento de outras mucosas pode resultar em bronquite, otite média, acloridria e diminuição da secreção vaginal. A síndrome de Sjögren (SS) pode ser primária ou secundária à AR, ao LES e à esclerodermia, sendo alta também a associação com doenças linfoproliferativas. A prevalência é mais alta no sexo feminino e aproximadamente 2% das mulheres acima dos 60 anos apresentam a forma primária[15].

A principal característica histologica da SS, comum a todos os órgãos acometidos, é o infiltrado focal de linfócitos presente em todo o lóbulo glandular. Embora alguns desses lóbulos sejam totalmente destruídos, a arquitetura global da glândula é preservada. Também ocorre hiperplasia do epitélio do ducto salivar que, juntamente com o infiltrado linfocitário, resulta no aumento da glândula. A análise imuno-histoquímica desses linfócitos mostra que aproximadamente 75% são células T CD4+ e 10% linfócitos B, ao lado de numerosas células plasmocitárias secretando grandes quantidades de imunoglobulinas, muitas das quais oligoclonais[34].

A SS caracteriza-se pela produção de anticorpos anti-Ro/SS-A (50 a 90% dos casos) e anti-La/SS-B (50%), que, em alguns pacientes, pode ocorrer no interior da glândula exócrina. No teste do FAN, esses anticorpos exibem padrão nuclear pontilhado fino. Embora os anticorpos anti-Ro/La sejam capazes de mediar citotoxicidade *in vitro*, não há evidências diretas de que isso ocorra também *in vivo*[34]. No entanto, existem fortes evidências do seu papel patogênico em crianças com lúpus neonatal que apresentam bloqueio completo de ramo, uma vez que são detectados em 80 a 90% das mães (algumas das quais portadoras de SS). Cabe ressaltar que os antígenos Ro e La são abundantes no tecido cardíaco fetal entre a 18ª e a 24ª semana de vida, e que os anticorpos IgG maternos anti-Ro e anti-La são capazes de atravessar a barreira placentária causando lesão no nódulo atrioventricular[34]. Outros autoantígenos responsáveis pela produção de autoanticorpos são o receptor de acetilcolina do epitélio glandular, ductos, mitocôndria, núcleo, IgG, tireoide e alfa-fodrin (proteína ligadora de actina).

Diversos cofatores podem contribuir para a patogênese da SS, tais como: (a) fatores genéticos, evidenciados pela maior frequência da associação entre a SS primária e HLA-DR3 em caucasianos (50%) e DR5 em gregos e judeus; (b) infecções virais (EBV, CMV, herpes vírus humano 6, *coxsackie*) e também três retrovírus, o HTLV-1 (human T lym-photropic virus-I), HIV (human immunodeficiency virus) e HCV (hepatitis C virus), estão associados a síndromes clínicas SS-*símiles*; (c) produção de citocinas por linfócitos do infiltrado inflamatório (IL-2, IL-6, IL-10, TNF-α, INF-γ e TGF-β); (d) hormônios: a hipótese de que o estrógeno aumente o risco para a SS é reforçada pela predominância no sexo feminino e em mulheres em menopausa sob reposição hormonal[15,34].

A patogênese da SS envolve várias etapas. Inicialmente, as células epiteliais apresentam expressão aumentada de HLA-DR, possivelmente atuando como células apresentadoras de antígenos virais ou autoantígenos para linfócitos T (predominantemente CD4+) presentes no infiltrado inflamatório. Como consequência, são produzidas citocinas (especialmente IFN-γ e IL-2) com ativação de células B para a produção de anticorpos. Adicionalmente, ocorre ativação de linfócitos T citotóxicos, que podem atuar por dois mecanismos: desencadeamento de apoptose pela via Fas-ligante do Fas ou pela secreção de grânulos contendo perfurina, granzimas e outras citocinas[15,34].

Síndrome antifosfolípide

Pode ser primária ou secundária ao lúpus, câncer ou medicamentos (quinidina e clorpromazina). A característica predominante é a hipercoagulabilidade, ocorrendo trombose venosa e/ou arterial em 80% dos pacientes. Os aspectos clínicos decorrentes da formação de trombos são: isquemia transitória e acidente vascular cerebral isquêmico com alta taxa de recorrência; oclusão coronariana; valvopatia, usualmente mitral; trombos intracardíacos; derrame pericárdico; cardiomiopatia dilatada; livedo, úlceras cutâneas e necrose de dedos; infarto renal; trombose de adrenal e de veia hepática e necrose intestinal. Em 50% dos casos tem início relacionado à gravidez com morte fetal inexplicável após a 10ª semana de gestação ou a partos prematuros antes da 34ª semana associados a pré-eclâmpsia ou insuficiência placentária[15].

A síndrome antifosfolípide (SAF) caracteriza-se pela presença de anticorpos anticardiolipina (aCL) e anticoagulante lúpico (LAC). Esses autoanticorpos são geralmente dos isótipos IgG e IgM, sendo os testes mais utilizados para sua detecção a pesquisa do anticoagulante lúpico, anticorpos anticardiolipina, anti-β-2 glicoproteína I e antiprotrombina. O LAC é um anticorpo contra proteínas plasmáticas (como β-2-glicoproteína I, protrombina ou anexina V) ligadas a fosfolípides aniônicos. Os anticorpos aCL reagem contra fosfolípides normalmente presentes na membrana celular (como cardiolipina ou fosfatidilserina), sendo essa ligação mediada pelo cofator β-2 glicoproteína I (β-2-GPI). A detecção de aCL deve ser feita concomitantemente à determinação do LAC, e a concordância entre os dois testes varia de 60 a 85% dos casos. Os anticorpos anti-β-2-GPI são encontrados em número elevado de pacientes com SAF primária ou secundária[35]. Testes sorológicos falso-positivos para sífilis podem ser detectados na SAF e em alguns pacientes com lúpus eritematoso porque o antígeno utilizado, obtido do treponema, é a cardiolipina complexada com cefalina e colesterol. Esse teste não deve ser utilizado na triagem para SAF, em vista das baixas sensibilidade e especificidade[35].

Doenças autoimunes órgão-específicas

Sistema endócrino

Tireoidite de Hashimoto

É considerada atualmente a DAI mais comum, a endocrinopatia mais frequente e também a causa mais comum de hipotireoidismo em áreas com oferta adequada de iodo na dieta em todo o mundo. É detectada em aproximadamente 10% da população geral e sua prevalência aumenta com a idade. A tireoidite de Hashimoto (TH) é duas a oito vezes mais comum em mulheres, sendo diagnosticada principalmente entre a 3ª e a 5ª década da vida, embora possa ocorrer também em crianças. É mais comum em brancos e asiáticos do que em afro-americanos[15,36].

Baseada na etiologia, a TH pode ser classificada como primária ou secundária. A TH primária engloba um espectro clínico-patológico de seis entidades: forma clássica, forma fibrosante, variante relacionada à IgG4, forma juvenil, hashitoxicose e tireoidite indolor (ou silenciosa), que pode ocorrer esporadicamente ou no pós-parto[36]. As causas da TH primária parecem envolver a combinação entre suscetibilidade genética (especialmente os haplótipos DR3 e DR5) e fatores ambientais desencadeantes (infecções, estresse emocional, estrógeno, gestação, exposição a radiações ionizantes, excesso de ingestão de iodo)[15,36]. Surpreendentemente, o tabaco parece constituir um fator protetor para a TH, ao contrário do que ocorre na DG[37]. A TH secundária mais comum é a iatrogênica induzida por drogas imunomoduladoras, como interferon-alfa no tratamento da hepatite C, anticorpos bloqueadores do CTLA-4 para tumores sólidos ou vacinas antineoplásicas[37].

A manifestação mais comum da TH primária é o bócio (tireoidite crônica linfocítica) com ou sem hipotireoidismo, podendo estar associada à redução do volume glandular (tireoidite atrófica). A maioria das formas de TH evolui para hipotireoidismo, embora alguns pacientes possam estar eutireoideanos ou até mesmo hipertireoideanos na apresentação da doença. A TH primária pode ocorrer isoladamente ou associada a DAI como outras tireoideopatias, diabete tipo 1 e SS. Em cerca de 0,5 a 30% dos casos, pode ocorrer câncer papilífero de tireoide[15,37].

Embora alterações histológicas específicas possam ser reconhecidas em cada variante da TH, todas as formas são caracterizadas pela infiltração difusa de células hematopoiéticas mononucleares, predominantemente células B e T, além de plasmócitos e macrófagos, que estejam presentes no interstício entre os folículos tireoideanos e entre as próprias células da tireoide. Caracteristicamente, o exame ultrassonográfico revela diminuição da ecogenicidade da glândula[37].

Praticamente todos os pacientes com TH primária apresentam autoanticorpos antitireoglobulina (Tg) e/ou antiperoxidase da tireoide (TPO). Os anticorpos anti-TPO são detectados em aproximadamente 95% dos pacientes e constituem o melhor marcador sorológico para o diagnóstico de TH. Raramente ocorrem em indivíduos saudáveis. Sua presença no início da gestação está associada ao maior risco do desenvolvimento de hipotireoidismo no primeiro ano pós-parto. Os anticorpos anti-Tg são menos sensíveis e específicos para o diagnóstico de TH do que os anticorpos anti-TPO, ocorrendo em apenas 60 a 80% dos pacientes e podendo estar presentes em maior proporção na população saudável[37].

Os anticorpos antitireoidianos pertencem geralmente às subclasses IgG1 e IgG2, fixam complemento e atravessam a barreira placentária, mas o verdadeiro papel na fisiopatologia da doença ainda não está estabelecido. Embora anticorpos anti-Tg ou anti-TPO possam lisar células da tireoide *in vitro* ou inibir a atividade enzimática da TPO, são considerados por alguns pesquisadores como secundários à lesão tecidual por linfócitos T (epi-fenômenos)[28]. A detecção tem sido considerada uma evidência suficiente para o diagnóstico de TH, uma vez que apresenta boa correlação com infiltrado linfocítico glandular durante o exame necroscópico de indivíduos sem história de hipotireoidismo[37].

Estudos recentes sugerem que os anticorpos anti-TPO e anti-Tg representem dois diferentes aspectos da resposta autoimune contra a glândula tireoide. Os anticorpos anti-Tg, que são detectados mais precocemente, parecem refletir um tipo de resposta imune (inata) inicial; por outro lado, os anticorpos anti-TPO podem caracterizar uma resposta adaptativa mais tardia[38].

Os linfócitos B que infiltram o tecido tireoideano estão ativados, sendo capazes de produzir anticorpos espontaneamente *in vitro*. Essa observação é sugestiva de que a tireoide seja o principal local de produção dos autoanticorpos, embora haja evidências de que ocorra também em tecidos linfoides extratireoideanos. Os linfócitos T ativados reagem com antígenos da tireoide processados e peptídeos derivados desses antígenos secretando citocinas que, por sua vez, são capazes de ativar uma grande variedade de células do sistema imune. Assim, é provável que os linfócitos T participem da fisiopatologia da TH de dois modos: como células auxiliadoras (função Th2 com secreção de IL-4 e IL-5) na produção de anticorpos por linfócitos B e como células ativadoras (função Th1 com secreção de IL-2, IFN-γ e TNF-β) de células citotóxicas que determinam a apoptose das células tireoideanas. Finalmente, cabe lembrar que as células T reg (CD4+ CD25+ Foxp3+) exercem sua atividade através de um efeito supressor mediado por citocinas ou por contato célula-célula. Nesse contexto, há evidências de que pacientes com TH apresentem redução numérica ou funcional de células CD4+ CD25+ circulantes[38].

Doença de Graves

Caracteriza-se pela presença de hipertireoidismo, bócio, oftalmopatia e, ocasionalmente, mixedema pré-tibial. Entretanto, a tríade clássica não é observada em todos os pacientes, podendo o hipertireoidismo ser a única manifestação presente. Constitui uma das causas mais comuns de DAI com incidência anual de 14 por 100.000, acometendo cinco vezes mais mulheres do que homens. Pode ser detectada em qualquer idade, inclusive na infância, embora a incidência seja maior entre a 5ª e 6ª décadas de vida. A prevalência parece ser maior em caucasianos do que em asiáticos e africanos[15,39].

O hipertireoidismo constitui a apresentação mais frequente e é causado por autoanticorpos que se ligam e ativam o receptor de TSH (TSHR), levando à hiperfunção tireoideana. A oftalmopatia ocorre em 20 a 40% dos casos e a dermatopatia infiltrativa é menos comum; presumivelmente, decorrem da ação de anticorpos contra antígenos de fibroblastos retro-orbitários e de células musculares, respectivamente. Os anticorpos anti-TSHR estimulam o aparecimento do bócio e da elevação dos níveis de T3 e T4 livre com consequente supressão dos níveis de TSH. Os sintomas resultantes do excesso de hormônios são alterações cardiovasculares, gastrointestinais, neurológicas, musculares, cutâneas e metabólicas[15,39].

Os anticorpos anti-TSHR, também conhecidos como TRAb, são específicos para a DG, sendo detectados praticamente em 98% dos pacientes não tratados. Em geral, são policlonais, pertencem à subclasse IgG1 e mimetizam a ação do TSH ao estimular a síntese do cotransportador (*symporter*) de sódio-iodo, aumentando consequentemente a captação do iodo pelas células tireoideanas. Esses anticorpos estimulam também a atividade da adenilciclase determinando o aumento da síntese de hormônios, secreção e sobrevida celular. Cabe lembrar que nem todos os anticorpos anti-TSHR são estimulatórios: alguns podem ser bloqueadores e causar hipotireoidismo, sendo detectados usualmente na TH. Por outro lado, alguns pacientes com DG apresentam uma mistura dos dois tipos, e a apresentação clínica é resultante do balanço de ambos. Os anticorpos anti-TPO e anti-TG também podem ser detectados em baixas concentrações em grande parte dos pacientes, mas não são úteis para o diagnóstico da DG[39].

As alterações histológicas da tireoide compreendem hiperplasia folicular, infiltrado linfocitário multifocal (primordialmente células T com função Th2) e raros centros germinativos com células B, sugerindo a ativação local com a produção de anticorpos anti-TSHR e estimulação das células tireoidianas[39].

Diversos mecanismos têm sido implicados na patogênese da DG, sendo os principais: (a) mimetismo molecular caracterizado por semelhanças estruturais entre o receptor de TSH e sequências de *Yersinia enterocolitica* e de alguns retrovírus; (b) expressão de antígenos classe II do MHC (especialmente HLA-DR17) por células tireoidianas após infecções virais que passam a atuar como células apresentadoras de antígenos capazes de ativar células T autorreativas residentes; (c) ativação por células de passagem (bystander): aparentemente, células T não específicas migrariam para a tireoide (células de passagem) atraídas por um processo infeccioso ou pelos próprios antígenos tireoidianos, onde ativariam células T residentes específicas através da produção local de citocinas (p. ex., IFN-γ)[39].

Entre os possíveis fatores predisponentes ou desencadeantes citam-se: (a) suscetibilidade genética: os haplótipos HLA-DRB1*08 e DRB3*0202 estão associados à doença, enquanto RB1*07 parece ser protetor; (b) infecções por *Yersinia enterocolitica* e rubéola; (c) estresse emocional; (d) estrógeno; (e) tabagismo com risco relativo de 2,0 para hipertireoidismo e até maior para oftalmopatia; (f) drogas: amiodarona e outras medicações contendo iodo. A DG é incomum durante a gravidez, uma vez que o hipertireoidismo está associado à redução da fertilidade e ao aumento de perdas fetais[1,8,39].

A progressão da DG para a tireoidite autoimune e para o hipotireoidismo no mesmo paciente está bem documentada. Também não são raros os casos de indivíduos que alternam o hipo e o hipertireoidismo. Em algumas famílias, alguns membros têm DG e outros TH. A oftalmopatia e o TRAb no soro diferencia a DG de outras causas de hipertireoidismo e bócio difuso[15].

Diabete melito autoimune

Classicamente, é dividido em diabete tipo 1 (previamente denominado insulino-dependente ou diabete juvenil) e diabete tipo 2 (não insulino-dependente). O diabete tipo 1 é mais comum em crianças e adolescentes, enquanto o diabete tipo 2 constitui a forma mais prevalente correspondendo entre 80 e 90% dos casos; embora seja mais prevalente em adultos, pode também ser diagnosticado em jovens. O diabete tipo 2 constitui a forma mais prevalente de DM e caracteriza-se pela combinação de resistência à insulina e resposta compensatória de secreção de insulina inadequada[15,40].

O DM tipo 1 constitui doença complexa e multifatorial caracterizada pela destruição de células β-pancreáticas, que geralmente leva à deficiência total de insulina, muito provavelmente causada pela interação de fatores genéticos e ambientais. Em geral, manifesta-se na infância ou na adolescência com início rápido; menos comumente, pode ocorrer em adultos com início lento e requerimento tardio de insulina (LADA – *latent autoimmune diabetes in adults*)[40].

Mais recentemente foram identificadas duas formas de DM tipo 1. O tipo 1A, mais comum, resulta de uma lesão das células β-pancreáticas por mecanismo autoimune mediado por células. O tipo 1B, denominado idiopático, é de causa desconhecida, ocorre mais frequentemente em asiáticos e afrodescendentes e está associado a graus variados de deficiência de insulina[41].

Há fortes evidências da suscetibilidade genética para o DM. Aproximadamente 90% dos pacientes com DM tipo 1 expressam os haplótipos DR3-DQ2 ou DR4-DQ8, cuja prevalência na população não diabética é de 40%; por outro lado, o alelo DQB1*0602 parece ser protetor.

Polimorfismos de genes que codificam para pré e pró-insulina, tirosina específica de linfócitos e CTLA-4 também parecem ser importantes, sugerindo a existência de herança poligênica na maioria dos casos[15,41].

Ao lado da suscetibilidade genética, fatores ambientais e alterações epigenéticas têm sido implicadas nas alterações da resposta imune que poderiam levar à destruição das células pancreáticas e ao desencadeamento do DM tipo 1, embora sem evidências conclusivas: fatores gestacionais (idade materna maior que 25 anos, pré-eclâmpsia) e perinatais (icterícia por incompatibilidade ABO, doença respiratória neonatal, alto peso ao nascimento); infecções virais (*coxsackie*, enterovírus, rubéola congênita); fatores nutricionais (leite de vaca, ingestão precoce de cereais, alta concentração de nitratos na água potável, exposição à vitamina D); "mimetismo molecular" sugerido pela reatividade cruzada entre proteínas de superfície de células pancreáticas e a lactoalbumina, e entre o vírus *coxsackie* e a descarboxilase do ácido glutâmico (GAD)[15,41].

Embora no DM tipo 1 sejam detectados anticorpos séricos contra vários autoantígenos (GAD, células β-pancreáticas, insulina, pró-insulina, receptor de insulina, proteína 2 associada ao insulinoma IA-2 e IA-2β), ainda não está esclarecido se esses anticorpos estão envolvidos no desencadeamento da doença ou se seriam secundários à lesão tecidual[15,41].

Autoanticorpos têm sido associados à presença de um extenso infiltrado linfoplasmocitário no pâncreas de pacientes que faleceram no início da doença. Embora sem comprovação em humanos, há evidências de que a destruição inicial das células pancreáticas seja mediada por linfócitos TCD4+ e TCD8+ e que os anticorpos possam desempenhar um papel patogênico na destruição celular por um mecanismo de citotoxicidade celular mediada por anticorpos (ADCC)[41].

Reforçando a hipótese do papel patogênico da imunidade mediada por células, existe o relato de um adolescente com deficiência congênita da produção de anticorpos que desenvolveu DM tipo 1; esse fato sugere que os linfócitos B não sejam primordiais para o desenvolvimento do diabete e que a destruição das células beta-pancreáticas seja mediada principalmente por linfócitos T[42].

Deve ser ressaltado, no entanto, que a identificação de autoanticorpos contra antígenos das ilhotas pancreáticas constitui forte argumento a favor da etiologia autoimune do DM tipo 1. Pelo fato de estarem presentes em 90 a 95% dos casos recém-diagnosticados e poderem ser detectados desde meses até anos antes da manifestação clínica da doença, sua presença em indivíduos saudáveis tem sido considerada fortemente preditiva do desenvolvimento posterior de DM tipo 1[41].

Síndromes autoimunes poliglandulares

Caracterizam-se pela presença de autoanticorpos contra múltiplos órgãos do sistema endócrino. Englobam duas ou mais insuficiências endocrinológicas e têm sido divididas em quatro tipos[5,43,44].

A síndrome autoimune poliglandular (APS) do tipo 1 é muito rara e cursa com pelo menos duas entre três das seguintes alterações: candidíase mucocutânea (100%), hipoparatireoidismo (73 a 90%) e insuficiência adrenal (70%). Também podem estar associadas, embora menos frequentemente, outras doenças endócrinas (hipotireoidismo, insuficiência gonadal, adenoipofisite e DM tipo 1), lesões cutâneas (distrofia de esmalte dentário e unhas, vitiligo, alopecia), hepatite autoimune, gastrite atrófica, anemia perniciosa e síndromes de má-absorção. Os autoantígenos envolvidos incluem: citocromos P450c17, P450c21, P450scc; GAD; proteínas similares à tirosina fosfatase; receptor de cálcio; TPO e tireoglobulina[44].

Em geral, a doença tem início com candidíase na infância, seguida mais tardiamente pelas outras manifestações; muitos dos componentes endócrinos podem não ser detectados antes da 4ª década da vida. A APS do tipo 1, também conhecida pela sigla APECED (do termo inglês *autoimmune polyendocrinopathy candidiasis ectodermal dystrophy*), constitui uma das raras doenças autoimunes decorrentes de herança monogenética. A herança é autossômica recessiva e as maiores prevalências da APECED são observadas na Finlândia (1/25.000), Sardenha (1/14.000) e entre judeus iranianos (1/8.000). É causada pela mutação de um gene localizado no cromossomo 21q23.3, que codifica a proteína reguladora da autoimunidade (AIRE). Não existe expressão da AIRE em órgãos-alvo, mas apenas em células epiteliais tímicas, onde ela controla positivamente a transcrição e a consequente expressão de uma série de antígenos órgão-específicos, inclusive a insulina. A hipótese atual é a de que o gene desempenhe um papel importante na proteção de doenças autoimunes pela seleção negativa de linfócitos T autorreativos e, consequentemente, da indução da autotolerância central[5,43,44].

A síndrome autoimune poliglandular do tipo 2 (síndrome de Schmidt) é observada em adultos e caracteriza-se pela presença obrigatória de insuficiência adrenal associada à tireoidite e/ou ao DM tipo 1. Outras associações pouco frequentes incluem vitiligo, hipogonadismo, hepatite autoimune, alopecia e anemia perniciosa. Embora rara, é mais comum do que a SPA do tipo 1. A suscetibilidade à doença está associada aos alelos HLA: DRB1*04; DQA1*03; DQB1*0302 e DRB1*03; DQA1*0501; DQB1*02[43-45].

A síndrome autoimune poliglandular do tipo 3 é a menos bem caracterizada, embora seja a mais comum. Ocorre associação entre a tireoidite autoimune e outras doenças autoimunes (excluindo-se a insuficiência adrenal e o hipoparatireoidismo, tais como diabete tipo 1, anemia perniciosa ou miastenia grave[43]).

Alguns pesquisadores têm denominado síndrome autoimune poliglandular do tipo 4 a combinação de doenças órgão-específicas não incluídas nos demais grupos. A etiopatogênese das APS tipos 2, 3 e 4 não é conhecida. A detecção de vários autoanticorpos tem estimulado a hipótese da perda da tolerância aos hormônios endócrinos ou seus receptores, talvez por uma disfunção de células T reguladoras TCD4+ CD25+ (APS tipo 2). O envolvimento de múltiplos órgãos poderia ser explicado pelo fato de que órgãos de mesma origem embrionária compartilharem antígenos específicos[43].

Síndrome poliglandular ligada ao cromossomo X

Mais conhecida pela sigla IPEX (do termo inglês, *immunodysregulation, polyendocrinopathy, enteropathy, X-linked syndrome*), constitui um erro inato da regulação imune. É muito rara, ocorrendo apenas em meninos, enquanto mulheres heterozigotas são assintomáticas[19,46].

Tem início no período neonatal e geralmente de curso é rapidamente fatal. O quadro clínico clássico inclui: diarreia aquosa ou mucossanguinolenta decorrente de uma enteropatia autoimune em 100% dos casos; diabete tipo 1 de instalação precoce ou tireoideopatia evoluindo para hipotireoidismo; dermatite, geralmente eczematosa. Também são comuns: déficit de crescimento; anemia, plaquetopenia e/ou neutropenia autoimunes; infecções recorrentes principalmente por *Enterococcus* sp. e *Staphylococcus* sp. Mais raramente, podem ocorrer artrite, alopecia, miosite, linfadenopatia, hepatoesplenomegalia e glomerulopatia. Ainda não está esclarecido se as infecções recorrentes constituem manifestações de uma imunodeficiência primária ou se são secundárias a outras alterações que acompanham a síndrome, tais como desnutrição, perda da barreira cutânea e/ou intestinal e imunossupressão por drogas. As alterações laboratoriais incluem: autoanticorpos contra tireoide, células beta-pancreáticas, eritrócitos, plaquetas, intestino-rim (AIE-75); níveis séricos normais ou baixos de IgG, IgA e IgM (perda entérica?); níveis elevados de IgE e eosinofilia[19]. A etiopatogenia está ligada a mutações no gene FOXP3 (*forkhead box protein 3*), cujo produto gênico é um fator de transcrição da família *forkhead*, tanto em camundongos mutantes naturais ("camundongos *scurfy*") como em humanos (90% dos casos). O gene FOXP3 parece ser fundamental para o desenvolvimento de células T reguladoras CD4+ CD25+ (T reg), e sua expressão diminuída nessa população celular leva ao comprometimento da resposta imune, mesmo na presença de número normal de linfócitos TCD4+ e TCD8+[14]. Apenas o diagnóstico precoce da doença pode alterar o curso, quase sempre fatal, uma vez que há evidências recentes de boa resposta ao transplante de medula óssea[5,46].

Sistema neurológico

Miastenia grave

Constitui uma síndrome autoimune órgão-específica caracterizada pela falha da transmissão neuromuscular consequente à ligação de autoanticorpos a proteínas envolvidas na sinalização da junção neuromuscular (JNM). Estas incluem o receptor para acetilcolina (RAch) ou, mais raramente, para uma tirosinaquinase musculoespecífica (MuSK), que está envolvida na manutenção da integridade estrutural e funcional do RAch. Atualmente, são reconhecidos vários tipos de MG, sendo a forma adquirida a mais comum, afetando indivíduos de todos os grupos etários. A prevalência e a incidência da MG variam muito em todo o mundo, sendo de aproximadamente 5:100.000 pessoas e entre 0,25 e 20 por milhão de habitantes, respectivamente. Os aspectos clínicos mais proeminentes são a fraqueza e a fadiga muscular que, classicamente, pioram com a repetição da atividade física e melhoram com repouso, afetando mais comumente os músculos extraoculares, orofaríngeo, apendiculares e respiratórios[15,47,48].

Na MG autoimune, o comprometimento da transmissão neuromuscular está associado à ação dos anticorpos anti-RAch (principalmente das subclasses IgG1 e IgG3) presentes na JNM, que levam à diminuição dos impulsos nervosos que se tornam insuficientes para atingir o limiar de despolarização requerido para abrir de forma eficiente os canais de íons. Esse anticorpo está presente em 85% dos pacientes na doença generalizada e em 70% na forma ocular localizada. Há três hipóteses referentes ao seu mecanismo de ação: 1) bloqueio funcional do RAch; 2) modulação antigênica (endocitose e degradação acelerada) do RAch; 3) ativação e ligação do sistema complemento com destruição da membrana pós-sináptica, diretamente ou pelo mecanismo de citotoxicidade celular dependente de anticorpo (ADCC), sendo este último o mais provável em humanos[47,48].

Por outro lado, aproximadamente 40% dos pacientes soronegativos para anticorpos anti-RAch apresentam anticorpos anti-MuSK (tirosinaquinase musculoespecífica), particularmente aqueles pertencentes a determinados grupos étnicos ou localizações geográficas (China e Noruega), o que pode refletir a participação de fatores ambientais e/ou genéticos na etiopatogenia da doença. Estudos recentes são sugestivos de que esses autoanticorpos definem um subgrupo que tem como sintomas principais a disfunção bulbar e ocular. Por outro lado, aproximadamente 5% dos pacientes com MG são soronegativos para os dois tipos de autoanticorpos. Tanto em pacientes com MG soropositivos como em soronegativos, vários outros anticorpos de significado ainda não esclarecido dirigidos contra várias proteínas intracelulares têm sido identificados, por exemplo, miosina, α-actina, rapsina, rianodina e titina[47,48].

Finalmente, cabe ressaltar que os linfócitos T também parecem participar da patogênese da MG. Embora não haja evidências de sua função como células efetoras, são capazes de reconhecer o RAch e seu principal papel parece ser o de auxiliar os linfócitos B para a produção de autoanticorpos. A maioria dos pacientes com MG apresenta alterações tímicas: aproximadamente 60 a 70% hiperplasia, 10% timoma e o restante, hipoplasia. A detecção de anticorpos antirriadina e antititina está relacionada à associação com timoma, sendo os anticorpos antititina preditivos da presença de tumor de células epiteliais (sensibilidade de 69 a 80% e especificidade de 90 a 100%). Tendo em vista essas observações, existem fortes evidências de que o timo participe da etiopatogenia da MG como fonte de autoantígenos, uma vez que nele existem células mioides com RAch na superfície. Uma hipótese é a de que as células mioides sofram alterações por agentes virais e que a proximidade das células apresentadoras de antígenos e células T auxiliadoras no timo facilite o desencadeamento da resposta autoimune. Outra possibilidade é o mimetismo molecular entre o RAch e o vírus do herpes simples[48].

É altamente provável que ao lado dos fatores ambientais, também fatores genéticos contribuam para a patogênese da MG. Alguns haplótipos têm sido mais frequentemente associados à doença, tais como HLA-B8, DRw3 e DQw2. Pacientes positivos para anticorpos anti-MuSK apresentam maior prevalência dos haplótipos DR14 e DQ5. Adicionalmente, é comum que pacientes com MG apresentem outras doenças imunológicas, como LES, DG, AR e tireoidite, assim como história familiar de doenças autoimunes[47,48].

Esclerose múltipla

É a doença crônica de caráter inflamatório e desmielinizante do SNC mais comum. De provável origem autoimune, manifesta-se geralmente em jovens adultos e é mais frequente em mulheres, numa razão de 3:1[49]. De acordo com a situação geográfica avaliada, sua prevalência varia entre 2 e mais de 150 casos em cada 100.000 indivíduos, nos países tropicais e nos países nórdicos, respectivamente[49]. No Brasil, a prevalência varia de 15 a 27,2 casos por 100.000 habitantes, sendo mais alta no sul do país, provavelmente em razão da grande proporção de descendentes de imigrantes alemães e italianos[50].

O termo "esclerose múltipla" (EM) refere-se às lesões que atingem principalmente as áreas de massa branca perto dos ventrículos do cerebelo, do tronco cerebral, dos gânglios da base, da medula espinal e do nervo óptico. O sistema nervoso periférico raramente é afetado. Histologicamente caracteriza-se pela por áreas multifocais de desmielinização com perda de oligodendrócitos e fibrose da astroglia.

Durante os estágios iniciais da doença ocorre uma remielinização, embora os oligodendrócitos não sejam capazes de reconstruir por completo o revestimento de mielina das células. A frequência das agudizações leva à diminuição das remielinizações bem-sucedidas, até que ocorra fibrose em torno dos axônios danificados. Foram já descritos vários padrões de lesões. Envolve os tratos nervosos longos e, com frequência, determina distúrbios visuais, motores, sensitivos, autonômicos, cognitivos e da marcha[49].

Atualmente, acredita-se que a EM seja imunomediada pela interação entre a predisposição genética do indivíduo e fatores ambientais ainda não completamente compreendidos. É possível que a partir da exposição do indivíduo a uma molécula com estrutura similar à mielina (mimetismo molecular), as células T passem a não reconhecer a mielina como própria desencadeando uma reação inflamatória com o envolvimento das células B[3,4,49].

Embora alguns aspectos clínicos sejam típicos da EM, esta doença caracteriza-se pela ampla gama de manifestações incluindo muitas formas atípicas. A EM é classificada segundo vários subtipos ou padrões de progressão considerados importantes para o prognóstico da evolução da doença e conduta terapêutica[51].

Apesar de há décadas estar bem estabelecido um modelo experimental para a EM (encefalite alérgica experimental), ainda hoje não há marcador biológico conhecido. O diagnóstico muitas vezes é difícil de ser estabelecido, sobretudo durante os estágios iniciais, uma vez que a EM compartilha sinais e sintomas com várias outras condições clínicas. Atualmente, têm sido utilizados os critérios de McDonald, que focam em dados clínicos, radiológicos e laboratoriais da disseminação das lesões características da EM, no espaço e no tempo colhidos de forma não invasiva[49].

Algumas formas de apresentação da EM podem assemelhar-se ao quadro da neuromielite óptica (NMO) ou doença de Devic, na qual ocorrem lesões desmielinizantes com predomínio em nervos ópticos e segmentos da medula espinal com intenso componente inflamatório e necrotizante não usual na EM[52].

Embora a distribuição das lesões ao exame de RM frequentemente permita a distinção entre as duas doenças, não são raros os casos ambíguos, principalmente na apresentação clínica inicial. Nessas ocasiões, a pesquisa do anticorpo antiaquaporina 4, uma molécula dos canais de água presente nos prolongamentos dos pés dos astrócitos, pode ser de grande valia, visto que está presente em cerca de 85% dos pacientes com NMO, mas não na EM. Desse modo, a ausência do anticorpo antiaquaporina 4 pode ser útil para o diagnóstico da EM[52].

Síndrome miastênica de Lambert-Eaton

Constitui um distúrbio da transmissão da JNM cuja apresentação inicial mais comum é a fraqueza proximal e simétrica dos membros inferiores na ausência de atrofia muscular significativa. Caracteriza-se por anticorpos anticanais de cálcio com portais de voltagem P/Q pré-sinápticos; com isso, ocorre diminuição da entrada desse íon no terminal pré-sináptico, prevenindo a ligação de vesículas à membrana pré-sináptica e a consequente liberação de acetilcolina[53]. Caracteristicamente, a fraqueza muscular e os reflexos melhoram com o início dos movimentos ("facilitação pós-exercício ou pós-ativação"), uma vez que a repetição da atividade física leva ao aumento dos impulsos nervosos e consequente aumento da liberação de acetilcolina. Por outro lado, após a melhora inicial, sobrevém a fadiga muscular.

A síndrome miastênica de Lambert-Eaton (SMLE) é uma doença rara, ocorrendo sob a forma idiopática (40% dos casos) ou paraneoplásica. Aproximadamente 70% dos pacientes têm câncer, em especial carcinoma de pequenas células do pulmão e, mais raramente, carcinoma prostático e do colo uterino, linfomas e adenocarcinomas. É possível que nervos motores e células carcinomatosas compartilhem alguns determinantes antigênicos. Muito significativamente, à semelhança do que ocorre para o câncer de pulmão, o tabagismo também constitui um fator de risco para a SMLE. É importante ressaltar que as manifestações clínicas da SMLE são similares na forma idiopática ou paraneoplásica da doença[15,54]. Em pacientes com a forma idiopática, é comum a associação de outras doenças autoimunes (diabete tipo 1 e tireoideopatias), assim como prevalência aumentada de autoanticorpos para tireoide, mucosa gástrica e/ou tecido musculoesquelético. A história familiar de autoimunidade é frequente[53].

Sistema cutâneo

Psoríase

É uma dermatose crônica caracterizada por lesões eritematoescamosas. Relativamente comum em populações ocidentais (0,91 a 8,5%), incide igualmente em ambos os sexos e pode surgir em qualquer idade, embora seja mais frequente na terceira e na quarta décadas da vida. A causa é desconhecida e a alta incidência familiar (30%) aponta fortemente para uma predisposição genética. Os antígenos do HLA mais frequentemente envolvidos são o Cw6, além de B13, B17, B27, Bw57 e DR7. A taxa de concordância entre gêmeos monozigóticos é cerca de 70% e entre dizigóticos de apenas 20%, o que sugere a influência de fatores ambientais no desencadeamento e na exacerbação da doença, como exemplo: trauma cutâneo (físico, químico, cirúrgico, inflamatório), infecções (estreptococo, HIV), medicações (antimaláricos, anti-inflamatórios, lítio, betabloqueadores), distúrbios endócrinos e metabólicos (hipocalcemia, consumo de álcool) e estresse emocional[15,55].

A lesão cutânea clássica da psoríase é bem definida: placas eritematoescamosas, bordas elevadas e bem delimitadas de tamanhos variados, afetando geralmente de forma simétrica o couro cabeludo, unhas, região sacra, as faces de extensão dos membros, principalmente cotovelos e joelhos. Menos comum é o acometimento da mucosa labial e genital. Embora haja diversas formas de apresentação clínica, o sinal da vela e o sinal de Auspitz (orvalho sangrento) auxiliam no diagnóstico[15,55].

O padrão histopatológico, embora não seja específico, é bastante típico: dilatação e proliferação de vasos com infiltrado perivascular; microabscessos epidérmicos com infiltrado de neutrófilos e de células mononucleares com linfócitos T e células apresentadoras de antígenos; hiperplasia da epiderme, aumento da camada córnea e proliferação de queratinócitos[55].

A fisiopatologia da psoríase ainda não está esclarecida, tendo sido propostos vários mecanismos: 1) hiperproliferação dos queratinócitos decorrente de um defeito inerente ao seu ciclo celular, geneticamente determinado; 2) alterações vasculares consequentes à liberação de mediadores angiogênicos pelos queratinócitos, como o TGF-α, fator de crescimento e transformação alfa), VEGF (fator de crescimento endotelial vascular) e IL-8; 3) defeitos bioquímicos, tais como anormalidades do metabolismo do ácido araquidônico, AMP cíclico, poliaminas, proteases e várias enzimas intracelulares; 4) mecanismos imunológicos: produção de citocinas por linfócitos T intralesionais ativados como o TGF-β, que desencadeiam a proliferação de queratinócitos, perpetuando a lesão cutânea; uma possível disfunção da população T reg CD4+CD25+, determinando proliferação por tempo indeterminado de células T efetoras patogênicas[56]. Finalmente, em pacientes com psoríase gutata, o isolamento nas lesões cutâneas de clones de células T específicas para o estreptococo beta-hemolítico sugere o desencadeamento de um processo autoimune inicialmente por linfócitos T ativados por superantígenos; a perpetuação desse processo seria decorrente do mimetismo antigênico entre a proteína M estreptocócica e um autoantígeno cutâneo, possivelmente uma variante de queratina tipo I, apresentado por queratinócitos ativados pelas citocinas[3,56].

Dermatoses bolhosas autoimunes

Cursando com alto grau de morbimortalidade, caracterizam-se por bolhas e erosões da pele e/ou membranas mucosas. Tendo por base características clínicas, histológicas e imunológicas, os protótipos das doenças bolhosas autoimunes são os pênfigos e os penfigoides. Na pele normal, a manutenção da coesão das células epidérmicas é grandemente dependente dos desmossomos, estruturas de adesão intercelular que ligam moléculas de adesão transmembranárias, como desmogleínas e desmocolinas, as estruturas do citoesqueleto na placa desmossômica. Nessas dermatoses bolhosas são produzidos autoanticorpos (em geral IgG), específicos para diferentes moléculas de adesão da epiderme ou da junção dermoepidérmica e componentes intracelulares da placa desmossômica, que estão implicados no desencadeamento das bolhas. Existem evidências da participação também de células T autorreativas[55,57,58,59].

a. Pênfigos. Caracterizam-se pelo comprometimento da pele e mucosas e pela presença de autoanticorpos que causam a perda da adesão desmossômica célula-célula na camada de Malpighi (acantólise) com consequente formação da lesão bolhosa intraepidérmica. Os anticorpos IgG antidesmogleína 1 parecem estar associados a lesões cutâneas, enquanto anticorpos antidesmogleína 3 são detectados apenas em pacientes com acometimento exclusivo de mucosas. Os pênfigos ocorrem mais frequentemente na meia-idade e são classificados de acordo com suas várias formas clínicas e etiopatogênese[15,59].

a1. Pênfigo foleáceo (PF): pode ocorrer sob a forma não endêmica (doença de Cazenave) ou endêmica (fogo selvagem). No Brasil, a forma endêmica incide principalmente em crianças e adultos jovens habitantes de áreas ribeirinhas, tendo sido implicados fatores ambientais como os mosquitos simulídeos. A incidência familiar é alta, sugerindo predisposição genética; os haplótipos HLA-DR1, DR4 e DR14 parecem conferir suscetibilidade à doença, enquanto os haplótipos DR7 e DQw2 estariam associados à proteção. As manifestações clínicas são semelhantes na forma endêmica e não endêmica, caracterizando-se por bolhas cutâneas superficiais que se rompem facilmente e dão lugar a áreas erosadas e pela ausência de comprometimento mucoso. A biópsia da lesão recente revela a presença de bolhas intraepidérmicas decorrentes de acantólise e à imunofluorescência são detectados depósitos de IgG nos espaços intercelulares. Clinicamente, a presença de acantólise pode ser evidenciada através do sinal de Nikolsky. No PF os autoanticorpos detectados são sempre antidesmogleína 1 e, provavelmente como decorrência disso, os pacientes apresentam apenas lesões cutâneas[15,59].

a2. Pênfigo vulgar (PV): é a forma mais grave de pênfigos e pode acometer indivíduos de qualquer idade, embora ocorra mais frequentemente entre a 4ª e a 6ª décadas da vida. Estudos têm demonstrado incidência aumentada de HLA-DR4 e/ou DR6 e polimorfismos de HLA-G em judeus. Aproximadamente 50% dos casos têm início com lesões na mucosa oral, similares às da estomatite aftosa, que podem anteceder em vários meses o aparecimento do comprometimento cutâneo. Nas formas de PV restritas às mucosas são detectados anticorpos IgG antidesmogleína 3, e nas formas mucocutâneas são identificados anticorpos antidesmogleína 1 e 3. A biópsia de pele demonstra acantólise suprabasilar[15,59].

Recentemente, no PV e no penfigoide bolhoso foram caracterizados linfócitos T CD4+ autorreativos, presumivelmente cruciais para o desencadeamento da resposta autoimune pelo reconhecimento de diferentes epítopos da desmogleína 3 e do BP180 (presente nos hemodesmossomos e filamentos de ancoragem dos queratinócitos). É possível que esses linfócitos secretem citocinas como IL-4, IL-5 e IL-13, promovendo a síntese de autoanticorpos IgG4, que são as imunoglobulinas mais comumente detectadas nas lesões ativas[15,59].

a3. Pênfigo induzido por drogas: as drogas mais implicadas são a penicilamina e o captopril, que contêm grupos sulfidrila (tiol); esses grupamentos apresentam reação cruzada com as desmogleínas e foi demonstrado que o captopril é capaz de causar acantólise por bloqueio das moléculas de adesão. Outras drogas menos comumente envolvidas incluem: outros inibidores da ECA (enalapril, lisinopril, cilazapril, fosinopril), glibenclamida, carbamazepina, montelucaste, penicilina, rifampicina e propranolol. As manifestações clínicas similares às do PF são as mais frequentes, têm início geralmente após 6 meses a 1 ano de uso da droga e nem sempre remitem com sua suspensão[15,59,60].

a4. Pênfigo paraneoplásico: cursa com comprometimento cutâneo e de mucosa oral e ocular. As neoplasias mais associadas são as linfoproliferativas, sendo menos comuns os carcinomas, sarcomas, melanomas e tumores cutâneos. No soro, podem ser detectados anticorpos para autoantígenos, tais como: desmogleínas 1 e 3, plectina, desmoplaquinas I e II, periplaquina e envoplaquina[15,59,61].

a5. Pênfigo por IgA: doença rara, é caracterizada pelo depósito de IgA na superfície de queratinócitos. Clínica e histologicamente, é dividido em dois subtipos: a dermatose neutrofílica intraepidérmica por IgA, na qual o antígeno envolvido é a desmocolina 1, e a pustulose subcórnea (doença de Sneddon-Wilkinson), na qual a especificidade dos autoanticorpos ainda não é conhecida[15,59,62].

b. Penfigoides. Referem-se a um grupo de doenças caracterizadas por bolhas de localização exclusivamente subepidérmicas que compartilham semelhanças clínicas, histopatológicas e imunológicas. Os penfigoides são considerados de provável etiologia autoimune em razão da presença de autoanticorpos contra componentes do complexo de adesão da camada basal. Neste grupo incluem-se:

b1. Penfigoide bolhoso (PB): relativamente raro, acomete os dois gêneros, principalmente depois da 6ª década da vida, caracterizando-se pela presença de grandes bolhas cutâneas generalizadas; em 30% dos casos há acometimento de mucosas, de preferência oral e nasal. Embora o PB possa ser desencadeado por medicações (penicilamina, amiodarona, ácido acetilsalicílico, furosemida etc.), a etiologia é considerada autoimune em virtude da detecção de depósitos de IgG (80%) e de C3 (100%) em membrana basal que, presumivelmente, participam da formação das bolhas subepidérmicas em nível da lâmina lúcida. Em cerca de 70% dos casos são detectados anticorpos circulantes contra os autoantígenos BP180 e BP230[15,59].

b2. Penfigoide cicatrical: é também denominado penfigoide benígno das mucosas em razão da natureza circunscrita e não acantolítica das bolhas subepidérmicas. Atinge principalmente as mucosas oral e conjuntival e, menos comumente, as mucosas do esôfago, laringe e genitais; o comprometimento cutâneo ocorre em apenas 20 a 40% dos casos. É mais comum em grupos etários mais elevados, sendo predominante em mulheres. Presumivelmente, a etiologia é autoimune, haja vista a presença de IgG e C3 na membrana basal de mucosas ou na pele em cerca de 70% dos casos. Por outro lado, anticorpos séricos raramente são detectados. O principal antígeno envolvido parece ser o PB180, embora outros também possam estar implicados: BP230, lamininas 5 e 6 e colágeno tipo VII[15,59].

b3. Penfigoide gestacional ou herpes gestacional: dermatose rara associada à gravidez com incidência de 1/1.700 a 1/60.000 partos. São mais afetadas multíparas entre 20 e 40 anos de idade, no segundo ou terceiro trimestres da gestação ou no pós-parto imediato. Parece estar associado a anticorpos anti-BP180 e BP230 no soro e/ou depositados na pele (70 a 80% dos casos), que geralmente são imunoglobulinas IgG1 que fixam complemento. Embora as lesões cutâneas sejam características, o diagnóstico é confirmado pelo exame histológico que revela bolha subepidérmica, infiltrado de linfócitos e eosinófilos e depósito linear de C3 ao longo da zona da membrana basal, com ou sem depósito concomitante de IgG. Os fatores desencadeantes da doença não são conhecidos, havendo forte correlação com HLA-DR3 e também HLA-DR3 e DR4. Postula-se que a expressão de BP180 no epitélio amniótico possa induzir à resposta autoimune. O risco de prematuridade é alto e a remissão ocorre espontaneamente em poucas semanas[15,59,63].

b4. Dermatite herpetiforme ou dermatite de Duhring-Brocq: constitui doença rara que incide principalmente em adultos jovens e no sexo feminino (2:1). De início insidioso, caracteriza-se por lesões pruriginosas papulovesiculosas e bolhas localizadas preferencialmente em antebraços, cotovelos, região escapular, coxas, nádegas, couro cabeludo e nuca que simulam lesão herpética. Está fortemente associada aos antígenos HLA-B8, -A1 e -DR3. Embora de etiologia desconhecida, tem sido considerada o equivalente cutâneo da enteropatia sensível ao glúten, uma vez que as duas doenças ocorrem em associação na maioria dos casos. Adicionalmente, ambas estão relacionadas à ingestão de glúten e caracterizam-se pela presença no soro de anticorpos antitransglutaminase tecidual[64]. A detecção por IF direta de depósito granular de IgA na derme papilar ou ao longo da junção dermoepidérmica atualmente é considerada o padrão-ouro para o diagnóstico da dermatite herpetiforme[65].

b5. Dermatite bolhosa por IgA linear: ocorre em adultos ou crianças na idade pré-escolar (dermatose bolhosa crônica da infância). Em adultos, apresenta as características do penfigoide bolhoso ou da dermatite herpetiforme. Geralmente ocorre acometimento das mucosas oral e conjuntival. À IF direta, caracteriza-se por depósitos lineares de IgA na zona da membrana basal. No soro de alguns pacientes podem ser detectados anticorpos IgA antimembrana basal[15,59].

b6. Epidermólise bolhosa adquirida: doença polimórfica, ocorre geralmente em adultos que apresentam bolhas pós-traumáticas, em áreas inflamadas e/ou normais, que evoluem para escaras atróficas. Distrofias ungueais e úlceras orais podem estar presentes. À IFD são observados depósitos lineares de IgG ao longo da zona da membrana basal. A maioria dos pacientes tem autoanticorpos contra o colágeno tipo VII, que constitui o principal componente das fibrilas de ancoragem que unem a membrana basal dermoepidérmica ao colágeno intersticial da derme[15,59].

Sistema gastrointestinal e fígado

Doença celíaca

É uma enteropatia decorrente da ingestão de glúten em indivíduos geneticamente suscetíveis. A prevalência baseada nos sintomas é de 1:4.500 na população geral. Estudos baseados em anticorpos sugerem prevalência maior, variando de 1:122 a 1:250 em alguns países do hemisfério norte. Recentemente, demonstrou-se que os marcadores HLA-DQ2 e HLA-DQ8 estão associados à doença[66].

A apresentação clássica da doença celíaca (DCe) inclui diarreia, fadiga, má-absorção, dor abdominal, refluxo gastroesofágico e aftas recorrentes, embora muitos pacientes apresentem uma doença atípica. Por outro lado, o espectro clínico da moléstia parece ser mais amplo do que se imaginava, razão pela qual a DCe tem sido classificada como silenciosa, potencial e latente, ao lado das formas típica e atípica. A dermatite herpetiforme parece fazer parte desse espectro, uma vez que aproximadamente 80% dos pacientes apresentam alterações intestinais compatíveis com as da DCe. As manifestações associadas incluem neuropatia periférica, ataxia e mielopatia; infertilidade e abortos recorrentes; DM tipo 1 e doença de Addison; anemia (deficiência de ferro, folatos, vitamina B12), coagulopatias por deficiência de vitamina K; deficiência de vitamina D e osteoporose; deficiência de IgA e linfoma de células T; dermatite herpetiforme, psoríase, alopecia areata; síndrome de Sjögren e carcinoma de faringe[67].

A DCe caracteriza-se pela presença de anticorpos antigliadina, antiendomísio e antitransglutaminase tecidual (anti-tGT) e resposta imunológica dirigida contra a lâmina própria da mucosa intestinal. A transglutaminase tecidual (tGT) é uma enzima ubiquitária responsável pela desaminação de resíduos da glutamina e da prolina em prolaminas. A DCe é causada pela intolerância seletiva de linfócitos T ao glúten. Este produz peptídeos estimulatórios de linfócitos T denominados neopeptídeos, que se ligam a moléculas HLA-DQ2 presentes em células apresentadoras de antígenos. Ao entrar em contato com o peptídeo pelo TCR, linfócitos T intestinais são ativados e liberam citocinas pró-inflamatórias como IFN-γ, TNF-α e IL-2 capazes de lesar enterócitos, causando assim as lesões típicas observadas na DC[66,67].

Considerando a clínica heterogênea, o diagnóstico da DCe depende de uma abordagem clínica, laboratorial e histopatológica combinada. Na prática, são pesquisados anticorpos antitransglutaminase (anti-tTG) e antiendomísio (EMA) do isotipo IgA. Os anticorpos anti-tTG têm sensibilidade e especificidade de 90 a 95% e são pesquisados por método de Elisa, universalmente aceito como teste de triagem para DCe. Os anticorpos antiendomísio (EMA), também da classe IgA, têm sensibilidade e especificidade semelhantes à do anti-tTG, porque o antígeno reconhecido no teste EMA por imunofluorescência é a própria transglutaminase, enzima esta altamente presente no endomísio. Em geral, ambos os anticorpos apresentam concordância, embora algumas amostras possam ser reagentes em apenas um deles em razão de peculiaridades de exposição de epítopos em cada um desses ensaios[66,67].

Os anticorpos antigliadina, por sua vez, têm baixa sensibilidade e especificidade, não sendo mais solicitados para triagem da DCe. Cabe ressaltar que a detecção desses anticorpos do isotipo A se encontra prejudicada quando a DCe cursa associada à deficiência de IgA, o que ocorre em aproximadamente 2 a 10% dos pacientes, podendo levar a resultados falso-negativos. Nesses casos, está indicada a pesquisa de anticorpos do isotipo G, preferencialmente contra peptídeos da gliadina diamidada (DGP), que apresenta maior sensibilidade do que os anticorpos IgG antiendomísio e anti-tTG[66,67].

A pesquisa dos marcadores genéticos HLA-DQ2 e HLA-DQ8 também pode ser importante. Em populações do norte da Europa, o heterodímero DQ2 está presente em cerca de 90% dos pacientes celíacos e o DQ8 na maior parte dos 10% restantes. Ao todo, 98% dos pacientes com DCe apresentam DQ2 e/ou DQ8, de tal modo que a ausência de ambos torna a hipótese de um indivíduo ser portador da doença extremamente improvável[66,67].

Por outro lado, os alelos que codificam as moléculas DQ2 e DQ8 são encontrados em cerca de 15 a 30% da população geral, razão pela qual sua presença não tem especificidade para detectar a DC[66,67]. O padrão-ouro para diagnóstico da DCe ainda é a endoscopia com biópsia do duodeno, caracterizada por aumento de linfócitos intraepiteliais, atrofia de vilosidades e hiperplasia de criptas[66,67].

Hepatite autoimune

De etiologia desconhecida, é caracterizada por autoanticorpos e altas concentrações de gamaglobulina sérica. A prevalência aproximada é de 17 por 100.000 habitantes. Em cerca de 50% dos casos, o início é insidioso com sintomas que incluem fadiga, náuseas, anorexia, dor ou desconforto abdominal, icterícia, *rash* cutâneo, artralgias, mialgias e perda de peso. Podem estar presentes hepatoesplenomegalia, ascite, eritema palmar, aranhas vasculares e edema periférico. Cerca de 30% dos pacientes apresentam quadro inicial agudo com icterícia acentuada e 20% são assintomáticos e diagnosticados ao acaso[15].

A classificação atual da hepatite autoimune (HAI) baseia-se no tipo de autoanticorpos, mesmo havendo poucas evidências de sua participação na patogênese da doença. A HAI tipo 1 caracteriza-se pela presença de anticorpos antinucleares (FAN) em 50% dos casos e de anticorpos antimúsculo liso (SMA) em 85% dos pacientes, sendo esses últimos mais específicos e tendo por antígeno-alvo a actina F. Também estão presentes anticorpos contra receptor de asialoglicoproteínas, expressos em hepatócitos periportais, atualmente considerados os mais específicos da doença. Outros anticorpos envolvidos são o antiantígeno hepático solúvel, anti-DNA de dupla hélice, antimitocôndrias e ANCA-p atípico (50 a 90%). A maior parte dos pacientes apresenta hipergamaglobulinemia, que pode ser utilizada como critério de atividade no acompanhamento. Na chamada HAI tipo 2 são detectados anticorpos antimicrossoma de fígado/rim (KLM-1) contra o epítopo CYP-450 2D6 do sistema citocromo oxidase (50 a 70% dos casos) e/ou anticorpos anticitosol hepático (30%) e antígeno fígado/pâncreas. Alguns pacientes apresentam apenas o anticorpo anticitosol hepático, embora este usualmente coexista com o anticorpo anti-LKM-1[68,69].

Fatores genéticos e ambientais parecem estar envolvidos nas HAI. A HAI tipo 1 tem sido associada aos alelos HLA-DR3 (início precoce e mais grave) e HLA-DR4 (início mais tardio e maior incidência de manifestações extra-hepáticas). A HAI tipo 2 está associada à presença de HLA-DQB1. Há evidências do envolvimento de genes que codificam para componentes do complemento, imunoglobulinas e TCR. Os prováveis agentes ambientais implicados no desencadeamento da HAI são vírus (sarampo, da hepatite e EBV) e drogas (oxifenisatina, metildopa, nitrofutantoína, diclofenaco e minociclina), especulando-se a existência de mimetismo molecular[8,69].

Os mecanismos efetores envolvidos na patogênese da HAI ainda não estão completamente estabelecidos, havendo diversas hipóteses: citotoxicidade mediada por células T (ação direta ou através de ADCC envolvendo o anticorpo antirreceptor de asialoglicoproteínas); células TCD4+; citocinas de perfil Th1 (IFN-γ, TNF-α, IL-2) ou Th2 (IL-4 e IL-10); apoptose de hepatócitos via TNF ou Fas; disfunção de células T reg CD4+/ CD 25+. Há evidências de que o TGF-β esteja envolvido tanto na fibrogênese como na regulação imune[68,69].

Doença inflamatória intestinal

Conhecida pela sigla IBD (do inglês *inflammatory bowel disease*), engloba duas doenças principais: a retocolite ulcerativa (RCU) e a doença de Crohn (DC). A prevalência da doença inflamatória intestinal (DII) apresenta variações geográficas, sendo mais alta nos países mais frios e desenvolvidos. A distribuição é similar entre os sexos e parece ser bimodal com dois picos: entre 15 e 40 anos e entre 50 e 80 anos. A incidência da RCU tem permanecido constante e a prevalência nos Estados Unidos é de 15:100.000 habitantes. Ao contrário, a incidência de DC tem aumentado progressivamente (provavelmente em decorrência de fatores ambientais) e a prevalência é de 4,3 por 100.000 habitantes[15,70].

A RCU é caracterizada por episódios recorrentes de inflamação limitados às camadas mucosa e submucosa do cólon. As manifestações intestinais são geralmente agudas, exigindo em 10 a 15% dos casos internações imediatas decorrentes de sangramento retal, dor abdominal, diarreia e febre. Em contraste, a DC caracteriza-se pelo comprometimento de todas as camadas do intestino, desde a mucosa à serosa (inflamação transmural); embora acometa principalmente o ílio terminal e o reto, pode afetar todo o trato gastrointestinal, desde a cavidade oral até a área perineal. O caráter transmural da inflamação, que frequentemente leva à fibrose e à obstrução e que tipicamente não é observado na RCU, pode causar microperfurações e fístulas. As manifestações extraintestinais incluem sacroileíte (associada à HLA-B27), artrite de grandes articulações, pioderma gangrenoso, eritema nodoso, conjuntivite, irite, episclerite, cálculo renal, cálculo biliar, anemia, leucocitose e trombocitose[15,70].

Embora a patogênese ainda não esteja esclarecida, já foram identificados alguns fatores de risco como: a) fatores genéticos: a DII é mais comum em judeus e menos frequente em não brancos; foi encontrada associação entre RCU e DR2 (em pacientes ANCA positivos) e uma possível associação entre a DC e a combinação alélica DR1-DQ5; b) tabagismo: tabagistas atuais têm menor risco de desenvolver RCU enquanto em ex-tabagistas o risco aumenta; por outro lado, o risco para DC é o dobro em tabagistas do que nos indivíduos que nunca fumaram; c) uso de anti-inflamatórios não esteroides parece aumentar o risco; d) os dados referentes a aleitamento materno, presença de diarreia na infância, alguns tipos de alimentos, uso de anticoncepcionais orais e fatores psicológicos permanecem controversos[15,70].

A maioria dos estudos referentes à patogênese da DII concorda que essas doenças sejam decorrentes de uma interação disfuncional entre a microflora bacteriana do intestino e o sistema imune de mucosa. Existem duas hipóteses referentes à causa do defeito primário: 1) resposta imunológica exacerbada a uma microflora qualitativa e quantitativamente normal: a tolerância imunológica a antígenos microbianos no trato gastrointestinal seria quebrada pela presença de uma população de células T efetoras defeituosas na mucosa que reagiriam com microrganismos habituais. Por outro lado, o defeito poderia estar associado a defeitos em células T reg incapazes de modular a resposta Th1/Th2. Nesse contexto, a DC caracteriza-se por um excesso de produção das citocinas IL-12/IL-23 e IFN-γ/IL-17 que desencadeiam o processo inflamatório intestinal tipo Th1; por outro lado, a RCU está associada ao excesso da produção de IL-13 (perfil inflamatório Th2); 2) alteração qualitativa ou quantitativa da composição da microflora intestinal e/ou uma disfunção da barreira epitelial desencadeando respostas patológicas de um sistema imunológico normal: essas alterações resultariam novamente em perda da tolerância imunológica, desde que a microflora intestinal fosse capaz de induzir o sistema imune a responder de modo exacerbado aos antígenos bacterianos. Embora haja evidências contra ou a favor das duas hipóteses, um estudo atual propõe que a base fundamental da DII seja a presença de um ou mais defeitos geneticamente determinados que resultam em resposta exacerbada do sistema imune de mucosa a uma microflora normal. Esses defeitos estariam associados a alterações da função da barreira epitelial intestinal que levariam o sistema imune de mucosa à exposição maior de componentes normais da microflora intestinal[71].

Sistema sanguíneo/vascular

Anemia hemolítica autoimune

Caracteriza-se pela produção de anticorpos contra antígenos eritrocitários resultando na destruição prematura de hemácias e compensação inadequada. É relativamente rara com incidência anual de 1 a 3 casos por 100.000 habitantes na população geral[15,72,73]. A classificação baseia-se na atividade térmica dos anticorpos. Atualmente são considerados quatro subtipos, que de modo geral determinam a apresentação clínica da doença:

a. AIHA por anticorpos quentes: corresponde a 75% de todas as AIHA. Os anticorpos quentes, que apresentam reatividade máxima a 37ºC, geralmente pertencem ao isotipo G e são dirigidos contra o sistema Rh na superfície das hemácias. A anemia parece resultar do clareamento acelerado dos eritrócitos sensibilizados no baço e não de lise mediada pelo sistema complemento. A AIHA por anticorpos quentes pode ser primária (ou idiopática) em 75% dos casos ou secundária ao LES, mononucleose infecciosa, hepatite autoimune, aids, doenças linfoproliferativas (p. ex., linfoma de Hodgkin e leucemia linfoide crônica), neoplasias não linfoides (p. ex., câncer de ovário), doenças inflamatórias crônicas (p. ex., colite ulcerativa) e, mais raramente, a medicamentos (p. ex., metildopa). A patogênese da AIHA parece estar relacionada ao aumento da atividade de linfócitos CD4+ e diminuição da atividade de células CD8+, levando à produção aumentada de anticorpos responsáveis pela hemólise[15,72,73].

O diagnóstico da AIHA por anticorpos quentes baseia-se na detecção de anticorpos (principalmente IgG) e/ou componentes do sistema complemento (principalmente C3d) na superfície dos eritrócitos através do teste da antiglobulina direto ou teste de Coombs direto. A principal finalidade é a detecção de hemácias revestidas por anticorpos, ou seja, sensibilizadas *in vivo*. É positivo em 97 a 99% dos pacientes com AIHA por anticorpos quentes, quando são utilizados anticorpos anti-IgG, anti-C3 ou ambos e em menos de 1% da população normal. Anticorpos dos isotipos IgA ou IgM raramente constituem causas de AIHA por anticorpos quentes e podem ser detectados por antissoros anti-IgA e anti-IgM, respectivamente[15,72,73].

Menos frequentemente, é realizado o teste da antiglobulina indireto ou Coombs indireto para a pesquisa de anticorpos irregulares (PAI) livres no soro ou plasma. No caso de teste positivo, segue-se a identificação de anticorpos irregulares (IAI) para detecção da especificidade, ou seja, a natureza do antígeno contra o qual o anticorpo está dirigido. De modo geral, apresenta pequeno valor para o diagnóstico de AIHA por anticorpos quentes[15,72,73].

b. AIHA por anticorpos frios: corresponde a aproximadamente 15% da AIHA. Os anticorpos frios (crioaglutininas) pertencem geralmente ao isotipo M específicos para o antígeno I ou antígenos correlatos na superfície de eritrócitos que se ligam às hemácias a temperaturas reduzidas. São dirigidos não apenas para eritrócitos, como também para outras células sanguíneas; a reação ocorre no sangue e em alguns casos desencadeiam hemólise decorrente da fixação de complemento e aglutinação de hemácias nas vênulas resultando em acrocianose. É classificada em primária (ou idiopática) e secundária a infecções (p. ex., *Mycoplasma pneumoniae* ou mononucleose infecciosa), doenças linfoproliferativas da linhagem B; hemoglobinúria paroxística a frio (síndrome de Donath-Landsteiner)[15,72].

A maioria dos casos ocorre em idosos (doenças linfoproliferativas) e, em alguns casos, após infecção pelo *Mycoplasma pneumoniae*. Os aspectos clínicos principais são anemia em graus variáveis e achados físicos escassos, exceto palidez e esplenomegalia. Uma subclassificação da AIHA por anticorpos frios inclui a síndrome de crioaglutinina primária ou secundária e a forma paroxística[15,72].

c. AIHA mista: caracteriza-se pela simultaneidade de anticorpos frios e quentes. Pode ser primária (ou idiopática) ou secundária, principalmente a doenças reumatológicas[15,72].

d. AIHA induzida por medicamentos: estima-se que aproximadamente 150 diferentes tipos de drogas possam estar envolvidas. É subclassificada em AIHA dependente de droga ou AIHA não dependente de droga. Os mecanismos imunológicos envolvidos na AIHA dependente de drogas estão relacionados ao medicamento para que ocorra a produção de anticorpos específicos para a própria droga ou para seus haptenos absorvidos na superfície de células-alvo (p. ex., penicilina) ou para que ocorra a formação de imunocomplexos (p. ex., ceftriaxona e piperacilina). Na AIHA não dependente de droga, os anticorpos continuam a ser produzidos mesmo na ausência do medicamento implicado, provavelmente pelo desencadeamento de uma reação autoimune por modificação dos antígenos da membrana celular da célula-alvo (p. ex., metildopa, fludarabina)[15,72,73].

Neutropenia autoimune

Caracterizada por níveis de neutrófilos abaixo de 1,5 × 10^9/L durante no mínimo 6 meses. Pode estar associada ao aumento da destruição ou da marginalização de neutrófilos ou à menor produção. Os autoanticorpos afetam os neutrófilos de modo similar ao que atinge os eritrócitos nos casos de anemia. A detecção dos autoanticorpos antineutrófilos é difícil de ser realizada e, de modo geral, não há correlação entre a concentração e a gravidade da neutropenia. A neutropenia também pode ser neonatal, decorrente da reação de anticorpos IgG maternos contra antígenos leucocitários fetais. Em geral, as formas mais crônicas de destruição podem ser idiopáticas ou estar relacionadas a doenças do colágeno (particularmente SS, LES, AR), vasculites autoimunes, neoplasias hematológicas (leucemia linfocítica granular grande, síndrome linfoproliferativa autoimune, linfoma Hodgkin)[15,75].

Trombocitopenia autoimune

Em 2009, o International Working Group recomendou a exclusão do termo "púrpura" da então denominada "púrpura trombocitopênica idiopática" ou autoimune, uma vez que muitos pacientes não chegavam a apresentar sangramento cutâneo. Também foi sugerido que o limite inferior da contagem de plaquetas para o diagnóstico de TPI passasse de 150.000/μL para 100.000/μL[76].

Os distúrbios autoimunes das plaquetas são decorrentes do aumento da destruição mediada por autoanticorpos, sendo classificados como primários (idiopáticos) ou secundários a uma grande gama de condições, incluindo doenças linfoproliferativas, doenças autoimunes (síndrome de anticorpos antifosfolípides e LES), imunodeficiência comum variável e infecções virais (rubéola)[15,76]. A trombocitopenia autoimune (PTI) caracteriza-se pela destruição primária das plaquetas, na ausência de drogas ou toxinas. A maioria dos pacientes apresenta anticorpos IgG dirigidos contra glicoproteínas de superfície e a sobrevida das plaquetas revestidas pelo anticorpo é diminuída, parcialmente porque são retiradas de circulação pelo baço. Clinicamente, a PTI está associada ao aparecimento de petéquias, equimoses, epistaxe e sangramento de mucosas. O risco de sangramento pode ocorrer com níveis de plaquetas menores de 60.000/μL; as complicações intensas incluem hemorragia intracraniana ou hemorragia digestiva, que podem ocorrer com níveis de plaquetas menores de 10.000/μL[15,76].

Mais recentemente, a PTI tem sido classificada também de acordo com a fase da doença: PTI recentemente diagnosticada (0 a 3 meses), PTI persistente (3 a 12 meses) e PTI crônica (mais de 12 meses). A incidência da PTI varia nas diferentes populações. As formas aguda e crônica estão estimadas entre 1,9 e 6,4, e 0,5 a cada 105 crianças/ano, respectivamente. Em adultos, a forma crônica seria de 3,3 a cada 105 adultos/ano.

O diagnóstico de PTI é confirmado pela avaliação laboratorial mostrando plaquetopenia com coagulação normal, número aumentado de megacariócitos na medula óssea, pesquisa positiva de anticorpos antiplaquetários (60% dos casos) e menor sobrevida de plaquetas demonstrada por testes específicos. Embora disponível comercialmente, a pesquisa laboratorial dos autoanticorpos não tem sido útil para o diagnóstico de PTI, dadas a heterogeneidade e a ampla especificidade para múltiplos antígenos plaquetários[15,76].

Síndrome proliferativa autoimune

Também conhecida pela sigla ALPS (do inglês *autoimmune lymphoproliferative syndrome*), engloba manifestações clínicas de autoimunidade (anemia hemolítica, neutropenia e trombocitopenia) ao lado de linfadenomegalia cervical crônica, esplenomegalia e hepatoesplenomegalia proeminentes. Algumas vezes estão presentes infecções sinopulmonares e herpéticas[77,78]. É decorrente de um defeito na linhagem germinativa resultando em comprometimento da apoptose de linfócitos, já tendo sido descritas mutações nos genes do FAS (CD95), do ligante do FAS (FASL-CD95L) e das caspases 8 e 10 (membros da cascata de apoptose). Entretanto, em aproximadamente 20 a 30% dos pacientes, o defeito não é identificado. É observado acúmulo de células T duplo-negativas, assim como de linfócitos B220+, CD57+, DR+[77,78].

O início da doença ocorre em torno dos 5 anos de idade e a evolução é relativamente benigna com sobrevida longa do paciente. No entanto, as manifestações de autoimunidade podem persistir na adolescência e existe um risco aumentado de neoplasias linforreticulares em pacientes com defeito associado ao FAS. Embora a ALPS historicamente seja considerada uma doença de apresentação na infância, mais recentemente têm sido descritos casos de início na vida adulta[78].

A ALPS constitui uma doença rara englobando aproximadamente 500 pacientes originários de cerca de 300 famílias. Entretanto, as verdadeiras incidência e prevalência não são conhecidas. Tem sido descrita em várias raças e etnias com discutível preponderância em homens[78].

O tratamento é dirigido para as várias manifestações clínicas próprias da síndrome, havendo em curso um estudo controlado com sulfadoxina-pirimetamina com perspectivas animadoras. Mais recentemente, têm sido utilizadas com sucesso novas estratégias terapêuticas com micofenolato de mofetila, sirolimo e pentostatina[78].

Granulomatose com poliangeíte (Wegener - GW)

É uma vasculite autoimune de causa desconhecida, caracterizada pela tríade clínica clássica de inflamação granulomatosa necrotizante do trato respiratório superior (especialmente seios paranasais) e/ou inferior, ao lado de vasculite sistêmica necrotizante autoimune comprometendo predominantemente pequenos vasos (artérias, arteriolas, vênulas e capilares, incluindo capilar glomerular). Histologicamente, a lesão granulomatosa das vias aéreas caracteriza-se por exsudato inflamatório com predomínio de polimorfonucleares, vasculite necrotizante e granuloma com células gigantes e epitelioides[15,79].

A detecção de anticorpos anticitoplasma de neutrófilos (ANCA) contra proteinase 3 (PR 3) é altamente específica para a GW. Uma das mais intrigantes descobertas no campo das vasculites foi o reconhecimento da associação entre diversas síndromes vasculíticas e ANCAs circulantes. De acordo com os antígenos envolvidos, os ANCA têm sido classificados em duas categorias principais: ANCA citoplasmático (ANCAc), referente ao padrão citoplasmático granular e difuso observado à microscopia de imunofluorescência quando o anticorpo sérico se liga à proteinase neutra (PR 3); ANCA perinuclear (ANCAp), referente a um padrão de localização principalmente perinuclear ou nuclear e tendo como alvo antigênico a enzima mieloperoxidase (MPO). Outros constituintes dos grânulos dos neutrófilos, como a elastase, a catepsina G, a lactoferrina e a lisozima, também podem ser reconhecidos por ANCA. O padrão ANCAc apresenta sensibilidade e especificidade notáveis (acima de 95%) para a GW típica com glomerulonefrite ativa e de aproximadamente 50% para as formas restritas ao trato respiratório. Por outro lado, ANCAp encontra-se presente em percentual variável de pacientes com poliarterite nodosa, poliangeíte microscópica, glomerulonefrite crescêntica necrotizante, granulomatose eosonofílica com poliangeíte (síndrome de Churg-Strauss), síndrome de Goodpasture, LES e doença de Crohn[15,79].

Há um número crescente de observações *in vitro* sugestivas da participação dos ANCA na patogênese da GW. Quando os neutrófilos estão em estado de repouso, as enzimas PR 3 e MPO permanecem no interior dos grânulos intracitoplasmáticos, aparentemente inacessíveis aos anticorpos séricos. Entretanto, quando são ativados por citocinas, tais como TNF-a e IL-8, os neutrófilos ligam-se a células endoteliais ativadas e as enzimas são transportadas para a membrana celular, onde podem interagir com os ANCA séricos. Essa ligação promove diversos efeitos coestimuladores de ativação neutrofílica como a desgranulação, aumento do *burst* respiratório e da produção de espécies reativas do oxigênio, que podem causar o dano tecidual, assim como a apoptose dos neutrófilos[15,79].

No entanto, apesar do atrativo dos dados clínicos e experimentais, não há evidências conclusivas de que os ANCA estejam diretamente envolvidos na patogênese das síndromes vasculíticas, podendo constituir apenas epifenômenos.

Também foi aventada a hipótese de que a PR 3 liberada durante a ativação de neutrófilos se ligue a componentes aniônicos da membrana basal celular, onde seria reconhecida por linfócitos T específicos; nesse contexto, foi demonstrada expansão de células T efetoras de memória (CD4+ CD28-) produtoras de TNF-a na circulação, e de células produtoras de citocinas de perfil Th1 no interior do granuloma[15,79].

Tratamento

Medidas gerais

São adotadas para limitar o início ou a gravidade da doença, incluindo entre outras: uso de protetor solar para evitar a exposição à radiação UV que altera o DNA das células, alteração esta associada à exacerbação dos sintomas em algumas DAI (LE, DM); contraceptivos orais em altas doses devem ser evitados, devendo ser encorajados outros métodos; prevenção e tratamento da osteoporose durante corticoterapia ou acometimento muscular, requerendo fisioterapia motora e exercício físico[15].

Controle metabólico

Embora a maioria das terapêuticas envolva a manipulação da resposta imune, em algumas doenças órgão-específicas, nas quais as lesões tendem a instalar-se de forma progressiva levando à insuficiência funcional do órgão acometido, o tratamento requer apenas o controle metabólico. Exemplos: reposição de insulina no DM tipo 1, de vitamina B12 na anemia perniciosa, de tiroxina na tireoidite e de anticolinesterásicos na miastenia grave[3,4,15].

Drogas anti-inflamatórias

Anti-inflamatórios não esteroides (AINE)

Constituem um grupo variado de fármacos que têm em comum as propriedades de controle da inflamação, analgesia e combate à hipertermia. Incluem numerosos medicamentos classificados de acordo com o grupamento químico e atuam suprimindo a síntese de prostaglandinas a partir de ácidos graxos das membranas celulares pela inibição da cicloxigenase (COX). Podem ser inibidores preferenciais da COX-1 (que medeia vários processos fisiológicos), como o ácido acetilsalicílico em doses baixas; inibidores não seletivos da COX como ácido acetilsalicílico em altas doses, piroxicam, indometacina, diclofenaco, ibuprofeno; inibidores preferenciais (meloxicam, nimesulida, salicilato, etodolaco) ou altamente seletivos para a COX-2 (celecoxibe, etoricoxibe, paracoxibe, lumiracoxibe, valdecoxibe), que está implicada na produção de prostaglandinas mediadoras de processos inflamatórios. Recentemente, foi descoberta uma isoforma de COX, descrita como COX-3, que é expressa em altos níveis no sistema nervoso central, embora também possa ser encontrada em coração e aorta. A COX-3 é seletivamente inibida por drogas analgésicas e antipiréticas, como paracetamol e dipirona, e pontencialmente por alguns AINE[80]. Os AINEs geralmente são usados nos quadros clínicos leves ou associados a outras drogas em quadros moderados a graves. Estão associados a grande variedade de efeitos colaterais, atribuídos à inibição não específica das prostaglandinas mediadoras de funções fisiológicas como: náuseas e dor abdominal, sangramento e úlceras do trato gastrointestinal; tonturas, cefaleia e zumbido; diminuição da função renal especialmente em nefropatas e idosos; reações alérgicas desde leve/moderada gravidade até potencialmente fatais[81,82].

Corticosteroides

São análogos sintéticos da cortisona, tendo efeitos anti-inflamatórios quando administrados em doses baixas a moderadas e imunossupressores em doses altas. Atuam através de vários mecanismos como: inibição da enzima fosfolipase responsável pela geração do precursor das prostaglandinas; alteração da distribuição e função dos leucócitos; modulação negativa do fator nuclear K-B, responsável pela transcrição de proteína, levando à supressão da imunidade humoral e celular. São prescritos em doses baixas na falha no controle dos sintomas pelos AINEs e/ou drogas antirreumáticas modificadoras da doença (DMARDs). Na presença de uma agressão maior, risco potencial de morte ou quadros clínicos rapidamente progressivos, estão indicados em altas doses. A dose e o tempo de tratamento variam de acordo com a doença de base e a gravidade. Os corticosteroides podem ser administrados por via oral, intramuscular, endovenosa ou intra-articular. As contraindicações incluem hipersensibilidade documentada ao medicamento e infecções oportunistas[15,82].

Drogas antirreumáticas modificadoras de doença (DMARD)

Constituem um grupo de medicações que têm a capacidade de modificar o curso de doenças reumáticas. São amplamente prescritas, embora os mecanismos de ação em algumas ocasiões não estejam bem estabelecidos[15,82]. As mais utilizadas são:

Metotrexato

Tem propriedades imunossupressoras ou apenas anti-inflamatórias quando prescrito em doses baixas. É antagonista do ácido fólico inibindo a diidrofolato redutase, enzima que atua na síntese de DNA, principalmente de células em divisão. O efeito anti-inflamatório decorre da inibição da síntese *de novo* das purinas, com diminuição da atividade de LTB4 e da fosfolipase A_2 e da produção de IL-1, IL-6 e TNF. A eficácia é excelente, sendo amplamente utilizado como medicação única ou associado a outras drogas no tratamento da AR, artrite idiopática juvenil (AIJ), LES, LE cutâneo, DM, PM e SS. É administrado por via oral ou intramuscular em doses que variam de 7,5 a 25 mg/semana. Os efeitos colaterais mais conhecidos e que indicam diminuição da dosagem ou suspensão do metotrexato (MTX) são: intolerância gástrica e diarreia; nódulos cutâneos principalmente em dedos e úlceras orais; leucopenia, trombocitopenia e, eventualmente, anemia megaloblástica; hepatotoxicidade potencialmente reversível com a suspensão da medicação e fibrose hepática; pneumonite intersticial de hipersensibilidade (3 a 5% dos casos), que pode ser fatal se o MTX não for suspenso; embora raramente, pode estar associado ao desenvolvimento de linfomas não Hodgkin. As principais contraindicações são gestação, doença gastrointestinal, anemia, alterações renais e doenças infecciosas[15,82].

Antimaláricos

O mecanismo de ação ainda não é totalmente conhecido; diminuem a produção de IL-1 e também parecem interferir na capacidade de processamento de antígenos pelos macrófagos e consequente apresentação antigênica, levando à inibição da resposta imune. Constituem uma das drogas mais prescritas na AR, AIJ, LES, LE cutâneo, SS e DM. A hidrocloroquina (6 mg/kg/dia ou 400 mg/dia) ou o difosfato de cloroquina (4 mg/kg/dia ou 250 mg/dia) estão indicadas no acometimento cutâneo e nos quadros clínicos leves que permanecem com doença ativa, apesar do uso de AINE. A toxicidade da cloroquina é pequena e o efeito colateral mais importante é o depósito na córnea e na retina, causando perda de visão (principalmente o difosfato). Outros efeitos colaterais incluem náuseas, tontura e escurecimento de pele. Frequentemente, a cloroquina é utilizada associada a outras drogas antirreumáticas modificadoras de doença (DMARD), particularmente metotrexato. Constituem contraindicações a gestação (para o difosfato de cloroquina) e a hipersensibilidade à droga[15,82].

Leflunomide

Diminui a síntese *de novo* das pirimidinas ao inibir a enzima mitocondrial diidroorotato desidrogenase e, consequentemente, a proliferação de linfócitos e, consequentemente, a inflamação. A meia-vida é longa e usualmente são utilizados de 10 a 20 mg/dia. Apresenta boa eficácia na AR. A principal manifestação tóxica é a diarreia, que regride com a diminuição ou a suspensão da medicação, podendo ocorrer também *rash* cutâneo, alopecia reversível e elevação assintomática das transaminases hepáticas. A leflunomida é teratogênica e por isso está totalmente contraindicada em pacientes grávidas ou com intenção de engravidar, sendo neste último caso necessário indicar um método anticoncepcional seguro antes de iniciar a terapêutica. No caso de suspeita de gravidez, a leflunomida pode ser rapidamente eliminada com o uso de colestiramina. Também está contraindicada em homens que tenham a intenção de ter filhos[15,82].

Sulfassalazina

É a DMARD mais utilizada na Europa. Embora o mecanismo de ação seja desconhecido, apresenta efeitos anti-inflamatórios e imunomoduladores, como a inibição da produção de leucotrienos e tromboxanos. Constitui tratamento eficaz nas dosagens de 1 a 3 g/dia. Indicada na retocolite ulcerativa, casos leves e moderados de AR e

AIJ, requer monitoramento das células sanguíneas, principalmente de glóbulos brancos. Os efeitos colaterais são intolerância gástrica, náuseas, cefaleia, *rash* cutâneo, hemólise, infertilidade masculina e ocasionalmente febre[15,82].

Outras DMARD

A minociclina é uma tetraciclina que inibe as metaloproteinases, que constituem enzimas que promovem a degradação das cartilagens. Por essa propriedade e não pela ação como antibiótico, a minociclina pode ser indicada na AR soropositiva leve (100 mg, duas vezes/dia), embora não haja consenso. Tratamentos prolongados (mais do que 2 anos) predispõem à hiperpigmentação[15,82].

Os sais de ouro, embora sejam as mais antigas DMARDs, não apresentam mecanismo de ação bem estabelecido; são capazes de inibir a ligação de fatores de transcrição citoplasmáticos (AP-1) ao DNA, impedindo assim a expressão de citocinas, metaloproteinases e moléculas de adesão. Podem ser utilizados pela via intramuscular (aurotiomalato de sódio e aurotioglicose) ou via oral (auranofina). Embora eficazes quando administrados principalmente pela via IM em alguns casos de AR, atualmente são pouco utilizados em razão do lento início de ação e potencial toxicidade (discrasias sanguíneas, proteinúria evoluindo para síndrome nefrótica, prurido generalizado, *rashs* cutâneos, dermatite esfoliativa, alopecia, coloração azulada das mucosas), com necessidade de monitoramento frequente[15,82].

A D-penicilamina, do mesmo modo que os sais de ouro, atualmente é pouco utilizada pela toxicidade. O mecanismo de ação também não está esclarecido e parece atuar inibindo a ligação do fator de transcrição AP-1 ao DNA, modulando produção de interleucinas e outros mediadores do processo inflamatório. Os efeitos colaterais da D-penicilamina são semelhantes aos descritos para os sais de ouro, incluindo-se alterações do paladar e indução de outras DAI como miastenia, lúpus induzido por droga e pênfigo[15,82].

Imunossupressores (drogas citotóxicas)

A principal indicação é o início abrupto da doença com envolvimento importante de um ou vários órgãos, basicamente para evitar danos irreversíveis dos órgãos acometidos. Administradas como drogas únicas ou em associação, as mais utilizadas são:

Azatioprina

Interfere na divisão celular inibindo a síntese das purinas, apresentando eficácia comprovada na AR, AIJ, nefropatia lúpica, MG corticorresistente, DM e PM refratárias a outras terapias e retocolite ulcerativa. A dose habitual no tratamento varia de 0,75 a 2,5 mg/kg/dia. Efeitos colaterais incluem intolerância gastrointestinal, pancitopenia, hepatotoxicidade, pancreatite e risco, embora pequeno, de desenvolvimento de neoplasia. Constituem contraindicações a gestação e o aleitamento[15,82].

Ácido micofenólico

Metabólito ativo do micofenolato de mofetila, inibe a síntese das purinas somente em linfócitos, inibindo consequentemente sua proliferação. Os principais efeitos são vômitos, diarreia, leucopenia, sepse e infecções oportunistas, principalmente pelo CMV. De uso recente, tem demonstrado boa eficácia na AR, nefropatia do LES, MG corticorresistente e DM/PM refratárias ao tratamento[15,82].

Ciclofosfomida

É um agente alquilante igualmente citotóxico para linfócitos T e B ligando-se às moléculas de DNA e RNA. Pela alta toxicidade, tem uso restrito à nefropatia do LES, DM, PM e AHA refratárias, MG corticorresistente e vasculites. Deve ser administrada preferencialmente sob a forma de pulsoterapia mensal, na dosagem de 750 a 1.000 mg/m^2 de superfície corpórea, por ser menos tóxica do que por via oral. Por essa via, a dose inicial varia de 50 a 75 mg/dia, podendo ser aumentada gradativamente após 8 semanas de tratamento, se não houver boa resposta. Os efeitos colaterais são diversos e dos mais variados graus de gravidade: náuseas, alopecia e leucopenia, infertilidade, disúria e hematúria decorrentes de cistite hemorrágica. Monitoração: hemograma, provas de função renal e hepática, urina tipo I. Contraindicações: aleitamento, gestação, hipersensibilidade, doença gastrointestinal, doenças infecciosas[15,82].

Ciclosporina

Inibe a calcineurina e a transcrição da IL-2, constituindo potente fator de crescimento de linfócitos. É eficaz no tratamento das uveítes, diabete tipo 1 incipiente e psoríase; tem efeito moderado no LES, PM, púrpura plaquetopênica idiopática, doença de Crohn, cirrose biliar primária, MG corticorresistente e AR refratária. Pode ser prescrita em associação com MTX. É administrada na dose de 3 a 4 mg/kg/dia, em dose única ou em duas vezes ao dia, até o máximo de 6 mg/kg/dia. Vários efeitos colaterais incluem: hipertensão, cefaleia, hirsutismo e lesão renal. Monitoração: níveis séricos da droga devem ser avaliados regularmente, função renal antes do início do tratamento com repetição a cada 2 semanas nos primeiros 3 meses e mensalmente após 3 meses. Na persistência da hipertensão arterial, a medicação deve ser reduzida em 25 a 50% ou descontinuada. Contraindicações: hipersensibilidade comprovada, insuficiência renal crônica, hipertensão arterial sistêmica, aleitamento, gestação, hiperuricemia e hiperpotassemia[15,82].

Clorambucil

É um agente alquilante utilizado no tratamento de várias neoplasias. Pela alta toxicidade e potencial neoplásico (leucemia mieloide e mielodisplasia), tem indicação restrita a vasculites graves e outras DAIs refratárias a outros tratamentos anteriores[15,82].

Imunomodulação

O uso dos chamados medicamentos biológicos no tratamento das doenças autoimunes, com destaque especial para as doenças reumatológicas e inflamatórias intestinais, vem se expandindo rapidamente nos últimos anos, tendo em vista os resultados promissores e o perfil de segurança dessas drogas. As abordagens mais importantes referentes à imunomodulação nas doenças autoimunes são: 1) antagonismo das funções das citocinas; 2) inibição das moléculas coestimulatórias; 3) depleção de linfócitos B[15,82].

Para facilitar o entendimento e a memorização do tratamento com anticitocinas, foi estabelecida uma nomenclatura internacional dos imunobiológicos baseada na utilização de sufixos que indicam a natureza. Nesse contexto: para anticorpo monoclonal ou proteína de fusão, o sufixo -cepte refere-se à proteína de fusão de um receptor a uma fração Fc de uma IgG1 humana; o sufixo -umabe indica um anticorpo monoclonal (mAb); o sufixo -ximabe indica anticorpo monoclonal quimérico; o sufixo –zumaeb indica um mAb humanizado[15,82].

Antagonistas de citocinas

■ Agentes bloqueadores do TNF-α: aqueles atualmente disponíveis são:

1) Proteínas de fusão humanizadas, que consistem em um complexo solúvel formado pela porção extracelular do receptor de TNF-α conjugada à porção Fc de uma IgG1 humana, que se liga a seu alvo circulante inibindo a capacidade da citocina em interagir com seus receptores de superfície celular (Etanercept-Enbrel®).

2) Anticorpos monoclonais solúveis, que se ligam especificamente ao TNF-α circulante ou de membrana: infliximabe (Remicade®), adalimumabe (Humira®), golimumabe (Simponi®), certolizumabe pegol (Cimzia®).

Ambos os tipos de preparados são altamente eficazes na prevenção de erosões ósseas na AR, quando associados ao metotrexato (MTX). O bloqueio do TNF-α também é eficaz na doença de Crohn, espondilite anquilosante e artrite psoriática refratária a terapêuticas prévias. No entanto, as desvantagens atuais são o alto custo desses medicamentos e sua toxicidade, em particular, infecções (especialmente tuberculose) e síndromes desmielinizantes[82]. Outros efeitos colaterais incluem as reações de hipersensibilidade durante a infusão (urticária, dispneia e hipotensão), produção de anticorpos anti-infliximabe, indução de autoimunidade como reação lúpus-*like* e desenvolvimento de neoplasias[15,82].

■ Agentes bloqueadores da IL-1β. Os antagonistas do receptor de IL-1R (IL-1Ra), anacinra (Kineret®) e canaquinumabe (Ilaris®), neutralizam a IL-1β por competição pelos receptores tipo I ligando-se sem ativá-los, enquanto o gevokizumabe constitui um anticorpo com propriedades terapêuticas reguladoras capaz de modular a bioatividade da IL-1β. Os inibidores da IL-1β têm impacto no tratamento de doenças autoimunes, assim como de autoinflamatórias, como a TRAPS (TNF *receptor-1 associated periodic syndrome*) e gota[82,83].

■ Inibidores de IL-6. A IL-6 tem ação anti e pró-inflamatória, pois possui habilidade de ativar células T, B, macrófagos e osteoclastos. O principal agente inibidor de IL-6 é o tocilizumabe (Actemra®), que tem sido utilizado na AR e na AR idiopática[82].

■ Inibidores da coestimulação. O imunobiológico CTLA-4-Ig (Abatacept®), uma proteína de fusão recombinante que inibe a interação de moléculas coestimulatórias presentes nas células apresentadoras de antígeno (CD80 e CD86) com seu ligante presente em células T (CD28), está indicado no tratamento da psoríase humana e, mais recentemente, da AR[82].

■ Outros agentes biológicos. Incluem anticorpos anti-CD4, anti-CD25 (daclizumabe), que inibe o receptor de alta afinidade da IL-2, e anti- LFA-1 (CD11a), efaluzumabe (Raptiva®), que inibe a adesão dos leucócitos ao endotélio vascular e a ativação de linfócitos T; têm sido utilizados com relativo sucesso em pacientes com psoríase[82].

Administração de citocinas

Interferons β-1a e β-1b já foram aprovados pelo Foods and Drugs Andministration (FDA) para o tratamento da EM. A administração de IL-10, durante estudo de fase 2, tem mostrado bons resultados na psoríase[82].

Depleção de células B

A depleção de células B autorreativas tendo por alvo a molécula CD20, presente na fase de células imaturas, constitui uma alternativa de tratamento para várias doenças autoimunes[3,4]. O rituximabe (MabThera®) tem demonstrado eficácia no tratamento de doenças malignas e efeitos promissores na MG, GW, DM, púrpura trombocitopênica idiopática (PTI) e AR. No entanto, os resultados da aplicação no LES têm sido desapontadores. O principal inconveniente do rituximabe é a diminuição da produção de anticorpos decorrente da depleção de linfócitos B, que pode ser transitória ou persistente, requerendo, portanto, reposição intravenosa de imunoglobulinas após o tratamento[82]. Recentemente, o FDA aprovou para tratamento do LES o imunobiológico belimumabe (Benlysta®), um anticorpo monoclonal humanizado que inibe o BLyS (*B-lymphocyte stimulator*), fator homeostático importante para a diferenciação e sobrevivência da célula B[82,84].

De modo geral, essas drogas são bem toleradas; no entanto, a inconveniência da administração intravenosa na maioria delas e seu alto custo são fatores impeditivos para o uso como terapêutica de primeira linha nas DAIs.

Outros procedimentos

Plasmaférese

É utilizada temporariamente enquanto o tratamento com corticosteroides ou outros agentes imunossupressores não surte efeito. Este procedimento diminui o nível de anticorpos e citocinas circulantes, reduzindo assim a deposição de imunoglobulinas em tecidos. Boa resposta no LES refratário ao tratamento, MG, síndrome de Goodpasture e GW (doença pulmonar), quando associada a drogas imunossupressoras. Seu benefício notoriamente comprovado é o controle mais rápido dos quadros graves e rapidamente progressivos, quando usada em associação com imunossupressores. Todavia, as várias desvantagens incluem o fenômeno de rebote que aparece em poucos dias, dificuldade técnica de acesso venoso central, desconforto do paciente e seu alto custo[82].

Imunoglobulina intravenosa

O exato mecanismo de ação não é conhecido, embora esteja estabelecido que apresenta atividades anti-inflamatórias e imunorreguladoras. Entre as várias propriedades da imunoglobulina intravenosa, as mais estudadas são: restauração da rede idiotipo-anti-idiotipo; bloqueio dos receptores Fc de células fagocitárias prevenindo a ligação de imunocomplexos; supressão ou neutralização de autoanticorpos e citocinas; neutralização das frações de ativação do complemento; bloqueio da ligação de leucócitos a moléculas de adesão; modulação e maturação de células dendríticas[82,85]. A administração está aprovada pelo FDA para o tratamento da púrpura plaquetopênica autoimune, neutopenia e anemia hemolítica autoimune, doença de Kawasaki, polineuropatia desmielinizante inflamatória crônica, neuropatia motora multifocal, síndrome de Guillain-Barré, esclerose múltipla recidivante, miastenia grave, polimiosite refratária, polirradiculoneuropatia, síndrome miastênica de Lambert-Eaton, dermatomiosite refratária, pênfigos, abortamentos recorrentes associados a anticorpos anticardiolipina; presença de autoanticorpos para fator VIII[82,85].

Transplante autólogo e alogênico de células-tronco

Tem sido realizado em pacientes com DAIs graves refratárias a outros tratamentos, como diabete tipo 1, SLE, AR, esclerodermia e psoríase, com resultados variáveis[86].

Considerações finais

Atualmente, atribui-se o desencadeamento e a perpetuação das DAIs à inter-relação de três fatores básicos: predisposição genética, agentes ambientais e desregulação do sistema imune. As DAI englobam uma grande família com diferentes apresentações clínicas, embora compartilhando uma etiologia comum representada pela resposta imune contra antígenos autólogos. Individualmente, a maioria das DAI é rara, embora coletivamente acometam cerca de 5% da população na América do Norte e Europa Ocidental. Em geral, o gênero feminino é o mais atingido, provavelmente por fatores hormonais.

Os autoanticorpos constituem os marcadores sorológicos das DAI, tendo frequentemente valor diagnóstico e prognóstico. No entanto, considerando-se que uma porcentagem significativa de indivíduos com autoanticorpos séricos não tem DAI identificáveis, infere-se que sua presença não possa diferenciar entre doença e saúde. Os autoanticorpos podem estar presentes também em doenças de etiologias diferentes da autoimune, como neoplasias, hepatopatias crônicas e infecções ativas.

Um aspecto intrigante das DAI é a associação com as imunodeficiências primárias (IDP). Curiosamente, esses dois grupos de doenças constituem polos opostos de um mesmo espectro, sendo as IDP decorrentes de uma resposta imune inadequada e as DAI de uma resposta exacerbada.

Os mecanismos imunológicos efetores envolvidos na patogenia das DAI ainda não estão suficientemente esclarecidos. Na doença humana, frequentemente é difícil diferenciar se as lesões teciduais são mediadas por anticorpos ou por células. De modo geral, as respostas celulares estão associadas à população Th1 dos linfócitos CD4+ e os mecanismos humorais às respostas Th2. Assim, é provável que em algumas situações os pacientes possam se beneficiar do desvio de uma resposta Th1 para Th2, o que abre novas perspectivas terapêuticas, que têm como característica a imunorregulação em vários níveis.

Referências bibliográficas

1. Dooley MA, Hogan SL. Environmental epidemiology and risk factors for autoimmune disease. Curr Opin Rheumatol 2003; 15:99-103.
2. Whitacre CC. Sex differences in autoimmune disease. Nature Immunol 2000; 2:777-80.
3. Delves PJ, Martin SJ, Burton DR, Roitt MR. In Roitt's essential immunology. 11. ed. Malden: Blackwell Science, 2006.
4. Abbas AK, Lichtman AH, Pillai S. Cellular and molecular immunology. 8. ed. Philadelphia: Elsevier Saunders, 2015.
5. Gupta S, Louis AG. Tolerance and autoimmunity in primary immunodeficiency disease: a comprehensive review. Clinic Rev Allerg Immunol 2013; 45:162-9.
6. Encinas JA, Kuchroo VK. Mapping and identification of autoimmunity genes. Curr Opin Immunol 2000; 12:691-7.
7. Christen U, von Herrath MG. Initiation of autoimmunity. Curr Opin Immunol 2004; 16:759-67.
8. Bach JF. Infections and autoimmune diseases. J Autoimmun 2005; 25 Suppl:74-80.
9. Rubin RL. Etiology and mechanisms of drug-induced lupus. Curr Opin Rheumatol 1999; 11:357-63.
10. Rubin RL, Kretz Rommel A. A nondeletional mechanism for central T cell tolerance. Crit Rev Immunol 2001; 21:29-40.
11. Gut J. Molecular basis of halothane hepatitis. Arch Toxicol 1998; 20(Suppl):3-17.
12. Olsson AR, Skogh T, Wingren G. Comorbidity and lifestyle, reproductive factors, and environmental exposures associated with rheumatoid arthritis. Ann Rheum Dis 2001; 60:934-9.
13. Cooper GS, Dooley MA, Treadwell EL, St Clair EW, Gilkeson GS. Hormonal and reproductive risk factors for development of systemic lupus erythematosus: results of a population-based, case-control study. Arthritis Rheum 2002, 46(7):1830-9.
14. Cooper GS, Dooley MA, Treadwell EL, St Clair EW, Gilkeson GS. Smoking and use of hair treatments in relation to risk of developing systemic lupus erythematosus. J Rheumatol 2001, 28(12):2653-6.
15. Goldman L, Schafer AI. Goldman's Cecil medicine. 24. ed. Philadelphia: Saunders, 2012.
16. Farhat SC, Silva CA, Orione MA, Campos LM, Sallum AM, Braga AL. Air pollution in autoimmune rheumatic diseases: a review. Autoimmun Rev 2011; 11:14-21.
17. Jaakkola JJ, Gissler M. Maternal smoking in pregnancy as a determinant of rheumatoid arthritis and other inflammatory polyarthropathies during the first 7 years of life. Int J Epidemiol 2005; 34:664-71.
18. Sugiyama D, Nishimura K, Tamaki K, Tsuji G, Nakazawa T, Morinobu A et al. Impact of smoking as a risk factor for developing rheumatoid arthritis: a metaanalysis of observational studies. Ann Rheum Dis 2010; 69:70-81.
19. Simard JF, Costenbader KH, Liang MH, Karlson EW, Mittleman MA. Exposure to maternal smoking and incident SLE in a prospective cohort study. Lupus 2009; 18:431-5.
20. Rosenman KD, Moore-Fuller M, Reilly MJ. Connective tissue disease and silicosis. Am J Ind Med 1999; 35:375-81.

21. Lim Y, Kim JH, Kim KA, Chang HS, Park YM, Ahn BY et al. Silica-induced apoptosis in vitro and in vivo. Toxicol Lett 1999; 108:335-9.
22. Torgerson TR. Regulatory T cells in human autoimmune diseases. Springer Semin Immun 2006 Aug; 28(1):63-76.
23. Kokron CM, Errante PR, Barros MT et al. Clinical and laboratory aspects of common variable immunodeficiency. An Acad Bras Cienc 2004; 76(4):707-26.
24. Brandt D, Gershwin ME. Common variable immune deficiency and autoimmunity. Autoimmun Rev 2006; 5(7):465-70.
25. Chang X, Zheng P, Liu Y. FoxP3: a genetic link between immunodeficiency and autoimmune diseases. Autoimmun Rev 2006 Jul; 5(6):399-402.
26. Schur PH. Miscellaneous antinuclear antibodies. In: UpToDate. (Accessed on Fev 2015.)
27. Bloch DB. Measurement and clinical significance of antinuclear antibodies. In: UpToDate. (Accessed on Fev 2015.)
28. Schur PH, Gabriel SE, Crowson CS. Epidemiology of risk factors for, and possible causes of rheumatoid arthritis. In: UpToDate. (Accessed on Fev 2015.)
29. Schur P, Hahn BH. Epidemiology and pathogenesis of systemic lupus erythematosus. In: UpToDate. (Accessed on Fev 2015.)
30. Singha RP, Hasan S, Sharmac S, Nagra S, Yamaguchi DT, Wong DT et al. Th17 cells in inflammation and autoimmunity. Autoimmun Rev 2014; 13:1174-81.
31. Sato S, Fujimoto M, Hasegawa M, Takehara K, Tedder TF. Altered B lymphocyte function induces systemic autoimmunity in systemic sclerosis. Mol Immunol 2004; 41:1123-33.
32. Dalakas MC. Inflammatory disorders of muscle: progress in polymyositis, dermatomyositis and inclusion body myositis. Curr Opin Neurol 2004; 17:561-7.
33. Miller ML, Vleugels RA. Clinical manifestations of dermatomyositis and polymyositis in adults. In: UpToDate. (Accessed on Fev 2015.)
34. Fox R. Pathogenesis of Sjögren's syndrome. In: UpToDate. (Accessed on Fev 2015.)
35. Erkan D, Bermas BL, Schur PH. Clinical manifestations of the antiphospholipid syndrome. In: UpToDate. (Accessed on Fev 2015.)
36. Caturegli P, De Remigi A, Rose NR. Hashimoto thyroiditis: clinical and diagnostic criteria. Autoimmun Rev 2014; 13:391-7.
37. Andersen SL, Olsen J, Wu CS, Laurberg P. Smoking reduces the risk of hypothyroidism and increases the risk of hyperthyroidism: evidence from 450.842 mothers giving birth in Denmark. Clin Endocrinol (Oxf) 2013; 80:307-14.
38. Rose NR. Autoimmune escalation: through the crystal ball. Clin Exp Immunol 2007; 147:9.
39. Menconi F, Marcocci C, Marinò M. Diagnosis and classification of Graves' disease. Autoimmunity Reviews 2014; 13:98-402.
40. Canivell S, Gomis R. Diagnosis and classification of autoimmune diabetes mellitus. Autoimmunity Reviews 2014; 13:403-7.
41. Diagnosis and classification of diabetes mellitus. American Diabetes Association Diabetes Care 2009; 32(Suppl1):S62-7.
42. Martin, S, Wolf-Eichbaum, D, Duinkerken, G et al. Development of type 1 diabetes despite severe hereditary B-lymphocyte deficiency. N Engl J Med 2001; 345:1036.
43. Mazza C1, Buzi F, Ortolani F. Clinical heterogeneity and diagnostic delay of autoimmune polyendocrinopathy-candidiasis-ectodermal dystrophy syndrome. Clin Immunol 2011; 139:6-11.
44. Peterson P, Pitkänen J, Sillanpää N, Krohn K. Autoimmune polyendocrinopathy candidiasis ectodermal dystrophy (APECED): a model disease to study molecular aspects of endocrine autoimmunity. Clin Exp Immunol 2004; 135:348-57.
45. Betterle C, Lazzarotto F, Presotto F . Autoimmune polyglandular syndrome Type 2: the tip of an iceberg? Clin Exp Immunol 2004; 137(2):225-33.
46. Braskett M, Chatila T. MD IPEX: immune dysregulation, polyendocrinopathy, enteropathy, X-linked. In: UpToDate. (Accessed on Sep 2014.)
47. Conti-Fine BM, Milani M, Kaminski HJ. Myasthenia gravis: past, present, and future. J Clin Invest 2006; 116(11):2843-54.
48. Walter Allan. Pathogenesis of myasthenia gravis. In: UpToDate. (Accessed on Fev 2015.)
49. Olek MJ. Clinical course and classification of multiple sclerosis. In: UpToDate. (Accessed on Fev 2015.)
50. Finkelsztejn A, Lopes JS, Noal J, Finkelsztejn JM. Prevalência de esclerose múltipla em Santa Maria, estado do Rio Grande do Sul, Brasil. Arq Neuro-Psiquiatr 2014; 72(2):104-6.
51. Lublin FD, Reingold SC, Cohen JA, Cutter GR, Sørensen PS et al. Defining the clinical course of multiple sclerosis: the 2013 revisions. Neurology 2014; 83(3):278-86.
52. Lennon VA, Wingerchuck DM, Kryzer TJ, Pittock Sj, Lucchinetti CF, Fujihara K et al. A serum autoantibody marker of neuromyelitis optica: distinction from multiple sclerosis. Lancet 2004; 364:2106-12.
53. Weinberg DH. Clinical features and diagnosis of Lambert-Eaton myasthenic syndrome. In: UpToDate. (Accessed on Fev 2015.)
54. Beukelaar JW, Sillevis Smitt PA. LEMS: managing paraneoplastic neurological disorders. The Oncologist 2006; 11:292-305.
55. Rivitti EA. Manual de dermatologia clínica de sampaio e rivitti. São Paulo: Artes Médicas, 2014.
56. Sugiyama H, Gyulai R, Toichi E, Garaczi E, Shimada S, Stevens SR et al. Dysfunctional blood and target tissue CD4+CD25 high regulatory T vells in psoriasis: mechanism underlying unrestrained pathogenic effector T cell proliferation. J Immun 2005, 174:164-73.
57. Blank M, Gisondi P, Mimouni D, Peserico A, Piaserico S, Shoenfed Y et al. New insights into the autoantibody-mediated mechanisms of autoimmune bullous diseases and urticaria. Clin Exp Rheumatol 2006; 24(1 Suppl 40):S20-5.
58. Hertl M, Eming R, Veldman C. T cell control in autoimmune bullous skin disorders. J Clin Investigation 2006; 116:1159-66.
59. Cunha PR, Barraviera SRCS. Dermatoses bolhosas autoimunes. An Bras Dermatol 2009; 4:111-24.
60. Nagao K, Tanikawa A, Yamamoto N, Amagai M. Decline of anti-desmoglein 1 IgG ELISA scores by withdrawal of D-penicillamine in drug-induced pemphigus foliaceus. Clin Exp Dermatol 2005; 30(1):43-5.
61. Anhalt GL. Paraneoplastic pemphigus. Adv Dermatol 1997; 12:77-96.
62. Ishii N, Ishida-Yamamoto A, Hashimoto T. Immunolocalization of target autoantigens in IgA pemphigus. Clin Exp Dermatol 2004; 29(1):62-6.
63. Al-Fouzan AW, Galadari I, Oumeish I, Oumeish OY. Herpes gestationis (Pemphigoid gestationis). Clin Dermatol 2006; 24(2):109-12.
64. Kárpáti S. Dermatitis herpetiformis. Clin Dermatol 2012; 30:56-9.
65. Borroni G, Biagi F, Ciocca O, Vassallo C, Carugno A, Cananzi et al. IgA anti-epidermal transglutaminase autoantibodies: a sensible and sensitive marker for diagnosis of dermatitis herpetiformis in adult patients. J Eur Acad Dermatol Venereol 2013; 27:836-41.
66. Mubarak A, Houwen RH, Wolters VM. Celiac disease: an overview from pathophysiology to treatment. Minerva Pediatr 2012; 64:271-87.
67. Bai JC, Fried M, Corazza GR, Schuppan D, Farthing M, Catassi C. World Gastroenterology Organisation global guidelines on celiac disease. J Clin Gastroenterol 2013; 47:121-6.
68. Heneghan MA. Pathogenesis of autoimmune hepatitis. In: UpToDate. (Accessed on Fev 2015.)
69. Liberal R, Grant CR, Longhi MS, Mieli-Vergani G, Vergani D. Diagnostic criteria of autoimmune hepatitis. Autoimmunity Reviews 2014; 13:435-40.
70. Peppercorn MA, Cheifetz AS. Definition, epidemiology, and risk factors for inflammatory bowel disease. In: UpToDate. (Accessed on Fev 2015.)
71. Strober W, Fuss IJ. Proinflammatory cytokines in the pathogenesis of inflammatory bowel diseases. Gastroenterology. 2011 May; 140(6):1756-67.
72. Bass GF, Tuscano ET, Tuscano JM. Diagnosis and classification of autoimmune hemolytic anemia. Autoimmun Rev 2014; 13:560-4.
73. Schrier SL, Rosse WF. Clinical features and diagnosis of autoimmune hemolytic anemia: Warm agglutinins. In: UpToDate. (Accessed on Fev 2015.)
74. Schrier SL & Rosse WF. Pathogenesis of autoimmune hemolytic anemia: Warm agglutinins and drugs. In: UpToDate. (Accessed on Fev 2015.)
75. Youinou P, Jamin C, Le Pottier L, Renaudineau Y, Hillion S, Pers JO. Diagnostic criteria for autoimmune neutropenia. Autoimmun Rev 2014; 13: 574-6.
76. Loa E, Deane S. Diagnosis and classification of immune-mediated thrombocytopenia. Autoimmun Rev 2014; 13:577-83.
77. Oliveira JB, Fleisher T. Autoimmune lymphoproliferative syndrome. Curr Opin Allergy Clin Immunol. 2004; 4(6):497-503.
78. Shah S, Wu E, Rao VK, Tarrant TK. Autoimmune lymphoproliferative syndrome: an update and review of the literature. Curr Allergy Asthma Rep 2014; 14:462.
79. Jennette JC. Nomenclature and classification of vasculitis: lessons learned from granulomatosis with polyangiitis (Wegener's granulomatosis). Clin Exp Immunol 2011; 164(Suppl 1):7-10.
80. Chandrasekharan NV, Dai H, Roos KL, Evanson NK, Tomsik J, Elton TS et al. COX-3, a cyclooxygenase 1 variant inhibited by acetaminophen and other analgesic antipyretic drugs: cloning, structure and expression. Proc Natl Acad Sci U S A 2002; 99(21):13926-31.
81. Brunton L, Chabner B, Knollman B. Goodman & Gilman's: the pharmacologic basis6 of therapeutics, 12. ed. New York: Mc Graw-Hill Company, 2011.
82. Lichenstein LM, Busse WW, Geha RS. Current therapy in allergy, immunology & rheumatology. 6. Ed. Philadelphia: Mosby, 2004.
83. Blech M, Peter D, Fischer P, Bauer MMT et al. One target-two different binding modes: structural insights into gevokizumab and canakinumab interactions to interleukin-1β. J Mol Biol 2013; 425:94-111.
84. Thanou-Stavraki A, Sawalha AH. An update on belimumab for the treatment of lupus. Biologics 2011; 5:33-43.
85. Gelfand EW. Intravenous immune globulin in autoimmune and inflammatory diseases. N Engl J Med 2012; 367:2015-25.
86. Cope AP, Feldmann M. Emerging approaches for the therapy of autoimmune and chronic inflammatory disease. Curr Opin Rheumatol 2004; 16:780-6.

Imunologia de Doenças Infecciosas 11

Adriana Lima Vallochi
Sandra L. Moraes
Adriana Coutinho da Silva
Simone G. Fonseca

SUMÁRIO

Introdução

Doenças infecciosas podem ser devastadoras e muitas vezes fatais. A infecção ocorre quando um indivíduo é exposto a partículas infecciosas compartilhadas com um indivíduo infectado ou presentes no meio ambiente. O número, a rota, o modo de transmissão e a estabilidade do agente infeccioso fora do hospedeiro determinam sua infetividade.

Existem vários grupos de microrganismos – vírus, bactérias, fungos, protozoários e helmintos (vermes) – responsáveis por provocar doenças nos seres humanos. Para conter esses agentes e suas manifestações patológicas, o ser humano é capaz de gerar respostas por meio de células e moléculas efetoras que constituem o sistema imunológico.

Didaticamente, divide-se a imunidade em dois tipos: inata e adaptativa.

A imunidade inata forma a primeira linha de defesa do organismo e é constituída por barreiras físicas e químicas, proteínas do sistema complemento, mediadores lipídicos e células fagocíticas, como macrófagos e neutrófilos, além de células *natural killer* (NK), bem como proteínas e eicosanóides produzidos por essas células, denominadas citocinas. Esse tipo de imunidade gera respostas similares aos diferentes agentes patogênicos e normalmente não se altera em casos de reencontro com o mesmo patógeno.

A imunidade adaptativa é altamente específica para um dado patógeno. A resposta imune adaptativa pode ser mediada por anticorpos (imunidade humoral) ou por células, como os linfócitos T (imunidade celular). As principais características da imunidade adaptativa são a especificidade para cada antígeno encontrado e a capacidade de desenvolver "memória", permitindo respostas mais rápidas e mais eficientes contra um mesmo patógeno quando há um segundo encontro; a especialização dos mecanismos efetores da defesa; a discriminação do próprio e do não próprio e a autolimitação. É válido ressaltar que as imunidades inata e adaptativa não são independentes entre si. De fato, elas atuam em conjunto, influenciando-se mutuamente.

A extraordinária variedade desses agentes influenciou o surgimento de duas características fundamentais para a imunidade adaptativa dos mamíferos: primeiro, o desenvolvimento de receptores de células T e B de igual ou maior diversidade para reconhecer a ampla variedade de patógenos. Em segundo lugar, os diferentes *habitats* e ciclos de vida dos patógenos favoreceram a manutenção de diferentes mecanismos efetores do sistema imunológico.

O primeiro contato de um agente infeccioso com um novo hospedeiro ocorre através de superfícies epiteliais e pode ou não estabelecer um foco de infecção. Muitos microrganismos são repelidos ou impedidos de progredir nessa fase pela imunidade inata. Se conseguirem atingir o sistema linfoide ou sanguíneo, a imunidade adaptativa se desenvolve. Somente quando um microrganismo tem sucesso em estabelecer um sítio de infecção no hospedeiro é que ocorre a doença. A cura envolve a eliminação do agente infeccioso e vários tipos de infecção causam pouca ou nenhuma doença após a infecção primária; entretanto, a infecção ou a resposta a ela causa muitas vezes danos teciduais significativos. Além de eliminar ou manter sob controle o microrganismo, a imunidade adaptativa pode prevenir a reinfecção.

Neste capítulo, aborda-se a compreensão geral da resposta imunológica aos grupos de microrganismos, ressaltando que o entendimento da resposta imunológica aos patógenos é imprescindível para a intervenção médica, com a produtiva manipulação do sistema imunológico e combate às infecções, inclusive para o desenvolvimento de vacinas.

Imunidade a vírus

Vírus são microrganismos intracelulares obrigatórios que utilizam a maquinaria da célula hospedeira para a propagação. Os vírus são constituídos de ácido nucleico, RNA ou DNA, envolvidos por uma cápsula proteica denominada capsídeo, que pode ou não apresentar externamente um envoltório de glicolipídios (envelope). Muitos vírus utilizam receptores presentes nas células do hospedeiro para introduzir seu material genético e enzimas necessárias para integração desse material genético no genoma da célula hospedeira. A ativação da célula infectada leva à transcrição viral e, consequentemente, à produção de várias cópias do vírus. O dano causado pelos vírus na célula do hospedeiro é conhecido como efeito citopático e, muitas vezes, leva à lise da célula e à liberação de vírus que podem infectar outras células.

O efeito citopático pode resultar em danos diretos em tecidos infectados, necessitando ser controlado rapidamente para que o hospedeiro sobreviva. Entre esses vírus, estão o neurotrópico da pólio, da raiva e da varíola. Por outro lado, outros vírus não induzem dano celular direto e as doenças resultam da imunopatologia causada pelo vírus. Exemplos de vírus pouco ou não citopáticos são os da hepatite B (HBV), da hepatite C (HCV) e possivelmente o vírus da imunodeficiência humana (HIV). As viroses causadas por vírus pobremente citopáticos normalmente persistem por toda a vida do hospedeiro e são frequentemente transmitidas de mãe para filho através da placenta antes ou durante o nascimento.

Assim, tanto a sobrevivência do hospedeiro quanto do vírus depende de um balanço entre a diminuição dos efeitos patológicos que a infecção viral causa no hospedeiro e o aumento dos mecanismos imunológicos específicos e não específicos de resistência do hospedeiro. O Quadro 1 mostra os principais vírus causadores de doença no ser humano.

Quadro 1. Principais vírus causadores de doenças no ser humano

Vírus	Doença
Adenovírus	Resfriado, gastroenterite, faringite, conjuntivite, pneumonia
Arbovírus	Encefalite
Coxsackie vírus	Meningite
Citomegalovírus	Citomegalovirose
Vírus ebola	Febre hemorrágica
Vírus Epstein-Barr (EBV)	Mononucleose
Vírus da hepatite A	Hepatite
Vírus da hepatite B	Hepatite
Vírus da hepatite C	Hepatite
Vírus herpes simples	Herpes
Vírus da imunodeficiência humana (HIV)	Síndrome da imunodeficiência adquirida (aids)
Vírus influenza	Gripe
Vírus do sarampo	Sarampo
Vírus da parotidite	Caxumba
Papilomavírus (HPV)	Verrugas
Poliovírus	Poliomielite
Vírus da raiva	Raiva
Vírus sincicial respiratório	Bronquiolite
Rinovírus	Resfriado comum
Rotavírus	Gastroenterite
Vírus da rubéola	Rubéola
Vírus da varíola	Varíola
Vírus varicela-zoster	Varicela, zoster
Vírus da dengue (flavivírus)	Dengue

Imunidade inata aos vírus

O sistema imune inato utiliza vários receptores de reconhecimento padrão (PRRs – do inglês, *pattern recognition receptors*) para reconhecer, fagocitar e desencadear os mecanismos de defesa contra os microrganismos. Os PRRs apresentam características comuns, como:

1. Reconhecem componentes microbianos, como padrões moleculares associados a patógenos (PAMPs, do inglês, *pathogen associated molecular patterns*), que não se alteram por serem essenciais para a sobrevivência dos microrganismos, como lipopolissacárides (LPS), peptideoglicano, lipoproteínas, flagelina, estruturas de ácido nucleico, lipoarabinomanana, fosfatidilinositol manosilado, entre outros.
2. São expressos constitutivamente no hospedeiro e detectam o patógeno em qualquer estágio do ciclo de vida.
3. PRRs são codificados na linhagem germinativa, expressos em todas as células de determinado tipo e são independentes de memória imunológica[1-4].

Muitos PRRs já foram identificados, como:

a) Receptores de manose.
b) Receptores *scavengers*.
c) Receptores de complemento e Fc.
d) DC-SIGN.

e) Receptores do tipo *Toll* (TLR, do inglês, *toll-like receptors*).

f) Receptores acoplados à proteína G.

g) Receptores tipo Nod (NLR, do inglês, *nucleotide-binding oligomerization domain-like receptors*).

h) Receptores citosólicos RNA helicases.

i) Receptores que se ligam a citocinas, principalmente IFN-gama.

Após o reconhecimento dos PRRs, as células da imunidade inata do hospedeiro iniciam vários mecanismos de defesa com produção de citocinas pró-inflamatórias e quimiocinas, que levam à resistência do hospedeiro à infecção[4].

A detecção de ácido nucleico é fundamental para o reconhecimento do vírus pelas células do hospedeiro e, geralmente, ocorre por meio dos PRRs. O reconhecimento viral pelos PRRs inicia a ativação de vias de sinalização que levam células do hospedeiro a produzirem IFN do tipo I e citocinas inflamatórias que são importantes para a eliminação do vírus. Atualmente, já foram identificados dois tipos de PRRs que reconhecem ácidos nucleicos: os receptores TLR e os citosólicos RNA helicases (RLH, do inglês, *RIG-I-like RNA helicase*). Entre os TLR, o TLR3 reconhece RNA de fita-dupla, os TLR7 e TLR8 reconhecem RNA de fita simples e o TLR9 detecta DNA. Esses TLR estão presentes no compartimento endossomal de alguns tipos celulares. O TLR3 também pode ser expresso na superfície de algumas células como macrófagos e fibroblastos, indicando que os TLR3 também podem reconhecer RNA dupla-fita extracelular, liberado após a lise da célula infectada. Entre os receptores citosólicos RLH, o gene 1 induzível do ácido retinoico (RIG-1) e o antígeno 5 de diferenciação do melanoma (MdA5) encontram-se no citoplasma das células e podem reconhecer RNA de fita simples ou dupla. A interação de componentes virais tanto com os receptores TLR quanto com os do tipo RIG-1 induz à produção de IFN do tipo 1, que tem ação antiviral[4,3,6].

Indução de IFN tipo 1 via receptores do tipo *Toll*

Sinalização via TLR3

O TLR é uma proteína de membrana do tipo 1 que ativa as mesmas moléculas de sinalização usadas pelo receptor de interleucina 1 (IL-1). O TLR apresenta um ectodomínio rico em leucina que é responsável pelo reconhecimento de ligantes, e um domínio citoplasmático TIR (do inglês, *toll/interleukin-1 receptor-like*), que está envolvido no recrutamento de moléculas sinalizadoras que atuam em cascata em direção ao núcleo.

Após a estimulação via TLR3, ocorre o recrutamento de TIR que possui um adaptador intracelular chamado TRIF (do inglês, *toll/IL-1 receptor domain-containing adaptor inducing IFN-beta*), que pode ativar vários fatores de transcrição, como o fator 3 regulador de interferon (IRF3), o fator nuclear kappa-B (NF-kB) e AP-1 (do inglês, *activator protein 1*). O IRF3 é importante para a expressão de genes do IFN tipo 1, enquanto o NF-kB e o AP-1 estão envolvidos na expressão de genes para as citocinas inflamatórias. O TRIF recruta TBK1, possibilitando a fosforilação do IRF3, que forma um dímero que se transloca para o núcleo induzindo a expressão de IFN-beta[7].

O TRIF recruta também o TRAF6 (do inglês, *TNF receptor-associated factor 6*), que ativa as proteínas quinases TAK1, que, por sua vez, ativam as quinases IkB (IKKs). Os IKKs induzem a fosforilação e degradação dos IkBs, possibilitando a translocação do NF-kB para o núcleo. O TAK1 ativa concomitantemente as diferentes vias das MAP quinases (*mitogen-activacted protein kinases*, MAPK), tais como JNK, p38 e ERK, levando à fosforilação e ativação de fatores de transcrição da família AP-1. O TRIF também pode mediar a interação com RIP1 (*receptor-interacting protein* 1), que está envolvido na ativação de NF kappa-B, mediada por receptores de TNF (Figura 1).

Sinalização via TLR7, TLR8 e TLR9

Após o reconhecimento de RNA de fita simples por TLR7 e TLR8 e de motivos não metilados de DNA (CpG) por TLR9, ocorre o recrutamento de TIR. Este contém uma proteína adaptadora, o fator de diferenciação mieloide (MyD88, do inglês, *myeloid differentiation factor 88*), que forma um complexo com membros da família IRAK (*IL-1 receptor-associated kinases*) (IRAK1 e IRAK4,) e TRAF6, que ativam TAK1 promovendo a ativação e a translocação nuclear de NF-κB, um fator de transcrição que está envolvido na modulação de vários genes da resposta imune. TRAF6 tam-

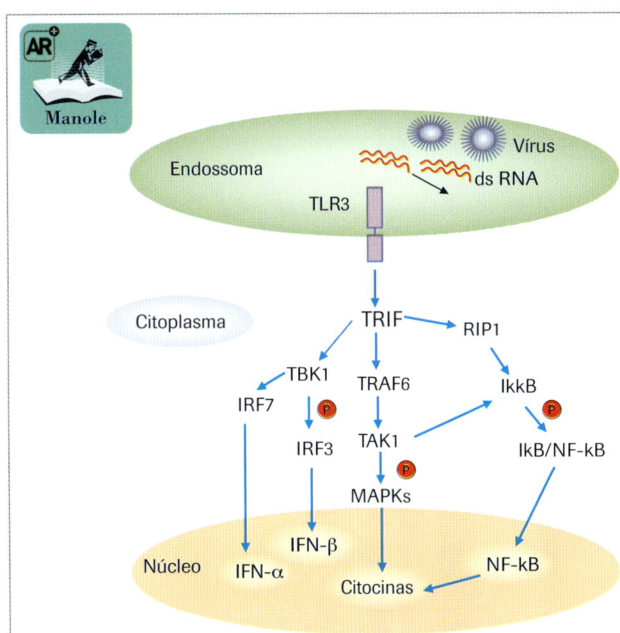

Figura 1. Reconhecimento de ácido nucléico viral por TLR3. RNA viral dupla fita (ds RNA) é reconhecido por TLR3, que transmite sinais por meio de TRIF. TRIF interage com TBK1, TRAF6 e RP1. TBK fosforila IRF3, que desloca para o núcleo e ativa o promotor de IFN-beta. O IFN-beta secretado estimula a produção de IRF7, que induz a produção de IFN-alfa. TRAF6 ativa TAK1, que fosforila MAPKs induzindo a produção de citocinas inflamatórias. RIP1 e TAK1 atuam sobre IkkB levando à ativação de NF-kB. P: fosforilação.

bém ativa diferentes vias das MAP quinases, levando à fosforilação e a ativação de fatores de transcrição da família AP-1 (Figura 2).

Indução do IFN tipo I via receptores citosólicos

O RIG-1 contém um domínio DexD/H box RNA helicase e dois domínios de tipo CARD (*caspase activation and recruitment domain*). Os domínios helicases interagem com o RNA, enquanto os domínios do tipo CARD são importantes para a ativação das vias de sinalização. O RIG-1 reconhece vírus RNA de fita dupla e RNA de fita simples, incluindo os flavivírus, paramixovírus, ortomixovírus e rabdovírus. Outras duas helicases do tipo RIG-1 já foram identificadas: Mda5 e LGP2. A Mda5 contém dois domínios do tipo CARD e um domínio helicase, e o LGP2 não possui domínios do tipo CARD e parece estar envolvido com a regulação negativa de RIG-1 e Mda5. O Mda5 reconhece diferentes vírus RNA, incluindo os picornavírus.

A sinalização via RLH ocorre por meio de um adaptador chamado IPS-1 (IFN-beta *promoter stimulator* 1), também conhecido por MAVS, Cardif ou VISA. O IPS-1 possui um domínio do tipo CARD, que interage com RIG-1 e Mda5, um potente ativador de IFN-beta e um domínio transmembranar na porção C-terminal, que o liga à mitocôndria. A retenção mitocondrial do IPS-1 é essencial à ativação do IRF3 e IRF4 via fosforilação dependente de TBK1 e IKKi, e de NFkB, sugerindo que a sinalização a partir da mitocôndria tem um papel importante na resposta imune antiviral[2,3,7].

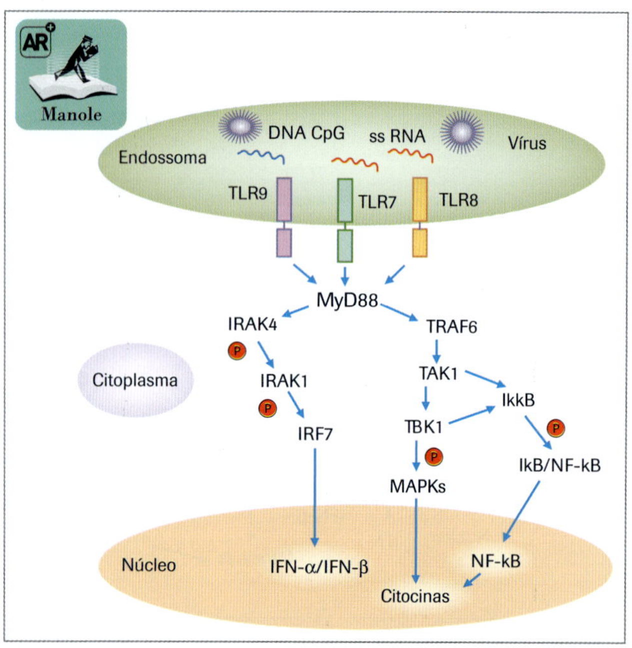

Figura 2. Reconhecimento de vírus por TLR7, TLR8 e TLR9. RNA viral de fita simples (ss RNA) é reconhecido por TLR7/TLR8 e DNA viral é reconhecido por TLR9, levando ao recrutamento do adaptador MyD88 que interage com IRAK e TRAF6. IRAKs fosforilam IRF7, que induz à produção de IFN do tipo I. TRAF6 ativa TAK1 que fosforila MAPKs induzindo à produção de citocinas inflamatórias, atuando sobre IkkB, levando à ativação de NF-kB. P: fosforilação.

Papel do interferon do tipo 1 nas infecções virais

Interferons do tipo 1, IFN-alfa e IFN-beta, são essenciais para a defesa imune contra os vírus. Os produtos de genes estimulados pelos IFNs aumentam a imunidade e as ações antivirais do hospedeiro, tornando-o capaz de estabelecer uma resposta imune bem-sucedida. Os processos de reconhecimento de patógeno e as defesas inatas sinalizadas por células do hospedeiro formam a base para a imunidade a infecções virais. Os IFNs do tipo 1 induzem à maturação de células dendríticas pelo aumento de moléculas coestimuladoras, como CD80, CD86 e CD40, bem como pelo aumento da apresentação de antígeno via moléculas de MHC de classe I, aumentando a apresentação cruzada de antígenos virais. Outra função dos IFNs do tipo 1 é a indução de células T CD8+ antígeno-específicas e produção de quimiocinas que estimulam e recrutam linfócitos e monócitos para os sítios inflamatórios. Os IFNs do tipo 1 também aumentam a expressão de centenas de moléculas efetoras, que influenciam diretamente a síntese de proteínas, o crescimento e a sobrevivência de células envolvidas no processo conhecido como estado antiviral.

Células *natural killer*

As células *natural killer* (NK) são importantes nos estágios iniciais das infecções virais por promover a morte das células infectadas por meio de um processo denominado apoptose. A atividade das células NK é estimulada por IFNs do tipo 1 (IFN-alfa e IFN-beta) e IL-12. As células NK possuem numerosos grânulos citoplasmáticos contendo perforinas e granzimas. A apoptose da célula-alvo envolve exocitose dos grânulos ou engajamento de receptores de morte.

1. Após o contato da célula NK com a célula infectada, ocorrem a degranulação e a liberação de granzimas e perforinas para a região de junção entre as NK e as células-alvo.
2. Granzimas e perforinas atuam nas membranas das células-alvo fazendo poros.
3. Ocorre indução da célula-alvo à morte por apoptose. As células NK também podem levar à citotoxicidade, que embora não seja específica, pode ser dirigida para uma célula-alvo pela ligação da região Fc do anticorpo que está ligado ao antígeno na superfície das células-alvo. Esse processo é chamado citotoxicidade mediada por anticorpo (ADCC).

As células NK produzem IFN-gama que, além de apresentar uma ação antiviral, também promove a diferenciação de linfócitos T ativados para Th1. As células NK podem também secretar TNF-alfa, fator estimulador de colônia macrófago-granulócito, IL-15, IL-10, IL-13 e quimiocinas. Muitas citocinas liberadas pelas células NK são importantes no desencadeamento e na manutenção das respostas imunes adaptativas. Estudos de infecção de camundongos com citomegalovírus murino (CMV) e em seres humanos infectados com herpes vírus, vírus da hepatite e HIV sugerem que células NK são importantes no controle da replicação viral.

Outros mecanismos de imunidade inata antiviral

Recentemente foi identificada outra estratégia intracelular da imunidade inata, no contexto da infecção pelo HIV-1, baseada na apolipoproteína B citidina deaminase – APOBEC3G, que bloqueia a replicação do vírus. Entretanto, já se identificou um mecanismo de evasão do HIV-1 contra essa estratégia: o HIV-1 possui a proteína acessória Vif, que bloqueia a ação de APOBEC3G induzindo sua degradação pelo proteassoma[8].

Imunidade adaptativa aos vírus

A imunidade adaptativa contra infecções virais é mediada tanto por anticorpos produzidos por linfócitos B, que podem bloquear a entrada do vírus nas células do hospedeiro, quanto por linfócitos T. Os linfócitos T citotóxicos (CTLs) podem matar diretamente as células infectadas, e os linfócitos T CD4+, que também reconhecem peptídeos virais, quando ativados, produzem citocinas e quimiocinas, que são importantes para ativação de outras células, como linfócitos T CD8+, linfócitos B e células apresentadoras de antígeno (APCs) levando à amplificação da resposta imune[8].

Anticorpos naturais

Os anticorpos naturais são anticorpos de baixa afinidade e polirreativos encontrados em baixos níveis, em indivíduos sadios na ausência de estimulação com o antígeno-alvo. A maioria desses anticorpos é da classe IgM, produzidos principalmente pelas células B1 CD5+. As células B1, cerca de 5% das células B, são geradas principalmente durante o desenvolvimento fetal e neonatal e possuem um repertório mais restrito que as células B convencionais. No entanto, outras subpopulações de células B, como as B2 CD5-, também podem produzir esses anticorpos. Os anticorpos naturais protegem contra infecções por diferentes mecanismos: neutralização direta de patógenos ou indireta, que pode ocorrer pela ativação do sistema complemento ou por formação de imunocomplexos antígeno-anticorpo e consequente eliminação no baço. Estudos recentes mostram que os anticorpos naturais fazem uma interação importante entre a imunidade inata e adaptativa, uma vez que podem restringir a disseminação inicial do vírus. Os anticorpos naturais contribuem para o recrutamento de antígenos virais para os órgãos linfoides secundários, o que é necessário para que a resposta imune adaptativa ocorra. O complemento também é importante para o recrutamento de antígenos virais.

Anticorpos neutralizantes

Os anticorpos neutralizantes são aqueles capazes de inibir a entrada do vírus na célula hospedeira. Anticorpos neutralizantes podem ser formados rapidamente (2 a 4 dias) após a infecção viral. A rápida cinética de produção de anticorpos neutralizantes é um fator decisivo para sobrevivência após a infecção com vírus citopático. Nesse caso, esses anticorpos são formados sem a colaboração dos linfócitos T, sendo geralmente da classe IgM. Anticorpos IgA secretados são importantes para neutralizar vírus que entram pelas mucosas intestinal e respiratória.

Linfócitos T

A infecção viral desencadeia a resposta de células T, que pode ser específica para vários epítopos virais. Os linfócitos T CD8+ são importantes nas infecções virais, uma vez que reconhecem peptídeos derivados de proteínas virais citosólicas sintetizadas pelas células infectadas e capazes de exercer citotoxicidade sobre essas células infectadas, sendo importantes no controle da viremia. Assim, após a infecção, as proteínas virais sintetizadas pelas células do hospedeiro são degradadas em pequenos fragmentos peptídicos pelo proteassoma. Os peptídeos são transportados para o retículo endoplasmático, onde se complexam com moléculas do complexo de histocompatibilidade principal de classe I (MHC de classe I) ali presentes. Esses complexos são transportados para a superfície de APCs e apresentados aos linfócitos T CD8+ que fazem o reconhecimento via receptor de célula T (TCR). Essas células ativadas se diferenciam em linfócitos T citotóxicas (CTL), que podem matar as células infectadas por, pelo menos, duas maneiras:

1. Liberação de perforinas capazes de formar poros na célula infectada, permitindo que grânulos de granzimas (tipo A ou B), que estão no citoplasma do CTL, entrem nas células infectadas e induzam a morte da célula.
2. Interação do FasL presente no CTL e do FAS presente na célula-alvo, induzindo a ativação de caspases, que levam à fragmentação do DNA e à morte celular da célula-alvo.

Antígenos virais também podem ser apresentados via moléculas MHC de classe II após o processamento de proteínas virais exógenas em vesículas endocíticas. Essas proteínas são degradadas por proteases em fragmentos peptídicos que se ligam às moléculas de MHC de classe II, que são transportadas à superfície celular e apresentadas aos linfócitos T CD4+. A citocina IL-12, produzida durante a resposta inata por macrófagos e células dendríticas (DC) ativadas, influencia a diferenciação das células T CD4+ em células efetoras do tipo Th1. Estas expressam o ligante CD40 (CD40L) e secretam principalmente citocinas pró-inflamatórias, como IFN-gama, que ativam as células fagocíticas resultando na intensificação da destruição dos microrganismos intracelulares. As células T também produzem TNF-alfa e linfotoxina, que promovem recrutamento de leucócitos e inflamação. A expressão de CD40L permite a ligação das células T CD4+ às APCs, ativando-as, e estas, por sua vez, ativam células T CD8+. Por outro lado, linfócitos do tipo Th2 produzem citocinas reguladoras, tais como IL-4, IL-5 e IL-10, e ativam linfócitos B, aumentando a produção de anticorpos. Citocinas produzidas pelas células CD4+ estimulam a diferenciação das células T CD8+ em citotóxicas, além de promover a sobrevivência de CD8+ e a manutenção das células CD8+ de memória.

Outra subpopulação de linfócitos T envolvida na resposta imune viral é a das células T reguladoras (Treg). Existem dados na literatura sugerindo que células T reguladoras com fenótipo CD4+ CD25+ FOXP3+ diminuem a resposta específica ao HIV, desempenhando assim um papel prejudicial para o hospedeiro na infecção por esse vírus. Por outro lado, outros autores sugerem que as células T CD4+ CD25+ reguladoras podem controlar a progressão da doença do HIV, mantendo sob controle a imunoativação observada na infecção pelo HIV.

Importância das células T de memória no controle das infecções virais

Após o reconhecimento do antígeno na superfície de uma APC, a resposta imune de células T pode ser dividida em três etapas. Na primeira, ocorre uma expansão clonal dos linfócitos que se tornam células efetoras na tentativa de eliminação do antígeno. As células T proliferam e sofrem diferenciação funcional e fenotípica adquirindo funções efetoras e a habilidade de se dirigir para tecidos periféricos. Uma vez que o antígeno é eliminado, ocorre uma etapa de contração, ou seja, a maioria dos linfócitos morre. Os que sobrevivem a essa fase, 5 a 10%, entram numa fase de estabilização e são chamados células de memória, podendo sobreviver por longo tempo e recuperar rapidamente a função efetora quando reexpostas ao antígeno[9].

Atualmente, tem sido bem aceita a existência de diferentes subpopulações de células T de memória: central e memória efetora. Essas subpopulações são distinguidas entre si por suas funções efetoras, potencial de migração (*homing*), que permite às células migrarem para órgãos linfoides secundários e tecidos não linfoides, e por sua capacidade de produzir citocinas e proliferar. Células de memória central têm alta capacidade proliferativa e produzem principalmente IL-2, enquanto células T de memória efetora apresentam capacidade proliferativa reduzida e produzem principalmente IFN-gama. Recentemente, foi caracterizada uma subpopulação de linfócitos de memória com alta capacidade de auto-renovação e diferenciação similar a de células tronco e por isso denominada de célula tronco T de memória (ref 9). Essas células são polifuncionais e podem se diferenciar em células T de memória central e memória efetora, sendo importantes na manutenção do conjunto de células de memória do indivíduo.

As respostas de células T às infecções virais agudas são geralmente caracterizadas por uma forte e eficiente função efetora que erradica o vírus. A geração de células T de memória persistente garante uma resposta antiviral mais potente após a reexposição ao vírus, como se observa nas infecções pelo vírus do sarampo e da gripe. Já nas infecções crônicas podem ocorrer duas possibilidades:

1. O controle da viremia e a manutenção funcional das células de memória, como é observado nas infecções pelo CMV e vírus do Epstein-Barr (EBV).
2. A persistência da viremia levando à exaustão e perda da função das células T de memória, como é observado na infecção pelo HIV, quando as células T perdem drasticamente sua função efetora antes de adquirir o fenótipo de memória.
3. Células T de memória podem persistir após infecção ou vacinação em níveis constantes, mantidos pelo balanço entre os fatores de morte e sobrevivência celular. Citocinas como IL-15 e IL-7, bem como a expressão das cadeias de alta afinidade dos receptores dessas citocinas, IL-15R-alfa e IL-7R-alfa, são fatores importantes na sobrevivência e na proliferação das células T CD4+ e T CD8+ de memória. Outras moléculas como OX-40 e OX-40 ligante parecem ter também um papel na manutenção das células T de memória.

Mecanismos de escape da resposta imune por vírus

- Variação antigênica: alguns vírus podem ter os antígenos alterados por mutações pontuais em seus genomas. Os antígenos que sofrem mutações podem ser alvos de anticorpos ou de linfócitos T, tornando esses vírus resistentes à imunidade do hospedeiro. Por exemplo: influenza, CMV, HIV.
- Inibição da ação dos IFNs tipo 1: alguns vírus podem codificar proteínas que inibem a função dos IFNs do tipo 1. Exemplos dessas proteínas são: a proteína A46 codificada pelo vírus da *vaccinia*; a protease NS3-4A do HCV, que bloqueia a produção de IFN do tipo 1 induzida pelo RNA dupla-fita, interferindo com a fosforilação do IRF3 e a proteína V do paramixovírus, que se associa com Mda5 e bloqueia as vias de sinalização que levam à produção de IFN do tipo 1.
- Inibição da apresentação de antígenos citosólicos por moléculas MHC de classe I: a inibição do processamento e a apresentação de antígeno bloqueia a montagem e expressão de moléculas MHC de classe I estáveis e a a exposição de peptídeos virais. Assim, as células infectadas por vírus capazes de promover essa inibição, tais como o CMV e o EBV, não podem ser reconhecidas ou mortas por células citotóxicas T CD8+.
- Produção de moléculas que inibem a imunidade inata e adaptativa: células infectadas por poxvírus codificam moléculas que se ligam a várias citocinas, como IFN-gama, TNF, IL-1, IL-18 e quimiocinas. Essas moléculas funcionam como antagonistas competitivos das citocinas. Por exemplo, o EBV produz uma proteína que é homóloga a IL-10 e pode inibir a função de macrófagos e a imunidade mediada por célula. Alguns CMV produzem uma molécula que é homóloga às proteínas MHC de classe I, que pode competir pela ligação e apresentação de peptídeos antigênicos. A proteína Vif do HIV inibe a ação da APOBEC 3.
- Morte ou inativação de células imunocompetentes: o HIV infecta e mata os linfócitos T CD4+, que são células-chave nas respostas imunes.
- Inibição de produção de anticorpos neutralizantes – alguns fatores podem impedir a resposta precoce de anticorpos neutralizantes: baixa frequência de regiões variáveis (V) na linhagem germinativa que codifica esses anticorpos; alterações no repertório de células B após a depleção de certas subpopulações de memória; ativação policlonal de células B e alterações imunopatológicas nos órgãos linfoides secundários – por exemplo, o HIV.

Imunidade a bactérias intracelulares

O Quadro 2 apresenta algumas das bactérias intracelulares que causam doença no ser humano. Essas bactérias intracelulares são resistentes à fagocitose e conseguem sobreviver dentro de células, o que as tornam inacessíveis aos anticorpos circulantes; assim, para que a resposta imune contra bactérias intracelulares seja eficaz, é importante a ação de mecanismos efetores mediados por células, tanto da imunidade inata como da imunidade adaptativa[10].

Imunidade inata às bactérias intracelulares

A imunidade inata desempenha o importante papel de primeira linha de defesa contra as bactérias intracelulares, com destaque para a participação dos fagócitos, como neutrófilos, macrófagos e células dendríticas, e das células NK. Os fagócitos ingerem e destroem as bactérias intracelulares dentro de vesículas intracelulares, os fagolisossomas, resultantes da fusão dos fagossomas (vacúolos fagocíticos) com lisossomas. A destruição é feita por substâncias microbicidas produzidas por macrófagos e neutrófilos ativados, como as enzimas lisossomais (por exemplo, elastase) e os intermediários reativos de oxigênio e de nitrogênio. Os fagócitos também expressam receptores que ativam a produção de citocinas que estimulam a migração de células para o local da infecção.

No entanto, muitos indivíduos infectados controlam a infecção são clinicamente assintomáticos, como na infecção por *Mycobacterium tuberculosis* e mantêm o risco de desenvolver a tuberculose quando imunocomprometidos. Este panorama ocorre devido a habilidade da bactéria intracelular persistir dentro de granulomas nos pulmões dos indivíduos e a inabilidade do sistema imune do indivíduo erradicar a micobacteria dos seus tecidos.

Quadro 2. Exemplos de bactérias intracelulares causadoras de doenças no ser humano

Bactérias intracelulares	Doença
Mycobacterium tuberculosis	Tuberculose
Legionella pneumophila	Legionelose
Mycobacterium leprae	Hanseníase
Listeria monocytogenes	Listeriose
Chlamydia trachomatis	Linfogranuloma venéreo, tracoma
Chlamydia pneumoniae	Pneumonia, bronquite, sinusite
Chlamydia psittaci	Psitacose, meningopneumonite
Brucella abortus	Infecção intrauterina
Shigella flexneri	Diarreia

Reconhecimento de padrões moleculares associados às bactérias intracelulares

A infecção por MTB ilustra bem a interação do sistema imunológico com as bactérias intracelulares e o desafio científico em criar estratégias para eliminá-las. Os macrófagos alveolares são as primeiras células que encontram MTB nos pulmões e são a primeira linha de defesa. No entanto, essa interação macrófago-bactéria é favorável à bactéria. Os macrófagos são o principal nicho de replicação da bactéria na infecção aguda e servem como reservatórios para as bactérias persistentes dentro dos granulomas na infecção crônica. Esses macrófagos acumulam lipídios dentro de organelas conhecidas como corpúsculos lipídicos e participam da formação do granuloma, juntamente com outros tipos celulares como os linfócitos, para tentar conter as bactérias intracelulares. Atualmente, as funções dos macrófagos têm sido investigadas, incluindo fagocitose da bactéria, indução de vias antimicrobianas e resposta ao IFN-g nos macrófagos infectados.

Vários receptores como as lectinas tipo C (lectina ligadora de manose, MBL, receptor de manose - MR, DC-SIGN, Dectina 1), TLR e outros têm sido implicados no reconhecimento de glicolipídios, lipoproteínas e carboidratos de Mtb presentes em células apoptóticas que são

Quadro 3. Especificidades de receptores de reconhecimento padrão (PRRs) a produtos de bactérias intracelulares

Bactérias	Padrões moleculares associados a patógenos	PRRs
Mycobacterium tuberculosis	Lipoproteína de 19kDa Lipoarabinomanana (LAM) AraLam manLAM Fator de tuberculose solúvel (STF) Triacil lipopeptídeos DNA CpG	TLR-2 TLR2 ? TLR TLR2 e TLR6 TLR2 e TLR1 TLR9
Mycobacterium leprae	19kDa e 33kDa Ácido gama-D-glutamil-meso-diaminopimélico (iE-DAP) Dipeptídeo muramil (MDP)	TLR2/TLR1 NOD1 NOD2
Legionella pneumophila	Flagelina?	NAIP5 IPAF
Chlamydia sp	Bactéria viva	hNOD1
Listeria monocytogenes	Internalina B, listeriolisina O	NALP3

fagocitadas. O reconhecimento e a fagocitose por receptores também ativam cascatas de sinalização específicas, como a expressão e PPAR-gama dependente de fosfolipase A e TLR2 que induz a expressão de COX-2 e IL-8 envolvidos na regulação da resposta inflamatória via metabólitos do ácido araquidônico e o recrutamento de neutrófilos. No entanto, BCG, a cepa avirulenta de Mtb utilizada na vacina contra tuberculose, não ativa PPAR-gama. É sugerindo que a interação inicial do Mtb com macrófagos e células dendríticas (DCs) via receptores pode influenciar a resposta inflamatória produzida. Além disso, a bactéria consegue evadir vários mecanismos antimicrobianos. Mtb impede a maturação das DCs limitando o repertório de linfócitos específicos, restringindo a resposta adaptativa contra Mtb.

O Quadro 3 mostra exemplos de PRRs utilizados nas respostas inatas às infecções por bactérias intracelulares.

Pelo fato de os TLRs serem expressos tanto extra como intracelularmente (dependendo do subtipo de TLR), são componentes essenciais da resposta imune inata contra bactérias intracelulares, principalmente as micobactérias, em razão das habilidades de:

1. Mediar respostas para os produtos bacterianos.
2. Induzir moléculas com atividade microbicida direta, como os intermediários reativos de oxigênio e nitrogênio.
3. Serem expressos em locais da interação patógeno-hospedeiro.
4. Modular os genes da imunidade inata.
5. Modular as respostas imunes adaptativas[6].

Muitos dos estímulos de TLRs levam predominantemente à diferenciação de células Th1, que são produtoras de IFN-gama e medeiam a eliminação da infecção pela bactéria.

Durante a infecção com bactérias intracelulares, como *Mycobacterium tuberculosis*, os macrófagos secretam citocinas pró-inflamatórias como TNF-alfa, IL-1 e IL-6, o que sugere um papel no recrutamento de células para o local da infecção. Ainda, a secreção de TNF-alfa deve ajudar na ativação de macrófagos para produzir intermediários reativos de oxigênio e nitrogênio. Células dendríticas derivadas de monócitos potencializam a resposta de células Th1 pela secreção de IL-12. Macrófagos induzem respostas inflamatórias granulomatosas, enquanto as células dendríticas induzem à resposta de células T antimicobactéria. Macrófagos, mas não células dendríticas, podem matar *M. tuberculosis*.

Outra classe de PRRs que exerce um importante papel na imunidade inata e no reconhecimento de PAMPs presentes no citosol com a subsequente ativação celular é a dos receptores NLR. Estes reconhecem PAMPs presentes no citosol e transmitem o sinal de perigo às células do hospedeiro infectadas por bactérias intracelulares, que, como resposta, amplificam e sinergizam com os sinais de receptores da superfície celular, como os TLRs. Os NLRs contêm um domínio CARD N-terminal, um domínio de ligação ao nucleotídeo (NBD) e uma região repetitiva rica em leucina C-terminal (LRR). A sinalização de NLR no citosol induz à resposta pró-inflamatória com ativação de células e produção de citocinas, via NF-κB e inflamassoma. O inflamassoma é um complexo das proteínas caspase-1; caspase-5; proteína tipo *speck* associada à apoptose que contém um domínio CARD (ASC, do inglês, *apoptosis-associated speck-like protein containing* a CARD) e membros da família NALP (proteínas que contêm o domínio *pyrin*). O reconhecimento de produtos bacterianos no citosol por NLRs é importante na amplificação da sinalização dependente de TLR e na modulação da resposta inflamatória dependente de caspase-1[11].

Diversos NLR, incluindo Nod1, Nod2, NALP3, Ipaf, NAIP, têm sido fortemente associados à resposta do hospedeiro contra bactérias intracelulares, como a resposta dependente de NF-κB de células epiteliais à *Shigella flexneri*, ativada por Nod1. Ainda não se conhecem todos os ligantes das proteínas Nod, mas se sabe que Nod1 e Nod2 ativam NF-kB em resposta a LPS, presumivelmente pela

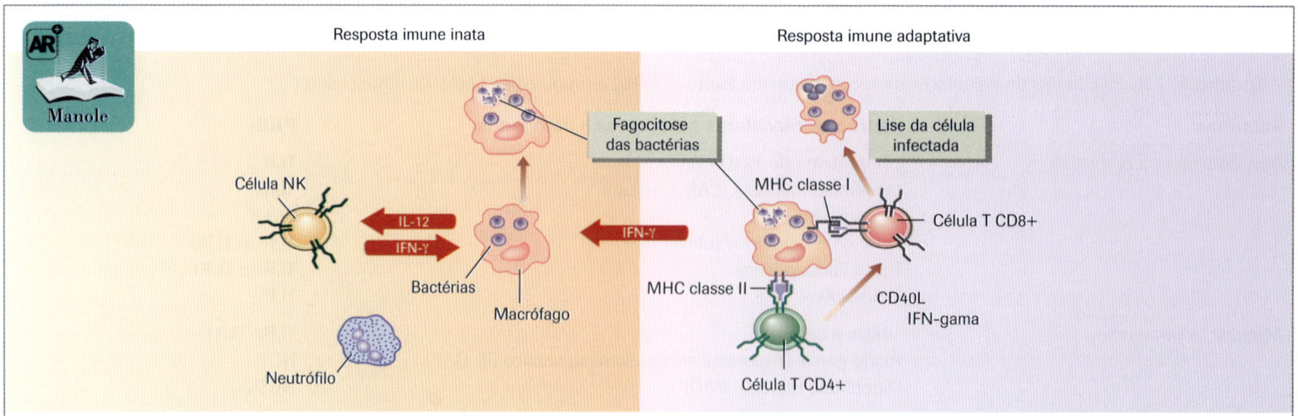

Figura 3. Representação esquemática da cooperação entre imunidade inata e adaptativa a bactérias intracelulares. Os mecanismos efetores da resposta imune inata contra bactérias intracelulares envolvem a ação de células fagocíticas e células NK, com interações mediadas pelas citocinas IL-12 e IFN-gama. Esses mecanismos são amplificados pela resposta imune adaptativa, em que células T produzem citocinas que ativam os fagócitos a aumentar a destruição das bactérias e a citotoxicidade das células infectadas é amplificada pela ação das células T CD8+ citotóxicas.

ligação das regiões LRR. A proteína NAIP5 está associada à suscetibilidade do hospedeiro à bactéria intracelular *Legionella pneumophila*.

Outros mecanismos de imunidade inata

As células NK também participam da imunidade inata contra bactérias intracelulares; estas são capazes de matar células do hospedeiro infectadas quando ativadas diretamente pelas células infectadas ou por IL-12 produzida por macrófagos ativados. As células NK ativadas produzem IFN-gama, que, por sua vez, ativa os fagócitos com consequente aumento da destruição das células infectadas.

Outro importante mecanismo de defesa contra bactérias intracelulares, como *M. tuberculosis*, é a autofagia, um processo no qual partículas, no citosol, são ingeridas por membranas celulares e transportadas para os lisossomas para degradação. Esse processo acontece após a entrada da bactéria no citosol ou quando patógenos vacuolares causam destruição da membrana por inserirem sua maquinaria de secreção dentro da membrana vacuolar[12].

Imunidade adaptativa às bactérias intracelulares

Como as bactérias intracelulares desenvolvem várias estratégias que as capacitam a sobreviver e se desenvolver dentro de células, os mecanismos efetores da imunidade inata até conseguem limitar o crescimento dos microrganismos, mas não são suficientes para controlar a infecção. Para tanto, é muito importante a participação da imunidade celular adaptativa, pela ação das células T CD4+ e CD8+ específicas, que agem em cooperação para eliminar as bactérias intracelulares. Muitos dos mecanismos efetores da imunidade adaptativa resultam na secreção de citocinas, que amplificam mecanismos efetores da imunidade inata[15].

Além do reconhecimento via apresentação por moléculas classe I de microrganismos que foram fagocitados, mas que escaparam dos fagossomas para o citosol, num processo conhecido como apresentação cruzada (*cross-presentation*), quando ativados, esses linfócitos se diferenciam em células citotóxicas. Citocinas produzidas por células T CD8+, como IFN-gama, linfotoxina e TNF-alfa, também induzem à ativação de fagócitos e à inflamação. Proteção efetiva e de longa duração contra as bactérias intracelulares é conferida por células T CD8+ de memória.

A Figura 3 ilustra o papel das respostas imunes inata e adaptativa contra as bactérias intracelulares.

Mecanismos de escape da resposta imune por bactérias intracelulares

As bactérias intracelulares desenvolveram várias estratégias de escape da resposta imune do hospedeiro, a começar pela própria habilidade de sobreviver dentro de fagócitos.

- Produção de proteínas: a produção de proteínas, como a hemolisina produzida por *Listeria monocytogenes*, permite às bactérias intracelulares escapar dos fagolisossomas para o citoplasma dos fagócitos, o que as protege da ação das substâncias microbicidas, como os intermediários reativos de oxigênio.
- Bloqueio da fusão lisossomal com o fagossoma: esta estratégia impossibilita o ataque oxidativo que ocorre dentro do fagolisossoma. Por exemplo, *Mycobacterium avium*.
- Apresentação de formas modificadas dos ligantes normais de TLR: por exemplo, LPS de *Helycobacter pylori*, *Porphyromonas gingivalis* e *L. pneumophila*.
- Modificação das vias de sinalização de TLR: o *M. tuberculosis*, por exemplo, faz sinalização prolongada com a lipoproteína 19kDa, inibindo a produção de IFN-gama e a atividade de processamento de antígeno via MHC classe II.
- Produção de fator de virulência: esta estratégia estimula a produção de IL-10 via TLR-2 e suprime a produção de TNF e IFN-gama. Por exemplo, espécies de Yersinia patogênicas.

Imunopatogenia da infecção por bactéria intracelular

Em geral, a doença não é causada pela bactéria e sim pela resposta imune do hospedeiro às bactérias. A evolução da infecção vai depender do equilíbrio entre os mecanismos microbicidas estimulados pelas células T e a resistência das bactérias aos fagócitos. A sobrevivência das bactérias dentro das células, resultante da resistência à fagocitose, leva à infecção crônica e à consequente destruição de tecidos, que é característica da resposta mediada por células, conhecida como hipersensibilidade do tipo tardia (DTH, do inglês, *delayed type hypersensitivity*).

Citocinas secretadas por células T CD4+, como TNF-alfa e IFN-gama, podem levar ao acúmulo e à ativação de macrófagos, resultando na formação de granulomas inflamatórios. A reação inflamatória ajuda a prevenir a dispersão dos micróbios, mas a concentração elevada de enzimas lisossomais nesses granulomas pode causar necrose de tecido e fibrose.

As citocinas produzidas por macrófagos e células endoteliais, como TNF-alfa, IL-1 e quimiocinas, induzem à expressão de moléculas de adesão nas células endoteliais e à migração de leucócitos para o local da infecção. As quimiocinas aumentam a afinidade de integrinas de leucócitos pelos seus ligantes endoteliais e promovem a migração transendotelial dos leucócitos para o tecido extravascular. Substâncias vasodilatadoras, como bradicinina e prostaciclina, são produzidas por células endoteliais ativadas por TNF-alfa e aumentam o fluxo sanguíneo local e a concentração de leucócitos no local da inflamação. As mudanças da forma e o remodelamento da membrana basal das células endoteliais favorecem o extravasamento de células e a perda de macromoléculas, especialmente fibrinogênio, o que causa o endurecimento nas reações de DTH. A deposição de fibrinogênio (e a fibrina, seu produto de clivagem insolúvel) e fibronectina plasmática nos tecidos também facilita a migração e subsequente retenção de leucócitos nos tecidos extravasculares.

Quadro 4. Exemplos de bactérias extracelulares causadoras de doenças no ser humano

Bactérias extracelulares	Doença
Staphylococcus aureus	Infecções de tecido e pele, intoxicação alimentar
Streptococcus pyogenes (grupo A)	Faringite, infecções de pele (impetigo, erisipela), infecções sistêmicas
Streptococcus pyogenes (pneumococcus)	Pneumonia, meningite
Escherichia coli	Infecções urinárias e gastrointestinais, choque séptico
Clostridium tetani	Tétano
Vibrio cholerae	Cólera
Neisseria meningitidis (meningococcus)	Meningite
Corynebacterium diphtheriae	Difteria

Para o controle de uma infecção por bactéria intracelular, é necessário que ocorra predomínio de resposta de células Th1, visto que uma resposta Th2 inibe a ativação de macrófagos e pode piorar a evolução da doença. Diferenças na progressão da doença e na evolução clínica dependendo do padrão de respostas de células T do hospedeiro são bem evidenciadas na hanseníase, doença causada pela infecção pela bactéria *Mycobacterium leprae*. A hanseníase se apresenta clinicamente em duas formas: a lepromatosa e a tuberculoide. Pacientes com a forma tuberculoide apresentam forte resposta celular Th1, baixos títulos de anticorpos e a doença não se dissemina, as lesões são paucibacilares, apresentando-se em pequeno número e autolimitante. Ao contrário, pacientes com a forma lepromatosa manifestam uma resposta predominante Th2, com muitos anticorpos e fraca resposta celular, a doença é disseminada envolvendo lesões multibacilares da pele e dos nervos.

Imunidade a bactérias extracelulares

As infecções por bactérias extracelulares são bastante frequentes. As bactérias extracelulares se multiplicam fora da célula do hospedeiro e as barreiras naturais do organismo exercem um papel importante como primeira linha de defesa contra essas bactérias. A integridade da pele e das mucosas impede a penetração das bactérias no organismo, o pH ácido do estômago destrói as bactérias; o movimento de cílios no trato respiratório pode eliminar as bactérias desse local.

As bactérias extracelulares são capazes de sobreviver no hospedeiro graças à capacidade de diminuir os efeitos opsonizantes e líticos dos anticorpos e complemento, escapando assim da fagocitose. Essas bactérias podem ser patogênicas por induzirem uma resposta inflamatória localizada ou por produzirem toxinas. As toxinas podem ser endotoxinas, que são componentes de parede bacteriana, como o LPS das bactérias Gram-negativas ou exotoxinas, como a toxina diftérica, que são secretadas pelas bactérias e podem ser citotóxicas ou induzir à produção de citocinas pelas células do hospedeiro. O Quadro 4 apresenta alguns exemplos de bactérias extracelulares causadoras de doenças no ser humano.

Imunidade inata às bactérias extracelulares

Os principais mecanismos da imunidade inata envolvidos na resposta às bactérias extracelulares são a fagocitose e a resposta inflamatória. Após a entrada no hospedeiro, produtos bacterianos como peptidoglicanas, LPS, ácido lipoteico, lipoproteínas, glicolipídios, peptídeos formil-metionil (f-Met-Leu-Phe) iniciam um processo inflamatório local. Grande parte dessas moléculas se liga a receptores TLR presentes nas células do hospedeiro que, depois de ativados, induzem a produção de citocinas que participam tanto da imunidade inata como da adaptativa. Assim, componentes de bactérias extracelulares, como lipoproteínas ou peptidoglicanas, se ligam ao TLR-2, LPS ao TLR-4, flagelina ao TLR-5, DNA bacteriano ao TLR-9 e RNA de fita dupla ao TLR-3. Uma mesma bactéria pode ativar vários receptores do tipo TLR. Um exemplo é a *Salmonella* sp., que apresenta quatro ativadores de TLR distintos: LPS, lipoproteína, flagelina e DNA CpG, que ativam TLR4, TLR2, TLR5 e TLR9, respectivamente. Além disso, muitos componentes bacterianos podem aumentar o processo inflamatório por ativar o complemento pela via alternativa, como as peptidoglicanas (bactérias Gram-positivas) e LPS (bactérias Gram-negativas), e produzir fragmentos inflamatórios. Algumas bactérias expressam manose em suas superfícies, que podem se ligar à lectina ligadora de manose (*manose-binding lectin*, MBL), que é homóloga ao componente C1q do complemento, levando à ativação do complemento e consequente aumento da opsonização e da fagocitose da bactéria. As bactérias também podem se ligar a receptores *scavengers* (como o CD36). As interações de receptores das células do hospedeiro com produtos bacterianos podem levar à ativação dos fagócitos. Os neutrófilos e monócitos/macrófagos são importantes na imunidade às bactérias extracelulares, tanto pela capacidade fagócitica como pela produção de substâncias microbicidas como óxido nítrico (NO), peróxido de hidrogênio e enzimas como a mieloperoxidase. Outras células da imunidade inata, tais como basófilos e mastócitos, também participam na defesa contra as bactérias extracelulares produzindo mediadores quimiotáticos, atraindo mais leucócitos para o local da infecção. Os eosinófilos também produzem substâncias microbicidas, tais como a proteína básica principal, proteína catiônica e NO. As células da imunidade inata, quando ativadas, também secretam citocinas e quimiocinas, que induzem à migração de leucócitos para o sítio infeccioso, podendo causar dano tecidual. Citocinas também induzem manifestações sistêmicas da infecção como febre e síntese de proteínas de fase aguda.

Imunidade adaptativa às bactérias extracelulares

Os anticorpos são os principais componentes da resposta imune adaptativa envolvidos na imunidade protetora contra as bactérias extracelulares e funcionam tanto na eliminação das bactérias, pela interação com antígenos da parede celular bacteriana, como na neutralização das toxinas secretadas por elas, tais como os polissacarídeos. Os principais mecanismos efetores mediados pelos anticorpos para eliminar as bactérias extracelulares são neutralização, opsonização, fagocitose e ativação do complemento pela via clássica. A neutralização é mediada por anticorpos dos isótipos IgG e IgA, a opsonização por algumas subclasses de IgG, e a ativação do complemento por IgM e subclasses de IgG.

Os linfócitos T também participam da imunidade às bactérias extracelulares. Células T CD4+, quando ativadas por antígenos proteicos de bactérias extracelulares, produzem citocinas que estimulam a produção de anticorpos, induzem inflamação local, e aumentam as atividades fagocítica e microbicida. O IFN-gama é a principal citocina de células T responsável pela ativação de macrófagos, e o TNF-alfa e a linfotoxina desencadeiam a inflamação. A infecção por bactérias extracelulares também pode induzir à produção de IL-17 e IL-22 por células T, levando ao recrutamento de neutrófilos pela regulação de quimiocinas, indução de peptídeos antimicrobianos e aumento do reparo epitelial, podendo resultar em imunidade protetora durante as infecções de mucosas por bactérias extracelulares, como os pneumococos.

Infecções bacterianas e choque séptico

O choque séptico é uma consequência patológica grave induzida por citocinas produzidas durante a infecção por bactérias Gram-negativas e algumas bactérias Gram-positivas. O choque séptico é desencadeado principalmente pelo LPS das bactérias Gram-negativas que estimulam a produção exacerbada de citocinas pró-inflamatórias como TNF-alfa, IL-12, IL-6, IL-1 por neutrófilos, macrófagos, células endoteliais e musculares. Vários outros mediadores, tais como NO, fator ativador de plaquetas (PAF) e componentes do complemento, também estão envolvidos no choque séptico. Como consequência desse processo inflamatório exacerbado ocorre redução do tônus muscular e do débito cardíaco, levando à hipotensão e à diminuição da perfusão tecidual resultando em morte celular. Algumas toxinas bacterianas, os superantígenos, podem estimular grupos de células T que expressam uma família particular de genes Vbeta do receptor de célula T, independentemente da especificidade dessas células, promovendo a produção de grandes quantidades de citocinas e induzindo um quadro clínico similar ao do choque séptico.

Infecções bacterianas, febre reumática e doenças por imunocomplexos

Infecções estreptocócicas de garganta podem deixar sequelas após semanas ou meses do controle da infecção. No caso da febre reumática, anticorpos contra proteínas bacterianas, como a proteína M da parede do estreptococo, podem reagir cruzadamente com proteínas do miocárdio e válvulas cardíacas causando uma inflamação no tecido cardíaco, a cardite reumática. Anticorpos produzidos contra outros subtipos do estreptococo beta-hemolítico formam imunocomplexos com antígenos bacterianos, que podem ser depositados no glomérulo renal causando a nefrite.

Mecanismos de escape da resposta imune por bactérias extracelulares

- Inibição da fagocitose: as cápsulas de algumas bactérias podem inibir a fagocitose.
- Antígenos bacterianos de superfície podem variar ou mudar durante o curso da infecção. Em algumas bactérias ocorre variação genética nas estruturas responsáveis pela adesão às células do hospedeiro, os *pili*, ou em seus lipopolissacarídeos de superfície. Consequentemente, anticorpos específicos para essas estruturas não são mais capazes de reconhecê-las após sofrerem variação antigênica (p. ex., *Neisseria gonorrhoeae*, *Escherichia coli* e *Haemophilus influenza*). Os novos antígenos de superfície decorrentes de variação genética podem causar uma resposta inflamatória causando episódios de febre em infecções por espiroquetas como *Borrelia recurrentis*. Muitas bactérias possuem múltiplos subtipos antigênicos (sorotipos). Assim, uma infecção com um sorotipo não confere proteção contra outra infecção causada por um sorotipo diferente, como acontece na infecção por *Pseudomonas aeruginosa*, *Vibrio cholerae*, *Staphylococcus aureus*, *Escherichia coli*, *Neisseria gonorrhoeae*.
- Inibição da opsonização – proteína A, produzida pelo *S. aureus*, e proteína G, produzida pelo *Streptococcus pyogenes*, podem se ligar ao Fc inibindo a opsonização de bactérias cobertas por anticorpos.
- Inibição da ativação do complemento: as cápsulas de muitas bactérias Gram-positivas e Gram-negativas contêm resíduos de ácido siálico que inibem a ativação do complemento pela via alternativa.

Imunidade a fungos

Os fungos caracterizam-se por serem eucariotas, uni ou pluricelulares. São parasitas ou decompositores. Incluem bolores, leveduras e cogumelos. Apesar da constante exposição aos fungos, apenas um número limitado desses organismos causa infecções graves em humanos.

As mais conhecidas são as chamadas micoses, que afetam pele, unhas e cabelos, mas os fungos podem também causar rinites, asmas ou bronquites, meningites e encefalites.

O aumento, nos últimos anos, de infecções por ampla variedade de fungos oportunistas em hospedeiros, com prejuízo da função imune, justifica a relevância clínica desses organismos. Indivíduos suscetíveis incluem aqueles com imunodeficiência grave, como a aids, ou em uso de drogas imunossupressoras, como os transplantados de medula ou órgãos sólidos e os portadores de doenças neoplásicas. A infecção por agentes fúngicos oportunistas culmina em morbimortalidade desses pacientes.

Os mecanismos envolvidos na imunidade aos fungos são menos conhecidos do que aqueles relacionados à resposta a outros patógenos. A eficácia da resposta imunológica inata ou adaptativa a esses organismos depende do tipo, da patogenicidade e da virulência do patógeno fúngico. Esses fatores determinam o grau de gravidade das infecções. Existem evidências de que a imunidade mediada por células é a principal implicada na defesa contra os fungos.

Imunidade inata aos fungos

Na resposta imune inata, células fagocíticas por excelência, macrófagos e neutrófilos, desempenham papel primordial no desenvolvimento de respostas imunes a fungos patogênicos.

Os macrófagos fagocitam e inativam microrganismos invasores, além de funcionarem como APCs que interagem com linfócitos, que são constituintes da resposta imune adaptativa. Especificamente nas infecções fúngicas, pode-se destacar o papel dessas células efetoras da imunidade inata no reconhecimento de ligantes na superfície dos fungos por meio de receptores específicos. As manoproteínas (MPs), que são constituídas por 80 a 90% de manose e expressas principalmente sobre a superfície dos fungos, secretadas para o meio externo durante o crescimento, podem ser reconhecidas por receptores de manose sobre os macrófagos. Esse reconhecimento induz à ativação de células T, DTH e liberação de citocinas do tipo Th1, que favorecem o clareamento da infecção pelo sistema imune. As MPs são abundantes na parede celular de *Candida albicans* e *Cryptococcus neoformans*. Alguns fungos, entretanto, como o *Histoplasma capsulatum*, sobrevivem dentro dos macrófagos como parasitas intracelulares e podem causar dano tecidual pela geração de inflamação granulomatosa[14].

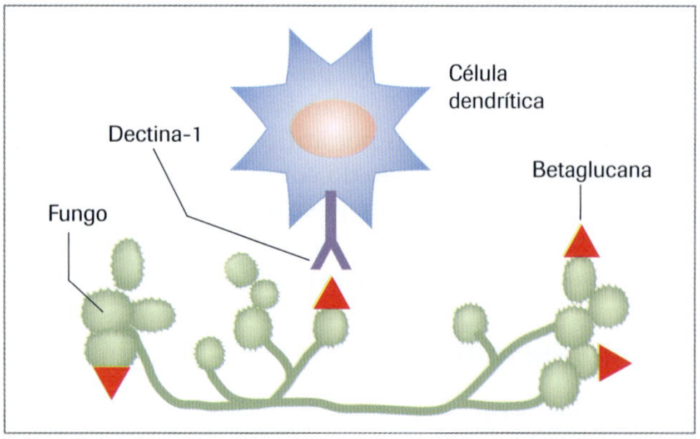

■ **Figura 4.** Representação esquemática do reconhecimento da betaglucana, encontrada na parede dos fungos, pela dectina-1, uma lectina tipo-C expressa na superfície de células da imunidade inata, como células dendríticas, macrófagos e neutrófilos.

A ação dos neutrófilos contra os fungos envolve a fagocitose e a formação de fagolisossomas, vesículas nas quais os microrganismos são eliminados pela combinação de mecanismos oxidativos e não oxidativos[15].

Além dos macrófagos e neutrófilos, outras células do sistema imune inato podem desempenhar importantes funções na contenção de infecções por fungos patogênicos. Células dendríticas são as únicas células capazes de fagocitar diferentes morfotipos de *C. albicans* e *Aspergillus fumigatus*. Células NK também exercem papéis fundamentais na imunidade inata como linha inicial de defesa contra as infecções fúngicas.

O reconhecimento de PRRs é constituinte importante da imunidade inata, fazendo interface com a imunidade adaptativa. Na imunidade aos fungos, dentre esses receptores, os TLR-2, TLR-4 e TRL-9 desempenham ações essenciais no reconhecimento de fungos patogênicos, como *C. albicans*, *A. fumigatus* e *C. neoformans*[16,17].

Recentemente, tornou-se claro que mecanismos independentes de TLR também estão envolvidos no reconhecimento de patógenos fúngicos e na iniciação das respostas protetoras pelos fagócitos. Neutrófilos, macrófagos e células dendríticas possuem um receptor denominado dectina-1, específico para betaglucanas, as quais são importantes componentes das paredes celulares dos fungos (Figura 4). A dectina-1 é uma proteína transmembranar do tipo II que possui a sequência de aminoácidos típica das lectinas do tipo C. Estudos em modelos animais mostraram que o reconhecimento de betaglucanas por dectina-1 tem um papel essencial na imunidade antifúngica não TLR e na sobrevida do hospedeiro. A ausência de dectina-1 parece implicar o realce da disseminação do patógeno fúngico e levar à suscetibilidade crescente à infecção pelo hospedeiro. A função da dectina-1 na resposta imune adaptativa ainda não foi esclarecida[18,19].

Imunidade adaptativa aos fungos

Na imunidade adaptativa, os linfócitos T podem matar o fungo direta ou indiretamente pela indução de fagócitos infectados à morte. Células T CD4+ têm papel dominante na contenção do *C. neoformans*, por meio do recrutamento e da ativação de células fagocíticas[20]. Linfócitos T CD4+ podem ser ativados diretamente por IL-2 produzida por macrófagos ou células dendríticas. Linfócitos T CD8+ cooperam com a resposta de linfócitos T CD4+ no combate à infecção fúngica com a produção de citocinas efetoras, como IFN-gama, TNF-alfa, IL-17A e IL-17F[21], como é observado na resposta ao *H. capsula-*

tum. O papel da resposta humoral antifúngica é ainda controverso.

Mecanismos de escape da resposta imune por fungos

Apesar de todo o aparato imunológico envolvido no processo de contenção das infecções fúngicas e consequente eliminação do agente causador, os fungos têm evoluído e desenvolvido diversas estratégias de evasão da resposta imune.

- Crescimento de hifas em fagócitos: o *C. albicans* é um ascomiceto comensal que coloniza a pele e a mucosa de pessoas saudáveis sem causar dano, mas pode provocar sérias infecções em hospedeiros imunodebilitados. Esse patógeno pode escapar da resposta imune dos macrófagos induzindo o crescimento de hifas no interior dessas células, cujo desfecho é a destruição do fagócito e o escape do fungo.
- Aumento da expressão de genes de estresse oxidativo: o *C. albicans* pode, em contato com neutrófilos, aumentar a expressão de vários genes de estresse oxidativo, neutralizando o arsenal oxidativo desse tipo celular.
- Secreção de componentes capsulares: essa estratégia é utilizada pelo *C. neoformans* evitando a migração dos neutrófilos para o local da infecção.
- Indução da perda do receptor de TNF (TNFR) sobre os neutrófilos: esse é outro mecanismo de evasão utilizado pelo *C. neoformans*, cuja consequência é a dessensibilização dos neutrófilos para ativação via TNF-alfa.
- Disfarce de antígenos de superfície: o *A. furmigattus* e *C. albicans* mascaram completamente suas betaglucanas após a transição da forma de levedura para hifa, impedindo o reconhecimento pelos fagócitos via dectina-1. Após a infecção do pulmão, o *Paracoccidioides brasiliensis* diminui a abundância de betaglucanas na parede celular.

Os mecanismos de evasão têm proporcionado aos fungos patogênicos o desenvolvimento de resistência a diversos agentes antifúngicos. Portanto, maior conhecimento a respeito das complexas interações fungo/resposta imune poderão auxiliar no desenvolvimento de estratégias mais efetivas voltadas ao combate de patógenos fúngicos oportunistas e emergentes. Por exemplo, melhores estudos das propriedades imunológicas das manoproteínas poderão auxiliar no desenvolvimento de estratégias imunoterapêuticas ou de vacinação.

Imunidade a parasitas

Embora livremente usado para descrever todos os agentes infecciosos, por razões históricas, o termo "parasita" tem sido formalmente reservado para a designação de organismos eucariotos, como os protozoários (unicelulares), e vermes multicelulares (metazoários), os invasores biologicamente mais sofisticados encontrados pelo sistema imunológico dos vertebrados.

Apesar da diversidade filogenética, os parasitas compartilham certas características biológicas. Frequentemente, apresentam ciclos de vida complexos, consistindo de estágios morfológica e antigenicamente distintos, e produzem infecções crônicas duradouras, caracterizadas por um estado de latência (no qual a replicação do parasita é mínima e a infecção não aparente), para assegurarem a transmissão entre os hospedeiros.

O sistema imunológico tem importante papel no resultado da infecção por parasitas durante o estabelecimento do equilíbrio crítico da sobrevivência do hospedeiro e do patógeno. Assim como ocorre com outros agentes infecciosos, a doença surge quando esse equilíbrio tende a uma resposta deficiente ou excessiva. O desenvolvimento do estado crônico não depende apenas da habilidade do parasita em escapar da resposta imune (evasão imunológica), mas da geração de mecanismos finamente regulados (imunorregulação) envolvendo células T reguladoras e citocinas que, de modo geral, controlam as funções efetoras imunológicas, que servem para suprimir a imunopatologia do hospedeiro e acabam por prevenir a eliminação do parasita.

É estimado que cerca de 30% da população mundial sofra com infecções por parasitas, e não existem vacinas licenciadas contra elas[22-24]. Essa parcela da população normalmente adquire a infecção por picadas de hospedeiros intermediários infectados ou por compartilhar o ambiente particular desses hospedeiros. Por exemplo, a malária, a doença de Chagas e a leishmaniose são doenças transmitidas por picadas de insetos infectados que vivem em regiões de mata. Enquanto a transmissão da esquistossomose ocorre por exposição à água em que caramujos infectados vivem, a toxoplasmose é transmitida principalmente por alimentos e água contaminados.

Indivíduos que habitam áreas endêmicas necessitam de repetidas quimioterapias por causa da contínua exposição. Entretanto, com frequência, os tratamentos não são possíveis em decorrência de problemas financeiros e logísticos, além de ocorrer resistência às drogas empregadas, como na malária, que afeta mais de 100 milhões de pessoas no mundo e é responsável por cerca de 1 milhão de mortes anualmente. A epidemia da aids também aumentou o impacto das doenças causadas por parasitas, pois indivíduos imunocomprometidos são mais suscetíveis a alguns parasitas que normalmente apresentam baixa mortalidade, como *Cryptosporidia* sp., *Toxoplasma gondii* e *Leishmania* sp.

A magnitude desse problema de saúde pública é a principal razão para o grande interesse no entendimento da interação parasita-hospedeiro e da resposta imunológica a esses parasitas. O estudo dessa interação e da resposta imunológica que os parasitas estimulam nos hospedeiros recebeu maior importância nos últimos anos, e a manipulação dessa resposta pelo desenvolvimento de vacinas profiláticas e imunoterapias tem sido considerada uma importante estratégia de saúde pública.

Imunidade inata aos parasitas

Os eventos que ocorrem durante o contato inicial dos parasitas com o sistema imunológico têm papel funda-

Quadro 5. Mecanismos de imunidade protetora aos principais parasitas que acometem o ser humano

Parasita	Doença	Principais mecanismos de imunidade protetora
Protozoa		
Plasmodium	Malária	Anticorpos e linfócitos T CD8+ citotóxicos
Leishmania	Leishmaniose	Linfócitos T CD4+ ativam macrófagos para destruir parasitas fagocitados
Trypanosoma	Tripanossomíase africana, doença de Chagas	Anticorpos
Toxoplasma gondii	Toxoplasmose	Linfócitos T CD4+ e T CD8+ ativam macrófagos para destruir parasitas fagocitados
Entamoeba histolytica	Amebíase	Anticorpos e fagocitose
Metazoa		
Schistosoma	Esquistossomose	Citotoxicidade celular dependente de anticorpo mediada por eosinófilos, macrófagos
Filaria	Filariose	Imunidade celular; função de anticorpos (?)

mental na determinação das características que resultam da relação parasita-hospedeiro. Fatores preexistentes e solúveis se ligam e destroem os patógenos ou facilitam sua destruição por células efetoras. A via alternativa de ativação do sistema complemento é a primeira linha de defesa contra patógenos extracelulares. As formas invasoras de muitos patógenos não possuem os fatores reguladores do complemento que normalmente promovem a degradação de C3b na superfície de células do hospedeiro. A ativação da cascata do complemento resulta na formação do complexo lítico de ataque à membrana e de opsoninas que recobrem o parasita que, então, são reconhecidos pelos fagócitos por meio de seus receptores. Além disso, outros produtos da ativação do complemento são quimiotáticos e atraem as células do sistema imunológico para o sítio da infecção.

Os parasitas intracelulares, principalmente protozoários, são capturados por macrófagos pela fagocitose, frequentemente como consequência da opsonização mediada pelo complemento. Eles confrontam o ambiente hostil dos lisossomos e da explosão respiratória. Muitos parasitas conseguem escapar desses mecanismos e se dividir dentro de macrófagos e causar doenças.

Diferentemente dos protozoários, os helmintos são muito grandes para serem fagocitados e são destruídos quando fagócitos são ativados por produtos da resposta imune adaptativa e, sobretudo, pela liberação da proteína básica principal (MBP, do inglês, *major basic protein*) dos grânulos de eosinófilos e da proteína catiônica. Muitos têm tegumentos espessos que os capacitam a resistir a mecanismos citotóxicos dos neutrófilos e dos macrófagos. Portanto, eosinófilos podem ser mais efetivos na morte de helmintos do que outros leucócitos graças à MBP, que é mais tóxica para os helmintos do que enzimas proteolíticas e intermediários reativos de oxigênio produzidos por neutrófilos e macrófagos.

O sistema imune inato, além de promover uma barreira natural que limita a infecção por parasitas – mas que muitas vezes não é suficiente para detê-la – tem papel fundamental no reconhecimento de parasitas e na ativação da resposta imune adaptativa. Macrófagos e células dendríticas são as principais células nesse processo, e sua habilidade em reconhecer e discriminar os patógenos é determinada por PRRs. Esse reconhecimento leva ao início da resposta imune adaptativa e, mais importante, influencia o tipo de resposta imune adaptativa que é induzida.

Imunidade adaptativa aos parasitas

Os diferentes protozoários e helmintos variam muito nas propriedades estruturais e bioquímicas, ciclo de vida e mecanismos patogênicos. O sistema imunológico lida com essa variedade, gerando diferentes respostas imunológicas adaptativas (Quadro 5). De modo geral, os protozoários patogênicos evoluíram para sobreviver dentro de células hospedeiras. Portanto, a imunidade protetora contra esses organismos é mediada por mecanismos similares àqueles que eliminam bactérias intracelulares e vírus. Ao contrário, metazoários, como os helmintos, sobrevivem em tecidos extracelulares e sua eliminação, muitas vezes, depende de tipos especiais de respostas de anticorpos.

A diferenciação das células T CD4+ nos dois principais tipos de células T CD4 em Th1 ou Th2, conforme já mencionado, ocorre durante o início da resposta dessas células ao antígeno. Essa etapa tem grande impacto no resultado da resposta imune adaptativa, determinando a quantidade relativa de diferentes tipos de células T e, assim, a extensão da ativação de macrófagos e o tipo de anticorpo que predominarão. Os mecanismos que controlam a diferenciação da célula T CD4+ não foram totalmente esclarecidos, mas está claro que são profundamente influenciados pelas citocinas presentes durante a fase inicial de divisão e ativação da célula T. Citocinas produzidas por populações de células Th1, particularmente IFN-gama, ativam fagócitos e favorecem a produção de IgG1 e IgG3, anticorpos que favorecem a opsonização e a fixação do complemento, úteis contra parasitas intracelulares. Por outro lado, citocinas produzidas por Th2, que

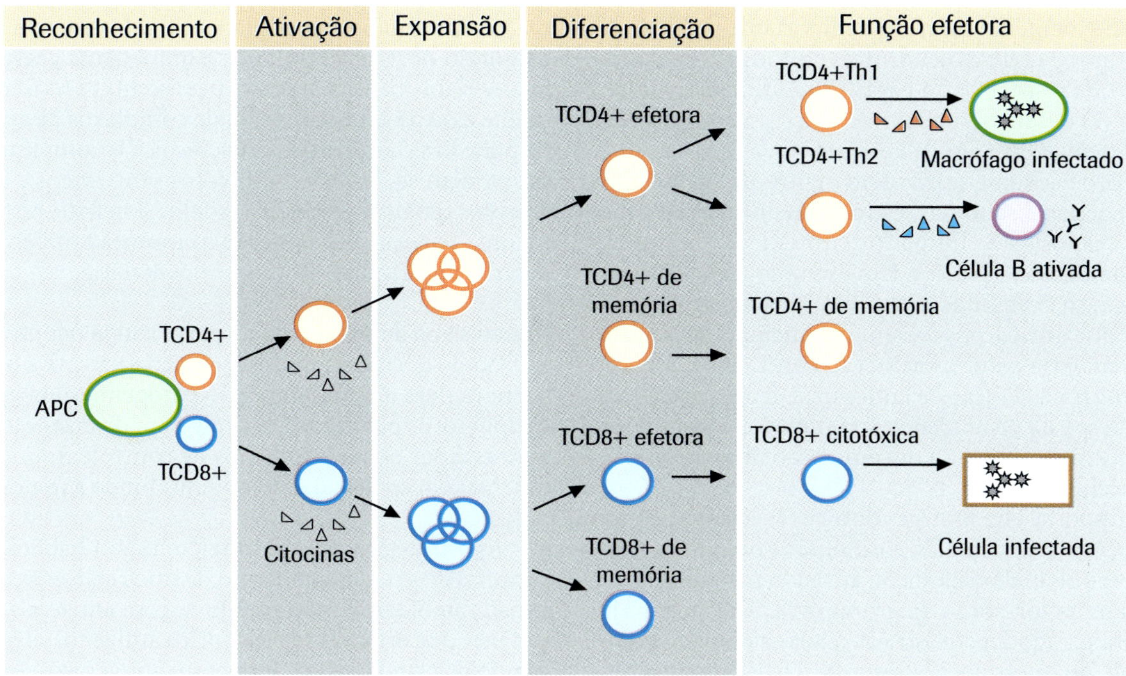

Figura 5. Representação esquemática das fases da resposta das células T mostrando a diferenciação de células Th1 e Th2 e suas funções efetoras. O reconhecimento do antígeno pelas células T induz à ativação e à secreção de citocinas (por exemplo, IL-2), expansão clonal como resultado da proliferação autócrina induzida pela IL-2, diferenciação das células T em células efetoras T CD4+ Th1 ou Th2, ou células de memória. Células Th1 respondem ao antígeno produzindo citocinas, como IFN-gama, que ativam macrófagos a destruir patógenos intracelulares e células Th2 respondem produzindo citocinas, como IL-4 e IL-5, que auxiliam células B a trocar a classe de anticorpo. Células T CD8+ respondem destruindo células infectadas por citotoxicidade. Nesse processo também podem ser geradas células T CD4+ e T CD8+ de memória.

induzem à produção de IgE por células B, assim como à diferenciação e à ativação de eosinófilos, são importantes contra helmintos.

Há plasticidade na diferenciação das células T, com a participação dos subtipos Treg, Tfh, Th17 e Th9.

Experimentos *in vitro* mostraram que células T CD4+ inicialmente estimuladas na presença de IL-12 e IFN-gama tendem a se desenvolver como células Th1, em parte porque IFN-gama inibe a proliferação de células Th2. Como IL-12, produzida por células dendríticas e macrófagos, e IFN-gama, produzido por células NK e T CD8+, predominam na fase inicial da resposta a alguns parasitas; respostas por células T CD4+ nessas infecções tendem a ser predominantemente por células Th1.

O principal mecanismo de defesa contra protozoários que sobrevivem dentro de macrófagos é a imunidade mediada por células, particularmente ativação de macrófagos por citocinas derivadas de células Th1.

A infecção de camundongos por *Leishmania major*, um protozoário que sobrevive dentro de endossomos de macrófagos, é o melhor exemplo documentado de como a dominância da resposta Th1 ou Th2 pode determinar, respectivamente, resistência ou suscetibilidade à infecção. Há linhagens de camundongos isogênicos resistentes à infecção com *L. major*, mas os camundongos da linhagem BALB/c são muito suscetíveis e a infecção com grande quantidade de parasitas é letal. Após a infecção, células T CD4+ específicas a *L. major*, das linhagens de camundongos resistentes, produzem grandes quantidades de IFN-gama em resposta a antígenos de *L. major*, enquanto as células das linhagens que são suscetíveis produzem mais IL-4 em resposta ao parasita. O IFN-gama ativa macrófagos e aumenta a capacidade dos macrófagos de destruir a *L. major* intracelular, e altos níveis de IL4 inibem a ativação de macrófagos pelo IFN-gama (Figura 5). O tratamento de camundongos resistentes com anticorpos anti-IFN-gama os torna suscetíveis; ao contrário, o tratamento de camundongos suscetíveis com anticorpos anti-IL-4 induz à resistência. Os mesmos resultados são vistos em camundongos deficientes da produção de IFN-gama ou IL-4. O tratamento de camundongos suscetíveis com IL-12 no momento da infecção também induz à resistência à infecção. IL-12 aumenta a produção de IFN-gama e o desenvolvimento de células Th1. Esse resultado é a base para a sugestão do uso de IL-12 como adjuvante de vacina, não somente para leishmaniose, mas também para outras infecções combatidas pela imunidade celular. Em camundongos isogênicos, vários genes parecem controlar a resposta imune protetora aos parasitas intracelulares e, provavelmente, nos humanos também. A comunidade científica vem se esforçando para identificar esses genes.

Recentemente foi sugerido o importante papel de diferentes tipos de células dendríticas na construção da resposta Th1 de resistência ao parasita, ressaltando o entendimento do desenvolvimento da resposta aos parasitas para o desenvolvimento de vacinas[25].

Protozoários que se dividem dentro de várias células hospedeiras, lisando-as, estimulam anticorpos específicos e respostas de linfócitos citotóxicos, da mesma forma que vírus citopáticos. Um exemplo desse organismo é o parasita causador da malária. Pensou-se por muitos anos que anticorpos fossem o principal mecanismo contra a malária e que a vacinação contra essa infecção deveria focar na geração de anticorpos. É agora mais claro que a resposta de linfócitos T citotóxicos é um importante mecanismo contra a disseminação desse protozoário intracelular.

Já a resposta Th2 protege contra os helmintos expandindo linfócitos invariantes, eosinófilos e basófilos envolvidos na expulsão do parasita ou ativando macrófagos que participam na formação do granuloma. A resposta Th9 protege induzindo hiperplasia nas células globulares e contratilidade no intestino, já a resposta Th17 induz patologia mediada por neutrófilos e macrófagos inflamatórios[26].

A produção de anticorpos IgE específicos e a eosinofilia são frequentemente observados em infecções por helmintos. Essas respostas são atribuídas à propensão dos helmintos em estimular o subtipo Th2 das células T CD4+, que secretam IL-4 e IL-5. IL-4 estimula a produção de IgE, e IL-5 estimula o desenvolvimento e a ativação dos eosinófilos. Anticorpos IgE específicos para proteínas da superfície dos helmintos podem se ligar também a eosinófilos por seus receptores (FcR) e ativá-los, induzindo à liberação de mediadores inflamatórios. A expulsão de alguns nematodas intestinais pode ser consequência de mecanismos dependentes de IL-4 que não estão bem definidos, mas aparentemente não requerem IgE, e, sim, IgG1 e IgG3. As respostas imunológicas adaptativas a parasitas também podem contribuir para a injúria tecidual.

Alguns parasitas e seus produtos induzem a respostas granulomatosas com concomitante fibrose. Ovos de *Schistosoma mansoni* depositados no fígado estimulam linfócitos T CD4+, que ativam macrófagos e induzem a DTH resultando na formação de granulomas ao redor dos ovos. Os granulomas servem para conter os ovos de *S. mansoni*, mas a fibrose grave associada a essa resposta imune celular crônica leva à interrupção do fluxo sanguíneo venoso no fígado, hipertensão portal e cirrose. Na filariose linfática, parasitas nos vasos linfáticos resulta em reações imunológicas celulares e finalmente em fibrose, causando obstrução linfática e linfoedema grave. Infestações parasíticas crônicas e persistentes são frequentemente associadas à formação de complexos de antígenos de parasitas e anticorpos específicos. Os complexos imunes podem se depositar em vasos sanguíneos e em glomérulos renais e produzir vasculite e nefrite, respectivamente. Doenças por complexos imunes também foram descritas na esquistossomose e na malária.

Mecanismos de escape da resposta imune por parasitas

Como a resposta imunológica adaptativa é a principal barreira para a persistência do patógeno no hospedeiro mamífero, os parasitas desenvolveram diversas estratégias para escapar dos mecanismos de controle imunológico, evitando o reconhecimento ou suprimindo a resposta imunológica.

As estratégias de evasão referem-se à habilidade dos parasitas de se esconder dentro de sítios inacessíveis ao sistema imunológico, mascarando-se com antígenos do hospedeiro, descartando seus próprios antígenos-alvo ou variando os principais componentes antigênicos. Assim, os parasitas escapam da imunidade protetora reduzindo sua imunogenicidade e inibindo as respostas imunológicas.

Diferentes parasitas desenvolveram vias extraordinariamente efetivas para resistir à imunidade (Quadro 6).

Variação de antígenos de superfície: duas formas de variação de antígenos de superfície de parasitas estão bem definidas:

1. Mudança estágio-específica da expressão de antígenos. Por exemplo, os esporozoítos, estágio infectivo do parasita da malária, são antigenicamente distintos dos merozoítos, que residem no hospedeiro e são responsáveis pela infecção crônica. Durante o período no qual o sistema imunológico produz uma resposta aos esporozoítos, o parasita se diferencia, expressa novos antígenos e não é mais alvo dessa resposta para a eliminação imunológica.
2. O segundo e mais notável exemplo de variação antigênica nos parasitas é a contínua variação dos principais antígenos de superfície observada em tripanossomos africanos, como *Trypanosoma brucei* e *Trypanosoma rhodesiense*, responsáveis pela doença do sono. A contínua variação antigênica em tripanossomos ocorre, provavelmente, por consequência da variação programada da expressão de genes que codificam o principal antígeno de

Quadro 6. Mecanismos de evasão do sistema imunológico pelos parasitas

Mecanismos de evasão imune	Exemplos
Variação antigênica	*Trypanosoma, Plasmodium* sp
Resistência adquirida ao complemento e a linfócitos T citotóxicos	*Schistosoma*
Inibição da resposta imune do hospedeiro	Filária, tripanossomos
Liberação de antígenos	Entamoeba

superfície. Indivíduos infectados apresentam ondas de parasitemia no sangue, e cada onda consiste de parasitas expressando um antígeno de superfície, que é diferente do antígeno da onda anterior. Assim, durante o período em que o hospedeiro está produzindo anticorpos contra o parasita, um organismo antigenicamente diferente cresce. Mais de 100 ondas de parasitemia como essas podem ocorrer em uma infecção. Uma consequência da variação antigênica nos parasitas é a dificuldade de estabelecer uma vacinação efetiva dos indivíduos contra essas infecções.

- Alterações morfológicas: parasitas sofrem alterações dentro de hospedeiros vertebrados e tornam-se resistentes aos mecanismos efetores. Como exemplo, as larvas de *S. mansoni*, que trafegam pelo pulmão de animais infectados e, durante essa migração, desenvolvem um tegumento que é resistente ao dano pelo complemento e por linfócitos T citotóxicos. A base bioquímica dessa mudança não é conhecida.
- Estabelecimento de esconderijos no hospedeiro: protozoários podem se esconder do sistema imunológico vivendo dentro de células hospedeiras, como as *Leishmania* spp., ou desenvolvendo cistos resistentes aos mecanismos efetores imunológicos, como o *T. gondii*. Alguns helmintos residem no lúmen intestinal e são protegidos dos mecanismos efetores imunológicos mediados por células. Parasitas também podem esconder suas coberturas antigênicas espontaneamente ou após se ligarem a anticorpos específicos; a proteção de antígenos torna os parasitas resistentes aos mecanismos imunológicos efetores.
- Anergia de células T por antígenos parasitários: essa estratégia é observada na esquistossomose grave, envolvendo o fígado e o baço, além das infecções por filária. Os mecanismos de não resposta imunológica nessas infecções não são bem entendidos.
- Desestruturação arquitetônica dos órgãos linfoides secundários: na filariose linfática, a infecção de linfonodos com subsequente desestruturação arquitetônica pode contribuir para a imunidade deficiente.
- Imunossupressão não específica e generalizada: essa estratégia é observada na malária e na tripanossomíase africana. Essa imunodeficiência tem sido atribuída à produção de citocinas imunossupressoras por macrófagos ativados e células T, além de defeitos na ativação de célula T.

Quadro 7. Estratégias para o desenvolvimento de vacinas

Tipo de vacina	Exemplos
Bactérias vivas atenuadas ou mortas	BCG, cólera
Vírus atenuado vivo	Pólio, febre amarela
Subunidades	Toxoide tetânico, toxoide diftérico
Conjugadas	*Haemophilus influenzae, pneumococcus*
Sintéticas	Hepatite (proteínas recombinantes)
Vetores virais	Testes clínicos para antígenos de HIV em poxvírus de canário
DNA	Testes clínicos para infecções crônicas

As implicações mundiais das infestações parasíticas para a saúde e o desenvolvimento econômico são bem conhecidas. Esforços para o desenvolvimento de vacinas efetivas contra essas infecções são contínuos. Embora o progresso tenha sido mais lento do que se gostaria, a elucidação de mecanismos fundamentais da resposta imunológica e dos mecanismos de escape do sistema imunológico pelos agentes infecciosos é crescente e crucial para alcançar o desenvolvimento tecnológico de vacinas e de produtos, as grandes promessas para o futuro no combate a infecções por patógenos.

Vacinas, respostas efetoras e clínica: conhecimento e aplicação

O sucesso de Edward Jenner na vacinação contra a varíola, em 1796, pode ser considerado o nascimento da imunologia como ciência. A importância da imunização profilática contra doenças infecciosas é bem ilustrada pelos ótimos resultados dos programas de vacinação no mundo que têm diminuído a ocorrência, bem como levado à quase erradicação de muitas doenças.

Esta abordagem empírica inspirou o desenvolvimento de várias vacinas. A partir dos anos 1980, o maior conhecimento da resposta imunológica deflagrada pelos parasitas aliado às novas tecnologias tem permitido o desenvolvimento de novas e mais seguras vacinas[27].

Vacinas induzem à proteção contra infecções por estimular o desenvolvimento de células de memória de vida longa. O sucesso da imunização ativa para erradicar doenças infecciosas é dependente de inúmeros fatores. A existência de animais ou reservatórios dos agentes no ambiente, a alta infectividade dos micróbios e a variação antigênica são obstáculos para o desenvolvimento de vacinas eficientes. Vacinas são provavelmente mais efetivas contra infecções, que são limitadas ao homem e causadas por agentes infecciosos com pouca variação antigênica.

Imunidade protetora também pode ser conferida por imunização passiva, por exemplo, pela transferência de anticorpos específicos. Na situação clínica, a imunização passiva é mais comum para o tratamento rápido de doenças potencialmente fatais causadas por toxinas, como o toxoide tetânico. Anticorpos contra veneno de cobras podem ser o tratamento vital de picadas de cobras peçonhentas. A imunidade passiva é de curta duração porque o hospedeiro não responde à imunização e a proteção dura somente enquanto o anticorpo injetado persistir no organismo. Além disso, a imunização passiva não induz à memória, então um indivíduo imunizado não está protegido contra exposições subsequentes à toxina ou ao micróbio.

Células T reguladoras, conhecidas como Treg, conforme já mencionado, são importantes na regulação das respostas imunes a patógenos. Citocinas e quimiocinas podem redirecionar respostas Th1 e Th2 a um fenótipo menos polarizado ou até mesmo ao fenótipo oposto e podem ser reguladas pelas células reguladoras, uma família heterogênea de células T. Essas células incluem: (1) as células Th3, que são induzidas pela administração oral do antígeno e exercem sua atividade supressora ativamente por meio da produção do fator de crescimento tumoral (TGF-beta1); (2) as células Tr1, que são induzidas e exercem sua atividade via IL-10; e (3) um grupo de células CD4+ CD25-, que passa a expressar CD25 e Foxp3 (CD4+ CD25+ Foxp3+), mas os mecanismos de sua atividade supressora continuam sendo investigados.

Muito recentemente, um novo tipo de célula efetora foi sugerido, denominado Th17, que surge como consequência da produção de IL-23 por células dendríticas. Células Th17 produzem IL-17 ou IL-17A e IL17F, induzindo inflamação por estímulo de fibroblastos, células endoteliais, células epiteliais e macrófagos a produzirem quimiocinas, o fator estimulador de colônias de granulócitos (G-CSF) e granulócitos e macrófagos (GM-CSF), com o subsequente recrutamento de leucócitos polimorfonucleares. O recrutamento de neutrófilos pela IL-17 sugere que essa citocina desempenha papel importante na proteção contra bactérias extracelulares e fungos; o recrutamento de macrófagos leva à produção de IL-1, IL-6, metaloproteinase e NO sintase induzível.

A regulação das respostas Th1 e Th2, e agora também das Th17, é conhecida como o redirecionamento da resposta ou desvio imunológico. Citocinas, como IL-12, IL-18, IFN-gama e IFN-alfa, favorecem o desenvolvimento de células Th1 e também inibem o desenvolvimento de células Th2. IL-4 promove o desenvolvimento de células Th2 e inibe o de Th1. IL-23 promove o desenvolvimento de Th17, que é inibido por IL-4 e IFN-gama. A plasticidade no desenvolvimento dos subtipos de Th revelou que Th17 na presença de IL-12 ou IL-4 pode gerar respostas Th1 ou Th2, respectivamente.

Alguns micróbios, seus produtos ou ainda adjuvantes sintéticos, que são capazes de interagir com TLRs presentes em DC e/ou células NK e induzir à produção de IL-12, promovem a alteração da resposta Th2 já estabelecida para o padrão menos polarizado de produção de citocinas (Th0), ou mesmo para Th1. Respostas Th1 parecem ser menos suscetíveis ao redirecionamento ou desvio imunológico que respostas Th2.

A citocina TGF-beta1 promove o desenvolvimento de células Treg e, com IL-6, contribuem para o desenvolvimento de Th17. A IL-6 inibe o desenvolvimento de Treg induzido por TGF-beta1. Não são conhecidos os efeitos das Treg sobre as células Th17.

É importante ressaltar que muitos patógenos não podem ser completamente eliminados pelo sistema imunológico e convivem há muitos anos com os seres humanos. Esses patógenos não podem alterar sua patogenicidade sem comprometer seu equilíbrio com o sistema imunológico: matar rapidamente seu hospedeiro não o possibilita persistir no organismo tempo suficiente para infectar outro indivíduo e, assim, continuar existindo. As pessoas têm aprendido a viver com suas endemias e elas com as pessoas; entretanto, deve-se estar sempre alerta para novos patógenos e novos danos à saúde. A infecção pelo HIV é um exemplo da constante vulnerabilidade dos indivíduos a novos agentes infecciosos e emergentes.

A intervenção efetiva para o combate às infecções na clínica médica passa necessariamente pelo entendimento da interação parasita-hospedeiro das vias efetoras e das atividades reguladoras das células do sistema imunológico, sempre com a perspectiva do encontro com o novo: novo parasita, nova interação, nova doença, novos desafios.

Referências bibliográficas

1. Janeway Jr CA, Medzhitov R. Innate immune recognition. Annu Rev Immunol 2002; 20:197-216.
2. Kawai T, Akira S. Innate immune recognition of viral infection. Nat Immunol 2006; 7(2):131-7.
3. Broz P, Monack DM. Newly described pattern recognition receptors team up
4. against intracellular pathogens. Nat Rev Immunol. 2013 Aug;13(8):551-65.
5. Akira S, Uematsu S, Takeuchi O. Pathogen recognition and innate immunity. Cell 2006; 124:783-801.
6. Iwasaki A, Medzhitov R. Control of adaptive immunity by the innate immune
7. system. Nat Immunol. 2015 Apr;16(4):343-53.
8. Pasare C, Medzhitov R. Toll-like receptors: linking innate and adaptive immunity. Microbes and Infection 2004; 6:1382-7.
9. Farber DL, Yudanin NA, Restifo NP. Human memory T cells: generation, compartmentalization and homeostasis. Nat Rev Immunol. 2014 Jan;14(1):24-35.
10. Harris RS, Liddament MT. Retroviral restriction by APOBEC proteins. Nat Rev Immunol 2004; 4(11):868-77.
11. Shin S1, Brodsky IE2. The inflammasome: Learning from bacterial evasion strategies. Semin Immunol. 2015. 27(2):102-10.
12. Steele S, Brunton J, Kawula T. The role of autophagy in intracellular pathogen nutrient acquisition. Front Cell Infect Microbiol. 2015. 9;5:51.
13. Fritz JH, Ferrero RL, Philpott DJ, Girardin SE. Nod-like proteins in immunity, inflammation and disease. Nature Immunology 2006; 7:1250-7.
14. Amano A, Nakagawa I, Yoshimori T. Autophagy in innate immunity against intracellular bacteria. J Biochem 2006; 140:161-6.
15. Huster KM, Stemberger C, Busch DH. Protective immunity towards intracellular pathogens. Current Opinion in Immunology 2006; 18:458-64.
16. Pietrella D, Mazzolla R, Lupo P, Pitzurra L, Gomez MJ, Cherniak R et al. Mannoprotein from Cryptococcus neoformans promotes T-helper type 1 anticandidal responses in mice. Infect Immun 2002; 70(12):6621-7.
17. Urban CF, Lourido S, Zychlinsky A. How do microbes evade neutrophil killing? Cell Microbiol 2006; 8(11):1687-96. Review.
18. Bellocchio S, Montagnoli C, Bozza S, Gaziano R, Rossi G, Mambula SS et al. The contribution of the Toll-like/IL-1 receptor superfamily to innate and adaptive immunity to fungal pathogens in vivo. J Immunol 2004; 172(5): 3059-69.
19. Viriyakosol S, Fierer J, Brown GD, Kirkland TN. Innate immunity to the pathogenic fungus Coccidioides posadasii is dependent on Toll-like receptor 2 and Dectin-1. Infect Immun 2005; 73(3):1553-60.
20. Taylor PR, Tsoni SV, Willment JA, Dennehy KM, Rosas M, Findon H et al. Dectin-1 is required for beta-glucan recognition and control of fungal infection. Nat Immunol 2007; 8(1):31-8,1996.
21. Saijo S, Fujikado N, Furuta T, Chung SH, Kotaki H, Seki K et al. Dectin-1 is required for host defense against Pneumocystis carinii but not against Candida albicans. Nat Immunol 2007; 8(1):39-46. Epub; 2006 dez. p.10.
22. Lindell DM, Ballinger MN, McDonald RA, Toews GB, Huffnagle GB. Diversity of the T-cell response to pulmonary Cryptococcus neoformans infection. Infect Immun 2006; 74(8):4538-48.
23. Borghi M, Renga G, Puccetti M, Oikonomou V, Palmieri M, Galosi C, Bartoli A, Romani L. Antifungal Th Immunity: Growing up in Family. Front Immunol. 2014 Oct15;5:506.
24. Bonney KM. Chagas disease in the 21st century: a public health success or an emerging threat? Parasite. 2014;21:11.
25. Ready PD. Epidemiology of visceral leishmaniasis. Clin Epidemiol. 2014 May 3;6:147-54.
26. Mutapi F. Changing policy and practice in the control of pediatric schistosomiasis. Pediatrics. 2015 Mar;135(3):536-44.
27. Ashok D, Acha-Orbea H. Timing is everything: dendritic cell subsets in murine Leishmania infection. Trends Parasitol. 2014. 30(10):499-507.
28. Bouchery T, Kyle R, Ronchese F, Le Gros G. The Differentiation of CD4+ T-Helper Cell Subsets in the Context of Helminth Parasite Infection. Front Immunol. 2014. 5:1-13.
29. De Gregorio E, Rappuoli R. From empiricism to rational design: a personal perspective of the evolution of vaccine development. Nat Rev Immunol 2014; 14:505–14.

Imunodeficiências Primárias 12

Cristina Maria Kokron
Myrthes Toledo Barros

SUMÁRIO

Introdução

Grande parte dos pacientes com imunodeficiências primárias (IDP) é reconhecida pelo aumento de suscetibilidade às infecções, embora também possam estar presentes outras manifestações clínicas como doenças autoimunes ou inflamatórias e neoplasias. Originalmente, as imunodeficiências primárias eram consideradas doenças raras, caracterizadas por manifestação clínica grave e de início precoce. Entretanto, hoje é evidente que as patologias são mais comuns do que se suspeitava e que sua expressão clínica pode ser relativamente leve, sendo que sua frequência é praticamente a mesma entre adolescentes e adultos ou em crianças e lactentes.

Classificação

Desde a primeira descrição, em 1952, mais de 200 diferentes IDP já foram descritas. Muitas estão associadas a defeitos monogênicos, enquanto outras podem ser poligênicas ou podem representar a interação entre características geneticamente determinadas e estresse infeccioso ou do meio ambiente. O progresso nas áreas de imunobiologia e genética possibilitou a identificação da causa básica de diversas IDP e, como resultado, o diagnóstico e a terapêutica podem ser mais específicos e efetivos. Em suas últimas atualizações[1-4], o Comitê de Classificação das Imunodeficiências Primárias da União Internacional das Sociedades de Imunologia Clínica (IUIS) divide as imunodeficiências da seguinte forma:

1. Imunodeficiências combinadas.
2. Imunodeficiências combinadas com características associadas ou sindrômicas.
3. Deficiências predominantemente de anticorpos.
4. Doenças da desregulação imune.
5. Defeitos congênitos de número e/ou função de fagócitos.
6. Defeitos de imunidade inata.
7. Doenças autoinflamatórias.
8. Deficiências de complemento.
9. Fenocópias de IDP.

Incidência

Estudos epidemiológicos revelam ampla variação geográfica e étnica da incidência, prevalência e padrão de distribuição das IDP. Os principais dados epidemiológicos são:

- Deficiência de IgA, a mais comum, 1:333 a 1:18.500.
- Agamaglobulinemia 1:250.000.
- Imunodeficiência comum variável 1:10.000 a 1:50.000.
- Imunodeficiência combinada grave 1:100.000.

No passado, acreditava-se que seriam doenças raras, mas hoje estima-se que a incidência de IDP em geral possa ser de até 1 para cada 500 indivíduos[5]. Em 2014, Condino-Neto et al.[6] apresentaram a prevalência de IDP na América Latina (Latin American Society for Immunodeficiencies – LASID):

- Deficiências predominantemente de anticorpos: 52%.
- Síndromes bem definidas com imunodeficiências: 19%.
- Deficiências combinadas de imunidade celular e humoral: 9%.
- Defeitos de fagócitos: 9%.
- Doenças autoinflamatórias: 6%.
- Deficiências de complemento: 3%.
- Defeitos da imunidade inata: 1%.
- Doenças de desregulação imune: 1%.

O número de pacientes com IDP pode não refletir a prevalência real destas doenças, uma vez que depende da capacidade de realizar diagnóstico e do registro dos casos por seus médicos.

Características clínicas comuns às imunodeficiências primárias

A chave para o diagnóstico é pensar na possibilidade de ser uma IDP[7].

A história do paciente com suspeita de imunodeficiência deve abranger informações como localização e gravidade das infecções, necessidade de antibióticos e hospitalização. O tipo de infecções muitas vezes pode ser a primeira pista quanto à natureza do defeito imunológico. É importante também saber o histórico de imunizações com as possíveis reações adversas, assim como investigar a história familiar com relação à consanguinidade, mortes infantis prematuras por causas desconhecidas e história de imunodeficiência ou ocorrência familiar dos sintomas[8]. A Fundação Jeffrey Modell, juntamente com a Cruz Vermelha Americana, desenvolveu um folheto para divulgação dos 10 sinais de alerta sugestivos de IDP e o BRAGID adaptou estes sinais ao nosso meio (Quadro 1).

Os defeitos da imunidade humoral caracterizam-se por infecções de repetição de vias aéreas superiores e inferiores por bactérias piogênicas, podendo ocorrer também gastroenterites. A idade de início das infecções depende do grau de deficiência, sendo que, nos casos mais extremos, as infecções aparecem a partir de 3 a 8 meses de vida, quando caem os níveis de anticorpos maternos. O sistema complemento e os fagócitos também são importantes na defesa do organismo contra bactérias piogênicas, justificando a necessidade de avaliação dos três sistemas em pacientes com suscetibilidade anormal a infecções bacterianas. Defeitos da imunidade celular determinam aumento de suscetibilidade a infecções virais, fúngicas e por patógenos intracelulares. Observa-se também aumento das infecções bacterianas como consequência de anormalidades na resposta humoral decorrentes da estimulação deficiente de linfócitos B pelos linfócitos T. As infecções podem ocorrer em qualquer sistema, os microrganismos causadores das infecções são sugestivos do tipo de defeito imunológico presente. Deficiências de fagócitos caracterizam-se por queda tardia do coto umbilical, furunculoses e abscessos profundos, além de gengivites e periodontites. Alguns destes defeitos determinam suscetibilidade aumentada a infecções fúngicas, como o *Aspergillus.* Os defeitos do sistema complemento podem determinar aumento de suscetibilidade a infecções, em especial meningites meningocócicas de repetição, bem como quadros sugestivos de autoimunidade. Os microrganismos mais prevalentes a causar infecção nos diversos grupos de imunodeficiências estão listados no Quadro 2[9].

Quadro 1. Dez sinais de alerta para imunodeficiências primárias, adaptados ao nosso meio (BRAGID)

1. Duas ou mais pneumonias no último ano
2. Quatro ou mais otites no último ano
3. Estomatites de repetição ou monilíase por mais de 2 meses
4. Abscessos de repetição ou ectima
5. Um episódio de infecção sistêmica grave (meningite, osteoartrite, septicemia)
6. Infecções intestinais de repetição ou diarreia crônica
7. Asma grave, doença do colágeno ou doença autoimune
8. Efeito adverso ao BCG e/ou infecção por micobactérias
9. Fenótipo clínico sugestivo de síndrome associada à imunodeficiência
10. História familiar de imunodeficiência
Adaptado da Fundação Jeffrey Modell e Cruz Vermelha Americana

Alguns dados de exame físico podem auxiliar em relação à suspeita diagnóstica. Atenção especial deve ser dada ao atraso do crescimento e do desenvolvimento, perda de peso, aumento ou ausência de linfonodos, organomegalia, dermatite, petéquias, anormalidades faciais, anormalidades cardíacas, candidíase oral, baixa estatura, ataxia e teleangiectasia. Alguns exemplos estão listados no Quadro 3.

Avaliação laboratorial do paciente com suspeita de imunodeficiência primária

A avaliação inicial inclui hemograma completo, dosagem de imunoglobulinas e testes de hipersensibilidade tardia, que já fornecem um panorama sobre o estado imu-

Quadro 2. Patógenos causadores de infecções nos diferentes tipos de imunodeficiências

Patógeno/ deficiência	Vírus	Bactérias	Micobactérias	Fungos	Protozoários
De anticorpos	Enteroviroses	*S. pneumoniae, H. influenzae, Moraxella catarrhalis, S. aureus, P. aeruginosa, N. meningitidis, Mycoplasma pneumonia*	Não	Não	*G. lamblia*
Combinada	Todos. Especialmente: CMV, VSR, EBV, parainfluenza tipo 3	Os mesmos das deficiências de anticorpos, mas também: *L. monocytogenes, S. typhi*, flora entérica	Não tuberculosa, inclusive BCG	*Candida* sp., *H. capsulatum, Aspergillus* sp, *Cryptococcus neoformans*	*P. jiroveci, Toxoplasma gondii, Cryptosporidium parvum*
Fagócitos	Não	*S. aureus, P. aeruginosa, S. typhi, Nocardia asteroides*	Não tuberculosa, inclusive BCG	*Candida* sp, *Aspergillus* sp	Não
Complemento	Não	Os mesmos das deficiências de anticorpos, mas especialmente *N. meningitidis*	Não	Não	Não

Obs.: em geral, as infecções virais são de pouca gravidade na maioria das deficiências humorais, exceto para pacientes com agamaglobulinemia, que são mais suscetíveis à hepatite B e à encefalite viral.
Pacientes com infecções pelo BCG ou micobacterioses não tuberculosas podem ser portadores de deficiências do sistema IFN-gama/IL-12.

Quadro 3. Achados de exame físico que caracterizam algumas imunodeficiências

Achados de exame físico	Doenças
Eczema	Síndrome de Wiskott-Aldrich, IPEX
Cabelo esparso ou hipopigmentado	Hipoplasia cartilagem-cabelo, síndrome de Chediak-Higashi, síndrome de Griscelli
Telangiectasia ocular	Ataxia-telangiectasia
Albinismo oculocutâneo	Síndrome de Chediak-Higashi
Abscessos profundos de repetição	Doença granulomatosa crônica e síndrome da hiper-IgE
Infecções e abscessos de pele recorrentes	Deficiência de adesão leucocitária, síndrome da hiper-IgE, doença granulomatosa crônica
Periodontite, gengivite, estomatite	Defeitos de fagócitos, síndrome da hiper-IgM
Candidíase oral ou ungueal	Defeitos linfócitos T, combinados, candidíase mucocutânea crônica, síndrome da hiper-IgE
Artrite	Defeitos humorais, síndrome de Wiskott-Aldrich, síndrome da hiper-IgM
Hipoparatireoidismo	Síndrome de DiGeorge, candidíase mucocutânea
Endocrinopatias (autoimunes)	Candidíase mucocutânea
Deficiência de hormônio de crescimento	Agamaglobulinemia ligada ao X
Anemia hemolítica	Defeitos humorais e celulares, ALPS
Trombocitopenia, plaquetas pequenas	Síndrome de Wiskott-Aldrich
Neutropenia	Síndrome da hiper-IgM, variante da síndrome de Wiskott-Aldrich
Trombocitopenia imunológica	Defeitos humorais, ALPS
Nanismo de membros curtos	Nanismo de membros curtos com defeitos celulares e/ou humorais
Displasia óssea	Deficiência de ADA, SCID
Autoimunidade	ICV, deficiência de IgA, deficiência de complemento
Ataxia	Ataxia-telangiectasia
Encefalite por enterovírus	Agamaglobulinemia de Bruton
Hepatite viral	Agamaglobulinemia de Bruton

IPEX: disfunção imunológica, enteropatia e poliendocrinopatia ligada ao X, ALPS: síndrome linfoproliferativa autoimune, ADA: adenosina deaminase, SCID: imunodeficiência combinada grave, ICV: imunodeficiência comum variável.

nológico do paciente. De acordo com a suspeita diagnóstica, podem ser solicitados exames mais específicos que serão comentados adiante (Quadro 4)[10-12].

Em caso de suspeita de deficiência de anticorpos, além da dosagem de imunoglobulinas, pode-se realizar a pesquisa de anticorpos adquiridos naturalmente (por meio de infecção) ou por imunizações de rotina, sendo que estas dosagens são suficientes para alguns diagnósticos. Complementa-se a investigação efetuando a dosagem de subclasses de IgG e a avaliação funcional da resposta humoral, estimulando-se a produção de anticorpos pela vacinação com antígenos proteicos ou antígenos polissacarídeos (*Pneumococcus* e *Haemophilus*). Neste caso, os níveis de anticorpos antes e entre 4 e 6 semanas após a vacinação são comparados. Essa avaliação é importante, uma vez que pode haver níveis normais de imunoglobulinas com distúrbio importante da resposta antígeno-específica, assim como resposta normal à imunização na presença de níveis subnormais de imunoglobulinas ou subclasses de IgG. A dosagem de iso-hemaglutininas, anticorpos gerados em resposta a polissacarídeos da flora intestinal e que têm reação cruzada com antígenos dos tipos sanguíneos A e B, fornece avaliação da função de IgM (exceto para o tipo sanguíneo AB), estando presentes a partir de 6 meses de idade. É importante salientar que os níveis de imunoglobulinas e subclasses obtidos devem ser sempre comparados aos níveis de controles saudáveis pareados para a idade[11,12].

A avaliação da imunidade celular, em geral, apresenta maior dificuldade e complexidade de interpretação do que a avaliação da imunidade humoral. Os testes cutâneos de hipersensibilidade tardia são relativamente simples: é feita a injeção intradérmica de determinado antígeno, cuja resposta depende não somente da integridade do sistema imunológico do paciente, mas também da exposição prévia ao antígeno. Idealmente, são administrados de 3 a 5 antígenos diferentes, o que dá maior confiabilidade ao método, uma vez que aumenta a probabilidade do indivíduo estar sensibilizado a pelo menos um dos antígenos testados. A leitura é realizada de 48 a 72 horas após a injeção e é considerada positiva quando ocorrer pápula maior que 5 mm. No caso de crianças, alguns investigadores aceitam como resultado positivo pápulas acima de 2 mm. A resposta cutânea não é confiável em crianças com menos de 1 ano de idade, frequentemente suprimida por infecções virais e bacterianas. A reatividade cutânea também é suprimida por corticosteroides e imunossupressores. A avaliação celular *in vitro* inclui a contagem do número de linfócitos T, a identificação de marcadores de superfície expressos na célula em repouso ou após ativação (p. ex., CD40L) e a capacidade de produção de fatores solúveis como citocinas. Os ensaios de proliferação *in vitro* com mitógenos e antígenos são bastante úteis, sendo importante, porém, ressaltar que o espectro do "normal" é bem amplo. Mais comumente, utilizam-se mitógenos como fito-hemaglutinina, concanavalina A, *pokweed*, PMA (*phorbol myristate acetate*) e ionomicina, que são poderosos estimulantes de linfócitos T e independem da imunização prévia do paciente. Resposta diminuída ou ausente significa grave comprometimento da função de linfócitos T. A estimulação com antígenos é melhor indicadora da disfunção de linfócitos T do que com mitógenos, uma vez que utiliza vias de ativação mais complexas. Pode-se utilizar qualquer antígeno, desde que o indivíduo já tenha sido exposto, sendo frequentemente utilizados o toxoide tetânico e a candi-

Quadro 4. Avaliação laboratorial de imunodeficiências

	Avaliação inicial	Avaliação adicional
Imunidade humoral	Dosagem de IgG, IgA, IgM, IgE	Quantificação de linfócitos B
	Dosagem de anticorpos específicos a antígenos vacinais ou infecções naturais: rubéola, sarampo, poliovírus, tétano, difteria, *Haemophilus influenzae* Dosagem de subclasses de IgG Quantificação de iso-hemaglutininas para avaliação da função de IgM (exceto em indivíduos do grupo sanguíneo AB)	Dosagem de anticorpos para pneumococo após vacinação
Imunidade celular	Quantificação de linfócitos (hemograma)	Quantificação de linfócitos T $CD3^+$, $CD4^+$, $CD8^+$
	Testes cutâneos de hipersensibilidade tardia: PPD, tricofitina, candidina, difteria (teste de Schick), tétano	Cultura de linfócitos com mitógenos e antígenos. Dosagem de citocinas, quantificação de expressão de receptores celulares por citometria de fluxo
Avaliação de fagócitos	Determinação do número e do aspecto morfológico de neutrófilos e monócitos, dosagem de IgE	Teste de oxidação de DHR (di-hidrorodamina), teste do NBT, fagocitose, quimiotaxia, expressão de moléculas de adesão
Avaliação do sistema complemento	CH50 (via clássica), AP50 (via alternativa), C3, C4	Dosagem individual de cada proteína do sistema complemento
Radiologia de tórax e cavum	Avaliação do timo e tecido linfoide	
Pesquisa para HIV	Sorologia e/ou PCR	

dina. Em diversos casos de imunodeficiências combinadas, a resposta a antígenos está comprometida com resposta normal a mitógenos[10-12].

A avaliação inicial de fagócitos inclui o hemograma com a contagem diferencial de leucócitos. Pela visualização da lâmina, pode ser diagnosticada a síndrome de Chediak-Higashi, na qual ocorrem grânulos de inclusão citoplasmática gigantes nos polimorfonucleares. Pode também ser avaliados marcadores de neutrófilos (CD11a, CD11b, CD11c, CD18, CD15), que auxiliam no diagnóstico da deficiência de adesão leucocitária. A avaliação funcional inclui a específica de cada uma das funções celulares incluindo quimiotaxia, fagocitose, *burst* respiratório e capacidade bactericida. Classicamente, o teste do NBT (*nitroblue tetrazolium*) e, mais recentemente, o teste de oxidação da di-hidrorrodamina (DHR) por meio de citometria de fluxo, avaliam a produção de superóxidos que está anormal na doença granulomatosa crônica e também na deficiência de G6PD. Podem também ser realizados estudos de quimiotaxia *in vitro* com soro de pacientes e controles saudáveis. Quimiotaxia anormal apenas com soro do paciente indica deficiência de complemento, defeitos quimiotáticos humorais adquiridos e periodontite juvenil. Quimiotaxia anormal com soros do paciente e do controle indica anomalias primárias do fagócito, como defeitos específicos de grânulos, deficiência de CD11/CD18 e síndrome de Chediak-Higashi[10,12].

Quando a suspeita é de defeito do sistema complemento, inicialmente deve ser realizada a dosagem de CH50, AP50, C3 e C4. A avaliação mais simples da atividade do complemento é a determinação da concentração de soro que causa a lise de 50% de um preparado-padrão de eritrócitos sensibilizados por anticorpo – complemento hemolítico total (CH50). O AP50 representa a determinação similar para a via alternativa. O sistema complemento deve ser avaliado particularmente na presença de bacteremias recorrentes (deficiência de C3, fator I ou H), meningite ou infecção disseminada por *Neisseria* (deficiências dos componentes terminais C5, C6, C7, C8, C9, deficiência de properdina e fator D) e síndrome lúpus-*like* (C1q, C1r, C2, C4). O CH50 está reduzido em deficiências de qualquer um dos componentes da via clássica do complemento e também na deficiência de moléculas reguladoras como fator H e I. O AP50 está alterado nas deficiências do fator D e properdina. Cada um dos componentes do sistema complemento pode ser quantificado, e os estudos funcionais são realizados por ensaios específicos para detectar cada uma das proteínas, adicionando-se a uma mistura de eritrócitos sensibilizados todos os componentes necessários para lise, exceto aquele que está sob investigação[12,13].

A avaliação das células NK é iniciada pela contagem do número de células por citometria de fluxo, sendo que a avaliação funcional atualmente está sendo feita apenas em laboratórios de pesquisa[10,12].

O diagnóstico de certeza da imunodeficiência deve ser estabelecido por meio de técnicas de biologia molecular sempre que possível[10,12].

Tratamento

Abordagem geral

As orientações devem ser individualizadas para cada paciente dependendo da idade, do tipo e da gravidade da imunodeficiência, de complicações associadas e das condições socioeconômicas (Quadro 5)[14-16].

Esquema vacinal

A vacinação de pacientes com IDP deve ser criteriosa e obedecer às normas já bem estabelecidas (Quadro 6)[15].

Processos infecciosos

A antibioticoterapia deve ser de início precoce e duração prolongada. Sempre que possível, a cultura de secreções e a hemocultura devem ser realizadas antes do início do tratamento. A profilaxia dos processos infecciosos está indicada em diversas ocasiões. Nas hipogamaglobulinemias complicadas por bronquiectasias, está indicada a antibioticoterapia associada à fisioterapia respiratória, mesmo na vigência de tratamento com imunoglobulina intravenosa. Na doença granulomatosa crônica, são utilizados o sulfametoxazol-trimetoprim para as infecções bacterianas e o itraconazol para aspergilose. A penicilina benzatina é prescrita para prevenção da meningite na deficiência de complemento. Finalmente, nas deficiências celulares, o sulfametoxazol-trimetoprim está indicado para a profilaxia do *P. jiroveci*[15].

Terapêutica de reposição com imunoglobulina

As preparações de imunoglobulina humana contendo amplo espectro de especificidades de anticorpos têm sido indicadas como terapia de substituição em pacientes com imunodeficiências do isotipo G. A reposição pode ser realizada por via intravenosa (IGIV), intramuscular (IM) ou subcutânea (SC). A administração IV é a forma mais utilizada atualmente em nosso meio, apresentando diversas vantagens, como possibilidade de administração de doses altas em intervalos mais prolongados, ação mais rápida, ausência de proteólise em tecidos e aplicação praticamente indolor[17].

Segundo a WHO[18] e FDA[17], vários requisitos devem ser obedecidos para que um preparado seja considerado apropriado:

- O número de doadores deve variar de 15.000 a 60.000.
- Mínimo de 95% de anticorpos IgG intactos com atividades funcionais de opsonização e fixação de complemento.
- Ausência de agregados de IgG, ativadores da pré-calicreína, cininas, plasminas e de outras substâncias que se acumulem nos tecidos.
- Distribuição de subclasses de IgG similar à do soro humano normal.
- Conteúdo menor possível de IgA.

Quadro 5 Tratamento: orientações gerais

Higiene ambiental	1. Evitar contato com pessoas doentes (especialmente com infecções respiratórias e doenças exantemáticas), aglomerações e frequência a berçários e creches 2. Retardar admissão à escola para após os 4 anos de idade 3. Dormir em quarto individual 4. Fazer limpeza adequada dos utensílios 5. Não utilizar vaporizadores e umidificadores que favoreçam a proliferação de fungos e bactérias 6. Evitar ressecamento excessivo do ar 7. Não fumar e evitar tabagismo passivo
Higiene pessoal	1. Lavar as mãos com frequência; ter cuidados com unhas e pele; banhos diários 2. Fazer profilaxia e tratamento das cáries e das doenças periodontais, especialmente em pacientes com deficiência de fagócitos 3. Lavar frequentemente a mucosa nasal com solução fisiológica
Nutrição	1. Fazer aleitamento natural prolongado 2. Evitar alimentos crus ou mal cozidos 3. Consumir dieta balanceada rica em vitaminas, sais minerais, fibras, ferro e oligoelementos 4. Monitorar peso e altura, lembrando que o retardo do ganho ponderoestatural na criança ou a queda de peso no adulto pode estar associada a processos infecciosos crônicos, doenças autoimunes ou neoplasias
Aspectos psicológicos	1. Estabelecer relacionamento médico-paciente-família ideal 2. Evitar a superproteção 3. Promover a integração junto à sociedade, de acordo com o grau da doença 4. Fazer acompanhamento especializado se necessário
Prevenção ou antecipação	1. Estabelecer precocemente o diagnóstico exato do defeito molecular 2. No caso de mutações hereditárias, deve ser realizado aconselhamento genético para gestações futuras; abortamento terapêutico (em países com legislação estabelecida), transplante de medula óssea (neonatal ou intrauterino), isolamento da criança desde o nascimento (como no caso do SCID) 3. Reduzir a exposição a agentes infecciosos 4. Os derivados sanguíneos administrados a pacientes com suspeita de IDS celulares devem ser previamente irradiados (3.000 rads), conter poucos leucócitos e ser isentos de vírus
Vigilância periódica para neoplasias e doenças autoimunes	1. Realizar seguimento clínico e laboratorial (exames bioquímicos, pesquisa de autoanticorpos, tomografia computadorizada de tórax, endoscopia do trato digestório, ultrassonografia abdominal, avaliação de função tireoidiana, mamografia etc.)

Quadro 6. Esquema vacinal nas imunodeficiências primárias

Tipo de vacina	Imunodeficiências humorais	Imunodeficiências celulares e combinadas	Deficiências de fagócitos	Deficiências de complemento
Agentes mortos ou recombinantes	Sem restrição	Sem restrição	Sem restrição	Sem restrição
Agentes vivos atenuados	Contraindicadas, exceto na DIgA com subclasses de IgG normais	Contraindicadas	Restrição apenas com vacinas bacterianas vivas, em especial BCG	Sem restrição

DIgA: deficiência de IgA
Vacinas com agentes mortos ou recombinantes (anti-influenza, DPT, antipneumocócica, anti-*Haemophilus*, hepatites A e B).
Vacinas com agentes vivos atenuados (BCG, antipoliomielite oral, sarampo, rubéola, caxumba, febre amarela e varicela). A vacina oral contra poliomielite deve ser substituída pela vacina de vírus inativado (parenteral), inclusive em indivíduos normais contactantes de pacientes imunodeficientes. Esta contraindicação aplica-se também a crianças que apresentam antecedente familiar de doenças por imunodeficiências.

- Padrão de anticorpos similar ao do soro de um adulto normal. Os doadores são submetidos a testes para detecção de transaminases alteradas e infecções como hepatite B, hepatite C ou HIV. De modo geral, não é realizada a análise de anticorpos contra diferentes patógenos, exceto para sarampo, poliovírus e antígeno de superfície do HBV. Desse modo, é provável que ocorram variações dos títulos de anticorpos tanto em diferentes lotes da mesma marca de IGIV, como nos diferentes preparados disponíveis comercialmente. Logo, podem ocorrer variações não apenas na eficácia da imunoglobulina, mas também na frequência de reações adversas[16].

A biodisponibilidade da IGIV é de 100%, e a taxa de degradação depende da concentração sérica, uma vez que concentrações mais altas resultam em catabolismo mais rápido. A meia-vida é de 18 a 29 dias, embora possa variar de acordo com a condição clínica. As concentrações de IgA variam de 25 a 970 mcg/dL, havendo 3 preparações que variam de 0,33 a 3,4 mcg/dL.

Dosagem e administração da IGIV

A dose usual é de 300 a 600 mg/kg/mês, administrados em intervalos de 2 a 4 semanas. A infusão deve ser iniciada em velocidade baixa (0,5 a 1 mg/kg/minuto); após 15 a 30 minutos, a velocidade é aumentada para 1,5 a 2,5 mg/kg/minuto e, a seguir, até o máximo tolerado (máximo de 4 mg/kg/minuto). Doses mais altas podem ser toleradas quando são utilizadas preparações com baixos teores de sódio e/ou açúcares como estabilizantes[17]. Entretanto, mais recentemente, tem-se preconizado que a dose ideal é aquela que mantém o paciente livre de infecções.

Efeitos adversos

A reposição de IGIV é uma terapia complexa que pode causar vários efeitos adversos. A maioria das reações depende da velocidade de infusão, podendo desaparecer se a IGIV for administrada mais lentamente ou suspensa até o desaparecimento dos sintomas[16]. Entre os efeitos adversos comuns, há: lombalgia, febre, calafrios, cefaleia, retenção hídrica, hipotensão, hipertensão, astenia, náuseas, vômitos, prurido cutâneo, rubor e parestesias. Meningite asséptica, dor torácica, opressão, dispneia, enxaqueca e insuficiência renal são efeitos raros. Já anafilaxia, acrodínia, alopecia, vasculite, insuficiência respiratória e até morte são muito raros. Vale ressaltar que a IGIV pode determinar alterações em alguns parâmetros laboratoriais, como aumento da viscosidade sérica, diminuição da velocidade de hemossedimentação, testes sorológicos falso-positivos para anticorpos virais, FAN, ANCA e fator reumatoide positivos após a infusão.

As reações anafilactoides ou pseudoalérgicas (não mediadas por IgE) são mais comuns nas seguintes condições: primeira infusão, vigência de infecções sinopulmonares crônicas não tratadas, espaço de tempo longo desde a última administração, mudança de lote ou procedência do produto[16,17]. As causas mais prováveis destas reações são a ativação do sistema complemento por agregados de IgG. Muito raramente, pode ocorrer anafilaxia sistêmica em pacientes com deficiência de IgA que apresentam anticorpos pré-formados dos isótipos E ou G contra a IgA presente, ainda que em pequena quantidade, na maioria das preparações de IGIV. A frequência destas reações varia de 5 a 20% com preparados normais, diminuindo para 6% quando são utilizadas preparações com níveis baixos de IgA. Presumivelmente, não parece haver maiores riscos na deficiência parcial de IgA, uma vez que os pacientes apresentam níveis baixos desta imunoglobulina e são capazes de tolerar preparações de IGIV. Por outro lado, tais pacientes podem apresentar reações graves quando são transfundidos com sangue total, plasma congelado ou glóbulos não lavados[14].

Os riscos das reações adversas podem ser minimizados com as seguintes medidas: infusão lenta da IGIV, antibioticoterapia prévia em pacientes imunodeficientes com infecções crônicas, prescrição de anti-histamínicos (difenidramina ou prometazina), anti-inflamatórios não hormonais (paracetamol ou ácido acetilsalicílico) e até mesmo corticosteroides (prednisona, prednisolona ou hidrocortisona) como terapêutica ou profilaxia 30 minutos antes da infusão[16,17]. As medidas de precaução referentes à administração de imunoglobulinas: fator de risco C para gestação, interação com medicamentos principalmente os de excreção renal, dosagem prescrita deve ser baseada no peso corpóreo ideal e não no real em pacientes com obesidade mórbida.

Administração subcutânea

Na Europa e nos EUA, a gamaglobulina vem sendo administrada pela via SC há vários anos (soluções a 16 e 20%)[17]. As doses utilizadas são de 100 mg/kg/semana ou 50 mg/kg 2 vezes/semana. As infusões são realizadas lentamente, na região glútea ou na parede abdominal, com o auxílio de bomba de infusão. As vias IV e SC são consideradas equivalentes quanto à segurança e à eficácia. Os efeitos colaterais precoces e tardios são mais frequentes pela via IV, e os locais, durante a infusão SC. A administração SC tem sido indicada em indivíduos que apresentam efeitos colaterais importantes durante administração IV ou IM, com mau acesso venoso ou com episódio anterior de meningite asséptica.

Administração intramuscular

A reposição IM de gamaglobulina está em desuso, uma vez que os níveis sanguíneos alcançados não são adequados, sendo utilizada quando não há alternativa. A dose habitual é de 100 a 200 mg/kg/mês divididos em 4 aplicações semanais, realizadas em vários locais para evitar efeitos adversos (abscessos estéreis e fibrose)[17].

Citocinas

São utilizadas em algumas situações bem definidas, como:

- IFN-gama, aprovado para pacientes com doença granulomatosa crônica.
- Fatores estimuladores de colônias de granulócitos (G-CSF e GM-CSF) para neutropenia cíclica familiar, neutropenia congênita (síndrome de Kostmann) e neutropenias associadas a outras imunodeficiências.

Terapia gênica

Constitui tratamento com perspectiva de cura definitiva, cujas características são:

- Tem por base a introdução de uma cópia funcional do gene defeituoso em número suficiente de células apropriadas, com expressão dos genes e correção da imunodeficiência.
- Tem a vantagem de não exigir a imunossupressão do hospedeiro.
- A terapia gênica é complicada por dificuldades técnicas e pelos riscos de efeitos colaterais da manipulação genômica.
- Atualmente, têm sido utilizados vetores virais com inserção do gene normal no genoma do hospedeiro. As principais indicações são: deficiência de ADA, DGC com

deficiência de p47phox, SCID ligado ao X com deficiência do gene para cadeia gama comum[14,15]. Entretanto, a correção de genes de diversas outras imunodeficiências estão sendo pesquisadas.

Transplante de células hematopoiéticas

Está indicado nas IDP decorrentes de mutações em genes expressos exclusivamente em células hematopoiéticas ou subpopulações celulares. É o único tratamento não experimental potencialmente curativo disponível para muitas IDP. Como fontes de células-tronco podem ser usadas a medula óssea, as células-tronco do sangue periférico e as células-tronco do sangue de cordão umbilical. Entre as IDP com indicação de transplante há: SCID (sempre indicado), imunodeficiências combinadas (indicação depende da gravidade do caso), doenças de desregulação imune, defeitos de fagócitos e defeitos da imunidade inata.

Vale ressaltar que o transplante de células hematopoiéticas geralmente não está indicado nas deficiências de anticorpos, nas doenças autoinflamatórias e nas deficiências de complemento.

O diagnóstico precoce é fundamental para melhores resultados e as taxas de sobrevivência têm aumentado também em decorrência das melhorias técnicas em relação ao preparo do hospedeiro e das células dos doadores, além dos tratamentos de suporte e adjuvantes.

Imunodeficiências predominantemente de anticorpos

A frequência relativa das deficiências de anticorpos está entre 50 e 65%, excluindo-se a deficiência de IgA. São resultantes da produção inadequada qualitativa ou quantitativa de imunoglobulinas. O defeito molecular pode ser intrínseco da célula B ou por falha na interação entre linfócitos T e B. Caracteristicamente, estas imunodeficiências determinam o aparecimento de infecções de repetição dos tratos respiratório e gastrintestinal. As infecções do trato respiratório são consideradas recorrentes quando os episódios de otite média e sinusite ocorrem em número maior do que 8 em 1 ano em crianças e do que 4 em adultos e/ou os episódios de pneumonias consolidadas são maiores do que 2 no período de 1 ano em qualquer idade. Em geral, os pacientes não apresentam comprometimento importante do desenvolvimento pôndero-estatural[5].

O início do quadro, dependendo da imunodeficiência, pode ocorrer a partir do 3º ao 7º mês de vida, quando os anticorpos maternos recebidos por transferência placentária caem abaixo dos níveis protetores (hipogamaglobulinemia "fisiológica")[19]. Anticorpos IgM, IgA e IgE não são transmitidos pela via transplacentária, e sua presença no cordão umbilical é sugestiva de infecção intrauterina. No 1º ano de vida, os níveis de IgM alcançam 60% dos do adulto e os de IgA apenas 20%, com elevação até o final da adolescência.

O Quadro 7 descreve características das principais deficiências de anticorpos e as mais comuns serão abordadas a seguir.

Agamaglobulinemia ligada ao X (ALX ou agamaglobulinemia de Bruton)

É decorrente de defeitos de uma molécula de tradução de sinal, a tirosina-quinase de Bruton (BTK), expressa em todos os estádios do desenvolvimento dos linfócitos B e que é crucial para a maturação desta população celular. A BTK também está presente em células mieloides e eritroides, embora não seja essencial para o desenvolvimento ou a função. As infecções bacterianas de repetição têm início após os 3 meses de vida. De maneira geral, 50% dos pacientes terão início das manifestações clínicas até 1 ano de idade e 95% até os 5 anos. As infecções virais, fúngicas, oportunistas ou parasitárias são pouco frequentes. Alguns pacientes podem desenvolver meningoencefalite por enterovírus ou poliomielite associada à vacinação com poliovírus atenuado. A incidência de doenças autoimunes (artrite reumatoide, poliartrite asséptica e dermatomiosite) e de doenças malignas (processos linforreticulares e gastrintestinais) pode estar discretamente aumentada. A suspeita diagnóstica de ALX é estabelecida na vigência de hipogamaglobulinemia acentuada (IgG < 200 mg/dL e IgA e IgM reduzidas e/ou indetectáveis), linfócitos B (CD19 ou CD20) muito diminuídos (< 2%) ou ausentes e número normal ou aumentado de linfócitos T no sangue. A resposta de anticorpos (IgG) a antígenos vacinais é deficiente ou ausente, e o título de iso-hemaglutininas (IgM) é baixo. O único achado de exame físico característico é a ausência ou o tamanho muito reduzido das tonsilas e adenoides em virtude da ausência de centros germinativos. Os linfonodos também são muito pequenos. Pode ocorrer neutropenia em 25% dos pacientes, aparentemente por consequência da alta prevalência de infecções bacterianas, uma vez que pode haver remissão após antibioticoterapia ou reposição de imunoglobulinas. De um modo geral, não há alterações de imunidade celular. Mutações da BTK foram descritas em pacientes com formas atípicas de ALX, caracterizadas por manifestações clínicas menos graves e, eventualmente, início mais tardio.

O diagnóstico pode ser confirmado pela quantificação da BTK celular por Western blot ou por citometria de fluxo com a análise de monócitos e plaquetas, o diagnóstico definitivo é estabelecido pelo sequenciamento do gene BTK[1,19,20]. Mutações no gene BTK correspondem a 80 a 90% das agamaglobulinemias. No entanto, muito raramente, esta pode ser detectada também em mulheres, neste caso, transmitida por herança autossômica recessiva com quadro clínico semelhante ao da ALX[1,19,20].

O tratamento consiste na reposição de imunoglobulinas e antibioticoterapia profilática. Diagnóstico precoce, utilização de antibióticos de amplo espectro e reposição de imunoglobulina intravenosa mudaram o prognóstico desta doença. Entretanto, as infecções por enterovírus e

Quadro 7. Características de algumas deficiências de anticorpos

Doença	Linfócitos T	Linfócitos B	Imunoglobulinas	Herança	Características associadas
Agamaglobulinemia ligada ao X	nl	↓↓	↓↓ todas as classes	Ligada ao X	Infecções bacterianas graves
Agamaglobulinemia autossômica recessiva	nl	↓↓	↓↓ todas as classes	AR	Infecções bacterianas graves
Imunodeficiência comum variável	nl ou ↓	nl ou ↓	↓ IgG e IgA+/-IgM	Variável	Infecções bacterianas, neoplasias, DAI
Deficiência de IgA	nl	nl ou ↓ sIgA+	↓ IgA	Variável	Pode ser assintomático ou DAI, doenças alérgicas, infecções
Deficiência de subclasses de IgG	nl	nl ou imaturo	↓ uma ou + subclasses	Variável	Geralmente assintomático, mas pode ter infecções virais/ bacterianas recorrentes
Deficiência de anticorpo específico	nl	nl	nl	Variável	Incapacidade de produzir anticorpos para antígenos específicos
Hipogamaglobulinemia transitória da infância	nl	nl	↓ IgG e IgA	Variável	Infecções bacterianas recorrentes
Síndrome de hiper-IgM	nl	Células IgM+ e IgD+ presentes	IgM nl ou ↑, outros isotipos ↓	Ligada ao X, AR	Neutropenia, trombocitopenia, infecções oportunistas

AR: autossômico recessivo; AD: autossômico dominante; L: linfócitos; NK: células NK; DAI: doenças autoimunes.

a doença pulmonar crônica continuam sendo as duas maiores complicações[1,15,19,20].

Imunodeficiência comum variável

Constitui a mais comum das IDP sintomáticas, excluindo-se a deficiência de IgA. A prevalência varia de 1:25.000 a 1:50.000, sendo aparentemente mais alta em habitantes do norte europeu e seus descendentes. É caracterizada por hipogamaglobulinemia com níveis baixos (menores que dois desvios-padrão da média para a idade) de pelo menos duas classes de imunoglobulinas: IgG e IgA e/ou IgM determinada por defeitos na diferenciação dos linfócitos B, cujo número pode estar normal ou discretamente diminuído[21,22]. Além dos reduzidos níveis de IgG, outra condição para o diagnóstico é a reduzida ou ausente produção de anticorpos específicos em resposta à exposição natural ou após imunização.

Uma característica marcante é a redução do número de linfócitos B de memória e, em especial, dos linfócitos B de memória com troca de isotipo. A imunidade celular pode estar comprometida em 50% dos pacientes[22], caracterizando-se pela inversão da relação CD4/CD8, tanto por diminuição de $TCD4^+$ como por aumento de $TCD8^+$, e por testes de hipersensibilidade cutânea negativos (PPD, tricofitina, candidina). A ICV está associada ao amplo espectro de manifestações clínicas, como infecções, doença pulmonar crônica, doenças autoimunes, doenças gastrintestinais e hepáticas, infiltração por granulomatose, esplenomegalia e risco aumentado de doenças malignas.

A idade de início dos sintomas é variável, afetando desde crianças até adultos idosos, embora haja evidências de uma distribuição bimodal com picos entre 1 e 5 anos e entre 18 e 25 anos[21]. As infecções agudas, crônicas ou de repetição, especialmente pneumonias (frequentemente associadas a bronquiectasias), bronquite, sinusite, otite e conjuntivite são comuns. Existe alta prevalência de doenças gastrintestinais infecciosas e inflamatórias incluindo giardíase, doença *sprue-like*, má absorção inespecífica, hiperplasia nodular linfoide, doenças intestinais inflamatórias (colite ulcerativa, proctite ulcerativa ou doença de Crohn). Ocorre maior suscetibilidade a infecções por enterovírus que se manifestam com sintomas clássicos de meningoencefalite (associados ou não a sintomas de vasculite dermatomiosite-*like*). Infecções oportunistas com agentes virais ou fúngicos também podem ocorrer, mesmo na presença de imunidade celular aparentemente conservada. Aproximadamente 10% dos pacientes apresentam disfunção hepática associada à infecção pelos vírus B e C da hepatite e cirrose biliar primária. Alguns indivíduos desenvolvem granulomas não caseosos no pulmão, fígado, baço e pele, mimetizando sarcoidose, as causas da relação aparente entre as duas doenças são desconhecidas. Estima-se que 20 a 50% dos pacientes apresentem doenças autoimunes associadas, como anemia hemolítica, púrpura trombocitopênica idiopática, doença reumatoide, anemia perniciosa e vitiligo. Também está documentada a incidência aumentada de processos malignos, com risco 300 vezes maior de linfoma não Hodgkin (principalmente entre mulheres) e 50 vezes maior de câncer gástrico, neste caso, possivelmente em razão da maior frequência de anemia perniciosa ou gastrite atrófica na ICV e também pela presença de *H. pylori*. Entretanto, mesmo quando estes fatores de risco são excluídos, ainda permanece um risco 10 vezes maior de aparecimento de câncer gástrico nos pacientes com ICV[21].

O quadro clínico e laboratorial da doença é bastante heterogêneo, sugerindo que a ICV represente um grupo de doenças com hipogamaglobulinemia resultantes de diversos defeitos genéticos. Na ausência de diagnóstico molecular, com intuito de melhor predizer o curso da doença e suas complicações, divide-se a ICV em fenótipos clínicos:

1. Pacientes apenas com coinfecções.
2. Pacientes com citopenias (trombocitopenia, anemia hemolítica autoimune e/ou neutropenia).
3. Linfoproliferação policlonal (granulomas, pneumonia linfocítica intersticial, linfopenia persistente sem causa aparente).
4. Enteropatia sem causa aparente.

A presença de uma ou mais complicações não infecciosas está associada ao aumento de 11 vezes na mortalidade[21].

No Brasil, num estudo publicado de uma coorte de 71 pacientes acompanhados no HCFMUSP[22], observou-se que 86% apresentavam infecções de repetição, especialmente sinopulmonares, 15% apresentavam manifestações autoimunes e 8% apresentavam neoplasias. A prevalência de disfunção da imunidade celular foi um pouco mais elevada nesta coorte do que nas relatadas na literatura.

O diagnóstico é estabelecido em pacientes de ambos os gêneros com hipogamaglobulinemia e produção deficiente de anticorpos específicos nos quais outras causas de hipogamaglobulinemias primárias bem definidas foram afastadas (agamaglobulinemia, hiper-IgM, XLP). Também devem ser excluídas outras condições associadas a hipogamaglobulinemias secundárias, como: neoplasias (timoma, leucemia linfocítica crônica e linfomas); uso de medicamentos, sendo os mais comuns os imunossupressores e os anticonvulsivantes (p. ex. sulfassalazina, hidantoína, carbamazepina e levamizol); infecções virais (vírus Epstein-Barr, HIV, CMV, rubéola congênita e parvovírus B19); enteropatias perdedoras de proteínas, como a linfangiectasia intestinal; síndrome nefrótica; queimaduras; doenças sistêmicas associadas à supressão da medula óssea[1,15,19,20].

Apesar de todos os avanços na área de biologia molecular, a fisiopatologia da ICV permanece pouco conhecida. A doença aparentemente pode resultar da desregulação do sistema imune em vários níveis, levando à falha da diferenciação de linfócitos B e ao consequente prejuízo da produção de anticorpos. Desse modo, é possível que vários defeitos da imunorregulação resultem numa via final comum – a hipogamaglobulinemia –, o que poderia explicar a grande heterogeneidade do quadro clínico da ICV. Esta hipótese é corroborada pelo fato de que a alta incidência de doenças autoimunes, inflamatórias e neoplásicas encontrada na ICV não é observada na ALX, na qual ocorre especificamente uma falha no desenvolvimento de linfócitos B.

O tipo de herança genética envolvido na ICV ainda não foi estabelecido, sendo provavelmente poligênica. Há relatos de defeito monogênico e de um padrão de herança autossômica dominante. Alguns defeitos genéticos já foram descritos em pequenos grupos de pacientes com ICV e, com base nas mutações observadas, o banco de dados OMIM (*Online Mendelian Inheritance in Men*) classifica os pacientes com ICV, a saber:

- CVID1: mutação de ICOS.
- CVID2: mutação de TACI.
- CVID3: mutação de CD19.
- CVID4: mutação de BAFFR.
- CVID5: mutação de CD20.
- CVID6: mutação de CD81.
- CVID7: mutação de CD21.
- CVID8: mutação de LRBA.
- CVID9: mutação de PKC delta.
- CVID10: mutação de NFKB2.

A maioria dos casos parece ser esporádica, embora em familiares de 20% dos pacientes com ICV sejam detectadas alterações da imunidade humoral, como deficiência de IgA (DIgA), deficiências de subclasses de IgG e hipogamaglobulinemia relativa (níveis baixos, mas acima de dois desvios-padrão abaixo da média para a idade). Há evidências de que a ICV e a DIgA sejam doenças polares de um mesmo espectro de imunodeficiências: mulheres com ICV apresentam risco maior de ter filhos com DIgA; ambas as imunodeficiências podem ocorrer na mesma família; ocasionalmente, pacientes com DIgA podem evoluir para hipogamaglobulinemia. Esta hipótese é corroborada pela incidência aumentada de mesmos haplótipos do MHC nas duas doenças, sugerindo a existência de um lócus de suscetibilidade ainda não identificado nas regiões classes II/III do MHC[23].

O tratamento da ICV é o mesmo da ALX: imunoglobulina intravenosa na dose de 300 a 600 mg/kg a cada 3 ou 4 semanas para manutenção de níveis séricos maiores do que 600 mg/dL, podendo ser substituída pela imunoglobulina subcutânea. De um modo geral, estes níveis são alcançados 3 a 6 meses após o início do tratamento. Alguns pacientes que apresentam processos infecciosos frequentes ou diminuição da função pulmonar podem se beneficiar da introdução de antibioticoterapia profilática. O tratamento da diarreia baseia-se na natureza da patologia, que, na maioria das vezes, é de causa não infecciosa. As doenças autoimunes, a doença granulomatosa e as neoplasias podem requerer a introdução de agentes anti-inflamatórios, imunomoduladores ou imunossupressores.

Deficiência de IgA

É a imunodeficiência primária mais comum, cuja incidência varia entre os diferentes grupos étnicos. Os valores podem ser tão altos como 1:170 (Espanha) ou tão baixos quanto 1:18.500 (Japão). No Brasil, a incidência observada foi de 1:965 em doadores de banco de sangue em São Paulo[24]. Embora a maioria dos casos seja esporádica, as grandes variações de frequência encontradas em diferentes etnias, ao lado de observações de concentração de casos em uma mesma família e associações com *loci* genéticos conhecidos, sugerem a existência de predisposição genética para a doença. Mais recentemente, têm sido encontradas fortes correlações entre a DIgA e genes do MHC classe I (HLA-B8), classe II (HLA-DQ) e classe III (codificação para citocinas envolvidas na produção de imunoglobulinas). A fisiopatologia da DIgA ainda não foi esclarecida. Embora haja células B com IgA de superfície na periferia, seu desenvolvimento parece estar bloqueado. Uma hipótese é a existência de um defeito após a coexpressão da IgA e da IgM de superfície. Há evidências experimentais e em humanos de que a falha na diferenciação de linfócitos B para células produtoras de IgA seja causada pela ausência da ação de algumas citocinas, como IL-4, IL-5, IL-6, IL-7, IL-10 e TGF-beta. À semelhança do que acontece com a ICV, diversas medicações estão implicadas no desencadeamento da DIgA, podendo ocorrer remissão da doença após a suspensão (anticonvulsivantes, D-penicilamina, captopril, sulfassalazina, fenflofenaco, sais de ouro, iroxina e ciclosporina)[25]. A DIgA é definida pelos níveis de IgA sérica menores do que 7 mg/dL. O quadro clínico é variável, a maioria dos indivíduos (entre 75 e 90%) é assintomática. Entretanto, apesar do curso relativamente benigno da DIgA, alguns pacientes apresentam predisposição para o desenvolvimento de doenças associadas, sendo as mais frequentes:

1. Infecções sinopulmonares de repetição: representam o quadro clínico mais comum e levam o médico a solicitar a dosagem de imunoglobulinas. A associação com deficiência da subclasse IgG2 pode ser detectada em 12% dos pacientes com DigA, nos quais a apresentação clínica tende a ser mais exuberante.
2. Alterações gastrintestinais: a ausência da barreira mucosa protetora constituída pela IgA secretória, que se liga a toxinas e patógenos, torna os pacientes mais suscetíveis a infecções, principalmente à causada por *Giardia lamblia*. Do mesmo modo, ocorre falha na eliminação de macromoléculas, como o leite e o glúten, resultando na intolerância a certos alimentos. Como exemplo, anticorpos IgG contra o glúten podem desencadear doença celíaca em aproximadamente 10% dos pacientes com DIgA. Também pode ocorrer má absorção isoladamente ou associada à hiperplasia nodular primária.
3. Doenças alérgicas: consequentemente ao mesmo defeito na barreira mucosa, os pacientes com DIgA têm maior probabilidade de se sensibilizar a alérgenos do meio ambiente, apresentando maior prevalência de urticária, rinoconjuntivite, asma e dermatite atópica. Estudos mostram a incidência de DIgA de 1:50 em atópicos.
4. Produção de autoanticorpos e/ou doenças autoimunes: as doenças autoimunes mais comumente associadas são lúpus eritematoso sistêmico, artrite reumatoide, doença de Still, dermatopolimiosite, síndrome de Sjögren, anemia hemolítica, anemia perniciosa, púrpura trombocitopênica idiopática, vitiligo, tireoidite, diabete tipo 1 e várias doenças neurológicas. Também podem ser detectados autoanticorpos, mesmo na ausência de manifestações clínicas.
5. Reações anafiláticas pós-transfusionais: ocorrem em aproximadamente um terço de pacientes com DIgA, após administração de plasma ou até mesmo de imunoglobulina intravenosa, na maioria das vezes, decorrentes a anticorpos IgG anti-IgA. No entanto, alguns pacientes desenvolvem estes anticorpos mesmo na ausência de exposição prévia conhecida.

A DIgA pode ocorrer em associação com outras imunodeficiências, como a deficiência de subclasses de IgG e de anticorpos antipneumocócicos. Pacientes que cursam com infecções de repetição podem, eventualmente, evoluir para imunodeficiência comum variável. A tendência para esta progressão é maior na DIgA familial ou associada a determinados haplótipos do MHC ou na vigência da síndrome da deleção do 18q. Fenômenos ou doenças autoimunes também estão presentes concomitantemente nesses pacientes.

O diagnóstico de DIgA deve ser considerado de acordo seguintes condições:

- Infecções de repetição do trato respiratório por bactérias encapsuladas.
- Reações anafiláticas pós-transfusionais.
- Doença celíaca.
- Giardíase intestinal de repetição e resistente ao tratamento.
- Fenômenos ou doenças autoimunes.
- História familiar de ICV ou DIgA.
- Medicações associadas ao desencadeamento da doença.

Em pacientes com DIgA, a doença celíaca deve ser investigada utilizando-se testes para detecção de anticorpos IgG antiendomísio e/ou antitransglutaminase. A avaliação inicial inclui a dosagem das imunoglobulinas IgG, IgA e IgM. Empiricamente, o diagnóstico definitivo de DIgA pode ser estabelecido somente após os 4 anos de idade, a partir de quando pode ser afastada a possibilidade de formas transitórias da doença. Não há tratamento específico para a deficiência de IgA. Normalmente, a antibioticoterapia é introduzida conforme a necessidade ou profilaticamente. O tratamento para as doenças associadas à imunodeficiência (alérgicas, gastrintestinais ou autoimunes) é específico para cada uma delas. Pacientes com DIgA, associada à deficiência de subclasses de IgG ou à deficiência de anticorpos específicos com imunoglobulinas normais, que evoluem com persistência das infecções respiratórias e comprometimento da qualidade de vida mesmo na vigência de antibioticoterapia profilática, estão autorizados a serem submetidos à administração criteriosa de imunoglobulina humana intravenosa ou subcutânea. Nestes casos, pelo risco potencial de anafilaxia, deverão ser utilizados, preferencialmente, preparados com baixo teor de IgA[5,15,20].

Hipogamaglobulinemia transitória da infância

Tem sido definida como um prolongamento da hipogamaglobulinemia fisiológica da infância, que normalmente ocorre durante os primeiros 3 a 6 meses de vida. A hipogamaglobulinemia transitória da infância (HTI) é caracterizada por níveis baixos de IgG (dois ou mais desvios-padrão abaixo da média para a idade) ao lado de valores normais ou diminuídos de IgA e/ou IgM, que persiste além dos 6 meses de idade e que ocorre na ausência de outras imunodeficiências[26,27]. A etiologia permanece desconhecida, havendo diversas hipóteses ainda não comprovadas, como:

- Aloanticorpos IgG maternos que podem atravessar a barreira placentária e causar supressão transitória da produção da imunoglobulina pelo feto.
- Deficiência numérica e funcional transitória de linfócitos T $CD4^+$.
- Distúrbios na produção de algumas citocinas que atuam na síntese de imunoglobulinas, como TNF-alfa, TNF-beta e IL-10.

O quadro clínico é variável. Algumas crianças são assintomáticas, e o diagnóstico de HTI é estabelecido durante estudos de investigação familiar para imunodeficiências. Um segundo grupo caracteriza-se por infecções de repetição cujo espectro de gravidade e tipo varia de infecções de vias aéreas superiores, otites e bronquites a infecções graves como bacteremias e meningites bacterianas. Também podem ocorrer gastroenterites, varicela grave, candidíase oral prolongada e infecção invasiva (bacteremia com celulite e meningite)[26,27].

A maioria dos estudos tem demonstrado subpopulações de linfócitos e imunidade celular preservados, entretanto, alterações numéricas e funcionais de linfócitos T *helper* e redução de linfócitos B de memória já foram descritos. A resposta à vacinação pode estar reduzida a vírus respiratórios e também para *Haemophilus influenza* e pneumocócica conjugada[26,27].

A HTI constitui, por definição, uma doença autolimitada e, portanto, o diagnóstico definitivo só pode ser estabelecido após a recuperação clínica e laboratorial. Na maioria dos casos os níveis de imunoglobulinas normalizam espontaneamente até os 4 anos de idade[26,27].

O tratamento varia com a gravidade da doença. Antibioticoterapia profilática pode ser estabelecida em pacientes com infecções respiratórias ou otites de repetição. Em casos muito graves, a reposição de imunoglobulinas pode ser necessária, havendo controvérsias na literatura se este tratamento poderia retardar a síntese da imunoglobulina do próprio paciente[5,15,20,27].

Síndromes de hiper-IgM

As síndromes de hiper-IgM são um grupo de imunodeficiências raras caracterizadas por deficiência de IgG e IgA com níveis normais ou aumentados de IgM. A etiopatogenia é atribuída a um bloqueio na troca de isotipos das imunoglobulinas de IgM para os outros isotipos, havendo 5 possíveis causas descritas. Mais frequentemente, a hiper-IgM é causada por um defeito no ligante de CD40 (CD40L ou CD154) presente na superfície de linfócitos T, levando à forma mais comum da doença, a síndrome de hiper-IgM ligada ao X. Outras causas são defeitos de NEMO (modulador essencial de NF-kB) – outra causa de herança ligada ao X, defeitos do CD40, defeitos de enzimas AID (citidina deaminase induzida por ativação) e UNG (uracil N glicosilase), que são causas de herança autossômica recessiva. Defeito de CD40L, CD40 e NEMO determinam alterações de função de linfócitos T, diferenciação de linfócitos B e função de monócitos, enquanto defeitos de AID e UNG causam apenas alterações na diferenciação de linfócitos B[28,29].

O quadro clínico da deficiência de CD40L e CD40 é o das imunodeficiências combinadas com defeito de troca de isotipo de imunoglobulinas e suscetibilidade a infecções oportunistas com manifestações já no 1º ano de vida. A neutropenia, a anemia hemolítica e a trombocitopenia estão frequentemente associadas. As infecções oportunistas por *Pneumocystis jiroveci* e doença hepática por *Cryptosporidium* também são comuns[28]. Por outro lado, os defeitos de AID e UNG determinam defeito de anticorpos, hiperplasia linfoide e aumento de suscetibilidade a doenças autoimunes, não apresentando infecções oportunistas. Os defeitos de NEMO causam displasia ectodérmica, infecções de repetição com suscetilibilidade a infecções por micobactérias, além da possibilidade de enteropatia.

O tratamento baseia-se na reposição intravenosa de imunoglobulinas e antibioticoterapia quando necessária ou profilática[9,15,16]. O transplante de células-tronco hematopoiéticas pode ser curativo para as síndromes de hiper-IgM causadas pelos defeitos em CD40L e CD40[29].

Deficiência de subclasses de IgG

Embora a maior parte dos indivíduos seja assintomática, esta deficiência pode estar associada a infecções de repetição e outras condições como doenças atópicas, autoimunidade e outras imunodeficiências. Alguns estudos mostram que até 20% da população pode apresentar níveis baixos de uma ou mais subclasses de IgG, gerando uma discussão sobre o fato de ser ou não uma imunodeficiência primária. Por este motivo, recomenda-se que os níveis baixos de subclasses de IgG devam ser correlacionados com as respostas vacinais. As infecções são geralmente bacterianas sinopulmonares e variam em frequência e gravidade, podendo até ocorrer osteomielite, meningite, septicemia, diarreia e infecções cutâneas.

A deficiência de IgG1 geralmente resulta em hipogamaglobulinemia, já que esta subclasse representa dois terços dos níveis de IgG. Muitas vezes, a deficiência de IgG1 está associada a deficiências de outras subclasses e clinicamente apresenta aumento de suscetibilidade a infecções piogênicas.

A deficiência de IgG2, frequentemente associada à deficiência de IgG4 e/ou IgA, é mais frequente em crianças. A maioria dos pacientes apresenta infecções respiratórias por bactérias encapsuladas, mas também pode ocorrer meningite meningocócica. Como a IgG2 é responsável pela resposta a antígenos polissacarídeos, sua deficiência está frequentemente associada à incapacidade de resposta a estes antígenos.

A deficiência de IgG3 é mais comum em adultos, sendo esta subclasse de IgG responsável pela resposta a antígenos virais respiratórios, *Moraxella catarrhalis* e *Streptococcus pyogenes*.

A deficiência de IgG4 é a de subclasse mais comum, sendo assintomática na maioria dos casos. Frequentemente está associada à deficiência de IgG2, sendo, nestes casos, associada a infecções respiratórias de repetição e bronquiectasias. O diagnóstico é feito pelas dosagens de subclasses de IgG associada aos estudos funcionais de produção de anticorpos.

O tratamento depende da gravidade do quadro clínico, podendo ser necessário desde apenas acompanhamento clínico até reposição de imunoglobulinas[9,19,2030].

Deficiência seletiva de anticorpos com imunoglobulinas normais

Caracteriza-se pela produção deficiente de anticorpos antipolissacarídeos protetores (predominantemente da subclasse IgG2) ao lado de resposta normal a antígenos proteicos. Os níveis de IgG, IgA, IgM e subclasses de IgG estão normais, justificando a denominação. Esta síndrome reproduz o estado imunológico de recém-nascidos e de crianças até 2 anos de idade, que respondem a vacinas proteicas, mas não a polissacarídicas, não podendo, portanto, ser diagnosticada antes dessa idade. É detectada em 5 a 10% de pacientes em investigação para infecções de repetição.

À semelhança de outros distúrbios de imunoglobulinas, o quadro clínico caracteriza-se por infecções de repetição do trato respiratório. Alguns pacientes apresentam doenças atópicas (asma e dermatite) complicadas por processos infecciosos. A evolução da deficiência seletiva de anticorpos com imunoglobulinas normais costuma ser benigna, podendo haver formas transitórias (principalmente em crianças entre 2 e 5 anos) ou permanentes. Raramente, alguns pacientes de grupos etários mais elevados podem evoluir para a imunodeficiência comum variável.

A avaliação laboratorial ideal da resposta a antígenos polissacarídeos é realizada pela quantificação por técnica imunoenzimática da IgG específica para vários sorotipos do pneumococo em duas etapas: pré-imunização e de 4 a 6 semanas após imunização com a vacina pneumocócica.

O tratamento varia desde a imunização com vacina pneumocócica e antibioticoterapia curativa ou profilática até a reposição de IGIV em pacientes que persistem com infecções, mesmo após a administração da vacina conjugada e de tratamento adequado. A administração de imunoglobulina é feita no esquema habitual durante 1 a 2 anos; após este período, se houver melhora clínica, pode ser suspensa e a resposta imunológica é avaliada no período de 4 a 6 meses após a última reposição[2,8,20,30,31].

Imunodeficiências combinadas

As imunodeficiências combinadas caracterizam-se por alterações da imunidade celular que, frequentemente, pela interação entre linfócitos B e T, podem também levar a defeitos na imunidade humoral, determinando deficiências graves ou não. As principais deficiências combinadas estão listadas no Quadro 8.

Imunodeficiências combinadas graves

As imunodeficiências combinadas graves (SCID, do inglês *severe combined immunodeficiency*) são decorrentes de distúrbios no desenvolvimento e na função dos linfócitos T e B e, por vezes, das células NK. Em alguns casos, os linfócitos B são normais, entretanto, como a função destes é dependente dos linfócitos T, a imunidade humoral também fica prejudicada. São denominadas graves pois levam a óbito precoce por infecções, caracteristicamente no 1º ano de vida. Estas imunodeficiências são causadas por mutações genéticas em genes fundamentais para o desenvolvimento e função de linfócitos T e B, de herança autossômica recessiva ou ligada ao X[30,32,33]. As SCID são classificadas de acordo com a presença ou a ausência de linfócitos B e células NK: T-B+NK+, T-B+NK-, T-B-NK+ E T-B-NK. Mutações em pelo menos 14 genes já foram descritas como causa de SCID. As imunodeficiências combinadas graves têm fenótipo clínico semelhante: infecções graves de repetição, infecções por microrganismos oportunistas (*C. albicans*, *P. jiroveci*, micobactérias atípicas, varicela e CMV), diarreia crônica e retardo de crescimento e desenvolvimento, logo nos primeiros meses de vida. A administração de vacinas de microrganismos vivos e atenuados, como a BCG e pólio, pode causar infecção grave e até letal. As crianças com SCID têm linfopenia importante que pode ser observada já no sangue de cordão ($< 2.000/mm^3$) ou contagem menor que $4.000/mm^3$ aos 6 a 7 meses de idade, destes menos que 20% são linfócitos T. Pode haver hipogamaglobulinemia, mas não é regra, entretanto, resposta humoral específica está profundamente prejudicada. Anergia cutânea é universal e resposta celular a antígenos *in vitro* também está ausente; a resposta a mitógenos pode estar reduzida ou ausente. Pela falta de linfócitos T, os linfócitos T maternos que atravessaram a placenta ou as células T de transfusões sanguíneas não irradiadas podem induzir doença enxerto *versus* hospedeiro[34].

A SCID é uma emergência pediátrica e, a menos que se faça o transplante de medula óssea ou de células-tronco, ou terapia gênica quando disponível, o paciente dificilmente completará o 1º ano de vida. A reposição de imunoglobulinas não é suficiente para controlar as infecções. Entretanto, se o transplante for feito até os 3,5 meses de vida, existe 97% de chance de sobrevida[15,30,32].

As principais causas de SCID e suas características estão listadas no Quadro 8, assim como algumas causas de outras imunodeficiências combinadas.

Quadro 8. Características de algumas imunodeficiências combinadas

Doença	Linfócitos T	Linfócitos B	Imunoglobulinas	Herança	Características associadas
Imunodeficiências combinadas graves					Infecções graves de repetição, infecções por microrganismos oportunistas, diarreia crônica e retardo de crescimento e desenvolvimento
SCID T-B+					
Deficiência da cadeia gama comum	↓↓	nl ou ↑	↓	Ligada ao X	↓ NK
Deficiência de JAK3	↓↓	nl ou ↑	↓	AR	↓ NK
Deficiência de IL7R-alfa	↓↓	nl ou ↑	↓	AR	nl NK
SCID T-B-					
Deficiência de RAG1/2	↓↓	↓↓	↓	AR	
Deficiência de ADA	↓ progressiva	↓ progressiva	↓	AR	
Disgenesia reticular	↓↓	↓↓	↓	AR	Granulocitopenia, trombocitopenia, surdez
Outras imunodeficiências combinadas					
Deficiência de PNP	↓ progressiva	nl	nl ou ↓	AR	AHAI, sintomas neurológicos
Deficiência de MHC classe I	CD8 ↓; CD4 nl	nl	nl	AR	Vasculite
Deficiência de MHC classe II	nl, CD4 ↓	nl	nl ou ↓	AR	
Deficiência de CD25	nl ou ↓	nl	nl	AR	Linfoproliferação, autoimunidade, proliferação de linfócitos T prejudicada
Linfopenia CD4 idiopática	CD4 ↓	nl	nl	??	Infecções oportunistas, sepse por bactérias incomuns, aumento de linfomas e DAI

AR: autossômico recessivo; AD: autossômico dominante; nl: normal; SCID: imunodeficiência combinada grave; RAG: gene ativador de recombinase; ADA: adenosina deaminase; PNP: purina nucleosídeo deaminase; AHAI: anemia hemolítica autoimune; DAI: doenças autoimunes; L: linfócitos; NK: células NK.

Imunodeficiências combinadas com características associadas ou sindrômicas

O Quadro 9 traz as características de algumas das imunodeficiências classificadas neste subgrupo.

Síndrome de DiGeorge

É o exemplo clássico de imunodeficiência celular isolada. Decorre de um defeito no desenvolvimento de estruturas derivadas dos 3º e 4º arcos branquiais, que incluem coração, timo e paratireoides. O defeito genético foi mapeado no cromossomo 22q11.2 na maioria dos pacientes e em alguns no cromossomo 10p. A síndrome da deleção do cromossomo 22q11.2 (22qDS) inclui a síndrome de DiGeorge e outras similares, como a síndrome velocardiofacial.

É caracterizada pela tríade clínica: defeitos cardíacos congênitos, em especial de grandes vasos; imunodeficiência secundária à aplasia ou à hipoplasia do timo; e hipocalcemia decorrente de ausência ou hipoplasia das paratireoides, que, muitas vezes, é o primeiro sinal da síndrome. Os pacientes com síndrome de DiGeorge apresentam fácies característica, com anormalidades auriculares, filtro labial curto, micrognatia e hipertelorismo ocular. Estas alterações não são típicas da síndrome de DiGeorge, podendo ser detectadas em outras síndromes de deleção do cromossomo 22q11.2. Não raramente, estas alterações faciais tornam-se menos pronunciadas no adulto. O espectro da imunodeficiência é grande e muitas vezes transitório, estando gravidade relacionada ao grau da hipoplasia tímica; varia desde infecções sinopulmonares a manifestações características das imunodeficiências combinadas. Patologias associadas à síndrome de DiGeorge incluem as doenças autoimunes em cerca de 10% dos casos (citopenias, artrite, enterite e tireoidite) e doenças atópicas incluindo asma e dermatite mas, curiosamente, não rinite.

O diagnóstico baseia-se em critérios clínicos associados à diminuição de linfócitos TCD3+ ou à demonstração de deleção do cromossomo 22q11.2. O tratamento depende do grau de imunodeficiência. Lactentes jovens com número muito reduzido de linfócitos T e função anormal devem ser acompanhados quanto à persistência da imunodeficiência. Devem ser tratados como SCID e, se houver persistência do quadro, está indicado o transplante de medula ou de timo para restaurar a função imunológica. A maior parte dos pacientes apresenta imunodeficiência leve com excelente prognóstico em longo prazo[7,30,35].

Quadro 9. Características de algumas imunodeficiências combinadas com características associadas ou sindrômicas e doenças de desregulação imune

Doença	Linfócitos T	Linfócitos B	Imunoglobulinas	Herança	Características associadas
Outras imunodeficiências bem definidas					
Síndrome de Wiskott-Aldrich	↓ progressiva	nl	↓ IgM, anticorpo antipolissacarídeo ↓, ↑ IgA e IgE	Lig X	Trombocitopenia, eczema, linfoma, DAI
Ataxia-telangiectasia	↓	nl	↓ IgA, IgE e subclasses IgG	AR	Ataxia, telangiectasia, ↑ alfafetoproteína, neoplasias, sensibilidade à radiografia
Síndrome de DiGeorge	nl ou ↓	nl	nl ou ↓	AD ou mutação nova	Hipoparatireoidismo má formação cardíaca, fácies anormal
Síndrome da hiper-IgE	nl	nl	↑ IgE	AD ou AR	Eczema, fácies grosseiro, suscetibilidade a infecções por estafilococos, vírus e fungos
Candidíase mucocutânea crônica	nl	nl	nl	AD, AR, esporádico	Candidíase mucocutânea crônica, hipersensibilidade tardia a antígenos da *Candida* alterada, autoimunidade
Doenças de desregulação imunológica					
Síndrome de Chediak-Higashi	nl	nl	nl	AR	Albinismo parcial, função NK e CTL ↓
Síndrome de Griscelli	nl	nl	nl	AR	Albinismo parcial, função NK e CTL ↓, encefalopatia
XLP	nl	nl ou ↓	nl ou rara/ ↓	Lig X	Manifestações induzidas por infecção por EBV, hepatite, anemia aplástica, linfoma
ALPS	↑ células T duplo-negativas	nl	nl	AD, AR	Esplenomegalia, adenomegalia, citopenias autoimunes, defeito de apoptose
APECED	↑ CD4	nl	nl	AR	DAÍ, especialmente paratireóides e adrenal com candidíase
IPEX	Ausência de células reguladoras $CD4^{+}CD25^{+}FOXP3^{+}$	nl	↑ IgA e IgE	Lig X	Diarreia autoimune, diabete de início precoce, AHAI, trombocitopenia

AR: autossômico recessivo; AD: autossômico dominante; XLP: doença linfoproliferativa ligada ao X; ALPS: síndrome linfoproliferativa autoimune; DAI: doenças autoimunes; APECED: poliendocrinopatia autoimune com candidíase e displasia ectodérmica; IPEX: desregulação imune, poliendocrinopatia e enteropatia ligada ao X; AHAI: anemia hemolítica autoimune; L: linfócitos, NK: células NK; CTL: linfócito T citotóxico.

Síndrome de Wiskott-Aldrich

É uma imunodeficiência de herança ligada ao X caracterizada por defeitos da imunidade inata e adaptativa com suscetibilidade a infecções, eczema, púrpura trombocitopênica com megacariócitos normais e plaquetas pequenas. A proteína WASp é membro de uma família de proteínas que fazem a ligação entre as vias de sinalização e a reorganização da actina do celular. Os pacientes apresentam resposta deficiente a antígenos polissacarídeos e, com o passar do tempo, também para antígenos proteicos. Os níveis de IgM estão reduzidos com frequência, os de IgE e IgA são normais e os de IgG normais ou levemente diminuídos. A linfopenia pode ser discreta. O diagnóstico da síndrome de Wiskott-Aldrich clássica é estabelecido precocemente em meninos com diástese hemorrágica decorrente de trombocitopenia e plaquetas pequenas, especialmente se acompanhado de dermatite atópica e infecções frequentes. Também há tendência ao desenvolvimento de doenças autoimunes e neoplasias.

O tratamento é curativo com transplante de medula óssea. Se este não for possível, estão indicadas a esplenectomia para melhorar o quadro de púrpura, a imunoglobulina endovenosa e a antibioticoterapia[7,36].

Ataxia-telangiectasia

É uma imunodeficiência combinada caracterizada por alterações imunológicas variáveis, principalmente por deficiência de IgA e/ou deficiência de subclasses de IgG e resposta deficiente a antígenos polissacarídeos. Por vezes, o quadro é acompanhado de alterações celulares que determinam o aparecimento de infecções sinopulmonares de repetição. A ataxia-telangiectasia está associada a um defeito do gene AT no cromossomo 11q22.3, cujo produto é expressado em todos os tecidos do corpo. Este gene está envolvido na detecção de dano do DNA e desempenha um papel importante na progressão do ciclo celular. Fato marcante e diagnóstico é a associação com anormalidades neurológicas – ataxia cerebelar progressiva, telangiectasias oculocutâneas e predisposição a processos malignos. As células dos pacientes, assim como dos portadores heterozigóticos, têm aumento da sensibilidade à radiação ionizante, defeito no reparo do DNA e anormalidades cromossômicas frequentes. Aproximadamente 95% dos pacientes têm níveis de alfafetoproteína elevados, este é um método fácil para estabelecimento do diagnóstico.

O tratamento depende da sintomatologia, podendo ser necessária a reposição de imunoglobulinas. Não existe tratamento efetivo para a doença neurológica, que é progressiva e de diagnóstico extremamente reservado. Muitos pacientes vão a óbito em decorrência de doença pulmonar progressiva ou câncer com sobrevida média de 25 anos. É importante lembrar que a exposição à radiação deve ser evitada[7,37].

Síndromes de hiper-IgE com infecções recorrentes

Atualmente, são classificadas como imunodeficiências combinadas associadas a defeitos sindrômicos. Caracterizam-se pelos níveis muito elevados de IgE, ao lado de eczema e abscessos estafilocócicos de repetição acometendo pele, pulmões, fígado, baço, articulações e outros órgãos. As pneumatoceles constituem complicações frequentes das pneumonias estafilocócicas e são altamente sugestivas da doença. Como decorrência da alteração da quimiotaxia de neutrófilos *in vitro* e *in vivo*, o influxo celular para as áreas de infecção é deficiente e o processo inflamatório é pequeno, levando à formação dos chamados abscessos "frios".

Frequentemente, os pacientes apresentam dermatite eczematosa pruriginosa que se assemelha à dermatite atópica; no entanto, de um modo geral, a asma e/ou a rinite não são observadas. Embora as estafilococcias ocorram em todos os casos, a maioria apresenta infecções também por outras bactérias piogênicas. Do mesmo modo, são comuns as infecções pulmonares por *Aspergillus* e *Candida*. Aspectos não imunológicos incluem: face rude ou grosseira; retardo do crescimento; osteopenia consequente à disfunção de osteoclastos com fraturas espontâneas de repetição; hiperextensibilidade articular e escoliose.

As alterações laboratoriais principais são: níveis séricos elevados de IgE e normais de IgG, IgA e IgM; eosinofilia; defeitos de quimiotaxia e resposta deficiente às vacinas. Os níveis de IgE variam de 1.000 a 50.000 UI/mL, podendo diminuir e até mesmo alcançar valores normais durante a evolução da doença em aproximadamente 20% dos pacientes adultos. Já foram descritas formas associadas à herança autossômica dominante ou recessiva. Mutações do gene STAT3 foram descritas como principais causas da síndrome de hiper-IgE autossômica dominante (síndrome de Job); STAT3 é importante na sinalização intracelular induzida por múltiplas famílias de citocinas, hormônios e fatores de crescimento; no entanto, os mecanismos precisos responsáveis pelas manifestações infecciosas, dermatológicas, esqueléticas, faciais e imunológicas não são conhecidos. As formas de hiper-IgE autossômicas recessivas foram descritas associadas a mutações no gene DOCK 8 (*dedicator of cytokinesis 8*) e Tyk-2. A forma associada à deficiência de DOCK 8 caracteriza-se por níveis elevados de IgE e baixos de IgM, hipereosinofilia, ausência de deformidades faciais, eczema atópico grave, infecções cutâneas virais e bacterianas e tendência a neoplasias. As mutações de Tyk-2 cursam com níveis variáveis de IgE e suscetibilidade aumentada a bactérias intracelulares (micobactérias e salmonela), fungos e vírus.

O tratamento profilático das infecções estafilocócicas é feito com penicilinas penicilinase-resistentes ou cefalosporinas. Tem sido recomendada a administração de imunoglobulima endovenosa nos casos que cursam com deficiência da resposta de anticorpos e cimetidina como agente imunorregulador. O IFN-gama aumenta a quimiotaxia *in vitro* de granulócitos e está sendo indicado apenas para pacientes com infecções potencialmente letais, como a aspergilose pulmonar. As pneumatoceles, complicações frequentes das pneumonias, requerem excisão cirúrgica. O transplante de medula óssea foi tentado, mas sem benefícios evidentes[5,38].

Candidíase mucocutânea crônica

A candidíase mucocutânea crônica engloba um grupo heterogêneo de síndromes cujos aspectos comuns são infecções crônicas não invasivas por *Candida* acometendo pele, unhas, mucosas e associação com doenças autoimunes, principalmente endocrinopatias. Outras manifestações autoimunes incluem as citopenias e a artrite reumatoide, ao lado de neoplasias de cavidade oral e esôfago e timomas, o que sugere uma desregulação do sistema imune.

Alguns pacientes podem apresentar defeitos da produção ou na função de anticorpos IgG2 e/ou IgG4 com infecções bacterianas pulmonares recorrentes que têm sido associadas a mutações do gene que codifica para a fosfatase linfoide (Lyp). Em geral, a candidíase mucocutânea crônica manifesta-se na infância e sua herança pode ser autossômica recessiva, dominante ou esporádica. Já foram descritos defeitos genéticos como o do gene regulador da autoimunidade (AIRE), da fosfatase linfoide (Lyp) e do receptor para betaglucana dectina-1. Por outro lado, é possível que a maioria dos casos seja de herança poligênica.

Várias alterações do sistema imune já foram descritas, incluindo alteração dos padrões de produção de citocinas (redução de algumas citocinas Th1 e aumento de IL-10), cuja etiologia é desconhecida; redução do número ou da função de linfócitos T; ausência de linfoproliferação de células T após estímulo *in vitro* com *Candida* ou mitógenos. Não há um teste diagnóstico específico. A resposta de células T a antígenos de *Candida*, *in vivo* e *in vi-*

tro, pode estar diminuída ou ausente, mas os anticorpos anticândida estão elevados.

O tratamento é bastante difícil. A *Candida* responde bem a antifúngicos, porém a infecção recrudesce quando o tratamento é suspenso. A monitoração das endocrinopatias é importante[10,39].

Doenças de desregulação imune

As doenças decorrentes de desregulação imune incluem 4 grupos:

1. Imunodeficiências com hipopigmentação, entre as quais se destacam a síndrome de Chediak-Higashi e a síndrome de Griscelli.
2. Síndromes de linfo-histiocitose hemofagocítica familiar (deficiência de perforina, entre outras).
3. Síndrome linfoproliferativa ligada ao X.
4. Síndromes com autoimunidade. Neste último grupo, há três síndromes principais: a síndrome poliglandular autoimune do tipo 1, também conhecida pela sigla APECED (*autoimmune polyendocrinopathy candidiasis ectodermal dystrophy*); a síndrome poliglandular ligada ao cromossomo X, mais conhecida pela sigla IPEX (*immunodysregulation, polyendocrinopathy, enteropathy, X-linked syndrome*); e a síndrome proliferativa autoimune, cuja sigla é ALPS (*autoimmune lymphoproliferative syndrome*).

As características destas patologias estão descritas no Quadro 9. Pelo fato de estarem associadas a manifestações proeminentes de autoimunidade, serão descritas no capítulo Autoimunidade.

Deficiências de fagócitos

As disfunções fagocitárias causam suscetibilidade a infecções por bactérias e fungos, variando desde quadros cutâneos de repetição leves até infecções graves e mesmo fatais. A avaliação laboratorial específica para fagócitos inclui hemograma e os testes do *nitroblue tetrazolium* (NBT) ou da oxidação da di-hidrorodamina (DHR)[10,30,40]. As características das principais deficiências de fagócitos estão descritas no Quadro 10.

Doença granulomatosa crônica

É a forma clássica de disfunção fagocitária. A doença granulomatosa crônica (DGC) engloba um grupo heterogêneo de doenças cujo defeito está em um dos componentes do complexo fagocitário NADPH-oxidase ("PHOX"), que resulta na deficiência da produção de superóxidos, peróxidos e outros radicais microbicidas potentes e impede, portanto, a morte dos microrganismos fagocitados. O complexo NADPH oxidase é composto por cinco subunidades: as subunidades gp91(PHOX) e p22(PHOX) formam as cadeias pesada e leve do citocromo b558 (CYBB) e localizam-se na membrana das vesículas secretórias e dos grânulos. As outras três subunidades, p40(PHOX), p47(PHOX) e p67(PHOX), localizam-se no citosol.

Quadro 10. Características de algumas deficiências de fagócitos e imunidade inata.

Doença	Células afetadas	Defeito funcional	Herança	Características associadas
Deficiências de fagócitos				
Neutropenias	N	Diferenciação mieloide	AD	Pode haver mielodisplasia, neutropenia refratária a GCSF
LAD 1	N+M+L+NK	Aderência quimiotaxia citotoxicidade	AR	Queda tardia do coto umbilical, úlceras de pele, periodontite, leucocitose
LAD 2	N+M	*Rolling*, quimiotaxia	AR	Características LAD1 e retardo mental
DGC	N+M	*Killing*	Ligada ao X ou AR	Abscessos cutâneos e profundos
Deficiência de G6PD	N+M	*Killing*	Ligada ao X	Anemia hemolítica
Deficiência de IL-12/IL-23R	L+NK	Secreção de IFN-gama	AR	Suscetibilidade a micobactérias e salmonela
Deficiência de IFN-gamaR	M+L	Ligação ou sinalização do IFN-gama	AR, AD	Suscetibilidade a micobactérias e salmonela
Deficiências da imunidade inata				
Deficiência de IRAK-4	L+M	Sinalização de receptores *toll* e IL-1	AR	Infecções bacterianas piogênicas
Displasia ectodérmica anidrótica com imunodeficiência	L+M	Defeito na sinalização de NF-kB, mutação de NEMO	Ligada ao X ou AD	Displasia ectodérmica anidrótica, infecções piogênicas, por micobactérias

AR: autossômico recessivo; AD: autossômico dominante; LAD: deficiência de adesão leucocitária; DGC: doença granulomatosa crônica; IRAK: quinase associada ao receptor de IL-1; NEMO: modulador essencial de NF-kB; N: neutrófilos; M: monócitos; L: linfócitos; NK: células NK.

Durante a ativação do fagócito por vários estímulos, o complexo citosólico migra para a membrana celular onde se associa ao complexo do citocromo b558 e, na presença de NADPH, leva à geração de superóxido a partir de O_2. Mutações que ocorrem em componentes do complexo NADPH oxidase são responsáveis pela perda ou inativação funcional e consequentes manifestações clínicas. Setenta por cento dos casos são de herança recessiva ligada ao X decorrentes de defeitos na subunidade gp91(PHOX). Os outros casos são de herança autossômica recessiva, causados por defeitos nas subunidades p47(PHOX), p67(PHOX) ou p22(PHOX), com prevalência aproximada de 18, 4 e 3%, respectivamente. A análise de mulheres carreadoras da mutação do gp91 (PHOX) demonstrou que a atividade funcional do complexo NADPH correspondente a apenas 10% do normal já é suficiente para manter a atividade microbicida dos fagócitos. Raramente, indivíduos com deficiência grave de G6PD leucocitária ou de glutationa sintetase também podem apresentar manifestações clínicas similares às da DGC decorrentes da incapacidade de geração de quantidades adequadas de NADPH oxidase.

O quadro clínico da DGC caracteriza-se por infecções de repetição bacterianas e fúngicas, as mais comuns em ordem decrescente: pneumonias, abscessos (pele, órgãos), adenites supurativas, osteomielite, bacteremia, fungemia, celulites e impetigo. As bactérias mais frequentemente envolvidas são as catalase-positivas (*Staphylococcus aureus* e *Burkholderia cepacia*), sendo incomuns as catalase-negativas (*Streptococcus pyogenes*, *Streptococcus pneumoniae* e *Haemophilus influenzae*). Acredita-se que o peróxido de hidrogênio endógeno produzido pelas bactérias catalase-negativas constitua substrato alternativo suficiente para a geração de substâncias antimicrobianas pela célula do paciente com DGC. Por outro lado, como as bactérias catalase-positivas são capazes de inativar o peróxido de hidrogênio endógeno produzido por elas próprias, teriam sua sobrevivência garantida nos fagócitos deficiente em oxidase. Os pacientes com DGC são também especialmente suscetíveis a infecções por *Aspergillus*, em especial *A. fumigatus* e *A. nidulans*. Outros patógenos comumente isolados são: *E. coli*, *Salmonella*, *Burkholderia* (*Pseudomonas*) *cepacia complex*, *Klebsiella*, *Proteus*, *Serratia marcescens*, *Nocardia* e *Candida*. As micobacterioses não são frequentes nesta imunodeficiência.

Além das manifestações infecciosas, também são comuns as lesões granulomatosas em tratos gastrintestinal e urinário, nos quais podem causar obstruções. Interessante notar que pacientes com deficiência de phox p40 apresentam apenas manifestações inflamatórias intestinais. De um modo geral, os granulomas não contêm patógenos viáveis e apresentam boa resposta à corticoterapia.

A hipótese de DGC deve ser fortemente cogitada na presença de pneumonias e/ou abscessos causados por microrganismos característicos, especialmente *Aspergillus spp*, *Burkholderia cepacia* e *Serratia marcescens*. O diagnóstico laboratorial é feito por meio de testes funcionais como o NBT (detecta reduções mediadas por superóxidos) ou DHR (depende da oxidação de um substrato fluoresceinado, a di-hidrorodamina). O diagnóstico de certeza é realizado pelas técnicas de biologia molecular para avaliação dos genes PHOX. Na maioria dos pacientes, o diagnóstico é estabelecido em torno dos 3 anos de idade na forma ligada ao X e aproximadamente aos 8 anos nas formas autossômicas.

O tratamento das infecções agudas deve ser instalado o mais rapidamente possível com antibióticos e/ou antifúngicos. No caso de infecções refratárias ao tratamento convencional, tem sido indicada a transfusão de granulócitos, embora com riscos de eventos adversos. Classicamente, o tratamento profilático inclui sulfametoxazol-trimetroprim, mas, no caso de pacientes alérgicos à sulfa, como alternativas podem ser prescritos apenas trimetroprim ou antibióticos betalactâmicos resistentes à penicilinase, como meticilina, nafcilina, oxacilina, cloxacilina, dicloxacilina e efloxacilina. Alguns centros preconizam a profilaxia antifúngica com itraconazol, embora a segurança quanto ao uso prolongado ainda não tenha sido estabelecida. Cabe ressaltar a importância do tratamento agressivo das infecções, assim como do estabelecimento de uma profilaxia dirigida, tornando-se necessário identificar o patógeno envolvido antes do seu início. Para os processos inflamatórios intestinais, são utilizados corticosteroides, azatioprina, sulfassalazina, ciclosporina e talidomida; nestas patologias, imunobiológicos contendo inibidores da TNF estão associados à alta morbimortalidade. Também tem sido realizada com sucesso a profilaxia imunomoduladora com IFN-gama recombinante que, hipoteticamente, parece aumentar a produção de óxido nítrico e/ou a expressão do receptor Fc e/ou a fagocitose e, em última análise, restaurar ao menos parcialmente a função fagocitária.

A expectativa de tratamento curativo inclui o transplante de medula óssea ou de célula-tronco e a terapia gênica que envolve o componente p47(PHOX) que está sendo testada em adultos[40-43].

Doenças de suscetibilidade mendeliana a micobacterioses

Os defeitos no eixo IL-12/IFN-gama auxiliaram no estabelecimento da suscetibilidade mendeliana às micobacterioses[39]. As MSMD são causadas por defeitos genéticos associados à via fagócitos mononucleares/linfócitos Th1. Apesar da denominação da doença, os pacientes apresentam suscetibilidade aumentada de graus variados não apenas para micobactérias não tuberculosas, mas também para bacilo Calmette-Guerin (BCG), *Mycobacterium bovis* ou *M. tuberculosis* e outros microrganismos intracelulares, como *Salmonella*, *Lysteria*, *Leishmania*, *Candida*, fungos e vírus. O distúrbio comum a todas as DSMD são defeitos no eixo IFN-gama/IL-12. Já foram descritos pacientes com defeitos completos do receptor de IFN-gama (IFN-gama R1 ou R2) que se manifestam de forma recessiva ou dominante e também defeitos parciais; defeitos da cadeia beta-1 do receptor de IL-12/IL23; defeitos da cadeia p40 da IL-12 e defeitos de STAT1.

O diagnóstico é estabelecido por citometria de fluxo por meio da pesquisa da expressão dos receptores na superfície de monócitos e linfócitos, ou pela análise da fosforilação da STAT1 ou da STAT4 em resposta ao IFN-gama ou IL-12, respectivamente, por *Western blot*. O diagnóstico de certeza é feito por biologia molecular. Além da predisposição a infecções por micobatérias não tuberculosas, os pacientes com a forma completa autossômica recessiva apresentam também predisposição a infecções virais. Esta forma não responde ao tratamento com IFN-gama e necessita de terapia antimicobacteriana agressiva. A forma dominante, mais comum que a recessiva, apresenta perda do domínio reciclador do receptor com perda da transdução de sinal, levando a um aumento importante de sua expressão na superfície das células.

O quadro clínico apresenta infecções micobacterianas não tuberculosas, especialmente osteomielite, histoplasmose ou salmonelose.

O tratamento antimicobacteriano associado ao IFN-gama mostra bons resultados. O defeito parcial do receptor de IFN-gama apresenta quadro mais leve com boa resposta terapêutica. Os defeitos de IL-12R-beta 1 levam a infecções por micobactérias e salmonelas e respondem ao tratamento com IFN-gama. A deficiência de IL-12p40 e STAT1 têm comportamento semelhante à deficiência parcial recessiva do IFN-gamaR[44-46].

Defeitos da imunidade inata

A importância da imunidade inata tem sido mais valorizada e estudada desde a década de 1990. O melhor entendimento propiciou o diagnóstico de algumas anormalidades pouco compreendidas até então. Algumas das imunodeficiências classificadas neste subgrupo e suas características estão listadas no Quadro 10.

Doenças autoinflamatórias

As doenças autoinflamatórias constituem-se em uma categoria de patologias caracterizadas por manifestações clínicas bastante semelhantes às das doenças autoimunes embora não haja nelas participação de mecanismos de quebra da autotolerância. Têm caráter familiar, muitas delas com tipo de herança genética conhecida, e são desencadeadas a partir da ativação inadequada de mecanismos inflamatórios antígeno-independentes. Neste contexto, o prefixo "auto" as identifica no grupo em que o defeito reside na reatividade ao próprio, como ocorre nas doenças autoimunes. Por outro lado, o sufixo "inflamatório" as diferencia das doenças autoimunes, uma vez que os defeitos estão associados à imunidade natural, e não à adaptativa. As doenças autoinflamatórias podem ser consideradas doenças primárias da imunidade inata, embora os defeitos genéticos responsáveis pela autoinflamação possam, em alguns casos, afetar também as células da imunidade adaptativa.

Na maioria dos pacientes, as manifestações clínicas começam na infância e as mais comuns incluem episódios de febre periódica. Também são comuns eritema cutâneo, pleurite, peritonite, artrite, meningite e uveíte, podendo estar presentes esplenomegalia e linfonodomegalias. Laboratorialmente, caracterizam-se por proteína C-reativa e velocidade de hemossedimentação muito elevadas nas fases de exacerbação da doença. Os autoanticorpos geralmente não estão presentes ou são detectados em títulos baixos. Atualmente, tem sido proposta a seguinte definição para as doenças autoinflamatórias: são aquelas com sinais clínicos de inflamação, associadas a títulos elevados de proteínas de fase aguda, nas quais o cerne da disfunção está no sistema imune inato, determinada geneticamente ou desencadeada por fatores endógenos.

À semelhança do que ocorre com as doenças autoimunes, há uma lista já ampla e sempre crescente de doenças consideradas de origem autoinflamatória. Há evidências crescentes da sobreposição entre doenças autoinflamatórias e síndromes que tradicionalmente são classificadas como autoimunes, como a doença de Crohn. A seguir, estão relacionados os grupos de síndromes conhecidas de acordo com as principais características clínicas, as várias doenças autoinflamatórias neles classificadas e os mecanismos moleculares envolvidos:

1. Síndromes episódicas e multissistêmicas: febre familiar do Mediterrâneo, deficiência de mevalonato quinase (incluindo hiperimunoglobulinemia D) e síndrome de Muckle-Wells decorrentes de ativação do inflamassoma; síndrome periódica associada ao receptor-1 do TNF (TRAPS) decorrente de múltiplos defeitos; doença associada ao NLRP12 por ativação do NF-kB; febre periódica, estomatite aftosa, faringite e adenite (PFAPA) decorrente de desregulação do eixo da IL-1-beta.
2. Síndromes episódicas afetando articulações: gota e pseudogota (ativação do inflamassoma).
3. Síndrome episódica afetando ossos: osteomielite crônica multifocal recorrente (CRMO) de mecanismo molecular desconhecido.
4. Síndromes persistentes e multissistêmicas: síndrome crônica infantil neurológica cutânea e articular (CINCA)/doença inflamatória multissistêmica de início neonatal (NOMID) decorrentes de ativação do inflamassoma; síndrome de Schnitzler, síndrome de artrite piogênica, pioderma gangrenoso e acne (PAPA) e deficiência do antagonista do receptor de IL-36 (DIRA) por desregulação do eixo da IL-1-beta; síndromes de incapacidade do proteossoma (desregulação do eixo da IL-6 e do interferon); linfo-histiositose hemofagocítica (HLH) familiar caracterizada pelo comprometimento da eficácia de linfócitos T citotóxicos e ativação compensatória de macrófagos; doença de Crohn e síndrome de Blau associadas à ativação do NF-kB; deficiência do antagonista do receptor da IL-1-beta; doença de Behçet (mecanismo molecular não caracterizado).
5. Síndromes persistentes afetando a pele: deficiência do antagonista do receptor de IL (DITRA decorrente da desregulação do eixo da IL-1-beta; síndrome de Sweet,

paniculite neutrofílica, acrodermatite de Hallopeau e urticária de pressão decorrentes de mecanismos moleculares desconhecidos).

6. Síndrome persistente afetando o trato digestório: enterocolite de início precoce (inativação da sinalização de IL-10)[47].

Deficiências do complemento

Deficiências de todos os componentes solúveis do sistema complemento, com exceção do fator B[5], já foram descritas. A incidência é bastante baixa, entre 3 e 5%. Os defeitos dos componentes iniciais da via clássica (C1q, C1r, C1s, C4 e C2) determinam patologias inflamatórias autoimunes, como o lúpus eritematoso sistêmico, e dificilmente estão associados a quadro de infecções de repetição, com exceção da deficiência de C2, que pode determinar infecções bacterianas leves. A deficiência de C3 causa infecções piogênicas graves de repetição e de início precoce, causadas principalmente por bactérias encapsuladas como pneumococo e hemófilo. Já os pacientes que apresentam deficiências de componentes terminais (C3 a C9 da via clássica) ou de properdina (via alternativa) apresentam suscetibilidade aumentada a infecções por *H. influenza* (deficiência de C3) ou por *Neisseria meningitidis* (deficiência de C5, C6, C7, C8 ou C9 e deficiência de properdina) ou *N. gonorrhea* (deficiência de C5, C6, C7, C8 ou C9). As deficiências de MBL (lectina ligadora de manose) podem também estar associadas a infecções recorrentes, especialmente em crianças e neonatos. A deficiência parcial do fator H, do fator I ou da proteína cofatora de membrana predispõe à síndrome hemolítica urêmica atípica. Polimorfismos dos fatores H, I, B e C3 estão associados ao risco aumentado de degeneração macular associada à idade em graus variados.

O diagnóstico laboratorial de triagem inicial inclui a avaliação da via clássica (CH50) e da via alternativa (AP50) que avalia as possíveis deficiências de properdina, fatores B e D. Cabe ressaltar que mesmo as deficiências de componentes isolados do sistema têm repercussão não apenas na função, mas também nas proteínas que a seguem na cascata.

O tratamento é direcionado a infecções e quadros autoimunes determinados pelas deficiências. O tratamento específico, por enquanto, é muito difícil, em especial no nosso meio, abrangendo medidas profiláticas como vigilância para o aparecimento de infecções e vacinações[9,10,30]. O angioedema hereditário, causado pela deficiência do inibidor de C1 esterase, será abordado em outro capítulo. O Quadro 11 mostra as características de algumas deficiências de complemento.

Considerações finais

As imunodeficiências primárias são doenças hereditárias causadas por defeitos de um ou mais componentes do sistema imunológico. Podem resultar de defeitos de maturação ou ativação de linfócitos ou de defeitos dos mecanismos efetores da imunidade inata e adquirida. Hoje, sabe-se que não constituem doenças tão raras quanto se acreditava num passado recente e, ainda, que o quadro clínico é bastante variável, podendo ser desde assintomático até fatal. As imunodeficiências primárias caracterizam-se por suscetibilidade incomum para infecções e prevalência aumentada de doenças atópicas, autoimunidade, inflamação e neoplasias. A idade de início dos sintomas depende da gravidade do defeito imunológico, além de outros fatores ainda não esclarecidos. Dados como número, localização e gravidade das infecções, assim como tipos de microrganismos e resposta à antibioticoterapia, são fundamentais para a suspeita diagnóstica e posterior confirmação por meio de exames clínicos e laboratoriais. As imunodeficiências primárias estão divididas em:

1. Imunodeficiências combinadas.
2. Imunodeficiências combinadas com características associadas ou sindrômicas.
3. Deficiências predominantemente de anticorpos.
4. Doenças da desregulação imune.
5. Defeitos congênitos de número e/ou função de fagócitos.
6. Defeitos de imunidade inata.
7. Doenças autoinflamatórias.
8. Deficiências de complemento.
9. Fenocópias de IDP.

Em torno de 60% das imunodeficiências primárias são causadas por defeitos da imunidade humoral. O estabelecimento precoce do diagnóstico é importante, estando diretamente associado à evolução e à morbidade do quadro clínico, assim como à sobrevida do paciente.

O tratamento das imunodeficiências depende das características clínicas e laboratoriais, podendo se restringir à antibioticoterapia curativa ou profilática, à administração de imunoglobulina intravenosa, ao transplante de medula óssea e, num futuro próximo, à terapia gênica.

Referências bibliográficas

1. Notarangelo L, Casanova JL, Fischer A, Puck J, Rosen F, Seger R et al. International Union of Immunological Societies Primary Immunodeficiency diseases classification committee. Primary immunodeficiency diseases: an update. J Allergy Clin Immunol. 2004;114:677-87.
2. Notarangelo L, Casanova JL, Conley ME, Chapel H, Fischer A, Puck J et al. Primary immunodeficiency diseases: an update from the International Union of Immunological Societies Primary Immunodeficiency Diseases Classification Committee Meeting in Budapest, 2005. J Allergy Clin Immunol. 2006;117:883-96.
3. Geha RS, Notarangelo LD, Casanova JL, Chapel H, Conley ME, Fischer A et al. Primary immunodeficiency diseases: an update from the International Union of Immunological Societies Primary Immunodeficiency Diseases Classification Committee. J Allergy Clin Immunol. 2007;120:776-94.
4. Al-Herz W, Bousfiha A, Casanova JL, Chatila T, Conley ME, Cunningham-Rundles C et al. Primary immunodeficiency diseases: an update on the classification from the international union of immunological societies expert committee for primary immunodeficiency. Front Immunol. 2014;5:162.
5. Bonilla FA, Geha RS. Update on primary immunodeficiency diseases. J Allergy Clin Immunol. 2006;117:S435-41.
6. Condino-Neto A, Sorensen RU, Goméz Raccio AC, King A, Espinosa-Rosales FJ, Franco JL. Current state and future perspectives of the Latin American Society for Immunodeficiencies (LASID). Allergol Immunopathol (Madr). 2014;S0301-0546(14)00130-X.
7. De Vries E, European Society for Immunodeficiencies (ESID) members. Patient-centered screening for primary immunodeficiency, a multi-stage diagnostic protocol designed for non-immunologists: 2011 update. Clin Exp Immunol. 2011;167:108-19.

8. Bonilla FA, Bernstein IL, Khan DA, Ballas ZK, Chinen J, Frank MM et al. Practice parameter for the diagnosis and management of primary immunodeficiency. Ann Allergy Asthma Immunol. 2005;94:S1-63.
9. Notarangelo LD. Primary immunodeficiencies. J Allergy Clin Immunol. 2010;125:S182-94.
10. Spickett G. Oxford handbook of clinical immunology and allergy. 3.ed. Oxford: Oxford University Press, 2013.
11. Fletcher TA, Oliveira JB. Functional and molecular evaluation of lymphocytes. J Allergy Clin Immunol. 2004;114:227-34.
12. Bonilla FA, Stiehm ER. Laboratory evaluation of the immune system. Disponível em: www.uptodate.com. Acessado em: 2/7/2013.
13. Wen L, Atkinson JP, Giclas PC. Clinical and laboratory evaluation of complement deficiency. J Allergy Clin Immunol. 2004;113:585-93.
14. I Consenso Brasileiro sobre Diagnóstico e Terapêutica das Imunodeficiências. Rev Bras Alerg Imunopatol. 1996;19:103-12.
15. Bonilla FA. Medical management of immunodeficiency. Disponível em: www.uptodate.com. Acessado em: 4/10/2014.
16. Immune globulin therapy in primary immunodeficiency. Disponível em: www.uptodate.com. Acessado em: 17/9/2013.
17. Orange JS, Hosnny EM, Weiler MD, Ballow M, Berger M, Bonilla FA et al. Use of intravenous immunoglobulin human disease: a review of evidence by members of the primary Immunodeficiency Committee of the American Academy of Allergy, Asthma and Immunology. J Allergy Clin Immunol. 2006;117:S525-53.
18. Requirements for the collection, processing, and quality control of blood, blood components, and plasma derivatives. WHO Technical Report Series. 1989; No. 786, Annex 4.
19. Ballow M. Primary immunodeficiency disorders: antibody deficiency. J Allergy Clin Immunol. 2002;109:581-81.
20. Ballow M. Primary immunodeficiency diseases. In: Goldman L, Schafer AI (eds.). Goldman's Cecil medicine. 24.ed. Philadelphia: Saunders, 2012. Capítulo 258.
21. Joles S. The variable in common variable immunodeficiency: a disease of complex phenotypes. J Allergy Clin Immunol Pract. 2013;1:545-56.
22. Kokron CM, Errante PR, Barros MT, Baracho GV, Camargo MM, Kalil J et al. Clinical and laboratory aspects of common variable immunodeficiency. An Acad Bras Cienc. 2004;76:707-26.
23. Ochs HD, Smith CIE, Puck JM. Primary immunodeficiency disorders – a molecular and genetic approach. New York: Oxford University Press, 1999.
24. Carneiro-Sampaio MM, Carbonare SB, Rozentraub RB, de Araujo MN, Riberiro MA, Porto MH. Frequency of selective IgA deficiency among Brazilian blood donors and healthy pregnant women. Allergol Immunopathol (Madr). 1989;17: 213-6.
25. Hammarstrom L, Vorechovsky I, Webster D. Selective IgA deficiency (SIgAD) and common variable immunodeficiency (CVID). Clin Exp Immunol. 2000;120:225-31.
26. Dalal I, Reid B, Nisbet-Brown E, Roifman CM. The outcome of patients with hypogammaglobulinemia in infancy and early childhood. J Pediatr. 1998;133:144-6.
27. Dalal I, Roifman CM. Transient hypogammaglobulinemia of infancy. Disponível em: www.uptodate.com. Acessado em: 10/2014.
28. Durandy A, Peron S, Fischer A. Hyper-IgM syndromes. Curr Opin Rheumatol. 2006;18:369-76.
29. Qamar N, Fuleihan RL. The hyper IgM syndromes. Clinic Rev Allerg Immunol. 2014;46:120-30.
30. Sullivan KE, Stiehm ER. Stiehm's immune deficiencies. Elsevier, 2014.
31. Ekdahl K, Braconier JH, Svanborg C. Immunoglobulin deficiencies and impaired immune response to polysaccharide antigens in adult patients with recurrent community-acquired pneumonia. Scand J Infect Dis. 1997;29:401-7.
32. Buckley R. Molecular defects in human severe combined immunodeficiency and approaches to immune reconstitution. Annu Rev Immunol. 2004;22:625-55.
33. Cunningham-Rundles C, Ponda PP. Molecular defects in T- and B-cell primary immunodeficiency diseases. Nat Rev Immun. 2005;5:880-92.
34. Buckley R. Primary cellular immunodeficiencies. J Allergy Clin Immunol. 2002;109:747-57.
35. Ming JE. Syndromic immunodeficiencies. Disponível em: www.uptodate.com. Acessado em: 2/2015.
36. Ochs, H. Wiskott-Aldrich syndrome. Disponível em: www.uptodate.com. Acessado em: 2/2015.
37. Opal P, Bonilla FA. Ataxia-telangiectasia. Disponível em: www.uptodate.com. Acessado em: 2/2015.
38. Yong PFK, Freeman AF, Engelhardt KR, Holland S, Puck JM, Grimbacher B. An update on the hyper-IgE syndromes. Arthritis Research & Therapy 2012. Disponível em: http://arthritis-research.com/content/14/6/228
39. Roifmann CM. Chronic mucocutaneous candidiasis. Disponível em: www.uptodate.com. Acessado em: 2/2015.
40. Lekstrom-Himes JA, Gallin JI. Immunodeficiency diseases caused by defects in phagocytes. N Engl J Med. 2000;343:1703.
41. Rosenzweig SD, Holland SM. Chronic granulomatous disease: pathogenesis, clinical manifestations, and diagnosis. Disponível em: www.uptodate.com. Acessado em: 2/2015.
42. Rosenzweig SD. Holland SM. Chronic granulomatous disease: treatment and prognosis. Disponível em: www.uptodate.com. Acessado em: 2/2015.)
43. Stein S, Siler U, Ott MG, Seger R, Grez M. Gene therapy for chronic granulomatous disease. Curr Opin Mol Ther. 2006;8:415-22.
44. Casanova JL, Abel L. Genetic dissection of immunity to mycobacteria: the human model. Ann Rev Immunol. 2002;20:581-620.
45. Mansouri D, Adimi P, Mirsaeidi M, Mansouri N, Khalilzadeh S, Masjedi MR et al. Inherited disorders of the IL-12-IFN-gamma axis in patients with disseminated BCG infection. Eur J Pediatr. 2005;164:753-7.
46. van de Vosse E, Hoeve MA, Ottenhoff TH. Human genetics of intracellular infectious diseases: molecular and cellular immunity against mycobacteria and salmonellae. Lancet Infect Dis. 2004;4:739-49.
47. Grateau G, Hentgen V, Stojanovic KS, Jéru I, Amselem S, Steichen O. How should we approach classification of autoinflammatory diseases? Nat Rev Rheumatol. 2013;9:624-9.

Bibliografia

48. Bonilla FA. Hematopoietic cell transplantation for primary immunodeficiency. Disponível em: www.uptodate.com. Acessado em: 27/8/2014.

13 Alergia Ocupacional

Clóvis Eduardo Santos Galvão

SUMÁRIO

Introdução

O risco de o trabalhador desenvolver doenças decorrentes da exposição a diferentes substâncias presentes no ambiente de trabalho é conhecido desde a Antiguidade. Nas duas últimas décadas, foi observado um considerável avanço na área das doenças alérgicas ocupacionais por meio da identificação de novos agentes, métodos diagnósticos e de novos conhecimentos sobre sua fisiopatologia e história natural. O ambiente de trabalho tem chamado crescente atenção da área médica por várias razões:

- As doenças ocupacionais são comuns, sua incidência parece estar aumentando e as pessoas têm passado muito mais tempo no trabalho, onde ficam expostas a novas substâncias potencialmente irritativas e imunogênicas.
- A incidência das doenças ocupacionais é subestimada tanto pela dificuldade de confirmação diagnóstica como pela relutância do trabalhador que, muitas vezes, não procura um serviço médico para confirmar o diagnóstico com receio de perder o emprego.
- Finalmente, lidando com as doenças ocupacionais, o médico tem a oportunidade de praticar a medicina preventiva pois, identificando substâncias no ambiente de trabalho que podem causar doenças, várias intervenções podem ser propostas em benefício de outros trabalhadores que ainda não adoeceram.

Quando os quadros ocupacionais envolvem mecanismo imunológico na sua patogênese, trata-se de alergia ocupacional. Clinicamente, os trabalhadores expostos podem desenvolver alergias ocupacionais respiratórias, como asma e rinite ocupacionais, bem como quadros cutâneos representados sobretudo pelas dermatites de contato ocupacionais. A seguir, são citados os principais agentes causadores de doenças alérgicas desenvolvidas no ambiente de trabalho, descrevendo-se as principais características da asma, rinite e dermatite ocupacionais, seu diagnóstico e tratamento, comentando ainda os fatores e/ou situações de risco para as doenças alérgicas ocupacionais.

Asma ocupacional

Definição e epidemiologia

A asma ocupacional (AO) é caracterizada pela limitação variável ao fluxo de ar e/ou hiper-reatividade das vias aéreas decorrente de causas e condições presentes especificamente no ambiente de trabalho, e não de estímulos encontrados fora deste[1].

A influência de fatores presentes no ambiente de trabalho no desenvolvimento de asma já é conhecida há muitos anos. Descrita especialmente por Ramazzini no início do século XVIII, observou-se um interesse crescente e renovado sobre esta condição com os estudos de Jack Pepys que, entre 1960 e 1980, descreveu numerosos casos de AO[2].

É a pneumopatia ocupacional mais prevalente, correspondendo de 26 a 52% das doenças respiratórias ocupacionais nos países industrializados. Nos EUA, a AO é responsável por 5 a 15% dos asmáticos adultos do sexo masculino, mas esta frequência em um grupo de trabalhadores pode variar de 1 a mais de 50%, dependendo do tipo de ocupação e do país estudado[3]. Duas situações podem ser encontradas: AO que se desenvolve como resultado direto da exposição no ambiente de trabalho; e asma agravada no ambiente de trabalho, quando o indivíduo tem uma história de asma preexistente que piora por conta da exposição a substâncias presentes no trabalho.

Mecanismos fisiopatológicos e agentes ocupacionais

Dois tipos de AO têm sido descritos: AO caracterizada por um período de latência (intervalo entre o início da exposição e o aparecimento dos sintomas) que pode variar de semanas a vários meses; e AO sem período de latência, em que os sintomas aparecem logo após a exposição ao agente causador.

A AO com período de latência é a apresentação mais comum, geralmente causada por substâncias naturais e sintéticas de alto peso molecular, como proteínas animais e farinha, e algumas de baixo peso molecular, como sais de platino e anidridos. Envolvem mecanismo imunológico:

1) IgE dependente: agentes ocupacionais induzem a produção de anticorpos IgE específicos, caracterizando, assim, a presença de uma reação de hipersensibilidade tipo I ou um quadro alérgico clássico.

2) IgE independente: a maioria dos agentes de baixo peso molecular, como isocianatos e ácido plicático, induzem AO por mecanismo imunológico IgE independente, pois existem evidências de influxo de células inflamatórias e liberação de mediadores nas vias aéreas sem demonstrar a participação consistente de IgE específica. Este mecanismo não está completamente esclarecido, mas são descritos fenômenos imunológicos como desgranulação inespecífica de mastócitos, fixação de complemento e infiltrado de células T2.

A asma sem latência que geralmente envolve um mecanismo não imunológico é classicamente desencadeada por mecanismos irritativos que incluem irritação direta do revestimento das vias aéreas, lesão tóxica desencadeada por exposição a altas concentrações de agentes ocupacionais ou ainda efeitos farmacológicos dos irritantes que podem induzir broncoespasmo. Neste grupo, está incluída a síndrome da disfunção reativa das vias aéreas (RADS), que classicamente segue a exposição aguda a uma grande quantidade de fumaças e gases tóxicos como a amônia. Acredita-se que a descamação do epitélio resulte em inflamação das vias aéreas, em razão da perda dos fatores relaxantes derivados do epitélio e da exposição de terminações nervosas (inflamação neurogênica), além de ativação inespecífica de mastócitos que liberam seus mediadores[4].

A AO induzida por diferentes mecanismos também difere em muitos outros aspectos, como apresentação clínica, característica dos trabalhadores em risco, tipo de reação produzida na broncoprovocação, entre outros que estão resumidos no Quadro 1.

Existe uma relação dose-resposta entre o grau de exposição e o desenvolvimento de AO demonstrada para vários agentes, como cedro vermelho e colofônia, embora esta correlação não esteja clara para todos os agentes ocupacionais. Não está estabelecido ainda se picos de exposição ou exposições médias seriam mais relevantes na indução da sensibilização e desenvolvimento de AO[5].

Embora o nível de exposição seja um fator essencial para o desenvolvimento de AO, observa-se que, considerando um mesmo nível de exposição, apenas uma parte dos trabalhadores desenvolvem sensibilização ou AO. Alguns fatores de suscetibilidade ligados ao próprio indivíduo parecem estar implicados. Para agentes de alto peso molecular, a atopia tem sido constantemente associada. O tabagismo tem sido associado ao desenvolvimento de AO em trabalhadores expostos a sais de platina e compostos de anidridos[5].

Até o momento, mais de 400 substâncias já foram descritas como agentes ocupacionais, que incluem produtos naturais e sintéticos encontrados em diferentes processos industriais. Esses agentes causam asma por meio

Quadro 1. Categorias de asma ocupacional e suas principais características

Características	Asma com latência	Asma sem latência	
	IgE dependente	IgE independente	
Tempo de exposição	Longo	Curto	Em horas
Resposta à provocação	Imediata ou bifásica	Tardia	Desconhecida
Prevalência	Menor que 5%	Maior que 5%	Desconhecida
Fatores predisponentes	Atopia, fumo	Desconhecidos	Desconhecidos
Ativação de linfócitos	++++	++++	+
Ativação de eosinófilos	++++		+++
Fibrose subepitelial	+	+	++++
Espasmo de membrana basal	++++	++++	++++
Descamação epitelial	+	+	++++

Fonte: modificada de Chan-Yeung et al.[6].

de mecanismos imunológicos com a participação ou não de IgE. A AO sem período de latência, induzida por irritantes, é causada principalmente por gases irritantes, como cloro e amônia. O Quadro 2 apresenta os principais agentes ocupacionais envolvidos no desenvolvimento de AO[6].

Quadro clínico e diagnóstico

A prevalência de sensibilização e a manifestação dos sintomas diferem de acordo com a natureza do agente. Sintomas rinoconjuntivais e hiper-reatividade brônquica podem preceder os sintomas das vias aéreas inferiores. O desenvolvimento dos sintomas pode ocorrer após algumas semanas até vários anos, e a duração da exposição tende a ser mais curta para os produtos químicos de baixo peso molecular[2]. A Figura 1 resume a história natural da AO com período de latência.

Diferentes etapas devem ser consideradas na investigação da AO: história clínica, testes de função pulmonar, monitoração seriada do pico de fluxo expiratório, broncoprovocação específica e testes imunológicos.

O diagnóstico de AO deve ser considerado em todo indivíduo com asma que se inicia na idade adulta. A história clássica de AO consiste em uma asma que piora no ambiente de trabalho, melhorando nos finais de semana e feriados, entretanto, este padrão nem sempre está presente. Em alguns casos, os sintomas são mais intensos ao chegar em casa, inclusive provocando despertar noturno, e os finais de semana podem não ser longos o suficiente para permitir uma melhora. Todo o histórico ocupacional do indivíduo deve ser considerado, não apenas o emprego atual. Entretanto, uma história sugestiva de AO, mesmo em um trabalhador exposto a um sensibilizante conhecido, não é suficiente para fechar o diagnóstico, sendo necessários testes objetivos adicionais. Sempre que possível uma visita ao local de trabalho deve ser realizada, pois, ao descrever suas atividades, muitas vezes o trabalhador, inconscientemente, omite informações importantes para o diagnóstico[7].

Obstrução reversível do fluxo de ar e/ou aumento da hiper-reatividade brônquica na presença de espirometria normal confirmam o diagnóstico de asma, mas não de AO. Quando a broncoprovocação inespecífica com histamina ou carbacol/metacolina é realizada com o paciente trabalhando e/ou sintomático e o resultado é negativo, a AO está afastada[7].

A medida seriada do pico de fluxo expiratório (PFE) com o indivíduo trabalhando e afastado do trabalho pelo mesmo período (no mínimo 2 semanas) tem sido considerada bastante útil como ferramenta objetiva na confirmação diagnóstica de AO. A medida seriada do PFE depende muito da colaboração do trabalhador, que deve ser orientado a registrar 3 a 4 medidas diárias no ambiente de trabalho e fora dele. O período mínimo de monitoração deve ser de 2 semanas para permitir alguma conclusão. A sensibilidade e a especificidade desta abordagem são de 73 e 100%, respectivamente, quando comparada com testes de provocação específica[8].

Quadro 2. Agentes ocupacionais envolvidos na asma ocupacional com período de latência

Agente causador	Profissões de risco
Agentes de alto PM	
Cereais	Padeiros e moleiros
Proteínas de animais	Tratadores, técnicos de laboratório
Enzimas	Padeiros, limpeza, farmácia
Látex	Área da saúde
Agentes de baixo PM	
Isocianatos	Tintas, plásticos, espumas, borrachas
Madeiras	Marceneiros, movelaria
Anidridos	Plásticos, resina epóxi
Metais	Refinarias, soldadores
Corantes	Confecções
Formaldeído, glutaraldeído	Hospital
Persulfato de amônia	Cabeleireiros

Fonte: modificada de Chan-Yeung et al.[6].

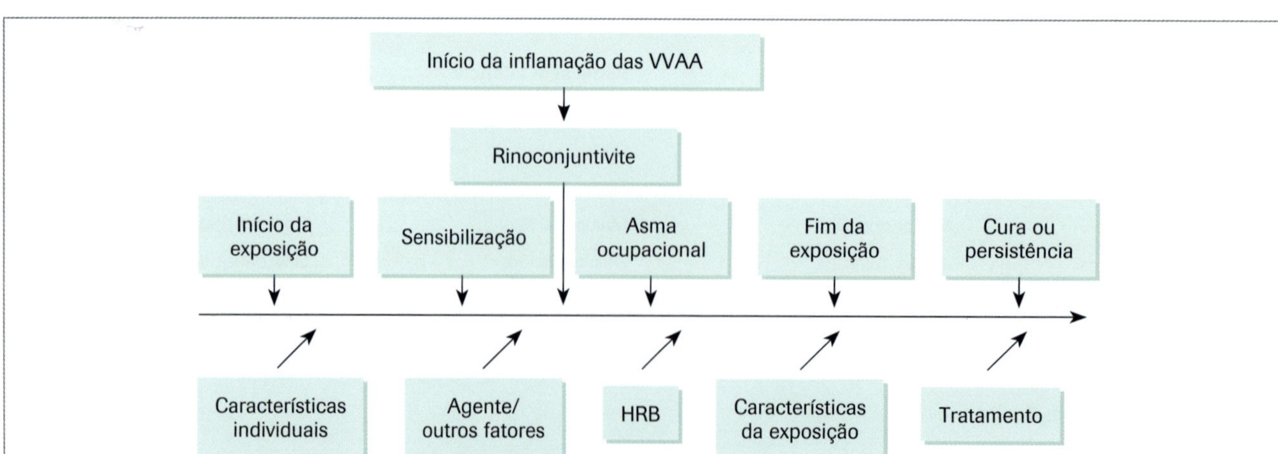

Figura 1. História natural da asma ocupacional com período de latência.
Fonte: modificado do Malo & Chan Yeung, JACI[6].

A broncoprovocação específica é considerada o padrão de referência para o diagnóstico de AO. Originalmente realizada em laboratório, procurando reproduzir, sob condições controladas, a exposição do ambiente de trabalho, também pode ser feita no próprio local de trabalho. Estes testes devem ser realizados por médicos e equipe treinados, em local onde equipamentos para atendimento de reações sistêmicas graves estejam sempre disponíveis. Não existe um protocolo padrão, mas recomendações gerais com relação ao procedimento devem ser seguidas. As drogas, por exemplo, os broncodilatadores, devem ser suspensas antes do procedimento, que nunca é realizado em pacientes sintomáticos ou com VEF1 abaixo de 70% do predito[7]. No Serviço de Alergia do Hospital das Clínicas, dispõe-se de uma cabine de provocação desenhada especificamente para este fim, onde é possível controlar diferentes variáveis durante o teste.

Os testes imunológicos, como a determinação da IgE específica *in vivo* e *in vitro*, têm valor limitado na AO pela falta de reagentes padronizados comercialmente disponíveis, e mesmo quando disponíveis, estes reagentes são úteis na avaliação dos casos mediados por IgE. O diagnóstico de AO induzida por irritantes é baseado inteiramente na história clínica e na demonstração de obstrução do fluxo de ar e hiper-reatividade brônquica, ou ambas. Geralmente, há uma história de exposição a grandes quantidades de determinado agente, seguida por sintomas respiratórios, na ausência de história prévia de asma[2].

Duas novas técnicas, a medida do óxido nítrico exalado e a análise do escarro induzido, têm sido propostas como métodos não invasivos para avaliar o processo inflamatório e auxiliar no diagnóstico precoce da AO[9]. Alguns autores afirmam que a contagem de eosinófilos no escarro constitui uma ferramenta mais confiável do que a medida do óxido nítrico exalado para discriminar os trabalhadores com AO que terão resultado da broncoprovocação positivos e negativos[10].

A Figura 2 mostra a abordagem diagnóstica do paciente com suspeita de AO no ambulatório de alergia ocupacional do nosso serviço.

Tratamento

As consequências sociais da confirmação do diagnóstico de AO são importantes tanto para o trabalhador quanto para o empregador. Os órgãos envolvidos com previdência e seguridade social exigem diagnóstico bem documentado por testes precisos e objetivos antes de aceitarem um pedido relacionado à AO. A partir de então, programas de reabilitação adequados devem ser oferecidos ao trabalhador. Uma vez que o diagnóstico de AO é confirmado e o trabalhador é afastado da exposição, o

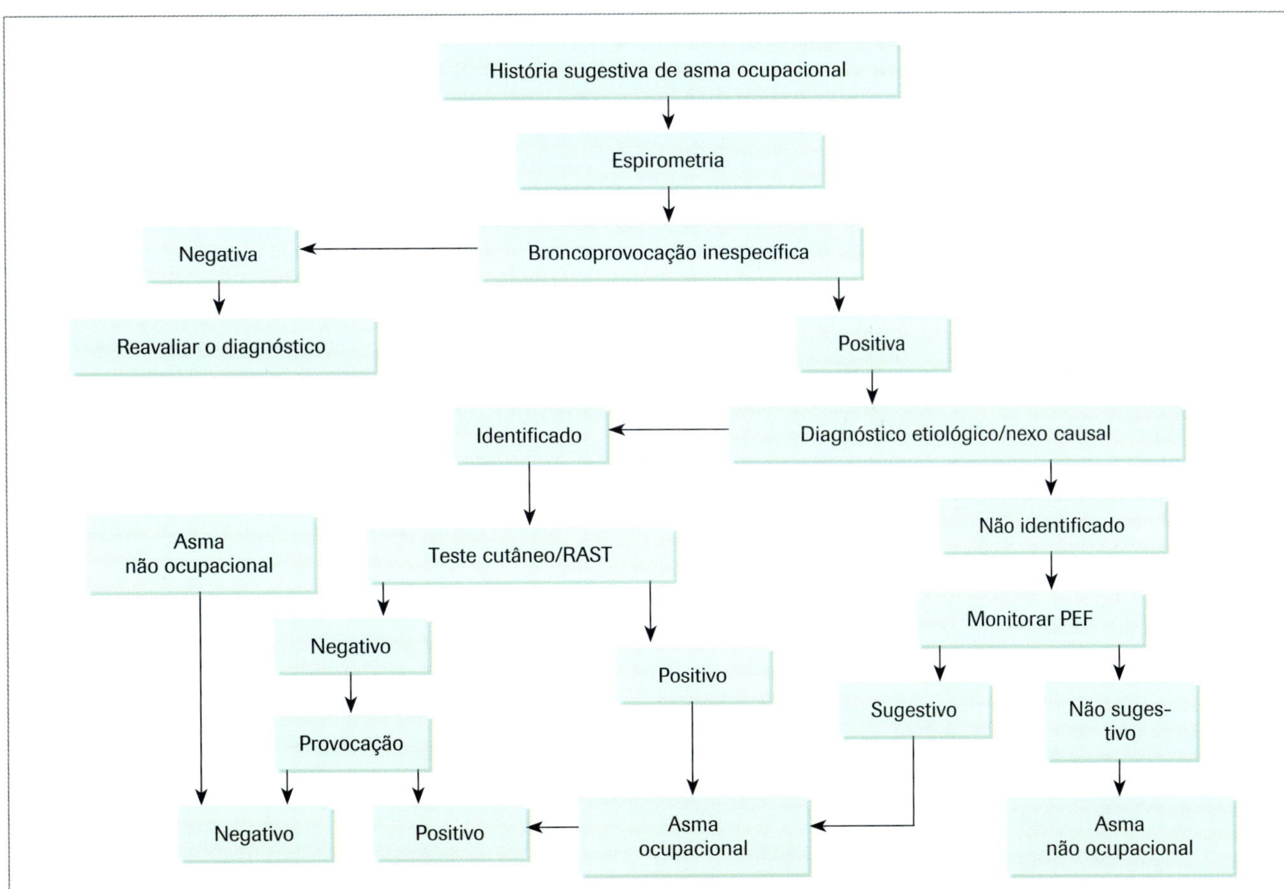

Figura 2. Diagnóstico de asma ocupacional.
Fonte: modificado de Malo & Chan Yeung, JACI[2].

tratamento medicamentoso deve ser iniciado, considerando as particularidades de cada caso e seguindo os consensos e diretrizes para o tratamento da asma não ocupacional de acordo com a intensidade do quadro. Para obter melhora clínica e prevenir piora no prognóstico da asma, é essencial afastar o trabalhador da exposição ao agente causal. Estudos mostram que a permanência do trabalhador no local de trabalho, ou quando ele permanece exposto ao agente ocupacional envolvido, agrava o prognóstico da asma. Aproximadamente, 75% dos trabalhadores com AO permanecem com hiper-reatividade brônquica, mesmo após a remoção da exposição ao agente causal, embora a intensidade dos sintomas seja geralmente leve[11].

Rinite ocupacional

Definição e epidemiologia

A rinite ocupacional (RO) tem sido alvo de crescente interesse na área das doenças ocupacionais. É definida como a rinite decorrente da exposição, no ambiente de trabalho, a agentes de alto ou baixo peso molecular ou substâncias irritantes por meio de mecanismos imunológicos ou não. Esta condição geralmente coexiste com a AO e, na verdade, tem sido apontada como um estágio inicial do comprometimento das vias aéreas; se a exposição ao agente persiste, a RO pode evoluir para asma, embora os relatos de tal evolução sejam poucos[12].

A prevalência varia muito entre diferentes trabalhos apresentados, em razão dos critérios usados para o diagnóstico, a área geográfica e o tipo de ocupação. Em um estudo conduzido entre os funcionários de uma universidade expostos a animais de laboratório, a prevalência foi de 42% para sintomas autorrelatados de rinite relacionados ao trabalho, 15% para provável RO (sintomas de rinite + testes cutâneos positivos para animais) e 6% para RO confirmada por provocação específica. Estes resultados confirmam a baixa especificidade dos questionários de sintomas para diagnóstico de RO[13]. A incidência de sintomas rinoconjuntivais relacionados ao trabalho é maior nos primeiros 12 a 20 meses de atividade profissional e aumenta com a duração da exposição até um período de 24 meses. Este curto período de latência sugere a necessidade de maior vigilância nos primeiros anos de exposição. História de sintomas atópicos é comum em trabalhadores que desenvolvem RO, chamando a atenção para atopia como um fator de risco para o desenvolvimento de RO[12].

Mecanismos fisiopatológicos

A inflamação das vias aéreas nasais pode ocorrer por sensibilização específica, irritação aguda ou crônica da mucosa ou ambas. Os mecanismos de sensibilização aos compostos de alto peso molecular são classicamente mediados pela IgE, enquanto a sensibilização aos de baixo peso molecular envolvem tanto resposta IgE mediada como outras menos esclarecidas. Compostos irritantes, como partículas grandes, gases hidrossolúveis e vapores, levam à lesão direta da mucosa, sem o envolvimento de resposta imunológica específica[12]. A exposição a substâncias, como fumaça de cigarro, formol e capsaicina, resulta na liberação de neuropeptídios como a substância P, que são neurotransmissores responsáveis pelo desencadeamento de uma resposta inflamatória neurogênica[14].

Em 1995, Bardana[15] sugeriu a seguinte classificação para RO:

- Incômoda (do inglês *annoyance*): ocorre quando o indivíduo tem uma sensibilidade olfativa muito alta, apresentando sintomas quando exposto a substâncias como perfumes e detergentes.
- Irritativa: quando ocorre uma inflamação inespecífica no nariz sem envolver mecanismos imunológicos mais elaborados ou alérgicos.
- Corrosiva: ocorre após exposição a altas concentrações de gases químicos solúveis e irritantes, como cloro e amônia, o que leva a uma inflamação tão intensa que lesiona a mucosa nasal e ocasiona alterações permanentes nas funções fisiológicas do nariz, como o olfato.
- Alérgica (ou imunológica): pode envolver mecanismo mediado por IgE e outros.

O Quadro 3 mostra alguns dos principais agentes causadores de RO com exemplos das exposições típicas.

Quadro clínico e diagnóstico

A mucosa nasal responde a estímulos externos de formas diferentes, dando origem à sintomatologia clássica das rinites: a congestão nasal resulta da vasodilatação e

Quadro 3. Agentes causadores de rinite ocupacional e exposições características

Classificação	Agente	Exposição
Incômoda	Detergentes, perfumes	Supermercado, loja de departamento
Irritativa	Poluentes ambientais, fumaça de cigarro, ar frio, *spray* de cabelos, talco	Qualquer lugar, trabalhadores de rua, frigoríficos, loja de departamento, indústria de cosméticos
Corrosiva	Amônia	Indústrias químicas
Alérgica (imunológica)	Naturais: látex, camundongos Sintéticos: anidridos ácidos, platina, isocianatos	Profissionais da área de saúde, técnicos de laboratórios Trabalhadores com resina epóxi, artesãos de jóias, pintores

Fonte: adaptada de Bardana Jr.[14].

do aumento da permeabilidade vascular; o prurido e os espirros decorrem da estimulação nervosa sensorial; a coriza resulta da estimulação das glândulas e do aumento da permeabilidade vascular[14]. Mesmo nos grupos de risco para rinite ocupacional, a alta frequência dos sintomas de rinite pode levar a uma superestimativa da verdadeira incidência de RO, portanto, é essencial a confirmação do nexo causal entre o agente ocupacional suspeito e os sintomas, usando-se medidas objetivas.

O teste cutâneo de leitura imediata, frequentemente usado para avaliar sensibilização, não indica a presença de doença. Além disso, a maioria dos agentes ocupacionais não dispõe de extratos padronizados para a realização destes testes, que ajudam apenas na avaliação dos casos mediados por IgE[12]. Um trabalho recente sobre RO no leste europeu mostrou que a indústria de alimentos, a indústria têxtil e a de agricultura foram os ambientes profissionais mais arriscados. Os trabalhadores desses setores necessitam de intervenção preventiva, uma vez que a RO pode precede a AO. Neste estudo, a principal ferramenta diagnóstica baseada na associação causal entre os agentes no ambiente de trabalho e os sintomas da rinite foi o teste cutâneo, que confirmou o diagnóstico em 59% dos casos, enquanto o teste de provocação nasal foi menos frequente (18%)[16].

Ainda assim, a nasoprovocação específica realizada sob condições controladas constitui o padrão de referência para o diagnóstico de RO. Este procedimento pode ser realizado em laboratório ou no próprio ambiente de trabalho. A resposta à nasoprovocação pode ser medida por escore de sintomas, análise de mediadores inflamatórios e avaliação da congestão nasal por meio de rinomanometria, rinometria acústica e pico de fluxo inspiratório nasal[17,18].

Tratamento

Evitar a exposição ao agente ocupacional envolvido é seguramente a abordagem mais eficaz para o controle da RO. Para o controle dos sintomas, devem-se seguir as recomendações convencionais de farmacoterapia, com anti-histamínicos e corticosteroides tópicos nasais, de acordo com diretrizes e consensos vigentes para as rinites alérgicas não ocupacionais, como o ARIA[19] (Figura 3). Entre as medidas preconizadas para evitar ou diminuir a exposição, há a substituição do agente ocupacional causal por outra substância, melhoria das condições de ventilação da área de trabalho, redução do tempo de exposição e uso de equipamentos de proteção individual (EPI) pelo trabalhador[20].

Dermatoses ocupacionais

Definição e epidemiologia

Na década de 1970, no estado norte-americano de Washington, 45% dos casos notificados a cada ano eram cutâneos. Em 1994, quando foi realizado o levantamento estatístico mais recente, observou-se uma mudança considerável nos dados. Embora as doenças ocupacionais tivessem aumentado de 2,6 casos/1.000 trabalhadores de período integral em 1975 para 5,6 casos/1.000 em 1994, a incidência de doenças cutâneas caiu de 1,2 casos/1.000

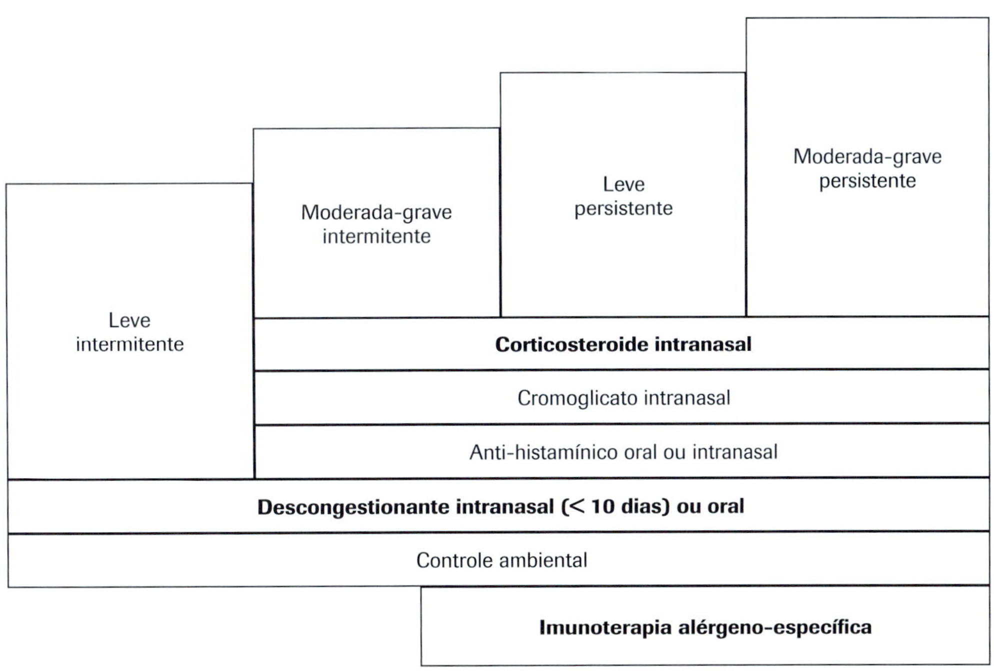

Figura 3. Tratamento da rinite alérgica segundo as recomendações do ARIA[17].

para 0,7 casos/1.000 nesse mesmo período[21]. Mesmo assim, as dermatoses ocupacionais (DO) estão em 2º lugar entre as doenças ocupacionais.

A DO é definida como um distúrbio cutâneo causado por fatores associados sobretudo ao ambiente de trabalho. Três critérios operacionais são utilizados para identificar uma doença de pele como ocupacional:

1. A lesão cutânea deve ter se desenvolvido pela primeira vez quando o paciente estava em uma ocupação presumivelmente associada com a erupção.
2. A lesão cutânea deve melhorar claramente quando o paciente se afasta do ambiente de trabalho e piorar com sua volta.
3. Deve existir um agente etiológico no ambiente de trabalho que pode ser relacionado com o aparecimento da lesão[22].

Etiologia

Na ordem de frequência, as causas diretas de DO são de natureza química, mecânica, física e biológica. Nas dermatites de contato irritativas, as causas mais frequentes são sabões/detergentes, fibra de vidro, poeira particulada, produtos alimentícios, produtos de limpeza, plásticos, resinas, lubrificantes, derivados de petróleo, metais e óleos para máquinas.

Como em outros processos patológicos, alguns fatores de riscos são conhecidos nos indivíduos com maior predisposição para desenvolver DO cutânea: capacidade intelectual do trabalhador (assumir a responsabilidade de manusear material perigoso), sítio anatômico exposto (quanto mais fina a pele, maior a probabilidade de um agente causar lesão), história pessoal de atopia (ressecamento da pele, alteração da barreira cutânea e maior predisposição a outras sensibilizações), pele pigmentada (menos suscetível a lesão, entretanto, leva mais tempo para cicatrizar e costuma ficar com mais cicatrizes), pele envelhecida (pela idade ou por ação do sol, é menos resistente), indivíduos imunossuprimidos[22].

Fatores ambientais, como baixa umidade do ar e frio, diminuem a quantidade de água no estrato córneo. Baixas temperaturas também reduzem a elasticidade do estrato córneo, causando rachaduras e fissuras. Exposição a irritantes é a causa de 80% de todas as DO. Muitos agentes podem agir tanto como irritantes quanto como alérgenos. As infecções ocorrem mais provavelmente nos trabalhadores da área da saúde e em fazendeiros[23].

Quadro clínico e fisiopatologia

Das DO, 90 a 95% são dermatites de contato. Na verdade, a maioria dos casos de dermatite de contato tratada pelos médicos é, de certa forma, ocupacional. As dermatites de contatos – irritativa ou alérgica – são as DO cutâneas mais comuns, na maioria das vezes localizadas nas mãos. Urticária de contato é mais rara. Os principais irritantes ocupacionais são detergentes e desinfetantes, óleos de corte e solventes. Os principais alérgenos ocupacionais são aditivos de borracha, metais (crômio, níquel, cobalto), plásticos (resinas epóxi, acrílico), biocidas e plantas. O diagnóstico é baseado no exame clínico, na história médica e no teste de alergia. As duas principais medidas de prevenção são reduzir o contato da pele com substâncias irritantes e proporcionar evasão completa de contato da pele com alérgenos ofensivos[24].

A dermatite de contato é definida como qualquer alteração na pele e/ou anexos (cabelos, unhas e mucosas) resultante do contato ou exposição a um agente exógeno (físico ou químico). Mais comumente, a dermatite de contato é irritativa, identificada quando a inflamação induzida pelo contato não é imunológica, e o quadro clínico é resultado de lesão celular pelo agente irritante. Quando a inflamação ocorre por uma resposta inflamatória induzida por um hapteno em potencial, denomina-se dermatite de contato alérgica[22].

Ao contrário da dermatite de contato alérgica, a irritativa não é uma entidade clínica bem estabelecida, mas um espectro de alterações cutâneas. O aspecto clínico da dermatite irritativa é dependente da dose e do tempo de exposição. Uma reação inflamatória aguda e grave causada por um irritante primário forte pode incluir necrose e ulceração, enquanto as lesões crônicas se apresentam com liquenificação, escoriações, descamação e hiperqueratose. As mãos são as mais frequentemente afetadas pela dermatite irritativa, dada sua maior exposição. O espectro da dermatite de contato irritativa compreende as seguintes formas: aguda, aguda tardia, irritante, cumulativa, traumática, eczemátide, pustular, acneiforme e subjetiva[25].

No ambiente de trabalho, são considerados os seguintes fatores para as reações alérgicas: fatores ligados ao hospedeiro, fatores ligados ao ambiente, agentes causadores potenciais e reação imunológica envolvida.

A reação alérgica padrão expressa pela pele quando ela reage com uma substância alergênica é uma dermatite eczematosa consequente a uma reação de hipersensibilidade tipo IV da classificação de Gell e Coombs, e, menos frequentemente, pode ser uma reação urticariforme, traduzindo uma reação de hipersensibilidade tipo I. A dermatite de contato alérgica é considerada um exemplo típico de reação de hipersensibilidade tardia (tipo IV), mediada primariamente por células Th1 sensibilizadas. Clinicamente, caracteriza-se por uma erupção eczematosa que, quando aguda, é bastante pruriginosa, eritematosa e vesicular, e quando crônica, tem prurido leve a moderado, com espessamento da pele, descamação, menos eritema e geralmente tem fissuras. As lesões subagudas apresentam características das duas anteriores. Todas as reações alérgicas são específicas e não são dose-dependentes. Um período de latência, que pode variar de 12 a 48 horas após o contato com o alérgeno, é necessário e corresponde ao tempo que as células de Langerhans (apresentadoras de antígeno) levam até carregar o hapteno aos linfonodos regionais, onde é apresentado aos linfócitos T que migram ao sítio do contato. Ao serem novamente ativados, esses linfócitos T liberam mediadores, produzindo uma reação inflamatória que se traduz no quadro

Quadro 4 Comparação entre dermatite de contato irritativa e alérgica

	Irritativa	**Alérgica**
Morfologia clínica	Dermatite similar à alérgica	Dermatite espongiótica
Início da reação após o contato	Minutos a 48 horas	24 horas a 5 ou 6 dias
Forma bem demarcada	Geralmente típica	Pode ocorrer
Resolução clínica	Diminui com 96 horas	14 a 28 dias
Causas comuns	-	-
Concentração do agente	Importante	Menos importante
Mecanismo envolvido	Não-imunológico, não requer sensibilização,	Imunológico, requer sensibilização, células T
	lesão de queratinócitos	ativadas por antígenos
Teste diagnóstico	Nenhum	*Patch test*

Fonte: extraída de Beltrani[20].

clínico descrito[23]. Observa-se uma considerável sobreposição entre as características das dermatites de contato irritativa e alérgica, como mostrado no Quadro 4.

Diagnóstico e tratamento

As dermatites de contato ocupacionais destroem não apenas a pele do paciente, mas também a estabilidade psicossocial e econômica. Apesar de poucos estudos a respeito, sabe-se que o impacto econômico desta doença é considerável. Nos Estados Unidos, 20 a 25% de todos os casos relatados resultaram, em média, na ausência de 10 a 12 dias no trabalho[26].

A prevenção das dermatites de contato é de extrema importância, mas, apesar de simples, tais medidas nem sempre são colocadas em prática. Uma delas seria uma triagem dos indivíduos predispostos antes da contratação, entretanto, existem barreiras trabalhistas que consideram esta triagem uma espécie de discriminação, tornando-a difícil na prática. A prioridade maior seria a eliminação e/ou substituição do irritante ou alérgeno no ambiente de trabalho, bem como o uso de equipamentos de proteção individual (EPI) e medidas de higiene ambiental[26].

O teste de contato, ou *patch test*, é o padrão de referência para a identificação de um alérgeno de contato, ajudando a confirmar o diagnóstico das dermatites de contato alérgicas. Recomenda-se que qualquer paciente com lesão eczematosa persistente realize o teste de contato. A bateria-padrão, constituída de 20 a 25 antígenos, é capaz de identificar até 80% dos alérgenos ocupacionais. Alérgenos adicionais podem ser testados, com base na história de exposição individual. Nestes casos, a limitação é a falta de padronização que compromete o resultado[22]. Para o tratamento das lesões, recomenda-se o uso de corticosteroides tópicos e, nos casos mais graves, muitas vezes é necessário o uso de corticosteroides sistêmicos. O uso de anti-histamínicos ajuda a controlar o prurido.

Considerações finais

As doenças ocupacionais podem trazer importantes repercussões econômicas e psicossociais para o trabalhador. Nesses casos, o diagnóstico preciso é mandatório, porém, nem sempre é fácil estabelecer o nexo causal ou mesmo o agente ocupacional envolvido, podendo ainda se tratar de um quadro agravado no local de trabalho. Quando a sensibilização a determinado alérgeno ocorre especificamente no ambiente de trabalho, envolvendo mecanismos de hipersensibilidade, pode se tratar de um quadro de alergia ocupacional. O diagnóstico adequado se inicia sempre com a anamnese bem feita, que pode direcionar o restante da investigação. A conduta nesses casos não se limita apenas ao tratamento do trabalhador, mas devem também envolver medidas de prevenção visando ao ambiente de trabalho e aos trabalhadores não atingidos.

Referências bibliográficas

1. Bernstein IL, Chan-Yeung M, Malo JL, Bernstein DI (ed.). Asthma in the workplace. 2.ed. New York: Marcel Dekker, 1999. p.5-26.
2. Malo JL, Chan-Yeung M. Occupational asthma. J Allergy Clin Immunol. 2001;108:317-28.
3. Mihalas LS. An approach to the diagnosis of occupational asthma. Ann Allergy Asthma Immunol. 1999;83:577-82.
4. Gaudrin D, Bernstein IL, Brooks S. Reactive airways dysfunction syndrome, or irritant-induced asthma. In: Bernstein IL, Chan-Yeung M, Malo JL, Bernstein DI (eds.). Asthma in the workplace. 2.ed. New York: Marcel Dekker, 1999.
5. Becklake MR, Malo JL, Chang-Yeung M. Epidemiological approaches in occupational asthma. Reactive airways dysfunction syndrome, or irritant-induced asthma. In: Bernstein IL, Chan-Yeung M, Malo JL, Bernstein DI (eds.). Asthma in the workplace. 2.ed. New York: Marcel Dekker, 1999. p.27-65.
6. Chan-Yeung M et al. Occupational asthma. Review article. N Engl J Med 1995; 333:107-12.
7. Cartier A. Diagnosing occupational asthma. Allergy Clin Immunol Int. 2003;15:197-202.
8. Malo JL. Assessment of peak expiratory flow in asthma. Curr Opin Pulm Med. 1996;2:75-80.

9. Lemiere C. Non-invasive assessment of airway inflammation in occupational lung disease. Curr Opin Allergy Clin Immunol. 2002;2(2):109-14.
10. Lemière C, D'Alpaos V, Chaboillez S, César M, Wattiez M, Chiry S et al. Investigation of occupational asthma: sputum cell counts or exhaled nitric oxide? Chest. 2010;137(3):617-22.
11. Chang-Yeung M, Malo JL. Natural history of occupational asthma. In: Bernstein IL, Chan-Yeung M, Malo JL, Bernstein DI (eds.). Asthma in the workplace. 2.ed. New York: Marcel Dekker, 1999. p.129-43.
12. Gautrin D, Desrosiers M, Castano R. Occupational rhinitis. Curr Opin Allergy Clin Immunol. 2006;6:77-84.
13. Ruoppi P, Koistinen T, Susitaival P, Honkanen J, Soininen H. Frequency of allergic rhinitis to laboratory animals in university employees as confirmed by chamber challenges. Allergy. 2004;59:295-301.
14. Slavin RG. Occupational rhinitis. Ann Allergy Asthma Immunol. 2003;90(Suppl):2-6.
15. Bardana Jr EJ. Occupational asthma and related respiratory disorders. Dis Month. 1995;41:143-99.
16. Perecinský S, Legáth L, Varga M, Javorský M, Bátora I, Klimentová G. Occupational rhinitis in the Slovak Republic--a long-term retrospective study. Cent Eur J Public Health. 2014;22(4):257-61.
17. Howarth PH, Persson CG, Meltzer EO, Jacobson MR, Durham SR, Silkoff PE. Objective monitoring of nasal airway inflammation in rhinitis. J Allergy Clin Immunol 2005; 115(3 pt 2):S414-41.
18. Nathan RA, Eccles R, Howarth PH, Steinsvåg SK, Togias A. Objective monitoring of nasal patency and nasal physiology in rhinitis. J Allergy Clin Immunol. 2005;115(3 pt 2):S442-59.
19. Bousquet J, van Cauwenberge P, Khaltaev N. Allergic rhinitis and its impact on asthma. J Allergy Clin Immunol. 2001;108(Suppl5):147-334.
20. Hellgren J, Karlsson G, Toren K. The dilemma of occupational rhinitis: management options. Am J Respir Med. 2003;2:333-41.
21. Kaufman JD, Cohen MA, Saama SR, Shields JW, Kalat J. Occupational skin diseases in Washington state 1989 through 1993; using workers compensation to identify cutaneous hazards. Am J Public Health 1998; 88:1947-51.
22. Beltrani VS. Occupational dermatoses. Curr Opin Allergy Clin Immunol. 2003;3:115-23.
23. Mozzanica N. Pathogenic aspects of allergic and irritant contact dermatitis. Clin Dermatol. 1992;2:115-21.
24. Crépy MN, Bensefa-Colas L. News on occupational contact dermatitis. Rev Prat. 2014;64(3):342-9.
25. Iliev D, Elsner P. Clinical irritant contact dermatitis syndromes. Immunol Allergy Clin. 1997;17(3):365-75.
26. Kock P. Occupational contact dermatitis. Am J Clin Dermatol. 2001;2(6):353-65.

Esofagite Eosinofílica 14

Adriana Marcia S. Cunha Barbosa
Ariana Campos Yang

SUMÁRIO

Introdução

Esofagite eosinofílica (EoE) é uma doença inflamatória crônica mediada por resposta antígeno-imune que se caracteriza por apresentar infiltrado eosinofílico exclusivamente em mucosa de esôfago. É uma doença emergente, sendo o primeiro relato de eosinofilia esofágica data de 1978 em um paciente portador de acalasia que foi interpretado, na época, com uma variante de gastroenteropatia eosinofílica[1]. Após uma série de pacientes com suposto diagnóstico de doença do refluxo gastroesofágico (DRGE) que não respondia à terapêutica convencional, é que, a partir de 1993, a EoE foi reconhecida como uma entidade clínica distinta com fisiopatogênese própria. A incidência e a prevalência vêm aumentando desde então, seja pelo maior índice de suspeição clínica, seja pelo aumento global de patologias alérgicas.

Após várias controvérsias sobre o número de eosinófilos a ser considerado diagnóstico de EoE, foi determinado pelo último Consenso de Esofagite Eosinofílica em 2011 que a presença histológica de 15 ou mais eosinófilos por campo de grande aumento (CGA), associada a quadro clínico compatível, e excluindo os principais diagnósticos diferenciais, identificaria esta entidade.

Epidemiologia

A EoE pode ocorrer em qualquer idade, com picos de incidência na infância e entre 30 e 40 anos. Afeta homens e mulheres na proporção 3:1. A predominância no sexo masculino pode estar relacionada a variações genéticas associadas à EoE, localizadas no cromossomo X.

Ocorre em todas as raças, com estudos demonstrando predominância em caucasianos. Por ser uma doença emergente, a prevalência ainda não está bem determinada. Um estudo demonstrou que entre 222 pacientes com quadro clínico de disfagia que tinham feito endoscopia com biópsias, 33 (15%) apresentaram evidência histológica de EoE. Dez pacientes (9,8%) de um grupo de 102 indivíduos com endoscopia normal também apresentaram evidência histológica de EoE[2].

Em pacientes com DRGE refratária ao tratamento convencional, estudos demonstram a prevalência de EoE que varia entre 1 e 8,8%[3].

Os pacientes, em geral, são atópicos em 28 a 86% dos adultos e entre 42 e 93% dos pacientes pediátricos e apresentam comorbidades alérgicas, como asma, rinite alérgica e/ou dermatite atópica. Supõe-se que os aeroalérgenos têm um papel importante no desenvolvimento de EoE, pelo fato de alguns relatos demonstrarem uma sazonalidade no diagnóstico.

Existe forte associação entre EoE e alergia alimentar, tanto em crianças como adultos, e apesar de ainda não ser bem definido qual o método diagnóstico ideal para essa correlação, estudos vêm demonstrando remissão clínica e histológica após restrição única ou combinada dos principais alérgenos alimentares, como leite de vaca, soja, trigo, ovo, castanhas e/ou peixe/crustáceos, sendo o leite de vaca o mais comumente implicado.

Imunopatogênese

A patogênese da EoE é resultado de uma interação genética, ambiental e do sistema imune.

Normalmente, não há eosinófilos no esôfago e o achado denota patologia, principalmente EoE ou DRGE, entre outras.

O mecanismo imunológico é de caráter misto, envolvendo resposta celular e de anticorpo IgE. Proteínas antigênicas, sejam elas derivadas de alimentos (mais comum) ou aeroalérgenos, desencadeiam uma resposta T *helper* 2 que produz citocinas como IL5 e IL 13, as quais recrutam células e perpetuam o processo alérgico. Eosinófilos, células T, mastócitos e os produtos resultantes de degranulação apresentam-se elevados em biópsias de mucosa esofágica.

Interleucina 5 é expressada por meio de células Th2 e eosinófilos. É um mediador chave na ativação de eosinófilos e medeia o remodelamento esofágico.

Interleucina 13 é secretada por células Th2 e aumenta a expressão de eotaxina-3, um dos principais genes envolvido no recrutamento de eosinófilos do sangue periférico para o tecido.

Linfopoietina tímica estromal (*Thymic stromal lymphopoietin – TSLP*) promove padrão de resposta imune Th2 e está envolvida no mecanismo de perda de tolerância alimentar nos pacientes com EoE.

O aumento de TGF-beta e outras citocinas que promovem fibrogênese parece ter um papel importante na resposta de remodelamento tecidual encontrado nesses pacientes.

Células epiteliais do esôfago são ativadas por IL-13 e contribuem para o processo inflamatório. Linfopoietina tímica estromal promove a diferenciação Th2 mediada por células dendríticas e ativa basófilos e eosinófilos. TNF-alfa aumenta moléculas de adesão nas células endoteliais e a eotaxina-3 atrai eosinófilos. IL-13 induz células B a produzirem IgE. IL-9 ativa mastócitos, que, assim como basófilos, ligam IgE ao seu receptor de alta afinidade. IL5 ativa eosinófilos e retarda sua apoptose. Eosinófilos e mastócitos ampliam resposta de citocinas e participam do processo imunorregulatório. Eosinófilos também induzem TGF-beta, que, por sua vez, estimula fibroblastos a produzirem proteínas da matriz extracelular. Por meio de proteínas catiônicas e derivados reativos de oxigênio liberados por grânulos de eosinófilos, há lesão das células epiteliais esofágicas.

Quadro clínico

O quadro clínico da EoE é inespecífico em crianças menores e estas apresentam irritabilidade, recusa alimentar, vômitos e dificuldade de ganho de peso. Em crianças maiores, os sintomas são mais delineados como disfagia, queimação retroesternal e dor abdominal inespecífica. Adultos apresentam disfagia, dor e queimação retroesternal, sendo impactação com alimentos sólidos/sensação de bolus o sintoma mais característico dessa faixa etária.

Impactação alimentar com necessidade de remoção endoscópica do alimento pode ser necessária em 33 a 54% dos pacientes.

Diagnóstico

O diagnóstico de EoE é baseado em quadro clínico compatível com disfunção esofágica, associado à inflamação eosinofílica em uma ou mais biópsias esofágicas, com um número mínimo de 15 ou mais eosinófilos/CGA. A doença deve ser exclusiva do esôfago, portanto, deve ser avaliada a necessidade de coleta de biópsias de outras porções do trato gastrintestinal, como antro gástrico e duodeno. Em geral, EoE apresenta algum grau de remissão clínica/histopatológica após tratamento de restrição alimentar e/ou corticoterapia tópica. Deve ser analisada a possibilidade de outras doenças associadas com eosinofilia esofágica (Quadro 1).

Não há determinação específica para o número exato de biópsias necessárias para o diagnóstico, sendo recomendado a coleta de 2 a 4 amostras adequadas de esôfago proximal e distal.

Pacientes que apresentam número menor que 15 eosinófilos/CGA, mas acompanhados por quadro clínico, histopatológico e/ou endoscópico compatível, devem ser considerados se houver alta suspeição clínica, pois há a possibilidade de biópsias serem coletadas de forma inadequada ou até mesmo de uso prévio de medicações que interfiram, como corticosteroide oral, corticosteroide inalado de forma incorreta ou em alta dosagem ou inibidores de bomba de prótons (IBP).

Eosinofilia esofágica respondedora a inibidor de bomba de prótons

Há um grupo de pacientes com características clínicas e histológicas compatíveis com EoE, mas que apresentam resposta histológica após tratamento único com IBP. A patogênese da eosinofilia esofágica desses pacientes ainda não é bem compreendida. Também não está claro se esse grupo é distinto do grupo de pacientes com EoE, sendo considerado atualmente um "fenótipo" de EoE.

Quadro 1. Doenças associadas com eosinofilia esofágica
Doença do refluxo gastroesofágico
Esofagite eosinofílica
Doenças gastrintestinais eosinofílicas
Doença celíaca
Doença de Crohn
Infecções fúngicas
Parasitoses
Síndrome hipereosinofílica
Acalasia
Hipersensibilidade a drogas
Vasculite
Penfigoide vegetante
Doenças do tecido conjuntivo
Doença enxerto *versus* hospedeiro

Tal fenótipo foi questionado inicialmente se seria uma DRGE com estudo de pHmetria normal ou uma EoE em remissão após uso de IBP, já que compartilha de propriedades anti-inflamatórias, comprovadamente interferindo na promoção de eotaxina-3. Já existem estudos recentes que demonstram marcadores biológicos presentes tanto na EoE como no grupo dos respondedores, e praticamente ausentes na DRGE, sendo eles: proteína básica principal, eotaxina e triptase, todos relacionados à inflamação eosinofílica[4].

Portanto, para caracterização adequada de EoE, após o encontro de eosinofilia esofágica, é necessário o tratamento com IBP por período entre 8 e 12 semanas em doses adequadas para adultos e crianças conforme mostra a Tabela 1, com a repetição de uma nova endoscopia depois.

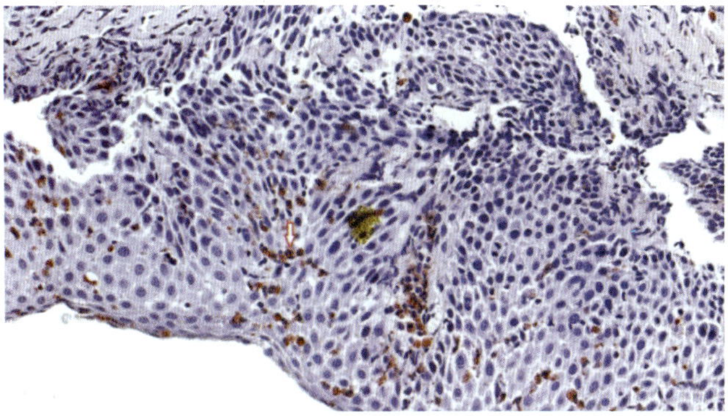

Figura 1. Biópsia esofágica de paciente portador de EoE. Coloração vermelho-congo. A seta vermelha aponta um eosinófilo, assim como um grupo de eosinófilos em desgranulação ao redor.
Fonte: Serviço de Alergia e de Patologia do HCFMUSP.

Avaliação laboratorial

Não existem marcadores séricos específicos para EoE, mas é comum o achado de níveis séricos de IgE > 114 unidades/L em 50 a 60% dos pacientes. Eosinofilia periférica leve é vista em 40 a 50% dos pacientes. Além disso, é possível encontrar IgE específico positivo para aeroalérgenos, já que a maioria dos pacientes apresenta outras comorbidades atópicas.

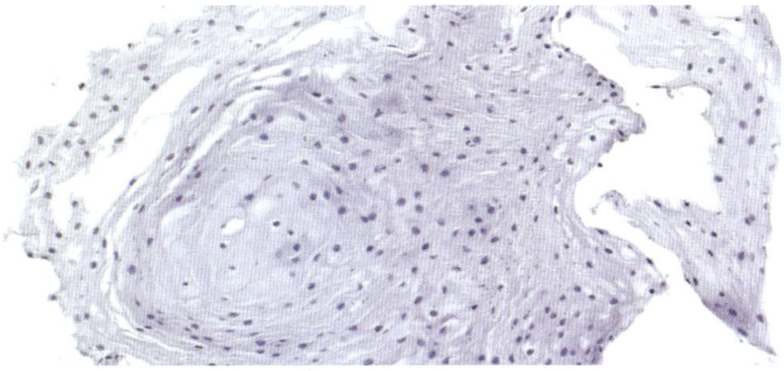

Figura 2. Biópsia esofágica sem alterações.
Fonte: Serviço de Alergia e de Patologia do HCFMUSP.

Achados histológicos

Achados histológicos encontrados na EoE podem ser:

- Microabscessos eosinofílicos.
- Presença extracelular de grânulos eosinofílicos (peroxidase, proteína básica principal, neurotoxina derivado de eosinófilos).
- Hiperplasia basal celular.
- Espaços intercelulares dilatados.
- Fibrose e inflamação subepitelial e de lâmina própria.

Alguns estudos demonstram que há inflamação eosinofílica significativa em esôfago proximal de pacientes com EoE, e não em pacientes com DRGE.

Nenhuma alteração histológica é exclusiva de EoE, porém microabscessos eosinofílicos são achados mais típicos da doença (Figuras 1 e 2).

Achados endoscópicos

Apesar de não haver características endoscópicas patognomônicas, algumas alterações foram encontradas com maior frequência em endoscopias digestivas altas (EDA):

- Exsudatos esbranquiçados: 27%.
- Sulcos longitudinais/estrias: 48%.
- Anéis esofágicos transitórios (felinização): 44%.
- Atenuação do padrão vascular subepitelial: 41%.
- Anéis esofágicos fixos (traqueização): 21%.
- Estreitamento esofágico difuso: 9%.
- Lacerações esofágicas induzidas pela passagem do endoscópio (caracterizando a fragilidade da mucosa).

A endoscopia também pode ser normal em 25% dos casos.

Tabela 1. Tratamento com inibidor de bomba de prótons

Adultos	20 a 40 mg 1 a 2 vezes/dia	8 a 12 semanas
Crianças	1 mg/kg/dose 2 vezes/dia	8 a 12 semanas

Tratamento

Apesar do atual conhecimento limitado sobre a história natural da EoE, os pacientes devem ser orientados quanto à natureza crônica dessa patologia e de possível recorrência sintomática caso o tratamento seja interrompido.

O objetivo do tratamento é minimizar os sintomas, prevenir complicações e preservar a qualidade de vida, com o mínimo possível de reações adversas.

Os pilares do tratamento se baseiam em:

- Dieta restritiva de alérgenos alimentares.
- Supressão ácida.
- Corticoterapia tópica para reduzir inflamação esofágica.
- Dilatação esofágica.

Dieta restritiva de alérgenos alimentares

A restrição alimentar constitui um tratamento não farmacológico efetivo tanto em crianças como em adultos, porém pode acarretar risco nutricional e deve ser avaliada cuidadosamente pelo paciente, familiares, equipe médica e nutricionista.

A identificação de alérgenos alimentares por meio de dosagem de IgE específica em exames séricos ou testes cutâneos e a realização de testes de contato para os principais alérgenos alimentares não constituem exames com alta acurácia, direcionando apenas para os principais suspeitos. A única forma de confirmação de envolvimento do alimento suspeito é a suspensão com consequente remissão e recrudescência da doença após reintrodução do alérgeno alimentar suspeito.

As três principais maneiras de restrição dietética já avaliadas em estudos são:

1. Restrição alimentar empírica: é baseada na restrição dos principais alimentos mais comumente envolvidos na alergia alimentar, ou seja, leite de vaca, ovo, soja, trigo, castanhas, peixes/crustáceos. É chamada dieta de eliminação dos 6 alimentos principais.
2. Eliminação dos alimentos com base em testes alérgicos: essa modalidade defende restringir alimentos que apresentam teste cutâneo e/ou teste de contato positivo para um ou mais dos principais alérgenos alimentares já citados, excluindo sempre a proteína do leite de vaca, já que é um alérgeno sabidamente pouco detectado pelos testes e apresenta grande frequência de envolvimento alérgico.
3. Dieta elementar: o paciente é submetido à dieta exclusiva com fórmula elementar de aminoácidos, o que elimina a possibilidade de mínimo contato com qualquer alérgeno alimentar em potencial. É considerada a modalidade com taxa de resolução maior de 90%.

Estudos demonstraram que houve remissão clínica e histológica em cerca de 81, 65 e 98% nas modalidades restrição alimentar empírica, eliminação dos alimentos baseado em testes alérgicos e dieta elementar, respectivamente.

Tratamento farmacológico

Supressão ácida

A relação entre DRGE e EoE não está bem clara e sabe-se que as duas patologias podem coexistir ou uma contribuir para o aparecimento da outra. Dessa forma, é necessário o tratamento em conjunto com IBP.

Corticoterapia

O paciente deglute o *spray* de corticosteroide tópico e não deve ingerir alimentos ou bebibas por 30 minutos. Em caso de apresentação de corticosteroide que não seja em *spray*, por exemplo a budesonida, ele pode ser misturado em substâncias viscosas como sucralose, criando uma suspensão que o paciente deve ingerir.

As doses recomendadas são:

1. Corticosteroides tópicos:

- Fluticasona:
  - Crianças: 88 a 440 ug 2 a 4 vezes/dia (dose máxima de adulto).
  - Adultos: 440 a 880 ug 2 vezes/dia.
- Budesonida (como suspensão viscosa):
  - Crianças menores de 10 anos: 1 mg/dia.
  - Crianças maiores de 10 anos e adultos: 2 mg/dia.

2. Corticosteroide sistêmico para casos graves (estenose esofágica, perda de peso e hospitalização): 1 a 2 mg/kg.

Outros tratamentos

Não foram encontrados benefícios em tratamentos baseados em anti-histamínicos e cromoglicatos.

O montelucaste, antagonista de receptor de leucotrieno, foi útil na redução de sintomas, mas não demonstrou efeito na eosinofilia esofágica.

Recentemente, há relatos de resposta após uso de anticorpos monoclonais como anti-IL5 e anti-IL13, porém há necessidade de estudos futuros para melhor avaliação clínica-terapêutica.

Dilatação esofágica

A dilatação de esôfago é efetiva no tratamento de estreitamentos esofágicos, aliviando a disfagia em pacientes que não responderam ao tratamento conservador. Pode ser usado como tratamento inicial em pacientes que já apresentam alto grau de estreitamento esofágico.

A dilatação deve ser realizada cuidadosamente, já que foi associada com lacerações esofágicas e até mesmo perfurações e hemorragia, embora o risco seja baixo. Numa metanálise realizada em 2013, 525 pacientes foram submetidos a pelo menos uma dilatação e ocorreram apenas 3 perfurações no total.

A melhora clínica ocorreu em 75% dos pacientes submetidos ao procedimento.

Prognóstico/complicações

Em um relato de 620 pacientes pediátricos com EoE, acompanhados por período de 14 anos, houve persistência da doença e apenas 10% das crianças desenvolveram tolerância à alergia alimentar. Nenhuma criança progrediu para outras doenças gastrintestinais.

O maior estudo a acompanhar a história natural da doença em 30 adultos por período de 7 anos, por meio de avaliação clínica, laboratorial e endoscópica, demonstrou que apresentaram disfagia persistente. Crises de disfagia foram mais comuns em pacientes com eosinofilia periférica. Todos os pacientes sintomáticos apresentaram infiltração eosinofílica persistente, porém com certo grau de redução no período. O processo inflamatório permaneceu confinado apenas ao esôfago, sem envolvimento gástrico ou duodenal. Não houve casos de displasia ou malignidade esofágica.

Referências bibliográficas

1. Landres RT, Kuster GG, Strum WB. Eosinophilic esophagitis in a patient with vigorous achalasia. Gastroenterology. 1978;74(6):1298-1301.
2. Prasad GA, Talley NJ, Romero Y, Arora AS, Kryzer LA, Smyrk TC et al. Prevalence and predictive factors of eosinophilic esophagitis in patients presenting with dysphagia: a prospective study. Am J Gastroenterol. 2007;102(12):2627-32.

3. García-Compeán D, González González JA, Marrufo García CA, Gutiérrez JPF, Quintana OB, Rodríguez GG et al. Prevalence of eosinophilic esophagitis in patients with refractory gastroesophageal reflux disease symptoms: A prospective study. Dig Liver Dis. 2011;43:204.
4. Sá CC, Kishi HS, Silva-Werneck AL, Moraes-Filho JP, Eisig JN, Barbuti RC et al. Eosinophilic esophagitis in patients with typical gastroesophageal reflux disease symptoms refractory to proton pump inhibitor. Clinics (Sao Paulo). 2011;66:557.
5. Arias A, González-Cervera J, Tenias JM, Lucendo AJ. Efficacy of dietary interventions for inducing histologic remission in patients with eosinophilic esophagitis: a systematic review and meta-analysis. Gastroenterology. 2014;146:1639-21.
6. Assa'ad AH, Putnam PE, Collins MH, Akers RM, Jameson SC, Kirby CL et al. Pediatric patients with eosinophilic esophagitis: an 8–year follow-up. J Allergy Clin Immunol. 2007;119(3):731-8.
7. Attwood SE, Smyrk TC, Demeester TR, Jones JB. Esophageal eosinophilia with dysphagia. a distinct clinicopathologic syndrome. Dig Dis Sci. 1993;38(1):109-16.
8. Bohm M, Malik Z, Sebastiano C, Thomas R, Gaughan J, Kelsen S et al. Mucosal eosinophilia: prevalence and racial/ethnic differences in symptoms and endoscopic findings in adults over 10 years in an urban hospital. J Clin Gastroenterol. 2012;46(7):567-74.
9. Chehade M, Lucendo AJ, Achem SR, Souza RF. Causes, evaluation, and consequences of eosinophilic esophagitis. Ann N Y Acad Sci. 2013;1300:110-8.
10. De la Cruz-Patiño E1, Ruíz Juárez I, Meixueiro Daza A, Grube Pagola P, Roesch-Dietlen F, Remes-Troche JM. Eosinophilic esophagitis prevalence in an adult population undergoing upper endoscopy in southeastern Mexico. Dis Esophagus. 2014;28(6):524-9.
11. Dellon ES, Gonsalves N, Hirano I, Furuta GT, Liacouras CA, Katzka DA et al. ACG Clinical Guideline: Evidenced Based Approach to the Diagnosis and Management of Esophageal Eosinophilia and Eosinophilic Esophagitis. Am J Gastroenterol. 2013;108(5):679-92; quiz 693.
12. Dellon ES, Speck O, Woodward K, Covey S, Rusin S, Gebhart JH, et al. Markers of eosinophilic inflammation for diagnosis of eosinophilic esophagitis and proton pump inhibitor-responsive esophageal eosinophilia: a prospective study. Clin Gastroenterol Hepatol. 2014;12(12):2015-22.
13. Fiocchi A, Brozek J, Schüunemann H, Bahna SL, von Berg A, Beyer K, et al.. World Allergy Organization (WAO) Diagnosis and Rationale for Action against Cow's Milk Allergy (DRACMA) Guidelines. World Allergy Organ J. 2010;3(4):57-161.
14. Foroutan M, Norouzi A, Molaei M, Mirbagheri SA, Irvani S, Sadeghi A et al. Eosinophilic esophagitis in patients with refractory gastroesophageal reflux disease. Dig Dis Sci. 2010;55(1):28-31.
15. Furuta GT, Liacouras CA, Collins MH, Gupta SK, Justinich C, Putnam PE et al Eosinophilic esophagitis in children and adults: a systematic review and consensus recommendations for diagnosis and treatment. Gastroenterology. 2007;133(4):1342-63.
16. Henderson CJ, Abonia JP, King EC, Putnam PE, Collins MH, Franciosi JP et al. Comparative dietary therapy effectiveness in remission of pediatric eosinophilic esophagitis. J Allergy Clin Immunol. 2012;129(6):1570-8.
17. Kapel RC1, Miller JK, Torres C, Aksoy S, Lash R, Katzka DA. Eosinophilic esophagitis: a prevalent disease in the United States that affects all age groups. Gastroenterology. 2008;134(5):1316-21.
18. Liacouras CA, Furuta GT, Hirano I, Atkins D, Attwood SE, Bonis PA et al. Eosinophilic esophagitis: updated consensus recommendations for children and adults. J Allergy Clin Immunol. 2011;128(1):3-20.e6; quiz 21-2.
19. Molina-Infante J, Ferrando-Lamana L, Ripoll C, Hernandez-Alonso M, Mateos JM, Fernandez-Bermejo M et al. Esophageal eosinophilic infiltration responds to proton pump inhibition in most adults. Clin Gastroenterol Hepatol. 2011;9(2):110-7.
20. Muller S, Puhl S, Vieth M Stolte M. Analysis of symptoms and endoscopic findings in 117 patients with histological diagnoses of eosinophilic esophagitis. Endoscopy. 2007;39(4):339-44;39(4):339-44.
21. Penfield JD, Lang DM, Goldblum JR, Lopez R, Falk GW. The role of allergy evaluation in adults with eosinophilic esophagitis. J Clin Gastroenterol. 2010;44(1):22-7;44(1):22-7.
22. Prasad GA, Talley NJ, Romero Y, Arora AS, Kryzer LA, Smyrk TC et al. Prevalence and predictive factors of eosinophilic esophagitis in patients presenting with dysphagia: a prospective study. Am J Gastroenterol. 2007;102(12):2627-32.
23. Ramirez RM, Jacobs RL. Eosinophilic esophagitis treated with immunotherapy to dust mites. J Allergy Clin Immunol, 2013;132(2):503-4.
24. Ridolo E, De Angelis GL, Dallaglio P. Eosinophilic esophagitis after specific oral tolerance induction for egg protein. Ann Allergy Asthma Immunol. 2011;106(1):73-4.
25. Sánchez-García S, Rodríguez Del Río P, Escudero C, Martínez-Gómez MJ, Ibáñez MD. Possible eosinophilic esophagitis induced by milk oral immunotherapy. J Allergy Clin Immunol. 2012;129(4):1155-7.
26. Solé D, Silva LR, Filho N, Sarni ROS (coords.). Consenso Brasileiro sobre Alergia Alimentar, 2007. Rev Bras Alerg Imunopatol. 2008, 31(2):64-89.
27. Sorser SA, Barawi M, Hagglund K, Almojaned M, Lyons H. Eosinophilic esophagitis in children and adolescents: epidemiology, clinical presentation and seasonal variation. J Gastroenterol. 2013;48(1):81-5.
28. Spergel JM, Andrews T, Brown-Whitehorn TF, Beausoleil JL, Liacouras CA. Treatment of eosinophilic esophagitis with specific food elimination diet directed by a combination of skin prick and patch tests. Ann Allergy Asthma Immunol. 2005;95(4):336-43.
29. Spergel JM, Brown-Whitehorn TF, Cianferoni A, Shuker M, Wang ML, Verma R et al. Identification of causative foods in children with eosinophilic esophagitis treated with an elimination diet. J Allergy Clin Immunol 2012; 130(2):461-7.
30. Spergel JM. Eosinophilic esophagitis in adults and children: evidence for a food allergy component in manypatients. Curr Opin Allergy Clin Immunol. 2007;7(3):274-8.
31. Sperry SL, Woosley JT, Shaheen NJ, Dellon ES. Influence of race and gender on the presentation of eosinophilic esophagitis. Am J Gastroenterol. 2012;107(2):215-21.
32. Straumann A, Bauer M, Fischer B, Blaser K, Simon HU. Idiopathic eosinophilic esophagitis is associated with a T(H)2-type allergic inflammatory response. J Allergy Clin Immunol. 2001;108(6):954-61.
33. Straumann A, Spichtin HP, Bernoulli R, Loosli J, Vögtlin J. Idiopathic eosinophilic esophagitis: a frequently overlooked disease with typical clinical aspects and discrete endoscopic findings. Schweiz Med Wochenschr. 1994;124(33):1419-29.
34. Sugnanam KK, Collins JT, Smith PK, Connor F, Lewindon P, Cleghorn G et al. Dichotomy of food and inhalant allergen sensitization in eosinophilic esophagitis. Allergy. 2007;62(11):1257-60.
35. Topal E, Erita O, Arga M, Sarı S, Poyraz A, Bakırta A et al. Eosinophilic esophagitis and anaphylaxis due to cow's milk in an infant. Turk J Pediatr. 2013;55(2):222-5.

15 Tosse Crônica

Rosana Câmara Agondi

SUMÁRIO

Introdução

A tosse é um mecanismo reflexo de defesa do trato respiratório, porém, quando persistente é um dos sintomas mais incômodos que faz com que o paciente procure assistência médica. A tosse prolongada está associada à diminuição na qualidade de vida, com importante morbidade física e psicológica. Até 40% dos casos de tosse crônica podem ser refratários às opções de tratamento convencionais, sendo sua investigação e seu controle desafios para os clínicos[1-3].

Mecanismo da tosse

A tosse é um importante mecanismo reflexo de defesa que protege as vias aéreas da aspiração ou da inalação de partículas estranhas, patógenos e secreções. Em condições normais, a tosse funciona como um importante protetor das vias aéreas, porém, em algumas condições, pode se tornar excessiva e prejudicial, um sintoma que serve de alerta para algumas doenças, como as do trato respiratório[4,5].

A tosse é um mecanismo reflexo complexo que ocorre após o estímulo dos receptores. Este estímulo é iniciado pela irritação dos receptores da tosse localizados no trato respiratório da hipofaringe e da laringe até os brônquios. Os receptores da tosse não estão presentes nos alvéolos e parênquima pulmonar. Outros receptores são encontrados em locais como membrana timpânica, conduto auditivo externo, seios paranasais, esôfago, estômago, pericárdio e diafragma. Estes receptores respondem a estímulos químicos (fumaça de cigarro), mecânicos (broncoconstrição), térmicos e inflamatórios (mediadores inflamatórios, capsaicina). Os impulsos são enviados pelas vias aferentes, que convergem através do nervo vago para os sítios do tronco cerebral no núcleo do trato solitário. O centro da tosse gera um sinal eferente que segue via nervos vago, frênico, laríngeo recorrente e intercostal para musculatura expiratória e a produção da tosse (Figura 1)[4-7].

O arco reflexo é constituído de[4]:

a. Vias aferentes: fibras sensoriais (ramos do nervo vago).
b. Centro da tosse no tronco cerebral.

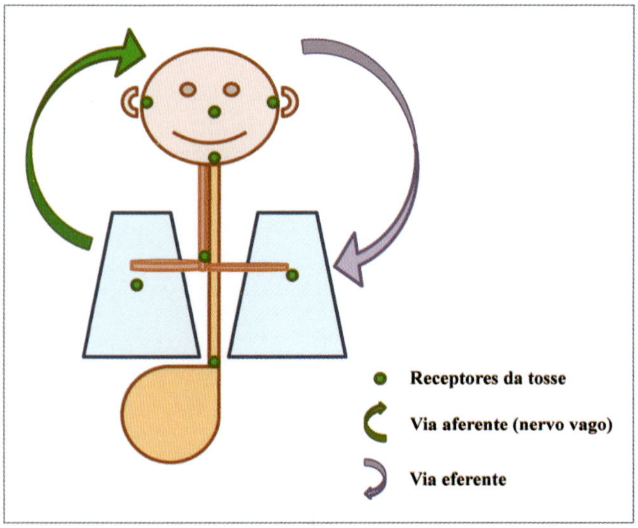

Figura 1. Mecanismo da tosse.

c. Vias motoras eferentes: enviam impulsos para os músculos inspiratórios e expiratórios e para a laringe.

Os eventos mecânicos da tosse, voluntário e involuntário, podem ser divididos em três fases[4,6]:

a. Fase inspiratória: inspiração, que gera o volume necessário para uma tosse efetiva.

b. Fase de compressão: fechamento da laringe combinado com a contração dos músculos da parede torácica.

c. Fase expiratória: a glote se abre, resultando em alto fluxo expiratório (som característico da tosse). Ocorre a liberação de grande volume de ar comprimido e o alto fluxo desloca o muco da via aérea permitindo a remoção de material estranho ou secreções da árvore traqueobrônquica.

As vias aferentes do nervo vago são ativadas por vários receptores diferentes que são sensíveis a diversos estímulos. Estes receptores são classificados em: receptores de adaptação rápida (RAR), receptores de estiramento de adaptação lenta (SAR) e receptores das terminações das fibras C. As duas primeiras são fibras mielinizadas e as fibras C são de condução lenta não mielinizadas[4,8].

Experimentos realizados com animais anestesiados mostraram que a tosse podia ser desencadeada pela estimulação mecânica da laringe, da traqueia e dos brônquios principais. As vias aferentes no trato respiratório não são homogêneas e vários subtipos são reconhecidos. As fibras A-delta, de condução rápida e que inervam as vias aéreas extrapulmonares, e as fibras C vagais, que inervam a via aérea em toda a extensão, são consideradas nociceptivas, ou seja, respondem especificamente a estímulos que podem ser considerados nocivos ou potencialmente nocivos[9].

A maioria das vias aferentes das vias aéreas é não mielinizada (fibras C). Os estímulos conduzidos pelas fibras C desencadeiam uma resposta reflexa pela ativação de canais iônicos dos receptores de potencial transitório (TRP), e os mais importantes são TRP vaniloide do tipo 1 (TRPV1) e TRP anquirina tipo 1 (TRPA1). Estes receptores são ativados, por exemplo, pelo frio, pH ácido, calor e capsaicina. A marca dos aferentes nociceptivos de fibras C é a sensibilidade à capsaicina decorrente da expressão de TRPV1. A capsaicina ativa as fibras C das vias aéreas e esta atividade é abolida por inibidores seletivos de TRPV1. A sensação de "urgência para tossir" está associada à ativação das fibras C broncopulmonares. A capsaicina não desencadeia a tosse nos animais anestesiados[9,10].

Epidemiologia

A prevalência de tosse crônica está em torno de 11 a 20% da população geral[4].

Estudos epidemiológicos realizados no Reino Unido identificaram que 12% dos indivíduos apresentavam tosse diária ou semanalmente. Em estudos realizados na China, a prevalência de tosse foi de 10,9%, sendo 7,6% para tosse aguda e 3,3%, tosse crônica. Em estudo epidemiológico realizado na Suécia, a prevalência ficou em 6,3%. A prevalência de tosse crônica é maior entre as mulheres, cerca de 2 vezes mais que a dos homens[1,11]. Estudos demonstraram que mulheres saudáveis apresentavam maior sensibilidade ao reflexo de tosse. Este aumento na sensibilidade ao reflexo da tosse parece ocorrer após a puberdade. Existe a hipótese desta hipersensibilidade à tosse ser um mecanismo evolucionário na proteção contra a aspiração durante a gravidez[12,13].

Classificação e etiologia

A tosse é classificada conforme o tempo de duração em aguda (< 3 semanas), subaguda (3 a 8 semanas) e crônica (> 8 semanas). Estudos recentes têm pesquisado as doenças associadas à tosse em perspectiva mundial, e têm avaliado o papel da inflamação na tosse. Um novo conceito de hipersensibilidade da laringe surgiu e tem permitido a caracterização e a compreensão de uma gama diversa de síndromes relacionadas à tosse, assim como opções de novos tratamentos[1].

A tosse crônica está frequentemente relacionada ao tabagismo. Os tabagistas têm prevalência de tosse crônica três vezes maior do que os não tabagistas ou ex-tabagistas[6]. No paciente com tuberculose pulmonar, a tosse crônica está presente em um a dois terços destes. Nas áreas de alta prevalência de tuberculose, a doença deve ser investigada a partir de 3 a 4 semanas[14].

As causas mais comuns de tosse crônica nos adultos não tabagistas e com radiografia de tórax normal incluem a asma e doenças relacionadas, a síndrome da tosse das vias aéreas superiores e a doença do refluxo gastroesofágico (DRGE)[1,15]. O diagnóstico etiológico da tosse crônica é um desafio. Para isso, são utilizados vários procedimentos diagnósticos, entretanto, um teste terapêutico naqueles pacientes com impossibilidade de investigação complementar auxilia no diagnóstico etiológico. Se a abordagem diagnóstica e a resposta terapêutica falham no controle da tosse, a tosse crônica idiopática (TCI) é aventada. A hipersensibilidade do reflexo da tosse parece ser a principal causa da TCI e o nome proposto seria a síndrome de hipersensibilidade da tosse crônica (SHTC)[15].

A gravidade da tosse pode ser mensurada em alguns aspectos: gravidade dos sintomas, frequência, intensidade e impacto na qualidade de vida. Um número de ferramentas validadas é utilizado para mensurar a tosse e uma avaliação combinada, subjetiva e objetiva, é necessária para compreensão da tosse crônica. Algumas manobras para avaliação subjetiva da tosse incluem a escala visual analógica (EVA), o questionário de qualidade de vida específica para a tosse e o Leicester Questionário da Tosse (*Leicester Questionnaire Cough* – LQC)[1,2].

As EVAs são amplamente utilizadas para avaliação subjetiva da tosse porque são breves e fáceis de usar; em uma escala de 0 a 100 mm, zero corresponde a "ausência de tosse" e 100 corresponde a "tosse máxima". A vantagem da EVA é que avalia o sintoma isoladamente e reflete a gravidade. Ela está disponível livremente e é prática para uso na pesquisa. A variação mínima importante parece estar em torno de 17 mm (para tosse aguda, mas carece de estudos científicos). A EVA é altamente responsiva a alterações[2].

A tosse crônica tem grande impacto na qualidade de vida do paciente e é muito inconveniente. Ela pode levar a sintomas físicos como síncope, dor torácica, incontinência urinária e distúrbios do sono. Ela pode estar associada com morbidade psicológica, como ansiedade, depressão e, socialmente, levar a comprometimento das atividades. O questionário de saúde relacionada à tosse (*Health Related Quality of Life* – HRQoL) e o LQC são questionários bem validados para este propósito e altamente responsivos à mudança[2].

O LQC é um questionário com 19 questões em três domínios: físico, psicológico e social. É breve, fácil de usar e fornece um escore para avaliação e seguimento do paciente. A variação na escala considerada uma diferença mínima de importância (MID) é de 1,3[2].

Na avaliação objetiva da tosse, é possível utilizar a medida da sensibilidade do reflexo da tosse e a avaliação da frequência da tosse, que seria o padrão-ouro das ferramentas objetivas. Em princípio, esta medida é semelhante àquela usada para avaliar a hiper-responsividade brônquica com agentes do tipo metacolina. A tosse é provocada pela inalação de agentes tussígenos nebulizados, normalmente a capsaicina ou o ácido cítrico (outros: ácidos tartáricos, fumaça, cinamaldeído e bradicinina). O resultado do teste é normalmente expresso como a concentração de agente tussígeno que desencadeie 2 ou 5 episódios de tosse (C2 ou C5). Esta avaliação é reprodutível e responsiva no paciente. Uma limitação é a incapacidade de discriminar entre os doentes e indivíduos saudáveis[2].

Quadro 1. Medicamentos relacionados à tosse crônica

Medicamentos	Classe
Captopril	IECA
Fosinapril	IECA
Imidapril	IECA
Lisinopril	IECA
Losartana	BRA
Telmisartana	BRA
Interferons alfa/beta	Imunorregulador
Latanoprost	Análogo de prostaglandina (solução oftálmica)
Metotrexate	Antimetabólico
Micofenolato mofetila	Imunomodulador
Omeprazol	Inibidor de bomba de prótons
Oxaliplatina	Antineoplástico
Propofol	Anestésico geral
Risperidona	Antipsicótico
Sirolimus	Imunossupressor
Sitagliptina	Antidiabético
Estatinas	Hipolipemiantes
Topiramato	Anticonvulsivante

IECA = inibidor da enzima conversora de angiotensina; BRA = bloqueador de receptor de bradicinina[16].

Principais causas

As principais causas de tosse crônica, ou seja, tosse na maioria dos dias da semana por mais de 8 semanas, nos pacientes não tabagistas e com radiografia de tórax normal, incluem doenças de vias aéreas superiores e inferiores e a doença do refluxo gastroesofágico. Entretanto, outros fatores devem ser investigados, como certos medicamentos.

Alguns medicamentos podem estimular os receptores da tosse e eventualmente desencadear tosse crônica, o mais importante é o inibidor da enzima de conversão da angiotensina (IECA), mas outros medicamentos também podem estar associados à tosse crônica, como os bloqueadores dos receptores da bradicinina (BRA) e a sitagliptina (Quadro 1)[16].

A tosse desencadeada por IECA é não produtiva e, por vezes, associada a prurido na orofaringe, ocorrendo em 5 a 35% dos pacientes em tratamento com este medicamento[17]. Entretanto, no paciente com tosse crônica, o IECA pode ser o responsável em até 3% dos casos. A tosse por IECA é mais prevalente nas mulheres e nos não tabagistas. O início da tosse nestes pacientes pode ocorrer em horas após a primeira dose ou apresentar um início tardio, semanas a meses após seu início. O desencadeamento da tosse não é dose-dependente. Além disso, o IECA pode sensibilizar o reflexo da tosse, potencializando outras causas. Embora a tosse se resolva em 1 a 4 semanas após a suspensão do IECA, em um subgrupo de pacientes, isto pode levar até 3 meses[4,17].

A patogênese da tosse não está totalmente esclarecida, porém, estudos demonstram que alguns mediadores pró-tussígenos, como bradicinina e substância P, que são degradados pela enzima de conversão da angiotensina (ECA), se acumulam nas vias aéreas superiores e nos pulmões. Outro mecanismo proposto para a tosse seria a sensibilização dos receptores da tosse induzida pela prostaglandina, cuja produção pode ser estimulada pela bradicinina. Os indivíduos com tosse induzida por IECA apresentam aumento da sensibilidade da tosse quando testados com capsaicina[4,17].

A única intervenção eficaz para controle da tosse por IECA é a sua suspensão. Entretanto, alguns estudos demonstraram que medicamentos poderiam ser utilizados para atenuar a tosse, como cromoglicato dissódico inalado, teofilina, indometacina, anlodipina e nifedipina[17].

No paciente com tosse crônica, não tabagista e sem uso de IECA, as principais causas para a tosse são as doenças de vias aéreas superiores, denominada síndrome da tosse das vias aéreas superiores (STVAS); a asma e doenças relacionadas; e a DRGE.

Síndrome da tosse das vias aéreas superiores

As doenças de vias aéreas superiores são uma das causas identificadas mais comuns de tosse crônica, representando 20 a 40% dos pacientes. Os mecanismos propostos incluem a drenagem pós-nasal, a microaspiração de material inflamatório, o reflexo nasobrônquico e a inflamação nasal. Estudos longitudinais demonstraram que a rinite foi um fator de risco independente para desenvolver tosse crônica em 5 anos. Entretanto, o mecanismo da associação entre tosse crônica e rinossinusite não está completamente esclarecido. Previamente, a tosse presente nos indivíduos com rinite foi atribuída à drenagem pós-nasal. Acreditava-se que a drenagem de muco para a área da laringe/faringe poderia estimular os receptores da tosse, assim desencadeando o reflexo da tosse. Entretanto, os argumentos contra esta hipótese são muitos. A drenagem pós-nasal é um fenômeno comum e apenas uma parcela pequena destes indivíduos apresenta tosse. Por outro lado, outra parcela de indivíduos que apresenta drenagem pós-nasal nunca apresentou tosse[18].

Outros estudos consideraram que o reflexo da tosse seria uma consequência de um processo patológico local na cavidade nasal ou nos seios de face por meio de estímulo das terminações nervosas aferentes nasais; entretanto, esta hipótese não foi totalmente esclarecida em modelos animais. O mecanismo para tosse relacionada à doença de vias aéreas pode ser complexo. Uma das explicações seria a ativação repetida dos nervos sensoriais por alérgenos nos indivíduos sensibilizados, pois a exposição repetida ao alérgeno pode induzir inflamação com liberação de mediadores que sensibilizariam a via nervosa em múltiplos níveis[18].

Parece que os aferentes nasais têm um papel importante na regulação do reflexo da tosse, tanto protetor quanto prejudicial. Os aferentes nasais que são reconhecidos por desencadear o reflexo da tosse são aqueles ativados por capsaicina por seu receptor, TRPV1. Outra substância que ativa os receptores da tosse no nariz é a acroleína, presente na fumaça do cigarro e na poluição, que é um potente agonista do receptor TRPA1[18,19].

Várias condições devem ser consideradas no diagnóstico diferencial de STVAS, como rinite alérgica (perene ou sazonal), rinite não alérgica, rinite pós-infecciosa, sinusite bacteriana, sinusite fúngica alérgica, rinite decorrente de anormalidades anatômicas, rinite decorrente de irritantes físicos ou químicos, rinite ocupacional, rinite medicamentosa e rinite da gravidez[20].

Asma e doenças relacionadas

As doenças de vias aéreas inferiores associadas à tosse crônica incluem asma, doença pulmonar obstrutiva crônica, bronquite eosinofílica não asmática (*nonasthmatic eosinophilic bronchitis* – NAEB), doença pulmonar intersticial, bronquiectasias, síndrome de apneia obstrutiva do sono (SAOS), câncer de pulmão, tuberculose, exposição ambiental e condições menos frequentes, como sarcoidose, aspiração recorrente, fibrose pulmonar idiopática, aspiração de corpo estranho, infecção fúngica, fibrose cística e traqueomalacia[21].

A asma é uma das principais etiologias de tosse crônica, entre 24 e 29% das vezes, em adultos não tabagistas. Normalmente, na asma, a tosse está associada a outros sintomas cardinais, como dispneia, sibilância e aperto torácico[22]. A história de sintomas episódicos, a melhora espontânea ou com broncodilatador, e a presença de espirometria com distúrbio ventilatório obstrutivo e resposta significativa ao broncodilatador direcionam para o diagnóstico de asma[23].

Em um subgrupo de pacientes, a tosse é o único sintoma e a espirometria encontra-se normal. Nesta condição, o termo utilizado é "tosse variante de asma" (TVA). A TVA é uma forma variante de asma que se apresenta única ou predominantemente com tosse e também é uma das causas mais comuns de tosse crônica no mundo. Estes pacientes apresentam sensibilidade significativamente aumentada do reflexo da tosse, diferente dos asmáticos e indivíduos saudáveis, que apresentam sensibilidade do reflexo da tosse semelhante. Embora os pacientes com TVA apresentem aumento na sensibilidade do reflexo da tosse, eles demonstram menor grau de hiper-responsividade brônquica à metacolina quando comparados à forma típica de asma[22,24].

Embora, a hiper-responsividade brônquica possa ser consistente com o diagnóstico de TVA, para um diagnóstico definitivo, é necessária uma documentação da resolução da tosse após tratamento específico (corticosteroide inalado). O infiltrado eosinofílico pode ser demonstrado no escarro induzido, lavado broncoalveolar e biópsia brônquica. Vários mediadores inflamatórios estão também implicados na TVA. Os prostanoides, como prostaglandina (Pg) E2, PgF2-alfa e tromboxano (TX) A2 modulam o calibre brônquico e aumentam a resposta da tosse à capsaicina. Os metabólitos dos produtos da lipoxigenase foram recentemente identificados como ligantes do receptor TRPV1 (receptor da capsaicina)[22,24].

Takemura et al.[24] avaliaram o uso do antileucotrieno montelucaste nos pacientes com TVA e observaram que estes pacientes apresentaram redução nos eosinófilos no escarro e diminuição significativa na sensibilidade do reflexo da tosse após 4 meses de tratamento, porém, a função pulmonar não se alterou. Os autores sugeriram que o efeito antitussígeno do antileucotrieno seria atribuído ao efeito anti-inflamatório, e não ao efeito broncodilatador.

Uma inflamação neutrofílica também pode estar presente nos pacientes com tosse crônica, crianças e adultos. Na TVA, que nunca usou corticosteroide, a inflamação neutrofílica ocorre em mais de 40% dos pacientes testados[1].

Outra causa frequente de tosse crônica relacionada às vias aéreas inferiores é a bronquite eosinofílica não asmática (NAEB). Embora a asma e a NAEB possam dividir um padrão semelhante de inflamação eosinofílica, na NAEB não se observa a hiper-responsividade brônquica[1].

O desenvolvimento de procedimentos não invasivos para avaliação da inflamação brônquica levou à identificação de uma condição que se manifesta com tosse crônica em indivíduos sem anormalidades da função brônquica, mas com um infiltrado eosinofílico. Esta condição é chamada bronquite eosinofílica não asmática (NAEB). A explicação para a ausência de hiper-responsividade brônquica na NAEB não está esclarecida. A inflamação das vias aéreas, com recrutamento e ativação de linfócitos T, eosinófilos e mastócitos e liberação de mediadores inflamatórios, tem um papel central na fisiopatologia da asma e na NAEB[25].

Dentre os mediadores lipídicos, a PgE_2 é o prostanoide mais abundantemente produzido no corpo e tem papel central na regulação de processos inflamatórios. A produção de PgE_2 é amplamente dependente de três reações enzimáticas: geração de ácido araquidônico (AA) dos glicofosfolipídios de membrana via fosfolipase A_2; conversão de AA a um prostanoide intermediário instável (PgH_2) pelas ciclo-oxigenases (COX); e metabolismo de PgH_2 para PgE_2 via prostaglandina E sintetase[25]. As principais fontes celulares de PgE_2 incluem células epiteliais, células endoteliais, músculo liso brônquico e monócitos/macrófagos. A PgE_2 regula várias funções, incluindo sistemas respiratório, gastrointestinal, reprodutivo, neuroendócrino e imunológico. A PgE_2 é o principal metabólito no trato respiratório inferior. Neste sistema, o epitélio e a musculatura lisa brônquica são as principais fontes de PgE_2, embora fibroblastos, macrófagos alveolares e células endoteliais pulmonares também produzam PgE_2[25].

Na inflamação brônquica crônica, os fibroblastos migram e proliferam, sintetizam e secretam componentes da matriz extracelular e se diferenciam em miofibroblastos. Neste processo, a PgE_2 exerce funções regulatórias negativas pela inibição da migração e da quimiotaxia dos fibroblastos[25].

O desenvolvimento da pesquisa de escarro induzido tem proporcionado um método não invasivo e seguro de avaliar a inflamação brônquica. Na NAEB, observa-se infiltrado eosinofílico nas vias aéreas inferiores, porém, com função pulmonar normal. Esta eosinofilia responde bem ao corticosteroide, o que não ocorre com os pacientes com tosse sem eosinofilia no escarro. A NAEB é responsável por até 10% dos casos de tosse crônica isolada encaminhados a um especialista. Autores sugerem que a etiologia na NAEB seja semelhante ao da asma eosinofílica[25].

Na NAEB, existe clara dissociação entre eosinofilia no escarro e hiper-responsividade brônquica, processo que não está totalmente esclarecido. A NAEB é uma doença caracterizada pelo aumento da expressão de citocinas Th_2 (IL-4, 5, 10 e 13), porém, não necessariamente associada ao fenótipo de asma. Estas duas condições, asma e NAEB, apresentam muitas características imunopatológicas comuns, incluindo o aumento no número de eosinófilos e mastócitos na superfície brônquica e espessamento da camada reticular da membrana basal.

Sastre et al.[25] postularam que a elevação de PgE_2 nos pacientes com NAEB pudesse ter um efeito protetor contra o desenvolvimento de hiper-responsividade brônquica. Análise de biopsias brônquicas e escarro induzido de pacientes com NAEB mostraram que a PgE_2 estava aumentada nestes pacientes em relação aos pacientes com asma ou indivíduos saudáveis. A hipertrofia e a hiperplasia da musculatura lisa brônquica são características da asma e este aumento contribui para hiper-responsividade brônquica na asma. Estudos demonstraram que a PgE_2 inibia a proliferação da musculatura lisa brônquica e, consequentemente, a hiper-responsividade brônquica (HB)[1,25].

Outra explicação alternativa para a diferença de função das vias aéreas entre asma e NAEB seria a localização diferente dos mastócitos na parede brônquica. Os mastócitos se localizam nas bandas de musculatura lisa brônquica na asma e estão associados à HB. Os mastócitos produzem uma variedade de mediadores que podem interagir com a musculatura lisa brônquica tornando-se hiper-responsivo aos estímulos constritores e à proliferação. A hipótese seria que os dois mecanismos atuariam sinergicamente[1,25].

As principais diferenças entre asma, TVA e NAEB estão no Quadro 2[5,26].

Doença do refluxo gastroesofágico

A DRGE afeta aproximadamente 40% da população dos EUA. Os sintomas típicos de DRGE incluem pirose retroesternal e regurgitação. Entretanto, as manifestações extraesofágicas da DRGE, como tosse, rouquidão e broncoespasmo, também podem ocorrer. As manifestações de DRGE, conforme consenso global, podem ser divididas em síndromes esofágicas e extraesofágicas. As síndromes extraesofágicas se manifestam principalmente por sintomas relacionados ao sistema respiratório, como tosse, laringite, rouquidão, disfonia, secreção retrofaríngea e globus.

O refluxo gastroesofágico (RGE) contribui para as manifestações extraesofágicas por dois mecanismos: direto (microaspiração) ou indireto (mediado pelo nervo vago). O refluxo do conteúdo gastroduodenal para o esôfago e a hipofaringe pode ser classificado como alto ou distal. Estudos embriológicos mostram que o esôfago e a árvore traqueobrônquica apresentam uma mesma origem embriológica e inervação pelo nervo vago[27,28].

Tosse relacionada ao refluxo gastroesofágico

Poe et al.[29] demonstraram que o RGE era a causa isolada de tosse crônica em 43% dos pacientes, enquanto em 57% dos com tosse crônica, o RGE estava associado a outra causa, um fator contribuidor para a persistência da tosse. É importante reconhecer que a tosse crônica pode ocorrer por pelo menos dois mecanismos:

1. Refluxo esofágico alto do conteúdo gastroduodenal: o material atravessa o esôfago e induz à tosse por irritação direta da faringe ou da laringe ou pela aspiração do material causando tosse pela irritação da traqueia ou do brônquio; estes são considerados refluxo laringofaríngeo (RLF).
2. Refluxo esofágico distal: a tosse é desencadeada indiretamente por reflexo traqueobrônquico, mediado pelo nervo vago, e não ocorre irritação da laringe[27].

Quadro 2. Características da asma, TVA e NAEB[5,26]

	Asma clássica	TVA	NAEB
Sintomas	Dispneia, tosse, sibilos	Predomínio de tosse	Tosse associada frequentemente com sintomas de VAS
Atopia	Comum	Comum	Igual à população geral
HB metacolina	Sim	Sim	Não
SRT	Normal	Normal/aumentado	Aumentado
Limiar de sibilância	↓	↑	↑↑
FeNO	Normalmente ↑	Normalmente ↑	↑
Eosinófilos no escarro	Normal ou ↑	Normal ou ↑	↑
Mastócitos na MLB	+	+	-
Resposta ao BD	Boa	Boa	Ausente
Espessamento subepitelial	+	+	+
Resposta ao CI	Boa (eosinofílica)	Boa	Boa
Diminuição da FP	+	±	±

TVA = tosse variante de asma; NAEB = bronquite eosinofílica não asmática; VAS = vias aéreas superiores; HB = hiper-responsividade brônquica; SRT = sensibilidade do reflexo da tosse; FeNO = fração de óxido nítrico exalado; MLB = musculatura lisa brônquica; BD = broncodilatador; CI = corticosteroide inalado; FP = função pulmonar.

O diagnóstico de RGE associado à tosse crônica pode ser desafiador, pois muitos pacientes nem sempre apresentam sintomas típicos de refluxo. Estima-se que até 75% dos pacientes com tosse associada à RGE não apresentem sintomas clássicos de refluxo. Estes pacientes com tosse relacionada ao RGE podem manifestar uma tosse que ocorre principalmente durante o dia, na posição ortostática, durante a fonação, ao se levantar da cama ou associada à alimentação. A situação se complica pelo fato de não existir um teste diagnóstico que seja definitivo na identificação de RGE como causa de tosse crônica[27].

A EDA detecta esofagite em 30 a 50% dos pacientes com sintomas típicos de RGE. Os episódios de refluxo são definidos como a queda do pH abaixo de 4 por mais de 10 segundos. A monitoração do pH de 24 horas é considerado alterada se o total de exposição ácida do esôfago for maior do que 4,5% nas 24 horas de monitoração. A pHmetria é limitada à detecção de refluxo ácido. A impedâncio-pHmetria foi introduzida para medir ambos os refluxos ácido e não ácido[30].

A EDA como ferramenta diagnóstica para tosse associada ao RGE não mostra boa correlação entre os achados de esofagite e a presença de tosse. A maioria dos pacientes com tosse crônica tem achados endoscópicos normais. A pHmetria apresenta 90% de sensibilidade para o diagnóstico de RGE (exposição ácida anormal no esôfago), porém, a especificidade do exame está em torno de 65% para diagnóstico de RGE como causa da tosse. Além disso, nos pacientes com pHmetria alterada, apenas 35% responderam à terapia com IBP. Se o RGE pode provocar tosse crônica, o tratamento do RGE deveria reduzir a tosse. Entretanto, os resultados da terapia antirrefluxo, nos pacientes com tosse, são de certa forma desapontadores; alguns autores demonstraram melhora da tosse em até 70% dos pacientes e o uso de IBP empírico foi capaz de diagnosticar e tratar a tosse desencadeada por RGE em 79% das vezes[27,30].

Vários estudos na literatura, principalmente sob a visão da otorrinolaringologia (ORL), consideram a laringoscopia para o diagnóstico de refluxo extraesofágico. Um escore foi criado para avaliar se sinais presentes na laringoscopia estariam associados ao RLF (8 pontos de graduação). Estes achados são: edema subglótico, obliteração ventricular, eritema/hiperemia, edema de pregas vocais, edema de laringe difuso, hipertrofia de comissura posterior, tecido com granuloma e muco excessivo retrolaríngeo. Entretanto, a acurácia da laringoscopia para diagnóstico de RLF é controversa, pois 80 a 90% de indivíduos saudáveis têm pelo menos uma destas alterações[28].

Outras causas menos frequentes

- Pacientes não tabagistas, sem uso de IECA e radiografia de tórax normal.
- SAOS: alguns estudos recentes demonstraram que a tosse crônica pode ser uma manifestação isolada de SAOS, e estes pacientes são, na maioria das vezes, mulheres, com sobrepeso, roncadores e com RGE. A prevalência de tosse relacionada à SAOS é mais prevalente no obeso. O mecanismo para esta associação não está esclarecido e o diagnóstico é realizado por polissonografia[31].
- Reflexo de Arnold: a tosse pelo estímulo do ramo auricular no nervo vago pode desencadear tosse crônica (reflexo de Arnold) em 2,3 a 3% da população geral. A causa mais frequente é o estímulo mecânico do meato auditivo externo[6].
- Disfunção de pregas vocais (DPV): a DPV é um distúrbio funcional da laringe caracterizado por adução paradoxal involuntária das pregas vocais durante a inspiração, resultando em obstrução intermitente ou variável da via aérea extratorácica. A DPV mimetiza a asma, e os principais sintomas são dispneia, sibilância e tosse crônica. A tosse está presente em 25 a 80% dos pacientes e, eventualmente, pode ser a única manifestação da DPV[32].

Síndrome de hipersensibilidade da tosse

A despeito de toda investigação e tratamento convencional para tosse crônica, até 40% dos pacientes mantêm os sintomas. A hipótese de tosse crônica idiopática é descrita em 7 a 46% dos pacientes com tosse crônica. É mais prevalente no gênero feminino, a investigação de causas da tosse é negativa e exames (radiografia e espirometria) são normais[33]. Uma explicação seria a hipersensibilidade do reflexo da tosse, que é uma característica presente na maioria dos pacientes com tosse crônica. Este reflexo pode ser avaliado por uma variedade de agentes tussígenos, como capsaicina, ácido cítrico, ácido tartárico e fumaça. Vários estímulos ambientais podem desencadear a tosse pela ativação dos receptores da tosse, como calor, ácido e estiramento. Alguns estudos evidenciaram aumento na expressão de receptores da tosse nos pacientes com tosse crônica[31]. Os critérios para diagnóstico de síndrome de hipersensibilidade da tosse são: tosse por mais de 2 meses, mínima ou nenhuma secreção, desencadeantes inespecíficos (ar frio, odores, fala, alimentação), sensação de prurido ou irritação na orofaringe e impacto na qualidade de vida[31].

Song et al.[19] sugerem que a característica cardinal da tosse crônica seja a ativação persistente do reflexo da tosse, que pode ser direcionado por interações complexas entre fatores biológicos, neurológicos, imunológicos, genéticos, associados a comorbidades e fatores ambientais. As características destes pacientes seriam a sensação de irritação na garganta (parestesia de faringe ou laringe); a tosse desencadeada por estímulos não tussígenos como falar, rir; aumento da sensibilidade da tosse a estímulos inalados e paroxismos de tosse de difícil tratamento[34].

O algoritmo de tosse crônica está na Figura 2.

Tratamento

O tratamento da tosse crônica deveria ser direcionado às condições mais prováveis baseadas na história clínica, exame físico e radiografia de tórax. Entretanto, quando nenhuma causa de tosse crônica for aparente, as diretrizes de tosse crônica recomendam uma abordagem sequencial das três condições mais comuns que são a STVAS, asma e a DRGE, antes de investigar as causas menos frequentes. Estas três principais causas podem se apresentar unicamente com tosse crônica[21].

Para a STVAS, o tratamento inicial seria o anti-histamínico associado ou não ao descongestionante. Os anti-histamínicos de segunda geração, embora tenham menos efeitos colaterais, parecem menos eficazes que os anti-histamínicos de primeira geração, talvez pela menor ação anticolinérgica que auxilia na redução de secreções. Para os pacientes com rinite crônica, a adição de corticosteroide nasal, agentes anticolinérgicos nasais e anti-hista-

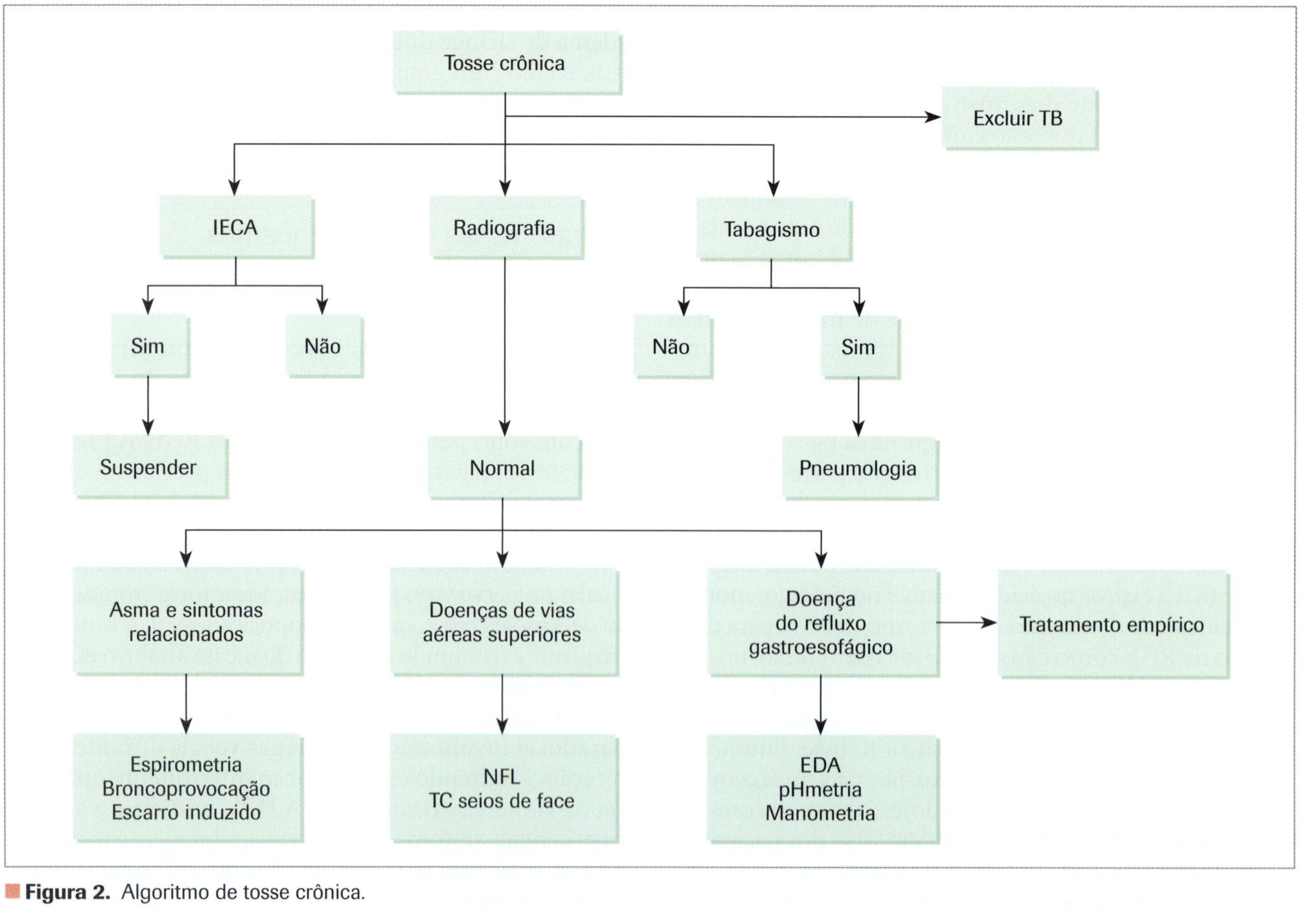

Figura 2. Algoritmo de tosse crônica.

TB: tuberculose; IECA: inibidores da enzima conversora de angiotensina; NFL: nasofibrolaringoscopia; TC: tomografica computadorizada; EDA: endoscopia digestiva alta.

mínicos nasais podem ser eficazes. Deve-se aguardar até 8 semanas para avaliar a resposta ao tratamento[21,35].

Para a asma e as síndromes relacionadas, o tratamento deve incluir corticosteroide inalado associado ou não ao broncodilatador de longa duração. Deve-se aguardar até 8 semanas para avaliar a resposta ao tratamento[21,35].

Para a DRGE, o tratamento recomenda a mudança no estilo de vida (se necessário), como perder peso, cessar tabagismo e diminuir consumo de álcool, chocolates, café e chás. O uso de inibidor de bomba de prótons deve permanecer por pelo menos 8 semanas. Agentes pró-cinéticos devem ser adicionados se a resposta com IBP for insuficiente. Algumas diretrizes recomendam que se faça o tratamento empírico da DRGE após investigar STVAS e asma[21].

Entretanto, em estudos epidemiológicos, 12 a 42% dos pacientes não se encaixam nas principais categorias de causas de tosse crônica, apesar de investigação vigorosa e esforço terapêutico. Estes pacientes são denominados pacientes com tosse crônica idiopática ou refratária. Alguns autores sugerem que a tosse seria uma síndrome única com um mecanismo intrínseco comum de hipersensibilidade da tosse e que as causas comuns da tosse crônica (STVAS, asma e DRGE) seriam apenas desencadeantes e, portanto, esta hipersensibilidade da laringe que se manifesta com tosse refratária poderia ser chamada de "síndrome de hipersensibilidade da tosse"[1,19].

Recentes avanços no tratamento da tosse refratária ou crônica idiopática incluem tratamentos farmacológicos e não farmacológicos[3].

Abordagem não farmacológica

Até 40% das pessoas com tosse crônica refratária apresentam distúrbios de voz e 56% também têm movimentos paradoxais de pregas vocais, ou seja, adução das pregas vocais durante a inspiração e, algumas vezes, na expiração. Estudos demonstraram a eficácia do tratamento fonoaudiólogo para indivíduos com tosse persistente[3].

Conforme este novo paradigma em que a tosse é considerada uma condição primária, caracterizada pela hipersensibilidade neuronal aferente, vários aspectos desta síndrome são manifestados em diferentes fenótipos de tosse. A tosse neuropática sensorial de laringe divide similaridades com outras síndromes neuropáticas de hipersensibilidade, como a dor crônica. Os mecanismos neurais centrais parecem envolvidos, já que os pacientes com tosse crônica refratária têm sensações anormais da laringe (parestesia de laringe), aumento de sensação aos estímulos não tussígenos (alotussia) e grande resposta aos estímulos tussígenos (hipertussia) que responde a medicamentos de ação central como gabapentina[3].

Uma hipótese para a disfunção da laringe encontrada nos pacientes com tosse crônica seria uma disfunção da laringe resultante da força mecânica que ocorre quando as pregas vocais e aritenoides se fecham, durante a fase compressiva da tosse, e da amplitude e da alta velocidade das forças transmitidas para a mucosa das pregas vocais, levando ao estresse mecânico[1].

Entretanto, a base fisiopatológica desta hipersensibilidade na laringe envolve a ativação dos nociceptores de potencial transitório (TRP). Estudos que avaliaram TRPV1 no epitélio das vias aéreas (por meio de anticorpo anti-TRPV1) observaram que, nos pacientes com tosse crônica de diversas causas, o epitélio apresentava nível de TRPV1 5 vezes acima do encontrado nos indivíduos sem tosse[3].

Novos compostos estão em desenvolvimento para bloquear estes receptores e são uma promessa para tosse crônica e hipersensibilidade de vias aéreas superiores[3].

As abordagens não farmacológicas, como fonoaudiologia, têm o objetivo de reduzir a hipersensibilidade da laringe; outra abordagem que visa ao controle é a psicoterapia. Ryan et al.[3] investigaram a relação entre a sensibilidade do reflexo da tosse e a disfunção de laringe utilizando laringoscopia, e observaram que o movimento paradoxal estava presente em 56% dos pacientes com tosse crônica, acompanhado por hipersensibilidade do reflexo da tosse e diminuição da qualidade de vida (LCQ). Os autores observaram melhora dos sintomas da tosse com o programa de fonoaudiologia, mas o mecanismo envolvido nesta melhora da tosse não foi esclarecido.

Abordagem farmacológica

A abordagem farmacológica recente para tratar a tosse crônica inclui medicamentos neuromoduladores como gabapentina, pregabalina e amitriptilina[3].

Gabapentina

Um estudo duplo-cego placebo-controlado utilizando-se gabapentina 1.800 mg/dia por 10 semanas demonstrou que o grupo gabapentina melhorou significativamente a qualidade de vida dos pacientes especificamente em relação à tosse, reduziu a gravidade e a frequência da tosse. O início da ação da gabapentina ocorreu a partir de 4 semanas, e o efeito foi mantido por 8 semanas, porém, esta melhora na qualidade de vida não foi mantida com a retirada do medicamento. Neste estudo, houve baixa frequência de efeitos adversos do medicamento que foram controlados com a redução da gabapentina. O reflexo periférico da tosse avaliado pela capsaicina não foi alterado, sugerindo que a gabapentina não reduz a sensibilização periférica. Este estudo e outros consideram a tosse crônica refratária como um distúrbio neuropático[3].

Opiáceos: codeína e morfina

Os estudos controlados não sustentam a codeína como um antitussígeno eficaz. Na tosse desencadeada pelo estímulo com capsaicina, a codeína não demonstrou efeito na sensação de urgência de tossir ou no número de tosses. A morfina pode reduzir a tosse, porém, por seus vários efeitos adversos, deve ser evitada e o efeito se mantém apenas durante o uso[36].

Amitriptilina

A amitriptilina é um antidepressivo tricíclico com um amplo leque de ações farmacológicas, incluindo efeitos nos sistemas adrenérgicos, serotoninérgicos, muscarínicos e histaminérgicos. A amitriptilina em doses baixas é utilizada na dor neuropática crônica. Embora os efeitos antidepressivos da amitriptilina sejam claramente centrais, o sítio de efeito antitussígeno não está esclarecido. Estudos comparando a amitriptilina com codeína/guaifenesina demonstraram melhora na qualidade de vida e diminuição na frequência da tosse no grupo amitriptilina. Outros estudos são necessários para avaliar a eficácia da amitriptilina nos pacientes com tosse crônica[36].

Agonistas de receptores GABA

GABA é um neurotransmissor central inibidor, que também existe nos tecidos periféricos, incluindo pulmões. O baclofeno, um agonista do receptor $GABA_B$, inibe a tosse induzida pela capsaicina. O efeito antitussígeno do baclofeno ocorre por ação central e também periférica. Estes agentes também atuam pelo efeito no esfíncter inferior do esôfago, diminuindo o refluxo gastroesofágico[36].

Antagonistas de TRP

Os antagonistas de TRPV1 e TRPA1 modificam a função de fibras C e reduzem a sensibilização periférica. Os antagonistas de TRPV1 (experimental) diminuíram efetivamente a tosse desencadeada pela capsaicina em porquinho-da-índia em 70%. O antagonista de TRPA1 usado em modelos de asma demonstrou efeito na inflamação brônquica, na broncoconstrição e na tosse[3].

Avaliação da resposta ao tratamento

Poucos estudos avaliaram o grau de resposta subjetiva ao tratamento da tosse crônica. A resposta ao tratamento da tosse crônica pode ser mensurada por métodos objetivos e subjetivos[15]. Dabrowska et al.[15] avaliaram a medida da gravidade da tosse avaliada por meio de dois questionários subjetivos diferentes, EVA e a escala de gravidade de 5 graus. A diminuição em 50% ou 20 mm na EVA é considerada relevante para alívio da tosse. A escala de gravidade de 5 graus é uma escala que avalia a frequência da tosse e a influência nas atividades diárias e repouso à noite. Ela é baseada na escala de gravidade da tosse: o menor escore (escore 0) indica nenhuma tosse, enquanto escore alto (escore 4) corresponde à tosse grave com um impacto na atividade diária e distúrbio do sono. Um resultado inferior de pelo menos 1 ponto foi considerado significativo para melhora sintomática.

Ambos os questionários foram realizados 2 vezes, uma na primeira visita antes do tratamento e na segunda, após 4 a 6 meses de tratamento. Os autores demonstraram que, com a introdução do tratamento convencional, a avaliação da tosse por meio dos questionários mostrou diminuição importante na gravidade da tosse em 55% dos pacientes. O estudo mostrou que três grupos não apresentaram diminuição relevante da gravidade da tosse, apesar do tratamento: (a) aqueles pacientes com três causas para a tosse; (b) aqueles com NAEB; e (c) os pacientes com tosse crônica idiopática[15].

Considerações finais

A tosse se mantém como um desafio para o clínico ou o especialista, tanto diagnóstico quanto terapêutico. Novas abordagens, como terapia fonoaudióloga e medicamentos neuromoduladores, são uma promessa. Os antagonistas de TRP podem ser uma esperança de tratamento clínico no futuro e pesquisas clínicas são necessárias[3].

Referências bibliográficas

1. Gibson PG, Simpson JL, Ryan NM, Vertigan AE. Mechanisms of cough. Curr Opin Allergy Clin Immunol. 2014;14:55-61.
2. Spinou A, Birring SS. An update on measurement and monitoring of cough: what are the important study endpoints? J Thorac Dis. 2014;6: S728-S734.
3. Ryan NM, Gibson PG. Recent additions in the treatment of cough. J Thorac Dis. 2014;6:S739-S747.
4. Polverino M, Polverino F, Fasolino M, Ando F, Alfieri A, De Blasio F. Anatomy and neuro-pathology of the cough reflex. Respir Med. 2012;7:5.
5. Goldsobel AB, Kelkar PS. The adult with chronic cough. JACI. 2012;130:825.e6.
6. Chung KF, Pavord ID. Prevalence, pathogenesis, and causes of chronic cough. Lancet. 2008;371:1364-74.
7. II Diretrizes brasileiras no manejo da tosse crônica. J Bras Pneumol. 2006;(Supl 6) 32:S403-S446.
8. Millqvist E, Bende M. Role of the upper airways in patients with chronic cough. Curr Opin Allergy Clin Immunol. 2006;6:7-11.
9. Taylor-Clark TE. Peripheral neural circuity in cough. Curr Opin Pharmacol. 2015;22:9-17.
10. Brooks SM. Perspective on the human cough reflex. Cough. 2011;7:10.
11. Bende M, Millqvist E. Prevalence of chronic cough in relation to upper and lower airway symptoms; the Skövde population-based study. Frontiers Physiol. 2012;251:1-4.
12. Dicpinigaitis PV, Raufv K. The influence of gender on cough reflex sensitivity. Chest. 1998;113:1319-21.
13. Morice AH. Chronic cough hypersensitivity syndrome. Cough. 2013;9:1-14.
14. Rosen MJ. Chronic cough due to tuberculosis and other infections. Chest. 2006;129:S197-201.
15. Dabrowska M, Grabczak EM, Arcimowicz M, Domeracka-Kolodziej A, Domagała-Kulawik J, Krenke R et al. Chronic cough – assessment of treatment efficacy based on two questionnaires. Arch Med Sci. 2014;10:962-9.
16. Camus P. The drug-induced respiratory disease website. www.pneumotox.com.
17. Dicpinigaitis PV. Angiotensin-converting enzyme inhibitor-induced cough. Chest. 2006;129:169S-173S.
18. Plevkova J, Song WJ. Chronic cough in subjects with upper airway diseases – analysis of mechanisms and clinical applications. Asia Pac Allergy. 2013;3:127-35.
19. Song WJ, Chang YS, Morice AH. Changing the paradigma for cough: does cough hyperssensitivity aid our understanding? Asia Pac Allergy. 2014;4:3-13.
20. Spector SL. Chronic cough: the allergist's perspective. Lung. 2008;186:S41-S47.
21. Terasaki G, Paauw DS. Evaluation and treatment of chronic cough. Med Clin N Am. 2014;98:391-403.
22. Dicpinigaitis PV. Chronic cough due to asthma. Chest. 2006;129:75S-79S.
23. Global Initiative for asthma. Disponível em: www.ginasthma.com.
24. Takemura M, Niimi A, Matsumoto H, Ueda T, Matsuoka H, Yamaguchi M et al. Clinical, physiological and anti-inflammatory effect of montelukast in patients with cough variant asthma. Respiration. 2015;83:308-15.
25. Sastre S, del Pozo V. Role of PgE2 in asthma and nonasthmatic eosinophilic bronchitis. Mediators of Inflammation 2012; Article ID 645383.
26. Lougheed MD, Turcotte SE, Fisher T. Cough variant asthma: lessons learned from deep inspirations. Lung. 2012;190:17-22.
27. Yuksel ES, Vaezi MF. Extrasophageal manifestations of gastroesophageal reflux disease: cough, asthma, laryngitis, chest pain. Swiss Med Wkly. 2012;142:w13544.
28. Madanick RD. Extraesophageal presentantions of GERD: where is the Science? Gastroenterol Clin N Am. 2014;43:105-20.
29. Poe RH, Kallay MC. Chronic cough and gastroesophageal reflux disease: experience with specific therapy for diagnosis and treatment. Chest. 2003;123:679-84.
30. Pauwels A, Blondeau K, Dupont L, Sifrim D. Cough and gastroesophageal reflux: from gastroenterologista end. Pulm Pharmacol Ther. 2009;22:135-8.
31. Birring SS. New concepts in the management of chronic cough. Pulm Pharmacol Ther. 2011;24:334-8.
32. Kenn, Balkissoon. Eur J Respir 2011; 37: 194-200; Morris MJ, Christopher KL. Chest 2010; 138: 1213-23.
33. McGarvey LP. Does idiopathic cough exist? Lung. 2008;186:S78-S81.
34. Chung KF. Approach to chronic cough: the neuropathic basis for cough hypersensitivity syndrome. J Thorac Dis. 2014;6:S699-S707.
35. Ojoo JC, Everett CF, Mulrennan SA, Faruqi S, Kastelik JA, Morice AH. Management of patients with chronic cough using a clinical protocol: a prospective observational study. Cough. 2013;9:2.
36. Dicpinigaitis PV, Morice AH, Birring SS, McGarvey L, Smith JA, Canning BJ et al. Antitussive drugs – past, present, and future. Pharmacol Rev. 2014;66:468-512.

Angioedema Hereditário 16

Nathália Coelho Portilho Kelmann
Marcelo Vivolo Aun
Antonio Abílio Motta
Pedro Giavina-Bianchi

SUMÁRIO

Introdução e conceitos

O angioedema hereditário (AEH) é uma doença desconhecida e subdiagnosticada que está associada a alta morbidade e mortalidade. Estima-se que 25 a 30% dos pacientes não diagnosticados evoluam com óbito, em decorrência de asfixia por edema laríngeo. O AEH também apresenta crises abdominais que simulam quadros de abdome agudo cirúrgico, não sendo raras histórias de pacientes submetidos a múltiplas laparotomias exploradoras. Portanto, o reconhecimento da doença em serviços de emergência é extremamente importante.

O angioedema (AE) é definido como um edema localizado, assimétrico e desfigurante da derme profunda e hipoderme e/ou submucosa. Pode ser agudo, com duração inferior a 6 semanas, ou crônico, com duração superior a 6 semanas. O AE ocorre em decorrência de vasodilatação e de aumento da permeabilidade capilar, levando ao extravasamento de fluido nos espaços intersticiais. Existem vários subtipos de angioedema, causados por diferentes processos patológicos, e vários mediadores inflamatórios estão envolvidos nesse processo, sendo os principais a histamina, a bradicinina, as prostaglandinas e os leucotrienos.

O presente capítulo enfoca o AEH, que pode ser considerado um grupo de doenças caracterizadas por AE recorrente, transmitidas por herança genética e, na maioria dos casos, induzida por excesso de bradicinina. São doenças raras, mas que devem ser prontamente reconhecidas para a instituição de tratamento correto.

Epidemiologia

A primeira descrição de AEH foi feita por Quincke, em 1882, e seu caráter hereditário foi estabelecido por Osler, em 1888. Somente em 1963 é que a primeira alteração bioquímica associada à doença foi identificada: deficiência do inibidor de C1 (C1-INH).

Embora o AEH seja responsável por cerca de apenas 2% de todos os AE, com prevalência estimada de 1:50.000 (1:10.000 a 1:150.000), novos subtipos têm sido descritos, tornando a doença mais comum do que inicialmente. O tempo excessivo entre o início dos sintomas do AEH e o diagnóstico, cerca de 10 anos, bem como o tempo entre o diagnóstico e a introdução da terapêutica aumentam a morbimortalidade da doença. A maioria dos pacientes é avaliada por diversos médicos e é erroneamente diagnosticada. A doença é responsável por cerca de 15.000 a 30.000 consultas por ano nos serviços de emergência dos Estados Unidos, e os pacientes com AEH podem apresentar algum grau de incapacidade durante 20 a 100 dias por ano, principalmente se não tratados adequadamente.

Fisiopatogenia

Dois mecanismos fisiopatológicos são descritos para o AE: um induzido pela ativação de mastócitos e/ou basófilos, resultando na liberação de histamina e outros fatores (angioedema histaminérgico); e o outro pelo excesso de bradicinina (angioedema mediado por bradicinina ou não histaminérgico), como no AEH, no angioedema adquirido e no angioedema induzido pela enzima conversora de angiotensina. Recentemente, uma classificação do AE de acordo com seus endótipos e os mediadores envolvidos foi proposta (Figura 1).

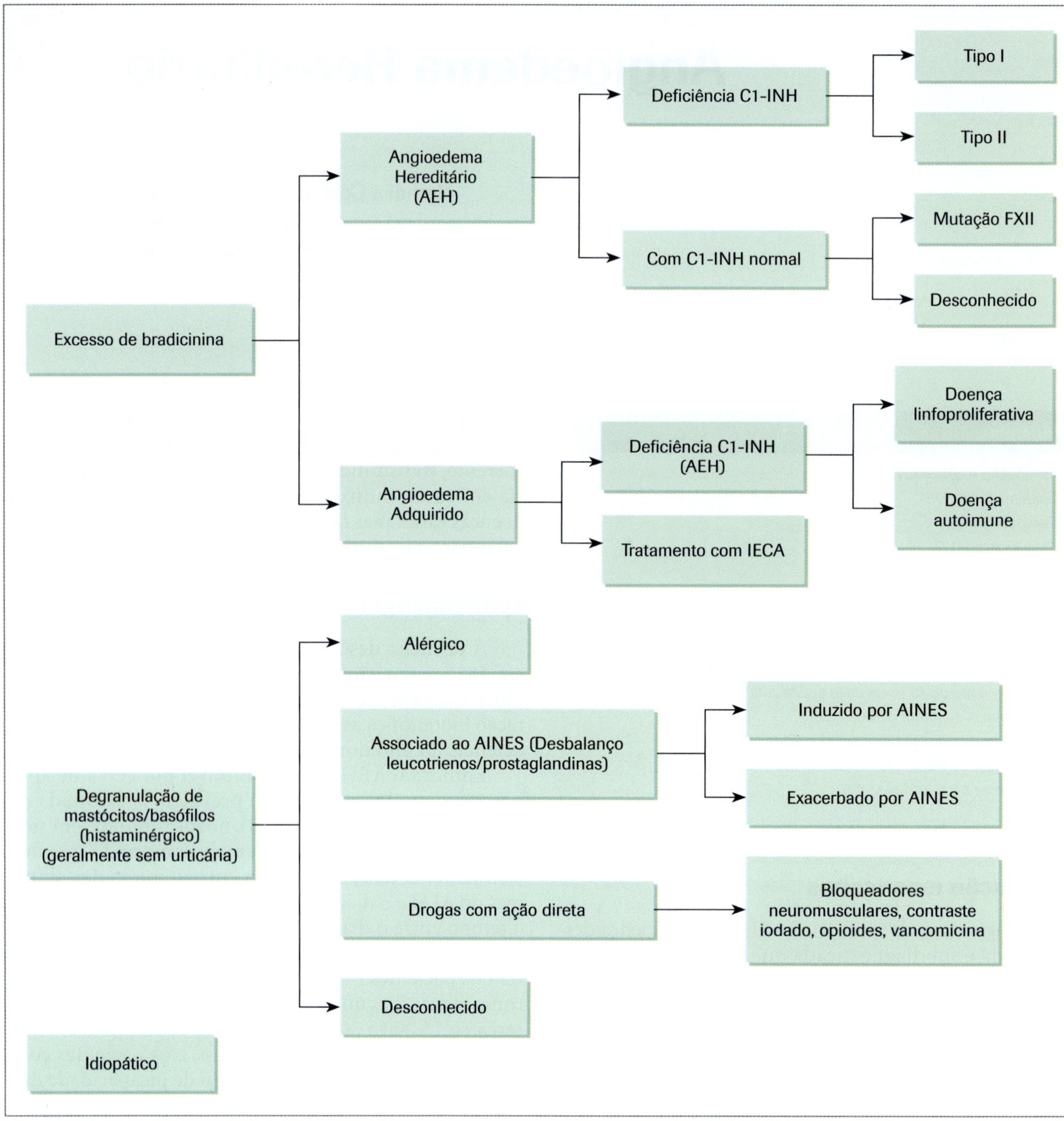

Figura 1. Classificação do angioedema por endótipos.
Fonte: adaptado de Giavina-Bianchi, 2015[1].

A primeira alteração identificada nos pacientes com AEH foi a deficiência quantitativa ou qualitativa do C1-INH. Atualmente, existem mais de 200 mutações descritas no gene da família da SERPING 1 que levam à deficiência do C1-INH. Essa enzima tem funções inibitórias nos sistemas complemento, de coagulação, de fibrinólise e de contato das cininas. Em decorrência desse defeito, há um aumento da síntese de bradicinina que é considerada o principal mediador do AEH. Mais recentemente, identificou-se uma mutação do fator XII da coagulação com ganho de função em pacientes com outro subtipo de AEH, que não apresentam alterações do C1-INH. A bradicinina também seria o principal mediador do AE desses pacientes.

O excesso da bradicinina acarreta vasodilatação, aumento da permeabilidade capilar e edema dos tecidos. O AEH difere dos angioedemas associados à desgranulação de mastócitos e basófilos por mecanismos imunológicos (mediados pela IgE) e não imunológicos, em que há liberação de mediadores farmacológicos com atividades inflamatórias como histamina, citocinas, leucotrienos e prostaglandinas.

Classificação

Numa tentativa de padronizar a nomenclatura, foi proposta uma Classificação Internacional para "angioedema sem urticária", sendo baseada na deficiência ou não do inibidor de C1-INH. Nesta classificação três formas de AEH foram definidas:

1. AEH com deficiência quantitativa do C1-INH (AEH tipo I)

AEH caracterizado por diminuição na quantidade do C1-INH, com níveis abaixo de 50% dos valores normais e consequente diminuição na atividade funcional. Este fenótipo é responsável pela maioria dos casos de AEH (80 a 85% dos casos).

2. AEH com disfunção C1-INH (AEH tipo II)

AEH com nível normal ou elevado de C1-INH, porém com defeito funcional enzimático dessa proteína (cerca de 10-20% dos casos).

3. AEH com C1-INH normal (antes denominado AEH tipo III)

Identificado recentemente, este tipo de AEH afeta principalmente mulheres, embora também tenham sido descritos casos em homens pertencentes à mesma família de mulheres portadoras da doença. É caracterizado por níveis e função normal do C1-INH. Tem sido associado a níveis aumentados de estrógeno (gestação e administração exógena) e mutação no gene do fator XII da coagulação. Em alguns casos, o defeito genético ainda não é conhecido. Por enquanto, dois subtipos são descritos: AEH com C1-INH normal e mutação no fator XII (AEH-FXII); ou AEH com C1-INH normal e defeito genético desconhecido. Não é mais recomendado usar o termo AEH tipo III, porque o tipo I e o tipo II são usados para se referir à deficiência no C1-INH.

Manifestações clínicas

O AE tem predileção por locais de pele mais frouxa e duração entre 24 e 72 horas, dependendo da etiologia. O edema pode ser doloroso, não deixa sequelas após a sua resolução e progride lentamente nas primeiras 36 horas, desaparecendo no final do 3º dia. A associação com urticária se dá em aproximadamente 40% de todos os casos de AE, mas caracteristicamente está ausente no AEH.

O AEH com deficiência quantitativa ou qualitativa do C1-INH afeta igualmente homens e mulheres, mas os estrógenos aumentam as manifestações clínicas da doença e a evolução tende a ser pior no sexo feminino em razão do ciclo menstrual e do uso de hormônio exógeno. A grande maioria dos pacientes com AEH apresenta a primeira crise até a 2ª ou 3ª década de vida, e os locais mais frequentemente acometidos são: face, extremidades, genitália, orofaringe, laringe e sistema digestório. Cerca de 5% dos pacientes são assintomáticos e 25% desenvolvem sintomas esporadicamente. Apesar de o edema de laringe estar envolvido em menos de 1% das crises de AEH, 50% dos pacientes apresentarão essa manifestação em algum momento da vida. As crises têm como fatores desencadeantes: traumas, estresse, infecções, menstruação, ingestão de bebidas alcoólicas, mudança de temperatura, uso de inibidores da enzima conversora de angiotensina (IECA), uso de estrógenos (contraceptivos combinados e reposição hormonal) ou de antidiabético sitaglipitina.

Algumas manifestações prodrômicas podem ser observadas, como eritema serpiginoso ou *marginatum*, que muitas vezes é confundido com quadro de urticária, atrasando o diagnóstico de AEH. A história familiar ajuda no diagnóstico, mas em 25% dos casos pode estar ausente, sendo a primeira mutação na família (caso-índice).

No caso do AEH com C1-INH normal, os estrógenos estão diretamente relacionados ao surgimento da doença. As crises desse subtipo de AE tendem a aparecer mais tardiamente e sua evolução ser mais benigna. Há acometimento preferencial de face e língua, e ocasionalmente se observa lesão purpúrica residual no local de apresentação do AE.

O angioedema adquirido (AEA) tem manifestações clínicas semelhantes às descritas anteriormente, mas com início mais tardio, a partir da 4ª década de vida, e com ausência de história familiar pregressa de AE. Nesses casos, deve-se investigar associação com doenças linfoproliferativas e autoimunes.

Diagnóstico clínico-laboratorial

O principal exame de triagem para o diagnóstico de AEH é a dosagem dos níveis séricos de C4, que é consumido na deficiência quantitativa e qualitativa do C1-INH por ativação permanente do sistema complemento. Cerca de 2 a 5% dos pacientes podem ter o nível de C4 normal no período intercrise, sendo ideal nesses casos a coleta do exame durante um episódio agudo de AE. O nível baixo de C4 faz parte dos sinais de alerta do AEH descritos no Quadro 1. Após ou concomitante à dosagem sérica de C4, deve ser realizada a dosagem quantitativa e funcional do C1-INH, sendo a atividade funcional necessária apenas quando a determinação quantitativa estiver normal, uma vez que o teste funcional é mais complexo e realizado apenas em centros especializados.

Quadro 1. Sinais de alerta do angioedema hereditário

1	Angioedema recorrente
2	Ausência de urticária
3	Dor abdominal recorrente
4	História familiar
5	Ausência de resposta com anti-histamínico
6	Sexo feminino e associação com estrógeno
7	Nível sérico baixo de C4

Quadro 2. Critérios diagnósticos do angioedema hereditário

Critérios clínicos	
Principais	Angiodema subcutâneo autolimitado e doloroso sem urticária, recorrente, às vezes com duração de 12-72 h
	Dor abdominal sem etiologia evidente, recorrente, com duração > 6 h
	Edema recorrente de laringe
Secundários	História familiar recorrente de angioedema e/ou dor abdominal e/ou edema de laringe e/ou morte súbita
Critérios laboratoriais	
Diminuição dos níveis de C1-INH, com valores menores de 50% dos valores normais	
Deficiência funcional do inibidor de C1-INH, com valores menores de 50% do normal nos períodos intercrise	
Mutação do gene do inibidor de C1-INH com alteração da síntese ou função	
O diagnóstico de AEH pode ser estabelecido na presença de um critério clínico principal e um critério laboratorial.	

Critérios clinicolaboratoriais foram sugeridos para padronização do diagnóstico do AEH (Quadro 2). A doença é confirmada quando o paciente apresenta um critério clínico principal e um critério laboratorial. Esses critérios não são absolutos e a história clínica é soberana. Na impossibilidade de realizar o exame laboratorial, a realização de teste terapêutico em casos selecionados pode auxiliar no diagnóstico do paciente.

Após duas dosagens, caso a quantidade e a função estejam normais, deve-se pensar no AEH com C1-INH normal. Nesses casos, o diagnóstico baseia-se na apresentação clínica característica, fatores desencadeantes, presença de um ou mais membros da família do gênero feminino com os mesmos sintomas e exclusão de urticária associada. O diagnóstico de AEH com C1-INH normal e mutação do FXII requer a demonstração dessa mutação.

No AEA, há ativação e consumo de fatores do complemento em decorrência da formação de autoanticorpos contra C1-INH ou pelo catabolismo acelerado do sistema complemento. Observa-se redução dos níveis séricos de C1-INH, C4 e C1q, este último sendo importante para a diferenciação com AEH. A Figura 2 ilustra o algoritmo de diagnóstico do AEH.

Diagnóstico diferencial

O principal diagnóstico diferencial do AEH são os outros tipos de angioedema, principalmente aqueles com apresentação crônica (Figura 1). O tipo mais frequente de angioedema é o recorrente histaminérgico, que frequentemente está associado à urticária e pode ser induzido ou exacerbado pelo uso de anti-inflamatórios não esteroidais (AINEs).

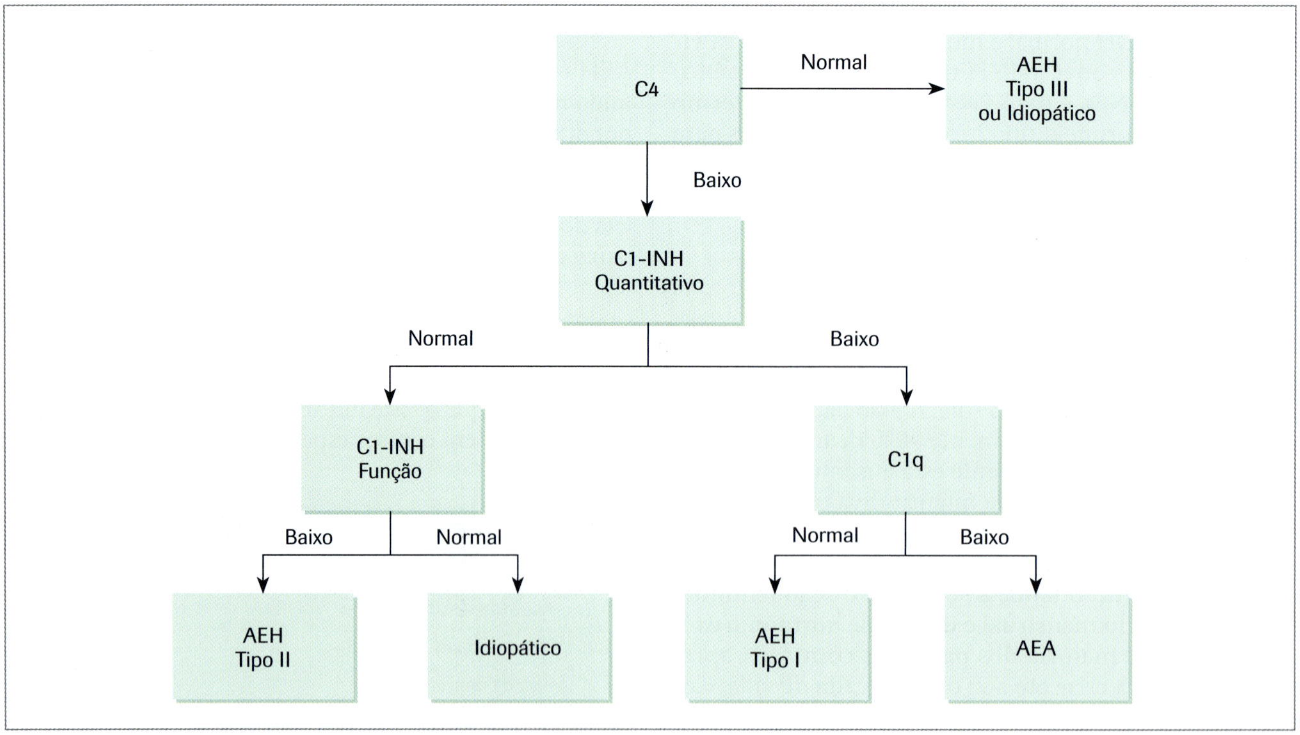

Figura 2. Algoritmo para o diagnóstico dos angioedemas.
C1-INH: inibidor de C1, AEH: angioedema hereditário

Nas formas de angioedema mediadas por bradicinina, uma das perguntas mais importantes é sobre o uso de inibidores da enzima conversora de angiotensina. A inibição desta pode acarretar aumento da bradicinina causando angioedema. Outro angioedema com deficiência de C1-INH, porém sem herança genética, é o angioedema adquirido, que ocorre pelo consumo do C1-INH ou pela produção de autoanticorpos contra essa proteína, diminuindo a atividade do C1-INH.

O AE também faz parte do quadro de algumas síndromes. A síndrome de Gleich se apresenta com quadros de angioedema recorrente, associados a febre, perda de peso, eosinofilia e leucocitose. Na síndrome de Schnitzler, o angioedema está associado à urticária não pruriginosa, com febre, dor óssea e macroglobulinemia secundária ao aumento de IgM. A síndrome de Muckle-Wells cursa com edema de lábios, além de urticária e febre associadas à amiloidose renal. A síndrome de Melkerson-Rosenthal pode apresentar edema labial.

Tratamento

Orientações gerais

Educar o paciente sobre a sua doença e ensinar como evitar os fatores que podem desencadear as crises de angioedema, como mudanças bruscas de temperatura, traumas, esportes de contato físico e estresse emocional. O tratamento do AEH deve focar a crise aguda, a profilaxia, a curto e longo prazo, e o seguimento ambulatorial. O paciente deve ter aconselhamento genético, pois há 50% de chance de os filhos nascerem portadores da doença.

Não se deve prescrever ao paciente contraceptivos hormonais à base de estrógenos, hipotensores do grupo dos inibidores da enzima conversora da angiotensina (IEACA) e a sitagliptina, antidiabético oral, pois podem agravar o AEH. A profilaxia também pode ser indicada antes do uso de contrastes, estreptoquinase e plasminogênio.

Tratamento do AEH em crise aguda

Como em qualquer emergência médica, a primeira preocupação é a manutenção da potência da via aérea e da estabilidade respiratória e hemodinâmica. Durante uma crise de AEH, se houver risco de asfixia, o paciente deve ser submetido a entubação orotraqueal ou traqueostomia. Assim como, se houver hipotensão, o paciente deve receber fluidos e drogas vasoativas.

É importante salientar que o AEH não responde ao tratamento tradicional utilizado no AE histaminérgico com adrenalina, anti-histamínicos e corticosteroides. Essa é uma característica que diferencia o AE mediado por bradicinina do AE histaminérgico.

O tratamento específico do AEH se baseia em diminuir a produção da bradicinina e/ou bloquear sua ação. A produção da bradicinina pode ser inibida pela reposição do próprio inibidor de C1 (Concentrado do C1-INH) ou pela inibição da calicreína (Ecallantide® – não está disponível no Brasil). A ação da bradicinina pode ser antagonizada pela administração do icatibanto, que é um bloqueador de seu receptor. Nos casos mais graves ou com recorrência da crise, pode-se repetir a dose das medicações. Apenas quando esses medicamentos não estiverem disponíveis, pode-se tentar tratar a crise de AEH com plasma fresco e/ou ácido tranexâmico.

Profilaxia de longa duração

A profilaxia de longa duração está indicada para os pacientes que apresentam crises graves e frequentes. Tradicionalmente ela é feita com andrógenos atenuados, como o danazol, ou com antifibrinolíticos, como o ácido tranexâmico ou o ácido épsilon-aminocaproico. Mais recentemente, o concentrado do C1-INH administrado três vezes por semana também tem sido utilizado para prevenir crises de AEH a longo prazo. Com o desenvolvimento de medicamentos mais eficazes para o tratamento das crises de AEH, diminuiu-se a necessidade de manter os pacientes em profilaxia de longa duração, desde que eles tenham acesso a esses medicamentos (ver Figura 3).

Profilaxia de curta duração

A profilaxia de curta duração está indicada para prevenir rises de AEH após procedimentos de alto risco, como as cirurgias na face e procedimentos odontológicos. O estresse cirúrgico é um importante fator de risco para estes pacientes. Se possível, usar o concentrado purificado do C1-INH de uma a quatro horas antes do procedimento. Alternativas menos eficazes são o plasma fresco, os andrógenos atenuados e o ácido tranexâmico.

Considerações finais

O angioedema hereditário compromete a qualidade de vida dos pacientes e pode colocá-los em risco de vida, principalmente se não tratado adequadamente. Embora apenas mutações nos genes que codificam o C1-INH e o fator XII tenham sido associadas ao AEH, diversas proteínas participam e relacionam-se com o metabolismo da bradicinina, podendo interferir nas manifestações clínicas dos pacientes.

Programas educativos sobre a doença têm proporcionado um melhor conhecimento do AEH. O tratamento do AEH também evoluiu muito nos últimos anos, melhorando a assistência e a qualidade de vida dos pacientes. Portanto, o pronto reconhecimento da doença é fundamental para o diagnóstico e tratamento apropriado do AEH.

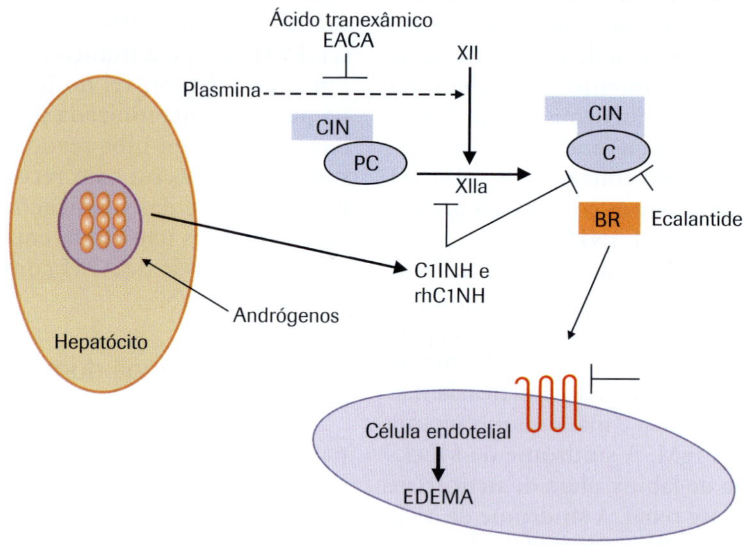

■ **Figura 3.** Mecanismo de ação dos medicamentos utilizados no tratamento do angioedema hereditário.
CIN: cininogênio, PC: pré-calicreína, C: calicreína, BR: bradicinina, B2r: receptor de bradicinina.

Referências bibliográficas

1. Giavina-Bianchi P, Aun MV, Motta AA, Kalil J, Castells M. Classification of angioedema by endotypes. Clin Exper Allergy 2015 [no prelo].
2. Bork K, Meng G, Staubach P, Hardt J. Hereditary angioedema: new findings concerning symptoms, affected organs, and course. Am J Med 2006;119:267-74.
3. Motta AA, Oliveira AKB. Urticária e angioedema. In: Martins MA, Carrilho FJ, Alves VAF, Castilho EA (eds.). Clínica médica. Barueri: Manole São Paulo, 2009. p. 57-69.
4. Bowen T, Cicardi M, Farkas H, Bork K, Longhurst HJ, Zuraw B et al. 2010 International consensus algorithm for the diagnosis, therapy and management of hereditary angioedema. Allergy Asthma Clin Immunol 2010;6(1):24.
5. Giavina-Bianchi P, França AT, Grumach AS, Motta AA, Fernandes FR, Campos RA et al. Brazilian guidelines for diagnosis and treatment of hereditary angioedema. Clinics 2011;66:1627-36.
6. Zuberbier T. A summary of the New International EAACI/GA (2)LEN/EDF/WAO Guidelines in urticaria. WAO 2012;5:S1-5.
7. Alam R. Angioedema: what we know and what we need know. Immunol Allergy Clin North Am 2013;33(4):ix-x.
8. Jaiganesh T, Wiese M, Hollingsworth J, Hughan C, Kamara M, Wood P et al. Acute angioedema: recognition and management in the emergency department. Eur J Emerg Med 2013;20:10-7.
9. Baram M, Kommuri A, Sellers SA, Cohn JR. ACE inibitor-induced angioedema. J Allergy Clin Immunol 2013;5:442-5.
10. Cicardi M, Aberer W, Banerji A, Bas M, Bernstein JA, Bork K et al. Classification, diagnosis and approach to treatment for approach to treatment for angioedema: consensus report from the Hereditary Angioedema International Working Group. Allergy 2014;69:602-16.
11. Moellman JJ, Bernstein JA, Lindsell C, Banerji A, Busse PJ, Camargo Jr CA et al. A consensus parameter for the evaluation and management of angioedema in the emergency department. Acad Emerg Med 2014;21:469-84.

Doenças da pele

Editores:
Cyro Festa Neto
José Antonio Sanches Junior

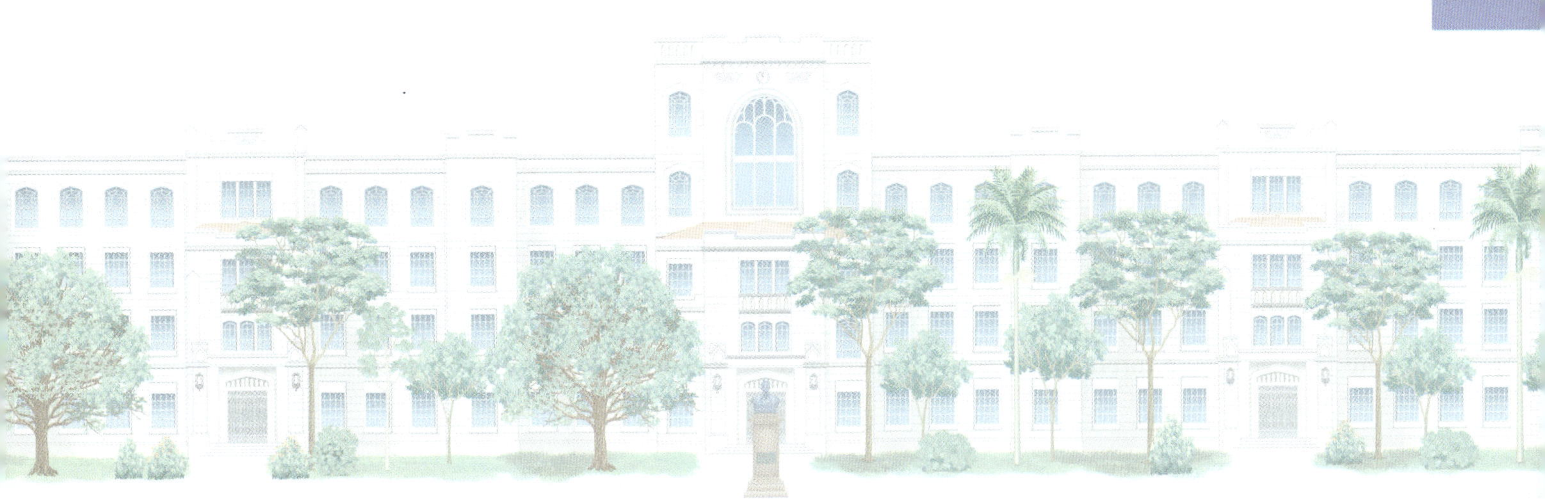

1 Semiologia da Pele

Evandro A. Rivitti

SUMÁRIO

Introdução

A semiologia cutânea compreende os métodos padronizados para o exame da pele. Todos os médicos devem estar familiarizados com esses métodos, pois o exame da pele faz parte da observação clínica de qualquer doente.

A pele é o órgão humano mais extenso, correspondendo a 15% do peso corpóreo. Ela constitui um manto de revestimento indispensável à vida e que isola os componentes orgânicos do meio exterior.

A pele constitui-se em complexa estrutura de tecidos de origem ectodérmica e mesodérmica, disposta e inter-relacionada de maneira harmônica para o desempenho de suas múltiplas funções: proteção mecânica, proteção química (pela secreção sebácea que tem atividade antimicrobiana), proteção contra as radiações ultravioleta por meio da produção e da distribuição da melanina, termorregulação, percepção sensorial e isolamento do meio interno, impedindo a perda de água e de eletrólitos, contribuindo para a homeostase. Além disso, a pele metaboliza substâncias e, particularmente, por meio do estímulo das radiações ultravioleta, sintetiza vitamina D.

Além da pele propriamente dita, o sistema tegumentar compreende os fâneros, as unhas e os pelos, que também podem ser alvo de enfermidades.

Além da possibilidade de as manifestações patológicas cutâneas traduzirem alterações sistêmicas, sua enorme frequência torna obrigatório o conhecimento da metodologia semiológica dermatológica a todo médico.

A observação dermatológica é semelhante à observação clínica, com a diferença principal de que, na primeira, o exame objetivo precede a anamnese. Essa inversão decorre da extrema objetividade do exame dermatológico, que permite a visualização direta das lesões. Várias razões justificam essa inversão:

- A precisão diagnóstica será maior quando o exame visual for realizado sem ideias preconcebidas.
- A objetividade do exame dermatológico permite a elaboração de hipóteses diagnósticas que orientarão a anamnese, simplificando-a e permitindo maior precisão na busca de informações junto ao doente.
- Algumas lesões dermatológicas são absolutamente características, sendo a diagnose independente de qualquer dado anamnésico. É evidente que, mesmo nesses casos, deverá ser feita anamnese cuidadosa, pois muitos dados são necessários não somente para o diagnóstico, mas também para a orientação geral e mesmo para a terapêutica do paciente.

Portanto, a observação dermatológica compreende todos os itens da observação clínica, apenas tendo como diferença a precedência do exame dermatológico objetivo sobre a anamnese:

- Identificação.
- Exame dermatológico.
- História da moléstia atual.
- Antecedentes pessoais, hábitos e antecedentes familiares.
- Interrogatório geral e especial.
- Exame físico geral e especial.

Identificação

Compreende identificação do paciente, idade, gênero, etnia, profissão e procedência atual e remota.

Idade

É um dado bastante importante. As dermatoses presentes nos neonatos e em crianças muito novas com frequência são congênitas e, por vezes, hereditárias. Como exemplos de lesões de aparecimento ao nascimento podem ser citados os nevos e os angiomas, e como exemplos de doenças hereditárias de exteriorização precoce, as ictioses e as epidermólises bolhosas.

Em crianças maiores, são comuns o estrófulo, determinado por hipersensibilidade a picadas de inseto, e a dermatite atópica, que se inicia a partir dos 2 meses de idade. São ainda frequentes as infecções bacterianas, como o impetigo, e as infecções fúngicas, particularmente as micoses superficiais e as infecções virais, como o molusco contagioso, e as infecções parasitárias, como a *larva migrans*.

Na adolescência, a acne e as infecções, particularmente fúngicas, têm amplo predomínio, pela maior exposição na prática de esportes e, nos jovens, começam a ocorrer pela maior exposição às doenças sexualmente transmissíveis.

Nos adultos, todos os tipos de afecções dermatológicas podem ocorrer, sendo bastante frequentes as dermatofitoses, os eczemas em geral e os tumores cutâneos.

Nos idosos, são comuns o prurido e o eczema asteatósico, por maior sequidão da pele e por diminuição do funcionamento das glândulas sebáceas. São comuns o dano actínico, pela exposição solar crônica, e os tumores cutâneos.

Gênero

Existem afecções predominantes no sexo masculino e afecções mais frequentes no sexo feminino. Algumas genodermatoses ligadas ao cromossomo X ocorrem de modo praticamente exclusivo no se xo masculino, como a ictiose ligada ao sexo e a disqueratose congênita. Outras genodermatoses ocorrem exclusivamente no sexo feminino, como a hipoplasia dérmica focal. Além disso, existem afecções adquiridas que predominam no sexo masculino, como os tumores cutâneos em geral e a poliarterite nodosa. Outras, como o lúpus eritematoso sistêmico e as urticárias crônicas, predominam nas mulheres.

Etnia

Algumas afecções ocorrem muito mais frequentemente em caucasoides, como as doenças relacionadas à exposição solar, fotossensibilidades, dano actínico crônico, carcinomas baso e espinocelulares, enquanto outras afecções são mais frequentes em negroides, como os queloides e a dermatose papulosa *nigra*.

Profissão

Algumas profissões obrigam o indivíduo a uma maior exposição a agentes agressores de qualquer natureza (físicos, químicos ou biológicos). Assim, os lavradores são muito mais expostos às radiações solares, desenvolvendo, com frequência, dermatoses relacionadas à exposição crônica aos raios ultravioleta, queratoses actínicas, carcinomas baso e espinocelulares. Também são mais frequentemente atingidos por agentes infecciosos cujos reservatórios são o solo ou vegetais, como a paracoccidioidomicose e a cromomicose. Os indivíduos que trabalham em indústrias em contato com substâncias químicas têm maior probabilidade de desenvolver dermatites eczematosas de contato alérgicas ou por irritação primária.

Procedência

O conhecimento da procedência do doente pode contribuir para o diagnóstico. Por exemplo, a lobomicose e a leishmaniose difusa anérgica somente ocorrem na Amazônia. A história negativa de permanência nessa região exclui esses diagnósticos.

Exame dermatológico

O exame dermatológico compreende o exame acurado de pele, mucosas, unhas, cabelos, pelos e também de linfonodos[1-11]. O exame dermatológico deve envolver, preferencialmente, toda a pele, e não somente a lesão objeto da queixa do doente. Essa proposição justifica-se pela possibilidade de existirem lesões relacionadas à doença do paciente, mas por ele não relacionadas ou valorizadas como parte da enfermidade. Além disso, o exame dermatológico geral pode detectar lesões não observadas pelo doente, não relacionadas à enfermidade, mas que podem ser extremamente importantes – por exemplo, uma lesão de melanoma maligno totalmente despercebida pelo doente.

O exame dermatológico deve ser feito por meio de inspeção, palpação, digitopressão ou vitropressão e compressão.

Inspeção

Visa a identificar as lesões apresentadas pelo doente. A inspeção deve ser feita em ambiente com boa iluminação com luz solar ou fluorescente, que devem emanar de trás do examinador. Deve-se inicialmente inspecionar a pele do doente a uma distância entre 1 e 2 m para se obter uma visão geral da erupção e após, deve-se examinar minuciosamente as lesões a curta distância, para se observarem as peculiaridades das lesões. Se necessário, as lesões podem ser examinadas com lupa, para melhor observação.

Palpação

A palpação permite verificar a consistência das lesões por meio do pinçamento digital, possibilitando analisar a espessura e a consistência das lesões: se espessadas ou não, se da consistência normal da pele ou se amolecidas ou endurecidas; quando endurecidas, em que grau, infiltradas, lenhosas ou pétreas. O pinçamento digital das lesões também detecta a impregueabilidade da pele quando esclerótica. A palpação informa ainda o volume e as dimensões das lesões sólidas da pele.

Digitopressão ou vitropressão

Pressionando-se a lesão cutânea com os dedos ou com uma lâmina de vidro (diascopia por vitropressão), expulsa-se o sangue por esvaziamento dos vasos da área pressionada. Esta manobra permite a distinção entre o eritema, o qual desaparece quando há pressão, e as púrpuras, nas quais, como houve extravasamento de hemácias, não há desaparecimento da coloração avermelhada, pois as hemácias extravasadas permanecem no tecido comprimido. Esta manobra também revela a coloração amarelada, comparável a geleia de maçã, de certos infiltrados celulares, como os granulomas das lesões de tuberculose cutânea e outras doenças granulomatosas. A digitopressão ou a vitropressão também permite identificar lesões de nevo anêmico, que são pequenas áreas hipocrômicas da pele decorrentes da hipogenesia ou agenesia dos vasos cutâneos. Neste caso, a vitropressão em torno da lesão, ao expulsar o sangue dos vasos existentes na periferia da lesão, iguala a área periférica comprimida à área da lesão em que não há circulação sanguínea.

Compressão

Permite confirmar a presença de edema pela depressão que provoca. A compressão linear da pele com objeto rombo permite verificar a presença de dermografismo, ou seja, uma resposta exagerada da pele caracterizada pelo aparecimento de eritema e edema persistentes ao longo da área linearmente pressionada. Trata-se da tríplice reação de Lewis, com disposição linear caracterizada por eritema inicial por vasodilatação, eritema reflexo por dilatação arteriolar axônica e edema consequente a extravasamento de líquido pela vasodilatação intensa.

A inspeção, a palpação, a digitopressão ou vitropressão e a compressão objetivam fundamentalmente identificar as chamadas lesões elementares que constituem a expressão morfológica das dermatoses. Para que as lesões dermatológicas sejam identificadas, torna-se necessário seu conhecimento por sua conceituação.

A pele, como qualquer órgão, é passível de ser atingida por fenômenos patológicos produzidos pelas mais variadas noxas endógenas ou exógenas, físicas, químicas ou biológicas. A ação desses agentes agressores pode produzir, na pele, todas as alterações anatomopatológicas básicas, isto é, degenerações, alterações metabólicas, proliferações, malformações, disfunções e inflamações. Esses processos ocorrem isolada ou combinadamente e determinam alterações microscópicas nas estruturas cutâneas que macroscopicamente se traduzem por alterações visíveis que constituem as lesões elementares. A capacidade de resposta da pele é limitada e, desse modo, vários tipos de agressão cutânea se expressam pelo mesmo tipo de lesão. Da mesma forma, um mesmo agente agressor, em função de variáveis próprias, por exemplo, a virulência de um agente microbiano ou em função de características do hospedeiro, poderá produzir diferentes respostas da pele.

Tipos de lesão elementar cutânea

As lesões elementares podem ser classificadas em seis grupos bem definidos:

1. Alterações da cor.
2. Elevações edematosas.
3. Formações sólidas.
4. Coleções líquidas.
5. Alterações da espessura.
6. Perdas e reparações tissulares.

Alterações da cor

Constituem as manchas ou máculas, que são alterações circunscritas da cor da pele sem qualquer alteração da espessura ou textura e, portanto, sem relevo ou depressão.

Para melhor compreensão das manchas, é importante analisar os elementos que determinam a cor da pele normal. A cor da pele depende de quatro biocromos, dois localizados na epiderme e dois localizados na derme. Na epiderme, encontram-se a melanina de cor marrom e os carotenoides de cor amarela, que se acumulam principalmente na camada córnea e representam determinante menor da cor normal da pele. Na derme, encontram-se a oxiemoglobina de cor vermelho-brilhante, localizada nos capilares e arteríolas da derme papilar, e a hemoglobina reduzida de cor vermelho-azulada, localizada no plexo venoso subpapilar.

Da combinação de quantidades relativas dessas quatro substâncias resulta a cor normal da pele. Variações nessa combinação resultarão em alterações da cor normal da pele: manchas ou máculas. Por essa razão, as manchas podem ser classificadas em vasculossanguíneas (dependentes de variações da quantidade de oxiemoglobina e hemoglobina reduzida) e pigmentares (ligadas a alterações do conteúdo melânico da pele e, eventualmente, de outros pigmentos).

Manchas vasculossanguíneas

Eritema

É uma mancha vermelha decorrente de vasodilatação e, portanto, desaparece à digitopressão ou à vitropressão (Figura 1). De acordo com a cor, a localização, a extensão e a evolução, podem ser reconhecidos vários tipos de manchas eritematosas.

1. Exantema: define a presença de manchas eritematosas disseminadas na pele de evolução aguda. Existem dois tipos de exantema:

- Exantema morbiliforme ou rubeoliforme: é o exantema no qual existem áreas de pele normal entre as manchas eritematosas disseminadas pela pele.
- Exantema escarlatiniforme: as manchas eritematosas confluem e a pele apresenta-se difusa e uniformemente eritematosa, não se observando áreas de pele normal entremeadas.

2. Enantema: observam-se manchas eritematosas nas mucosas.
3. Cianose: é o eritema arroxeado, por congestão passiva ou venosa com diminuição de temperatura. Ocorre por aumento da hemoglobina reduzida.
4. Rubor: é o eritema vermelho-vivo por vasocongestão ativa ou arterial com aumento de temperatura. Decorre de aumento da oxiemoglobina.
5. Eritema figurado: mancha eritematosa, de bordas bem definidas, às vezes ligeiramente elevada, de forma e tamanhos variáveis (Figura 2).
6. Eritrodermia compreende a presença de eritema generalizado crônico e persistente acompanhado de descamação (Figura 3).
7. Mancha angiomatosa: mancha de cor vermelha permanente, decorrente não de vasodilatação, mas de aumento do número de capilares em determinada área. Por não ser decorrente de vasodilatação, exige forte digitopressão ou vitropressão para seu esmaecimento.
8. Mancha anêmica: mancha branca, permanente, causada por agenesia vascular em determinada área da pele. A vitropressão, compreendendo a mancha e a área circunjacente, iguala esta à mancha, mostrando que, quando se esvaziam os vasos da área normal periférica à mancha, tornando-a desprovida de sangue, esta se iguala à mancha anêmica, na qual não existem vasos.

Púrpura

É uma mancha vermelha que ocorre por extravasamento de hemácias na derme e que, portanto, não desaparece à vitro ou à digitopressão. Decorre, portanto, da presença de hemoglobina na derme e das progressivas modificações desse pigmento e assume inicialmente co-

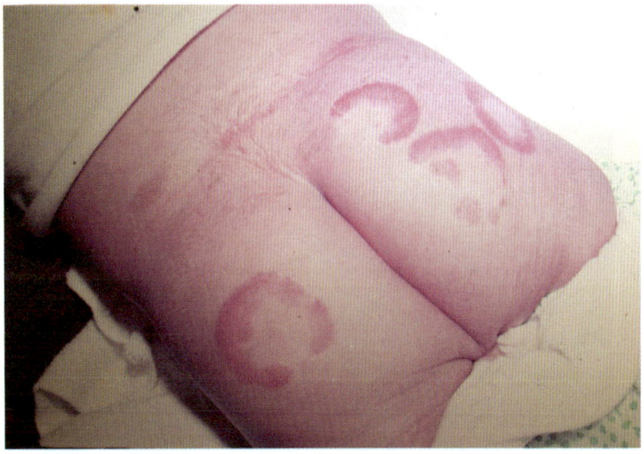

Figura 2. Eritema figurado. Manchas eritematosas arciformes, policíclicas e anulares. Caso de eritema anular centrífugo.

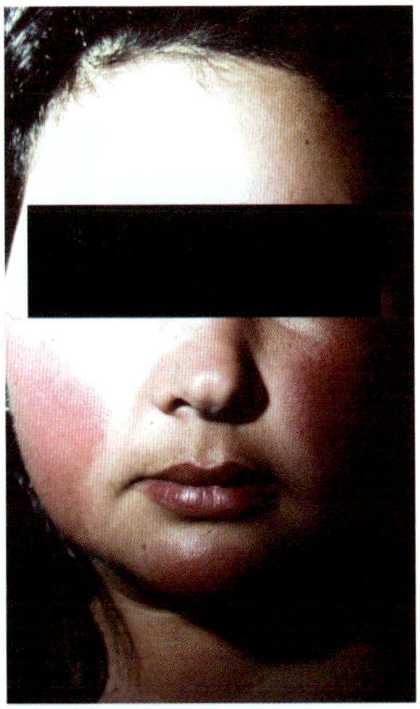

Figura 1. Manchas eritematosas na face em caso de lúpus eritematoso sistêmico. A digitopressão ou vitropressão provoca o desaparecimento da lesão.

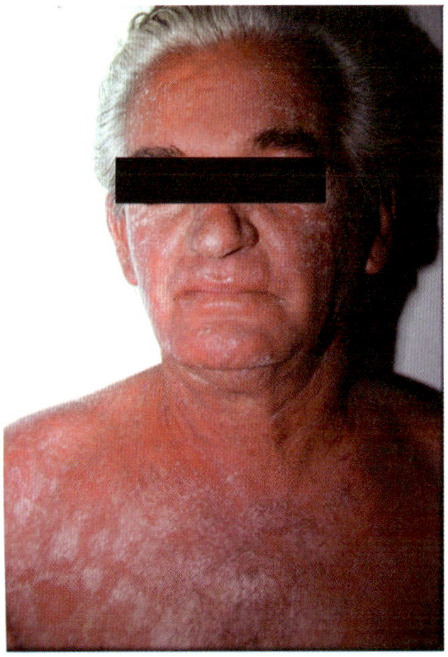

Figura 3. Eritrodermia. Eritema generalizado acompanhado de descamação de evolução crônica em caso de psoríase eritrodérmica.

loração arroxeada e, depois, verde-amarelada. De acordo com suas características, as púrpuras classificam-se em:

1. Petéquias: lesões purpúricas com até 1 cm de tamanho (Figura 4).
2. Equimoses: púrpuras maiores que 1 cm.
3. Víbices: púrpuras lineares. As lesões atróficas lineares da pele também são designadas víbices e, geralmente, compreendem a fase evolutiva tardia das lesões purpúricas lineares. Estas lesões resultam da ruptura das fibras elásticas e colágenas da derme, e essa ruptura, na sua fase inicial, acompanha-se de hemorragia linear que, posteriormente, é absorvida, permanecendo apenas a atrofia linear.

Manchas pigmentares

Também designadas manchas discrômicas, resultam de diminuição ou aumento da melanina ou do depósito de outras substâncias na derme. Existem vários tipos de manchas pigmentares.

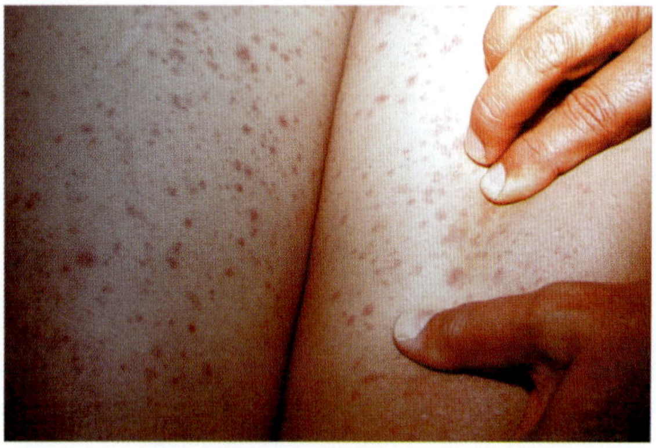

Figura 4. Manchas purpúricas tipo petéquias. Diferentemente das manchas eritematosas, as manchas purpúricas não desaparecem à digitopressão. Caso de púrpura medicamentosa.

1. Manchas leucodérmicas: manchas brancas decorrentes de diminuição ou ausência de melanina. Podem ser:
   - Manchas acrômicas: manchas brancas de cor branco-marfim por ausência total de melanina (Figura 5).
   - Manchas hipocrômicas: manchas brancas resultantes de diminuição, e não de ausência, do pigmento melânico (Figura 6).
   - Manchas hiperpigmentares ou hipercrômicas: manchas em que há intensificação da cor da pele por aumento de melanina ou de outros pigmentos.

As manchas decorrentes de aumento da melanina também se denominam manchas melanodérmicas e, dependendo do aumento da melanina e da sua localização na pele, podem ter várias tonalidades: castanho-claro, castanho-escuro, azulada ou negra. As lesões decorrentes de aumento da melanina na epiderme tendem a apresentar coloração castanha, e as lesões decorrentes da presença de melanina na derme tendem a colorações mais azuladas.

A presença de outros pigmentos, que não a melanina, também determina manchas pigmentares. É o caso da hemossiderina, que produz manchas acastanhadas, da bilirrubina, que produz coloração amarelada da pele (icterícia), e do caroteno, que produz coloração amarelada, especialmente das regiões palmoplantares (carotenodermia).

Agentes utilizados por via sistêmica, ouro, prata, quinacrina, amiodarona, bismuto e minociclina podem, por vários mecanismos, produzir manchas pigmentares na pele (Figura 7).

A introdução de pigmentos na pele ocorre nas tatuagens, que podem ser deliberadamente produzidas, e cuja coloração dependerá dos pigmentos introduzidos. Existem ainda tatuagens acidentais quando são introduzidos

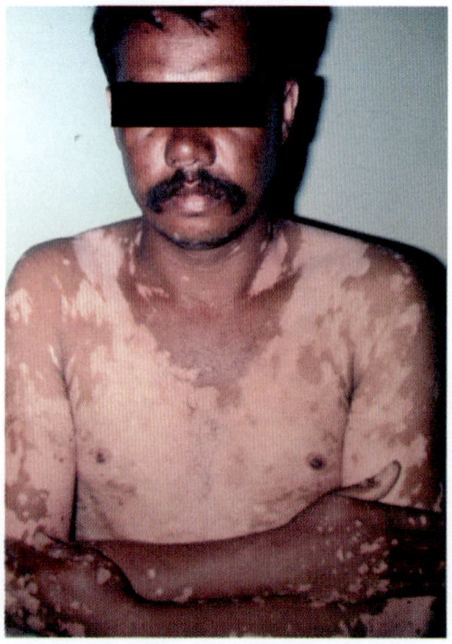

Figura 5. Manchas acrômicas. Manchas brancas de cor marfim disseminadas em caso de vitiligo.

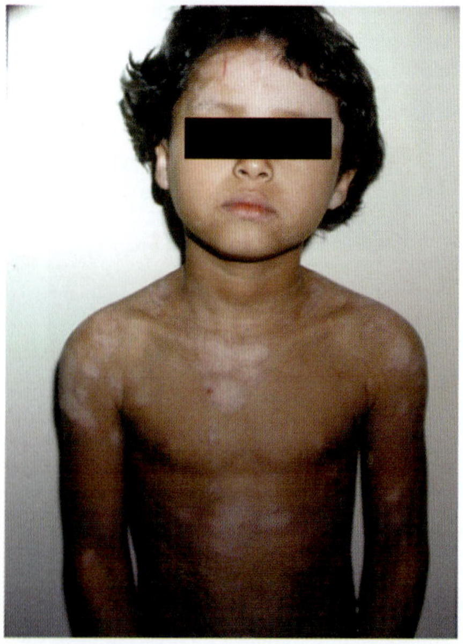

Figura 6. Placas eritemato-hipocrômicas e descamativas e manchas hipocrômicas em caso de psoríase infantil.

pigmentos na pele sem a intenção de colori-la, por exemplo, pólvora, resultando em manchas azuladas.

A aplicação tópica de substâncias pode produzir manchas na pele. É a chamada pigmentação externa. Alcatrões, nitrato de prata, anilina e permanganato produzem manchas escuras. Existem substâncias, como a hidroxiacetona, que oxidam a melanina produzindo um escurecimento da pele. São os chamados bronzeadores sem sol. A propriedade de impregnação externa da pele por corantes é utilizada em vários tipos de cosméticos: bases, pós, delineadores etc.

Elevações edematosas

São elevações circunscritas da pele provocadas por edema da derme ou hipoderme. Compreendem as urticas e o edema angioneurótico.

1. Urtica: é uma elevação da pele de cor vermelha ou branca-rósea, de tamanhos e formas variáveis, de duração efêmera e muito pruriginosa. A urtica decorre de acentuada vasodilatação (cor vermelha) que propicia o extravasamento de líquido, surgindo edema que comprime os vasos dilatados diminuindo a vasodilatação (cor branca-rósea) e que é absorvido em horas (lesão efêmera). A vasodilatação é decorrente de mediadores, principalmente histamina, que irritam as terminações nervosas livres da pele (prurido) (Figura 8).

2. Edema angioneurótico (edema de Quinck): é uma área de edema circunscrito que causa tumefação intensa. Envolve o mesmo processo que gera as urticas, mas, neste caso, os fenômenos de vasodilatação e edema ocorrem na derme profunda ou hipoderme, enquanto, na urtica, os fenômenos ocorrem na derme superior e média. O angioedema atinge especialmente as áreas de tecidos frouxos, face (particularmente região orbitária), lábios e regiões genitais. Pode ocorrer nas vias aéreas superiores, existindo, nessa localização, o risco de asfixia.

Formações sólidas

São as lesões elementares em que há alteração do relevo cutâneo, surgindo elevações de conteúdo sólido.

As formações sólidas podem ser consequentes a alterações epidérmicas, dérmicas ou hipodérmicas. As formações sólidas de origem epidérmica podem decorrer do aumento de determinadas camadas ou de toda a epiderme. As formações sólidas de origem dérmica podem ser consequentes a aumentos dos constituintes dérmicos ou da presença, na derme, de infiltrados celulares inflamatórios ou neoplásicos ou, ainda, da deposição de substâncias na derme. Podem ainda decorrer de aumento dos constituintes da hipoderme ou da presença de infiltrados inflamatórios ou neoplásicos na hipoderme.

Consideram-se os seguintes tipos de lesões elementares de caráter sólido:

1. Pápula: é uma lesão sólida, elevada, circunscrita, de tamanho inferior a 1 cm. Decorre de alterações epidérmicas, dérmicas ou dermoepidérmicas (Figura 9).

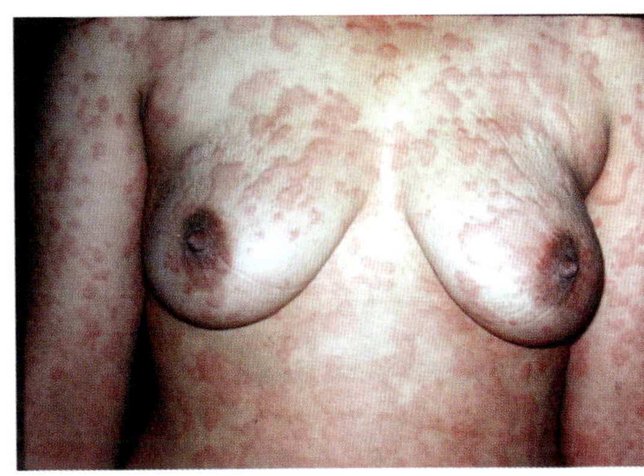

Figura 8. Placas eritematoedematosas de tamanho e configuração variáveis em caso de urticária aguda por penicilina.

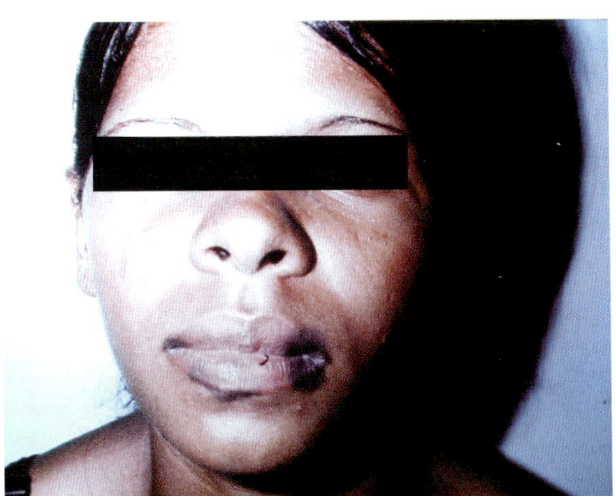

Figura 7. Manchas hiperpigmentadas nos lábios em caso de erupção medicamentosa fixa por sulfas.

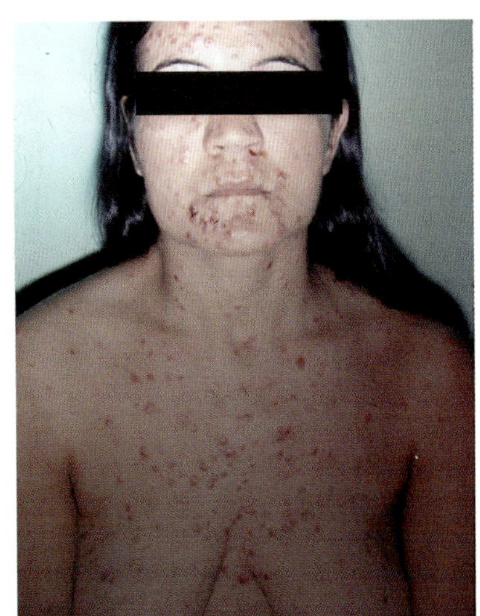

Figura 9. Pápulas e nódulos eritematosos na face e tronco em caso de sífilis secundária.

2. Placa papulosa: é uma lesão elevada, de altura inferior a 1 cm, em plataforma que se estende, em superfície, por vários centímetros. Pode ser uma lesão única ou resultar da confluência de múltiplas pápulas (Figura 10).

3. Nódulo: é uma lesão sólida, circunscrita, saliente ou não, de 1 a 3 cm de diâmetro. É consequente a alterações dérmicas e/ou hipodérmicas (Figura 9).

4. Nodosidade ou tumor: é uma lesão sólida, circunscrita, elevada ou não, de mais de 3 cm de diâmetro. É consequente a alterações dérmicas e/ou hipodérmicas.

5. Goma: é um nódulo ou nodosidade que sofre liquefação na porção central, podendo ulcerar e eliminar material necrótico.

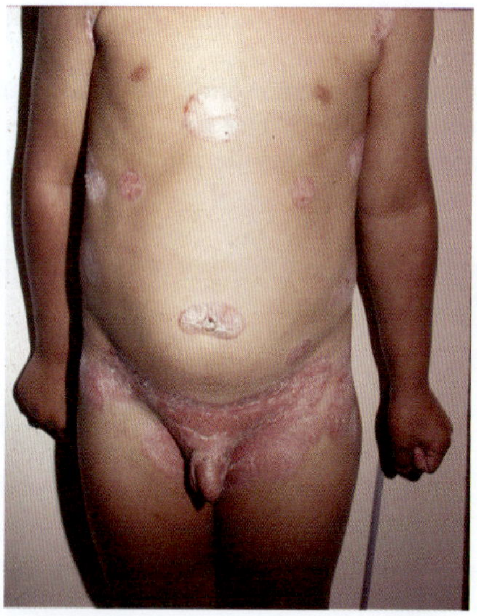

■ **Figura 10.** Placas eritematodescamativas em caso de psoríase. As escamas são do tipo laminar com aspecto micáceo.

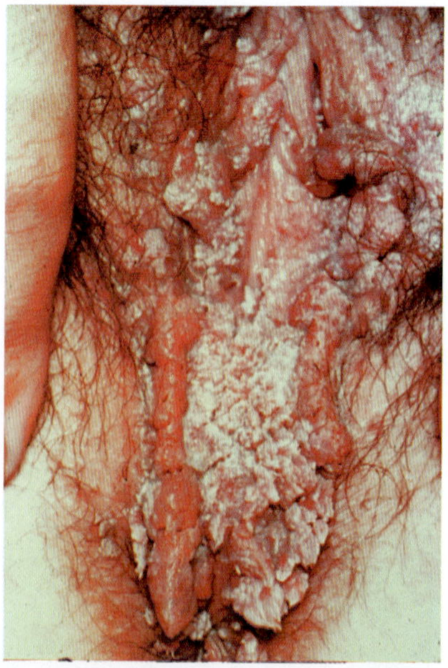

■ **Figura 11.** Múltiplas lesões vegetantes confluentes na região genital em caso de condilomas acuminados.

6. Vegetação: é uma lesão sólida, exofítica, pedunculada ou com aspecto de couve-flor, facilmente sangrante, consequente à papilomatose (aumento das papilas dérmicas) e acantose (aumento da camada malpighiana da epiderme) (Figura 11).

7. Verrucosidade: é uma lesão sólida, elevada, de superfície dura, inelástica e de cor amarelada, consequente à hiperqueratose (aumento da camada córnea da epiderme) (Figura 12).

Coleções líquidas

São as lesões elementares que se caracterizam por apresentar conteúdo líquido que pode ser sangue, serosidade ou pus. Existem várias lesões elementares de conteúdo líquido:

1. Vesícula: é uma elevação circunscrita com conteúdo líquido de até 1 cm de tamanho. O conteúdo pode ser líquido claro (serosidade), turvo (purulento) ou hemorrágico (sangue) (Figura 13).

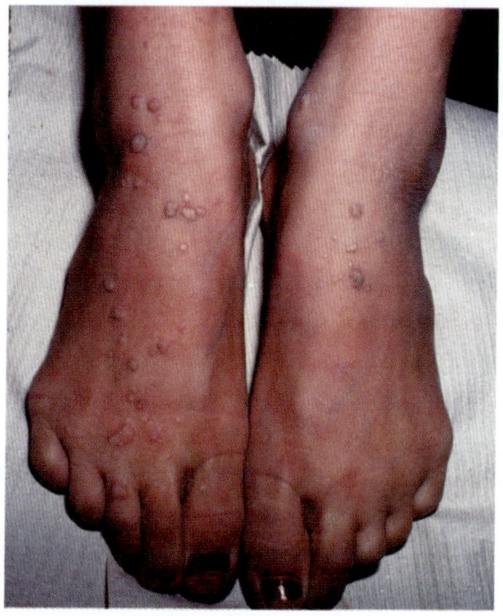

■ **Figura 12.** Verrucosidades. Múltiplas lesões elevadas de superfície dura em caso de verrugas vulgares.

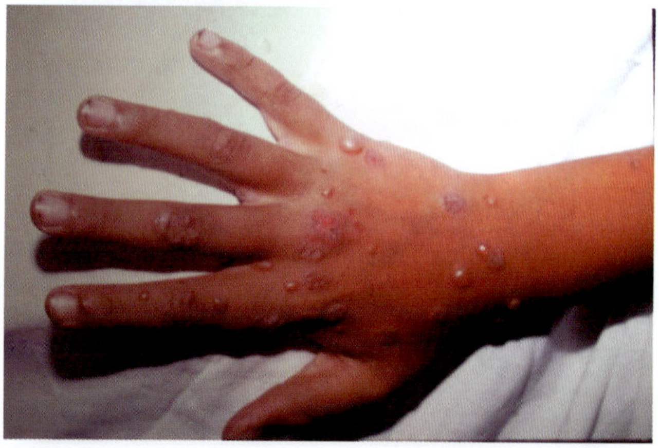

■ **Figura 13.** Vesículas e bolhas no dorso da mão e braço. O conteúdo é seroso e existem erosões resultantes da ruptura das bolhas.

2. Bolha ou flictena: é uma lesão elementar de conteúdo líquido, circunscrita, maior que 1 cm. Da mesma forma que as vesículas, pode ter conteúdo seroso, purulento ou sanguinolento (Figura 13).

3. Pústula: é uma lesão elementar com pus com até 1 cm de tamanho (Figura 14).

4. Abscesso: é uma formação circunscrita, de tamanho variável, superior a 1 cm com pus. Acompanha-se de calor, rubor, dor e, evolutivamente, apresenta flutuação central por liquefação do conteúdo purulento.

5. Hematoma: é uma formação circunscrita, de dimensões variáveis, decorrente do acúmulo de sangue na pele e tecidos subjacentes. De início, tem cor avermelhada, evolui para arroxeada e, posteriormente, torna-se verde-amarelada.

Alterações da espessura

Decorrem de aumento dos constituintes normais da epiderme ou derme e também da presença de edema ou infiltrados celulares, inflamatórios ou neoplásicos na derme. Também existem alterações da espessura por diminuição do número e volume dos constituintes normais da pele.

1. Queratose: é um aumento da espessura da pele, que se torna dura, inelástica, de superfície áspera e cor amarelada. É consequente ao aumento da espessura da camada córnea da epiderme (Figura 15).

2. Liquenificação: é um espessamento da pele com acentuação dos sulcos e da cor normal da pele, configurando um aspecto quadriculado da superfície cutânea. Decorre de aumento da espessura da camada malpighiana da epiderme, isto é, acantose (Figura 16).

3. Edema: é um aumento da espessura da pele, depressível, decorrente da presença de plasma na derme ou hipoderme.

4. Infiltração: é um aumento da espessura e consistência da pele, com limites imprecisos, tornando os sulcos normais menos evidentes. A vitropressão confere coloração café com leite. Resulta de infiltrado celular inflamatório ou neoplásico na derme, às vezes acompanhado de vasodilatação e edema.

5. Esclerose: é uma alteração de espessura da pele que se torna coriácea e impregueável quando se pinça com os dedos. Pode acompanhar-se de hipo ou hipercromia e decorre da presença de fibrose com aumento do colágeno dérmico.

6. Atrofia: é a diminuição da espessura da pele que se torna adelgaçada e pregueável. É consequente à redução do número e do volume dos constituintes normais da pele. Como assinalado anteriormente, as atrofias lineares denominam-se víbices, da mesma forma que as lesões purpúricas lineares.

Perdas e reparações tissulares

São as lesões elementares decorrentes da eliminação ou da destruição patológica de tecidos cutâneos, bem como as alterações resultantes da reparação desses tecidos.

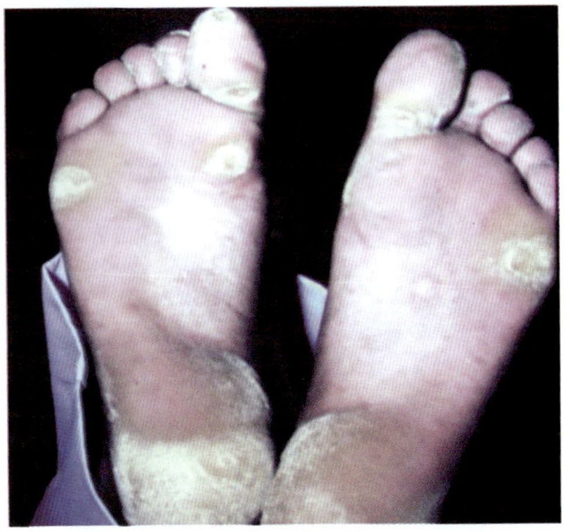

Figura 15. Placas queratósicas bem delimitadas nas regiões plantares.

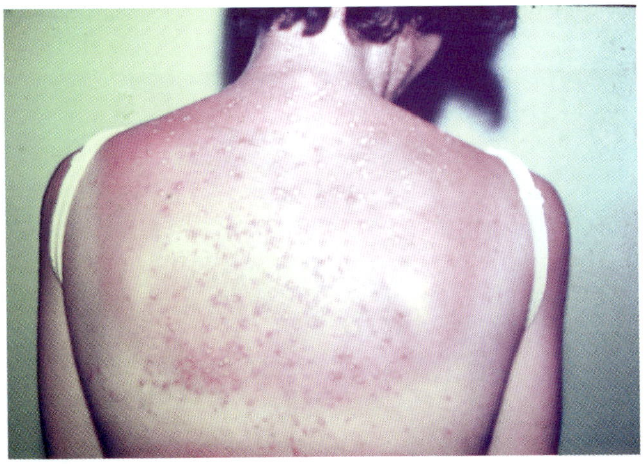

Figura 14. Múltiplas lesões e pústulas disseminadas no tronco em caso de miliária pustulosa.

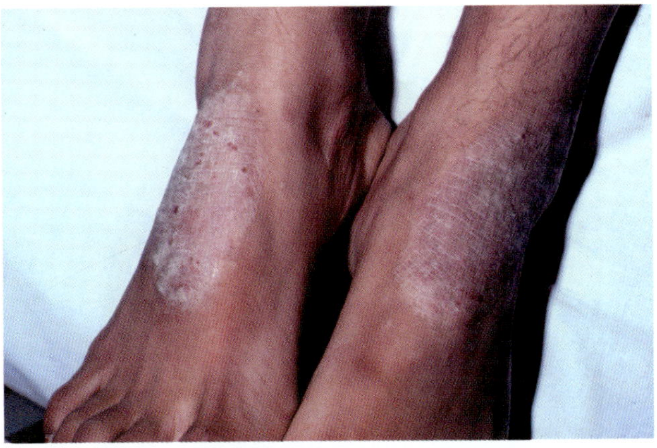

Figura 16. Placas liquenificadas com descamação e erosões decorrentes de prurido. É característica a acentuação dos sulcos normais da pele. Caso de líquen simples crônico.

1. Escamas: são massas furfuráceas (pulverulentas) ou micáceas (laminares) que se desprendem da superfície cutânea em decorrência de alterações da queratinização (Figura 10).

2. Erosões ou exulcerações: são soluções de continuidade superficiais da pele, compreendendo exclusivamente a epiderme. Nessas condições, quando houver reparo, este será completo, isto é, haverá *restitutio ad integrum* da pele (Figura 17).

3. Escoriações: são erosões lineares de origem traumática, em geral, resultantes de coçagem frequente nas condições pruriginosas da pele (Figura 18).

4. Ulceração: é uma solução de continuidade mais profunda da pele por perda circunscrita de epiderme e derme, podendo atingir a hipoderme e até tecidos mais profundos. Nesta condição, se houver evolutivamente reparo, não haverá *restitutio ad integrum*, mas surgirá lesão cicatricial residual (Figura 19).

5. Úlcera: é uma ulceração crônica.

6. Fissura ou ragadia: é uma solução de continuidade abrangendo epiderme e derme, mas de caráter linear, localizada no contorno dos orifícios naturais ou em pregas e dobras.

7. Fístula: canal com pertuito na superfície da pele que drena material supurativo ou necrótico originado da profundidade (Figura 20).

8. Crostas: são concreções resultantes do dessecamento de secreções que se formam em áreas de perdas tissulares. Podem ser serosas, purulentas ou hemorrágicas, conforme sejam consequentes a dessecamento de serosidade, pus ou sangue.

9. Escara: é uma área de cor lívida ou preta, de limites precisos, decorrente de necrose tecidual. Também se chama de escara a úlcera resultante da eliminação do material necrótico (Figura 21).

10. Cicatriz: é a lesão resultante da reparação de processos destrutivos sofridos pela pele. Pode ser saliente, deprimida, móvel, retrátil ou aderente e não apresenta sulcos, poros ou pelos. Pode ser:

- Cicatriz atrófica: cicatriz fina e pregueável.
- Cicatriz cribiforme: cicatriz perfurada por pequenos orifícios.

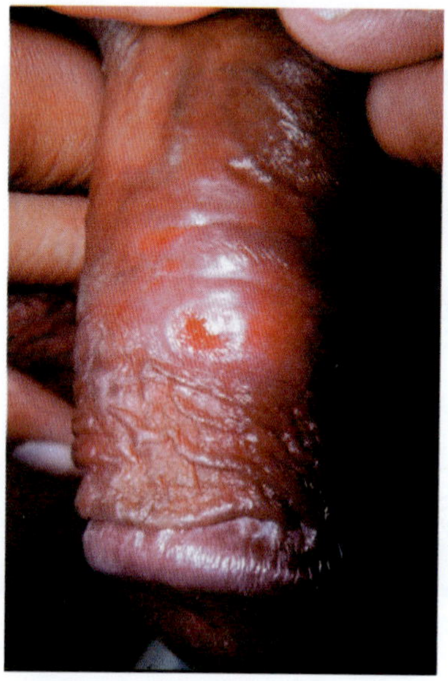

Figura 17. Erosão (exulceração) do corpo do pênis. Solução de continuidade em caso de sífilis primária (protosifiloma).

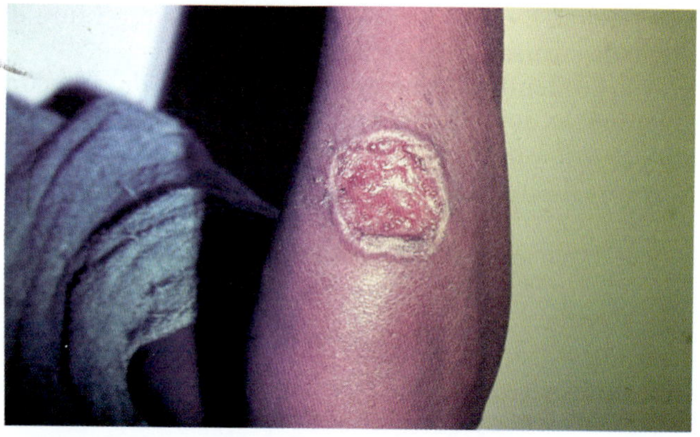

Figura 19. Ulceração de bordas infiltradas, em moldura e fundo granuloso grosseiro. A solução de continuidade é profunda, atingindo a derme. Caso de leishmaniose cutânea.

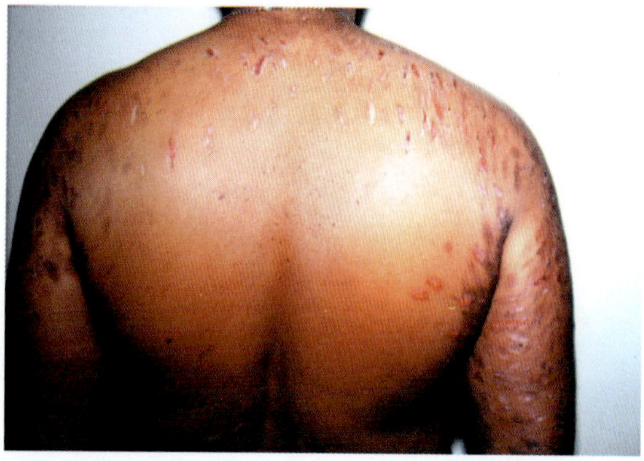

Figura 18. Múltiplas escoriações, solução de continuidade linear na pele por coçagem em caso de escoriações necróticas.

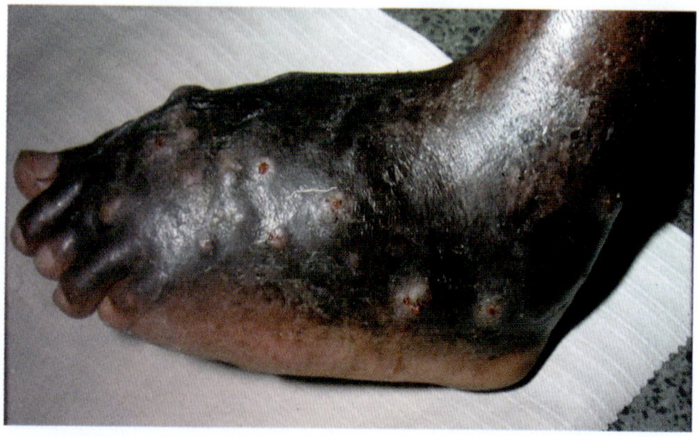

Figura 20. Múltiplas fístulas no dorso do pé que drenam material purulento da pronfundidade nas partes moles em caso de micetoma.

▪ Cicatriz hipertrófica: cicatriz exagerada, restrita à área da lesão prévia, que se mostra elevada e fibrosa.

Por meio dessa classificação sistemática das lesões elementares cutâneas, é possível o reconhecimento preciso do tipo de lesão elementar presente. Obviamente, em geral, não ocorre apenas um tipo de lesão cutânea de maneira isolada, mas sim uma combinação de vários tipos de lesões, por exemplo, lesões eritematodescamativas, lesões eritematoinfiltradas, lesões eritematopapulosas, lesões vesicobolhosas e assim por diante. De posse do conhecimento do tipo de lesões presentes, pode-se, portanto, formular diagnósticos sindrômicos: d ermatose eritematodescamativa, dermatose eritematopapulosa, dermatose vesicobolhosa, dermatose ulcerosa etc., e, a partir do conjunto de dados do paciente, procura-se, dentro do quadro sindrômico, qual o diagnóstico preciso para o doente. Por exemplo, entre as dermatoses eritematodescamativas, devem ser analisadas as possibilidades de dermatite seborreica, psoríase, pitiríase rósea, parapsoríase, eritrodermia e pitiríase rubra pilar.

Além do reconhecimento preciso das lesões elementares, outros dados do exame objetivo são úteis.

Configuração das lesões

As lesões elementares podem apresentar configurações especiais que auxiliam também o diagnóstico:

1. Lesões anulares: lesões que têm a configuração em anel, isto é, atividade periférica e involução central. Este tipo de lesão ocorre, por exemplo, nas dermatofitoses corpóreas, no granuloma anular, no líquen plano anular e na sarcoidose.
2. Lesões em arco: nesse caso, as lesões formam arcos de círculo, às vezes com lesões policíclicas. Este tipo de lesão ocorre, por exemplo, na sífilis cutânea tardia e no eritema anular centrífugo (Figura 2).
3. Lesões circinadas: são lesões em círculo. Ocorrem, por exemplo, nas dermatofitoses (Figura 22).
4. Lesões corimbiformes: são lesões caracterizadas por uma lesão central circundada por lesões-satélites. Ocorrem na sífilis tardia e na paracoccidioidomicose (Figura 23).
5. Lesões discoides: são lesões em forma de disco. Ocorrem, por exemplo, nas lesões da face do lúpus eritematoso cutâneo.
6. Lesões figuradas: são lesões com bordas nítidas elevadas. Ocorrem nos eritemas persistentes, no granuloma anular e, às vezes, na psoríase.
7. Lesões geográficas: são lesões de contorno irregular semelhantes ao contorno dos mapas geográficos. Ocorrem nas dermatofitoses, por exemplo.
8. Lesões gotadas: são lesões semelhantes a gotas disseminadas na pele. Ocorrem em casos de psoríase, constituindo uma forma particular – a psoríase gutata.
9. Lesões em íris: são lesões em alvo em que se observa uma parte central violácea, circundada por um halo eritematoso concêntrico. Este tipo de lesão é característico dos eritemas polimorfos.
10. Lesões lineares: são lesões que se dispõem linearmente. Esta disposição lesional ocorre frequentemente em algumas dermatoses em que se reproduz a doença ao

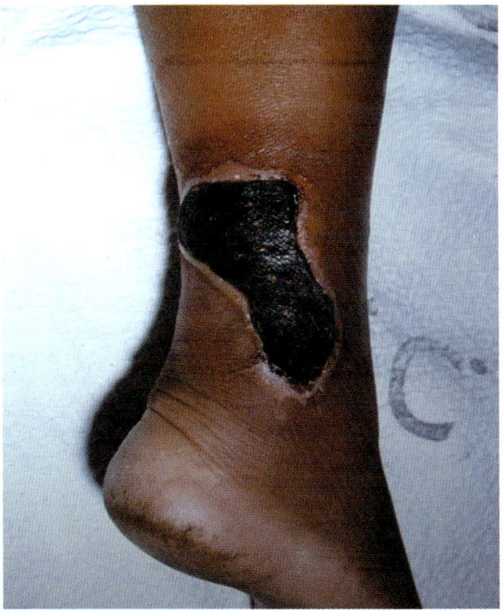

▪ **Figura 21.** Escara. Área de cor negra bem delimitada decorrente de necrose tecidual.

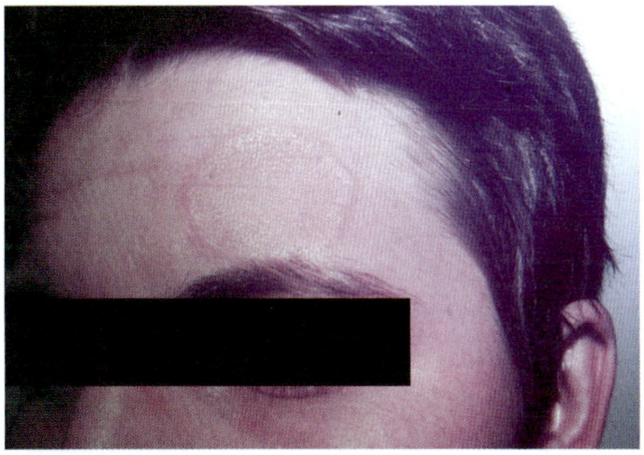

▪ **Figura 22.** Lesão circinada na fronte. As bordas são mais eritematosas e descamativas. Caso de dermatofitose (*tinea corporis*).

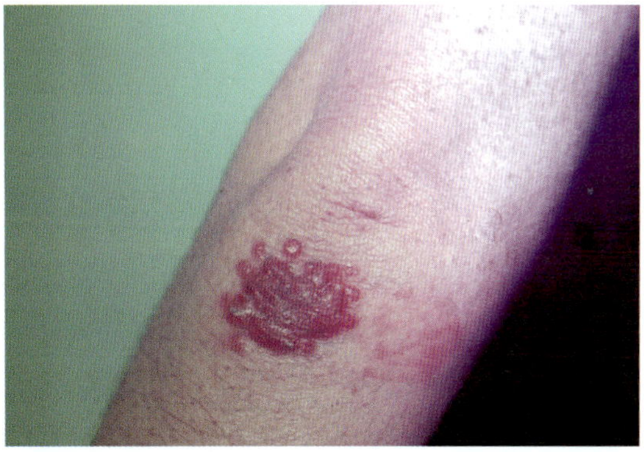

▪ **Figura 23.** Lesão corimbiforme. Observa-se placa eritêmato infiltrada central circundada por lesões-satélites papuloeritemato infiltradas dispostas em corimbo. Caso de paracoccidioidomicose.

longo de áreas de escoriação. Este sinal é chamado fenômeno isomórfico ou fenômeno de Koebner e ocorre, por exemplo, na psoríase, no líquen plano e na verruga plana.

11. Lesões zosteriformes: são lesões que se dispõem em faixa ao longo de um metâmero, a exemplo do que ocorre caracteristicamente no herpes-zóster (Figura 24).

12. Lesões numulares: são lesões em forma de moeda. O exemplo característico de ocorrência destas lesões é o eczema numular.

13. Lesões serpiginosas: são lesões que se dispõem em trajeto linear, sinuoso. O exemplo característico é a *larva migrans* ou bicho-geográfico (Figura 25).

Modo de distribuição das lesões

Sob este aspecto, as lesões podem classificar-se em:

1. Lesões localizadas: quando a erupção ocorre em uma ou algumas regiões corpóreas.

2. Lesões disseminadas: quando a erupção se compõe de lesões individuadas atingindo várias regiões cutâneas.

3. Lesões generalizadas: quando a erupção é difusa e uniforme e atinge várias regiões cutâneas.

4. Erupção universal: quando há comprometimento total da pele, inclusive couro cabeludo.

O padrão de distribuição das lesões também pode ser útil para o diagnóstico. As lesões podem ser simétricas, por exemplo na dermatite herpetiforme ou no vitiligo vulgar. Podem ainda localizar-se nas áreas fotoexpostas, indicando tratar-se de doença por ou com fotossensibilidade, como no lúpus eritematoso, na urticária solar e na erupção polimorfa à luz.

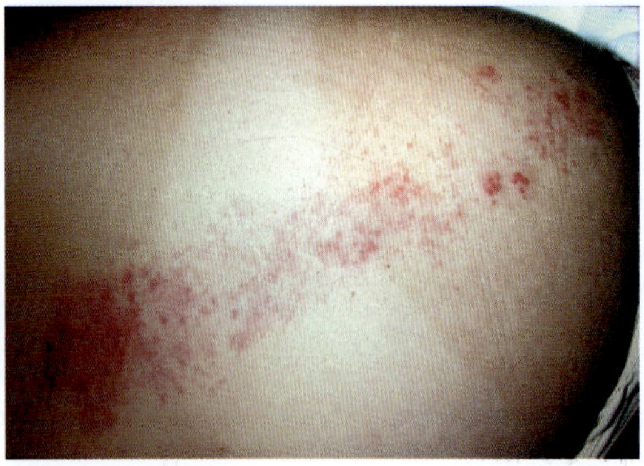

■ **Figura 24.** Lesão zosteriforme. Múltiplas papulovesículas eritematosas dispostas em faixa ao longo do metâmero. Caso de herpes-zóster.

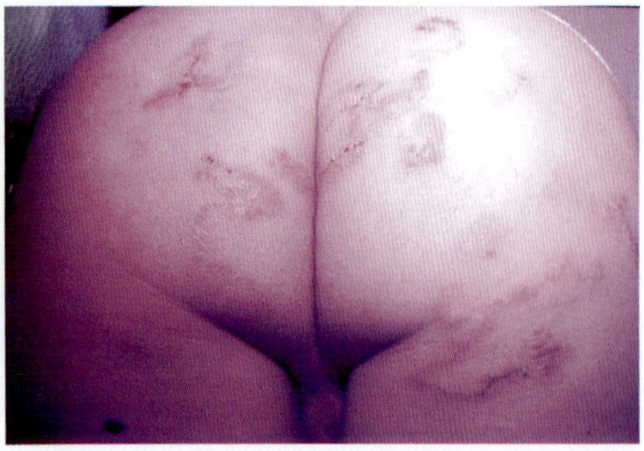

■ **Figura 25.** Lesões serpiginosas. Lesões eritematocrostosas formando trajetos lineares sinuosos em caso de *larva migrans*.

Existem algumas manobras que fazem parte da semiologia das dermatoses representadas pela pesquisa de alguns sinais diagnósticos para determinadas afecções:

1. Sinal de Auspitz ou do orvalho sangrante: pesquisa-se pela curetagem metódica e progressiva das lesões cutâneas. Está presente na psoríase, em que, por meio da curetagem, obtém-se inicialmente desprendimento das escamas como um pó fino comparável ao material obtido pela raspagem de uma vela (sinal da vela). Prosseguindo-se na curetagem, chega-se ao aparecimento de uma superfície lisa que, curetada, leva ao aparecimento de pontos hemorrágicos (orvalho sangrante).

2. Sinal de Darier: pesquisa-se friccionando a lesão. Está presente nas mastocitoses, nas quais há maior acúmulo de mastócitos, e o atrito degranula os mastócitos produzindo urticação da lesão.

3. Sinal de Nikolsky: é utilizado nas doenças bolhosas e pesquisa-se por meio de pressão friccional na pele vizinha às bolhas ou comprimindo-se perpendicularmente a superfície da bolha. Quando presente, a fricção determinará descolamento da epiderme e a pressão perpendicular da bolha determinará progressão da bolha que avança pelas suas bordas sobre a pele normal. A positividade do sinal de Nikolsky ocorre quando há acantólise, isto é, dissociação das células epidérmicas, fenômeno próprio dos pênfigos.

4. Sinal de Sampaio: pesquisado em alopécias. Arrancando-se alguns fios de cabelo da área alopécica, observa-se a presença de bainha gelatinosa aderida ao bulbo. Este fenômeno está presente no lúpus eritematoso e na pseudopelada de Brocq e indica atividade da doença.

5. Sinal de Zileri: é a descamação obtida estirando-se a pele na pitiríase versicolor.

6. Sinal de Koebner: é o aparecimento de lesões similares às da dermatose por trauma. Ocorre, por exemplo, na psoríase, no líquen plano e na verruga plana.

A topografia das lesões tem ainda grande importância na elaboração do diagnóstico. Por exemplo, a topografia das lesões de escabiose é característica, espaços interdigitais das mãos, punhos, pregas axilares anteriores e posteriores, mamas na mulher, abdome inferior, nádegas e genitais no homem. Deve-se, portanto, conhecer a preferência topográfica das dermatoses, pois esse conhecimento pode auxiliar no diagnóstico. Pode-se sintetizar as localizações mais frequentes das dermatoses comuns considerando-se as várias regiões corpóreas:

7. Couro cabeludo: sede frequente de dermatite seborreica, psoríase, dermatite de contato, líquen simples crônico, lúpus eritematoso fixo, tinhas, pediculose, alopecia areata, alopecia sifilítica, esclerodermia em placas, cisto pilar, melanose e queratose solar.

8. Mãos e antebraços: são áreas frequentemente afetadas por dermatites de contato, eczema atópico, disidrose, psoríase, fotodermatites, granuloma anular, líquen plano,

eritema polimorfo, dermatomicoses, candidose intertriginosa, escabiose, sífilis, esporotricose, esclerodermia, verrugas, granuloma piogênico, melanose e queratose solar, carcinoma espinocelular, queratoacantoma, cisto mixomatoso digital, queratodermias palmoplantares, tumor glômico e melanoma.

9. Pés: são mais frequentemente acometidos por lesões de dermatite de contato, eczema atópico, psoríase, líquen simples crônico, granuloma anular, eritromelalgia, gota, dermatofitoses, *larva migrans*, verrugas plantares, nevos pigmentares, melanoma e queratodermias palmoplantares.

10. Regiões inguinal, genital e anoperineal em mulheres: estas áreas são mais frequentemente sede de dermatites de contato, psoríase, candidose, tinha inguinal, herpes simples, hidrosadenite, sífilis, condilomas acuminados, fitiríase pubiana, leucoplasia, líquen escleroso e atrófico.

11. Regiões inguinal, genital e anoperineal em homens: estas áreas são comumente acometidas por dermatites de contato, balanites em geral, dermatite seborreica, psoríase, líquen plano, erupção medicamentosa fixa, eritema polimorfo, escabiose, *tinea cruris*, herpes simples, fitiríase, sífilis, condiloma acuminado, líquen escleroso e atrófico, lúpias, carcinoma espinocelular, angioqueratomas de escroto e *hirsuta corona penis*.

12. Dobras: são sede frequente de processos inflamatórios, de intertrigos simples ou infectados por bactérias ou leveduras.

História da moléstia atual

A anamnese deve incluir uma descrição exata do início da dermatose, as características evolutivas quanto às modificações sofridas pelas lesões iniciais e quanto ao modo de disseminação das lesões. São importantes os fatores de piora, por exemplo, nas dermatoses produzidas ou agravadas pela luz, como o lúpus eritematoso ou a urticária solar, em que há evidente agravamento com exposição solar. As influências do clima também podem ser importantes no diagnóstico, por exemplo, a dermatite asteatósica agrava-se no inverno, a miliária surge e se exacerba no verão em condições de temperaturas altas indutoras de sudorese. É ainda importante, na anamnese, a verificação da influência do contato com substâncias ambientais oriundas de plantas, animais, agentes químicos ou físicos.

O contato com vegetais pode produzir dermatites de contato agudas. O contato com animais pode ser a circunstância favorecedora de uma dermatofitose. O contato com substâncias químicas pode produzir eczemas por irritação primária ou por sensibilização. O contato com agentes físicos pode explicar certas dermatoses, como a urticária ao frio decorrente da exposição a temperaturas baixas. A influência de condições fisiológicas, como gravidez e mesmo menstruação, é importante. Existem dermatoses exclusivas do período gestacional, como o herpes *gestationis*, dermatose bolhosa que ocorre apenas durante a gravidez. É ainda extremamente importante na anamnese um minucioso interrogatório em relação aos medicamentos utilizados pelo paciente, pois um grande número de quadros cutâneos é consequente à administração de medicamentos. Todas as vias devem ser interrogadas: oral, parenteral, intramuscular, endovenosa, retal e tópica. É bastante importante o conhecimento dos agentes de uso tópico, pois são causa muito frequente de dermatites de contato que agravam e modificam a erupção cutânea primária. O papel de alimentos na gênese das dermatoses é supervalorizado, mas, eventualmente, estes podem estar implicados em dermatoses como urticárias agudas provocadas por frutos do mar, nozes e frutas frescas. Bebidas alcoólicas podem agravar quadros de rosácea, porfirias e psoríase.

Com relação aos sintomas, o mais importante em dermatologia é o prurido, cuja presença ou ausência, evolução contínua ou por surtos, intensidade, ocorrência diurna ou noturna são elementos de importância para o diagnóstico. Existem dermatoses que não se acompanham de prurido como norma geral. É o caso da sífilis e da psoríase. Outras vezes, o prurido é extremamente intenso, como nas urticárias e no líquen simples crônico. Em algumas dermatoses, o prurido é essencialmente noturno, como na escabiose.

Outro sintoma eventual é o ardor observado em algumas dermatoses inflamatórias, por exemplo, na vasculite urticariforme. Com relação à dor, pode ser bastante intensa no herpes-zóster. Dor localizada e paroxística ocorre em tumores como os leiomiomas e o glômus. Dores musculares podem surgir em doenças sistêmicas com envolvimento cutâneo, como a dermatomiosite.

Na anamnese, é ainda bastante importante a exploração das condições psicológicas do paciente, pois os fatores emocionais podem ser precipitantes, agravantes ou perpetuadores de dermatoses. Existem condições cutâneas que são produzidas por causas emocionais, como as escoriações neuróticas, nas quais, sem causa cutânea concreta, o paciente produz continuamente escoriações pela coçagem contínua. Outras vezes, o quadro cutâneo é decorrente de psicoses, como no delírio de parasitose, em que o indivíduo se escoria continuamente e interpreta patologicamente pequenos fragmentos de pele que arranca da superfície do tegumento como parasitas. Existem condições cutâneas em que o doente produz as lesões por aplicação de substâncias químicas, por injeções cutâneas e por meio de outras manobras. A dermatose resultante é, em geral, de morfologia bizarra, de difícil interpretação e denomina-se dermatite artefata ou factícia. Neste caso, o indivíduo pode estar se autoinfligindo lesões conscientemente para obter vantagens, como afastamentos do trabalho. Pode ainda estar produzindo lesões para obter atenção dos familiares, de modo neurótico, ou pode estar produzindo lesões a si mesmo em decorrência de condições psicóticas. Nesses doentes, impõe-se tratamento psiquiátrico especializado para a condução do caso.

Antecedentes pessoais, hábitos e antecedentes familiares

Nos antecedentes pessoais, é importante a história pregressa de doenças cutâneas e de doenças gerais – por exemplo, a presença de nódulo dérmico ou subcutâneo em doente com história pregressa de neoplasia maligna obriga a hipótese de metástase cutânea. História de atopia, asma e rinite alérgica torna mais provável que a dermatite apresentada pelo paciente seja atópica. O uso habitual de medicamentos e a ocorrência de reações no passado em vigência de medicações aumenta a probabilidade de erupção cutânea medicamentosa. Cirurgias pregressas são importantes, pois, além de possível correlação da doença que motivou a cirurgia com a dermatose atual, podem mostrar o tipo de cicatrização do paciente para consideração em cirurgias futuras. Quanto aos hábitos, são importantes o tabagismo e a ingestão de bebidas alcoólicas. A presença de *spiders* em indivíduo com história de alcoolismo aumenta a probabilidade de eles se relacionarem a insuficiência hepática.

Quanto aos antecedentes familiares, é bastante importante o conhecimento da ocorrência de lesões semelhantes em outros membros da família. Esse fato pode ocorrer em doenças infecciosas por contaminação familiar, como a escabiose. Também ocorre em doenças genéticas, nas quais, com frequência, detecta-se consanguinidade dos pais. Além disso, algumas doenças cuja hereditariedade não está perfeitamente definida ocorrem, por vezes, com maior frequência em algumas famílias, como o vitiligo e a psoríase.

Interrogatório geral e especial

Obedece à orientação geral da observação clínica, devendo ser registradas as informações do doente quanto a seu estado geral, emagrecimento, presença de febre, doenças em tratamento e as condições dos diferentes sistemas e aparelhos.

Exame físico geral e especial

Seguem as normas gerais da observação clínica. São, ainda, manobras semiológicas complementares à observação de lesões discrômicas e de lesões micóticas superficiais à luz ultravioleta (lâmpada de Wood) a pesquisa da sensibilidade e provas destinadas à verificação de alterações da inervação periférica, utilizadas nos casos suspeitos de hanseníase: prova da histamina e prova da pilocarpina[11].

Observação de lesões à luz de Wood

A lâmpada de Wood tem um arco de mercúrio que emite radiações ultravioleta. O vidro é de silicato de bário com óxido de níquel, permitindo apenas a passagem de radiações de 340 a 450 nanômetros. O exame deve ser feito no escuro para que se visualize a fluorescência das lesões. É empregada nas micoses, particularmente nas tinhas do couro cabeludo, onde os dermatófitos do gênero *Microsporum* evidenciam fluorescência esverdeada, enquanto os dermatófitos do gênero *Trichophyton* não fluorescem, à exceção do *Trichophyton schoenlinii*, que emite fluorescência verde-palha. Na pitiríase versicolor, a fluorescência emitida é róseo-dourada.

A lâmpada de Wood também é muito útil no exame de lesões discrômicas para a distinção entre lesões acrômicas próprias do vitiligo e do albinismo e lesões hipocrômicas presentes em inúmeras outras condições dermatológicas. Na acromia, ausência total de melanina, como no vitiligo e no albinismo, à luz de Wood, a lesão mostra-se branco-azulada pela fluorescência da derme. Quando as lesões são hipocrômicas, a lâmpada de Wood mostra uma coloração branco-pálida, não tão branca como a observada na acromia. O exame pela lâmpada de Wood também permite melhor individualização de lesões hipocrômicas da hanseníase, às vezes de difícil visualização. Outra indicação do exame pela lâmpada de Wood é a busca das lesões hipocrômicas em forma de folha, no nascimento ou logo após, em casos suspeitos de esclerose tuberosa. Outra condição discrômica que pode ser submetida ao exame pela lâmpada de Wood é o melasma, no qual se torna possível avaliar a localização da melanina. Quando a melanina se localiza epidermicamente à luz de Wood, a mancha torna-se mais escura, e quando o pigmento localiza-se mais profundamente na derme ou na epiderme e derme, a mancha torna-se menos visível.

No eritrasma, infecção bacteriana produzida pelo *Corynebacterium minutissimum*, em razão da produção de porfirina surge, à lâmpada de Wood, fluorescência coral. Essa manobra é utilíssima na distinção entre eritrasma e tinha crural, uma vez que morfologicamente as lesões são semelhantes e a região crural é localização frequente de ambas. Nas porfirias, pode-se detectar fluorescência rósea-alaranjada nas fezes e na urina. Na porfiria eritropoiética, os dentes podem apresentar fluorescência róseo-alaranjada e esta mesma fluorescência é observada nas hemácias na protoporfiria eritropoiética.

Pesquisa da sensibilidade

É de importância no diagnóstico da hanseníase, única enfermidade que cursa com lesões cutâneas hipoestésicas ou anestésicas.

Na pesquisa da sensibilidade dolorosa, utiliza-se a alternância do toque com a ponta e o cabo de uma agulha de injeção.

Para pesquisa da sensibilidade térmica, usam-se dois tubos, um com água quente e outro com água na temperatura ambiente, e verifica-se a capacidade do paciente em distinguir o toque sobre a pele com cada um dos tubos. Pode-se simplificar a pesquisa da sensibilidade térmica utilizando-se um chumaço de algodão seco e um chumaço de algodão embebido em éter, o que confere à pele uma sensação de frio, e procurando-se verificar a capacidade do doente em distinguir o frio do não frio.

Para a sensibilidade tátil, procura-se verificar a capacidade do doente em perceber o toque suave da pele com algodão. Todos os testes de sensibilidade devem ser feitos na área lesada e em pele normal.

Prova da histamina

Utiliza-se solução de cloridrato de histamina a 1:1.000. Colocam-se algumas gotas da solução sobre a área suspeita e sobre a área normal da pele. Em seguida, através da solução, realiza-se puntura superficial da pele, evitando-se o sangramento, e remove-se o excesso de solução. Na pele normal, ocorre a tríplice resposta de Lewis: pontos eritematosos no local da puntura por vasodilatação provocada pela ação da histamina sobre os vasos. O eritema surge após 20 a 40 segundos. Após 60 a 120 segundos, surge o chamado eritema reflexo, que resulta de vasodilatação por reflexo nervoso axonal. Essa fase da reação depende da integridade dos filetes nervosos, estando presente na pele normal e não ocorrendo quando há lesão dos filetes nervosos. Por esse motivo, não ocorre nas lesões de hanseníase. Após 2 a 3 minutos, surge, no local da puntura, pápula edematosa, urtica que perdura por 5 a 10 minutos e decorre da transudação de plasma pelos vasos dilatados e, portanto, não depende da inervação, e surge tanto na pele normal como na pele com lesões de hanseníase.

A prova da histamina é mais indicada em lesões acrômicas ou hipocrômicas de hanseníase para que se possa visualizar adequadamente a reação.

Prova da pilocarpina

Também se destina a avaliar a integridade das terminações nervosas cutâneas. Consiste na injeção intradérmica de 0,1 a 0,2 mL de solução a 1% de cloridrato de pilocarpina. Após 2 minutos, surge, na pele normal, sudorese, fenômeno que não ocorre nas lesões de hanseníase pela lesão nervosa. Para melhor evidenciar a prova, inicialmente, pinta-se a área testada com solução iodada e polvilha-se amido. Com a sudorese, dissolve-se a solução iodada pincelada na pele e sua reação com o amido evidenciará coloração violeta.

De posse de todos os dados fornecidos pelo exame dermatológico, pela anamnese, pelos antecedentes pessoais e familiares e pela utilização das manobras semiológicas complementares, elabora-se a hipótese diagnóstica principal, os diagnósticos diferenciais e os diagnósticos secundários e, então, se necessário, realizam-se os exames complementares para confirmação da hipótese formulada.

Além dos exames gerais, é muito utilizado em dermatologia o exame histopatológico de material coletado por biópsia das lesões[12]. A lesão a ser biopsiada deve ser clinicamente característica. Não deve ser por demais recente ou muito antiga em fase de regressão. Também não deve ser realizada em lesões modificadas por traumatismos, infecções ou emprego de medicamentos tópicos. Quando a afecção envolve o subcutâneo, a biópsia deve ser profunda, evitando-se a utilização de *punchs* e utilizando-se bisturi. O exame histopatológico é frequentemente imprescindível ao diagnóstico.

Atualmente, o exame histopatológico apresenta-se bastante enriquecido pela utilização das técnicas de imuno-histoquímica, que permitem a identificação precisa de subtipos celulares por seus antígenos específicos, bem como permitem a identificação de antígenos microbianos nos tecidos, aumentando a acurácia diagnóstica.

Eventualmente, o estudo histopatológico é complementado pela microscopia eletrônica, que pode ser de valia no diagnóstico de condições como neoplasias, histiocitoses, epidermólises bolhosas, doenças de depósito e, eventualmente, doenças infecciosas virais.

Também são de grande utilização em dermatologia os exames micológicos diretos de fácil execução e que rapidamente permitem diagnóstico de certeza. Eventualmente, empregam-se as culturas para identificação das espécies fúngicas envolvidas na infecção. O exame direto de escamas cutâneas clarificadas pela potassa é utilizado não somente para diagnóstico micológico, mas também para demonstração do *Sarcoptes scabiei*, agente causal da escabiose. Dos exames bacteriológicos, utilizam-se extensamente os exames bacterioscópicos, o exame em campo escuro para visualização do *Treponema palidum* e as culturas bacterianas. Também se utilizam a coloração pelo Leishmann ou Giemsa para demonstração de leishmanias em lesões suspeitas recentes.

O exame citológico de material coletado do líquido e fundo de bolhas permite identificar as características células gigantes virais presentes em herpes simples, herpes-zóster e varicela. O exame citológico também pode demonstrar células acantolíticas próprias dos pênfigos.

São ainda importantes no diagnóstico dos eczemas de contato por sensibilização os testes de contato, nos quais se colocam em contato com a pele as várias substâncias mais frequentemente produtoras de dermatites de contato em concentrações adequadas, não irritantes. A presença de sensibilização será demonstrada por reação eritematopapulovesiculosa na área de contato com a substância. Muitas vezes, por meio desses testes, detectam-se os agentes causais das dermatites de contato alérgicas.

Também são bastante empregadas em dermatologia as técnicas de imunofluorescência direta e indireta para diagnóstico das doenças autoimunes[13]. A imunofluorescência direta permite a demonstração do depósito de anticorpos e complemento nas estruturas cutâneas enquanto a imunofluorescência indireta detecta anticorpos circulantes. As várias afecções autoimunes apresentam padrões de fluorescência e localização particular dos anticorpos fixados na pele em função da localização dos autoantígenos contra os quais reagem.

Os padrões detectados com mais frequência são:

1. Fluorescência intercelular epitelial, isto é, padrão em rede de pesca na epiderme: é observada nos pênfigos, geralmente como consequência da reação dos autoanticorpos (IgG, predominantemente IgG4) contra as des-

mogleínas 1 e 3, que são moléculas do tipo caderinas, de caráter transmembrânico, presentes nos desmossomas e, portanto, atuando na adesão entre as células epidérmicas.

2. Fluorescência linear ao longo da membrana basal na junção dermoepidérmica: é observada no penfigoide bolhoso, em que há reação de anticorpos da classe IgG com antígenos intracelulares e transmembrânicos localizados na lâmina lúcida; como há fixação do complemento, a fluorescência mostra não somente depósitos de IgG, mas principalmente de complemento na zona da membrana basal. No herpes gestacional e no penfigoide cicatricial, também se observam depósitos de IgG e complemento ao longo da membrana basal. Na epidermólise bolhosa adquirida, observam-se, à imunofluorescência, depósitos de IgG, complemento e, com menor frequência, depósitos de IgA e IgM. Na dermatose por IgA linear, observa-se exclusivamente depósito de IgA ao longo da membrana basal.

No lúpus eritematoso, a imunofluorescência direta revela depósito de imunoglobulinas, IgG, IgM, IgA e complemento na zona da membrana basal. No lúpus eritematoso bolhoso, a imunoglobulina predominantemente depositada na zona da membrana basal é a IgA, mas depósitos de IgM e IgG, além de complemento, também podem ocorrer. A imunofluorescência indireta no lúpus identifica os anticorpos antinucleares por meio de seus múltiplos padrões. Nas vasculites, a imunofluorescência revela depósitos de imunoglobulinas e complemento nas paredes vasculares de lesões recentes. Na púrpura de Henoch-Schönlein, o depósito predominante é de IgA. Nas vasculites leucocitoclásicas, detecta-se predominantemente IgM e C3. Nas crioglobulinemias, detecta-se predominantemente IgG e C3 nas paredes vasculares. Nas vasculites necrotizantes, predominam IgG e C3, e nas colagenoses, IgG, IgM e C3.

No líquen plano, a imunofluorescência direta demonstra corpos citoides fluorescentes com IgM e, menos frequentemente, IgM e IgA. Também pode haver depósito granuloso de IgM na zona da membrana basal.

Nas porfirias, a imunofluorescência mostra depósitos de IgG, IgM (alguns casos), C3 e IgA (raramente) na parede dos vasos da derme papilar.

Considerações finais

A semiologia dermatológica compreende o exame da pele, dos fâneros, das mucosas e dos linfonodos e visa ao reconhecimento das lesões elementares e sua topografia. O exame dermatológico deve preceder a anamnese, pois a objetividade do exame dermatológico permite a elaboração de hipóteses diagnósticas que orientem a anamnese, simplificando-a. Além disso, algumas lesões dermatológicas são absolutamente características, sendo o diagnóstico independente de qualquer dado anamnésico. De todas as formas, os dados anamnésicos contribuem não somente para o diagnóstico, mas também para a orientação do paciente.

Uma vez reconhecidas as lesões elementares, formula-se o diagnóstico morfológico-topográfico e, a partir deste, o diagnóstico nosológico, que, se necessário, será confirmado pelos exames complementares pertinentes.

Referências bibliográficas

1. Cox NH, Coulson IH. Diagnosis of skin disease. In: Burns T, Breathnach S, Cox N, Griffiths C (eds.). Rook's textbook of dermatology. Oxford: Blackwell Science, 2004. p.5.1-20.
2. Stewart MI, Bernhand JD, Cropley TG, Fitzpatrick TB. The structure of skin lesions and fundamentals of diagnosis. In: Freedberg IM, Eisen AZ, Wolff K, Austen KF, Goldsmith LA, Katz SI (eds.). Fitzpatrick's dermatology in general medicine. New York: McGraw-Hill, 2003. p.11-29.
3. Cockerell CJ. How are abnormalities of the skin described? In: Arndt KA, Robinson JK, Leboit PE, Wintraub B (eds.). Cutaneous medicine and surgery. Philadelphia: WB Saunders, 1996. p.84-110.
4. Rapin R. Clinical and pathologic differential diagnosis. In: Bolognia JL, Jorizzo JL, Rapin RP, Horn TD, Mancini AJ, Mascaro JM et al. (eds.). Dermatology. Edinburgh: Mosby, 2003. p.3-22.
5. Lookingbill DP, Marks Jr. JG. Principles of clinical diagnosis. In: Moschella S, Hurley HJ (eds.). Dermatology. Philadelphia: WB Saunders, 1992. p.165-205.
6. Braun-Falco O, Plewig G, Wolff HH, Burgdorf NHC. Basic science and principles of dermatologic diagnosis. Dermatology. Berlin: Springer, 2000. p.1-52.
7. Habif TP . Principles of diagnosis and anatomy. Clinical dermatology. A color guide to diagnosis and therapy. 4.ed. St. Louis: Mosby, 2004. p.1-22.
8. Hamm H, John R, Mayer J. Principles of diagnosis in pediatric dermatology. In: Schachner LA, Hansen RC (eds.). Pediatric dermatology. 3.ed. Philadelphia: Mosby, 2003. p.59-86.
9. Sampaio SAP, Rivitti EA. Exame objetivo e anamnese. In: Dermatologia. São Paulo: Artes Médicas, 2000. p.69-70.
10. Sampaio SAP, Rivitti EA. Glossário dermatológico. In: Dermatologia. São Paulo: Artes Médicas, 2000. p.71-8.
11. Sampaio SAP, Rivitti EA. Técnicas semióticas. In: Dermatologia. São Paulo: Artes Médicas, 2000. p.79-83.
12. Sampaio SAP, Rivitti EA. Exame histopatológico, glossário e padrões histopatológicos. In: Dermatologia. São Paulo: Artes Médicas, 2000. p.85-8.
13. Sampaio SAP, Rivitti EA. Exames por imunofluorescência, immunoblotting e imunoprecipitação. In: Dermatologia. São Paulo: Artes Médicas, 2000. p.89-96.

Eczemas 2

Valéria Aoki
Celina Wakisaka Maruta

SUMÁRIO

Introdução

A palavra eczema origina-se do grego *ekzein*, que significa ebulição. Os eczemas ou dermatites eczematosas referem-se a um grupo de dermatoses inflamatórias que cursam com prurido, cuja classificação se baseia nos achados clínicos e que possuem etiologia variada e polimorfismo das lesões. Representam dermatoses frequentes na prática clínica, podendo levar a quadros muitas vezes limitantes do ponto de vista escolar ou profissional[1].

Definição

Os eczemas são dermatoses inflamatórias que atingem a epiderme e a derme. São classificados de acordo com as lesões elementares encontradas no tegumento: agudo, quando há eritema, edema, infiltração, vesículas e secreção; subagudo, que cursa com secreção, escamas e crostas; e crônico, caracterizado por liquenificação (Figuras 1 a 3)[1].

Etiologia

Os eczemas classificam-se em:

- Dermatite atópica (eczema atópico).
- Eczema de contato.
- Eczema numular.
- Eczema de estase.
- Eczema disidrótico (*pompholyx*).
- Líquen simples crônico.

Dermatite atópica

Definição

A dermatite atópica (DA), ou eczema atópico, é uma dermatose de caráter inflamatório crônico e recidivante, clinicamente caracterizada por prurido intenso, de distribuição clínica peculiar e variável de acordo com a idade do paciente. Sua associação com outras manifestações atópicas, como asma e rinite alérgica, é frequente[2].

Epidemiologia

A prevalência mundial da DA é variável, oscilando por volta de 11 a 21%, e vem apresentando aumento nas últimas três décadas[3]. As diferenças de prevalência podem ser atribuídas às características próprias das populações estudadas, às variações na seleção dos grupos etários ou aos inquéritos utilizados[3,4].

A prevalência de DA no Brasil foi avaliada segundo o projeto ISAAC (International Study of Asthma and Allergies in Childhood). Na fase inicial desse estudo, a prevalência de DA entre adolescentes oscilou entre 10% (Curiti-

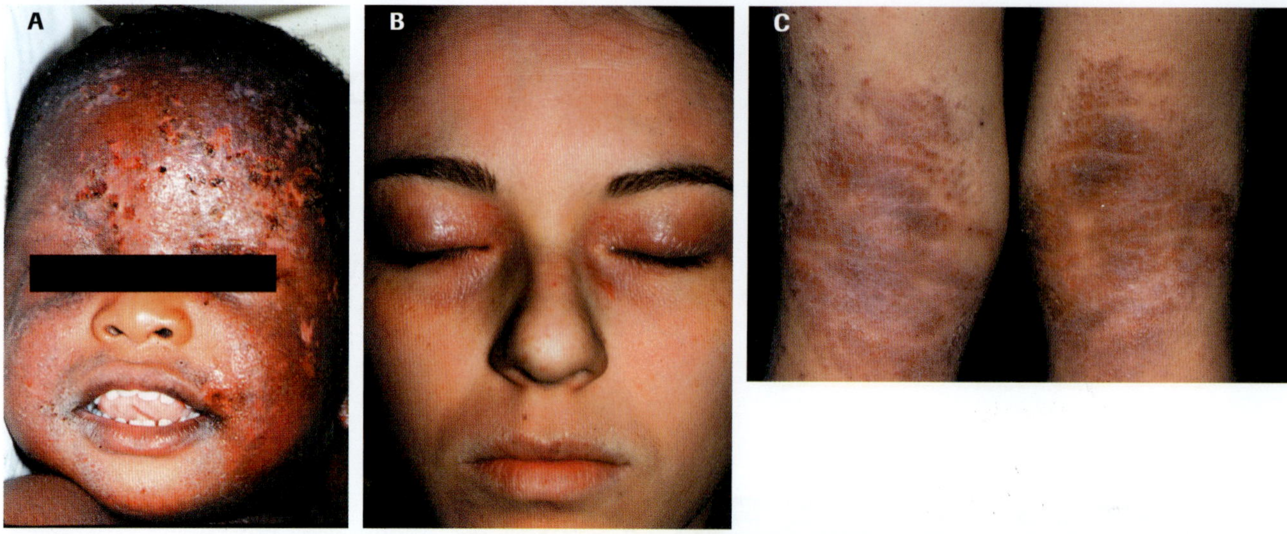

■ **Figura 1.** (A) Dermatite atópica do lactente. Placas eritematoexulceradas e liquenificação da face, poupando o maciço centrofacial. (B) Dermatite atópica na infância. Placas eritematoliquenificadas e simétricas nos cavos poplíteos. (C) Dermatite atópica do adulto: lesões eritematoliquenificadas nas regiões palpebrais e perilabiais.

ba) e 14% (São Paulo). Na fase mais recente, observou-se queda na prevalência de DA segundo o critério "diagnóstico médico" (8,4 a 10,3%), mas com aumento das formas de maior gravidade (0,5 a 1%)[5].

A DA é uma doença característica da infância; cerca de 85% dos pacientes apresentam as manifestações clínicas iniciais nos primeiros 5 anos de vida e apenas 2% dos casos novos ocorrem acima dos 45 anos de idade. Cerca de 40% dos pacientes com DA mantêm os sintomas ao longo da vida adulta. Além de sua importância clínica, a dermatite atópica é considerada fator predisponente ao aparecimento de asma, presente em até 70% dos indivíduos com DA grave. Segundo diversos relatos da literatura, a prevalência de asma nos pacientes com DA pode variar entre 50 e 80%[5-8].

Os principais fatores de risco no desencadeamento da DA são[9,10]:

1. Fatores hereditários: presença de pais e/ou irmãos com atopia. Caso ambos os pais apresentem DA, a chance de um lactente desenvolver a doença é de cerca de 70%. Não parece haver distribuição preferencial quanto ao sexo, embora alguns estudos demonstrem um discreto predomínio entre doentes do sexo feminino.

2. Fatores imunológicos: potenciais marcadores imunológicos para a DA estão sendo avaliados, como a IgE do cordão umbilical, menor produção de interferon gama (IFN-gama) em lactentes e crianças, e a produção de interleucinas. Entretanto, as baixas sensibilidade e especificidade desses achados não permitem sua utilização na prática clínica.

3. Fatores ambientais: inquéritos epidemiológicos apontam para maior prevalência de DA em famílias pequenas, de nível socioeconômico mais elevado, especialmente em mães com maior grau de escolaridade e que vivem em ambientes urbanos. Esse fenômeno pode ser explicado pela teoria da higiene, em que a maior frequência de alergia se relaciona a um menor contato com determinados vírus e bactérias, estimulando setores específicos do sistema imunológico e contribuindo para uma menor intensidade da resposta alérgica.

Etiopatogenia

A DA possui etiopatogenia multifatorial, com participação combinada ou não de fatores genéticos, imunológicos, estruturais ou ambientais.

Fatores genéticos

Os mecanismos genéticos envolvidos na patogenia da DA ainda não estão totalmente estabelecidos, existindo vários genes candidatos relacionados à condição atópica ou diferentes polimorfismos ou mutações genéticas associados à enfermidade (Quadro 1)[11,12].

Alterações da barreira cutânea

A barreira cutânea na DA encontra-se alterada, com maior perda de água transepidérmica (*transepidermal water loss* – TEWL) e menor capacidade de retenção de água. Há alterações dos lipídios, com níveis baixos de ceramidas (1 e 3), dos níveis de sulfato de colesterol e acúmulo de esfingosilfosforilcolina, consequentes à expressão aumentada da enzima esfingomielina deacilase. A redução das ceramidas afeta a função do estrato córneo como barreira, levando a perda de água e xerose.

Alterações da barreira cutânea na DA, como mutações do gene da filagrina e alteração da expressão de outras proteínas da barreira cutânea, como as claudinas (claudina-1), podem contribuir para maior suscetibilidade às infecções (especialmente por herpes simples), estímulo à disfunção imunológica, maior vulnerabilidade a irritantes e a alérgenos e exacerbação do prurido[13-17].

Alterações imunológicas

Anormalidades do sangue periférico

Na DA, observam-se altos níveis de IgE (cerca de 85% dos doentes) e de eosinófilos circulantes. Há aumento da expressão das citocinas de padrão Th2 (IL-4, 5 e 13), que promovem a produção de IgE a partir dos linfócitos B e, juntamente com o fator de necrose tumoral (TNF-alfa) e a IL-1, induzem a expressão do gene da filagrina, molécula de adesão celular vascular (VCAM-1) pelas células endoteliais, o que facilita a migração de linfócitos e eosinófilos para os sítios de inflamação. A IL-4 está envolvida na diferenciação e no desenvolvimento dos LTh2, e a IL-5 na diferenciação, no recrutamento e na sobrevivência dos eosinófilos. Os linfócitos B apresentam expressão aumentada de CD23 (receptor de IgE de baixa afinidade) e de CD86, promotores da síntese de IgE. Em contrapartida, há redução na expressão das citocinas de padrão Th1 (IFN-gama)[2,18].

A IgE tem uma participação intensa na resposta imune alterada da DA, uma vez que: promove a liberação de histamina e de outros mediadores por basófilos ou mastócitos por meio de suas ligações com alérgenos ou produtos microbianos; liga-se a macrófagos nas lesões cutâneas, que liberam mediadores inflamatórios quando provocados por alérgenos ou anticorpos IgG contra a IgE; conecta-se com células de Langerhans (CL) da epiderme por receptores de IgE de alta afinidade, oferecendo um método eficaz de captura de alérgenos pelas CL, que irão apresentar os antígenos aos LT. Ainda, existem estudos na DA grave que mostram que a manutenção da DA crônica pode ocorrer pela formação de autoanticorpos IgE contra uma proteína humana (Hom s 1, 55 kDa), isolada de queratinócitos humanos[19].

Imunidade cutânea na DA

Existem padrões distintos de expressão de citocinas na pele do atópico, dependendo da fase do processo inflamatório[2,18]:

- Pele não acometida: predomínio de células que expressam IL-4 e IL-13 (padrão Th2).
- Fase aguda: predomínio de células que expressam IL-4 e IL-13 (padrão Th2).
- Fase crônica: predomínio de células que expressam IL-12 e IFN-gamacitocinas de padrão Th1. Também há maior expressão do fator estimulador de colônia de macrófago/granulócito (GM-CSF), importante para a manutenção do processo crônico.
- Ainda, a participação de novas citocinas inflamatórias, como IL-17, IL-18 e IL-22, podem modular a disfunção imune na DA[17,20].

Quadro 1. Critérios para o diagnóstico de dermatite atópica

Critérios clínicos maiores ou absolutos (3 ou mais)	
Prurido Morfologia e distribuição típica das lesões (envolvimento extensor e facial nas crianças e liquenificação e linearidade flexural nos adultos) Dermatite crônica e recidivante História pessoal ou familiar de atopia	
Critérios clínicos menores ou relativos (3 ou mais)	
Exame dermatológico	História clínica
Xerose	Início precoce de doença
Hiperlinearidade palmar	Tendência a infecções cutâneas
Queratose pilar	Conjuntivites recorrentes
Ictiose vulgar	Tendência a dermatites inespecíficas de mãos e pés
Prega infraorbitária de Dennie-Morgan	Curso influenciado por fatores ambientais
Pitiríase *alba*	Curso influenciado por fatores emocionais
Dermografismo branco	Hipersensibilidade alimentar
Palidez ou eritema facial	Prurido com sudorese
Queilite	Urticária colinérgica
Eczema de mamilo	Enxaqueca (?)
Pregas anteriores no pescoço	Hipersensibilidade ao níquel (?)
Acentuação perifolicular	**Dados complementares**
Escurecimento periorbital	Elevação da IgE sérica
Alopecia areata	Hipersensibilidade cutânea do tipo 1
Sinal de Hertogue (rarefação de sobrancelhas)	Catarata e/ou ceratocone

Fonte: modificado de Hanifin e Rajka[18]

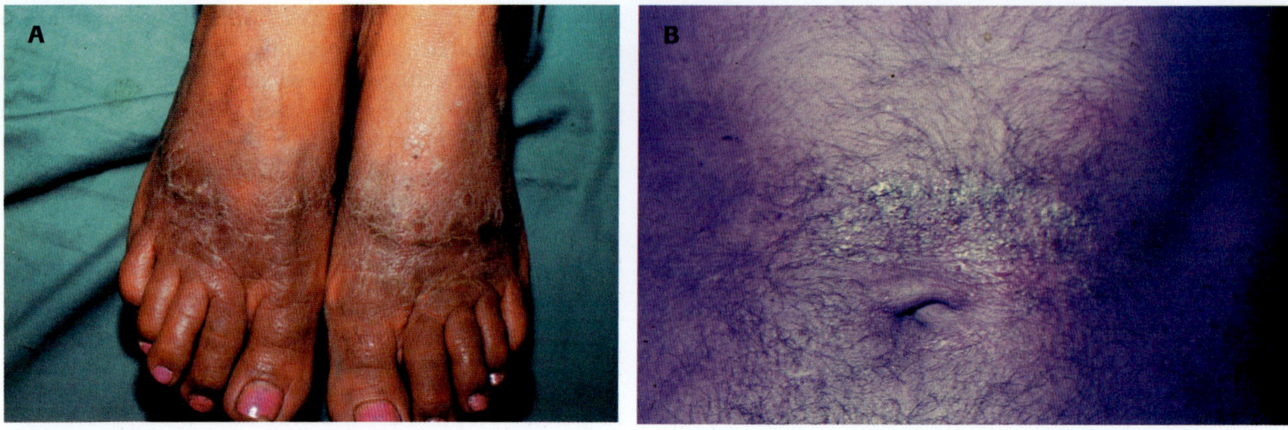

■ **Figura 2.** (A) Dermatite de contato pelo calçado: placas eritematocrostoliquenificadas no dorso dos pés, nas áreas de contato com o calçado. (B) Dermatite de contato por níquel: placas crostoliquenificadas na região periumbilical em contato com o botão metálico da vestimenta.

A mudança de um padrão Th2 para o padrão Th1 pode ser mediada pela infiltração de eosinófilos e macrófagos que expressam IL-12.

Queratinócitos

Os queratinócitos participam ativamente da deflagração do processo inflamatório na DA por meio da produção de citocinas e quimiocinas. Essas moléculas são liberadas como consequência do trauma físico (coçagem) ou da inflamação de base.

Os queratinócitos são fonte de TNF-alfa e de GM-CSF, que exerce um papel fundamental para a sobrevivência dos monócitos e células de Langerhans. Na DA, há aumento da produção de GM-CSF, e os queratinócitos, quando estimulados com IFN-alfa e TNF-alfa, produzem níveis elevados de Rantes (CCL5), o qual, por sua vez, promove a quimiotaxia de eosinófilos[16]. Na DA, há produção deficiente de catelicidinas e defensinas produzidas pelos queratinócitos e favorecimento da instalação de infecções por estafilococos, varicela e herpes[2,18].

Outras células inflamatórias, como células dendríticas (células de Langerhans e dendríticas epidérmicas), eosinófilos, monócitos, macrófagos e mastócitos, também participam da imunopatogenia da DA.

O papel do *Staphylococcus aureus* na DA

A colonização da pele do atópico pelo *Staphylococcus aureus* (*S. aureus*) está presente em mais de 90% dos doentes, em contraste com indivíduos normais, que apresentam índices de colonização pela bactéria de cerca de 5 a 30%[2,20].

A suscetibilidade da pele do atópico à colonização pelo *S. aureus* parece estar relacionada a diversos fatores, especialmente à aderência bacteriana. Adesinas, que consistem em receptores para laminina e fibronectina, estão localizadas nas paredes bacterianas do *S. aureus*; na DA, os receptores para fibronectina parecem estar descobertos, facilitando, assim, a aderência do estafilococo. Outro mecanismo facilitador seria o defeito na membrana lipídica da pele do atópico, que ocasiona a penetração bacteriana através dos espaços intercelulares[2,20].

O *S. aureus* produz enterotoxinas (enterotoxina estafilocócica A-SEA; enterotoxina estafilocócica B-SEB; toxina da síndrome do choque tóxico – TSST-1), que podem atuar como superantígenos, estimulando de forma policlonal linfócitos T e macrófagos, sem a interferência do sistema MHC (complexo maior de histocompatibilidade). O superantígeno interage diretamente com porções constantes da cadeia V beta do receptor de linfócitos T. Outro mecanismo possível seria a geração de anticorpos IgE específicos para as exotoxinas, ou seja, os superantígenos poderiam atuar como alérgenos, uma vez que 57% dos doentes de DA apresentam IgE dirigida contra SEA, SEB e TSST-1. Estudos mostram que existe correlação entre a gravidade da DA e a presença de anticorpos IgE contra esses superantígenos[2,20].

Outros mecanismos envolvidos na resposta inflamatória da DA por parte do *S. aureus* incluem a influência sobre as células apresentadoras de antígeno (APC) e eosinófilos, que modulam a resposta de antígenos de superfície celulares, a liberação de toxinas (alfatoxinas), que levam ao dano citotóxico em queratinócitos e estimulam a liberação de TNF-alfa e o aumento da síntese de IgE e expressão de CD23 *in vitro* ocasionados por componentes da parede bacteriana, como ácido teicoico ou peptidoglicanas[2,20].

Alimentos e alérgenos aéreos

Há relatos de alergia alimentar na DA em cerca de 20 a 40% das crianças menores de 4 anos com DA moderada ou grave. Os casos de DA associada à alergia respiratória parecem ser mais propensos à alergia alimentar. Os alimentos mais relacionados à DA e à alergia alimentar são ovos, leite, amendoim, soja, trigo, peixe e nozes[21]. Com respeito aos alérgenos aéreos e DA, há evidências clínicas de melhora do quadro cutâneo quando se restringe o ambiente do atópico (afastamento de poeira, ácaros e fungos). Dados da literatura mostram que há positividade variável (17 a 100%) do *atopy patch-test*, que utiliza o ácaro em populações de dermatite atópica[22]. Há correlação importante entre DA e desenvolvimento subsequente de asma, ou seja, 40% das crianças com DA de início precoce na infância apresentarão as primeiras manifestações de asma até os 4 anos de idade.

Há estudos que indicam que crianças com DA sensibilizadas a ácaros, pelo de gato ou pólen apresentam uma incidência maior de asma (risco relativo de 1,4 a 1,7)[2,22]. Também há trabalhos mostrando a sensibilização por *Blomia tropicalis* e *Aleuroglyphus ovatus*[23].

Fatores emocionais

A influência dos fatores emocionais no desencadeamento da dermatite atópica é incontestável, com grande perda da qualidade de vida do atópico e de sua família. Na DA, a condição da pele mostra correlação com ansiedade, tensão, estresse interpessoal, depressão, frustração e agressão. Cerca de 40 a 70% dos doentes de DA citam o fator emocional como um desencadeante da crise. Ainda, alterações do sono, ocasionadas pelo prurido noturno, geram ruptura da dinâmica familiar e escolar[2,20].

Quadro clínico

As características clínicas comuns a todos os atópicos são o prurido intenso e a xerose cutânea. Entretanto, o espectro clínico da DA é bastante variado, muitas vezes dificultando o diagnóstico da enfermidade. Hanifin e Rajka, em 1980, estabeleceram critérios para o diagnóstico da DA. Esses autores dividem os critérios em duas categorias: maiores e menores. De acordo com essa classificação, são necessários três ou mais critérios maiores e ao menos três critérios menores (Quadro 2)[24,25].

As apresentações clínicas da DA variam de acordo com a faixa etária e possuem características distintas[26]:

1. Fase do lactente (± 0 a 2 anos): as lesões iniciam-se a partir de 2 meses de vida; caracterizam-se por xerose, eritema, vesículas e pápulas (fase exsudativa), seguidas de crostas e descamação. As áreas mais afetadas são: face (poupando o maciço centrofacial), couro cabeludo, pescoço, tronco e superfícies extensoras dos membros (Figura 1A).

2. Fase infantil (± 2 a 12 anos): a morfologia das lesões é variada, prevalecendo o eritema, a exsudação e a vesiculação nas fases agudas e a liquenificação nas fases crônicas. Formas numulares ou liquenoides podem surgir. A topografia típica são as áreas flexurais (especialmente os cavos antecubitais e poplíteos), as nádegas e a raiz posterior das coxas (Figura 1B).

3. Fase do adolescente (± 12 a 18 anos) e do adulto (acima de 18 anos): predominam lesões em diversas fases do eczema em flexuras, couro cabeludo, pescoço, tronco superior; dermatite de mãos e pés, lesões palpebrais e nos punhos e tornozelos e eczema mamilar também podem estar presentes. Alguns pacientes iniciam a DA apenas na idade adulta (Figura 1C).

Além do quadro eczematoso, podem surgir infecções bacterianas (piodermites pelo *S. aureus*), que se manifestam por surgimento de pústulas, eritema e exsudação das lesões eczematosas. Infecções virais também são frequentes, como o herpes simples (erupção variceliforme de Kaposi) e o poxvírus (molusco contagioso). Quadros graves podem se apresentar como eritrodermias. Envolvimento ocular, incluindo dermatite das pálpebras e blefarite crônica e culminando com ulceração de córnea, pode levar a um comprometimento grave. Ceratocone e catarata podem estar presentes, sendo esta última relatada em até 21% dos indivíduos com DA[19].

Existem inúmeras maneiras de se medir a gravidade e a extensão da DA. Os índices EASI (*eczema area and severity index*) e SCORAD (*scoring index of atopic dermatitis*) são os mais empregados. O SCORAD, além de incluir a extensão e a gravidade das lesões cutâneas, quantifica o prurido e a perda de sono. Os escores de gravidade são muito utilizados em ensaios clínicos[25].

Diagnóstico diferencial

As principais enfermidades a serem consideradas como diagnóstico diferencial da dermatite atópica são[3]: doenças inflamatórias (dermatite seborreica, dermatite de contato, psoríase), imunodeficiências (síndromes de Wiskott-Aldrich, hiper-IgE, DiGeorge, imunodeficiências combinadas), neoplasias (linfomas T cutâneos, histiocitose X) e doenças metabólicas (fenilcetonúria, tirosinemia, deficiência de ácidos graxos essenciais, deficiência de carboxilases, deficiência congênita ou adquirida de zinco).

Quadro 2. Genes candidatos à expressão da dermatite atópica[16]

Localização cromossômica	Genes candidatos	Estudos
3q21	Ativação LT (CD80/86)	Lee et al., 2000
5q31-33	IL-4	Kawashima et al., 1998
11q13	Subunidade beta do receptor de alfa, afinidade para IgE (FCεRI-beta)	Folster-Host et al.,1998
13q12-14	Não identificado	Beyer et al., 2000
14q11, 2	Quimase do mastócito	Mao et al., 2000
1q21, 17q25, 20p	Genes da inflamação dérmica	Cookson et al., 2000

Diagnóstico laboratorial

Infelizmente não há marcadores laboratoriais da dermatite atópica. Portanto, o diagnóstico baseia-se na anamnese e no quadro clínico, uma vez que os achados histopatológicos não são específicos da enfermidade.

Terapêutica

Hidratação

A hidratação consiste em uma medida básica do tratamento da DA. É fundamental lembrar que o atópico apresenta uma barreira cutânea defeituosa e uma pele sensível a diversos estímulos. O papel da hidratação no atópico visa à umectação do estrato córneo e à estabilização da função da barreira epidérmica[27].

Os principais fatores agravantes para a xerose no atópico incluem: banhos quentes e prolongados, uso excessivo de sabonetes, emolientes inadequados, ar-condicionado, poluição aérea, baixa umidade do ar, fricção, medicações, estresse e produtos químicos[27]. Recomendam-se banhos rápidos e mornos, evitando-se o uso de sabões com fragrâncias e corantes. A aplicação dos emolientes deve ser realizada logo após o banho, com a pele ainda úmida.

Os principais emolientes classificam-se em emulsões tradicionais e não tradicionais. Dentre as tradicionais, as preparações em água-óleo (W/O) são muito úteis. Essas preparações evitam a TEWL e ajudam na manutenção da umectação cutânea. Exemplos do primeiro grupo são os unguentos, que contêm vaselina e lanolina. Novas substâncias, como ceramidas, NMF (*natural moisturing factor*), vitamina E e outros antioxidantes, estão sendo incorporadas aos emolientes para aumentar sua eficácia. Na DA, evita-se o uso de lactato de amônio e de ureia em altas concentrações, pois eles podem causar irritação da pele do atópico[27,28].

Controle da inflamação

O controle do processo inflamatório é um dos pilares no tratamento da DA, e medicamentos como corticosteroides e inibidores da calcineurina, ambos de uso tópico, têm papel importante no manejo da doença.

Corticosteroides tópicos

Atuam como importantes agentes anti-inflamatórios, inibindo a atividade das células dendríticas e dos linfócitos, e impedindo a síntese de interleucinas. Podem apresentar efeitos colaterais quando mal empregados. É fundamental esclarecer o tipo de corticosteroide ideal para o local afetado, a frequência e a duração do tratamento. A região genital é o local de maior absorção da corticoterapia (200 vezes maior que o tronco e as extremidades), mas a face e as regiões flexurais também apresentam elevadas taxas de absorção; nesses locais, recomenda-se a utilização de corticosteroides de baixa ou média potência (Tabela 1)[26,27,29-31].

Os efeitos colaterais mais frequentes ocasionados por corticoterapia tópica inadequada são: atrofia cutânea, estrias, alterações da pigmentação, fragilidade vascular e erupção acneiforme. Efeitos sistêmicos, como alteração do eixo hipotálamo-hipófise-suprarrenal, raramente são descritos, mas podem estar presentes quando corticosteroides tópicos potentes são utilizados em áreas extensas por períodos prolongados[1].

Imunomoduladores tópicos

Os inibidores da calcineurina são uma nova classe de medicamentos utilizados no controle da inflamação na dermatite atópica. A calcineurina é uma proteína citoplasmática presente em diversas células, incluindo linfócitos e células dendríticas e, após sua ativação, atua como um fator de transcrição de interleucinas inflamatórias, como IL-2, IL-3, IL-4 e TNF-alfa. Essa ativação é um mecanismo cálcio-dependente. Há dois inibidores de calcineurina disponíveis para uso tópico: o pimecrolimo e o tacrolimo[26,27,29,30].

No Brasil, o pimecrolimo pode ser indicado a partir dos 3 meses de vida e com única apresentação em creme a 1%. O tacrolimo é indicado a partir dos 2 anos de idade, sendo veiculado em pomadas a 0,03% (uso pediátrico) e 0,1% (uso em maiores de 15 anos). Ambos devem ser aplicados duas vezes/dia. Por serem célula-seletivos, apresentam menores riscos de efeitos colaterais com relação à corticoterapia, e podem ser utilizados com eficiência na face e em outros locais com elevada absorção de corticosteroides (genitais e mucosas). O pimecrolimo está indicado para tratamento das lesões leves a moderadas, enquanto o tacrolimo pode ser indicado também nas lesões graves. Devem ser aplicados ao primeiro sinal das lesões cutâneas. Na ausência de melhora, deve-se reavaliar a indicação da corticoterapia e rever todos os passos do tratamento[26,27,29,30]. Os principais efeitos colaterais locais referidos foram ardor e prurido, reduzidos após os primeiros dias de aplicação.

Controle do prurido

O prurido é um dos sintomas clínicos cardinais na dermatite atópica. Seu manejo adequado, no entanto, ainda não está bem estabelecido e há dificuldades em se avaliar clinicamente os resultados relacionados às terapêuticas antipruriginosas, em especial os anti-histamínicos. Embora a utilização de anti-histamínicos seja frequente nessa doença, os benefícios clínicos não foram comprovados de maneira adequada. Os resultados dos estudos clínicos envolvendo anti-histamínicos mostram-se conflitantes[26,27,29,30].

Os anti-histamínicos de primeira geração, por causarem sedação, podem apresentar algum benefício no controle da dermatite atópica ao facilitar o sono do paciente e minimizar os episódios de coçadura à noite. Entretanto, seu uso pode ser limitado pela presença de sonolência durante o dia, dificultando o aprendizado escolar ou prejudicando o desempenho no trabalho. Os

Tabela 1. Classificação da potência dos corticosteroides[31]

Corticosteroide	Potência
Classe 1 (muito potentes)	
Propionato de clobetasol	0,05
Valerato de difluocortolona	0,3
Acetonido de fluocinolona	0,2
Halcinonida	0,1
Classe 2 (potentes)	
Ancinonida	0,1
Valerato de betametasona	0,1
Budesonida	0,025
Desonida	0,05
Desoximetsona	0,25
Diacetato de diflorasona	0,05
Diacetato de diflucortolona	0,1
Acetonido de fluoclorolona	0,025
Acetonido de fluocinolona	0,025
Fluocinonida	0,05
Acetato de fluprednideno	0,1
Flurandrenolona	0,05
Propionato de fluticasona	0,05
Halcinonida	0,01
Butirato de hidrocortisona	0,1
Aceponato de metilprednisolona	0,1
Fuorato de mometasona	0,1
Prednicarbato	0,25
Acetonido de triancinolona	0,1
Classe 3 (moderadamente potentes)	
Dipropionato de alclometasona	0,05
Dipropionato de beclometasona	0,025
Salicilato de beclometasona	0,025
Benzoato de betametasona	0,025
Dipropionato de betametasona	0,05
Valerato de betamentasona	0,025 e 0,05
Butirato de clobetasona	0,05
Desoximetasona	0,05
Pivalato de flumetasona	0,02
Acetonido de fluocinolona	0,00625 e 0,01
Pivalato de fluocortolona	0,2
Flupamerasona	0,3
Flurandrenolona	0,0125
Halometasona	0,05
Butirato de hidrocortisona	0,1
Aceponato de hidrocortisona	0,1
Valerato de hidrocortisona	0,2
Acetonido de triancinolona	0,04

(continua)

Tabela 1. Classificação da potência dos corticosteroides[31] *(continuação)*

Corticosteroide	Potência
Classe 4 (pouco potentes)	
Dexametasona	0,01-0,1
Acetonido de fluocinolona	0,0025
Butilester de fluocortina	0,75
Hidrocortisona (álcool ou acetato)	0,1-1
Metilprednisolona	0,25
Prednisolona	0,5

anti-histamínicos de primeira geração apresentam maiores efeitos anticolinérgicos e podem interagir com outros medicamentos. Os anti-histamínicos de segunda ou terceira geração possuem efeitos sedativos mais reduzidos, mas nem sempre são efetivos na DA[32].

Eliminação dos fatores desencadeantes

O estafilococo apresenta papel fundamental na perpetuação do processo inflamatório, e o controle da infecção auxilia no manejo das crises de agudização de DA. Para tratamento tópico, recomenda-se a mupirocina e o ácido fusídico, que podem reduzir a colonização bacteriana, mas há dúvidas quanto à eficácia na melhora da lesão. A antibioticoterapia sistêmica (eritromicina, cefalosporinas ou sulfametoxazol-trimetoprim) contribui para a melhora clínica nos pacientes que apresentem sinais de infecção bacteriana ou piora do quadro não responsivo à terapêutica para controle da inflamação. Entretanto, não há evidências ou justificativas quanto ao uso crônico de antibiótico sistêmico de maneira prolongada ou profilática[26,27,29,30].

Os grupos de apoio e a internação são medidas de extrema valia, pois, muitas vezes, o doente de DA e seus familiares necessitam de uma abordagem multidisciplinar, que envolve não só o médico, mas também profissionais de outras áreas, especialmente os psicólogos, a equipe de enfermagem, o terapeuta ocupacional e a oportunidade de dividir a complexidade de uma doença crônica com indivíduos e seus familiares com experiências similares.

Imunossupressão sistêmica

A imunossupressão sistêmica é um recurso de exceção na DA. A ciclosporina é um dos imunossupressores sistêmicos mais avaliados em diferentes estudos controlados que envolvem adultos e crianças. A dose varia entre 3 e 5 mg/kg/dia em cursos de até 12 semanas, que podem ser repetidos com intervalos de 7 dias. Deve-se monitorar a função renal dos doentes e os níveis séricos de ciclosporina periodicamente, e a indicação do medicamento deve ser analisada com extremo cuidado. A azatioprina, o metotrexato, o micofenolato mofetil e a corticoterapia sistêmica são outras opções relatadas, mas também com muitas restrições[26,27,29,30].

Eczema de contato

Definição

Eczema de contato ou dermatite eczematosa de contato é uma dermatose causada por agente ou substância exógena em contato com a pele ou mucosa. As lesões podem se apresentar clinicamente como eczema agudo, subagudo ou crônico. Os eczemas de contato classificam-se, segundo aspectos clínicos e etiopatogênicos, em dermatite de contato por irritação primária e dermatite de contato por sensibilização.

Epidemiologia

Não existem estatísticas sobre a prevalência do eczema de contato. Na dermatite de contato por irritação primária, há relação com a exposição específica, isto é, observa-se que as mulheres estão mais expostas aos produtos como sabões e detergentes, e os homens mais expostos aos óleos de corte e às substâncias abrasivas[33]. Na dermatite de contato por sensibilização, não há diferenças na prevalência relacionadas ao sexo[34]. Com respeito à distribuição etária, a suscetibilidade à dermatite de contato por irritação primária diminui nas faixas etárias acima de 60 anos[33], enquanto a por sensibilização é mais frequente nas crianças e adolescentes que na infância precoce[35]. Em relação à predisposição genética, parentes de 1º grau de doentes com dermatite de contato por sensibilização ao níquel apresentam risco relativo de 2,83; entretanto, os mecanismos genéticos ainda não estão estabelecidos[36].

Etiopatogenia

Dermatite de contato por irritação primária

A dermatite de contato por irritação primária é uma resposta inflamatória da pele a vários estímulos externos. Resulta da ativação da imunidade inata mediante a injúria da pele, sem sensibilização prévia, com alterações da integridade da barreira cutânea, alterações celulares e liberação de mediadores pró-inflamatórios. Fatores intrínsecos (predisposição genética, idade, sexo e local) e fatores extrínsecos (natureza, volume, duração da exposição e concentração do irritante, fatores ambientais ou mecânicos) podem estar implicados no desenvolvimento da dermatite de contato por irritação primária. Após a exposição ao irritante primário, há alteração da barreira epidérmica, com liberação de mediadores pró-inflamatórios, como IL-1 e TNF-alfa, e consequente estimulação de outras citocinas e quimiocinas (IL-6, CXCL8, CCL2, CCL5, CCL20, VEGF) por queratinócitos, fibroblastos e células endoteliais, presença de moléculas de adesão nas células endoteliais e recrutamento de leucócitos (Li CD4+, com aumento de IL-2 e IFN-delta, e também Li citotóxicos CD8+), com perpetuação da inflamação[37].

Dermatite de contato por sensibilização

A dermatite de contato por sensibilização apresenta em sua etiopatogenia mecanismos genéticos (suscetibilidade genética) e imunológicos[36,38]. Para que ocorra dermatite de contato por sensibilização, é necessária a presença de substância de baixo peso molecular, capaz de penetrar na barreira cutânea, usualmente menor que 500 dáltons (Da)[39].

Para que a substância seja considerada antigênica, é necessária a presença de um antígeno com peso molecular de, pelo menos, 5.000 Da, o que ocorre pela conjugação do antígeno de baixo peso molecular com proteínas autólogas. Esses conjugados devem ser apresentados por células apresentadoras de antígenos (células de Langerhans ou outras células dendríticas) aos linfócitos T[40,41]. As células apresentadoras de antígenos devem possuir receptores de superfície (HLA-DR), para os quais os linfócitos T possuem receptores específicos[42].

A dermatite de contato por sensibilização apresenta fases distintas, que estão expostas nos tópicos a seguir.

Indução ou sensibilização

Na fase de indução ou sensibilização, estabelece-se a ligação do hapteno com um peptídio na pele. O hapteno causa a liberação de moléculas endógenas ligantes de TLR2 e TLR4, com consequente liberação de citocinas pró-inflamatórias como IL-1-beta, TNF-alfa, IL-6, IL-12, IL-18, IL-23 e IFN-delta. IL-1-beta e TNF-alfa são essenciais para a maturação de células apresentadoras de antígenos e sua migração para o linfonodo regional para produzir sensibilização do hapteno[43]. Interleucina-1-beta aumenta o nível de ICAM-1. Após 24 horas do contato com o antígeno, as células de Langerhans (CL) migram para o linfonodo regional, onde ocorre a apresentação antigênica ao linfócito T. Nos linfonodos, linfócitos TH0 ficam justapostos às células de Langerhans, facilitando a transferência do antígeno. Por meio da proliferação clonal, uma subpopulação de linfócitos T é produzida, armazenando uma memória a esse antígeno específico em exposições futuras. São necessários 7 a 10 dias antes que um número suficiente desses linfócitos T específicos seja produzido para causar dermatite de contato.

Elicitação

Após o período de sensibilização, a reexposição ao alérgeno específico vai resultar na dermatite eczematosa. A elicitação ocorre pela exposição e apresentação do antígeno às células apresentadoras de antígeno (CL). Linfócitos T específicos de memória agregam-se no local de exposição, além da presença de linfócitos T não específicos. Há produção de vários mediadores, incluindo TNF-beta, que tem efeito citotóxico direto sobre as células epidérmicas; também induz ICAM-1 nos queratinócitos, o que facilita a ligação dos linfócitos. IFN-delta também induz ICAM-1, assim como a expressão de HLA-DR nos queratinócitos, facilitando a ligação de linfócitos. Várias interleucinas estimulam o crescimento e a ativação de linfócitos T e atraem neutrófilos. GM-CSF ativa monócitos e neutrófilos.

Nos queratinócitos, ocorre produção de IL-1, que aumenta a ativação de células dendríticas acessórias, que, por sua vez, ativam linfócitos T em repouso. IL-6 e IL-8 são também expressas por queratinócitos e estimulam proliferação de células T. Os queratinócitos também produzem ou liberam GM-CSF, e ICAM-1 é expresso apenas em queratinócitos lesados, também responsáveis pela produção de antígeno HLA-DR na sua superfície, e permitindo ligação com linfócitos T. Por meio da ativação de queratinócitos e da produção de citocinas, a epiderme é capaz de induzir ou aumentar a resposta inflamatória. Essas citocinas têm o potencial de induzir quimiotaxia e ativar células inflamatórias que irão facilitar o reconhecimento antigênico pelos linfócitos T.

Neuropeptídios, como a substância P, podem ter papel na dermatite de contato. A substância P seria liberada por terminações nervosas sensoriais cutâneas após a exposição antigênica, aumentando os níveis de TNF-alfa e IL-2[44].

Inibição

A resposta inflamatória termina 48 horas após o estímulo antigênico por meio da produção de IL-10, INF--delta e TNF-alfa, mastócitos, basófilos e células T CD8 supressoras. A radiação ultravioleta diminui a capacidade funcional da CL e pode impedir a função de linfócitos T (LT). O uso de corticosteroides tópicos também impede a função e o número das CL e LT.

Anatomia patológica

O exame anatomopatológico da lesão cutânea da dermatite de contato por irritação primária depende do tipo e da concentração da substância irritante.

A dermatite de contato por irritação primária com irritante em alta concentração mostra balonização de queratinócitos, com grau variável de necrose epidérmica, de poucas células a áreas epidérmicas confluentes. Os linfócitos são raros na epiderme ou derme. A resposta inflamatória é composta por neutrófilos, que estão presentes nas áreas de balonização e necrose. Espongiose discreta pode estar presente na epiderme adjacente.

Quando a substância irritante encontra-se em baixa ou média concentração, ocorre espongiose epidérmica, discreto edema na derme superficial e infiltrado inflamatório perivascular superficial com predomínio de linfócitos, do tipo *helper/inducer*[45].

O exame anatomopatológico da lesão cutânea da dermatite eczematosa de contato por sensibilização depende da fase (aguda, subaguda ou crônica) do eczema e do grau de resposta inflamatória. Nas fases iniciais (aguda e subaguda), encontra-se espongiose, podendo haver vesículas nas áreas focais coalescentes de espongiose, linfócitos permeando a epiderme e infiltrado inflamatório com linfócitos, histiócitos, eosinófilos na derme papilar, de predomínio perivascular. Nas lesões crônicas, observa-se escamocrosta, hiperplasia epidérmica e infiltrado inflamatório dérmico, podendo haver discreta fibrose na derme papilar[33]. Há predomínio da população CD4 *helper/inducer* no infiltrado inflamatório[46]. A presença de neutrófilos é muito menor que a ocorrente na dermatite de contato por irritação primária. A diferenciação anatomopatológica entre dermatite de contato por irritação primária, dermatite de contato por sensibilização e outros eczemas é difícil. Nas suas fases iniciais, a presença de espongiose folicular parece ser característica da dermatite de contato por sensibilização, quando comparada com a fase inicial da dermatite de contato por irritação primária[47].

Quadro clínico

Eczema de contato por irritação primária

As lesões da dermatite de contato por irritação primária ocorrem imediatamente após contato com substância irritante absoluta. As substâncias irritantes relativas produzem lesões graduais, que se estabelecem nas áreas de contato com a substância irritante, não ocorrendo lesões a distância. Ocorre melhora com suspensão do contato e recidiva com a reexposição. Exemplos: eczemas por contato com sabões e detergentes nas mãos de donas de casa, com urina e fezes na área de fraldas de recém-nascidos ou de adultos com incontinência urinária. As lesões são caracterizadas por eritema, edema, fissuras e descamação.

Eczema de contato por sensibilização

O doente necessita ter tido contato prévio com a substância sensibilizante para desenvolver as lesões. O eczema tem instalação abrupta nas áreas de contato com a substância sensibilizante, podendo ocorrer lesões a distância. As lesões são mais extensas, de instalação mais rápida após cada reexposição (Figuras 2A e 2B).

As lesões caracterizam-se por eritema, edema, vesículas e bolhas na fase aguda. Na fase subaguda, predominam as lesões vesicobolhosas, exsudativas e crostosas. Na fase crônica, ocorre descamação e liquenificação. O prurido tem intensidade variável. Pode ocorrer infecção secundária das lesões e piora por automedicação. Nos quadros crônicos, pode ocorrer piora das lesões pela coçadura contínua das lesões (líquen simples crônico).

Diagnóstico

O diagnóstico do eczema de contato é realizado por meio de história clínica, investigando-se os hábitos e a profissão do doente e a possível exposição a substâncias irritantes e sensibilizantes. O exame clínico é de fundamental importância na investigação[48]. Lesões elementares sugestivas de eczema e sua localização podem indicar qual substância deve ser investigada. A topografia das lesões pode auxiliar no diagnóstico etiológico da dermatite de contato. Lesões na face e no pescoço podem indicar como possíveis causas substâncias utilizadas no ambiente de trabalho, como máscaras, substâncias orgânicas voláteis ou substâncias utilizadas pelo doente, como cosméticos, cremes e fotoprotetores[49]. Lesões no tronco associadas a lesões nos membros podem, por exemplo, indicar dermatite de contato por cimento em pedreiros e trabalhadores de construção civil.

A observação de lesões eczematosas a distância da área de contato sugere dermatite de contato por sensibilização.

Testes de contato são indicados na elucidação diagnóstica[50]. São realizados com substâncias que mais frequentemente causam dermatite de contato. Na dermatite de contato por irritação primária, os testes de contato são negativos. Na dermatite de contato por sensibilização, os testes de contato são habitualmente positivos. Os testes de contato são realizados por meio da colocação de substâncias em concentrações e veículos padronizados. São postos à pele do doente, com adesivos, em geral no dorso, em uma área livre de lesões cutâneas. São realizadas leituras após 48 e 96 horas da colocação dos testes (Quadro 3).

Considera-se o teste de contato positivo quando a reação for positiva ++ ou +++. Existem diversos cuidados que devem ser observados na indicação e na realização dos testes de contato. O doente não deve apresentar lesões na área dos testes, não deve estar sob corticoterapia sistêmica ou tópica no local de aplicação dos testes e não deve sofrer exposição à radiação ultravioleta na área de testes antes da aplicação. Deve-se evitar a indicação de testes de contato se o doente estiver com lesões muito extensas, o que poderia induzir à piora do eczema.

Outro fator de importância em relação aos testes de contato refere-se à presença de resultados falso-positivos ou falso-negativos e à relevância dos resultados. Por exemplo, resultado falso-positivo ocorre quando se utiliza uma substância com concentração superior à preconizada, havendo no local do teste uma resposta eczematosa por irritação absoluta. Um resultado falso-negativo pode ocorrer quando a leitura dos testes é realizada em um tempo inferior ao preconizado. Quando o teste de contato resulta positivo para uma determinada substância, deve-se avaliar se aquela substância é a responsável pelo quadro dermatológico que o doente apresenta. Por exemplo, resultados no teste de contato positivos para níquel ocorrem em cerca de 8% da população feminina. Muitos doentes com dermatite de contato podem apresentar teste de contato positivo para níquel, porém o quadro clínico que o doente apresenta não é causado pelo níquel.

Quadro 3. Testes de contato

Reação	Resultado
Ausente	Negativo (-)
Leve eritema	Duvidoso (?)
Eritema	Positivo (+)
Eritema, edema e pápulas	Positivo (++)
Eritema, edema, pápulas e vesículas	Positivo (+++)

Tratamento

A principal medida no eczema de contato por irritação primária ou por sensibilização é o afastamento da substância que causou o eczema. Muitas vezes, os doentes entram em contato com diversas substâncias e medicamentos, o que dificulta sobremaneira essa orientação. Devem ser afastadas todas as substâncias utilizadas por via tópica.

Utiliza-se no tratamento água boricada 3% ou compressas de $KMnO_4$ 1:40.000 nas lesões exsudativas. Corticosteroides tópicos ou sistêmicos podem ser empregados, dependendo da gravidade do quadro. Se houver infecção secundária, são indicados antibióticos tópicos ou sistêmicos de amplo espectro.

Prognóstico

Habitualmente, o afastamento do agente causal da dermatite de contato leva à melhora do quadro. A orientação ao doente sobre a natureza da dermatite de contato e sua piora com reexposições sucessivas é extremamente importante. Deve-se salientar que, na maioria das vezes, o quadro tem evolução satisfatória. É raro ocorrer sensibilização a múltiplas substâncias, o que dificulta o tratamento e a prevenção.

Deve-se orientar também o doente em relação à substância causadora da dermatite de contato, onde ela pode estar presente e as possíveis reações cruzadas que possam ocorrer com outras substâncias quimicamente correlacionadas.

Apesar da prevenção e da orientação em relação ao agente causal nas dermatites de contato, muitas vezes, por razões econômicas e profissionais, é difícil o afastamento total do doente. Além de equipamento de proteção individual, o uso de cremes de barreira pode ser de auxílio em alguns tipos de substâncias irritantes ou alérgenos.

Eczema numular

Eczema caracterizado por lesões de formato numular, que pode concorrer com outras formas de eczema, especialmente com a dermatite atópica. A prevalência oscila entre 0,1 e 9%[51]. Sua etiopatogenia parece estar relacionada com infecções bacterianas, mas ainda não está bem elucidada.

Clinicamente, são lesões em placa, arredondadas, do tamanho de uma moeda (1 a 3 cm de diâmetro), que acometem extremidades e apresentam frequente liquenificação. Os sinais de escoriação são evidentes. O curso é crônico, e o tratamento é semelhante às demais formas de eczema. Muitas vezes, a liquenificação exige tratamento tópico oclusivo de corticosteroides.

Eczema de estase

Eczema que acompanha a insuficiência venosa crônica dos membros inferiores. A prevalência da insuficiência venosa crônica na Europa Central é de 1%, sendo mais comum no sexo feminino[51,52].

A patogenia do eczema de estase parece estar relacionada com inflamação e microangiopatia, decorrentes da insuficiência venosa crônica. A microangiopatia leva ao edema intersticial pelo depósito de fibrina; ao fluxo sanguíneo lento, que aciona a liberação de mediadores inflamatórios e quimiotaxia; à liberação de radicais livres e de ferro; ao acúmulo de plaquetas e formação de trombos; e ao desbalanço entre capilares e remodelação tecidual, promovendo a dermatoesclerose[52].

Possíveis agravantes dessa condição incluem sensibilização às terapêuticas tópicas (em até 86% dos casos), irritação pelos fluidos das ulcerações e colonização bacteriana local.

Os principais achados clínicos incluem edema depressível das porções mais distais dos membros inferiores que piora ao longo do dia, púrpura de estase, xerose, prurido e lipodermatoesclerose. Muitas vezes, há elefantíase do membro acometido e sinais de piodermite profunda (erisipela), com eritema e calor locais.

O tratamento fundamenta-se na redução ou na correção da estase venosa, incluindo compressão do membro afetado, exercícios adequados e mudança do estilo de vida, ou, muitas vezes, correção cirúrgica das veias dilatadas. O tratamento do eczema depende da fase em que as lesões de pele se encontram.

Eczema disidrótico

Dermatite eczematosa, caracterizada por surtos de vesículas e/ou bolhas, que acomete palmas e plantas, podendo ter caráter agudo ou crônico[51,52].

A etiologia permanece indeterminada, mas fatores que potencialmente exacerbam a condição são dermatites de contato alérgicas, infecções (fúngicas ou bacterianas), dermatite atópica e medicamentos[51].

As erupções vesicobolhosas ocorrem de forma abrupta e se localizam simetricamente nas palmas e plantas, muitas vezes exigindo internação do doente por causar muito desconforto. Os surtos duram cerca de 2 a 3 semanas, podendo ter recorrências. O quadro pode se tornar crônico e evoluir com hiperqueratose e fissuração.

No caso de infecções fúngicas ou bacterianas, a disidrose pode representar uma resposta do tipo "ide", ou de sensibilização a distância.

O diagnóstico diferencial se faz com outras formas de eczema, psoríase, infecções virais e dermatoses bolhosas autoimunes.

O tratamento local deve obedecer às fases do eczema e, muitas vezes, a introdução da corticoterapia sistêmica pode ser necessária. No caso das "ides", a identificação do agente causal deve ser feita e o tratamento específico, instituído[51,52].

Líquen simples crônico

São dermatoses geradas pela manipulação exagerada da pele (coçadura, atrito), em decorrência do prurido intenso. São geralmente encontradas em adultos entre 30 e 50 anos, sendo as mulheres as mais afetadas. Nos indivíduos com atopia, a faixa etária acometida é mais jovem.

Clinicamente, as lesões cutâneas surgem como placas circunscritas, com eritema, escoriação e liquenificação. Em geral, as lesões são únicas e os sítios de predileção são: pescoço, membros superiores e inferiores, vulva, escroto e região perianal.

Ao exame histopatológico, há ortoqueratose, hipergranulose, hiperplasia epidérmica com alongamento dos cones epiteliais e infiltrado inflamatório perivascular e perianexial[51].

O tratamento inclui corticosteroides tópicos muito potentes e oclusão, mas a infiltração intralesional pode ser necessária nos casos refratários. O tratamento do prurido deve incluir anti-histamínicos potentes e a fototerapia pode oferecer bons resultados[52].

Referências bibliográficas

1. Rivitti E. Erupções eczematosas. In: Rivitti E (ed.). Manual de dermatologia clínica de Rivitti e Sampaio. São Paulo: Artes Médicas, 2014. p.56-81.
2. Leung DY. New insights into atopic dermatitis: role of skin barrier and immune dysregulation. Allergol Int. 2013;62(2):151-61.
3. Wüthrich B. Clinical aspects, epidemiology, and prognosis of atopic dermatitis. Ann Allergy Asthma Immunol. 1999;83(5):464-70.
4. Ong PY, Leung DY. Atopic dermatitis. Clin Allergy Immunol. 2002;16:355-79.
5. Williams H, Robertson C, Stewart A, Aït-Khaled N, Anabwani G, Anderson R et al. Worldwide variations in the prevalence of symptoms of atopic eczema in the International Study of Asthma and Allergies in Childhood. J Allergy Clin Immunol. 1999;103(1 Pt 1):125-38.
6. Camelo-Nunes IC, Wandalsen GF, Melo KC, Naspitz CK, Solé D. Prevalence of atopic eczema and associated symptoms in school children. J Pediatr (Rio J). 2004;80(1):60-4.
7. Ozkaya E. Adult-onset atopic dermatitis. J Am Acad Dermatol. 2005;52(4):579-82.
8. Spergel JM. Epidemiology of atopic dermatitis and atopic march in children. Immunol Allergy Clin North Am. 2010;30(3):269-80.
9. Ben-Gashir MA, Seed PT, Hay RJ. Predictors of atopic dermatitis severity over time. J Am Acad Dermatol. 2004;50(3):349-56.
10. Illi S, von Mutius E, Lau S, Nickel R, Grüber C, Niggemann B et al. The natural course of atopic dermatitis from birth to age 7 years and the association with asthma. J Allergy Clin Immunol. 2004;113(5):925-31.
11. Cookson WO. The genetics of atopic dermatitis: strategies, candidate genes, and genome screens. J Am Acad Dermatol. 2001;45(1 Suppl):S7-9.
12. Schultz Larsen F. Atopic dermatitis: a genetic-epidemiologic study in a population-based twin sample. J Am Acad Dermatol. 1993;28(5 Pt 1):719-23.
13. Elias PM, Hatano Y, Williams ML. Basis for the barrier abnormality in atopic dermatitis: outside-inside-outside pathogenic mechanisms. J Allergy Clin Immunol. 2008;121(6):1337-43.
14. De Benedetto A, Rafaels NM, McGirt LY, Ivanov AI, Georas SN, Cheadle C et al. Tight junction defects in patients with atopic dermatitis. J Allergy Clin Immunol. 2011;127(3):773-86.e1-7.
15. Imokawa G. Lipid abnormalities in atopic dermatitis. J Am Acad Dermatol. 2001;45(1 Suppl):S29-32.
16. Palmer CN, Irvine AD, Terron-Kwiatkowski A, Zhao Y, Liao H, Lee SP et al. Common loss-of-function variants of the epidermal barrier protein filaggrin are a major predisposing factor for atopic dermatitis. Nat Genet. 2006;38(4):441-6.
17. Batista DI, Perez L, Orfali RL, Zaniboni MC, Samorano LP, Pereira NV et al. Profile of skin barrier proteins (filaggrin, claudins 1 and 4) and Th1/Th2/Th17 cytokines in adults with atopic dermatitis. J Eur Acad Dermatol Venereol. 2015;29(6):1091-5.
18. Novak N, Leung DY. Advances in atopic dermatitis. Curr Opin Immunol. 2011;23(6):778-83.
19. Orfali RL, Shimizu MM, Takaoka R, Zaniboni MC, Ishizaki AS, Costa AA et al. Atopic dermatitis in adults: Clinical and epidemiological considerations. Revista da Associação Médica Brasileira. 2013;59(3):270-5.
20. Orfali RL, Sato MN, Takaoka R, Azor MH, Rivitti EA, Hanifin JM et al. Atopic dermatitis in adults: evaluation of peripheral blood mononuclear cells proliferation response to Staphylococcus aureus enterotoxins A and B and analysis of interleukin-18 secretion. Experimental Dermatology. 2009;18(7):628-33.
21. Keck LE, Simpson EL, Berry TM, Hanifin JM. Is food allergy testing reliable in pediatric atopic dermatitis? A population-based study. Chem Immunol Allergy. 2012;96:108-12.
22. Ring J, Eberlein-Koenig B, Behrendt H. Environmental pollution and allergy. Ann Allergy Asthma Immunol. 2001;87(6 Suppl 3):2-6.

23. Lorenzini D, Pires M, Aoki V, Takaoka R, Souza RL, Vasconcellos C. Atopy patch test with Aleuroglyphus ovatus antigen in patients with atopic dermatitis. J Eur Acad Dermatol Venereol. 2015;29(1):38-41.
24. Hanifin JM. Atopic dermatitis. J Am Acad Dermatol. 1982;6(1):1-13.
25. Hanifin JM, Thurston M, Omoto M, Cherill R, Tofte SJ, Graeber M. The eczema area and severity index (EASI): assessment of reliability in atopic dermatitis. EASI Evaluator Group. Exp Dermatol. 2001;10(1):11-8.
26. Eichenfield LF, Tom WL, Chamlin SL, Feldman SR, Hanifin JM, Simpson EL et al. Guidelines of care for the management of atopic dermatitis: section 1. Diagnosis and assessment of atopic dermatitis. J Am Acad Dermatol. 2014;70(2):338-51.
27. Eichenfield LF, Tom WL, Berger TG, Krol A, Paller AS, Schwarzenberger K et al. Guidelines of care for the management of atopic dermatitis: section 2. Management and treatment of atopic dermatitis with topical therapies. J Am Acad Dermatol. 2014;71(1):116-32.
28. Addor FA, Aoki V. Skin barrier in atopic dermatitis. An Bras Dermatol. 2010; 85(2):184-94.
29. Sidbury R, Davis DM, Cohen DE, Cordoro KM, Berger TG, Bergman JN et al. Guidelines of care for the management of atopic dermatitis: section 3. Management and treatment with phototherapy and systemic agents. J Am Acad Dermatol. 2014;71(2):327-49.
30. Sidbury R, Tom WL, Bergman JN, Cooper KD, Silverman RA, Berger TG et al. Guidelines of care for the management of atopic dermatitis: section 4. Prevention of disease flares and use of adjunctive therapies and approaches. J Am Acad Dermatol. 2014;71(6):1218-33.
31. Brazzini B, Pimpinelli N. New and established topical corticosteroids in dermatology: clinical pharmacology and therapeutic use. Am J Clin Dermatol. 2002;3(1):47-58.
32. Ikoma A, Steinhoff M, Stander S, Yosipovitch G, Schmelz M. The neurobiology of itch. Nat Rev Neurosci. 2006;7(7):535-47.
33. Robinson MK. Population differences in skin structure and physiology and the susceptibility to irritant and allergic contact dermatitis: implications for skin safety testing and risk assessment. Contact Dermatitis. 1999;41(2):65-79.
34. Leyden JJ, Kligman AM. Allergic contact dermatitis: Sex differences. Contact Dermatitis. 1977;3(6):333-6.
35. Mortz CG, Andersen KE. Allergic contact dermatitis in children and adolescents. Contact Dermatitis. 1999;41(3):121-30.
36. Fleming CJ, Burden AD, Forsyth A. The genetics of allergic contact hypersensitivity to nickel. Contact Dermatitis. 1999;41(5):251-3.
37. Lee HY, Stieger M, Yawalkar N, Kakeda M. Cytokines and chemokines in irritant contact dermatitis. Mediators Inflamm. 2013;2013:916497.
38. Mozzanica N, Rizzolo L, Veneroni G, Diotti R, Hepeisen S, Finzi AF. HLA-A, B, C and DR antigens in nickel contact sensitivity. Br J Dermatol. 1990;122(3):309-13.
39. Castanedo-Tardan MP. Allergic contact dermatitis. In: Goldsmith LA, Gilchrest BA, Paller AS, Leffell DJ, Wolff K (eds.). Fitzpatrick's dermatology in general medicine. V.1. 8.ed. New York: McGraw Hill Medical, 2012. p.152-64.
40. Porcelli SA, Modlin RL. The CD1 system: antigen-presenting molecules for T cell recognition of lipids and glycolipids. Annu Rev Immunol. 1999;17:297-329.
41. Watts C. Capture and processing of exogenous antigens for presentation on MHC molecules. Annu Rev Immunol. 1997;15:821-50.
42. Kalish RS. Recent developments in the pathogenesis of allergic contact dermatitis. Arch Dermatol. 1991;127(10):1558-63.
43. McFadden JP, Puangpet P, Basketter DA, Dearman RJ, Kimber I. Why does allergic contact dermatitis exist? Br J Dermatol. 2013;168(4):692-9.
44. Niizeki H, Kurimoto I, Streilein JW. A substance p agonist acts as an adjuvant to promote hapten-specific skin immunity. J Invest Dermatol. 1999;112(4):437-42.
45. Cavani A, De Luca A. Allergic contact dermatitis: novel mechanisms and therapeutic perspectives. Curr Drug Metab. 2010;11(3):228-33.
46. Markey AC, Allen MH, Pitzalis C, MacDonald DM. T-cell inducer populations in cutaneous inflammation: a predominance of T helper-inducer lymphocytes (THi) in the infiltrate of inflammatory dermatoses. Br J Dermatol. 1990;122(3):325-32.
47. Vestergaard L, Clemmensen OJ, Sørensen FB, Andersen KE. Histological distinction between early allergic and irritant patch test reactions: follicular spongiosis may be characteristic of early allergic contact dermatitis. Contact Dermatitis. 1999;41(4):207-10.
48. Duarte IA, Lazzarini R, Buense R, Pires MC. Dermatite de contato. Anais Brasileiros de Dermatologia. 2000;75(5):529-48.
49. Belsito DV. The diagnostic evaluation, treatment, and prevention of allergic contact dermatitis in the n2ew millennium. J Allergy Clin Immunol. 2000;105(3): 409-20.
50. Belliboni N, De Avelar Alchorne ADO, Luiz A, Maruta CW, Costa EB, Rosa H et al. Estudo multicêntrico para elaboração de uma bateria-padrão brasileira de teste de contato. Anais Brasileiros de Dermatologia. 2000;75:147-56.
51. Duarte IAG. Erupções eczematosas. In: Sampaio SAP, Rivitti EA (eds.). Dermatologia. São Paulo: Artes Médicas, 2007. p.189-226.
52. Burgin S. Nummular eczema, lichen simplex chronic us, and prurigo nodular is. In: Goldsmith LA, Gilchrest BA, Paller AS, Leffell DJ, Wolff K (eds.). Fitzpatrick's dermatology in general medicine. V.1. 8.ed. New York: McGraw Hill Medical, 2012. p.182-7.

Erupções Eritematoescamosas 3

Ricardo Romiti
Maria Denise Fonseca Takahashi

SUMÁRIO

Psoríase

Introdução e definição

A psoríase caracteriza uma doença inflamatória crônica e recorrente da pele associada a um amplo espectro de manifestações sistêmicas. Imunomediada e de base genética, manifesta-se, na maioria das vezes, por placas eritematosas, descamativas, bem demarcadas, presentes particularmente nas superfícies extensoras e no couro cabeludo. A extensão do quadro é muito variável entre os pacientes, podendo ocorrer também grande polimorfismo de expressão clínica.

A natureza sistêmica da psoríase se expressa por meio de suas comorbidades que acometem os mais variados órgãos e sistemas. Destacam-se aqui as manifestações articulares, incluindo as manifestações de artrite, entesite e dactilite, a síndrome metabólica, as alterações cardiovasculares, gastrointestinais, oculares, bem como as comorbidades psiquiátricas, com destaque para quadros de depressão, ansiedade, transtornos relacionados ao consumo de álcool e nicotina, e mesmo suicídio.

Dados epidemiológicos

De ocorrência universal, acomete homens e mulheres em igual proporção, podendo ocorrer em qualquer idade. Há, no entanto, picos de incidência na 2ª e na 5ª décadas de vida, associados a diferentes antígenos de histocompatibilidade. *Loci* de suscetibilidade denominados PSORS foram localizados nos cromossomos 6p, 17q, 4q e 1q1.

Dados relativos à prevalência e à incidência da psoríase são extremamente variáveis de acordo com a faixa etária e a população estudada. Em crianças, a prevalência varia de 0% em Taiwan a 2,1% na Itália, e em adultos varia de 0,91% nos Estados Unidos (EUA) a 8,5% na Noruega. A incidência em crianças é estimada em 40,8/100.000 pessoas-ano nos EUA, e em adultos varia de 78,9/100.000 pessoas-ano (EUA) a 230/100.000 pessoas-ano (Itália). Nos EUA, pôde-se verificar aumento de duas vezes na incidência na população adulta e branca nas últimas três décadas[1].

Etiologia e patogênese

Aspectos genéticos

As bases genéticas da psoríase são evidenciadas: pelos estudos populacionais; pela agregação familiar mostrando 8,1% de incidência na prole quando um dos pais é afetado e 41% quando ambos o são[1,2]; pelos estudos em gêmeos mostrando 70% de concordância da doença em homozigóticos e 20 a 30% em dizigóticos[3]; pelos estudos dos antígenos de histocompatibilidade (HLA-Cw6, HLA B-13 e HLA B-17)[4]; e pela identificação dos PSORS, especialmente do PSOR11. Este lócus reside no complexo maior de histocompatibilidade (MHC) no braço curto do cromossomo 6, onde também se localiza o gene da doença de Crohn, ambos vizinhos do gene que codifica o TNF-alfa, citoquina muito ativa em ambas as condições. Discute-se se mutações em TNF-alfa aumentariam o risco para o desenvolvimento de psoríase ou Crohn[5].

A forma da psoríase mais relacionada aos marcadores genéticos é a psoríase do jovem. A forma que se manifesta a partir da 5ª ou 6ª décadas de vida está pouco relacionada a esses marcadores[6]. Outras formas de psoríase, por exemplo, a psoríase pustulosa palmoplantar, estão associadas a outros marcadores.

Fatores ambientais de desencadeamento ou piora das lesões

Evidências atuais indicam que interações entre genes e fatores ambientais são importantes na causa de doenças. Na psoríase, estão implicados[7]:

- Traumas cutâneos de natureza física, química e inflamatória, que podem desencadear lesões, caracterizando o fenômeno isomórfico ou fenômeno de Koebner, característico, mas não exclusivo, da psoríase.
- Psoríase em gotas, um quadro geralmente agudo que está bastante associado com infecção estreptocócica, em geral de vias aéreas superiores. Infecção pelo HIV tem sido associada à piora importante de psoríase preexistente.
- Drogas relacionadas ao desencadeamento ou piora da psoríase, sobretudo sais de lítio, antimaláricos, agentes betabloqueadores, anti-inflamatórios não hormonais (AINH), inibidores da enzima conversora da angiotensina (IECA) e interrupção de corticosteroide sistêmico.
- Doença metabólica (que inclui hipertensão, diabetes, obesidade e maior risco de doença cardiovascular) tem sido associada atualmente com a psoríase. Hipocalcemia está relacionada ao desencadeamento ou piora importante da psoríase. A maioria das mulheres com psoríase apresenta melhora do quadro na gravidez e piora no pós-parto. Estrogênio em doses altas já foi implicado no desencadeamento da doença[4].
- Consumo excessivo de álcool, que está relacionado à piora do quadro, especialmente em homens, e consumo de tabaco, relacionado ao desencadeamento de psoríase pustulosa palmoplantar em mulheres.
- Fatores psicogênicos, muitas vezes referidos pelos pacientes como fatores de desencadeamento ou piora do quadro.

Imunopatogênese

As características primordiais da lesão de psoríase são:

- Hiperproliferação epidérmica com perda da diferenciação das células epiteliais.
- Dilatação e proliferação dos vasos sanguíneos nas papilas dérmicas.
- Acúmulo de células inflamatórias, particularmente neutrófilos e linfócitos T ativados.

Na patogenia da psoríase, há um encurtamento do ciclo germinativo epidérmico, um aumento das células em proliferação e um marcado encurtamento do tempo da renovação celular na epiderme da lesão psoriática. Proliferação epidérmica aumentada é também constatada na pele clinicamente normal do doente com psoríase. O aumento da síntese de DNA na epiderme psoriática se mantém até mesmo quando a inflamação é abolida. Isso é observado quando se transplanta a epiderme psoriática a ratos atímicos[3,4,7].

A constatação de que linfócitos T ativados podem ser identificados na epiderme e na derme das lesões de psoríase, bem como a evidência da eficácia terapêutica da ciclosporina A na doença trouxeram subsídios para se considerar a psoríase uma doença mediada por mecanismos imunológicos.

A psoríase seria mediada por células T de memória ativadas[3,4,7-11]. Há duas populações dessas células: dérmicas, primariamente CD4+ e epidérmicas, predominantemente CD8+. Para essas células induzirem a placa de psoríase, devem estar ativadas pelas células apresentadoras de antígeno (APC). Esse processo de ativação requer dois sinais entre as células T e as APC. O primeiro sinal requer o reconhecimento, pelo receptor da célula T, de um antígeno específico, processado e apresentado pela APC, por meio do complexo de histocompatibilidade maior. Se o reconhecimento é realizado, a célula T deve receber um segundo sinal, coestimulatório, da APC. Há um número de interações que participam desse aparato coestimulatório. As células T da placa psoriática são sobretudo células T efetoras que foram previamente ativadas, o que é demonstrado por sua expressão de marcadores de células T de memória, CD45RO. A função efetora de muitas das células T é a secreção de linfocinas. O padrão específico das citoquinas produzidas na psoríase é o tipo Th1, especialmente IL2 e IFN-gama. Essas linfocinas são responsáveis por alterações nos queratinócitos, na rede vascular e nos próprios linfócitos. Há expressão de moléculas de adesão nas células endoteliais, responsáveis por recrutamento de mais linfócitos, proliferação clonal e ativação de linfócitos, e aumento de proliferação e diminuição da maturação celular dos queratinócitos, clinicamente reconhecida na psoríase. Queratinócitos e outras células locais, incluindo células dendríticas e monócitos, produzem outras citoquinas, especialmente TNF-alfa, que ampliam esses efeitos.

Até o momento, nenhum antígeno específico foi reconhecido na psoríase. Como já mencionado, psoríase em gotas é, com frequência, precedida por infecção estreptocócica e, tanto na psoríase em gotas como na psoríase crônica em placas, há um aumento na resposta proliferativa dos linfócitos T periféricos aos antígenos estreptocócicos[12].

Manifestações clínicas[3,4,7]

Psoríase em placas (psoríase vulgar)

É a forma mais comum, observada em quase 90% dos doentes. Manifesta-se por placas eritematoescamosas bem delimitadas, de tamanhos variados, afetando, em geral de forma simétrica, a face de extensão dos membros, particularmente joelhos e cotovelos, couro cabeludo e região sacral (Figuras 1 a 4). O número das lesões é muito variável, de uma a centenas, podendo estar acometida qualquer outra área da pele (Figura 5). Com menor frequência, pode atingir as dobras flexurais – psoríase invertida – quando a descamação se torna menos evidente pela sudorese e maceração locais (Figura 6). Com alguma frequência, podem ser afetadas as semimucosas genitais ou dos lábios.

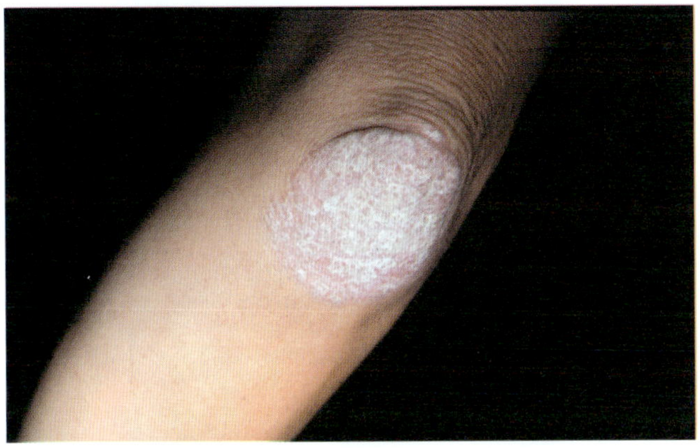

Figura 1. Placa de psoríase no cotovelo.

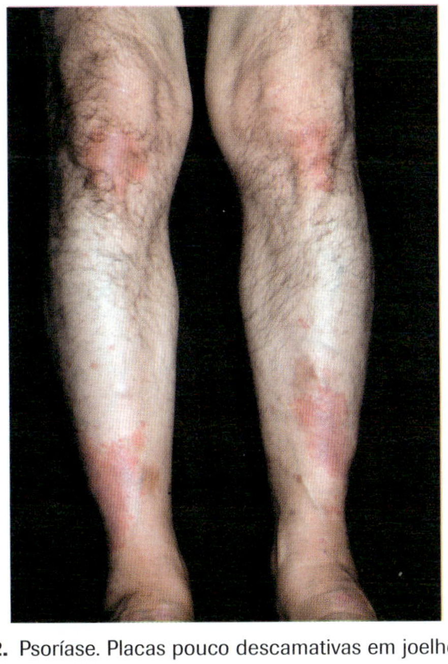

Figura 2. Psoríase. Placas pouco descamativas em joelho e região pré-tibial.

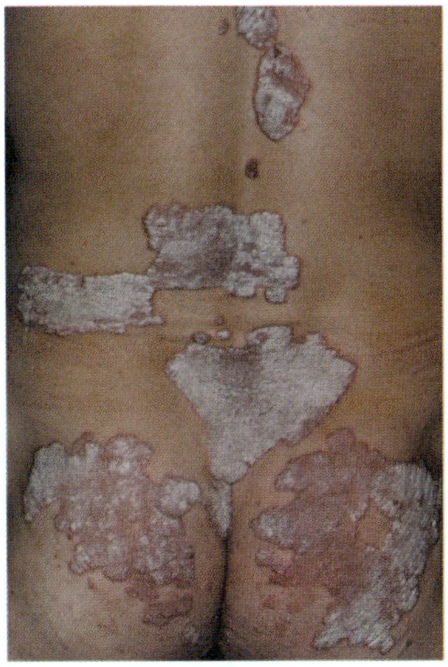

Figura 3. Psoríase em placas generalizadas.

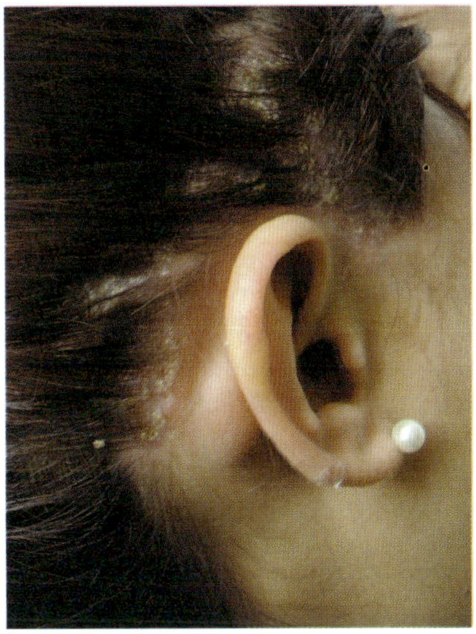

Figura 4. Psoríase em placas no couro cabeludo.

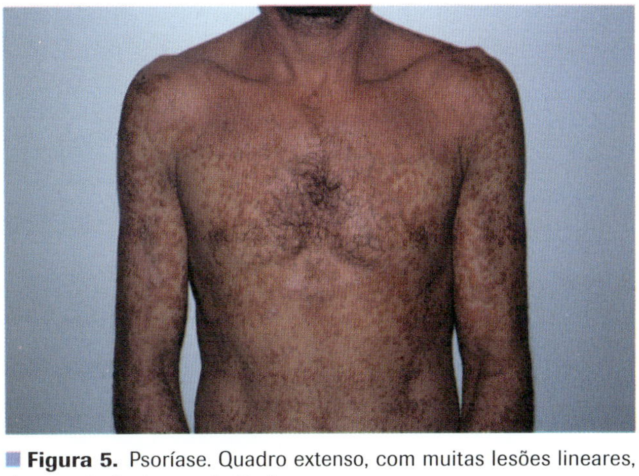

Figura 5. Psoríase. Quadro extenso, com muitas lesões lineares, denotando fenômeno de Koebner+.

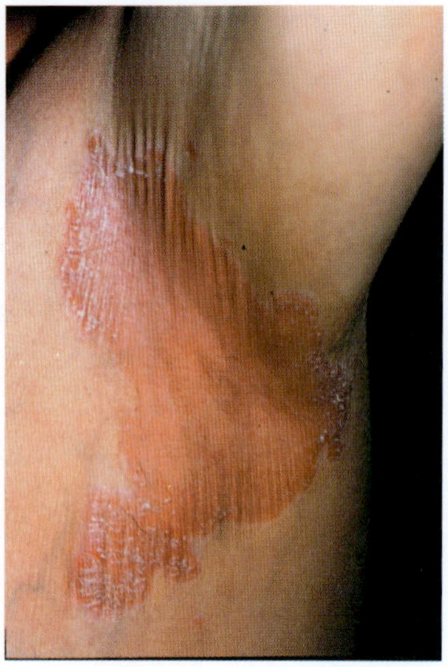

■ **Figura 6.** Psoríase invertida.

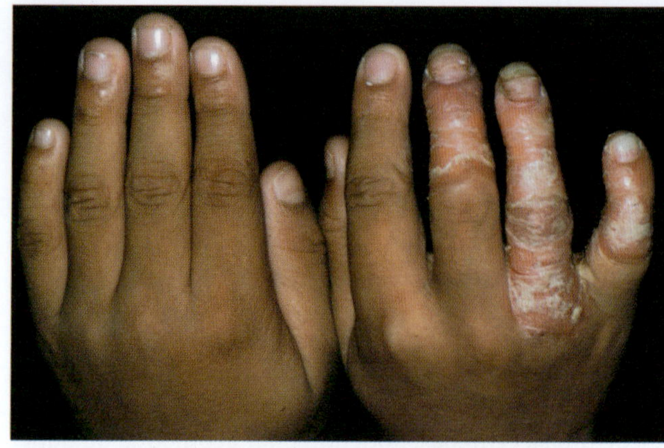

■ **Figura 8.** Psoríase em criança. Placas acometendo mãos.

Na criança, a psoríase apresenta-se eventualmente com aspectos insólitos, provavelmente porque as áreas cutâneas de traumas constantes são diferentes das dos adultos. São comuns as lesões em área de fraldas, em região periorbitária e em semimucosa labial (Figuras 7 e 8).

Nas lesões de psoríase, às vezes predomina o eritema, às vezes predomina a descamação, formada por escamas secas, branco-prateadas, aderentes e estratificadas. No entanto, sempre há uma uniformidade no aspecto clínico das lesões.

Frequentemente, há comprometimento das unhas, que apresentam pequenas depressões (unha em dedal) (Figura 9). Onicólise e hiperqueratose subungueal são também observadas.

Eventualmente, ocorrem sintomas subjetivos, como prurido e queimação, que, de acordo com o estado emocional do doente, atingem intensidade variável. A evolução é crônica, com períodos de exacerbação e de acalmia, quando podem ser observadas lesões anulares, características do quadro em remissão.

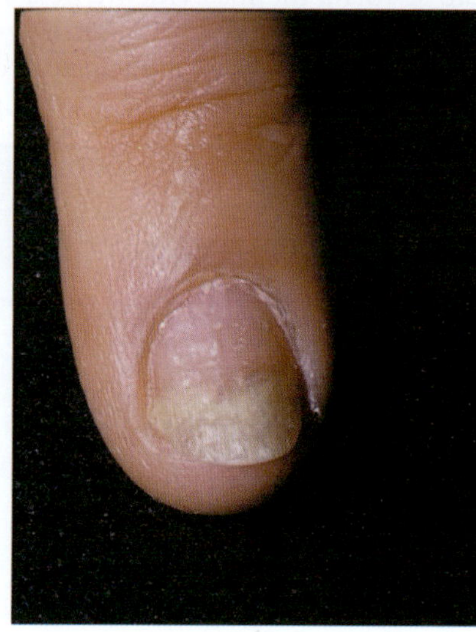

■ **Figura 9.** Onicólise e depressões cupuliformes.

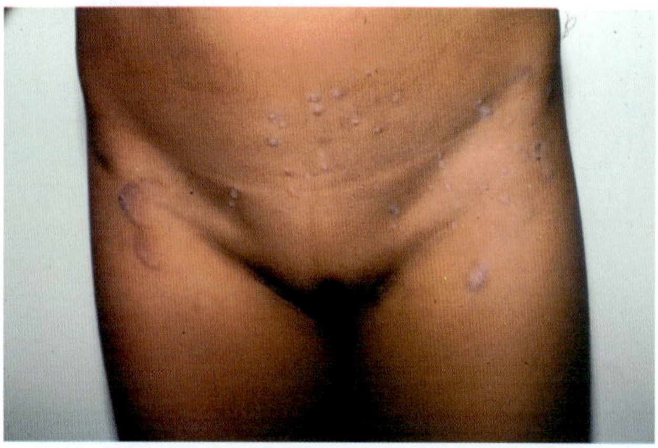

■ **Figura 7.** Psoríase em criança. Lesões em áreas de fraldas.

A curetagem metódica de Brocq, que consiste no raspado das lesões com cureta, fornece dois importantes sinais clínicos:

a) Sinal da vela: quando, pela curetagem, destacam-se escamas semelhantes às encontradas na raspagem de uma vela.

b) Sinal do orvalho sangrento ou de Auspitz: quando, pela continuação da raspagem, após a retirada das escamas, encontra-se superfície vermelho-brilhante com pontos hemorrágicos.

Psoríase em gotas

Mais comum em crianças, adolescentes e adultos jovens, manifesta-se pelo aparecimento súbito de pequenas pápulas eritematodescamativas de 0,5 a 1 cm de diâmetro, em geral localizadas no tronco (Figura 10). De modo característico, a psoríase em gotas é precedida por uma infecção estreptocócica, comumente de vias aéreas superiores e, em alguns casos, pode resolver de forma espontânea após 2 a 3 meses. As lesões, no entanto, podem persistir e aumentar de tamanho, tomando as características da psoríase em placas.

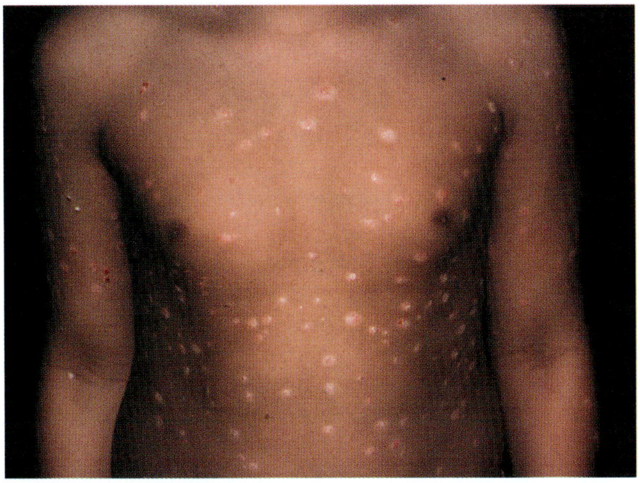

■ **Figura 10.** Psoríase em gotas.

Psoríase eritrodérmica

Eritema intenso, de caráter universal, acompanhado de descamação discreta. A eritrodermia pode ocorrer no curso evolutivo da doença. Mais frequentemente, é desencadeada por terapias intempestivas, por administração e posterior interrupção de corticosteroide sistêmico, podendo corresponder à exacerbação da doença em paciente com Aids (Figura 11).

Na psoríase eritrodérmica, a atividade do processo psoriático é intensa, com proliferação aumentada e perda da maturação das células epidérmicas, levando à produção de queratinas anormais. Dessa forma, a descamação é discreta e predomina o eritema. Pela vasodilatação generalizada, há perda excessiva de calor levando à hipotermia. A função de barreira da pele está comprometida, podendo ocorrer bacteriemia e septicemia, além do aumento de perda de água transepidérmica. Nos casos de longa evolução, pode ocorrer diminuição do débito cardíaco e até mesmo comprometimento da função hepática e renal.

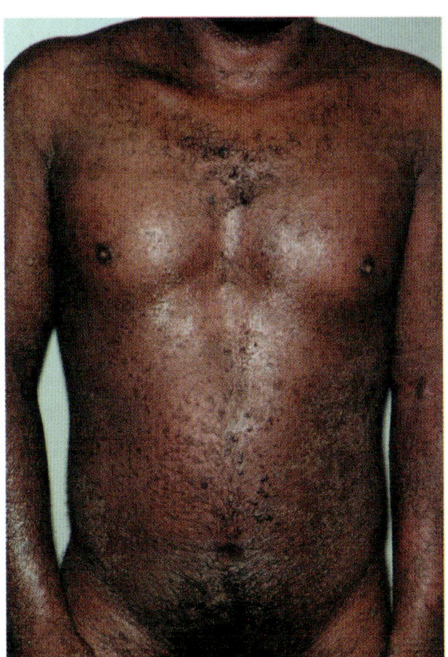

■ **Figura 11.** Psoríase eritrodérmica em doente HIV+.

Psoríase pustulosa

Forma generalizada: é um quadro generalizado de pequenas pústulas surgindo sobre área eritematosa, que evolui com descolamentos de pele. Conhecida como psoríase de Von Zumbusch (Figura 12), pode ser desencadeada, em um doente com psoríase vulgar, por interrupção de corticosteroide sistêmico, por hipocalcemia, por infecções ou mesmo por irritantes locais. Geralmente, há comprometimento do estado geral, febre e leucocitose. A erupção persiste por poucas semanas, revertendo ao quadro anterior ou evoluindo para psoríase eritrodérmica.

Forma localizada: compreende três subformas, uma com lesão única ou algumas lesões com pústulas que, em geral, não evolui para a forma generalizada; outra subforma tem lesões nas extremidades dos dedos das mãos e/ou do pé, conhecida também como acrodermatite contínua de Hallopeau (Figura 13). A terceira subforma – pustulose palmoplantar abacteriana – parece ser uma entidade

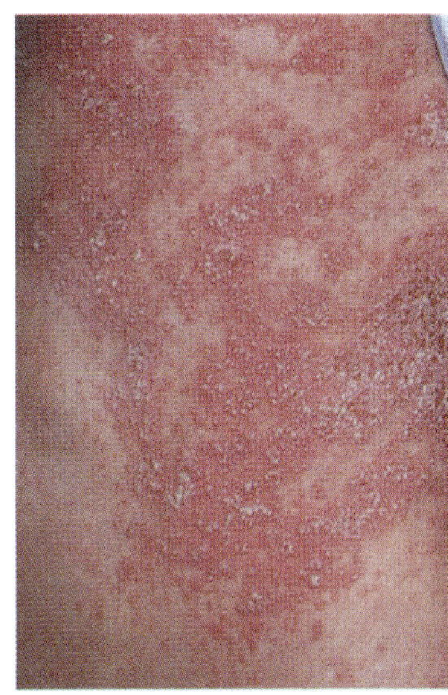

■ **Figura 12.** Psoríase pustulosa generalizada.

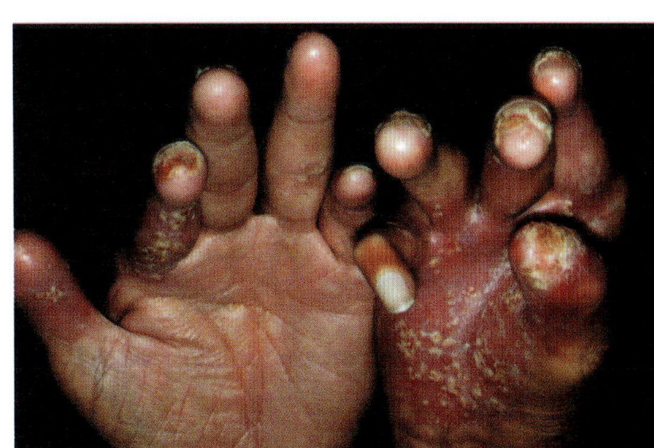

■ **Figura 13.** Psoríase pustulosa localizada. Dermatite contínua de Hallopeau.

distinta, uma vez que não está associada aos antígenos HLA B13, B17, Cw6 e DR7 e também não apresenta aumento de síntese de DNA na epiderme não envolvida, como ocorre na psoríase. Manifesta-se por áreas bem definidas de eritema, descamação e pústulas, geralmente bilaterais e simétricas nas palmas e/ou cavos plantares.

Psoríase ungueal

A psoríase ungueal pode preceder o aparecimento das lesões cutâneas e ser, durante anos, a única manifestação da doença. As alterações características, mas não exclusivas, são as depressões cupuliformes (unhas em dedal). Onicólise com aspecto de "gota de óleo", estriações transversais, onicorrexe e hiperqueratose subungueal são outras alterações das unhas psoriásicas. O principal diagnóstico diferencial da psoríase ungueal, com onicólise e hiperqueratose subungueal, é onicomicose. Exame micológico deve ser realizado para excluir essa possibilidade. Deve-se salientar ainda a possibilidade de a infecção fúngica estar associada à psoríase, considerando que a unha lesada é mais facilmente contaminada por dermatófitos.

Artrite psoriásica

A artrite psoriásica é uma espondiloartropatia inflamatória associada à psoríase. Estudos demonstram que a psoríase precede a artrite psoriásica em 84% dos casos, sendo o diagnóstico e a intervenção precoces a melhor forma de fornecer ao paciente o melhor suporte possível e evitar o avanço da doença e suas sequelas.

Esta forma de artrite é a comorbidade mais tradicionalmente associada à psoríase e tem uma prevalência estimada de 0,1 a 1% na população geral. Ocorre entre 10 e 30% dos pacientes com psoríase, geralmente dentro de 5 a 10 anos do início da doença cutânea. Ambas as condições compartilham mecanismos patogênicos comuns envolvendo fatores genéticos e ambientais[2].

A artrite pode preceder (19%), aparecer concomitantemente (16%) ou surgir depois do início da psoríase na pele (65%). Todas as formas de psoríase podem cursar com artrite e, classicamente, quadros de psoríase ungueal estão associados às manifestações articulares. Em geral, o quadro cutâneo e articular não tem relação do ponto de vista de atividade e evolução. A idade de início do quadro articular é, em geral, na quarta década de vida[13].

Diagnóstico

O diagnóstico é eminentemente clínico em face do tipo e da distribuição das lesões. O exame histopatológico[14] mostra, de início, vasodilatação com infiltrado perivascular na derme. Esse infiltrado invade a epiderme, onde surge discreta espongiose e ocorrem invasão de neutrófilos e paraqueratose. Em uma lesão definida de psoríase, nota-se alongamento das cristas epiteliais, com afinamento na porção suprapapilar. As papilas estão alargadas e edemaciadas. Na epiderme, ocorre paraqueratose, desaparecimento da camada granulosa e presença de agrupamentos de neutrófilos – os microabscessos de Munro. Pode ocorrer, particularmente na psoríase pustulosa, a presença de cavidades contendo neutrófilos – as pústulas espongiformes de Kogoj.

O quadro histológico da psoríase pode não ser específico. A presença de microabscesso de Munro ou da pústula espongiforme permite o diagnóstico da condição.

Algumas formas de eczema podem apresentar aspecto psoriasiforme. A pitiríase rósea de Gilbert pode, em regra, ser excluída pelos dois tipos de lesões e pela evolução para a cura em 8 semanas. A sífilis pode, no período secundário, apresentar lesões psoriasiformes, porém, a presença de outros achados, como adenopatia, placas mucosas e as reações sorológicas positivas confirmam a infecção luética. As lesões psoriasiformes do lúpus eritematoso subagudo localizam-se em áreas expostas.

As lesões de psoríase no couro cabeludo costumam ser placas bem delimitadas, o que as diferencia das lesões de dermatite seborreica. A delimitação das lesões é também critério para diferenciar a dermatite seborreica da psoríase invertida.

A curetagem metódica de Brocq geralmente permite diferenciar a psoríase em gotas da pitiríase liquenoide em que a descamação não é estratificada. A psoríase eritrodérmica deve ser distinguida das eritrodermias encontradas em atópicos, nas erupções medicamentosas e nos linfomas (micose fungoide e síndrome de Sézary). A histopatologia pode ser útil para o diagnóstico.

Eczema disidrótico, mícide e micose vesicobolhosa dos pés e mãos fazem diagnóstico diferencial com a pustulose palmoplantar abacteriana.

Tratamento[3,4,7,13]

As características da doença devem ser esclarecidas ao paciente, particularmente no que se refere a evolução, não contagiosidade e não comprometimento sistêmico. Apesar da falta de medicamentos para a cura definitiva, deve-se ressaltar que os recursos terapêuticos possibilitam o controle da moléstia.

O tratamento depende do tipo da psoríase, da extensão do quadro e também de fatores como idade, ocupação, condições gerais de saúde, nível intelectual e socioeconômico do doente.

Há mais de 100 anos são conhecidos os benefícios da radiação solar na psoríase, e exposição ao sol, sempre que possível, deve ser recomendada.

Nos casos com lesões localizadas e estáveis, podem ser usadas as seguintes medicações tópicas:

1. Corticosteroides tópicos: são empregados como loções no couro cabeludo, cremes para a face e áreas intertriginosas e pomadas para lesões no tronco e membros. Há uma relação direta entre a potência do corticosteroide e sua ação antipsoriática. A principal desvantagem dos esteroides tópicos é a ocorrência de taquifilaxia, isto é, o doente necessita de preparados cada vez mais potentes para o clareamento das lesões. Em longo prazo, o uso de corticosteroides potentes, especialmente em áreas intertriginosas ou sob oclusão, pode determinar atrofia

da pele, com o aparecimento de telangiectasias, víbices e mesmo púrpura. No tratamento tópico de um doente de psoríase, é sempre conveniente utilizar o corticosteroide em associação a outras medicações, prevenindo, na medida do possível, o uso exagerado e as consequências da medicação.

2. Coaltar: usado em concentrações de 2 a 5% de acordo com a tolerância, em pomadas tendo como veículo a vaselina com 10 a 20% de óxido de zinco. As preparações de coaltar são bastante seguras, raramente ocorrendo efeitos colaterais. Em lesões do couro cabeludo, o coaltar pode ser usado sob a forma de *liquor carbonis detergens*. Esta é uma preparação solúvel de coaltar a 20% em álcool 95°, emulsificada com extrato de quilaia, usada diluída em cremes ou emulsões.

3. Antralina (ou ditranol): pode ser empregada em baixas concentrações (0,1 a 0,5%) durante 24 horas ou em altas concentrações (1 a 3%) em aplicações de apenas 15 a 30 minutos – terapia de contato curto. O clareamento das lesões costuma ocorrer em 3 a 4 semanas. Por ser uma substância irritante, deve ser evitada em áreas intertriginosas e próximas aos olhos e mucosas. A pele ao redor da lesão deve ser protegida. Apesar dessa proteção, é muito frequente a pigmentação perilesional com o tratamento. Além da pele, a antralina também mancha as roupas.

4. Análogos da vitamina D3: atuam diminuindo a proliferação e induzindo a diferenciação terminal dos queratinócitos. Sua eficácia é moderada, semelhante à maioria dos corticosteroides potentes. Pode provocar irritação da pele, especialmente da face, onde devem ser evitados. Recomenda-se inclusive que o doente lave as mãos após aplicar a pomada em qualquer outra área.

Quando a erupção não puder ser controlada por medicação tópica ou quando a extensão/gravidade do quadro assim o exigir, podem ser empregados os seguintes tratamentos:

1. Método de Goeckerman: indicado para o tratamento de psoríase disseminada, não eritrodérmica. É a associação do coaltar com a radiação ultravioleta B (UVB). Atualmente, tem sido empregada a UVB de 311 nanômetros ou UVB de banda estreita nessa modalidade terapêutica, que pode ser ativa mesmo sem associação com o coaltar. Nessas condições, costuma ser útil a aplicação, no dia anterior, de pomadas contendo análogos da vitamina D3, excelentes na remoção das escamas. Essas medicações devem ser bem removidas antes da fotoexposição.

2. PUVA: administração por via oral de um agente fotoativo, o 8-metoxipsoraleno (8-MOP), seguido de exposição à radiação de ondas longas, entre 320 e 400 nm, a UVA. O método de PUVA é altamente eficaz na psoríase, obtendo-se clareamento total das lesões, que pode ser mantido com fotoexposições espaçadas. Deve-se recomendar o uso de óculos escuros e proteção à luz solar por 24 horas após a tomada da medicação, pois toda a pele, bem como a retina, ficam sensíveis à radiação ultravioleta por cerca de 12 horas após a ingestão do 8-MOP. Os efeitos colaterais imediatos do PUVA são náusea, eritema, prurido e queimaduras. Em longo prazo, ocorre bronzeamento da pele, envelhecimento precoce, maior potencial de desenvolvimento de carcinomas e de catarata. Não deve ser, portanto, recomendado em crianças, devendo ser reservado para casos selecionados.

3. Metotrexato: antagonista do ácido fólico, tem ação na hiperproliferação celular. Costuma ser empregado em casos extensos e resistentes que impedem as atividades dos doentes, sendo particularmente recomendado na psoríase artropática e eritrodérmica. O método mais indicado é a administração por via oral de 15 a 20 mg/semana, sempre associado ao ácido fólico. Aplicações subcutâneas parecem aumentar a biodisponibilidade da medicação. É necessário selecionar os doentes excluindo aqueles com hepatopatias, com comprometimento da função renal, doenças hematológicas e outras doenças sistêmicas. O metotrexato é um agente hepatotóxico, havendo necessidade de provas funcionais hepáticas periódicas, sendo indicada biópsia hepática após 4 g de dose total da medicação.

Outros citotóxicos foram empregados na psoríase e, considerando-se os efeitos terapêuticos e adversos, foram em geral abandonados. A hidroxiureia é ainda utilizada por alguns, em casos especiais. Os dermatologistas europeus relatam bons resultados com o uso dos ésteres do ácido fumárico, atualmente em estudo nos Estados Unidos.

4. Acitretina: retinoide derivado da vitamina A (retinol), ativo em alterações da queratinização e na psoríase. É empregada na dose de 0,5 a 1 mg/kg/dia, sendo particularmente indicada na psoríase pustulosa generalizada, onde atua com rapidez. Na psoríase em placas generalizadas e na psoríase eritrodérmica, melhora significativa pode ocorrer após 3 a 4 meses de tratamento. Em alguns casos, a associação com PUVA pode resolver quadros mais resistentes – método RePUVA. Os efeitos colaterais incluem queilite leve ou moderada, dose-dependente, em 100% dos casos tratados; epistaxe e conjuntivite podem ocorrer por comprometimento de outras mucosas. Paroníquia, alopecia e prurido são também comuns. O efeito colateral mais grave de todos os retinoides diz respeito à teratogenia. A acitretina pode persistir no organismo até 3 anos após sua interrupção, devendo, portanto, ser contraindicada em mulheres grávidas e naquelas com risco potencial de gravidez. Deve ser ainda contraindicada em doentes com comprometimento da função hepática. A medicação é responsável por aumento dos lípides séricos em cerca de metade dos doentes tratados. A acitretina pode ser considerada medicamento seguro, desde que excluída a possibilidade de gravidez. Pode ser associada com os métodos de Goeckerman ou PUVA (RePUVA) para formas resistentes, com ação terapêutica sinérgica.

5. Ciclosporina A: atua inibindo os linfócitos T auxiliadores (CD4) ativados, impedindo a produção de IL-2 e outras linfocinas. A dose inicial é de 3 a 5 mg/kg/dia. A ciclosporina é altamente eficaz na psoríase e a melhora do quadro costuma ser observada a partir da 6ª semana

de tratamento. É a medicação mais eficaz no tratamento da psoríase eritrodérmica. A ciclosporina pode comprometer a função renal, sendo mandatória a monitoração da creatinina sérica a cada 2 semanas no início do tratamento, e a cada 4 a 6 semanas, se a função renal estiver estável. Outros efeitos colaterais incluem hipertensão, náusea, sensações parestésicas, hipertricose, sendo possível o comprometimento da vigilância imunológica com maior facilidade do aparecimento de infecções e neoplasias malignas, sobretudo linfomas.

6. Biológicos: os imunobiológicos representam grupo de medicamentos que interferem de maneira específica e pontual com o sistema imune. Atuam bloqueando ou estimulando uma ou mais vias da resposta imunológica. Apesar de sua alta complexidade e variabilidade estrutural, todos os biológicos representam proteínas obtidas por meio de modernas técnicas de biotecnologia. O alvo desses agentes terapêuticos inclui o tráfego dos linfócitos da microcirculação para a pele, a apresentação antigênica das células apresentadoras de antígeno aos linfócitos e, por fim, as diferentes citocinas. Estão indicados, principalmente, em casos de psoríase moderada a grave e recalcitrante; na contraindicação, intolerância ou fracasso à terapia sistêmica clássica; em casos de doentes com grave deterioração da qualidade de vida e/ou incapacidade física ou psicossocial[2].

As medicações utilizadas para o tratamento da psoríase incluem: aquelas com ação anti-TNF-alfa: o infliximabe (anticorpo monoclonal quimérico), o etanercepte (proteína de fusão) e o adalimumabe (anticorpo monoclonal humanizado); e aquelas com ação antilinfocitária: alefacepte (proteína de fusão). O alefacepte bloqueia a interação LFA-3 da célula apresentadora de antígeno e CD2 do linfócito T, e, por sua baixa eficácia, tornou-se uma medicação pouco disponível. O ustequinumabe é um anticorpo monoclonal completamente humano que se liga com alta afinidade e especificidade à subunidade proteica p40 das interleucinas 12 e 23, citocinas relacionadas com a transformação das células T *naïve* em células Th1 e Th17. Até o presente momento, não há indicação do uso do ustequinumabe no tratamento de outras doenças inflamatórias, como doença de Crohn ou artrite reumatoide. Novos imunobiológicos estão sendo desenvolvidos em escala acelarada, destacando-se os anticorpos que atuam sobre a IL-17 ou seu receptor, como o secuquinumabe, ixequizumabe e brodalumabe.

Infecções e doença oncológica são uma preocupação clínica significativa nas terapias biológicas, embora não se conheçam os riscos reais associados, particularmente no caso da psoríase. Tratamentos imunossupressores anteriores ou concomitantes e terapia com PUVA podem compor esses riscos. Outras toxicidades potencialmente graves incluem doença desmielinizante e doença cardiovascular. Não é recomendado o uso concomitante de vacinas vivas e atenuadas.

A tuberculose representa um risco particularmente associado a agentes anti-TNF, uma vez que o anti-TNF-alfa desempenha um papel importante na defesa do hospedeiro contra infecções micobacterianas. Parece haver um risco maior de infecção não pulmonar e infecção disseminada. Assim, torna-se mandatória a investigação minuciosa para tuberculose presente ou passada, na forma de intradermorreação com PPD, radiografia de tórax e questionando-se antecedentes pessoais e familiares de tuberculose. Os doentes com evidência de tuberculose ativa ou tuberculose anterior tratada de maneira inadequada devem receber tratamento contra a tuberculose antes da terapia anti-TNF. Casos com PPD fortemente reator devem fazer quimioprofilaxia com isoniazida antes de iniciar o tratamento.

Os riscos de tratamento com biológicos no contexto de infecção pelo vírus da imunodeficiência humana (HIV) não são conhecidos, mas infecções oportunistas graves e disseminadas foram relatadas nos pacientes positivos para HIV 2.

Anticorpos antinucleares e anticorpos anti-DNA de cadeia dupla podem desenvolver-se durante a terapia com anti-TNF. Síndromes semelhantes ao lúpus induzido por drogas foram relatadas e normalmente desaparecem com a suspensão da medicação.

Antes do início da terapia biológica, preconiza-se solicitar os seguintes exames:

- PPD e radiografia de tórax.
- Hemograma completo, bioquímica, enzimas hepáticas, função renal, teste de gravidez e urina I.
- Sorologias para hepatite B e C e HIV.

Infliximabe

Infliximabe é um anticorpo monoclonal murino quimérico isotipo IgG1 humanizado (25% murino), com uma elevada afinidade de ligação, avidez e especificidade por TNF-alfa. Forma complexos estáveis com todas as formas de TNF-alfa solúveis e transmembranosos.

A primeira aplicação da medicação em seres humanos ocorreu em 1994 nos EUA, em um protocolo de pesquisa. Desde então, o infliximabe foi aprovado para o uso em psoríase moderada a grave, artrite psoriásica, doença de Crohn, artrite reumatoide e espondilite anquilosante.

O infliximabe é administrado por infusão endovenosa durante um período de 2 horas. Na psoríase, preconiza-se um curso padrão de indução (5 mg/kg nas semanas 0, 2 e 6) seguido de infusões repetidas únicas de manutenção em intervalos de 8 a 12 semanas na mesma dosagem. O início de ação da medicação é extremamente rápido, podendo-se obter resposta terapêutica evidente já após as primeiras infusões. Séries de casos indicam que a monoterapia com infliximabe é benéfica para pacientes anteriormente resistentes a terapias sistêmicas múltiplas. Relatos de casos documentam a eficácia da medicação em psoríase grave instável e em psoríase pustulosa generalizada.

Os eventos adversos do infliximabe são reações à infusão que ocorrem durante ou logo após o período de infusão e afetam até 20% de todos os pacientes tratados; raramente podem resultar em choque anafilático. Dados de ensaios clínicos indicam que, embora as infecções sejam comuns, em geral, os índices de infecção não são muito maiores do que com placebo. Entretanto, existem relatos de infecções graves e oportunistas. A reativação da tuberculose ocorre com agentes anti-TNF, e os riscos são maiores com infliximabe. Dados de segurança não indicam, até o momento, aumento dos índices de doença oncológica, inclusive os transtornos linfoproliferativos, com relação aos índices normais existentes na população. Anticorpos para infliximabe podem desenvolver-se durante a terapia. Não foi estabelecida para a psoríase a significância clínica do desenvolvimento desses anticorpos. Em outras doenças, os anticorpos têm sido associados a um resultado terapêutico mais pobre, e o risco de seu desenvolvimento é reduzido pela administração regular (em vez de tratamentos isolados) e metotrexato concomitantemente[2,15].

Etanercepte

Etanercepte é a forma solúvel de um receptor de fator de necrose tumoral (TNF) totalmente humano. A medicação recebeu sua primeira aprovação em 1998 para artrite reumatoide moderada a severa, tendo sido posteriormente aprovada para o tratamento de crianças e adolescentes portadores de artrite reumatoide juvenil (atualmente chamada de artrite idiopática juvenil), em 1999. O etanercepte foi aprovado em 2004 para o tratamento de adultos portadores de psoríase em placa moderada a severa.

A ativação das células T constitui evento fundamental na patogênese de doenças inflamatórias crônicas como artrite reumatoide, psoríase e artrite psoriásica. O mecanismo fisiopatológico dessas enfermidades é marcado por um aumento do fator de necrose tumoral (TNF) e consequente aumento de outras citocinas inflamatórias. Uma vez ativadas, essas citocinas gerenciam uma cascata de fenômenos pró-inflamatórios e, como resultado, tem-se inflamação e destruição articular. O etanercepte é um receptor do TNF recombinante solúvel formado pela fusão de dois receptores do TNF humano e a porção Fc da IgG1 humana. A droga inibe a ligação do TNF circulante aos receptores da superfície celular, inibindo, assim, a ação do TNF, visto que bloqueia a produção e a ação das citocinas inflamatórias. Dessa forma, no seu mecanismo de ação, o etanercepte reproduz a inibição fisiológica do TNF. A medicação liga-se ao TNF com afinidade 50 vezes maior que os receptores solúveis fisiológicos.

O etanercepte está indicado em casos de psoríase em placa moderada a severa mediante intolerância, contraindicação ou falha a duas terapias sistêmicas convencionais. O etanercepte está aprovado pelo FDA para o tratamento de artrite reumatoide, artrite idiopática juvenil – curso poliarticular, espondilite anquilosante e artrite psoriásica, além da psoríase.

O etanercepte é autoadministrado pelo paciente por via subcutânea. Para o tratamento da psoríase, a dose inicial de etanercepte é de 50 mg, duas vezes/semana, por 12 semanas, seguida por uma diminuição progressiva (50 mg/semana), de forma contínua. Para crianças e adolescentes (4 a 17 anos de idade) com psoríases em placa de moderada a severa, a dose é de 0,8 mg/kg/semana (máximo de 50 mg/semana). Para a artrite psoriásica, a dose em adultos é de 50 mg/semana continuadamente.

As contraindicações do etanercepte são hipersensibilidade ao medicamento ou a qualquer componente da formulação do produto; pacientes com septicemia ou em risco de septicemia; pacientes com infecções ativas sérias, incluindo infecções crônicas ou localizadas.

Os eventos adversos que podem ocorrer são reações no local da administração (maior no primeiro mês) e infecções (incluindo a da tuberculose). As infecções do trato respiratório superior foram as infecções não sérias mais frequentemente relatadas. A trombocitopenia é um evento adverso incomum, enquanto anemia, leucopenia, neutropenia e pancitopenia são eventos raros. Podem ocorrer distúrbios do sistema nervoso, como convulsões e eventos desmielinizantes, incluindo esclerose múltipla. Houve relatos de piora de insuficiência cardíaca congestiva[2,15].

Adalimumabe

O adalimumabe caracteriza uma imunoglobulina recombinante completa. Representa um anticorpo monoclonal anti-TNF que contém sequências peptídicas exclusivamente humanas. Os estudos clínicos de fase I iniciaram-se em 1997; e o adalimumabe foi primeiramente aprovado pelo FDA para o tratamento de pacientes com artrite reumatoide nos EUA em dezembro de 2002, e em 15 países da União Europeia em setembro de 2001. O nome adalimumabe foi composto a partir de suas características: anticorpo monoclonal (mabe), totalmente humano (u), cujo alvo de ação é o sistema imune (lim).

O adalimumabe liga-se ao TNF-alfa com alta afinidade e especificidade. Essa ligação impede a interação do TNF-alfa com seus receptores de superfície celular p55 e p75 de forma definitiva. O adalimumabe pode ligar-se tanto à forma solúvel do TNF-alfa como à forma que se encontra ligada a células e é capaz de produzir lise dessas células. O adalimumabe não tem atividade sobre o TNF-beta (linfotoxina).

Além de psoríase em placas moderada a grave, está indicado no tratamento de artrite reumatoide, artrite psoriásica, espondilite anquilosante e doença de Crohn, aprovadas nos EUA, União Europeia e em diferentes países em todo o mundo.

O adalimumabe possui uma meia-vida que varia de 10 a 20 dias com uma média ao redor de 2 semanas. É autoadministrável por via subcutânea (SC), utilizando uma seringa comercializada pré-preenchida, contendo 40 mg de adalimumabe em 0,8 mL de solução. A dose utilizada na psoríase é de 80 mg na semana 0 e 40 mg na semana 1 para indução, e depois 40 mg a cada 14 dias como manutenção. Na artrite reumatoide, artrite psoriásica e espondilite anquilosante, a dose habitual é de 40 mg a cada 14 dias; entretanto, na doença de Crohn há necessidade de doses de indução maiores.

Eventos adversos mais comumente associados ao uso de adalimumabe foram reações no local da injeção, que em geral são leves e não requerem a retirada do medicamento. As infecções mais comuns em pacientes usando a droga foram do trato respiratório superior e urinário. Como todos os demais antagonistas do TNF-alfa, o adalimumabe deve ser usado com precaução em pacientes portadores do vírus da hepatite B, com doenças desmielinizantes e insuficiência cardíaca congestiva. O uso de antagonistas de TNF-alfa em combinação com o anakinra está contraindicado. Antes de iniciar o uso de antagonistas de TNF-alfa, os pacientes devem ser avaliados quanto à presença de tuberculose ativa ou inativa[2,15].

Ustequinumabe

O ustequinumabe é um anticorpo monoclonal IgG1κ completamente humano que se liga com alta afinidade e especificidade à subunidade proteica p40 das citocinas humanas: interleucina (IL)-12 e IL-23. Inibe a bioatividade da IL-12 e da IL-23 humanas impedindo que essas citocinas se liguem ao seu receptor proteico IL-12Rβ1 expresso na superfície das células do sistema imunológico. A droga não se liga à IL-12 nem à IL-23 pré-ligada aos receptores de superfície celular IL-12Rβ1.

IL-12 e IL-23 são citocinas heterodiméricas secretadas por células apresentadoras de antígeno ativadas, como os macrófagos e células dendríticas. IL-12 e IL-23 participam da função imunológica, contribuindo com a ativação da célula *natural killer* (NK) e diferenciação e ativação da célula T CD4+. Entretanto, regulação anormal da IL-12 e IL-23 foi associada a doenças mediadas pelo sistema imune, como a psoríase. O ustequinumabe evita que a IL-12 e a IL-23 contribuam para a ativação da célula imune, como a sinalização intracelular e secreção de citocina. Dessa forma, acredita-se que o ustequinumabe interrompa a sinalização e cascatas de citocinas relevantes para a patologia da psoríase.

A medicação é indicada para o tratamento da psoríase em placa, moderada a grave, em adultos que não responderam, ou que têm contraindicação, ou que são intolerantes a outras terapêuticas sistêmicas, incluindo ciclosporina, metotrexato e radiação ultravioleta A associada à administração de psoraleno (PUVA).

A aplicação da droga é por injeção subcutânea na dose de 45 mg nas semanas 0, 4 e depois a cada 12 semanas. Em doentes com peso corpóreo > 100 kg, a dose preconizada é de 90 mg. A resposta terapêutica deverá ocorrer em até 28 semanas, período após o qual, na ausência de resposta, deve ser considerada a suspensão da medicação. Na falta de resposta adequada, preconiza-se aumentar a dose para 90 mg, via subcutânea. Nos pacientes já em uso de 90 mg ou com resposta persistentemente insuficiente, o intervalo das aplicações poderá ser pinçado para 8 semanas.

Na 12ª semana, 67% e 66% dos doentes tratados com 45 mg e 90 mg de ustequinumabe, respectivamente, alcançam PASI 75, em comparação a 3% do grupo placebo ($p < 0,001$ para cada grupo de comparação com placebo). A diferença entre o grupo de tratamento e placebo é aparente na 4ª semana de tratamento. Eficácia máxima foi geralmente observada ao redor da 24ª semana, após três aplicações (0, 4, 16).

Os eventos adversos mais comumente relatados (≥ 5% dos doentes tratados com ustequinumabe) incluem nasofaringite, infecção do trato respiratório superior e cefaleia. Efeitos adversos graves incluem relatos isolados de celulite de membros inferiores, herpes-zóster, acidente vascular cerebral e hipertensão, bem como casos de câncer de próstata, tireoide e cólon (um caso de cada). Até o presente momento, há raros relatos de reativação de tuberculose latente, e não foram observadas reações anafiláticas ou tipo doença do soro associadas ao ustequinumabe. As reações nos locais de injeção tendem a ser leves e transitórias. A formação de anticorpos contra a droga gira em torno de 5% nos estudos controlados, porém seu real papel na inativação da droga ainda não está elucidado[2,15].

Dermatite seborreica

Definição

A dermatite seborreica é uma afecção crônica, frequente, recorrente e não contagiosa que ocorre em regiões cutâneas ricas em glândulas sebáceas e, eventualmente, em áreas intertriginosas.

Dados epidemiológicos e patogenia[7,16]

A dermatite seborreica é condição muito frequente, chegando a acometer 2 a 3% da população em todo o mundo. É discretamente mais frequente em homens e apresenta dois picos de maior incidência: no recém-nascido e no adolescente e adulto jovem. Entretanto, pode ocorrer no idoso, em condições em que há estimulação sebácea ou retenção de sebo por diminuição da motilidade da pele – no doente com doença de Parkinson, por exemplo.

Fatores de piora da dermatite seborreica são calor, umidade e uso de roupas que retêm sebo e suor, como lã, flanela, seda e tecido sintético. Ansiedade e tensão emocional podem agravar o quadro. Alcoolismo é condição agravante. Diabete e obesidade favorecem o quadro.

A causa não é conhecida. A afecção é do grupo das dermatoses que têm multiplicação celular acelerada com a presença de células nucleadas na camada córnea.

A seborreia é, basicamente, fator predisponente. As glândulas sebáceas são estimuladas por androgênios e estão ativas no nascimento pela ação dos androgênios maternos, o que explica a dermatite seborreica do lactente. O estímulo androgênico cessa após alguns meses e a dermatite seborreica desaparece. Costuma reaparecer na puberdade, atingindo sua maior ocorrência dos 18 aos 40 anos de idade.

Agentes microbianos têm sido implicados na patogênese da dermatite seborreica. Esporos de *Malassezia furfur* (*Pityrosporum ovale*) estão aumentados na epiderme descamativa, tanto da caspa como das lesões de outras formas de dermatite seborreica. O quadro também costuma melhorar com o uso tópico de antifúngicos.

Imunodeficiência e dermatite seborreica

O aparecimento de uma dermatite seborreica extensa e resistente ao tratamento ocorre com frequência em HIV-positivos. Em doentes com Aids sob tratamento, o reaparecimento da dermatite seborreica pode ser considerado marcador de resistência terapêutica.

Manifestações clínicas[7,16-18]

Ocorrem duas formas clínicas: do lactente e do adulto.

Dermatite seborreica do lactente

As lesões surgem precocemente no neonato ou nos primeiros meses de vida do lactente. São caracterizadas por escamas gordurosas e aderentes, sobre base eritematosa no couro cabeludo, não afetando os cabelos. Constituem a "crosta láctea". Costumam ocorrer também manchas eritematoescamosas (Figura 14) na face, no tronco, em áreas de dobras e áreas intertriginosas como pescoço, nuca, axilas, região inguinal e área da fralda. O aparecimento de eritema mais intenso indica infecção secundária por bactérias, particularmente *Staphylococcus aureus*, ou por levedura, em geral, *Candida albicans*. Na candidose, a mais frequente complicação, são características as lesões-satélite com colarete periférico.

O prurido é discreto e o decurso é crônico, melhorando de forma gradual. Eventualmente, as lesões seborreicas podem ser a manifestação inicial de um quadro grave, eritrodérmico – doença de Leiner –, quando a erupção cutânea se acompanha de diarreia, vômitos, anemia e febre. Deficiência de C5, causando perturbação na função leucocitária, é considerada responsável por esse quadro.

Dermatite seborreica do adulto

As lesões são eritematoescamosas e atingem couro cabeludo, face, particularmente sulco nasogeniano e glabela, área retroauricular e áreas intertriginosas (Figuras 15 e 16). Nas porções medianas do tórax, podem ocorrer lesões figuradas ou circinadas (Figura 17). No couro cabeludo, na forma descamativa mínima, é a pitiríase *capitis* ou caspa. Em crianças e jovens, pode formar escamas aderentes, espessas, difíceis de destacar, constituindo a chamada "pseudotinha", condição que pode corresponder tanto à dermatite seborreica como à psoríase. Blefarite e eczema do conduto auditivo externo também são manifestações de dermatite seborreica.

O quadro tem curso crônico, com fases de acalmia e de recaída. Calor, perspiração, fricção, ingestão exces-

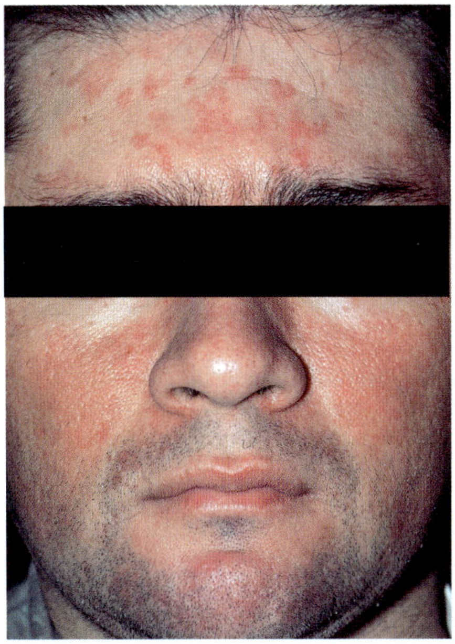

Figura 15. Dermatite seborreica em adulto. Eritema e descamação em áreas seborreicas da face.

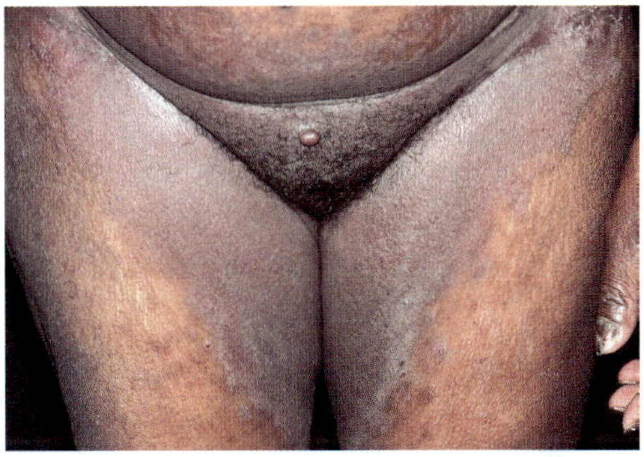

Figura 16. Dermatite seborreica em área intertriginosa.

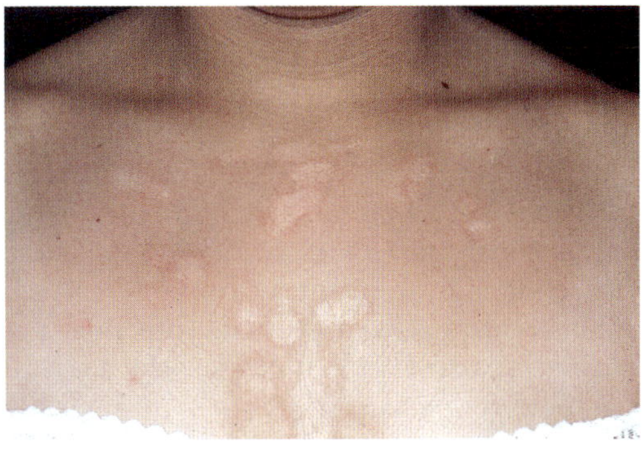

Figura 17. Dermatite seborreica. Lesões eritematoescamosas figuradas no tórax.

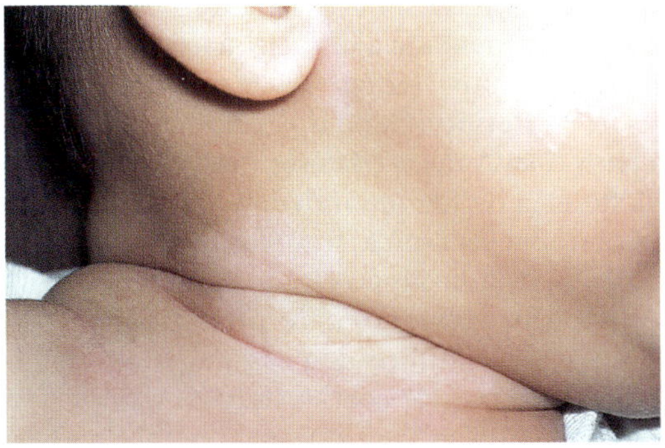

Figura 14. Dermatite seborreica em criança. Eritema e descamação na dobra do pescoço.

siva de carboidratos, alimentos condimentados, álcool e ansiedade podem agravar o quadro. Em áreas de dobras, são frequentes as infecções secundárias por bactérias ou *Candida*.

Há formas disseminadas de dermatite seborreica com lesões eritematoescamosas secretantes. Em virtude de tratamentos irritantes ou sensibilizantes, podem surgir quadros eritrodérmicos.

Diagnóstico

O diagnóstico da dermatite seborreica é eminentemente clínico, uma vez que o quadro histopatológico não é específico. Costuma ser de uma dermatite crônica com áreas de paraqueratose, moderada acantose e espongiose. Há exocitose e infiltrado mononuclear na derme. É um quadro psoriasiforme, distinguindo-se da psoríase pela presença de espongiose[14].

Os diagnósticos diferenciais possíveis[7] incluem psoríase, em que as escamas são secas e há as lesões típicas nos cotovelos e joelhos. No couro cabeludo, a dermatite seborreica é difusa, enquanto a psoríase apresenta placas circunscritas. Há uma forma de passagem ou de transição, referida como seboríase. A pitiríase rósea é quadro eruptivo, atingindo particularmente o tronco, com múltiplas lesões ovaladas ou papulosas, prurido ausente ou discreto, não acometendo o couro cabeludo e sem localização preferencial nas áreas seborreicas. No lactente, o eczema atópico inicia-se mais tardiamente e são lesões papulovesiculosas secretantes. O comprometimento da dobra anterior do cotovelo e posterior do joelho e outras manifestações de atopia, asma e rinite identificam a afecção. A infecção secundária por levedura do gênero *Candida*, em geral *C. albicans*, é comum nas dobras, particularmente em lactentes. Pode, entretanto, ser primitiva. São características as lesões-satélite em colarete. A dermatofitose pode apresentar lesões circinadas, simulando a dermatite seborreica figurada. A erupção é vista em áreas não seborreicas. Em ambas as afecções, o exame direto permite confirmar de imediato o diagnóstico. Na doença de Letterer-Siwe – histiocitose que, em crianças, apresenta quadro cutâneo de lesões eritematoescamosas que lembram dermatite seborreica –, há, via de regra, um componente purpúrico nas lesões. Dermatite seborreica com lesões disseminadas, secretantes e com infecção secundária permite o diagnóstico diferencial com a dermatite infectiva associada ao HTLV-1. Nesse caso, a pesquisa da condição deve ser realizada.

Tratamento[7,17]

Apesar da impossibilidade de cura permanente, a dermatite seborreica pode ser facilmente controlada, devendo-se esclarecer o doente também sobre os fatores de piora da condição.

A caspa é usualmente tratada com uso regular de xampus ou loções à base de medicações antifúngicas, como o cetoconazol, a terbinafina e a ciclopiroxiolamina. Zinco piritiona, sulfeto de selênio e coaltar também podem ser empregados. Loções capilares com corticosteroides são úteis como terapia tópica única ou complementar. Em lesões espessas, pode ser útil tratamento prévio com pomada de ácido salicílico a 5%. Antibióticos sistêmicos devem ser usados se houver infecção bacteriana secundária. Na crosta láctea do lactente, deve-se remover as escamas com óleo mineral ligeiramente aquecido, lavar a área afetada e fazer compressas locais com solução de permanganato de potássio a 1:10.000 ou com água boricada. Em seguida, creme de corticosteroide de baixa ou média potência eventualmente associado com um antibacteriano ou antifúngico. Sabonetes ou xampus antisseborreicos também podem ser indicados.

Face e tronco podem ser tratados inicialmente com corticosteroides de potência baixa ou média, sempre associados a antibacterianos ou antifúngicos. Melhorando o quadro, pode-se manter apenas o antifúngico para controle. Resultados favoráveis podem ser obtidos com o uso dos imunomoduladores tópicos – o tacrolimo ou o pimecrolimo.

Em áreas intertriginosas, deve-se realizar exame direto para excluir candidose quando houver suspeita clínica. A limpeza é feita com água boricada ou solução de permanganato de potássio diluída a 1:10.000. Creme de corticosteroide associado com antibacteriano e antimicótico quando houver eritema intenso, somente por alguns dias. Em seguida, cremes à base de antifúngicos, como o cetoconazol ou a terbinafina, podem ser indicados. Imunomoduladores tópicos também podem ser empregados.

Como medida geral, é importante evitar o excesso de roupas e de aquecimento. Somente usar roupas de algodão ou linho. Nas crianças com dermatite seborreica da área das fraldas, estas devem ser trocadas frequentemente e, nos casos graves, devem ser eliminadas até a obtenção da melhora clínica. A exposição solar costuma ser benéfica. Nos casos graves, pode ser indicada fototerapia, geralmente com ultravioleta B.

Quanto ao tratamento sistêmico, quando ocorrer infecção bacteriana ou fúngica, a administração de antibiótico ou antifúngico, respectivamente, é necessária. Em formas disseminadas ou exacerbadas, prednisona, na dose inicial de 1 mg/kg/dia, é indicada. Em casos resistentes, pode ser experimentada a tetraciclina, na dose de 500 mg, duas vezes/dia, por 10 dias, e 500 mg, uma vez/dia, por 20 dias. A isotretinoína, na dose de 1 mg/kg/dia, é indicação para casos graves e resistentes.

Na doença de Leiner, indica-se internação para antibioticoterapia sistêmica, transfusão de plasma ou sangue total e manutenção do estado geral. Localmente, devem ser feitas aplicações de ultravioleta em doses suberitematosas, banhos de permanganato de potássio a 1:30.000 e cremes de corticosteroides, preferivelmente hidrocortisona, aplicando-se de maneira alternativa em áreas diversas, pela possibilidade de absorção e efeito sistêmico.

Pitiríase rubra pilar

Definição

Sob o nome de pitiríase rubra pilar (PRP), são encontrados distúrbios heterogêneos de queratinização que apresentam em comum: placas eritematoescamosas, pápulas foliculares queratóticas e hiperqueratose palmoplantar. São afecções raras, crônicas e com decurso de gravidade variável.

Ocorrência e patogênese

A incidência da PRP é de um indivíduo afetado entre 5.000 pacientes de serviços dermatológicos[19]. São descritas duas formas clínicas, uma forma familiar e outra adquirida. Na forma familiar, há uma anomalia congênita da queratinização, com provável herança autossômica dominante. Na forma adquirida, a etiologia é desconhecida, podendo a afecção surgir sem causa desencadeante ou após uma doença grave ou alguma terapêutica medicamentosa[7]. Etiologia infecciosa é sugerida, especialmente na PRP que ocorre no jovem. A frequência de antígenos HLA não difere da população-controle[19].

Aspectos clínicos[7,19,20]

As lesões iniciais são pápulas foliculares eritematosas que coalescem formando placas eritematoescamosas, lembrando placas psoriásicas (Figura 18). A erupção inicia-se geralmente pelo couro cabeludo e estende-se para face, nuca, tronco e extremidades, podendo generalizar-se. A esse quadro associa-se queratoderma palmoplantar, com eritema e fissuras (Figura 19).

É patognomônica a presença de pápulas foliculares, com espículas córneas localizadas no dorso da primeira e segunda falanges dos dedos. Prurido é discreto e eventual. O decurso é crônico, com exacerbações e remissões. Evolui, com frequência, para um quadro eritrodérmico, com algumas áreas de pele indenes. Em geral, não há comprometimento sistêmico (Figura 20).

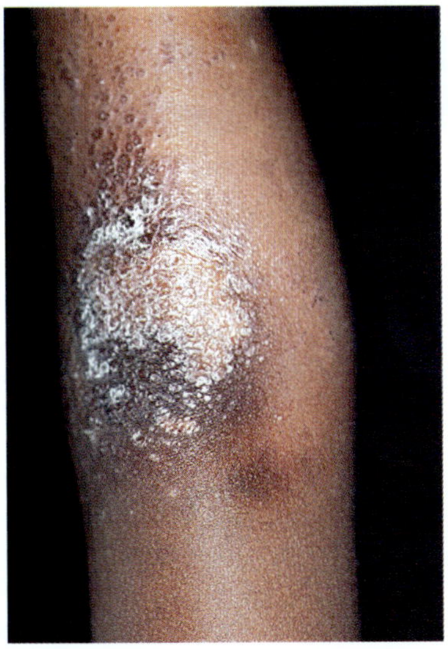

■ **Figura 18.** Pitiríase rubra pilar. Placa psoriasiforme e hiperqueratose folicular.

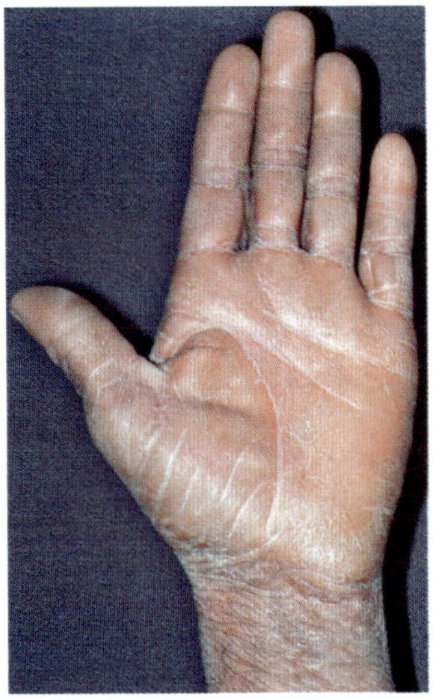

■ **Figura 19.** Pitiríase rubra pilar. Hiperqueratose palmar.

Diagnóstico

O exame histopatológico é sugestivo, mostrando dermatite psoriasiforme, com hiperqueratose e áreas de paraqueratose no nível dos folículos pilosos[14]. Em geral, o diagnóstico é clínico e a afecção mais similar para o diagnóstico diferencial é a psoríase. O caráter evolutivo, a presença de lesões em cotovelos e joelhos, couro cabeludo e os sinais da vela e de Auspitz são elementos importantes no diagnóstico diferencial. As pápulas foliculares com espículas córneas são características da pitiríase rubra pilar, bem como o tom salmão das lesões, mais bem observado nas lesões palmoplantares e nos quadros eritrodérmicos.

Na forma eritrodérmica, pode haver semelhança com a forma eritrodérmica da micose fungoide ou síndrome de Sézary. A histopatologia pode ser indicada para confirmação diagnóstica[7].

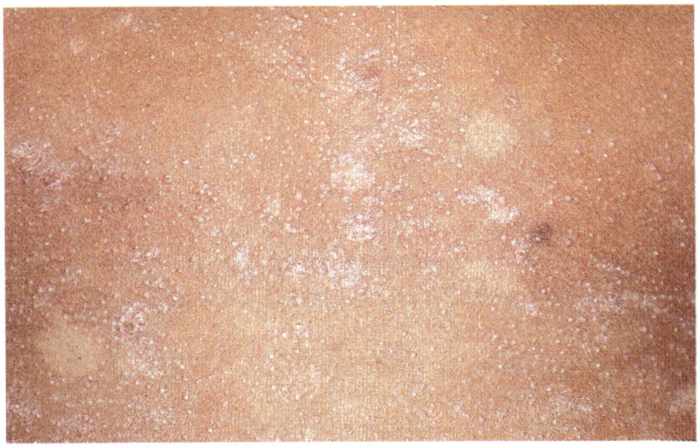

■ **Figura 20.** Pitiríase rubra pilar. Quadro eritrodérmico.

Tratamento[7,19,20]

Retinoides, na dose de 0,5 a 1 mg/kg/dia, são os agentes de escolha. Em crianças, a isotretinoína tem sido mais eficaz. Nos adultos, a acitretina tem sido usada com mais frequência. A terapia pode ser continuada por meses, com os controles necessários, particularmente de colesterol e triglicérides, e procurando a menor dose ativa. Em pacientes do sexo feminino, considerar o efeito teratogênico do retinoide. Em casos resistentes e em mulheres em idade fértil, agentes citostáticos, como o metotrexato, podem ser empregados.

O tratamento tópico é pouco efetivo. Corticosteroides são utilizados quando houver prurido. Deve-se evitar o uso de tópicos agressivos ou fototerapia, que podem agravar o quadro.

A evolução é variável. As formas familiares são mais resistentes à terapia. A maioria dos pacientes apresenta melhora do quadro dentro de um período de 3 anos, e o tratamento pode diminuir o decurso evolutivo.

Eritrodermia

Definição

Síndrome caracterizada por eritema generalizado e persistente, acompanhado de descamação e prurido com intensidade variável, de evolução subaguda ou crônica, podendo ser idiopática ou decorrer de causas diversas.

Patogênese

A síndrome pode ser idiopática. Mais comumente decorre de três grupos de causas[7]:

1. Evolução ou agravamento de dermatoses preexistentes: no pênfigo foliáceo, pitiríase rubra pilar e eritrodermia ictiosiforme congênita, a eritrodermia costuma ser parte da evolução do quadro clínico. As afecções em que pode surgir por agravamento do quadro, frequentemente pelo uso de terapias intempestivas, são psoríase, dermatite seborreica, dermatite atópica, dermatite de contato, dermatite de estase e líquen plano.
2. Reação a drogas: eram frequentes as eritrodermias desencadeadas por preparados de arsênico, bismuto, ouro, anestésicos e sulfamídicos. Atualmente, os sulfamídicos continuam a ser implicados, mas muitos outros agentes podem ser responsáveis pelo quadro, especialmente antibióticos e medicamentos de uso neurológico.
3. Forma inicial de linfoma, particularmente micose fungoide e síndrome de Sézary: a eritrodermia pode ser manifestação de um linfoma, particularmente da micose fungoide. A síndrome de Sézary inicia-se por quadro eritrodérmico, sendo até denominada eritrodermia de células T.

Aspectos clínicos[7,17,21,22]

Aparecimento súbito ou insidioso de eritema generalizado, acompanhado de descamação e prurido variável (Figuras 21 e 22). As escamas podem ser furfuráceas ou foliáceas. Pode ocorrer alopecia discreta ou intensa.

Na eritodermia, há fluxo sanguíneo aumentado na pele, levando a perda de calor e hipotermia. Nos casos graves, pode ocorrer, inclusive, diminuição do débito cardíaco e taquicardia. Ocorre comprometimento da função de barreira da pele com perda de água, o que pode levar à desidratação. Também pela perda da função de barreira, o doente pode apresentar toxemia, bacteriemia e septicemia. Pode haver ainda linfadenopatia, hepato ou esplenomegalia. Pela descamação constante e perda proteica, há, nos casos crônicos, hipoproteinemia com edema e perda de massa muscular.

A causa nem sempre é detectada – eritrodermia idiopática. Nessas condições, o quadro evolui com exacerbações e remissões, tendendo a persistir por meses e anos, surgindo então liquenificações e infartamento de linfonodos. Esse infartamento pode ser uma reação inespecífica – linfadenopatia dermopática – ou constituir processo linfomatoso do linfonodo.

O aparecimento de placas infiltrativas, nódulos e tumores indica linfoma, provavelmente micose fungoide. A síndrome de Sézary inicia-se por quadro eritrodérmi-

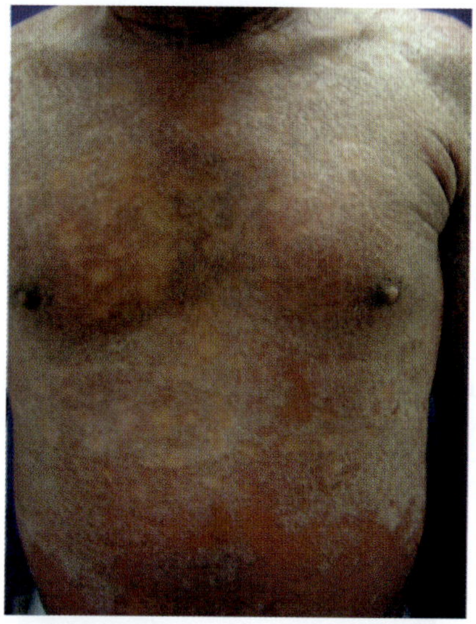

■ **Figura 21.** Erupção medicamentosa eritrodérmica.

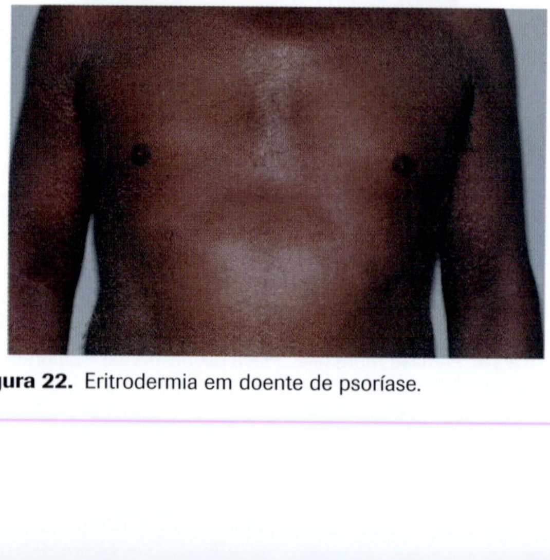

■ **Figura 22.** Eritrodermia em doente de psoríase.

co, no início inespecífico, posteriormente surgindo células de Sézary no sangue.

A gravidade do quadro depende da causa da eritrodermia.

Diagnóstico

É baseada no aspecto clínico e na história da evolução do quadro, de dermatose preexistente e agentes de uso sistêmico ou tópico. Esses dados negativos, em pacientes acima de 40 anos de idade, sugerem a possibilidade de linfoma[7]. Nessas condições, é indicado o seguimento histopatológico do quadro. O exame histopatológico varia de acordo com a causa da síndrome. Possibilita elementos para esclarecimento ou permite a conclusão diagnóstica na eritrodermia ictiosiforme, pênfigo foliáceo e nos linfomas. Pode ser sugestivo nos casos de psoríase ou pitiríase rubra pilar.

Tratamento[7,21,22]

É orientado de acordo com a causa. Banhos sedativos e cremes com corticosteroides de baixa potência podem ser usados topicamente. Por via sistêmica, administram-se antibióticos e corticosteroides, quando indicados. Deve-se realizar: manutenção do equilíbrio eletrolítico e hospitalização nos casos graves. Na vigência de febre de mais 38,5°C ou hipotermia, deve ser investigado e tratado o foco infeccioso, especialmente septicemia.

Parapsoríase

Definição

O termo parapsoríase agrupa afecções caracterizadas por lesões eritematoescamosas, não infiltradas, não pruriginosas ou com discreto prurido, de evolução crônica, e que se assemelham à psoríase. Há duas formas: a parapsoríase em grandes placas e a parapsoríase em pequenas placas. A pitiríase liquenoide aguda ou crônica, também denominada parapsoríase em gotas, é quadro inteiramente diverso e corresponde a uma forma de vasculite.

Ocorrência e patogênese

Ocorre com mais frequência em indivíduos de meia-idade ou em idosos, com um pico de incidência na quinta década. A parapsoríase em pequenas placas predomina nos homens numa relação de 3:1[23].

Algumas formas representam um tipo de reação inflamatória na pele, sem causa conhecida. Outras, especialmente a parapsoríase em grandes placas, são quadros iniciais de micose fungoide ou de linfomas de início na pele[7].

Manifestações clínicas[7,23,24]

A parapsoríase em grandes placas caracteriza-se por lesões, em geral em áreas cobertas, no início eritematosas, discretamente escamosas, que podem evoluir para um aspecto atrófico, poiquilodérmico, de cor rósea-castanha, com superfície mosqueada, antes denominado parapsoríase liquenoide ou variegata (Figura 23).

A parapsoríase em pequenas placas apresenta lesões eritematoescamosas, de cor rósea a castanha-amarelada, com discreta ou nenhuma infiltração. As lesões ocorrem geralmente no tronco e coxas e são persistentes. Há uma variante digitiforme, muito característica (Figura 24).

O aparecimento de infiltração é indício de evolução para linfoma.

Diagnóstico

As lesões eritematoescamosas, liquenoides, poiquilodérmicas ou em placas são sugestivas para o diagnóstico. O quadro histopatológico é inespecífico com acantose, paraqueratose, focos de espongiose, exocitose e discreto infiltrado linfocitário na derme[14]. O acompanhamento histopatológico é indispensável, podendo ser necessário fazer

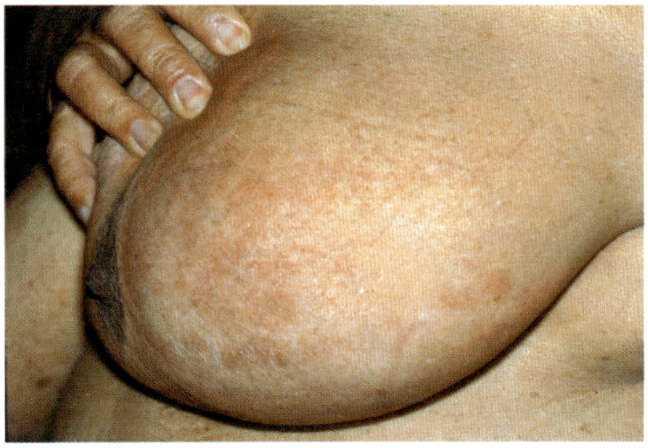

Figura 23. Parapsoríase em grandes placas. Lesão poiquilodérmica.

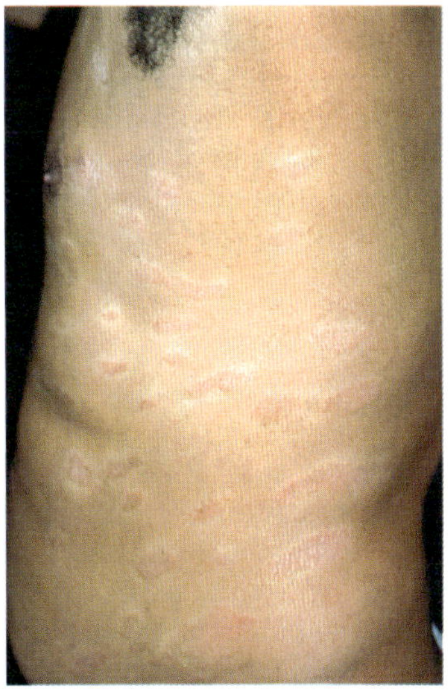

Figura 24. Parapsoríase em pequenas placas. Lesões digitiformes no tronco.

exames sucessivos para exclusão de micose fungoide. O infiltrado linfocitário torna-se atípico com exocitose e eventual aparecimento de microabscessos de Pautrier.

No diagnóstico diferencial[7], a psoríase pode ser diferenciada pela simetria das lesões, a localização nos cotovelos e joelhos, o comprometimento do couro cabeludo e das unhas e sinais da vela e de Auspitz. Na sífilis secundária, a história e a evolução são subagudas, com lesões morbiliformes, adenopatias e lesões nas mucosas. Para confirmação, solicitar sorologia. As lesões de hanseníase indeterminada ou tuberculoide podem ser excluídas pela pesquisa de sensibilidade.

A parapsoríase pode ser o quadro inicial da micose fungoide. Por esse motivo, o exame histopatológico é indispensável. Quando for necessário, fazer seguimento clínico e histopatológico.

Tratamento[7,23,24]

O quadro, assintomático e localizado em áreas cobertas, pode eventualmente não ser tratado. Podem-se utilizar cremes ou pomadas de corticosteroides, evitando-se tratamentos agressivos. Fototerapia com ultravioleta B ou PUVA costuma clarear temporariamente as lesões.

A evolução é crônica e prolongada por anos. A parapsoríase pode ser *ab initio* micose fungoide ou evoluir para esse quadro após período variável.

Pitiríase rósea

Definição

A pitiríase rósea é uma afecção inflamatória subaguda frequente, caracterizada por lesões eritematoescamosas disseminadas, sucessivas e progressivas, com regressão posterior e cura.

Ocorrência e patogênese

Ocorre em ambos os sexos e em todas as etnias, sendo mais frequentemente observada em adultos jovens. Corresponde a 0,3 a 3% dos atendimentos de centros dermatológicos. No Brasil, é mais observada no outono e no verão. O quadro evolutivo e a ocorrência sazonal sugerem etiologia infecciosa, porém as tentativas de transmitir a doença falharam[25]. A ocorrência na gravidez não causa anormalidade fetal[7].

Manifestações clínicas[7,25,26]

A erupção inicia-se com típica lesão ovalada ou arredondada, eritematoescamosa, chamada medalhão, com bordas ligeiramente elevadas e centro amarelado descamativo. Depois de 1 a 2 semanas, novas lesões, com as mesmas características, porém menores, surgem em grande número. Essas lesões têm o longo eixo pararelo às linhas de clivagem da pele e localizam-se geralmente em áreas cobertas da pele – tronco, raiz dos membros e pescoço (Figuras 25 e 26). Raramente atingem face, mãos e pés. O couro cabeludo não é acometido.

O prurido, quando ocorre, é discreto. Eventualmente, pode ser mais intenso em pacientes emotivos ou quando a dermatose é irritada por medicações intempestivas, como antifúngicos ou antizooparasitários.

O tempo de evolução é de 4 a 8 semanas, com regressão total. A recidiva é rara.

Diagnóstico

O diagnóstico é clínico e o exame histopatológico da lesão não é específico – mostra uma dermatite perivascular superficial com infiltrado linfocitário ao redor dos vasos, podendo ocorrer espongiose, exocitose e paraqueratose[14].

Pode ser diferenciada da dermatite seborreica pela localização, e da psoríase pelo tipo de lesão e localização. A placa inicial pode ser confundida com dermatofitose e, em caso de dúvida, deve ser feito exame micológico. A roséola da sífilis secundária não tem as lesões ovalares características e costuma atingir palmas, plantas e mucosas, além de cursar com polimicroadenopatias; em caso de dúvida, a sorologia esclarece o diagnóstico[7].

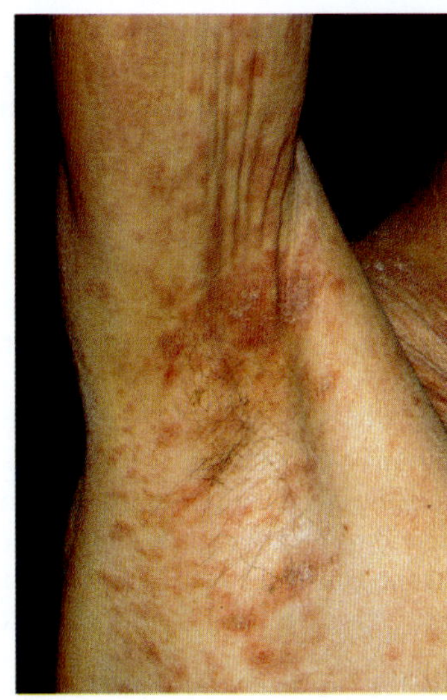

Figura 25. Pitiríase rósea. Placas eritematodescamativas nas axilas.

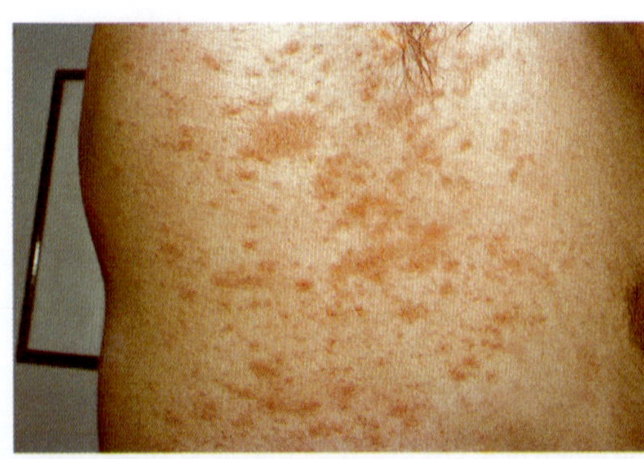

Figura 26. Pitiríase rósea. Placas eritematodescamativas no tronco.

Tratamento

Em regra, o tratamento não é necessário, uma vez que o quadro evolui para a cura em 4 a 8 semanas, excepcionalmente em 14 semanas. Quando houver prurido, usar corticosteroides tópicos de potência baixa ou média. Tem sido indicado o uso de ultravioleta em doses suberitematosas ou simples exposição solar, para abreviar o decurso evolutivo. Nos casos eczematizados por tratamentos intempestivos, usar cremes de corticosteroides, anti-histamínicos e, eventualmente, corticosteroides sistêmicos[7].

Considerações finais

A psoríase é uma dermatose crônica, frequente, em geral de fácil diagnóstico, pelas lesões eritematoescamosas em joelhos, cotovelos e couro cabeludo. Raramente é necessário exame histopatológico para confirmação diagnóstica. No tratamento da psoríase, muitas modalidades terapêuticas podem ser empregadas, de acordo com a gravidade ou a extensão, e permitem o controle do quadro. A conduta terapêutica deve ser adequada a cada doente, permitindo a melhora de sua qualidade de vida.

A dermatite seborreica é uma afecção crônica, frequente, recorrente, não contagiosa, de fácil diagnóstico pela ocorrência das lesões eritematosas e descamativas nas regiões cutâneas ricas em glândulas sebáceas. É de fácil controle, mas pode exigir tratamento regular por muitos anos.

A PRP é uma afecção muito rara, crônica, de causa desconhecida, que se manifesta por placas eritematodescamativas psoriasiformes associadas a pápulas foliculares queratósicas e hiperqueratose palmoplantar. Não costuma comprometer o estado geral, mesmo nos quadros eritrodérmicos. Seu principal diagnóstico diferencial se faz com a psoríase. Nos quadros adquiridos, evolui por anos, e o tratamento com acitretina ou metotrexato pode diminuir o decurso evolutivo.

A eritrodermia, por definição, é um quadro generalizado de eritema e descamação, de caráter subagudo ou crônico. Pode ter múltiplas causas que, em geral, podem ser diagnosticadas por uma anamnese acurada – quando dermatoses prévias ou drogas são identificadas. Nos casos idiopáticos, o seguimento histológico é recomendado pela possibilidade de diagnóstico de linfoma de início na pele. O tratamento inclui internação, medidas gerais de suporte, investigação e tratamento de possíveis complicações, como a septicemia. O tratamento específico depende da causa da eritrodermia.

A parapsoríase, em grandes ou pequenas placas, costuma ter quadro crônico, assintomático, de lesões eritematodescamativas não infiltradas, por vezes com algum grau de atrofia, localizadas geralmente em tronco ou raiz dos membros. Pode corresponder ou evoluir para linfoma cutâneo, especialmente micose fungoide. O exame histopatológico pode ser inespecífico ou já demonstrar essa evolução. O tratamento de eleição é a fototerapia.

A pitiríase rósea é uma dermatose frequente, não contagiosa, manifestando-se por quadro agudo de lesões eritematopapulosas, descamativas, localizadas geralmente em tronco, pescoço e raiz dos membros, precedido de lesão maior, também eritematodescamativa, denominada medalhão. O quadro pode não exigir tratamento, pela evolução natural para a cura em cerca de 8 semanas.

Referências bibliográficas

1. Elder JT, Nair RP, Voorhees JJ. Epidemiology and the genetics of psoriasis. J Invest Dermatol. 1994;102:24s-27s.
2. Romiti R (ed.). Compêndio de psoríase. 2.ed. Rio de Janeiro: Elsevier, 2013.
3. Christophers E, Mrowietz U. Psoriasis. In: Freedberg IM, Eisen AZ, Wolff K, Austen KF, Goldsmith LA, Katz SI (eds.). Fitzpatrick's dermatology in general medicine. 6.ed. New York: McGraw-Hill, 2003. p.407-27.
4. Griffths CEM, Camp RDR, Barker JNWN. Psoriasis. In: Burns T, Breathnach SN, Cox N, Griffths CEM (eds.). Textbook of dermatology. 7.ed. London: Blackwell Science, 2005. p.35.1-69.
5. Najarian DJ, Gottlib AB. Connections between psoriasis and Crohn's disease. J Am Acad Dermatol. 2003;48:805-21.
6. Henseler T, Christophers E. Psoriasis of early and late onset: characterization of two types of psoriasis vulgaris. J Am Acad Dermatol. 1985;13:450.
7. Sampaio SAP, Rivitti EA. Dermatoses eritêmato-escamosas. In: Sampaio SAP, Rivitti EA (eds.). Dermatologia. São Paulo: Artes Médicas, 2007.
8. Gottlieb AB. Psoriasis. Imunnopathology and imunnomodulation. Dematol Clin. 2001;19:649-57.
9. Norris DA, Travis JB, Leung DYM. Lymphocyte activation in the pathogenesis of psoriasis. J Invest Dermatol. 1997;109:1-3.
10. Ortonne JP Aetiology and pathogenesis of psoriasis. Br J Dermatol. 1996; 135(suppl. 49):1-5.
11. Robert C, Kupper TS. Inflammatory skin disease, T cells, and imunne surveillance. New Engl J Med. 1999;341:1817-27.
12. Owen CM, Chalmers RJ, O'Sullivan T, Griffiths CE. A systematic review of antistreptococcal interventions for guttate and chronic plaque psoriasis. Br J Dermatol. 2001;145(6):886-90.
13. Strohal R, Kirby B, Puig L, Psoriasis Expert Panel, Girolomoni G, Kragballe K et al. Psoriasis beyond the skin: an expert group consensus on the management of psoriatic arthritis and common co-morbidities in patients with moderate-to-severe psoriasis. J Eur Acad Dermatol Venereol. 2014;28:1661-69.
14. Mobini N, Toussaint S, Kamino H. Noninfectious erythematous, papular, and squamous diseases. In: Elder DE, Elenitsas R, Johnson Jr. BL, Murphy GF (eds.). Levers's histopathology of the skin. 9.ed. Philadelphia: Lippincott Williams & Wilkins, 2004. p.179-214.
15. Romiti R, Maragno L. Dermatoses eritematoescamosas. In: Belda Jr. W, Chiachio ND, Criado PR (eds.). Tratado de dermatologia. São Paulo: Atheneu, 2010. p.147-72.
16. Plewig G, Jansen T. Seborrheic dermatitis. In: Freedberg IM, Eisen AZ, Wolff K, Austen KF, Goldsmith LA, Katz SI. (eds). Fitzpatrick's dermatology in general medicine. 6.ed. New York: McGraw-Hill, 2003. p.1198-204.
17. Holden CA, Berth-Jones J. Eczema, lichenification, prurigo and erythroderma. In: Burns T, Breathnach SN, Cox N, Griffths CEM (eds.). Textbook of dermatology. 7.ed. London: Blackwell Science, 2005. p.17.1-55.
18. Fritsch PO, Reider N. Other eczematous eruptions. In: Bolognia JL, Jorizzo JL, Rapini RP (eds.). Dermatology. New York: Mosby, 2003. p.215-26.
19. Judge MR, McLean WHI, Munro CS. Disorders of keratinization. In: Burns T, Breathnach SN, Cox N, Griffths CEM (eds.). Textbook of dermatology. 7.ed. London: Blackwell Science, 2005. p.34.64-9.
20. Goldsmith LA, Baden HP. Pityriasis rubra pilaris. In: Freedberg IM, Eisen AZ, Wolff K, Austen KF, Goldsmith LA, Katz SI (eds.). Fitzpatrick's dermatology in general medicine. 6.ed. New York: McGraw-Hill, 2003. p.442-4.
21. Jih MH, Kimyai-Asadi A, Freedberg IM. Exfoliative dermatitis. In: Freedberg IM, Eisen AZ, Wolff K, Austen KF, Goldsmith LA, Katz SI (eds.). Fitzpatrick's dermatology in general medicine. 6.ed. New York: McGraw-Hill, 2003. p.442-4.
22. Takahashi MDF, Maruta CW. O paciente com lesão cutânea grave. In: Velasco IT (ed.). Propedêutica na emergência. São Paulo: Atheneu, 2003. p.327-45.
23. Wood GS, Hu C-H. Parapsoriasis. In: Freedberg IM, Eisen AZ, Wolff K, Austen KF, Goldsmith LA, Katz SI (eds.). Fitzpatrick's dermatology in general medicine. 6.ed. New York: McGraw-Hill, 2003. p.450-5.
24. Whittaker SJ, Mackie RM. Cutaneous limphomas and lymphocytic infiltrates. In: Burns T, Breathnach SN, Cox N, Griffths CEM (eds.). Textbook of dermatology. 7.ed. London: Blackwell Science, 2005. p.54.1-53.
25. Bjornbrerg A, Tegner A. Pityriasis rosea. In: Freedberg IM, Eisen AZ, Wolff K, Austen KF, Goldsmith LA, Katz SI (eds.). Fitzpatrick's dermatology in general medicine. 6.ed. New York: McGraw-Hill, 2003. p.445-50.
26. Sterling JC. Virus infections. In: Burns T, Breathnach SN, Cox N, Griffths CEM (eds.). Textbook of dermatology. 7.ed. London: Blackwell Science, 2005. p.25.1-83.

4 Prurido

Paulo Ricardo Criado

SUMÁRIO

Introdução

Albert Camus (1913-1960), escritor e filósofo francês, em sua obra intitulada *A peste*, escreveu "na realidade, pensar em alguém significa estar pensando na pessoa a cada minuto do dia, sem deixar que nada o distraia, nem uma refeição, nem por uma mosca pousando sobre sua bochecha, pelas tarefas domésticas ou pela coceira súbita em algum local do corpo. Mas sempre há moscas e coceiras. Isso demonstra por que a vida é difícil de viver!" Para doentes com prurido crônico intratável, a vida pode ser um terrível tormento[1].

Definição

O prurido é a sensação que causa o desejo de coçar a pele e é experimentado como a sensação que surge na própria pele[2]. Há cerca de 340 anos, o médico alemão Samuel Hafenreffer definiu o prurido como "a incômoda sensação que desencadeia o desejo ou o reflexo de coçar". Entretanto, tal como outras sensações cutâneas, o prurido, estritamente falando, é um evento extracutâneo – um produto da atividade do sistema nervoso central (SNC). O prurido intenso sentido após uma picada de inseto, em uma lesão de eczema atópico, durante um episódio de urticária ou em associação a diabete melito, uremia ou escabiose representa uma projeção neuronal de uma sensação formada centralmente dentro de regiões bem definidas do tegumento (prurido localizado) ou em grandes áreas da superfície corpórea (prurido generalizado)[2]. Inexiste primariamente qualquer tipo de lesão específica; escoriação, liquenificação e pústula por infecção secundária surgem como complicação do prurido[3]. O prurido é denominado crônico quando a sensação que leva a coçar persiste por mais de 6 semanas.

Além disso, por muitas razões, diferencia-se entre prurido agudo e crônico, uma vez que a compreensão do prurido crônico é complexa, pois proporciona uma experiência sensorial desagradável com muitas semelhanças com a dor. Ambas as sensações são multidimensionais com componentes discriminativos, cognitivos, interpretativos e motivacionais[2].

O prurido crônico é comum. É mais frequente entre o gênero feminino e observado mais entre asiáticos, em relação aos caucasianos. Reduz intensamente a qualidade de vida do paciente e pode ser tão impactante quanto a dor crônica. O prurido crônico pode determinar muitas vezes padrões de sono alterado, distúrbios do humor, incluindo ansiedade e depressão, e estes podem também, por sua vez, agravar o prurido.

O prurigo, ao contrário, caracteriza-se pela presença de prurido e é primariamente acompanhado de lesão papulosa[4].

Etiologia

O prurido crônico é classificado em cinco categorias relacionadas à sua origem (Quadro 1):

1. Prurido dermatológico (surge de doenças cutâneas como eczemas, psoríase, prurido do inverno, escabiose e urticária).
2. Prurido sistêmico (surge de doenças internas, como doença hepática colestática primária, doença de Hodgkin, policitemia vera e determinadas condições multifatoriais, frequentemente alterações metabólicas).
3. Prurido neurogênico/neuropático (surgindo de doenças do sistema nervoso central (SNC) ou periférico, como tumores cerebrais, esclerose múltipla, neuropatia, irritação ou compressão nervosa, como na notalgia parestésica e no prurido braquirradial).
4. Prurido psicogênico/psiquiátrico (parasitofobia).
5. Prurido misto ou de superposição.

A definição do prurido baseada nos mecanismos separa o prurido induzido em um sistema nervoso saudável por mecanismos periféricos do prurido (pruriceptivo) e mecanismos centrais (neurogênico) do prurido causado por neurônios doentes (neuropático)[5]. Entretanto, a fisiopatogenia da maioria das condições clínicas de prurido não está esclarecida.

A relevância clínica obviamente maior encontra-se nas condições pruriginosas crônicas, as quais duram mais de 3 meses[5]. Em muitos casos, como pele seca, eczema atópico, psoríase, urticária, escabiose e outras doenças inflamatórias cutâneas, o prurido crônico compreende um complexo de sintomas associados à pele, mais amplo que no caso do prurido agudo, em razão, por exemplo, de picada de inseto[5]. O prurido por compressão nervosa ou irritação do nervo, que ocorre na notalgia parestésica e no prurido braquirradial, é frequentemente neuropático, podendo ser combinado com sensações de pinicação ou queimação[2]. Outras formas de prurido podem ser observadas, como prurido associado com delírio de parasitose ou distúrbio obsessivo-compulsivo (p. ex., escoriações neuróticas)[5].

Fisiopatologia

Além da bem conhecida interação antagonista entre dor e prurido, padrões surpreendentemente similares de sensibilização periférica e central têm sido caracterizados[5]. O prurido e a dor utilizam muitas ferramentas neurofisiológicas e centros de processamento similares e induzem reações autonômicas semelhantes na pele[2]. A dor crônica e a sensibilização central ao prurido são fenômenos neurofisiologicamente relacionados[2].

Interações entre prurido e dor

A dor inibe o prurido

Sabe-se que sensações de prurido com frequência podem ser reduzidas pela sensação dolorosa causada pela escarificação da pele[5]. Estimulação elétrica dolorosa e estímulos de calor e frio podem reduzir a sensação de prurido, de forma similar à redução do prurido dentro da zona de hiperalgesia mecânica induzida pela capsaicina[5]. O prurido, por sua vez, pode reduzir a sensação de dor; da mesma forma, a analgesia pode reduzir essa inibição e aumentar o prurido[5]. Esse fenômeno é particularmente relevante aos agonistas dos receptores gama-opioides administrados via medular, os quais induzem analgesia, que frequentemente se combina com prurido segmentar[5]. Uma vez que os gama-opioides podem induzir prurido, não é surpreendente que os antagonistas dos receptores gama-opioides tenham efeito antipruriginoso, em estudos experimentais[5].

Moduladores do prurido e da dor

Há vários protagonistas envolvidos no prurido, além da histamina[2]. Estes incluem uma variedade de compos-

Quadro 1. Classificação clínica do prurido e mediadores envolvidos

Classificação clínica	Mediadores e mecanismos	Diagnóstico	Tratamento
Prurido dermatológico	Histamina, interleucinas, prostaglandinas e proteases	Dermatoses inflamatórias (dermatite atópica, psoríase, reações a agentes, ácaros e urticária) e pele seca	Anti-inflamatórios, imunomoduladores tópicos e tratamento sistêmico (anti-histamínicos, ciclosporina A, pimecrolimo, tacrolimo e corticosteroide)
Prurido sistêmico	Opiáceos, interleucinas	Doença crônica hepática e insuficiência renal crônica	Naltrexona, gabapentina, agonistas dos receptores gama-opioides
Prurido neurogênico/ neuropático	Dano às fibras nervosas, neuropeptídeos (como a substância P) e proteases	Prurido pós-herpético, notalgia parestésica e prurido braquirradial, prurido pós-acidente vascular cerebral (AVC)	Gabapentina, pregabalina e capsaicina
Prurido psicogênico/ psiquiátrico	Serotonina, noradrenalina	Delírio de parasitoses, estresse e depressão	Olanzapina, pimozida e antidepressivos inibidores seletivos da recaptação da serotonina (SSRI)
Prurido misto ou de superposição			Inibidores de ação central no prurido e agentes anti-inflamatórios tópicos

Adaptado de Paus et al.[2]

tos pruridogênicos ou receptores relevantes ao prurido (em geral, proteases, leucotrienos, íons de canais e citocinas). Em determinadas circunstâncias, alguns pruritógenos, além da histamina, são mais importantes, como na dermatite atópica: alterações do pH, opioides, proteases, citocinas, acetilcolina e neurotrofinas[2]. O arsenal de substâncias envolvidas no prurido, com os agentes pruridogênicos, suas fontes e funções, pode ser visto no Quadro 2.

Histamina

A histamina é o agente pruridogênico mais bem conhecido e é o alvo principal dos tratamentos antipruriginosos. Entre os receptores da histamina, os receptores H1 são presumidamente os principais envolvidos nas reações mediadas pela histamina[5]. Os inibidores dos receptores H1 são capazes de suprimir o prurido induzido pela histamina, a urtica e o eritema axonal reflexo na pele humana, embora um leve eritema residual permaneça. Apesar de efe-

Quadro 2. Substâncias envolvidas no prurido

Estímulos pruridogênicos	Receptores	Fontes, receptores expressos por	Comentários
Acetilcolina (ACh)	Receptores da acetilcolina (AChR): nicotinérgico (nAChR) e muscarínico (mAChR)	Nervos autônomos colinérgicos, queratinócitos, linfócitos, melanócitos, fibroblastos da derme e células endoteliais	Medeia o prurido na dermatite atópica (DA); mAChR3 está provavelmente envolvido no prurido
Peptídeo do gene regulador da calcitonina (CGRP)	Receptores CGRP	Fibras nervosas sensoriais	Expressão no terminal central; sensibilização das terminações nervosas; aumento na transmissão da dor; envolvido no prurido de doenças cutâneas
Hormônio liberador de corticotropina (CRH) e pró--opiomelanocortina (POMC)	CRH-R1 e CRH-R2	Para CRH-R1: queratinócitos e mastócitos Para CRH-R2: mastócitos	Liberação de histamina; citocinas; TNF-alfa e VEGF em mastócitos
Citocinas	Receptores de IL-1 e IL-31	Queratinócitos, leucócitos, nervos e células endoteliais	IL31- é liberada por células T e está elevada na dermatite atópica e em prurigo
Endocanabinoides	CB1 e CB2	Nervos, células do sistema imune, queratinócitos, folículos pilosos	Antipruriginoso na periferia
Endotelina (ET)	Receptores ETA e ETB	Endotélio, mastócitos	Prurido em queimação, degradada pela quimase via ativação do receptor ETA
Endovaniloides*	Ativação do TRPV1	TRPV1 expresso nos nervos sensoriais, mastócitos, queratinócitos epidérmicos e dos folículos pilosos, células de Langerhans, músculo liso e sebócitos	Ativação por tempo curto do TRPV1: dor e indução do prurido, depleta neuropeptídeos dos neurônios sensoriais Efeito antipruriginoso prolongado dos agonistas TRPV1 (em geral, capsaicina): interrupção das relações entre neurônios sensoriais e mastócitos; afeta a proliferação epidérmica e do folículo piloso, sua diferenciação e apoptose, bem como a liberação de citocinas. Há aumento de expressão nos queratinócitos epidérmicos no prurigo nodular de Hyde
Histamina	Receptores da histamina (Hh1R a H4R)	Fibras sensoriais nervosas	Em humanos, a histamina induz prurido por estimular fibras sensoriais específicas, enquanto antagonistas H1 e, em menor intensidade H2, reduzem o prurido. Em camundongos, o receptor H3 induz a escarificação da pele
Calicreínas e proteases	Particularmente pelo PAR e enzimas trípticas	Queratinócitos, mastócitos, células endoteliais e plaquetas	Quimase degrada peptídeos pruridogênicos e antipruridogênicos Triptase induz a inflamação e prurido por mecanismo neurogênico via PAR2 Proteases microbianas podem induzir inflamação via PAR2
Cininas	Receptores de bradicininas (B1R, B2R)	Células endoteliais, imunócitos	Bradicinina induz dor além do prurido Antagonistas BR2 reduzem o prurido

continua

■ **Quadro 2.** Substâncias envolvidas no prurido (*continuação*)

Estímulos pruridogênicos	Receptores	Fontes, receptores expressos por	Comentários
Leucotrieno B4	Receptores de leucotrieno	Fibras nervosas sensoriais e queratinócitos	Leucotrieno B4 induz prurido e está envolvido na indução do prurido mediada pela substância P e pela nociceptina
Neurocinina A (NKA) e substância P (SP)	Receptores das taquicininas (NKR)	Fibras nervosas sensoriais	NKA: regula a maior expressão de fator de crescimento neural (NGF) nos queratinócitos SP: em baixas concentrações (fisiologicamente relevante) direciona os mastócitos; libera TNF-alfa, histamina, leucotrieno B4 e prostaglandinas dos mastócitos (agentes envolvidos no prurido e na queimação)
Fator de crescimento neural (NGF), fator neurotrópico derivado do cérebro (BDNF) e neurotrofina (NT)	Receptores específicos: TrkA (NGF), TrkB (NT-4, BDNF), TrkC (NT-3)	Queratinócitos, mastócitos, fibroblastos e eosinófilos	Os níveis do NGF estão elevados na dermatite atópica; induz a liberação de triptase pelos mastócitos. É induzido pela histamina. TrkA aumenta nos queratinócitos durante a inflamação. NT-4 está aumentado na dermatite atópica, induzindo brotamento de terminações nervosas sensoriais. BDNF aumenta a quimiotaxia de eosinófilos na dermatite atópica e inibe apoptose. NT sensibiliza terminações nervosas receptoras
Opioides	Receptores opioides -μ, -κ, -δ	Nervos e queratinócitos	Antagonistas do receptor opioide μ têm efeito antiprurido (efeito central) Receptor opioide μ está estimulado na dermatite atópica
Polipeptídeo ativador da adenilato-ciclase pituitária (PACAP) e polipeptídeo intestinal vasoativo (VIP)	Receptores VPAC	Fibras autônomas e fibras sensoriais, linfócitos, células endoteliais dérmicas e células de Merkel	PACAP: envolvido no *flushing*, vasodilatação, dor, neurodegeneração; prurido; induz liberação de histamina dos mastócitos VIP: induz liberação de histamina dos mastócitos, intensifica o prurido induzido pela ACh nos doentes com dermatite atópica
Prostaglandinas	Receptores prostanoides (P)	Fibras nervosas sensoriais e queratinócitos	Prostaglandina E2 induz prurido em humanos e reduz a escarificação mediada pela IgE em camundongos

*Endovaniloides incluem calor, acidose, eicosanoides, histamina, bradicinina, ATP extracelular, prostaglandinas e várias neurotrofinas.
AD: dermatite atópica; BDNF (*brain-derived neurotropic factor*): fator neurotrópico derivado do cérebro; CRH (*orticotropin-releasing hormone*): hormônio liberador de corticotropina; ET (*endothelin*): endotelina; NK (*neurokinin*): neurocinina; NT (*neurotrophi*): neurotrofina; PACAP (*pituitary adenylate cyclase-activating polypeptide*): polipeptídeo ativador de adenilato ciclase pituitária; POMC (*pro-opiomelanocortin*): pró-opiomelanocortina; VIP (*vasoactive intestinal polypeptide*): peptídeo intestinal vasoativo; VPAC (*VIP/PACAP receptor*) receptor do VIP/PACAP.
Adaptado de Paus et al.[2]

tivos em certas doenças, como a urticária, os inibidores dos receptores H1 são menos efetivos em outras doenças, como a dermatite atópica[5].

Interleucinas

A interleucina 31 (IL-31) está aumentada em doentes com dermatite atópica e pode estar envolvida nesse tipo de prurido.

Receptores da protease ativada (PAR)

Agentes exógenos (microrganismos e plantas), bem como várias células inflamatórias, podem induzir a produção de quantidades suficientes de proteases, que, por sua vez, ativam os receptores da protease ativada (PAR). A expressão e a função dos PAR variam entre os tecidos e as células neurais[5]. PAR2 tem função na regulação do tônus vascular, vários efeitos pró e anti-inflamatórios, além de pronociceptivo em modelos de dor somática e visceral[5]. Em humanos, PAR2 encontra-se muito expresso nas dermatoses inflamatórias, e agonistas PAR2 induzem prurido nesses doentes[5].

Vias neurais do prurido

O prurido decorre da estimulação das terminações nervosas da junção dermoepidérmica[3]. Se o estímulo persiste e aumenta progressivamente, leva à dor; prurido e dor são, portanto, respostas diferentes apenas quantitativamente[1]. O prurido difuso é induzido pela estimulação específica das fibras C não mielinizadas, enquanto o prurido localizado, tanto no espaço como no tempo, envolve as fibras A-d3. Um engenhoso plexo de processos dendríticos não mielinizados está presente nas terminações distais dessas fibras, as quais terminam na epiderme inferior e, possivelmente, na junção dermoepidérmica, onde os "receptores do prurido", ainda não identificados do ponto de vista morfológico, encontram-se provavelmente localizados e podem ser ativados por mediadores pruridogênicos pró-inflamatórios[1,3].

Esses nociceptores polifuncionais (respondem a estímulos mecânicos, térmicos e químicos) são encontrados apenas na pele, nas membranas mucosas e na córnea[3]. Tanto as fibras C como as A-d conduzem impulsos em variadas velocidades à medula espinal, via raiz nervosa dorsal dos nervos espinais[1,3]. As fibras C não mielinizadas transmitem os impulsos nervosos do prurido ao gânglio nervoso da raiz dorsal ipsilateral, onde executam sinapses com neurônios secundários prurido-específicos[1,3]. Esses neurônios secundários imediatamente cruzam em direção ao trato espinotalâmico anterolateral contralateral e se dirigem ao tálamo, finalmente terminando no córtex somatossensitivo do giro pós-central[1,3].

Recentes pesquisas utilizando tomografia com emissão de pósitrons (PET *scan*), a qual mede o fluxo sanguíneo cerebral regional como um índice da atividade neuronal, sugerem que o prurido induzido pela histamina ativa tanto o córtex cerebral anterior, o qual processa os aspectos sensoriais e emocionais do prurido, como também a área motora suplementar, a qual participa na preparação do comportamento do ato de coçar[3]. Essa evidência fundamenta a definição de prurido como uma sensação conectada intrinsecamente com a necessidade do ato motor de coçar[1].

Pacientes com prurido crônico frequentemente apresentam uma hipersensibilidade neural periférica, bem como central. Nesse estado, fibras pruridogênicas sensibilizadas reagem acentuadamente a estímulos desencadeantes, os quais costumam inibir o prurido, como o calor e o ato de coçar. A interpretação equivocada de estímulos não desencadeadores também ocorre: o simples toque da pele pode ser percebido como prurido. Não é incomum alguns pacientes relatarem que o simples ato de vestir ou tirar sua roupa desencadeie uma crise de prurido. Sintomas estranhos como esse, combinados com o desgaste emocional do prurido crônico, perda de sono e consultas com muitos médicos, podem levar ao diagnóstico errôneo de prurido psicogênico.

A sensação de prurido é o fator comum de uma variedade de doenças distintas. A histamina é o mediador primário do prurido em alguns tipos de doenças alérgicas, porém múltiplos agentes ou mediadores podem provocar prurido tanto em doenças alérgicas como nas não alérgicas[3].

Aspectos clínicos e diagnósticos

De início, é necessário distinguir o prurido idiopático do secundário. Não se deve esquecer também que há uma variedade enorme de dermatoses intrinsecamente pruriginosas (urticária, escabiose, dermatofitose, dermatite de Duhring-Brocq), que serão abordadas em outros capítulos.

Dessa forma, o primeiro passo na avaliação do doente com prurido crônico é determinar se o prurido pode ser atribuído a uma doença dermatológica ou a uma causa não dermatológica subjacente.

Prurido secundário a doenças sistêmicas

É o que ocorre em determinadas doenças, como linfoma de Hodgkin, leucocitoses, câncer visceral (prurido paraneoplásico), cirrose, diabete melito etc.[4]. Na gravidez e na icterícia obstrutiva, o aumento de ácidos biliares no sangue é o responsável pelo prurido[4]. Na cirrose biliar primária, que ocorre geralmente em mulheres com mais de 30 anos, o prurido, muitas vezes, é a manifestação inicial da doença e leva, às vezes, a uma melanose de grandes áreas da pele, inclusive com mosqueamento de pontos vitiligoides[4]. Outras formas de prurido secundário são o prurido de anemia, que se cura com a administração de ferro, e o prurido urêmico[3-5].

Prurido renal ou urêmico

O prurido renal é um prurido paroxístico que ocorre em pacientes com insuficiência renal crônica. O termo "prurido urêmico" é usado como sinonímia, apesar de o prurido não se dever à elevação nos níveis da ureia sérica[4-6]. A incidência do prurido na doença renal em estágio final em pacientes sob hemodiálise atualmente varia entre 15 e 20%, tendo no passado atingido valores de 60 a 80% dos pacientes[3-6]. Entre os pacientes pediátricos sob diálise, a incidência de prurido é em torno de 9%[3]. O prurido renal não está relacionado a sexo, raça, duração da diálise ou etiologia da insuficiência renal crônica[3,6]. Os pacientes em diálise peritoneal ambulatorial contínua (CAPD) são menos acometidos por prurido do que aqueles em hemodiálise[3-6].

O prurido renal costuma ser generalizado em 25 a 50% dos pacientes, enquanto os outros relatam prurido principalmente no dorso, na face e no braço, onde está instalado o *shunt* arteriovenoso[3-6].

A etiologia é pouco conhecida[4-6]. Os níveis da histamina sérica estão elevados nos pacientes urêmicos, mas não se demonstrou relação entre esses níveis e a intensidade do prurido[4-6]. Alguns autores não conseguiram demonstrar níveis elevados de histamina nos seus pacientes urêmicos, o que reforça a constatação prática da baixa efetividade dos anti-histamínicos no controle desse tipo de prurido[3-6]. Várias citocinas são liberadas durante a hemodiálise e podem levar à liberação de substâncias inflamatórias e potencialmente pruridogênicas[4,5]. A neuropatia periférica acomete 65% dos pacientes que estão sob diálise e permite especular que o prurido possa ser uma manifestação da neuropatia[4-6]. No Quadro 3, estão sintetizados os possíveis fatores etiológicos do prurido urêmico (renal), e no Quadro 4, as intervenções terapêuticas possíveis.

Prurido hematológico

Especialmente as doenças malignas se associam a prurido[4,5,7].

1. Deficiência de ferro: pode haver prurido localizado (especialmente vulvar ou perianal) ou mesmo generalizado em situações de deficiência de ferro, mesmo na ausência de anemia, que cessa com a suplementação desse mineral[4,5].

Quadro 3. Possíveis fatores etiológicos do prurido renal

Xerose: atrofia das glândulas sebáceas e das porções secretora e ductal das glândulas écrinas, determinando menores níveis de lípides e perda da integridade do conteúdo de água no estrato córneo e prurido exagerado
Distúrbio no metabolismo dos íons divalentes (magnésio, cálcio e fosfato): o magnésio pode liberar histamina dos mastócitos; o aumento dos níveis séricos de cálcio e fosfato pode causar calcificação metastática e/ou estímulo dos receptores do prurido
Hiperparatireoidismo secundário
Proliferação mastocitária e degranulação
Citocinas pruridogênicas
Sudorese deficiente
Padrão anormal da inervação cutânea (hipótese neurogênica)

Adaptado de Szepietowski, Schwartz[7].

Quadro 4. Opções terapêuticas no prurido renal

Efeito confirmado em estudos controlados: Carvão ativado, 6 g/dia, VO Fototerapia com UVB Talidomida, 100 mg/dia, VO Capsaicina tópica, 3 a 5 vezes/dia
Efeito não definido em estudos não controlados: Naltrexona, 50 mg/dia, VO Ondansetrona, 8 mg, VO ou IV
Efeito confirmado por série de casos ou relatos de casos: Colestiramina Eritropoietina, 36 U/kg, 3 vezes/semana Lidocaína, 200 mg/dia, IV Cetotifeno, 1 a 2 mg/dia, VO

Adaptado de Weisshaar, Kucenic e Fleischer[5].

2. Policitemia vera: o prurido ocorre em cerca de 30 a 50% dos pacientes[4,5]. O prurido induzido pelo contato com a água pode preceder o surgimento da policitemia vera por vários anos[4,5]. Agregação plaquetária tem sido sugerida como um fator liberador de serotonina e outros fatores pruridogênicos[4,5]. O tratamento sugerido consiste no uso de aspirina, corticosteroides tópicos, anti-histamínicos anti-H1 e/ou anti-H2, fototerapia com UVB e inibidores seletivos da recaptação da serotonina, como a paroxetina[4,5].

Prurido hepático ou colestático

Quase todas as doenças hepáticas apresentam-se com prurido[4,5]. As doenças mais frequentemente relacionadas são cirrose biliar primária, colangite esclerosante primária, coledocolitíase obstrutiva, hepatites virais, hepatite crônica pelo vírus da hepatite C, carcinoma dos dutos biliares e colestase[4,5]. As doenças menos comumente associadas com prurido são cirrose alcoólica, hemocromatose, doença de Wilson, hepatite crônica ativa autoimune e hepatite B crônica[4,5,8].

O prurido é a manifestação inicial da cirrose biliar primária em 25 a 70% dos pacientes e ocorre em 15% dos indivíduos com sorologia positiva para o vírus da hepatite C[4,5]. Há evidências na hepatite crônica pelo vírus da hepatite C com fibrose moderada a grave; pode haver uma colestase de pequena monta com prurido, possivelmente pelo desaparecimento dos ductos biliares[4,5,8].

Não há um nível absoluto de bilirrubina no qual, obrigatoriamente, a icterícia se torna clinicamente evidente, porém níveis de bilirrubinas superiores a 2,5 mg/dL em geral resultam em alteração na cor da pele[4,5]. Contudo, não se conseguiu correlacionar os níveis séricos ou teciduais dos sais biliares com a presença ou a intensidade do prurido[4,5,8].

A icterícia colestática induzida por medicamento pode desenvolver-se em curto espaço de tempo e acometer pacientes sem história anterior de hepatopatia[4,5].

O prurido colestático tende a ser generalizado, migratório, não associado com nenhuma lesão cutânea específica e não melhora com a coçadura da pele[4,5]. Tipicamente, é pior nas mãos e pés, à noite e nas áreas comprimidas pela roupa[4,5]. Pode ser o sintoma inicial da colestase crônica, desenvolvendo-se anos antes de qualquer outra manifestação[4,5,7]. Contudo, a elevação sérica dos ácidos biliares nem sempre se associa com prurido[4,5,7]. O tratamento do prurido colestático depende da causa subjacente e inclui colecistectomia, remoção da medicação implicada, uso do interferon na hepatite C e transplante hepático na doença hepática de estágio final[4,5,7] (Quadro 5).

Prurido de origem endócrina

1. Diabete melito: o prurido generalizado pode ocorrer como primeira manifestação da doença endócrina, mas não é significativamente mais comum do que entre indivíduos não diabéticos[4,5]. Embora cerca de 30% dos pacientes diabéticos manifestem sinais cutâneos da

Quadro 5. Opções terapêuticas no prurido hepático ou colestático

Efeito confirmado em estudos controlados: Colestiramina, 4-16 g/dia, VO Ácido ursodesoxicólico, 13-15 mg/kg/dia, VO (exceto na cirrose biliar primária) Naltrexona 50 mg/dia VO Naloxona 0,2 mcg/kg por minuto IV Rifampicina, 300-600 mg/dia, VO (na cirrose biliar primária como agente de segunda linha, em decorrência da hepatotoxicidade) Talidomida, 100 mg/dia, VO
Efeito não definido em estudos não controlados: Ondansetrona (antagonista central dos receptores da 5-hidroxitriptamina), 4 ou 8 mg/dia, IV ou 8 mg/dia, VO
Efeito confirmado por série de casos ou relatos de casos: Propofol, 10-15 mg, IV (em *bolus*) ou 1 mg/kg/hora (infusão) Fenobarbital, 2-5 mg/kg/dia, IV Fototerapia UVA ou UVB Estanozolol, 5 mg/dia, VO

Adaptado de Weisshaar, Kucenic e Fleischer[5].

doença, o prurido generalizado sem achados cutâneos ocorre em apenas 3% dos pacientes com diabete melito[4,5]. Já o prurido localizado, especialmente nas regiões genital e perianal, é significativamente mais comum entre as mulheres diabéticas e, em geral, associado a um controle inadequado dos níveis glicêmicos[4,5]. Em alguns casos, o prurido pode resultar de predisposição à candidíase ou infecção dermatofítica; contudo, o mecanismo da indução do prurido no diabete melito ainda é pouco conhecido[4,5]. A neuropatia diabética causa sintomas de dor, pinicação ou queimação com mais frequência, embora também tenha sido descrita sensação de prurido[4,5].

2. Doença tireoidiana: o hipertireoidismo pode se apresentar como prurido generalizado intenso[4,5]. O mecanismo envolvido é desconhecido. O prurido localizado ou generalizado pode ser manifestação do hipotireoidismo, juntamente com a pele asteatósica que o acompanha[4,5].

3. Síndrome carcinoide: pode ocasionar prurido generalizado com ou sem erupção do tipo *flushing*[4,5,8].

4. Prurido perimenstrual ou pré-menstrual: o prurido pré-menstrual se deve a uma colestase recorrente induzida pelo uso de anticoncepcionais orais ou outro tratamento hormonal[4,5]. A presença de prurido generalizado relacionado às menstruações e sensibilidade ao estrogênio aplicado intradermicamente tem sido relatada na literatura[4,5]. As mulheres no período perimenopausa também podem experimentar episódios de prurido que podem ser controlados pela reposição hormonal[4,5].

Prurido e neoplasias

Apesar de as metástases cutâneas de malignidades internas serem, em geral, não pruriginosas, praticamente qualquer malignidade interna pode originar prurido como manifestação paraneoplásica[4,5]. A presença de prurido persistente sem causa definida ou incapacidade do prurido generalizado em responder ao tratamento convencional deve conduzir à investigação de neoplasia interna oculta[4,5]. O prurido pode tanto ocorrer no estágio da doença avançada, como constituir um sintoma da fase inicial da neoplasia[4,5]. Vários mecanismos são sugeridos: produtos tóxicos derivados das células tumorais necróticas, produção de mediadores químicos do prurido pelo tumor, aumento da atividade proteolítica ou participação da histamina[4,5,8].

Prurido intenso e persistente nas fossas nasais tem sido relacionado a tumores cerebrais, especialmente os avançados e aqueles que invadem o quarto ventrículo[4,5]. Os tumores gastrointestinais também podem produzir prurido por conta da doença obstrutiva das vias biliares extra-hepáticas, o que, em geral, produz prurido generalizado com acentuação nas palmas das mãos e plantas dos pés[4,5,8].

O prurido secundário à doença de Hodgkin acomete cerca de 10 a 30% dos indivíduos com esse tumor[4,5,8]. O prurido pode ser intenso e preceder o diagnóstico da malignidade por vários meses[4,5,7]. O prurido intenso e generalizado prenuncia um prognóstico reservado, e sua recorrência após tratamento do tumor pode indicar recidiva tumoral[4,5,7,8].

Entre os pacientes com linfoma não Hodgkin, apenas cerca de 10% apresentam prurido no curso da doença[4,5]. Entre os pacientes com leucemia, especialmente na leucemia linfocítica crônica, cerca de 5% apresentam prurido, geralmente generalizado[4,5].

Prurido e doença neurológica

Lesões cerebrais unilaterais, como aquelas que ocorrem em pequenos tumores, abscesso e acidentes vasculares cerebrais (AVC), podem ocasionalmente associar-se com prurido localizado ou generalizado, sobretudo no lado contralateral do corpo[4,5,7,8]. A síndrome do prurido pós-AVC é caracterizada pela presença de grave prurido localizado ou generalizado, especialmente proeminente do lado contralateral ao dano cerebral, e, tipicamente, desenvolve-se dias a semanas depois do AVC[4,5,7,8]. O tratamento inclui doxepina, amitriptilina e carbamazepina[4,5]. Na esclerose múltipla, os pacientes podem experimentar cursos breves, graves e recorrentes de prurido generalizado, atribuído à ativação artificial de sinapses entre axônios de áreas parcialmente desmielinizadas do SNC[4,5]. Os ataques paroxísticos de prurido nos pacientes com esclerose múltipla podem ceder com o uso da carbamazepina[4,5,7,8].

Prurido anal, vulvar e escrotal

Afastadas determinadas causas, como eczema de contato à roupa, candidíase, oxiuríase, tricomoníase etc., resta uma forma clínica de prurido essencial com localização anal, vulvar ou escrotal[4]. Nessa forma, ocorre liquenificação que se intensifica com o tempo[4]. O prurido anal, bem como o vulvar, pode traduzir um desvio da personalidade, pois, não raro, esses tipos de prurido traduzem uma autopunição; contudo, atualmente, credita-se à origem psicogênica apenas 1,3 a 7% dos casos de prurido vulvar ou escrotal[4]. Tanto o prurido anal como o vulvar pioram à noite, e este requer avaliação, diagnóstico diferencial e opções terapêuticas similares aos daquele[4].

O prurido anal é o localizado no ânus e na área da pele perianal. Ocorre em cerca de 1 a 5% da população geral, acometendo mais homens que mulheres (4:1)[4]. O prurido anal primário (idiopático) é definido como o prurido dessa área que ocorre sem nenhuma relação aparente com etiologia anorretal ou intestinal. Sua incidência varia entre 25 e 95% dos casos relatados de prurido anal, podendo-se teorizar várias causas como origem. Os fatores dietéticos são os mais comuns, como excessiva ingestão de café, higiene pessoal inadequada e/ou coito anal, distúrbios psicogênicos e radioterapia[4]. O prurido anal secundário é o atribuído a uma etiologia identificável. Pode decorrer de doença hemorroidária, fissuras anais ou fístulas, psoríase, líquen escleroso e outras dermatoses, além de doenças sexualmente transmissíveis, doença parasitária (helmintos) e doença neoplásica.

No prurido anal, o exame físico pode revelar desde um tegumento de aspecto normal a alterações eritematosas discretas ou grave irritação com eritema, escoriações, liquenificação e exsudatos. O teste de contato de leitura tardia pode ser considerado ferramenta diagnóstica auxiliar útil, nos casos que não respondem ao tratamento inicial, uma vez que a dermatite de contato alérgica pode ser a causa dos sintomas, incluindo perfumes (sabonetes e papel higiênico) e o bálsamo-do-peru (ingerido em certos alimentos). Avaliação proctológica deve ser indicada nos casos refratários ao tratamento convencional, incluindo retossigmoidoscopia e colonoscopia, para avaliação desde hemorroidas ao câncer colorretal, evitando-se um diagnóstico tardio. Avaliação psiquiátrica é importante quando ansiedade ou depressão constituem fator agravante. O prurido anal primário moderado pode responder a banhos de assento, compressas frias e higiene adequada, com lavagem da área com água apenas, evitando-se a ação irritante do papel higiênico e dos sabonetes. Os cremes de corticosteroide não fluorados podem ser efetivos, porém usados por curtos períodos, a fim de evitar a atrofogênese. Imunomoduladores tópicos, como o tacrolimo, podem ser usados quando há necessidade de uso mais prolongado. O prurido anal secundário melhora com o tratamento da doença subjacente (retirada da malignidade, hemorroidectomia, tratamento anti-helmíntico etc.)[4].

O prurido vulvar é um sintoma comum em todas as faixas etárias do sexo feminino, observado por dermatologistas, pediatras e ginecologistas[9]. As causas do prurido vulvar na mulher adulta incluem candidíase, infecções por clamídia, vaginites bacterianas, neoplasia vulvar, doença de Paget extramamária, líquen escleroso e vaginite atrófica pós-menopausa[9]. A anatomia, a biologia, a higiene e as práticas sexuais são, contudo, diferentes entre os indivíduos do sexo feminino pré-puberal e pós-puberal[9]. A vulva pré-puberal é fina, delicada e suscetível a trauma, infecções e irritação pela ausência do coxim adiposo dos grandes lábios e dos pelos púbicos[9]. Além disso, o ânus é anatomicamente próximo ao introito vaginal, permitindo a contaminação com patógenos das fezes[9]. A mucosa sem estímulo estrogênico é fina e atrófica, tem pH neutro e constitui um excelente meio ao crescimento bacteriano[9]. Nas crianças pré-puberais, a higiene é frequentemente supervisionada pela mãe e diminui com o crescimento da criança[9]. As causas de prurido vulvar nas crianças podem ser classificadas como não infecciosas (higiene inadequada, dermatite irritativa, dermatite de contato alérgica, dermatite atópica, dermatite seborreica, psoríase, líquen escleroso, líquen simples crônico, líquen plano e psicogênico) ou infecciosas (bacterianas, como estreptococos, hemófilos, estafilococos, *Shigella* e *Yersinia*, tricomoníase, gonorreia, clamídia, candidíase, escabiose, pediculose, molusco contagioso, herpes simples e papilomavírus)[9].

O prurido vulvar crônico intratável na infância pode ser muito angustiante para as pacientes, cuidadores das crianças e seus médicos. Frequentemente, múltiplas terapias são empregadas e falham. Fatores psicogênicos têm sido sugeridos como predisponentes à cronicidade do prurido vulvar, contudo, é um diagnóstico de exclusão. Paek et al.[9] encontraram como causa mais comum do prurido vulvar, entre 44 meninas pré-puberes, a má higiene e a vulnerabilidade da vulva pré-puberal à ação de substâncias irritantes em sabonetes, amaciantes de roupa contendo perfumes ou água excessivamente clorada.

Prurido senil e prurido hiemal

Geralmente, o primeiro ocorre no idoso e o segundo, no inverno, também em pessoas adultas[4]. Ambos se acompanham de certo grau de xerose (prurido asteatósico) que se exacerba ainda mais com o uso de sabão; esse prurido é acompanhado de discreta descamação da pele, ao lado de secura[4]. Ocorre também nos atópicos[4]. Nos lugares de clima seco ou frio, a xerodermia e o consequente prurido acentuam-se demasiadamente[4].

No idoso, em virtude da atrofia do tegumento e da diminuição do aporte vascular, ocorrem alterações na composição dos lipídios da epiderme, comprometendo a retenção da água, ocasionando descamação da epiderme, geralmente sem eritema ou outra erupção[4]. Há de se lembrar que, nessa faixa etária, as doenças crônicas, hepáticas, renais, tireoidianas e diabete melito são comuns e podem ser a causa do prurido generalizado[4]. Outras causas de prurido no idoso devem ser excluídas, antes de rotulá-lo como prurido senil; entre elas, além das secundárias às doenças crônicas, o prurido induzido por medicamentos, infestações nos pacientes institucionalizados ou com pobres cuidados de higiene, prurido pós-AVC[4]. Além disso, doentes idosos com prurido intenso, persistente e inexplicado (*pruritus sine materia*) devem ser submetidos à biópsia da pele para excluir linfoma cutâneo de células T ou penfigoide bolhoso (PB); nesse caso, preferencialmente com estudo de imunofluorescência direta comprovando a causa do prurido generalizado[4]. O diagnóstico precoce permite a pronta instituição de uma terapia eficaz, levando a um excelente prognóstico no controle do prurido e do PB[4].

Prurido na infecção pelo HIV e na aids

O prurido é uma causa importante de desconforto e morbidade entre os pacientes portadores do HIV e uma forma ocasional de manifestação inicial da Aids. Diversas dermatoses pruriginosas podem surgir nesses doentes, como dermatite seborreica, erupção papular e pruriginosa do HIV, escabiose e sua forma sarna norueguesa, reações adversas a agentes, sarcoma de Kaposi, ictiose adquirida, entre outras[4]. Causas sistêmicas, além do próprio HIV, são relativamente comuns, como insuficiência renal pela nefropatia pelo HIV, linfoma sistêmico ou doença hepática pelo vírus das hepatites B e/ou C4.

Prurido induzido por medicamentos

Qualquer agente (medicamento) que cause erupção cutânea pode causar prurido. As reações cutâneas adversas a agentes mais comuns são os exantemas morbiliformes e a urticária; contudo, o prurido generalizado sem lesões cutâneas pode ocorrer[4-8]. Podem-se observar vários agentes que causam prurido no Quadro 6.

Quadro 6. Prurido induzido por agentes e seu mecanismo patogênico

Mecanismo patogênico	Agentes
Colestase	Anticoncepcionais orais, minociclina, ácido valproico, clorofórmio, captopril
Hepatotoxicidade	Azatioprina, eritromicina (especialmente estolato), esteroides anabólicos e testosterona, anticoncepcionais orais e estrogênios, penicilamina, fenotiazídicos, tolbutamida, enalapril
Neurológico	Morfina, codeína, tramadol, fentanil, cocaína
Xerose/sebostase	Clofibrato, retinoides, betabloqueadores, tamoxifeno, bussulfano
Fototoxicidade	8-Metoxipsoraleno
Idiopático	Sais de ouro, cloroquina, clonidina e lítio

Adaptado de Weisshaar, Kucenic e Fleischer[5].

Notalgia parestésica

É uma condição caracterizada pela presença de prurido intenso sobre a região da borda medial da escápula e, ocasionalmente, acompanhado por dor local, parestesia e/ou hiperestesia[4]. Um achado característico ao exame físico é o encontro de uma mácula bem delimitada hipercrômica na área afetada, pelo acúmulo de melanófagos na derme, observado no exame anatomopatológico, pelo ato frequente de coçadura no local[4]. Deve ser diferenciado da amiloidose maculosa, também manifestada como mácula hipercrômica acastanhada e pruriginosa[4]. Pode ser obtido alívio sintomático com creme de capsaicina ou corticosteroides tópicos. Trata-se, provavelmente, de sinonímia de prurigo melanótico[4].

Prurido braquirradial

O prurido braquirradial (PBR) constitui uma condição enigmática e é atribuído tanto à radiação solar como a uma neuropatia secundária a dano na raiz nervosa dos nervos espinais[10]. Como o prurido é localizado na porção dorsal dos antebraços, em uma área exposta à luz solar e exacerba-se no verão, inicialmente foi atribuído à radiação actínica[10]. A fotoproteção da área afetada pode levar à remissão completa dos sintomas[10]. Em contraste com o prurido solar e outras fotodermatoses, a face não é acometida e não há evidência clínica ou patológica de inflamação, além de praticamente não ocorrer na infância[10]. O PBR pode resultar de um dano da raiz de um nervo cervical secundário a osteoartrite cervical ou trauma, resultando em compressão nervosa[10]. Cohen et al.[10] observaram a presença de osteoartrite cervical em 57% dos seus 7 pacientes com PBR, enquanto Walcyk e Elpern[11] a observaram em 13% dos 42 pacientes estudados. A diferença estatística entre os dois estudos pode ser explicada pelas técnicas de investigação diagnóstica mais refinadas utilizadas por Cohen et al.[10], que incluíram estudos de condução nervosa, enquanto Walcyk e Elpern[11] se basearam apenas em estudos radiográficos. A abordagem terapêutica do PBR é difícil. Os corticosteroides tópicos e os anti-histamínicos parecem ter pouca utilidade, e os estudos com creme de capsaicina demonstraram efetividade semelhante à do placebo[3,9-11]. Na presença de compressão por osteoartrite cervical, o tratamento da neuropatia pode aliviar o prurido[4,10].

Avaliação diagnóstica do doente com prurido

História

Uma anamnese detalhada oferece dados relevantes ao processo de origem do prurido. As características mais importantes da avaliação do prurido podem ser observadas no Quadro 7. O início, a natureza e a duração auxiliam na determinação da causa e orientam a investigação[3-6]:

- Início agudo do prurido sem lesões cutâneas primárias, em poucos dias, é menos presuntivo de doença sistêmica subjacente do que o prurido crônico generalizado.
- O prurido localizado em geral não é relacionado a doença sistêmica subjacente.
- A maioria dos pacientes com prurido não relacionado a uma doença dermatológica demonstra apenas escoriações ou outras alterações secundárias.
- Lesões secundárias no dorso médio superior sugerem que uma doença primariamente cutânea é a causa do prurido, enquanto a ausência de lesões nessa área em geral se associa com causas sistêmicas de prurido, representando o denominado "sinal da borboleta", pela incapacidade das mãos do paciente de alcançar essa área, ou mesmo distúrbio psicogênico como causa do prurido.

Quadro 7. Características do prurido

Comportamento do prurido
Início: abrupto, gradual, história anterior de episódios de prurido
Curso: intermitente, contínuo, cíclico, noturno
Natureza: disestesia, queimação, pinicação, ardor
Duração: dias, semanas, meses, anos
Gravidade: interfere em atividades habituais e no sono
Localização: generalizado, localizado, unilateral, bilateral
Relação com as atividades: profissional, recreativas
Fatores desencadeantes: água, resfriamento da pele, ar, exercício
Proposição do próprio paciente sobre a origem do prurido
História relacionada ao prurido
Medicamentos em geral, ervas e drogas ilícitas
Alergias: tópica e sistêmica
Antecedentes atópicos
História médica passada: tireoide, fígado, rins e outras
Ocupação
Atividades de lazer
Uso de cosméticos e hábitos de higiene
Animais domésticos
Histórico de viagens
Histórico sexual
Histórico social: doméstico, contatos pessoais, hábitos alimentares e situações de estresse

Adaptado de Weisshaar, Kucenic e Fleischer[5].

- Quando múltiplos elementos da família são acometidos, a escabiose ou outras parasitoses devem ser consideradas.
- Prurido sazonal, frequente no inverno e nos climas frios, sugere prurido do idoso.
- A relação entre o prurido e a atividade física é importante. Quando associado com a atividade física, pode sugerir origem colinérgica. O prurido provocado pelo resfriamento da pele após saída do banho pode representar policitemia vera ou prurido aquagênico idiopático.
- O prurido generalizado noturno em associação com calafrios, sudorese e febre pode ser a forma de apresentação da doença de Hodgkin. O prurido pode preceder o início da doença por 5 anos.

Exame do paciente

O exame cuidadoso e completo da pele, couro cabeludo, cabelo, unhas, membranas mucosas e região anogenital do paciente é necessário. É imperioso avaliar as lesões primárias e secundárias, a morfologia, a distribuição, a liquenificação, a xerose e os sinais cutâneos de doenças sistêmicas. O exame físico geral deve incluir palpação dos linfonodos, fígado, baço etc. Isso pode revelar a presença de uma doença sistêmica ou malignidade subjacente.

Avaliação laboratorial

Mediante o quadro de prurido generalizado de etiologia desconhecida, podem-se indicar alguns exames subsidiários, alguns orientados pelo exame físico, como exemplificado no Quadro 8. A biópsia cutânea pode, por vezes, ser valiosa, complementada pela imunofluorescência direta, que podem ser úteis diante de quadros em que se observa uma pele de aspecto normal. O exame histopatológico de uma lesão secundária não específica pode sinalizar uma doença dermatológica específica.

Quadro 8. Exames subsidiários na avaliação do prurido generalizado de etiologia indefinida

Avaliação inicial:
Velocidade de hemossedimentação (VHS)
Leucograma
Ureia e creatinina
Transaminases, bilirrubinas e fosfatase alcalina
Glicemia de jejum e/ou hemoglobina glicosilada
T4 e TSH
Função da paratireoide (cálcio e fosfato)
Radiografia do tórax
Protoparasitológico seriado das fezes e sangue oculto
Ferro sérico, ferritina
Como passos seguintes:
Eletroforese de proteínas séricas
Imunoeletroforese sérica
Fator antinuclear (FAN)
Antígenos nucleares extraíveis (ENA)
Anti-HIV
Abordagem diagnóstica alérgica: IgE total, RAST
Prick test (teste cutâneo de leitura imediata) para os principais antígenos relacionados a doença atópica
Teste de contato de leitura tardia (*patch test*)
Sedimento urinário
Estudos adicionais radiográficos ou ultrassonográficos

Adaptado de Weisshaar, Kucenic e Fleischer[5].

Tratamento

De modo geral, o prurido pode ser tratado com corticosteroide local (creme ou pomada), corticosteroide sistêmico (excepcionalmente), anti-histamínicos, tranquilizantes, loções e emulsões antipruriginosas (mentol 0,1 a 0,2%, timol 0,5%, *liquor carbonis detergens* 2 a 4%), banhos de aveia e ciproeptadina (agente antisserotonina)[4]. A psicoterapia tem suas indicações, bem como o PUVA e, até mesmo, o simples UVB. Estratégias terapêuticas pertinentes ao tratamento do prurido urêmico e hepático são abordadas nos Quadros 4 e 5.

De forma mais racional, o tratamento do prurido crônico deveria ser orientado ao tratamento da causa subjacente, quando possível[12]. O prurido causado pelo hipertireoidismo ou pelo linfoma cutâneo de células T, por exemplo, desaparece com o tratamento efetivo dessas condições[12]. Na ausência de um diagnóstico etiológico definido, o tratamento sintomático é indicado[12]. Dados de estudos randomizados e controlados de medicamentos para o tratamento do prurido são escassos e, na prática, os tratamentos empregados têm efetividade variada e frequentemente incompleta.

Tratamento tópico do prurido crônico

Emolientes e sabonetes

Para pruridos leves ou localizados e para o ressecamento da pele (xerose), o que em geral é visto no prurido do inverno, emolientes tópicos constituem a primeira linha terapêutica[12]. Tais agentes provavelmente reduzem o prurido por promover um amaciamento da camada mais externa da pele, a camada córnea, e por melhorar a função de barreira epidérmica[12]. A insuficiência da barreira cutânea é comum em doenças inflamatórias, sendo exacerbada pelo ato repetitivo de coçar a pele, o que facilita a entrada de irritantes[12]. O tratamento com a técnica do "pijama úmido" pode ser útil e efetivo quando uma inflamação extensa está presente, como na dermatite atópica grave[12]. Nessa técnica, o paciente aplica o emoliente e um corticosteroide tópico de baixa potência na pele acometida e, então, veste um pijama de algodão previamente umedecido em água, e dorme com ele[12]. O tratamento deve ser limitado a curtos períodos (≤ 1 semana), pelos riscos associados de foliculite e absorção excessiva do corticosteroide tópico[12].

As soluções com pH elevado (alcalino), como sabonetes de uso comum, devem ser evitadas, uma vez que aumentam a secreção de proteases séricas, as quais induzem ao prurido, sendo preferível o uso de umectantes e produtos de limpeza corporal com pH menor (4,5 a 6,0)[12]. Caso haja infecção secundária presente, ela deve ser tratada[12].

Anestésicos tópicos

A capsaicina atua localmente como um agente dessensibilizante das fibras nervosas periféricas[12]. Tem sido utilizada em várias condições cutâneas pruriginosas, como na notalgia parestésica[12]. É usada em concentrações de 0,05 a 0,1%[12].

Preparações anestésicas tópicas, como a pramoxina 1% ou 2,5% em creme e a mistura eutética de lidocaína e prilocaína a 2,5%, podem ter efeito e ação curta em prurido anogenital, facial ou neuropático[12]. A segurança do uso desses agentes em áreas cutâneas extensas ou seu uso prolongado na pele é desconhecido, portanto, utilizados por curtos períodos e em pequenas áreas de pele[12].

Agentes tópicos calmantes

O mentol tópico alivia o prurido por ativar as fibras A-delta da sensação de frio, as quais transmitem essa sensação por ativar um canal de íons denominado TRPM8 (*transient receptor potential cationj channel subfamily M member* 8); a sensação de resfriamento na pele parece reduzir o prurido[12]. É usado em concentrações baixas entre 1 e 5%; concentrações mais elevadas podem causar irritação cutânea[12]. Seu uso em longo prazo não foi estudado[12].

Corticosteroides tópicos

Embora estas drogas não tenham efeito antipruriginoso por si só, elas são agentes anti-inflamatórios[12]. Podem ser úteis em doenças inflamatórias como eczema atópico, psoríase, líquen plano e líquen escleroso genital[12]. Corticosteroides potentes são utilizados nas manifestações secundárias do prurido crônico, como o prurigo nodular e o líquen simples crônico, embora seu uso seja baseado em experiência clínica na ausência de estudos controlados[12].

Outros agentes

Estudos clínicos randomizados demonstraram a eficácia dos inibidores tópicos da calcineurina, o pimecrolimo e o tacrolimo, na redução do prurido de condições inflamatórias, incluindo a dermatite seborreica, psoríase e vários outros tipos de eczemas[12]. O tacrolimo foi eficaz no prurido anogenital[12]. O efeito antipruriginoso desses agentes baseia-se em mediar a ativação do TRPV1 (*transient receptor potential cátion channel subfamily V member* 1)[12]. Um efeito adverso comum a esses agentes é a sensação de queimação local, que desaparece uns poucos dias após seu uso continuado[12].

A doxepina a 5% em creme, um antidepressivo tricíclico, com ação anti-H1 potente, pode aliviar o prurido localizado em doentes com dermatite atópica e dermatite de contato[12]. Efeitos adversos potenciais incluem sonolência (pela absorção percutânea) e dermatite de contato alérgica[12].

Prurigos

Prurigo é a denominação dada à presença de lesões elementares dermatológicas constituídas de pápulas acompanhadas de prurido. Em geral, estas lesões são decorrentes de alterações ocorridas na pele após o prurido e um período de coçadura.

Estrófulo (prurigo estrófulo, líquen urticado, urticária infantil)

Quadro dermatológico comum no primeiro e no segundo ano de vida[13]. As lesões cutâneas são caracterizadas por urticas e papulovesículas[13]. Constitui um quadro de hipersensibilidade a diversos agentes, particularmente mosquitos, pulgas e formigas. Acomete mais crianças atópicas[13]. O quadro clínico é caracterizado pelo surgimento abrupto de um número variado de urticas, de distribuição por vezes disseminada, sempre acompanhado de prurido, geralmente intenso[13]. Muitas urticas são encimadas por diminutas vesículas. Em poucas horas, as urticas dão origem a papulovesículas, o que é denominado seropápula de Tomasoli. Posteriormente, desseca-se e origina pápula recoberta por crostas. Por vezes, são observadas formas vesiculosas e bolhosas, sendo estas mais comuns nas extremidades[13]. A evolução é por surtos e é muito comum a infecção secundária, além de discromias residuais. O diagnóstico diferencial mais pertinente é com a escabiose, sendo esta sugerida quando há prurido familiar presente. O principal tratamento é a prevenção da exposição aos insetos com repelente, mosquiteiros e controle ambiental dos insetos. Para alívio dos sintomas, pode ser utilizada a pasta d'água e corticosteroides tópicos, sendo eventualmente necessário o emprego de anti-histamínicos.

Prurigo simples do adulto

Dermatose encontrada em adolescentes e adultos de forma similar ao estrófulo na infância[13]. Trata-se de hipersensibilidade a causas variadas: picadas de inseto, exposição solar, gravidez, focos infecciosos e parasitários[13]. Quando persistente, exige a investigação de doenças sistêmicas, como diabete melito, nefropatias, hepatopatias, linfomas e malignidades viscerais[13]. O quadro clínico é composto por lesões seropapulosas e eritematourticadas que surgem em surtos, algo simétricas, particularmente localizadas na face extensora das extremidades, com prurido intenso[13]. Quando ocorre no verão, é denominado prurido estival, que em geral se associa a lesões eczematosas. Outra variante é a que surge entre o 3º e o 4º mês de gestação e desaparece após o parto, denominada prurido gravídico[12]. Deve-se, no diagnóstico diferencial, excluir a dermatite herpetiforme. O tratamento deve ser fundamentado na etiologia encontrada para o prurido simples: picadas de inseto, medicamentos ou doenças internas. Alívio pode ser obtido com cremes de corticosteroides e anti-histamínicos orais.

Prurigo nodular de Hyde

Hyde descreveu a presença de nódulos pruriginosos na superfície extensora das extremidades inferiores em uma mulher de meia-idade e denominou essa condição de prurigo nodular (PN)[14]. Desde então, observam-se quadros similares em homens e crianças. Os doentes com prurigo nodular podem ser classificados em dois grupos: atópicos e não atópicos[14]. No contexto dos atópicos, o PN surge em idade tenra e é acompanhado por hipersensibilidade cutânea a vários alérgenos ambientais[14]. A etiologia é desconhecida, debatendo-se ainda se o PN constitui uma doença cutânea primária ou se, na verdade, é expressão de uma reação patológica secundária ao prurido e coçadura provocados por uma causa primária separada[14]. A forma clássica de prurigo nodular é constituída pela presença de pápulas e nódulos pruriginosos, com superfície queratósica, em número desde algumas poucas lesões a centenas, com tamanho variando de milímetros até cerca de 2 cm[14]. Há tendência à distribuição simétrica das lesões, com predileção pela superfície extensora dos membros, podendo, no entanto, envolver o tronco, sendo a face e as palmas raramente acometidas[14]. Arranjos lineares das lesões não são incomuns e com frequência observam-se crostas, escoriações e hipercromia ou hipocromia pós-inflamatória[14]. A pele entre as lesões em geral é normal, podendo haver xerose e liquenificação[14]. Uma variedade de condições sistêmicas tem sido relatada associada ao PN (Quadro 9). Histopatologicamente, o PN é caracterizado por uma acentuada hiperqueratose, com paraqueratose focal frequente e marcada acantose irregular de proporções pseudoepiteliomatosa[14]. As alterações características neurais na derme são constituídas por hipertrofia e proliferação dos nervos dérmicos[14]. O tratamento é centrado em medidas gerais, como corte das unhas e uso de luvas para conter a escoriação, e boa hidratação cutânea, uma vez que a xerose acentua o prurido. As medidas terapêuticas tópicas e sistêmicas empregadas no PN são listadas no Quadro 10.

Quadro 9. Distúrbios relatados em associação com o prurigo nodular

Causas focais de prurido: Picadas de insetos Estase venosa Foliculite e eczema numular
Doenças psicossociais
Hipertireoidismo
Condições hematológicas: Anemia ferropriva Policitemia vera Linfoma Leucemia
Insuficiência renal crônica
Distúrbios gastrointestinais: Doença celíaca Malignidade gástrica
Doença biliar obstrutiva
Deficiência de alfa-1-antitripsina
Doenças infecciosas: HIV Micobacteriose Infecção pelo vírus da hepatite B Infecção pelo vírus da hepatite C

Adaptado de Lee e Shumack[14].

Prurigo subagudo como variante do penfigoide bolhoso (PB)

O prurigo subagudo variante do PB clinicamente lembra o prurigo subagudo, uma variante caracterizada pela presença de pápulas escoriadas, intensamente pruriginosas, sobre o dorso superior e porção extensora das extremidades[3]. Em contraste, nos pacientes com a variante tipo prurigo nodular do PB, as lesões são maiores e nodulares. Na variante tipo prurigo subagudo do PB, as lesões bolhosas em geral estão ausentes. Entretanto, em alguns pacientes com essa variante, podem surgir vesículas ou bolhas depois de vários meses de um estágio apenas papuloso[3]. Histopatologicamente, os pacientes com a variante tipo prurigo subagudo do PB apresentam alterações de uma dermatite crônica, porém a imunofluorescência indireta perilesional demonstra depósito linear de C3 ou IgG ou IgM ao longo da zona da membrana basal[3]. Não é incomum que na fase prodômica do PB os pacientes apresentem lesões papulosas, tipo prurigo, ou formas eczematosas, urticariformes ou eritematosas, que podem durar desde poucas semanas a vários meses[3].

Considerações finais

O prurido é um sintoma dermatológico relevante e pode constituir uma urgência médica, tal o grau de desconforto que pode ocasionar, ou mesmo sofrimento.

O prurido sempre deve ser avaliado quanto a sua natureza: dermatológico, sistêmico, neurogênico/neuropático, psicogênico/psiquiátrico ou misto.

O diagnóstico das etiologias deve ser pautado nas causas mais comuns e respeitar um roteiro de investigação sugerido no Quadro 7.

Quadro 10. Opções terapêuticas no prurigo nodular

Agentes de primeira linha: Mentol a 1% tópico Corticosteroides em pomada Infiltração intralesional de corticosteroides Anti-histamínicos de primeira geração via oral Doxepina via oral, 10 a 75 mg/dia
Agentes de segunda linha: Ultravioleta B (*narrow band*) e PUVA (psoraleno oral + ultravioleta A) Crioterapia pelo nitrogênio líquido Calcipotriol em pomada (vitamina D3) em associação com betametasona pomada Capsaicina tópica a 0,025 a 0,05%
Agentes de terceira linha: Ciclosporina A via oral, 3,5 a 4 mg/kg/dia, por 24 a 36 semanas Talidomida via oral, 100 a 200 mg/dia (agente teratogênico; não deve ser dado a mulheres em idade fértil) Naltrexona via oral, 50 mg/dia

As terapêuticas empregadas visam a tratar as possíveis etiologias e medidas sintomáticas que variam de acordo com cada situação exposta anteriormente.

No prurido crônico de etiologia desconhecida, avaliações periódicas com exame físico e propedêutica laboratorial são recomendadas[12]. Uma vez que o ressecamento da pele pode ser a causa subjacente em alguns doentes, e a própria pele ressecada provoca prurido ou o agrava, o uso de emolientes e umectantes deve ser recomendado[12]. Agentes de limpeza com pH adequado devem ser usados na higiene corporal[12]. Fatores desencadeadores de prurido, como o aquecimento excessivo da pele ou uso de cobertores em excesso, devem ser evitados.

Em doentes com prurido intenso nos quais não se identifica a causa subjacente, a terapia tópica e alterações nos hábitos de vida são provavelmente insatisfatórias no controle do sintoma[12]. Assim, terapia sistêmica deve ser considerada[12]. Anti-histamínicos sedativos são frequentemente empregados como primeira linha de tratamento, mas costumam demonstrar apenas eficácia modesta na prática clínica (bastante atribuídos aos seus efeitos suporíficos)[12]. Deve-se considerar o uso *off-label* do tratamento com gabapentina, com dose inicial baixa (em geral de 300 mg e aumentando conforme a necessidade até 2.400 mg/dia, em doses fracionadas)[12]. Se esse tratamento não for adequado para controlar o prurido, propõe-se o uso *off-label* com baixas doses da mirtazepina (7,5 a 15 mg à noite), embora não existam dados de estudos randomizados que suportem seu uso[12].

Referências bibliográficas

1. Heymann WR. Itch. J Am Acad Dermatol. 2006;54:705-6.
2. Paus R, Schmelz M, Biro T, Steinhoff M. Frontiers in pruritus research: scratching the brain for more effective itch therapy. J Clin Invest. 2006;116:1174-86.
3. Ikoma A, Steinhoff M, Stander S, Yosipovitch G, Schmelz M. The neurobiology of itch. Nat Rev Neurosci. 2006;7:535-47.
4. Criado PR, Azulay DR, Criado RFJ. Pruridos, prurigos, urticárias e afins. In: Azulay RD, Azulay DR (orgs.). Dermatologia. 3.ed. Rio de Janeiro: Guanabara Koogan, 2004.
5. Weisshaar E, Kucenic MJ, Fleischer JRAB. Pruritus: a review. Acta Derm Venereol. 2003;213(suppl.):5-32.
6. Yosipovitch G, David M. The diagnostic and therapeutic approach to idiopathic generalized pruritus. Int J Dermatol. 1999;38:881-7.
7. Szepietowski JC, Schwartz RA. Uremic pruritus. Int J Dermatol. 1998;37:247-53.
8. Etter L, Myers SA. Pruritus in systemic disease: mechanisms and management. Dermatol Clin. 2002;20:459-72.
9. Paek SC, Merritt DF, Mallory SB. Pruritus vulvae in prepubertal children. J Am Acad Dermatol. 2001;44:795-802.
10. Cohen AD, Masalha R, Medvedovsky E, Vardy DA. Brachioradial pruritus: a symptom of neuropathy. J Am Acad Dermatol. 2003;48:825-8.
11. Walcyk PJ, Elpern DJ. Brachioradial pruritus: a tropical dermopathy. Br J Dermatol. 1986;115(2):177-80.
12. Yosipovitch G, Bernhard JD. Chronic pruritus. N Engl J Med. 2013;368:1625-34.
13. Sampaio SAP, Rivitti EA. Erupções pápulo-pruriginosas. In: Sampaio SAP, Rivitti EA (eds.). Dermatologia. São Paulo: Artes Médicas, 1998.
14. Lee MB, Shumack S. Prurigo nodularis: a review. Australas J Dermatol. 2005;46:211-20.
15. Bernhard JD. Itch and pruritus: what are they, and how should itches be classified? Dermatol Ther 2005;18:288-91.

Manifestações Cutâneas das Afecções do Tecido Conjuntivo

5

Ricardo Romiti

SUMÁRIO

Lúpus eritematoso

Introdução e definição

Lúpus eritematoso (LE) é uma doença inflamatória de natureza autoimune, de caráter espectral e que apresenta uma ampla variedade de sinais e sintomas clínicos, podendo ter desde manifestações exclusivamente cutâneas até o desenvolvimento de quadros sistêmicos graves. Foi descrita inicialmente por Cazenave em 1833 e, em 1872, Kaposi propôs a divisão entre as formas cutânea e sistêmica[1]. A etiologia é desconhecida, porém admite-se importante papel etiopatogênico da luz solar, cuja fração ultravioleta é particularmente responsável pela indução ou agravamento das lesões cutâneas. Quadros semelhantes ao LE podem ser induzidos por fármacos e há enfermidades sobrepostas do colágeno, nas quais os sintomas de lúpus eritematoso estão associados a manifestações de esclerodermia e/ou polimiosite. Consideram-se o lúpus eritematoso cutâneo (LEC) e o sistêmico (LES), que são polos da mesma afecção; a forma cutânea pode evoluir para comprometimento sistêmico em 2 a 20% dos casos, de acordo com vários autores[1].

O American College of Rheumatology, em 1982, estabeleceu originalmente critérios para diagnóstico e classificação da forma de LE. Do ponto de vista dermatológico, destacam-se as seguintes formas clínicas: lúpus eritematoso cutâneo crônico (LECC), lúpus eritematoso cutâneo subagudo (LECSA) e lúpus eritematoso cutâneo agudo (LECA). A forma de LECC ainda apresenta variantes clínicas, destacando-se o lúpus profundo, o lúpus verrucoso e o lúpus túmido[2-4].

Lúpus eritematoso cutâneo

Definição

O LEC manifesta-se por lesões cutâneas específicas e inespecíficas que ocorrem em torno de 70 a 80% dos doentes. As lesões específicas são características da doença e podem ser agudas, subagudas ou crônicas, definindo, respectivamente, os quadros de LECA, LECSA e LECC[4].

Epidemiologia

A frequência real do LEC não está bem determinada. Dados da prevalência/incidência da forma cutânea em relação à forma sistêmica são raros na literatura. Alguns autores admitem uma proporção de 1:7 da forma cutânea em relação à sistêmica, e outros, que a forma cutânea é preponderante[1]. Na Divisão de Dermatologia do HCFMUSP, cerca de 25% dos doentes de LE têm a doença sistêmica e 75%, a doença cutânea[5].

Etiologia

O LEC é um processo inflamatório provavelmente de origem autoimune, cuja etiologia ainda desconhecida está relacionada a fatores predisponentes e desencadeantes, entre os quais é preponderante o papel da luz solar[1-3]. Está relacionado a um transtorno da imunorregulação e da ativação policlonal dos linfócitos B, em que fatores genéticos, antígenos de histocompatibilidade, fatores hormonais e ambientais interagem e intervêm no seu desenvolvimento[2].

A etiologia das manifestações cutâneas específicas do LE e a sequência dos eventos autoimunes que culminam na sua eclosão são desconhecidas. No lúpus eritematoso discoide (LED), no lúpus eritematoso túmido e na paniculite lúpica, subtipos do LECC, não há associação evidente entre a produção de autoanticorpos e a lesão cutânea; as lesões agudas podem estar relacionadas à produção de anticorpos anti-DNA dupla hélice e as subagudas aos anticorpos anti-Ro/SSA[6]. Há estudos mostrando a presença de anticorpos anti-Ro/SSA em doentes com LECC, porém o verdadeiro papel patogênico na eclosão das lesões cutâneas não está totalmente elucidado[3,6,7].

A associação de lesões discoides, paniculite lúpica e lesões subagudas com deficiência congênita de várias frações do complemento, C2, C3, C4, C5 e C1q e a detecção de anticorpos antinucleares circulantes no soro de familiares sadios de doentes com LEC favorecem a hipótese da interferência de fatores genéticos na gênese das lesões cutâneas. Também é descrita uma correlação entre lesões cutâneas subagudas e genes ligados ao HLA-B8 e haplótipo DR3 e DQ e entre lesões agudas e HLA-DR2 e HLA-DR3[8,9].

Em relação aos fatores ambientais, imputa-se importante papel patogênico na expressão cutânea do LE à radiação ultravioleta A e B[10]. As radiações UVA (320 a 400 nm) e/ou UVB (290 a 320 nm) induzem a apoptose das células epidérmicas e a exposição de material antigênico na superfície dos queratinócitos, suscitando a produção de autoanticorpos; propiciam a expressão de vários antígenos, entre os quais o antígeno Ro/SSA, com papel patogênico na eclosão das lesões cutâneas subagudas e na fotossensibilidade. Após a indução de vários eventos inflamatórios, facilitam a formação de complexos imunes *in situ* que, aderidos à zona da membrana basal da epiderme, originam a "banda lúpica"[2,4,10-12].

Outros fatores ambientais, como infecções virais, estresse, traumas físicos, frio, fumo, agentes e substâncias de elevado peso molecular, podem interagir na eclosão ou na evolução da doença cutânea. A exposição ao frio predispõe à perniose lúpica; há estudos mostrando correlação entre o fumo e as lesões discoides e a diminuição da ação terapêutica dos antimaláricos[13]; admite-se que substâncias de alto peso molecular (vinis, epóxi, resinas, óleos pesados, implantes cutâneos dérmicos derivados do ácido hialurônico e silicones) possam induzir a doença em indivíduos predispostos[14]. Drogas fotossensibilizantes podem desencadear quadros de fotossensibilidade em doentes com LEC, induzir a atividade sistêmica da doença, a produção de autoanticorpos e a eclosão de lesões subagudas associadas ao antígeno Ro/SSA. Entre outras, são citados diuréticos, antifúngicos, bloqueadores de canal de cálcio, enzimas inibidoras da conversão da angiotensina, betabloqueadores, anti-histamínicos, anti-inflamatórios não hormonais, inibidores biológicos do fator de necrose tumoral alfa, quimioterápicos e outros (Quadro 1)[1]. A maioria desses agentes difere daqueles capazes de induzir LE, como hidralazina, procainamida, quinidina, isoniazida, bloqueadores de canal de cálcio, minociclina, hidantoínas e outros anticonvulsivantes, betabloqueadores, propiltiouracil, metildopa, penicilamina, fenotiazínicos, sulfonamidas, sulfassalazina e imunomoduladores biológicos (interferon alfa, interferon gama, infliximabe)[1,7].

Fatores hormonais parecem interferir no desenvolvimento do LE, porém sua ação não está devidamente elucidada. Admite-se sua participação pelo predomínio da doença no sexo feminino, evolução benigna no masculino, agravamento dos sinais e sintomas durante a gestação e a incidência preponderante na fase fértil da vida. Há estudos mostrando que a doença pode ser induzida por anticoncepcionais e há risco aumentado de sua eclosão no período pós-menopausa em razão da reposição hormonal[2,14].

Imunopatologia

No LE, a hiperatividade das células B é responsável pela produção exagerada de autoanticorpos, e entre os mais relevantes estão anti-nDNA, anti-ssDNA, anti-Sm, anti-RNP, anti-Ro/SSA e anti-La/SSB. Na doença em atividade, os anticorpos anti-nDNA formam imunocomplexos que, depositados nos capilares dos glomérulos renais, causam a doença renal e, na pele, induzem a formação da "banda lúpica" na junção dermoepidérmica[2]. Anticorpos anti-histona surgem em 100% dos casos de LE droga-induzido e desaparecem com a suspensão do fármaco responsável. Anticorpos anti-Ro/SSA e anti-La/SSB ocorrem no LECSA, no LES, na síndrome de Sjö-

Quadro 1. Drogas fotossensibilizantes

Diuréticos	Hidroclortiazida/espironolactona
Bloqueadores do canal de cálcio	Diltiazem/verapamil/nifedipina/ nitrendipina
Antifúngicos	Terbinafina/griseofulvina
Betabloqueadores	Oxiprenol
Anti-inflamatórios não hormonais	Naproxeno/piroxicam
Enzimas inibidoras conversão	Angiotensina cilazapril/captopril
Inibidores biológicos de TNF-alfa	Etanercepte/infliximabe
Quimioterápicos	Taxotere
Outros	Interferon alfa e beta/estatinas/ procainamida Fenitoína/d-penicilamina Fertilizantes/pesticidas

Modificado de Sontheimer[1]

gren, na síndrome de Rowell, no LE neonatal, em quadros de fotossensibilidade que acompanham o LE e são eventuais no lúpus *pernio*[1,15].

É importante ressaltar que os anticorpos antinucleares não são exclusivos das doenças autoimunes, podendo ocorrer em familiares sadios de doentes com LE, em indivíduos normais em títulos baixos, em doentes com neoplasias e em transplantes de órgãos sólidos. A prevalência é variável, a positividade aumenta com a idade e há interferência de fatores étnicos, métodos laboratoriais, substratos utilizados etc. O método laboratorial preferível na sua detecção é a imunofluorescência indireta utilizando células Hep-2 como substrato; o resultado exibe significância clínica[1,15].

Manifestações cutâneas

As manifestações cutâneas específicas do LE permitem o diagnóstico clínico-histológico e a classificação do quadro cutâneo em LECA, LECSA/LE neonatal e LECC. Embora sejam lesões específicas, não são exclusivas de uma única forma clínica, pois duas ou mais variantes cutâneas podem coexistir em um mesmo doente[1-4].

As lesões cutâneas inespecíficas não têm características clínico-histológicas de LE, mas podem integrar o quadro clínico da doença sistêmica ou cutânea quando há probabilidade de evolução para a forma sistêmica da enfermidade[16].

Lúpus eritematoso cutâneo crônico

Definição

O LECC é doença insidiosa de evolução crônica que incide em todas as etnias, sendo mais frequente no sexo feminino, na proporção de 3:1 em relação ao masculino. Surge, em geral, em torno dos 40 anos ou em idade mais avançada e é raro em crianças e neonatos. As lesões cutâneas são desencadeadas ou agravadas pela fração ultravioleta da radiação solar em conjunção com outros fatores ambientais que incluem frio, estresse, drogas e fumo. Casos familiares são raros, porém há provável predisposição genética, pois são descritos casos em familiares de doentes com LES e mesmo com LED, e lesões discoides são observadas em doentes com deficiência hereditária da fração C2 do complemento[7].

Manifestações cutâneas

O LECC apresenta cinco subtipos clínicos:

- LED;
- lúpus eritematoso hipertrófico verrucoso;
- lúpus eritematoso profundo ou paniculite lúpica;
- lúpus eritematoso *pernio* ou perniose lúpica;
- lúpus eritematoso túmido.

O LED é a manifestação cutânea clássica e mais frequente da doença. Caracteriza-se por lesões discoides que são pápulas, lentículas ou numulas isoladas ou confluentes em placas, eritematosas, infiltradas e descamativas, com eritema de cor róseo-violácea e escamas com espículas córneas na porção inferior, que adentram os óstios foliculares e sudoríparos, constituindo dado semiótico importante na sua identificação (Figura 1). Evoluem com crescimento centrífugo deixando centro atrófico com telangiectasias e discromia em decorrência da hiper e hipopigmentação. Localizam-se preferencialmente na face, comprometendo as regiões malares e o dorso nasal, adquirindo aspecto em asa de borboleta ou vespertílio (Figura 2). Podem surgir em outras regiões fotoexpostas, particularmente pavilhões auriculares, couro cabeludo, colo, membros superiores, dorso das mãos, pernas, dorso dos pés e mesmo nas regiões palmoplantares (Figuras 3 a 5). São comuns nas mucosas oral e nasal e nas semimucosas labial, conjuntival e genital (Figuras 6 a 8). Ao involuir, as lesões discoides deixam lesões cicatriciais inestéticas, atróficas e discrômi-

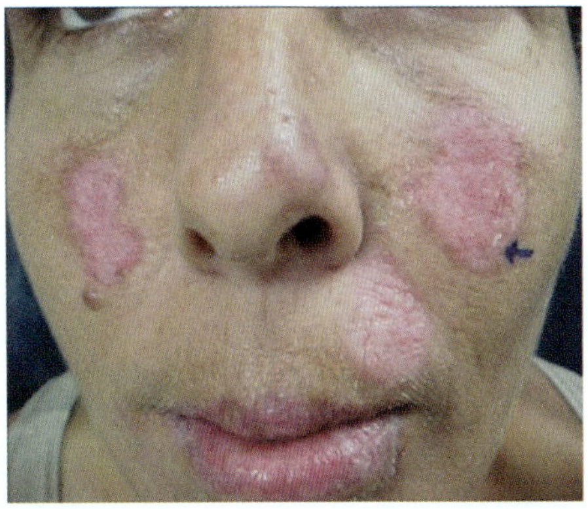

Figura 1. Lúpus eritematoso discoide. Lesões em placas na face e semimucosa labial.

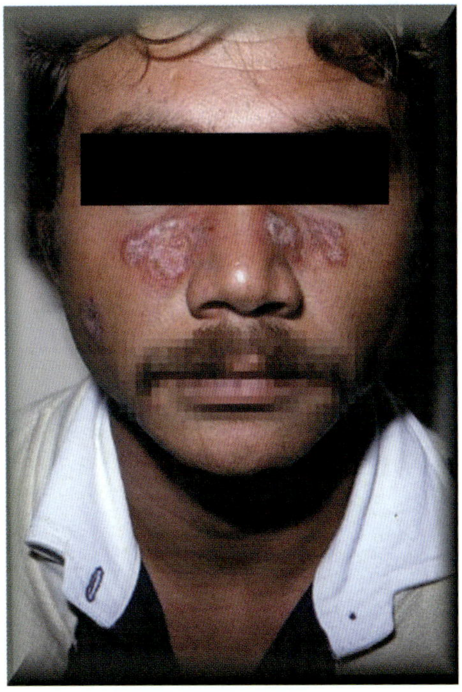

Figura 2. Lúpus eritematoso discoide. Lesão em asa de borboleta.

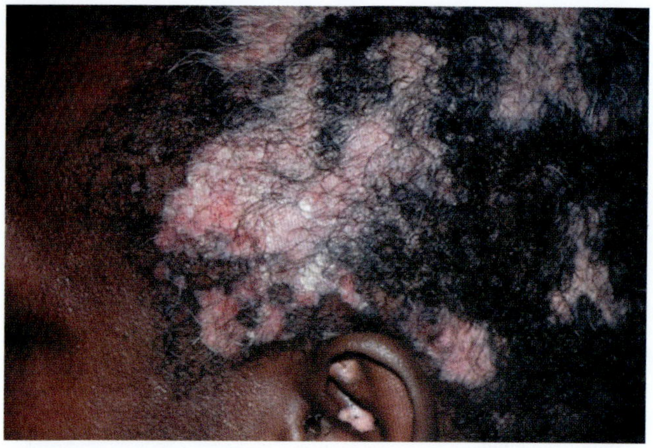

■ **Figura 3.** Lúpus eritematoso discoide. Alopecia cicatricial. Lesões discoides no couro cabeludo.

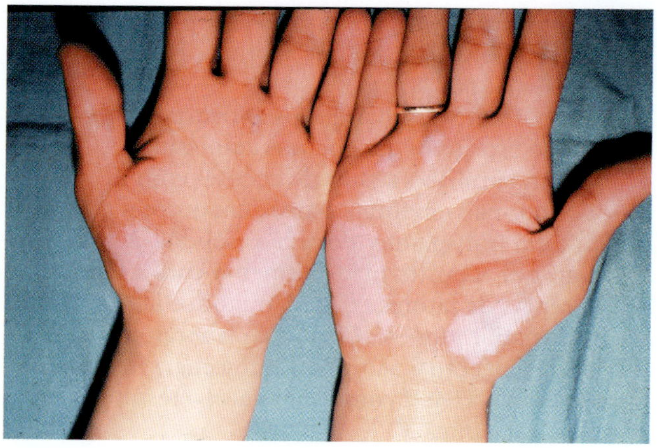

■ **Figura 4.** Lúpus eritematoso discoide. Lesões palmares.

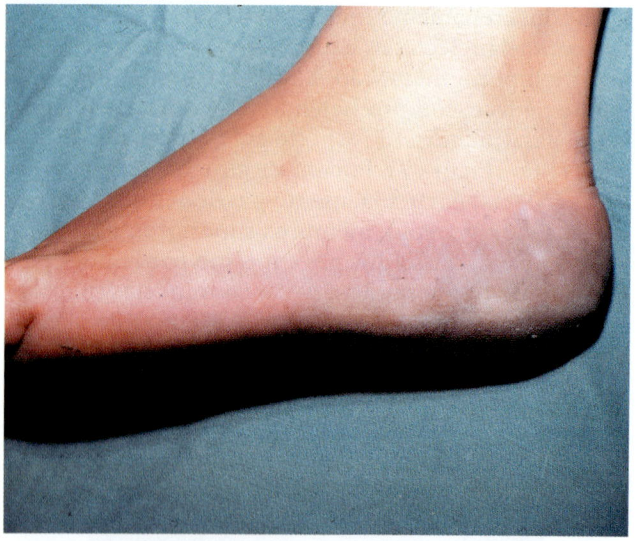

■ **Figura 5.** Lúpus eritematoso discoide. Lesões na borda lateral do pé.

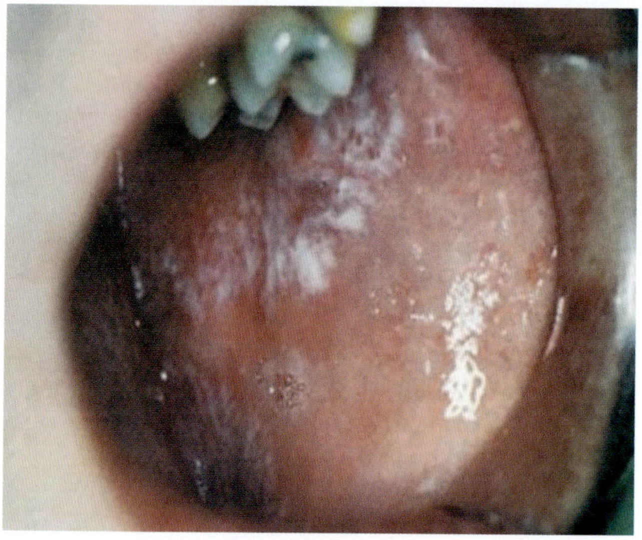

■ **Figura 6.** Lúpus eritematoso discoide. Lesão discoide na mucosa jugal.

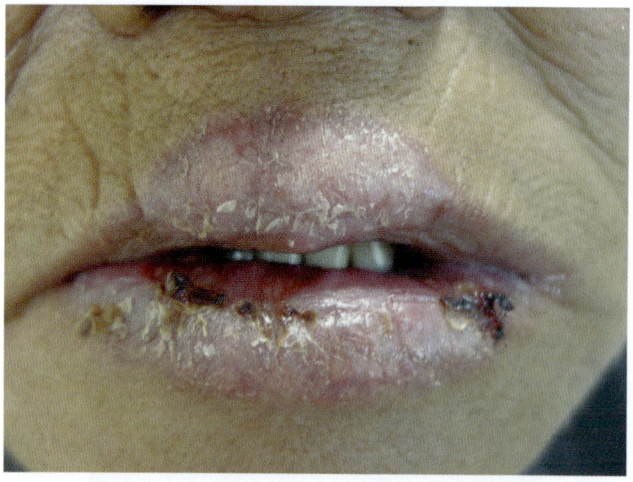

■ **Figura 7.** Lúpus eritematoso discoide. Lesões discoides na semimucosa labial.

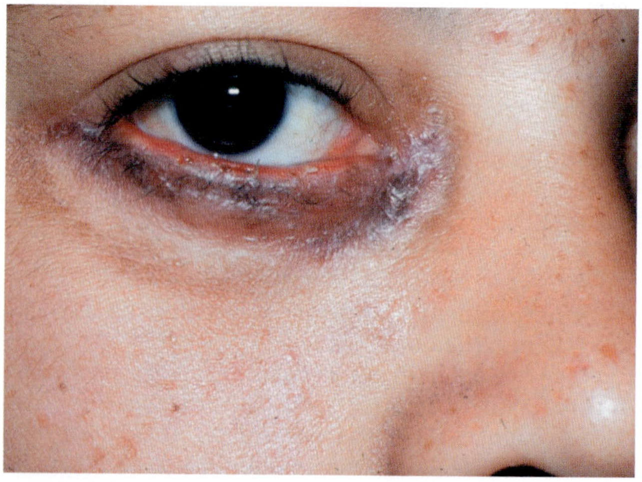

■ **Figura 8.** Lúpus eritematoso discoide. Lesões discoides na semimucosa conjuntival e pálpebra inferior.

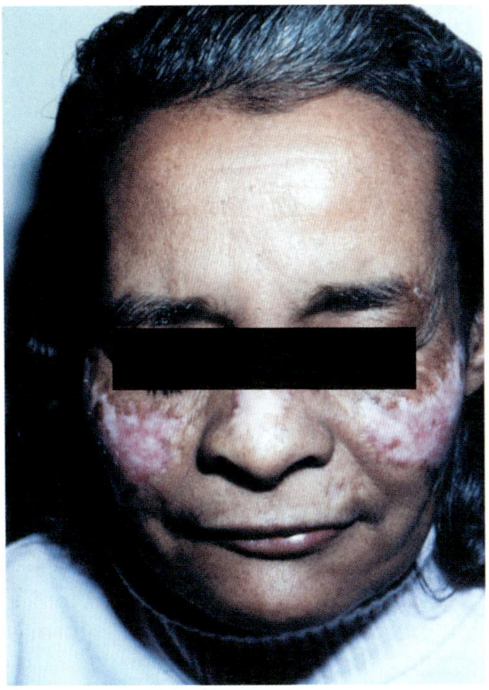

■ **Figura 9.** Lúpus eritematoso discoide. Lesão crônica cicatricial com discromia, atrofia e telangiectasias.

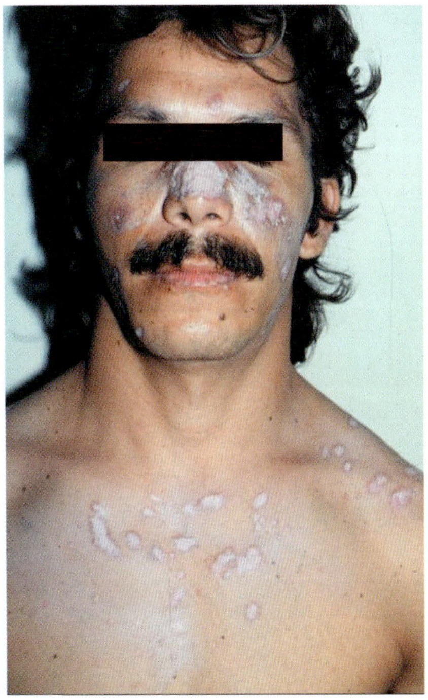

■ **Figura 11.** Lúpus eritematoso cutâneo crônico na forma clínica verrucosa – lesões verrucosas na face e no tronco.

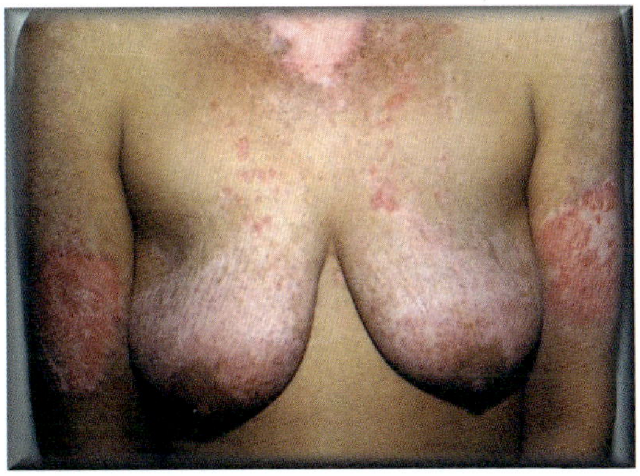

■ **Figura 10.** Lúpus eritematoso discoide. Lesões discoides disseminadas.

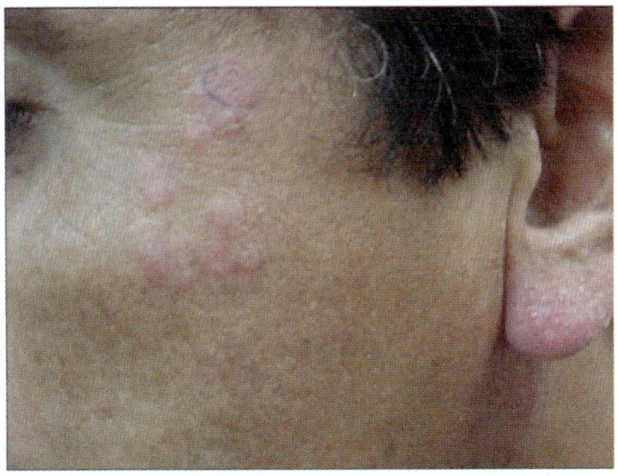

■ **Figura 12.** Lúpus eritematoso cutâneo crônico na forma clínica de lúpus eritematoso túmido. Lesões eritematopapuloedematosas na face.

cas com telangiectasias (Figura 9) e, no couro cabeludo, alopecia cicatricial. Quando restritas ao segmento cefálico, caracterizam o LED localizado, e quando acometem outras regiões fotoexpostas, o LED disseminado[1-3] (Figura 10).

As lesões discoides podem adquirir aspecto hipertrófico e verrucoso, com acentuado componente queratósico e maior evidência dos óstios foliculares, caracterizando a forma clínica de lúpus eritematoso verrucoso (Figura 11). Por vezes, os componentes queratósico e atrófico são discretos, as lesões são eritematoedematosas urticariformes com descamação mínima ou ausente, localizadas na face, região cervical, tronco superior e porção proximal dos membros superiores, associadas ou não à fotossensibilidade, constituindo o subtipo clínico de lúpus eritematoso túmido[1-3,17,18] (Figura 12). Após exposição prolongada ao frio, podem surgir lesões acrais papulonodulares achatadas e eritematoviolác eas nos espaços interfalângicos e eventualmente no dorso do nariz e pavilhões auriculares, em geral acompanhadas de acrocianose e lesões discoides. Constituem o quadro de lúpus *pernio* ou perniose lúpica[2,3] (Figura 13). O lúpus eritematoso profundo ou paniculite lúpica (Figura 14) exibe lesões nodulares ou placas aderidas aos planos profundos, encimadas ou não por lesões discoides. Formam nódulos subcutâneos firmes de limites nítidos, pouco doloro-

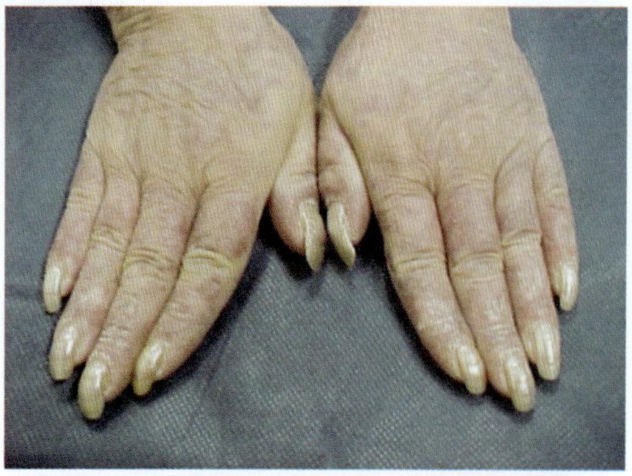

■ **Figura 13.** Lúpus eritematoso cutâneo crônico na forma clínica de perniose lúpica. Lesões em placas eritematoedematosas e descamativas no dorso dos dedos da mão.

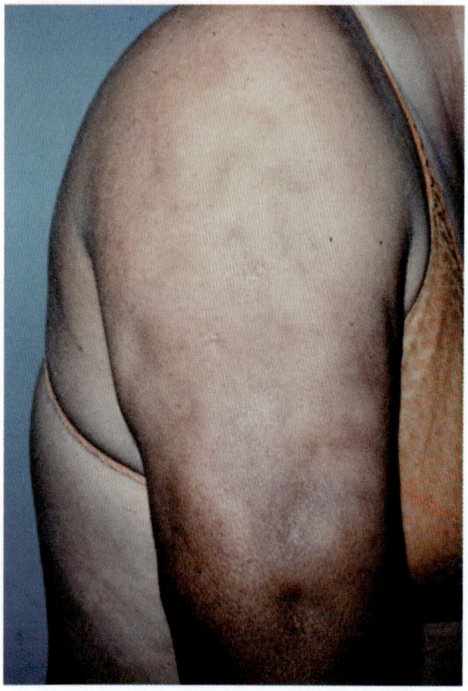

■ **Figura 14.** Lúpus eritematoso cutâneo crônico na forma clínica de paniculite lúpica. Lesões nodulares de subcutâneo deprimidas na região deltoide.

sos, que regridem deixando cicatriz deprimida deformante. Incide preferencialmente na face, no dorso superior, na região deltoide, nas coxas, na região glútea e no couro cabeludo[19].

Diagnóstico diferencial

O diagnóstico diferencial das lesões discoides inclui: rosácea, excluída pela limitação do eritema e aspecto atrófico-descamativo; psoríase; dermatite seborreica; dermatite de contato; e dermatite por corticosteroide fluorado que não exibe escamas com espículas córneas e ponteado queratósico folicular; queratose actínica, cujo eritema e queratose são menos evidentes e não há atrofia. As lesões atroficocicatriciais e a alopecia cicatricial devem ser distinguidas de esclerodermia, líquen plano pilar, pseudopelada, tinha favosa e quadros de alopecia não cicatricial. O subtipo verrucoso deve ser diferenciado da síndrome verrucosa e do carcinoma espinocelular, que pode se desenvolver em lesões discoides de longa evolução. No caso de lesões túmidas, deve-se excluir erupção polimorfa à luz, pseudolinfoma, infiltração linfocitária de Jessner, líquen plano e eritema polimorfo. No caso de perniose lúpica, é importante excluir líquen plano e sarcoidose, e, no caso do lúpus profundo, as demais paniculites e a esclerodermia[2].

Manifestações sistêmicas

Os sintomas sistêmicos são raros no LED localizado e podem surgir nas formas disseminadas, sendo mais frequentes febre, adinamia, cefaleia e artralgias. Em geral, são transitórios e, quando persistentes, indicam provável evolução sistêmica. Doentes com as formas verrucosa e de paniculite lúpica evoluem no contexto do LES em 50% dos casos, e aqueles com perniose lúpica têm maior probabilidade de evolução para a forma sistêmica da doença[1-3].

Diagnóstico

O diagnóstico do LECC e das demais formas cutâneas da doença é obtido pelo exame histológico, imunofluorescência direta (IFD) da lesão, da pele sadia exposta e pele sadia não exposta e exames complementares que permitem a exclusão ou a comprovação do comprometimento sistêmico. Os espécimes cutâneos para o exame histológico e a IFD são obtidos por biópsia incisional ou por *punch*. A coleta da pele para IFD deve ser em lesão, de preferência não tratada e com evolução igual ou superior a 3 meses.

Exame histológico

As lesões cutâneas específicas do LE, independentemente do subtipo clínico, mostram alterações histológicas semelhantes que permitem um diagnóstico de compatibilidade. Na epiderme, há queratinização e atrofia variáveis, rolhas córneas no óstio folicular e acrossiríngeo, degeneração vacuolar das células basais, células apoptóticas (corpos citoides ou corpúsculo de Civatte) e espessamento da membrana basal evidenciado pela coloração de PAS (ácido periódico de Schiff). Na derme e na hipoderme, há infiltrado inflamatório linfoplasmo-histiocitário variável nas papilas dérmicas e/ou intersticial, perianexial, perivascular e perineural, que pode acometer os lóbulos da hipoderme. Os septos fibroadiposos exibem espessamento hialino e, na derme, pode ocorrer deposição de mucina e fibrina evidenciadas pela coloração de *alcian blue* e PAS; há dilatação vascular, extravasamento de hemácias e derrame pigmentar[7] (Figuras 15 a 18). Sob o ponto de vista histológico, é importante excluir erupção polimorfa à luz, pseudolinfoma e linfomas

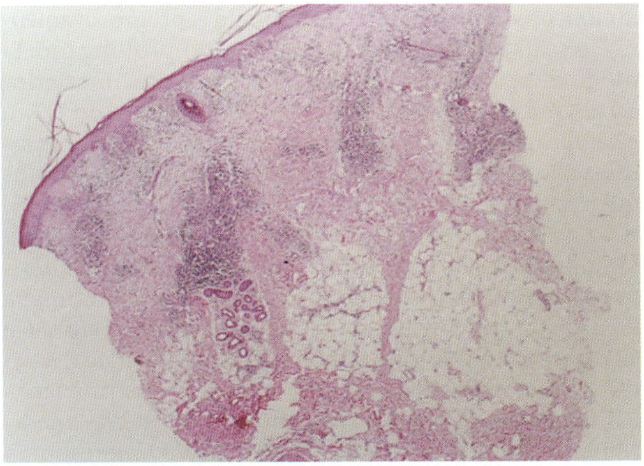

■ **Figura 15.** Alterações histológicas no lúpus eritematoso cutâneo: atrofia da epiderme, rolhas córneas foliculares, degeneração hidrópica da camada basal, dermatite de interface, infiltrado inflamatório perivascular e perianexial, espessamento hialino dos septos fibroadiposos.

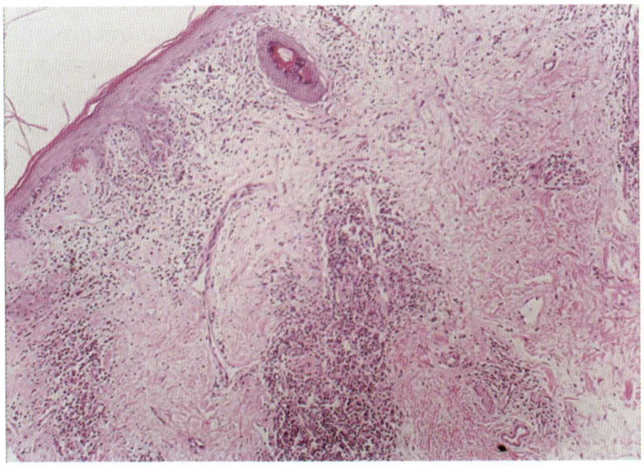

■ **Figura 16.** Alterações histológicas no lúpus eritematoso cutâneo: dermatite de interface, infiltrado inflamatório perivascular, capilares dilatados.

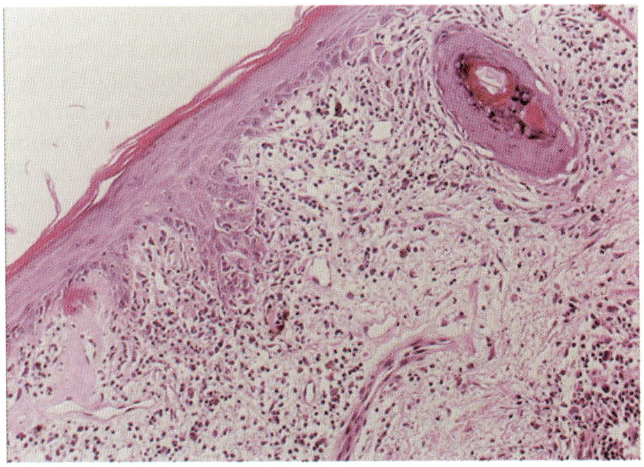

■ **Figura 17.** Alterações histológicas no lúpus eritematoso discoide: degeneração hidrópica da camada basal e células apoptóticas (corpúsculos de Civatte).

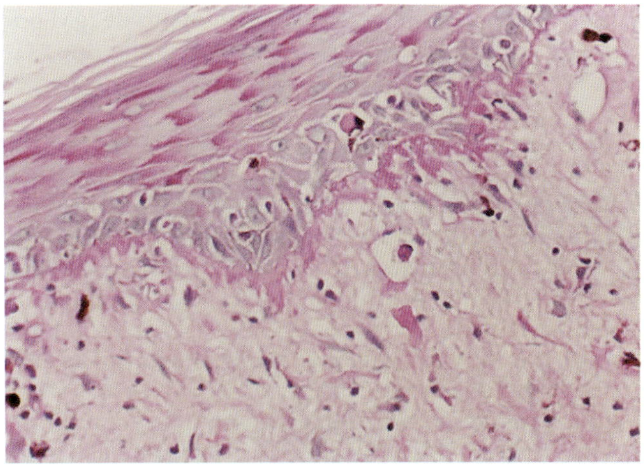

■ **Figura 18.** Alterações histológicas no lúpus eritematoso cutâneo. Coloração pelo PAS (ácido periódico de Schiff) evidenciando membrana basal espessada, degeneração hidrópica e células apoptóticas.

cutâneos que não mostram degeneração hidrópica das células basais e espessamento da membrana basal.

Nas lesões discoides em atividade, as alterações epidérmicas e dermo-hipodérmicas são pronunciadas e há espessamento proeminente da membrana basal; nas lesões crônicas, a atividade inflamatória é menor e ocorre fibrose da derme e destruição folicular. Nas lesões túmidas, o comprometimento epidérmico é mais discreto, e a derme exibe edema e intenso infiltrado inflamatório e deposição de mucina[7,17,18]. Na paniculite lúpica, as alterações histológicas ocorrem principalmente na hipoderme, caracterizando uma paniculite lobular linfocitária[7,19].

Imunofluorescência direta

No LECC, a IFD da pele lesada mostra deposição dos imunorreagentes IgG, IgM, IgA, C3 e fibrinogênio na junção dermoepidérmica em 60 a 90% dos doentes (Figura 19) e é negativa na pele sadia exposta e coberta. É impor-

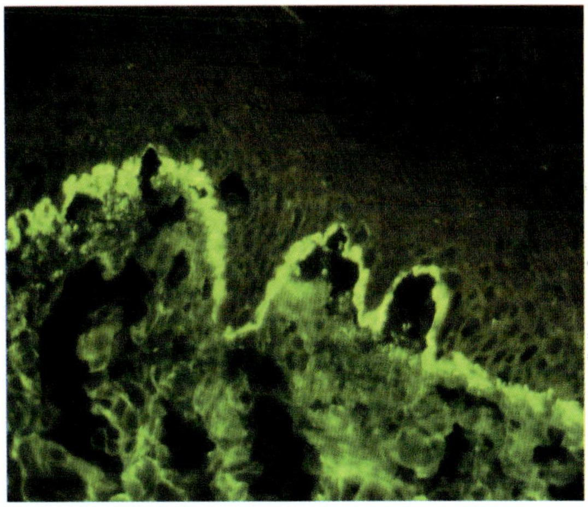

■ **Figura 19.** Imunofluorescência direta na lesão do lúpus eritematoso cutâneo: fluorescência granulosa contínua com IgG.

tante citar que depósitos granulosos discretos de IgM podem ser encontrados na pele normal de indivíduos sadios[2,7,20,21].

Exames complementares

Nos doentes com LED localizado, os exames laboratoriais pertinentes ao comprometimento sistêmico são habitualmente negativos. Nas formas disseminadas, pode-se encontrar anemia, leucopenia, trombocitopenia, velocidade de hemossedimentação elevada, proteinúria, hematúria, leucocitúria, cilindrúria, hipergamaglobulinemia, presença de crioglobulinas, crioaglutininas e fator reumatoide, além de positividade das reações sorológicas para sífilis e do teste de Coombs. No entanto, são alterações eventuais e transitórias, e a persistência indica evolução provável para a forma sistêmica da doença. Os anticorpos antinucleares (AAN) habitualmente estão ausentes ou presentes em títulos baixos; títulos iguais ou superiores a 1:160 persistentes podem correlacionar predisposição para o desenvolvimento de LES. Os anticorpos anti-nDNA, anti-SM, anti-Ro/SSA, anti-La/SSB e anti-RNP são negativos e não há consumo de complemento[1-3].

Tratamento

Doentes com LE não devem ser medicados com agentes fotossensibilizantes de uso tópico ou sistêmico, pela possibilidade de desenvolver fotossensibilidade e/ou alterar a evolução clínica, com piora da sintomatologia.

Tratamento tópico

Dado que a exposição à fração UV da luz solar tem papel relevante no desencadeamento, no agravamento e na manutenção das lesões cutâneas, é indispensável proteger as áreas expostas com roupas adequadas, chapéus, luvas e filtros protetores solares de amplo espectro tanto para radiação ultravioleta A quanto B. Os doentes devem ser orientados a evitar exposição prolongada ao sol e bronzeamento artificial[1-3].

As lesões cutâneas localizadas são tratadas com pomadas ou apósitos oclusivos de corticosteroides fluorados ou infiltração intralesional de triancinolona na concentração de 2,5 a 5 mg/mL. Outras medicações tópicas estão sendo atualmente indicadas (retinoides, tacrolimo, pimecrolimo) e há estudos experimentais concernentes ao uso tópico de talidomida e infiltração intralesional de antimaláricos[1]. O nitrogênio líquido pode ser indicado para o tratamento de lesões verrucosas.

Tratamento sistêmico

Os antimaláricos são indicados para o tratamento do LECC na dose de 250 mg/dia de difosfato de cloroquina e 400 mg/dia de hidroxicloroquina[1-4]. A dose máxima diária deve ser de 3 mg/kg/dia de difosfato de cloroquina e 6 mg/kg/dia de hidroxicloroquina. Em cerca de 75% dos casos, há boa resposta terapêutica, com resultado satisfatório ocorrendo entre 6 e 8 semanas, com início da ação terapêutica a partir da terceira semana. Obtido o controle clínico, as doses devem ser diminuídas progressivamente e o tratamento, mantido por tempo prolongado. O modo de ação dos antimaláricos é complexo, interferindo em inúmeros processos biológicos: unem-se ao DNA, estabilizam membranas celulares, inibem enzimas hidrolíticas, interferem na síntese das prostaglandinas e bloqueiam a quimiotaxia.

Os efeitos colaterais hematológicos, hepáticos e oftalmológicos são eventuais. O mais importante é a retinopatia antimalárica consequente à deposição retiniana da droga, o que requer exame ocular periódico entre 6 e 12 meses e contraindica a manutenção do fármaco. A retinopatia é mais frequente com a cloroquina em relação à hidroxicloroquina, e o uso concomitante desses medicamentos potencializa seu efeito tóxico. O mesmo não ocorre com a quinacrina que, no entanto, não é disponível em nosso meio. Atualmente, considera-se que a dose de segurança dos antimaláricos em relação à retinopatia antimalárica depende mais da dose diária do que da duração do tratamento ou da dose máxima administrada. Outros efeitos adversos incluem a hiperpigmentação de mucosas, face e extremidades, branqueamento dos cabelos, prurido e erupção cutânea liquenoide, urticariforme e exantemática. A indicação dos antimaláricos na gravidez é controversa, e estudos recentes mostram a necessidade de avaliar o risco/benefício. Os antimaláricos são contraindicados na vigência de hepatopatias, psoríase e deficiência congênita de glicose-6-fosfato-deidrogenase.

Os corticosteroides são indicados nos casos de intolerância aos antimaláricos ou de lesões disseminadas pouco responsivas ao fármaco anterior[1-4]. A dose recomendada é 0,5 mg/kg/dia de prednisona ou equivalente, com redução progressiva até a dose mínima necessária para manter os sintomas em remissão.

Na ausência de resposta às medicações anteriores, pode-se indicar talidomida, clofazimina, dapsona, ouro, acitretina, imunossupressores, como azatioprina, ciclofosfamida, metotrexato e micofenolato mofetil, e eventualmente medicações biológicas que interfiram na imunorregulação. A talidomida tem ação imunossupressora, imunomoduladora e antiangiogênica, sendo indicada a ingestão noturna na dose de 50 a 300 mg/dia e redução progressiva até 25 mg/semana para as formas verrucosas e outras manifestações cutâneas não responsivas ao tratamento convencional. A ação teratogênica limita sua indicação em mulheres em idade gestacional, sendo contraindicada na gestação. Outros efeitos adversos são sonolência, constipação intestinal, secura da mucosa oral, cefaleia e neuropatia periférica, que é irreversível. O uso de ouro e clofazimina para o tratamento do LEC está sendo descontinuado em decorrência da toxicidade. A azatioprina está indicada para doentes com lesões palmoplantares e lesões disseminadas não responsivas; o metotrexato é indicado para lesões discoides disseminadas pouco responsivas a outros medicamentos na dose de 15 mg/semana[22], e os retinoides para lesões verrucosas na dose de 0,5 a 1 mg/kg/dia[1-4].

As lesões discoides involuem com sequelas atrófico-cicatriciais inestéticas plausíveis de correção cirúrgica na fase inativa da doença. A paniculite lúpica deixa cicatrizes deprimidas deformantes que podem ser preenchidas por gordura autóloga. Preenchedores heterólogos estão contraindicados, pela possibilidade de desencadear reação autoimune. Carcinoma espinocelular pode se desenvolver em lesões discoides de evolução crônica tanto na pele quanto na mucosa oral e na semimucosa labial. O diagnóstico é importante e obtido por exame anatomopatológico, e o tratamento é cirúrgico ou criocirúrgico com nitrogênio líquido.

Lúpus eritematoso cutâneo subagudo

Definição

O LECSA é um subtipo do LEC com características clinicolaboratoriais específicas relacionadas à presença de anticorpos anti-Ro/SSA e intensa fotossensibilidade. A maior incidência é em mulheres jovens, há associação significante com antígenos de histocompatibilidade HLA-DR2, HLA-DR3, HLA-B8, HLA-DRw6, HLA-DRw52 e HLA-Dq2 e pode ser induzido por diuréticos, bloqueadores de canal de cálcio, antifúngicos, anti-inflamatórios não hormonais etc.[23,24] (Tabela 1). Cerca de 40% dos doentes evoluem com sintomas sistêmicos, porém as alterações renais e do SNC são discretas e raramente há lesões de vasculite. O comprometimento cutâneo é disseminado e as lesões involuem, deixando hipocromia residual e aspecto vitiligoide, sem atrofia.

Manifestação cutânea

As lesões cutâneas subagudas são papuloeritematosas com descamação tênue e aspecto psoriasiforme ou anular policíclico; as lesões psoriasiformes (Figura 20) são lentículas isoladas ou confluentes em placas que adquirem aspecto rendilhado e exibem descamação fina. As lesões anulares (Figura 21) podem ter aspecto em íris e apresentar vesicobolhas na periferia, lembrando o eritema polimorfo e são dependentes da intensidade da degeneração hidrópica das células basais. As lesões subagudas têm intenso componente de fotossensibilidade e involuem com hipocromia e/ou acromia residual e telangiectasias sem atrofia. Localizam-se de modo simétrico nas regiões fotoexpostas, sendo ocasionais na face, região cervical e áreas cobertas. Incidem preferencialmente na porção superior do tronco, ombros, colo, face extensora dos membros superiores e dorso das mãos. O LECSA tem evolução crônica e, em 40% dos casos, há acometimento sistêmico, em que os doentes evoluem com telangiectasias periungueais, alopecia difusa não cicatricial, lesões orais, livedo reticular e fenômeno de Raynaud, sendo eventual o aparecimento de vasculite[1-4]. Pacientes com LECSA podem evoluir com lesões agudas tipo eritema facial em asa de borboleta e mesmo com lesões discoides. Lesões cutâneas subagudas ocorrem no LE neonatal, em quadros evolutivos do LES e de outras doenças reumatológicas, como artrite reumatoide e síndrome de Sjöegren.

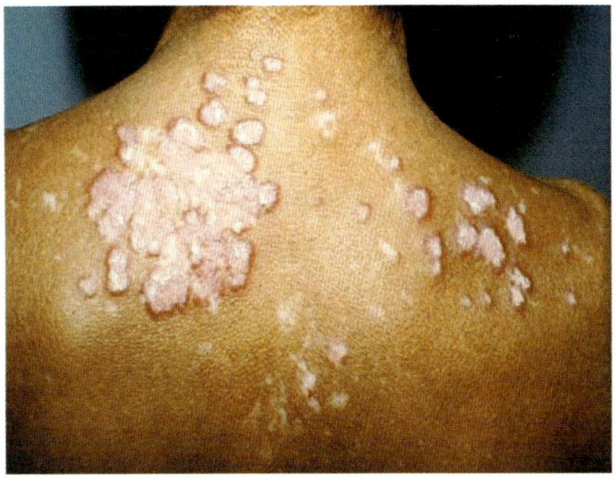

Figura 20. Lúpus eritematoso cutâneo subagudo: lesões psoriasiformes.

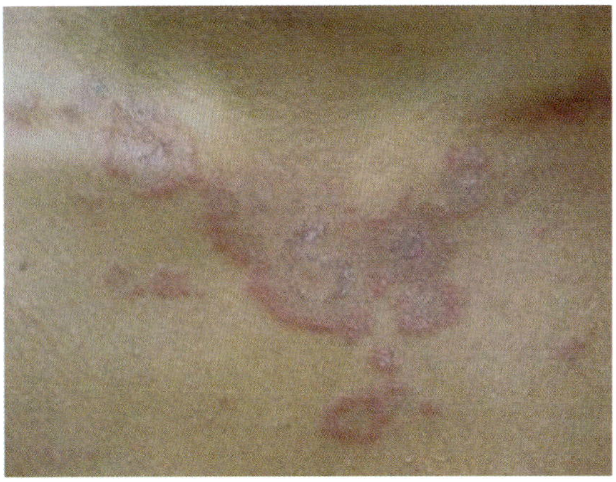

Figura 21. Lúpus eritematoso cutâneo subagudo. Lesões anulares, policíclicas.

Diagnóstico diferencial

As lesões subagudas diferem das lesões crônicas discoides pela ausência de atrofia cicatricial e de escamas com espículas córneas e, das lesões agudas, pelo aspecto psoriasiforme e anular. Quando há lesões de fotossensibilidade, deve-se excluir farmacodermia e dermatomiosite, que evolui com eritema heliótropo, pápulas de Gottrom e sintomas musculares, além de elevação das enzimas hepáticas. As lesões psoriasiformes devem ser diferenciadas da psoríase, pitiríase rubra pilar, dermatite seborreica, dermatofitose, eczema numular, erupção polimorfa à luz e linfomas cutâneos. No caso de lesões anulares, deve-se excluir granuloma anular, eritema polimorfo, eritema anular centrífugo, outros eritemas figurados e dermatofitose[2].

Manifestação sistêmica

A probabilidade de doentes com LECSA evoluírem com sintomas sistêmicos é, em média, de 40% de acordo com vários autores. Ocorrem manifestações articulares tipo artrite e artralgia, mal-estar, adinamia, episódios febris, linfadenopatia, leucopenia, anemia hemolítica, serosite, pneumonite intersticial e discreto comprometimento renal e do SNC. Pode haver superposição com síndrome de Sjögren e artrite reumatoide. A evolução, embora crônica, costuma ser benigna[1-4].

Diagnóstico

Exame histológico

As alterações histológicas são semelhantes às observadas nas demais lesões cutâneas específicas do LE (ver LECC). A característica proeminente é uma dermatite de interface associada a alterações vacuolares da camada basal, com células apoptóticas e exocitose de linfócitos-satélite às células apoptóticas. O grau de degeneração vacuolar é variável e pode causar clivagem dermoepidérmica. A membrana basal está espessada, há deposição de mucina e de material fibrinoide na derme e infiltrado inflamatório liquenoide na derme papilar. As alterações da interface dermoepidérmica são semelhantes às do líquen plano[7].

Imunofluorescência direta

Nas lesões subagudas, a IFD mostra deposição de IgG, IgM, C3 e eventualmente IgA ao longo da junção dermoepidérmica, nos queratinócitos basais e nos corpos citoides em cerca de 50 a 100% dos casos. Na pele sadia exposta, a deposição de imunoglobulinas e complemento na zona da membrana basal ocorre em porcentagem variável entre 50 e 100% dos casos, e na pele sadia coberta, em torno de 25%[7,20,21].

Exames complementares

No LECSA, em 70 a 90% dos casos há anticorpos antinucleares com padrão pontilhado ou homogêneo correspondentes aos anticorpos anti-Ro/SSA e/ou La/SSB. É rara a presença de anti-nDNA, anti-Sm e anti-RNP. Dependendo dos sintomas apresentados, é importante a avaliação hematológica, hepática, renal, do SNC, cardiopulmonar, do aparelho digestivo e de outros órgãos[1,3].

Tratamento

A proteção solar é importante e está citada no tópico correspondente ao tratamento do LECC.

Tratamento tópico

As lesões cutâneas são pouco responsivas aos fármacos de uso tópico. Pode-se indicar corticosteroides fluorados, pimecrolimo e tacrolimo[1,3].

Tratamento sistêmico

Os antimaláricos associados ou não à prednisona em doses baixas estão indicados para o tratamento do LECSA (ver tratamento do LECC). Casos rebeldes podem ser medicados com dapsona, talidomida e metotrexato. A sulfona é indicada em doses variáveis de 50 a 200 mg/dia com o cuidado prévio de dosar a glicose-6-fosfato-deidrogenase pela possibilidade de meta-hemoglobinemia e anemia hemolítica. A indicação da talidomida deve ser feita com as ressalvas citadas no tratamento do LECC, e o metotrexato é indicado nas doses de 15 a 20 mg/semana[1-4].

Lúpus eritematoso neonatal

O lúpus eritematoso neonatal caracteriza-se por lesões cutâneas subagudas transitórias, associadas ou não a bloqueio cardíaco congênito. Ocorre em neonatos de mães com manifestação clínica ou subclínica de LE, síndrome de Sjögren ou artrite reumatoide portadoras de anticorpos anti-Ro/SSA e/ou anti-LA/SSB. Tais anticorpos causam reações inflamatórias do feixe de His e o aparecimento do bloqueio cardíaco e, por meio de mecanismo de citotoxicidade celular, reconhecem os queratinócitos pela intensa expressão antigênica de Ro e desencadeiam as lesões cutâneas. Desaparecem da circulação em alguns meses. O LE neonatal é eventual em neonatos de mães sadias que, no entanto, correm o risco de desenvolver doença autoimune no decorrer da vida[1-4].

As lesões cutâneas são lesões tipo subagudas, anulares eritematoescamosas com discreta atrofia central e descamação tênue que involuem deixando telangiectasias e leve discromia (Figura 22). Mais raramente, surgem nódulos subcutâneos e lesões reticulares eritematosas semelhantes à cútis marmórea. São lesões fotossensíveis, incidem nas áreas expostas com predomínio da face, preferencialmente em torno dos olhos e são raras no tronco. São eventuais ao nascimento, surgem nos primeiros dias de vida e desaparecem em torno do 6º mês, coincidindo com o desaparecimento dos anticorpos maternos circulantes. Muito embora a manifestação cutânea seja

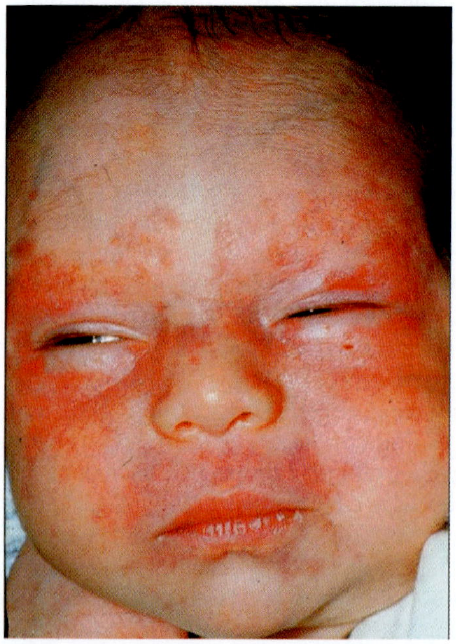

■ **Figura 22.** Lúpus eritematoso neonatal. Lesões eritematosas com discreta descamação facial com predomínio periocular.

autolimitada, as lesões podem persistir ou eventualmente ressurgir na idade adulta.

Deve-se excluir dermatite seborreica, psoríase do neonato, tinha da face e genodermatoses, como as síndromes de Rothmund-Thompson, de Cockayne e de Bloom. Em 50% dos casos, ocorre bloqueio cardíaco congênito, trombocitopenia, comprometimento hepático transitório, anemia aplástica e sintomas neurológicos. A maioria dos neonatos sobrevive, há compensação da disfunção cardíaca e é eventual a necessidade de implantação de marca-passo. As lesões cutâneas não necessitam de tratamento.

Gestantes com anticorpos anti-Ro/SSA, anti-La/SSB ou anti-U1RNP devem ser monitoradas visando à detecção precoce de alteração cardiológica fetal[1,3].

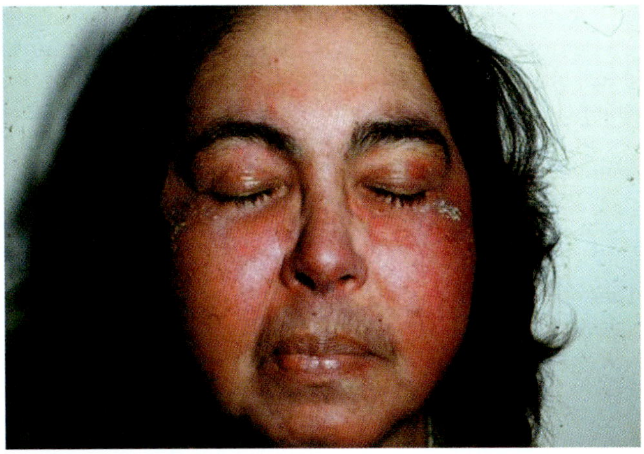

Figura 23. Lúpus eritematoso cutâneo agudo. *Rash* malar.

Lúpus eritematoso cutâneo agudo

Definição

O LECA, manifestação cutânea específica do LES, ocorre em cerca de 40 a 60% dos doentes com LES, principalmente em mulheres na proporção de 6:1 homem, na segunda ou na terceira década da vida, e coincide com a exacerbação clínica da afecção. A exposição solar é o fator exógeno mais comumente implicado na eclosão do quadro clínico, muito embora infecções virais e outros agentes (hidralazina, isoniazida e procainamida) também sejam considerados fatores indutores ou agravantes. A possível associação com HLA-DR2 e DR3 e casos familiares sugerem a participação de componente genético[1,3].

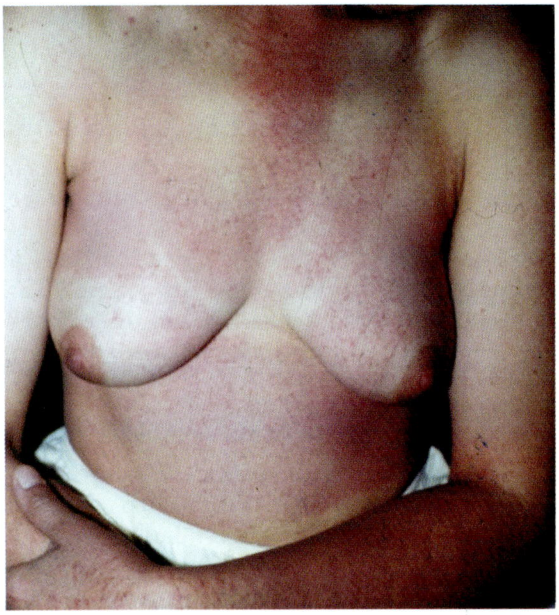

Figura 24. Lúpus eritematoso agudo. Dermatite lúpica fotossensível.

Manifestação cutânea

As lesões agudas podem ser localizadas e disseminadas. As lesões localizadas surgem na região malar e no dorso do nariz, formando a lesão em "asa de borboleta" ou "*rash* malar" (Figura 23). É uma lesão maculoeritematosa levemente descamativa e edematosa acompanhada de telangiectasias que pode acometer a região periorbital e eventualmente toda a face, porção superior do tronco e face extensora dos membros superiores. São lesões fugazes de aparecimento súbito que persistem por horas ou dias e involuem sem deixar cicatriz. Nas peles melanodérmicas, pode ocorrer hiperpigmentação residual. O quadro agudo disseminado corresponde à chamada erupção lúpica fotossensível (Figura 24), que surge após exposição solar e, em geral, é acompanhada de exacerbação clínica da doença. As lesões são máculas ou pápulas eritematoedematosas isoladas ou confluentes em placas, com descamação fina, com ou sem componente purpúrico que acometem a face, membros superiores, dorso das mãos e eventualmente são disseminadas[1,3]. Raramente as lesões agudas estão associadas a outras manifestações cutâneas específicas do LE, porém lesões inespecíficas podem acompanhar o quadro clínico nas fases de exacerbação da doença. Pode-se notar alopecia difusa não cicatricial tipo eflúvio telógeno e mesmo cabelos lúpicos, telangiectasias periungueais, ulcerações nas polpas digitais dos dedos das mãos e dos pés, lesões ulceradas de mucosa, particularmente no vermelhão dos lábios e mucosa oral e/ou nasal, que podem apresentar eritema, edema, erosões e ulcerações; é frequente o encontro de púrpura palatina. Outras lesões inespecíficas cutaneovasculares podem ocorrer, principalmente o fenômeno de Raynaud, livedo reticular associado ou não a anticorpos antifosfolípides, vasculites e vasculopatia, além de angioedema nos casos de deficiência das frações C2 ou C4 do complemento[1-4].

Diagnóstico diferencial

O diagnóstico diferencial da lesão em "asa de borboleta" inclui rosácea, dermatite seborreica, dermatite de contato, dermatite por corticosteroide fluorado e micose superficial, que deve ser excluída por exame micológico direto. As demais dermatoses são afastadas pela história clínica, exame histológico e imunofluorescência direta.

A dermatose lúpica fotossensível deve ser distinguida de quadros de fotossensibilidade, erupção polimorfa à luz, farmacodermias, eritema polimorfo e dermatomiosite pela história clínica e por exames complementares[1,2].

Manifestação sistêmica

As manifestações sistêmicas do LECA são pertinentes ao LES.

Diagnóstico

Exame histológico

As alterações histológicas das lesões agudas do LES, embora sutis, são sugestivas de LE e superponíveis àquelas da dermatomiosite, permitindo um diagnóstico de compatibilidade. Há apoptose de queratinócitos, degeneração hidrópica das células basais, edema da derme superior, infiltrado inflamatório discreto e deposição de mucina, além de dilatação vascular, extravasamento de hemácias e leve espessamento da membrana basal[7].

Imunofluorescência direta

A IFD da lesão aguda mostra, em 90 a 100% dos casos, deposição de imunoglobulinas IgG, IgM, IgA e fração C3 do complemento na junção dermoepidérmica, constituindo a chamada banda lúpica. A fluorescência também é observada nos núcleos dos queratinócitos, nos corpos citoides da derme papilar e na região perivascular. Na pele sadia exposta, a IFD é positiva em 70 a 90% dos casos, e na pele sadia coberta, é positiva em 90%, na doença em atividade e, em 30%, na fase inativa[7,20,21].

Exames complementares

Uma vez que o LECA faz parte do conjunto de alterações do LES, os exames sorológicos e complementares necessários para consolidar o diagnóstico clínico são os mesmos pertinentes ao LES. Os resultados clínico-laboratoriais devem preencher ao menos 4 dos 11 critérios do American College of Rheumatology para o diagnóstico de LES (Quadro 2).

Quadro 2. Critérios para diagnóstico de LES (American College of Rheumatology)
1. Eritema malar persistente ou não
2. Lesão discoide típica
3. Fotossensibilidade
4. Lesões mucosas orais e/ou nasofaringeanas ulceradas ou erosadas
5. Artrite não erosiva comprometendo mais de duas articulações
6. Serosite, pleurite, pericardite ou derrame pleural ou do pericárdio
7. Proteinúria persistente ou cilindrúria
8. Leucopenia ou anemia hemolítica ou linfopenia ou plaquetopenia em dois ou mais exames
9. Convulsões ou psicose sem outra causa aparente
10. Presença de anti-nDNA ou anti-Sm ou anti-fosfolípides por mais de 6 meses
11. Presença de FAN na ausência de agentes indutores

Tratamento

A exposição à luz solar deve ser restringida e está indicada a fotoproteção citada no tratamento do LECC.

Tratamento tópico

As lesões cutâneas agudas não são passíveis de tratamento tópico.

Tratamento sistêmico

O tratamento sistêmico do LECA é aquele correspondente ao do LES, incluindo o uso de corticosteroides, antimaláricos, imunossupressores e imunobiológicos[2,3,10]. Os esquemas terapêuticos variam de acordo com o grau de atividade da doença.

Lúpus eritematoso cutâneo bolhoso

Definição

O lúpus eritematoso cutâneo bolhoso é uma manifestação clínica pouco frequente do LES, caracterizada por lesões vesicobolhosas tensas que surgem na pele normal e/ou em base eritematosa e que, ao romperem, formam erosões recobertas por crostas que involuem deixando lesão residual pigmentada (Figura 25). As lesões acometem preferencialmente as áreas flexurais e/ou extensoras dos membros, porção superior do tronco, face e mucosas[24]. A atividade das lesões cutâneas coincide ou não com a atividade sistêmica da doença.

Diagnóstico diferencial

No diagnóstico diferencial, deve-se considerar o LEC com lesões vesicobolhosas, a síndrome de Rowell ou eritema polimorfo-símile associado ao LE, as farmacodermias vesicobolhosas e as dermatoses bolhosas autoimunes tipo penfigoide bolhoso, epidermólise bolhosa adquirida, dermatite herpetiforme e dermatite por IgA linear, excluídas pela história clínica, exame histológico, IFD e exames complementares[1,2].

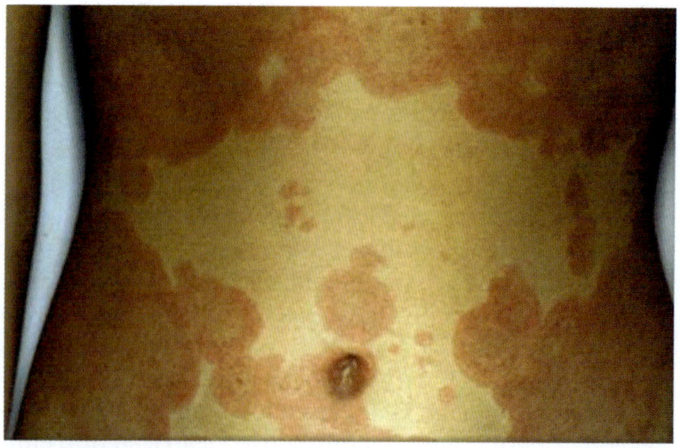

Figura 25. Lúpus eritematoso bolhoso. Lesões vesicobolhosas isoladas ou confluentes em placa.

Diagnóstico laboratorial

Exame histológico

As lesões bolhosas do lúpus eritematoso bolhoso sob o ponto de vista histológico são caracterizadas por uma dermatose neutrofílica. Mostram clivagem dermoepidérmica com conteúdo neutrofílico e microabscessos de neutrófilos na derme papilar, os neutrófilos permeando a derme reticular. Em torno de vasos e anexos, há infiltrado inflamatório de linfócitos e neutrófilos, e os vasos não exibem sinais de vasculite. A epiderme fora das áreas de clivagem exibe degeneração hidrópica das células basais e há espessamento da membrana basal. O diagnóstico diferencial histológico é feito com a dermatite herpetiforme e a dermatose por IgA linear, síndrome de Sweet e vasculite leucocitoclástica, sendo importante a correlação com os resultados da imunofluorescência direta.

Imunofluorescência direta

No lúpus eritematoso bolhoso, a imunofluorescência direta mostra banda lúpica completa com deposição granular ou linear de IgG, IgA, IgM e C3 na zona da membrana basal[7].

A imunofluorescência indireta com técnica de *salt split* é um método laboratorial que permite identificar o local da zona da membrana basal em que ocorre a clivagem e a deposição dos imunorreagentes nas dermatoses bolhosas autoimunes[2]. No lúpus eritematoso bolhoso, os imunocomplexos depositam-se na sublâmina densa, isto é, no lado dérmico da clivagem, sendo indistinguível do padrão da epidermólise bolhosa adquirida. No penfigoide bolhoso, a clivagem é no nível da lâmina lúcida, e a deposição dos imunorreagentes ocorre no teto da bolha[2].

Estudos laboratoriais pelo método de *Western blot* identificaram anticorpos anticolágeno VII circulantes[7,25], e estudos posteriores mostraram o desenvolvimento de anticorpos dirigidos a vários constituintes da zona da membrana basal[26] no soro de doentes com lúpus eritematoso bolhoso.

Tratamento

A primeira escolha terapêutica para o lúpus eritematoso bolhoso é a sulfona[1-3], na dose de 25 a 200 mg/dia, associada ou não à prednisona. A talidomida é útil nos casos severos, em doses variáveis de 100 a 300 mg/dia. Em mulheres, deve-se monitorar a indicação da droga em decorrência dos efeitos secundários, principalmente a teratogenicidade (ver tratamento do LECC).

Manifestações cutâneas inespecíficas do lúpus eritematoso

As manifestações cutâneas inespecíficas do LE são inúmeras (Quadro 3) e algumas são preditivas de evolução severa, entre elas vasculite, livedo reticular e fenômeno de Raynaud.

Quadro 3. Lesões cutâneas inespecíficas no LE

Alterações cutaneovasculares a. vasculite: púrpura palpável e não palpável/urticária vasculite b. vasculopatia: moléstia de Degos/atrofia branca de Millian fenômeno de Raynaud/livedo reticular/eritema palmar/ telangiectasias periungueais/tromboflebite/úlcera de perna
Alopecia não cicatricial: cabelos lúpicos/eflúvio telógeno/alopecia areata
Fotossensibilidade/eritromelalgia/úlceras orais
Esclerodatilia/nódulos reumatoides/calcinose cutânea
Lesões bolhosas inespecíficas: EBA/PB/dermatite herpetiforme pênfigo eritematoso/porfiria cutânea tarda
Urticária/angioedema/mucinose papulonodular/líquen plano
Alterações ungueais: lúnula eritematosa/discromias/hiperqueratose subungueal
Anetodermia/acantose nigricante tipo B insulina-resistente
Eritema polimorfo - síndrome de Rowell/eritema nodoso recorrente

Vasculite é uma das manifestações inespecíficas mais frequentes que ocorre nos doentes com LES ou LEC em vias de sistematização, observada em porcentagem variável em 20 a 70% dos doentes. Caracteriza-se por lesões eritematopurpúricas que evoluem com necrose central e atrofia e são acompanhadas de telangiectasias periungueais. Surgem nas extremidades, principalmente porção distal dos dedos das mãos e dos pés, são dolorosas e eventualmente são concomitantes a lesões purpúricas localizadas nos membros inferiores ou disseminadas. O exame histológico evidencia uma vasculite leucocitoclástica, e a IFD pode mostrar deposição de imunoglobulinas e complemento na parede vascular[7].

A urticária vasculite é outra manifestação cutaneovascular indicativa de doença sistêmica, caracterizada por lesões urticariformes pequenas, disseminadas e persistentes, com duração superior a 24 horas que deixam lesões residuais pigmentadas, embora o componente purpúrico seja eventual. Evolui com artralgia, febre e astenia, e sua ocorrência no LEC reforça a possibilidade de sistematização da doença.

Ainda no contexto das vasculites, há o quadro de vasculite hipocomplementêmica ou síndrome não comum relacionada ao LE, caracterizada por alterações clínicas e imunopatológicas decorrentes de moléstia por imunocomplexos ou de reação não específica a múltiplos agentes etiológicos, exibindo graus variáveis de gravidade clínica. As lesões são semelhantes às da urticária persistente ou de eritema polimorfo de longa duração, com componente purpúrico. Há sintomas de artralgias, artrite, febre, doença pulmonar obstrutiva, gastralgias, dores abdominais, adenopatia e glomerulonefrite, acompanhados de diminuição dos níveis séricos de complemento, de anticorpos anti-C1q, imunocomplexos circulantes e negatividade do FAN. As alterações histológicas são de vasculite necrotizante, e a IFD pode evidenciar a deposição de imunoglobulinas e complemento nos vasos da derme[7].

O livedo reticular é um indicador cutâneo da presença de anticorpos antifosfolípides em doentes com LES, constituindo a chamada síndrome antifosfolípide secundária; a primária ocorre na ausência de LES. Os doentes evoluem com trombose venosa e arterial recorrentes, trombocitopenia, abortos de repetição no final do 3º trimestre, doença valvular cardíaca, endocardite de Libman-Sachs e hipertensão pulmonar. Associadamente, pode-se observar acrocianose, lesões semelhantes à atrofia branca e à moléstia de Degos em decorrência de microinfartos cutâneos. Para o tratamento, estão indicados os anticoagulantes.

O fenômeno de Raynaud decorre de um vasoespasmo das artérias digitais relativo à temperatura ambiente, não havendo correlação com a atividade sistêmica do LE; sua maior incidência parece estar relacionada à presença de anticorpos anti-U1RNP e anti-Ro/SSA. Pode ser controlado com bloqueadores de canal de cálcio, como a nifedipina, na dose de 10 a 30 mg/dia, ou outros vasodilatadores, como nicardipina[1,2,7] e, mais recentemente, sildenafil[27] (Quadros 4 e 5, Figuras 26 e 27).

A eritromelalgia, outra manifestação vasculocutânea, é caracterizada por eritema e aumento da temperatura dos pés e eventualmente das mãos, com sensação de queimação, provavelmente em decorrência de alterações vasculares que facilitam a coexistência de hipóxia e hiperemia. Não é frequente no LES e é descrito na perniose lúpica. Não há tratamento efetivo e pode-se indicar aspirina e outros agentes com ação sobre a serotonina. Os sintomas locais são aliviados com imersão em água gelada[4].

Quadro 4. Critérios histológicos para o diagnóstico dos subtipos do lúpus eritematoso cutâneo

LED	Dermatite linfocitária de interface Infiltrado inflamatório perivascular, perianexial, perineural Hiperqueratose folicular/rolhas córneas Degeneração vacuolar células basais Espessamento proeminente da membrana basal
LECSA	Dermatite vacuolar de interface e exocitose linfocitária Intensa apoptose e satelitose Atrofia da epiderme Espessamento discreto da membrana basal Rolhas córneas foliculares pouco proeminentes
LECA	Dermatite vacuolar de interface discreta Edema da derme/deposição de mucina Raras células inflamatórias perivascular Discreto ou ausente espessamento da membrana basal
LE bolhoso	Dermatose neutrofílica de interface Microabscessos papilares/clivagem dermoepidérmica Ausência de vasculite Espessamento da membrana basal pouco evidente

LED: lúpus eritematoso discoide; LECSA: lúpus eritematoso cutâneo subagudo; LECA: lúpus eritematoso cutâneo agudo; LE: lúpus eritematoso

Quadro 5. Avaliação sistêmica de doentes com lúpus eritematoso cutâneo

- Exame dermatológico – avaliação das lesões cutâneas
  - específicas: agudas, subagudas, crônicas
  - inespecíficas: alopecia difusa não cicatricial
  - telangiectasias periungueais
  - livedo reticular/fenômeno de Raynaud
  - vasculite
- Exame físico/linfadenopatia/hepatoesplenomegalia
- Exames complementares
  - anticorpos antinucleares: anti-dsDNA/anti-Sm/anti-Ro/SSA anti-La/SSB/anti-RNP
  - hemograma completo/hemossedimentação
  - complemento total e frações
  - ureia/creatinina
  - urina I/proteinúria

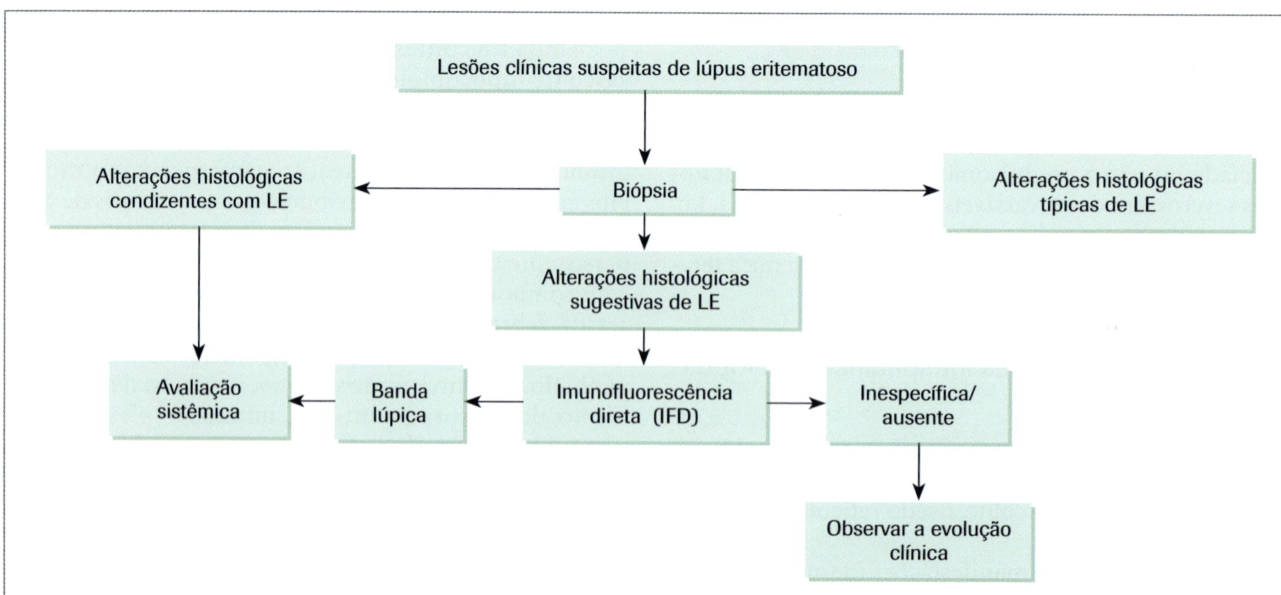

Figura 26. Diagnóstico do lúpus eritematoso cutâneo (LEC).

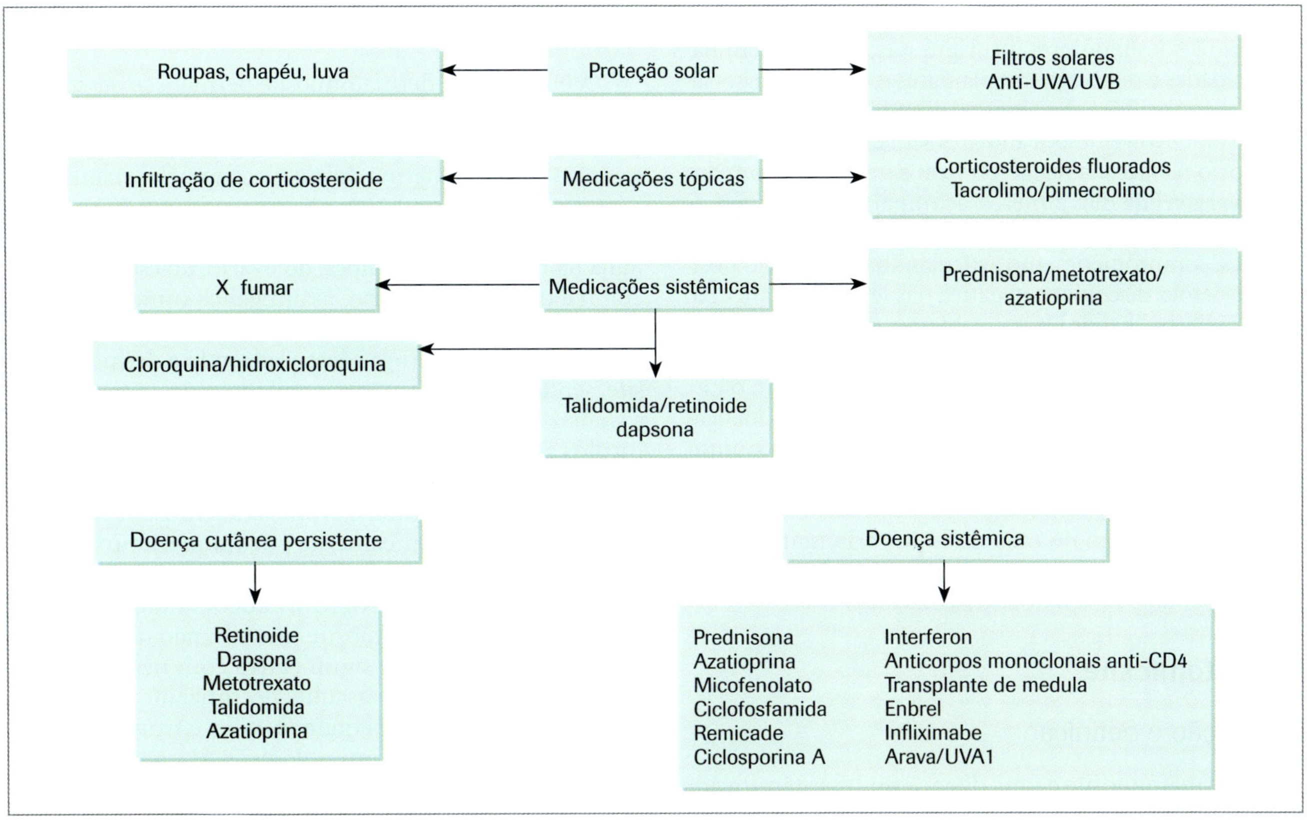

Figura 27. Tratamento das lesões cutâneas específicas do lúpus eritematoso.

A fotossensibilidade é observada nos doentes com LEC e LES, sendo frequente no LECSA e nos doentes com anticorpos anti-Ro/SSA. Aparentemente, sua ocorrência tem correlação com a região geográfica e depende da incidência da radiação solar[4].

As úlceras orais surgem em cerca de 25% dos doentes com LED e em cerca de 45% dos casos de LES. São mais frequentes no palato duro, são pouco sintomáticas e devem ser diferenciadas da estomatite aftosa, líquen plano, herpes simples ou úlceras medicamentosas, por exemplo, pelo metotrexato. Melhoram com o tratamento da doença de base[1,3,4].

Três tipos de alopecia não cicatricial são descritos nos doentes com LE em atividade. Há o eflúvio telógeno, com alopecia difusa e transitória; os cabelos lúpicos, que constituem um tipo localizado de eflúvio telógeno com aparecimento de cabelos finos, quebradiços e enrolados na orla do couro cabeludo; e a alopecia areata[1,3,4].

As discromias ocorrem nos doentes com LEC como sequela evolutiva das lesões cutâneas ou são desencadeadas pelos antimaláricos que causam hiperpigmentação. Nesse caso, a alteração na cor da pele desaparece com a suspensão do fármaco[1-4].

Alterações ungueais do tipo onicólise, lesões em saca-bocado, estrias longitudinais, leuconiquia, atrofia e telangiectasias cuticulares são descritas nos doentes com LE. As telangiectasias periungueais constituem uma manifestação clínica importante e seu aparecimento é indicativo de predisposição para o comprometimento sistêmico da doença[1,4].

A mucinose dérmica é caracterizada por lesões papulonodulares cor de pele que surgem nos doentes com LECSA em atividade sistêmica, cujo diagnóstico é anatomopatológico. São lesões responsivas ao tratamento com prednisona ou antimalárico[1,4].

Lesões bolhosas inespecíficas são raras no LE. Incluem o lúpus eritematoso bolhoso e as lesões bolhosas do LECSA que surgem na periferia das lesões anulares, paralelas à degeneração vacuolar das células basais da epiderme. Os quadros dermatológicos citados devem ser diferenciados das dermatoses bolhosas autoimunes e do eritema polimorfo, que eventualmente podem estar associados ao LES. Entre as primeiras, estão a epidermólise bolhosa adquirida (EBA), o penfigoide bolhoso (PB), a dermatite herpetiforme e, eventualmente, o pênfigo eritematoso. Na epidermólise bolhosa adquirida, os doentes, além da erupção vesicobolhosa disseminada, são HLA-DR2 positivos e exibem anticorpos anticolágeno VII circulantes. O diagnóstico é auxiliado pela IFI com técnica de *salt split*. Há ainda a possibilidade de associação entre LE e porfiria cutânea tarda, porfiria variegata e porfiria aguda intermitente. É conveniente lembrar que a flebotomia exacerba o LE e os antimaláricos podem desencadear porfiria cutânea tarda[1,2].

Doentes de LE podem evoluir com lesões cutâneas de líquen plano, que se manifesta por lentículas e/ou placas eritematovioláceas pigmentadas, raramente hiperqueratósicas; são lesões indolores, pruriginosas, que incidem nas extremidades e regiões palmoplantares e, em geral, associadas a fotossensibilidade. Doentes com LED, LECSA e LES podem desenvolver lesões anulares semelhantes ao eritema polimorfo na face, na região cervical e no tronco, com duração variável de dias a meses, acompanhadas ou não de perniose lúpica. Apresentam anticorpos-anti-Ro/SSA circulantes, comprometimento articular, "banda lúpica" positiva nas lesões discoides e negativa nas lesões anulares. No caso de LES, há "banda lúpica" nas lesões anulares. Esse quadro é conhecido por síndrome de Rowell e deve ser diferenciado do eritema polimorfo, que pode coincidir com o LE[2].

Alterações de esclerodatilia são descritas nas doenças de superposição e na síndrome mista do tecido conjuntivo e estão associadas a anticorpos anti-U1RNP. Calcinose cutânea ocorre em lesões que acometem a derme e a hipoderme, como no caso do lúpus eritematoso profundo, ou são primárias, idiopáticas e surgem em qualquer região da pele em doentes com LES[2,4].

Dermatomiosite

Introdução e definição

A dermatomiosite é uma doença multissistêmica adquirida, caracterizada por alterações inflamatórias da pele que são associadas a um amplo espectro de alterações de órgãos internos. Inclui a polimiosite, a pneumonite intersticial, o comprometimento miocárdico e a vasculite[27]. A ausência de comprometimento muscular caracteriza a dermatomiosite sem miosite e a ausência de lesões cutâneas é denominada polimiosite. Salienta-se, no entanto, que o comprometimento muscular e/ou cutâneo pode se manifestar apenas após meses ou mesmo anos de evolução da enfermidade[28,29].

Dados epidemiológicos

A dermatomiosite pode acometer qualquer idade com pico de incidência na infância e outro em torno dos 45 a 65 anos, ocorrendo maior prevalência em mulheres nessa faixa etária (2:1). Não ocorre predileção por nenhum grupo étnico[27].

A incidência estimada da doença é de 1:100.000. Aproximadamente 15% dos casos ocorrem em crianças com menos de 15 anos de idade. Em aproximadamente 10% dos doentes com dermatomiosite, ocorrem apenas manifestações cutâneas na ausência de alterações clinicolaboratoriais de acometimento muscular[27,30].

No HCFMUSP, de 109 pacientes com dermatomiosite avaliados retrospectivamente no período de 1992 a 2002, a maior representação de casos pertenceu ao sexo feminino (78% dos casos) e a idade média do diagnóstico da doença foi de 36 anos. Documentou-se a presença de neoplasias durante o acompanhamento da doença em 6,42% dos casos, sendo esta mais frequente nos pacientes acima de 60 anos (71,4%)[31].

Etiologia e fisiopatologia

A etiologia da dermatomiosite permanece desconhecida. A dermatomiosite e a polimiosite caracterizam miopatias inflamatórias e idiopáticas. Ambas são consideradas essencialmente a mesma doença, exceto pelas manifestações cutâneas associadas ou não ao quadro[32,33]. No adulto, a dermatomiosite é muitas vezes associada à doença maligna da mama, dos pulmões, do ovário, do estômago, do cólon e do útero. Destarte, os antígenos tumorais poderiam ser os responsáveis pelas alterações musculares e cutâneas. Há relatos de drogas desencadeando a dermatomiosite, sendo as mais comuns as sulfonamidas, a penicilina, a isoniazida e a penicilamina. Associações com outros distúrbios autoimunes, como a trombocitopenia idiopática autoimune, têm sido relatadas[34-38].

A inflamação aguda e crônica dos músculos estriados, evidenciada clinicamente por fraqueza proximal e simétrica, é acompanhada de necrose segmentar das miofibras, resultando em progressiva debilidade muscular. Nas crianças (dermatomiosite juvenil), não ocorre associação estatisticamente significativa com neoplasias. O que se evidencia é uma vasculite necrotizante com proliferação da íntima dos pequenos vasos e trombose com participação de fatores imunológicos. Há relatos de desencadeamento da doença após vacina antitetânica, anti-influenza e BCG[39-41].

Quadro clínico

A história dos doentes com dermatomiosite inclui fotossensibilidade e debilidade muscular caracterizada pela dificuldade em se levantar da posição de supinação, subir escadas, levantar os braços acima da cabeça, pentear os cabelos, virar-se na cama e, em casos avançados, ocorre disfagia[27].

Do ponto de vista dermatológico, as pápulas de Gottron são consideradas sinal patognomônico da dermatomiosite, evidenciando pápulas violáceas, com cúpula achatada e graus variados de atrofia, com poucos milímetros de diâmetro, que acometem o dorso das articulações interfalângicas (Figura 28). O sinal de Gottron se caracteriza pela coloração eritematoviolácea que pode acometer cotovelos e joelhos, na ausência de lesões elevadas[4] (Figura 29).

O heliotropo é um dos marcadores clínicos da enfermidade e caracteriza-se por alterações inflamatórias vermelho-púrpuras das pálpebras e da área periorbitária associada a certo grau de edema (Figura 30). Graus variados de eritema e descamação podem acometer as áreas fotoexpostas na face, no pescoço e na porção superior do tronco (Figura 31). Prurido generalizado, principalmente do couro cabeludo, é sintoma frequente da dermatomiosite[27-30].

Eritema e telangiectasias periungueais, alopecia difusa e poiquilodermia do dorso superior, nuca e membros também podem ocorrer (Figura 32). Manchas eritematovioláceas, descamação e telangiectasias acometendo sime-

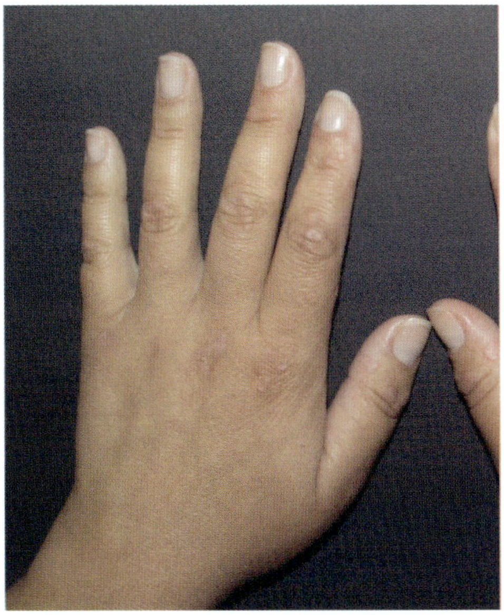

■ **Figura 28.** Pápulas de Gottron acometendo as mãos.

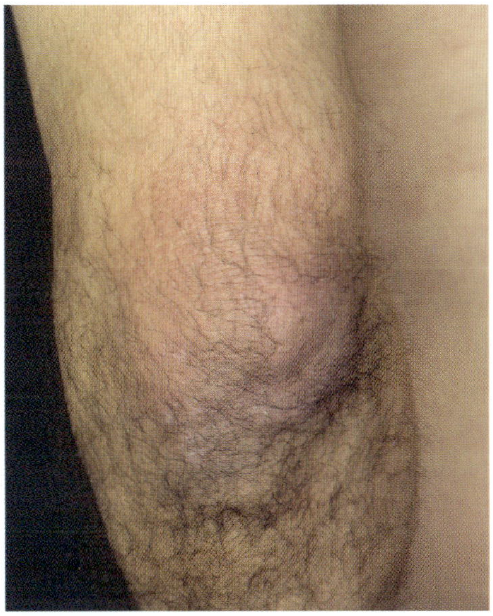

■ **Figura 29.** Sinal de Gottron evidenciando coloração eritematopurpúrica mal delimitada sobre cotovelo.

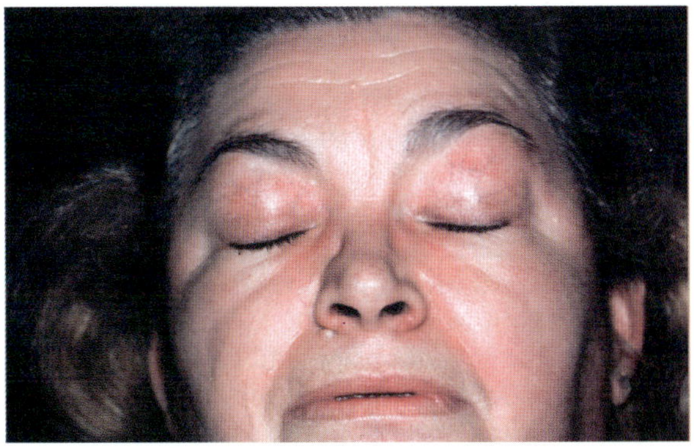

■ **Figura 30.** Heliotropo na região palpebral e periorbitária.

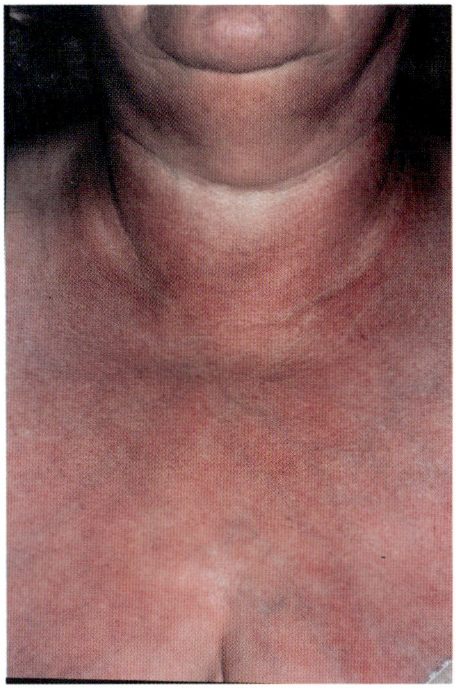

■ **Figura 31.** Fotossensibilidade no tronco anterossuperior.

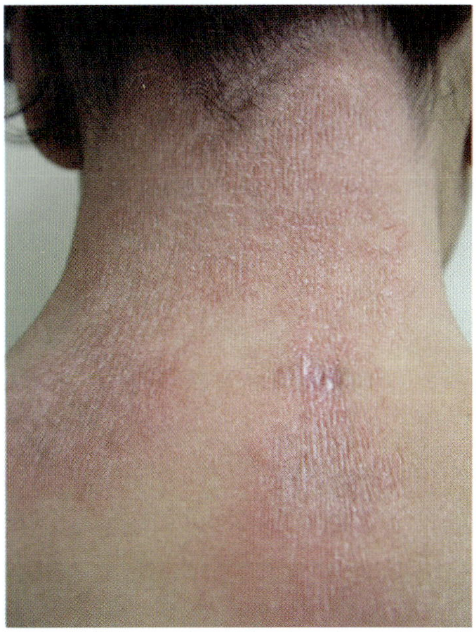

■ **Figura 32.** Poiquilodermia localizada na região da nuca e no dorso superior.

tricamente os membros superiores, os ombros, a nuca e o colo caracterizam o "sinal do xale" (Figura 33). Lesões de paniculite, embora raras, foram relatadas. A hiperqueratose palmar simétrica com ou sem fissuras, conhecida como "mãos de mecânico", em razão do aspecto caloso das mãos, é outro sinal característico da enfermidade[30].

Nas crianças, a evolução tende a ser mais agressiva com altos índices de morbidade e mortalidade. Úlceras cutâneas consequentes a vasculopatia com infartos podem ocorrer. Atrofia e contraturas articulares são frequen-

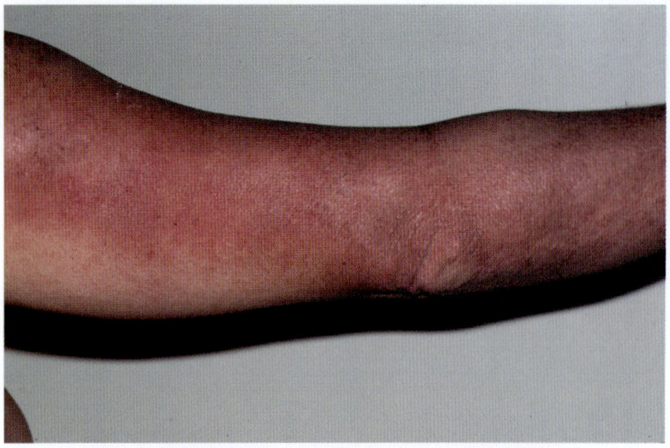

■ **Figura 33.** "Sinal do xale" caracterizado por eritema, descamação e telangiectasias se estendendo por todo o membro superior.

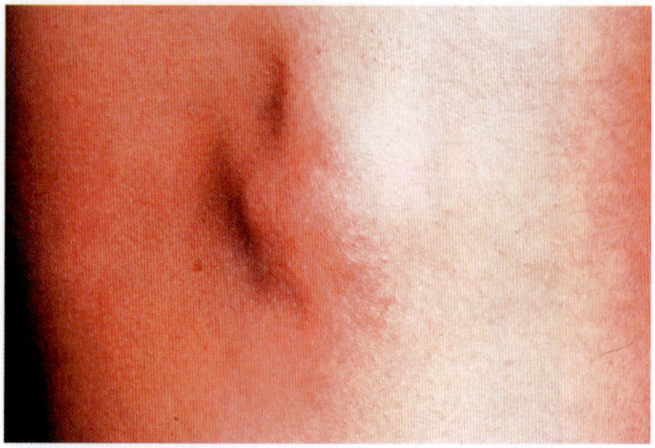

■ **Figura 35.** Nódulo de calcificação subcutânea dorsal em doente com dermatomiosite juvenil.

tes (Figura 34). Calcificações de tecidos subcutâneos e aponeuroses ocorrem habitualmente no curso tardio da dermatomiosite juvenil (Figuras 35 e 36), podendo evoluir para calcinose universal.

O diagnóstico diferencial da dermatomiosite abrange o lúpus eritematoso, a esclerodermia, a doença mista do colágeno, quadros infecciosos como a borreliose e a toxocaríase, fotossensibilidade e também as farmacodermias. A síndrome de sobreposição ou *overlap* associada a dermatomiosite ocorre mais frequentemente com a esclerose sistêmica (36% dos casos) e com o lúpus eritematoso sistêmico (28% dos casos). O prognóstico da dermatomiosite, com ou sem miosite, habitualmente é favorável, com exceção dos casos associados com neoplasia maligna e daqueles com comprometimento pulmonar[42,43].

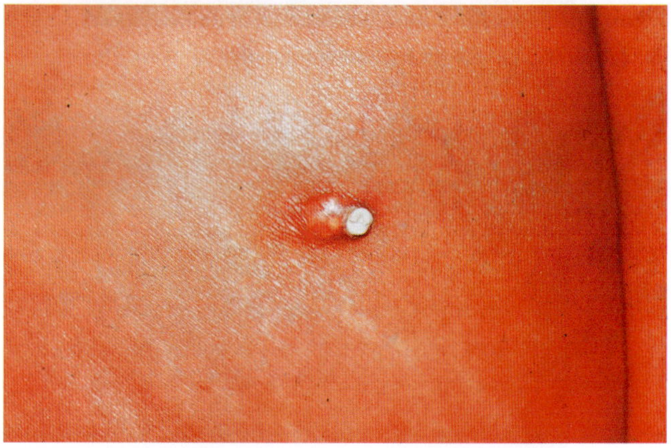

■ **Figura 36.** Dermatomiosite juvenil com eliminação espontânea de calcinose.

Diagnóstico e exames complementares

O diagnóstico conclusivo da dermatomiosite deve se basear em critérios clínicos e laboratoriais. A eletromiografia e a ressonância nuclear magnética evidenciam as regiões de miopatia e direcionam a biópsia muscular. A elevação das enzimas musculares (creatinoquinase, aldolase, transaminase glutâmico-oxalacética e desidrogenase lática) e o aumento da creatina na urina de 24 horas são critérios diagnósticos e indicam a atividade da doença. A creatinoquinase é o marcador mais utilizado para o monitoramento da doença. Habitualmente, não ocorre associação entre as atividades cutânea e muscular[30]. Bohan e Peter estabeleceram critérios clinicolaboratoriais para o diagnóstico da dermatomiosite (Quadro 6)[32,33].

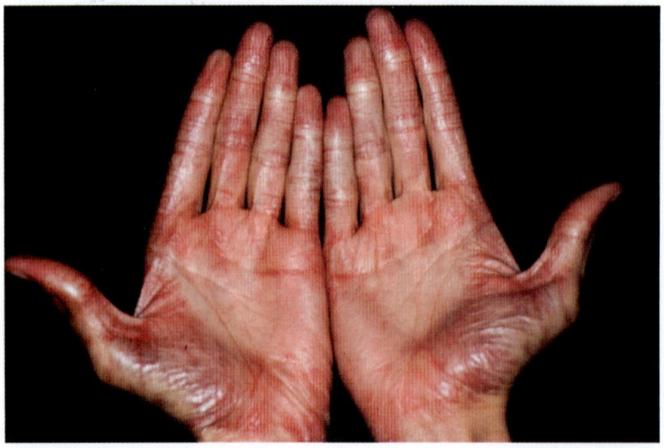

■ **Figura 34.** Atrofia e coloração purpúrica palmar em adolescente com dermatomiosite juvenil.

O exame histopatológico de biópsia de pele acometida evidencia a retificação da epiderme, a degeneração hidrópica da camada basal e o edema da derme superior. Associadamente, depósitos fibrinoides na junção dermoepidérmica e ao redor dos capilares dérmicos, bem como depósito de mucina em graus variados, podem ocorrer. Essas alterações também podem ocorrer em outras doenças do tecido conjuntivo, como o LE, e, portanto, não são diagnósticas[27-29].

A eletromiografia apresenta fibrilações espontâneas, descargas pseudomiotônicas e ondas agudas positivas. A biópsia muscular evidencia necrose segmentar dentro das fibras musculares, desaparecimento das estrias cru-

Quadro 6. Critérios diagnósticos da dermatomiosite

1. Fraqueza muscular proximal e simétrica com ou sem disfagia e envolvimento da musculatura respiratória
2. Biópsia muscular alterada
3. Elevação de enzimas musculoesqueléticas
4. Eletromiografia alterada
5. *Rash* cutâneo característico
Rash cutâneo + 1 em 4 critérios diagnósticos: possível dermatomiosite *Rash* cutâneo + 2 em 4 critérios diagnósticos: provável dermatomiosite *Rash* cutâneo + 3 em 4 critérios diagnósticos: diagnóstico definitivo de dermatomiosite

Quadro 7. Arsenal terapêutico da dermatomiosite

Lesões cutâneas

- Protetor solar com alto fator de proteção contra UVA e UVB, além do uso de óculos escuros, chapéu e roupa adequada
- Anti-histamínicos
- Corticosteroides tópicos e sistêmicos
- Hidroxicloroquina e difosfato de cloroquina
- Metotrexato semanal, azatioprina
- Retinoides
- Inibidores da calcineurina (pimecrolimo e tacrolimo tópicos)
- Outras opções: dapsona, talidomida, micofenolato mofetil

Quadro sistêmico

- Prednisona oral na dose de 1 mg/kg/dia com doses regressivas em até 50% nos primeiros 6 meses, devendo ser completamente retirado em 2 a 3 anos
- Metotrexato semanal (15 a 20 mg/semana)
- Azatioprina (2 a 3 mg/kg/dia)
- Outras opções: pulsos de ciclofosfamida, gamaglobulina em altas doses, clorambucil, ciclosporina, fotoforese extracorpórea e tratamentos biológicos

zadas, além de infiltrado inflamatório misto e, eventualmente, vasculite – principalmente na dermatomiosite juvenil. O eletrocardiograma pode evidenciar miocardite, irritabilidade atrial, ventricular e bloqueio atrioventricular. A radiografia de tórax denota fibrose intersticial nos doentes acometidos. Salienta-se a necessidade de exame clínico completo e investigação sistêmica para avaliar a presença de neoplasias malignas na dermatomiosite do adulto[27,28,43].

Tratamento

A abordagem terapêutica se baseia na severidade do comprometimento musculocutâneo e no grau de envolvimento multissistêmico. Repouso físico é fundamental, principalmente no início do tratamento. A corticoterapia sistêmica com prednisona ou prednisolona é o principal armamento terapêutico da dermatomiosite, devendo ser iniciada com doses de 1 mg/kg/dia e gradualmente reduzida, conforme a melhora clínica e laboratorial. Antimaláricos são indicados nos casos com fotossensibilidade, porém têm sido associados à ocorrência de Herpes zoster em alguns doentes com dermatomiosite. Casos resistentes respondem ao uso do metotrexato e, eventualmente, azatioprina. Pulsos de corticosteroides estão indicados em casos graves[44-49].

O Quadro 7 apresenta a abordagem terapêutica das lesões dermatológicas da dermatomiosite, bem como as diferentes opções de tratamento sistêmico. Cumpre lembrar que a miopatia por esteroide pode ocorrer após 4 a 6 semanas de tratamento, devendo ser diferenciada da miosite da própria doença[27,30]. Fisioterapia, atividade física orientada por profissional e terapia respiratória estão indicadas para a reabilitação muscular dos doentes. Intervenções cirúrgicas podem ser necessárias na remoção das calcinoses[48,50].

Esclerodermia

Introdução e definição

A esclerodermia caracteriza uma afecção autoimune do tecido conjuntivo cujas manifestações clínicas são o resultado de diversos eventos bioquímicos e imunológicos que culminam com fibrose e esclerose da pele, vasos sanguíneos e órgãos internos. O termo esclerodermia cutânea se refere à presença de esclerose de forma localizada ou generalizada na pele, devendo ser a única característica da enfermidade ou senão a sua manifestação clínica proeminente. Diferencia-se, portanto, da esclerose sistêmica na qual a esclerose cutânea configura apenas uma de suas diversas manifestações.

A esclerose sistêmica é um distúrbio multissistêmico, caracterizado por alterações inflamatórias, vasculares e escleróticas da pele e de vários órgãos internos, especialmente pulmão, trato gastrointestinal e coração. Diferentes enfermidades, como o LE, a dermatomiosite e a doença enxerto *versus* hospedeiro, podem manifestar esclerose cutânea dentro de seu amplo espectro clínico[51,52].

Dados epidemiológicos

A esclerodermia cutânea é doença universal, acomete mais mulheres do que homens (3:1) e brancos mais frequentemente do que negros. Incide habitualmente entre os 20 e 50 anos de idade, e a variante linear e a panesclerose geralmente se iniciam nas primeiras duas décadas de vida. A sua incidência é estimada entre 20 e 27 doentes/1.000.000/ano[53,54].

A esclerose sistêmica incide em mulheres quatro vezes mais do que em homens, com aparecimento habitual dos 30 aos 50 anos[51,53].

Etiologia e fisiopatologia

A etiologia da esclerodermia é desconhecida. Os fibroblastos desempenham papel central na fisiopatologia da doença, com produção aumentada de colágeno I e IV na pele e nos vasos de doentes acometidos[52,55]. Diferentes fatores têm sido implicados, entre eles:

a) Fatores imunológicos: a disfunção do sistema imune na esclerodermia é evidenciada pela elevação de citocinas circulantes como receptores de IL-2 e IL-6, CD4 e CD8 solúveis, CD23, CD30, TNF-alfa, VCAM-1 e E-selectina, bem como pela alteração *in vitro* de fibroblastos e pela associação com outros distúrbios autoimunes, como a púrpura trombocitopênica idiopática. Anticorpos anticélula endotelial parecem ter papel ativo no dano à microcirculação[54-57].

b) Fatores infecciosos: existe evidência de que alguns doentes com esclerodermia sejam portadores de esclerose decorrente de infecção pela *Borrelia burgdorferi*, principalmente em certos países da Europa e Ásia. Infecções por citomegalovírus, parvovírus B19 e *Helicobacter pylori* também têm sido associadas. Há relatos do desencadeamento de quadros de esclerodermia no local de vacinação para hepatite B, bem como de casos de esclerodermia generalizada após vacinação antitetânica[54,58].

c) Fatores genéticos: o aumento da incidência familiar da esclerodermia, bem como a ocorrência em gêmeos monozigóticos e relatos da associação com alelos do complexo principal de histocompatibilidade da classe I, II e III sugerem a influência de fatores genéticos na enfermidade[51,52,54].

d) Fatores exógenos: uma série de fatores externos, como trauma, vacinação e cirurgias, mas principalmente o contato com as mais variadas substâncias, como inalação de sílica e cloreto de polivinil, aplicação intramuscular de vitamina K, pentacozide e corticosteroides, e o uso sistêmico de bleomicina, hidroxitriptofano, carbidopa, entre outros, têm sido associados ao desencadeamento do quadro cutâneo[51,59].

Na esclerose sistêmica, há evidências sugerindo que o primeiro evento seja lesão da célula endotelial dos vasos sanguíneos, seguida de fibrose decorrente de produção excessiva de colágeno pelos fibroblastos. No início do quadro, ocorre edema dos órgãos-alvo, seguido de fibrose. Evidenciam-se capilares sanguíneos da pele em número reduzido e o restante se dilata e prolifera, evidenciando telangiectasias visíveis[55].

Quadro clínico

A esclerodermia classifica-se nas formas cutânea e sistêmica (Figura 37)[51,52,59].

Esclerodermia cutânea ou morfeia

Forma localizada

Esclerodermia em placas

É a forma mais frequente da esclerodermia cutânea, caracterizada por áreas escleróticas da pele que, a princípio, exibem coloração lilás ou purpúrica (Figura 38) e evoluem para lesões endurecidas de centro cor da pele ou cor de marfim, com halo eritematovioláceo durante a fase ativa da doença (Figura 39). A superfície se apresenta lisa e brilhante, com ausência de pelos e anidrose (Figura 40). A placa é aderida aos planos profundos, não podendo ser pinçada, e ocorre atrofia do tecido celular subcutâneo. As lesões tendem a ser ovais ou circulares, únicas ou múltiplas, de tamanho variável, acometendo tronco, membros e couro cabeludo, resultando em alopecia cicatricial. Bolhas e púrpuras podem ocorrer. Passada a fase de atividade da doença, que pode evoluir por meses ou anos, as lesões se tornam gradativamente menos escleróticas e de coloração hipo ou hiperpigmentada (Figura 41)[60,61].

Na variante gutata, as lesões são pequenas e numerosas, lenticulares e cor de marfim, acometendo o tronco e as extremidades (Figura 42). Essa variante da esclerodermia pode estar associada a lesões de líquen escleroatrófico, que apresenta características clínicas semelhantes às da esclerodermia, sendo ambas consideradas espectro da

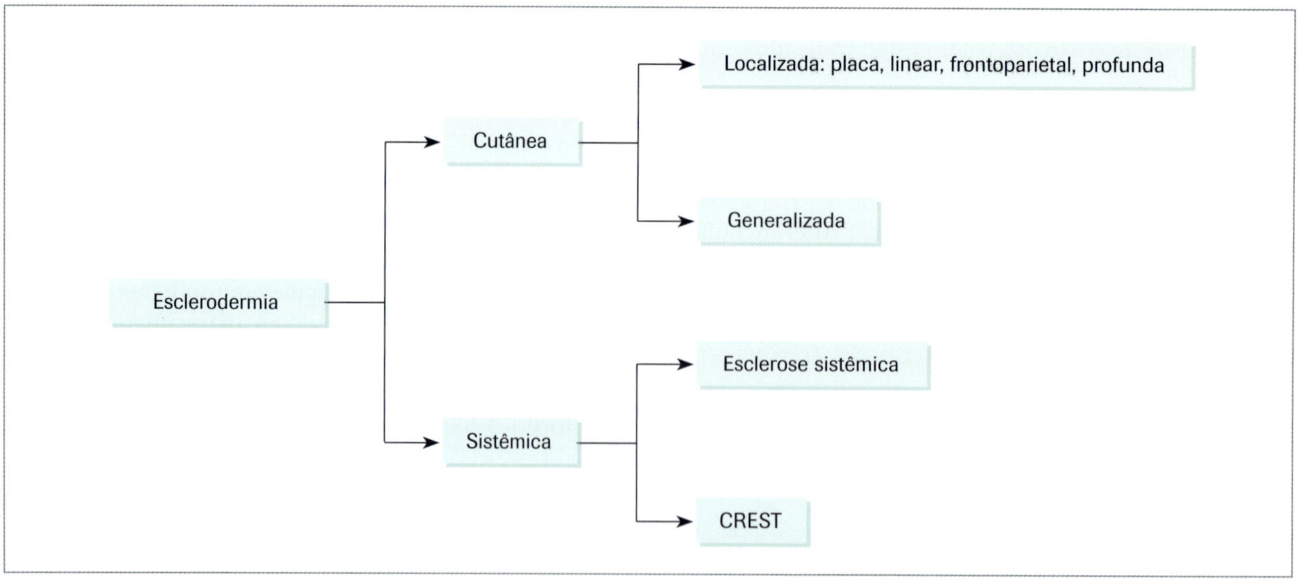

Figura 37. Classificação da esclerodermia.

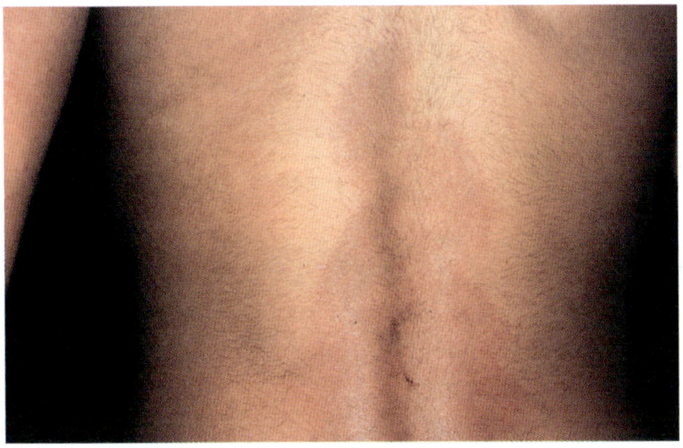

■ **Figura 38.** Fase inicial da esclerodermia cutânea com placas eritematopurpúricas no dorso.

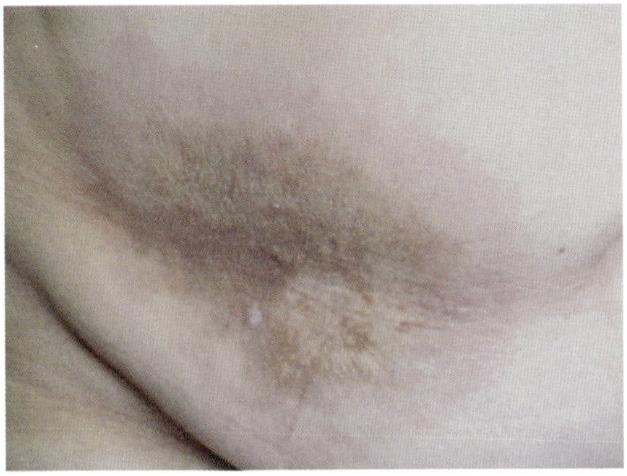

■ **Figura 39.** Anel lilás em placa da esclerodermia no abdome.

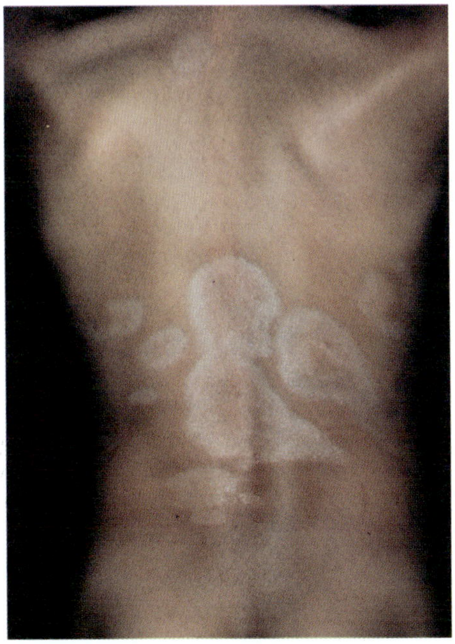

■ **Figura 40.** Múltiplas placas escleroatróficas acometendo o dorso em doente com esclerodermia cutânea localizada.

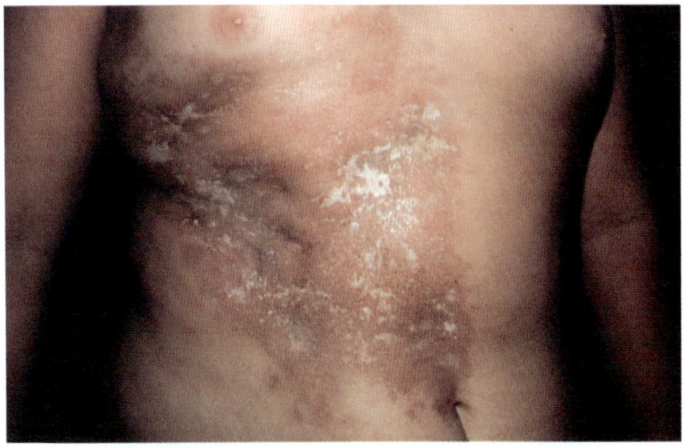

■ **Figura 41.** Placas atróficas hipo e hiperpigmentadas na fase de regressão da esclerodermia cutânea.

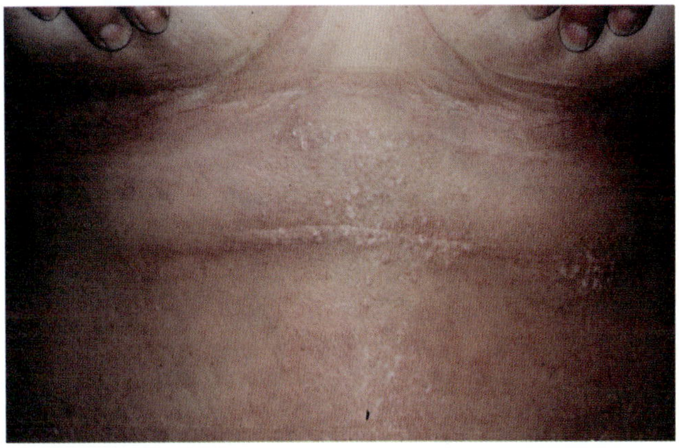

■ **Figura 42.** Lesões lenticulares escleroatróficas acometendo o dorso em doente com esclerodermia cutânea localizada.

mesma doença por alguns autores. Outros consideram que ambas as doenças possam coexistir em um mesmo doente. As manifestações histopatológicas podem, por vezes, auxiliar na sua diferenciação (ver a seguir).

A atrofodermia de Pasini e Pierini é uma forma abortiva da esclerodermia em placas na qual não há fase de esclerose, apenas atrofia e hiperpigmentação, ocorrendo habitualmente no tronco[51,54].

Esclerodermia linear

Acomete habitualmente uma extremidade, os membros inferiores mais do que os membros superiores. Lesões torácicas, abdominais e glúteas têm sido descritas. Incide habitualmente em crianças, desenvolvendo-se ao longo dos membros de forma uni ou bilateral e podendo seguir as linhas de Blaschko (Figuras 43 e 44). Raramente leva à constrição do membro afetado determinando graves sequelas. Hipertricose, hiperqueratose, ulceração e calcificação podem ocorrer[54,61].

Esclerodermia frontoparietal (em golpe de sabre)

Manifesta-se clinicamente por lesão linear e esclerótica, por vezes telangiectásica com hiperpigmentação peri-

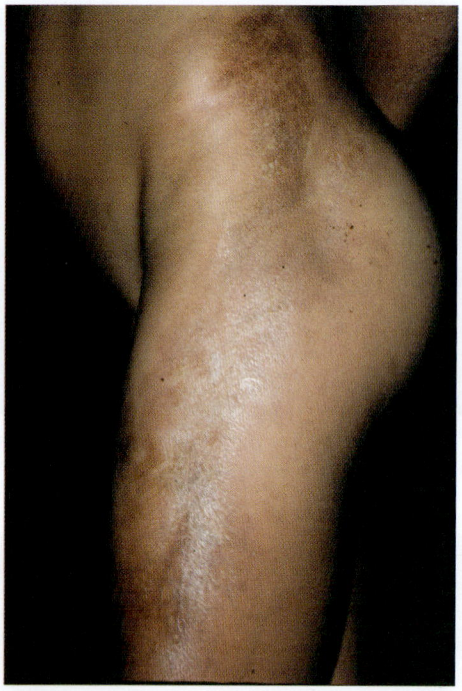

■ **Figura 43.** Esclerodermia linear acometendo membro inferior esquerdo unilateralmente.

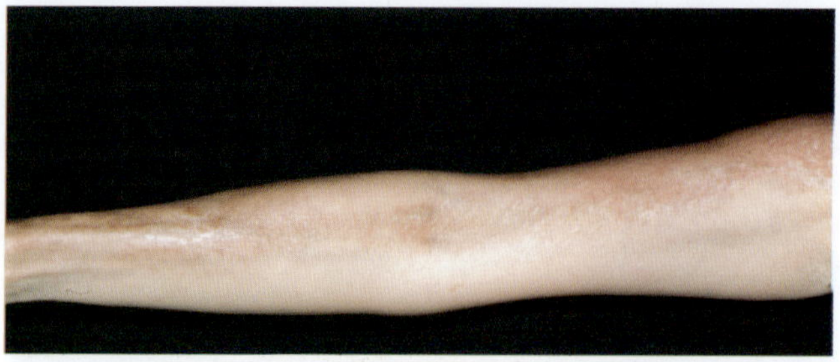

■ **Figura 44.** Esclerodermia linear em membro superior.

férica, que se desenvolve na região frontoparietal do segmento cefálico determinando alopecia cicatricial (Figura 45). Estende-se de forma variável, eventualmente até a região mentoniana ou mesmo cervical, podendo comprometer a gengiva e o arco mandibular com alterações osteodentárias (Figura 46). Na face, atrofia e esclerose ipsilateral podem determinar assimetrias deformantes (Figura 47). Diferencia-se da síndrome de Parry-Romberg (hemiatrofia facial progressiva) pela presença de esclerose[51,54,61].

As lesões da esclerodermia frontoparietal podem ser uni ou, mais raramente, bilaterais e eventualmente ocorrem na presença de lesões de esclerodermia em placas em outras regiões, bem como com atrofia de um membro ipsilateral[54].

Esclerodermia profunda

A variante profunda da esclerodermia exibe placas fibróticas e aderidas, únicas ou pouco numerosas, de superfície hiper ou hipopigmentada (Figura 48). Acomete a região do dorso, pescoço, ombros, glúteos e paravertebral. As formas de esclerodermia nodular e queloidiana (Figura 49) representam variantes clínicas com grau extremo de esclerose e eventual prurido[54].

Na esclerodermia profunda, o infiltrado inflamatório, a fibrose e a hialinização das fibras colágenas se estendem de forma difusa até o tecido celular subcutâneo[51].

Forma generalizada

Doença rara na qual a esclerose cutânea se instala de forma insidiosa e generalizada na ausência de manifestações sistêmicas. Acomete com maior frequência mulheres (3:1) na faixa etária dos 30 aos 40 anos. As placas geralmen-

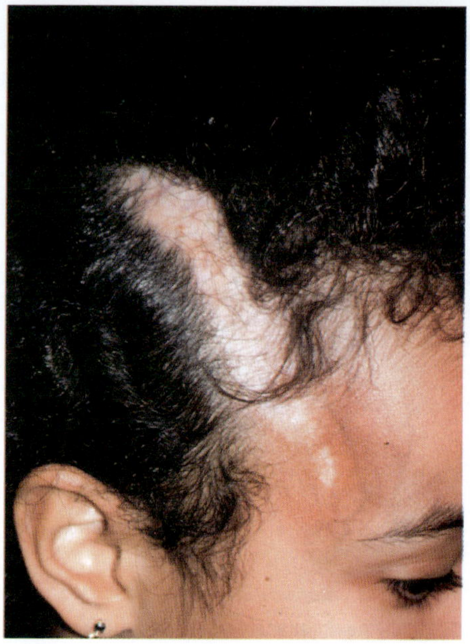

■ **Figura 45.** Esclerodermia em golpe de sabre – aspecto característico.

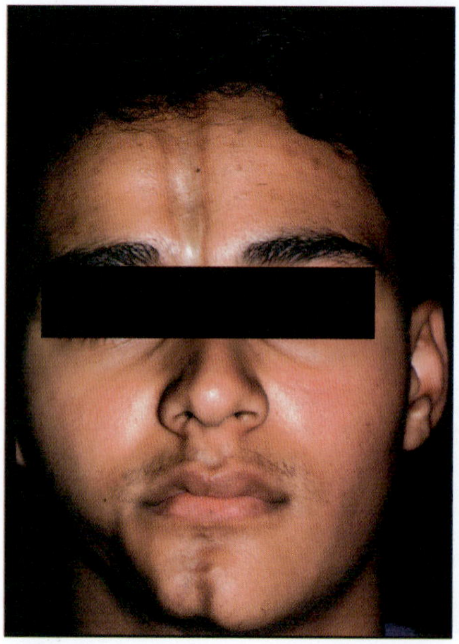

■ **Figura 46.** Esclerodermia em golpe de sabre se estendendo por toda a hemiface e comprometendo plano muscular.

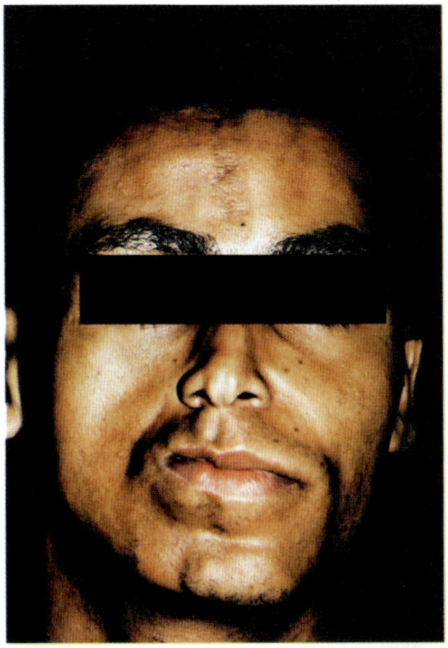

Figura 47. Esclerodermia em golpe de sabre com atrofia e esclerose da hemiface ipsilateral.

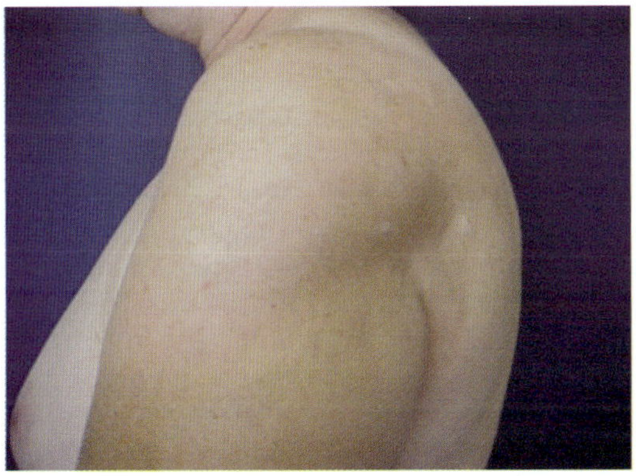

Figura 48. Esclerodermia profunda acometendo dorso superior.

te são maiores do que aquelas da esclerodermia localizada, apresentando anel lilás ao redor das placas escleróticas que tendem a confluir. Hipercromia generalizada e bolhas podem ocorrer. O quadro tende a se iniciar na parte superior do tronco (Figura 50) e progride acometendo também o abdome, o dorso, os membros proximais e, eventualmente, a face e o couro cabeludo. A constrição torácica pode determinar desconforto e dificuldade respiratória. A face se apresenta brilhante e endurecida, porém não se observam os sulcos periorais e o fenômeno de Raynaud característicos da esclerose sistêmica e da síndrome CREST[54,61].

O quadro tende a regredir com o passar dos anos, a pele se torna progressivamente menos esclerótica e a hiperpigmentação tende a regredir.

Esclerose sistêmica

O quadro cutâneo habitualmente se inicia nas extremidades com esclerose e atrofias digitais (Figuras 51 e 52) associadas ao fenômeno de Raynaud e edema de

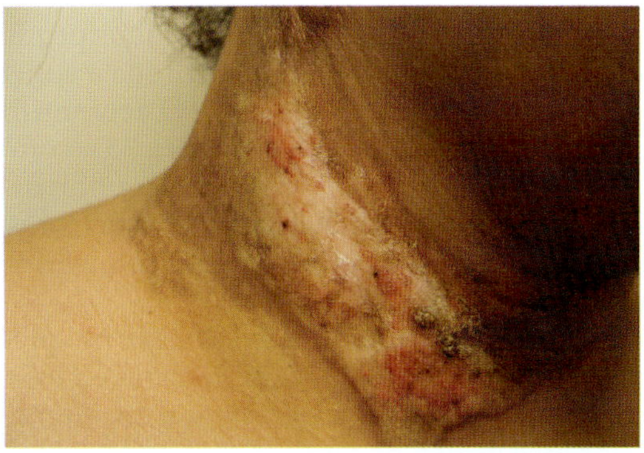

Figura 49. Esclerodermia cutânea localizada na região cervical direita – variante queloidiana – com esclerose e áreas crostosas escoriadas.

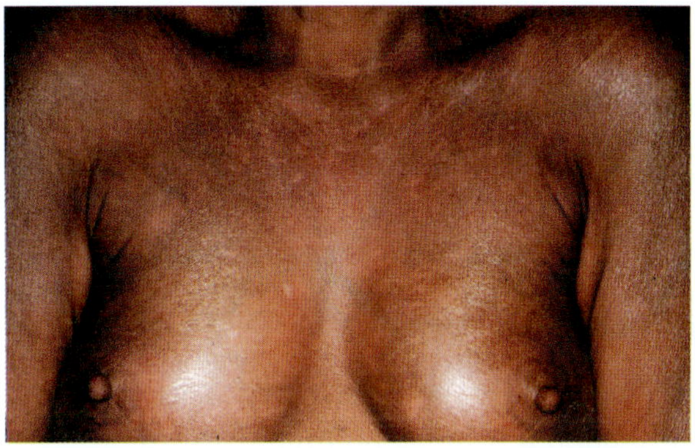

Figura 50. Esclerodermia cutânea generalizada em tronco superior.

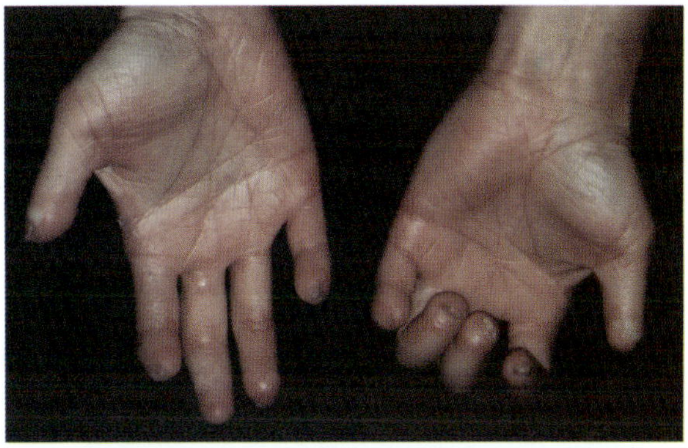

Figura 51. Esclerose sistêmica com atrofia e contraturas digitais.

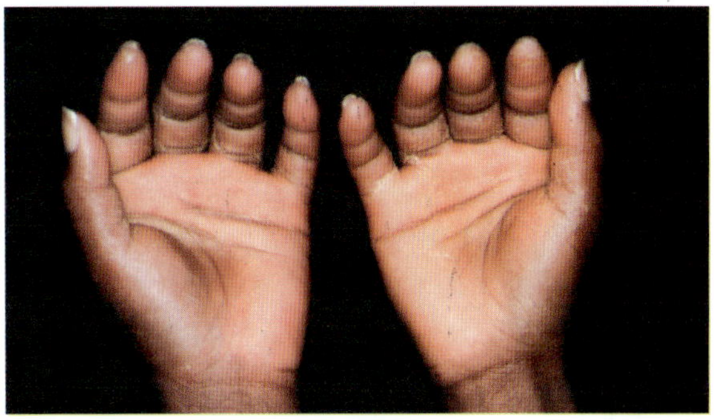

Figura 52. Esclerose, ulcerações e perda das falanges distais em doente com esclerose sistêmica avançada.

mãos e pés. A pele se torna progressivamente mais esclerótica, com comprometimento de planos profundos e progressão centrípeta. Praticamente toda a superfície corpórea pode estar comprometida. O acometimento da face é bastante característico (Figura 53), com edema periorbitário inicial que progride para fibrose com perda da mímica facial, adelgaçamento dos lábios, microstomia, sulcos radiais periorais, nariz pequeno e pontiagudo[51,52,54].

Pode ocorrer hiperpigmentação difusa e poiquilodermia, calcificação, ulceração de extremidades e gangrenas, bem como contraturas digitais severas e debilitantes. As mucosas oral e genital podem ser acometidas.

A síndrome CREST (calcinose cutânea + fenômeno de Raynaud + disfunção esofágica + esclerodatilia + telangiectasia) é considerada variante clínica da esclerose sistêmica, acometendo principalmente mulheres e apresentando evolução lenta e prognóstico favorável (Figura 54). Apesar de descrever de modo eficaz essa forma localizada de esclerodermia, essa terminologia vem sendo cada vez menos utilizada, principalmente na reumatologia.

O diagnóstico diferencial da esclerose sistêmica é amplo e inclui a doença mista do tecido conjuntivo, fasciite eosinofílica, escleromixedema, LE, dermatomiosite, porfirias, doença enxerto *versus* hospedeiro crônica e farmacodermias, entre outros.

Diagnóstico e exames complementares

O diagnóstico da esclerodermia cutânea é eminentemente clínico e histopatológico. A biópsia evidencia epiderme normal ou atrófica e derme inicialmente edematosa, com degeneração das fibras colágenas que se tornam progressivamente homogêneas e eosinofílicas. O infiltrado inflamatório tende a ser perivascular ou difuso, à custa de linfócitos, plamócitos e eosinófilos (Figura 55). Ocorre espessamento da parede de pequenos vasos. Com a evolução do quadro, a pele se torna espessa em razão de colágeno denso, e observam-se infiltrado inflamatório na derme profunda (Figura 56) e ausência ou diminuição dos anexos cutâneos (Figura 57). A esclerose pode se estender até o tecido muscular ou mesmo ósseo. A imunofluorescência é geralmente negativa. No líquen escleroso e atrófico, ocorre uma faixa de edema e hialinização do colágeno, onde há perda das fibras elásticas. Abaixo dessa área, observa-se infiltrado inflamatório perivascular disposto em faixa[51,52,56].

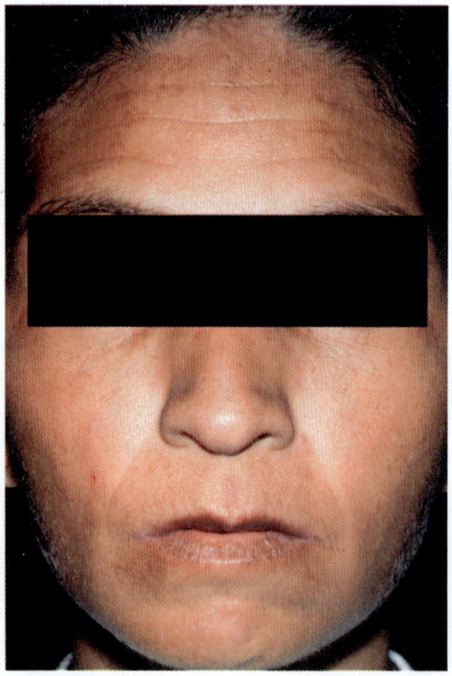

■ **Figura 53.** Fácies característica de doente feminina com esclerose sistêmica.

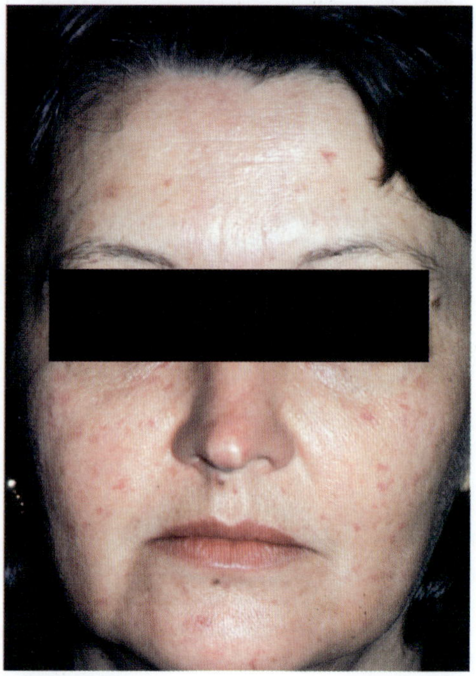

■ **Figura 54.** Esclerose e telangiectasias na face doente feminina com síndrome CREST.

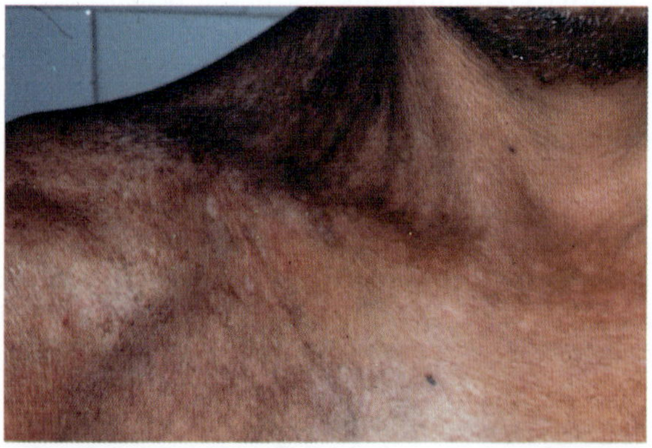

■ **Figura 55.** Detalhe de doente com esclerodermia generalizada com esclerose difusa e visualização da microcirculação local decorrente de atrofia epidérmica.

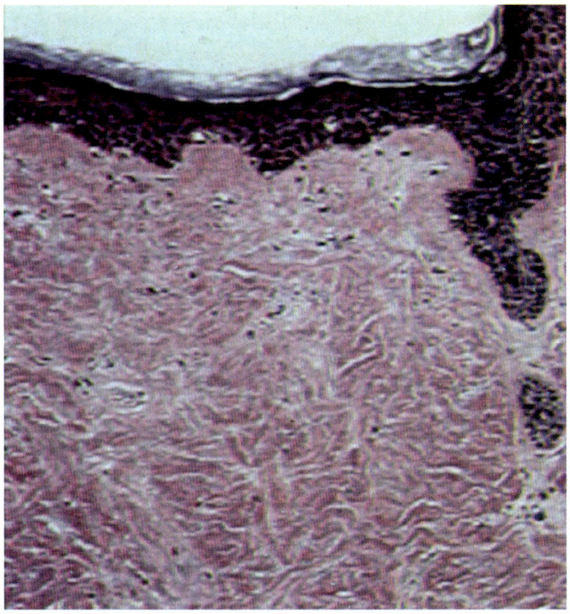

■ **Figura 56.** Exame anatomopatológico evidenciando atrofia da epiderme com espessamento da derme superficial e profunda e diminuição dos anexos cutâneos.

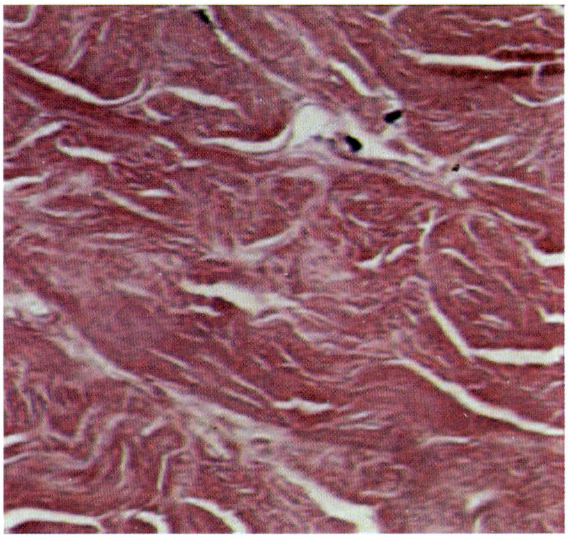

■ **Figura 57.** Esclerodermia evidenciando espessamento e hialinização das fibras colágenas.

Na maioria dos doentes com esclerodermia localizada, os exames laboratoriais são normais ou negativos. Eosinofilia, aumento da velocidade de hemossedimentação e hipocomplementenemia, bem como a presença de FAN, anti-ss-DNA, anti-histona, anti-Ku, anti-Scl-70 e fator reumatoide podem indicar atividade da doença e risco aumentado de progressão para complicações sistêmicas mais severas. Teste sorológico adequado para excluir infecção por *Borrelia burgdorfei* em doentes de áreas endêmicas pode estar indicado[54,62].

O diagnóstico diferencial da esclerodermia localizada inclui outras doenças do colágeno, como LE, dermatomiosite, doenças de sobreposição, a doença enxerto *versus* hospedeiro e as lesões escleróticas secundárias à aplicação intramuscular de vitamina K, pentacozide e corticosteroides. Pseudoescleroderma manifesta uma série de distúrbios nos quais ocorrem esclerose cutânea, incluindo fenilcetonúria, escleromixedema, escleroedema de Buschke, amiloidose sistêmica, acrodermatite atrofiante e síndrome carcinoide. Destacam-se ainda os casos de esclerodermia ocorrendo em doentes expostos ao cloreto de vinil, tricloroetileno, solventes orgânicos, pesticidas, resinas epóxi, sílica e casos iatrogênicos associados a bleomicina, implantes de parafina e silicone, bem como substâncias tóxicas responsáveis pela síndrome do óleo tóxico[51,59].

O diagnóstico da esclerose sistêmica se baseia nas suas diferentes manifestações clínicas, no exame anatomopatológico, nas alterações laboratoriais e radiológicas. Na fase inicial da doença, a histopatologia evidencia leve infiltrado inflamatório perivascular da derme e subcutâneo. Nas fases avançadas, ocorre retificação epidérmica, escassez de vasos sanguíneos associada ao espessamento e hialinização das paredes vasculares, bem como estreitamento da sua luz. Associadamente, observam-se atrofia dos apêndices dérmicos, glândulas sudoríparas situadas na porção superior da derme e presença de colágeno esclerótico/homogêneo e cálcio no tecido subcutâneo. Salienta-se que, do ponto de vista histopatológico, as alterações cutâneas da esclerodermia e da esclerose sistêmica são indistinguíveis, podendo variar apenas quanto a sua intensidade e extensão. A capilaroscopia auxilia no diagnóstico da doença e na sua diferenciação com as outras doenças do colágeno[51,52]. As alterações laboratoriais e radiológicas da esclerose sistêmica são discutidas no capítulo correspondente (Figura 58).

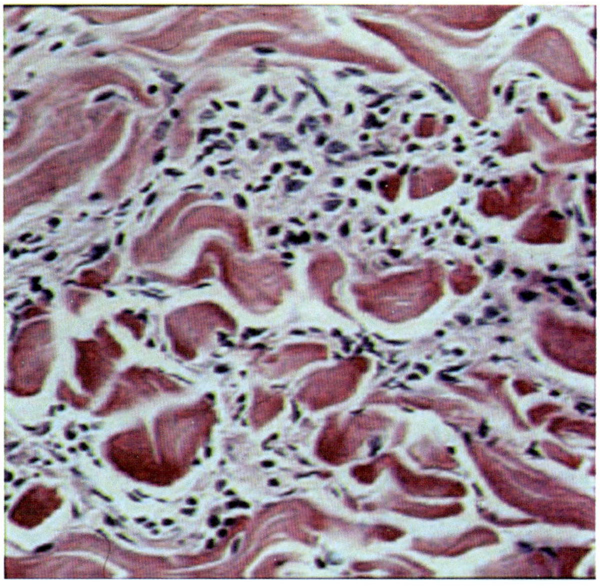

■ **Figura 58.** Infiltrado inflamatório mononuclear e fibras colágenas edemaciadas na esclerodermia cutânea.

Tratamento

A fase de atividade da esclerodermia cutânea tende a regredir espontaneamente no decorrer de 3 a 5 anos, mas pode se estender por tempo prolongado. Após anos, pode ocorrer melhora espontânea da esclerose e as lesões adquirem pigmentação variável. A evolução benigna e autolimitada da doença habitualmente contraindica medidas terapêuticas intempestivas. A regressão espontânea das lesões dificulta a validação da maioria dos estudos não controlados. Por outro lado, os quadros rapidamente progressivos, que possam levar a contrações de membros, alteração da arcada dentária ou dificuldades motoras, demandam pronta intervenção[63].

O tratamento local inclui corticosteroides, calcipotriol, emolientes e inibidores da calcineurina (tacrolimo e pimecrolimo) com resultados variáveis. O tratamento sistêmico inclui uma ampla lista de anti-inflamatórios, imunossupressores e imunomoduladores de eficácia controversa (Quadro 8). O uso de prednisona ou prednisolona em baixas doses associada ao metotrexato parece ter efeitos benéficos na fase inflamatória da enfermidade, limitando a progressão e atenuando a esclerose[64-67]. Nas crianças com quadros avançados, além do metotrexato e dos corticosteroides, a ciclosporina em baixas doses pode ser benéfica[68]. A fototerapia, principalmente com ultravioleta A-1 (UVA-1), variando de 1 a 3 sessões semanais, oferece resultados satisfatórios quanto à regressão das lesões e ao bloqueio da progressão da doença. Na presença do fenômeno de Raynaud, drogas vasoconstritoras como cafeína e nicotina e mesmo o uso de betabloqueadores devem ser evitados. Bloqueadores dos canais de cálcio, ácido acetilsalicílico, pentoxifilina e, mais recentemente, o sildenafil e o tadalafil têm sido utilizados com resultados promissores[69-71]. Simpatectomias realizadas por cirurgião habilitado são, por vezes, a última opção terapêutica para ulcerações dolorosas e gangrenas refratárias ao tratamento[72]. Na ausência de atividade da doença, doentes com atrofia facial podem se beneficiar com implante de gordura autóloga e uso de preenchedores cutâneos, permitindo resultados estéticos satisfatórios.

Quadro 8. Opções terapêuticas na esclerodermia (listadas em ordem alfabética)
Biológicos
Calcitriol
Ciclosporina
Colchicina
Corticosteroides tópicos e sistêmicos
D-penicilamina
Etretinato e isotretinoína
Fenitoína
Fototerapia (UVA, UVA-1, PUVA, UVB)
Griseofulvina
Hidroxicloroquina e difosfato de cloroquina
Metotrexato
Inibidores da calcineurina (pimecrolimo e tacrolimo)
Pentoxifilina
Terapia fotodinâmica
Vitamina E

Fisioterapia e intervenções cirúrgicas estão indicadas nos casos de contraturas e deformidades de extremidades. Acompanhamento ortopédico e odontológico pode ser necessário de acordo com a topografia das lesões.

A esclerose sistêmica apresenta evolução lenta e progressiva do quadro cutâneo e de todos os órgãos-alvo. Ocorre sobrevida de 10 anos em mais de 50% dos doentes acometidos, sendo a doença renal a principal causa de óbito, seguida do envolvimento cardíaco e pulmonar[51,52,54]. Raramente, ocorrem remissões espontâneas. Na pele, as contraturas, as calcificações e as ulcerações demandam pronta intervenção. Utilizam-se diversos esquemas de tratamento, com resultados variáveis. A D-penicilamina, com doses entre 125 e 250 mg/dia, pode ser útil na doença rapidamente progressiva. Os corticosteroides devem ser reservados nos casos de doença pulmonar intersticial, miosite e pericardite[51,54].

Localmente, indica-se aquecimento constante das extremidades, uso tópico de antissépticos e antibióticos nas áreas purulentas e curativos hidrocoloides no tecido ulcerado. O uso do *laser* e da luz intensa pulsada representa boa opção para o tratamento das telangiectasias. As calcificações dolorosas demandam intervenção cirúrgica. Acompanhamento fisioterápico é mandatório.

Considerações finais

Lúpus eritematoso

As manifestações cutâneas específicas e inespecíficas do LE são tão heterogêneas quanto as manifestações sistêmicas.

O comprometimento sistêmico dos vários subtipos do LEC é variável, sendo mínimo ou ausente no LED localizado; transitório no LED disseminado; discreto com menor gravidade clínica no LECSA e integrado ao contexto da doença sistêmica no LECA.

Os agentes fotossensibilizantes são importantes indutores das lesões cutâneas subagudas (Quadro 1).

Para o diagnóstico de LE a partir da avaliação dermatológica, pode-se usar o algoritmo esboçado na Figura 26.

As alterações histológicas dos vários subtipos do LEC permitem um diagnóstico de compatibilidade; a importante correlação anatomoclínica e os principais critérios histológicos constam no Quadro 4.

Para a avaliação sistêmica dos doentes com LEC, pode-se usar os critérios citados no Quadro 5.

O tratamento dos doentes com LEC está esboçado na Figura 27.

Filtros solares, corticosteroides fluorados tópicos, tacrolimo e pimecrolimo são úteis no tratamento tópico de lesões específicas subagudas e crônicas do LE.

Os antimaláricos cloroquina e hidroxicloroquina são a primeira escolha terapêutica para o tratamento do LEC. Sua ação terapêutica é menor nos indivíduos fumantes em relação aos não fumantes.

A talidomida é eficaz no tratamento das lesões discoides, principalmente na forma verrucosa, das lesões subagudas e do lúpus eritematoso bolhoso resistente a outras modalidades terapêuticas. Sua indicação é limitada em mulheres na idade fértil em decorrência da ação teratogênica.

Lesões discoides disseminadas e lesões de fotossensibilidade são responsivas ao uso do metotrexato.

O risco da retinopatia antimalárica é menor com a hidroxicloroquina em relação à cloroquina e ausente com a quinacrina. A associação de cloroquina e hidroxicloroquina potencializa o efeito tóxico retiniano.

No tratamento do LEC, a indicação de prednisona é restrita ao LECA e aos casos de LECSA e LECC não responsivos a outras opções terapêuticas.

Dermatomiosite

A dermatomiosite é doença multissistêmica de causa desconhecida, que pode acometer qualquer idade, com pico de incidência na infância e outro após os 45 anos.

A dermatomiosite juvenil é caracterizada pela presença de vasculite e tende a evoluir com calcificação subcutânea, determinando altos índices de morbidade e mortalidade. A forma do adulto pode estar associada a doenças malignas.

Os quadros clínico e laboratorial geralmente são bastante característicos, permitindo firmar o diagnóstico. As pápulas e o sinal de Gottron, o heliotropo, a poiquilodermia e o prurido são sinais e sintomas característicos da dermatomiosite. Calcificações tendem a ocorrer com maior incidência na forma juvenil.

Afastamento de atividades físicas e repouso são mandatórios no início do tratamento. Corticosteroides sistêmicos são a primeira opção terapêutica em crianças e adultos. Eventualmente, drogas imunossupressoras podem ser associadas. A miopatia por esteroide pode ocorrer após algumas semanas de tratamento, devendo ser diferenciada da miosite da própria dermatomiosite.

A calcificação cutânea pode ser uma complicação grave, especialmente em crianças, e de difícil manejo.

O prognóstico geralmente é bom, com exceção dos casos associados com neoplasia maligna e daqueles com comprometimento pulmonar.

Esclerodermia

A esclerodermia cutânea ou morfeia é uma forma de esclerose cutânea que pode ser localizada ou generalizada.

As lesões são inicialmente violáceas e, depois, cor de marfim ou cor da pele, podendo ser solitárias, lineares, bolhosas, subcutâneas ou mesmo generalizadas, acompanhadas ou não de atrofia das estruturas subjacentes. Raramente apresentam manifestação sistêmica clínica ou laboratorial associada.

Na esclerodermia cutânea, o quadro tende a ser benigno e autolimitado.

Formas generalizadas ou com repercussão ortopédica, odontológica ou oftalmológica demandam pronta intervenção terapêutica.

O arsenal terapêutico é extremamente amplo, destacando-se o uso de corticosteroides tópicos e sistêmicos, metotrexato e o uso de fototerapia UVA-1.

Quadros secundários a diferentes substâncias químicas, como silicone e cloreto de vinil, têm sido descritos na literatura.

A esclerose sistêmica é um distúrbio multissistêmico que acomete principalmente a pele, o pulmão, o trato gastrintestinal e o coração.

As opções terapêuticas são diversas e variam de acordo com o comprometimento dos órgãos-alvo.

Referências bibliográficas

1. Sontheimer RD. Skin manifestations of systemic autoimune connective tissue disease: diagnostics and therapeutics. Best Practice & Research Clinical Rheumatology. 2004;18(3):429-62.
2. Sampaio SAP, Rivitti EA. Dermatologia. São Paulo: Artes Médicas, 1998. p.345-73.
3. Lee LA. Lupus erythematosus. In: Bolognia JL, Jorizzo JL, Rapini RP, Horn TD, Mancini AJ, Mascaro JM et al. (eds.). Dermatology. Madrid: Elsevier, 2003. p.601-13.
4. Kuhn A, Lehmann P, Ruzicka T. Cutaneous lupus erythematosus. Berlin-Heidelberg: Springer, 2005.
5. Cavalcante MRN. Avaliação dos efeitos adversos na retinotoxicidade desencadeados pelo uso de difosfato de cloroquina em 350 doentes com LE (dissertação) São Paulo: Faculdade de Medicina da Universidade de São Paulo, 2005.
6. Lee LA, Roberts CM, Frank MB, McCubbin VR, Reichlin M.. The autoantibody response to Ro/SSA in cutaneous lupus erythematosus. Arch Dermatol. 1994;130(10):1262-8.
7. Crowson NA, Magro C. The cutaneous pathology of lupus erythematosus: a review. J Cutan Pathol. 2001;28:1-23.
8. Sontheimer RD, Stastny P, Gillian JN. Human histocompatibility antigen associations in subacute cutaneous lupus erythematosus. J Clin Invest. 1981;67:312-6.
9. Doutre MS, Beylot-Barry M, Beylot C. Subacute cutaneous lupus erythematosus. Presse Medicale. 2000;29:1311-6.
10. Orteu CH, Sontheimer RD, Dutz JP. The pathophysiology of photosensitivity in lupus erythematosus. Photodermatol Photoimmunol Photomed. 2001;17:95-113.
11. Werth VP, Zhang W, Dortzbach K, Sullivan K. Association of a promoter polymorphism of tumor necrosis factor-alpha with subacute cutaneous lupus erythematosus and distinct photoregulation of transcription. J Invest Dermatol. 2000;115:726-30.
12. Racila DM, Sontheimer CJ, Sheffield A, Wisnieski JJ, Racila E, Sontheimer RD.. Homozygous single nucleotide polymorphism of the complement C1QA is associated with decreased level of C1q in patients with subacute cutaneous lupus erythematosus. Lupus. 2003;12(2):124-32.
13. Gallego H, Crutchfield CE, Lewis EJ, Gallego HJ. Reports of an association between discoid lupus erythematosus and smoking. Cutis. 1999;63(4):231-4.
14. Duarte AA. Colagenoses e a dermatologia. São Paulo: Artur Antonio Duarte, 2004.
15. Diya F, Mutasim M, Adams BB. A practical guide for serologic evaluation of autoimmune connective tissue diseases. J Am Acad Dermatol. 2000;42:159-74.
16. Gillian JN, Sontheimer RD. Distinctive cutaneous subsets in the spectrum of lupus erythematosus. J Am Acad Dermatol. 1981;4:471-5.
17. Kuhn A, Richter-Hintz D, Oslislo C, Ruzicka T, Megahed M, Lehmann P.. Lupus erythematosus tumidus. A neglected subset of cutaneous lupus erythematosus: report of q0 cases. Arch Dermatol. 2000;136(8):1033-41.
18. Kuhn A, Sonntag M, Ruzicka T, Lehmann P, Megahed M.. Histopathologic findings in lupus erythematosus tumidus: review of 80 cases. J Am Acad Dermatol. 2003;48(6):901-8.
19. Pei-Lin P, Tan SH, Tan T. Lupus erythematosus panniculitis: a clinicopathologic study. In J Dermatol. 2002;41:488-90.
20. Mutasim DF, Adams BB. Immunofluorescense in dermatology. J Am Acad Dermatol. 2001;45:803-22.
21. Wenzel J, Brähler S, Bauer R, Brelier T, Tüting T. Efficacy and safety of methotrexate in recalcitrant cutaneous lupus erythematosus: results of a retrospective study in 43 patients. Br J Dermatol. 2005;153:157-62.
22. Srivastava M, Rencic A, Diglio G, Santana H, Bonitz P, Watson R et al. Drug induced Ro/SSA positive cutaneous lupus erythematosus. Arch Dermatol 2003;139(1):45-9.
23. Yell JA, Wojnarowska F. Bullous systemic lupus erythematosus : revised criteria for diagnosis. Br J Dermatol. 1995;132:921-8.

24. Lourenço D, Gomes RC, Aikawa NE, Campos LM, Romiti R, Silva CA. Childhood-onset bullous systemic lupus erythematosus. Lupus. 2014;23(13):1422-5.
25. Chan LS, Lapiere JC, Chen M, Traczyk T, Mancini AJ, Paller AS et al. Bullous systemic lupus erythematosus with autoantibodies recognizing multiple skin basement membrane components, bullous pemphigoid antigen1, laminin-5, laminin-6 type Vii collagen. Arch Dermatol. 1999;135:569-73.
26. Heymann WR. Sildenafil for the treatment of Raynaud's phenomenon. Dialogues in Dermatology. J Am Acad Dermatol. 2006;55:501-2.
27. Goodfield MJD, Jones SK, Veale DJ. The connective tissue diseases. In: Burns T. (et al.). Rook's textbook of dermatology. 7.ed. Massachussetts: Blackwell, 2004. 56.1-147.
28. Sontheimer RD, Costner MI. Dermatomyositis. In: Freedberg IM (et al). Fitzpatrick's dermatology in general medicine. 6.ed. New York: McGraw-Hill, 2003. p.1694-708.
29. Dermatomiosite. In: Sampaio SAP, Rivitti EA. Dermatologia. 2.ed. São Paulo: Artes Médicas, 2000. p.361-4.
30. Trüeb RM. Dermatomyositis. Dermatologic Therapy. 2001;14:70-80.
31. Ortigosa LCM. Dermatomiosite: estudo de 109 pacientes avaliados no HC-FMUSP. [dissertação]. São Paulo: Faculdade de Medicina, Universidade de São Paulo, 2005. 96p.
32. Dalaskas MC. Polymyositis, dermatomyositis and inclusion-body myositis. N Engl J Med. 1991;325:1487-9.
33. Bohan A, Peter JB. Polymyositis and dermatomyositis. N Engl J Med. 1975; 292:344-7.
34. Okamoto H, Soejima M, Takeuchi M, Tateishi M, Terai C, Hara M et al. Dermatomyositis associated with autoimmune idiopathic thrombocytopenia and anti-Ku antibody. Mod Rheumatol. 2004;14(2):187-90.
35. Sigurgeirsson B, Lindelof B, Edhag O, Allander E. Risk of cancer in patients with dermatoyositis or polymyositis: a population based study. N Engl J Med. 1992;326:363-7.
36. Szekanecz E, Andras C, Sandor Z, Antal-Szalmas P, Szanto J, Tamasi L et al. Malignancies and soluble tumor antigens in rheumatic diseases. Autoimmun Rev. 2006;6(1):42-7.
37. Whitmore SE, Watson R, Rosenshein NB, Provost TT. Dermatomyositis sine myositis: association with malignancy. J Rheumatol. 1996;23:101-5.
38. Targoff IN. Humoral immunity in polymyositis/dermatomyositis. J Invest Dermatol. 1993;100:S116-23.
39. Pachman LM, Hayford JR, Chung A, Daugherty CA, Pallansch MA, Fink CW et al. Juvenile dermatomyositis at diagnosis: clinical characteristics of 79 children. J Rheumatol. 1998;25:1198-204.
40. Hess Schmid M, Trüeb RM. Juvenile amyopathic dermatomyositis. Br J Dermatol. 1997;136:431-3.
41. Sullivan DB, Cassidy JT, Petty RE. Dermatomyositis in the pediatric patient. Arthritis Rheum. 1977;20:327-31.
42. Hochberg MC, Feldman D, Stevens MB. Adult onset polymyositis/dermatomyositis: an analysis of clinical and laboratory features and survival in 76 patients with a review of the literature. Semin Arthritis Rheum. 1986;15:168-78.
43. Leow YH, Goh GL. Malignancy in adult dermatomyositis. Int J Dermatol. 1997;36:904-7.
44. Quain RD, Werth VP. Management of cutaneous dermatomyositis: current therapeutic options. Am J Clin Dermatol. 2006;7(6);341-51.
45. Zieglschmid-Adams ME, Pandya AG, Cohen SB, Sontheimer RD. Treatment of dermatomyositis with methotrexate: presentation of ten cases and review of the literature. J Am Acad Dermatol. 1995;32:754-7.
46. Woo TY, Callen JP, Voorhees JJ, Bickers DR, Hanno R, Hawkins C. Cutaneous lesions of dermatomyositis are improved by hydroxychloroquine. J Am Acad Dermatol. 1984;10:592-600.
47. Heckmatt J, Hasson N, Saunders C, Thompson N, Peters AM, Cambridge G et al. Cyclosporin in juvenile dermatomyositis. Lancet. 1989;1(8646):1063-6.
48. Boyd AS, Neldner KH. Therapeutic options in dermamyositis/polymyositis. Int J Dermatol. 1994;33:240-50.
49. Ferrer E, Moral MA. Spotlight on rituximab as a new therapeutic option for dermatomyositis and thrombotic thrombocytopenic purpura. Drug News Perspect. 2006;19(8):482-4.
50. Fiser RE, Liang MG, Fuhlbrigge RC, Yalcindag A, Sundel RP. Aggressive management of juvenile dermatomyositis results in improved outcome and decreased incidence of calcinosis. J Am Acad Dermatol. 2002;47:505-11.
51. Goodfield MJD, Jones SK, Veale DJ. The connective tissue diseases. In: Burns T (et al). Rook's textbook of dermatology. 7.ed. Massachussetts: Blackwell, 2004. 56.1-147.
52. Esclerodermia. In: Sampaio SAP, Rivitti EA. Dermatologia. 2.ed. São Paulo: Artes Médicas, 2000. p.364-70.
53. Mayes MD. Classification and epidemiology of scleroderma. Semin Cutan Med Surg. 1998;17:22-6.
54. Trüeb RM. Dermatomyositis. Dermatologic Therapy. 2001;14:70-80.
55. LeRoy EC. Pathogenesis of systemic sclerosis (scleroderma). In: Koppoman WJ (ed.). Arthritis and allied conditions. Baltimore: Williams & Williams, 1997. p.1481-90.
56. Costner MI, Grau RH. Update on connective tissue diseases in dermatology. Semin Cutan Surg. 2006;25(4):207-20.
57. Magro CM, Ross P, Marsh CB, Allen JN, Liff D, Knight DA et al. The role of anti-endothelial cell antibody-mediated microvascular injury in the evolution of pulmonary fibrosis in the setting of collagen vascular disease. Am J Clin Pathol. 2007;127(2):237-47.
58. Hamamdzic D, Kasman LM, LeRoy EC. Role of infectious agents in the pathogenesis of systemic sclerosis. Curr Opin Rheumatol. 2002;14:694-8.
59. Peterson LS, Nelson AM, Su WPD. Classification of morphea (localized scleroderma). Mayo Clin Proc. 1995;70:1068-76.
60. Tuffanelli DL. Localized scleroderma. Semin Cut Med Surg. 1998;17(1):27-33.
61. Haustein UF, Haupt B. Drug-induced scleroderma and sclerodermiform conditions. Clin Dermatol. 1998;16:353-66.
62. Dehen L, Roujeau JC, Cosnes A, Revuz J. Internal involvement in localized scleroderma. Medicine. 1994;73:241-5.
63. Sapadin AN, Fleischmajer R. Treatment of scleroderma. Arch Dermatol. 2002;138:99-105.
64. Pope JE, Bellamy N, Seibold JR, Baron M, Ellman M, Carette S et al. A randomized, controlled trial of methotrexate versus placebo in early diffuse scleroderma. Arthritis Rheum. 2001;44(6):1351-8.
65. Krishna Sumanth M, Sharma VK, Khaitan BK, Kapoor A, Tejasvi T. Evaluation of oral methotrexate in the treatment of systemic sclerosis. Int J Dermatol. 2007;46(2):218-23.
66. Jablonska S, Blaszczyk M. New treatments in scleroderma. J Eur Acad Dermatol Venereol. 2002;16:433-5.
67. Peter RU, Ruzicka T, Eckert F. Low-dose cyclosporin a in the treatment of disabling morphea. Arch Dermatol. 1991;127:1420-1.
68. Uziel Y, Feldman BM, Krafchik BR, Yeung RS, Laxer RM. Methotrexate and corticosterosteroid therapy for pediatric localized scleroderma. J Pediatr. 2000;136:91-5.
69. Boin F, Wigley FM. Understanding, assessing and treating Raynaud's phenomenon. Curr Opin Rheumatol. 2005;64:752-60.
70. Sturgill MG, Siebold JR. Rational use of calcium-channel antagonist in Raynaud's phenomenon. Curr Opin Rheumatol. 1998;10:584-8.
71. Heymann WR. Sildenafil for the treatment of Raynaud's phenomenon. J Am Acad Dermatol. 2006;55:501-2.
72. Melone CP, McLoughlin JC, Beldner S. Surgical management of the hand in scleroderma. Curr Opin Rheumatol. 1999;11:514-20.

Viroses Cutâneas 6

Maria Cecilia Rivitti Machado

SUMÁRIO

Introdução

O comprometimento da pele no curso de infecções virais ocorre com frequência, e as lesões podem ser típicas, possibilitando diagnóstico clínico, como no caso das verrugas virais, molusco contagioso ou alguns padrões de exantema. O comprometimento da pele por certas viroses pode, ainda, ser indicativo da existência de outros processos patológicos, como o molusco contagioso disseminado no adulto, indicativo de comprometimento do sistema imune. Em todas as situações, o diagnóstico apropriado tem implicação no tratamento e no prognóstico.

As lesões cutâneas nos quadros virais podem resultar de diferentes mecanismos:

- Ação direta do vírus, inoculado diretamente na pele (p. ex., herpes simples).
- Ação direta do vírus, que atinge a pele por disseminação hematogênica. Neste caso, a derme é infectada

antes da epiderme, e não se conhecem os determinantes da distribuição dos exantemas (*rashes*). São exemplos a varicela e o sarampo.

- Disfunção de outros órgãos ou sistemas, como as lesões purpúricas na dengue hemorrágica ou as manifestações cutâneas da aids.
- Transformação neoplásica, como o sarcoma de Kaposi (HHV-8/KHSV) e os carcinomas induzidos por papilomavírus.
- Mecanismo desconhecido, como a pitiríase rósea de Gilbert[1].
- Interferência em outro processo patogênico, como ocorre entre a reativação de doenças causadas por herpes-vírus humanos e a síndrome de hipersensibilidade a drogas[2].

Neste capítulo, serão abordadas as principais viroses de interesse dermatológico (Quadro 1). O primeiro grupo é o dos herpes-vírus, que estão relacionados no Quadro 2.

Quadro 1. Alguns vírus de interesse dermatológico

Vírus	Doenças
Herpes-vírus	Ver Quadro 2
Poxvírus	Molusco contagioso, varíola, vaccínia, *orf*
Papilomavírus	Verrugas, condiloma acuminado, tumores anogenitais
Parvovírus B19	Eritema infeccioso, erupções em luva e bota, erupções purpúricas
Picornavírus	Doença mão-pé-boca, herpangina, pseudoangiomatose eruptiva
Coxsackie A, B	Doença exantemática de Boston, conjuntivite hemorrágica
Echovírus 16	Meningite asséptica, encefalite e miocardite
HTLV-1	Dermatite infectiva

Quadro 2. Subfamílias dos herpes-vírus humanos (HHV) e manifestações clínicas

Subfamília ***Alphaherpesvirinae***
HHV-1 – Vírus do herpes simples tipo 1 (HSV-1): herpes simples orofacial
HHV-2 – Vírus do herpes simples tipo 2 (HSV-2): herpes simples genital
HHV-3 – Varicela-zóster vírus (VZV): varicela e herpes-zóster
HHV-4 – Vírus Epstein-Barr (EBV): mononucleose, leucoplasia pilosa oral, neoplasias linfoides (linfoma de Burkitt, linfomas em imunocomprometidos), acrodermatite papular da infância
Subfamília *Betaherpesvirinae*
HHV-5 – Citomegalovírus (CMV)
HHV-6 – Roseolavírus: exantema súbito, anemia, erupções pós-transplantes
HHV-7 – Roseolavírus: exantema súbito, erupções pós-transplantes
Subfamília *Gamaherpesvirinae*
HHV-8 – Sarcoma de Kaposi, linfomas viscerais e doença de Castleman

Herpes simples

O herpes simples é uma doença infectocontagiosa causada por duas cepas do vírus do herpes simples (HSV) que causam doença orofacial, herpes genital e herpes neonatal.

Etiologia[3]

O vírus herpes simples pertence à família *Herpesviridae*, subfamília *Alphaherpesvirinae*, e compreende dois tipos, denominados 1 e 2 (HSV-1 e HSV-2). Ambos são distribuídos mundialmente e causam uma variedade de doenças, com predomínio de quadros mucocutâneos e neurológicos. O HSV-1 e o HSV-2, estritamente relacionados, têm genoma constituído por dupla fita de DNA-vírus, envelope proteico e envelope lipídico. O genoma codifica glicoproteínas que se expressam na superfície tanto do vírus como da célula infectada e que são responsáveis pela indução de anticorpos neutralizantes. Os HSV-1 e 2 compartilham diversas dessas glicoproteínas, havendo reatividade cruzada de anticorpos contra os dois tipos. A timidina-quinase viral, a DNA polimerase e outras enzimas participam da replicação viral e são alvo para drogas antivirais.

Patogenia[3]

O HSV é capaz de invadir e se replicar no sistema nervoso, de permanecer latente no gânglio nervoso e de reativar a infecção. O ser humano é o único reservatório conhecido e a transmissão se dá por contato interpessoal, sem participação de vetores; são exemplos o contato com saliva, sêmen, fluido cervical ou com secreção de lesão ulcerada. O HSV penetra abrasões ou mucosas, onde se replica inicialmente. Por meio do fluxo axonal retrógrado, a cápside é transportada até a raiz do gânglio dorsal, onde replica e se estabelece de modo latente, permanecendo assim por períodos variáveis. Com certos estímulos, a reativação pode ocorrer, ainda que as imunidades humoral e celular estejam preservadas. Nas recorrências, o vírus percorre o nervo sensitivo causando lesões na pele ou mucosas. A reativação pode ocorrer de modo espontâneo ou com atrito, febre, exposição à luz ultravioleta, imunossupressão, calor, frio, cansaço, desgaste físico ou emocional, menstruação, lesão neural ou tecidual.

A infecção primária ocorre em indivíduos que não possuem anticorpos para nenhum dos tipos de herpes. Infecção recorrente ou reativação é aquela que ocorre após o estabelecimento do estado de latência. Infecção não primária designa infecção por outro tipo de herpes simples. Reinfecção exógena refere-se àquela por cepa diferente do mesmo tipo e é rara em imunocompetentes. Autoinoculação ocorre pela mesma cepa no mesmo indivíduo, em local diferente. Disseminação do vírus pode ocorrer na primoinfecção, principalmente em neonatos e imunocomprometidos.

Epidemiologia

A doença está presente em todo o mundo. A infecção pode ser adquirida por meio de contato com secreções orais na infância, em contato sexual, na passagem pelo canal de parto ou por profissionais da saúde no contato com a orofaringe infectada. O vírus é eliminado por lesões ativas e também de modo assintomático[3]. Eliminação viral na ausência de lesões ativas pode ser responsável por grande parte dos casos de transmissão viral.

Estima-se que mais de 85% da população mundial seja soropositiva para anticorpos anti-HSV[4], causador da doença orofacial, embora apenas uma porcentagem bem menor tenha história de lesões. A infecção pelo tipo 1 costuma ser adquirida na infância. O HSV-2 causa o herpes genital, uma das doenças sexualmente transmissíveis mais comuns. Apenas 10 a 25% dos soropositivos para HSV-2 relatam história de herpes genital[5].

Manifestações clínicas[3,6]

A lesão mucocutânea típica da infecção pelo HSV caracteriza-se pela presença de vesículas agrupadas sobre base eritematosa, que evoluem para pústulas, pequenas ulcerações ou crostas, cicatrizando em 5 a 10 dias (Figura 1). As recorrências podem ser precedidas por dor, ardor, queimação, parestesia no local e acompanhadas por febre, mal-estar, cefaleia e adenopatia.

Herpes neonatal

O contágio se dá no canal de parto. Pode haver lesões cutâneas características, do sistema nervoso central ou de vísceras. A doença é grave e o tratamento deve ser instituído precocemente.

Gengivoestomatite herpética primária

Apresentação da primoinfecção pelo HSV-1 em crianças. Há formação de vesículas, pústulas, crostas e úlceras nos lábios e ulcerações da mucosa oral. As lesões são dolorosas, causando dificuldade de alimentação e deglutição, halitose e salivação, e podem se acompanhar de queda do estado geral, febre e adenopatia. Ocorre após período de incubação de 5 a 10 dias. Deve ser diferenciada de faringite estreptocócica, difteria, aftose, infecção pelo coxsackie, candidose, pênfigo vulgar e eritema polimorfo.

Herpes labial

Lesões típicas com vesículas agrupadas acometem habitualmente a borda do vermelhão dos lábios e, por vezes, a região perioral ou narinas (Figura 2). Habitualmente, é manifestação da recorrência da infecção pelo HSV-1. Fatores que favorecem as recidivas são outras infecções, exposição à radiação solar e traumatismo local, como no tratamento dentário. A erosão evolui para crosta em cerca de 4 dias, e a cicatrização completa ocorre em 8 a 9 dias. O diagnóstico diferencial se faz com impetigo.

Herpes genital

O quadro inicia-se com vesículas agrupadas que progridem para ulcerações em cerca de 2 dias. É nesse estágio que a maior parte dos doentes é examinada. No primeiro episódio, as lesões são múltiplas, bilaterais e podem coalescer, formando grandes exulcerações superficiais, dolorosas e ser acompanhadas por adenopatia. As lesões aumentam durante a primeira semana, resolvendo em cerca de 3 semanas. As mulheres costumam ter primoinfecção com quadro mais extenso e mais sintomático. Meningite asséptica e retenção urinária podem ocorrer. Cerca de 80% dos casos são causados pelo HSV-2, que induz maior número de recorrências que o HSV-1.

As lesões recorrentes tendem a ser unilaterais, menores e menos sintomáticas; crostas se formam no 4º ou no 5º dia, e a cicatrização termina em 9 dias. Pródromos com duração de horas a 2 dias podem preceder o aparecimento das vesículas; há ardor, parestesia ou disestesia na nádega com irradiação para a coxa, simulando lombociatalgia. O número médio de recorrências é de 3 ou 4 ao ano. Fatores que influenciam as recorrências são imunossupressão, outras infecções e o atrito do contato sexual. A transmissão pode se dar desde o pródromo até a formação de crostas. O diagnóstico diferencial se faz com cancro sifilítico, cancroide, doenças bolhosas autoimunes e erupção medicamentosa.

Panarício herpético

Infecção da falange distal pelo HSV, caracterizada por dor, edema, eritema e vesículas (Figura 3). Acomete pro-

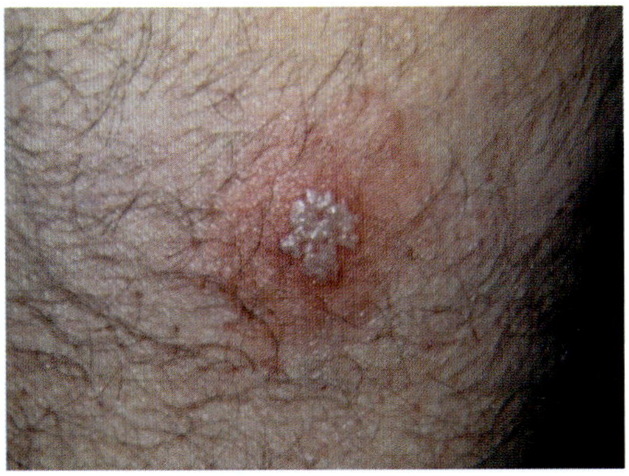

Figura 1. Herpes simples. Pústulas agrupadas.

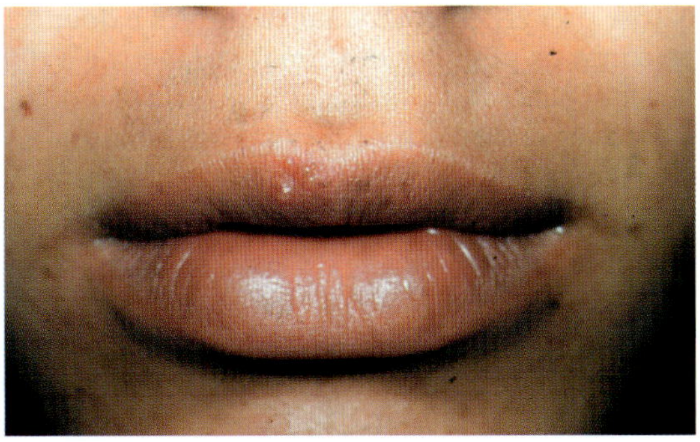

Figura 2. Herpes labial.

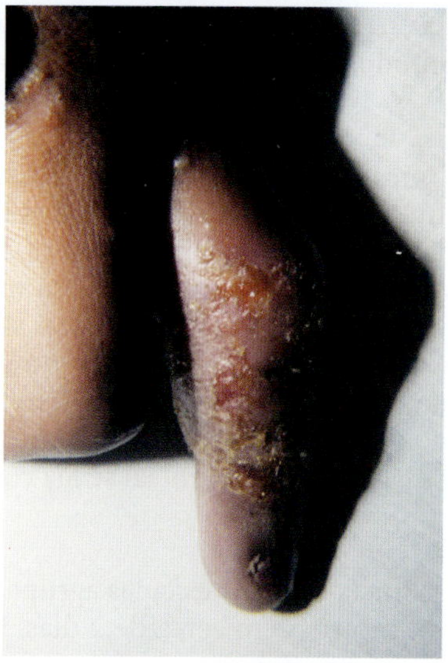

■ **Figura 3.** Panarício herpético.

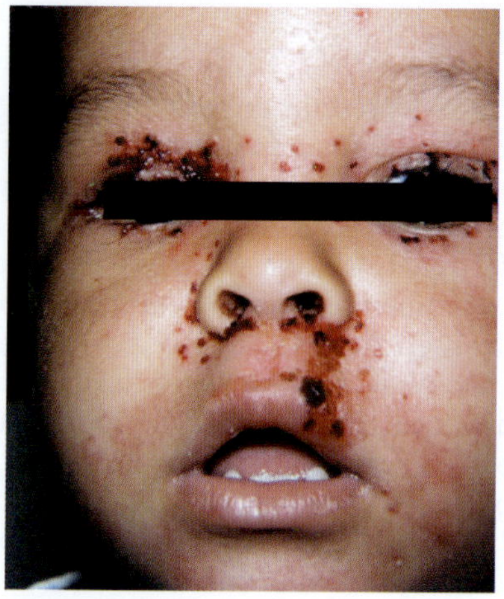

■ **Figura 4.** Eczema herpético.

fissionais da saúde, após contato com saliva, secreções ou úlceras, ou crianças; nestas, geralmente, ocorre concomitante à primoinfecção. O diagnóstico diferencial se faz com infecções bacterianas. A prevenção se faz com uso de luvas de látex.

Herpes *gladiatorum*

Denominação dada ao herpes simples adquirido em contato esportivo, normalmente lutas. Em geral, acomete a face.

Herpes lombossacral recorrente

Mais comum após os 40 anos de idade, cursa com lesões que acometem a região lombar e as nádegas, uni ou bilateral na ausência de lesões genitais. O pródromo manifesta-se como dor pélvica baixa ou tipo lombociatalgia. As recidivas são frequentes. O diagnóstico diferencial se faz com herpes-zóster, hérnia de disco, impetigo e dor lombar de esforço. Pode cursar com ganglionite e radiculite, levando a retenção urinária, neuralgia e anestesia.

Eczema herpético

Também chamado de erupção variceliforme de Kaposi, porque antigamente era causado, sobretudo, pelo vírus da vaccínia. Designa a infecção, pelo HSV, de uma dermatose preexistente. Dermatite atópica e doenças bolhosas como os pênfigos, linfomas cutâneos e a doença de Darier são as mais comuns. Caracteriza-se pelo aparecimento de vesículas umbilicadas acompanhadas por febre, mal-estar e adenopatia. As lesões coalescem, assumindo aspecto hemorrágico, e podem se infectar secundariamente (Figura 4).

Eritema polimorfo (ou multiforme)

Em alguns portadores de herpes simples recidivante, o surto de eritema polimorfo inicia-se de 7 a 10 dias após um episódio de recorrência. Máculas e pápulas eritematopurpúricas constituídas por círculos concêntricos, conferindo aspecto em alvo, acometem os membros, incluindo palmas e plantas, e também as mucosas, levando a exulcerações. O surto de eritema polimorfo pode ser único ou recidivante.

Comprometimento extracutâneo

Resulta de viremia, ocorrendo em imunocomprometidos ou imunocompetentes. São descritos esofagite, pneumonite, cistite, meningite, encefalite. Em neonatos, com a infecção adquirida perinatal no contato com secreções ricas em vírus, seja a mãe sintomática ou não, a doença pode se manisfestar na pele, vísceras ou sistema nervoso central, constituindo quadro grave que exige tratamento imediato.

Herpes simples e imunocomprometidos

O padrão pode ser similar ao imunocompetente ou os surtos podem ser mais frequentes, com lesões mais extensas. Ocasionalmente, as lesões podem persistir, tornando-se hiperqueratósicas ou podem ulcerar, sendo recobertas por crosta necrótica. Estomatite extensa e dolorosa pode ocorrer, bem como disseminação para órgãos internos. O diagnóstico diferencial se faz com histoplasmose, candidose, reações medicamentosas e ulcerações provocadas por quimioterápicos.

Diagnóstico[3]

A história e o quadro clínico são suficientes para estabelecer o diagnóstico de herpes simples. A cultura viral é o método mais preciso de diagnóstico e pode ser realizada a partir de vesículas, líquido cefalorraquidiano (LCR), fezes, urina ou exsudatos das mucosas. Permite diferenciar o HSV-1 e o 2, mas não é disponível rotineiramente.

O método de reação em cadeia de polimerase (PCR) é comercialmente disponível para identificação no LCR e em pesquisas. A sorologia, se negativa, pode afastar a hipótese de infecção herpética em um quadro suspeito, e se positiva, ajuda a confirmar a hipótese, se a história for pouco consistente.

O teste citológico de Tzanck é um método tradicional e facilmente exequível para o diagnóstico das infecções herpéticas. Faz-se um esfregaço em lâmina de vidro a partir do raspado da base de ulcerações suspeitas ou de vesículas após remoção do teto. A coloração de Giemsa é a mais utilizada. A visualização de células gigantes multinucleadas virais (Figura 5) indica infecção por vírus do grupo herpes; o método não permite distinguir se o causador é o HSV-1, 2 ou o vírus varicela-zóster. A biópsia de lesões evidencia as mesmas células gigantes virais.

Tratamento[3,6]

No tratamento específico das infecções mucocutâneas pelo herpes simples, utilizam-se fármacos que inibem a replicação viral com objetivo de reduzir morbidade ou diminuir recidivas. Os mais empregados atuam por inibição competitiva da timidina-quinase viral: o aciclovir, o valaciclovir, o penciclovir e o fanciclovir. Outros agentes empregados em casos selecionados são o foscarnete, o ganciclovir e o cidofovir.

O aciclovir está disponível em preparação tópica a 5%, em comprimidos de 200 mg e de 400 mg, além de solução para uso endovenoso. Os comprimidos devem ser tomados cinco vezes/dia. O valaciclovir é o pró-agente do aciclovir, está disponível em comprimidos de 500 mg e pode ser tomado duas vezes/dia.

O penciclovir está disponível em preparação tópica a 1% e em comprimidos de 125 mg e de 250 mg. O fanciclovir está disponível em comprimidos e transforma-se em penciclovir após passagem pelo fígado.

Gengivoestomatite herpética

Aciclovir na dose de 15 mg/kg, cinco vezes/dia, por 7 dias diminui a duração, a sintomatologia e a eliminação viral.

Herpes simples orofacial recorrente

O tratamento é difícil. Atualmente, o penciclovir a 1%, que deve ser aplicado a cada 2 horas por 4 dias, é o único tratamento tópico com eficácia demonstrada por diminuição da sintomatologia e da área de lesão.

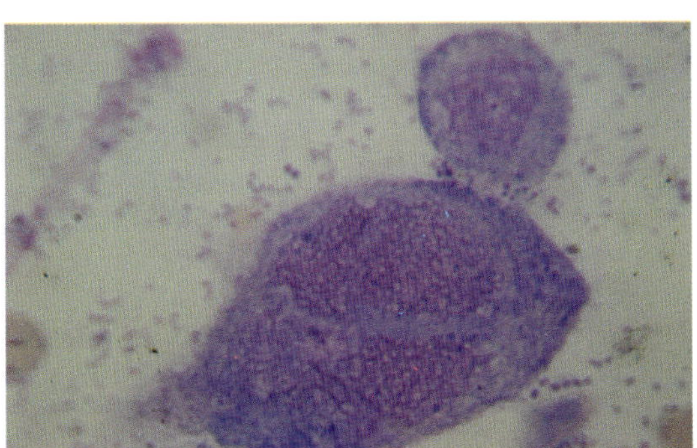

Figura 5. Célula multinucleada viral.

O aciclovir tópico não é eficaz[7]. A eficácia do tratamento sistêmico é objeto de controvérsia, mas parece ter impacto se utilizado na fase de pródromo, indicando-se aciclovir na dose de 200 mg, cinco vezes/dia, por 5 dias. Fanciclovir ou penciclovir podem ser empregados.

Terapia supressiva com aciclovir pode ser indicada em indivíduos com recidivas frequentes (mais de seis por ano), na dose de 400 a 1.000 mg/dia, diminuindo a frequência de recorrências.

Uso de fotoprotetor mostrou-se eficaz para prevenir recorrência nos casos desencadeados pela exposição ao sol.

Herpes genital

As opções atualmente no primeiro episódio são aciclovir 400 mg, três vezes/dia, por 10 dias ou valaciclovir, 1 g, duas vezes/dia, por 10 dias ou fanciclovir 250 mg, duas vezes/dia, por 10 dias. Na doença recorrente, o fanciclovir é indicado na dose de 125 mg, duas vezes/dia, por 5 dias ou aciclovir 400 mg, três vezes/dia, por 5 dias ou valaciclovir 500 mg, duas vezes/dia, por 3 dias. Fanciclovir retarda a ocorrência da próxima recidiva. Terapia supressiva pode ser empregada nas recidivas frequentes, utilizando-se aciclovir 400 mg, duas vezes/dia ou valaciclovir 500 mg/dia[3,8].

Tratamento endovenoso é indicado nos imunocomprometidos, nas infecções graves, com sistemas constitucionais, no herpes neonatal e no comprometimento oftálmico.

Em imunocomprometidos, o tratamento diminui a dor, reduz a eliminação de vírus, previne a formação de novas lesões e acelera a cicatrização. Emprega-se o aciclovir 5 mg/kg infundido durante 1 hora, três vezes/dia, por 8 a 12 horas ou aciclovir oral 400 mg, cinco vezes/dia, por 10 a 21 dias. O aciclovir tópico é indicado no tratamento das lesões extensas no imunossuprimido[8].

Varicela e herpes-zóster

O vírus varicela-zóster (VZV) causa dois quadros distintos: a varicela, manifestação da primoinfecção em indivíduos suscetíveis, e o zóster (ou herpes-zóster), reativação da infecção latente[9].

Etiologia

O VZV (HHV-3) é um DNA-vírus, envelopado, classificado na família *Alphaherpesviridae*. Como outros herpes-vírus, tem capacidade de permanecer latente em tecidos nervosos[9].

Patogenia[9,10]

Varicela

O VZV é adquirido de doentes com varicela, inalando-se partículas de secreção respiratória; ocasionalmente, a transmissão se dá a partir do fluido de vesículas e, raramente, de lesões de zóster.

O período de incubação dura de 14 a 21 dias. O VZV invade o epitélio da mucosa do trato respiratório e é carregado para o linfonodo regional por células mononucleares. O vírus se replica em mononucleares, que são responsáveis pela primeira viremia ao redor do 5º dia. A seguir, multiplica-se em diversos órgãos levando a uma segunda viremia, mais intensa, que dura até os primeiros dias do aparecimento das lesões cutâneas. As lesões são provocadas por células infectadas, atravessam a parede do endotélio e atingem a pele. Após a resolução, o vírus permanece latente no gânglio dorsal.

Os linfócitos T constituem a principal defesa contra a infecção e a reativação. A imunidade é duradoura. Um segundo episódio de varicela pode representar disseminação cutânea de zóster. Episódios de zóster não são comuns; lesões repetidas podem ser causadas pelo vírus do herpes simples, com reativação ao longo de um dermátomo.

Zóster

A patogenia do zóster não está totalmente esclarecida. Provavelmente, durante o surto de varicela, o VZV atinge terminações nervosas próximas à pele, sendo transportado para os gânglios sensoriais, onde persiste latente por toda a vida. Na senescência, pode ocorrer declínio gradual e seletivo da resposta imune celular ao VZV, o que explicaria sua incidência preferencial e maior número de complicações nesse período da vida[11].

Com a diminuição da imunidade, o vírus reativa-se, causando necrose neuronal, levando à neuralgia, dissemina-se pela fibra sensorial e atinge a pele, onde se forma a erupção típica[10]. Reativações podem ocorrer e passar despercebidas, sendo contidas pela resposta humoral e colaborando para manter a resposta celular ou levar a neurite sem lesão cutânea[12]. Nesses casos, há elevação do título de anticorpos específicos.

Neuralgia pós-herpética

A proliferação do vírus causa dano e inflamação no gânglio sensorial, estendendo-se até as fibras da pele, percebido como a dor prodrômica. A ativação e a sensibilização de receptores periféricos sensoriais produzem sinais nociceptivos, amplificando e mantendo a dor cutânea. O bloqueio de sinais aferentes pode causar dano e perda de neurônios inibitórios no corno dorsal espinal. Neurônios danificados tornam-se hipersensíveis a estímulos periféricos e à estimulação simpática, situação que se prolonga até que o axônio seja refeito; no entanto, seu revestimento comprometido pode inviabilizar uma cicatrização perfeita[13].

Epidemiologia[9,10]

A varicela tem distribuição universal, sendo transmitida sem a participação de vetores; o homem é o único reservatório conhecido. Nos climas temperados, a incidência é maior no inverno e na primavera. A varicela é altamente contagiosa, levando à doença na maior parte dos que se expõem ao vírus.

O herpes-zóster acomete predominantemente indivíduos acima de 50 anos, sem sazonalidade. A incidência é maior em imunocomprometidos com câncer, o que levou ao conceito errôneo de que todo portador de zóster é imunodeprimido[10]. A neuralgia acomete habitualmente indivíduos acima dos 40 anos de idade[13]. Resolve-se espontaneamente em 3 meses na metade dos casos e em 1 ano em 75% dos casos[10]. Portadores de zóster podem transmitir a doença a indivíduos suscetíveis.

Manifestações clínicas

Varicela[9,10]

Há pródromo de febre, cefaleia, dorsalgia, mal-estar e inapetência por cerca de 3 dias, mais observado em crianças pequenas.

A erupção caracteriza-se por vesículas sobre base eritematosa, que evoluem para pústulas, cujo centro eventualmente se torna deprimido, e depois para crostas que se desprendem em 2 ou 3 semanas (Figura 6). Discromia residual, que involui em meses, é comum; se não manipuladas e não infectadas, as lesões não deixam cicatrizes.

O quadro inicia-se na face e, em seguida, dissemina-se para o tronco, onde se concentra o maior número de lesões; as mucosas, palmas, plantas e couro cabeludo são acometidos com intensidade variável. Exposição à luz solar agrava a erupção[14]. As lesões surgem em surtos, o que confere à erupção a característica de se apresentar com lesões em vários estágios de evolução.

A varicela é mais intensa em adultos que nas crianças pequenas, com maior número de lesões, mais sintomatologia geral e mais complicações. A febre persiste por todo o período de aparecimento de novas lesões. O prurido é intenso em todos os casos, predominando na fase vesicular. Os imunocomprometidos são mais vulneráveis ao VZV: as lesões surgem em maior número, por tempo mais prolongado e demoram a cicatrizar. Pode haver também recorrência, com novos surtos de lesões após cicatrização completa.

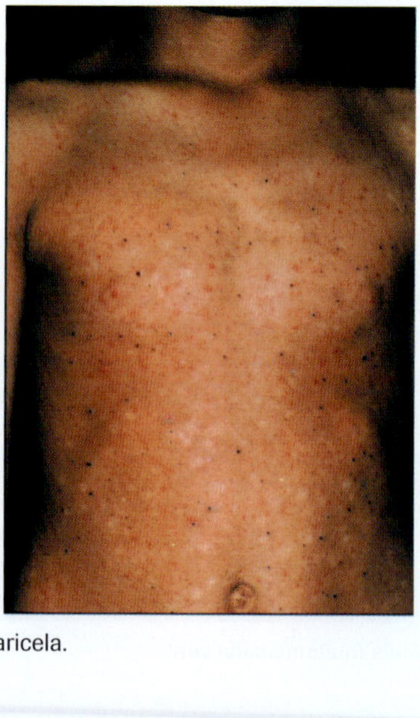

Figura 6. Varicela.

Complicações da varicela[9,10]

A complicação mais comum da varicela é a infecção bacteriana secundária da pele, em geral por estafilococos e estreptococos. Menores de 7 anos de idade são mais sujeitos a pneumonia bacteriana secundária, otite média e meningite, especialmente graves em leucopênicos.

São mais sujeitos a complicações graves os recém-nascidos, os imunodeprimidos e os usuários de glicocorticoides. A complicação mais comum no adulto é a pneumonia primária por varicela; o grau de comprometimento pulmonar costuma ser proporcional à intensidade do acometimento da pele. Hepatite leve, detectável apenas por avaliação laboratorial, é comum.

As complicações do SNC compreendem diferentes síndromes distintas, como meningoencefalite, ataxia cerebelar aguda, mielite e síndrome de Guillain-Barré.

Zóster[9,10,12]

Caracteriza-se por erupção com distribuição em um dermátomo acompanhada por dor ou parestesia, em indivíduos soropositivos para o VZV.

Quadro clínico

Nem sempre há pródromo; nas crianças, pode haver febre, mal-estar e comprometimento do estado geral. No adulto, o pródromo pode ser representado por dor, ocorrência mais frequente nos doentes com mais de 40 anos de idade.

Em seguida, surgem máculas eritematosas encimadas por vesículas, que se tornam umbilicadas, evoluem para pústulas, com tendência a coalescer; posteriormente, as lesões tornam-se crostosas. Essa evolução se dá ao longo de 2 ou 3 semanas. As crostas eventualmente se desprendem, podendo deixar cicatrizes atróficas. A erupção é característica por ocorrer em distribuição de dermátomo. Algumas lesões podem surgir nos dermátomos contíguos. Neurite de intensidade variável pode aparecer simultaneamente às lesões tegumentares; assim, a intensidade da dor varia, sendo mais intensa e com tendência a perdurar após a resolução das lesões cutâneas quanto maior a idade do doente. As lesões cutâneas costumam regredir em 3 a 6 semanas. Raramente pode haver zóster sem lesões cutâneas (*zoster sine herpete*).

Imunodeprimidos apresentam maior propensão a desenvolver surtos de zóster. Além disso, tendem a apresentar quadro mais intenso, com mais necrose, maior propensão à neuralgia e evolução mais prolongada, podendo cronificar. Também pode haver acometimento de mais de um dermátomo e disseminação das lesões cutâneas ou para órgãos internos.

Complicações

As complicações cutâneas são infecção bacteriana, zóster necrótico, disseminação na pele e cicatrizes. As complicações do herpes-zóster não se limitam à pele e ao sistema nervoso: pode haver também comprometimento visceral e ocular.

Diversas complicações neurológicas podem ocorrer: a neuralgia pós-herpética é a mais frequente, sendo definida com aquela que permanece ou se inicia depois de 1 mês da cicatrização da pele, ocorrendo em cerca de 10% dos casos de zóster. Caracteriza-se por dor que pode ser constante, com sensação de queimação ou ocorrer de modo intermitente, lancinante ou ser desencadeada pelo contato com a pele. É mais intensa e prolongada após os 50 anos e em imunodeprimidos. Em grande parte dos casos, desaparece em cerca de 1 ano. Há maior possibilidade de desenvolvimento de neuralgia em indivíduos acima dos 60 anos se houver dor prodrômica ou muito intensa na fase aguda e nos casos de zóster oftálmico.

Outra complicação é a paralisia motora, que compromete regiões contínuas ao dermátomo afetado. Geralmente inicia-se na segunda semana da erupção cutânea e a recuperação é completa.

O acometimento do ramo oftálmico pelo zóster implica a possibilidade de comprometimento ocular, que pode evoluir com graves sequelas. A presença de lesão na ponta do nariz indica a necessidade de avaliação por oftalmologista, pois resulta do comprometimento do ramo nasociliar, via de acesso às estruturas do olho. São descritas ceratite, uveíte e necrose retiniana aguda.

Em situações de imunodepressão, o VZV é capaz de estabelecer infecções crônicas clinicamente evidentes ou subclínicas, além do estado de latência, como evidenciado, por exemplo, pela ocorrência de angeíte cerebral granulomatosa segmentar muitos meses após o zóster oftálmico[12].

Diagnóstico diferencial

Infecção disseminada por herpes simples pode se assemelhar à varicela, mas costuma haver maior concentração de vesículas no local inicialmente acometido. Outras viroses que podem se apresentar com vesículas são coxsackie e echovírus. O diagnóstico diferencial inclui também impetigo, estrófulo, picadas de inseto e reação medicamentosa (Figura 7).

A erupção cutânea do zóster é muito característica, mas eventualmente pode se assemelhar ao herpes simples que se dissemina por um dermátomo ou ao eczema herpético. Antes da erupção cutânea, o zóster pode ser confundido com outras causas de dor localizada, como infarto, apendicite, hérnia de disco, glaucoma agudo etc. A adenopatia e as anomalias sensoriais cutâneas, como disestesia, hiperestesia, quando presentes, são indicativos do zóster. Outros diagnósticos diferenciais são queimaduras, infecções cutâneas e picadas de aranhas. O herpes-zóster disseminado, no qual ocorrem lesões fora do dermátomo primário, é muito semelhante à varicela, mas o acometimento inicial de um dermátomo viabiliza o diagnóstico de zóster. Algumas vesículas em dermátomos vizinhos são frequentemente observadas no zóster não complicado e não significam disseminação se forem assintomáticas.

Diagnóstico laboratorial[9,10]

O diagnóstico de varicela e zóster costuma dispensar exames complementares. As lesões cutâneas da varicela,

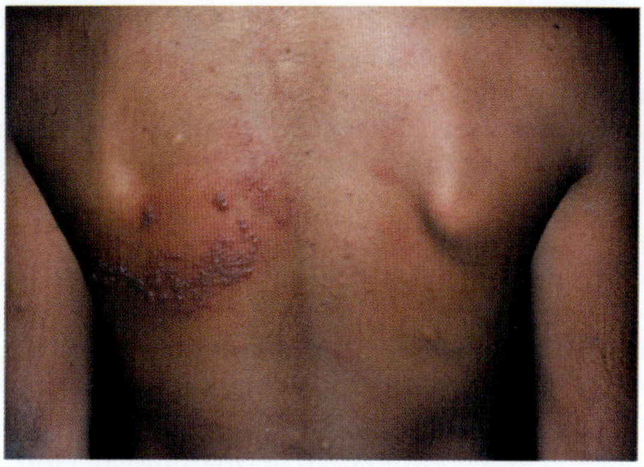

■ **Figura 7.** Herpes-zóster.

do zóster e do herpes simples são indistinguíveis ao exame citológico, ao exame histopatológico e à microscopia eletrônica. O exame de material de raspado do assoalho de bolha ou de aspirado do conteúdo (teste de Tzanck) corado pelo Giemsa revela presença de células gigantes virais. O método tem utilidade na confirmação de etiologia viral em lesões vesicopustulosas ou em quadros atípicos. Biópsia de lesão cutânea raramente é empregada para esse fim.

O diagnóstico definitivo da infecção pelo VZV só é feito por cultura viral; no entanto, a positividade é relativamente baixa. Dentre as lesões cutâneas, a maior probabilidade de obtenção de cultura positiva é a partir de fluido hialino de vesícula, mais ricas em vírus livres que as lesões mais antigas, onde se encontram dentro de células. Métodos imuno-histoquímicos aplicados a material de vesícula ou até mesmo de pápulas pode detectar com precisão o VZV, tendo alta especificidade. Técnicas de PCR aliam sensibilidade à especificidade, podendo ser empregadas em secreções ou LCR. Análise do polimorfismo de restrição de extensão de fragmentos do produto da PCR permite distinguir vírus selvagem de cepas de vacina.

A sorologia pode fornecer diagnóstico de infecção pregressa, identificando os indivíduos suscetíveis que possam necessitar de profilaxia.

Tratamento

Varicela

Crianças imunocompetentes têm curso autolimitado da varicela, sendo empregados antipiréticos (paracetamol ou ibuprofeno), medidas de higiene para evitar infecção e medidas de controle do prurido (anti-histamínicos por via sistêmica). Ácido acetilsalicílico é contraindicado pelo risco de desenvolvimento de síndrome de Reye. O aciclovir oral está indicado nas primeiras 24 horas da erupção, mas pode ser iniciado até o terceiro dia da erupção, período em que há replicação viral. Está particularmente indicado em recém-nascidos, prematuros, maiores de 13 anos e adultos, incluindo grávidas, portadores de dermatoses cutâneas crônicas e de doença pulmonar. As doses e os períodos empregados estão relacionados na Tabela 1. Há evidências de que o tratamento com aciclovir, quando iniciado precocemente, pode diminuir a sintomatologia, a febre e encurtar o período de vesículas e pústulas. Valaciclovir, penciclovir ou fanciclovir podem ser empregados no tratamento de adultos e adolescentes normais[9,15].

■ **Tabela 1.** Tratamento da varicela[9,10]

Faixa etária	Droga e posologia	Duração
Neonatos	ACV 500 mg/m² IV a cada 8 h	7-10 dias
Crianças < 40 kg		
Imunocompetentes	ACV 20m/kg (máx. 800 mg) VO a cada 6 h ou só sintomático	5 dias
Imunocomprometidos	ACV 500 mg/m² a cada 8 h	7-10 dias
Adolescentes e adultos		
Imunocompetentes	ACV 800 mg VO 5 vezes/dia ou	7 dias
	FCV 500 mg VO a cada 8 h ou	5-7 dias
	VCV 1.000 mg VO a cada 8 h	5-7 dias
Imunocomprometidos	ACV 10 mg/kg IV a cada 8 h	7-10 dias

ACV: aciclovir; IV: intravenoso; FCV: fanciclovir; VO: via oral; VCV: valaciclovir.

A pneumonia da varicela é tratada com medidas de suporte, incluindo ventilação. O tratamento com aciclovir endovenoso deve ser iniciado precocemente. O aciclovir endovenoso também é indicado no tratamento de encefalites, meningites e mielites pelo VZV[10].

Antibióticos são indicados quando houver evidências de superinfecção bacteriana. Corticosteroides não são empregados.

Falha terapêutica deve ser considerada se lesões continuam a surgir 48 horas após o início do tratamento. Pode ser necessário mudar a via de administração, a dose ou o antiviral. Resistência ao aciclovir só tem sido observada em imunocomprometidos que utilizam esquema supressivo de baixa dose por tempo prolongado. Nesse caso, emprega-se o foscarnete[9].

Considerar como imunocomprometidos ou de alto risco os não imunizados, neonatos com história de varicela materna nos 5 dias antes ou 2 dias após o parto, crianças pré-termo hospitalizadas com sorologia negativa para VZV ou cuja mãe não tem história de varicela, doentes em quimioterapia ou em uso de corticosteroides em doses superiores a 1 mg/kg/dia por mais de 1 mês. Nessas situações, o tratamento de escolha é o aciclovir endovenoso. A imunodeficiência pode ocorrer em graus variáveis e, se as condições gerais do doente permitirem, pode ser empregado tratamento oral[9,10].

Zóster[9,10]

Durante a fase exsudativa, tópicos secantes e que aliviem a sintomatologia podem ser utilizados. Corticosteroides tópicos não são indicados. Superinfecção bacteriana não é comum.

Os objetivos do tratamento do zóster são limitar extensão, duração e gravidade no dermátomo primário; evitar a doença em outros locais e evitar a neuralgia pós-herpética. São empregados com esse fim o aciclovir, o valaciclovir e o fanciclovir, sendo indicada introdução precoce da terapia. Os esquemas e as doses estão relacionados na Tabela 2. Em indivíduos com menos de 50 anos, para casos não complicados, pode ser instituído somente tratamento sintomático. A adição de corticosteroides sistêmicos pode contribuir para diminuir a dor durante o episódio agudo. Derivados opioides podem ser necessários para o controle da dor em alguns casos.

Neuralgia[9,10,16]

Nos quadros menos intensos, utiliza-se a associação paracetamol (500 a 750 mg) e codeína (7,5 a 30 mg), três vezes/dia. Nos quadros graves de dor, estão indicados os antidepressivos tricíclicos e os anticonvulsivantes. A carbamazepina é empregada no tratamento de dores com caráter lancinante, na dose de 150 mg/dia; a amitriptilina é indicada para dor do tipo parestésico, na dose de 12,5 a 25 mg/dia. Anticonvulsivantes são indicados na dor persistente, refratária, sendo utilizadas a gabapentina, a pregabalina e a difenil-hidantoína. Os casos de dor persistente devem ser avaliados por especialistas em dor. Antidepressivos inibidores da recaptação da serotonina não são eficazes.

Prevenção

A vacina da varicela utiliza vírus vivos atenuados. Protege 97% das crianças vacinadas até 13 anos de idade. Os efeitos colaterais são leves, com febre baixa, exantema e poucas vesículas no local da injeção. Uma variante da varicela pode ocorrer em indivíduos vacinados expostos ao vírus selvagem, com poucos sintomas e poucas lesões cutâneas. A proteção pode declinar com o passar do tempo[17].

As recomendações de vacinação contra a varicela são[18]:

1. Duas doses, a primeira entre o 12º e 15º mês de vida, e a segunda entre as idades de 4 e 6 anos.
2. Crianças, adolescentes e adultos já vacinados com uma dose: aplicação da segunda dose.
3. Vacinação de trabalhadores da saúde sem evidências de imunidade contra o vírus da varicela.
4. Vacinação de portadores do HIV:
   - Crianças com 15 a 24% da contagem de CD4 específica para a idade.
   - Adolescentes e adultos: com CD4 maior que 200.

A vacina é contraindicada em grávidas, indivíduos que já tiveram varicela, portadores de imunodeficiência congênita, portadores de leucemia, linfoma e outros cânceres, usuários de corticosteroides e salicilatos.

A profilaxia após exposição à varicela pode ser feita com imunoglobulina dentro de 96 horas do contato e é indicada em imunocomprometidos que não tenham história de varicela-zóster, em recém-nascidos ou prematuros cuja mãe não apresente história de varicela-zóster, em contato hospitalar em enfermarias, em contato domiciliar contínuo ou em ambientes fechados e durante corticoterapia. Após 96 horas, está indicado aciclovir como recomendado no tratamento da varicela[10].

Uma vacina para profilaxia do zóster já está disponível, constituída por vírus vivos atenuados, sendo indicada em pessoas acima de 50 anos, que irão fazer uso de imunobiológicos ou corticoterapia. Essa vacina reduz a incidência e a gravidade do zóster.

Tabela 2. Tratamento do herpes-zóster[9,10]

Faixa etária	Droga e posologia	Duração
Crianças	ACV 500 mg/m² IV a cada 8 h	5-10 dias
	ACV 10 mg/kg IV a cada 8 h	5-10 dias
Adultos		
Imunocompetentes	ACV 800 mg VO 5 vezes/dia	7 dias
	ACV 500 mg/m² IV a cada 8 h	5-7 dias
	VCV 1.000 mg VO a cada 8 h	7 dias
	FCV 500 mg VO a cada 8 h	7 dias
Imunocomprometidos	ACV 10 mg/kg IV a cada 8 h	7-10 dias
	Foscarnete 40 mg/kg a cada 8 h	14 dias

ACV: aciclovir; IV: intravenoso; FCV: fanciclovir; VO: via oral; VCV: valaciclovir.

Epstein-Barr vírus

O vírus de Epstein-Barr (HHV-4) causa diferentes manifestações cutâneas: os exantemas da mononucleose infecciosa, a leucoplasia pilosa oral e, nas crianças, a acrodermatite papular da infância ou síndrome de Gianotti-Crosti. Está associado ao desenvolvimento de neoplasias, como o linfoma de Burkitt, carcinoma nasofaríngeo, doença de Hodgkin e alguns linfomas de células T[19,20].

Epidemiologia

A infecção costuma ser oligossintomática em crianças pequenas. Nos adolescentes e nos adultos jovens, leva ao quadro de mononucleose infecciosa. Portadores assintomáticos disseminam o vírus por secreção salivar; quando com a doença ou em imunossuprimidos, a emissão é mais intensa[19].

Etiologia e patogenia

O vírus de Epstein-Barr é um DNA vírus e pertence à família herpes-vírus (herpes-vírus humanos 4, HHV-4). Por meio de secreções orais, infectam o epitélio e os linfócitos B, ligando-se ao receptor CD21; essas células proliferam e há aumento das células T reativas, originando o quadro de mononucleose infecciosa. O vírus persiste por toda a vida como infecção latente[19].

Manifestações clínicas[19,20]

A mononucleose infecciosa caracteriza-se por febre, faringite, linfadenopatia e leucopenia com linfocitose com linfócitos atípicos. Pode haver também fadiga, mal-estar, cefaleia e hepatoesplenomegalia. Eritema de faringe ocorre na maioria dos casos, por vezes com exsudato fibrinopurulento.

Exantema maculopapular leve, limitado aos braços e tronco, está presente em 5 a 15% dos casos, iniciando-se na 1ª semana e podendo durar até 2 semanas. É mais comum em crianças. Por vezes, a erupção pode ser atípica, apresentando-se vesicular, escarlatiniforme, urticariforme ou petequial.

Uma erupção mais intensa, generalizada, de aparecimento mais tardio e de duração mais longa é observada em 70% dos doentes tratados com antibióticos. Máculas e pápulas eritematosas, que podem confluir, acometem tronco, membros superiores e inferiores, palmas e plantas e face, que pode se apresentar edematosa. Usualmente, há febre, prurido, artralgias e diarreia.

A ampicilina é o antibiótico mais relacionado a essa reação, que pode ocorrer também com a amoxicilina e outras penicilinas, além de eritromicina, cefalexina, levofloxacino e paracetamol. Essa reação de hipersensibilidade é de natureza transitória e pode não ser marcador de futura reatividade a penicilinas, exceto nos que já eram sensibilizados[21,22].

Durante um quadro de mononucleose, também são descritos urticária, urticária ao frio associada à presença de crioglobulinas, acrocianose, ulcerações genitais, edema periorbital e enantema do palato.

A leucoplasia pilosa oral caracteriza-se por placas esbranquiçadas, de superfície rugosa ou pilosa, localizadas em qualquer parte da mucosa oral ou faringe, mais habitualmente na língua. Acomete indivíduos infectados pelo HIV e, ocasionalmente, imunossuprimidos. Trata-se de hiperplasia benigna do epitélio que responde à replicação viral. Displasia não é observada, não havendo progressão para malignidade.

A acrodermatite papular infantil ou síndrome de Gianotti-Crosti apresenta-se como pápulas liquenoides (de superfície brilhante, eritematoviolâceas) que acometem face, membros e nádegas, poupando o tronco. As lesões não são pruriginosas e podem durar semanas. Essa síndrome também é desencadeada por outras viroses, como hepatite B e enteroviroses.

Diagnóstico laboratorial[19,20]

Anticorpos heterófilos (que não reagem diretamente com o VEB e aglutinam hemácias de carneiro) são encontrados em 90% das infecções agudas, tornando-se positivos por volta da terceira semana e desaparecendo após 3 meses.

Anticorpos específicos anti-IgM elevam-se durante o episódio agudo de infecção, mas podem ser positivos em outras viroses. Anticorpos IgG contra o antígeno do capsídeo ou contra antígeno nuclear persistem por toda a vida.

Partículas virais são detectadas nas lesões de leucoplasia pilosa oral e de tecidos das doenças linfoproliferativas. O vírus pode ser detectado em secreções orais de pessoas saudáveis.

Tratamento

A mononucleose infecciosa é um quadro autolimitado, sendo indicado repouso e antitérmicos. O aciclovir inibe a replicação viral, mas não é efetivo para reduzir a sintomatologia. Corticosteroides não são indicados na doença não complicada; são utilizados no tratamento da obstrução das vias aéreas, anemia hemolítica, trombocitopenia, pericardite, encefalite, miosite e na reação aos antibióticos. Infecções superpostas não devem ser tratadas com ampicilina ou amoxicilina. Eritromicina ou penicilina podem ser empregadas.

Citomegalovírus

O citomegalovírus humano (CMVH) é um DNA-vírus altamente específico para a espécie humana. A infecção em imunocompetentes costuma passar despercebida, mas causa morbidade significativa em imunodeprimidos[23,24].

Etiologia[23,24]

O CMVH pertence ao grupo dos herpes-vírus (HVH-5); dentre esses, possui o maior genoma e tem formato icosaédrico. Tem em comum com o grupo herpes a capacidade de destruir a célula hospedeira e de permanecer em estado latente. Após a infecção, dissemina-se por via sanguínea para rins, fígado, baço, cérebro, retina, esôfago, ouvido interno, pulmões, cólon e glândulas salivares. Pode ser detectado em leucócitos; embora o vírus não se replique neles, constitui meio de disseminação pelo corpo e transmissão por transfusões.

Epidemiologia[23,24]

A transmissão se dá por contato com líquidos corpóreos: saliva, sêmen, secreção cervical, leite materno, sangue e fezes. Assim, a doença pode ser adquirida na vida intrauterina, no parto, durante o aleitamento, por contato social (principalmente com pré-escolares, pois a secreção salivar é prolongada) ou por contato sexual. A soroprevalência da infecção por CMV varia em diferentes grupos populacionais. Os períodos de maior suscetibilidade são os períodos perinatal, quando o vírus é adquirido no parto ou aleitamento; o início da vida escolar ou em creches; e no início da atividade sexual. Anticorpos contra CMV foram detectados com maior frequência em homossexuais masculinos (94%) do que heterossexuais (54%) por Jacobson[25]. Indivíduos saudáveis podem eliminar cronicamente o vírus.

Transfusão de hemoderivados é fator importante de risco para infecção por CMV, bem como imunossupressão por Aids ou por agentes após transplantes.

Manifestações clínicas dermatológicas[24]

Há uma variedade de manifestações dermatológicas relacionadas à infecção por CMVH, a maioria delas inespecíficas, relacionadas ao desarranjo imunológico desencadeado pela infecção generalizada. São encontrados exantema maculopapular, púrpura, petéquias, erupção urticariforme, erupção escarlatiniforme (com ou sem uso de ampicilina, à semelhança da mononucleose), ulcerações orais e genitais e eritema nodoso. Na infecção congênita, é descrito quadro de hematopoiese dérmica, constituído por manchas ou nódulos eritematovioláceos, conhecido como *blueberry muffin baby.*

As lesões cutâneas inespecíficas são raramente encontradas nos imunocompetentes. Os portadores de deficiência imunológica apresentam lesões na pele com maior frequência. A lesão cutânea mais específica, encontrada em portadores da Aids, é uma ulceração perianal, que deve ser diferenciada do herpes simples crônico. É descrita coinfecção CMVH e herpes simples, BAAR e *S. aureus* em lesões de pele. Quando há evidência de infecção por CMVH na pele, é importante pesquisar acometimento visceral, especialmente em imunocomprometidos[24].

CMV na gravidez

A aquisição da infecção por CMV na gravidez se dá por contato sexual ou com crianças no início da vida escolar, levando a uma síndrome semelhante à mononucleose infecciosa.

CMV na infância

A infecção materna nas primeiras 24 semanas de gravidez traz maior risco de desenvolvimento de sequelas permanentes: microcefalia, calcificações intracranianas, retinite, malformações do nervo óptico. A infecção no terceiro trimestre pode levar a hepatite, pneumonia, púrpura e coagulação intravascular disseminada. A infecção congênita por CMV tem taxa de mortalidade de cerca de 30% e é a principal causa de retardo mental e surdez congênita nos Estados Unidos[24]. Do ponto de vista dermatológico, a criança apresenta-se com máculas e pápulas purpúricas, azuis ou violáceas, nos dois primeiros dias de vida, que se tornam progressivamente acobreadas. Esse quadro, conhecido como *blueberry muffin baby*, é a expressão clínica de focos de hematopoiese dérmica. O quadro não é exclusivo da infecção congênita por CMV, podendo ocorrer também na infecção congênita por toxoplasmose, rubéola, herpes simples, sífilis e outras infecções bacterianas.

CMV na infância e em adultos sadios

A infecção manifesta-se como quadro semelhante à mononucleose, embora geralmente mais discreto, com febre, faringite, adenopatia e hepatoesplenomegalia. Um exantema maculopapular predominante nos membros inferiores ocorre nos doentes tratados com ampicilina ou amoxicilina, à semelhança da mononucleose.

CMV em imunocomprometidos

Pode haver quadro semelhante a mononucleose, hepatite, pneumonite, gastroenterite com ulcerações gastrointestinais e coriorretinite. Nos portadores de Aids, a infecção concomitante por CMV potencializa os efeitos imunossupressores, aumentando a replicação viral. O risco de infecções graves é maior nos doentes com contagem de CD4 menor que 100. Rim, coração, pulmão, fígado e medula óssea são reservatórios do CMV; pode haver infecção primária em soronegativos, reinfecção com uma nova cepa ou reativação pela imunossupressão. Esta não abole o desenvolvimento de anticorpos; a ciclosporina prejudica a reação do hospedeiro. Febre pode ser a única manifestação de infecção ativa por CMV. Órgãos internos são sede do comprometimento.

Diagnóstico[23,24]

As infecções cutâneas caracterizam-se histopatologicamente por acometimento preferencial do endotélio e células ductais, com características inclusões basofílicas intranucleares e intracitoplasmáticas (em "olhos de coruja"). Os vírus herpes simples e varicela-zóster causam inclusões somente intranucleares.

A cultura viral de urina, sangue ou orofaringe pode confirmar uma infecção ou viremia. Os efeitos citopáticos costumam surgir em 1 ou 2 semanas; o tempo pode ser mais longo se a viremia for baixa. A presença de anticorpos IgM indica infecção nas últimas 12 a 16 semanas. A soroconversão ou o aumento de quatro vezes no título de IgG indicam infecção ativa.

Também podem ser utilizadas no diagnóstico técnicas de imuno-histoquímica, hibridização *in situ*, PCR, antigenemia PP65 e microscopia eletrônica.

Tratamento[23,24]

Há diferentes estratégias terapêuticas: tratamento da doença manifesta, profilaxia e terapia supressiva. Na última, o tratamento é instituído quando o vírus é detectado na ausência de sintomatologia. Os agentes utilizados são o ganciclovir, o foscarnete e o cidofovir. Novos agentes antivirais estão sendo desenvolvidos.

Herpes-vírus humanos 6 e 7

O HHV-6 e o HHV-7 pertencem ao grupo Roséola-vírus e também à subfamília *Betaherpesvirinae*. A análise do DNA destes vírus mostra que são muito semelhantes, compartilhando epítopos; apresentam tropismo pelas mesmas células e associam-se às mesmas doenças[26].

Como outros herpes-vírus, o HHV-6 é capaz de permanecer latente em células mononucleares, células progenitoras da medula óssea e na glândula salivar. Causa a roséola *infantum* ou exantema súbito em crianças menores de 2 anos, e pode causar doença em adultos, particularmente no período pós-transplante[26].

Diferentes quadros cutâneos foram associados ao HHV-6: erupção em luvas e meias, síndrome de Gianotti-Crosti, pitiríase rósea de Gilbert, síndrome da fadiga crônica, carcinoma oral, linfomas, leucemias, esclerose múltipla, doenças desmielinizantes na Aids, encefalite, pneumonites, exantemas pós-transplantes e reação enxerto *versus* hospedeiro. Discute-se a participação deste vírus na patogenia de reações de hipersensibilidade a medicamentos[26,27].

O HHV-7 permanece latente em linfócitos T; participação na patogenia das seguintes doenças é a ele atribuída: pitiríase rósea, exantema súbito, doença febril da infância, síndrome da fadiga crônica e erupções cutâneas pós-transplante[26].

Herpes-vírus humano 8

Causa o sarcoma de Kaposi, a doença de Castleman e os linfomas de pericárdio, pleura e peritônio[28].

O sarcoma de Kaposi é um tumor de células primitivas mesenquimais que acomete pele, mucosas, trato gastrointestinal, linfonodos e pulmões. São descritas: forma clássica, que acomete idosos; forma endêmica; e forma associada à imunossupressão induzida pelo vírus da imunodeficiência humana[28].

As lesões são máculas, pápulas ou nódulos de coloração vinhosa ou purpúrica, de tamanho e número variados[28].

Poxvírus

Os poxvírus são DNA-vírus que infectam o homem e os animais. Há 4 gêneros de interesse humano, que causam as seguintes doenças: molusco contagioso, nódulo dos ordenhadores, varíola e vaccínia[29]. Aqui, serão abordadas as duas primeiras doenças.

Molusco contagioso

Acomete crianças que adquirem a doença por contato social com outras crianças; nos adultos, habitualmente a via de contato é sexual. O período de incubação é de cerca de 3 semanas. Caracteriza-se por pápulas de 1 a 5 mm de diâmetro, hemisféricas, cor da pele, brilhantes, que evoluem com leve depressão central (Figura 8). Prurido é comum. As lesões localizam-se em qualquer lugar da pele e podem ser únicas ou muito numerosas.

Lesões genitais no adulto sugerem que a transmissão se deu por contato sexual. Crianças, sobretudo do sexo masculino, frequentemente apresentam lesões genitais, sendo a via de contato usual a autoinoculação. A maior parte dos portadores de molusco são hígidos; no entanto, portadores do HIV e transplantados desenvolvem lesões em grande número, que podem atingir centímetros e que são resistentes ao tratamento.

Uma lesão de molusco pode involuir espontaneamente, o que demora muitos meses para acontecer, disseminando-se, nesse intervalo, para outras partes do corpo e para outras pessoas. O tratamento pode ser feito com curetagem, crioterapia, cáusticos, cantaridina, cidofovir ou imiquimod[29].

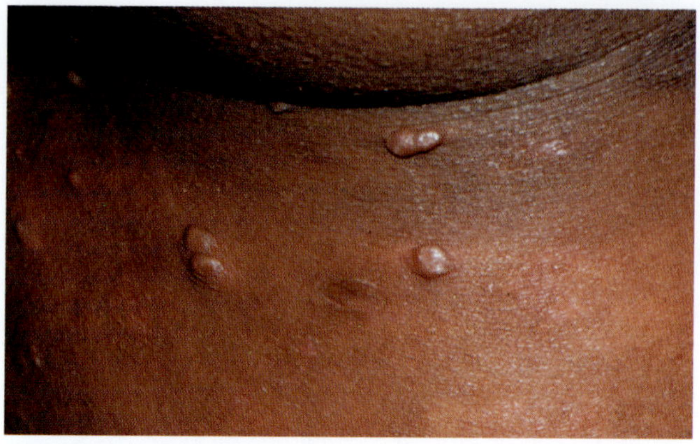

Figura 8. Molusco contagioso.

Orf ou nódulo dos ordenhadores

O *orf* ou nódulo dos ordenhadores acomete indivíduos que trabalham com gado, de quem adquirem a doença. Habitualmente, mãos e braços são acometidos por pápulas e nódulos eritematosos que podem ulcerar e que, posteriormente, involuem de modo espontâneo[29].

Verrugas virais: papilomaviroses

O papilomavírus humano (HPV) é o agente responsável pelo desenvolvimento de proliferações epiteliais benignas e malignas. As lesões benignas compreendem as verrugas virais da pele, do trato aerodigestivo, da conjuntiva, verrugas genitais e neoplasias cervicais. As lesões malignas são os carcinomas espinocelulares bucais, anogenitais e do colo do útero. Causam também uma doença genética rara, a epidermodisplasia verruciforme[30]. A palavra papiloma origina-se do latim *papilla*, que significa mamilo, e do sufixo grego *oma*, tumor[31].

Etiologia

Os papilomavírus possuem dupla fita de DNA e pertencem à família *Papovaviridae*. Multiplicam-se no núcleo da célula hospedeira e infectam diferentes animais, com afinidade para cada espécie. O genoma viral codifica de 8 a 9 proteínas, ficando contido dentro do capsídeo externo, sendo então denominado vírion. Tem aparência icosaédrica e não possui envelope. Como não produz timidina-quinase, não é suscetível ao aciclovir[30].

Há mais de 200 tipos de HPV, classificados de acordo com a similaridade genética com tipos previamente descritos[30]. Os tipos de HPV que exibem maior predileção por determinadas topografias e a comportamentos biológicos específicos estão na Tabela 3. Eles podem ser divididos em dois grandes grupos de acordo com sua maior afinidade: por pele ou por mucosas. Os HPV das mucosas também podem ser classificados como alto, médio ou baixo risco de indução de tumores (Quadro 3)[32,33].

Tabela 3. Alguns tipos de papilomavírus humanos e associação com quadros clínicos[30,33]

Manifestação	Tipos de HPV	
	Mais frequentes	Menos frequentes
Extragenital		
Verrugas palmares e plantares e comuns	1, 2, 4	26, 27, 29,41
Verrugas planas	3, 10	28, 49
Verrugas do açougueiro	7, 2	1, 3, 4, 10, 28
Carcinoma espinocelular digital e doença de Bowen	16	34, 35
Mucosogenital		
Condiloma acuminado	6, 11	42-44, 54-55, 70
Neoplasias intraepiteliais de alto risco*	16	18, 26, 27, 30, 31
Mucosa bucal (doença de Heck)	13, 32	
Papilomas respiratórios e conjuntivais	6, 11	
Imunocomprometidos e epidermodisplasia verruciforme	3, 5, 8	9, 12, 14, 15, 17, 19-26, 36, 47 etc.
Lesões planas e carcinoma espinocelular da EV	5	8, 9

* Máculas acetoacéticas cervicais, papulose bowenoide, eritroplasia de Queirat.

Quadro 3. Alguns tipos de HPV e potencial oncogênico[31]

Risco	Tipo de HPV
Alto	16, 18, 45, 56
Médio	31, 33, 35, 51, 52, 58
Baixo	6, 11, 42-44

Epidemiologia[30,32,33]

As verrugas vulgares são muito comuns em crianças e adolescentes. A transmissão se dá por contato com a pele infectada, que pode abrigar o vírus apresentando lesões ou não (infecção subclínica), ou com objetos contaminados. O período de incubação é de alguns meses[33]. As lesões podem involuir em alguns anos[30]. Lesões extragenitais são as mais comuns na infância. Diante de uma criança com lesões genitais, deve-se aventar a hipótese de abuso sexual, sem esquecer a possibilidade de transmissão no canal de parto, de autoinoculação ou de contágio a partir de verrugas nas mãos dos cuidadores. As duas últimas hipóteses de contágio são verificáveis com relativa facilidade.

A maioria dos papilomas laríngeos é encontrada em crianças e adolescentes e costumam ser causados por HPV de tipos genitais; acredita-se que a contaminação possa se dar no parto.

As lesões genitais e de colo uterino são transmitidas por contato sexual e representam atualmente a doença sexualmente transmissível mais comum. As lesões de colo de útero, mais comuns nas mulheres jovens, podem ser causadas pelos tipos oncogênicos, sendo o tipo mais comum o 16, seguido pelo 18, que também são encontrados nos outros tumores anogenitais[34]. Infecção por mais de um tipo de HPV na mesma lesão pode ocorrer[31]. Pode-se recuperar vírus de pele aparentemente normal mesmo em imunocompetentes, incluindo a genitália masculina[35].

Imunocomprometidos são mais sujeitos a infecções por HPV, tendo quadros mais extensos e recidivantes e causados por tipos diferentes dos que infectam imunocompetentes, com maior risco de carcinogênese.

Manifestações clínicas

A infecção da pele extragenital pelo HPV compreende as verrugas virais, clinicamente observadas como pápulas cor da pele de superfície hiperqueratósica. A observação de pontos enegrecidos, correspondentes a capilares trombosados, corrobora o diagnóstico clínico; para tanto, pode ser necessário desbastar a camada queratósica. As verrugas virais podem ocorrer isoladamente ou agrupadas, chegando a coalescer. Por vezes, são observadas em disposição linear, indicativa da auto-inoculação. As verrugas vulgares acometem com maior frequência mãos, pés, cotovelos e joelhos (Figura 9). Nas palmas e plantas, assumem aspecto de pequenas pápulas endurecidas, incrustadas na pele (Figura 10). Na pele pouco queratósica e pouco pilosa, como a fronte, podem assumir aspecto liso, róseo e brilhante, sendo chamadas de verrugas planas. Na região da barba e ao redor da boca e das narinas, apresentam-se afiladas, sendo chamadas de verrugas filiformes.

As verrugas anogenitais ou condilomas acuminados caracterizam-se por pápulas ou nódulos eritematosos e superfície macerada, podendo acometer genitália, períneo, ânus e dobras inguinais; podem se estender para vagina, cérvice, uretra e reto (Figura 11). Papulose bowenoide designa lesões que apresentam aspecto de pequenas pápulas verrucosas e que, ao exame histopatológico, apresentam atipia celular, semelhante ao carcinoma espinocelular *in situ*.

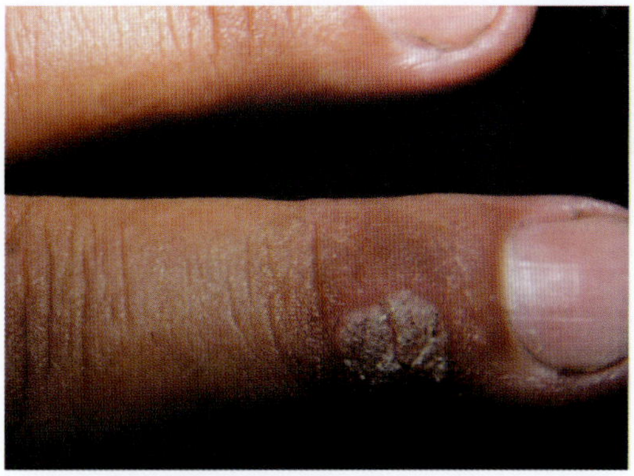

■ **Figura 9.** Verruga vulgar.

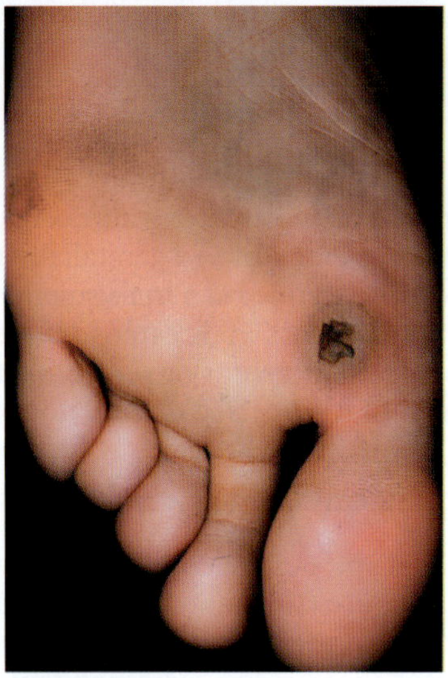

■ **Figura 10.** Verruga plantar.

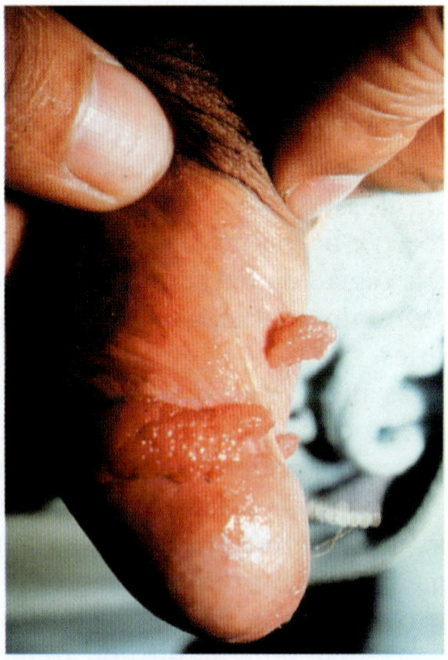

■ **Figura 11.** Condiloma acuminado.

Na mucosa da boca, a infecção pelo HPV pode se apresentar como pápulas esbranquiçadas, sendo denominadas hiperplasia epitelial focal, ou de aspecto vegetante, sendo chamadas de condilomas ou ainda como lesões exofíticas com progressão para carcinoma (carcinoma verrucoso).

Na epidermodisplasia verruciforme (EV) e em pacientes imunodeficientes, grande número de verrugas desenvolve-se desde a infância, disseminando-se e coalescendo. No entanto, apenas na EV, verrugas planas assumem aspecto de máculas descamativas, semelhante à pitiríase versicolor. Há prevalência aumentada de desenvolvimento de carcinomas; radiação solar e ionizante devem ser evitadas, pois facilitam a transformação.

Diagnóstico[30]

Geralmente, o diagnóstico é clínico. A aplicação de ácido acético a 3% nas mucosas evidencia áreas esbranquiçadas que podem representar infecção pelo HPV. Ao exame histopatológico, verificam-se as alterações citopáticas características, chamadas coilocitose.

Diagnóstico diferencial

Deve ser feito com o molusco contagioso, verrugas seborreicas, acrocórdons e nevos. Na região plantar, devem ser diferenciadas dos calos. Crescimento rápido com formação de massas exofíticas ou ulceração pode indicar transformação maligna.

Tratamento[30,33]

Uma vez que não há drogas com ação específica contra os papilomavírus, a indicação de tratamento é vinculada à experiência do médico e à disponibilidade de meios. A maioria dos tratamentos implica destruição das células infectadas e deve ser escolhida com base no número de lesões, forma, tamanho, localização, idade e cooperação do doente. Recorrências são comuns. A dor e o risco de cicatrizes devem ser considerados.

Os métodos geralmente empregados no nosso meio para o tratamento das verrugas vulgares são a eletrocoagulação, a crioterapia com nitrogênio líquido, a aplicação de ácido nítrico fumegante e, raramente, o *laser* de CO_2. São tratamentos que devem ser aplicados pelo médico. Múltiplas sessões são necessárias na maioria dos casos.

Formulações tópicas de cáusticos moderados, como o ácido salicílico e o ácido lático ou o hidróxido de potássio, podem ser prescritos para uso domiciliar, devendo ser aplicados de modo intermitente por várias semanas. O imiquimode e o 5-fluorouracil (5-FU) são, por vezes, indicados e autoaplicados.

No tratamento dos condilomas, utiliza-se o ácido tricloroacético, a podofilina, a podofilotoxina, o 5-FU e o imiquimode.

No tratamento das verrugas planas, as drogas de escolha são a tretinoína tópica, o imiquimode e o 5-FU, métodos de destruição que implicam risco.

Raramente, emprega-se a bleomicina, os interferons e a cantaridina.

Cirurgia (excisão e sutura) é indicada nos tumores gigantes ou na suspeita de transformação maligna. Eletrocoagulação de lesões plantares ou periungueais deve ser evitada, pelo risco de cicatrizes dolorosas ou deformantes.

Profilaxia[36]

Duas vacinas estão disponíveis para profilaxia de quadros causados por HPV. Uma é quadrivalente recombinante (contra os vírus 6, 11, 16, 18) e a outra é bivalente (16 e 18), sendo os subtipos 6 e 11 responsáveis pela maior parte das verrugas anogenitais ou condilomas, e os subtipos 16 e 18 responsáveis pela maior parte dos cânceres de colo do útero. As vacinas são constituídas por partículas proteicas do vírus (não infectantes, portanto). A vacinação é recomendada pra mulheres jovens, antes do início da vida sexual ativa (entre 9 e 13 anos) e também pode ser indicada para homens, antes do início da vida sexual ativa.

As vacinas não têm nenhum papel no tratamento das verrugas anogenitais nem dos cânceres causados por HPV.

Enterovírus não pólio

As infecções por enterovírus são comuns, distribuídas mundialmente. São responsáveis por grande variedade de quadros, de infecções subclínicas e quadros gripais a doenças fatais ou com sequelas irreversíveis.

Etiologia[37]

Os enterovírus são RNA-vírus pequenos (30 nm), icosaédricos, não envelopados, pertencentes à família *Picornaviridae*. Há 70 sorotipos, morfologicamente indistinguíveis. Os grupos mais importantes são os poliovírus (PV1-PV3) e os não pólio: echovírus, coxsackie-vírus A, coxsackie-vírus B e enterovírus 69-71.

Epidemiologia[37]

Acometem todas as faixas etárias, em geral, no verão. A transmissão se dá por via orofecal ou por partículas exaladas. Com a erradicação da poliomielite no Brasil, as infecções por enterovírus não pólio assumiram maior importância, respondendo por cerca de 30% das doenças virais relatadas.

Quadro clínico

Os enterovírus causam epidemias de conjuntivite hemorrágica, meningite asséptica e encefalite em crianças e miocardite em adultos jovens[37].

A maior parte dos casos de infecções por enterovírus é representada por quadro febril inespecífico, com febre, mal-estar, anorexia, vômitos, diarreia, sintomas respiratórios e exantema maculopapular, generalizado e não pruriginoso, simultâneo ao período febril. Às vezes, lesões vesiculosas, petéquias ou púrpura são observadas. Além dessas lesões, causam quadros cutâneos específicos: doença mão-pé-boca, herpangina, pseudoangiomatose eruptiva e doença exantemática de Boston.

A doença mão-pé-boca acomete crianças pequenas e tem como principal agente o coxsackie A16. Após pródromo de 1 ou 2 dias com febre, angina e mal-estar, máculas avermelhadas aparecem na mucosa oral (podendo acometer palato, úvula e tonsilas) e progridem para vesículas e pequenas ulcerações. Um a dois terços dos doentes têm lesões nas mãos e pés: vesículas de cerca de 3 mm circundadas por halo eritematoso. Ocasionalmente, podem se disseminar para nádegas, braços, pernas e face. O quadro se resolve em 7 dias. Paralisia flácida semelhante à poliomielite já foi relatada.

A herpangina, causada por coxsackie A e, eventualmente, B, caracteriza-se por acometer crianças de 5 a 7 anos. Após pródromo de febre, cefaleia, mal-estar, angina e odinofagia, notam-se vesículas acinzentadas circundadas por halo eritematoso, pouco numerosas, em palato posterior, úvula e tonsilas. Uma parte dos doentes tem náuseas, vômitos e dor abdominal[37].

A pseudoangiomatose eruptiva é causada por enterovírus 25 a 32; caracteriza-se por pródromo gripal seguido pelo aparecimento de escassas pápulas semelhantes a angiomas rubi localizadas em face, tronco e extremidades, que desaparecem em 10 dias[38].

A doença exantemática de Boston é causada por enterovírus 16. Após pródromo febril, máculas e pápulas eritematosas surgem abruptamente na face, no tronco e raramente nas extremidades; pequenas ulcerações são vistas no palato mole e nas tonsilas[38].

O diagnóstico diferencial das erupções por enterovírus se faz com outras viroses, reações medicamentosas e infecções bacterianas.

O tratamento consiste na manutenção do estado geral.

Parvovírus B19

O parvovírus B19 é um DNA-vírus de hélice simples que tem afinidade por linhagens celulares que se dividem rapidamente, como as células da medula óssea; leva a manifestações dermatológicas, hematológicas, articulares, doença febril e quadros fetais[39].

Epidemiologia

A infecção é comum e de distribuição mundial. A via habitual de transmissão é a respiratória. Transmissão nosocomial e por hemoderivados já foi bem documentada[40].

Manifestações clínicas

Infecção assintomática é comum. O eritema infeccioso é a manifestação cutânea mais conhecida da parvovirose B19. Caracteriza-se por período inicial relacionado à viremia, que dura 2 semanas quando a doença é transmissível; há depleção de células progenitoras da série vermelha e produção de anticorpos IgM. Febre baixa, cefaleia e sintomas gastrointestinais podem ocorrer.

A segunda fase, em que há clareamento da viremia e surgimento de anticorpos IgG específicos, evidencia-se por eritema malar (face esbofeteada), mais visível em crianças que em adultos, e nos indivíduos que se expuseram ao sol. No terceiro estágio, de 1 a 4 dias após a erupção da face, pode ocorrer exantema em tronco e extremidades; em geral, o aspecto é rendilhado e a intensidade pode variar muito. Nessa fase, a doença não é contagiosa, não sendo necessário isolamento[40].

Outros quadros cutâneos foram relacionados à infecção por parvovírus B19: quadro papulopurpúrico ou edema em botas e luvas; diversos tipos de quadros petequiais ou purpúricos[40].

Em adultos e crianças, o parvovírus pode causar artralgias e artrites; o quadro costuma ser autolimitado, mas alguns doentes podem ter manifestações prolongadas que devem ser diferenciadas da artrite reumatoide.

Aplasia eritrocitária ocorre em indivíduos que já tenham anomalias hematológicas subjacentes. Após o quadro febril, anemia com níveis de hemoglobina abaixo de 5 g/dL e reticulocitose se faz notar. Nos imunocomprometidos, nota-se infecção crônica da medula óssea.

A infecção materna durante a gestação pode levar a síndrome com exantema, anemia, hepatoesplenomegalia e cardiomegalia; também são relatados hidropsia e óbito fetal.

Diagnóstico laboratorial

A sorologia mostra anticorpos IgM específicos ou elevação de títulos de IgG na infecção recente.

Tratamento

O tratamento costuma se sintomático. Doentes com alto risco para a doença, como grávidas e imunocomprometidos, podem ser tratados com imunoglobulina endovenosa em altas doses[40].

Dermatite infectiva

Doença causada pelo HTLV-1. É transmitida por transfusão sanguínea, relações sexuais, objetos contaminados e da mãe para os filhos, especialmente por meio da amamentação[41].

Quadro clínico

Caracteriza-se pela dermatite acompanhada por rinorreia crônica, positividade para o HTLV-1, pronta resposta à antibioticoterapia e início precoce na infância. O quadro cutâneo difere da dermatite atópica na topografia das lesões e evolução. Os doentes, na maior parte das vezes crianças, apresentam-se com eczema crônico no couro cabeludo, região retroauricular, conduto auditivo externo, pregas axilares e inguinais e no umbigo. Por vezes, erupção papulosa dissemina-se, acompanhada por linfadenopatia[42].

Achados laboratoriais

Aumento da velocidade de hemossedimentação, aumento das imunoglobulinas D, E e G, aumento do CD4 e CD8, alteração da relação CD4/CD8[42].

Manifestações dermatológicas da infecção pelo vírus da imunodeficiência humana[43]

O vírus da imunodeficiência humana (HIV) é um retrovírus com genoma codificado pelo RNA que infecta linfócitos CD4 (auxiliadores), levando a alteração do sistema imune com repercussões em todo o organismo. A pele é frequentemente acometida com amplo espectro de manifestações, relacionadas à infecção pelo HIV em si, ao estado disimunitário ou ao tratamento.

Doenças infecciosas e HIV

Os quadros virais incluem a infecção primária pelo HIV, que compreende quadro febril, acompanhado por linfadenopatia e sintomas gerais e, frequentemente, exantema maculopapular. As infecções virais podem se apresentar da maneira usual ou ter seu quadro modificado, estando já descritas. A leucoplasia pilosa oral, causada pelo vírus Epstein-Barr, é manifestação exclusiva dos infectados pelo HIV.

Os quadros bacterianos são favorecidos tanto pelo estado de imunodeficiência como pela necessidade de intervenções invasivas.

As infecções cutâneas pelo *Staphylococcus aureus* são especialmente prevalentes, manifestando-se como foliculites, impetigo ou abscessos.

A angiomatose bacilar é um quadro causado por bacilos Gram-negativos do gênero *Bartonella* (*B. henselae* e *B. quintana*), que se manifesta como proliferações angiomatosas nodulares e acomete indivíduos com contagem de CD4 inferior a 100 células/mm^3. É transmitida por inoculação direta, sendo tratada com doxiciclina ou eritromicina.

Portadores do HIV são particularmente suscetíveis às micobacterioses; a pele é acometida por inoculação direta ou por disseminação a partir de infecção interna.

A sífilis é uma das principais infecções a partir da qual o diagnóstico de infecção pelo HIV é estabelecido. Na maioria dos portadores, o curso é semelhante ao habitual.

As infecções fúngicas são frequentes nos portadores da infecção pelo HIV. Há muitas descrições de infecção por fungos incomuns, no entanto, infecção por *Candida* e por dermatófitos são as mais encontradas. Manifestações cutâneas de criptococose e histoplasmose ocorrem em frequência superior à habitual, como pápulas, nódulos, pústulas e ulcerações. Lesões semelhantes são causadas por protozoários (como o tripanossoma).

As infestações por parasitas, como sarna e pediculoses, apresentam-se como nos imunocompetentes e, eventualmente, podem ter seu quadro modificado, com grande carga de organismos, por exemplo na sarna crostosa.

Doenças inflamatórias e HIV

As doenças inflamatórias podem ter seu curso, intensidade, prevalência ou apresentação modificadas em virtude do comprometimento imunológico pelo HIV e da maior exposição a medicamentos.

Cerca de 1/3 dos doentes apresenta-se com pele seca, xerótica e ictiosiforme. O tratamento se faz com emolientes (hidratantes), a fim de prevenir eczematização e infecções secundárias. Doenças inflamatórias como a dermatite seborreica e a psoríase, muito comuns na população geral, com frequência assumem aspecto exuberante, recidivante e resistente ao tratamento.

Considerações finais

O diagnóstico das dermatoviroses pode constituir desafio para o não especialista. A experiência do dermatologista na formulação de hipóteses diagnósticas constitui recurso valioso, contribuindo para que seja indicada investigação adequada, o que permite a instituição das medidas terapêuticas apropriadas.

Referências bibliográficas

1. Lipsker D, Saurat JH. A new concept: paraviral eruptions. Dermatology. 2005;211:309-11.
2. Seishima M, Yamanaka S, Fujisawa T, Tohyama M, Hashimoto K. Reactivation of human herpesvirus (HHV) family members other than HHV-6 in drug-induced hypersensitivity. Br J Dermatol. 2006;155:344-9.
3. Yeung-Hue KA, Brentjens MH, Lee PC, Tyring SK. Herpes simplex virus. Dermatol Clin. 2002;20:249-66.
4. Spruance S. Cold sores: a new understanding of their pathophisiology and the need for a new treatment. Virus Life. 1996;7-10.
5. Wald A, Zeh J, Selke S, Warren T, Ryncarz AJ, Ashley R et al. Reactivation of herpes simplex virus type 2 infection in asymptomatic serpositive persons. N Engl J Med. 2000;342:844-50.
6. Crumpacker CS. Herpes simples. In: Freedberg MI, Eisen AZ, Wolff K, Austen KF, Goldsmith LA, Katz SI et al. (eds.). Fitzpatrick – Tratado de dermatologia. 5.ed. Rio de Janeiro: Revinter, 2005. p.2414-26.
7. Spruance SL, Nett R, Marbury T, Wolff R, Johnson J, Spaulding T. Acyclovir cream for treatment of herpes simplex labialis: results of two randomized, double-blind, vehicle-controlled, multicenter clinical trials. Antimicrob Agents Chemother. 2002;46(7):2238-43.
8. Pielop J, Wood AC, Hsu S. Update on antiviral therapy for herpes simplex virus infection. Dermatol Ther. 2000;13:235-7.
9. Chen TM, George S, Woodruff CA, Hsu S. Clinical manifestations of varicella-zoster virus infection. Dermatol Clin. 2002;20:267-82.
10. Straus SE, Oxman MN. Herpes zoster e varicela. In: Freedberg MI, Eisen AZ, Wolff K, Austen KF, Goldsmith LA, Katz SI et al. (eds.). Fitzpatrick – Tratado de dermatologia. 5.ed. Rio de Janeiro: Revinter, 2005. p.2427-57.
11. Berger R, Florent G, Just M. Decrease of the lymphoproliferative response to varicella-zoster virus antigen in the aged. Infect Immun. 1981;32:24-7.
12. Gilden DH, Dueland AN, Devlin ME, Mahalingam R, Cohrs R. Varicella-zoster virus reactivation without rash. J Infect Dis. 1992;166(suppl 1):s30.
13. Kost RG, Straus SE. Post herpetic neuralgia-pathogenesis, treatment and prevention. N Engl J Med. 1996;335:32.
14. Varella TC, Machado MC. Photolocalized varicella. Acta Derm Venereol. 2004;84(6):494-5.
15. Kesson AM, Grimwood K, Burgess MA, Ferson MJ, Gilbert GL, Hogg G et al. Acyclovir for the prevention and treatment of varicella zoster in children, adolescents and pregnancy. J Pediatr Child Health. 1996;32:211-7.
16. Collins SL, Moore A, McQuay HJ, Wiffen P. Antidepressants and anticonvulsants for diabetic neuropathy and postherpetic neuralgia: a quantitative systematic review. J Pain Symptom Manage. 2000;20:449-58.
17. Chaves SS, Gargiullo P, Zhang JX, Civen R, Guris D, Moscola M et al. Loss of vaccine-induced immunity to varicella over time. N Engl J Med. 2007;356:1121-9.
18. CDC. Prevention of varicella. Recommendations of the Advisory Committee on Immunization Practices (ACIP). MMWR Recommendations and Reports. 2007;56(No.RR-4).
19. Cohen JI. Infecções pelo vírus Epstein-Barr. In: Freedberg MI, Eisen AZ, Wolff K, Austen KF, Goldsmith LA, Katz SI et al. (eds.). Fitzpatrick – Tratado de dermatologia. 5.ed. Rio de Janeiro: Revinter, 2005. p.2458-62.
20. Ikediobi NI, Tyring MD. Cutaneous manifestations of Epstein-Barr virus infection. Dermatol Clin. 2002;20:283-9.
21. Andersen LB, Bergan T. Temporary skin reactions to penicillin during the acute stage of infeccious mononucleosis. Scand J Infect Dis. 1975;7:21-8.
22. Nazareth I, Mortimer P, McKendrick GD. Ampicillin sensitivity in infectious mononucleosis: temporary or permanent? Scand J Infect Dis. 1972;4:229-30.
23. Koshnevis M, Tyring S. Cytomegalovirus infections. Dermatol Clin. 2002;20: 291-9.
24. Bowers KE. Infecção por citomegalovírus. In: Freedberg MI, Eisen AZ, Wolff K, Austen KF, Goldsmith LA, Katz SI et al. (eds.). Fitzpatrick – Tratado de dermatologia. 5.ed. Rio de Janeiro: Revinter, 2005. p.2450-7.
25. Jacobson MA, Mills J. Serious citomegalovirus disesase in the acquired immunodeficiency syndrome. Ann Intern Med. 1988;108:585.
26. De Araujo T, Berman B, Weinstein A. Human herpesviruses 6 e 7. Dermatol Clin. 2002;20:301-6.
27. Descamps V. Herpes virus humain de type 6: actualités. Ann Dermatol Venereol. 2006;133:773-5.
28. Martinelli PT, Tyring SK. Human herpesvirus 8. Dermatol Clin. 2002;20:307-14.
29. Perna AG, Tyring SK. A review of the dermatologic manifestations of poxvirus infections. Dermatol Clin. 2002;20:343-6.
30. Brentjens MH, Yeung-Hue KA, Lee PC, Tyring SK. Human papillomavirus: a review. Dermatol Clin. 2002;20:315-31.
31. Sanclemente G, Gill DK. Human papillomavirus molecular biology and pathogenesis. JEADV. 2002;16:231-40.
32. Tyring SK. Human papillomavirus infections: epidemiology, pathogenesis, and host immune response. J Am Acad Dermatol. 2000;43:S18-S23.
33. Lowy DR, Androphy EJ. Verrugas. In: Freedberg MI, Eisen AZ, Wolff K, Austen KF, Goldsmith LA, Katz SI et al. (eds.). Fitzpatrick – Tratado de dermatologia. 5.ed. Rio de Janeiro: Revinter, 2005. p.2484-97.
34. Schiffman MH, Brinton LA. The epidemiology of cervical carcinogenesis. Cancer. 1995;76:1888.
35. Castellsagué X, Ghaffari A, Daniel RW, Bosch FX, Muñoz N, Shah KV. Prevalence of penile humam papillomavirus DNA in husbands of women with and without cervical neoplasia: a study in Spain and Colombia. J Infect Dis. 1977;176:353.
36. World Health Organization. Human papillomavirus (HPV) and cervical cancer. Fact sheet n°380. Reviewed March 2015. Disponível em: www.who.int/mediacentre/factsheets/fs380/en/. Acesso em: 21/4/2015.
37. Stalkup JR, Chilukuri S. Enterovirus infections: a review of clinical presentation, diagnosis and treatment. Dermatol Clin. 2002;20:217-23.
38. Hendrickson CS, Sloan SB. Enterovirus infections. Disponível em: www.emedicine. com/derm. Acesso em: 1/5/2007.
39. Katta R. Parvovirus B19: a review. Dermatol Clin. 2002;20:333-42.
40. Sabella C, Goldfarb J. Parvovirus B19 infections. Am Fam Physician. 1999;60: 1455-60.
41. Bittencourt A. Vertical transmition of HTLV1 e 2: a review. Rev Inst Med Trop S Paulo. 1998;40(4):245-51.
42. Bittencourt A. Dermatite infecciosa associada ao HTLV1-revisão. An Bras Dermatol. 2001;76(6):723-32.
43. Garman ME, Tyring SK. The cutaneous manifestations of HIV infection. Dermatol Clin. 2002;20:193-208.

7 Infecções Bacterianas da Pele

Celina Wakisaka Maruta

SUMÁRIO

Introdução e definições

A pele humana normal é colonizada por microrganismos, incluindo bactérias e fungos, que permanecem na superfície cutânea como comensais. Há variações da flora normal residente da pele, de indivíduo a indivíduo, de acordo com a idade, a raça e a topografia cutânea. A flora aeróbica residente da pele consiste de cocos Gram-positivos de *Staphylococcus* spp., *Micrococcus* spp., bastonetes Gram-positivos, *Corynebacterium* spp., *Brevibacterium* spp. e Gram-negativos *Acinetobacter* spp. No folículo piloso, há anaeróbicos *Propionebacterium* spp., além de fungos *Pityrosporum* spp. Eventualmente, estes organismos residentes podem causar uma infecção localizada na pele ou nos anexos. Outras bactérias não residentes da pele podem colonizar a epiderme, com o desenvolvimento também de infecções bacterianas cutâneas. Quando ocorre uma solução de continuidade da pele, com ruptura da barreira de proteção cutânea, uma bactéria geralmente considerada não patogênica pode tornar-se um patógeno oportunista, levando à infecção cutânea. Alterações do estado imunológico do indivíduo também podem contribuir para que bactérias não patogênicas tornem-se causadoras de infecções cutâneas[1,2].

Fatores predisponentes para a infecção cutânea

Dermatoses e condições prévias:

- Doenças inflamatórias: dermatite atópica, dermatite de contato, dermatite de estase, psoríase, lúpus eritematoso cutâneo crônico, pioderma gangrenoso.
- Doenças bolhosas: pênfigo vulgar, pênfigo foliáceo, penfigoide bolhoso, porfiria cutânea tarda.
- Úlceras: estase, isquêmica, diabete melito.
- Cordão umbilical nos neonatos.
- Infecções virais: herpes simples, herpes zóster, varicela.
- Infecções fúngicas: tinha do pé, tinha do couro cabeludo, tinha da barba, tinha do corpo, candidíase.
- Traumas: lacerações, punturas, picadas de insetos, mordedura de animal, queimadura química ou física.
- Procedimentos cirúrgicos: incisão cirúrgica, cateteres intravasculares.

Fatores bacterianos

- Diminuição da flora normal da pele.
- Aumento de crescimento de cepas patogênicas.
- Presença de enzimas e toxinas bacterianas.

Fatores do hospedeiro

- Doenças sistêmicas, fatores predisponentes e tratamentos: desnutrição, insuficiência renal, síndrome nefrótica, etilismo, diabete melito, neoplasias, quimioterapia, neutropenia, imunossupressão iatrogênica, aids, imunodeficiências primárias, linfedema, tromboflebite[3,4].

Os agentes bacterianos mais comumente implicados com as infecções cutâneas são *Staphylococcus aureus* e *Streptococcus pyogenes*[5]. As infecções bacterianas mais comuns e relevantes são: impetigo e ectima (infecção epidérmica), erisipela e celulite (infecção dérmica e do tecido celular subcutâneo), síndrome da pele escaldada estafilocócica (infecção epidérmica), furúnculo e antraz (infecção da unidade pilossebácea) e abscesso estafilocócico (infecção cutânea que pode atingir estruturas mais profundas)[2].

Dados epidemiológicos

Infecções bacterianas cutâneas podem ser responsáveis por 17% das consultas dermatológicas[6]. Na Grã-Bretanha, a incidência anual de impetigo é de 2,8% nas crianças com menos de 4 anos, e 1,6% na faixa entre 5 e 15 anos de idade[7]. Nos doentes hospitalizados com mais de 65 anos de idade, infecções cutâneas bacterianas podem ocorrer em cerca de 7% dos casos, sendo as mais frequentes o impetigo e a erisipela/celulite e não havendo diferenças sazonais significativas[8].

Impetigo

Etiologia/fisiopatologia

Impetigo não bolhoso pode ser causado por *Staphylococcus aureus* e/ou estreptococos do grupo A, habitualmente por meio de pequenas áreas de trauma por abrasão, laceração ou picada de insetos. Podem ocorrer variações dos agentes etiológicos, de acordo com as regiões geográficas. Nas áreas de clima temperado, o impetigo causado por *S. aureus* é mais frequente, enquanto nas áreas de clima mais quente e úmido, há predomínio do impetigo estreptocócico[9].

Impetigo bolhoso é causado por *Staphylococcus aureus*, ocorrendo habitualmente na pele intacta.

Quadro clínico

História clínica

O impetigo é uma doença bacteriana superficial da pele, universal, que pode ocorrer em locais de lesão ou na pele intacta. É a infecção bacteriana cutânea mais comum das crianças. É mais frequente no verão, podendo ser endêmica em áreas geográficas úmidas e quentes.

Classifica-se em impetigo bolhoso e não bolhoso. O não bolhoso é mais frequente que a forma bolhosa, representando cerca de 70% dos impetigos. Acomete especialmente crianças na fase pré-escolar e escolar, por meio de contato interpessoal ou fômites. Pode ocorrer em condições de superpopulação, higiene precária ou sobre dermatoses preexistentes, como escabiose. Entretanto, a infecção pode acometer indivíduos sadios, com boas condições de saneamento e sem doença preexistente. O impetigo bolhoso pode ocorrer em surtos em crianças e adultos.

Habitualmente, ocorre involução espontânea das lesões do impetigo em 2 a 3 semanas, sem complicações. A persistência das lesões pode ocorrer por dermatose pruriginosa preexistente, como escabiose ou dermatite atópica.

Complicações infecciosas são raras no impetigo. Glomerulonefrite aguda é uma das complicações do impetigo estreptocócico, ocorrendo de 18 a 21 dias após a infecção cutânea. Escarlatina, urticária e eritema polimorfo podem ocorrer após a infecção cutânea estreptocócica. Raramente observa-se sepse, artrite, osteomielite, endocardite, pneumonia, celulite, linfangite, síndrome do choque tóxico ou síndrome da pele escaldada estafilocócica como complicações do impetigo[7].

Exame clínico

O impetigo não bolhoso inicia-se com vesículas flácidas sobre base eritematosa, que se rompem com facilidade, sendo raramente visualizadas. O conteúdo da vesícula sofre dessecamento, levando à crosta melicérica, amarelada, característica da doença. Ocorre extensão periférica das crostas, sem clareamento central, levando à formação de múltiplas lesões coalescentes. Os locais mais acometidos são face, ao redor da boca, do nariz e dos membros, podendo ocorrer em qualquer localização. Acometimento mucoso é raro. Nos casos graves, há adenomegalia regional e sintomas constitucionais como febre e mal-estar, porém, em geral, o doente apresenta estado geral preservado. Após o desprendimento das crostas, observa-se eritema sem formação de cicatriz, por vezes com

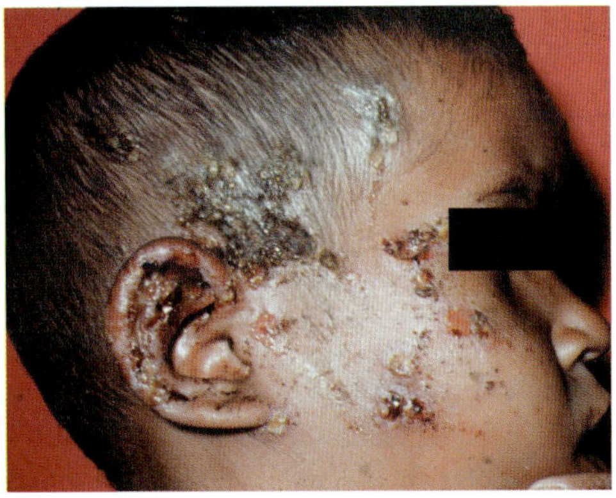

Figura 1. Impetigo.

discromia residual (hipo ou hiperpigmentação), com resolução em 2 a 3 semanas.

No impetigo bolhoso, as vesículas e bolhas são mais facilmente detectadas, podendo ocorrer lesões de 1 a 2 cm de diâmetro. O conteúdo, de início seroso, torna-se turvo. As crostas são amarelo-acastanhadas, com clareamento central e extensão periférica, formando lesões circinadas. Ocorrem em qualquer localização, sendo frequentes na face. A mucosa bucal pode estar acometida, com pequeno número de lesões. Adenomegalia regional é rara.

Diagnóstico/exames complementares

Os exames histopatológicos dos impetigos bolhoso e não bolhoso mostram clivagem logo abaixo do estrato granuloso formando vesicopústulas neutrofílicas no primeiro e poucas células inflamatórias no interior da bolha no segundo. Há edema na epiderme, com permeação de neutrófilos, podendo haver cocos no interior da bolha. Células acantolíticas podem ocorrer pela ação de neutrófilos, e a derme superior apresenta infiltrado inflamatório neutrofílico e linfocitário.

Tratamento

Nos quadros leves e moderados, limpeza local com remoção das crostas e aplicação tópica de antibióticos, como mupirocina ou ácido fusídico, são igualmente eficazes, sendo os mais indicados[9-11]. A gentamicina tópica parece ser mais eficaz que a neomicina tópica[9], mais eficaz para infecção estafilocócica que estreptocócica. A bacitracina é eficaz para os dois tipos de infecção.

Quando a infecção é mais extensa, acompanhada de sintomas sistêmicos, adenomegalia regional ou na presença de infecção com potencial nefritogênico, indica-se tratamento sistêmico com antibióticos como cefalexina[12], amoxicilina/clavulanato, eritromicina ou claritromicina[7,13-15]. A resistência à eritromicina parece estar aumentando[7,16]. Nas comunidades com alta prevalência de *S. aureus* meticilino-resistente (MRSA), antibióticos como clindamicina, sulfametoxazola-trimetoprim, tetraciclina e fluoroquinolonas são indicados. Estes antibióticos podem, no entanto, apresentar efeitos colaterais importantes, os dois últimos contraindicados, respectivamente, antes de 8 e 18 anos de idade[17].

Não se observa, de forma geral, diferenças nos índices de cura relacionados ao tratamento tópico ou sistêmico com antibióticos. também não se observa diferença na comparação entre antibióticos sistêmicos. Não há evidência de melhora com uso de soluções desinfetantes[9].

Ectima

O ectima é considerado a forma ulcerada do impetigo não bolhoso, com formação de úlcera rasa após o início da infecção bacteriana. É mais frequente nas crianças, nos idosos, nos doentes com linfedema de membros e nos indivíduos imunocomprometidos. Higiene precária e traumas são fatores predisponentes.

Etiologia

O ectima inicia-se como infecção causada por *Streptococcus pyogenes* e a lesão, quando se forma, é rapidamente contaminada com estafilococos.

Quadro clínico

A lesão inicia-se como vesicopústula, aumentando no decorrer de dias para formar uma lesão de 0,5 a 3 cm, ulcerada e recoberta por crosta melicérica, com base necrótica e purulenta. Habitualmente, ocorre um pequeno número de lesões. Sinais e sintomas sistêmicos são raros, e complicações como osteomielite ou celulite são extremamente raras. A lesão involui com formação de cicatriz.

Diagnóstico

O diagnóstico é clínico; raramente realiza-se biópsia com exame bacterioscópico e cultura para bactérias da lesão cutânea.

Tratamento

Ectima causado por estreptococos pode ser tratado com antibióticos sistêmicos, como cefalosporina, eritromicina, claritromicina ou amoxicilina/clavulanato.

Síndrome da pele escaldada estafilocócica

É uma doença exantemática generalizada que evolui com formação de vesículas e bolhas disseminadas, com erosões superficiais e descamação.

Etiologia/fisiopatologia

A síndrome da pele escaldada estafilocócica é causada pelas toxinas esfoliativas A ou B produzidas por algumas cepas de *Staphylococcus aureus*, geralmente do grupo fago 2 (tipos 71 e 55). As toxinas A e B são proteases que produzem ruptura de desmossomos, ligando-se à desmogleína 1[18]. Essa ruptura na camada granulosa leva à formação de vesículas e bolhas.

Exame clínico

Crianças com menos de 5 anos de idade, especialmente neonatos, são acometidas com mais frequência pela síndrome da pele escaldada estafilocócica. Crianças maiores e adultos raramente são acometidos e, em geral, apresentam insuficiência renal, que impede a depuração da toxina estafilocócica, ou imunodeficiência associada.

A síndrome da pele escaldada estafilocócica apresenta exantema de coloração vermelho-alaranjada, associado a quadro de conjuntivite purulenta, otite média ou infecção de nasofaringe. As lesões são dolorosas e há acentuação nas pregas flexurais e na região periorificial. O sinal de Nikolsky, fricção tangencial na pele aparentemente normal, com formação de erosão superficial, é positivo. Após 24 a 48 horas, o exantema evolui com formação de vesículas e bolhas flácidas nas axilas, nas virilhas e nas áreas periorificiais, poupando as mucosas. Observa-se a formação de erosões superficiais, com pele eritematosa e úmida na base das lesões, que evoluem para descamação superficial em grandes retalhos. O quadro é autolimitado, com melhora em 5 a 7 dias.

Impetigo bolhoso provavelmente representa uma forma localizada da síndrome da pele escaldada estafilocócica, em que não há disseminação hematogênica da toxina, por ação da imunidade da criança frente à toxina ou pela depuração parcial renal da toxina.

Diagnóstico/exames complementares

O exame histopatológico de lesão cutânea da síndrome da pele escaldada estafilocócica mostra clivagem intraepitelial abaixo ou ao redor da camada granulosa, por vezes com células acantolíticas.

Nos adultos, as hemoculturas podem ser positivas para *Staphylococcus aureus*.

Tratamento

O tratamento da síndrome da pele escaldada estafilocócica inclui medidas para eliminação do foco estafilocócico, com antibiótico endovenoso como oxacilina ou vancomicina, que pode ser substituído pela medicação oral como cefalexina após alguns dias, com a melhora clínica. Cuidados com a pele e suporte nutricional e hidroeletrolítico devem ser indicados. A mortalidade nas crianças ocorre em 2 a 3% dos casos, e as complicações que incluem sepse, celulite, pneumonia e osteomielite. A mortalidade nos adultos pode ser significativa, chegando a 50%.

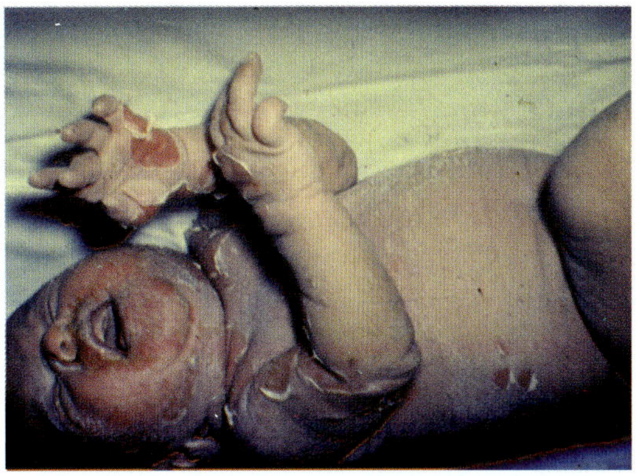

Figura 2. Síndrome da pele escaldada estafilocócica.

Erisipela e celulite

Erisipela é uma infecção bacteriana da pele que acomete predominantemente a derme e o tecido celular subcutâneo superior. A celulite acomete o tecido celular subcutâneo, tornando-se difícil, por vezes, sua diferenciação com a erisipela. Classicamente, a erisipela apresenta margens bem definidas e elevadas, demonstrando que o comprometimento é dérmico, mais superficial.

Etiologia/fisiopatologia

A erisipela e a celulite podem ser decorrentes de traumas e soluções de continuidade da pele, causadas por infecções fúngicas superficiais, como a tinha do pé, as úlceras de perna ou outros processos inflamatórios ou infecciosos locais.

A erisipela e a celulite são causadas por estreptococos, em geral do grupo A de Lancefield, raramente dos grupos G, C e B. Na celulite, raramente pode haver associação de *Streptococcus* com *Staphylococcus aureus*, ou haver infecção causada de forma exclusiva por estafiloco-

Quadro 1. Tratamento de impetigo e ectima

Impetigo bolhoso Impetigo não bolhoso Ectima	Formas leves e moderadas	Formas extensas
Tratamento	Limpeza com sabão antisséptico e remoção das crostas Mupirocina pomada tópica 2 x/dia Ácido fusídico creme tópico 2 x/dia Neomicina pomada tópica associada à bacitracina 2 x/dia	Tratamento tópico associado à: cefalexina Adultos 500 a 1.000 mg VO a cada 6 horas por 10 dias Crianças 80 a 100 mg/kg/dia VO a cada 6 ou 12 horas (dose máxima 4 g/dia) por 10 dias
		Amoxicilina/clavulanato Adultos 250 a 500 mg VO a cada 8 horas ou 875 mg a cada 12 horas por 10 dias *Crianças 50 mg/kg/dia VO a cada 12 horas (dose máxima 3.000 mg/dia) por 10 dias Eritromicina Adultos 500 mg VO a cada 6 horas por 10 dias *Crianças 50 mg/kg/dia VO a cada 6 horas por 10 dias Claritromicina *Crianças 15 mg/kg/dia VO a cada 12 horas por 10 dias

* Doses médias para crianças.

cos. *Haemophylus influenzae* pode causar celulite facial nas crianças com menos de 2 anos de idade, após infecção por otite média ipsilateral. A ocorrência de celulite por *Haemophylus influenzae* parece estar diminuindo com a imunização contra este agente. Infecções estreptocócicas do grupo B podem ser causa de erisipela e celulite nas crianças com menos de 3 meses de idade e nas erisipelas pélvicas pós-cirúrgicas.

Exame clínico

Na erisipela e na celulite, o doente apresenta início abrupto de febre elevada, em geral 39 a 40°C, acompanhada de mal-estar e astenia. Após poucas horas, observa-se eritema, edema, calor e rubor no local afetado, habitualmente um membro ou a face. Na erisipela, a margem da lesão é bem delimitada e elevada, sendo difusa e mal delimitada na celulite. Por vezes, é difícil esta diferenciação, pois a erisipela pode acometer o tecido celular subcutâneo mais profundo e a celulite pode comprometer a derme, além do tecido celular subcutâneo.

Na erisipela, é comum haver bolhas de conteúdo seroso e hemorrágico no local afetado. Na celulite grave, pode haver o aparecimento de bolhas, com progressão para necrose dérmica e, raramente, para fasceíte e miosite. Linfangite e adenomegalia regional podem estar presentes.

O local mais frequente de acometimento é a perna, sendo o braço e a face outros sítios comuns de acometimento[14,15]. Erisipela e celulite podem também ocorrer no braço, especialmente nas doentes de câncer de mama, submetidas à mastectomia com esvaziamento ganglionar e que evoluem com linfedema no braço.

Celulite periorbitária pode ocorrer por trauma local. Celulite orbitária pode ser decorrente de sinusite adjacente. Complicações como trombose de seio cavernoso, abscesso orbitário, subperiosteal ou cerebral ou meningite podem ocorrer na celulite das regiões orbitária e periorbitária.

Uma revisão sistemática com 9 estudos, incluindo 1.054 doentes de erisipela e celulite, mostrou incidência de 2,1% de trombose venosa profunda (TVP) proximal e 3,1% de TVP total, concluindo ser relativamente baixo o risco de TVP nestes doentes[19].

Erisipelas e celulites de repetição podem levar à elefantíase nostra, com linfedema e aumento de volume do membro afetado, que favorecem novos episódios de infecção bacteriana[20].

Diagnóstico/exames complementares

O diagnóstico da erisipela e da celulite baseia-se nos achados clínicos, característicos. Cultura para bactérias, coletada por meio de aspirado de fluido, após infiltração subcutânea de solução salina, pode resultar positiva. Biópsia de lesão cutânea com cultura para bactérias pode dar resultado negativo. O hemograma pode revelar leucocitose em 50% dos doentes, com desvio à esquerda.

Hemoculturas apresentam positividade baixa nos doentes de erisipela e celulite[21]. Uma revisão sistemática de bacteremias nos doentes de erisipela mostrou positividade na hemocultura de 4,6% em 607 doentes; desta porcentagem, em 46% foram isolados *Streptococcus pyogenes*, em 29% foram estreptococos beta-hemolíticos, em 14% foram *Staphylococcus aureus* e em 11% foram isolados bactérias Gram-negativas. Para 1.578 doentes de celulite, observou-se 7,9% de hemoculturas positivas, sendo 19% para *Streptococcus pyogenes*, 38% para outros estreptococos beta-hemolíticos, 14% para *Staphyolococcus aureus* e 28% para bactérias Gram-negativas[22].

Os exames de velocidade de hemossedimentação (VHS) e proteína C reativa (PCR) podem estar elevados em 85 e 97% dos doentes, respectivamente. Os níveis mais elevados desses exames são observados nos doentes mais graves[23].

Tratamento

Medidas de controle e tratamento da possível porta de entrada para erisipela ou celulite, como tratamento de tinha do pé e lesões ulceradas, devem ser tomadas para evitar a repetição destes quadros infecciosos bacterianos.

O tratamento da erisipela inclui repouso e, quando pertinente, elevação do membro afetado. Deve ser estimulada movimentação do membro afetado, para evitar a possibilidade de TVP. Se houver tromboflebite associada, deve-se considerar a possibilidade de tratamento com anticoagulantes.

Penicilina procaína 400.000 UI IM a cada 12 horas por 10 dias, cefalexina VO 500 a 1.000 mg a cada 6 horas ou eritromicina VO 500 mg a cada 6 horas por 10 dias são indicados para as formas leves da doença. Internação e tratamento com penicilina G cristalina EV 2.000.000 a

Quadro 2. Tratamento da síndrome da pele escaldada estafilocócica

Formas leves	Formas extensas
Cefalexina Adultos 500 a 1.000 mg VO a cada 6 horas por 10 dias Crianças 80 a 100 mg/kg/dia VO a cada 6 horas ou a cada 12 horas (dose máxima 4 g/dia) por 10 dias	**Oxacilina** Adultos 2 g EV a cada 4 horas, variando de 1 a 2 g a cada 4 horas ou a cada 6 horas por 10 a 14 dias *Crianças 100 a 200 mg/kg/dia EV a cada 6 horas (dose máxima 6 g/dia)
	Vancomicina Adultos 15 mg/kg EV a cada 12 horas (doente de 70 kg = 1 g a cada 12 horas) *Crianças 40 mg/kg/dia EV a cada 6 horas

*Doses médias para criança.

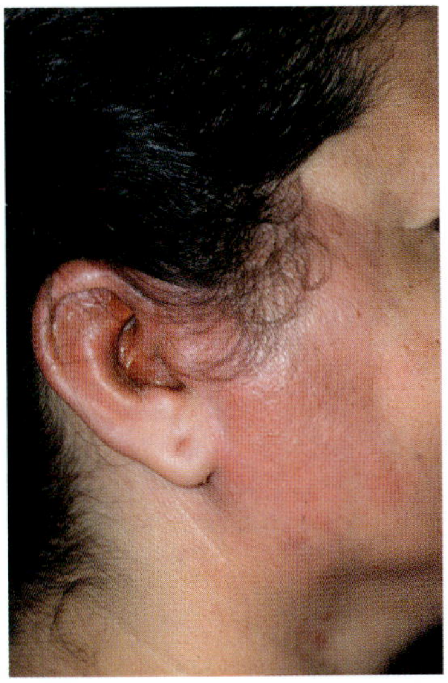

■ **Figura 3.** Erisipela.

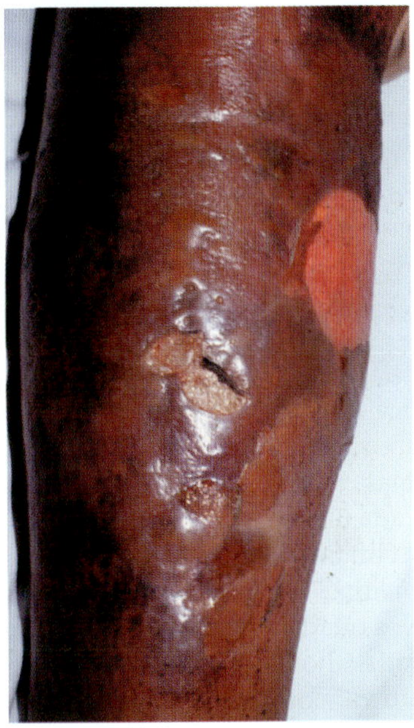

■ **Figura 4.** Erisipela bolhosa.

4.000.000 U a cada 4 horas por 10 dias são indicados para as formas graves da erisipela[24]. Nos doentes em que foi identificada etiologia estafilocócica, indica-se penicilina semissintética penicilinase-resistente (oxacilina EV 2 g a cada 4 horas, podendo variar de 1 a 2 g de 4 ou a cada 6 horas) ou vancomicina EV 15 mg/kg a cada 12 horas (para adultos de 70 kg = 1 g a cada 12 horas), 10 a 14 dias, dependendo da gravidade.

Celulite facial na criança com menos de 2 anos, causada por *Haemophilus influenzae*, pode ser tratada com ceftriaxona (80 a 100 mg/kg/dia EV ou IM, divididos em 1 ou 2 doses, sem exceder 4 g/dia)[20].

Nas erispelas e celulites de repetição, orienta-se profilaxia para outros possíveis episódios, com penicilina benzatina IM 1.200.000 UI a cada 21 dias. Revisão sistemática com metanálise mostra que a antibioticoterapia profilática pode prevenir recorrência de erisipela e celulite. O tipo, a dose e a duração do antibiótico, assim como o grupo de doentes que pode se beneficiar da profilaxia, ainda não estão estabelecidos[25].

Furúnculo e antraz

O furúnculo é uma infecção bacteriana do folículo piloso e da glândula sebácea anexa, de evolução aguda, que ocorre com necrose e supuração local. O antraz representa um conjunto de furúnculos coalescentes[26].

Etiologia/fisiopatologia

O furúnculo é causado por *Staphylococcus aureus*, que acomete o folículo piloso e a glândula sebácea anexa. É relativamente raro na infância, predominando na adolescência e nos adultos jovens. Podem ocorrer surtos epidêmicos de furúnculos.

Staphylococcus aureus pode estar nas narinas e na região perineal de indivíduos que se comportam como carreadores da infecção, ou persistir nas áreas previamente acometidas pelo furúnculo. A disseminação da infecção ocorre pelas mãos e roupas. Trauma local e fricção podem desencadear o aparecimento da lesão cutânea.

Furunculose recorrente está relacionada a episódios sequenciais por meses ou anos de furúnculos num indivíduo. Nos Estados Unidos, há aumento de casos relacionados ao *S. aureus* meticilina-resistente associado à comunidade (CA-MRSA). *Panton-Valentine leucocidin* (PVL) é o fator de virulência do *S. aureus* associado à furunculose e à recorrência. Nos demais países, a furunculose relaciona-se a *S. aureus* metilicina-sensíveis. Carreamento nasal de *S. aureus* ocorre em 60% dos casos e é fator de risco primário para furunculose recorrente[27].

Exame clínico

O furúnculo e o antraz ocorrem nas áreas de folículos pilossebáceos.

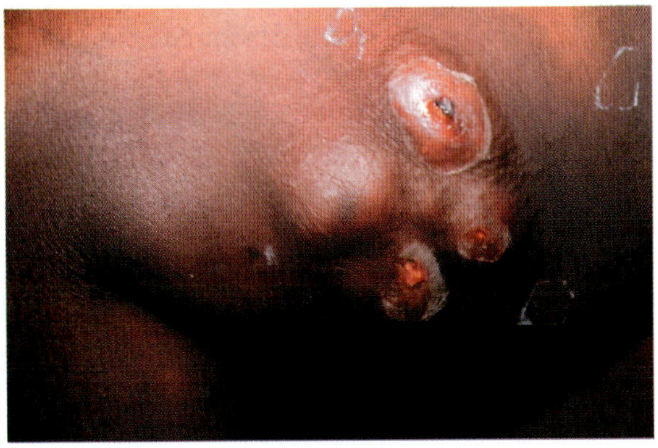

■ **Figura 5.** Antraz. Furúnculos confluentes.

Quadro 3. Tratamento da erisipela/celulite

Erisipela bolhosa ou não bolhosa/celulite	Medidas gerais Repouso Elevação de membro afetado, se pertinente Considerar possibilidade de anticoagulação
Erisipela bolhosa ou não bolhosa/celulite Formas leves	**Penicilina procaína** Adultos 400.000 UI IM a cada 12 horas por 10 dias *Crianças 25.000 a 50.000 UI/kg/dia IM a cada 12 horas ou 1 vez/dia **Cefalexina** Adultos 500 a 1.000 mg VO a cada 6 horas por 10 dias *Crianças 80 a 100 mg/kg/dia VO a cada 6 horas ou a cada 12 horas (dose máxima 4 g/dia) por 10 dias **Eritromicina** Adultos 500 mg a cada 6 horas por 10 dias *Crianças 50 mg/kg/dia VO a cada 6 horas por 10 dias
Erisipela bolhosa ou não bolhosa/celulite Formas graves	**Penicilina G cristalina** Adultos 2.000.000 a 4.000.000 UI EV a cada 4 horas por 10 dias *Crianças 50.000 a 100.000 UI/kg/dia EV a cada 4 ou 6 horas por 10 dias
Erisipela/celulite com identificação estafilocócica	**Oxacilina** Adultos 2 g EV a cada 4 horas, variando de 1 a 2 g a cada 4 horas ou a cada 6 horas por 10 a 14 dias *Crianças 100 a 200 mg/kg/dia EV a cada 6 horas (máximo de 6 g/dia) por 10 a 14 dias **Vancomicina** Adultos15 mg/kg EV a cada 12 horas (doente de 70 kg = 1 g a cada 12 horas) por 10 a 14 dias *Crianças 40 mg/kg/dia a cada 6 horas por 10 a 14 dias
Celulite facial na criança por *H. influenzae*	**Ceftriaxona** *Crianças 80 a 100 mg/kg/dia EV ou IM a cada 12 horas ou 1 vez/dia por 10 a 14 dias
Profilaxia de erisipela/celulite de repetição	**Penicilina benzatina** Adultos 1.200.000 UI IM a cada 21 dias *Crianças < 27 kg 50.000 UI/kg IM (dose máxima 600.000 UI) a cada 21 dias *Crianças > 27 kg = dose do adulto a cada 21 dias

*Doses médias para crianças.

A lesão inicial do furúnculo é uma pápula eritematosa, folicular, que aumenta de tamanho, formando nódulo profundo, eritematoso, com calor e flutuação e saída de secreção purulenta. A evolução é variável, de poucos dias a 2 ou 3 semanas. A lesão é muito dolorosa, pode ser única ou múltipla, com aparecimento em surtos. Os locais mais acometidos são áreas pilosas de face, pescoço, braços, punhos, nádegas e região anogenital, podendo ocorrer também nos membros inferiores. Após a saída do material necrótico, há cicatrização da lesão, com mancha violácea residual e formação de cicatriz.

Diagnóstico/exames complementares

Coleta de material por meio de aspirado da lesão, com cultura para bactérias de secreção resulta positiva para *Staphylococcus aureus*. O antibiograma pode ser útil para o tratamento.

Tratamento

A lavagem das mãos é importante após a manipulação da lesão, para evitar disseminação da infecção cutânea. Calor úmido local alivia o desconforto e facilita a drenagem espontânea da lesão. Mupirocina tópica 2% pomada na lesão e área perilesional é indicada para lesões pequenas e localizadas. Quando a lesão for localizada, dolorosa e há flutuação, indica-se drenagem, com coleta de material para diagnóstico laboratorial. Antibióticos sistêmicos são indicados nas formas extensas da doença, como cefalexina 500 a 1.000 mg a cada 6 horas, cefadroxil VO 500 a 1.000 mg a cada 12 horas, clindamicina VO 300 a 450 mg a cada 6 horas ou eritromicina 500 mg a cada 6 horas por 10 a 14 dias nos adultos. Nos quadros graves, indica-se o uso de oxacilina EV 2 g a cada 4 horas, podendo variar de 1 a 2 g a cada 4 ou 6 horas ou vancomicina EV 15 mg/kg a cada 12 horas (doente de 70 kg = 1 g a cada 12 horas) por período variável de 10 a 21 dias.

A conduta nas infecções de repetição é a coleta de secreção por meio de aspirado da lesão para cultura para bactérias com antibiograma, que pode orientar a terapêutica[28]. Orienta-se o uso de sabonetes antissépticos. A profilaxia indicada para impedir a colonização pelo *S. aureus* é a aplicação tópica de mupirocina no doente e nos familiares nas narinas, nas unhas e na região do períneo 2 vezes/dia durante 5 dias, podendo-se, eventualmente, manter esse tratamento de 5 dias todos os meses por 1 ano[29].

Abscesso estafilocócico

Abscesso é a infecção bacteriana causada por *Staphylococcus aureus* que ocorre nos locais de trauma, queimadura, pela presença de corpo estranho ou nos locais de inserção de cateteres endovenosos.

Quadro 4. Tratamento da furunculose e do antraz

Furúnculo/antraz	**Medidas gerais** Calor local Limpeza das mãos
Forma localizada	**Mupirocina 2%** pomada tópica 2 vezes/dia
Forma extensa	**Cefalexina** Adulto 500 a 1.000 mg VO a cada 6 horas por 10 a 14 dias *Crianças 80 a 100 mg/kg/dia VO a cada 6 ou a cada 12 horas (dose máxima: 4 g/dia) por 10 dias **Cefadroxil** Adultos 500 a 1.000 mg VO a cada 12 horas por 10 a 14 dias *Crianças 30 mg/kg/dia VO a cada 12 horas (dose máxima: 2 g/dia) por 10 a 14 dias **Clindamicina** Adultos 300 a 450 mg VO a cada 6 horas por 10 a 14 dias **Eritromicina** Adultos 500 mg VO a cada 6 horas por 10 a 14 dias *Crianças 50 mg/kg/dia VO a cada 6 horas por 10 a 14 dias
Forma grave	**Oxacilina** Adultos 2 g EV a cada 4 horas, podendo variar de 1 a 2 g a cada 4 ou 6 horas por 10 a 21 dias *Crianças 200 a 400 mg/kg/dia EV a cada 6 horas (dose máxima: 6 g/dia) por 10 a 21 dias **Vancomicina** Adultos 15 mg/kg EV a cada 12 horas (doente de 70 kg = 1 g a cada 12 horas) por 10 a 21 dias *Crianças 40 mg/kg/dia a cada 6 horas por 10 a 14 dias ou 10 a 21 dias

*Doses médias para crianças.

Deve-se observar que existem surtos epidêmicos de infecção por *Staphylococcus aureus* resistentes à meticilina adquiridos na comunidade que se apresentam clinicamente como abscessos, por vezes acompanhados de celulite.

Etiologia/fisiopatologia

A lesão inicial não ocorre na unidade pilossebácea, como acontece no furúnculo e no antraz. O abscesso estafilocócico desenvolve-se nos sítios de trauma, por infecção secundária por *S. aureus*.

Exame clínico

A lesão inicial é um nódulo eritematoso, doloroso, com calor local, que evolui com aumento gradual, flutuação e formação de cavidade preenchida por secreção purulenta.

Diagnóstico/exames complementares

Cultura para bactérias por meio de aspirado de lesão revela *S. aureus*. O antibiograma pode auxiliar no tratamento com antibiótico sistêmico.

Tratamento

Incisão e drenagem local podem trazer alívio da dor e melhora da lesão. Antibioticoterapia sistêmica é indicada com cefalosporinas (cefalexina VO 500 a 1.000 mg a cada 6 horas, cefadroxil VO 500 a 1.000 mg a cada 12 horas), oxacilina EV 2 g a cada 4 horas, podendo variar de 1 a 2 g a cada 4 ou 6 horas ou vancomicina EV 15 mg/kg a cada 12 horas (adulto de 70 kg = 1 g a cada 12 horas) por 10 a 21 dias, dependendo da gravidade do quadro. Nas infecções graves por *S. aureus* meticilina-resistente (MRSA), indica-se tratamento com vancomicina, teicoplanina, linezolida, clindamicina ou daptomicina[30].

Considerações finais

O impetigo não bolhoso é causado por *S. aureus* e/ou estreptococos. O impetigo bolhoso é causado por *S. aureus*. A lesão clínica característica é a crosta melicérica, sendo geralmente de evolução benigna, sem acometimento sistêmico. O tratamento indicado é a remoção das crostas, a limpeza local e o antibiótico tópico, como mupirocina, ácido fusídico, gentamicina ou neomicina associada à bacitracina. Nos casos extensos, indicam-se antibióticos sistêmicos, como cefalexina, amoxicilina/clavulanato, eritromicina ou claritromicina.

A erisipela e a celulite são infecções bacterianas da pele, a primeira causada essencialmente por estreptococos, e a segunda, pela associação de estreptococos e estafilococos ou por estafilococos isolados. Apresentam febre alta acompanhada de sintomas sistêmicos, associados à lesão cutânea, caracterizada por eritema, edema, calor e rubor local, é a lesão bem delimitada na erisipela. Acometem um membro, em geral a perna, ou a face[3]. Habitualmente, ocorre uma porta de entrada para a infecção bacteriana, como trauma local, tinha do pé ou úlcera de perna. O tratamento indicado é repouso e utilização de antibióticos sistêmicos, como penicilina, cefalosporina ou eritromicina, dependendo da gravidade e da extensão da infecção. Nas erisipelas e celulites em que raramente é identificada a etiologia estafilocócica, indica-se tratamento com oxacilina ou vancomi-

Quadro 5. Tratamento do abscesso estafilocócico

Abscesso estafilocócico	**Medidas gerais** Limpeza local e drenagem
Forma localizada	**Cefalexina** Adultos 500 a 1.000 mg VO a cada 6 horas por 10 a 14 dias *Crianças 80 a 100 mg/kg/dia VO a cada 6 ou 12 horas (dose máxima 4 g/dia) por 10 dias **Cefadroxil** Adultos 500 a 1.000 mg VO a cada 12 horas por 10 a 14 dias *Crianças 30 mg/kg/dia VO a cada 12 horas (dose máxima 2 g/dia) por 10 a 14 dias
Forma grave	**Oxacilina** Adultos 2 g EV a cada 4 horas, podendo variar de 1 a 2 g a cada 4 ou 6 horas por 10 a 21 dias *Crianças 200 a 400 mg/kg/dia EV a cada 6 horas (máximo de 6 g/dia) por 10 a 21 dias **Vancomicina** Adultos 15 mg/kg EV a cada 12 horas (adulto de 70 kg = 1g a cada 12 horas) por 10 a 21 dias *Crianças 40 mg/kg/dia EV a cada 6 horas por 10 a 21 dias

*Doses médias para crianças.

cina. Celulite facial na criança causada por *Haemophilus influenzae* deve ser tratada com ceftriaxona.

O furúnculo e o antraz são infecções do folículo pilossebáceo causadas por *Staphylococcus aureus*. Caracteristicamente, apresentam nódulo(s) eritematoso(s), doloroso(s), com supuração central e saída de material necrótico e secreção purulenta. Cultura de secreção revela *Staphylococcus aureus*, sendo o tratamento orientado nas infecções recorrentes pelo antibiograma.

O abscesso é uma infecção bacteriana da pele causada nos locais de trauma, queimadura, por corpo estranho ou inserção de cateteres endovenosos. Apresenta nódulo eritematoso, doloroso, com calor local, flutuação e coleção purulenta. Cultura para bactérias da secreção revela *S. aureus*, sendo que o antibiograma pode orientar o tratamento.

Referências bibliográficas

1. Hay RJ, Adriaans BM. Bacterial infections. In: Burns T, Breathnach S, Cox N, Griffiths C (eds.). Rook's Textbook of Dermatology. 2. 8.ed. Oxford: Wiley-Blackwell, 2010. p.30.1-.82.
2. Chiller K, Selkin BA, Murakawa GJ. Skin microflora and bacterial infections of the skin. J Investig Dermatol Symp Proc. 2001;6(3):170-4.
3. Craft N. Superficial cutaneous infections and pyodermas. In: Goldsmith LA, Katz SI, Gilchrest BA, Paller AS, Leffell DJ, Wolff K (eds.). Fitzpatrick's Dermatology in General Medicine. 2. .ed. New York: McGraw Hill Medical; 2012. p.2128-47.
4. Wang YR, Margolis D. The prevalence of diagnosed cutaneous manifestations during ambulatory diabetes visits in the United States, 1998-2002. Dermatology. 2006;212(3):229-34.
5. Craft N. General considerations of bacterial diseases. In: Goldsmith LA, Katz SI, Gilchrest BA, Paller AS, Leffell DJ, Wolff K (eds.). Fitzpatrick's Dermatology in General Medicine. 2. New York: McGraw Hill Medical. 2012. p.2121-7.
6. Sadick NS. Current aspects of bacterial infections of the skin. Dermatol Clin. 1997;15(2):341-9.
7. Cole C, Gazewood J. Diagnosis and treatment of impetigo. Am Fam Physician. 2007;75(6):859-64.
8. Yalçin B, Tamer E, Toy GG, Oztas P, Hayran M, Alli N. The prevalence of skin diseases in the elderly: analysis of 4099 geriatric patients. Int J Dermatol. 2006;45(6):672-6.
9. Koning S, van der Sande R, Verhagen AP, van Suijlekom-Smit LW, Morris AD, Butler CC et al. Interventions for impetigo. Cochrane Database Syst Rev. 2012;1:CD003261.
10. George A, Rubin G. A systematic review and meta-analysis of treatments for impetigo. Br J Gen Pract. 2003;53(491):480-7.
11. Veien NK. The clinician's choice of antibiotics in the treatment of bacterial skin infection. Br J Dermatol. 1998;139 Suppl 53:30-6.
12. Demidovich CW, Wittler RR, Ruff ME, Bass JW, Browning WC. Impetigo. Current etiology and comparison of penicillin, erythromycin, and cephalexin therapies. Am J Dis Child. 1990;144(12):1313-5.
13. Werlinger KD, Moore AY. Therapy of other bacterial infections. Dermatol Ther. 2004;17(6):505-12.
14. Bikowski J. Secondarily infected wounds and dermatoses: a diagnosis and treatment guide. J Emerg Med. 1999;17(1):197-206.
15. Coskey RJ, Coskey LA. Diagnosis and treatment of impetigo. J Am Acad Dermatol. 1987;17(1):62-3.
16. Misko ML, Terracina JR, Diven DG. The frequency of erythromycin-resistant Staphylococcus aureus in impetiginized dermatoses. Pediatr Dermatol. 1995;12(1):12-5.
17. Bangert S, Levy M, Hebert AA. Bacterial resistance and impetigo treatment trends: a review. Pediatr Dermatol. 2012;29(3):243-8.
18. Amagai M, Yamaguchi T, Hanakawa Y, Nishifuji K, Sugai M, Stanley JR. Staphylococcal exfoliative toxin B specifically cleaves desmoglein 1. J Invest Dermatol. 2002;118(5):845-50.
19. Gunderson CG, Chang JJ. Risk of deep vein thrombosis in patients with cellulitis and erysipelas: a systematic review and meta-analysis. Thromb Res. 2013;132(3):336-40.
20. Chiu Y, Galbraith S, Galen WK, Holland K, Kos L. Bacterial infections. In: Schachner LA, Hansen RC, Krafchik BR, Lucky AW, Paller AS, Rogers M et al. (eds.). Pediatric dermatology. 2. 4.ed. China: Mosby Elsevier, 2011. p.1331-424.
21. Bonnetblanc JM, Bédane C. Erysipelas: recognition and management. Am J Clin Dermatol. 2003;4(3):157-63.
22. Gunderson CG, Martinello RA. A systematic review of bacteremias in cellulitis and erysipelas. J Infect. 2012;64(2):148-55.
23. Lazzarini L, Conti E, Tositti G, de Lalla F. Erysipelas and cellulitis: clinical and microbiological spectrum in an Italian tertiary care hospital. J Infect. 2005;51(5):383-9.
24. Halpern AV, Heymann W. Bacterial diseases. In: Bolognia JL, Jorizzo JL, Rapini RP (eds.). Dermatology. 1. 2.ed. Spain: Mosby Elsevier, 2008. p.1075-106.
25. Oh CC, Ko HC, Lee HY, Safdar N, Maki DG, Chlebicki MP. Antibiotic prophylaxis for preventing recurrent cellulitis: a systematic review and meta-analysis. J Infect. 2014;69(1):26-34.
26. Sampaio SAP, Rivitti EA. Dermatologia. 3.ed. São Paulo: Artes Médicas; 2007. p.585-607.
27. Demos M, McLeod MP, Nouri K. Recurrent furunculosis: a review of the literature. Br J Dermatol. 2012;167(4):725-32.
28. Cohen PR. Community-acquired methicillin-resistant Staphylococcus aureus skin infections: a review of epidemiology, clinical features, management, and prevention. Int J Dermatol. 2007;46(1):1-11.
29. Raz R, Miron D, Colodner R, Staler Z, Samara Z, Keness Y. A 1-year trial of nasal mupirocin in the prevention of recurrent staphylococcal nasal colonization and skin infection. Arch Intern Med. 1996;156(10):1109-12.
30. Morgan M. Treatment of MRSA soft tissue infections: an overview. Injury. 2011;42 Suppl 5:S11-7.

Hanseníase 8

João Avancini
Maria Angela Bianconcini Trindade

SUMÁRIO

Introdução

A hanseníase é doença infectocontagiosa, de evolução lenta, polimorfa, causada pelo *Mycobacterium leprae*, que acomete principalmente os nervos periféricos e a pele. Pode gerar incapacidades físicas e deformidades se não for tratada na fase inicial. O tratamento é eficaz e gratuito na Atenção Básica à Saúde.

Histórico

A hanseníase é conhecida desde os tempos bíblicos, existindo relatos da doença em torno de 600 a.C. na China, na Índia e no Egito[1]. Acredita-se que tenha sido introduzida na Europa, trazida da Índia, pelas tropas de Alexandre, o Grande, em 300 a.C. e, nas Américas, durante o processo de colonização (espanhóis, franceses e portugueses) e tráfico de escravos africanos[2].

O bacilo foi associado à doença em 1873 por A. Hansen e decodificado em 2001 por Cole, mas ainda não é cultivado em meios de cultura[3]. O tratamento com a sulfona foi introduzido em 1943[4] e, por causa da resistência, recomenda-se a poliquimioterapia (PQT) desde 1982.

No Brasil, os primeiros casos foram notificados no final do século XVII, na cidade do Rio de Janeiro[5]. O isolamento compulsório dos indivíduos acometidos foi instituído no país em 1923, com base em premissas europeias controversas[6], e só foi extinguido em 1962[7]. Em virtude do alto estigma associado à doença, em 29 de março de 1995, pela Lei Federal nº 9.010, tornou-se obrigatório o uso da terminologia hanseníase em substituição ao termo "lepra".

Epidemiologia

A hanseníase é considerada doença tropical negligenciada por persistir endêmica (mais de 1 caso por 10.000 habitantes) quase exclusivamente em populações em condição de pobreza nos países em desenvolvimento[8], mesmo após a introdução de tratamento eficaz e gratuito há mais de 3 décadas.

Trata-se de doença de notificação compulsória. Em 2013, a Organização Mundial da Saúde (OMS) registrou 215.656 casos novos e a prevalência do primeiro trimestre de 2013 de 0,33 casos para cada 10.000 habitantes. O Brasil ocupa o 2º lugar em número absoluto de casos, atrás apenas da Índia[9] (Figura 1).

Em 2013, foram detectados 31.044 casos novos no Brasil e a prevalência de 1,42 casos por 10.000 habitantes, sem alterações significativas da endemia desde 2004. Entre os casos novos, 7,3% foram diagnosticados apresentando grau 2 de incapacidade (alterações funcionais limitantes), revelando prevalência oculta da hanseníase, e 7,8% foram detectados em menores de 15 anos, indicando transmissão recente por foco de infecção ativa e alta endemicidade. As regiões Norte, Centro-Oeste e Nordeste são responsáveis pela maioria dos casos no Brasil (Sinan/SVS-MS) (Figura 2).

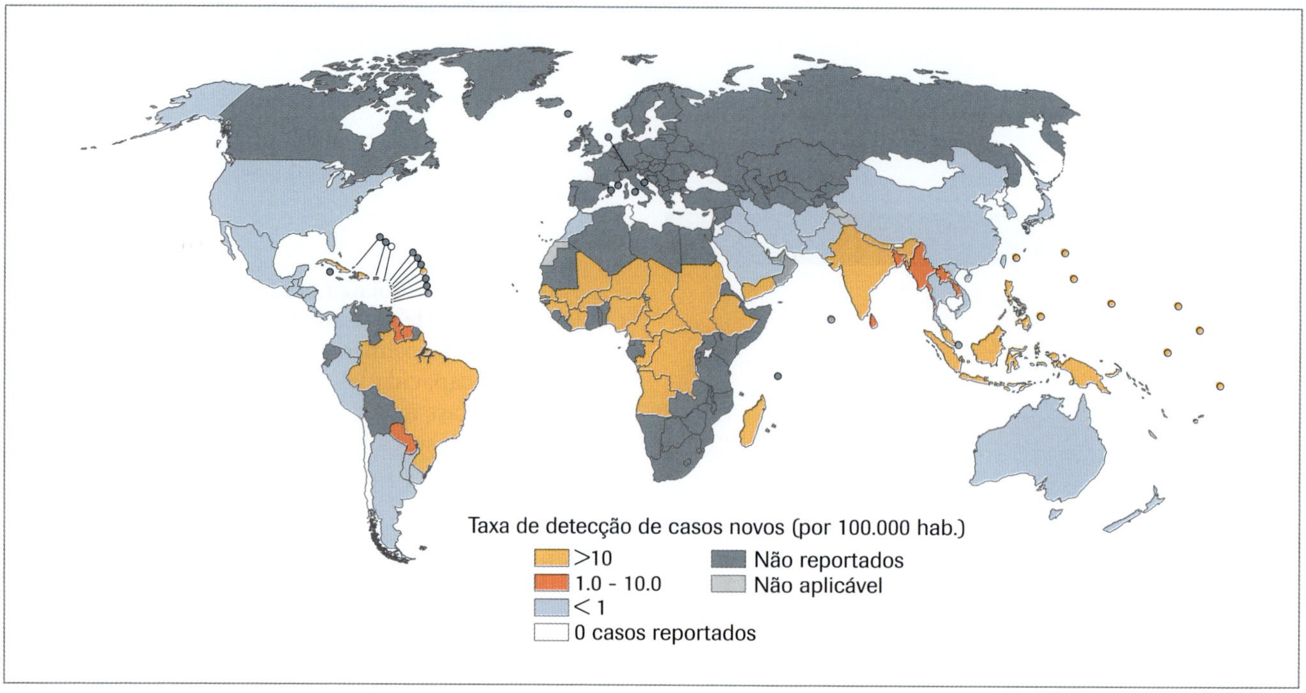

■ **Figura 1.** Taxa de detecção de casos novos em janeiro de 2014.
Fonte: OMS.

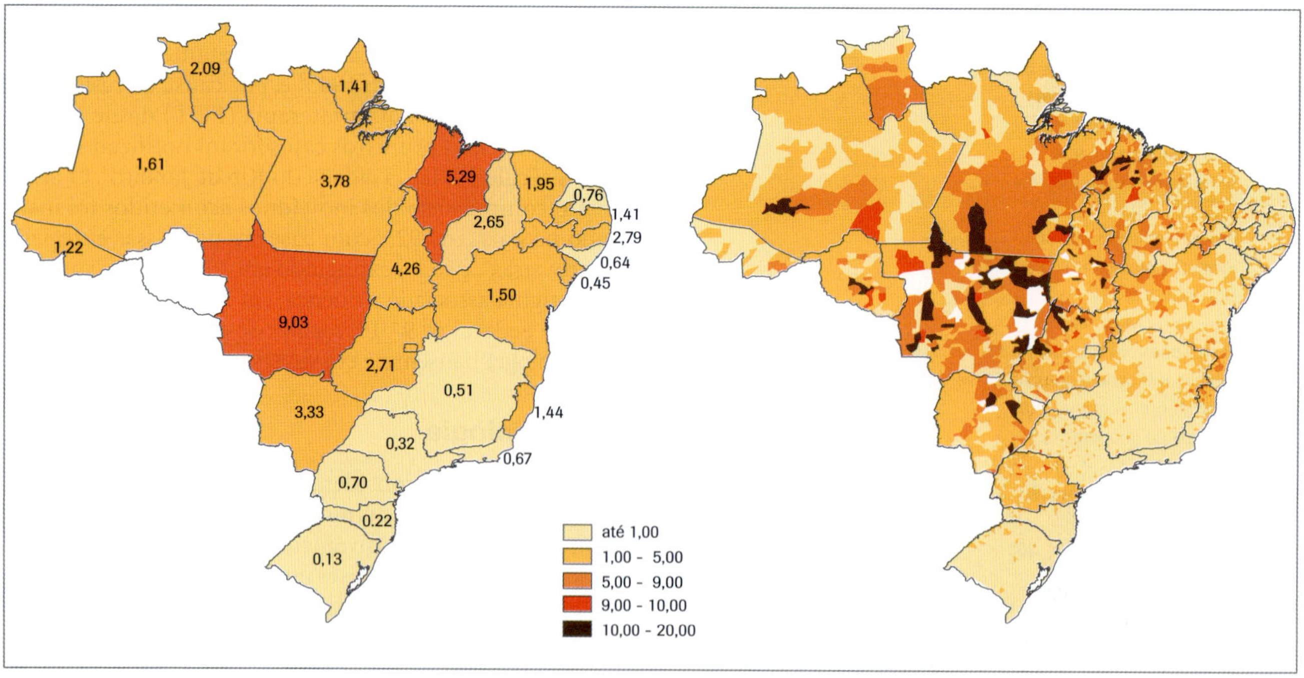

■ **Figura 2.** Coeficiente de prevalência de hanseníase no Brasil, em 2013, por Estado (esquerda) e por Município (direita).
Fonte: SINAN/SVS/MS.

Etiopatogenia

Agente etiológico

O *Mycobacterium leprae* pertence à classe *Schizomycetes*, ordem *Actinomycetales*, família *Mycobacteriaceae*, gênero *Mycobacterium* e espécie *leprae*. A morfologia é de bastonete reto ou levemente encurvado, com 1,5 a 8 micra de comprimento por 0,2 a 0,4 micra de largura. É bacilo álcool-ácido resistente (BAAR) que se cora em vermelho pelo método Ziehl-Neelsen, visualizado na baciloscopia (ver Exames laboratoriais) de esfregaço intradérmico ou amostra de tecido. O *M. leprae* infecta, em especial, macrófagos e células de Schwann e requer temperaturas entre 27 e 30°C[10,11], que é clinicamente notável pelo predomínio de lesões nas áreas mais frias do corpo. Apresenta ultraestrutura comum ao gênero *Mycobacterium*. Entretanto, a cápsula apresenta grupamento lipídico específico, o glicolipídio fenólico (PGL-1), que está envolvido na interação do *M. leprae* com a laminina das células de Schwann, sugerindo ser importante na transposição intracelular[12,13].

Transmissão

O mecanismo de transmissão ainda não está esclarecido. Acredita-se que ocorra, em especial, por via respiratória, pelo contato direto e prolongado de indivíduo bacilífero com indivíduo suscetível. O *M. leprae* tem alta infectividade e baixa patogenicidade, ou seja, infecta muitas pessoas, mas apenas poucas adoecem por tratar-se de bacilo pouco tóxico[11,14]. Profissionais de saúde envolvidos nos cuidados da pessoa com hanseníase não apresentam maior risco de infecção[15].

Aspectos genéticos

Acredita-se que alguns genes do sistema antígeno leucocitário humano (HLA) e não HLA possam interferir tanto na suscetibilidade individual à hanseníase, quanto na capacidade de defesa frente ao *M. leprae* e na definição da forma clínica e padrão de resposta imune ao bacilo[16,17].

Definições e classificação das formas clínicas

De acordo com o 8º Comitê de Hanseníase da OMS em 2012, o diagnóstico de hanseníase deve ser suspeitado em indivíduos que apresentem os seguintes sinais ou sintomas[14]:

- Manchas pálidas (hipocrômicas) ou avermelhadas na pele com perda ou redução da sensibilidade.
- Sensação parestésica ou "formigamento" em mãos ou pés.
- Fraqueza em mãos, pés ou pálpebras.
- Dor ou sensibilidade na topografia de nervos.
- Aumento do volume da face ou lóbulos da orelha.
- Feridas indolores ou queimaduras em pés ou mãos.

O Ministério da Saúde do Brasil definiu, na Portaria nº 3.125, de 2010[18], como caso de hanseníase o indivíduo que apresente um ou mais dos seguintes sinais cardinais e que necessita de tratamento poliquimioterápico:

- Lesão(ões) e/ou área(s) da pele com alteração de sensibilidade.
- Acometimento de nervo(s) periférico(s), com ou sem espessamento, associado a alterações sensitivas e/ou motoras e/ou autonômicas.
- Baciloscopia positiva de esfregaço intradérmico.

A classificação das formas clínicas é importante para determinar o prognóstico e a possibilidade de transmissão da doença, além de auxiliar na investigação epidemiológica e na definição de tratamento[19].

Ao longo dos anos, foram propostas diversas classificações para a hanseníase.

Classificação de Madri

Proposta no Congresso Internacional de Leprologia de 1953, em Madri, é baseada em critérios clínicos e histopatológicos[20]. A hanseníase foi dividida em dois grupos instáveis, o indeterminado e o dimorfo (ou *borderline*), e dois tipos estáveis polares, o tuberculoide (T) e o virchowiano (V).

Classificação de Ridley e Jopling

Utiliza o conceito de doença espectral (horizontal), baseando-se nas características clínica, baciloscópica, imunológica e histopatológica da hanseníase. Nos extremos do espectro, encontram-se as formas polares tuberculoide-tuberculoide (TT) e virchowiana-virchowiana (VV), as formas dimorfas, divididas de acordo com a proximidade dos polos em dimorfa-tuberculoide (DT), dimorfa-virchowiana (DV) e dimorfa-dimorfa (DD)[21].

Episódios reacionais agudos podem ocorrer antes, durante ou após o tratamento. Reações de melhora (*upgrading*) podem ocorrer quando o indivíduo apresenta exacerbação da resposta imune celular (DV à DD ou DD à DT), e a resposta de piora (*downgrading*) pode ocorrer quando o indivíduo tem queda da resposta imune celular e migra em direção ao polo virchowiano, em geral quando há retardo em anos no diagnóstico e no tratamento ou quando há concomitância com outras condições de imunossupressão (DT à DD ou DD à DV)[22,23].

Classificação operacional da OMS

A classificação operacional é baseada exclusivamente em critérios clínicos, para simplificar o início do tratamento. Foi implantada em 1988[14,24] pela OMS e adotada pelo Programa Nacional da Hanseníase[18], dividindo os casos em:

- Paucibacilar: 1 a 5 lesões cutâneas.
- Multibacilar: acima de 5 lesões cutâneas.

Manifestações clínicas

As manifestações clínicas da hanseníase são polimorfas, predominando o acometimento neurocutâneo; nas formas multibacilares avançadas, pode haver manifestações sistêmicas.

O exame físico e a anamnese são essenciais para o diagnóstico. Assim, queixas vagas devem ser investigadas e consideradas. Pele seca, queda de pelos, áreas com ardor, prurido ou dor podem estar expressando alteração da sensibilidade na pele e nas mucosas. Obstrução nasal, dificuldade para apreensão de objetos ou para manter-se calçado, sinais como queimaduras indolores nas mãos, lesões traumáticas indolores nos pés, nariz alado e lesões nas áreas mais frias do corpo devem suscitar a hipótese de hanseníase. As manifestações clínicas variam de acordo com a suscetibilidade genética, que pode ser expressa no padrão predominante de resposta Th1 ou Th2 do hospedeiro frente à infecção[25]. Condições de imunossupressão, como a infecção pelo HIV ou medicamentosa, não alteram a resposta do indivíduo do polo hiperérgico para o anérgico, bem como estímulos como a vacina do BCG não alteram a resposta do polo anérgico para o hiperérgico[26,27].

Após vencer as barreiras da imunidade inata do hospedeiro, os bacilos são fagocitados, em especial por macrófagos ou células dendríticas.

O indivíduo suscetível infectado, após período de incubação de 3 a 5 anos, pode permanecer sem doença, ter cura espontânea ou evoluir para hanseníase indeterminada (HI)[11].

Hanseníase indeterminada

Considerada forma inicial da doença, caracteriza-se por máculas hipocrômicas ou eritematosas, mal delimitadas, podendo apresentar discreta diminuição da sensibilidade, redução da sudorese e/ou do crescimento de pelos (Figura 3).

O exame anatomopatológico nesse estágio é inespecífico, podendo apresentar infiltrado inflamatório leve ao redor dos nervos, vasos e anexos cutâneos. A baciloscopia é negativa[28]. Essa fase é não transmissível e não incapacitante.

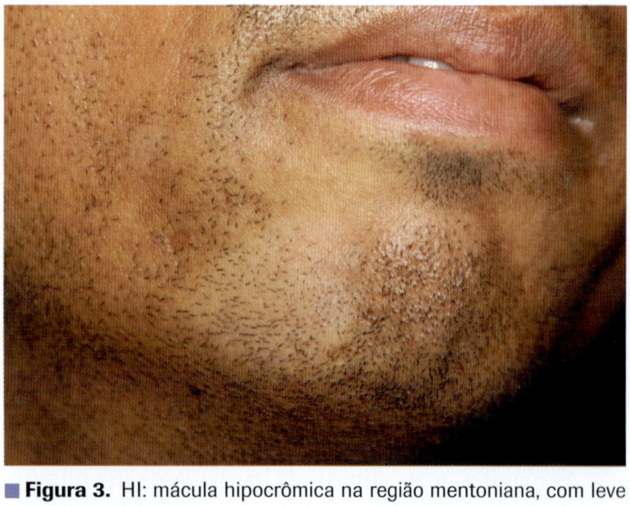

Figura 3. HI: mácula hipocrômica na região mentoniana, com leve redução na pilificação.

A maioria das pessoas com HI evolui para cura espontânea, enquanto pequena parcela permanece com a doença crônica e, após cerca de 5 anos, dependendo do padrão de resposta imunológica predominante, pode evoluir para as diferentes formas do espectro da hanseníase (Figura 4)[11].

Hanseníase tuberculoide

As formas tuberculoides se apresentam como poucas pápulas ou placas bem delimitadas, de tamanho e forma variada, com bordas infiltradas nítidas, de coloração eritematoacastanhada de aspecto sarcóideo e podem apresentar centro hipocrômico (Figura 5). Em geral, apresentam anestesia, anidrose e alopecia. Pode apresentar tronco neural espessado e sensível e, quando compromete mais de um nervo, geralmente a apresentação é assimétrica. No exame das lesões tuberculoides, deve-se palpar a lesão e ao redor dela em busca de nervos espessados, que configurem as lesões em raquete.

A resposta imune celular do hospedeiro está preservada, com predomínio da resposta de padrão Th1 e expressão de IL-2, IL-12, interferon-gama (IFN-gama) e TNF-alfa. O exame anatomopatológico evidencia granulomas bem definidos, com células epitelioides e células gigantes multinucleadas do tipo Langhans. Os granulomas estendem-se da derme profunda até a camada basal da epiderme e podem acompanhar filetes nervosos. A baciloscopia é negativa.

A hanseníase predomina em adultos jovens, sendo o acometimento em menores de 15 anos um indicador de foco familiar não tratado, necessitando de busca ativa. A hanseníase tuberculoide nodular da infância ocorre em crianças em torno dos 5 anos de idade, com lesões cutâneas em áreas de contato como face, membros e/ou abdome[29] (Figuras 6 e 7).

Hanseníase virchowiana

A anamnese e o exame físico são fundamentais para a suspeita de VV, uma vez que os sinais e sintomas podem ser discretos. As lesões são difusas e, em geral, simétricas, podendo manifestar-se por meio de lesões pardacentas, de limites imprecisos. A infiltração difusa da pele pode dificultar a visualização de lesões, que muitas vezes apresentam apenas discreta alteração da sensibilidade (Figura 8). Incapacidades revelam que a doença está evoluindo e sendo transmitida há mais de uma década.

Nas formas avançadas, o indivíduo pode apresentar infiltração difusa da face, configurando a fácies leonina (Figuras 9 e 10), alopecia levando à perda de cílios e sobrancelhas (madarose) e xerose (ressecamento) por anidrose. Em geral, as lesões se manifestam em ilhas de áreas alteradas (Figura 11). A invasão das mucosas pode manifestar-se no início por obstrução nasal e, se não tratada, levar à perfuração e ao desabamento do septo nasal, tanto pelo infiltrado específico quanto pelo reacional. O infiltrado dos olhos pode, no início, apresentar prurido e

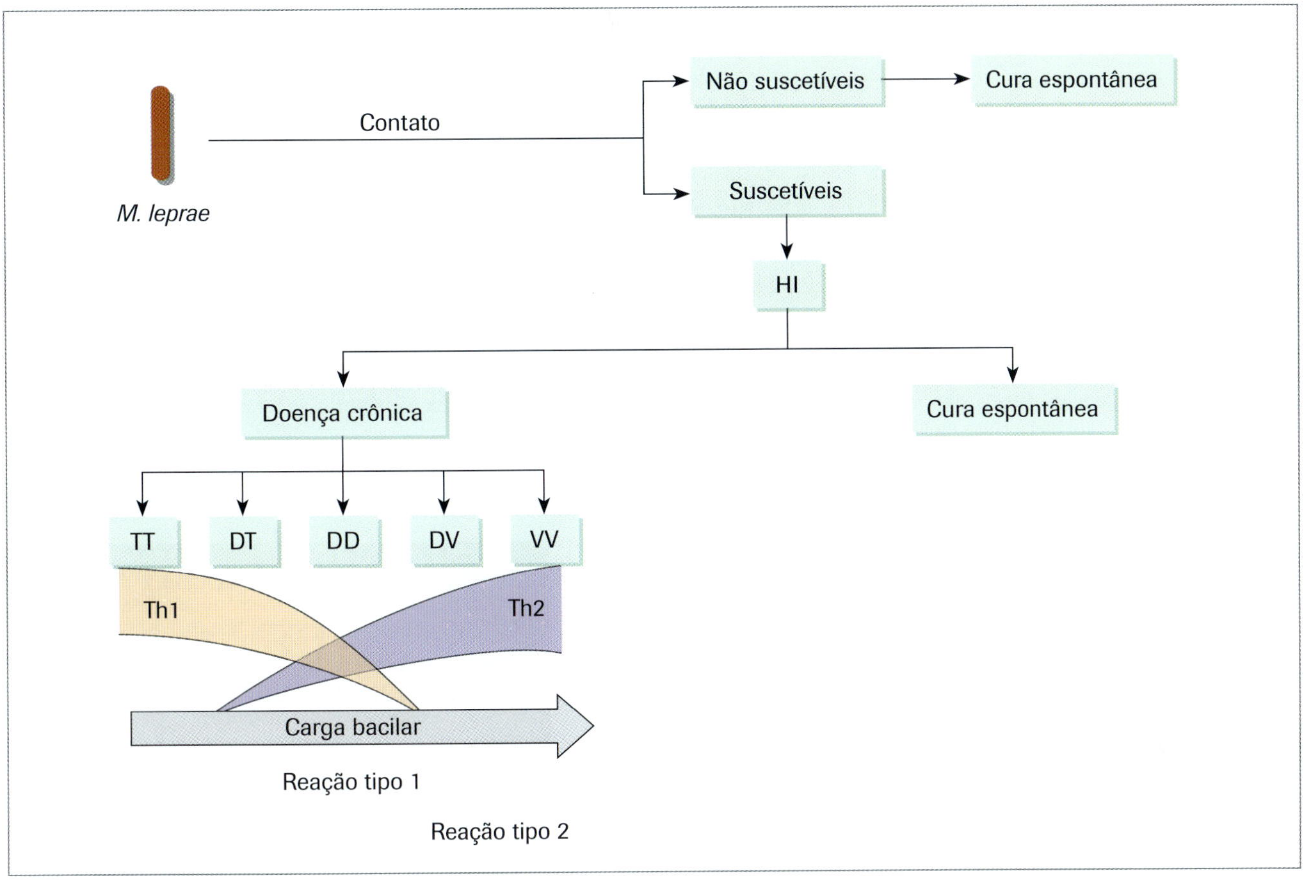

Figura 4. Desfechos clínicos frente à infecção pelo *M. leprae*, padrão de resposta imunológica, carga bacilar e episódios reacionais.

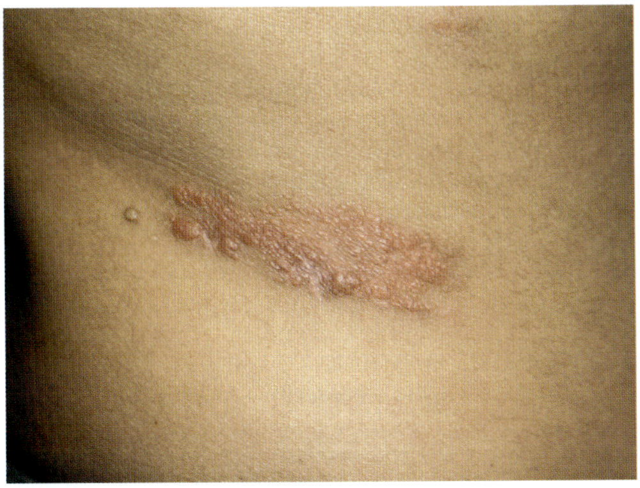

Figura 5. HT: placa eritematoacastanhada, infiltrada, anestésica, no flanco direito.

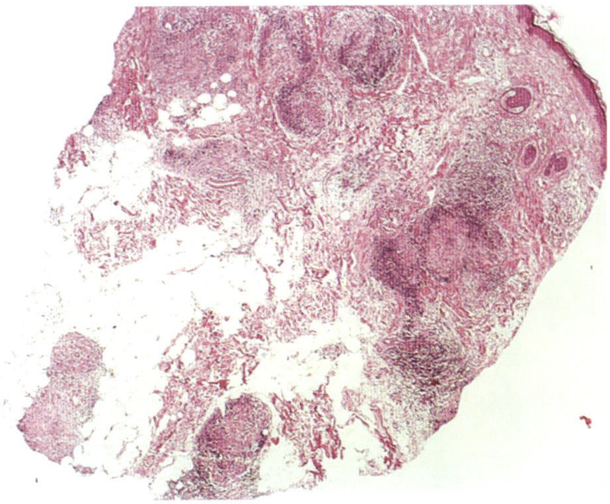

Figura 6. HT: granulomas bem formados, com células epitelioides e halo linfocitário proeminente acometendo a derme e o subcutâneo (HE, 10x. Laboratório de Histopatologia do Departamento de Dermatologia do HCFMUSP).

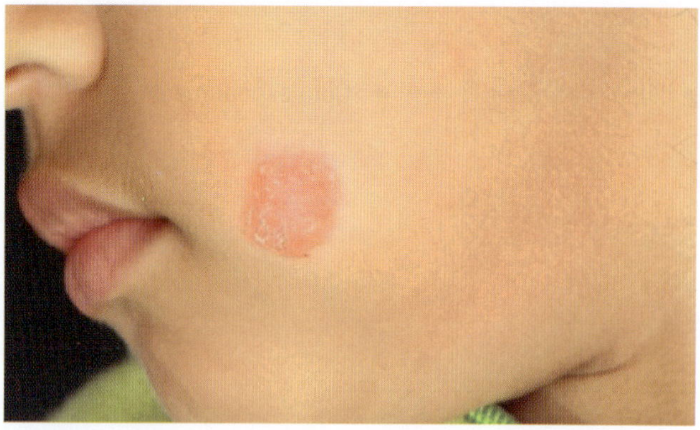

■ **Figura 7.** Placa eritematoinfiltrada, bem delimitada, na face de criança contactante de tia com hanseníase multibacilar diagnosticada anos após a cura da sobrinha.

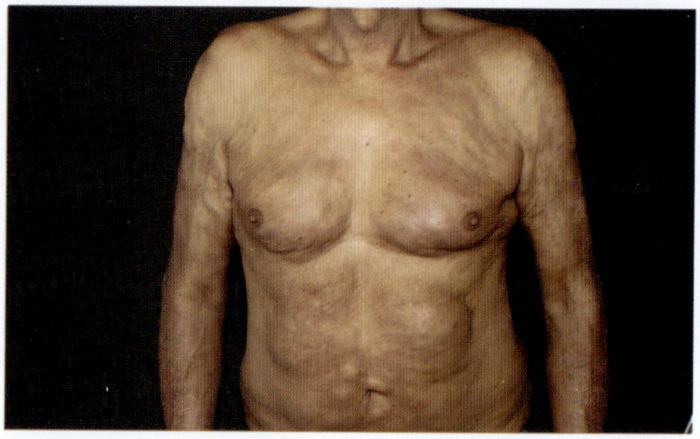

■ **Figura 8.** HV: tórax e membros superiores com infiltração difusa e alopecia.

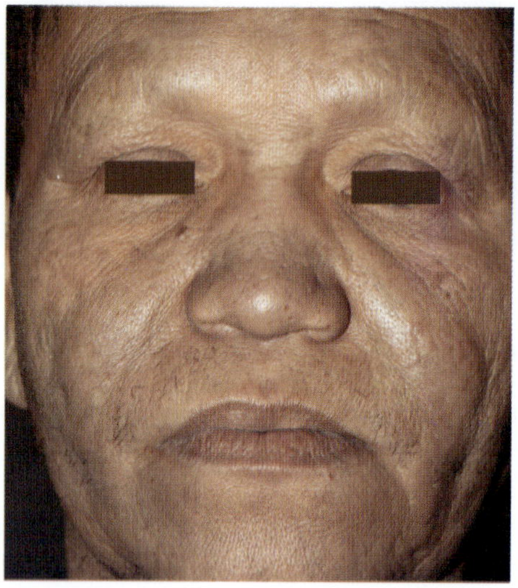

■ **Figura 9.** HV: fácies leonina com infiltração da face, madarose e nariz alado.

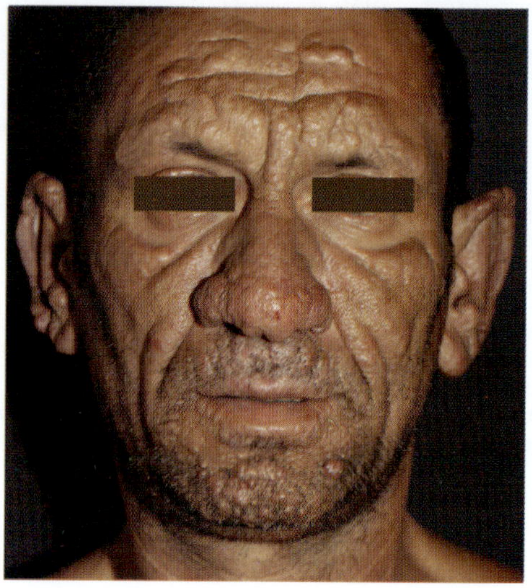

■ **Figura 10.** HV: forma avançada com infiltração da face e lesões papulonodulares com alta carga bacilar.

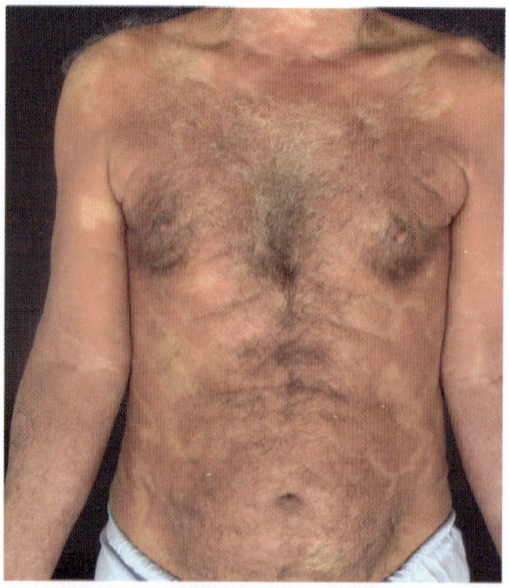

■ **Figura 11.** Placas eritematoinfiltradas, difusas, com poucas áreas de pele sadia. Diagnóstico diferencial: micose fungoide, psoríase eritrodérmica e ptiríase rubra pilar.

olhos avermelhados e, na evolução da iridociclite, levar à cegueira. Espessamento dos lóbulos das orelhas (Figura 12), joelhos, cotovelos ou lesões papulonodulares acastanhadas (Figura 13) indicam grande carga bacilar.

Bacteremias assintomáticas intermitentes levam à disseminação, com predomínio do acometimento nos órgãos do sistema retículo-endotelial, e o indivíduo pode apresentar sintomas inespecíficos como fraqueza, anemia e perda de peso.

Trata-se da forma anérgica, na qual o indivíduo apresenta resposta imune celular ineficiente específica ao *M. leprae*. Ocorre predomínio do polo de resposta humoral Th2, com produção de IL-4, IL-5 e IL-10. O exame anatomopatológico mostra a epiderme separada do infiltrado inflamatório por uma faixa de fibras colágenas, chamada faixa de Unna e macrófagos vacuolizados (células de Virchow). A baciloscopia revela numerosos bacilos, que podem estar agrupados na forma de globias.

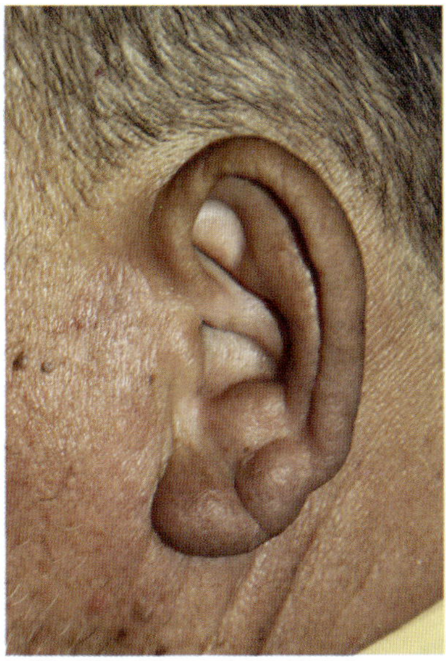

■ **Figura 12.** HV: infiltração do lóbulo da orelha esquerda.

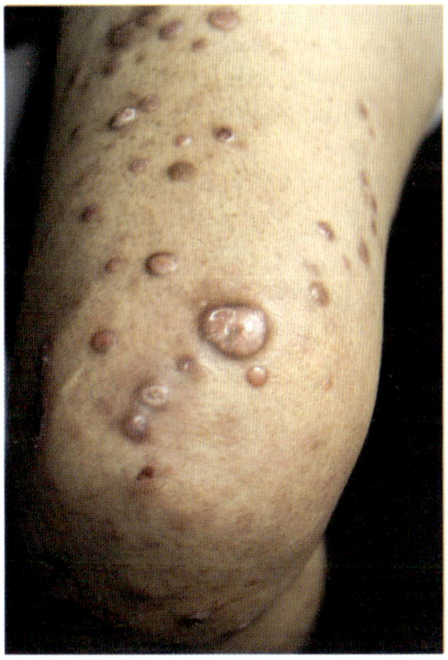

■ **Figura 13.** HV: lesões papulonodulares, com grande carga bacilar. Diagnóstico diferencial: dermatofibroma, líquen simples crônico e outras infecções profundas.

Hanseníase dimorfa

Compreende a maior parte dos casos de hanseníase no nosso meio; são grupos instáveis, nos quais o indivíduo pode apresentar lesões de diferentes aspectos, ora tendendo ao polo tuberculoide, ora com manifestações do polo virchowiano. O padrão de resposta imune celular é intermediário, podendo apresentar mudanças dentro do grupo dimorfo, desencadeadas por variações imunes do indivíduo pela carga bacilar, condições de imunossupressão, estados reacionais, retardo do diagnóstico ou do início do tratamento.

Hanseníase dimorfa-tuberculoide

Apresenta aspectos semelhantes à forma tuberculoide, porém as lesões apresentam bordas menos nítidas e são mais numerosas (Figuras 14 e 15), com alteração de sensibilidade e, muitas vezes, no momento do diagnóstico, já apresenta incapacidades, com mais de um tronco neural comprometido.

O exame anatomopatológico demonstra infiltrado granulomatoso epitelioide superficial e médio com numerosos linfócitos. A baciloscopia pode evidenciar raros bacilos.

Hanseníase dimorfa-dimorfa

As lesões têm disposição ovalada, com aspecto foveolar (semelhante ao favo de mel), apresentando bordas eritematosas de limites externos imprecisos e bordas internas bem delimitadas (Figura 16), podendo apresentar alteração de sensibilidade.

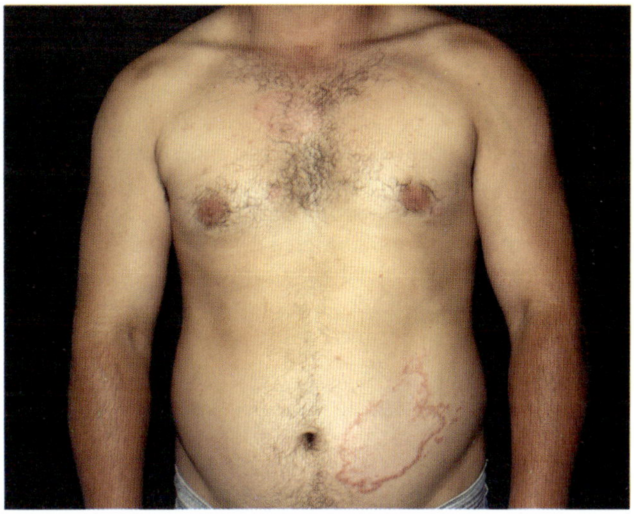

■ **Figura 14.** HDT: três placas de bordas eritematosas nítidas e centro hipocrômico. Diagnóstico diferencial: granuloma anular e dermatofitoses.

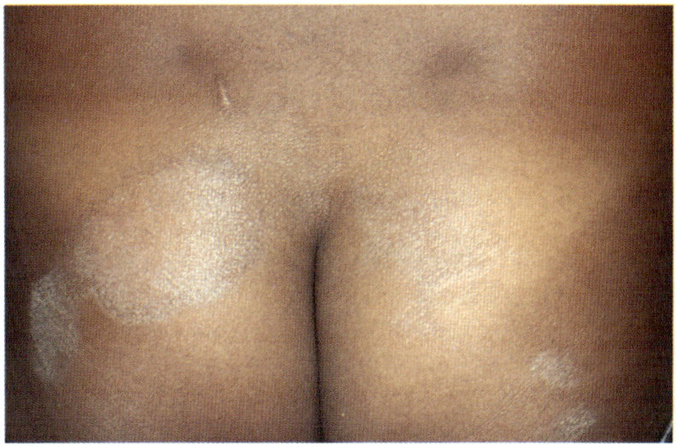

■ **Figura 15.** HDT: placas eritêmato-hipocrômicas na região glútea, localização frequente de lesões da hanseníase.

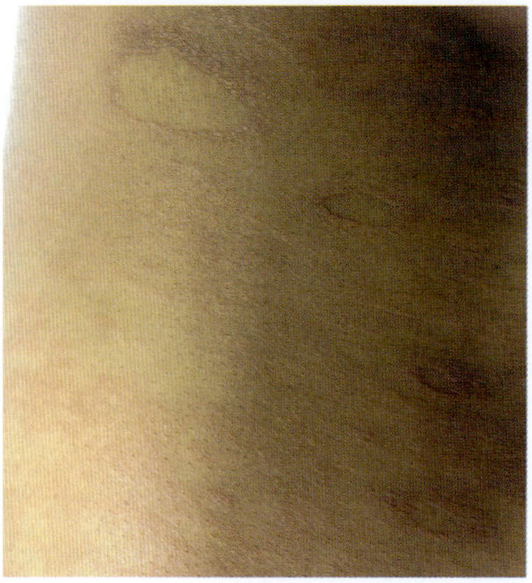

■ **Figura 16.** HDD: placas eritematosas de aspecto foveolar.

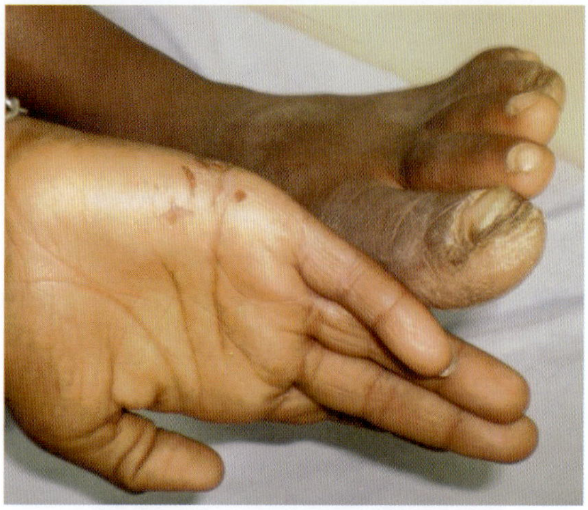

■ **Figura 17.** Fissuras indolores nas mãos e nos pés, indicando alteração da sensibilidade.

O exame anatomopatológico evidencia esboços granulomatosos, com esparsas células epitelioides e infiltrado linfo-histiocitário. A baciloscopia é positiva.

Hanseníase dimorfa-virchowiana

Caracteriza-se por múltiplas lesões, de limites imprecisos, podendo manifestar-se como máculas eritematosas, pápulas, placas e nódulos com pouca e discreta alteração da sensibilidade e distribuição tendendo à simetria.

O exame anatomopatológico evidencia infiltrado linfo-histiocitário superficial e profundo, com predomínio de histiócitos vacuolizados e raríssimas células epitelioides. A baciloscopia é francamente positiva.

Envolvimento neural

O exame neurológico faz parte do exame físico do indivíduo com suspeita ou em seguimento de hanseníase. Devem ser palpados os nervos em busca de espessamento e dor à percussão (sinal de Tinel).

O envolvimento neural é precoce, acometendo o sistema neurológico periférico, com padrão de mononeurite múltipla. O comprometimento inicial é sensitivo, modificando, em geral, a sensibilidade térmica, seguida da dolorosa e da tátil. A partir dos ramos neurais, há lenta progressão na direção proximal, acometendo os ramos secundários e os troncos neurais periféricos.

A infiltração específica do *M. leprae* ou reacional leva à inflamação, que pode culminar em isquemia do tecido neural, com disfunção vasomotora e alterações sensitivas e motoras. São apresentadas pela:

- Diminuição da sudorese e queda de pelos, lesões frequentes em mãos e pés, ressecamento, fissura, ulceração e queimaduras indolores na pele (Figura 17).
- Retração tendínea, fixação articular e amiotrofia.
- Infecção secundária com acometimento de partes moles e tecido ósseo, levando à reabsorção óssea e deformidades.

Os nervos sensitivomotores mais acometidos pela infiltração do *M. leprae* e a respectiva área de inervação são (Figura 18):

- Ulnar: garra ulnar (V e porção medial do IV quirodáctilos e região medial da mão).
- Mediano: garra mediano ulnar (I, II, III e porção lateral do IV quirodáctilos e região lateral da mão) (Figuras 19 e 20).
- Fibular comum: pé caído (região lateral da perna).
- Tibial posterior: mal perfurante plantar (sensibilidade plantar).

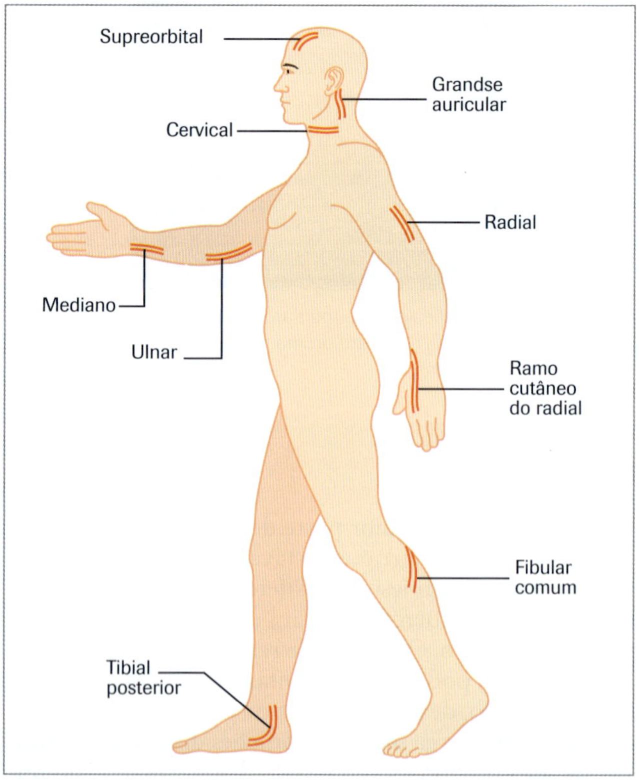

■ **Figura 18.** Área de palpação dos nervos mais acometidos.

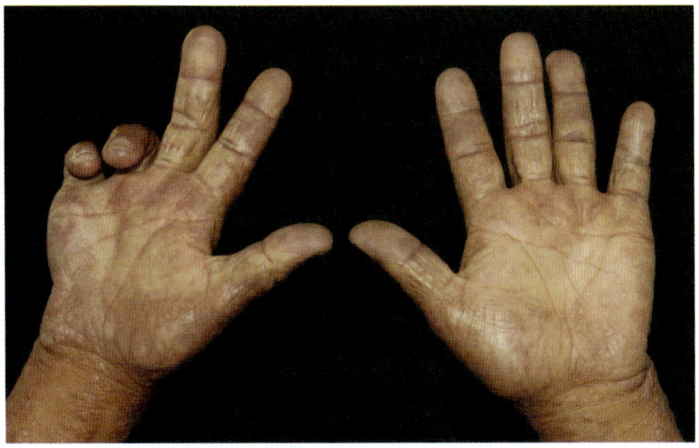

■ **Figura 19.** Garra ulnar na mão direita.

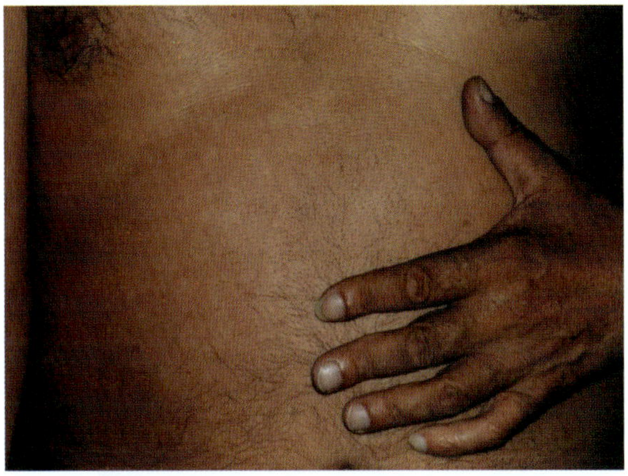

■ **Figura 20.** Eritema difuso no tórax e nas áreas de pele sadia e garra ulnar à esquerda.

- Trigêmeo: úlcera de córnea (sensibilidade da córnea e da face).
- Facial: lagoftalmo (musculatura responsável pela mímica da face)[2,30-32].

A neurite silenciosa leva à deterioração insidiosa das funções sensitivomotoras sem sinais ou sintomas evidentes de inflamação e deve ser investigada pelo exame com monofilamento de *nylon* para evitar evolução com danos neurológicos[33].

A hanseníase neural primária caracteriza-se por alteração sensitiva no trajeto de um nervo sem lesões cutâneas associadas. O diagnóstico é difícil, sendo importante a abordagem interdisciplinar, podendo ser necessários exames de imagem, eletroneuromiografia, anatomopatológico do nervo acometido para elucidação diagnóstica e, por vezes, a biópsia de pele na área suspeita pode colaborar com o diagnóstico[34].

Envolvimento de outros órgãos

No polo multibacilar, podem ocorrer manifestações sistêmicas que são diagnósticos diferenciais de diversas doenças crônicas. Podem comprometer múltiplos órgãos, exceto o sistema nervoso central, é raramente descrito o acometimento de pulmões, coração e rins, entretanto, por conta do depósito renal de imunocomplexos, o dano pode ser exacerbado nos episódios reacionais[11].

1. Olhos: invasão direta do bacilo e danos secundários à alteração de sensibilidade da córnea (lesão do ramo oftálmico do nervo trigêmeo) associada à madarose leva à redução dos mecanismos de defesas frente a agentes externos, manifestando-se por conjuntivite, ceratite, úlceras e infecções. A lesão do ramo zigomático leva ao lagoftalmo, com ou sem ectrópio. Pode ocorrer iridociclite, que se não tratada pode culminar em uveíte e cegueira, em especial nos episódios reacionais[35].
2. Orofaringe: infiltração difusa, podendo apresentar lesões nodulares[36].
3. Laringe: infiltração da epiglote e pregas vocais podendo provocar rouquidão, afonia e quadro obstrutivo das vias aéreas[37].
4. Linfonodos: as cadeias ganglionares podem ser infiltradas, são mais comprometidas as da região cervical, axilar e inguinofemurais.
5. Fígado e baço: pode haver hepatoesplenomegalia, geralmente com pouca repercussão sistêmica, porém importantes nos quadros reacionais[38].
6. Articulações e ossos: artralgia e rigidez matinal podem ocorrer precedendo, acompanhando ou sucedendo as lesões cutâneas tipo eritema nodoso. A artrite reacional tem início agudo, com acometimento articular inflamatório evidente, podendo ser mono, oligo ou poliarticular[39]. Ossos podem estar infiltrados, principalmente nos casos mutilantes, e a cintilografia óssea pode auxiliar na avaliação[40].
7. Testículos: o comprometimento testicular, decorrente de orquite e associado à epididimite, pode levar à infertilidade, à impotência sexual e à ginecomastia[11].
8. Medula óssea: podem ser encontrados bacilos na medula óssea em indivíduos multibacilares[41].

Episódios reacionais

As reações hansênicas são complicações inflamatórias agudas que se apresentam como emergências médicas, sendo a principal causa de morbidade e incapacidade neurológica e podem surgir antes, durante ou depois do tratamento poliquimioterápico[11]. Geralmente seguem fatores desencadeantes, como o próprio início da PQT, reexposição a fontes bacilíferas, infecções, vacinação, gravidez, uso de medicamentos iodados, estresse físico e emocional. Entretanto, muitas vezes o fator desencadeante permanece não esclarecido[25]. A reação reversa e o eritema nodoso hansênico podem raramente ser concomitantes.

Reação reversa ou tipo 1

A reação reversa ocorre em aproximadamente 30% dos indivíduos do espectro dimorfo[23]. Desde a introdução da PQT, as reações de piora são raramente observadas, predominando as reações de melhora, nas quais há exacerbação da imunidade celular, classicamente representada pela reação tipo IV de Gell e Coombs, provavelmente desencadeada por reação aos antígenos bacilares fragmentados.

Caracteriza-se por exacerbação de lesões preexistentes, por meio de hiperestesia, eritema, edema e posterior descamação (Figuras 21 e 22). Na evolução, podem ulcerar e também novas lesões podem ser visualizadas. A neurite é frequente e pode levar a danos neurais múltiplos e graves, resultando em deformidades e perda de função[10,42].

Envolve a participação ativa de linfócitos T, com produção tecidual de citocinas Th1 (principalmente IL-2 e IFN-gama) e de citocinas pró-inflamatórias como o TNF-alfa[25].

O exame anatomopatológico mostra sinais inflamatórios agudos: granulomas tuberculoides frouxos com edema, necrose, sendo a proporção das células epitelioides e histiócitos vacuolizados relacionadas à resposta imune do hospedeiro. Quando a inflamação é intensa, pode levar à necrose caseosa[23].

Eritema nodoso hansênico (tipo 2)

O eritema nodoso hansênico (ENH) ocorre nas formas VV e DV, com maior frequência após o início do tratamento, em torno dos 6 meses. Caracteriza-se por nódulos eritematosos, dolorosos, que podem ulcerar e evoluir com necrose e acometer todo o tegumento, diferenciando-se do eritema nodoso não hansênico (Figuras 23 a 25). Também podem ser manifestações tipo ENH, lesões tipo eritema polimorfo, com configuração em alvo (Figura 26) ou tipo síndrome de Sweet, com intenso edema das lesões (Figura 27)[43,44]. Os episódios reacionais podem ser o momento do diagnóstico, uma vez que podem ocorrer em qualquer etapa da evolução da doença.

Sintomas sistêmicos como febre, artralgia e fadiga, associados ao aumento de provas inflamatórias, podem estar presentes, devendo constar a hanseníase como diagnóstico diferencial na investigação do quadro de febre de origem indeterminada. Outros órgãos também são fre-

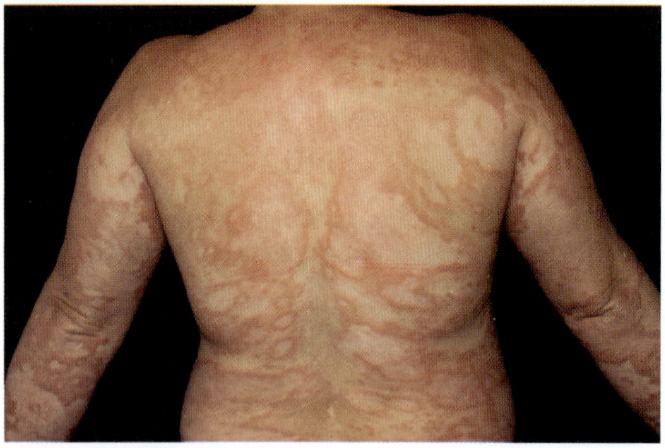

Figura 21. Reação reversa em hanseníase DD: lesões eritematoedematosas, algumas descamativas, no tórax posterior.

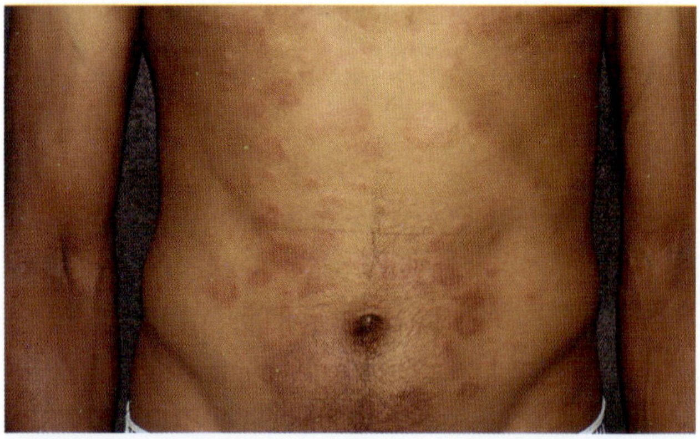

Figura 22. Reação reversa em hanseníase DV: exacerbação das lesões antigas.

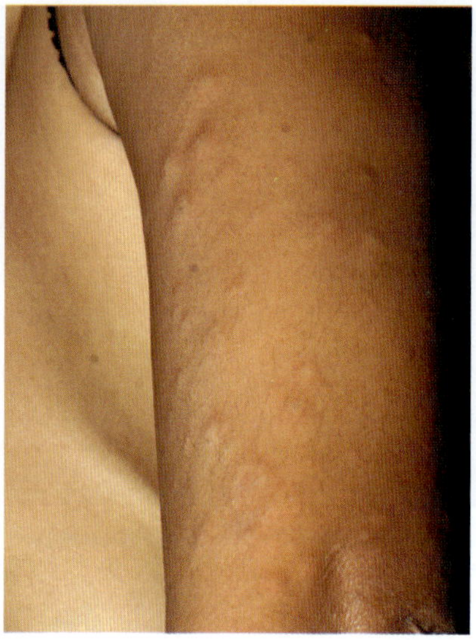

Figura 23. ENH: múltiplos nódulos eritematosos no braço esquerdo.

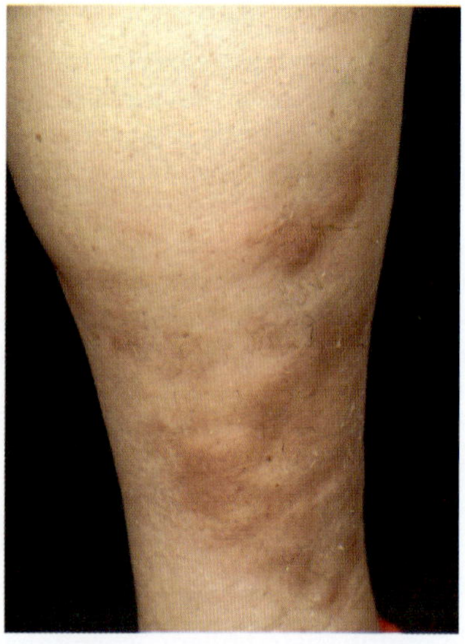

Figura 24. ENH: nódulos mais palpáveis que visíveis na perna. Diagnóstico diferencial: eritema nodoso não hansênico, eritema contusional, erisipela.

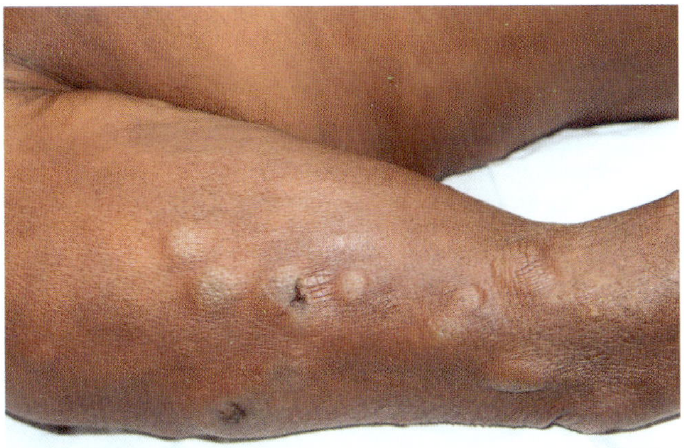

■ **Figura 25.** ENH necrotizante: nódulos dermo-hipodérmicos no braço direito, alguns apresentando necrose central, indicando gravidade.

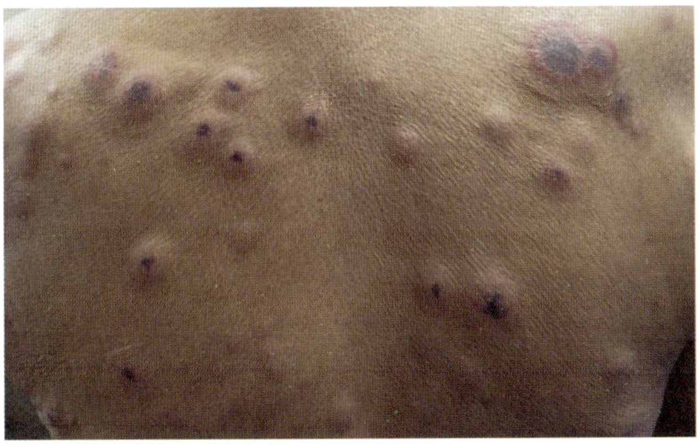

■ **Figura 26.** ENH tipo eritema polimorfo em PQT-MB: lesões eritematoedematosas, em alvo, no tórax posterior.

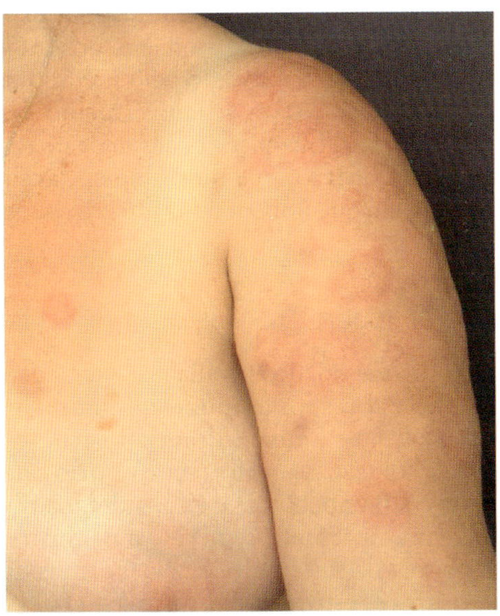

■ **Figura 27.** ENH tipo síndrome de Sweet: lesões eritemato-edematosas de aspecto "suculento" na região de ombro, braço esquerdo e tórax superior.

quentemente acometidos, podendo cursar com iridociclite, adenite, osteíte, orquite e/ou glomerulonefrite.

O ENH compreende reação inflamatória sistêmica relacionada à deposição de imunocomplexos, semelhante à reação tipo III de Gell e Coombs, com participação de mecanismos humorais e altas concentrações de TNF-alfa, infiltração de neutrófilos e ativação de complemento, possivelmente resultante da exposição a substâncias liberadas pelos bacilos destruídos[11,25]. Exame anatomopatológico mostra dermo-hipodermite rica em neutrófilos e vasos trombosados secundários à agressão neutrofílica no interstício.

O fenômeno de Lúcio é raro e é uma emergência médica, que inicia pelas extremidades e caracteriza-se por máculas dolorosas purpúricas com bordas irregulares e baciloscopia altamente positiva nos vasos superficiais da derme, que evoluem com ulcerações e cicatrizes. Requer cuidados intensivos e tratamento específico com a PQT (Figura 28).

Diagnóstico diferencial

Diante da variabilidade clínica das lesões da hanseníase, o diagnóstico diferencial é extenso. Na forma indeterminada, são diferenciais pitiríase alba, pitiríase versicolor, vitiligo, nevo anêmico, nevo acrômico e hipocromia pós-inflamatória.

As lesões do polo tuberculoide e dimorfo-tuberculoide devem ser diferenciadas de sarcoidose, granuloma anu-

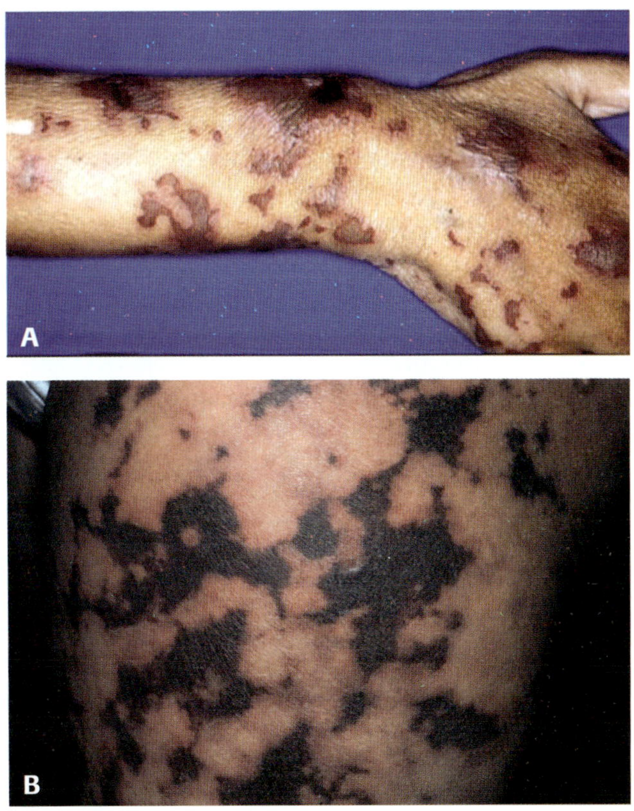

■ **Figura 28.** Fenômeno de Lúcio: lesões purpúricas e necróticas de bordas recortadas nas extremidades.
Fonte: ILSL-Bauru.

lar, dermatofitoses, tuberculose, eritemas figurados, pitiríase rósea, psoríase, lúpus eritematoso, leishmaniose, esporotricose, paracoccidioidomicose, sífilis, entre outras. Lesões dimorfas e virchowianas têm como diagnósticos diferenciais principais farmacodermias, esclerodermia, dermatomiosite, lúpus eritematoso, micose fungoide, pelagra, ictioses, neurofibromatose, dermatofibroma, queloide e xantomas.

Exames laboratoriais

O diagnóstico de caso de hanseníase é essencialmente clínico e epidemiológico; os exames subsidiários podem auxiliar na classificação e no diagnóstico, entretanto, exames que não comprovem o diagnóstico não são suficientes para afastar a hipótese de hanseníase.

Teste da sensibilidade

A sensibilidade térmica é a manifestação mais precoce do dano neural e deve ser testada na pele lesada comparada com a pele sadia. Utiliza-se um floco de algodão embebido em éter sulfúrico, que leva à sensação de gelado, e um floco de algodão seco. A pessoa deve estar com os olhos fechados e identificar qual a sensação ao toque dos flocos de algodão. Podem também ser utilizados tubos de ensaio com água quente (aprox. 45°C) e fria (temperatura ambiente).

A sensibilidade dolorosa é realizada com uma agulha romba. Deve-se testar a ponta e a cabeça da agulha e solicitar que o indivíduo diferencie.

A sensibilidade pode ser testada com auxílio dos monofilamentos de *nylon* de Semmes-Weinstein, essencial para a avaliação da sensibilidade protetora e na investigação da neurite silenciosa.

Prova da histamina

Realizada por meio da puntura sobre uma gota da solução milesimal de histamina na área suspeita e região contralateral. Revela lesão de ramúsculo neural periférico, pela ausência do eritema secundário reflexo (Figura 29), da tríplice reação de Lewis, que, quando completa, apresenta o surgimento de eritema primário, eritema reflexo e pápula urticada. É fundamental em lesões hipocrômicas ou eritemato-hipocrômicas e quando não há colaboração para a realização das provas de sensibilidade.

Prova da pilocarpina

A área a ser testada deve ser pincelada com tintura de iodo, injeta-se pilocarpina a 0,5 ou 1% e, em seguida, polvilha-se amido sobre o local. Caso os ramos neurais periféricos estejam íntegros, haverá sudorese no local, levando ao surgimento de pontos azul-escuros resultantes do contato da umidade com iodo e amido. Nas lesões de hanseníase, espera-se que a prova seja incompleta, sem os pontos azuis por ausência de sudorese.

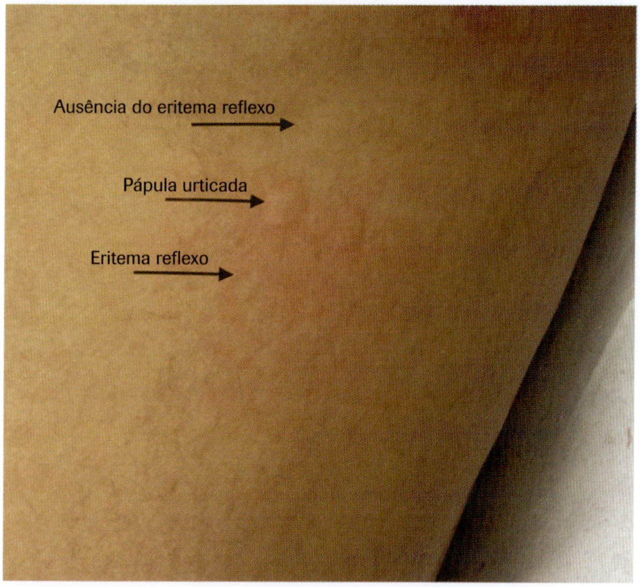

Figura 29. Prova da histamina incompleta, com ausência do eritema secundário reflexo no local da lesão hipocrômica.

Exame anatomopatológico

Realizado a partir de material de biópsia coletada de lesão cutânea ou fragmento de nervo, é corado pela hematoxilina-eosina (HE) e os padrões histopatológicos estão descritos na seção de Manifestações clínicas. A coloração utilizada para pesquisa de bacilos é o Fite-Faraco e suas variações.

Baciloscopia

A baciloscopia positiva é diagnóstica de hanseníase, mas o exame negativo não afasta a hipótese. Consiste na pesquisa de BAAR em esfregaço de linfa coletada de áreas suspeitas. Na ausência de lesões cutâneas, a baciloscopia pode ser coletada dos lóbulos das orelhas, dos cotovelos ou dos joelhos. O esfregaço é corado pelo método de Zihel-Neelsen e os bacilos coram-se em vermelho. É possível avaliar os índices: baciloscópico (quantidade de bacilos por campo variando de 0 a 6+) e morfológico (avaliação da viabilidade bacilar, que podem estar íntegros ou fragmentados).

Reação de Mitsuda

Não é teste diagnóstico. Avalia a capacidade do indivíduo em elaborar resposta imune granulomatosa a antígenos do *M. leprae*. É uma intradermorreação tardia à inoculação de solução de bacilos mortos pelo calor. A leitura do teste é feita no 28º dia e é considerada positiva se maior de 5 mm. Apresenta-se negativa na forma virchowiana e positiva na tuberculoide. Nas formas dimorfas, pode ser positiva se estiver mais próxima do polo tuberculoide, ou negativa se estiver mais próxima do polo virchowiano. Por se tratar de teste que avalia o padrão de resposta, não a presença da doença, indivíduos não expostos à hanseníase podem apresentar teste de Mitsuda positivo[10].

Na investigação do eritema nodoso, caso seja positivo, exclui o diagnóstico de hanseníase, uma vez que o ENH acomete indivíduos do polo virchowiano e DV, cuja resposta é predominantemente humoral. Por outro lado, na investigação de placa sarcóidea, o teste de Mitsuda negativo afasta a hanseníase.

Testes sorológicos

O exame negativo não afasta hanseníase, pois tem valor diagnóstico limitado pela baixa positividade nas formas paucibacilares[30]. Até o momento, o teste mais estudado detecta o anticorpo glicolipídio fenólico 1 (PGL-1), constituinte da membrana do *M. leprae*, entretanto não está amplamente disponível e reflete a carga bacilar.

Reação em cadeia de polimerase

O exame negativo não afasta o diagnóstico. Pode auxiliar na confirmação de casos iniciais e subclínicos, pois possibilita detectar fragmentos do *M. leprae*, entretanto, está restrita a centros de pesquisa e tem custo elevado[30].

Eletroneuromiografia

Indicada principalmente na investigação da hanseníase neural primária e na monitoração do tratamento. A mononeurite múltipla é a apresentação mais frequente, e o exame pode auxiliar na escolha do local de biópsia de nervo, quando necessária[45].

Exames de imagem

A ultrassonografia, a tomografia computadorizada e a ressonância magnética auxiliam na avaliação dos nervos periféricos, evidenciando espessamento, edema, abscessos intraneurais, compressões, comprometimento osteoarticular, principalmente na investigação da osteomielite, e avaliação do comprometimento nas reabsorções ósseas[46,47].

Tratamento

Estratégias de eliminação

Detecção oportuna de casos e tratamento com PQT são as estratégias centrais para redução das complicações da hanseníase, além da melhora nas condições de vida.

Poliquimioterapia

A PQT é o tratamento indicado, por prevenir a resistência medicamentosa, diminuir rapidamente a carga bacilar, interrompendo a transmissão, com poucos efeitos colaterais e baixa taxa de recidiva (cerca de 1%). O tratamento da hanseníase é ambulatorial, utilizando-se os esquemas terapêuticos padronizados pela OMS e pelo Ministério da Saúde de acordo com a classificação operacional[18]. As medicações preconizadas para o tratamento dos indivíduos paucibacilares são a rifampicina e a dapsona. Para os multibacilares, acrescenta-se a clofazimina (Figura 30). Outras drogas estão sendo estudadas, entre elas doxiciclina, moxifloxacino, rifapentina e diarilquinolina[14], mas ainda não estão padronizadas para o tratamento da hanseníase. A Tabela 1 apresenta as doses e os esquemas preconizados pelo Ministério da Saúde.

A gravidez e o aleitamento não contraindicam o tratamento padrão. Deve-se atentar que a rifampicina pode interagir com anticoncepcionais orais, diminuindo a ação.

Exames laboratoriais devem ser realizados no mínimo no início do tratamento e quando houver suspeita de efeitos adversos a medicamentos e/ou nos episódios reacionais: hemograma, urina I, parasitológico de fezes, glicemia, avaliações bioquímicas renal e hepática e provas inflamatórias.

Esquemas alternativos

Disponíveis apenas nos serviços de referência, são utilizados em caso de intolerância grave ou contraindicação a um ou mais medicamentos do esquema padrão. Clofazimina pode ser utilizada nos paucibacilares com

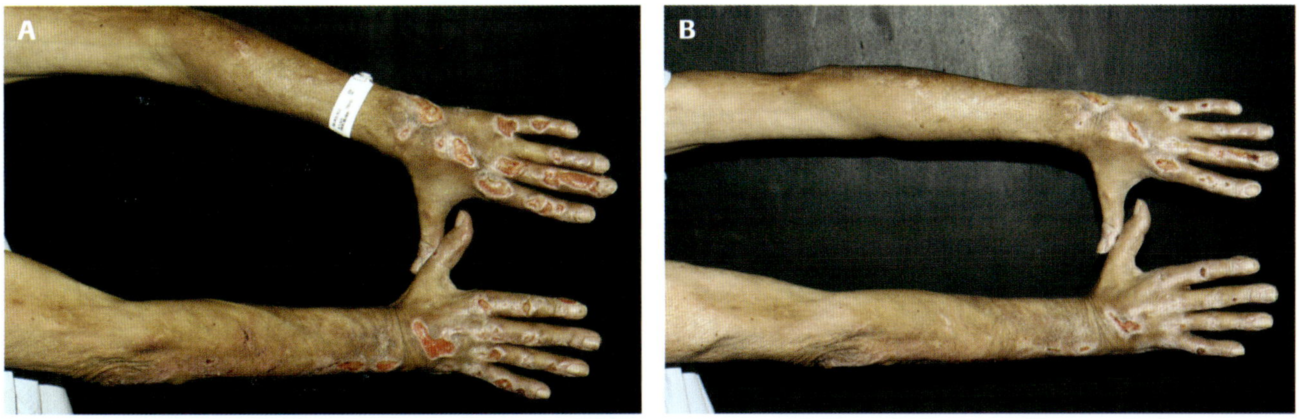

Figura 30. (A) Úlcera específica antes da PQT-MB; (B) Rápida melhora após 2 semanas de PQT-MB.

Tabela 1. Tratamento preconizado pelo Ministério da Saúde do Brasil para a hanseníase de acordo com a classificação operacional

PQT		Multibacilar (12 cartelas em até 18 meses)			Paucibacilar (6 cartelas em até 9 meses)
		Infantil (< 30 kg)	Infantil (> 30 kg)	Adulto	
Dose mensal (supervisionada)	Rifampicina	10-20 mg/kg	450 mg (1 cp de 150 mg e 1 cp de 300 mg)	600 mg (2 cp de 300 mg)	= MB
	Dapsona	1,5 mg/kg	50 mg (1 cp)	100 mg (1 cp)	= MB
	Clofazimina	5 mg/kg	150 mg (3 cp de 50 mg)	300 mg (3 cp de 100 mg)	-
Dose diária (autoadministrada)	Dapsona	1,5 mg/kg	50 mg (1 cp)	100 mg (1 cp)	= MB
	Clofazimina	1 mg/kg	50 mg (1 cp) em dias alternados	50 mg (1 cp)	-

intolerância à dapsona. Ofloxacino e minociclina são as medicações utilizadas nos esquemas alternativos, em doses diárias substituindo a medicação suspensa. As dosagens dos esquemas alternativos e os esquemas em situações especiais, como abuso de álcool e drogas, transtornos psíquicos, substituição de medicamentos em crianças e gestantes, devem ser consultados nas publicações do Ministério da Saúde[18].

Efeitos adversos

Os efeitos graves mais frequentes estão relacionados à dapsona e, em geral, ocorrem nas primeiras 6 semanas de tratamento[18]. É importante diferenciar das reações hansênicas, uma vez que, nestas, a PQT não deve ser suspensa, enquanto as reações medicamentosas graves indicam a suspensão da medicação causadora.

1. Rifampicina: toxicidade hepática, podendo se manifestar por icterícia assintomática, anorexia, náuseas e aumento de enzimas hepáticas em 2 a 3 vezes; rubor, prurido e exantemas medicamentosos; coloração vermelho-alaranjada das secreções; vômitos e diarreia; trombocitopenia; síndrome pseudogripal (hipersensibilidade por dose intermitente) é rara e manifesta-se com febre, calafrios, mialgias, cefaleia, dores ósseas, eosinofilia, falência renal aguda, trombocitopenia, anemia hemolítica e choque; redução do efeito de anticoncepcionais.
2. Dapsona: exantema medicamentoso; DRESS (reação a drogas com eosinofilia e sintomas sistêmicos); eritrodermia; síndrome de Stevens-Jonhson; icterícia colestática; hepatite tóxica; síndrome nefrótica; psicose; neuropatia motora periférica; agranulocitose; anemia hemolítica, em geral nas primeiras semanas e mais grave em indivíduos com deficiência da enzima glicose-6-fosfato-desidrogenase (G-6-PD); meta-hemoglobinemia: cianose, dispneia, taquicardia, cefaleia, fadiga.
3. Clofazimina: fotossensibilidade; xerose cutânea (Figura 31); pigmentação cutânea de coloração cinza-azulada (regride em cerca de 1 ano após o tratamento); vômitos; náuseas; diarreia e dor abdominal[18].

Tratamento dos episódios reacionais

Episódios reacionais hansênicos não contraindicam o início da PQT, não implica na interrupção nem é indicação de reinício da PQT. Entretanto, após 5 anos do término do tratamento, caso ocorra a apresentação de episódio reacional, deve-se pesquisar recidiva ou reinfecção e manter a busca de focos ativos intradomiciliares.

Para tratamento adequado, é importante diferenciar entre os tipos de reações hansênicas, avaliar extensão do comprometimento de nervos periféricos e outros órgãos, investigar e controlar potenciais fatores desencadeantes (ver Episódios reacionais), instituir precocemente a terapêutica medicamentosa e realizar medidas de prevenção de incapacidades, como repouso dos membros afetados nos casos de neurite ou edema, lubrificação dos olhos e exame do genital masculino.

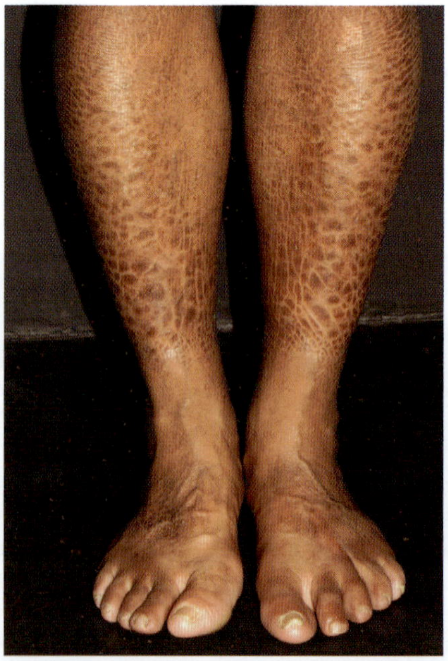

Figura 31. Xerose dos membros inferiores, com aspecto ictiosiforme, por anidrose da hanseníase e pela clofazimina.

Reação tipo 1

Prednisona: 1 a 1,5 mg/kg de peso/dia até a melhora clínica, com redução gradual lenta, em torno de 6 meses, de acordo com a avaliação clínica. O peso, a glicemia e a pressão arterial devem ser avaliados periodicamente. O tratamento preventivo para estrongiloidíase ou o exame de fezes periódico devem ser realizados, assim como medidas profiláticas da osteoporose.

Reação tipo 2

Analgésicos e anti-inflamatórios não hormonais são indicados nos casos pouco sintomáticos.

Talidomida: 100 a 400 mg/dia, de acordo com a intensidade do quadro, até a melhora clínica. Para mulheres em idade fértil, a talidomida é contraindicada por tratar-se de droga teratogênica e regulamentada pela Agência Nacional de Vigilância Sanitária pela Resolução RDC n. 11, de 22 de março de 2011.

Na impossibilidade do uso da talidomida, substituir por prednisona 1 a 1,5 mg/kg/dia.

Na vigência de lesões oculares, neurite, orquiepididimite ou edema inflamatório de mãos e pés, glomerulonefrite, artrite, vasculite e eritema nodoso necrotizante, associar talidomida e prednisona[18].

Prevenção de incapacidades

As pessoas com hanseníase e seus responsáveis devem ser orientados no cuidado com áreas anestésicas, em especial extremidades, sinais e sintomas em orofaringe e olhos, e conhecer os sinais e sintomas dos episódios reacionais para evitar instalação e/ou agravamento das incapacidades[29]. A abordagem interdisciplinar, com o auxílio dos profissionais das áreas de terapia ocupacional, fisioterapia, nutrição, psicologia e assistente social, é essencial para o sucesso terapêutico. O ambulatório de hanseníase do HCFMUSP conta com grupo interdisciplinar que realiza reuniões semanais com as pessoas em seguimento, além das consultas periódicas realizadas pelos profissionais da equipe em suas áreas de atuação, direcionadas ao cuidado do indivíduo com hanseníase.

Investigação de contactantes e profilaxia

A investigação consiste no exame dermatoneurológico de todos os contatos intradomiciliares dos últimos 5 anos dos casos novos detectados, independentemente da classificação operacional.

Os contactantes que não apresentarem sinais e sintomas de hanseníase no momento da avaliação devem receber a vacina BCG (bacilo de Calmette-Guërin) de acordo com as orientações do Ministério da Saúde[18], ressaltando que a aplicação da vacina não previne o desenvolvimento da doença, mas é utilizada com o propósito de estimular a resposta imune celular:

- < 1 ano de idade, já vacinados – não revacinar.
- > 1 ano de idade, sem cicatriz ou com uma cicatriz de BCG – aplicar uma dose.
- 2 cicatrizes de BCG – não revacinar.
- Cicatriz vacinal incerta – aplicar uma dose independentemente da idade.

Considerações finais

A hanseníase é um problema de saúde pública no Brasil, pois persiste com cerca de 30.000 casos anuais, entre os quais cerca de 2.000 já apresentam incapacidades graves na ocasião do diagnóstico, mesmo com as medidas dos programas oficiais e com tratamento eficaz. É importante pensar no diagnóstico de hanseníase diante de lesões neurocutâneas e na investigação de quadros insidiosos. Exame de contatos, anamnese e exame físico são essenciais para o diagnóstico e o tratamento da hanseníase, que podem bloquear a evolução com incapacidades e evitar a transmissão. Sendo assim, o cuidado da hanseníase é mais um grande desafio aos profissionais de saúde, em especial, enquanto persistirem as áreas com condições de vida desfavoráveis.

Referências bibliográficas

1. Monot M, Honore N, Garnier T, Araoz R, Coppée JY, Lacroix C et al. On the origin of leprosy. Science. 2005;308(5724):1040-2.
2. Lastoria JC, Abreu MA. Leprosy: review of the epidemiological, clinical, and etiopathogenic aspects - part 1. An Bras Dermatol. 2014;89(2):205-18.
3. Cole ST, Eiglmeier K, Parkhill J, James KD, Thomson NR, Wheeler PR et al. Massive gene decay in the leprosy bacillus. Nature. 2001;409(6823):1007-11.
4. Faget GH, Pogge RC, Johansen FA, Dinan JF, Prejean BM, Eccles CG. The promin treatment of leprosy. A progress report. Int J Lepr Other Mycobact Dis. 1966;34(3):298-310.
5. Avelleira JC, Bernardes Filho F, Quaresma MV, Vianna FR. History of leprosy in Rio de Janeiro. An Bras Dermatol. 2014;89(3):515-8.
6. Monteiro YN. Prophylaxis and exclusion: compulsory isolation of Hansen's disease patients in São Paulo. Hist Cienc Saude Manguinhos. 2003;10(1):95-121.
7. Opromolla PA, Laurenti R. Controle da hanseníase no Estado de São Paulo: análise histórica. Rev Saude Publica. 2011;45(1):195-203.
8. WHO. Why are some tropical diseases called "neglected"? 2008; http://www.who.int/features/qa/58/en/. Acessado em 7 de março de 2015.
9. Global leprosy: update on the 2012 situation. Wkly Epidemiol Rec. 2013;88(35):365-79.
10. Scollard DM, Adams LB, Gillis TP, Krahenbuhl JL, Truman RW, Williams DL. The continuing challenges of leprosy. Clin Microbiol Rev. 2006;19(2):338-81.
11. Opromolla DVA. Noções de hansenologia. Bauru: Centro de Estudos Dr. Reynaldo Quagliato, Hospital Lauro de Souza Lima, 2000.
12. Rambukkana A. How does Mycobacterium leprae target the peripheral nervous system? Trends Microbiol. 2000;8(1):23-8.
13. Rambukkana A. Molecular basis for the peripheral nerve predilection of Mycobacterium leprae. Curr Opin Microbiol. 2001;4(1):21-7.
14. WHO Expert Committee on Leprosy. World Health Organ Tech Rep Ser. 2012(968):1-61.
15. Gelber RH. Leprosy (Hansen's disease). In: Kasper DL, et al, eds. Harrison's principles of medicine. 16.ed. 2005.
16. Moet FJ, Meima A, Oskam L, Richardus JH. Risk factors for the development of clinical leprosy among contacts, and their relevance for targeted interventions. Lepr Rev. 2004;75(4):310-26.
17. Prevedello F, Mira M. Hanseníase: uma doença genética? An Bras Dermatol. 2007;82(5):451-59.
18. Brasil. Portaria no 3.125. Diretrizes para vigilância, atenção e controle da hanseníase. Brasília: Ministério da Saúde, 2010.
19. Walker SL, Lockwood DN. Leprosy. Clin Dermatol. 2007;25(2):165-72.
20. Rabello Jr. FE. Uma classificação clínico-epidemiológica das formas de lepra. Rev Bras Leprol. 1936:375-410.
21. Ridley DS, Jopling WH. Classification of leprosy according to immunity. A five-group system. Int J Lepr Other Mycobact Dis. 1966;34(3):255-73.
22. Polycarpou A, Walker SL, Lockwood DN. New findings in the pathogenesis of leprosy and implications for the management of leprosy. Curr Opin Infect Dis. 2013;26(5):413-9.
23. Trindade MA, Benard G, Ura S, Ghidella CC, Avelleira JC, Vianna FR et al. Granulomatous reactivation during the course of a leprosy infection: reaction or relapse. PLoS Negl Trop Dis. 2010;4(12):e921.
24. WHO Expert Committee on Leprosy. World Health Organ Tech Rep Ser. 1988;768:1-51.

25. Mendonça V, Costa R, Brito-Melo G, Antunes C, Al T. Imunologia da hanseníase. An Bras Dermatol. 2008;83(4):343-50.
26. Bwire R, Kawuma HJ. Type 1 reactions in leprosy, neuritis and steroid therapy: the impact of the human immunodeficiency virus. Trans R Soc Trop Med Hyg. 1994;88(3):315-6.
27. Trindade MA, Manini MI, Masetti JH, Leite MA, Takahashi MD, Naafs B. Leprosy and HIV co-infection in five patients. Lepr Rev. 2005;76(2):162-6.
28. Takahashi D, Andrade Jr. HF, Wakamatsu A, Manini M, de Brito T. Treated-cured indeterminate leprosy: a search for predictive histopathological and immunohistochemical parameters in skin biopsies taken from patients at admission and at clinical discharge. Acta Leprol. 1992;8(2):95-102.
29. Trindade MAB. Hanseníase. In: Oliveira ZNP, ed. Dermatologia pediátrica. Coleção Instituto da Criança Hospital das Clínicas. 2.ed. Barueri: Manole, 2012.
30. Lastoria JC, Abreu MA. Leprosy: a review of laboratory and therapeutic aspects--part 2. An Bras Dermatol. 2014;89(3):389-401.
31. Brasil. Ministério da Saúde. Secretaria de Vigilância. Departamento de Vigilância Epidemiológica. Caderno de prevenção e reabilitação em hanseníase. Vol 3. Brasília: Ministério da Saúde, 2008.
32. Naafs B, Garbino JA. Peripheral nerves in leprosy. In: Nunzi ECM (ed.). Leprosy. Italy: Springer-Verlag, 2012.
33. van Brakel WH, Khawas IB. Silent neuropathy in leprosy: an epidemiological description. Lepr Rev. 1994;65(4):350-60.
34. Garbino JA, Marques W, Jr., Barreto JA, Heise CO, Rodrigues MM, Antunes SL et al. Primary neural leprosy: systematic review. Arq Neuropsiquiatr. 2013;71(6):397-404.
35. Grzybowski A, Nita M, Virmond M. Ocular leprosy. Clin Dermatol. 2015;33(1):79-89.
36. Alfieri N, Fleury RN, Opromolla DV, Ura S, de Campos I. Oral lesions in borderline and reactional tuberculoid leprosy. Oral Surg Oral Med Oral Pathol. 1983;55(1):52-7.
37. Fleury RN, Duerksen F. Emergency in leprosy: involvement of the larynx. Lepr Rev. 2007;78(2):148-50.
38. Fleury R. Hanseníase dimorfa com surtos de reação hansênica e lesões viscerais. Hansenol Int. 1979;4(2):116-25.
39. Pernambuco JCdA, Opromolla DVA, Tolentino MM. A artrite na reação hansênica. Hansenol Int. 1978;3(1):18-29.
40. Braga FJ, Foss NT, Ferriolli E, Pagnano C, Miranda JR, de Moraes R. The use of bone scintigraphy to detect active Hansen's disease in mutilated patients. Eur J Nucl Med. 1999;26(11):1497-99.
41. Velasco D, Lozano S, Villarrubia J. Leprosy diagnosed by bone marrow aspiration. Br J Haematol. 2013;160(2):121.
42. Van Brakel WH, Khawas IB, Lucas SB. Reactions in leprosy: an epidemiological study of 386 patients in west Nepal. Lepr Rev. 1994;65(3):190-203.
43. Aires NB, Refkalefsky Loureiro W, Villela MA, Sakai Valente NY, Trindade MA. Sweet's syndrome type leprosy reaction. J Eur Acad Dermatol Venereol. Vol 23. Netherlands. 2009:467-9.
44. Heng YK, Chiam YT, Giam YC, Chong WS. Lepromatous leprosy in erythema nodosum leprosum reaction mimicking Sweet's syndrome. Int J Dermatol. 2011;50(9):1124-5.
45. Jardim MR, Chimelli L, Faria SC, Fernandes PV, Da Costa Néri JA, Sales AM et al. Clinical, electroneuromyographic and morphological studies of pure neural leprosy in a Brazilian referral centre. Lepr Rev. 2004;75(3):242-253.
46. Slim FJ, Faber WR, Maas M. The role of radiology in nerve function impairment and its musculoskeletal complications in leprosy. Lepr Rev. 2009;80(4):373-87.
47. Frade MA, Nogueira-Barbosa MH, Lugao HB, Furini RB, Marques Junior W, Foss NT. New sonographic measures of peripheral nerves: a tool for the diagnosis of peripheral nerve involvement in leprosy. Mem Inst Oswaldo Cruz. 2013;108(3).

Infecções Sexualmente Transmissíveis

9

Walter Belda Junior

SUMÁRIO

Introdução

Doenças sexualmente transmissíveis (DST), como o próprio nome indica, são transmitidas predominantemente pelo contato sexual. Na atualidade, compõem o grupo mais frequente de doenças infecciosas notificadas na maioria dos países. A despeito de alguma flutuação de sua incidência, elas continuam a ocorrer em níveis altos. Tentando agrupá-las, Pereira e Serruya, em 1982, e, posteriormente, Belda Jr., em 1999, assim classificaram as DST:

1. Doenças essencialmente transmitidas por contato sexual:
   - Sífilis.
   - Gonorreia.
   - Cancro mole.
   - Linfogranuloma venéreo.
2. Doenças frequentemente transmitidas por contato sexual:
   - Donovanose.
   - Uretrite não gonocócica.
   - Herpes simples genital.
   - Condiloma acuminado.
   - Candidíase genital.
   - Hepatite B.
3. Doenças eventualmente transmitidas por contato sexual:
   - Molusco contagioso.
   - Pediculose.
   - Escabiose.
   - Shiguelose.
   - Amebíase.
   - Hepatite C.

Sífilis

Doença infecciosa crônica, de transmissão sexual e eventualmente transplacentária, causada pelo *Treponema pallidum*. Caracteriza-se por longos períodos de silêncio clínico e pela capacidade de atingir múltiplos sistemas, produzindo lesões cutâneas, mucosas, cardiovasculares e nervosas.

Etiologia

O *Treponema pallidum* é um microrganismo desprovido de membrana celular que se multiplica por fissão binária a cada 32 a 36 horas; é um microrganismo espiralado com 5 a 20 mcm de comprimento e 0,1 a 0,2 mcm de espessura, contendo em geral de 4 a 14 espiras. Seu envelope externo é composto por 3 camadas, sendo que a interna contém uma macromolécula heteropolímera peptidoglicana formada por sequências de ácido N-acetil-murâmico e N-metil glicosamina, com ligações cruzadas tetrapeptídicas. Essa estrutura garante a forma do treponema, protege o citoplasma de agressões externas e atua como filtro para macromoléculas[1-4]. O *Treponema pallidum* não é cultivado em meios artificiais e deve ser distinguido dos treponemas saprófitos da cavidade bucal (*T. macrodentium* e *T. microdentium*), da área prepucial (*T. calligira* e *T. minutum*) e das borrélias da área genital. Ao exame de campo escuro, o *T. pallidum* tem mais espiras, é mais delgado, não sofre deformidades ao longo de seu deslocamento e tem movimentos mais lentos em relação aos treponemas saprófitos. É especialmente sensível à dissecção e ao calor. Sua constituição antigênica é complexa, apresentando antígenos de superfície e outros em seu interior:

1. Lipídicos: cardiolipina e fosfatidilglicerol. Estão presentes em sua parede e também em outros tecidos, bactérias e plantas.
2. Antígenos proteicos específicos de grupo: estão presentes em toda a classe de treponemas e localizados nas fibrilas do aparato locomotor interno.
3. Antígenos proteicos específicos: estão presentes somente nos treponemas patógenos e interferem nos fenômenos de hipersensibilidade retardada.
4. Antígenos específicos de polissacarídios: são próprios dos treponemas patógenos e idênticos em todos. Interferem nas reações com técnicas de imunofluorescência e hemaglutinação passiva.

Epidemiologia[3,5,6]

Trata-se de uma doença universal que atinge todas as classes sociais, sendo mais acometidos os jovens, especialmente entre 15 e 24 anos de idade, por terem maior atividade sexual e maior promiscuidade. As causas de seu recrudescimento e das doenças sexualmente transmissíveis em geral, são múltiplas, de ordem social e médica. Na atualidade, o início da vida sexual é mais precoce. Associa-se a esse fato a incorporação da mulher à vida sexual mais precoce após o advento dos anticoncepcionais. O turismo e os deslocamentos de tropas favorecem o aparecimento de casos nos quais é impossível rastrear o contato infectante. Ao lado das múltiplas causas de ordem social, existem os fatores de ordem médica. A falsa segurança transmitida pelo uso de antibióticos cada vez mais potentes faz diminuir o temor e as preocupações dos indivíduos com relação às doenças sexualmente transmissíveis. O ensino médico diminuiu as cargas horárias destinadas às DST, contribuindo para uma formação deficiente dos médicos em geral no reconhecimento dessas enfermidades, o que pode contribuir para retardar diagnósticos e aumentar a possibilidade de contágios.

Imunidade na sífilis[3-5]

A infecção sifilítica estimula as respostas humoral e celular. Entretanto, a imunidade celular estabelece-se plenamente apenas na sífilis tardia (latente ou sintomática). O ser humano não possui imunidade natural contra a sífilis. Em relação à imunidade humoral, os anticorpos treponêmicos e não treponêmicos, detectados em altos níveis durante as fases ativas da doença, têm pouca efetividade na proteção do hospedeiro. É possível que atuem na mediação e na interação com a imunidade celular. As imobilizinas contribuem para minorar a disseminação da doença e facilitar a destruição dos treponemas por mecanismos defensivos. Não existe, porém, correlação entre imunidade e anticorpos antilipídicos, pois seus títulos estão muito elevados nas infecções recentes, que são mais disseminadas e, portanto, a resistência à infecção não está desenvolvida. Em contrapartida, os títulos são baixos nas formas tardias, quando a imunidade à reinfecção é alta. As observações quanto à resposta blastogênica dos linfócitos frente à fitoemaglutinina ou ao antígeno treponêmico são variáveis. Quanto aos fatores de inibição da migração de macrófagos (MIF) e linfócitos (LIF), a maioria dos estudos indica sua presença na sífilis tardia e sua ausência na sífilis recente. Quanto aos linfócitos T, evidencia-se uma linfocitopenia T relativa e absoluta na sífilis primária e secundária, ocorrendo uma diminuição dos linfócitos T auxiliares na sífilis primária e uma diminuição dos linfócitos T supressores na sífilis secundária. Sendo a sífilis uma afecção em que ocorre uma antigenemia prolongada, está favorecida a formação de imunocomplexos cuja deposição nos glomérulos pode desencadear síndrome nefrótica. As oscilações clínicas da enfermidade, incluindo os períodos de latência, correspondem às oscilações da resposta imune do hospedeiro.

Fisiopatologia[3,5-7]

Sua transmissão ocorre por contato direto com lesões abertas ou mucosas intactas. No local da inoculação, o treponema se multiplica rapidamente e, por via linfática, atinge os gânglios regionais, onde também se multiplicam com rapidez. Sua disseminação imediata também ocorre por via hematogênica. Por via linfática e/ou hematogênica, invade rapidamente todo o organismo, de modo que, mesmo quando a sintomatologia é local, a infecção torna-se generalizada em poucas horas. A primeira manifestação da sífilis adquirida é o cancro sifilítico. O tempo de incubação oscila de 2 a 4 semanas, embora tenha sido descrito incubação de até 90 dias. A duração do tempo de incubação depende, por um lado, do inóculo treponêmico e, por outro, do tempo que o organismo infectado precisa para desenvolver a resposta imune (reação inflamatória) que determinará o surgimento do cancro e que dará lugar, em aproximadamente 1 mês, à cura espontânea. Após cerca de 6 semanas, surgem manifestações generalizadas da sífilis, que constituem o chamado período secundário. Esse período dura em torno de 2 anos e caracteriza-se pelo aparecimento e desaparecimento sucessivo de distintas manifestações mais ou menos generalizadas. Passados esses 2 anos, desaparecem completamente as manifestações clínicas, iniciando-se a chamada latência sifilítica, período em que as provas sorológicas detectam a existência da sífilis sem que nenhuma manifestação clínica exista. O paciente pode permanecer nesse estado indefinidamente. Em cerca de 30% dos casos e após um período de 10 a 30 anos, o paciente pode passar à fase terciária da enfermidade, caracterizada por manifestações cutâneas e/ou viscerais, sobretudo cardiovasculares e nervosas. Atualmente, a sífilis adquirida é classificada em sífilis recente e sífilis tardia, considerando-se 1 ano de evolução como o limite entre essas duas fases. Esse critério é arbitrário, mas fundamentado em bases clínicas e epidemiológicas. A sífilis de mais de 1 ano de evolução tem probabilidade muito maior de acometimento do sistema nervoso do que a sífilis com duração menor que 1 ano. Além disso, a possibilidade de ocorrência de lesões contagiantes é muito maior no primeiro ano da doença, conferindo bases epidemiológicas ao prazo de 1 ano como limite entre a sífilis recente e a tardia. A sífilis adquirida recentemente engloba as sífilis primária, secundária e latente recente. A sífilis adquirida tardiamente engloba as chamadas sífilis terciária cutânea, cardiovascular, nervosa e latente tardia[1-3,5].

Manifestações clínicas[3,5-7] (Quadro 1)

Sífilis primária

Surge no ponto de inoculação do treponema, após um período de incubação médio de 3 semanas. Inicia-se como pápula inflamatória que evolui com rapidez para exulceração. Quando plenamente desenvolvida, trata-se de uma lesão exulcerada, de fundo limpo, cor de carne, sem fenômenos inflamatórios locais ou no tecido circundante, cujas bordas descem suavemente para o fundo, associada a um exsudato seroso escasso, rico em treponemas. A lesão é frequentemente única e indolor, inclusive quando manipulada, mas, por conta do intenso infiltrado inflamatório, apresenta-se com consistência dura e cartilaginosa à palpação (Figura 1). Por sua característica ausência de dor, os cancros situados fora do alcance da visão do doente, como os localizados no colo uterino, costumam passar despercebidos. Pela própria natureza da infecção, as lesões primárias localizam-se sobretudo na genitália, podendo eventualmente ter situação intrauretral no homem, acarretando discreta secreção uretral e mostrando sua infiltração característica ao longo da uretra peniana. Seu diagnóstico em geral é difícil. Os cancros também podem ocorrer extragenitalmente:

- Área anorretal: nela, ocorrem cerca de 5% de todos os cancros. Surgem em homens homossexuais ou mulheres que praticam a sodomia. São de difícil diagnóstico, já que, às vezes, se localizam atrás de uma hemorroida ou condiloma acuminado. Não apresentam características clínicas definidas, podendo aparecer como erosões ou fissuras, não induradas e dolorosas (Figura 2).
- Localização bucofaríngea: nos lábios e nas amígdalas.

Faz parte do quadro da sífilis primária a adenopatia satélite ao cancro, sempre presente. É uma adenopatia regional não supurativa, indolor e não acompanhada de fenômenos inflamatórios. No geral, os gânglios são duros, indolores e não aderidos a planos superficiais ou profundos.

Evolutivamente, as lesões de cancro duro tendem à cura espontânea, mesmo sem tratamento, em torno da 5ª semana após seu surgimento, habitualmente sem deixar cicatriz.

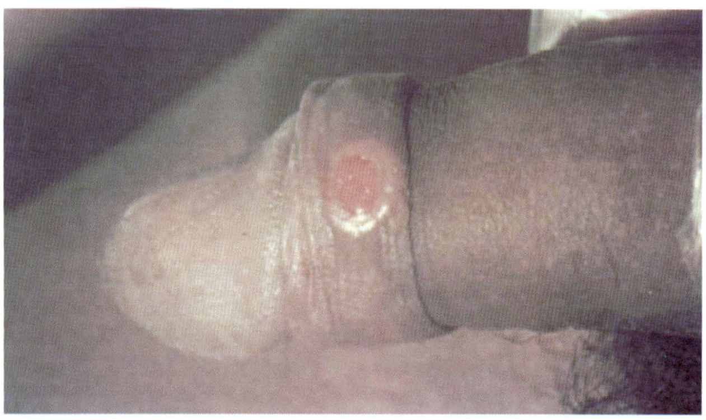

Figura 1. Cancro duro de pênis.

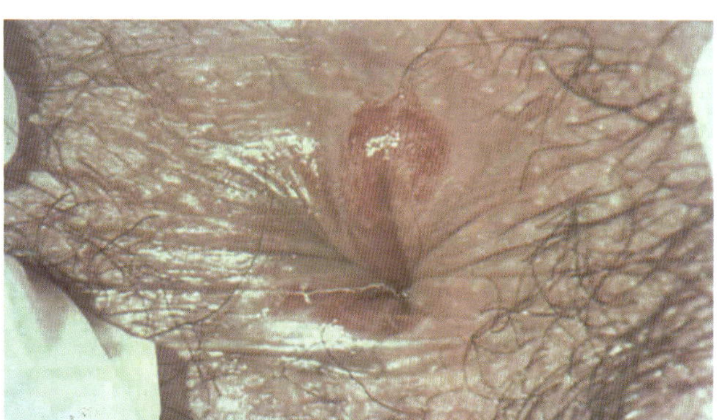

Figura 2. Cancro duro perianal.

Quadro 1. Manifestações clínicas da sífilis

Fase	Manifestações
Primária	Úlcera genital indolor, fundo limpo, base dura
	Linfoadenopatia regional não inflamatória
Secundária	Roséola sifilítica, placas mucosas, condiloma plano
	Alopecia em clareira, micropoloadenopatia generalizada, sintomas gerais
Terciária	Gomas cutâneas, glossite intersticial, aortite, insuficiência aórtica
	Angina, afasias e hemiplegias
	Tabe dorsal, demência paralítica

Sífilis secundária

As manifestações do secundarismo surgem em média 4 a 8 semanas após o aparecimento do cancro duro, sendo que, eventualmente, o cancro poderá ainda estar presente quando as lesões secundárias eclodirem. As lesões dessa fase, extraordinariamente polimorfas, representam a reação dos tecidos à presença do *Treponema pallidum*, veiculado por via linfática ou hematogênica. A intensidade das reações tissulares e os quadros clínicos observados variam conforme o estado imune do hospedeiro. As primeiras manifestações cutâneas do secundarismo correspondem à chamada "roséola sifilítica". Nesse caso, a intensidade das reações tissulares ao treponema é de pequena monta, resultando apenas em vasodilatação e infiltrado inflamatório perivascular discreto. Do ponto de vista clínico, caracteriza-se por lesões maculosas, lenticulares, ovais ou circulares, de coloração rósea, limites imprecisos, isoladas, acometendo de modo simétrico o tronco e a raiz dos membros e as regiões palmoplantares (Figuras 3 e 4). No período secundário tardio, há tendência ao agrupamento e à localização das lesões, sendo que nas regiões genital, anal, axilar, espaços interdigitais e pregas inframamárias, podem se desenvolver lesões papulosas, únicas, isoladas ou confluentes, formando placas papulosas, secretantes e ricas em treponemas, denominadas condiloma plano (Figura 5). Ao redor dos lábios, comumente em morenos e negros, podem surgir lesões anulares, de tamanho variável, com centro hipercrômico e borda elevada constituída de pequenas pápulas. As lesões mucosas são semelhantes às da superfície da pele, mas com aspectos peculiares em razão das características anatomofuncionais próprias das mucosas. As lesões ocorrem na cavidade oral, especialmente na língua e na face interna dos lábios, constituindo as chamadas "placas mucosas", ricas em parasitas e extremamente contagiosas. Além das lesões cutaneomucosas, pode ocorrer a chamada "alopecia em clareira", caracterizada clinicamente por pequenas áreas alopécicas, sem descamação ou atrofia, resultado da infiltração folicular. Ainda no período secundário, ocorre uma micropoliadenopatia generalizada, observada nas regiões cervicais, supraclaviculares, axilares, epitrocleares e inguinocrurais. Sintomas sistêmicos podem preceder ou acompanhar as lesões cutaneomucosas da sífilis secundária, não estando obrigatoriamente presentes. Caracterizam-se por cefaleia, meningismo, mal-estar geral, artralgias, mialgias, dor de garganta, rouquidão e emagrecimento.

As lesões viscerais ocorrem em menos de 2% dos pacientes com secundarismo, podendo ocorrer comprometimento gástrico, hepático, síndrome nefrótica transitória, glomerulonefrite, miosite, neurite do auditivo, labirintite sifilítica e neurossífilis sintomática, com ou sem comprometimento de pares cranianos.

Sífilis maligna precoce[3]

Variante rara da sífilis recente que, atualmente, retoma importância por ser descrita em casos de sífilis em indivíduos com aids. Anteriormente considerada uma variante que atingia indivíduos em mal estado geral, debilitados por desnutrição ou outros estados patológicos, atualmente se admite que seja manifestação de uma resposta imune ao *T. pallidum* em que há uma destruição tissular com vasculite obliterante de vasos de médio calibre. Do ponto de vista clínico, as lesões são mais destrutivas, de início papulopustuloso e, posteriormente, evoluem para

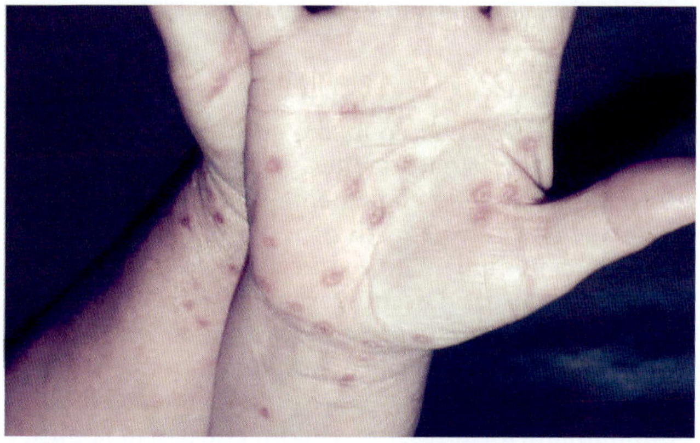

■ **Figura 4.** Sífilis secundária. Roséolas palmares.

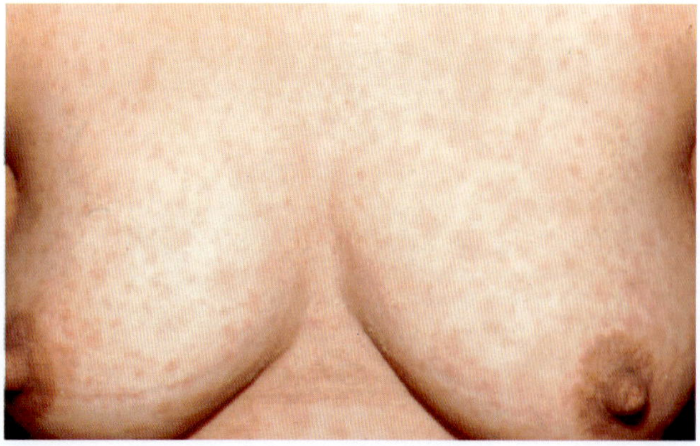

■ **Figura 3.** Sífilis secundária. Roséola sifilítica.

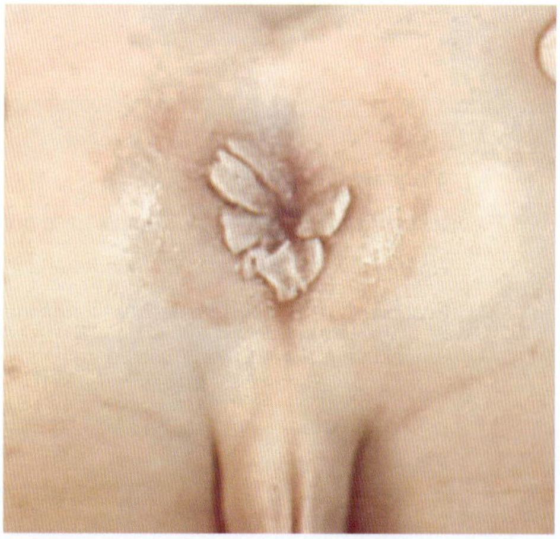

■ **Figura 5.** Sífilis secundária. Condiloma plano.

lesões ulceronecróticas bem delimitadas e recobertas por crostas rupioides (Figura 6). Atingem comumente a face e o couro cabeludo, acompanhando-se de febre, cefaleia, artralgias e outras manifestações sistêmicas.

Sífilis tardia

A sífilis tardia sintomática surge após períodos variáveis de latência, que oscila de 10 a 30 anos.

1. Lesões cutâneas: em geral, surgem 2 a 7 anos após o secundarismo e se apresentam como lesões nodulares ou noduloulceradas, agrupadas e formam placas serpiginosas e com halos policíclicos. As lesões gomosas se caracterizam por nódulos que sofrem processo de amolecimento por necrose. Quando acometem as mucosas, as lesões podem produzir alterações na língua, vindo a constituir a "glossite intersticial crônica", que pode ainda provocar perfuração no palato e destruição do septo nasal e de áreas ósseas adjacentes.
2. Cardiovascular: o comprometimento ocorre, em geral, 10 a 30 anos após o início da infecção, raramente antes de 5 anos, exceto em portadores do HIV. É mais comum em homens e negros. O quadro mais frequente é a aortite, que pode evoluir para insuficiência aórtica, aneurismas da aorta e estenose orificial das coronárias, resultando em quadros de angina.
3. Nervosa: o comprometimento do sistema nervoso é encontrado após 5 a 35 anos do início da infecção, e é mais comum em brancos do que em negros. O quadro pode ser assintomático ou revelar sintomas de meningite sifilítica aguda, paralisia espástica de Erb, sinais neurológicos focais, afasias, hemiplegias, tabe dorsal e demência paralítica.
4. Outros sistemas: pode ocorrer comprometimento de ossos, fígado, olhos, sistema gastrointestinal e testículos.

Diagnóstico diferencial

A sífilis pode ocorrer de forma concomitante a outras DST ou ser confundida com elas, ou com quadros semelhantes. O Quadro 2 exibe as principais patologias a serem diferenciadas dos quadros de sífilis adquirida.

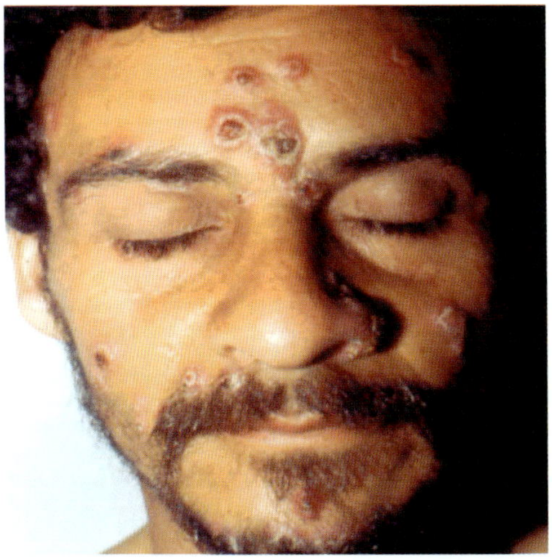

Figura 6. Lesões pápulo-necróticas da sífilis maligna.

Quadro 2. Diagnósticos diferenciais da sífilis adquirida

Fase	Patologias
Primária	Herpes simples genital, cancro mole, donovanose, lesões iniciais do linfogranuloma venéreo
	Síndrome de Behçet, síndrome de Reiter, aftas genitais, leishmaniose cutânea
	Lesões traumáticas da genitália
Secundária	Exantemas por drogas, exantemas virais, psoríase pitiríase rósea de Gibert, líquen plano, linfomas, hanseníase, sarcoidose
	Paracoccidioidomicose, condiloma acuminado
	Lesões mucosas do pênfigo vulgar
Terciária	Tumores malignos, sarcoidose, escrofuloderma, tuberculose ulcerosa
	Eritema indurado, outros quadros neurológicos

Diagnóstico laboratorial[3,5,6,8,9]

É de extrema importância, em virtude do extraordinário polimorfismo da enfermidade ao longo de sua história natural. Além da importância diagnóstica, as provas laboratoriais, pelo menos algumas delas, são elementos decisivos no controle de cura da moléstia.

Provas caracterizadas pela demonstração direta do agente etiológico

Em caso de processo infeccioso, tais provas são inegavelmente superiores, pois são decisivas e não sujeitas à interferência de mecanismos cruzados, isto é, falso-positivos.

1. Exame de campo escuro: sua indicação máxima reside na sífilis primária. Pode ser usado nas lesões papuloerosivas da sífilis secundária, porém com positividade menor pela contaminação secundária que frequentemente tais lesões apresentam e pela existência de treponemas saprófitos. A possibilidade de resultados negativos pode estar relacionada a:
   - Paciente com medicação treponemicida local ou sistêmica.
   - Cancro com mais de 3 semanas de evolução.
   - Processo não sifilítico.
   - Amostra não representativa.
2. Pesquisa direta com material corado.
   - Impregnação pela prata de Fontana.
   - Coloração de Giemsa.
3. Pesquisa direta por imunofluorescência.
4. Pesquisa direta pela reação em cadeia da polimerase (PCR).

Provas sorológicas

A invasão do organismo pelo *T. pallidum* promove o desenvolvimento de dois tipos básicos de anticorpos: os dependentes da interação treponema-tecido, denominados reaginas e medidos por antígenos extraídos de tecidos como a cardiolipina (antígenos não treponêmicos), e os dependentes do treponema em si (antígenos treponêmicos).

1. Testes antigênicos não treponêmicos:

■ Prova de floculação: VDRL (*venereal disease research laboratory*).

■ Reação de fixação de complemento (Wasserman).

Em geral, tornam-se positivas 3 semanas após o aparecimento do cancro duro. Com o tratamento, tendem a se negativar em grau dependente de vários fatores, como adequação terapêutica, caráter da infecção e tempo de doença prévia ao tratamento. A negativação é mais frequente quando o tratamento é instituído em estágios precoces da infecção, tornando-se cada vez mais difícil quando a enfermidade é prolongada.

2. Testes treponêmicos:

■ Prova de imobilização do treponema (TPI): utiliza como antígenos treponemas virulentos vivos, obtidos de sifilomas testiculares de coelhos. Altamente específico, de difícil execução e dispendiosa.

■ Prova de fixação de complemento com proteína de Reiter (RPCF): utiliza como antígeno uma fração proteica derivada da cepa de treponemas avirulentos de Reiter, cultivada em meio artificial desde 1922.

■ FTA-200: emprega como antígeno o *Treponema pallidum*, cepa de Nichols liofilizada, com avaliação ao microscópio de fluorescência.

■ FTA-ABS: essa reação é mais sensível e tão específica quanto a TPI. Sua desvantagem é a inexistência ainda de padronização quantitativa adequada, não permitindo, portanto, sua utilização para controle de cura.

■ Microemaglutinação passiva (MHA-PP): prova de fácil execução, com sensibilidade semelhante ao FTA-ABS.

Quadro 3. Causas de falso-positivo e falso-negativo nas reações sorológicas

Falso-positivo	Falso-negativo
Bouba, pinta	Aids
Infecções virais	Fase precoce da sífilis primária pós-vacinação
Hanseníase, malária	Sífilis tardia
Calazar, tripanossomíase	Altos níveis de anticorpos (fenômeno pró-zona)
Mesenquimopatias, neurotuberculose (LCR)	
Hemorragias meníngeas (LCR), tumores cerebrais (LCR)	
Gravidez, idosos, HIV, mononucleose	

Tratamento[3,6,7,9]

A terapêutica de eleição é a penicilina, que somente não é utilizada nos casos em que há impossibilidade por alergia a essa medicação. Os esquemas terapêuticos estão resumidos no Quadro 4. É importante lembrar que, eventualmente, no tratamento com penicilina, o paciente pode evoluir com febre, calafrios, mialgia, cefaleia, taquicardia, taquipneia, hipotensão e leucocitose. A intensidade desses sintomas é variável e denominada reação de Jarish-Herxheimer. Seu tratamento é sintomático (Tabela 1).

Controle sorológico

O seguimento clínico e sorológico de pacientes com sífilis é de extrema importância, especialmente quando infectados pelo HIV ou quando for utilizado esquema terapêutico que não a penicilina (Quadro 5).

Cancro mole

O cancro mole é uma infecção aguda caracterizada por úlceras genitais e/ou anais, podendo ocorrer mais raramente em lábios, boca, língua e orofaringe, com secreção purulenta e invasão regional dos gânglios, com possibilidade de desenvolver adenite regional, quase sempre

Quadro 4. Tratamento da sífilis adquirida

Estágio	Tratamento de escolha	Esquema alternativo
Recente	Penicilina G benzatina- 2 doses de 2,4 milhões UI, IM, com intervalo de uma semana entre elas	Doxiciclina 100 mg, VO, 12/12 horas por 15 dias Eritromicina 500 mg, VO, 6/6 horas por 15 dias Ceftriaxone 250 mg, IM/dia por 10 dias Tetraciclina 500 mg VO 6/6 h por 15 dias
Tardio	Liquor normal: Penicilina G benzatina 2,4 milhões UI, IM/semana por 3 semanas seguidas Liquor alterado: tratar como neurossífilis	Liquor normal: Doxiciclina 100 mg, VO, 12/12 horas por 4 semanas Eritromicina 500 mg, VO, 6/6/ horas por 4 semanas Tetraciclina 500 mg, VO, 6/6 horas por 4 semanas Liquor alterado: Tratar como neurossífilis
Neurossífilis (sintomática e assintomática)	Penicilina cristalina 3-4 milhões U, EV, 4/4 horas por 10 a 14 dias	
Grávidas	Tratar com penicilina conforme o estágio da doença	Evitar tetraciclina e doxiciclina Ceftriaxone conforme o estágio

Tabela 1. Sensibilidade dos exames laboratoriais na sífilis adquirida não tratada

	Campo escuro	VDRL	FTA-ABS	MHA-PP
Cancro com menos de 15 dias de evolução	80%	60%	85%	85% de 15 dias de evolução
Cancro com mais de 15 dias de evolução	30%	70%	100%	100%
Sífilis secundária	50%	100%	100%	100%
Sífilis tardia	–	60%	96%	95%

dolorosa, sem manifestações sistêmicas. Resulta da transmissão sexual e é causada pelo bacilo Gram-negativo denominado *Haemophilus ducreyi*, e são excepcionais os contatos acidentais.

O cancro mole também é conhecido por cancroide, *ulcus molle*, cancrela, cancro venéreo simples, úlcera de Ducreyi, "chancrelle" e pela denominação popular de "cavalo".

Epidemiologia[10,11]

Enfermidade cosmopolita, com surtos em países industrializados, porém com maior prevalência na África, no Oriente Médio e em regiões tropicais e subtropicais da América do Sul. O reservatório natural parece ser exclusivamente o homem. A fonte de infecção mais comum parece ser a prostituição, porém, com as mudanças na conduta sexual surgidas com a chamada revolução sexual, esta perdeu seu papel limitador no número de parceiros sexuais. Apresenta alta infectividade e baixa patogenicidade. Sua virulência é baixa, uma vez que se trata de infecção limitada a pele e mucosas, não ocorrendo comprometimento sistêmico. Sua ocorrência é maior no sexo masculino, admitindo-se uma proporção de 10 a 20 casos masculinos para 1 feminino, predominando na faixa etária de 15 a 30 anos. O *Haemophilus ducreyi* não penetra na pele íntegra, portanto é necessária a presença de solução de continuidade para fazê-lo.

Etiologia[10,11]

O *Haemophilus ducreyi* é um bacilo Gram-negativo, intracelular, anaeróbio facultativo, com dimensões de 1 a 2 m por 0,5 m, de extremidades arredondadas e desprovido de cápsula e motilidade. Dispõe-se em cadeias simples ou duplas no interior de polimorfonucleares. Seu cultivo é difícil, crescendo moderadamente em meios de ágar chocolate ou ágar com peptona glicosada, glutamina e hematina, e com pressão de gás carbônico entre 5 e 7%. O bacilo reduz nitratos e nitritos e é catalase-negativo. Pode receber e transferir plasmídios do *H. influenzae* e, desse modo, transmite a resistência a antibióticos. O *Haemophilus ducreyi* não penetra na circulação sanguínea, mas pode produzir ulcerações extensas, denominadas úlceras fagedênicas ou fagedenismo. A bactéria produz ao menos um par de toxinas, uma com atividade hemolítica e outra que lesiona células epidérmicas.

Manifestações clínicas[10,11]

Apesar de sua alta infectividade, o número de casos é relativamente baixo, o que se atribui à baixa capacidade de desenvolvimento do *H. ducreyi* e à necessidade de solução de continuidade na pele para ocorrer sua penetração. Apresenta um período de incubação curto, oscilando de 2 a 5 dias em média, após os quais surgem os primeiros sinais da doença, traduzidos pela presença de pequena pápula eritematosa ou lesão vesicopustulosa, que rapidamente evolui para lesão ulcerada, de base mole, rasa e de bordas irregulares, envolta por halo eritematoso vivo e recoberta por exsudato necrótico purulento (Figura 7). As lesões são dolorosas e apresentam-se em número e tamanhos variados. No homem, as lesões se localizam com maior frequência junto ao freio, sulco balanoprepucial e glande. Na mulher, acomete preferencialmente a região do fórnice e grandes lábios. Raramente ocorre comprometimento de áreas extragenitais, como mucosa oral e labial. Com a evolução, as úlceras podem coalescer e levar à formação de lesões ulcerativas gigantes, acometendo planos teciduais profundos e produzindo fístulas. Em 50% dos casos, ocorre enfartamento ganglionar regional, sendo que 2/3 desses

Quadro 5. Acompanhamento da sífilis adquirida tratada

Estágio	Exames	Quando solicitar	Considerar novo tratamento
Recente (HIV -)	VDRL Wasserman	3, 6 e 12 meses após tratamento	Sinais clínicos persistem ou recorrem; títulos aumentam 4 vezes ou mais; títulos não caem; títulos não negativam
Recente (HIV +)	VDRL Wasserman	3, 6, 9, 12 e 24 meses após tratamento	Semelhantes
Terciária	VDRL Wasserman	3, 6, 9 e 12 meses após tratamento	Semelhantes
Neurossífilis (sangue)	VDRL Wasserman	6, 12, 18 e 24 meses após tratamento	
Neurossífilis (liquor)	VDRL, Wasserman, Proteínas no LCR e celularidade total no LCR	A cada 6 meses até a normalização	Contagem de células não diminui em 6 meses Proteínas no LCR não normalizam em 2 anos

casos evoluem com flutuação e fistulização, com drenagem de material purulento. Em torno de 5 a 30% dos casos de cancro mole podem se associar ao cancro duro da sífilis, originando lesões ulceradas com características clínicas comuns a ambas as doenças, com bordas infiltradas e elevadas, fundo sujo e purulento e intensidade de dor variável (cancro misto de Rollet). As lesões do cancro mole não evoluem para cura espontânea e, em geral, deixam pequena cicatriz após a cura (Figura 8).

Diagnóstico diferencial[11]

Deve ser realizado basicamente com as demais úlceras genitais de origem infecciosa e parasitária, entre elas: cancro duro, linfogranuloma venéreo, donovanose, herpes simples genital, leishmaniose tegumentar americana, paracoccidioidomicose e lesões ulceradas da síndrome de Behçet.

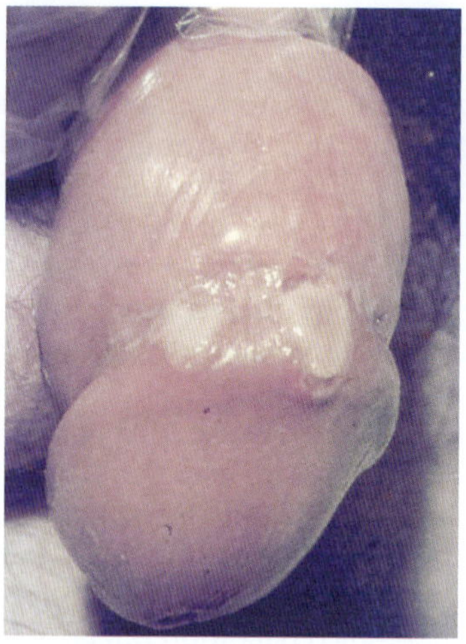

■ **Figura 7.** Cancro mole.

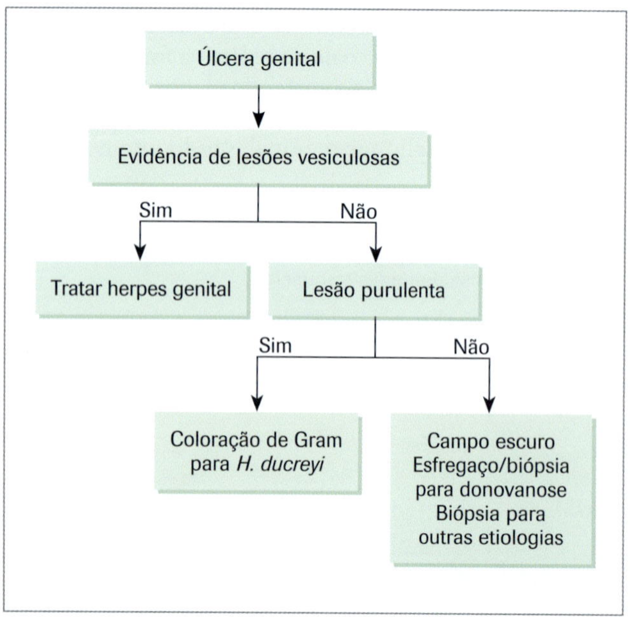

■ **Figura 8.** Úlceras genitais.

Diagnóstico laboratorial[11]

O diagnóstico laboratorial se baseia na observação do *Haemophilus ducreyi* na secreção purulenta da úlcera.

Observação direta

Após coleta do material do fundo da úlcera com haste de platina ou níquel cromado, realiza-se a coloração de Gram para visualização dos bacilos, que se apresentam como Gram-negativos dispostos em "fila indiana" ou em "paliçada", no interior de polimorfonucleares neutrófilos. Após a coleta do pus das lesões, limpá-las com gaze e coletar a linfa que emerge da lesão para a pesquisa de *Treponema pallidum* em microscopia de campo escuro. A seguir, raspar o fundo da lesão e realizar esfregaço para a pesquisa de *Calymatobacterium granulomatis* (donovanose) e células de Tzank.

Cultura e identificação

Apesar de ser um bacilo de difícil cultivo, a cultura é o método de melhor sensibilidade para a sua identificação (ao redor de 80%). Os meios mais recomendados são os meios de Nairobi, o meio de Johannesburg e de ágar chocolate enriquecido. A identificação de espécie é realizada por reações bioquímicas (Quadro 6).

Outras metodologias

Com o auxílio da engenharia genética, tem-se utilizado sondas de DNA na identificação do *H. ducreyi*. Essa metodologia tem demonstrado alta sensibilidade quando adaptada à reação em cadeia de polimerase (PCR).

Tratamento[12]

Classicamente, o tratamento do cancro mole está ligado às sulfas e à estreptomicina. No entanto, em virtude do aparecimento de cepas portadoras de plasmídios resistentes às sulfas e seus derivados e à gravidade dos efeitos colaterais decorrentes do uso da estreptomicina, outros agentes passaram a ser utilizados no tratamento,

■ **Quadro 6.** Reações bioquímicas para identificação do *Haemophilus ducreyi*

Reação	Resultado
Requerimento do fator X (hematina)	+
Requerimento do fator V (nicotinamida)	–
Redução de nitrato	+
Redução de oxidase	+
Presença de catalase	–
Presença de urease	–
Acidificação de glicose	–
Acidificação de sacarose	–
Acidificação de lactose	–
Sensibilidade ao sulfonato de sódio	+

estando hoje as sulfas e a estreptomicina praticamente abandonadas para o tratamento do cancro mole. Além dos cuidados locais, como lavagem frequente com água e sabão, há:

- Azitromicina: 1 g, dose única, VO.
- Ciprofloxacino: 500 mg, a cada 12 horas, VO, durante 3 dias.
- Doxaciclina: 100 mg, a cada 12 horas, VO, durante 3 dias.
- Estearato de eritromicina (para gestantes e lactantes): 500 mg, a cada 6 horas, VO, durante 7 dias.

Gonorreia

A gonorreia figura como um dos mais antigos estados mórbidos da nossa civilização. Secreções uretrais de origem venérea, supostamente gonocócicas, já eram relatadas pelos chineses durante o império de Huang Ti, em 2.637 a.C.[13]. Trata-se de uma enfermidade infectocontagiosa, inter-humana e causada por um diplococo Gram-negativo denominado *Neisseria gonorrhoeae*. Em geral, é uma infecção da uretra ou colo uterino que pode se propagar para as glândulas e órgãos vizinhos, por via ascendente. No entanto, às vezes, a infecção local primitiva é extragenital, provocando conjuntivite, oftalmia, faringites, anorretite etc. Como qualquer infecção, nem sempre é localizada, pois, dependendo das condições imunológicas do hospedeiro, pode provocar septicemia, com manifestações gerais ou sistêmicas[14,15].

Agente etiológico[14-16]

São cocos Gram-negativos com 0,6 a 1,0 m de diâmetro, reniformes, agrupados 2 a 2, com as faces côncavas adjacentes. São aeróbios, imóveis, não formadores de esporos e morrem facilmente fora de seu habitat. São intracelulares, mas podem ter suas características morfotintoriais alteradas nos processos crônicos ou após o uso de antibióticos. São formados por um filamento central de DNA, um sistema protoplasmático, uma membrana limitante e uma citoplasmática. Apresentam ainda os "pili" ou fímbrias, que são prolongamentos proteicos, cujas funções seriam: formar rede de sustentação, provendo locais múltiplos de aderência da colônia na célula hospedeira; manter os espaços entre as colônias para melhor aproveitamento dos nutrientes; trocar informações genéticas e prover um foco substancial de gonococos, facilitando a sua transmissão. Sua membrana citoplasmática divide-se em interna e externa e apresenta três tipos de proteínas (I, II e III) e lipopolissacarídios. Estes últimos são dotados de acentuada atividade endotóxica, e são responsáveis pelo processo inflamatório localizado e pela toxemia das infecções sistêmicas.

Etiopatogenia[14-16]

O mecanismo de produção da infecção gonocócica apresenta problemas de difícil solução, pois não existe modelo animal que permita investigações precisas. Entretanto, o estudo em culturas celulares ou em órgãos, assim como o melhor conhecimento dos componentes bacterianos, permite considerar algumas possibilidades etiopatogênicas. A demonstrada patogenicidade das cepas de gonococo portadoras de "pili" leva a considerar tais estruturas fundamentais na aderência da bactéria à mucosa. A proteína I da membrana externa do gonococo parece estimular a endocitose das células epiteliais com as quais se está em contato, sendo que também a proteína II, semelhante aos "pili", apresenta grande variabilidade antigênica e participa da aderência às células epiteliais. O lipopolissacarídio, igualmente presente na membrana externa, tem ação tóxica sobre as células epiteliais das tubas uterinas, mas primordialmente confere resistência à ação das enzimas dos fagolisossomos celulares. Os mecanismos imunológicos desencadeados pela presença do gonococo acabam provocando a chegada de neutrófilos e a consequente supuração, onde, ainda que os microrganismos sejam atacados por enzimas lisossômicas, nem sempre serão destruídos, por causa da ação dos "pili" sobre as enzimas leucocitárias dependentes de oxigênio e das opsoninas, que os protegem do soro (Quadro 7).

Manifestações clínicas[14,15,17-21]

A patologia da gonorreia masculina é determinada pelas características da uretra e do tempo de evolução. A partir do esfíncter uretral, a uretra se divide em anterior e posterior, e cada uma delas desemboca em numerosos condutos glandulares e criptas, que podem ser afetados e levar a complicações específicas. Após um período de incubação de 2 a 5 dias depois do contato sexual contagiante, desenvolve-se inicialmente sensação de formigamento ou prurido intrauretral e disúria, seguido de fluxo uretral mucoso, que rapidamente se torna mucopurulento, de cor amarelo-esverdeada, com eliminação abundante e espontânea, ou a mais leve pressão (Figuras 9 e 10). As bordas do meato uretral em geral se encontram eritematosas e edemaciadas. À medida que o processo se estende para a porção da uretra posterior, a supuração aumenta, assim como os sintomas da inflamação, com ardor e sensação de corte à micção e polaciúria. A uretrite gonocócica na

Quadro 7. Complicações da gonorreia

No homem	Na mulher
Balanopostite	Bartolinite
Litrites (infecção nos canais e gls. De Littré)	Salpingite
Cowperites (infecção das gls. De Cowper)	Anexite
Prostatite	Cistite
Epididimite	DIP
Estenose de uretra	Gravidez tubária
Infertilidade, esterilidade	Infertilidade, esterilidade

mulher não possui a exuberância clínica da que ocorre no homem, e o quadro clínico em geral é composto de disúria, urgência urinária e, menos frequentemente, de secreção amarelada. A maior parte dos casos está associada a skenite (inflamação das glândulas de Skene).

Gonorreia disseminada

A disseminação hematogênica do gonococo, em geral por cronicidade de uma infecção localizada, inicia-se por uma fase bacteriêmica, com sintomas gerais de febre, artralgias e lesões cutâneas caracterizadas por papulopústulas que evoluem para lesões necróticas, não confluentes, acometendo sobretudo as extremidades. A *Neisseria gonorrhoeae* provoca principalmente monoartrite em grandes articulações, podendo ocorrer ainda quadros de meningite, endocardite e processos cerebrais.

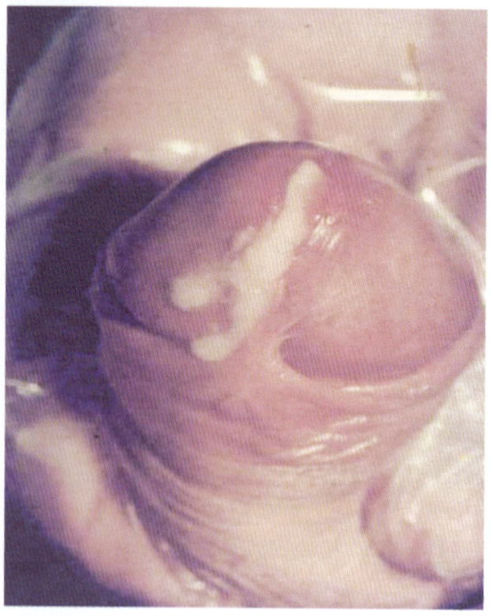

■ **Figura 9.** Corrimento uretral purulento.

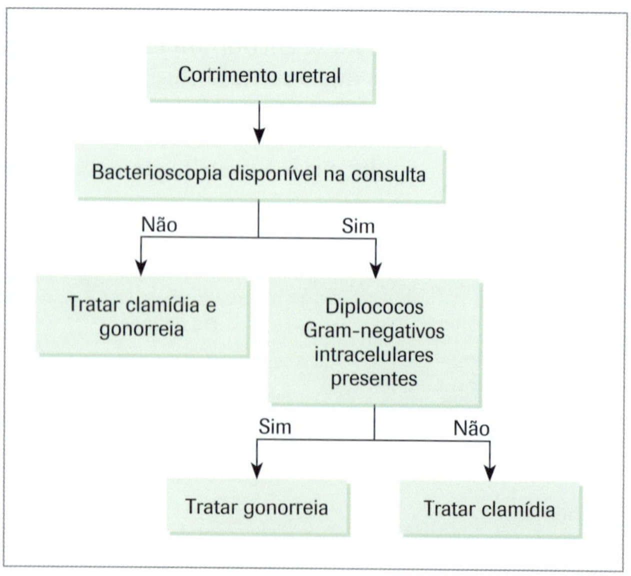

■ **Figura 10.** Corrimento uretral.

Outras formas clínicas de gonorreia são descritas a seguir.

Anorretite gonocócica

Ocorre pelo coito anal e, eventualmente, na mulher, por contaminação pela secreção vaginal. Geralmente é assintomática, mas pode causar ardor, dor, secreção anal purulenta e sanguinolenta e tenesmo.

Mais de 40% das mulheres com gonorreia não complicada e uma proporção semelhante de homens que fazem sexo com homens apresentam culturas retais positivas para *Neisseria gonorrhoeae*.

A anuscopia revela, em alguns casos, a presença de exsudato mucopurulento e de alterações inflamatórias na mucosa retal.

Orofaringite gonocócica

Decorrente da prática do sexo oral, a orofaringite gonocócica pode ser encontrada em 10 a 20% das mulheres heterossexuais com gonorreia e em 10 a 25% dos homens que fazem sexo com homens. Geralmente assintomática, pode resultar em eritema da faringe ou inflamação das amígdalas com quadros que vão desde a presença de secreção purulenta até graves ulcerações com pseudomembrana e adenopatia cervical.

Sequelas urológicas

Incluem os quadros de orquiepididimite, estenose de uretra, balanopostite, prostatite e, nas mulheres, quadros de bartholinite e doença inflamatória pélvica.

Diagnóstico diferencial

Entre os difíceis problemas relacionados às DST, mais especificamente às uretrites gonocócicas, destacam-se as uretrites não gonocócicas (UNG), não só pela sua elevada frequência, como também pela dificuldade, em certos casos, de se obter os exames necessários para sua elucidação, sendo que sua etiologia pode ser infecciosa ou não, como visualizado no Quadro 8.

Diagnóstico laboratorial[15,22]

1. Exame bacterioscópico: a presença de diplococos Gram-negativos, demonstrados na secreção uretral, por exame direto, fixado e corado pelo método de Gram, constitui-se base suficiente para o diagnóstico da gonorreia.
2. Cultura: para a cultura da *Neisseria gonorrhoeae* são recomendados meios enriquecidos e seletivos. A seletividade assegura o crescimento e o desenvolvimento da *Neisseria*, o que frequentemente é impedido em meios não seletivos, pelo fenômeno de competitividade oferecido por outras bactérias constituintes de floras ou não, presentes nos materiais coletados. Dentre os meios de cultura seletivos, os mais tradicionais são o meio de Thayer-

-Martin modificado, o meio de Martin Lewis e o meio NYC (New York City).

3. Provas de degradação de carboidratos: essas provas detectam a produção de ácido formado na degradação de carboidratos e são utilizadas quando se faz necessária a identificação confirmatória do agente (Quadro 9).

Tratamento[12,15]

Os seguintes agentes são atualmente recomendados no tratamento da gonorreia:

- Ofloxacina 400 mg, dose única, VO.
- Cefixima 400 mg, dose única, VO.
- Ciprofloxacino 500 mg, dose única, VO (contraindicado para menores de 18 anos).
- Ceftriaxona 250 mg, dose única, intramuscular (IM).

Linfogranuloma venéreo

Doença infecciosa de transmissão sexual, popularmente conhecida como "mula". É mais frequente nas regiões tropicais e subtropicais, bem como em áreas de menor desenvolvimento socioeconômico e maior promiscuidade sexual. Doença de caráter inflamatório e invasivo do trato urogenital, manifesta-se por quadro inguinal clássico, embora possa ocorrer envolvimento anorretal além de suas complicações. Causado pela *Chlamydia trachomatis* sorotipos L1, L2 e L3, apresenta um período de incubação extremamente lábil, variando de 3 a 30 dias. Apresenta várias sinonímias, tais como moléstia de Nicolas-Favre, doença de Frei, bulbão tropical, e quarta moléstia venérea.

Quadro 8. Causas de uretrites não gonocócicas

Causas	Agentes
Bacterianas	Chlamydia trachomatis, *Ureaplasma urealyticum, Haemophilus vaginalis*
	Estafilococos, estreptococos, enterococos
Parasitária	*Trichomonas vaginalis*
Viral	Herpes simples vírus
Fúngica	*Candida albicans*
Químicas	Introdução de substâncias irritantes na uretra com finalidade profilática ou terapêutica
Metabólica	Diabetes
Traumática	Hábito de expressão da glande para evidenciar secreção (ordenha)

Quadro 9. Provas de degradação de carboidratos das neisserias

Espécime	Glicose	Maltose	Sacarose	Lactose
Neisseria gonorrhoeae	+	-	-	-
Neisseria meningitidis	+	+	-	-
Neisseria lactamica	+	+	-	+

Agente etiológico[23,24]

O agente causador do linfogranuloma venéreo é a *Chlamydia trachomatis* sorotipos L1, L2 e L3. As clamídias são bactérias Gram-negativas, imóveis, intracelulares obrigatórias, que medem de 0,3 a 1 m. No citoplasma, multiplicam-se em microcolônias ou inclusões, que envolvem o núcleo e produzem a lise celular em 72 horas.

Patogenia[23,24]

À penetração da clamídia, por meio de solução de continuidade na pele ou mucosas expostas ao material de contágio, segue-se parasitismo intracelular, particularmente em macrófagos, e de invasão da rede local de vasos linfáticos, em razão de sua característica linfotropia. Após período que pode variar de 3 a 30 dias do contágio sexual, forma-se, no ponto de penetração, uma reação inflamatória inespecífica. Após aproximadamente 4 dias do aparecimento da lesão primária, a invasão dos vasos linfáticos compromete os linfonodos regionais. Com mais 2 semanas de infecção, os linfonodos se apresentam bem aumentados de tamanho, eritematosos, flutuando, seguindo-se, então, a supuração com o aparecimento de múltiplos orifícios fistulosos que dão saída a grande quantidade de material purulento. Tardiamente, o processo de cicatrização dessas estruturas destruídas pode impedir a drenagem linfática por essas vias, instalando-se regionalmente o linfedema crônico, com consequente desarranjo anatomicofuncional, em particular na genitália externa.

Manifestações clínicas[9,23,24]

De maneira geral, o curso clínico do linfogranuloma venéreo pode ser dividido em três estágios:

- Estágio primário: envolve as fases iniciais da doença e lesões precoces.
- Estágio secundário: envolve os linfonodos regionais.
- Estágio terciário: abrange as formas tardias com sequelas da doença.

Estágio primário

O período de incubação é variável, oscilando de 3 a 30 dias. No homem, a lesão primária localiza-se com maior frequência na glande, no freio, no prepúcio e no escroto. Na mulher, localiza-se preferencialmente em paredes vaginais e colo uterino. A lesão primária é indolor, transitória e, muitas vezes, imperceptível. Quatro tipos são classicamente descritos: pápula; ulceração superficial ou erosão; lesão herpetiforme; e uretrite. Essa lesão, em geral, involui rapidamente, e uma cicatriz pode ser observada por meio de exame minucioso da genitália. O quadro histopatológico da fase inicial é inespecífico, revelando infiltrado inflamatório inespecífico e hiperplasia pseudoepiteliomatosa.

Estágio secundário – síndrome inguinal

Cerca de 2 a 6 semanas após o surgimento da lesão primária, uma linfadenopatia inguinal se desenvolve em pacientes do sexo masculino. O acometimento ganglionar costuma ser unilateral, mas pode ser bilateral em 1/3 dos casos. Na mulher, por sua vez, a drenagem linfática do terço superior da vagina e cérvice uterina se faz para os linfonodos localizados entre as artérias ilíacas. O terço médio drena para linfonodos localizados entre a artéria ilíaca interna e o reto; o terço inferior drena para linfonodos pélvicos e inguinais; a genitália externa, por sua vez, drena para os linfonodos inguinais. Esse padrão de drenagem linfática explica a maior ocorrência de síndrome inguinal no homem. Inicialmente, os gânglios acometidos são firmes, levemente dolorosos e móveis e, tão logo haja aumento do processo inflamatório, eles aderem à pele, tornam-se dolorosos, configurando o chamado "bulbão inguinal" (Figura 11). A pele sobrejacente torna-se eritematoedematosa e descamativa, seguindo-se ruptura dos linfonodos em 1/3 dos casos através de vários pontos de drenagem, conferindo ao bulbão o aspecto de "escumadeira". No homem, em geral, ocorre cicatrização do processo sem grandes sequelas, porém em 1/5 dos casos pode haver recorrência do bulbão, além de formação de fístulas que drenam a secreção seropurulenta por semanas ou meses. Na mulher, quando há acometimento de gânglios retroperitoneais, pode haver dor e drenagem de sangue, pus ou muco pelo reto, decorrente da ruptura do gânglio para seu interior. Nesse estágio, as alterações histopatológicas são mais representativas. Os gânglios linfáticos acometidos exibem abscessos centrais que tendem a um formato triangular ou quadrangular, sendo denominados abscessos estrelados, altamente sugestivos da doença. Manifestações sistêmicas inespecíficas podem acompanhar a segunda fase da doença, destacando-se febre, mal-estar geral, anorexia, cefaleia, artralgias, vômitos, sudorese noturna e hepatoesplenomegalia. Manifestações dermatológicas inespecíficas também podem ocorrer, como eritema nodoso, eritema polimorfo, urticária e exantema maculopapular.

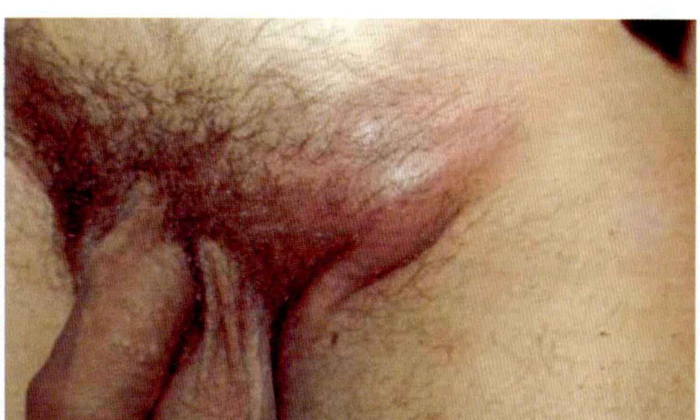

■ **Figura 11.** Linfogranuloma venéreo. Síndrome inguinal.

Estágio terciário – Síndrome anogenital

Esse estágio engloba uma grande variedade de quadros clínicos, em geral decorrentes de lesões progressivas, hipertróficas e necróticas. Essa fase ocorre sobretudo nas mulheres. Caracteriza-se pelo aparecimento de proctite leve, com presença de muco, sangue e pus nas fezes, acompanhado de tenesmo, febre, emagrecimento e dor. Posteriormente, as complicações tardias se desenvolvem, levando à fibrose, o que resulta no aparecimento de estenose retal, fístulas retovaginais e anovaginais, compressão vesical, abscessos perianais e elefantíase da genitália externa, conhecida como estiomene. Embora o estágio terciário seja mais comum no sexo feminino, proctite e proctocolite têm sido descritas em pacientes homossexuais masculinos.

Diagnóstico laboratorial[23-26]

Detecção do agente por exame direto do esfregaço

A técnica baseia-se na pesquisa de corpúsculos de inclusão intracelulares de *Chlamydia trachomatis*, denominados corpúsculos de inclusão de Gamma-Miyagawa, no material aspirado do bulbão. A coloração mais utilizada é a de Giemsa, que cora os corpúsculos em azul. Outras técnicas, como PAS e lugol, também são utilizadas, a primeira corando a matriz oligoproteica em magenta, e a segunda, em marrom.

Cultura

O melhor material para a cultura é o aspirado do bulbão, embora *swab* e biópsias de outros locais (mucosa retal) possam ser utilizadas. Os meios de cultura mais utilizados são as células de Mcoy e Hela-225, que apresentam os melhores resultados para isolamento do agente. Menos frequentemente, outros meios como BHK21, rim de macaco e tireoide também podem ser utilizados.

Teste de fixação de complemento

O teste é grupo-específico, identifica anticorpos contra todas as infecções por clamídia, havendo, portanto, reações cruzadas com uretrite, cervicite, conjuntivite, tracoma e psitacose. Em geral, o teste torna-se positivo em 2 a 4 semanas de infecção. Títulos superiores a 1/16 são encontrados na maioria dos casos de linfogranuloma venéreo, sendo que a maioria das infecções por clamídia não linfogranuloma apresenta títulos inferiores a este.

Microimunofluorescência

Com esse teste, é possível detectar anticorpos das classes IgG e IgM espécie-específicos. Em geral, os títulos são altos, tanto da classe IgG como IgM. Comercialmente, os reagentes utilizados são pouco disponíveis, o que torna a técnica limitada a centros laboratoriais de referência.

Tratamento[23,24]

Atualmente, os agentes utilizados são:

- Doxiciclina 100 mg a cada 12 horas, VO, por 21 dias.
- Ritromicina 500 mg a cada 6 horas, VO, por 21 dias.
- Tianfenicol 500 mg a cada 8 horas, VO, por 14 dias.
- Sulfametoxazol/trimetoprim (160 mg/80 mg) a cada 12 horas, VO, por 21 dias.

O bulbão inguinal flutuante não deve ser abordado cirurgicamente com incisão e drenagem, uma vez que pode ocorrer a formação de trajetos fistulosos contínuos. A conduta mais recomendada nesses casos é a punção aspirativa com agulha grossa, que deve penetrar através da pele normal, superiormente ao bulbão. As fases tardias da doença, quando ocorrem estenose retal, fístulas e elefantíase da genitália, pouco se beneficiam com o tratamento clínico, necessitando de abordagem cirúrgica ampla como vulvoplastia, ressecção perineal ampla com colostomia, enxertia e, por vezes, cicatrização por segunda intenção (Quadro 10).

Donovanose

Doença bacteriana crônica, progressiva e indolente que acomete preferencialmente a pele e as mucosas das regiões genital e perigenital, sendo frequentemente associada à transmissão sexual; contudo, apresenta baixa infectividade. É caracterizada por lesões granulomatosas, ulceradas, indolores e autoinoculáveis. Tem como sinonímia granuloma inguinal, granuloma venéreo e granuloma tropical.

Epidemiologia

Vários aspectos dessa enfermidade ainda não estão devidamente esclarecidos, o que se deve principalmente à dificuldade de se obter o cultivo de seu agente etiológico. A própria transmissão sexual da doença é assunto controverso. Goldberg[27,28] afirma que o conceito de essa doença ser transmitida sexualmente se deve ao fato de a maior parte das lesões ter localização genital, e destaca que os principais argumentos a favor desse tipo de transmissão seriam:

- História de exposição sexual antes do aparecimento da lesão.
- Aumento da incidência da doença em grupos etários de maior atividade sexual.
- Lesões encontradas na genitália externa, como cérvice, sem outras manifestações.
- Lesões encontradas somente em torno do orifício anal em homossexuais masculinos.

Quadro 10. Diagnóstico diferencial do linfogranuloma venéreo

Cancro duro	Cancro mole
Herpes simples genital	Donovanose
Doença da arranhadura do gato	Doenças bacterianas associadas a linfangite
Retocolite ulcerativa inespecífica	Doença de Crohn
Câncer de reto	Diverticulite

- lesões de localização preferencial nos genitais externos ou proximidades.

Por outro lado, o autor argumenta que esses fatos não seriam suficientes para estabelecer a transmissão sexual como definitiva e relaciona alguns dados que apoiam a transmissão não sexual da enfermidade, como:

- Ocorrência em crianças e pessoas sexualmente inativas.
- Raridade da doença em prostitutas.
- Ocorrência de lesões não genitais em homossexuais e heterossexuais.
- Raridade da doença em parceiros sexuais de pacientes com lesões abertas.

Goldberg[29], em 1962, foi capaz de isolar um microrganismo das fezes de um paciente com donovanose, morfologicamente semelhante ao *C. granulomatis*, do qual preparou antígeno que deu reações positivas com o soro de portadores da doença. O autor concluiu que esses resultados fortalecem a hipótese de um organismo fecal; o seu hábitat natural seria o intestino, e não a pele, que provavelmente seria afetada de duas formas: por contato direto, como ocorre durante o coito anal, ou de maneira indireta, quando o trato vaginal é contaminado por fezes ou organismos fecais, ocorrendo, nessas condições, a transmissão durante o coito normal. Segundo a maioria dos autores, a doença apresenta maior prevalência nas regiões tropicais e subtropicais e seria mais frequente em negros. No entanto, essa provável predisposição racial pode estar ligada mais a fatores socioeconômicos e condições de vida a que habitualmente estão submetidos esses grupos populacionais. A doença parece afetar igualmente homens e mulheres, sendo mais frequente entre 20 e 40 anos de idade, fase de maior atividade sexual.

Etiologia[30,31]

O agente etiológico é o *Calymatobacterium granulomatis*, caracterizado como um coco-bacilo Gram-negativo, geralmente encapsulado, medindo 0,6 a 2,0 m, pleomorfo e de extremidades arredondadas, intracitoplasmático, que se cora com maior intensidade nas extremidades do que no centro. Nas lesões, esses microrganismos são encontrados dentro de macrófagos sob a forma de pequenos corpos ovais denominados corpúsculos de Donovan. São corados com relativa facilidade pelos métodos de Giemsa, Leishman e Wright. Do ponto de vista de antigenicidade, apresentam reação cruzada com o gênero *Klebsiella*.

Manifestações clínicas[30,31]

Seu período de incubação ainda não está bem estabelecido, variando de 3 a 6 meses. A doença inicia-se por lesão nodular, única ou múltipla, de localização subcutânea, que erode, produzindo ulceração bem definida, indolor, que cresce lentamente e sangra com facilidade (Figura 12). A partir daí, as manifestações estão diretamente relacionadas às respostas tissulares do hospedeiro, originando formas localizadas ou externas, e até mesmo lesões viscerais por disseminação hematogênica. Jardim[32] propôs a seguinte classificação clínica, aceita até os dias atuais:

1. Lesões genitais e perigenitais:
   - Ulcerosa:
     - Com bordas hipertróficas.
     - Com bordas planas.
   - Ulcerovegetantes.
   - Vegetantes.
   - Elefantiásicas.
2. Extragenitais.
3. Sistêmicas.

Em geral, as formas ulcerosas são as de maior dimensão, com secreção abundante, e crescem por expansão por meio de autoinoculação. Nas formas ulcerovegetantes, existe abundante tecido de granulação no fundo da lesão, que ultrapassa o contorno lesional e sangra com extrema facilidade. Esta é a forma clínica mais frequente. As lesões vegetantes geralmente são de pequenas dimensões, bem delimitadas e pouco frequentes. As manifestações elefantiásicas quase sempre ocorrem após formas ulcerativas, as quais, promovendo alterações linfáticas, determinam fenômeno de estase e consequente aparecimento dessas alterações. São encontradas principalmente na genitália feminina, sendo excepcionais em pacientes masculinos. As localizações extragenitais podem ser consequentes às práticas sexuais alternativas ou à extensão do foco inicial por autoinoculação. As formas sistêmicas da doença são encontradas geralmente em áreas endêmicas, e têm sido descritas manifestações ósseas, articulares, hepáticas, esplênicas, pulmonares e outras.

Diagnóstico diferencial[30,31]

Deve ser feito com as outras doenças de transmissão sexual e com processos que evoluem com aparecimento de lesões genitais ulcerosas, como cancro mole, condiloma acuminado (formas gigantes e de localização vulvar), carcinoma espinocelular, leishmaniose tegumentar americana, paracoccidioidomicose, úlcera fagedênica tropical, tuberculose cutânea, amebíase cutânea e micobacterioses atípicas.

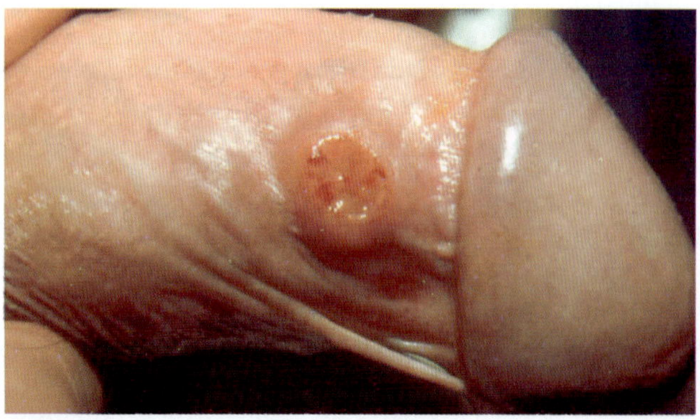

Figura 12. Lesão botonosa da donovanose.

Diagnóstico[30,31]

A confirmação do diagnóstico de donovanose deve ser feita, basicamente, por meio das características clínicas da lesão e pela demonstração dos corpúsculos de Donovan em esfregaço ou nos cortes histológicos, obtidos a partir de biópsia da lesão. O material para a realização dos esfregaços deve ser colhido, preferencialmente, de parte do fragmento destinado ao exame anatomopatológico ou de amostra retirada de locais livres de infecção secundária e em áreas de granulação ativa. A coloração mais utilizada na sua identificação é o Giemsa ou Leishman. A cultura do agente etiológico em saco vitelino de embrião de galinha não é utilizada na prática pelo seu alto custo, dificuldade de execução e grande índice de insucesso.

Tratamento[12,30,31,33,34]

A terapêutica recomendada para a donovanose é a seguinte:

- Azitromicina 1 g, VO, no primeiro dia e depois 500 mg/dia até cura clínica.
- Doxiciclina 100 mg, VO, a cada 12 horas, por, no mínimo 3 semanas, ou até cura clínica.
- Eritromicina 500 mg, VO, a cada 6 horas, por, no mínimo, 3 semanas ou até cura clínica.
- Tianfenicol granulado 2,5 g, VO, dose única no primeiro dia, seguida de 500 mg, VO, a cada 12 horas até cura clínica.
- Ciprofloxacino 750 mg, VO, 2 vezes/dia até a cura clínica.
- Sulfametoxazol/trimetoprim 400 mg/80 mg 2, comprimidos, VO, 2 vezes/dia até cura clínica.

Não havendo resposta na aparência das lesões nos primeiros dias de tratamento, recomenda-se adicionar um aminoglicosídeo, como a gentamicina 1 mg/kg/dia, endovenoso, a cada 8 horas. A resposta ao tratamento é avaliada clinicamente, sendo que o critério de cura é o desaparecimento da lesão; as sequelas deixadas por destruição tecidual extensa ou por obstrução linfática podem exigir correções cirúrgicas.

Considerações finais

As principais doenças sexualmente transmissíveis (DST) com manifestações cutâneas são sífilis, cancro mole, gonorreia, linfogranuloma venéreo e donovanose. O paciente com DST tem grande risco de sofrer concomitante infecção pelos vírus HIV e das hepatites B e C.

A sífilis primária caracteriza-se pela presença de cancro duro, úlcera indolor, de fundo limpo e bordas infiltradas; o diagnóstico é feito pela pesquisa direta do treponema na lesão e o tratamento é feito com penicilina benzatina. A sífilis secundária surge em 6 semanas após o cancro duro, manifestando-se com micropoliadenopatia, roséolas e condiloma plano. Seu diagnóstico é estabelecido pela sorologia (VDRL e Wasserman) e seu tratamento é feito com penicilina benzatina.

O cancro mole e a donovanose caracterizam-se por lesões ulceradas. O primeiro apresenta lesões dolorosas e purulentas, e a segunda apresenta lesões indolores e de sangramento fácil. Ambos têm como característica clínica a expansão por autoinoculação. O diagnóstico é feito pela pesquisa do agente etiológico em lâmina com colorações específicas e exame anatomopatológico, no caso da donovanose.

Em relação ao linfogranuloma venéreo, a manifestação clínica característica é o bulbão inguinal, que cursa com fistulização por meio de vários orifícios de drenagem. O diagnóstico é fundamentalmente clínico.

A presença de secreção uretral purulenta, com sintomas de disúria e polaciúria, acompanhada de eritema e edema de meato uretral, indica a infecção pelo gonococo. Seu diagnóstico é estabelecido pelo encontro de diplococos Gram-negativos em lâmina e seu tratamento é realizado preferencialmente com tianfenicol granulado.

Referências bibliográficas

1. Morton RS. The treponematoses. In: Rook A, Wilkinson DS, Ebling TJD (eds.). Textbook of dermatology. New York: Blackwel Scientific Publications, 1986. p.1050.
2. Rhodes AR, Luger AFH. Syphilis and treponematoses. In: Fitzpatrick TB, Eisen AZ, Wolf K (eds.). Dermatology in general medicine. McGraw-Hill, 1987. p.776.
3. Belda Jr. W. Sífilis adquirida e congênita. In: Belda Jr. W, Di Chiacchio N, Criado PR. Tratado de dermatologia. São Paulo: Atheneu, 2010. p.1258-1278.
4. Paria CS. Cell-mediated immunity during syphilis. Br J Vener Dis 1980;144-50.
5. Capdevila JM. Sífilis. Etiopatogenia, manifestacionae y tratamiento. In: Vilata JJ (ed.). Enfermedades de transmission sexual. Barcelona: JR Prous, 1993. p.161.
6. Belda Jr. W, Naud P, Becker E, Flichman JC. Sífilis, sífilis congênita e diagnóstico laboratorial. In: Naud P (ed.). Doenças sexualmente transmissíveis e AIDS. Porto Alegre: Artmed, 1993. p.57.
7. Passo MRL, Gouvêa TVD, Almeida Filho GL. Sífilis II. In: Passos MRL (ed.). Doenças sexualmente transmissíveis. 4.ed. Rio de Janeiro: Cultura Médica, 1995. p.86.
8. Flichman JC. Sífilis I – Microbiologia e imunologia. In: Passos MRL (ed.). Doenças sexualmente transmissíveis. 4.ed. Rio de Janeiro: Cultura Médica, 1995. p.48.
9. Belda Jr. W, Martins HS. Sífilis adquirida e outras doenças sexualmente transmissíveis. In: Martins HS, Damasceno MCT, Awada SB (eds.). Pronto-socorro – Condutas do Hospital das Clínicas da Faculdade de Medicina da Universidade de São Paulo. Barueri: Manole, 2006. p.1272.
10. Santos Jr. MFQ, Siqueira LFG, Belda Jr. W. Chancroide. Etiopatogenia, epidemiologia, diagnóstico y tratamiento. In: Vilata JJ (ed.). Enfermedades de transmission sexual. Barcelona: JR Prous, 1993p.217.
11. Belda Jr. W, Siqueira LFG. Cancro mole. In: Belda Jr. W (ed.). Doenças sexualmente transmissíveis. São Paulo: Atheneu, 1999. p.47.
12. Brasil. Ministério da Saúde. Manual de controle das doenças sexualmente transmissíveis. 4.ed. Brasília: Ministério da Saúde, 2005.
13. Belda Jr. W, Fagundes LJ, Siqueira LFG. Neisseria gonorrhoeae: resistência cromossômica à tetraciclina em São Paulo, Brasil. An Bras Dermatol 2005;37-40.
14. Olmos L, Vazquez JÁ. Infecciones gonocócicas. In: Vilata JJ (ed.). Enfermedades de transmission sexual. Barcelona: JR Prous, 1993. p.101.
15. Belda Jr. W. Gonorreia. In: Belda Jr. W, Di Chiacchio, Criado PR. Tratado de dermatologia. São Paulo: Atheneu, 2010. p.1304-9.
16. Siqueira LFG, Melles HHB. Uretrite gonocócica e não gonocócica – Diagnóstico laboratorial. In: Belda Jr. W (ed.). Doenças sexualmente transmissíveis. São Paulo: Atheneu, 1999. p.59.
17. Palomares JC. Determinantes de patogenicidad de *Neisseria gonorrhoeae*. Rev Ibero LatinAm ETS 1989;322-9.
18. Wroclawski ER, Bezerra CA. Uretrites. In: Belda Jr. W (ed.). Doenças sexualmente transmissíveis. São Paulo: Atheneu, 1999. p.53.
19. Acebes LO, Naud P. Infecções gonocócicas. In: Naud P (ed.). Doenças sexualmente transmissíveis & Aids. Porto Alegre: Artmed, 1993. p.79.
20. Passos MRL, Lopes PC, Gouvêa TVD. Gonorréia. In: Passos MRL (ed.). Doenças sexualmente transmissíveis. 4.ed. Rio de Janeiro: Cultura Médica, 1995. p.121.
21. Sherrard J, Barlow D. Gonorrhea in men: clinical and diagnostic aspects. Genitourin Med 1996;422-6.
22. Granato PA, Scherble-Smith C, Weiner LB. Use of the New York city medium for improved recovery on *N. gonorrhoeae* from clinical specimens. J Clin Microbiol 1981;963.
23. Torezan LA. Linfogranuloma venéreo. In: Belda Jr. W (ed.). Doenças sexualmente transmissíveis. São Paulo: Atheneu, 1999. p.77.
24. Criado PR, Belda Jr. W. Linfogranuloma venéreo. In: Belda Jr. W, Di Chiacchio N, Criado PR. Tratado de dermatologia. São Paulo: Atheneu, 2010. p.1285-94.
25. Wang S, Grayston JT. Human serology. *Chlamydia trachomatis* infection with microimmunofluorescence. J Infect Dis 1974;388-91.
26. Todd WJ, Caldwell HD. The interation of *Chlamydia trachomatis* with host cells: ultra structural studies of the mechanism of release of a biovar II strain from Hella-229 cells. J Infect Dis 1985;1037-41.
27. Goldberg J. Studies on granuloma inguinale. Some epidemiological considerations of the disease. Brit J Vener Dis 1964;140-5.
28. Goldberg J, Bernstein R. Studies of granuloma inguinale. Two cases of perineal granuloma inguinale in male homosexuals. Br J Vener Dis 1964;137-9.
29. Goldberg J. Studies on granuloma inguinale. Isolation of bacterium from faeces of a patient with granuloma inguinale. Br J Vener Dis 1962;99-102.
30. Jardim ML. Donovanose. In: Belda Jr. W (ed.). Doenças sexualmente transmissíveis. São Paulo: Atheneu, 1999. p.71.
31. Velho PENF, Belda Jr. W. Donovanose. In: Belda Jr. W, Di Chiacchio N, Criado PR. Tratado de dermatologia. São Paulo: Atheneu, 2010. p.1295-302.
32. Jardim ML. Donovanose: proposta de classificação clínica. An Bras Dermatol 1987;169-72.
33. Jardim ML. Donovanose em pacientes portadores de Aids. An Bras Dermatol 1990;175-7.
34. Jardim ML. Tratamento da donovanose com o tianfenicol. An Bras Dermatol 1990;93-4.

10 Micoses Superficiais

José Eduardo Costa Martins
Eduardo Lacaz Martins
Paulo Ricardo Criado

SUMÁRIO

Introdução

Atualmente, as micoses superficiais são de grande importância, pois a incidência tem aumentado nas últimas décadas, principalmente em doentes com imunossupressão adquirida, imunossupressões induzidas por tratamento de várias doenças, imunodeficiências primárias, nutrição parenteral, transplantes, câncer, debilitados em geral e uso excessivo de agentes antibacterianos, além de outras condições como o aumento do número de viagens internacionais, esportes, exposição ambiental e algumas profissões.

Os fungos podem produzir infecções assintomáticas em indivíduos imunocompetentes, apresentando manifestações clínicas não detectáveis, doenças leves e/ou graves, podendo ser patógenos verdadeiros ou oportunistas. Nos indivíduos imunocomprometidos, os quadros clínicos, muitas vezes, diferem dos tradicionalmente conhecidos.

A maioria das micoses não é diagnosticada adequadamente. O diagnóstico se alicerça na identificação dos fungos por meio de exame micológico direto, cultura em meios seletivos e microcultivo em lâminas. Para as leveduras (*Candida* spp), além dos procedimentos anteriores, às vezes, é necessário identificar metabólitos por testes bioquímicos. No futuro, a biologia molecular permitirá obter diagnósticos mais precisos do agente etiológico.

O micologista e/ou o médico com experiência pode, já no exame direto, constatar fungos, em especial dermatófitos de alguns agentes das micoses profundas, e assim concluir o diagnóstico.

Definição

As micoses superficiais são infecções fúngicas que habitualmente se limitam às camadas superficiais da pele, podendo também atingir anexos cutâneos, mucosas e áreas cutâneo-mucosas. São também denominadas tinhas (do latim, *tinea*: verme), pelas características serpiginosas das bordas das lesões, quando causadas por agentes fúngicos filamentosos denominados dermatófitos. Micoses superficiais podem ser causadas por leveduras, como as do gênero *Candida* ou do gênero *Malassezia*, nestes casos, respectivamente denominadas candidíase ou afecções relacionadas ao gênero *Malassezia* (pitiríase versicolor, foliculite pitirospórica e outras).

Etiologia

As micoses superficiais causadas por fungos denominados dermatófitos são nomeadas dermatofitoses. Estes produzem lesões cutâneas superficiais habitualmente eritêmato-vesicodescamativas. Podem ocorrer também lesões profundas pustulosas – Kerion Celsi e foliculite abcedante de Hoffmann, no couro cabeludo (granulomatosas), granuloma tricofítico de Marjocchi (lesões hipodérmicas abscedadas) e pseudomicetomas. Estas formas mais graves tiveram a frequência aumentada nas últimas décadas, principalmente relacionadas ao uso inadequado de corticosteroides tópicos.

Os dermatófitos parasitam homens e animais, utilizando a queratina como fonte de subsistência, e vários fatores são responsáveis pela ocorrência de dermatofitoses; entre eles: condições bioclimáticas, sudorese, contato com animais contaminados, promiscuidade, águas contaminadas e medicações sistêmicas ou tópicas, como corticosteroides e imunossupressores.

A interação entre o fungo e a resposta imunitária depende de vários fatores, entre eles a virulência da cepa e a resposta imunoalérgica mediana por linfócitos T, sem especificidade para os diferentes gêneros em razão da semelhança antigênica dos fungos. Essa resposta imunoalérgica é evidenciada pela reação intradérmica a tricofitina, extrato da cultura de dermatófitos, de leitura tardia, 24 a 48 horas.

Neste capítulo, são estudadas outras doenças não produzidas por dermatófitos, como pitiríase versicolor (agente mais frequente a *Malassezia furfur*), eritrasma causado por uma bactéria, *Corynebacterium minutissimum*, tricomicose nodular pelo *Corynebacterium tenuis* e candidose, tendo como agentes várias espécies de *Candida* com variados quadros dermatológicos e sistêmicos.

Distribuição geográfica

Os fatores ecológicos influem na distribuição geográfica de certos dermatófitos. Alguns podem estar restritos a áreas endêmicas, enquanto outros são distribuídos mais amplamente. O *Trichophyton concentricum*, por exemplo, parasita aborígenes de algumas ilhas do sul do Pacífico e da região Amazônica, enquanto o *Trichophyton soudanense*, o *Trichophyton yaoundei* e o *Trichophyton gourvilli* afetam populações da África. Fungos como o *Microsporum canis*, o *Microsporum gypseum*, o *Trichophyton mentagrophytes*, o *Trichophyton rubrum* e o *Epidermophyton floccosum* são de distribuição mundial. Habitualmente, o *Microsporum audouinii* causa infecções no couro cabeludo, o *Trichophyton rubrum*, originário de países tropicais, que vem ocorrendo na Espanha, onde anterior-

Quadro 1. Fungos filamentosos dermatófitos

Habitat de ciclo vital	Dermatófitos	Particularidades
Antropofílicos	*Epidermophyton floccosum*	Infecções nos pés, unhas dos pés e virilhas
	Microsporum audouinii	Tinhas do couro cabeludo na América do Norte e frequente na África subsaariana
	Microsporum ferrugineum	Frequente na Ásia, raramente na África ou Europa
	Trichophyton concentricum	Mais comum no sudeste asiático, causando tinhas com aspecto de alvo, denominada tinea imbricata (Tokelau)
	Trichophyton interdigitale (cepas antropofílicas)	Causa comum de dermatofitose nos pés em humanos
	Trichophyton megninii	Pode causar tinha dos pés, da mão, das unhas e da barba
	Trichophyton rubrum	Causa mais comum de dermatofitose no mundo, determinando onicomicose, tinha do pé e do corpo. Raramente invade cabelo e pelos
	Trichophyton rubrum var. raubischekii	Variante do *T. rubrum* encontrada na África, Ásia e já isolada no Brasil e Europa
	Trichophyton schoenleinii	Patógeno responsável pela tinha favosa (*Favus*)
	Trichophyton tonsurans	Patógeno comum da tinha do couro cabeludo na América. Causa tinha do corpo (*gladiadorum*) em participantes de artes marciais
	Trichophyton violaceum	Dermatófito mais importante na África
	Trichophyton soudanense	Encontrado na África; genotipicamente, porém não fenotipicamente idêntico ao *T. violaceum*
	Trichophyton vanbreuseghemii	Muito raramente isolado de humanos (pele) ou solo

continua

Quadro 1. Fungos filamentosos dermatófitos (*Continuação*)

Hábitat de ciclo vital	Dermatófitos	Particularidades
Zoofílicos	*Microsporum amazonicum*	Ratos
	Microsporum bullosum	Cavalos, jumentos
	Microsporum canis	Gatos e raramente em cães (geralmente na América do Sul)
	Microsporum gallinea	Galos e galinhas (muito raramente transmitido a humanos)
	Microsporum nanum	Suínos e gado
	Microsporum persicolor	Roedores
	Microsporum praecox	Cavalos
	Trichophyton equinum	Cavalos; morfologia similar ao *T. tonsurans*
	Trichophyton erinacei	Ouriços
	Trichophyton interdigitale (cepas zoofílicas)	Roedores, coelhos, furões
	Trichophyton mentagrophytes	Camundongos e camelos
	Trichophyton simii	Macacos, galináceos
	Trichophyton species de *Arthroderma benhamiae*	Pequenos roedores
	Trichophyton verrucosum	Ovinos, gado e outros animais de fazenda (em geral, cavalos, porcos, cães e gatos)
Geofílicos	*Microsporum cookei*	Raramente pode causar micose em humanos
	Microsporum fulvum	Infecções em humanos e animais. Morfologicamente difícil de distinguir do *M. gypseum*
	Microsporum gypseum	Dermatófito geofílico mais comum, geralmente causa tinha da mão, mas também do couro cabeludo, em geral após contato com o solo, por exemplo, jardinagem
	Microsporum racemosum	É raro, causa tinha do corpo e onicomicose
	Trichophyton ajelloi	Coloniza pele e material ungueal. Geralmente não patogênico aos humanos
		Encontrado em aves. Geralmente não patogênico a humanos
	Trichophyton gloriae	Muito raro, ainda desconhecido quanto à patogenicidade aos humanos
	Trichophyton phaseoliforme	Encontrado mundialmente, porém não patogênico aos humanos e animais
	Trichophyton terrestre	Coloniza pele e material ungueal. Geralmente não patogênico aos humanos
	Trichophyton thuringiense	Relatado em roedores

mente era raro, infecta as unhas, e o *Epidermophyton floccosum* é mais frequente nos pés. O *Trichophyton tonsurans*, anteriormente raro no sul dos Estados Unidos, teve a incidência aumentada por causa da imigração do México e de Porto Rico, onde é frequente.

Quanto ao hábitat, são classificados em geofílicos, quando adaptados à vida no solo (*Microsporum gypsium, Microsporum fulvium*); zoofílicos, adaptados a vida em animais (*Microsporum canis* e *Trichophyton verrucosum*); e antropofílicos, mais adaptados ao homem, daí as frequentes recidivas (*Trichophyton rubrum, T. concentricum* e *T. schoenleinii*). O Quadro 1 demonstra os gêneros e as espécies com hábitat de vida antropo, zoo e geofílicos.

Aspectos clínicos

Na prática diária, a classificação das tinhas segue o critério topográfico: tinha do couro cabeludo, tinha da barba, tinha do corpo ou tinha da pele glabra, tinha crural, tinha da mão, tinha do pé e tinha da unha ou onicomicose.

Tinhas do couro cabeludo

Compreende a tinha tonsurante – microspórica e tricofítica – e a tinha favosa.

As tinhas do couro cabeludo são dermatoses que infectam, preferencialmente, crianças do sexo masculino; normalmente se curam na adolescência, portanto, raras em adultos. As seguintes causas são citadas por diferentes autores para explicar a cura espontânea da tinha do couro cabeludo na adolescência: presença no soro de transferina insaturada que inibe o crescimento dos dermatófitos; produção de ácidos graxos com ação antifúngica; ativação da imunidade mediada por células; memória imunológica protetora; surgimento de neutrófilos potentes inibidores do crescimento fúngico; e, finalmente, a ação dos hormônios esteroides, progesterona, testosterona e estradiol que, em altas doses, inibem o crescimento de vários fungos. Entre os hormônios esteroides, os da cortical não inibem o crescimento.

As tinhas do couro cabeludo são muito contagiosas e podem ter caráter epidêmico, ocorrendo, assim, em escolas, creches e orfanatos. São classificadas em microspóricas, tricofíticas e favosas.

Tinhas tonsurantes

1. Tinha microspórica: placa alopecia grande, redonda, geralmente única, com pelos fraturados rente ao couro cabeludo. São os pelos tonsurados que estão envoltos por uma bainha esbranquiçada formada por conídios, que fluoresce com cor esverdeada sob a lâmpada de Wood (UVA). O agente mais frequente é o *Microsporum canis.*

2. Tinha tricofítica: placas de alopecia, circulares e/ou arredondadas, pequenas e múltiplas, com pelos de aspecto normal no interior e pelos tonsurados. O fungo pode atingir os pelos externamente (*ectothrix*) ou no interior (*endothrix*). Clinicamente, há duas formas: tricofítica não inflamatória e tricofítica inflamatória, com pústulas e secreção seropurulenta, o Kerion Celsi. Habitualmente, tem como agente fungos zoofílicos. Kerion Celsi geralmente causados por fungos zoofílicos são caracterizados por placas de alopecia com pelos tonsurados com intenso processo inflamatório do couro cabeludo com edema, pústulas, crostas, microabscessos e, por vezes, vegetações.

A perifoliculite abscedante de Hoffmann, caracterizada por lesões hipodérmicas, nodulares e abscesso, tendo como ponto de partida o folículo, pode resultar em uma alopecia cicatricial definitiva. A abscedação é solapante, progressiva e a fistulização se faz em longos trajetos. Alguns autores a consideram complicação ou sequela de tinhas tricofíticas do couro cabeludo.

O *Trichophyton tonsurans* e o *Trichophyton violaceum* são fungos que, com frequência, causam tinhas no couro cabeludo. Os pelos infectados por esses fungos não fluorescem sob a lâmpada de Wood.

O diagnóstico diferencial é feito com alopecia areata, tricotilomania, psoríase, dermatite seborreica e foliculites do couro cabeludo.

Tinha favosa

Afecção crônica do couro cabeludo, grave, de difícil tratamento; com frequência, leva à alopecia definitiva. É rara no Brasil.

Apresenta-se como placa geralmente única, com quadro inflamatório do couro cabeludo apresentando pequenas crateras, denominadas "godet, scutula e/ou escudete", de onde emergem os pelos; estes são, em geral, secos, sem brilho e acinzentados. O quadro é crônico e o processo inflamatório pode levar à alopecia cicatricial e definitiva. O cheiro das placas é comparável ao de um "ninho de ratos".

O agente etiológico é o *Trichophyton schoenleinii.* Não há tendência de cura na puberdade. Tem caráter epidêmico e é muito contagiosa, ocorrendo em pequenas comunidades rurais e ambientes promíscuos.

O diagnóstico diferencial é feito com pseudopelada de Broch, lúpus eritematoso do couro cabeludo, líquen plano pilar e cicatrizes traumáticas.

Diagnóstico laboratorial

Na prática, o exame direto dos pelos descorados pela potassa é suficiente para a confirmação diagnóstica.

Para a identificação do gênero e da espécie, o procedimento é a cultura no meio de Sabouraud com a complementação de microcultura em lâminas. O exame pela lâmpada de Wood é de grande auxílio no diagnóstico e a positividade é dada pela fluorescência esverdeada nos pelos.

Tratamento

O tratamento das tinhas do couro cabeludo é sistêmico, sendo a griseofulvina o agente de escolha em razão da tolerância nas crianças, efetividade e baixo custo. É administrada nas doses de 10 a 20 mg/kg/dia na forma de xarope, em 2 doses após as refeições por ser lipossolúvel. O tempo de tratamento varia com a evolução clínica, em média de 40 a 50 dias.

Os efeitos colaterais mais frequentes são náuseas, vômitos, cefaleia, urticária, eritema polimorfo e fotossensibilidade, com aumento da sensibilidade ao sol, traduzida por eritema solar mais intenso e, em casos mais graves, quadros de porfiria cutânea tardia.

Os imidazólicos podem ser usados nas doses equivalentes para o adulto de 200 mg/dia. A duração do tratamento é semelhante ao da griseofulvina.

Os efeitos colaterais são cefaleia, vômitos, sonolência, gastrite e, mais raramente, hepatite tóxica.

A terbinafina pode ser ministrada na dose equivalente para um adulto de 250 mg/dia. Crianças de 2 a 6 anos, meio comprimido de 125 mg/dia e crianças de 6 a 12 anos, 125 mg/dia. Os efeitos colaterais mais frequentes são gastrointestinais, mal-estar, cefaleia e quadros cutâneos.

Tinha da barba – *tinea barbae*

Forma rara de dermatofitose. Clinicamente, há: o tipo inflamatório com eritema, edema e pústulas; o tipo herpes circinado com lesões eritematovesiculosas anulares que, na evolução, apresentam descamação central, com maior atividade nas bordas; e o tipo sicosiforme, com lesões foliculares, alopecia e crostas. As lesões lembram a sicose bacteriana da barba.

O diagnóstico diferencial é feito com foliculites bacterianas, em especial a sicose estafilocócica, a alopecia areata, a foliculite e o lúpus eritematoso discoide.

Tinha da pele glabra – tinha do corpo ou *tinea corporis*

Apresentam-se como lesões eritêmato-pápulo-vesicoescamosas circulares de tamanhos variados, que podem confluir formando grandes placas de contornos irregulares circinados.

O eritema é de intensidade variável, de vermelho vivo ao rosa-pálido.

Clinicamente, há: forma vesiculosa, também denominada herpes tricofítico, em que predominam pequenas vesículas na borda das lesões e crostas sero-hemorrágicas; forma anular ou circinada, eritema descamativa, com expansão centrífuga e cura central; e forma em placas com predomínio do eritema e da descamação.

No diagnóstico diferencial, salientam-se as lesões eritematoescamativas, como psoríase, pitiríase rosea de Gilbert e dermatite seborreica figurada, além dos eczemas e da sífilis.

Tinha crural - *tinea cruris*

Muito frequente, predomina nos adultos do sexo masculino, atinge preferencialmente a região crural, geralmente bilateral, podendo expandir-se para o períneo e as nádegas; essa forma é denominada tinha em calção. A tinha crural é pruriginosa, de evolução crônica, com períodos de agudização quando surgem vesículas acompanhadas de eritema.

Nos processos de duração mais arrastada, ocorrem áreas de liquenificação, geralmente placas de tamanhos variados e hipercrômicas. As bordas são bem delimitadas com aspecto circinado.

O diagnóstico diferencial deve ser feito com eritrasma, intertrigo seborreico, candidose e dermatite de contato.

Tinha das mãos e dos pés - *tinea manum* e *tinea pedis*

A primeira é rara com a formação de placas eritematodescamativas, circinadas, que atingem preferencialmente o dorso das mãos.

A tinha dos pés é muito frequente, também denominada "pé de atleta" ou, popularmente, frieira. Várias formas clínicas são descritas. A mais comum é a interdigital, com maceração, por vezes fissuração acompanhada de prurido de intensidade variável. Outras formas são as escamosas, em que predominam lesões eritematoescamosas e descamativas. Têm evolução crônica, podendo ocorrer agudização com formação de vesículas.

As lesões podem ser a porta de entrada para infecções bacterianas, como a erisipela.

Na tinha de mão, o diagnóstico diferencial principal é a dermatite de contato, como também na tinha do pé, além de candidose, calosidade interdigital, maceração pela hiperidrose e psoríase.

Tinha das unhas - *tinea unguium* - onicomicoses

Infecção das unhas por dermatófitos, habitualmente, se inicia pela borda livre da unha ou pelas bordas periungueais, progredindo de forma lenta na direção da matriz.

A unha perde o brilho, tornando-se de cor branca-amarelada, lembrando marfim velho. Há aumento da espessura da unha, paquioníquia, com acúmulo de material córneo subungueal e as unhas tornam-se frágeis e quebradiças.

Pode atingir uma ou várias unhas da mão e dos pés, mais frequente nas unhas do hálux.

O diagnóstico diferencial é feito com psoríase, líquen plano, oníquias secundárias, eczemas, processos periungueais e paroníquia por *Candida*.

No Quadro 2, podem-se observar os fatores predisponentes para a tinha interdigital (pé de atleta) e para as onicomicoses.

Diagnóstico laboratorial

Nas tinhas do couro cabeludo, os pelos são coletados com pinça, clarificados pela potassa a 30%; o exame positivo é suficiente para o diagnóstico.

O exame pela lâmpada de Wood é de grande auxílio no diagnóstico e a positividade é dada pela fluorescência esverdeada nos pelos.

O diagnóstico das demais tinhas é feito pelo encontro do fungo, coletando-se o material das lesões, de preferência nas bordas, onde há maior atividade da doença.

As escamas são obtidas pela raspagem e clarificadas pelo hidróxido de potássio a 30%.

Nas onicomicoses, a coleta do material da unha deve ser feita procurando-se coletar o mais próximo da matriz. O procedimento deve ser suportável pelo doente.

A cultura em meio de Sabouraud e o cultivo em lâmina são usados na identificação do gênero e da espécie dos dermatófitos, não sendo usados na prática diária. O tratamento das dermatofitoses varia conforme a forma clínica e especialmente quanto à extensão da infecção fúngica.

Tratamento geral das dermatofitoses

Fase aguda

1. Repouso, principalmente pacientes com infecção secundária com celulite ou linfangite.

Quadro 2. Fatores predisponentes para as dermatofitoses interdigitais nos pés e unhas
Distúrbios circulatórios (insuficiência venosa crônica, doença arterial periférica)
Linfedema nas extremidades
Mau alinhamento dos pés, incluindo hálux valgo e outros
Psoríase vulgar e ungueal
Deformidades da unha dos pés ou onicodistrofia (p. ex., trauma)
Diabete melito
Ictiose vulgar
Microtraumas do leito ungueal e das unhas em virtude de atividades esportivas (corrida, jogging, maratona, futebol)
Transpiração excessiva e hiper-hidrose nos pés
Imunossupressão (HIV/aids)
Pacientes com trissomia do cromossomo 21

2. Redução da infecção piogênica antes de empregar fungicidas ou substâncias fungistáticas mais fortes, isto é, não piorar irritações em peles já irritadas.

3. Compressas ou banhos dos pés (partes mais afetadas): solução de permanganato de potássio a 1/40.000; solução de borato de sódio a 1/1.000.

4. Combatida a inflamação aguda – que geralmente se acompanha de infecção piogênica bacteriana secundária – pode-se, então, aplicar fungicidas nos espaços interdigitais, loções e cremes.

Fase subaguda

1. Evitar os fungicidas enérgicos.
2. Empregar cremes antifúngicos e antibióticos tópicos, como neomicina, garamicina e/ou bacitracina.

Fase crônica

Nas lesões de hiperceratose, empregar agentes antifúngicos juntamente com cremes ou pomadas, associadas com ureia 20 a 30% e/ou ácido salicílico.

Tratamento tópico das micoses superficiais

1. Isoconazol – 2 vezes/dia, creme, solução e *spray*.
2. Cetoconazol – 2 vezes/dia, creme e xampu.
3. Miconazol – 2 vezes/dia, gel e solução.
4. Tolciclato – 2 vezes/dia, creme e solução a 1%.
5. Clotrimazol – 2 vezes/dia, creme e *spray* de 0,l g/g.
6. Bifonazol – a 1%, 1 vez/dia, creme e *spray*.
7. Ciclopiroxolamina – 2 vezes/dia, creme.
8. Terbinafina – 2 vezes/dia, creme.

Em relação ao tratamento tópico com antifúngicos, estudos de revisão sistemática da literatura demonstram que estes agentes são efetivos e seguros. No entanto, não se pode concluir sobre a superioridade de uma classe de antifúngico tópico sobre a outra. Alguns dados de desfecho de tratamento sustentam que o uso de tratamentos com terbinafina ou naftifina são efetivos, porém a classificação da evidência é em nível baixo. Tratamentos combinados de azólicos com corticosteroides tópicos demonstraram alcançar taxas de cura clínica levemente melhores, baseados em qualidade de evidência muito baixa, porém pode ser justificado pela curta duração do uso destes agentes apenas na presença de inflamação local. Em países pobres, o uso do unguento de Whitfield ou os cremes de azólicos mais antigos são opções de terapêutica.

Tratamento sistêmico

1. Griseofulvina – 20 mg/kg/dia nas refeições. É a medicação de escolhas para a tinha do couro cabeludo.
2. Cetoconazol – crianças, 3 a 4 mg/kg/dia, por 30 a 40 dias.
3. Itraconazol – 100 mg/dia a 200 mg após 12 anos de idade, por 30 a 40 dias.
4. Fluconazol – 2 a 3 mg/kg/dia. Essa medicação deve ser empregada quando não houver substituto e existir risco de morte.
5. Terbinafina – 250 mg/dia, por 30 a 40 dias. Não associar com anti-histamínicos bloqueadores de H2.

Tratamento sistêmico das onicomicoses

1. Terbinafina – 250 mg/dia, por 3 meses. Tratamento descontinuado: 500 mg por 7 dias; suspender por 3 semanas e repetir o tratamento 4 vezes, dependendo da evolução.
2. Itraconazol – 200 mg/dia, após as refeições, por 3 meses. Tratamento descontinuado: 200 a 300 mg/dia, por 7 dias; suspender por 3 semanas, e, dependendo da evolução clínica, aumentar a dose e repetir o tratamento 4 a 5 vezes ou mais, se necessário.
3. Fluconazol – 150 mg, 1 vez/semana.

Tratamento tópico

1. Amorolfina – aplicar 50 mg/mL, 1 vez/semana, após lixar e limpar bem a unha. Pode ser usada isoladamente, em infecções livres, como coadjuvante no tratamento sistêmico e no de manutenção, a fim de evitar recidivas.
2. Ciclopirox olamina – 80 mg/g, aplicação e indicações semelhantes às da amorolfina.

Otomicoses

As otomicoses constituem manifestações relativamente frequentes na prática médica.

A sintomatologia apresentada pelos doentes portadores de otomicose pode ser a mais diversa.

Em assintomáticos, com sintomas discretos e casualmente ao exame otoscópico, observam-se pequenas formações aderentes à membrana do tímpano ou à pele do conduto auditivo externo; às vezes, essas formações se dispõem sob a forma de lâminas penugentas.

Nos casos sintomáticos mais frequentes, o paciente procura o especialista queixando-se de surdez parcial ou total, prurido com fenômenos dolorosos, zumbido, sensação de entupimento do ouvido (como se estivesse cheio de água e/ou otorreia). A membrana do tímpano apresenta-se avermelhada, coberta por depósito branco pulverulento, o qual, aumentando gradativamente, chega a cobrir a face externa da membrana. Nessa membrana, são encontrados numerosos esporos e filamentos micelianos do fungo, de tal modo que, retirada a lâmina, a olho nu, pode-se observar o aspecto penugento. O terço interno do conduto auditivo externo recobre-se igualmente de pequenos pontos branco-amarelados, e, se a secreção serosa que escorre pelo conduto for abundante, eles se destacam, sendo encontrados no líquido da otorreia. Esses pequenos pontos, assim como a membrana do tímpano, podem ser eliminados à custa de pequenas manobras cirúrgicas, e os sintomas atenuam-se, podendo mesmo desaparecer. As recidivas são, no entanto, bastante frequentes.

Os fungos mais encontrados como agentes de otomicoses pertencem ao gênero *Aspergillus*, grupos *flavus, niger* e *fumigatus*, e outros fungos, como *Penicillium, Scopulariopsi, Mucor, Rhizopus* e *Candida.*

O tratamento é feito com antifúngicos locais e, nos casos mais graves, tratamento sistêmico.

Piedra

Há dois tipos fundamentais de piedra: a branca e a preta. Ambas são distintas não só pelos agentes etiológicos, mas também pela distribuição geográfica e epidemiológica. Em ambas, somente a porção extrafolicular dos pelos é atacada.

A piedra branca parece ser afecção de vasta distribuição geográfica; é cosmopolita, ao passo que a piedra preta é observada em regiões tropicais da América do Sul e no Brasil, na região amazônica.

Piedra branca

A piedra branca aparece sob a forma de nódulos brancos de consistência geralmente mole, localizados na porção extrafolicular dos pelos púbicos, perianais, escrotais, axilares, na barba e no bigode.

O agente etiológico é o *Trichosporon beigelii*, uma levedura blasto-artrosporada. É um fungo oportunista por excelência, podendo também causar lesões superficiais ou sistêmicas, estas últimas, geralmente em pacientes imunocomprometidos.

Piedra preta

A piedra preta ou "tricomicose dos estudantes" é uma infecção de natureza fúngica, que ataca principalmente os pelos do couro cabeludo. É benigna, mas muito contagiosa e de fácil propagação.

Caracteriza-se pelo aparecimento, nos pelos, de pequenos nódulos de coloração preta ou marrom, de consistência dura, fortemente aderentes, dando a sensação de pequenas pedras quando se passa o pente fino.

O agente etiológico é a *Piedraia hortae*, diagnosticado pelo exame direto e pela cultura.

Tratamento

Os nódulos da piedra preta, geralmente localizados nos cabelos, devem ser tratados com o corte dos fios e a aplicação local de loções à base de antimicóticos. Xampus são também indicados.

Nos casos de piedra branca, geralmente de localização púbica, indica-se a raspagem dos pelos ou a remoção dos nódulos com pente fino. Essa forma de piedra vem sendo descrita, com relativa frequência, nos pelos escrotais e perianais dos portadores de aids.

Pitiríase versicolor

A pitiríase versicolor ou tinha versicolor é uma dermatomicose superficial muito frequente, caracterizada pelo aparecimento de manchas bem delimitadas, de coloração variável, localizadas, principalmente, no pescoço, tronco e abdome. As lesões podem ser lisas ou levemente descamativas.

A transpiração abundante favorece o aparecimento da pitiríase versicolor. É possível que condições químicas e físico-químicas da pele favoreçam a implantação e a proliferação do fungo nas lesões.

As manchas da pitiríase versicolor são geralmente de coloração amarelada, parda, cor café-com-leite ou mesmo eritematosa. Raspando as lesões com a unha, nota-se ligeira descamação que constitui o chamado "sinal de Besnier" ou "sinal de unhada". A descamação, na pitiríase versicolor, pode ser observada também pelo estiramento da pele (sinal de Zireli).

A doença não apresenta, em geral, quaisquer sintomas, porém, podem ocorrer queixas de prurido.

Diversas formas clínicas dessa dermatomicose podem ser observadas, como a pitiríase versicolor folicular, a forma generalizada das regiões inguinais, da face e do couro cabeludo.

A comprovação diagnóstica é feita pelo raspado das lesões descoradas com as escamas com KOH a 10%, com fita adesiva transparente, que é aplicada sobre a lesão e retirada após alguns minutos ou pela fluorescência à lâmpada de Wood.

Tratamento

Tratamento tópico

1. Sulfeto de selênio a 5%, aplicar 1 vez/dia após o banho; deixar no corpo, inclusive no couro cabeludo, por 2 a 3 minutos e enxaguar. O tratamento local deverá ser feito 1 vez/semana, para prevenir as recidivas.
2. Ácido salicílico – 2 a 5%, mais enxofre pp 7% em álcool etílico 96°GL, 2 vezes/dia.
3. Sulfacetamida sódica – a 12%, 60 mL + 12 mL de propilenoglicol em 120 mL de água destilada. Aplicar em todo o corpo, inclusive na região da nuca.
4. Hipossulfito de sódio – solução aquosa a 400/0. Aplicar com uma toalha macia.
5. Banho com bucha – esfregar com sabonete comum durante o banho. É indicado quando há poucas lesões ou na prevenção das recidivas.

Tratamento sistêmico

1. Cetoconazol – 4 a 5 mg/kg/dia por 5 a 10 dias.
2. Itraconazol – nos indivíduos maiores de 12 anos, 100 a 200 mg/dia, por 5 dias.

Doenças cutâneas clássicas causadas pelas leveduras do gênero *Malassezia* incluem a pitiríase versicolor (PV) e a foliculite pitirospórica ou por *Malassezia*. Além disso, a *Malassezia* está envolvida na dermatite seborreica e na caspa, de forma que antifúngicos tópicos são efetivos no tratamento de ambas as afecções, e a melhora destas doenças se correlaciona com a redução do fungo na pele. Permanece ainda inexplicada a alta frequência de dermatite seborreica em doentes com aids e entre pacientes com doença de Parkinson. A *Malassezia* também tem sido associada com psoríase, papilomatose reticulada e confluente de Gougerot e Carteaud e dermatite atópica. Além disso, um problema médico emergente é constituído pelas infecções da corrente sanguínea causadas por espécies de *Malassezia*, notadamente entre pacientes imunocompro-

Quadro 3. Espécies mais frequentes de *Malassezia* recuperadas da pele aparentemente sadia e condições dermatológicas ou sistêmicas

Condição	Espécies de *Malassezia*
Pele aparentemente sadia	*Malassezia sympodialis* *Malassezia globosa* *Malassezia restricta*
Pitiríase versicolor	*Malassezia globosa* *Malassezia sympodialis*
Dermatite seborreica	*Malassezia restricta* *Malassezia globosa*
Dermatite atópica	*Malassezia sympodialis* *Malassezia globosa* *Malassezia restricta* *Malassezia furfur* *Malassezia obtusa* *Malassezia slooffiae* *Malassezia dermatis*
Infecções na corrente sanguínea	*Malassezia furfur* *Malassezia pachydermatis* *Malassezia sympodialis*

metidos. No Quadro 3, estão listadas as espécies de *Malassezia* mais frequentemente encontradas como comensais e agentes infecciosos em humanos.

Dermatofitides

Uma infecção fúngica ou em casos crônicos de dermatofitose pode ocorrer em diferentes partes do corpo, porém são mais frequentes nas mãos, manifestações alérgicas denominadas dermatofitides ou micides. São erupções que clinicamente se apresentam nas formas papulosa, folicular, liquenoide, vesiculosa e/ou bolhosa. Nas mãos e nos pés, predomina o aspecto eczematoso, com vesículas profundas, tensas, de conteúdo claro, isoladas ou confluindo formando bolhas.

Atingem preferencialmente as bordas laterais dos dedos, palmas e plantas. Ocorre prurido intenso, podendo infectar-se. Considera-se que a manifestação alérgica seja decorrente da disseminação hematogênica de produtos tóxicos, de natureza fúngica, na pele previamente sensibilizada. As dermatofitides englobam no seu conjunto favides, microsporides, tricofítides e levedurides.

Para se caracterizar uma lesão de dermatofitides, é necessário que os seguintes requisitos sejam preenchidos:

- Demonstração do fungo no foco primário.
- Irritação do foco primário por medicação mal orientada, atrito e fricções fortes.
- Reação intradérmica a tricofitina positiva, demonstrando hipersensibilidade cutânea ao fungo.
- Lesões estéreis nas lesões eczematosas.
- Lesões que desaparecem quando se faz o tratamento adequado com a cura do foco primário.

O tratamento é basicamente do foco primário; nos casos mais intensos, corticosteroides via sistêmica. Havendo infecções secundárias, deve ser feito o emprego de antibióticos e soluções antissépticas tópicas.

Candidíases

Candidíases ou candidoses são infecções causadas por microrganismos pertencentes ao gênero *Candida*, leveduras oportunistas que podem provocar infecções agudas ou crônicas.

A candidíase tem como agentes várias espécies de *Candida*, com distribuição mundial.

Candida albicans é o agente etiológico mais frequentemente isolado, mas outras espécies, como *Candida parapsilosis*, *Candida tropicalis*, *Candida guilliermondii* e *Candida krusei*, vêm apresentando aumento da frequência.

A *Candida albicans* faz parte da microbiota endógena, isolada em indivíduos sadios, na pele, no tubo gastrointestinal, nas mucosas vulvar e bucal e no trato urinário. Outras espécies do gênero *Candida* são também oportunistas, saprófitas e, na natureza, são encontradas em vários substratos, como plantas e vegetais em decomposição e no solo.

Quadro clínico

O quadro clínico é variado e depende de vários fatores, em especial os predisponentes, a virulência da levedura e do estado imunológico do hospedeiro mediado por moduladores, linfócitos T, a ação fagocitária dos neutrófilos e a inibição pelo soro de indivíduos normais, da floculação da *Candida* em cultura e pela presença de IgG específica.

Candidose cutânea

Ocorre com mais frequência nos interdígitos de mãos e pés, dobras inguinais, axilas e sulco inframamário. As lesões são geralmente eritematosas, úmidas e vesicoeritematosas, que se rompem e produzem ulcerações que podem ser cobertas por secreção esbranquiçada. As formas crônicas eritematodescamativas são pruriginosas.

Na dermatite de fraldas, a *Candida* está frequentemente associada, agravando o quadro eczematoso. As lesões são eritematosas, secretantes com exulcerações e, às vezes, vesiculosas, cobertas com um induto esbranquiçado mais intenso nas dobras.

O recém-nascido desnutrido ou com doença caquetizante pode apresentar levedurose cutânea generalizada, formas secas ou vesiculosas. Segundo alguns autores, já no nascimento podem ocorrer lesões difusas, maculosas, papulosas, vesiculosas e pustulosas, por contaminação vaginal.

O diagnóstico diferencial é feito com tinhas por dermatófitos, dermatite de contato e dermatite seborreica.

Paroníquia

São lesões das bordas ungueais eritematoedematosas que atingem principalmente os dedos das mãos. Os fatores locais predisponentes são a maceração repetida pela imersão dos dedos em água ou a oclusão mecânica.

É frequente em donas de casa, faxineiras, cozinheiras, auxiliares de cozinha e indivíduos que, pelas condições de trabalho, manipulam sabões e água. Ocorre mais raramente em indivíduos obcecados pela higiene das mãos. A remoção da cutícula ao fazer as unhas habitualmente é porta de entrada da infecção. O quadro de candidose é frequentemente agravado por infecções bacterianas.

O diagnóstico diferencial é feito com paroníquia bacteriana, química e panariço herpético.

Candidose das mucosas

Várias formas são descritas, conforme segue.

Estomatite cremosa

Lesões isoladas ou em placas eritematosas puntiformes, cobertas por induto esbranquiçado simulando uma pseudomembrana. Nos indivíduos debilitados, caquéticos ou submetidos a tratamento com antibióticos, corticosteroides e imunossupressores, os fungos se colonizam na mucosa, podendo passar a ter atividade patogênica.

O diagnóstico diferencial é feito com restos de alimentos, principalmente de leite, sinal de Koplik e aftas.

Balanite

Lesões eritematosas, eritematoerosivas ou eritematodescamativas, em geral cobertas, com intensidade variada, por induto esbranquiçado no sulco balanoprepucial e na glande, podendo ser mais extensa nos casos mais graves. Prurido e ardor são sintomas predominantes.

A balanite geralmente ocorre por fatores locais, como umidade, dermatite seborreica, má higiene, fimose e emprego de corticosteroides fluorados tópicos por longos períodos.

Fatores desencadeantes sistêmicos são diabete, uso prolongado de corticosteroides e antibióticos, obesidade e contaminação sexual.

O diagnóstico diferencial é feito com dermatite de contato, herpes simples, erupção a drogas, líquen escleroso e atrófico e balanite xerótica.

Vulvovaginite

Manifesta-se com leucorreia e placas cobertas por secreção esbranquiçada que, removida, deixa exulcerações avermelhadas. Os principais fatores agravantes das vulvovaginites são: gravidez, uso de anticoncepcionais, corticosteroides sistêmicos e antibióticos, diabete e fatores predisponentes locais, como má higiene e uso prolongado de corticosteroides fluorados tópicos.

O diagnóstico diferencial é feito com irritação traumática, dermatite de contato, vulvites e/ou vulvovaginites por outros agentes infecciosos.

Queilite blastomicética ou estomatite angular

É mais frequente nos idosos. A queda da musculatura facial e o fotoenvelhecimento propiciam condições anatômicas para a saliva escorrer pela comissura labial, provocando irritação e criando condições para a instalação da infecção pela levedura. As lesões são dolorosas, erosadas e fissuradas, cobertas por secreção esbranquiçada ou purulenta.

O diagnóstico diferencial é feito com ferimentos traumáticos, herpes simples e dermatite de contato.

Glossite

Na língua, surgem lesões eritematosas, ulceradas e dolorosas. A *Candida* aparece em consequência de fatores locais (como o fumo) e fatores sistêmicos, como avitaminoses, uso prolongado de antibióticos e corticosteroides, imunossupressores e HIV. Uma das causas do aumento da virulência da levedura no HIV é a protease aspártica.

O diagnóstico diferencial é feito com glossite inflamatória, desnutrição, pelagra, irritação química, glossite losângica mediana, língua geográfica e língua fissurada.

Candidose mucocutânea crônica

Doença heredo-familiar ou adquirida, em que predominam clinicamente estomatite, paroníquia, glossites e placas leucoplásicas nas mucosas. Posteriormente, observam-se pápulas e nódulos hiperqueratósicos, muitos deles no couro cabeludo, com aspecto de cornos cutâneos. Na forma hereditária, há defeitos imunológicos de base, enquanto na forma adquirida estão associados a endocrinopatias, HIV, diabete, linfomas e tumores malignos.

Outras formas de candidíase

As leveduras do gênero *Candida* podem ser também agentes patógenos de faringites, amigdalites, gastrites, intestinal (síndrome da embriaguez), ceratites, uretrites, otites e quadros pulmonares. Nesses casos, investigar diabete, outras endocrinopatias, linfomas, uso prolongado de corticosteroides e antibióticos, imunodepressão adquirida ou induzida, processos malignos, pós-quadros hemorrágicos e anemia ferropriva graves.

Diagnóstico laboratorial

O exame direto da pele, unhas, exsudatos e secreções pode ser com KOH a 20% e corados pelo PAS, Grocott e/ou Gram, assim como podem ser feitas as biópsias de tecidos. Nos preparados, identificam-se aglomerados de células leveduriformes (blastoconídios), globosos ou ovais de parede lisa e pseudo-hifas ramificadas.

O cultivo deve ser feito e em ágar-Sabouraud + cloranfenicol, o isolamento em CHROMAgarCandida e o cultivo em lâmina com ágar-fubá + Tween 80. A temperatura de incubação varia de 25 a 37°C.

Tratamento

Medidas gerais

Corrigir, principalmente, os fatores predisponentes ou atenuá-los. Entre os fatores locais, estão a maceração, a umidade, os agentes irritantes, como urina e fezes, o fumo e as alterações anatômicas (queilite angular). Entre os fatores sistêmicos mais frequentes, estão doenças endócrinas, principalmente diabete, imunossupressão, leucopenias, neoplasias, hemorragias, gravidez, prematuridade, obesidade, caquexia e uso prolongado de corticosteroides, antibióticos, anovulatórios e agentes citotóxicos.

1. Nistatina – apresentação em cremes, soluções, óvulos vaginais e comprimidos. Não é absorvida pelas mucosas. Pastilhas de 400.000 UI e 500.000 UI; e solução oral de 100.000 UI/mL. Apresentação em creme e óvulos de 100.000 U. Creme de 25.000 mg/g e 100.000 UI/g; e suspensão oral de 100.000 UI/mL; comp. de 500.000 UI; suspensão oral de 100.000 UI/mL; pastilhas de 400.000 UI e 500.000 UI; e solução oral de 100.000 UI/mL.
2. Imidazólicos na forma de cremes, óvulos e comprimidos.
   - Cetoconazol – creme e comprimidos.
   - Isoconazol – creme e *spray*.
   - Miconazol – creme vaginal, com aplicador, de 20 mg/g; loção de 20 mg/mL; e creme de 20 mg/g e 30 mg/g.
   - Fluconazol – tratamento das candidoses graves, 200 a 400 mg/dia, para adultos; crianças, 3 mg/kg/dia a 6 mg/kg/dia.
   - No diabete, o tratamento com imidazólicos e hipoglicemiantes pode causar hipoglicemia. Associados à ciclosporina e à fenitoína, aumentam a concentração desses agentes. A rifampicina diminui a concentração do fluconazol.
3. Ácido rinoleico a 3% e oxiquinoleína a 0,5% em água destilada, aplicados na vagina 2 vezes/dia, nas vulvovaginites.
4. Soluções antissépticas como água boricada a 3% e/ou solução de Burrow 1:40, 3 a 4 vezes/dia. Aplicar em compressas ou lavar localmente. Indicação no intertrigo candidiásico e na paroníquia, 3 a 4 vezes/dia.

Intertrigo candidiásico

1. Timol a 4% em clorofórmio – na paroníquia, 2 a 3 vezes/dia.
2. Bicarbonato de sódio – solução alcalina, na concentração de 2% em água. Aplicar na estomatite cremosa (sapinho).
3. Solução de borato de sódio – 0,5 a 2 g + glicerina 15 mL + água destilada 15 mL. Nos casos graves, como candidose da faringe e do esôfago, dar 1 mL, em lactentes antes da mamada.
4. Solução de biborato de sódio – 20 g + clorato de potássio 15 g + carbonato ácido de sódio 5 g + lidocaína 0,5 g. Aplicar a solução, com cotonete, antes da mamada. Apresentação – manipulação.
5. Anfotericina B solução – concentração de 80 mg/mL, na candidose da boca resistente a outros tratamentos. A aplicação local deve ser feita com cotonete.

Candidoses graves

1. Anfotericina B – de 0,5 a 1 mg/kg/dia, IV. Iniciar com 25 mg e, após 2 ou 3 aplicações, a dose máxima diária para adultos passa a ser de 50 mg; e, para crianças, de 25 mg/kg/dia.
2. Anfotericina B suspensão coloidal (ABCD) – 2 mg infindido IV em 10 minutos, dose de teste. Dose usual de 1 mg/kg/dia, podendo ser elevada até 3 mg/kg/dia.
3. Anfotericina B + complexo lipídico (ABCL) – 5 mg/kg IV. A infusão deve ser de 2,5 mg/kg/h. ABCL, anfotericina mais completo de fosfolípides, tem a mesma atividade terapêutica do anfotericina B, com menor risco de comprometimento renal, pela menor concentração no rim.
4. Anfotericina B lipossomal – 1 mg/kg IV, correr em 30 a 60 minutos. A dose pode ser ajustada até 3 mg/kg. A concentração plasmática é 6 a 10 vezes maior do que anfotericina B convencional e a renal; em animais, é 5 a 6 vezes mais baixa. Os doentes tratados com anfotericina devem ser monitorados, especialmente sua função renal e cardíaca.
5. Vitaminas – em crianças com candidose, suplementar a alimentação com vitaminas habituais para a idade, mais ferro 200 mg, 3 vezes/dia, vitamina A, 10.000 UI diariamente e piridoxina, 10 mg, 3 vezes/dia.

Eritrasma

Afecção cutânea causada por um actinomiceto, *Corynebacteriem minutissimum*, que cresce em aerobiose em meio sólido com ágar a 2%.

São máculas eritematodescamativas, discretamente eritematosas, que se tornam marrom-claras, atingindo zonas interdigitais, axilas, região inguinal, interdígitos dos pés e, em casos mais extensos, tórax e abdome. Não apresenta sintomas, a não ser ligeiro prurido.

O diagnóstico laboratorial é feito pela lâmpada de Wood, em que se observa fluorescência vermelho-coral produzida por porfirinas. No exame direto do raspado da lesão corado pelo Gram, observam-se formas bacilares e cocoides.

O diagnóstico diferencial é feito com dermatite seborreica, tinha crural e dermatite de contato. Nos interdígitos dos pés, com tinha e candidose.

O tratamento é o uso de pomadas e/ou antibióticos com a clindamicina e eritromicina. Nos casos extensos, eritromicina 1 g/dia por 5 a 7 dias.

Tricomicose nodular axilar

Afecção dos pelos axilares e, raramente, púbicos, sob a forma de nódulos pouco aderentes em indivíduos que apresentam sudorese abundante. Causada pelo *Corynebacterim tenuis* que, ao exame microscópio dos nódulos parasitários, apresenta formações micelianas, curtas e entrelaçadas envoltas por uma substância amorfa. Três formas clínicas, conforme a coloração dos nódulos, são observadas: *flava*, *rubra* e *nigra*. Pode apresentar sudorese ligeiramente colorida e bromidrose.

O tratamento é feito com raspagem dos pelos da axila ou aplicação de antifúngicos locais na forma de soluções.

Referências bibliográficas

1. Ballor JA, Faulds D. Terbineline. Drugs. 1992;43:259-84.
2. Bechelli LM, Curban GV. Compendio de dermatologia. 41.ed. São Paulo: Atheneu, 1975.
3. Costa RO. Onicomicoses. An Bras Dermatol. 1989;64(sup 1):93-96.
4. Lacaz CS, Porto E, Martins JEC, Heins-Viccari EM, Melo NT. Tratado de micologia médica Lacaz. São Paulo: Sarvier, 2002.
5. Lacaz CS, Porto E, Martins JEC. Micologia médica. 82.ed. rev. amp. São Paulo: Sarvier, 1992.
6. Martins JEC, Melo NTM, Heins-Viccari EM. Atlas de micologia médica. Barueri: Manole, 2005.
7. Martins JEC, Paschoal LHC. Dermatologia terapêutica. São Paulo: Martins & Lacaz, 2002.
8. Nenoff P, Kruger C, Ginter-Hanselmayer G, Tietz H-J. Mycology – an update. Part 1: Dermatomycoses: causative agents, epidemiology and pathogenesis. J Dtsch Dermatol Ges. 2014;12(3):188-209.
9. Pedrosa AF, Lisboa C, Rodrigues AG. Malassezia infections: a medical conundrum. J Am Acad Dermatol. 2014;71:170-6.
10. Sampaio SAP, Castro RM, Rivitti EA. Dermatologia básica. 3.ed. São Paulo: Artes Médicas, 1998.
11. van Zuuren EJ, Fedrowicz Z, El-Gohary M. Evidence-based topical treatments for tinea cruris and tinea corporis: a summary of a Cochrane systematic review. Br J Dermatol. 2015;172(3):616-41.

Leishmaniose Tegumentar Americana

11

Vitor Manoel Silva dos Reis

SUMÁRIO

Definição

Doença infecciosa cutâneo-mucosa causada por protozoários do gênero *Leishmania*, crônica, não contagiosa, transmitida por insetos flebotomíneos, que, além de pele e mucosas, eventualmente afeta cartilagens. Neste capítulo, não será discutida a leishmaniose visceral.

Epidemiologia

Acomete mais homens que mulheres e mais adultos que crianças. Estima-se a prevalência no mundo de 12 milhões de casos. Cerca de 90% dos casos de leishmaniose cutâneo-mucosa ocorrem no Brasil, na Bolívia e no Peru, e cerca de 90% dos casos de leishmaniose cutânea ocorrem no Brasil, no Irã, no Afeganistão, no Peru, na Arábia Saudita e na Síria, é conhecida, no continente americano, como leishmaniose tegumentar americana (LTA).

Por ser uma zoonose primária de mamíferos silvestres como roedores, marsupiais, edentados e primatas, o homem adquire a LTA ao entrar em contato com áreas florestais onde ocorrem onzootias pelas *Leishmanias*. No Brasil, onde todos os Estados apresentam registro de casos de LTA, isso pode ocorrer em florestas como a Amazônica, em focos remanescentes de mata primária como no Vale do São Francisco, Caratinga (MG) e Viana (ES), ou mesmo em áreas periurbanas, onde animais domésticos são os reservatórios, como na cidade do Rio de Janeiro[1].

A LTA no Brasil está em fase de expansão geográfica, havendo registro de casos de focos antigos e novos casos em áreas novas de garimpo, expansão agrícola com condições ambientais favoráveis à transmissão da doença.

O coeficiente de detecção da doença no Brasil, segundo o Ministério da Saúde, no período de 1980 a 2004, variava de 3,8 a 22,9 casos por 100.000 habitantes[2].

Fontes de infecção

Já foram descritas infecções em animais e vários foram descritos como reservatórios, principalmente animais domésticos como cães, equinos e muares. Na Amazônia, há alguns reservatórios mamíferos selvagens, como a preguiça real (*Choloeps didactilus*), o tamanduá *(Tamanduá tetradactyla)*, a mucura ou gambá (*Didelphis marsupialis*) e roedores selvagens.

Agentes causais

No Brasil, há 6 espécies de *Leishmanias* envolvidas na etiologia da LTA, uma com subgênero *Leishmania* e 5 com subgênero *Viannia*[1,3].

L. (Leishmania) amazonensis

Distribui-se pela Amazônia em florestas primárias e secundárias tipo várzea e igapó nos estados do Amazonas, Pará, Rondônia e sudoeste do Maranhão (Amazônia), e também nos estados da Bahia, Minas Gerais e Goiás. Também é descrita na Colômbia, Paraguai, Bolívia e Guiana Francesa. Recentemente, foram descritos casos em Mato Grosso do Sul, cuja variedade clínica não era tegumentar difusa, com a qual esta espécie é relacionada[4].

Pode ser responsável por formas cutâneas, cutâneo-mucosas ou com a forma tegumentar difusa.

O principal vetor é a *Lu. flavicutellata*, inseto de hábitos noturnos e pouco antropofílico, e a *Lu. olmeca* no Amazonas e em Rondônia.

L. (Viannia) braziliensis

Distribui-se por todo o Brasil e por vários países da América Central até o sul da América do Sul. Causa a leishmaniose cutânea e cutâneo-mucosa. No Brasil, tem como vetores no sul e no sudeste a *Lu. intermedia*, no nordeste a *Lu. Whitmani* e no norte. Especialmente na serra dos Carajás, o *Psychodopygus wellcomei*, de hábitos diurnos, antropofílico e de maior atividade em épocas de chuva, além de outros insetos que vêm se adaptando a áreas peridomésticas e de redutos de florestas.

L. (Viannia) guyanensis

Distribuição ao norte do rio Amazonas no Brasil (Amazonas, Pará, Roraima e Amapá) e também nas Guianas, Peru, Equador e Venezuela. Causadores em geral de quadros cutâneos com múltiplas lesões. O principal vetor é a *Lu. umbratilis*, que tem o hábito de repousar em árvores, em terra firme e atacam em grupos quando perturbados.

L. (Viannia) lainsoni

Distribui-se pela Amazônia, já tendo sido descrita no Pará e em Rondônia. Tem como vetor a *Lu. ubiquitalis*.

L. (Viannia) naiffi

No Brasil, tem distribuição no Amazonas e no Pará, além da Guiana Francesa. Causa leishmaniose cutânea. Tem como vetores as espécies *Ps. paraensis*, *Ps. ayrosi* e *Ps. squamiventris*.

L. (Viannia) shawi

Relatada no estado do Pará, tem como vetor a *Lu. whitmani*.

As *Leishmanias* apresentam-se sob a forma amastigota nos hospedeiros vertebrados. As formas amastigotas presentes no sangue do animal reservatório, após serem sugadas pelo vetor flebotomíneo, alojam-se nas paredes do intestino do inseto, onde se tornam formas promastigotas, com flagelo, que se reproduzem e vão para o probóscide. A partir desse ponto, por meio de picada, o flebótomo transmite a infecção, inclusive para o homem.

Vetores

Os vetores da LTA são os flebotomíneos, insetos hematófagos da ordem *Díptera*; família *Psychodidae;* subfamília *Phlebotominae.* Os principais vetores na Amazônia são *Lutzomya umbratilis*, *Lutzomya flaviscutellata* e *Psychodopygus wellcomei*; no litoral do Rio de Janeiro, São Paulo e Espírito Santo e nos vales de São Paulo e Paraná, o vetor provavelmente é a *Lutzomya intermédia*[3]. Em Minas Gerais e na Bahia, encontra-se a *Lutzomya whitmani*.

Patogênese

As formas amastigotas ingeridas pelo flebótomo (*Lutzomya*) na picada nos animais infectados, depois de 4 a 7 dias, transformam-se em formas promastigotas.

Após a introdução das formas amastigotas, os parasitas perdem o flagelo, transformando-se em formas aflageladas.

Clínica

Surge pápula eritematosa, única ou múltipla, 1 a 4 semanas após a inoculação do protozoário pela picada do inseto. Localiza-se em geral em áreas descobertas. Pode haver de início adenopatia ou linfangite. Posteriormente, esta lesão evolui para vesícula, pústula, crosta e úlcera.

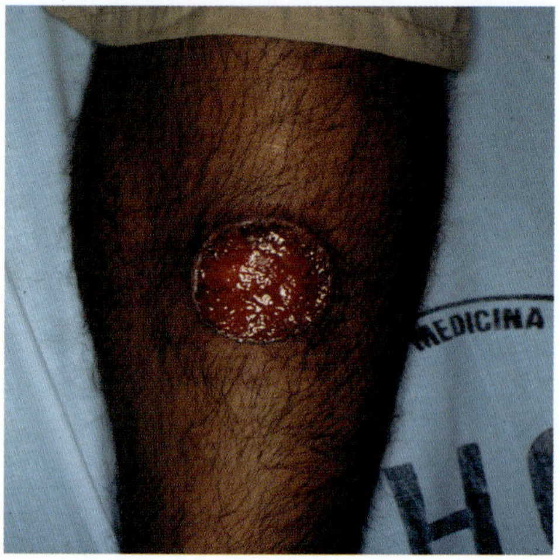

Figura 1. Lesão ulcerada, emoldurada.
Fonte: Divisão de Dermatologia do HCFMUSP.

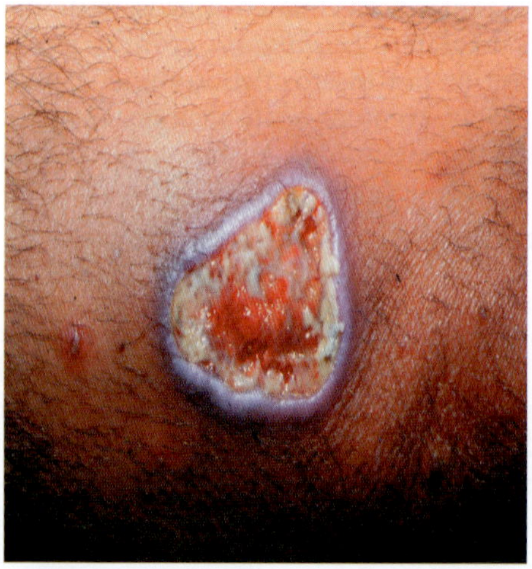

Figura 2. Lesão ulcerada, fundo granuloso e grosseiro.
Fonte: Divisão de Dermatologia do HCFMUSP.

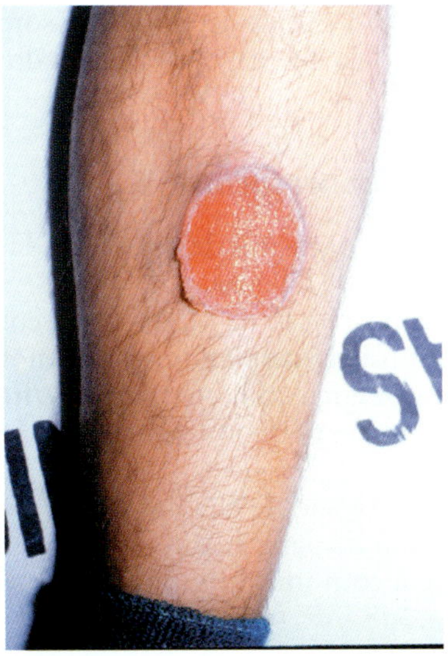

■ **Figura 3.** Lesão ulcerada na perna.
Fonte: Divisão de Dermatologia do HCFMUSP.

Estas úlceras tendem a ficar com as bordas emolduradas, com fundo granuloso grosseiro. Podem cicatrizar ou evoluir para lesões mais infiltradas ou verrucosas.

O surgimento de lesões mucosas, por disseminação hematogênica, ocorre após pelo menos 1 ano.

Inicialmente, ocorre infiltração e edema do septo nasal e áreas contíguas; em seguida, há úlceras e destruição do septo, podendo haver desabamento nasal (nariz de tapir). As lesões podem acometer lábios, palato, gengivas, língua, faringe e laringe.

O quadro clínico da leishmaniose tegumentar difusa (anérgica) causada por infecção da *Leishmania (Leishmania) amazonensis* difere das outras formas clínicas por ter lesões disseminadas, às vezes queloidianas, comumente nas orelhas e sem destruir o septo.

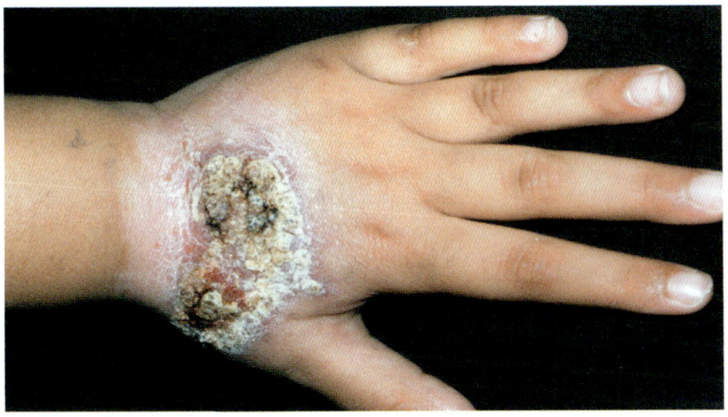

■ **Figura 4.** Úlcera na mão com crostas.
Fonte: Divisão de Dermatologia do HCFMUSP.

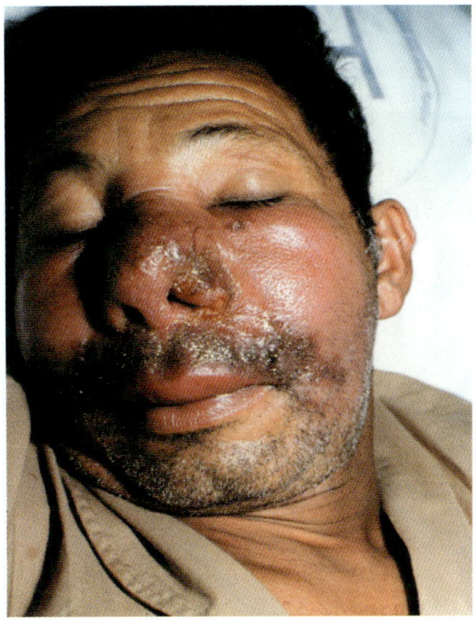

■ **Figura 6.** Infiltração e edema do nariz.
Fonte: Divisão de Dermatologia do HCFMUSP.

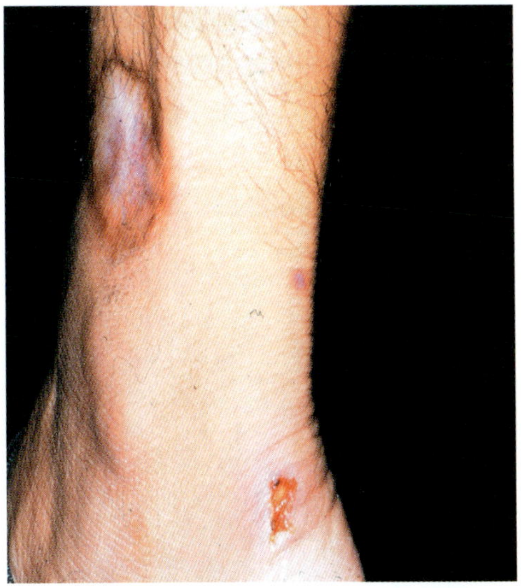

■ **Figura 5.** Lesão residual, atrófica de úlcera.
Fonte: Divisão de Dermatologia do HCFMUSP.

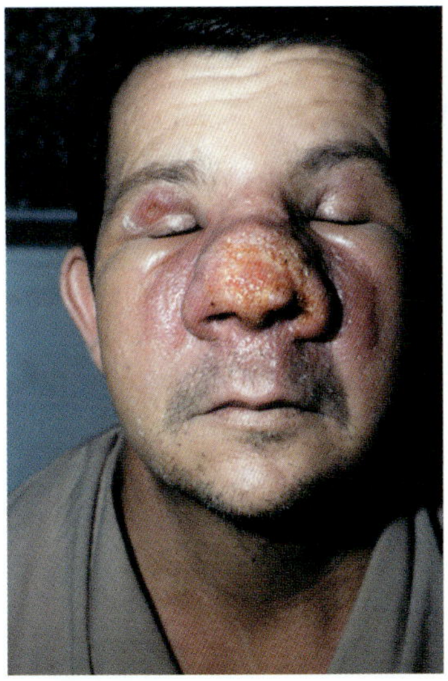

■ **Figura 7.** Ulceração do nariz.
Fonte: Divisão de Dermatologia do HCFMUSP.

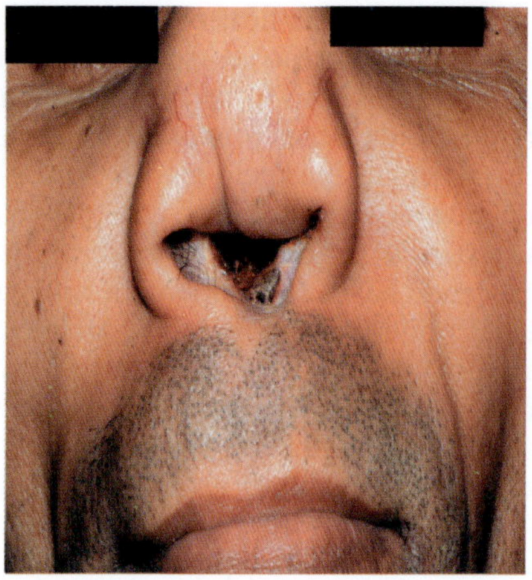

■ **Figura 8.** Destruição do septo nasal com desabamento (tapir).
Fonte: Divisão de Dermatologia do HCFMUSP.

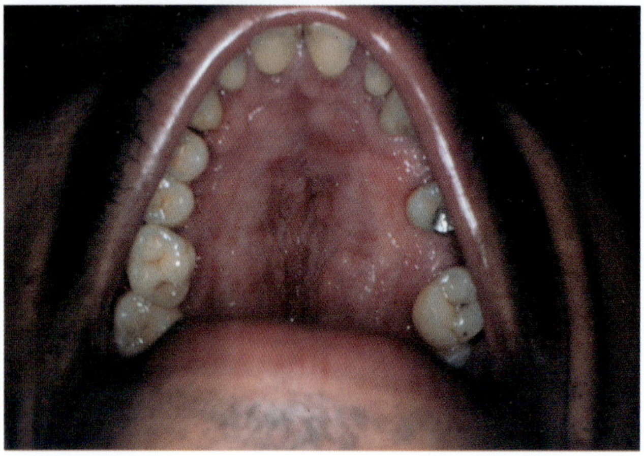

■ **Figura 9.** Lesão no palato.
Fonte: Divisão de Dermatologia do HCFMUSP.

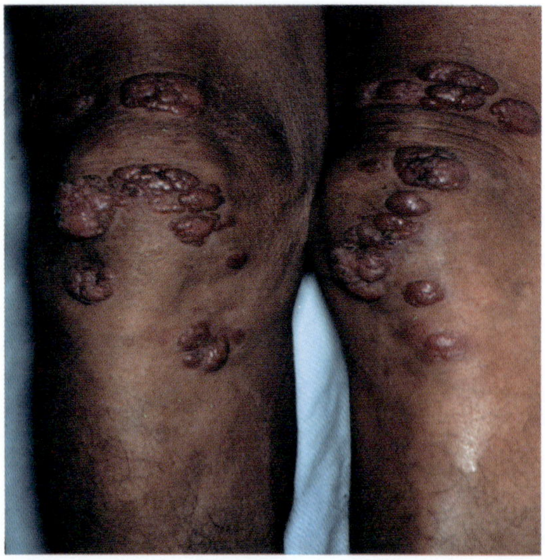

■ **Figura 10.** Lesões queloidais de LTA.
Fonte: Divisão de Dermatologia do HCFMUSP.

A apresentação clínica depende não somente do estado imunológico do doente, mas também do agente etiológico.

Diagnóstico laboratorial

1. Pesquisa de parasitas de esfregaço das lesões por meio da coloração de Giemsa.
2. Intradermorreação de Montenegro com leitura de 48 a 72 horas, positiva com enduração maior de 5 mm.
3. Histopatológico com coloração de hematoxilina eosina e com anticorpos com marcação com imunoperoxidase.
4. Cultura em meio de NNN.
5. Isolamento do parasita em animais como *hamster*.
6. Sorologia com imunofluorescência, Elisa e aglutinação direta.
7. Reação em cadeia da polimerase (PCR).

Tratamento

A droga de eleição é o antimonial pentavalente (N-metilglucamina) – glucantima – na dose de 10 a 20 mg/ Sb^{+5}/kg/dia por 20 a 30 dias. Cada ampola tem 5 mL, que

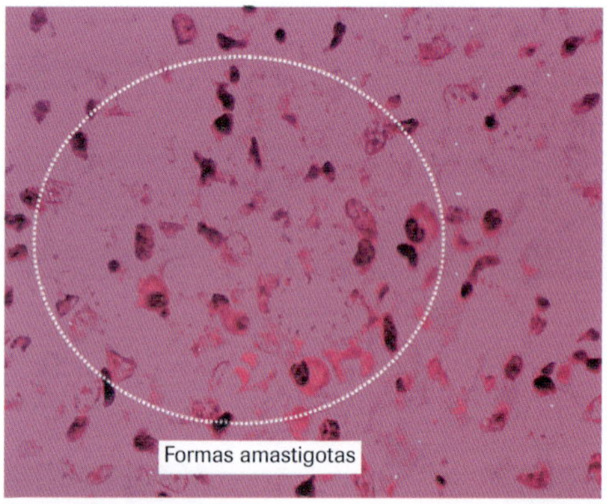

■ **Figura 11.** Formas amastigotas de leishmania.
Fonte: Divisão de Dermatologia do HCFMUSP.

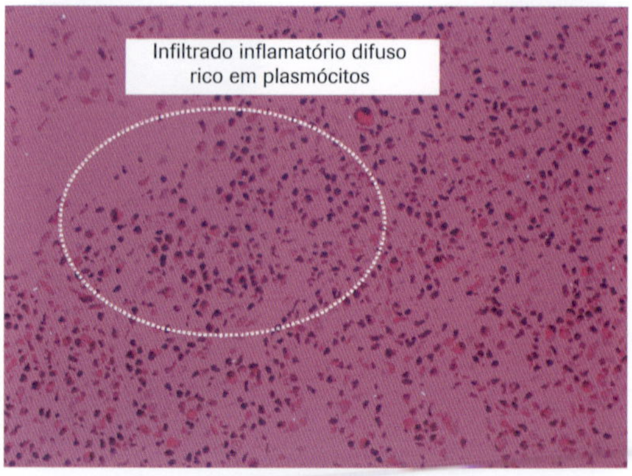

■ **Figura 12.** Infiltração de plasmócitos.
Fonte: Divisão de Dermatologia do HCFMUSP.

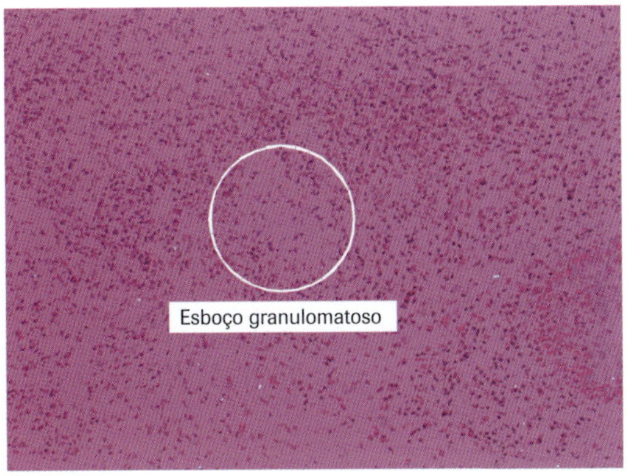

■ **Figura 13.** Formação de granulomas.
Fonte: Divisão de Dermatologia do HCFMUSP.

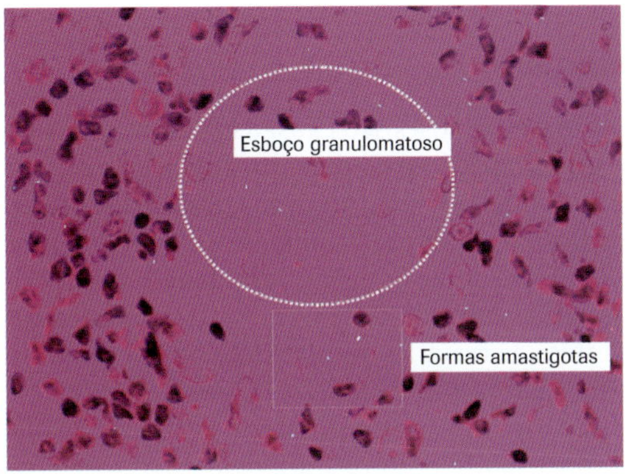

■ **Figura 14.** Formas amastigotas e esboço granulomatoso.
Fonte: Divisão de Dermatologia do HCFMUSP.

corresponde a 425 mg/Sb^{+5}. Na prática, para adultos, usa-se 2 a 3 ampolas injetadas via intramuscular ou endovenosa lenta, diariamente.

Podem ocorrer efeitos colaterais como artralgias, mialgias, náuseas, vômitos e tosse. Deve-se fazer controle de transaminases, função renal e cardíaca antes e durante o tratamento.

Em casos resistentes, recomenda-se anfotericina B por via endovenosa, gota a gota, em 6 a 8 horas, na dose de 50 mg (iniciar com 25 mg), associada a 50 mg de hidrocortisona solúvel em soro glicosado 5%, diariamente ou em dias alternados até atingir a dose total de 1.200 a 2.000 mg. É cardio e nefrotóxica, e não se conhece sua segurança na gravidez e na lactação.

A anfotericina B lipossomal é indicada em casos de nefrotoxicidade na dose de 1 a 3 mg/kg de peso, diluída 50 mg/100 mL, por via endovenosa em 30 a 60 minutos, diariamente, por 2 a 4 semanas.

Outra opção é a pentamidina, apresentada em ampolas de 300 mg, administrada na dose de 4 mg/kg, 3 vezes/semana, por via intramuscular durante 5 semanas. Pode causar hipoglicemia e agravar o diabete.

O uso da vacina antileishmaniose (imunoterapia) isoladamente com fins profiláticos, ou associada a outras drogas (imunoquimioterapia) como a glucantima em doses menores, apesar de raro, pode ser útil em casos de nefropatia, cardiopatia, idade avançada, gravidez, lactação e outras condições adversas[5-8].

O uso de pentoxifilina associada à glucantima tem sido relatado em casos de lesões ulceradas refratários ao uso desta droga isoladamente. O uso baseia-se na ação anti TNF-alfa, citoquina envolvida na patogênese de úlceras[9].

Considerações finais

Agente etiológico:

- *Leishmania (Viannia) brasiliensis, Leishmania (Viannia) guyaniensis, Leishmania (Leishmania) amazonensis.*

Vetores:

- Insetos flebótomos da família *Psychodidae*, gêneros *Lutzomya* e *Psychodopygus.*

Fontes de infecção:

- Mamíferos selvagens ou domésticos e roedores.

Diagnóstico:

- Clínica – úlceras emolduradas, afecção mucosa, forma anérgica.
- Histopatologia: granuloma com plasmócitos, formas amastigotas.
- Imunologia: intradermorreação de Montenegro.
- Pesquisa direta de *Leishmanias.*
- Cultura em meio NNN e isolamento em animais (hamster).
- Sorologia imunofluorescência, Elisa, aglutinação; PCR.

Tratamento:

- Glucantima.
- Anfotericina B forma usual ou lipossomal.
- Pentamidina;
- Imuno ou imunoquimioterapia.

Referências bibliográficas

1. Basano AS, Camargo LMA. Leishmaniose tegumentar americana: histórico, epidemiologia e perspectivas de controle. Rev Bras Epidemiol. 2004;7(3):328-37.
2. Portal da saúde. Leishmaniose. Disponível em: www.Saude.gov.br. 2007.
3. Camargo-Neves VLF, Gomes AC, Antunes JLF. Correlação da presença de espécies de flebotomíneos (Díptera; Psychodidade) com registro de casos de leishmaniose tegumentar americana no Estado de São Paulo, Brasil. Rev Soc Bras Med Trop. 2002;35(4):292-306.
4. Dorval MEMC, Oshiro ET, Cupollilo E, Castro ACC. Ocorrência de leishmaniose tegumentar americana. Rev Soc Bras Med Trop. 2006;39(1):43-6.
5. Mayrink W, Botelho ACC, Magalhães PA, Batista SM, Lima AO, Genaro O et al. Imunoterapia, imunoquimioterapia e quimioterapia no tratamento da leishmaniose tegumentar americana. Rev Soc Bras Med Trop. 2006;39(1):14-21.
6. Silveira FT, Mayrink W. Leishmaniose tegumentar americana no Estado do Pará, Brasil: Registro do 1º caso de cura da doença após associação de quimioterapia com imunoterapia. XXIV Congresso da Sociedade Brasileira de Medicina Tropical. Rev Soc Bras Med Trop. 1993;26(s):229.
7. Genaro O, Toledo VP, Costa CA, Hermeto MV, Afonso LC, Mayrink W. Vaccine for prophylaxis and immunotherapy, Brasil. Clinical Dermatology. 1996;14:503-12.
8. Machado-Pinto J, Pinto J, Costa CA, Genaro O, Marques MJ, Modabber F et al. Immunochemotherapy for cutaneous leishmaniasis. Int J Dermatol. 2002;41:73-8.
9. Báfica A, Oliveira F, Freitas LAR, Nascimento EG, Barral A. American leishmaniasis unresponsive to antimonial drugs: successful treatment using combination of N-methilglucamine antimoniate plus pentoxifylline. 2003;42:203-7.

12 Dermatozoonoses

Zilda Najjar Prado de Oliveira
Alice Zoghbi Coelho Lobo

SUMÁRIO

Introdução

Dermatozoonoses são causadas por artrópodes e helmintos que parasitam a pele durante parte de seu ciclo de vida ou em todo ele. Algumas dessas doenças (como a pediculose, a escabiose, a tungíase e a *larva migrans* cutânea) são muito comuns em comunidades carentes no Brasil, em que as infestações graves e com complicações são frequentes[1]. Estima-se que até dois terços da população de favelas de grandes cidades e de comunidades carentes rurais são afetados por pelo menos uma ectoparasitose, mais comumente pelo piolho, pela escabiose e/ou pela tungíase[1]. Um estudo realizado em uma favela de Fortaleza, no Ceará, mostrou que apenas 28 de 54 doentes com escabiose, 3 de 55 doentes com tungíase, 4 de 6 pacientes com *larva migrans* cutânea e nenhum de 110 doentes com pediculose de couro cabeludo procuraram assistência médica[2]. Além disso, os médicos do centro de saúde primária adjacente à favela só diagnosticaram doença cutânea parasitária quando esta era a queixa do doente[2]. Esses resultados demonstraram que a tungíase, a pediculose e, em menor grau, a escabiose e a *larva migrans* cutânea são negligenciadas tanto pela população quanto pelos médicos, e que as taxas de prevalência de tungíase e escabiose no centro de saúde primário não refletem a verdadeira prevalência dessas doenças na comunidade[2].

As dermatozoonoses são geralmente tratadas com inseticidas com modo de ação neurotóxico. A eficácia desses tratamentos é variável e pode levar ao desenvovimento de artrópodes resistentes. A aplicação tópica de dimeticonas com mecanismo de ação puramente físico (penetram no sistema respiratório e bloqueiam a entrada de oxigênio) é um tratamento promissor[3].

Escabiose (ou sarna)

Epidemiologia

A escabiose está disseminada no mundo, ocorrendo cerca de 300 milhões de casos por ano[4]. Em países desenvolvidos, ocorre esporadicamente ou em epidemias em instituições (como hospitais, prisões, escolas), mas, nos países em desenvolvimento, a doença é endêmica e a prevalência pode chegar a 29% da população em geral[5]. A escabiose é um problema social importante na América do Sul, sendo o Brasil o país mais afetado pela doença no continente[6]. A incidência dessa infestação aumenta muito em épocas de guerra e é maior no inverno do que no verão (em países de clima temperado)[7]. É mais frequente em crianças, mas acomete ambos os sexos igualmente. As diferenças étnicas na epidemiologia da escabiose estão provavelmente relacionadas a diferenças socioeconômicas e de comportamento, e não à origem racial[6]. São considerados fatores de risco para escabiose: pobreza, mau estado nutricional, estados demenciais, aglomeração de pessoas em ambientes pequenos e de pouca higiene e desabrigo[6]. Profissionais da área da saúde também apresentam risco maior de contrair essa infestação[6]. A importância da falta de higiene já foi hiperestimada, já que os ácaros ficam inseridos na pele, são resistentes à lavagem com água e sabão e continuam viáveis mesmo após banhos diários[7]. Quanto maior a aglomeração, maior é a prevalência de escabiose na população. Em um estudo realizado no Brasil, a escabiose era 2 vezes mais prevalente em uma favela densamente povoada do que em uma comunidade de pescadores em que as famílias moravam em espaços maiores[8]. Um estudo sobre o perfil nosológico das consultas dermatológicas no Brasil relacionou a escabiose entre as 25 principais causas de consulta ao dermatologista, sugerindo falta de resolubilidade da atenção básica, ao menos quanto a diagnóstico, tratamento e orientação para essa infestação[9].

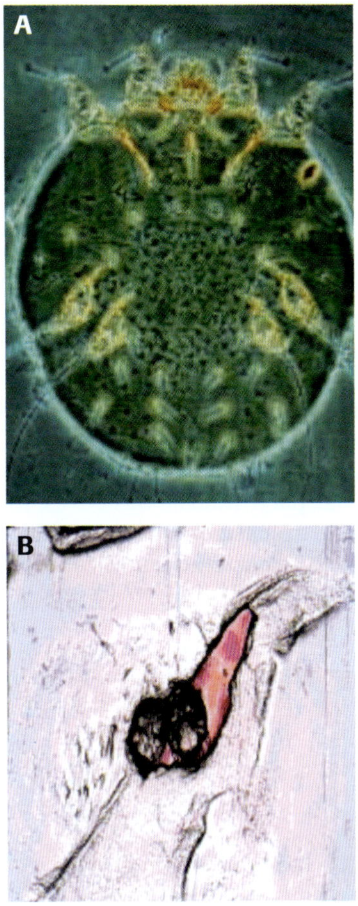

Figura 1. (A) *Sarcoptes scabiei* (visto ao microscópio). (B) Túnel com os ovos na pele (visto ao microscópio).

Etiopatogenia

É causada pela infestação pelo artrópode da classe *Arachnida*, o ácaro *Sarcoptes scabiei* var. *hominis*, que é parasita humano obrigatório (Figura 1A)[10]. Somente a fêmea parasita o homem, pois, após a cópula, o macho morre. A fêmea, depois da fecundação, escava um túnel na camada córnea da epiderme, onde deposita os ovos (Figura 1B). Em 15 dias, originam-se novos adultos octópodes. A fêmea tem 0,4 mm e vive no máximo 1 mês, e o macho, 0,2 mm. O ácaro completa todo o seu ciclo de vida na pele, morrendo em 5 a 6 dias fora do hospedeiro. É variável o número de ácaros infestando o homem, mas estima-se que um adulto com escabiose clássica tenha 10 a 15 fêmeas na superfície corpórea em determinado momento[11]. A transmissão é por contato pessoal, sendo mais comum entre membros da mesma família. Em adultos, a transmissão sexual também é importante[12]. A aquisição por fômites (roupas de uso pessoal, toalhas e lençóis) é pouco frequente, apenas 4 casos novos resultaram de 272 tentativas de infectar voluntários que se deitaram em camas quentes logo após pacientes infestados terem saído[7]. Os ácaros de animais podem eventualmente atingir o homem, mas causam apenas lesões papulosas urticadas nas regiões da pele que tenham tido contato com o animal[13]. Em geral, a escabiose adquirida do animal é autolimitada no homem, pois o ácaro não consegue completar seu ciclo de vida[6].

Quadro clínico

Na primeira infestação, o período de incubação para o início dos sintomas é de 2 a 6 semanas, quando o indivíduo se sensibiliza ao agente ou a seus produtos. Em uma segunda infestação, a sintomatologia se inicia em 1 a 2 dias. O prurido resulta da reação de hipersensibilidade tardia tipo IV ao ácaro, sua saliva, ovos ou fezes[6]. O prurido acomete também áreas da pele sem lesões visíveis[5].

O quadro clínico se caracteriza pela tríade: prurido intenso, predominantemente noturno; distribuição típica das lesões; e epidemiologia (casos familiares e/ou contactantes). As lesões não são características, apresentando-se como pápulas eritematosas, em geral escoriadas. A eczematização e a infecção secundárias são comuns (Quadro 1). A lesão mais peculiar é o sulco que representa o túnel escavado pela fêmea. É uma saliência linear, de menos de 1 cm, com uma vesícula ou pápula em uma das extremidades, na qual se localiza a fêmea. No entanto, muitas vezes é difícil de ser identificada, podendo se confundir com as escoriações. O túnel é descrito como raramente detectado,

■ **Quadro 1.** Complicações da escabiose
Eczematização (principalmente em atópicos)
Infecção secundária das lesões (colonização por cepas nefritogênicas de estreptococos pode causar glomerulonefrite aguda)
Hiperpigmentação ou hipopigmentação pós-inflamatória

em países tropicais[5]. Além disso, a intensidade da erupção cutânea não se correlaciona com o número de ácaros[6].

A distribuição das lesões é característica, comprometendo pregas axilares, interdígitos de mãos e pés, cintura, nádegas, mamas, genitália masculina e punho (Figuras 2A a 2G). Um estudo realizado em uma comunidade rural carente em Alagoas, no Brasil, mostrou que a localização mais frequente das lesões é o abdome, seguido pela região inguinal/parte interna das coxas, independentemente da idade do paciente[5]. Em crianças, as lesões podem também se localizar no couro cabeludo, na face, na área das fraldas, nas palmas e nas plantas, e se apresentar como vesículas, pústulas e nódulos.

Pessoas com alto grau de higiene podem ter pequeno número de lesões, o que dificulta o diagnóstico. Ao contrário, com uso indevido de corticosteroides ou em imunossuprimidos, as lesões costumam se disseminar por todo o corpo. Existe uma forma denominada escabiose nodular em que as lesões são papulonodulares (2 a 20 mm) e pruriginosas, em geral localizadas na genitália masculina, nos glúteos, nas regiões inguinal e/ou axilar. Essas lesões podem continuar por semanas após o tratamento, em virtude da sensibilização ao parasita e seus produtos (Figura 3). Raramente, ocorre também escabiose com lesões bolhosas, sendo diagnóstico diferencial com o penfigoide bolhoso[14].

Nos países em desenvolvimento, em que é maior a incidência de infecção secundária, a glomerulonefrite pós-estreptocócica é mais comum, e a escabiose é considerada uma causa importante de doença renal induzida por estreptococo do grupo A (Quadro 1)[5].

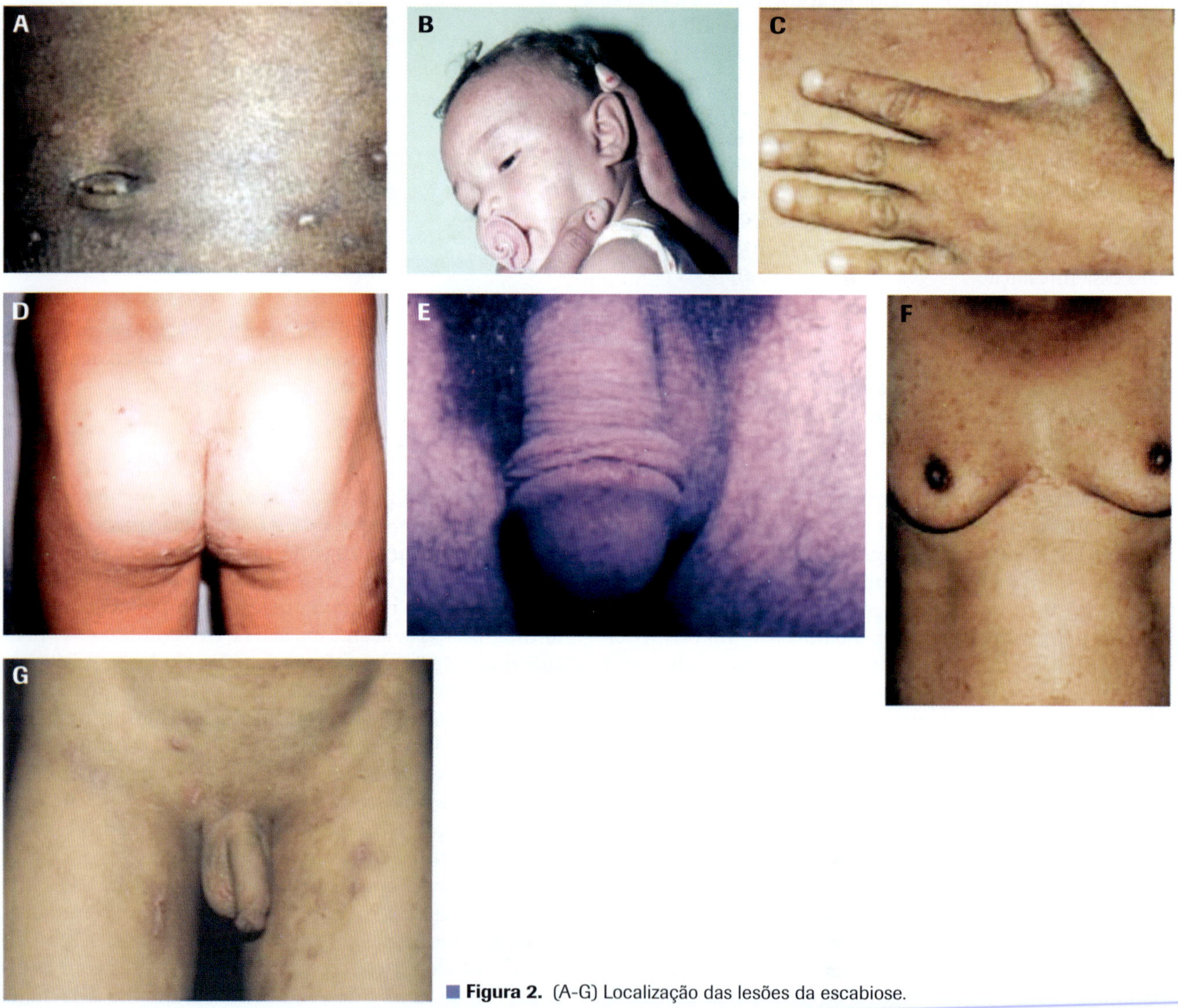

■ **Figura 2.** (A-G) Localização das lesões da escabiose.

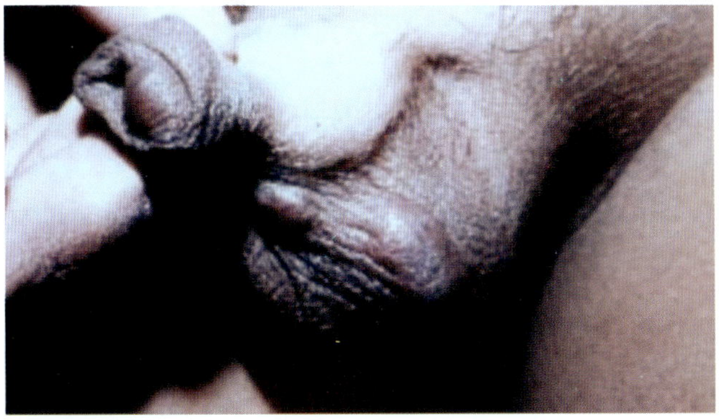

Figura 3. Escabiose nodular.

Diagnóstico

Em geral, a combinação de prurido, distribuição das lesões e epidemiologia positiva é suficiente para estabelecer o diagnóstico de escabiose. No entanto, pode-se realizar raspado (escarificação) de várias lesões, de preferência da pápula ou vesícula de uma das extremidades do túnel. O material obtido é colocado em lâmina com óleo mineral e examinado ao microscópio para confirmar ácaros, ovos ou suas fezes. O exame negativo não invalida o diagnóstico e deve ser repetido principalmente nos casos atípicos ou com manifestação leve.

A biópsia com exame histopatológico não é necessária, pois, além de ser um exame mais invasivo, somente confirma o diagnóstico quando o ácaro é encontrado no local examinado.

O diagnóstico diferencial compreende outras dermatoses que cursam com prurido e lesões disseminadas, eczematizadas ou impetiginizadas (Quadro 2).

Quadro 2. Diagnóstico diferencial da escabiose (em ordem decrescente quanto à frequência)
Dermatite atópica
Estrófulo
Dermatite asteatósica (pelo ressecamento da pele)
Dermatite de contato
Piodermites (foliculite, impetigo)
Tinha do corpo
Picadas de mosquitos, pulgas, piolhos ou percevejos
Urticária papulosa
Prurigo nodular
Escabiose animal
Dermatite herpetiforme
Herpes gestacional
Acropustulose infantil
Eczema *herpeticum*
Pitiríase rósea
Pápulas e placas urticariformes pruriginosas da gravidez (PUPP)
Sífilis
Exantema viral

Tratamento

As medicações escabicidas devem ser aplicadas em todo o corpo à noite e retiradas com banho pela manhã, por 2 dias consecutivos, repetindo-se após 7 dias, pois os medicamentos não matam os ovos. Nas crianças, a aplicação deve compreender, também, a face e o couro cabeludo. Em geral, o prurido melhora após 3 a 4 dias do início do tratamento e raramente é intenso após 1 semana da segunda aplicação[4]. Nesse caso, aconselha-se fazer mais um tratamento. Se ainda assim persistir, utilizam-se cremes de corticosteroide tópicos e anti-histamínicos por via oral[10]. Deve-se sempre evitar tratamento excessivo que provoque irritação da pele. Todos os contactantes precisam ser tratados concomitantemente, mesmo que não apresentem prurido. Roupas de cama, pijamas e roupas usadas durante o tratamento necessitam ser lavados, secos ao sol ou calor e passados a ferro.

Medicamentos utilizados

1. Permetrina, loção a 5%: apesar de maior custo, é menos irritante e tem odor menos desagradável[1]. Pode ser utilizada em crianças a partir de 3 meses, adultos e também em gestantes (classe B). É classificada como provavelmente segura para nutrizes.

2. Lindano, 0,3 a 1%: durante anos foi o tratamento de primeira linha para escabiose. Apesar da eficácia e do custo relativamente baixo, hoje é muito pouco usado pelo risco de efeitos tóxicos graves. Essas complicações são mais comuns quando a medicação é ingerida, quando se aplica sobre pele muito escoriada, ou quando o produto é usado com mais frequência do que o recomendado[7]. A ingestão oral acidental pode causar lesão do sistema nervoso central e morte[7]. Deve ser aplicado e lavado após 6 horas e depois usado novamente após 1 semana (Quadro 3)[10].

3. Monossulfiram, solução a 25%: usado diluído em água (duas partes de água para os adultos e três partes para as crianças). A solução deve ser preparada no momento do uso. Evitar ingestão de bebidas alcoólicas pelo efeito antabuse[15].

4. Benzoato de benzila, 10 ou 25%: muito usado nos países em desenvolvimento por ter baixo custo[7]. Contudo, tem como efeito colateral da sensação de ardência forte provocada por irritação local, que é frequente com o uso da loção mais concentrada (25%)[6].

5. Enxofre precipitado (formulado a 5 a 6% em vaselina): eficaz e pouco irritante, porém tem odor desagradável, mancha as roupas, tem absorção variável com efeitos colaterais renais possíveis[6,16]. Só é usado atualmente na América do Sul e na África[6]. Diferentemente dos outros produtos, necessita ser utilizado por 3 noites, repetindo-se em 5 dias. Pode ser usado em crianças com menos de 2 meses de idade, grávidas e nutrizes[14].

Quadro 3. Cuidados com o uso do lindano[5]
Evitar aplicar imediatamente após o banho
Não deixar em contato com a pele por mais de 6 horas
Evitar aplicações repetidas em curto período
Não permitir que as crianças levem os dedos com o produto à boca
Usar com muito cuidado em crianças, mulheres grávidas, em pele muito escoriada, doentes com convulsões ou doenças neurológicas

6. Ivermectina: é o único tratamento sistêmico eficiente, embora nem sempre se consiga a cura. É muito importante no tratamento de imunocomprometidos, quando há eczematização da pele, ou em pessoas que vivem em comunidades em que possa ser inviável o tratamento tópico. A dose é de 200 a 400 mcg/kg de peso, repetida após 1 semana. A repetição da dose de ivermectina é necessária, já que o agente só é eficaz contra as formas adultas dos parasitas, os ovos não são atingidos[1]. Não pode ser utilizado em crianças com menos de 5 anos de idade, crianças com menos de 15 kg, na gestação, na amamentação, nem em indivíduos com afecções do sistema nervoso central (Quadro 4)[6,12].

A escabiose nodular, que eventualmente persista por meses, deve ser tratada com anti-histamínicos sistêmicos e cremes de corticosteroides e, se necessário, infiltrações de triancinolona. Foi publicado um relato de tratamento bem-sucedido de escabiose nodular com pimecrolimo tópico[17].

Já foi descrita resistência de ácaros à permetrina e ao lindano[6]. Também já foram descritos dois casos de resistência à ivermectina oral. Esses doentes receberam 30 a 58 doses do agente durante o período de 4 anos, indicando que a resistência pode ser induzida por tratamento repetitivo (Quadro 5)[7].

Quadro 5. Causas de persistência do prurido após o tratamento da escabiose[3]
Irritação cutânea
Eczematização
Dermatite de contato
Falha terapêutica (pouca adesão ao tratamento ou resistência do ácaro)
Recidiva da escabiose
Delírio de parasitose
Outras causas de prurido

Quadro 6. Fatores de risco da escabiose crostosa[3,5,10]
Doentes com HIV/aids
Infecção pelo HTLV-1
Uso de corticosteroides tópicos e sistêmicos
Tratamento imunossupressor (como transplantados)
Retardo mental (como trissomia do 21)
Indivíduos fisicamente incapacitados
Em aborígenes da Austrália rural sem imunocomprometimento identificável
Cerca de 40% dos doentes não têm fator de risco identificável: predisposição genética?

Escabiose (sarna) crostosa ou norueguesa

É uma forma de escabiose em que o número de parasitas no hospedeiro pode chegar a milhões, portanto, muito contagiosa[16]. Os indivíduos que entram em contato com doentes que apresentam escabiose crostosa desenvolvem a escabiose comum, mostrando que o aparecimento da forma crostosa decorre de uma deficiência imunológica ou desnutrição do hospedeiro (Quadro 6)[13]. Clinicamente, as lesões são eritematodescamativas, de aspecto psoriasiforme, com distribuição acral (Figuras 4A, B e C)[6]. O diagnóstico é muitas vezes difícil, pois eventualmente se assemelha a eczemas, psoríase ou eritrodermias. Em geral, acomete a região subungueal com hiperqueratose intensa, levando à distrofia e ao espessamento ungueal. O prurido varia de ausente a intenso, cerca de 50% dos doentes negam prurido[6]. Eosinofilia sanguínea, aumento de IgE sérico e linfadenopatia generalizada podem ocorrer[4,7]. Os pacientes podem apresentar bacteremias, inclusive fatais, como consequência de infecção secundária da pele escoriada e fissurada[14]. O tratamento tópico é idêntico ao da escabiose clássica, mas necessita de maior número de aplicações do produto tópico, e o tratamento concomitante com ivermectina sistêmica é mais usado. Existem relatos de tratamentos bem-sucedidos com acitretina via oral (30 mg/dia durante 8 semanas)[18]. O lindano deve ser evitado pelo risco de efeitos tóxicos ao sistema nervoso central[4]. Agentes queratolíticos tópicos auxiliam no tratamento (como po-

Quadro 4. Tratamento da escabiose na infância, gravidez e lactação

	Permetrina tópica	Benzoato de benzila tópico	Lindano tópico	Enxofre tópico	Ivermectina sistêmica
Bebês	Permitida para maiores de 3 meses	Não deve ser usado	Não deve ser usado	Permitido	Não deve ser usada
Crianças	Permitida para maiores de 3 meses	Não deve ser usado	Não usar em menores de 5 anos	Permitido	Usar apenas em maiores de 5 anos e com mais de 15 kg
Gravidez	Permitida	Não deve ser usado	Não deve ser usado	Permitido	Não deve ser usada
Amamentação	Permitida	Não deve ser usado	Não deve ser usado	Permitido	Não deve ser usada

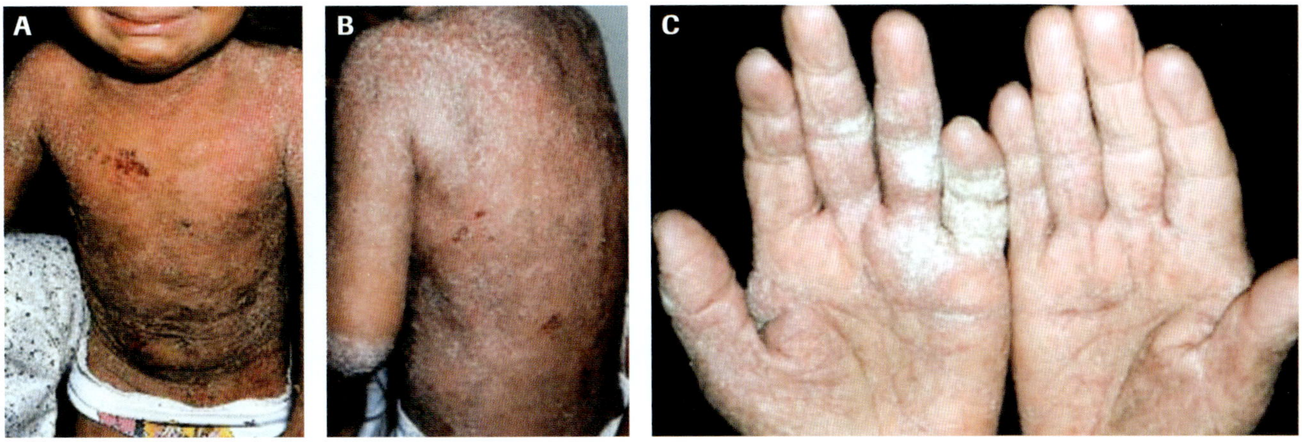

■ **Figura 4.** (A-C) Sarna crostosa.

madas com ácido salicílico), e as unhas devem ser bem cortadas. Precauções para se evitar a transmissão da doença devem ser tomadas. O tratamento das roupas e dos lençóis de cama (lavar a 60°C, tratar com loção escabicida, deixar em um saco plástico hermeticamente fechado durante diversos dias) é mais importante na escabiose crostosa do que na escabiose clássica, pois a transmissão por fômites é mais comum[7].

Pediculose

Compreende a pediculose da cabeça, do corpo e da região púbica.

Epidemiologia

São doenças que estão disseminadas no mundo. Em relação à idade, a faixa etária de 3 a 11 anos é a mais acometida na pediculose do couro cabeludo, sobretudo em meninas, pelo hábito de usar cabelos compridos e acessórios[12]. Taxas de prevalência do piolho de couro cabeludo podem chegar a 40% em comunidades carentes no Brasil, crianças apresentam taxas mais altas[1]. A pediculose do corpo compromete quase exclusivamente indivíduos com pouca higiene e que ficam muitos dias sem trocar de roupa. A pediculose púbica afeta mais o sexo masculino, principalmente entre 15 e 40 anos de idade, correlacionando-se com promiscuidade sexual[12].

Etiopatogenia

É causada por um artrópode da classe *Insecta* da ordem *Anoplura*, denominado piolho, que parasita o corpo e o couro cabeludo (Figuras 5A, B e C). É parasita obrigatório, alimentando-se exclusivamente do sangue do hospedeiro (hematófago), e não tem asas.

Os piolhos do corpo e do couro cabeludo medem 2 a 4 mm e são alongados, a fêmea é maior, e seus ovos têm 1 mm. Os do couro cabeludo são um pouco menores que os do corpo. O púbico tem corpo mais arredondado, curto e achatado (por este fato, é chamado popularmente de

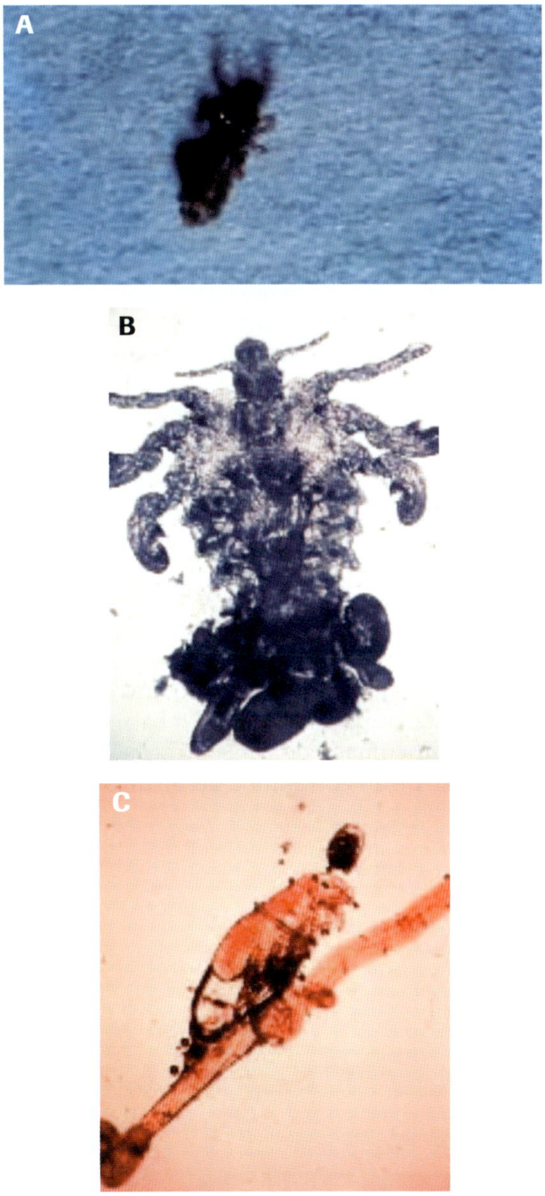

■ **Figura 5.** (A) Piolho a olho nu; (B) Piolho ao microscópio; (C) Lêndea aderida à haste do cabelo.

"chato"). O macho mede 1 mm, e a fêmea, 1,5 mm. São denominados *Pediculus humanus capitis* (do couro cabeludo), *Pediculus humanus corporis* (do corpo) e *Phitirus pubis* (da região púbica) (Figura 6). As fêmeas vivem 30 dias, colocando 5 a 10 ovos por dia. Os adultos vivem apenas 24 horas fora do hospedeiro, mas, em condições de ambiente quente e úmido, os ovos podem permanecer viáveis por 10 dias.

Pediculose do couro cabeludo

A principal via de transmissão da pediculose do couro cabeludo é por contato com cabelos contaminados. A transmissão indireta por chapéus, roupas, escovas e fronhas também pode ocorrer[19]. As fêmeas depositam os ovos principalmente na região da nuca. Os ovos tem coloração esbranquiçada e estão aderidos à haste do cabelo por uma substância cimentante de matriz proteica. Algumas vezes, aderem também a cílios, supercílios e outros pelos do corpo.

Quadro clínico

Suspeita-se de pediculose quando há prurido na cabeça, sobretudo na nuca, no couro cabeludo e atrás das orelhas. Confirma-se o diagnóstico com o encontro de ovos (lêndeas) aderentes à haste do cabelo, de difícil remoção (Figuras 7A e B). Pode haver escoriações, infecção secundária e até linfadenopatia cervical, em razão do ato de se coçar[10]. O encontro do parasita adulto é mais difícil e está associado à baixa higiene. Prurido ocorre apenas em uma proporção das crianças infestadas com pediculose do couro cabeludo, como encontrado em apenas 19 e 14% das crianças em escolas em Jerusalém, Israel, e em Bordeaux, na França, respectivamente[4].

Complicações

Com frequência, o piolho do couro cabeludo causa infecção secundária, e foi considerado uma das principais causas de impetigo em países em desenvolvimento[1]. As crianças infestadas podem apresentar baixo desempenho escolar por dificuldade de concentração, como consequência do prurido contínuo e do distúrbio do sono[19].

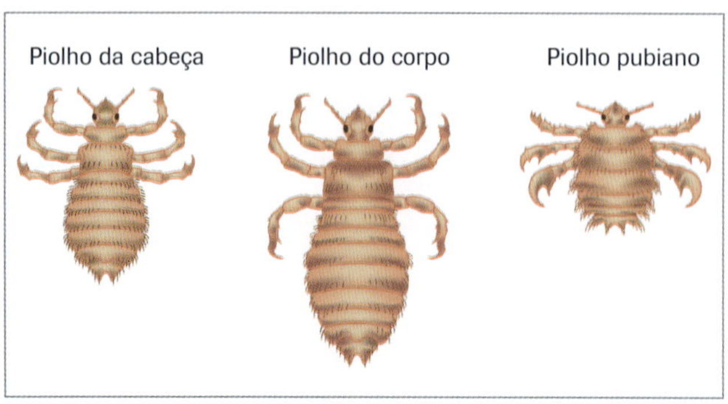

■ **Figura 6.** Tipos de piolho.

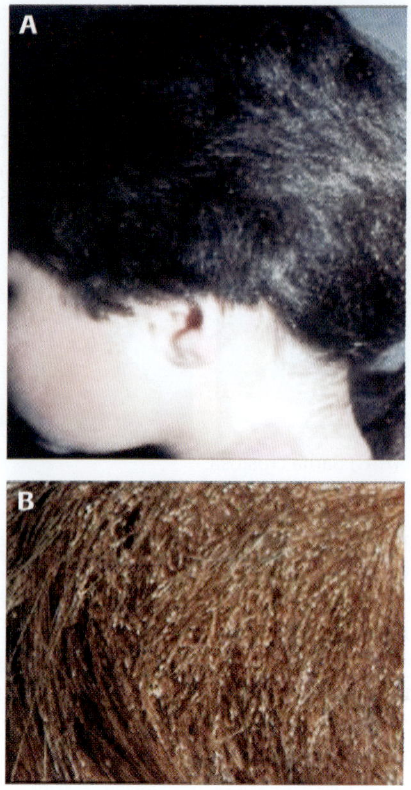

■ **Figura 7.** (A-B) Pediculose do couro cabeludo. Notar as lêndeas.

Crianças com infestação grave também podem desenvolver anemia em virtude da hematofagia do piolho[1].

Diagnóstico

É baseado na tríade clássica: prurido no couro cabeludo (sobretudo na região occipital), encontro de lêndeas e, eventualmente, do piolho. Lêndeas nem sempre indicam infecção ativa e, quando apenas são visualizadas, elas devem ser examinadas ao microscópio para ver se são viáveis[10].

O diagnóstico diferencial se faz com outras causas de prurido no couro cabeludo, como dermatite seborreica ou psoríase, em que as escamas não são aderentes à haste do cabelo.

Tratamento

1. Permetrina, xampu a 1%: deixar nos cabelos por 10 minutos e enxaguar em seguida. Tem apenas eficácia regular. Quando se utiliza a loção a 5% deixando por 8 a 12 horas, a eficácia é maior, embora haja casos resistentes. Repete-se o tratamento após 7 a 10 dias.
2. Lindano, xampu a 1%: usado com menor frequência pelo risco de neurotoxicidade e de resistência ao tratamento.
3. Monossulfiram, 25% loção: utilizado nas mesmas diluições referidas para a escabiose, deixando nos cabelos por 8 a 12 horas.
4. Ivermectina: é eficaz, com as mesmas orientações já referidas na escabiose.

Para remover as lêndeas, aplicar nos cabelos uma solução a 50% de vinagre em água morna e pentear com pente fino.

5. Sulfametoxazola-trimetoprim, por via oral, já foi usado para tratamento da pediculose de couro cabeludo, mas provoca reações alérgicas com frequência e nem sempre é eficiente[10]. Esse antibiótico não é tóxico para o piolho e age por matar a flora bacteriana essencial no trato gastrointestinal do inseto[10].

Para cílios e supercílios, usa-se vaselina ou óleos, com posterior retirada mecânica das lêndeas.

Alguns autores referem que os tratamentos tópicos são mais efetivos quando aplicados em cabelos secos[10]. Além disso, outros acreditam que os xampus devem ser evitados, pois o tempo de contato é curto, a concentração da droga é baixa e a penetração do inseticida fica diminuída quando o piolho está imerso na água. Assim, essas aplicações poderiam favorecer o surgimento de resistência[4]. Já foi descrita resistência à permetrina e ao lindano (Quadro 7)[14,16]. Tratamento concomitante dos contatos próximos pode evitar a reinfestação. As roupas de uso pessoal, de cama e toalhas devem ser lavadas.

Um estudo mostrou que um tratamento tópico feito com extrato hidroetanólico de *M. azedarach* (uma árvore asiática encontrada no Brasil, conhecida como canela ou Santa Bárbara) era capaz de matar piolhos[20].

Pediculose do corpo

Essa infestação só ocorre quando as roupas não são trocadas ou lavadas regularmente. Está associada à falta de higiene, pobreza, número excessivo de pessoas convivendo no mesmo ambiente ou pessoas em situação de rua ("sem teto"). O piolho e seus ovos não estão na pele, mas nas roupas, principalmente nas dobras e costuras. Por meio da contaminação do homem pelas fezes do piolho, pode haver transmissão de doenças como tifo epidêmico (causado por *Rickettsia prowazekii*), febre das trincheiras (causada por *Bartonella quintana*) ou febre recorrente (causada por *Borrelia recurrentis*)[12]. O piolho do corpo foi relatado somente em casos isolados no Município de São Paulo, e não representa um problema da saúde pública no Brasil[1].

Quadro clínico

Apresenta-se como máculas eritematosas ou pápulas urticadas, que podem ter pontos purpúricos no centro, escoriações ou máculas hiperpigmentadas[13,16]. O prurido é intenso e a infecção secundária é frequente em virtude do ato de coçar. Afeta principalmente o dorso, as nádegas, o pescoço e os ombros.

Quadro 7. Causas de pediculose persistente do couro cabeludo
Falha de adesão ao tratamento
Reinfestação
Resistência ao pediculicida

Diagnóstico

Suspeita-se de pediculose do corpo quando houver prurido, manchas na pele e más condições de higiene, associados ao encontro de parasitas nas pregas das roupas.

Para o diagnóstico diferencial, devem-se excluir outras causas de prurido, como hepático, renal, por medicamentos ou escabiose.

Tratamento

A lavagem e a desinfecção das roupas são suficientes, geralmente não é necessário o tratamento das lesões cutâneas.

Pediculose púbica ou fitiríase

A afecção não se restringe à área púbica, podendo se manifestar em outras áreas pilosas, como barba, cílios, axilas, região perianal e até couro cabeludo[4,16]. A maioria dos casos se dá por transmissão sexual, embora, eventualmente, ocorra por roupas ou toalhas contaminadas. O uso de preservativos não previne a transmissão do *P. pubis*[11]. Dados populacionais sobre a fitiríase são inexistentes em nosso país[2].

Quadro clínico

Em geral, o prurido da região púbica e perianal é intenso, e o diagnóstico é feito pelo encontro do agente na pele, principalmente nos orifícios dos folículos pilosos. Este achado é dificultado, porque o parasita é diminuto e tem cor que se confunde com a pele e os pelos. Também se encontram lêndeas aderidas aos pelos (Figura 8). O parasita pode determinar a formação de máculas azuladas, de até 1 cm, por conta do ato de sugar e injetar componentes salivares irritantes, denominados *maculae caerulea*[12]. Escoriações, eczematização, infecção secundária e linfadenopatia também podem ocorrer.

Diagnóstico

É clínico, confirmado pela visualização, a olho nu, dos parasitas. É importante pesquisar outras doenças sexualmente transmissíveis que podem ter sido adquiridas concomitantemente.

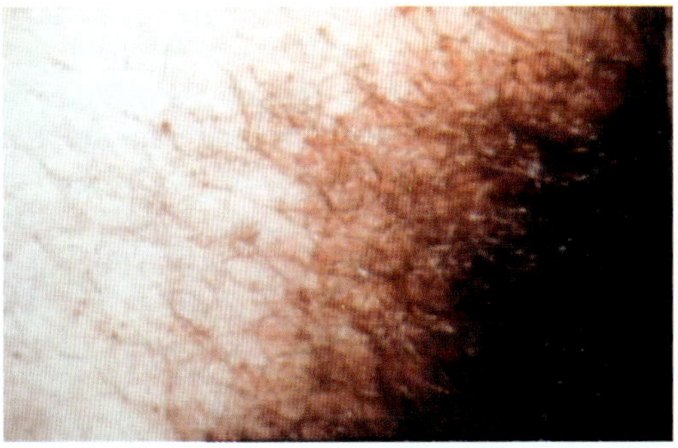

Figura 8. Fitiríase. Notar os agentes nos folículos pilosos e as lêndeas nos pelos.

O diagnóstico diferencial é feito com outras causas de prurido anogenital, como candidose, vulvovaginites, diabete, dermatite seborreica e outros.

Tratamento

São utilizados os mesmos medicamentos que os da escabiose e pediculose. Não é necessário raspar os pelos. O parceiro sexual também deve ser tratado.

Larva migrans (*larva migrans* cutânea, bicho geográfico, bicho de praia ou dermatite serpiginosa)

Epidemiologia

Tem distribuição universal, porém é mais comum em climas mais quentes e tropicais[21]. É mais frequente em crianças do que em adultos, pela maior exposição e hábito, mais difundido na infância, de andar sem calçados na terra ou na areia. A prevalência da *larva migrans* cutânea em uma comunidade em Fortaleza, no Ceará, foi estimada em 3%[1]. Essa ectoparasitose foi relatada como a doença de pele mais comum em viajantes após o retorno[19].

Etiopatogenia

Causada mais frequentemente pela larva do *Ancylostoma brasiliensis*, mas também por larvas de outros nematódeos que parasitam o intestino do cão e do gato[22]. Esses animais defecam no solo, as fezes que contêm os ovos secam e os ovos se transformam em larvas. Quando o indivíduo pisa nestes locais, as larvas penetram ativamente na pele e se movem, fazendo um caminho tortuoso que tem o aspecto de mapa (por isso, o nome popular de bicho geográfico). A larva se encontra um pouco adiante do fim da linha sinuosa[23].

Quadro clínico

Começa como pápula ou papulovesícula muito pruriginosa, e logo inicia a formação de uma linha eritematoedematosa serpiginosa (Figuras 9A, B e C). Cada larva produz uma linha, sendo assim, o número de larvas corresponde ao mesmo número de linhas. As infestações podem ser por uma ou até centenas de larvas. A migração é intraepidérmica, de 1 a 2 cm por dia, e a sobrevivência das larvas é de semanas a poucos meses, quando o quadro se resolve espontaneamente. Portanto, a doença é autolimitada[23]. As áreas de maior acometimento são os pés, mas pode acometer mãos, glúteos e tronco. Em alguns casos, ocorre a formação de vesículas ou bolhas. É muito rara a migração das larvas para as vísceras, causando manifestações sistêmicas como infiltrados pulmonares migratórios e eosinofilia (síndrome de Loeffler), o que é mais frequente com *Ancylostoma duodenale* e *Necator americanus*, espécies de nematódeos humanos. As larvas de *Ancylostoma caninum* podem migrar até o intestino delgado e causar enterite eosinofílica[22].

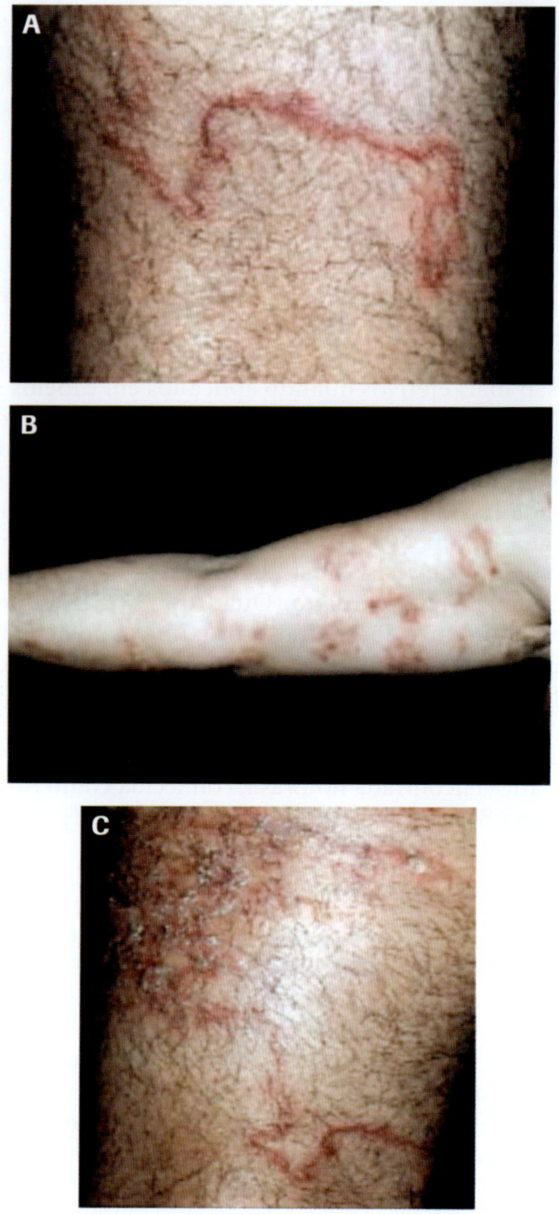

■ **Figura 9.** (A-C) *Larva migrans*. Notar aspecto serpiginoso.

É frequente a infecção secundária resultante do ato de se coçar.

Diagnóstico

É clínico, pela morfologia característica das lesões. Em geral, o prurido é intenso e há história de contato com areia, terra ou jardins contaminados com fezes de gatos e cachorros. Não são necessários exames subsidiários, porém pode haver eosinofilia no hemograma. Não há necessidade de se fazer exame histopatológico, pois raramente demonstra o parasita, havendo apenas um infiltrado inflamatório na derme.

Na maioria dos casos, não cabe diagnóstico diferencial, pelo aspecto *sui generis* das lesões. Quando há infecção ou eczematização secundárias, deve-se diferenciar do impetigo, da dermatofitose e da dermatite de contato.

Tratamento

Embora a doença seja autolimitada, sempre deve ser tratada, em virtude da sintomatologia importante e da possibilidade de infecção secundária.

No passado, era usada a crioterapia, com aplicação no final da linha sinuosa, local em que provavelmente a larva estaria localizada, com o intuito de destruí-la. Entretanto, essa técnica foi abandonada porque causava cicatriz e, em geral, não se conseguia matar o parasita. Quando há uma ou duas larvas, pode-se fazer aplicação tópica de creme de tiabendazol (5 a 10%), 2 a 4 vezes/dia, por no mínimo 3 semanas. Para maior número de larvas, utiliza-se tratamento sistêmico com albendazol 400 mg/dia, durante 5 a 7 dias (para adultos e crianças com mais de 2 anos de idade)[24]. O albendazol não foi estudado de forma adequada em crianças com menos de 2 anos de idade e está contraindicado para gestantes. Ivermectina para adultos e em crianças a partir de 15 kg, em dose única de 150 a 200 mcg/kg, atualmente é a medicação mais utilizada. Tiabendazol oral, na dose de 50 mg/kg/peso dividida em duas tomadas a cada 12 horas, durante 3 dias, pode ser usado em adultos e crianças com mais de 15 kg. A dose máxima diária é de 3 g. Caso haja lesões ativas após 2 dias, deve-se dar mais 2 dias de tratamento (Quadro 8).

É sempre importante evitar o contato, sem calçados, com terrenos em que cães e gatos defequem, como praias, areia de parques, escolas e jardins públicos.

Tungíase (bicho dos pés, pulga de porco, pulga da areia)

Epidemiologia

Originalmente, era uma doença da América do Sul, mas se espalhou pela África[16]. Hoje em dia, é endêmica em muitos países da América Latina (do México até o norte da Argentina), nas ilhas do Caribe e na África subsaariana[25]. A infestação, em geral, acomete menos de 1% da população em uma área endêmica, mas em comunidades carentes, a prevalência em crianças pode chegar a 76%[19]. Animais domésticos e ratos são reservatórios importantes. Em um estudo realizado em uma comunidade de Fortaleza, no Ceará, 67% dos cães, 50% dos gatos e 41% dos ratos capturados estavam infestados com *T. penetrans*[1]. Em áreas rurais, os porcos também são reservatórios; porém, com o confinamento desses animais às pocilgas, a importância na epidemiologia da doença tem diminuído nos últimos anos[1]. Em comunidades carentes brasileiras, foram documentadas taxas de prevalência de tungíase entre 34 e 55%[1]. Acomete o homem e os animais, sobretudo suínos, sendo mais comum em zonas rurais, nos currais e chiqueiros. A pulga necessita alimentar-se ocasionalmente do sangue quente de animais para a sua maturação.

Etiologia

É causada pela pulga *Tunga penetrans,* que tem 1 mm de tamanho e habita solos secos e quentes, muitas vezes arenosos. É provável que ovos, larvas e pupas da pulga sobrevivam no meio ambiente por semanas ou até meses[1]. É hematófaga ocasional, pois necessita sugar animais de sangue quente para a maturação. O macho, após se alimentar, não permanece no hospedeiro. A fêmea fecundada penetra na pele, chegando até a parte superior da derme, tornando-se um parasita permanente. A cabeça e o tórax ficam introduzidos na epiderme e o segmento anal, para a postura dos ovos, fica para fora. Aumenta até 1 cm em 3 semanas, deposita os ovos e, então, morre. O parasita morto é eliminado da pele com o tempo.

Quadro clínico

Se a fêmea não está fecundada, praticamente não provoca lesões além da picada. Se estiver fecundada, no início não causa sintomatologia, apenas prurido. Com o crescimento da pulga em direção à derme superior, forma-se lesão papulonodular, amarelada (popularmente denominada "batata"), com o centro preto (que é o segmento posterior que contém os ovos). No início, a lesão não é inflamatória, mas, à medida que a pulga deposita os ovos e os resíduos, pode ocorrer inflamação com aumento do prurido e dor, formando-se eritema ao redor da pápula (Quadro 9).

Quadro 8. Tratamento da larva migrans cutânea
Albendazol 400 mg em dose única, via oral, durante 1 a 3 dias (contraindicado em crianças < 2 anos e grávidas)
Ivermectina 200 mcg/kg, via oral, em dose única (contra-indicado em crianças < 5 anos ou < 15 kg)
Tiabendazol 25 mg/kg, via oral, 2 vezes ao dia, durante 3 dias (não ultrapassar dose total diária de 3 g)
Creme tópico com tiabendazol 5 a 10%, 4 vezes ao dia, durante 3 semanas (em casos leves)

Quadro 9. Achados clínicos da tungíase[2]
Estágio inicial: ponto vermelho-acastanhado pruriginoso de 1 a 3 mm de diâmetro
Estágio maduro: áreas esbranquiçadas com diâmetro de 4 a 10 mm e ponto negro central
Estágio tardio (com parasita morto): crosta enegrecida rodeada por tecido necrótico
Lesões alteradas pela manipulação do doente: pulgas removidas parcial ou totalmente, deixando uma ferida característica na pele e lesões supurativas provocadas pelo uso de instrumentos perfurantes não estéreis

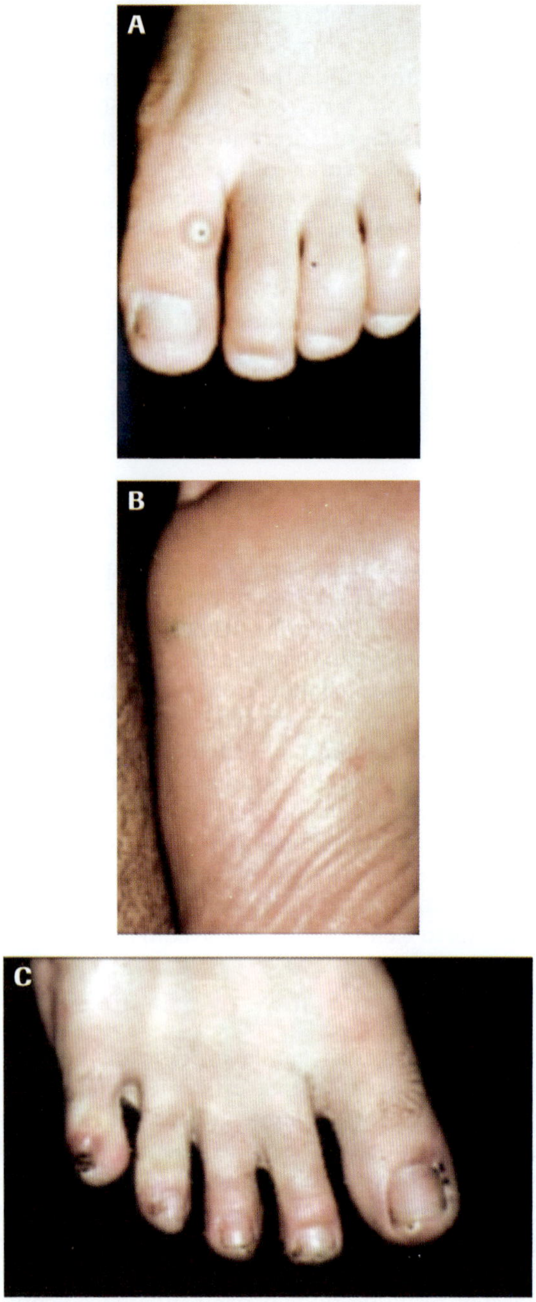

■ **Figura 10.** (A-C) Lesões de tungíase: únicas ou múltiplas.

As localizações preferenciais são os pés (plantas, artelhos e interdígitos, sub ou periungueais) (Figuras 10A, B e C), as coxas, o períneo e a região genital. A tungíase é, em geral, uma afecção autolimitada. Contudo, principalmente em comunidades carentes, pode ocorrer infestação com numerosos parasitas e complicações secundárias. A infecção bacteriana secundária é comum e há risco de evolução com abscesso, linfangite, erisipela, gangrena (que pode levar à amputação do dedo) e até sepse. Também pode ocorrer contaminação por agentes que causam micoses profundas[25]. Outras complicações características incluem ulceração, atrofia ou perda das unhas, deformidades dos pododáctilos, dificuldade para caminhar e tétano[12,26].

Diagnóstico

É clínico, pela observação das lesões características. Prurido e dor podem estar presentes, além da história de contato com terrenos arenosos, principalmente próximos a currais. Não são necessários exames subsidiários.

O diagnóstico diferencial inclui outras picadas, como de carrapatos ou formigas, verruga plantar e miíase.

Tratamento

Em razão da existência de reservatórios animais distintos e à sobrevivência da pulga no hábitat natural por tempo prolongado, sem a necessidade de hospedeiro, o controle da tungíase é difícil. Além disso, não é conhecida nenhuma terapia eficaz para eliminar pulgas penetradas, nem em seres humanos nem em animais[1].

Pode haver cura espontânea, mas, para evitar a inflamação, é importante a remoção da pulga logo nos primeiros dias, com agulha estéril, tendo o cuidado de não romper o saco de ovos. Posteriormente, limpar cuidadosamente a cavidade com iodo povidona. Poucas vezes é necessária a curetagem da lesão. Trata-se a infecção secundária com antibióticos tópicos ou sistêmicos de acordo com a extensão do quadro. Em determinadas ocasiões, podem ser necessárias medidas preventivas contra tétano. A tungíase pode ser prevenida pela aplicação regular de um repelente derivado de plantas (Zanzarin®)[27]. A aplicação tópica de dimeticonas de baixa viscosidade parece ser um tratamento eficaz[27]. Deve-se andar calçado nas áreas suspeitas de contaminação. O autoexame periódico do corpo (principalmente dos pés) em áreas endêmicas também é importante. A pavimentação das vias públicas e a cimentação dos pisos das casas são importantes medidas de controle. O controle ambiental com inseticidas seria outra opção, porém as áreas infestadas são, em geral, de grandes dimensões e o custo do tratamento dos animais domésticos é considerável[1].

Miíase

Epidemiologia

Tem distribuição universal, é mais frequente e ocorre o ano todo em climas quentes das regiões tropicais e subtropicais da África e das Américas. É restrita aos meses de verão nas zonas temperadas. No Brasil, é menos frequente apenas na região sul.

Etiopatogenia

No homem, as afecções causadas por larvas de moscas constituem as miíases (Figura 11). Podem ser causadas por várias espécies de moscas da ordem *Diptera* (de duas asas), a *Dermatobia hominis* é a mais comum no Brasil, e também a *Cordylobia anthropophaga* e *Phaenicia sericata* (verde). A rota de transmissão da larva ao ser humano é diferente nas diversas espécies de mosca. As fê-

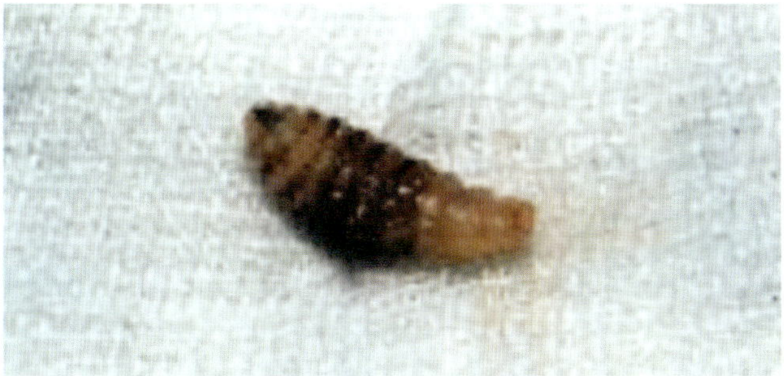

■ **Figura 11.** Larva da mosca, logo após ter sido retirada do paciente.

meas de *Dermatobia* spp depositam seus ovos nos mosquitos que os veiculam. Quando pousa em mamíferos de sangue quente, a larva sai do ovo e penetra na pele. A *C. anthropophaga* deposita seus ovos em roupas úmidas, solo e areia, podendo viver até 15 dias sem se alimentar. Logo que penetra no hospedeiro, começa a se alimentar e a se desenvolver.

A larva se nutre dos tecidos vivos ou mortos, líquidos do corpo ou alimentos ingeridos. A mosca pode colocar ovos em cavidades, como nasal, seios da face, orelhas e órbita, a *Cochliomyia hominivorax* origina os casos mais graves. Também podem se desenvolver em ulcerações em qualquer área do corpo, geralmente ocasionada pela *Cochliomyia macellaria* (mosca varejeira) ou pelos gêneros *Lucilia* e família *Sarcophagidae*. O período de maturação da larva no hospedeiro pode variar de 1 a 10 semanas. Na miíase furunculoide, quando madura, a larva se move ativamente no interior do nódulo, dilatando a abertura, sai, cai no solo e se transforma em pupa. Em mais 14 a 80 dias, dá origem ao inseto adulto com asas.

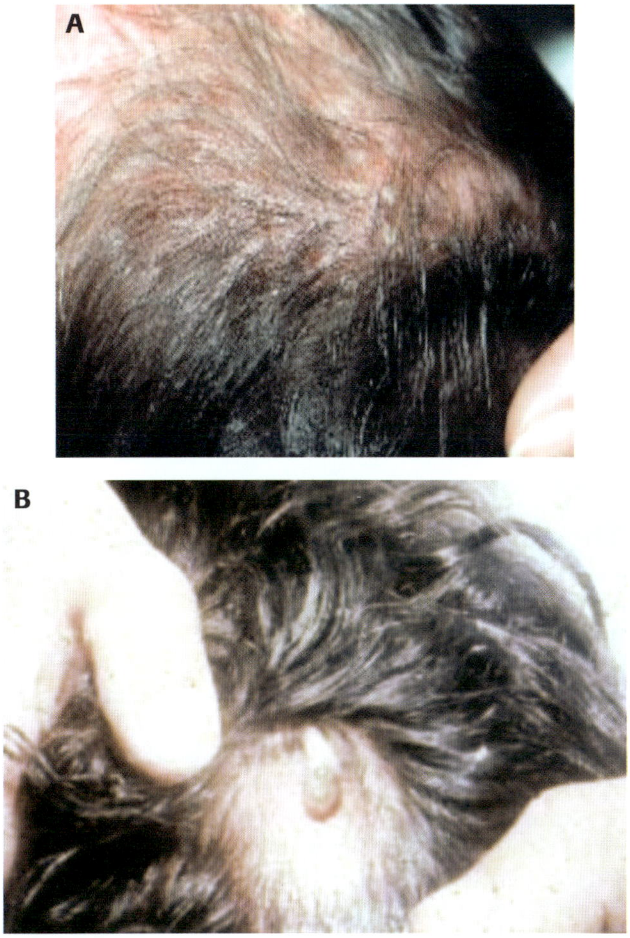

■ **Figura 12.** (A) Nódulo inflamatório. (B) Saída da larva do nódulo após expressão.

Quadro clínico

Existem dois tipos principais: a miíase primária ou furunculoide, em que a larva penetra e se desenvolve em pele previamente íntegra, e a miíase secundária, em que os ovos depositados se transformam em larvas ou estas são depositadas nestes locais e passam a habitar as cavidades ou ulcerações preexistentes. As lesões furunculoides, chamadas popularmente "berne", podem ocorrer em qualquer localização, mas principalmente nas áreas expostas como couro cabeludo, face, antebraços e pernas. Um dia após a penetração da larva, inicia-se a formação de uma pápula pruriginosa que cresce na derme até o tamanho de nódulo de 3 cm de diâmetro, assemelhando-se a um furúnculo (Figuras 12A e B). Podem coexistir dor e saída de secreção serosa ou raramente purulenta à leve expressão do nódulo por um pequeno orifício central, e o paciente refere sensação de movimento na lesão. Quando a larva sai, em geral, não deixa cicatriz.

As miíases secundárias podem ser cutâneas, cavitárias ou intestinais. A cutânea decorre do depósito de ovos em ulcerações preexistentes da pele com o desenvolvimento de larvas (Figura 13). A miíase cavitária é encontrada na cavidade nasal, na cavidade da orelha e da órbita ocular[13]. O encontro das larvas que se movimentam ativamente faz o diagnóstico, sendo apenas mais difícil quando a cavidade não é aparente, como os seios paranasais. Raramente essas larvas podem migrar até o cérebro. A miíase intestinal é causada pela ingestão de larvas em bebidas ou alimentos contaminados[13,25].

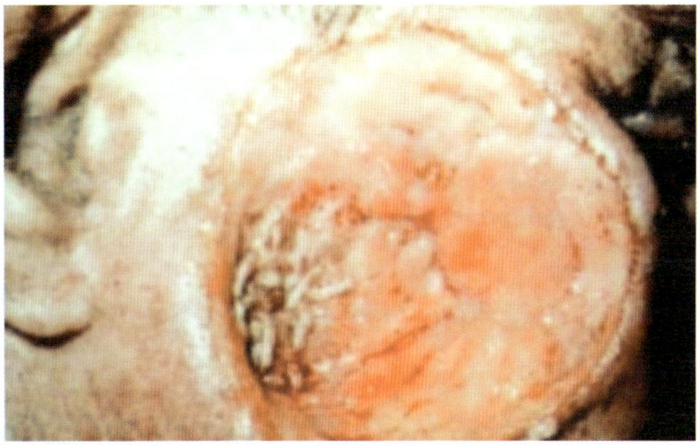

■ **Figura 13.** Miíase secundária em ulceração prévia na face.

Diagnóstico

É clínico, não necessitando de exames subsidiários. Em cavidades, como sinusais, o diagnóstico pode ser difícil, em razão da dificuldade de se visualizar a larva. Eventualmente, se houver dúvida, pode-se solicitar uma ultrassonografia.

Diagnóstico diferencial

A miíase furunculoide pode ser diferenciada de furúnculo, cisto epidérmico infectado, abscesso, tungíase, leishmaniose em sua forma inicial e picadas de inseto.

Tratamento

Na miíase furunculoide, pode-se adotar conduta expectante, pois ocorre saída espontânea da larva, se não houver infecção ou dor. Pode-se fazer a remoção da larva, sob anestesia local, pela pequena ampliação da abertura no centro da lesão com posterior expressão (Figura 14). Se houver dificuldade para a extrusão do parasita, oclui-se o orifício com vaselina, óleos, cera de abelha ou esparadrapo, ou ainda se faz aplicação superficial de nitrogênio líquido, na tentativa de fazer a larva emergir espontaneamente e, assim, ser removida. É imprescindível retirar a larva inteira, para evitar infecção e reação de corpo estranho, que podem ocorrer quando fragmentos da larva permanecem na pele. Depois da remoção, aplicam-se antissépticos e cremes de antibióticos quando há infecção secundária.

Na miíase cavitária, deve-se retirar mecanicamente as larvas após imobilizá-las com éter ou nitrogênio líquido, e proceder à desinfecção local. Pode-se tentar tratamento com ivermectina oral para alterar o desenvolvimento da larva, nas doses já referidas anteriormente.

Considerações finais

A escabiose é causada pela fêmea do ácaro *Sarcoptes scabiei* var. *hominis* (hospedeiro-específico). O contato direto com um indivíduo infestado é a principal forma de transmissão. O principal sintoma é o prurido, que caracteristicamente é mais intenso à noite. Outras pessoas que vivem na mesma casa também podem apresentar prurido. A distribuição das lesões (túneis, pápulas eritematosas ou pequenos nódulos) é característica, com preferência para os espaços interdigitais das mãos, superfície flexora dos punhos e cotovelos, axilas, glúteos, abdome, mamas e pênis. Nas crianças, as lesões podem ser vesículas, pústulas ou nódulos, e são frequentes também nas palmas, nas plantas, na cabeça e no pescoço. Secundariamente, podem ocorrer escoriações, infecções, urticária e áreas de eczematização. Em alguns doentes, pode ser indicada a prova terapêutica. Todos os habitantes da mesma casa devem ser tratados, independentemente de terem ou não prurido, para se evitar a recidiva. Considera-se que o ácaro não transmite doenças, mas pode acompanhar doenças sexualmente transmissíveis.

A pediculose do couro cabeludo é causada pelo *Pediculus capitis*. A transmissão ocorre pelo contato direto pessoal e/ou por objetos (pentes, roupas). A manifestação típica é o prurido no couro cabeludo, principalmente na nuca. Ao exame físico, podem ser vistas pápulas eritematosas e escoriações na região occipital. A eczematização, a infecção secundária e o aumento dos linfonodos cervicais são comuns. O diagnóstico é confirmado pela visualização de lêndeas (ovos) ou piolhos nos cabelos. A permetrina 5% em loção é atualmente considerada o tratamento de primeira linha. Deve-se misturar água morna e vinagre (meio a meio) e molhar os cabelos para facilitar a remoção das lêndeas com pente fino.

A pediculose do corpo é causada pelo *Pediculus humanus* var. *corporis* (que fica nas roupas e vai para a pele apenas para se alimentar). Acomete pessoas em situações precárias e de abandonado que não lavam ou trocam de roupa com frequência. Há prurido e urticas, que podem apresentar pontos purpúricos centrais. As áreas principais de acometimento são ombros, tronco e nádegas. O diagnóstico é confirmado pela visualização dos piolhos e das lêndeas nas roupas. Higiene e lavagem das roupas são suficientes para o tratamento. Pode transmitir tifo, febre das trincheiras e febre recorrente.

A pediculose púbica é causada pelo *Pthirus pubis*, chamado popularmente "chato". É transmitida por contato físico, geralmente sexual. O sintoma principal é o prurido. Piolhos ou lêndeas podem ser visualizados nos pelos do tórax, coxas, axilas, sobrancelhas, cílios e barba, além dos pelos da região púbica e perianal. A loção de permetrina a 5% é o tratamento mais seguro e eficiente atualmente.

A *larva migrans* (*larva migrans* cutânea, bicho geográfico, bicho de praia ou dermatite serpiginosa) é causada pela larva de várias espécies de nematódeos, a mais comum causada pelo *Ancylostoma braziliensis*. Os dejetos que cães e gatos depositam na areia ou no solo arenoso contêm os ovos, que se desenvolvem em ambientes quentes e úmidos, transformando-se em larvas. Ao entrar em contato com essa terra ou areia, a larva penetra

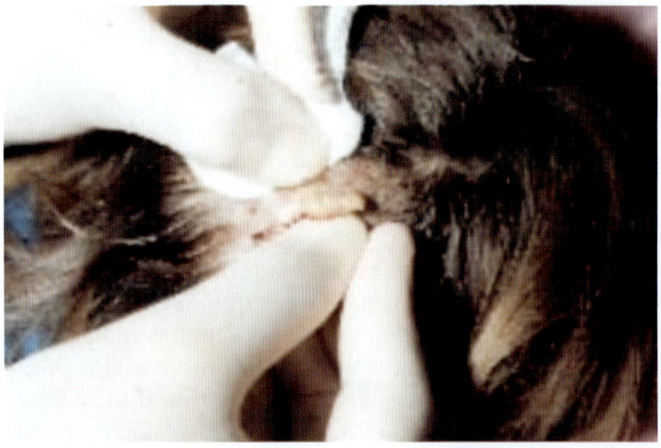

■ **Figura 14.** Expressão da lesão com saída da larva.

através da pele, infectando o homem. As lesões cutâneas são serpiginosas, pruriginosas e representam o trajeto de migração da larva na epiderme. A taxa de migração é de 1 ou 2 cm por dia. A doença é autolimitada.

A tungíase é causada pela *Tunga penetrans*, que é a menor pulga conhecida, e é abundante em chiqueiros e currais. As lesões são pruriginosas e dolorosas. É possível observar uma pápula amarelada (batata) com ponto escuro central (que é o segmento posterior do parasita). São encontradas com mais frequência nos pés (plantas, interdígitos e região periungueal). O número de lesões é variável e, quando numerosas e agrupadas, dão aspecto

Quadro 10. As principais dermatozoonoses[11,17,18]

Ectoparasitose	Agente	Distribuição geográfica	Grupos vulneráveis	Diagnóstico	Tratamento padrão	Complicações
Pediculose	*Pediculus humanus capitis* *Pediculus humanus corporis* *Pthirus pubis*	No mundo todo	Crianças em idade escolar, "sem-teto", habitantes de comunidades pobres, refugiados	Clínico (visualização de piolhos e lêndeas)	Tópico: permetrina, monosulfiram	Infecção secundária (impetigo) Distúrbios do sono decorrentes de prurido intenso
Escabiose	*Sarcoptes scabiei var. hominis*	No mundo todo	Bebês, "sem-teto", refugiados, habitantes de comunidades pobres	Clínico 1. Prurido, mais intenso à noite 2. Lesões na distribuição característica 3. Túneis, pápulas eritematosas, escoriações Exame microscópico de raspado da pele	Tópico: permetrina, monosulfiram, benzoato de benzila Sistêmico: ivermectina	Infecção secundária (impetigo, celulite, linfangite, glomerulonefrite aguda) Distúrbios do sono decorrentes de prurido intenso
Larva migrans cutânea	*Ancylostoma braziliensis*, *Ancylostoma caninum* e outras espécies de nematódeos	Países tropicais e subtropicais; esporadicamente em climas temperados	Crianças pequenas, habitantes de comunidades pobres ou de pequenos povoados, viajantes a praias tropicais	Clínico lesão elevada linear ou serpiginosa pruriginosa	Tópico: tiabendazol Sistêmico: albendazol, ivermectina	Infecção secundária Síndrome de Loeffler (raro) Distúrbios do sono decorrentes de prurido intenso
Tungíase	*Tunga penetrans*	América Latina, Caribe, África subsaariana, casos isolados na Índia	Habitantes de comunidades pobres e pequenos povoados, raramente em viajantes em áreas endêmicas	Clínico (fêmea da pulga introduzida na pele)	Remoção da pulga com agulha estéril, curativos, antibiótico se necessário	Infecção secundária Tétano Úlcera Linfedema crônico Deformidade ou perda de unhas Distúrbios do sono decorrentes de prurido intenso
Miíase	Larvas de várias espécies de moscas da ordem *Diptera*	No mundo todo A incidência é maior nas áreas tropicais e subtropicais das Américas e da África. As moscas responsáveis preferem climas quentes e úmidos	"Sem-teto", alcoolistas, portadores de doença periférica vascular	Clínico Ultrassom pode ajudar	Excisão sob anestesia local (miíase furunculoide) Retirada mecânica das larvas após imobilização com éter ou nitrogênio líquido e desinfecção local (miíase cavitária) Ivermectina sistêmica	Infecção secundária

de "favo de mel". O tratamento consiste na retirada da pulga com agulha estéril, limpeza e cuidados locais. Complicações incluem tétano, gangrena e amputações.

A miíase é a infestação dos tecidos de humanos ou outros animais vertebrados por larva de mosca (da ordem *Diptera*). A larva pode acometer a pele normal (miíase furunculoide) ou com ulceração (miíase cutânea secundária). A ultrassonografia pode ser útil no diagnóstico e no planejamento terapêutico. As larvas podem causar sérios problemas, principalmente quando acometem a cavidade nasal e os seios da face.

Apesar de os ectoparasitas gerarem diversos tipos de respostas imunológicas, não existem evidências de mecanismos imunes protetores no hospedeiro humano[19] (Quadro 10).

Referências bibliográficas

1. Heukelbach J, de Oliveira FAZ, Feldmeier H. Ectoparasitoses e saúde pública no Brasil: desafios para o controle. Cad Saúde Pública. 2003;19(5):1535-40.
2. Heukelbach J, van Haeff E, Rump B, Wilcke T, Moura RCS, Feldmeier H. Parasitic skin diseases: health care-seeking in a slum in north-east Brazil. Trop Med Int Health. 2003;8(4):368-73.
3. Feldmeier H. Treatment of parasitic skin diseases with dimeticones a new family of compounds with a purely physical mode of action. Trop Med Health. 2014;42(2 Suppl):15-20.
4. Chosidow O. Scabies and pediculosis. Lancet. 2000;355:819-26.
5. Jackson A, Heukelbach J, da Silva Filho AF, Campelo Júnior EB, Feldmeier H. Clinical features and associated morbidity of scabies in a rural community in Alagoas, Brazil. Trop Med Int Health. 2007;12(4):493-502.
6. Hengge UR, Currie BJ, Jäger G, Lupi O, Schwartz RA. Scabies: a ubiquitous neglected skin disease. Lancet Infect Dis. 2006;6:769-79.
7. Heukelbach J, Feldmeier H. Scabies. Lancet. 2006;367:1767-74.
8. Heukelbach J, Wilcke T, Winter B, Feldmeier H. Epidemiology and morbidity of scabies and pediculosis capitis in resource-poor communities in Brazil. Br J Dermatol. 2005;153:150-6.
9. Sociedade Brasileira de Dermatologia. Perfil nosológico das consultas dermatológicas no Brasil. An Bras Dermatol. 2006;81(6):549-58.
10. Flinders DC, Schweinitz PD. Pediculosis and scabies. Am Fam Physician. 2004;69:341-8.
11. Leone PA. Scabies and pediculosis pubis: an update of treatment regimens and general review. Clin Infect Dis. 2007;44 Suppl 3:S153-9.
12. Meinking TL, Burkhart CN, Burkhart CG. Infestations. In: Bolognia JL, Jorizzo J, Rapini R (ed.). Dermatology. St. Louis: Mosby, 2003. p.1321-32.
13. Sampaio SAP, Rivitti EA. Dermatologia. 3.ed. São Paulo: Artes Médicas, 2007.
14. Stone SP. Scabies and pediculosis. In: Freedberg IM, Eisen AZ, Wolff K, Austen KF, Goldsmith LA, Katz SI (eds.). Fitzpatrick's Dermatology in general medicine. 6.ed. New York: McGraw-Hill, 2003. p.2283-9.
15. Azulay RD, Azulay DR. Dermatologia. 3.ed. Rio de Janeiro: Guanabara Koogan, 2004.
16. Burns DA. Diseases caused by arthropods and other noxious animals. In: Burns T, Breathnach S, Cox N, Griffiths C (eds.). Rook's textbook of dermatology. 7.ed. Oxford: Blackwell Science, 2004. p.33.1-33.63.
17. Almeida HL. Treatment of steroid-resistant nodular scabies with topical pimecrolimus. J Am Acad Dermatol. 2005;53(2):357-8.
18. Veraldi S, Nazzaro G, Serini SM. Treatment of crusted scabies with acitretin. Br J Dermatol. 2015; Mar 17.
19. Heukelbach J, Feldmeier H. Ectoparasites-the underestimated realm. Lancet. 2004;363:889-91.
20. Rutkauskis JR, Jacomini D, Temponi LG, Sarragiotto MH, da Silva EA, Jorge TC. Pediculicidal treatment using ethanol and Melia azedarach L. Parasitol Res. 2015; Mar 12. [Epub ahead of print]
21. Sangüeza OP, Lu D, Sangüeza M, Pereira CP. Protozoa and worms. In: Bolognia JL, Jorizzo J, Rapini R (eds.). Dermatology. St. Louis: Mosby, 2003. p.1295-320.
22. Lucchina LC, Wilson ME. Cysticercosis and other helmintic infections. In: Freedberg IM, Eisen AZ, Wolff K, Austen KF, Goldsmith LA, Katz SI (eds.). Fitzpatrick's dermatology in general medicine. 6.ed. New York: McGraw-Hill, 2003. p.2225-59.
23. Veja-Lopez F, Hay RJ. Parasitic worms and protozoa. In: Burns T, Breathnach S, Cox N, Griffiths C (eds.). Rook's textbook of dermatology. 7.ed. Oxford: Blackwell Science, 2004. p.32.1-32.48.
24. Feldmeier H, Schuster A. Mini review: Hookworm-related cutaneous larva migrans. Eur J Clin Microbiol Infect Dis. 2012;31(6):915-8.
25. Cestari TF, Pessato S, Ramos-e-Silva M. Tungiasis and myiasis. Clin Dermatol. 2007;25(2):158-64.
26. Wilson DC, Smith ML, King Jr. LE. Arthropod bites and stings. In: Freedberg IM, Eisen AZ, Wolff K, Austen KF, Goldsmith LA, Katz SI (eds.). Fitzpatrick's dermatology in general medicine. 6.ed. New York: McGraw-Hill, 2003. p.2289-98.
27. Feldmeier H, Keysers A. Tungiasis – A Janus-faced parasitic skin disease. Travel Med Infect Dis. 2013;11(6):357-65.

Reações Medicamentosas 13

Claudia Giuli Santi
Natasha Favoretto Dias
João Avancini

SUMÁRIO

Introdução e definições

A pele é o órgão acometido com mais frequência pelas reações medicamentosas. Aproximadamente 45% das reações medicamentosas acometem a pele. Nos departamentos de dermatologia, as reações medicamentosas representam 2% das consultas ambulatoriais e 5% das internações.

Estão presentes nas reações medicamentosas fatores de risco como:

- Número de drogas utilizadas.
- Idade, sendo que o risco se eleva com o aumento da idade.
- Sexo feminino.
- Infecções virais – mononucleose, aids.
- Variação genética no metabolismo da droga – acetiladores lentos.

Entre os diversos medicamentos, alguns são causas mais frequentes das reações medicamentosas cutâneas, como as penicilinas, as sulfonamidas, os anti-inflamatórios não hormonais (AINH) e os anticonvulsivantes[1,2].

As reações medicamentosas cutâneas são, na maioria das vezes, reações de hipersensibilidade. As drogas ou seus metabólitos agem como haptenos induzindo a reações mediadas por células ou anticorpos. As reações medicamentosas cutâneas também podem ser causadas por mecanismos não imunológicos.

O diagnóstico da droga envolvida na reação medicamentosa nem sempre é fácil, uma vez que não existem exames laboratoriais confirmatórios. Ele é baseado na análise de dados clínicos, fatores cronológicos e pesquisa da literatura (Quadro 1). O tempo decorrido entre o início da ingestão do agente e o aparecimento da reação medicamentosa é o elemento-chave para o diagnóstico da droga suspeita. Isso ocorre porque a maioria das reações medicamentosas imunologicamente mediadas ocorre dentro de 8 a 21 dias após o início da nova medicação. Seguindo-se a análise dos dados do Quadro 1, é possível classificar em alta, média ou baixa a probabilidade de uma determinada droga estar envolvida na reação medicamentosa cutânea[1].

Quadro 1. Parâmetros para diagnóstico da droga responsável pela erupção cutânea medicamentosa

Características clínicas	■ Tipo de lesão primária ■ Distribuição e número das lesões ■ Envolvimento mucoso ■ Sinais e sintomas associados: febre, prurido, linfoadenomegalia e acometimento visceral
Fatores cronológicos	■ Documentação de todas as drogas ingeridas pelo doente com data da introdução ■ Data de início da erupção ■ Tempo de intervalo entre a data de introdução da droga e o início da reação medicamentosa ■ Resposta à retirada da droga ■ Resposta à reexposição*
Pesquisa na literatura	■ Pesquisa bibliográfica ■ Drug Alert Registry ■ Dados do laboratório farmacêutico ■ Medicação de introdução recente no mercado, deve ser feita analogia com a classe medicamentosa

* A reexposição medicamentosa é raramente indicada.

As reações medicamentosas mais frequentes são o exantema, a erupção fixa medicamentosa e a urticária.

As reações medicamentosas graves são o espectro síndrome de Stevens-Johnson (SSJ), necrólise epidérmica tóxica (NET) e síndrome de hipersensibilidade à droga ou *drug reaction with eosinophilia and systemic symptons* (DRESS). Essas erupções medicamentosas serão abordadas neste capítulo e representam 2% das reações cutâneas a drogas.

Exantemas

O exantema é definido como eritema generalizado, agudo e de duração relativamente curta. Pode ser do tipo morbi ou rubeoliforme, quando há áreas de eritema entremeadas por áreas de pele sadia, ou escarlatiniforme, quando é difuso e uniforme.

Os exantemas também são denominados reações medicamentosas maculopapulares ou simplesmente *rashes* por drogas. Os exantemas representam a forma mais comum de erupção medicamentosa cutânea.

Dados epidemiológicos

Cerca de 10 a 20% dos exantemas na infância são causados por drogas, enquanto este percentual sobe para 50 a 70% nos adultos.

Etiologia e fisiopatologia

As principais drogas responsáveis pelos exantemas são:

- Aminopenicilinas.
- Sulfonamidas.
- Cefalosporinas.
- Anticonvulsivantes.
- Alopurinol.

Os exantemas por drogas são provavelmente mediados imunologicamente, considerados reações mediadas por células. Infecções virais aumentam a incidência dessa reação medicamentosa. Cerca de 60 a 90% dos doentes com mononucleose que usam aminopenicilina apresentarão erupção medicamentosa do tipo exantemática.

Quadro clínico

Os principais achados clínicos dos exantemas por drogas são:

- Início do quadro geralmente 7 a 14 dias após a introdução do medicamento ou, raramente, após a retirada da droga.
- Início mais precoce nos casos de reexposição.
- Lesões cutâneas caracterizadas por máculas eritematosas, podendo haver também componente papuloso ou urticado, com distribuição simétrica, iniciando pelo tronco e membros superiores com progressão confluente. Frequentemente acomete áreas intertriginosas e poupa a face. Lesões purpúricas podem estar presentes nas pernas e nos pés.
- Lesões mucosas geralmente ausentes.
- Prurido e febre baixa.
- Evolução com descamação e eventualmente hiperpigmentação residual.
- Desaparecimento em 1 a 2 semanas, sem complicações ou sequelas.

Diagnóstico e exames complementares

O diagnóstico do exantema por drogas é habitualmente baseado nos dados da história clínica e do exame físico, não havendo exames complementares específicos. Eosinofilia pode ser encontrada. Os principais diagnósticos diferenciais do exantema por drogas são os exantemas virais[3]. O clínico deve estar alerta para a possibilidade de o exantema ser a fase inicial de erupção medicamentosa mais grave, como a síndrome de hipersensibilidade à droga (DRESS), a SSJ ou a necrólise epidérmica tóxica.

Tratamento

- Suspensão do medicamento.
- Tratamento sintomático: anti-histamínicos e corticosteroides tópicos.
- Corticosteroides sistêmicos geralmente não são utilizados. Prednisona 0,5 a 1 mg/kg/dia pode ser indicada nos casos extensos ou na dúvida de erupção medicamentosa mais grave, como a DRESS, a SSJ ou a necrólise epidérmica tóxica.

Erupção fixa medicamentosa

A erupção fixa medicamentosa (EFM) é caracterizada pelo aparecimento de máculas eritematosas bem delimitadas, eventualmente encimadas por bolhas, que se resolvem deixando pigmentação residual no local. Na reexposição à droga, a EFM reaparece na mesma localização[2]. Contudo, após novas utilizações da droga causadora, o número de lesões pode aumentar progressivamente.

Dados epidemiológicos

A incidência da EFM é bastante variável. A maioria dos casos ocorre na faixa etária de 20 a 40 anos. Alguns relatos apontam predominância no sexo masculino.

Etiologia e fisiopatologia

As drogas mais relacionadas ao EFM são:

- Sulfonamidas.
- Tetraciclinas.
- Penicilinas.
- Pirazolonas, como a dipirona.
- AINH.
- Anticonvulsivantes, principalmente barbitúricos e carbamazepina.
- Fenolftaleína.

A patogenia da EFM é desconhecida.

Quadro clínico

Os principais achados clínicos da EFM são:

- Recorrência da(s) lesão(ões) na mesma localização na reexposição à droga.
- Lesões agudas surgem de 30 minutos a 8 horas após a exposição à droga.
- Primeira exposição com uma ou poucas lesões, reexposição com possível surgimento de novas lesões, porém raramente o quadro é disseminado, com múltiplas lesões.
- Mácula eritematosa, eritematoedematosa ou eritematopurpúrica arredondada ou ovalada, com limites bem definidos, podendo haver bolha central. As lesões evoluem com hiperpigmentação residual. A pigmentação residual desaparece em semanas, porém pode ser permanente após sucessivas exposições à droga desencadeante (Figura 1).
- Localização em qualquer região da pele, inclusive nas mucosas bucal e genital. As localizações mais frequentes são membros, mãos e pés, genitais e região perianal.

Diagnóstico e exames complementares

Em geral, o diagnóstico do eritema fixo medicamentoso é clínico, em virtude das lesões características da erupção. No caso de dúvida, pode-se recorrer à biópsia de pele com exame anatomopatológico. As lesões inflamatórias mostram infiltrado inflamatório intersticial e perivascular, com linfócitos e eosinófilos. Queratinócitos necróticos podem ser encontrados na epiderme. As lesões pigmentadas pós-inflamatórias mostram melanófagos dérmicos com discreto infiltrado inflamatório perivascular.

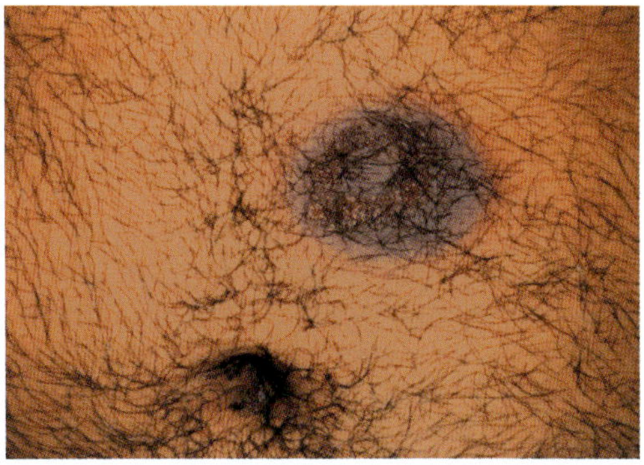

Figura 1. Eritema fixo medicamentoso.

Tratamento

A terapêutica da EFM é a retirada do medicamento suspeito, evitando completamente a reexposição.

Urticária

A urticária é definida pelo rápido aparecimento de urticas, as quais podem ser acompanhadas de angioedema. O edema da derme superficial é denominado urticária, enquanto o edema da derme profunda e do subcutâneo é denominado angioedema. A urtica é uma lesão elementar caracterizada por placa eritematoedematosa, muito pruriginosa e de natureza fugaz, com a pele retornando ao seu aspecto normal no período de 24 horas. O angioedema é caracterizado pelo edema súbito e acentuado que acomete com mais frequência mucosas e extremidades. Quando ocorre, o prognóstico é pior, com 75% dos doentes evoluindo para urticária crônica recorrente. A dor é um sintoma frequente nesses casos, e a duração do angioedema costuma ser mais prolongada que da urticária, com resolução das lesões em torno de 72 horas[2].

Dados epidemiológicos

A urticária é a segunda reação medicamentosa mais frequente. Estudos demonstram que cerca de 0,1% da população apresenta urticária. Entre os doentes com urticária, 50% continuarão a apresentar a doença 1 ano após a visita inicial ao médico, e 20% continuarão a experimentar episódios da doença por mais de 20 anos.

Etiologia e fisiopatologia

A urticária é classificada em aguda, com duração menor que 6 semanas, e crônica, com duração maior que 6 semanas. A urticária crônica pode ser contínua, com surtos diários ou muito frequentes, ou recorrente, com episódios de doença com períodos de semanas livres de sintomas. A urticária aguda é a mais comum e frequentemente relacionada a drogas, que não são causas comuns de urticária crônica. O ácido acetilsalicílico (AAS) e outros AINH podem agravar urticária preexistente em 10 a 35% dos doentes.

São fatores etiológicos da urticária:

- Medicamentos (10%).
- Proteínas alimentares (crustáceos como camarão, ovo, amendoim e outros) e pseudoalérgenos (corantes e conservantes).
- Agentes físicos (urticária solar, aquagênica, de pressão, ao frio, colinérgica, factícia).
- Infestações.
- Infecções.
- Autoimunidade.

O conceito de que a urticária induzida por drogas é invariavelmente alérgica não é verdadeiro. A urticária induzida por drogas pode ser alérgica (imunologicamente mediada) ou pseudoalérgica (não imunologicamente mediada)[4].

Mecanismos imunológicos

Reação tipo I - Mediada por IgE

A reação do tipo I é dependente de droga, da IgE e do receptor de alta afinidade para IgE na superfície de mastócitos. Os alérgenos mais frequentes são os antibióticos da classe das penicilinas e cefalosporinas (reação cruzada com as penicilinas).

Reação tipo III

Na reação tipo III, o complexo IgG-droga ativa a cascata do complemento liberando C3a e C5a, anafilatoxinas que degranulam mastócitos e basófilos. Este tipo de reação é responsável pela urticária vasculite induzida por drogas. Penicilinas e terapia com antissoro são fatores etiológicos. A urticária vasculite é uma forma de urticária crônica, com achados histológicos de vasculite leucocitoclástica. Como na urticária, as drogas não são o único agente causal.

Mecanismos não imunológicos

Os mecanismos não imunológicos estão mais comumente implicados na urticária induzida por drogas e são também denominados mecanismos pseudoalérgicos. A reação pseudoalérgica é indistinguível da reação alérgica, podendo o quadro de urticária e/ou angioedema estar associado a manifestações sistêmicas, inclusive sintomas de anafilaxia. Não existe fase de sensibilização e a reação pseudoalérgica pode ocorrer no primeiro contato com a droga. As reações pseudoalérgicas parecem ser dose-dependentes e ocorrer até 24 horas após a ingestão da droga, com 50% ocorrendo nas primeiras 6 horas. As reações alérgicas IgE-dependentes ocorrem minutos após a exposição[5].

Reações mediadas pelos eicosanoides

Os AINH não seletivos interferem no metabolismo do ácido araquidônico por meio da inibição de COX-1 e COX-2 com aumento dos leucotrienos. Os AINH induzem urticária aguda e exacerbam urticária crônica. Muitos doentes apresentam urticária à AINH de estrutura molecular diferente, isto é, reação cruzada entre os AINH. O mecanismo proposto é a via comum de inibição da COX. AINH que são fracos inibidores da COX-1 ou inibidores seletivos da COX-2 são provavelmente mais toleráveis[2].

Degranulação direta dos mastócitos

A ativação direta dos mastócitos com liberação de histamina pode ocorrer com:

- Opioides.
- Polimixina B.
- Rifampicina.
- Vancomicina.
- Ciprofloxacino.
- Relaxantes musculares.
- Radiocontrastes.

Angioedema mediado pela bradicinina

Angioedema ocorre em 0,1 a 2% dos doentes usuários de inibidores da enzima conversora da angiotensina (IECA).

Os IECA reduzem a transformação de angiotensina I em angiotensina II e suprimem a conversão enzimática da bradicinina em seus metabólitos inativos, com elevação dos níveis de bradicinina.

Quadro clínico

A urticária divide-se em formas aguda e crônica, ambas podendo ser desencadeadas por medicamentos. As lesões podem surgir minutos, horas ou poucos dias após o uso de medicamentos, geralmente ocorrendo na primeira hora. Habitualmente, os medicamentos que causam a urticária são aqueles que foram utilizados até 36 horas antes do início do quadro. Medicamentos de uso crônico não estão frequentemente implicados na urticária aguda.

Sinais e sintomas característicos da urticária são: urticas pruriginosas com duração efêmera, cada lesão individual persistindo por até 24 horas, geralmente 1 a 2 horas (Figura 2). As lesões desaparecem sem deixar manchas residuais. O surto de lesões pode persistir por vários dias, mesmo após a interrupção do medicamento que causou a erupção. Em pálpebras, lábios, extremidades, orelhas,

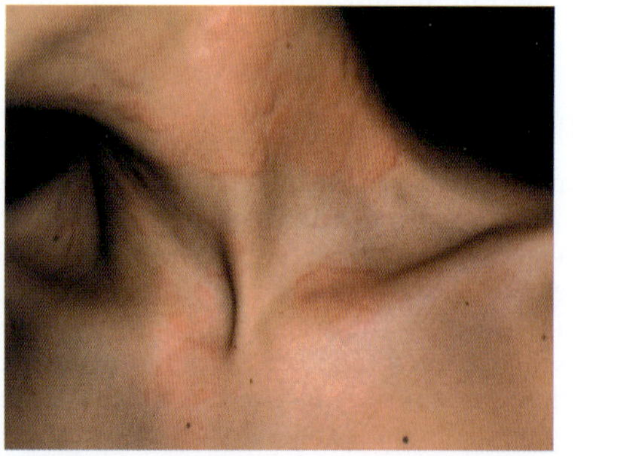

Figura 2. Urticária aguda. Lesões eritemato-edematosas de contorno geográfico, de duração individual efêmera.

mucosa bucal, língua, laringe e faringe, o edema pode ser mais intenso e profundo, acometendo derme profunda e hipoderme, definido como angioedema (Figura 3). O angioedema pode ter duração maior, persistindo por até 72 horas. As urticas e o angioedema podem ocorrer simultaneamente em até 50% dos doentes. Uma das características da urticária é que o doente habitualmente não apresenta escoriações, apesar do prurido intenso, por causa da duração efêmera das lesões.

Manifestações sistêmicas podem ocorrer nas formas agudas e extensas de urticária, com hipotensão, taquicardia, edema de glote, broncoespasmo, náuseas e vômitos, caracterizando o choque anafilático, que pode ser eventualmente fatal. Ocorre poucos minutos a poucas horas após a administração do medicamento.

Diagnóstico/exames complementares na urticária

Não há nenhum exame laboratorial para o diagnóstico de urticária, que habitualmente é confirmada por meio da anamnese clínica associada ao exame dermatológico cuidadoso. Exames como *prick-test* (utilizado nas urticárias de contato) ou RAST não são utilizados comumente na prática clínica. A reexposição do doente ao medicamento suspeito não deve ser realizada, havendo a possibilidade de reativação do quadro de forma mais grave, eventualmente fatal.

Tratamento

O tratamento da urticária e do angioedema envolve:

- Suspensão dos medicamentos suspeitos.
- Corticosteroides sistêmicos: prednisona 0,5 a 1 mg/kg/dia durante períodos de 7 a 14 dias; evitar uso crônico; o uso de corticosteroides fundamenta-se no tratamento da fase tardia da reação IgE-mediada (início de 6 a 48 horas); portanto, não atua diretamente na fase imediata (liberação da histamina).
- Anti-histamínicos por via oral (dose em adultos):
  - hidroxizina 1 mg/kg/dia;
  - clorfeniramina 2 mg a cada 8 horas;
  - loratadina 10 mg/dia;
  - desloratadina 5 mg/dia;
  - fexofenadina 120 a 180 mg/dia;
  - ebastina 10 mg/dia;
  - rupatadina 10 mg/dia;
  - bilastina 20 mg/dia;
- Se houver angioedema com sinais de evolução para anafilaxia (edema de laringe, edema de glote, broncoespamo, náuseas, vômitos, hipotensão arterial): adrenalina solução 1:1.000 (1 mg/mL) via subcutânea ou de preferência intramuscular na coxa anterolateral (absorção mais rápida e níveis plasmáticos melhores que a injeção subcutânea ou intramuscular no braço) 0,2 a 0,5 mL no adulto a cada 5 minutos; 0,01 mg/kg (máximo de 0,3 mg de dose total) nas crianças.

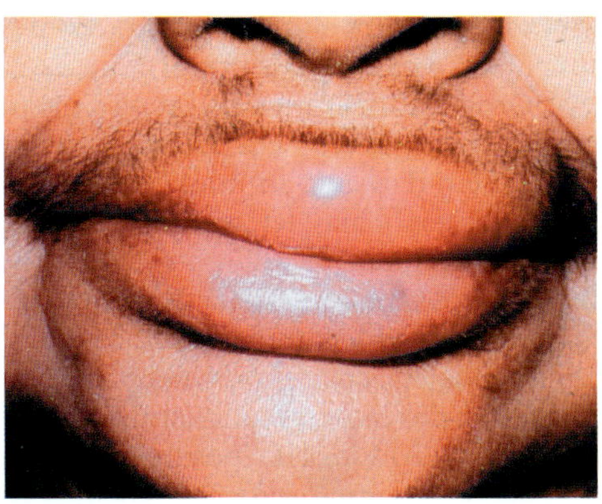

Figura 3. Angioedema dos lábios.

Espectro clínico da síndrome de Stevens-Johnson e necrólise epidérmica tóxica

Em 1922, Stevens e Johnson descreveram o relato clínico de duas crianças com febre, estomatite erosiva, acometimento ocular grave e lesões cutâneas disseminadas, descritas com máculas eritematosas, algumas com centro necrótico. Esta dermatose ficou conhecida como síndrome de Stevens-Johnson (SSJ) (Figura 4).

Em 1956, Lyell descreveu a necrólise epidérmica tóxica (NET – síndrome de Lyell), caracterizada pelo descolamento de pele em grandes retalhos, conferindo ao doente aspecto de grande queimado. A descrição original de Lyell incluía doentes com a síndrome da pele escaldada estafilocócica, entidade atualmente bem caracterizada sem nenhuma relação com a NET (Figura 5)[6].

Existem controvérsias na literatura quanto à classificação da SSJ e da NET. Estudiosos sugerem que a SSJ e a NET (SSJ-NET) sejam atualmente conceituadas como espectro de gravidade da mesma doença. A NET constitui a forma mais grave do espectro. Na medida em que a extensão da necrólise epidérmica constituiu um dos principais fatores de prognóstico, formou-se consenso quanto à classificação do espectro da seguinte forma:

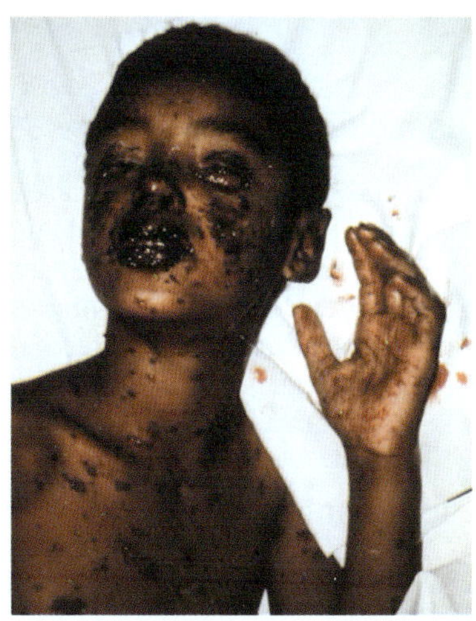

Figura 4. Fácies característica da síndrome de Stevens-Johnson.

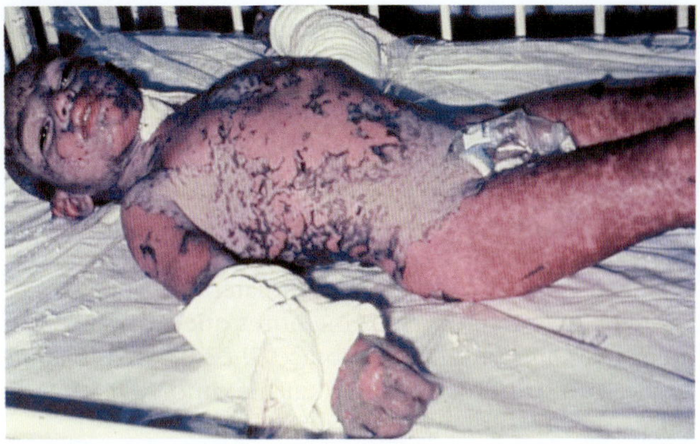

■ **Figura 5.** Necrólise epidérmica tóxica.

- A SSJ apresenta descolamento de até 10%.
- Na NET, este percentual é maior que 30%.
- Os casos com descolamento entre 10 e 30% são denominados como formas de transição.

A maioria dos casos de SSJ-NET é de etiologia medicamentosa, com mortalidade de 5% para a SSJ e de 30 a 35% para a NET, configurando forma de erupção medicamentosa grave[7-9].

O eritema polimorfo é considerado atualmente entidade distinta da SSJ-NET[10] e é caracterizado por pápulas eritematosas fixas (não fugazes), sendo que algumas evoluem para as clássicas lesões em alvo ou íris (três diferentes zonas concêntricas). A distribuição das lesões cutâneas é simétrica e acral (Figura 6). Lesões nos lábios e na mucosa bucal estão presentes em mais da metade dos casos. O eritema polimorfo difere da SSJ-NET não apenas pelo padrão morfológico e de distribuição das lesões, mas também pela gravidade (baixa morbidade e ausência de letalidade) e fatores etiológicos. Dentre as causas de eritema polimorfo, destaca-se a infecção pelo vírus do herpes simples, que está relacionada principalmente com os casos recidivantes. Exposição a medicamentos e outros agentes infecciosos é um fator etiológico também considerado.

O espectro eritema polimorfo não será considerado dentro do espectro SSJ-NET e não será abordado neste capítulo.

Dados epidemiológicos

A incidência da SSJ-NET é de 2 a 3 casos por milhão de habitantes por ano na Europa e nos Estados Unidos. A proporção relativa entre SSJ, formas de transição e NET é de 3:2:1. A doença é 2 vezes mais frequente em mulheres e ocorre mais nos adultos. Não é recorrente, exceto com reexposição ao medicamento, quando o quadro clínico tende a ser mais grave.

Etiologia e fisiopatologia

As drogas são os principais agentes etiológicos da SSJ (mais de 50% dos casos) e da NET (80 a 95% dos casos), que pode ocorrer no período de até 1 mês após a exposição[11].

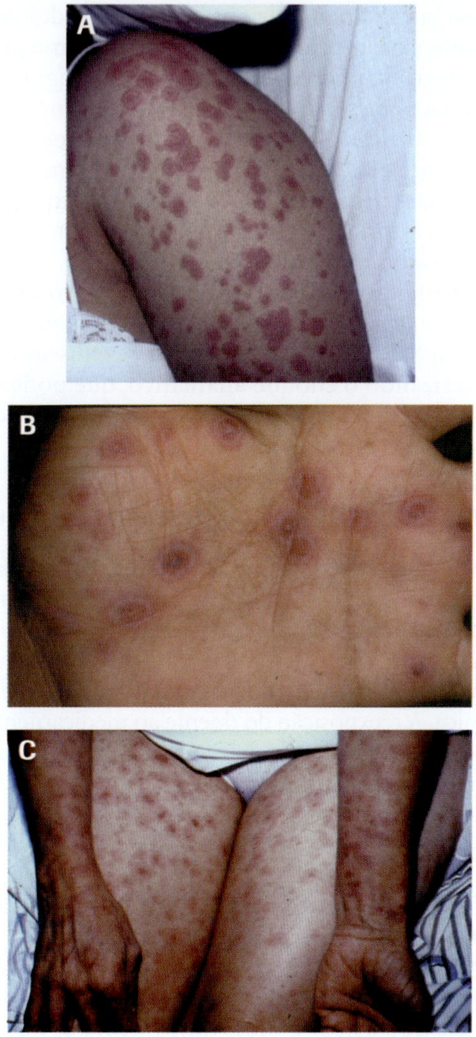

■ **Figura 6.** (A), (B), (C) Eritema polimorfo: pápulas eritematosas e alvos típicos (três diferentes zonas) com distribuição simétrica e acral.

Os principais grupos de medicamentos implicados são as sulfonamidas (cotrimoxazol e sulfadiazina), os anticonvulsivantes e os AINH (oxicam).

A carbamazepina é o medicamento mais frequente entre os anticonvulsivantes. A hidantoína é a causa mais frequente de NET em crianças. Fenobarbital, nevirapina e lamotrigina são fatores etiológicos importantes[12].

Alopurinol é a causa mais importante na Europa e em Israel[13]. Drogas antirretrovirais, como a nevirapina, e inibidores das proteases também podem estar implicadas na SSJ-NET. Além disso, há antibióticos com risco relevante, como cefalosporinas, tetraciclinas, aminopenicilinas, quinolonas e imidazólicos.

Fatores de risco individuais para o desenvolvimento da doença são acetiladores lentos, fatores físicos como raio X e radiação ultravioleta, colagenoses, neoplasias e infecção pelo HIV. O risco de reação às sulfonamidas é de 10 a 100 vezes maior nos indivíduos HIV positivos que na população geral. A interação entre as drogas também pode ser um fator de risco para o desenvolvimento de farmacodermias[13].

Além das drogas, agentes infecciosos como *Mycoplasma pneumoniae* têm sido descritos como causa de SSJ-NET. Doença enxerto *versus* hospedeiro (GVHD) é também descrita como etiologia da SSJ-NET.

A patogênese da SSJ-NET é apenas parcialmente conhecida. Alguns autores sugerem alteração no metabolismo da droga com deficiência nos mecanismos envolvidos na detoxificação.

Extensa apoptose dos queratinócitos é o achado histológico característico da SSJ-NET. O infiltrado inflamatório é paucicelular e caracterizado pela presença de linfócitos T CD8+ e macrófagos. Depósitos de TNF-alfa são encontrados na epiderme de doentes com SSJ-NET. Linfócitos T citotóxicos e TNF-alfa são conhecidos por induzir apoptose nos queratinócitos. Recentemente, foi demonstrada a interação do receptor de morte celular Fas (CD95) com o respectivo ligante FasL na superfície do queratinócito. Esta interação pode levar à morte do queratinócito por apoptose[14].

Além disso, sabe-se que há associação entre alguns complexos de histocompatibilidade (HLA) e a hipersensibilidade a determinadas drogas, levando a reações medicamentosas graves com SSJ-NET e DRESS. A frequência de tais HLA varia nos países estudados, e a pesquisa pode ser indicada em algumas populações antes da prescrição das drogas suspeitas. Por exemplo, há a recomendação da pesquisa do HLA-B*1502 previamente à prescrição de carbamazepina em pacientes cuja ascendência seja proveniente do sudeste da Ásia[15]. Tais HLA podem contribuir para a regulação da resposta imune. Também foram demonstrados polimorfismos nos receptores de células T, permitindo maior reconhecimento imune a algumas drogas, como a carbamazepina[16].

Achados clínicos

Pródromo

Sintomas inespecíficos e influenza-símile precedem o acometimento cutaneomucoso.

Lesões mucosas

As lesões mucosas podem preceder ou ser simultâneas ao acometimento cutâneo. A mucosa bucal e os lábios estão quase invariavelmente comprometidos e, com menor frequência, a conjuntiva e a mucosa anogenital. Erosões muito dolorosas dificultam a ingestão de líquidos e alimentos e são acompanhadas de hipersalivação. Os lábios apresentam-se recobertos por crostas hemáticas (Figura 7). O processo pode estender-se para mucosa nasal, faringe, laringe e esôfago.

O acometimento ocular agudo é muito comum, sendo mais frequente nos casos de sobreposição SSJ-NET e na NET do que nos casos de SSJ, embora não haja diferença na gravidade da manifestação ocular[17]. A conjuntiva pode apresentar eritema, vesiculação e até erosões com lacrimejamento. O quadro pode evoluir para conjuntivite purulenta com fotofobia, úlceras de córnea, uveíte e panoftalmia. As lesões oculares necessitam obrigatoriamente de assistência oftalmológica, em razão do risco de sequelas graves. A síndrome do olho seco é a principal sequela, seguida de cicatrizes subconjuntivais, erosões corneanas, triquíase, simbléfaro e perda visual.

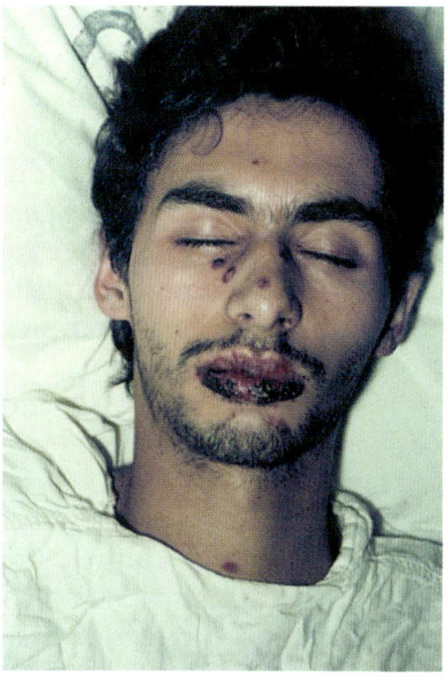

Figura 7. Acometimento mucoso na SSJ.

Erosões urogenitais podem levar à retenção urinária e à parafimose (Figura 8).

Lesões cutâneas

As lesões cutâneas iniciam-se com sensação de ardor ou mesmo dor. A erupção, em geral, inicia-se como máculas eritematosas que acometem inicialmente a face e a parte superior do tronco e pode estender-se por toda a pele,

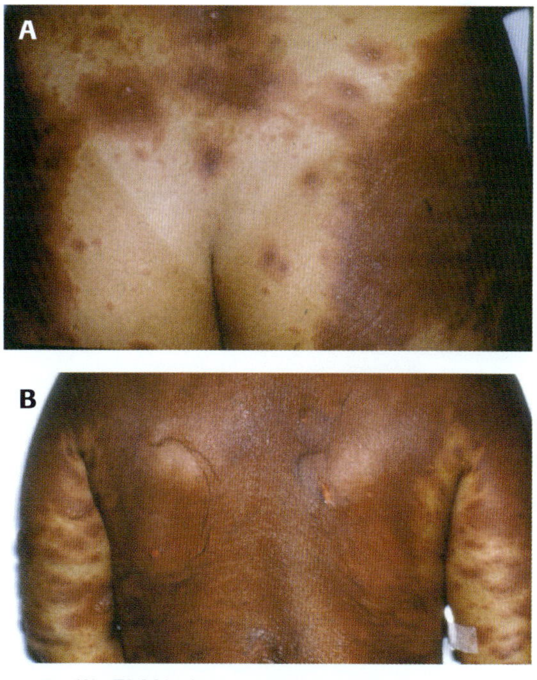

Figura 8. (A), (B) Máculas eritemato-purpúricas, com áreas de confluência com bolhas e alvos atípicos.

predominando no tronco e na região proximal dos membros. O quadro cutâneo geralmente evolui em 2 a 3 dias, algumas vezes em horas ou até em 1 semana. As lesões cutâneas individuais são, na sua maioria, caracterizadas por máculas eritematosas ou eritematopurpúricas de tamanho e forma irregulares (alvos atípicos), que geralmente vão confluindo, formando extensas áreas de eritema que podem evoluir com bolhas e descolamento cutâneo (Figuras 7 e 9). O sinal de Nikolsky pode estar presente. O percentual de descolamento cutâneo, como já referido, define a SSJ, as formas de transição e a NET (Quadro 2).

Falência cutânea aguda

As consequências da extensa necrose epidérmica compreendem o que atualmente se conhece como falência aguda da pele, o que explica a gravidade e a multiplicidade de falências orgânicas decorrentes da perda do manto cutâneo.

A falência cutânea aguda resulta na alteração do balanço hidroeletrolítico, com perda de fluido de 3 a 4 litros em um doente com mais de 50% da superfície corpórea acometida. Fluidos, eletrólitos e proteínas levam à redução do volume intravascular causando hipovolemia e insuficiência renal. A destruição da barreira mecânica facilita as infecções, principal causa de óbitos nesses doentes. A alteração na termorregulação leva a febre e calafrios, que refletem alto catabolismo muscular. Ocorre também estado hipermetabólico e alterações no sistema imune da pele[18].

Acometimento de órgãos internos

Sintomas gerais, como febre alta, mesmo na ausência de infecção, podem ocorrer até o 10º dia de evolução. Intensa dor cutânea e prostração estão presentes, conferindo ao doente fácies de intenso sofrimento decorrente do quadro clínico de aspecto dramático.

O acometimento gastrointestinal pode levar a erosões esofágicas com disfagia e sangramento. Aproximadamente metade dos casos de SSJ-NET apresenta aumento das aminotransferases de 2 a 3 vezes o normal. Hepatite está presente em 10% dos casos. Alguns casos de pancreatite aguda foram descritos.

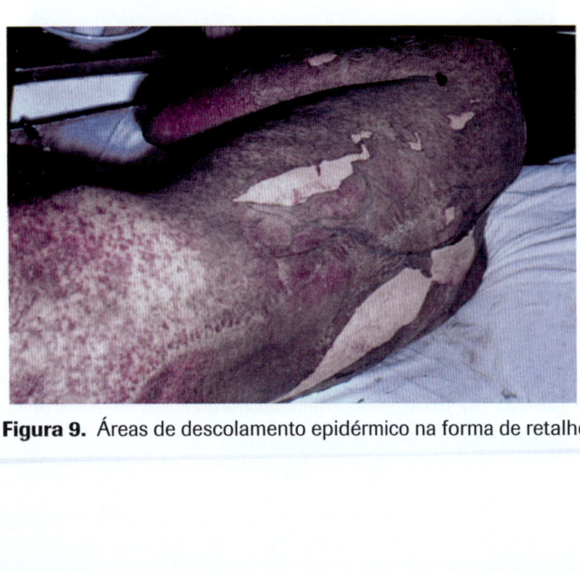

■ **Figura 9.** Áreas de descolamento epidérmico na forma de retalhos.

Erosões traqueais e brônquicas são verificadas em vários casos de autópsia. Envolvimento respiratório é frequente e preocupante. Edema intersticial pode ser de início subclínico, evoluindo para quadro clínico aparente, sendo que 10 a 20% dos doentes necessitam de ventilação artificial.

Muitos dos doentes com SSJ-NET apresentam disfunções renais, como insuficiência renal aguda (20,8%), com necessidade de diálise em 3,1% dos pacientes, hiponatremia inicial (15,6%) e hipopotassemia (7,3%), principalmente nos pacientes que apresentaram sepse, hipoalbuminemia, insuficiência renal crônica prévia e nos que utilizaram alopurinol, AINH e antibióticos. Tais alterações têm fisiopatologia complexa, em parte explicada pelas alterações hemodinâmicas e por necrose tubular aguda[19].

Alterações hematológicas são frequentes. Anemia, linfopenia com depleção de linfócito T CD4+, neutropenia (que é fator de prognóstico reservado) e trombocitopenia também podem ser encontradas. Coagulação intravascular disseminada pode ocorrer como complicação evolutiva.

Diagnóstico/exames complementares

O diagnóstico da SSJ-NET é realizado habitualmente por meio de parâmetros clínicos. Comprometimento do estado geral, febre, intenso ardor cutâneo e grave acometimento mucoso conferem ao doente a fácies característica da síndrome.

A biópsia da pele lesada com exame anatomopatológico confirma o diagnóstico clínico. Na SSJ-NET, a resposta inflamatória na epiderme e na derme é pouco expressiva em relação à extensa necrose epidérmica. Necrose eosinofílica das camadas basais e suprabasais da epiderme resultam na clivagem dermoepidérmica. A epiderme completamente necrótica pode descolar-se totalmente da derme. Infiltrado inflamatório mononuclear de intensidade moderada é observado na papila dérmica com exocitose para a epiderme.

Dificuldades no diagnóstico diferencial da SSJ-NET podem surgir nas erupções exantemáticas, sejam de etiologia viral ou mesmo medicamentosa. O exantema maculopapular pode ser indistinguível da fase inicial da SSJ-NET, porém, as lesões não evoluem para áreas purpúricas, bolhosas ou com descolamento epidérmico, e o quadro mucoso não é extenso.

O principal diagnóstico diferencial que exige medidas laboratoriais mais urgentes é a síndrome da pele escaldada estafilocócica (SSSS), uma vez que as condutas terapêuticas são diferentes. É causada pela toxina estafilocócica epidermolisina, que leva à clivagem intraepidérmica alta (subcórnea). A SSSS não apresenta acometimento mucoso ou de órgãos internos e é muito rara em adultos. Em casos de dúvida, o diagnóstico pode ser rapidamente feito por exame citológico de raspado de lesão ou exame microscópico de fragmento de epiderme descolada ou de biópsia por congelação.

Quadro 2. Achados clínicos na SSJ, formas de transição SSJ-NET e NET

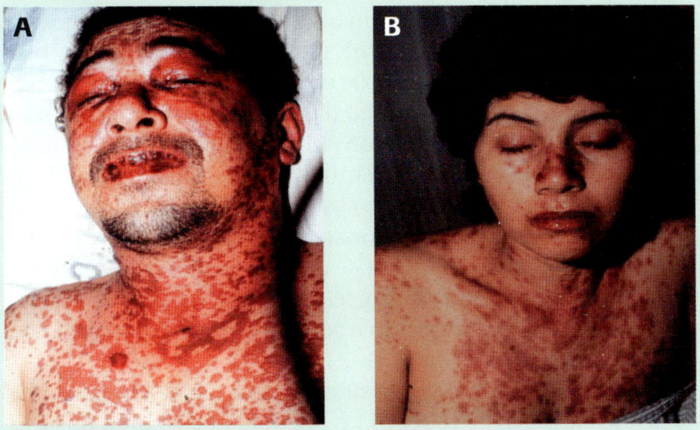 **Figura 10.** SSJ.	Distribuição generalizada Lesões isoladas Confluência das lesões (+) na face e no tronco Máculas eritematopurpúricas e alvos atípicos Bolhas e descolamento < 10% Lesões mucosas Sintomas sistêmicos frequentes
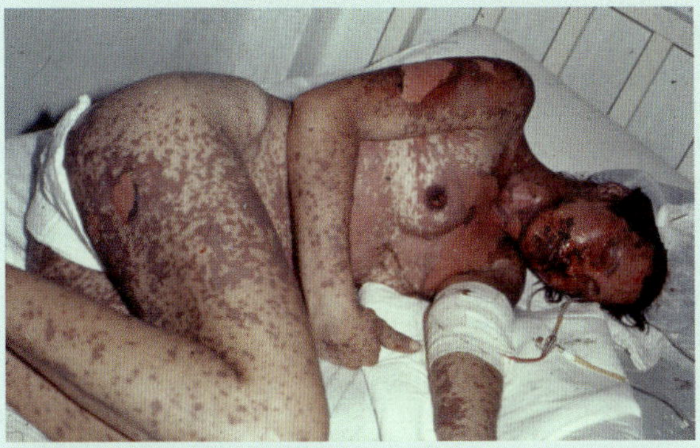 **Figura 11.** Forma de transição SSJ-NET.	Distribuição generalizada Lesões confluentes (++) na face e no tronco Máculas eritematopurpúricas e alvos atípicos Bolhas e descolamento 10-30% Lesões mucosas Sintomas sistêmicos presentes
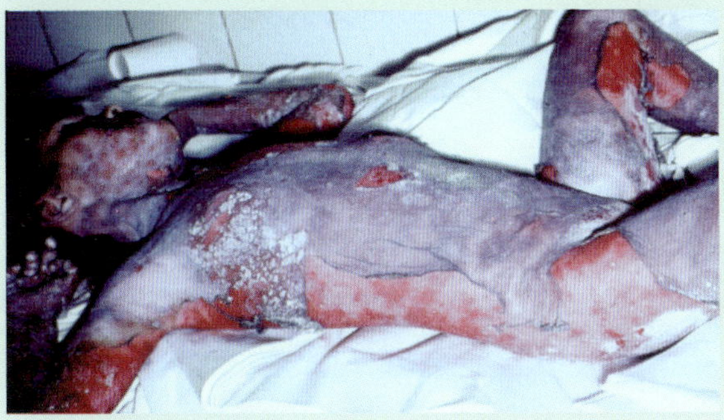 **Figura 12.** NET.	Distribuição generalizada Lesões isoladas raras Confluência (+++) generalizada Máculas eritematopurpúricas e alvos atípicos Bolhas e descolamento > 30% Lesões mucosas Sintomas sistêmicos presentes

Tratamento

1. Diagnóstico e retirada das drogas suspeitas de forma precoce melhoram a sobrevida dos doentes com SSJ-NET.

2. O doente deve ser tratado em unidades de terapia intensiva ou unidades de queimados.

3. A terapêutica de suporte é similar aos cuidados administrados para queimaduras extensas:

- Manutenção do equilíbrio hidroeletrolítico e suporte calórico. A perda hidroeletrolítica na SSJ-NET é menor que nas queimaduras, uma vez que não há dano vascular com edema e perda de fluido para o interstício vascular. A perda na SSJ-NET é maior por evaporação.
- Manipular o doente em ambiente aquecido (30 a 32°C), em condições estéreis e evitar trauma cutâneo (adesivos).
- Anticoagulação profilática e prevenção de úlcera de estresse.
- Controle da dor e ansiedade.
- Cuidados pulmonares.

4. Antibioticoterapia sistêmica: a infecção (*S. aureus* e *Pseudomonas aeruginosa*) é, sem dúvida, a principal complicação e causa de óbito nesses doentes. A pesquisa de bactérias e fungos em pele, mucosas, sangue e cateteres é obrigatória. Não existe consenso na literatura quanto ao uso dos antibióticos. Existem autores que usam esses

agentes de forma profilática, enquanto outros só utilizam quando sinais de infecção estão presentes e/ou o agente infeccioso foi isolado. Contudo, é fundamental estar alerta para quaisquer sinais de infecção secundária.

5. Cuidados com as mucosas:

■ Cuidados oculares são obrigatórios a fim de evitar sequelas oculares que possam culminar com amaurose. É fundamental que o caso seja acompanhado em conjunto com oftalmologistas[20].

■ As mucosas bucal e nasal devem ser higienizadas com solução salina isotônica. No caso de haver crostas, estas devem ser retiradas. Cremes de antibióticos (mupirocina) podem ser utilizados.

■ As mucosas urogenitais não devem ser descuidadas, pois também podem evoluir com sinéquias.

6. Cuidados com a pele:

■ Não existe consenso em relação aos cuidados com a pele. As abordagens podem ser mais agressivas, com debridamento de pele não viável sob anestesia geral[21]. Outros autores preferem tratamento mais conservador, sem debridamento.

■ Antissépticos tópicos como nitrato de prata a 0,5% podem ser utilizados. Tópicos contendo sulfas devem ser evitados.

■ As áreas descoladas podem ser recobertas com gaze do tipo rayon vaselinado ou curativos do tipo hidrogel. Modernamente, verificam-se bons resultados com alguns curativos semissintéticos, como Biobrane®, com maior conforto do paciente, redução da perda hídrica, reepitelização mais rápida e redução das taxas de infecção secundária[21,22]. Outro curativo bastante utilizado é o Aquacel® Ag, com relatos de também promover reepitelização mais rápida e prevenir infecção secundária[23]. Alguns autores usam curativos biológicos.

7. Terapêutica específica:

■ Também não existe consenso quanto ao uso de medicamentos específicos para SSJ-NET. Muitos médicos utilizam apenas as medidas vistas nos itens anteriores.

■ Corticoterapia sistêmica: os estudos sugerem que a corticoterapia sistêmica prolonga o tempo de cicatrização, aumenta em muitas vezes o risco de sepse por agentes infecciosos mais virulentos, aumenta a mortalidade e não tem efeito na progressão da doença. Esses dados são baseados em estudos não randomizados, pois não existem estudos controlados. O uso da corticoterapia pode ser eficaz nas fases iniciais (primeiras 48 horas) com a doença em progressão, nas quais ainda não houve descolamento[24], mas existe na literatura uma tendência de abandonar o uso da corticoterapia sistêmica na SSJ-NET já instalada[25]. Também não há consenso sobre a dose a ser utilizada[26].

■ Ciclosporina: há poucos casos relatados na literatura. Não há comprovação de redução do infiltrado inflamatório, e também não houve redução da morbimortalidade em relação ao tratamento de suporte[24].

■ Imunoglobulina endovenosa (IVIG): recentemente o uso da IVIG em altas doses (1 g/kg/dia por 2 a 3 dias) surgiu na literatura como medida terapêutica promissora na progressão da doença. O uso baseia-se no fato de que IVIG possa inibir a interação Fas-Fas ligante, interação esta diretamente envolvida na apoptose dos queratinócitos (ver patogênese). O resultado dos estudos não é conclusivo. Um grupo de estudiosos franceses não observou efeito na progressão da doença e contraindica o uso em idosos e doentes com insuficiência renal. Um grupo da Universidade de Miami observou redução significativa da mortalidade[27-29].

Estudos não demonstraram superioridade entre os tratamentos IVIG, IVIG e corticosteroides sistêmicos, estes e cuidados de suporte. Contudo, há diferenças entre o suporte estabelecido e as doses de corticosteroides entre os países estudados[26].

A mortalidade presumida para um doente do espectro SSJ-NET (Tabela 1) é calculada pela soma dos escores[30] que estão na Tabela 2.

As principais causas de mortalidade são:

■ Septicemia por *Staphylococcus aureus* e *Pseudomonas aeruginosa*;

■ Edema pulmonar.

■ Tromboembolismo pulmonar.

■ Sangramento gastrointestinal.

Geralmente, a pele evolui sem cicatriz, porém alterações na pigmentação são quase inevitáveis e podem resultar em hiper ou hipopigmentação. Quando ocorre perda ungueal, o novo crescimento pode ser com distrofia ou pode ocorrer anoníquia.

Erosões mucosas podem persistir por meses após a reepitelização da pele e podem deixar cicatrizes atróficas semelhantes às do penfigoide cicatricial.

Tabela 1. Mortalidade presumida para um doente do espectro SSJ-NET

SCORTEN (soma dos escores individuais)	Mortalidade presumida (%)
0-1	3,2
2	12,1
3	35,8
4	58,3
≥ 5	90

Tabela 2. Escore de gravidade para SSJ-NET com sete fatores de risco[17]

Parâmetro	Escore individual
Idade > 40 anos	Sim = 1 Não = 0
Neoplasia	Sim = 1 Não = 0
Taquicardia (> 120/min)	Sim = 1 Não = 0
Descolamento inicial > 10%	Sim = 1 Não = 0
Uréia (sangue) > 10 mmol/L	Sim = 1 Não = 0
Glicemia > 14 mmol/L	Sim = 1 Não = 0
Bicarbonato < 20 mmol/L	Sim = 1 Não = 0

As sequelas oculares são as de maior morbidade. Pode ocorrer simbléfaro, entrópio, ectrópio, triquíase, opacidades da córnea e formação de *pannus*, que podem resultar em cegueira.

As lesões dos lábios e da mucosa bucal geralmente se resolvem sem sequelas. Fimose e sinéquia vaginal podem necessitar de cirurgia para correção. Sinéquias esofágicas e brônquicas também podem ocorrer.

Síndrome de Sjögren-símile pode resultar do comprometimento das glândulas lacrimais e salivares.

DRESS (*drug reaction with eosinophilia and systemic symptoms*) ou síndrome de hipersensibilidade à droga

A síndrome de hipersensibilidade a droga (SHD) ou DRESS (*drug reaction with eosinophilia and systemic symptoms*) pode ser definida pela tríade: febre, erupção cutânea e acometimento de órgãos internos. Na forma completa, a síndrome inclui febre, *rash* cutâneo, linfadenomegalia, hepatite, anormalidades hematológicas com eosinofilia e linfócitos atípicos e pode envolver outros órgãos. O envolvimento multivisceral diferencia a DRESS de outras erupções medicamentosas. O reconhecimento dessa forma de erupção medicamentosa é importante em razão da taxa de mortalidade de cerca de 10%. A reação surge em média de 1 a 8 semanas após a exposição à droga, na reexposição, a reação adversa pode ocorrer de forma mais precoce. O início tardio em relação à introdução da droga causadora é uma das características da DRESS[31].

Epidemiologia

Estima-se que ocorra em 1 a cada 1.000 a 10.000 exposições aos anticonvulsivantes aromáticos e sulfonamidas. A DRESS não tem predileção por sexo ou idade, mas ocorre mais nos indivíduos da raça negra.

Etiologia e fisiopatogenia

É desencadeada, geralmente, pelos seguintes medicamentos:

- Anticonvulsivantes aromáticos (fenobarbital, carbamazepina e fenitoína), embora possam ocorrer também com lamotrigina e ácido valproico. Ocorre reação cruzada entre esses agentes aromáticos, podendo explicar a piora do quadro clínico apesar da troca de anticonvulsivante.
- Minociclina.
- Sulfonamidas, mais frequentemente dapsona e sulfassalazina.
- Trimetoprim.
- Alopurinol.
- Antirretrovirais, mais frequentemente nevirapina e abacavir.

Provavelmente, a fisiopatogenia da DRESS é multifatorial e estão envolvidos fatores como exposição à droga, predisposição genética, alterações nas vias metabólicas de detoxificação, formação de linfócitos T sensibilizados à droga, hipogamaglobulinemia transitória e ativação de infecção viral latente[32,33].

Várias drogas associadas à DRESS são metabolizadas em intermediários oxidativos reativos que podem ser importantes na patogenia da reação medicamentosa (Figura 13). Os anticonvulsivantes aromáticos são metabolizados por reações de oxidação que os transformam em intermediários aromáticos reativos (areno-óxido), formados pelas vias oxidativas do citocromo P450. Normalmente, são detoxificados pela epóxido hidrolase e excretados por via renal. Em tais condições, como nos polimorfismos genéticos, em que há deficiência desta enzima, os radicais reativos acumulam-se e podem ligar-se a macromoléculas proteicas dos tecidos, determinando necrose celular tóxica, apoptose ou desencadear respostas imunes mediadas, como a síndrome de hipersensibilidade aos anticonvulsivantes.

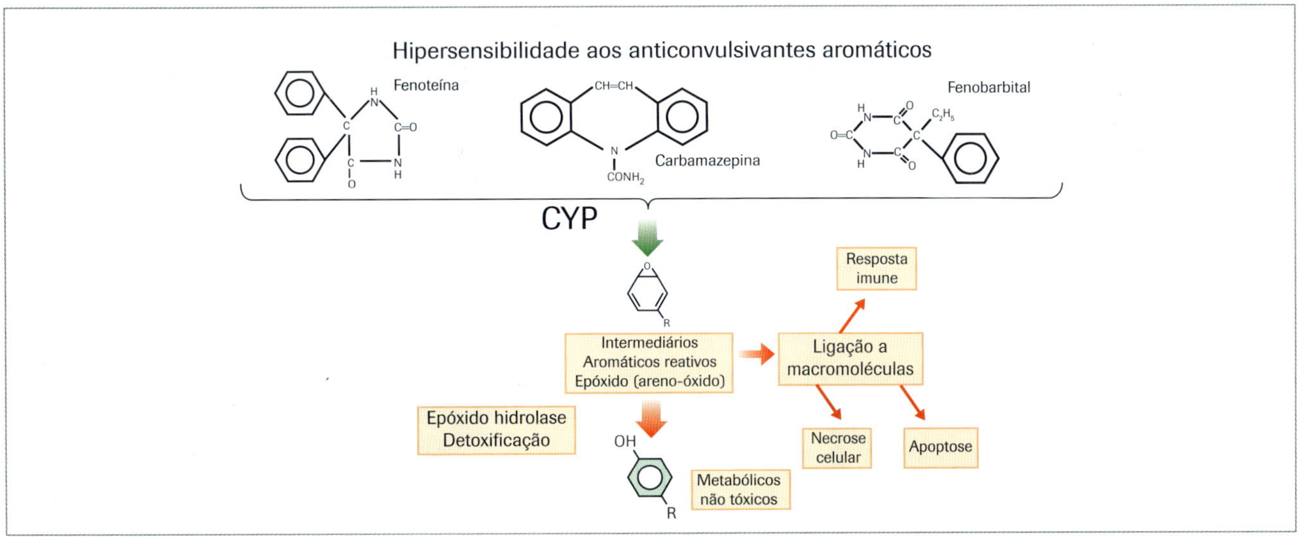

■ **Figura 13.** Estrutura dos anticonvulsivantes aromáticos e vias metabólicas que determinam a formação de compostos areno-óxidos. CYP (via do citocromo P450).

Estudos têm demonstrado a ativação em cascata de infecção latente dos herpesvírus humano (HHV) tipo 6, HHV tipo 7, citomegalovírus e vírus Epstein-Barr na síndrome de hipersensibilidade à droga. As manifestações clínicas da DRESS com acometimento multivisceral, apesar da retirada da droga, coincidem com a reativação dos herpesvírus[34].

Achados clínicos

A febre e o mal-estar são acompanhados por faringite e linfadenopatia cervical, que constituem os sintomas iniciais. A febre geralmente é alta, em picos, variando entre 38 e 40°C, e pode persistir por várias semanas após o medicamento ter sido suspenso.

Manifestações tegumentares

A erupção cutânea ocorre em 90% dos doentes. Na maioria dos casos, inicia-se com exantema morbiliforme (exantema maculopapular) que não difere dos exantemas de evolução benigna. Pode haver pústulas foliculares e não foliculares. No início, distribui-se na face e no tronco superior e, posteriormente, nas extremidades. Com frequência, há edema facial mais proeminente na região periorbitária (Figura 14). O quadro exantemático pode evoluir para eritrodermia esfoliativa (Figura 15). Deve-se enfatizar que a gravidade das manifestações cutâneas não reflete necessariamente a gravidade do acometimento dos órgãos internos, devendo-se, assim, proceder a uma investigação minuciosa quanto ao envolvimento visceral (diferenciação dos exantemas) nos casos de DRESS.

O envolvimento mucoso pode ocorrer como conjuntivite, tonsilite, faringite e erosões na mucosa bucal.

A linfadenomegalia é comum e pode ser localizada ou generalizada. Nos estágios iniciais da doença, a histopatologia do linfonodo demonstra hiperplasia benigna, porém as alterações histológicas podem progredir e demonstrar células linfoides atípicas.

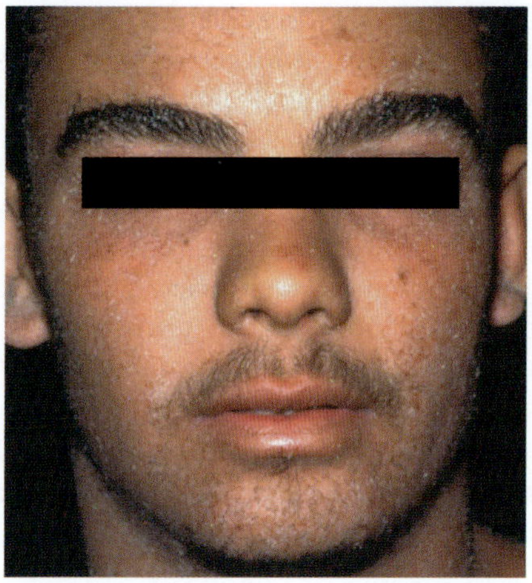

■ **Figura 15.** DRESS causada por carbamazepina com evolução para eritrodermia.

O fígado é o órgão interno mais frequentemente acometido (70%)[35], com hepatomegalia ao exame físico. O acometimento hepático pode variar desde graus leves de elevação das transaminases à hepatite granulomatosa ou necrose hepática fulminante, com distúrbios da coagulação e insuficiência hepática, e é a maior causa de mortalidade. O rápido reconhecimento da DRESS e a retirada da droga suspeita podem limitar o dano hepático. Entretanto, a hepatite pode evoluir por várias semanas apesar da retirada da droga (Figura 16).

Acometimento renal pode ocorrer, produzindo desde leve hematúria à nefrite com insuficiência renal aguda, geralmente após nefrite intersticial granulomatosa, apesar da retirada da droga.

Anormalidades hematológicas, como leucocitose com eosinofilia e linfócitos atípicos mononucleose-símile, são comuns. Linfócitos atípicos no curso da DRESS pode estar relacionada ao maior dano hepático[36].

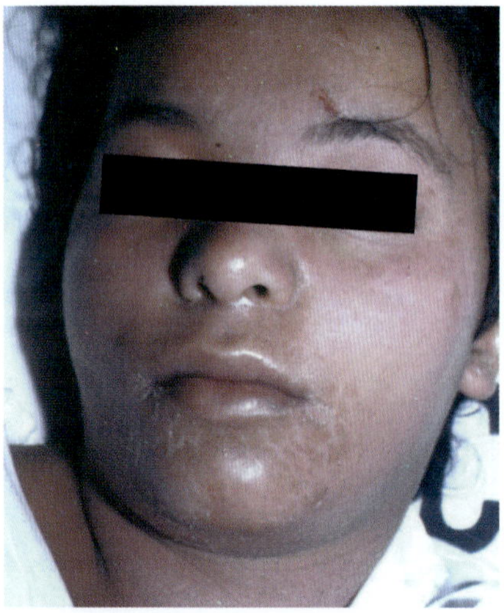

■ **Figura 14.** DRESS causada por fenitoína com edema facial.

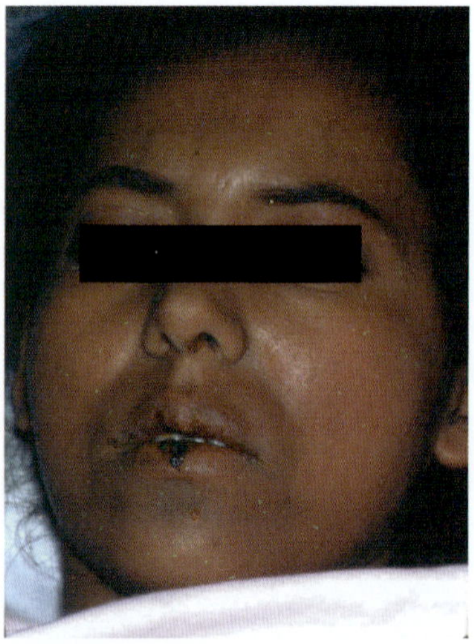

■ **Figura 16.** DRESS causada por sulfonamida com evolução para insuficiência hepática.

Ainda é possível o acometimento de outros, como pancreatite, infiltrados pulmonares, miocardite eosinofílica, pericardite e envolvimento do sistema nervoso central, como na síndrome hipereosinofílica.

Observa-se tireoidite com autoanticorpos, embora a fase aguda de tireoidite provavelmente seja mascarada pelos outros sintomas da DRESS e, assim, apenas identificada vários meses depois, quando o hipotireoidismo se desenvolver.

Diagnóstico/exames complementares

Deve-se suspeitar da DRESS e prosseguir a investigação de acometimento de outros órgãos em um indivíduo utilizando medicações sistêmicas que apresente os seguintes sinais e sintomas:

- Erupção cutânea.
- Febre (38 a 40°C).
- Edema de face.
- Linfonodomegalias.

Ainda não há um consenso internacional quanto aos melhores critérios para a definição do diagnóstico de DRESS, sendo mais utilizado atualmente o critério proposto pelo grupo europeu RegiSCAR[37], apresentado na Tabela 3, baseado em um escore que avalia a probabilidade de se tratar de um caso de DRESS.

Exames complementares

Os exames laboratoriais iniciais na investigação da DRESS são:

- Hemograma – evidencia linfocitose com linfócitos atípicos e/ou eosinofilia.
- TGO, TGP, bilirrubinas, FA e gama-GT.
- Ureia e creatinina.
- Amilase e lipase.
- CPK, DHL.
- FAN.
- Hemoculturas, em caso de picos febris.

Os exames histopatológicos de lesão cutânea e gânglios não são patognomônicos, mas podem auxiliar no diagnóstico.

No seguimento, devem ser repetidos 2 vezes por semana o hemograma completo, TGO, TGP, ureia e creatinina e os demais exames de acordo com as alterações iniciais e evolução clínica.

Algumas vezes, a possibilidade de erupção medicamentosa não é lembrada frente ao quadro clínico de exantema febril com linfadenomegalia, hepatite e eosinofilia com linfócitos atípicos. Deve-se salientar que a DRESS é uma erupção medicamentosa, podendo evoluir para óbito. No diagnóstico diferencial, deve-se incluir:

Tabela 3. Critérios diagnósticos da DRESS propostos pelo RegiSCAR

Escore	-1	0	1	2	Mín.	Máx.
Febre ≥ 38,5°C	Não / U	Sim			-1	0
Linfonodos aumentados		Não / U	Sim		0	1
Eosinofilia:					0	2
Eosinófilos		Não / U	0,7-1,499 × 10^9 L^{-1}	≥ 1,5 × 10^9 L^{-1}		
Eosinófilos, SE leucócitos < 4 × $10^9 L^{-1}$			10-19,9%	≥ 20%		
Linfócitos atípicos		Não / U	Sim		0	1
Envolvimento cutâneo					-2	2
Erupção cutânea extensa (% superfície corporal)		Não / U	> 50%			
Erupção cutânea sugestiva de DRESS	Não	U	Sim			
Anatomopatológico sugestivo de DRESS	Não	Sim/U				
Envolvimento de órgãos*:					0	2
Fígado	Não / U	Sim				
Rim	Não / U	Sim				
Músculo/Coração	Não / U	Sim				
Pâncreas	Não / U	Sim				
Outros órgãos	Não / U	Sim				
Resolução ≥ 15 dias	Não / U	Sim			-1	0
Evolução de outras causas potenciais**:			Sim		0	1
Fator antinúcleo (FAN)						
Hemocultura						
Sorologias HAV / HBV / HCV						
Clamídia / micoplasma						
Escore total					-4	9

U: desconhecido; HAV: vírus da hepatite A; HBV: vírus da hepatite B; HCV: vírus da hepatite C.
*Após excluídas outras causas: escore final < 2, não é um caso de DRESS; escore final 2-3, possível caso; escore final 4-5, provável caso; escore final > 5, caso definido.
**Se nenhum positivo e ≥ 3 dos acima negativos.

- Algumas infecções virais agudas (EBV, vírus das hepatites, vírus da influenza, CMV e HIV).
- Linfoma e pseudolinfoma.
- Síndrome hipereosinofílica idiopática.
- Linfadenopatia angioimunoblástica.

Tratamento

Reconhecimento precoce da DRESS é o passo mais importante para o tratamento, uma vez que muitos médicos não estão familiarizados com essa síndrome. A retirada imediata da droga responsável é o passo mais importante na terapêutica. Os benzodiazepínicos, agudamente, e o ácido valproico, após resolução da hepatite, pelo metabolismo hepático, são usados com sucesso no controle das crises convulsivas em pacientes com DRESS. A gabapentina e o topiramato também têm sido usados com segurança como substitutos aos anticonvulsivantes aromáticos. Há casos descritos da DRESS, mesmo com o uso de ácido valproico, principalmente quando associado aos outros anticonvulsivantes.

Tratamentos empíricos com antibióticos e AINH não devem ser utilizados, pela possibilidade de reação cruzada não explicada.

Os corticosteroides sistêmicos estão indicados, sendo utilizada a prednisona na dose inicial de 1 mg/kg/dia. A prednisona deve ser retirada lentamente, em 6 a 8 semanas, para evitar recidivas. Vários sintomas podem recorrer com a retirada rápida da corticoterapia. Casos resistentes à corticoterapia podem ser tratados com pulsoterapia com metilprednisolona, imunoglobulina endovenosa (IVIG), plasmaférese ou a combinação destes. Caso haja confirmação da reativação viral, pode-se associar ganciclovir.

A maioria desses doentes, mesmo os com manifestações leves, deve ser hospitalizada para monitoramento das funções hepática e renal e para excluir envolvimento de outros órgãos. Os casos leves podem evoluir bem sem corticoterapia sistêmica. Como o hipotireoidismo pode aparecer meses após a resolução do quadro agudo, a função tireoidiana deve ser monitorada por vários meses[38].

Considerações finais

O exantema por drogas é uma erupção medicamentosa frequente e de evolução benigna que deve ser diferenciado de exantemas de outras etiologias.

O exantema, por outro lado, pode ser manifestação inicial de erupções medicamentosas graves, como o espectro SSJ-NET e DRESS.

A EFM tem quadro clínico peculiar, caracterizado por mácula eritematosa arredondada, que recidiva sempre no mesmo local após a reexposição à droga e, na involução, deixa pigmentação residual. Pode haver mais de uma lesão.

A urticária é reação medicamentosa potencialmente grave, podendo evoluir para choque anafilático. A maioria das urticárias medicamentosas tem mecanismos patogênicos não imunológicos (pseudoalérgicos).

O eritema polimorfo não pertence ao espectro SSJ-NET, uma vez que possui outros agentes etiológicos (herpes simples) além das drogas. O prognóstico do quadro é mais benigno.

A SSJ e a NET são doenças do mesmo espectro variando de acordo com a gravidade do descolamento cutâneo. A NET tem mortalidade em torno de 30 a 35%.

O uso dos corticosteroides sistêmicos no espectro SSJ-NET deve ser evitado, especialmente nos quadros não evolutivos. O papel da imunoglobulina endovenosa na terapêutica da SSJ-NET não está estabelecido.

As drogas devem ser lembradas como agentes etiológicos de quadros de erupção cutânea, febre, hepatomegalia, linfadenomegalia e alterações hematológicas como eosinofilia e linfócitos atípicos. Essas manifestações correspondem à DRESS.

A mortalidade da DRESS é de 10% e está relacionada principalmente ao quadro de hepatite medicamentosa.

A reexposição ao medicamento envolvido na erupção medicamentosa pode determinar um quadro de maior gravidade, com risco de morte. Testes de provocação não são indicados, particularmente na anafilaxia, na DRESS e no espectro SSJ-NET.

Na suspeita de erupções medicamentosas, é obrigatória a suspensão ou a substituição de todos os medicamentos suspeitos. A possibilidade de reação cruzada entre drogas deve ser considerada, por exemplo entre os anticonvulsivantes aromáticos (carbamazepina, fenitoína e fenobarbital).

Referências bibliográficas

1. Revuz J, Valeyrie-Allanore L. Drug reaction. In: Bolognia JL, Jorizzo JL, Rapini P (eds.). Dermatology. London: Mosby, 2003. p.333-53.
2. Breathnach SM. Drug reactions. In: Burns T, Breathnach S, Cox N, Griffiths C. Rook´s Textbook of Dermatology. 8.ed. London: Wiley-Blackwell, 2010. p.75.1-75.75-177.
3. Roujeau JC. Clinical heterogeneity of drug hypersensitivity. Toxicology. 2005;209:123-9.
4. Criado PR, Criado RFJ, Maruta CW, Martins JEC, Rivitti EA.Urticária. An Bras Dermatol. 2005;80:613-30.
5. Tan E, Grattan C. Drug-induced urticaria. Expert Opin Drug Saf. 2004;3:1-14.
6. Huff JC, Weston LW, Tonnesen GM. Erythema multiforme: a critical review of characteristics, diagnostic criteria, and causes. J Am Acad Dermatol. 1983;8:763-5.
7. Bastuji-Garin S, Rzany B, Stern SR, Shear HN, , Naldi L, Roujeau J-C. Clinical classification of cases of toxic epidermal necrolysis, Stevens-Johnson syndrome, and erythema multiforme. Arch Dermatol. 1993;129:92-6.
8. Assier H, Bastuji-Garin S, Revuz J, Roujeau J-C. Erythema multiforme with mucous membrane involvement and Stevens-Johnson syndrome are clinically different disorders with distinct causes. Arch Dermatol. 1995;131:539-43.
9. Roujeau J-C. The spectrum of Stevens-Johnson syndrome and toxic epidermal necrolysis: A clinical classification. J Invest Dermatol. 1994;102:28S-30S.
10. SCAR Study Group. Correlation between clinical patterns and causes of erythema multiforme majus, Stevens-Johnson syndrome and toxic epidermal necrolysis: results of an international prospective study. Arch Dermatol. 2002;138:1019-24.
11. Yamane Y, Aihara M, Ikezawa Z. Analysis of Stevens-Johnson syndrome and toxic epidermal necrolysis in Japan from 2000 to 2006. Allergol Int. 2007;56: 419-425.
12. Mockenhaupt M, Viboud C, Dunant A, Naldi L, Halevy S, Bouwes Bavinck JN et al. Stevens-Johnson syndrome and toxic epidermal necrolysis: assessment of medication risks with emphasis on recently marketed drugs. The EuroSCAR-study. J Invest Dermatol. 2008;128(1):35-44.
13. Halevy S, Ghislain PD, Mockenhaupt M, Fagot JP, Bouwes Bavinck JN, Sidoroff A et al. Allopurinol is the most common cause of Stevens-Johnson syndrome and toxic epidermal necrolysis in Europe and Israel. J Am Acad Dermatol. 2008;58(1): 25-32.
14. Fritsch P, Ruiz-Maldonado. Erythema multiforme, Stevens-Johnson syndrome and toxic epidermal necrolysis. In: Freedberg IM, Eisen AZ, Wolff K, Austen KF,

Goldsmith LA, Katz SI (eds.). Fitzpatrick´s dermatology in general medicine. 6.ed. New York: McGraw-Hill, 2003. p.543-57.
15. Phillips EJ, Chung WH, Mockenhaupt M, Roujeau JC, Mallal SA. Drug hypersensitivity: pharmacogenetics and clinical syndromes. J Allergy Clin Immunol. 2011;127(3 Suppl):S60-6.
16. Roujeau JC, Bricard G, Nicolas JF. Drug-induced epidermal necrolysis: Important new piece to end the puzzle. J Allergy Clin Immunol. 2011;128(6):1277-8.
17. Gueudry J, Roujeau JC, Binaghi M, Soubrane G, Muraine M. Risk factors for the development of ocular complications of Stevens-Johnson syndrome and toxic epidermal necrolysis. Arch Dermatol. 2009;145(2):157-62.
18. Roujeau JC, Chosidow O, Saiag P, Guillaume JC. Toxic epidermal necrolysis (Lyell Syndrome). J Am Acad Dermatol. 1990;23:1039-58.
19. Hung CC, Liu WC, Kuo MC, Lee CH, Hwang SJ, Chen HC. Acute renal failure and its risk factors in Stevens-Johnson syndrome and toxic epidermal necrolysis. Am J Nephrol. 2009;29(6):633-8.
20. Tseng SCG. Acute management of stevens johnson syndrome and toxic epidermal necrolysis to minimize ocular sequels. Am J Ophthalmol. 2009;147(6): 949-51.
21. Bannasch H, Kontny U, Kruger M, Stark GB, Niemeyer CM, Brandis M et al. A semisynthetic bilaminar skin substitute used to treat pediatric full-body toxic epidermal necrolysis: wraparound technique in a 17-month-old girl. Arch Dermatol. 2004;140(2):160-2.
22. Whitaker IS, Prowse S, Potokar TS. A critical evaluation of the use of Biobrane as a biologic skin substitute: a versatile tool for the plastic and reconstructive surgeon. Ann Plast Surg. 2008;60(3):333-7.
23. Huang SH, Yang PS, Wu SH, Chang KP, Lin TM, Lin SD et al. Aquacel Ag with Vaseline gauze in the management of toxic epidermal necrolysis (TEN). Burns. 2010;36(1):121-6.
24. Paquet P, Piérard GE. New insights in toxic epidermal necrolysis (Lyell's syndrome): clinical considerations, pathobiology and targeted treatments revisited. Drug Saf. 2010; 33(3):189-212.
25. Ghislain PD, Roujeau JC. Treatment of severe drug reactions: Stevens-Johnson syndrome, toxic epidermal necrolysis, and hypersensitivity syndrome. Dermatol Online J. 2002;8(1):5.
26. Schneck J, Fagot JP, Sekula P, Sassolas B, Roujeau JC, Mockenhaupt M. Effects of treatments on the mortality of Stevens-Johnson syndrome and toxic epidermal necrolysis: A retrospective study on patients included in the prospective EuroSCAR Study. J Am Acad Dermatol. 2008;58(1):33-40.
27. Prins C, Kerdel FA, Padilla RS, Hunziker T, Chimenti S, Viard I et al. Treatment of toxic epidermal necrolysis with high–dose intravenous immunoglobulins: multicenter retrospective analysis of 48 consecutive cases. Arch Dermatol. 2003;139:26-32.
28. Bachot N, Roujeau J-C, Revuz J. Intravenous immunoglobulins treatment for Stevens-Johnson syndrome and toxic epidermal necrolysis: a prospective noncomparative study showing no benefit on mortality or progression. Arch Dermatol. 2003;139:33-6.
29. Trent J, Kirsner R, Romanelli P, Kerdel F. Analysis intravenous immunoglobulins for the treatment of toxic epidermal necrolysis using SCORTEN: The University of Miami experience. Arch Dermatol. 2003;139:39-43.
30. Bastuji-Garin S, Fouchard N, Bertocchi M, Roujeau J-C, Revuz J, Wolkenstein P. SCORTEN: a severity of illness score for toxic epidermal necrolysis. J Invest Dermatol. 2000;115:149-53.
31. Bocquet H, Bagot M, Roujeau JC. Drug-induced oseudolymphoma and drug hypersensitivity syndrome (Drug Rash With Eosinophilia and Systemic Symptoms: DRESS). Semin Cut Med Surg. 1996;15:250-7.
32. Sullivan JR, Shear NH. Drug hypersensitivity syndrome what is the pathogenesis? Arch Dermatol. 2001;137:357-64.
33. Boccara O, Valeyrie-Allanore L, Cricrx B, Descamps V. Association of hypogammaglobulinemia with DRESS (Drug Rash With Eosinophilia and Systemic Symptoms). Eur J Dermatol. 2006;16:666-8.
34. Kano Y, Hiraharas K, Sakuma K, Shiohara T. Several herpesviruses can reactivate in a severe drug-induced multiorgan in the same sequential order as in graft-versus-host disease. Br J Dermatol. 2006;155:301-6.
35. Husain Z, Reddy BY, Schwartz RA. DRESS syndrome: Part I. Clinical perspectives. J Am Acad Dermatol. 2013;68(5):693.e1-14.
36. Avancini J, Maragno L, Santi CG, Criado PR. Drug reaction and systemic symptoms/drug-induced hypersensitivity syndrome: clinical features of 27 patients. Clin Exp Dermatol (in press).
37. Kardaun SH, Sidoroff A, Valeyrie-Allanore L, Halevy S, Davidovici BB, Mockenhaupt M et al. Variability in the clinical pattern of cutaneous side-effects of drugs with systemic symptoms: Does a DRESS syndrome really exist? Br J Dermatol. 2007;156:609-11.
38. Shiohara T, Inaoka M, Kano Y. Drug-induced hypersensitivity syndrome (DIHS): a reaction induced by a complex interplay among herpesviruses and antiviral and antidrug immune responses. Allergol Int. 2006;55:1-8.

14 Manifestações Dermatológicas no Paciente HIV+

Juliana Dumêt Fernandes
Marcello Menta Simonsen Nico

SUMÁRIO

Introdução

A síndrome da imunodeficiência adquirida (Aids) é uma doença emergente, que representa um dos maiores problemas de saúde da atualidade, em função do seu caráter pandêmico e de sua gravidade. Os infectados pelo HIV evoluem para uma grave disfunção do sistema imunológico à medida que são destruídos os linfócitos T CD4+, uma das principais células-alvo do vírus. A contagem de linfócitos T CD4+ é um importante marcador dessa imunodeficiência, sendo utilizada tanto na avaliação do tratamento e do prognóstico quanto em uma das definições de caso de Aids, com fim epidemiológico. A história natural dessa infecção vem sendo alterada, de forma considerável, pela terapia antirretroviral (ARV) que retarda a evolução da infecção até o seu estádio final, em que surgem as manifestações definidoras de Aids.

As doenças dermatológicas estão entre as manifestações mais frequentes da doença. Com efeito, a pele é afetada em quase todos esses doentes[1]. Os agressores podem ser bactérias, vírus, fungos ou outros agentes não infecciosos[2]. Além disso, as doenças dermatológicas podem ser o sinal mais precoce ou ser o único problema sofrido pelo doente durante parte do curso da infecção pelo HIV[1]. Por isso, quase sempre o diagnóstico da doença é suspeitado pela lesão dermatológica[3].

Além de serem frequentes, as doenças dermatológicas podem apresentar-se de forma atípica nos imunodeficientes, o que pode dificultar o seu diagnóstico adequado. Ademais, a resposta ao tratamento pode ser menos eficaz que a esperada[1].

É justamente a apresentação atípica de doenças dermatológicas comuns ou o aparecimento de doenças dermatológicas pouco prevalentes que alerta o examinador para a presença de imunodeficiência, levando ao diagnóstico da doença Aids (não apenas da infecção pelo vírus HIV) e servindo como marcadores de progressão da doença[4,5].

Dada a relativa facilidade do exame da pele e pelo fato de o diagnóstico da maioria das doenças dermatológicas ser acessível por inspeção e biópsia, a avaliação da pele persiste como elemento importante no processo diagnóstico e no acompanhamento dos pacientes infectados pelo HIV.

Definição

Entende-se por caso de Aids quando o indivíduo se enquadra nas definições adotadas pelo Ministério da Saúde[6]: infecção avançada pelo HIV com repercussão no sistema imunitário, com ou sem ocorrência de sinais e sintomas causados pelo próprio HIV ou consequentes a doenças oportunistas (infecções e neoplasias). Os critérios para caracterização de casos de aids estão descritos nos Quadros 1 a 4[6].

Dados epidemiológicos

De acordo com as estimativas de 2005 da World Health Organization (WHO), cerca de 40 milhões de indivíduos no mundo estão infectados pelo HIV. No Brasil, as análises feitas pelo Ministério da Saúde permitem afirmar que a epidemia de aids encontra-se em patamares elevados, tendo atingido, em 2003, 18,4 casos por 100 mil habitantes. Observa-se, entre os homens, uma tendência de estabilização. Entretanto, verifica-se ainda o crescimento da epidemia em mulheres, com maior taxa de incidência observada em 2003: 14,1 casos por 100 mil mulheres.

No ano de 2012, foram notificados 39.185 casos de Aids no Brasil. Este valor tem se mantido estável nos últimos 5 anos. A taxa de detecção nacional foi de 20,2 casos para cada 100.000 habitantes. A maior taxa de detecção foi observada na região Sul (30,9/100.000 habitantes), seguida pela região Norte (21), região Sudeste (20,1), região Centro-Oeste (19,5) e região Nordeste (14,8).

Quadro 1. Critérios de definição de caso de Aids em indivíduos com 13 anos de idade ou mais
1. CDC adaptado Existência de dois testes (Quadro 2) de triagem reagentes ou um confirmatório para detecção de anticorpos anti-HIV+ Evidência de imunodeficiência: diagnóstico de pelo menos uma doença indicativa de Aids (Quadro 3) e/ou contagem de linfócitos T CD4 + < 350 células/mm³
2. Rio de Janeiro/Caracas Existência de dois testes de triagem reagentes ou um confirmatório para detecção de anticorpos anti-HIV+ Somatório de, pelo menos, 10 pontos, de acordo com uma escala de sinais, sintomas ou doenças (Quadro 4)
3. Critério excepcional: óbito Menção de aids/sida ou termos equivalentes em algum campo da Declaração de Óbito+Investigação epidemiológica inconclusiva ou Menção a infecção pelo HIV ou termos equivalentes em algum campo da Declaração de Óbito, além de doença(s) associada(s) à infecção pelo HIV Investigação epidemiológica inconclusiva
Fonte: Brasil, Ministério da Saúde.

Quadro 2. Testes diagnósticos
Testes de triagem para detecção de anticorpos anti-HIV 1. Ensaio por imunoabsorbância ligado à enzima (*enzyme linked immunosorbent assay* - ELISA) 2. Ensaio imunoenzimático (*enzyme immuno assay* - EIA) 3. Ensaio imunoenzimático com micropartículas (*microparticle enzyme immuno assay* - Meia) 4. Ensaio imunoenzimático com quimioluminiscência
Testes confirmatórios 1. Imunofluorescência indireta 2. Imunoblot 3. *Western blot*
Testes moleculares 1. Teste de amplificação de ácidos nucleicos, como a reação em cadeia da polimerase (*polimerase chain reaction* - PCR) 2. Amplificação sequencial de ácidos nucleicos (*nucleic acid sequence based amplification* - Nasba)
Fonte: Brasil, Ministério da Saúde.

Quadro 3. Escala de sinais, sintomas e doenças no critério Rio de Janeiro/Caracas
Dois (2) pontos ▪ anemia e/ou linfopenia e/ou trombocitopenia ▪ astenia (mais de 1 mês, excluída a tuberculose como causa básica) ▪ caquexia (perda involuntária de mais de 10% do peso corporal, excluída a tuberculose como causa básica) ▪ dermatite persistente; ▪ diarreia (mais de 1 mês) ▪ febre (=/+ 1 mês, excluída a tuberculose como causa básica) ▪ linfadenopatia (dois ou mais sítios) ▪ tosse persistente (excluída a tuberculose como causa básica).
Cinco (5) pontos ▪ candidose oral ou leucoplasia pilosa ▪ disfunção do sistema nervoso central ▪ herpes zóster em indivíduos com até 60 anos de idade ▪ tuberculose pulmonar, pleural ou de linfonodos localizados numa única região
Dez (10) pontos ▪ outras formas de tuberculose e sarcoma de Kaposi
Investigação epidemiológica inconclusiva: aquela em que, após a busca em prontuários, o caso não puder ser descartado ou enquadrado num dos critérios principais, pelo não registro de dados clínicos/laboratoriais.
Fonte: Brasil, Ministério da Saúde.

Quadro 4. Doenças indicativas de aids
1. Câncer cervical invasivo 2. Candidose de esôfago, traqueia, brônquios ou pulmões 3. Citomegalovirose em qualquer local que não seja fígado, baço e linfonodos 4. Criptococose extrapulmonar 5. Criptosporidíase intestinal crônica (mais de 1 mês) 6. Herpes simples mucocutâneo (mais de 1 mês) 7. Histoplasmose disseminada em órgãos que não exclusivamente pulmão ou linfonodos cervicais/hilares 8. Isosporidíase intestinal crônica (mais de 1 mês) 9. Leucoencefalopatia multifocal progressiva 10. Linfomas não Hodgkin de células B 11. Linfoma primário de cérebro 12. Pneumonia por *Pneumocystis carinii* 13. Qualquer micobacteriose disseminada em órgãos que não o pulmão, pele ou linfonodos cervicais/hilares (exceto hanseníase ou tuberculose) 14. Reativação da doença de Chagas (meningoencefalite e/ou miocardite) 15. Sepse recorrente por *Salmonella* não tifoide 16. Toxoplasmose cerebral
Fonte: Brasil, Ministério da Saúde.

Nos últimos 10 anos, a taxa de detecção de Aids no Brasil sofreu uma elevação de cerca de 2%. No entanto, observam-se diferenças significativas entre as cinco regiões. No período de 2003 a 2012, dentre as cinco regiões do país, observa-se uma diminuição de 18,6% na taxa de detecção na região Sudeste e 0,3% na Sul, enquanto nas demais regiões observa-se um aumento, sendo de 92,7% na região Norte, 62,6% na Nordeste e 6% na Centro-Oeste.

Ainda nos últimos 10 anos, o perfil etário dos casos de Aids mudou para indivíduos mais jovens, tanto entre os homens quanto entre as mulheres. Nesse período, as maiores taxas de detecção de Aids foram observadas entre aqueles com idade de 30 a 49 anos.

Observa-se, nos últimos anos, um processo desigual de interiorização, com os maiores ritmos de crescimento nos municípios pequenos (menos de 50.000 habitantes)[7]. Além disso, avalia-se uma possível pauperização da epidemia, que se iniciou nos estratos sociais de maior instrução e ali vem crescendo atualmente[7]. Com a distribuição universal e gratuita de antirretrovirais (ARV), a partir de 1996, vem-se registrando a redução da velocidade de crescimento de incidência e das taxas de mortalidade da doença. Juntamente com as campanhas de prevenção, os ARV parecem contribuir para a estabilização do progresso desta epidemia no Brasil, o que se reflete na redução em cerca de 50% da taxa de letalidade, nos últimos anos.

É importante ressaltar também que a epidemia de Aids no Brasil é, de fato, o somatório de subepidemias microrregionais, em interação permanente, decorrente dos diferentes momentos de introdução do HIV no território nacional, das diferentes condições de vida das populações atingidas, das distintas composições das populações regionais, dos padrões de mobilidade da população e da diversidade de arranjos e padrões de comportamento sexual[7].

Etiologia, fisiopatologia e transmissão

Os agentes etiológicos da Aids são o HIV-1 e o HIV-2, retrovírus com genoma RNA, da família *Lentiviridae*. Pertencem ao grupo dos retrovírus citopáticos e não oncogênicos, necessitando, para multiplicar-se, de uma enzima denominada transcriptase reversa, responsável pela transcrição do RNA viral para uma cópia DNA, que pode então integrar-se ao genoma do hospedeiro. Estes vírus são bastante lábeis no meio externo, sendo inativados por uma variedade de agentes físicos (calor) e químicos (hipoclorito de sódio, glutaraldeído). Em condições experimentais controladas, as partículas virais intracelulares parecem sobreviver no meio externo por até, no máximo, um dia, enquanto partículas virais livres podem sobreviver por 15 dias em temperatura ambiente, ou até 11 dias a 37°C[7].

Na infecção, o HIV ataca as células T CD4+ e requer, para isso, receptores de quimiocinas (CCR5 e CXCR4). Após entrar na célula, o HIV pode replicar-se e causar a fusão ou a morte celular. Um estado latente também é estabelecido, com integração do genoma do HIV ao genoma da célula. Com o desenvolvimento da infecção, a tendência é ocorrer uma queda na contagem dessas células que são responsáveis pela defesa imunológica do indivíduo.

O HIV pode ser transmitido por sangue (via parenteral e vertical), esperma e secreção vaginal (via sexual) e pelo leite materno (via vertical). Desde o momento de aquisição da infecção, o portador do HIV é transmissor; entretanto, os indivíduos com infecção muito recente (infecção aguda) ou doença avançada têm maior concentração do HIV no sangue e nas secreções sexuais, transmitindo o vírus com maior facilidade.

Além dos estágios clínicos mencionados, os processos infecciosos e inflamatórios favorecem a transmissão do HIV. Cite-se, em primeiro lugar, a presença das doenças sexualmente transmissíveis (DST). As que cursam com úlcera, como a sífilis, o herpes genital e o cancro mole, estão associadas com o aumento de 8 a 18 vezes no risco de infecção pelo HIV. As DST não ulcerativas, como gonorreia, infecção por clamídia, tricomoníase, bem como outras infecções frequentes do trato genital inferior, como a vaginose bacteriana e a candidose, além dos processos inflamatórios, como vaginites químicas causadas por espermicidas e outras substâncias, também aumentam o risco de adquirir e/ou transmitir o HIV. Finalmente, as verrugas causam friabilidade da mucosa infectada, levando à formação de microfissuras e, portanto, maior risco de aquisição e/ou transmissão do HIV.

O período de incubação, isto é, o tempo entre a exposição ao HIV e o aparecimento dos sintomas na fase aguda, é de 5 a 30 dias. O período de latência clínica, após a infecção aguda, até o desenvolvimento da imunodeficiência é longo.

A doença pode ou não ter expressão clínica logo após a infecção, sendo importante que o profissional saiba conduzir a investigação laboratorial após a suspeita de risco de infecção pelo HIV. Assim, deve-se atentar para o fato de que, com os testes atualmente disponíveis, o tempo necessário para que a sorologia anti-HIV torne-se positiva de 6 a 12 semanas após a aquisição do vírus, com período médio de aproximadamente 2 meses. Esse tempo, compreendido entre a aquisição da infecção e a detecção da soroconversão, é chamado de janela imunológica ou biológica. Os testes utilizados apresentam, geralmente, níveis de até 95% de soroconversão nos primeiros 6 meses após a transmissão.

Aspectos clínicos, diagnósticos e terapêuticos

A evolução da Aids é marcada por uma considerável destruição de linfócitos T CD4+ e pode ser dividida em três fases. A infecção aguda (síndrome retroviral aguda) pode surgir algumas semanas após a infecção inicial, com manifestações variadas que podem se assemelhar a um quadro gripal ou mesmo a uma mononucleose. Os pacientes podem apresentar sintomas de infecção viral, como febre, adenopatia, faringite, mialgia, artralgia, erupção papulosa eritematosa, ulcerações envolvendo mucosa oral, esôfago e genitália, hiporexia, adinamia, cefaleia, fotofobia, hepatoesplenomegalia, perda de peso, náuseas e vômitos. Alguns doentes podem apresentar também candidose oral, neuropatia periférica, meningoencefalite asséptica e síndrome de Guillain-Barré. Cerca de 70% dos doentes têm exantema, caracterizado por máculas eritematosas de cerca de 5 a 10 mm de diâmetro, discretas, no tronco superior, palmas e plantas. Os achados cutâneos não são característicos e lembram outras infecções agudas virais. Nessa fase, os sintomas são autolimitados e duram, em média, 14 dias, mas quase sempre a doença não é diagnosticada, pela semelhança com outras doenças virais. Os diagnósticos diferenciais incluem infecção por citomegalovírus (CMV), primoinfecção por herpesvírus, hepatite viral, rubéola, toxoplasmose, sífilis secundária, sarampo, infecção gonocócica disseminada, reação à droga, entre outros. Após a resolução da fase aguda, ocorre a estabilização da viremia em níveis variáveis (*set points*), definidos pela velocidade da replicação e pelo clareamento viral. O *set point* é fator prognóstico de evolução da doença. A queda progressiva da contagem de linfócitos T CD4+ está diretamente relacionada à velocidade da replicação viral e progressão para a Aids. Em seguida, o doente entra em uma fase de infecção assintomática, que pode durar de alguns meses a alguns anos, e os sintomas clínicos são mínimos ou inexistentes[6]. Os exames sorológicos para o HIV são reagentes e a contagem de linfócitos T CD4+ pode estar estável ou em declínio. Alguns doentes podem apresentar uma linfadenopatia generalizada persistente, "flutuante" e indolor.

A doença sintomática, da qual a Aids é a sua manifestação mais grave de imunodepressão, é definida por diversos sinais, sintomas e doenças como febre prolongada, diarreia crônica, perda de peso importante (superior a 10% do peso anterior do indivíduo), sudorese noturna, astenia e adenomegalia. Há uma elevação da carga viral e a contagem de linfócitos T CD4+ se encontra abaixo de 500 células/mm^3, progressivamente. As infecções oportunistas passam a surgir ou reativar, como tuberculose, pneumonia por *Pneumocistis carinii*, toxoplasmose cerebral, candidose e meningite por criptococo, dentre outras. Podem surgir tumores raros em indivíduos imunocompetentes, como o sarcoma de Kaposi ou linfomas não Hodgkin, caracterizando a Aids. A ocorrência de formas graves ou atípicas de doenças tropicais, como leishmaniose e doença de Chagas, tem sido observada no Brasil[6].

Manifestações dermatológicas da infecção por HIV

As doenças dermatológicas são observadas com frequência em pacientes infectados pelo vírus da imunodeficiência humana (HIV) e, muitas vezes, constituem os primeiros sinais clínicos da doença[8,9]. As manifestações cutaneomucosas podem aparecer mesmo antes da síndrome propriamente dita, com características que sugerem a soropositividade[10], principalmente quando se acompanham de outros sinais clínicos e dados epidemiológicos suspeitos[11]. As lesões dermatológicas alertam para o diagnóstico da Aids e podem inclusive ser usadas para monitorar a progressão da infecção pelo HIV[12,13].

O HIV já foi detectado infectando as células de Langerhans da epiderme[14] e, além disso, essa célula pode estar em menor número nas lesões da pele de pacientes com Aids[15,16]. A desregulação imune provocada pelo HIV causa estimulação anormal do queratinócito[17]. No entanto, as prováveis alterações funcionais dessas células ainda não estão estabelecidas[15,17].

As infecções e neoplasias oportunistas, reações adversas às drogas e prurido envolvendo a pele e/ou mucosas ocorrem, com mais frequência, à medida que a função imune vai deteriorando. Além disso, à medida que cai a contagem de células CD4, podem ocorrer quadros clínicos atípicos. Certas dermatoses se correlacionam com baixa contagem de células CD4 (200 a 300 células/mcL), incluindo sarcoma de Kaposi, leucoplasia pilosa oral, molusco contagioso facial múltiplo, xerose e candidose orofaríngea[18]. Esses achados mucocutâneos (Quadro 5) estão entre os que indicam a pesquisa sorológica inicial do HIV[18].

As manifestações mucocutâneas da Aids podem ser classificadas da seguinte forma:

- Infecções.
- Neoplasias.
- Dermatoses inflamatórias não infecciosas.
- Manifestações cutâneas de doenças sistêmicas nos doentes HIV positivo.
- Manifestações dermatológicas decorrentes do tratamento.
- Manifestações dermatológicas da síndrome inflamatória de reconstituição imune (IRIS), definida por manifestações de Aids que podem piorar, apesar de uma resposta adequada ao tratamento antirretroviral (ARV).

Quadro 5. Achados mucocutâneos que indicam a pesquisa do HIV
Altamente indicativos de infecção por HIV: ▪ Síndrome retroviral aguda exantemática ▪ Onicomicose subungueal proximal ▪ Úlcera herpética crônica ▪ Leucoplasia pilosa oral ▪ Sarcoma de Kaposi ▪ Foliculite eosinofílica ▪ Molusco contagioso em adulto múltiplo facial
Fortemente associados à infecção por HIV: ▪ Qualquer doença sexualmente transmissível (associa-se à prática sexual desprotegida) ▪ Herpes zóster ▪ Sinais de uso de drogas endovenosas ▪ Candidíase orofaríngea ou vulvovaginal recorrente
Possivelmente associados à infecção por HIV: ▪ Linfadenopatia generalizada ▪ Dermatite seborreica (extensa e refratária ao tratamento) ▪ Úlceras aftosas (recorrentes e refratárias ao tratamento)

Infecções oportunistas

As infecções oportunistas (IO) no paciente com Aids podem representar supercrescimento da flora normal (como *Candida albicans*), extensão incomum da infecção (dermatofitose), reativação mais grave de focos latentes (herpes vírus) ou, ainda, transformação de doenças subclínicas em clínicas (HPV, molusco)[18]. A incidência das IO diminuiu muito após o uso das terapias antirretrovirais.

Infecções bacterianas

Piodermites (*Staphylococcus aureus*)

Embora as infecções bacterianas geralmente se apresentem no paciente com HIV como se apresentam na população geral (abscessos, impetigo, ectima, foliculite, celulite), os indivíduos com HIV têm altas taxas de infecção por *S. aureus*, assim como manifestações atípicas da infecção; isso é atribuído, em parte, à grande frequência de portadores nasais crônicos e recorrentes[19].

As lesões de pele por infecção estafilocócica incluem todas as manifestações comuns vistas nos imunocompetentes e também algumas lesões mais raras, como piomiosite e botriomicose[19].

Tanto as lesões cutâneas primárias quanto as secundárias podem evoluir para bacteremia, mas o principal local para disseminação hematogênica são os cateteres. As infecções estafilocócicas tendem a ser recorrentes.

O tratamento é feito com antibiótico oral. Atentar para os doentes com *Staphylococcus* meticilino-resistente. É controversa a erradicação dos portadores nasais, porém cada caso deve ser avaliado individualmente (Quadro 6).

Infecção por *Pseudomonas aeruginosa*

A infecção por *Pseudomonas aeruginosa* pode causar celulite (ectima gangrenoso), infecção de cateter, infecção secundária de dermatoses prévias, como molusco contagioso ou sarcoma de Kaposi. Pode também resultar em bacteremia[18].

O tratamento é feito com antibiótico oral.

Micobacterioses

Nos países em desenvolvimento, a tuberculose (TB) é a infecção oportunista mais frequente; mas a TB cutânea é incomum. A maior parte dos casos representa a reativação de focos latentes de TB.

Outras micobactérias, além da *M. tuberculosis*, podem ocorrer, e a principal é o *M. avium-intracellulare* (MAC), que só acomete a pele em estágios muito avançados e disseminados, com pápulas, nódulos, pústulas, abscessos e ulcerações de tecidos moles (Figura 1).

Quadro 6. Prurido generalizado no paciente HIV positivo
Lesões foliculares ▪ Foliculite bacteriana ▪ Foliculite eosinofílica
Lesões não foliculares ▪ Escabiose ▪ Picada de inseto ▪ Prurigo ▪ Dermatite atópica ▪ Farmacodermia ▪ Fotossensibilidade

Angiomatose bacilar

A angiomatose bacilar (AB) é causada pela *Bartonella henselae* ou pela *Bartonella quintana* (bacilos Gram-negativos). É comumente vista em doentes com contagem de células CD4 menor que 100 células/mcL. O risco epidemiológico inclui exposição a gatos.

Apresenta-se clinicamente com pápulas ou nódulos eritematovioláceos ou lesões exofíticas, friáveis, algumas vezes com colarete descamativo[19]. Pode ocorrer disseminação sanguínea, com massas em tecidos moles, medula óssea, linfadenopatia, esplenomegalia e hepatomegalia. O envolvimento sistêmico pode ocorrer com ou sem envolvimento cutâneo, podendo levar à obstrução das vias aéreas e sufocamento.

O diagnóstico diferencial inclui sarcoma de Kaposi (SK), granuloma piogênico, angioma epitelioide, outros angiomas, angioqueratoma, micoses profundas, massas e nódulos subcutâneos. A histopatologia define o diagnóstico e mostra proliferação de capilares e vênulas.

As opções terapêuticas incluem:

- Eritromicina 250 a 500 mg 4 vezes/dia, até resolução (geralmente 3 a 4 semanas).
- Doxiciclina 100 mg 2 vezes/dia, até resolução (geralmente 3 a 4 semanas).

Infecções virais

Herpes simples (herpes simples vírus – HSV)

Doentes com lesões herpéticas genitais têm mais chances de contrair e transmitir o HIV. No início da evolução da infecção pelo HIV, as lesões de HSV se comportam como

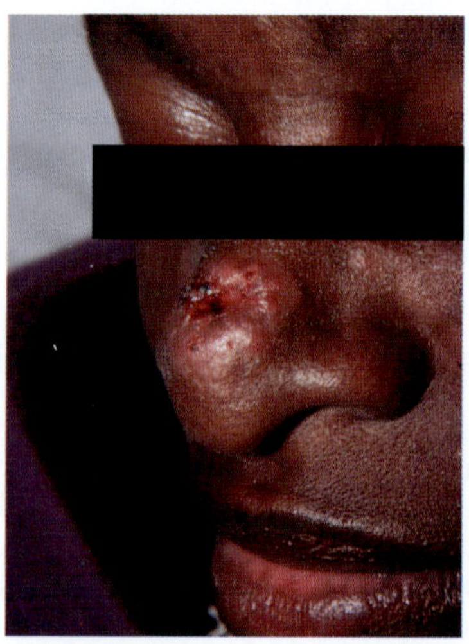

Figura 1. Micobacteriose atípica. Lesão nódulo-ulcerada no nariz.

nos imunocompetentes e regridem em 1 a 2 semanas, com ou sem terapia antiviral. O herpes do imunocomprometido tem caráter agressivo e crônico. Observam-se extensas úlceras fagedênicas intensamente dolorosas, em geral na região genitoanal (Figura 2) e, mais raramente, nos lábios, na cavidade oral e nas extremidades.

O diagnóstico é estabelecido pelo exame citológico ou histopatológico. O diagnóstico diferencial deve ser feito com todas as outras causas de úlcera genital.

As formas graves são preferencialmente tratadas com aciclovir por via endovenosa.

Varicela zóster (varicela zóster vírus – VZV)

No doente com Aids, a infecção por VZV geralmente se apresenta com padrão típico, porém, algumas vezes, pode ser atípico, o que leva a uma dificuldade diagnóstica. O risco de infecção primária pelo VZV com envolvimento de órgãos extracutâneos e morte é alto[19].

No quadro clínico inicial, há acometimento de um dermátomo, mas pode haver mais de um acometido ou o quadro pode ser recorrente ou disseminado. Geralmente, a lesão é característica, mas pode haver bolhas hemorrágicas ou necróticas, com muita dor.

Na Aids avançada, pode haver variações, como lesão solitária ou poucas úlceras, lesões verrucosas disseminadas ou zosteriformes e lesões crostosas ou foliculares. Além disso, o VZV pode infectar o sistema nervoso central (encefalite), a retina ou a medula espinal, com ou sem lesões subcutâneas.

O diagnóstico é clínico, mas o diagnóstico laboratorial pode ser necessário nos casos atípicos. A imunofluorescência direta detecta antígenos virais em raspado da base de vesícula ou úlcera e é preferível em relação à cultura viral[19].

O tratamento é feito com as mesmas drogas que no HSV (fanciclovir, valaciclovir, aciclovir). Infecções graves requerem aciclovir intravenoso, 10 mg/kg, a cada 8 horas.

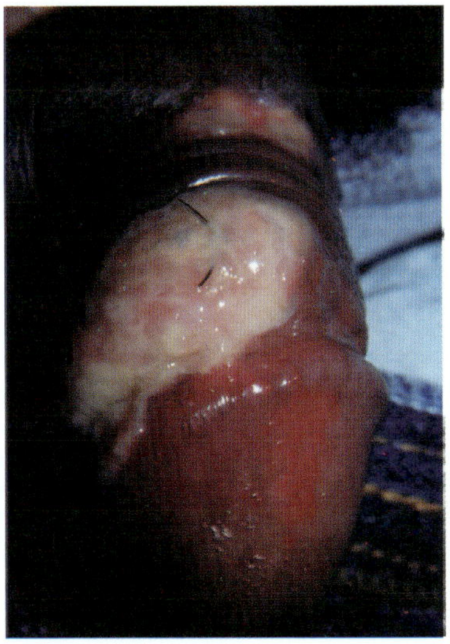

Figura 2. Herpes simples no imunocomprometido. Extensa ulceração no pênis.

Doença pelo Epstein-Barr vírus (EBV)

Nos doentes infectados por HIV, o EBV causa a leucoplasia pilosa oral (geralmente indicadora de aids avançada[19]), assim como linfoma de Burkitt e linfoma de grandes células. A leucoplasia pilosa oral manifesta-se como placas brancas aderentes nas margens laterais da língua (Figura 3). O diagnóstico diferencial inclui candidose oral, líquen plano oral e outras lesões brancas.

Não é necessário tratamento, mas podem ser utilizados aciclovir oral, podofilina tópica, destruição local ou gel de tretinoína.

Citomegalovirose (citomegalovírus – CMV)

Embora a incidência do CMV tenha diminuído com a terapia ARV, o CMV continua sendo frequentemente isolado em várias lesões de pele nos doentes com HIV: úlceras, lesões verrucosas, púrpura palpável, máculas, vesículas etc. A região perianal, o períneo e a genitália são áreas de envolvimento. As lesões de pele não são características. O CMV é frequentemente encontrado junto com outros patógenos, como HSV, VZV e em lesões de angiomatose bacilar[19]. É importante considerar a infecção por CMV nos doentes que tenham lesões persistentes, pois o diagnóstico precoce e o início da terapia diminuem a morbidade da infecção. A histologia revela infecção nos fibroblastos dérmicos e nas células endoteliais. As células infectadas são maiores que o normal, com inclusões intranucleares.

O tratamento é feito com ganciclovir ou foscarnet, mas costuma ser desnecessário, pois trata-se de um copatógeno de outras lesões.

Verrugas virais (papilomavírus humano – HPV)

O HPV causa lesões de pele que incluem verruga vulvar, condiloma acuminado, epidermodisplasia verruciforme, neoplasia cervical, entre outros. Nesses doentes, as lesões podem ser grandes, múltiplas, persistentes, sintomáticas e desfigurantes. Podem ocorrer quadros agressivos, como o condiloma anogenital gigante de Buschke-Löwenstein (carcinoma verrucoso)[18]. A incidência da infecção pelo HPV não diminui com a terapia ARV nem com a restauração do sistema imune. Além disso, a ocorrência

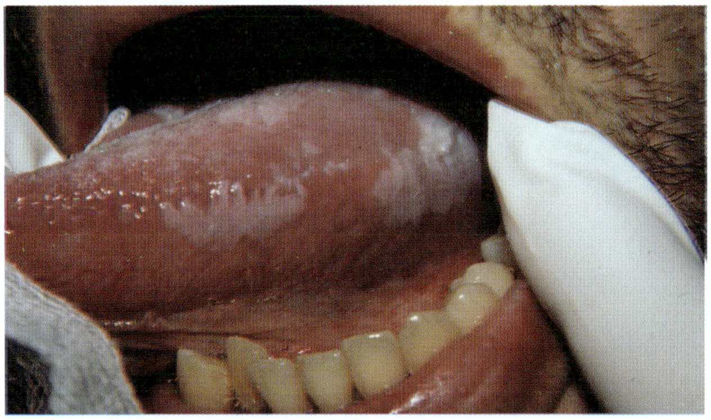

Figura 3. Leucoplasia pilosa. Lesão de localização típica.

de neoplasias associadas ao HPV tende a aumentar com a terapia ARV, pois os doentes estão tendo maior sobrevida. O diagnóstico é clínico, citológico e histopatológico.

O tratamento é o habitual e inclui podofilina, crioterapia, ácido tricloroacético, eletrocauterização, exérese, imiquimod, entre outros. Entretanto, a terapia costuma ser menos eficaz nos doentes com HIV do que nos imunocompetentes. O tratamento deve visar ao controle, e não à cura, pois o vírus não é eliminado.

Molusco contagioso (parapoxvírus)

É considerado excelente marcardor clínico do grau de imunodeficiência. O número de lesões é inversamente proporcional à contagem de células CD4[18]. Nos doentes com Aids, as pápulas do molusco contagioso, em geral, são múltiplas, confluentes e desfigurantes, principalmente quando a contagem de células CD4 está abaixo de 200 células/mcL. As lesões podem adquirir aparência verrucosa ou nodular (Figura 4).

O diagnóstico diferencial inclui criptococose, histoplasmose, penicilinose, pneumocistose, granuloma piogênico, carcinoma basocelular, queratoacantoma e micobacterioses atípicas[19], que podem se mostrar papulosas. O diagnóstico é clínico e pode ser necessária a histopatologia.

As opções terapêuticas incluem crioterapia, curetagem, tretinoína tópica e imiquimod.

Infecções fúngicas

Micoses profundas

Criptococose *(Cryptococcus neoformans)*

A criptococose disseminada é a infecção fúngica mais grave durante a Aids avançada. Lesões cutâneas ocorrem em cerca de 10 a 20% nos indivíduos com doença sistêmica disseminada[19]. A levedura atinge a pele por via hematogênica. As lesões ocorrem principalmente na cabeça e no pescoço, mas podem se disseminar. O quadro clínico é variável e polimorfo, incluindo lesões acneiformes, ulcerosas ou subcutâneas. O quadro característico é o de lesões papulosas múltiplas e assintomáticas, semelhantes às do molusco contagioso (Figura 5).

O diagnóstico diferencial inclui molusco contagioso, herpes simples, rinofima causado por rosácea, sarcoma de Kaposi, celulite bacteriana e histoplasmose. Lesões suspeitas devem ser biopsiadas e encaminhadas para cultura. Também pode ser feito exame direto do material da lesão cutânea, preparado com tinta da China (Figura 6).

O tratamento pode ser realizado com fluconazol (200 a 400 mg/dia), anfotericina ou itraconazol (400 mg/dia) oral. A terapia ARV diminui a incidência de criptococose.

Histoplasmose *(Histoplasma capsulatum)*

Geralmente, apresenta-se sob a forma de doença disseminada, com lesões pulmonares, hepáticas, ganglionares e cutâneas. As lesões cutâneas são polimorfas. Observam-se máculas eritematosas, lesões semelhantes a molusco, pústulas, foliculite, erupções acneiformes, vegetações, lesões psoriasiformes, úlceras e paniculite. O diagnóstico é feito por histopatologia das lesões cutâneas e cultura do material.

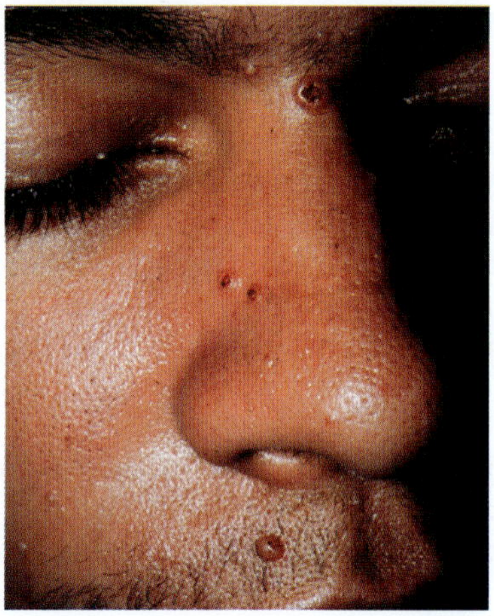

Figura 5. Criptococose. Pápulas na face, semelhantes às do molusco contagioso.

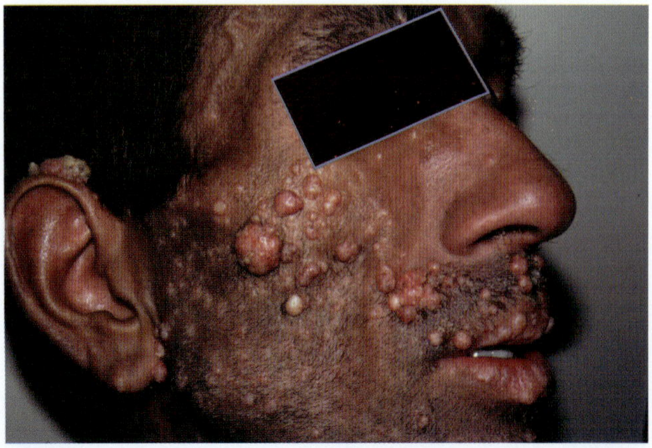

Figura 4. Molusco contagioso. Quadro exuberante de localização facial.

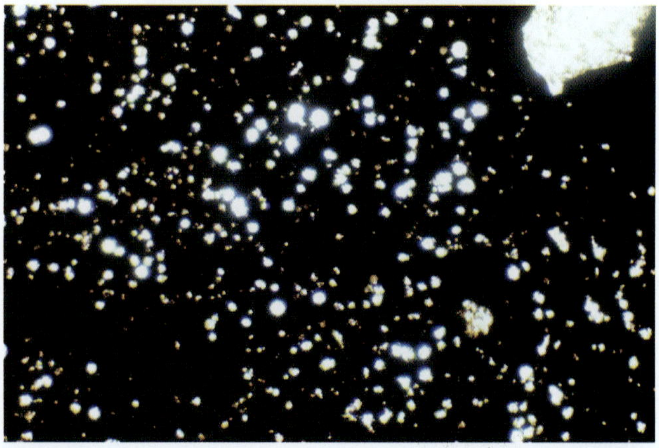

Figura 6. Criptococose. Exame direto com tinta da China demonstra típicas leveduras encapsuladas.

O tratamento é feito com anfotericina B por 2 semanas, seguido de 10 semanas de itraconazol.

Esporotricose *(Sporothrix schenckii)*

Pode ocorrer esporotricose disseminada com lesões cutâneas, oculares e osteoarticulares. As lesões cutâneas são polimorfas, papuloescamosas, papulonodulares, crostosas, hiperqueratósicas, com nódulos subcutâneos e lesões ulcerosas[20].

O diagnóstico é feito pela cultura do pus, e o tratamento é realizado com iodeto de potássio, anfotericina intravenoso ou itraconazol oral.

Coccidioidomicose *(Coccidioides immitis)*

As lesões cutâneas são, geralmente, assintomáticas e começam como pápulas que evoluem para pústulas, placas ou nódulos com mínimo eritema ao redor. Com frequência, lembram as lesões de molusco contagioso[18].

O tratamento é feito com anfotericina B.

Infecções fúngicas superficiais

Candidose *(Candida albicans)*

É a infecção fúngica mais frequente nos doentes com Aids. A apresentação mais comum é a orofaríngea, podendo ocorrer também acometimento esofágico e vaginal. A candidose orofaríngea (Figura 7) é marcador de progressão da Aids. A infecção por *Candida* na orofaringe pode assumir quatro formas:

- Atrófica ou eritematosa (eritema atrófico sem placas na superfície mucosa).
- Pseudomembranosa (presença de exsudato branco, doloroso, facilmente removível, na língua, na úvula, no palato e na mucosa jugal).
- Queilite angular.
- Forma hiperplásica (placas brancas elevadas na língua)[19,20].

Outras manifestações cutâneas de candidose são raras na doença por HIV. O diagnóstico é feito pelo exame micológico direto. O diagnóstico diferencial das lesões linguais é feito, principalmente, com leucoplasia pilosa (Figura 3).

O tratamento da candidose orofaríngea é realizado com nistatina tópica. Outras opções incluem itraconazol, fluconazol ou anfotericina B.

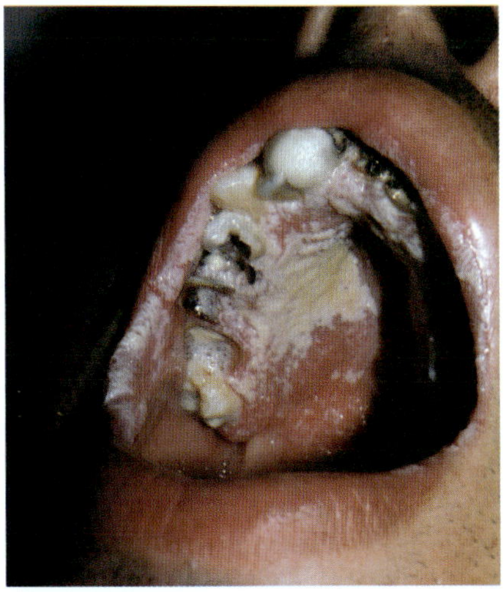

Figura 7. Candidose oral. Estomatite cremosa e enantema no palato.

Dermatofitoses

Dermatofitose causada por *Trichophyton rubrum*, é mais comum nos doentes HIV positivo do que na população em geral. Nesses doentes, a dermatofitose comumente é atípica, extensa e refratária ao tratamento.

O quadro clínico mostra placas eritematosas e descamativas extensas, que podem até lembrar psoríase ou eczema. Na face, pode mimetizar dermatite seborreica, e na mão ou no pé pode haver queratose difusa.

É comum a onicomicose tanto nos pés (mais frequente) quanto nas mãos, e apresenta-se como onicomicose distal e lateral, subungueal e proximal subungueal (Figura 8), rara nos indivíduos normais e comum nos imunocomprometidos[21]. Pode ocorrer também onicomicose superficial branca, causada pelo *Trichophyton mentagrophites*. O diagnóstico é feito pelo exame micológico direto.

Realiza-se o tratamento com imidazólicos ou com terbinafina.

Infecção pelo *Pityrosporum ovale*

O *Pityrosporum ovale* é o causador da pitiríase versicolor (PV). O agente etiológico é a *Malassezia furfur*, que é a forma parasitária, com pseudo-hifas e esporos do *Pityrosporum ovale.* Sua incidência não é aumentada, mas podem ocorrer casos mais extensos na Aids. Têm sido descritos, também, casos de foliculite pitirospórica, que mostram pápulas pruriginosas foliculares em tronco superior e membros superiores proximais, além de infecção de cateteres. Ocorre também participação na patogênese da dermatite seborreica, um mecanismo ainda não elucidado. O diagnóstico é feito pelo exame micológico direto.

A PV e a foliculite pitirospórica respondem a 10 a 14 dias de tratamento com azólicos.

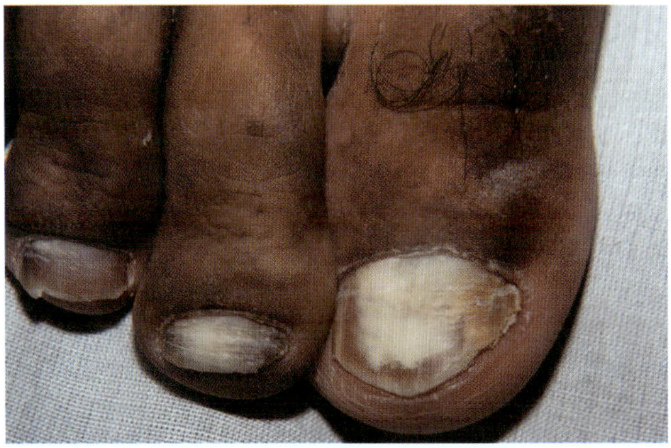

Figura 8. Onicomicose subungueal proximal. Comprometimento extenso em vários pododáctilos.

Infecções parasitárias

Escabiose (*Sarcoptes scabiei*)

No início da infecção pelo HIV, o quadro clínico é o habitual, podendo também ocorrer nódulos. Posteriormente, o prurido pode se tornar ausente e, na Aids avançada, a infestação pode ser grave, com milhões de parasitas. Nesse caso, o quadro pode ser de sarna crostosa, quando deve ser diferenciado da psoríase, dermatite atópica, queratoderma blenorrágico, queratose folicular, doença de Darier e dermatite seborreica. Em adultos soronegativos, a escabiose geralmente poupa cabeça e pescoço, o que não ocorre no doente HIV positivo. Sempre se deve incluir escabiose no diagnóstico diferencial do prurido no HIV.

O tratamento local pode ser feito com enxofre precipitado ou permetrina tópica. Pode-se usar também ivermectina oral, sendo, às vezes, necessária medicação queratolítica no caso de sarna crostosa.

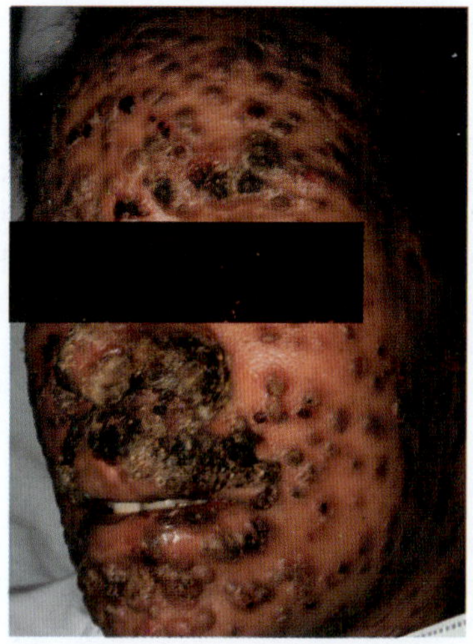

■ **Figura 9.** Sífilis maligna precoce. Inúmeras lesões recobertas por crostas aderentes.

Sífilis (*Treponema pallidum*)

Os doentes portadores de sífilis têm maior chance de adquirir ou transmitir o HIV. Além disso, a sífilis tem potencial para acelerar a evolução natural do HIV. Uma coinfecção com o HIV pode alterar parâmetros clínico-laboratoriais, dificultando o diagnóstico e o tratamento.

A maioria dos indivíduos HIV positivo que adquire sífilis tem o quadro clínico e a sorologia esperados em um doente sem HIV, e responde ao tratamento habitual. Entretanto, há uma menor porcentagem de doentes que desenvolve quadro atípico, resposta sorológica atípica e resposta ao tratamento não habitual, principalmente na Aids avançada. Atribuem-se esses eventos a uma resposta imunológica deficiente.

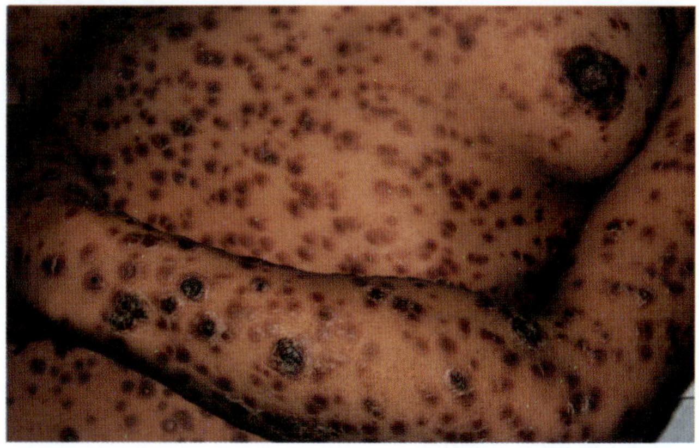

■ **Figura 10.** Sífilis maligna precoce. Aspecto semelhante no tronco.

Podem-se observar algumas variações no quadro da sífilis[20]:

- Aumento da gravidade do quadro clínico.
- Cancro duro doloroso, por superinfecção bacteriana, geralmente *S. aureus*.
- Sífilis maligna precoce (Figuras 9 e 10), com lesões ulceradas recobertas por crosta aderente necrótica e queda do estado geral.
- Maior risco de acometimento ocular (neurite ótica retrobulbar) ou neurológico.
- Curso com progressão mais rápida para o secundarismo e terciarismo, que podem ocorrer dentro do primeiro ano de infecção. O doente pode ter secundarismo juntamente com o cancro.
- Sorologia alterada, com testes treponêmicos falsamente negativos, tanto no sangue quanto no líquido cefalorraquidiano (LCR), em virtude da alteração da resposta imune ou do efeito prozona decorrente da presença de altos títulos de anticorpos. Apesar de descrito na literatura, tal fenômeno nunca foi observado em nosso meio.

Para o diagnóstico, utilizam-se os testes não treponêmicos (VDRL, RPR) e os treponêmicos (FTA-ABS, MHA-TP). Se houver dificuldade para o diagnóstico, pode ser feito exame em campo escuro, biópsia de lesões e imunofluorescência direta. Deve-se considerar sempre a possibilidade de neurossífilis nos doentes com sintomas neurológicos.

O tratamento é o habitual, com penicilina benzatina, 2.400.000 U, IM, embora alguns especialistas recomendem maior dose, com três aplicações em 3 semanas, como usado na sífilis tardia. O seguimento inclui acompanhamento clínico e sorológico. Nos casos de sífilis precoce cujos títulos não diminuem 4 vezes ou aumentam em 6 meses, deve-se repetir o exame do LCR e retratar. Deve-se atentar para o fato de que anormalidades do LCR podem advir da sífilis ou do próprio HIV.

Neoplasias oportunistas

Sarcoma de Kaposi (SK)

O SK é classificado de acordo com as características clínicas e do hospedeiro em[22]:

- SK clássico (indolente).

- SK endêmico africano.
- SK em pacientes iatrogenicamente imunossuprimidos (transplantados).
- SK relacionado ao HIV.

Apesar de os diferentes subtipos apresentarem diferentes evoluções clínicas, as lesões são semelhantes.

O SK relacionado ao HIV é doença definidora de aids. Ocorre caracteristicamente em homossexuais masculinos. Resulta da infecção pelo herpesvírus 8 (HHV8)[22]. Admite-se que o HHV8, adquirido exogenamente, infecte linfócitos B e entre em fase latente. Havendo diminuição específica da imunidade, ele é ativado para fase lítica, que resulta em replicação e liberação de vírus maduros que infectam novas células e inicia o desenvolvimento tumoral. Essas duas fases são requeridas para a oncogênese[23]. Nos imunocompetentes, a fase latente é prolongada e, provavelmente, eles não desenvolverão a doença clínica.

O SK pode acometer muitos órgãos, mas é mais comumente encontrado na pele, nas mucosas, no trato respiratório e nos linfonodos. As lesões cutâneas de SK podem ser a apresentação inicial da Aids. As lesões iniciais variam de máculas a placas induradas, pápulas e nódulos, que se tornam maiores com o tempo. Podem ocorrer lesões em qualquer localização, sendo mais comuns na face, no tronco, na mucosa oral e na genital. Lesões nas extremidades podem ser acompanhadas de linfedema. Lesões no tronco tendem a ser elípticas e se dispõem segundo as linhas de clivagem cutânea (Figura 11). As lesões são caracteristicamente indolores e recobertas por pele íntegra, raramente ulcerando.

Em 20% dos casos, a lesão inicial é na mucosa oral[22], sobretudo no palato e nas gengivas (Figura 12). Lesões no trato respiratório podem ser sintomáticas.

O diagnóstico do SK é clínico e pode ser confirmado pelo exame histopatológico. Lesões iniciais devem ser diferenciadas de dermatofibroma, equimose, picadas de inseto, nevos melanocíticos e líquen plano. Lesões avançadas, papulonodulares, podem simular granuloma piogênico, linfedema crônico com elefantíase, angiomatose bacilar e angiomas.

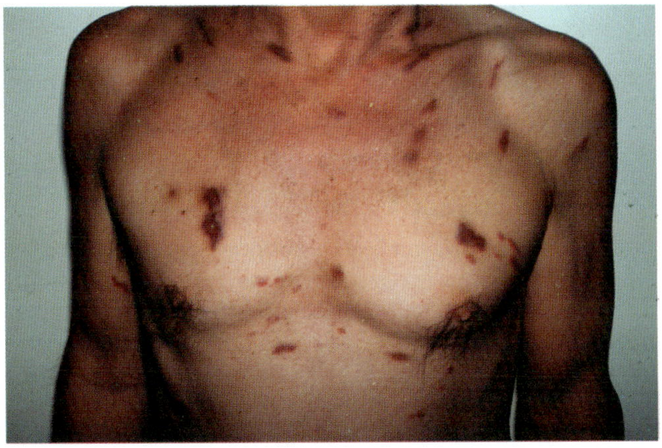

Figura 11. Sarcoma de Kaposi. Lesões elípticas no tronco.

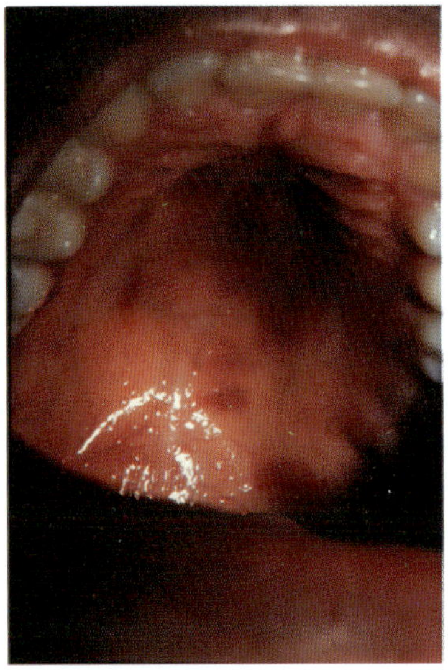

Figura 12. Sarcoma de Kaposi. Lesões incipientes no palato.

Após o advento da terapia ARV, a incidência do SK diminuiu e houve melhora de seu prognóstico, apesar de continuar sendo o tumor mais comum nos doentes com Aids.

O tratamento depende da fase evolutiva, da extensão e da localização das lesões. As opções incluem: radiação ionizante, que tem um papel muito importante, tanto em lesões isoladas quanto em disseminadas; poliquimioterapia (drogas citotóxicas) com actinomicina D, adriamicina, bleomicina, vimblastina, dacarbazina, doxorrubicina ou daunorrubicina lipossomais; interferon-alfa e antirretrovirais. Lesões isoladas podem ser excisadas ou destruídas por métodos locais realizados por dermatologista. Infiltração intralesional com vimblastina é útil em lesões pequenas.

Linfoma cutâneo

A infecção por HIV aumenta o risco de linfoma não Hodgkin, que é uma doença definidora de Aids. Embora a micose fungoide seja o tipo mais comum de linfoma cutâneo no imunocompetente, o linfoma cutâneo de células T grandes, não epidermotrópico e o linfoma cutâneo difuso de células B são mais comuns do que a micose fungoide no doente com Aids[24,25]. É importante o estadiamento, com avaliação de possível envolvimento sistêmico para programação terapêutica.

Outros cânceres cutâneos

A verdadeira incidência do câncer cutâneo na Aids é desconhecida. Os estudos apontam para um aumento modesto do risco de câncer não melanoma (p. ex., carcinoma basocelular e espinocelular) de 2 a 6 vezes o risco relativo[26]. A maioria desses tumores é de carcinomas basocelulares, sendo o tipo superficial o mais comum.

Entretanto, mesmo com a frequência aparentemente aumentada desses cânceres na Aids, assim como nos iatrogenicamente imunossuprimidos, é preciso que haja maiores estudos para comprovar a diferença com a população geral. Os fatores de risco são semelhantes aos da população geral, como pele clara, exposição ao sol e olhos azuis. O quadro clínico é semelhante ao do indivíduo soronegativo e, menos comumente, pode ser mais agressivo, com crescimento mais rápido, mais extenso e com metástases a distância.

Com relação ao melanoma, existem relatos da associação com HIV, mas o valor dessa associação não está estabelecido[20].

O tratamento tem resposta semelhante ao da população soronegativa.

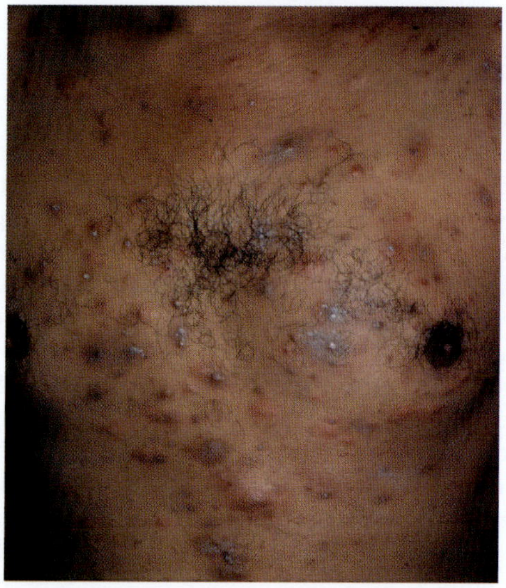

■ **Figura 13.** Foliculite eosinofílica. Pápulas e nódulos urticados no tronco.

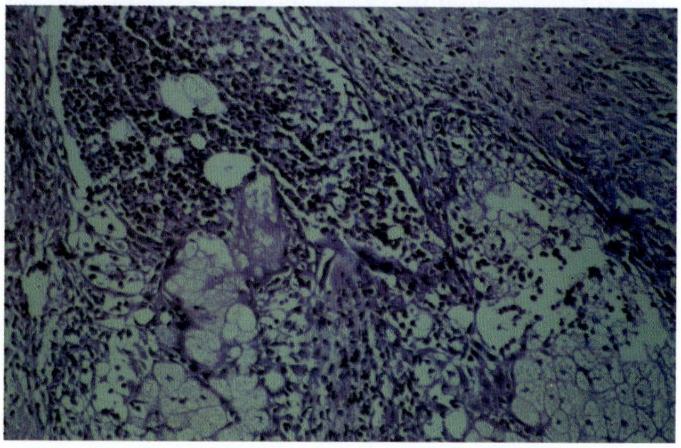

■ **Figura 14.** Foliculite eosinofílica. Unidade pilossebácea agredida e destruída por infiltrado inflamatório rico em eosinófilos.

Dermatoses inflamatórias não infecciosas do HIV

Com a progressão da doença por HIV, queda das células CD4+ e diminuição da imunidade, há aumento na frequência de dermatoses inflamatórias. Acredita-se que isso seja resultado do desequilíbrio da resposta imune, com maior expressão de citoquinas, imunoglobulinas e células do tipo Th2 (interleucina-4, interleucina-5, IgE, eosinófilos). Consequentemente, nos indivíduos predispostos, aparecem as dermatoses favorecidas por esses fenômenos. Alterações relacionadas à expressão do fator de necrose tumoral (TNF) também são observadas.

Foliculite eosinofílica

É uma dermatose crônica intensamente pruriginosa, que ocorre em casos avançados de Aids, em geral com células CD4 abaixo de 75 células/mcL, apesar de poder ocorrer também como parte da IRIS[27]. A patogênese e a causa são desconhecidas, mas podem estar associadas a uma resposta imune TH2 a um antígeno desconhecido[28]. Suspeita-se também de causa infecciosa, sem comprovação, por fungos, *demodex* e bactérias.

Do ponto de vista clínico, apresentam-se como pápulas foliculares eritematoedematosas, de distribuição simétrica, acometendo mais comumente a fronte, o pescoço, os ombros, o tronco e os membros superiores (Figura 13). Raramente ocorrem pústulas. O prurido é intenso, mesmo no início da afecção.

O diagnóstico diferencial inclui reação à picada de inseto, escabiose, dermatite herpetiforme, reação à droga, eczema, foliculite bacteriana e prurigo.

Como a diferenciação com outras doenças papulosas e pruriginosas é difícil, é recomendado que se faça biópsia de uma lesão folicular recente[27]. Os achados histológicos são característicos, com inflamação agredindo a unidade pilossebácea, composta, sobretudo, de eosinófilos, mas também linfócitos, histiócitos e neutrófilos, espongiose folicular, abscessos eosinofílicos nos folículos afetados e ausência de bactérias ou fungos dermatófitos (Figura 14). Em até 35% dos pacientes ocorre eosinofilia periférica.

A eficácia das modalidades terapêuticas estudadas é variável. Pode-se utilizar corticosteroide tópico potente, anti-histamínico sedativo (doxepina), permetrina, fototerapia com luz ultravioleta A e B (UVA/UVB), prednisona, itraconazol (200 a 400 mg/dia), isotretinoína sistêmica e metronidazol, com taxa de sucesso variável. A talidomida tem sido útil em alguns casos.

Eczemas, xerose e prurido

Dermatite seborreica

Acomete 4% da população geral e 85% da população infectada pelo HIV[29].

Do ponto de vista clínico, apresenta-se com escamas graxentas branco-amareladas sobre placas eritematosas. Afeta as chamadas áreas seborreicas: face, couro cabeludo, tórax, dorso e áreas intertriginosas. Embora a distribuição das lesões seja similar à da doença na população geral, em alguns doentes a erupção progride para o tronco e as extremidades, apresentando-se como eritrodermia. Assim como na população geral, pode haver sobreposição com psoríase.

A dermatite seborreica pode ocorrer com qualquer contagem de células CD4, entretanto, a extensão, a gravidade e a resposta ao tratamento tendem a ser piores à medida que a contagem de células CD4 diminui. O diagnóstico é clínico.

As opções terapêuticas incluem xampus antisseborreicos para os quadros leves, cetoconazol em xampu e em creme de uso tópico, corticosteroide tópico, enxofre, coaltar, ácido salicílico e luz UVB para os casos moderados e graves.

Xerose

Acomete 30% dos doentes infectados pelo HIV[29]. A sua exata patogênese na Aids é desconhecida, entretanto, têm sido implicados má nutrição, imunossupressão e doença crônica.

Do ponto de vista clínico, caracteriza-se por pele difusamente seca, com escamas hiperpigmentadas e crostas focais. O eczema craquelé, com fissuras secundárias, pode complicar a xerose, assim como a infecção secundária.

As opções terapêuticas incluem emolientes, principalmente os que contêm ureia, ácido lático ou ácido salicílico. Entretanto, a alteração pode ser refratária ao tratamento.

Eczema atópico

É comum a reativação de eczema atópico (EA) em indivíduos HIV positivo com contagem baixa de células CD4 e antecedentes de atopia. É caracterizado por placas eritêmato-escamocrostosas associadas a pápulas e vesículas. Os doentes com EA podem manifestar a tríade de asma, rinite alérgica e conjuntivite alérgica. O EA está associado ao prurido que pode levar a alterações secundárias da pele como liquenificação, escoriações e infecção secundária.

O diagnóstico se baseia na história, no exame físico e nos achados histopatológicos que mostram infiltrado superficial perivascular composto de linfócitos e eosinófilos, além de hiperplasia epidérmica e espongiose focal[27]. Eosinofilia periférica e aumento dos níveis de IgE estão associados ao EA.

É importante fazer o diagnóstico diferencial com psoríase, linfoma cutâneo de células T e reação à droga.

As opções terapêuticas incluem emolientes, corticosteroide tópico, anti-histamínico oral e fototerapia. A terapia antirretroviral reduz a prevalência e a gravidade do EA relacionado ao HIV.

Prurido

Em geral, apresenta-se em doentes com Aids avançada e é considerado um marcador cutâneo da progressão da doença[30]. Além disso, é um dos sintomas mais comuns e importantes. Ocorre comumente em doentes com contagem de células CD4 menor do que 100 células/mcL.

Prurido no HIV quase sempre é de causa cutânea, sendo raríssimo como manifestação de doença interna. Causas de prurido comumente vistas em doente com HIV incluem erupção a drogas, erupção fotossensível, psoríase, dermatite seborreica, picada de inseto, foliculites bacterianas, foliculite eosinofílica, prurigo, xerose, dematite atópica, escabiose e, mais raramente, linfomas (Quadro 6).

O manejo do prurido no HIV, além de incluir a identificação e a terapêutica da causa de base, deve focar no alívio de sintomas e na melhora da qualidade de vida. Agentes usados para essa finalidade incluem corticosteroide tópico, emolientes, anti-histamínicos, doxepina, pentoxifilina, indometacina, amitriptilina e fototerapia.

Psoríase e síndrome de Reiter

A psoríase afeta 2 a 5% dos pacientes infectados pelo HIV, comparado com uma prevalência de 1% na população geral[29]. A infecção por HIV parece alterar o curso da psoríase em alguns doentes com manifestações mais graves. Além disso, a artrite psoriática tem se desenvolvido com mais frequência nos doentes com HIV. A psoríase tende a piorar com a piora da imunidade.

O diagnóstico é clínico com suporte histopatológico.

No tratamento dos doentes com Aids, tem sido observada tanto remissão espontânea como também não responsividade a nenhuma das formas de tratamento. As opções terapêuticas são as mesmas usadas habitualmente na população geral. Topicamente, podem-se usar emolientes, coaltar, derivados da antralina, ácido salicílico, corticosteroides, calcipotrieno e retinoides tópicos. Sistemicamente, pode-se usar o acitretin com sucesso variável. Alguns estudos têm sugerido o uso da fototerapia, que não aparenta ter um impacto deletério na imunidade desses doentes.

Casos similares à síndrome de Reiter são observados, com exacerbação de formas graves de psoríase e artropatia psoriática após episódios infecciosos.

Fotossensibilidade

Um aumento da prevalência e da gravidade da fotossensibilidade cutânea ocorre em doentes com Aids. É uma entidade com pobre caracterização em termos de epidemiologia, fatores predisponentes e associações ambientais[27]. Os tipos mais comuns de fotossensibilidade estão relacionados a drogas, porém doentes com contagem de células CD4 muito baixa podem ter fotossensibilidade de causa não estabelecida.

Observam-se padrões clínicos com lesões prurigoides, liquenificadas ou tipo reticuloide actínico, que podem se expandir para áreas não expostas à luz com a progressão do quadro (Figura 15). As reações de fotossensibilidade podem persistir por anos, sendo conhecidas como dermatites crônicas actínicas, que costumam estar presentes na Aids avançada.

O tratamento é difícil, pois são quadros não responsivos a medidas usuais de fotoproteção e medicações antipruriginosas. Talidomida 100 a 300 mg/dia pode ser eficaz. Os melhores resultados são obtidos após o aumento nas células CD4.

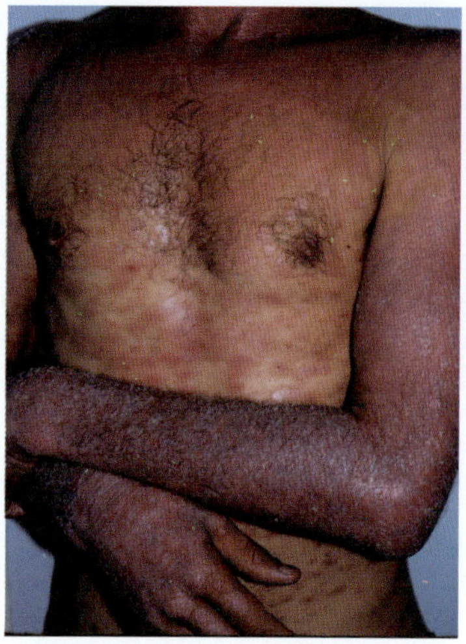

■ **Figura 15.** Fotossensibilidade. Placas eritematoliquenificadas que predominam nas áreas de exposição solar.

Prurigo no HIV

O prurigo é caracterizado por prurido crônico e erupções papulosas simétricas no tronco e nas extremidades[31]. Não há um consenso sobre a causa do prurigo. Entretanto, é a manifestação cutânea mais comum no doente HIV positivo, com uma prevalência que varia entre 11 e 46% de acordo com a área geográfica[32,33]. Acomete geralmente doentes com contagem de células CD4 abaixo de 100 células/mcL.

Fatores ambientais, como picadas de inseto e fotossensibilidade parecem estar envolvidos. O quadro clínico se caracteriza por múltiplas papulovesículas urticadas e escoriadas, havendo lesões novas de permeio a lesões residuais (Figura 16). Comumente são simétricas e se localizam nas extremidades, na face e no tronco, poupando palmas, plantas e mucosas. As lesões são modificadas pela coçadura e aparecem como escoriações, líquen simples crônico, prurigo nodular, com hiper ou hipopigmentação pós-inflamatória, podendo ainda ocorrer infecção secundária por *Staphylococcus aureus*. Com o tempo, podem surgir nódulos liquenificados e cicatrizes.

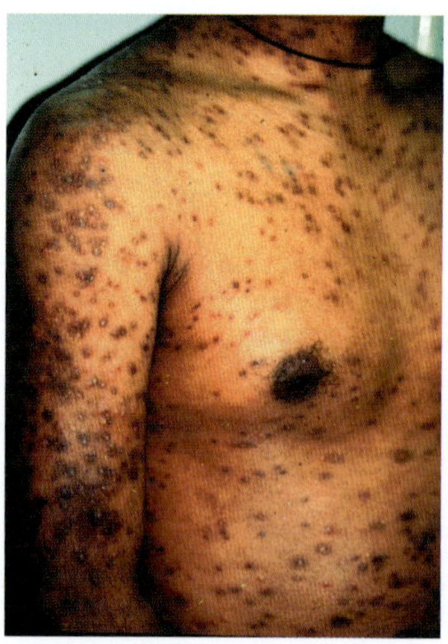

■ **Figura 16.** Prurigo. Inúmeras lesões residuais escoriadas de permeio a lesões ativas papulovesiculosas.

Os achados patológicos mostram dermatite espongiótica rica em eosinófilos, sugestivos de reação de hipersensibilidade. Culturas de pústulas e de biópsias de pele são negativas para bactérias, fungos e micobactérias. Pode haver aumento dos níveis de IgE no sangue, assim como eosinofilia periférica.

O diagnóstico diferencial de prurido do HIV é apresentado no Quadro 6.

As opções terapêuticas incluem corticosteroides tópicos potentes, emolientes, loções antipruriginosas, anti-histamínicos, antibiótico oral, fototerapia e antirretrovirais.

Reações cutâneas adversas a drogas

A incidência de reações cutâneas a uma variedade de drogas é alta na Aids e aumenta com a progressão da doença. Desconhece-se a patogênese, mas é possível que esteja associada à infecção por CMV ou EBV, ou desregulação imunológica com aumento de atividade de célula B, com hiper IgE e IgA, hiperimunoglobulinemia e hipereosinofilia.

Geralmente, a maioria das reações ocorre entre 6 e 14 dias após a introdução da droga. Trimetoprim-sulfametoxazol (TMP-SMZ) ou outras sulfonamidas e penicilinas são responsáveis por 75% dessas reações[18]. Cerca de 50 a 60% dos doentes com HIV tratados com TMP-SMZ intravenoso desenvolvem exantema com febre 1 a 2 semanas após início da terapia. Reação anafilática à zidovudina (AZT) é rara, mas pode ocorrer (1% tem exantema após 8 a 12 dias do início da droga).

O exantema morbiliforme é o tipo de reação à droga mais comum (95%)[18]. Outras reações observadas são urticária, angioedema, eritema multiforme, erupção liquenoide e eritema pigmentar fixo. Menos comumente, pode-se observar síndrome de Stevens-Johnson e necrólise epidérmica tóxica. Estas reações graves aumentam muito em frequência quando a contagem de células CD4 é menor que 50 células/mcL. Podem ocorrer febre, aumento de transaminases, mialgia, cefaleia e artralgia. Na maioria dos casos, sobretudo quando há risco de morte, a droga implicada ou suspeita deve ser interrompida.

No tratamento, deve-se primeiramente suspender a droga responsável. Em alguns casos, TMP-SMZ administrado com corticosteroides tem reduzido a incidência de reação adversa. Pode também ser feita a dessensibilização em alguns tipos de reação. Tem-se referido dessensibilização com sucesso em casos de síndrome de Stevens-Johnson[18].

Afta

A causa da afta é desconhecida, mas sabe-se que condições de desarranjo imunológico, como a aids, favorecem seu aparecimento.

A incidência de ulcerações aftosas orais aumenta de forma significativa com a contagem de células CD4 menor que 100 células/mcL. São comuns casos de afta major, com ulcerações profundas, intensamente dolorosas, incapacitantes, com pouca tendência a cicatrizar de modo espontâneo se não houver tratamento adequado.

O diagnóstico é clínico, mas devem ser afastadas outras causas de úlceras orais, como herpes simples, carcinoma epidermoide e reações medicamentosas.

O tratamento tópico pode ser feito com corticosteroide pomada ou por infiltração. Colchicina, dapsona e pentoxifilina também são usados nos casos graves. O tratamento com talidomida 100 a 300 mg/dia (inibidor de TNF-alfa) é útil para os casos refratários à terapia convencional.

Manifestações cutâneas de doenças sistêmicas nos doentes HIV positivo

Porfiria cutânea tarda

Na Aids, a porfiria cutânea tarda ocorre geralmente associada à hepatopatia, por exemplo, hepatite B, C ou alcoólica[18].

É recomendado o estudo de porfiria no doente HIV positivo com fotossensibilidade.

Vasculites

Lesões de vasculite leucocitoclástica e púrpura trombocitopênica idiopática podem, raramente, ser observadas em doentes HIV positivo (Figura 17), e são, às vezes, relacionadas à citomegalovirose[20].

Granuloma anular

São relatadas formas localizadas, disseminadas e perfurantes associadas à infecção por HIV[20].

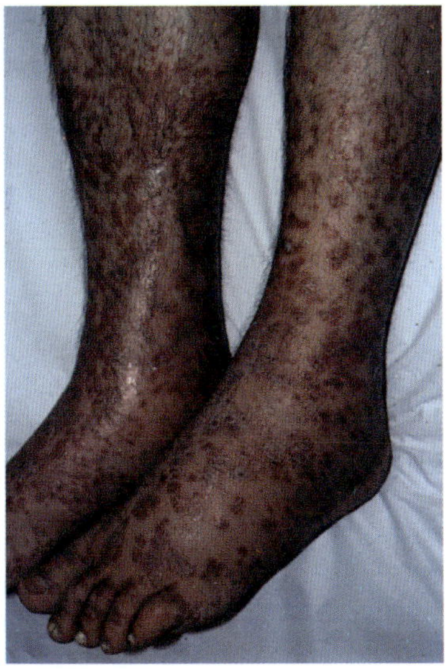

Figura 17. Vasculite leucocitoclástica no doente com Aids. Pápulas e urticas. Onicomicose extensa de pododáctilos.

Manifestações dermatológicas decorrentes do tratamento

Uma síndrome de alterações lipodistróficas está associada temporalmente ao uso de antirretrovirais e inclui lipodistrofias, aumento do coxim de gordura dorsocervical ("corcova de búfalo"), hipertrofia mamária, acúmulo de gordura visceral abdominal, perda de gordura periférica com proeminência das veias superficiais e perda do coxim gorduroso facial. As alterações lipodistróficas são associadas a hipertrigliceridemia, hipercolesterolemia, hiperglicemia, resistência à insulina e hiperinsulinemia. Não há evidências de síndrome ou doença de Cushing associada.

Apesar dos relatos iniciais da associação entre os inibidores de protease (IP) e a lipodistrofia, rapidamente observou-se que outros medicamentos também estavam implicados no desenvolvimento dessa síndrome. Em 1999, foi descrita a associação entre análogos timidínicos, particularmente a estavudina (d4T), e a perda de gordura, o que foi evidenciado pela melhora do quadro e dos níveis de triglicerídeos após a troca de d4T por zidovudina (AZT) ou abacavir (ABC). É possível dizer que, em geral, os análogos timidínicos, especialmente o d4T, estão associados com lipoatrofia e os IP com lipo-hipertrofia[34].

Os achados histológicos incluem atrofia da gordura subcutânea, lóbulos de gordura de tamanho variável e, com frequência, com grandes adipócitos, proliferação vascular capilar proeminente, infiltrado linfocítico focal e formação de lipogranuloma. O mecanismo exato envolvido nestas alterações não está claro até o momento.

A inflamação periungueal dolorosa das mãos e dos pés é observada com o uso de indinavir e lamivudina.

Alguns dos efeitos colaterais da zidovudina incluem hiperpigmentação, acne, prurido, urticária, vasculite leucocitoclástica e estrias longitudinais hiperpigmentadas nas unhas. Geralmente, ocorrem 1 a 2 meses após início da utilização da droga, mas podem ocorrer após 1 ano.

O foscarnet pode provocar erosões e úlceras no pênis em 30% dos doentes que tomam a droga para retinite por CMV, após 1 a 3 semanas. A hiperidratação e a limpeza do genital ajudam a prevenir tais lesões. Pode ser necessário parar o uso da medicação.

Enfuvirtide, o protótipo de uma nova classe de antirretrovirais considerados inibidores da proteína de fusão, apresenta como efeito colateral mais comum reação cutânea no local da injeção, presente em quase todos os indivíduos submetidos ao tratamento. O espectro de manifestações cutâneas varia de pouca ou nenhuma reação até cistos, nódulos, endurecimento ou lesões esclerodermа-*like*. Estas reações são, em sua maioria, variantes de hipersensibilidade e são autolimitadas[35].

Manifestações dermatológicas da síndrome inflamatória de reconstituição imune (*immune reconstitution inflammatory syndrome* – IRIS)

A terapia ARV teve um impacto importantíssimo na redução da morbidade e da mortalidade da Aids. Complicações da terapia ARV incluem toxicidade relacionada à droga, interação medicamentosa e IRIS. A Iris representa uma variedade de manifestações inflamatórias patológicas que ocorrem dias a meses após o início da terapia ARV. Pode ser definida como uma resposta inflamatória patológica a antígenos microbianos ou do hospedeiro previamente existentes, o que resulta em uma deterioração clínica no doente após o início da terapia ARV[36]. A supressão da replicação do HIV, permitindo uma restauração gradual da capacidade imune, é o centro da patogênese dessa síndrome. Como critério diagnóstico, o indivíduo precisa ser infectado pelo HIV, estar em uso de terapia ARV, com queda da carga viral, com ou sem aumento da contagem das células CD4 apresentando sintomas de um processo inflamatório[37-39]. Jovens do sexo masculino têm maior risco de apresentar o quadro[40].

A IRIS pode manifestar uma variedade de condições cutâneas, tanto infecciosas como não infecciosas. As manifestações mais comumente descritas são herpes simples tipos 1 e 2, herpes zóster, sarcoma de Kaposi, verrugas virais, foliculite eosinofílica, criptococose, leishmaniose e hanseníase.

O diagnóstico diferencial mais importante da IRIS é com reação à droga, e o tratamento é o mesmo da manifestação apresentada.

Considerações finais

As manifestações dermatológicas dos doentes com Aids representam um novo capítulo na dermatologia, por suas características clínicas atípicas e pela frequente recorrência e dificuldade terapêutica. Portanto, vale a pena ressaltar que:

1. As doenças dermatológicas podem ser o sinal mais precoce ou ser o único problema sofrido pelo paciente durante parte do curso da infecção pelo HIV.
2. Além de serem frequentes, as doenças dermatológicas podem se apresentar de forma atípica em pacientes imunodeficientes, o que pode dificultar o seu diagnóstico adequado. Ademais, a resposta ao tratamento pode ser menos eficaz que a esperada.
3. A síndrome retroviral aguda pode surgir algumas semanas após a infecção inicial, com manifestações variadas que podem se assemelhar a um quadro gripal, ou mesmo à mononucleose.
4. Achados mucocutâneos altamente indicativos de infecção por HIV são: síndrome retroviral aguda exantemática, onicomicose subungueal proximal, úlcera herpética crônica, leucoplasia pilosa oral, sarcoma de Kaposi, foliculite eosinofílica, molusco contagioso em adulto múltiplo facial.
5. Achados mucocutâneos fortemente associados à infecção por HIV são: qualquer doença sexualmente transmissível, herpes zóster, sinais de uso de drogas endovenosas, candidíase orofaríngea ou vulvovaginal recorrente.
6. Achados mucocutâneos possivelmente associados à infecção por HIV são: linfadenopatia generalizada, dermatite seborreica extensa e refratária ao tratamento, aftas.
7. Dada a relativa facilidade do exame da pele e da realização de biópsia, a avaliação dermatológica é elemento importante no processo diagnóstico e no acompanhamento dos doentes infectados pelo HIV.

Referências bibliográficas

1. Porras B, Costner M, Friedman-Kien AE, Cockerell CJ. Update on cutaneous manifestations of HIV infection. Med Clin North Am 1998;82:1033-80.
2. Supanaranond W, Desakorn V, Sitakalin C, Naing N, Chirachankul P. Cutaneous manifestations in HIV positive patients. Southeast Asian J Trop Med Public Health 2001;32:171-6.
3. Reynaud-Mendel B, Janier M, Gerbaka J, Hakim C, Rabian C, Chastang C et al. Dermatologic findings in HIV-1-infected patients: a prospective study with emphasis on CD4+ cell count. Dermatol 1996;192:325-8.
4. Costner M, Cockerell CJ. The changing spectrum of the cutaneous manifestations of HIV disease. Arch Dermatol 1998;134:1290-2.
5. Jensen BL, Weismann K, Sindrup JH, Sondergaard J, Schmidt K. Incidence and prognostic significance of skin disease in patients with HIV/Aids: a 5-year observational study. Acta Derm Venereol 2000;80:140-3.
6. Brasil. Ministério da Saúde. Doenças infecciosas e parasitárias: guia de bolso, Série B. Textos Básicos de Saúde. 4.ed. Brasília: Ministério da Saúde, 2004.
7. Brasil. Fundação nacional de Saúde. Guia de vigilância epidemiológica. Brasília: Ministério da Saúde, 2002.
8. Abraham A. Aids in the tropics. Dermatol Clin 1994;12:747-51.
9. Aftergut K, Cockerell CJ. Update on the cutaneous manifestations of HIV infection. Dermatol Clin 1999;17:445-71.
10. Mattos RA. Manifestações cutâneas da SIDA. In: Mattos RA (ed.). Dermatologia para o clínico. São Paulo: Lemos, 1997. p.255-77.
11. Katz DR, Manini MIP, Takahashi MDF. Manifestações cutaneomucosas em doentes de Aids. An Bras Dermatol 1986;61:19-21.
12. Mendel BR, Janier M, Gerbaka J, Reynau D, Menn B. Dermatologic findings in HIV-infected patients: a prospective study with emphasis on CD4+ cell count. Dermatologic 1996;192:325-8.
13. Tschachler E, Bergstresser PR, Stingl G. HIV-related skin diseases. Lancet 1996;348:659-63.
14. Zambruno G, Mori L, Marconi A, Mongiardo N, De Rienzo B, Bertazzoni U et al. Detection of HIV-1 in epidermal Langerhans cells of HIV--infected patients the polymerase chain reaction. J Invest Dermatol 1991;96:979-82.
15. Vera-Sempere FJ, Rubio L, Massmanian A. counts and areas of S-100--positive epidermal dendritic cells in atypical molluscum contagiosum affecting HIV patients. Histol Histopathol 2001;16(1):45-51.
16. Zemelman V, Van Neer F, Roberts N, Patel P, Langtry J, Staughton RC. Epidermal Langerhans cells, HIV-1 infection and psoriasis. Br J Dermatol 1994;130(3):307-11.
17. Dann FJ, Tabibian P. Cutaneous diseases in human immunodeficiency virus infected patients referred to the UCLA Immunosuppression Skin Clinic: reasons for referral and manegement of select diseases. Cutis 1995;55:85-98.
18. Johnson RA. Cutaneous manifestations of human immunodeficiency virus disease. In: Fitzpatrick's dermatology in general medicine. 7.ed. New York: McGraw-Hill, 2008. p.1927-39.
19. Hogan M. Cutaneous infections Associated with HIV/Aids. Dermatol Clin 2006;24(4):473-95.
20. Sampaio S, Rivitti E. Síndrome da imunodeficiência adquirida (SIDA--AIDS). In: Dermatologia. 3.ed. Porto Alegre: Artmed, 2007. p.737-54.
21. Nico MMS, Rivit EA. Manifestações ungueais em indivíduos com a doença pelo HIV. Dermatol Argent 1998;IV(4):351-6.
22. Jessop S. HIV-associated Kaposi's Sarcoma. Dermatol Clin 2006;24(4):509-20.
23. Cohen A, Wolf DG, Guttman-Yassky E, Sarid R. Kaposi's sarcoma – associated herpesvirus: clinical, diagnostic and epidemiological aspects. Crit Rev Clin Lab Sci 2005;42:101-53.
24. Kerschmann RL, Berger TG, Weiss LM, Herndier BG, Abrahms KM, Heon V et al. Cutaneous presentations of lymphoma in human immunodeficiency virus disease. Predominance of T cell lineage. Arch Dermatol 1995;131:1281-8.

25. Beylot-Barry M, Vergier B, Masquelier B, Bagot M, Joly P, Souteyrand P et al. The spectrum of cutaneous lymphomas in HIV infection: a study of 21 cases. Am J Surg Pathol 1999;23:1208-16.
26. Honda K. HIV and Skin Cancer. Dermatol Clin 2006;24(4):521-30.
27. Dlova NC, Mosam A. Inflammatory noninfectious dermatoses of HIV. Dermatol Clin 2006;24(4):439-48.
28. Amerio P. Role of TH2 cytokines, RANTES and eotaxin in AIDS-associated eosinophilic folliculitis. Acta Derm Venereol 2001;81-92.
29. Garman ME, Ruring SK. The cutaneous manifestations of HIV infection. Dermatol Clin 2002;20:193-208.
30. Smith KJ, Skelton HG, Yeager J, Lee RB, Wagner KF. Pruritus in HIV-1 disease: therapy with drugs which may modulate the pattern of immune dysregulation. Dermatology 1997;195:353-8.
31. Chopra S1, Arora U. Skin and Mucocutaneous Manifestations: Useful Clinical Predictors of HIV/Aids. J Clin Diagn Res 2012;6(10):1695-8.
32. Rosatelli JB, Machado AA, Roselino AMF. Dermatoses among Brazilian HIV-positive patoents: correlation with the evolutionary phases of AIDS. Int J Dermatol 1997;36:729-34.
33. Liautaud B, Pape JW, DeHovitz JA. Pruritic skin lesions: a commom initial presentation of adquired immunodeficiency syndrome. Arch Dermatol 1989;125:629-32.
34. Brasil. Ministério da Saúde. Síndrome lipodistrófica em HIV. Brasília: Ministério da Saúde, 2011.
35. Mirza RA, Turiansky GW. Enfuvirtide and cutaneous injection-site reactions. J Drugs Dermatol 2012;11(10):e35-8.
36. Lehloenya R, Meintjes G. Dermatologic manifestations of the immune reconstitution inflammatory syndrome. Dermatol Clin 2006;24(4):549-70.
37. Shelburne SA, Montes M, Hamill RJ. Immune reconstitution inflammatory syndrome: more answers, more questions. J Antimicrob Chemother 2006;57(2):167-70.
38. Shelburne SA III, Hamil RJ, Rodriguez-Barradas MC, Greenberg SB, Atmar RL, Musher DW et al. Immune reconstitution inflammatory syndrome: emergence of a unique syndrome during highly active antiretroviral therapy. Medicine (Baltimore) 2002; 81(3):213-27.
39. Tancredi MV, Waldman EA. Predictors of progression to Aids after HIV infection diagnosis in the pre- and post-HAART eras in a Brazilian AIDS-free cohort. Trans R Soc Trop Med Hyg. 2014 May 16. [Epub ahead of print]
40. Lutwak N, Dill C. Dermatologic manifestations as indicators of immune status in HIV/AIDS. J Gen Intern Med 2012;27(7):765.

15 Tumores Cutâneos Malignos

Cyro Festa Neto
Helena Olegário da Costa

SUMÁRIO

Câncer cutâneo não melanoma

Os cânceres cutâneos não melanoma (CCNM) são os tipos mais comuns de tumores malignos que o ser humano adquire no curso da vida.

Estima-se que, ao ano, sejam diagnosticados 2.750.000 novos casos desses tumores em todo o mundo.

Os dois tipos principais de CCNM são o carcinoma basocelular (CBC) e o carcinoma espinocelular (CEC), responsáveis por aproximadamente 70 e 20%, respectivamente, do número de casos. Outros CCNM incluem neoplasias originadas de estruturas dérmicas e do tecido subcutâneo, que constituem uma pequena porcentagem de todos esses tumores e têm diferentes origens[1].

Os CCNM são hoje de grande importância médica, pois, embora com taxas de mortalidade relativamente baixas (2.000 óbitos/ano nos EUA), associam-se frequentemente com alta morbidade, como perda de função e desfiguramento[2].

Outro fator relevante é o aumento rápido da incidência desses tumores nas últimas décadas em todo o mundo.

A Agência de Proteção Ambiental (EPA), com base na diminuição progressiva da camada de ozônio, relata que, de 1991 até 2030, serão diagnosticados aproximadamente 12 milhões de novos casos de CCNM somente nos EUA, levando a mais de 200 mil mortes[3].

Epidemiologia

O número de casos novos de CCNM estimados para o Brasil, em 2014, foi de 98.420 em homens e 83.710 em mulheres. Esses valores correspondem ao risco estimado de 100,75 casos novos a cada 100 mil homens e 82,24 a cada 100 mil mulheres[4].

O CCNM é o mais incidente em homens nas regiões Sul (159,51/100.000), Sudeste (133,48/100.000) e Centro-Oeste (110,94/100.000). Nas regiões Nordeste (40,37/100.000) e Norte (28,34/100.000), encontra-se na segunda posição. Nas mulheres, é o mais frequente em todas as regiões, com risco estimado de 112,28/100.000 no Sudeste, 99,31/100.000 no Centro-Oeste, 86,03/100.000 no Sul, 46,68/100.000 no Nordeste e 24,73/100.000 no Norte[4].

No mundo, a maioria dos estudos foca em populações caucasianas da Europa, EUA e Austrália, enquanto dados disponíveis a respeito de outros tipos de pele em regiões como a África são limitados. A incidência mundial do CCNM varia, com os maiores índices encontrados na Austrália (> 1.000/100.000 para CBC) e os menores índices em partes da África (< 1/100.000 para CBC). Na Inglaterra, a incidência gira em torno de 76,21/100.000 e 22,65/100.000 para CBC e CEC, respectivamente[5].

Estudos epidemiológicos têm demonstrado uma correlação direta entre a incidência de CCNM e a exposição à radiação ultravioleta (RUV), assim como uma relação inversa com o grau de pigmentação cutânea. Assim, CCNM são mais encontrados em indivíduos da raça branca, especialmente com pele, olhos e cabelos claros, que sempre se queimam e nunca se bronzeiam à exposição solar. Raramente acometem a raça negra, e a frequência aumenta à medida que se aproxima da linha do Equador[6].

A probabilidade de desenvolver CCNM varia com as características genotípicas e fenotípicas do indivíduo, assim como a área geográfica da residência. Essas taxas variam de 11 a 28% para o CBC e 1,5 a 11% para o CEC. Estima-se que 1 em cada 6 norte-americanos desenvolverá CCNM durante a sua vida[7].

O CBC é, em média, 3 vezes mais comum que o CEC e, embora ambos se originem de células epidérmicas, apresentam diferenças clínicas e comportamentais.

Em geral, o CBC tem crescimento lento, é destrutivo localmente e é raro metastatizar. O CEC é uma neoplasia maligna de células queratinizadas epidérmicas e tem um comportamento biológico que depende do tipo de apresentação, do tamanho, da profundidade, da etiologia e do sítio anatômico do tumor. O CEC apresenta riscos maiores de metástases que o CBC, e estas estão relacionadas com o tamanho inicial do tumor primário, o local de acometimento, a coexistência de imunossupressão, a idade e a invasão histopatológica perineural[8].

Tanto nos homens como nas mulheres, 80% dos CCNM iniciam-se na cabeça e no pescoço, sendo nos homens mais comuns nas orelhas e no nariz e, nas mulheres, no nariz e nas extremidades inferiores.

A idade avançada, o sexo masculino e o efeito cumulativo da exposição à RUV estão associados com maior risco de desenvolver CBC e CEC.

A incidência dos CCNM é comparável nos homens e nas mulheres até os 45 anos de idade, passando, depois, a predominar no sexo masculino. Os homens desenvolvem 2 a 3 vezes mais CCNM que as mulheres, provavelmente pela exposição ocupacional[1-3].

Embora a incidência dos CCNM venha aumentando nas últimas décadas, estudos recentes demonstram que o índice de mortalidade vem diminuindo, provavelmente em virtude realização do diagnóstico precoce da doença.

Os CCNM continuam tendo excelente prognóstico, com taxa de sobrevida em 5 anos de aproximadamente 95%, sendo três quartos das mortes atribuídas a metástases de CEC.

Etiologia e patogênese

Os fatores etiológicos no desenvolvimento do CCNM têm sido estabelecidos por estudos epidemiológicos, suportados pela investigação experimental e em animais de laboratório.

A etiologia dos CCNM é multifatorial, estando envolvidos nesse processo fatores extrínsecos (ambientais) e intrínsecos (do hospedeiro).

Fatores extrínsecos

Radiação ultravioleta

O fator etiológico de maior importância no desenvolvimento dos CCNM é a RUV, estimando-se ser responsável por 90% dos casos.

Uma série de evidências epidemiológicas demonstra essa importância; à medida que se aproxima da linha do Equador, a incidência de câncer cutâneo aumenta. As localizações mais frequentes dos CCNM são as áreas de maior exposição solar (segmento cefálico, antebraços e dorso das mãos). Indivíduos com pele, cabelos e olhos claros, sem proteção natural do pigmento melânico, desenvolvem mais tumores, enquanto se apresentam raramente nos indivíduos da raça negra. Com frequência, são mais acometidos os idosos, que acumularam em sua vida, ocupacionalmente ou não, mais radiação solar. Indivíduos com predisposição genética apresentam mais tumores cutâneos nos locais com maior sensibilidade à luz solar (xeroderma pigmentoso, albinismo)[9].

A RUV é composta por três tipos de radiação: UVA (320-400 nm), UVB (290-320 nm) e UVC (200-280 nm).

A UVB é a radiação primariamente responsável pela indução do CCNM por meio de dois mecanismos: o dano fotoquímico do DNA e o reparo e a alteração no sistema imune do hospedeiro com supressão parcial da imunidade[10].

Uma vez absorvida, a RUV causa alterações do DNA das células cutâneas, promovendo uma ligação covalente entre bases pirimidínicas (C e T) adjacentes na molécula, formando dímeros da pirimidina ou fotoprodutos dipirimidínicos que causam distorção da dupla hélice, alterando a replicação e a transcrição do DNA. Esses fotodímeros seriam os responsáveis pelos efeitos mutagênicos e citotóxicos, induzindo ao carcinoma cutâneo. Contudo, as células defendem-se dos danos da RUV pelo reparo do DNA lesado por um mecanismo que remove esses fotoprodutos neoformados e por possível morte programada de alguns queratinócitos, chamada apoptose. Células em apoptose (*sunburn cell*) são incapazes de reparar o DNA lesado e, antes de sustentarem as mutações induzidas pela RUV, morrem como um mecanismo de proteção[11].

A radiação UVA é 10 a 100 vezes mais prevalente que a UVB e, inicialmente, acreditava-se não ser carcinogênica. Estudos na pele de animais demonstraram o inverso: altas doses de UVA por longos períodos podem desenvolver o câncer cutâneo. A radiação UVA aumenta o efeito da radiação UVB atuando como um cocarcinógeno. O uso de cabines de bronzeamento artificial e da PUVAterapia (radiação UVA + psoralênicos), principalmente combinado à exposição da luz solar natural, aumentaria o risco relativo de um indivíduo desenvolver CCNM.

A radiação UVC é um potente agente carcinogênico, porém é filtrada pela camada de ozônio[12].

Estudos recentes têm indicado uma depleção na camada de ozônio, principalmente pelo uso indevido dos clorofluorcarbonos (CFC). Para a redução de 1% na camada de ozônio, há aumento de 2 a 4% no número de casos de CCNM[12].

A exposição solar em crianças e adolescentes é um importante fator de risco no desenvolvimento do CCNM do adulto. Estima-se que o período de latência no desenvolvimento desses tumores induzidos pela RUV possa ser de 2 a 3 décadas.

Radiações ionizantes[13]

As radiações ionizantes, principalmente os raios X, foram no passado grandes causadoras de CCNM, quer por motivos ocupacionais (médicos radiologistas e técnicos) como motivos terapêuticos (lesões tumorais benignas, malignas e nas doenças inflamatórias, como tinha da pele glabra, tinha do couro cabeludo e acne).

O período de latência entre a exposição à radiação e o desenvolvimento dos tumores é longo nos indivíduos idosos e curto nos jovens. Dependendo da dose cumulativa e das áreas irradiadas, a RUV age como um cocarcinógeno.

Portadores de síndrome do nevo basocelular e de epidermodisplasia verruciforme são mais suscetíveis à ação carcinogênica da radiação ionizante.

Carcinógenos químicos[14]

Certas substâncias químicas são responsáveis por causar câncer cutâneo por ação carcinogênica direta ou como agente promotor, aumentando o efeito carcinogênico da RUV. O grupo químico mais importante a causar CCNM são os hidrocarbonos aromáticos policíclicos (coaltar, asfalto, fuligem, ceras parafinadas e óleos de corte lubrificantes); outros como óleos minerais, creasoto e clorofenóis são citados.

A exposição crônica ao arsênico tem sido ligada ao aparecimento de múltiplos CBC e CEC em áreas expostas e cobertas da radiação solar. A ingestão oral de arsênico pode ser medicinal, usada no passado no tratamento de sífilis e psoríase ou em áreas em que existe água contaminada; eventualmente, o contato pode se dar em exposições ocupacionais (mineração, pesticidas). O aparecimento dos tumores ocorre após 18 a 45 anos da exposição, em geral são múltiplos e estão associados com hiperpigmentação e queratose da pele.

A PUVAterapia, usada em várias doenças dermatológicas, aumenta o risco de desenvolvimento de CCNM em 2,6 vezes.

Papilomavírus humano[15]

A associação entre a infecção pelo papilomavírus humano (HPV) e o desenvolvimento de CEC de colo do útero, mucosa genital e pele já se encontra bem estabelecida. O HPV-16 é o vírus frequentemente envolvido nesses casos. A epidermodisplasia verruciforme é uma genodermatose caracterizada pela suscetibilidade dos indivíduos adquirirem infecções pelo HPV, muitos deles oncogênicos, levando os doentes a desenvolverem CBC e CEC em áreas de exposição solar.

O mecanismo exato da oncogênese ainda é desconhecido. Sabe-se que o HPV integra o genoma celular do hospedeiro.

Fatores intrínsecos

Fatores genéticos

O câncer, em geral, é causado pela interação entre fatores genéticos e ambientais. As células da pele são constantemente bombardeadas pela RUV e certos genes são responsáveis pelo reparo dos danos celulares que esta produz.

Um gene chamado *patched* foi recentemente descoberto e, quando inativo, leva à proliferação celular excessiva (gene supressor de tumor). Esse gene é um homólogo humano da *Drosophila* e está ligado ao CBC. Seu *locus* cromossômico encontra-se no braço longo do cromossomo 9 e é diretamente responsável pela morte programada das células (apoptose).

Outro gene de grande importância no desenvolvimento de CCNM é o supressor p53; localiza-se no braço curto do cromossomo 17 e sintetiza uma proteína cuja função é deter o crescimento celular enquanto se faz o reparo do DNA celular lesado. Também pode levar à apoptose nas células que apresentam lesão no genoma, funcionando como um mecanismo de defesa. A RUV seria uma das principais responsáveis pela mutação do p53.

Se um desses dois genes *patched* ou p53 for herdado na forma mutada, as funções estarão afetadas, e a chance de se desenvolver o câncer cutâneo é grande. Os que recebem o p53 na forma mutada têm 50% de chance de desenvolver câncer cutâneo até os 30 anos de idade, e 90% até os 70 anos[11].

Genodermatoses[16]

Uma série de doenças genéticas raras tem sido associada com o aumento da suscetibilidade da pele à RUV e, consequentemente, ao maior risco de se desenvolver CCNM.

O xeroderma pigmentoso é uma doença autossômica recessiva caracterizada pela hipersensibilidade à RUV e o desenvolvimento de múltiplos cânceres cutâneos (CBC, CEC e melanoma) em indivíduos muito jovens. Essa patologia caracteriza-se pelo defeito no reparo e na síntese do DNA das células após irradiação UV.

A síndrome do nevo basocelular é uma doença autossômica dominante que cursa com múltiplos CBC, cistos de mandíbula, anormalidades ósseas, *pits* palmoplantares e calcificações cerebrais.

O albinismo é uma doença autossômica recessiva caracterizada por perda da melanina e aumento no risco de desenvolver câncer cutâneo, principalmente o CEC.

A epidermodisplasia verruciforme é de herança autossômica recessiva, e os portadores apresentam suscetibilidade aumentada ao HPV, muitos deles oncogênicos, levando ao desenvolvimento de CCNM nas áreas verrucosas, principalmente nas de exposição solar.

A epidermólise bolhosa distrófica é condição autossômica dominante e recessiva. Caracteriza-se pela formação de bolhas que dão origem a áreas exulceradas crônicas da pele, unhas e membranas mucosas, podendo desenvolver-se CEC sobre essas áreas.

Lesões precursoras[17,18]

São poucas as lesões precursoras dos CBC, e talvez a mais importante seja o nevo sebáceo, com possibilidade de transformação de 6 a 14%; outras são frutos de relatos ocasionais, como cicatrizes de queimaduras ou úlceras crônicas.

Nos CEC, o desenvolvimento desses tumores em áreas de tecidos cicatriciais de queimadura ou sequelas de dermatoses são bem documentadas, assim como sobre áreas de inflamação crônica, como úlceras ou dermatoses inflamatórias.

A condição pré-maligna mais frequente no desenvolvimento do CEC é a queratose actínica. É marcador importante do efeito cumulativo da radiação solar sobre a pele. O risco de um doente com numerosas queratoses actínicas desenvolver CEC é de aproximadamente 12%.

As duas formas de CEC *in situ*, a doença de Bowen e a eritroplasia de Queirat, podem transformar-se em CEC invasivo, assim como, mais raramente, a papulose bowenoide, associada com o HPV.

Fatores imunológicos

A imunossupressão predispõe o indivíduo a desenvolver muitos cânceres, entre eles os de pele. Doentes transplantados, submetidos à imunoterapia supressiva, portadores de tumores ocultos ou de infecção pelo HIV apresentam CCNM com maior frequência por perda de sua imunovigilância contra esses tumores[19].

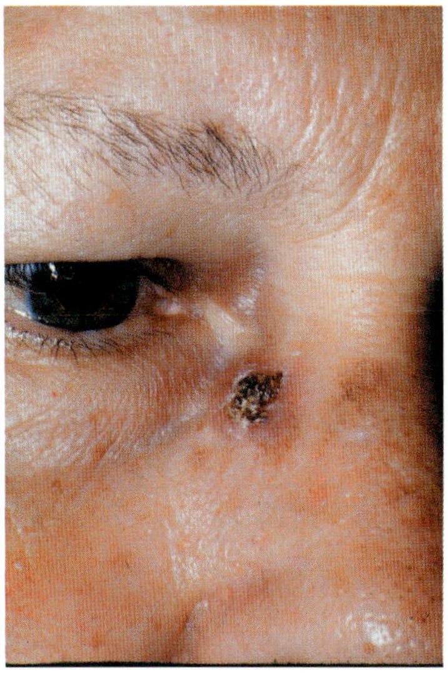

Figura 2. Carcinoma basocelular nódulo-ulcerativo.

Manifestações clínicas[20]

O CBC apresenta-se sob várias formas clínicas, todas com predileção por áreas de exposição solar, principalmente face.

1. CBC nodular ou nódulo-ulcerativo (Figuras 1 e 2): é o tipo clínico mais frequente e caracteriza-se por pápula ou nódulo perláceo com telangiectasias e margens bem definidas. Com o crescimento, a lesão pode ulcerar (CBC ulcerado). A melanina pode estar presente na lesão em quantidades variáveis, tornando o tumor de coloração marrom clara a negra (CBC pigmentado). Tem o crescimento lento, podendo, com o tempo, adquirir grandes dimensões, invadindo estruturas profundas como osso, cartilagem ou músculo, destruindo estruturas como pálpebras, orelhas e nariz. Quando cresce em profundidade, é chamado CBC terebrante e, na lateralidade, CBC fagedênico; porém, nunca perde as características, principalmente nas bordas do tumor.

2. CBC superficial multicêntrico (Figura 3): é variante comum do CBC, mais frequente no tronco, também encontrado na cabeça e no pescoço. É lesão plana, eritematosa, com discreta descamação, podendo mostrar nas bordas aspecto papuloso e perláceo. O diâmetro varia de um a vários centímetros. No início, o crescimento é horizontal e lento, podendo infiltrar-se com ulcerações e formações de nódulos. O crescimento subclínico lateral é importante por ser responsável pelas frequentes recidivas desses tumores.

3. CBC esclerodermiforme (Figura 4): esse nome provém da semelhança com uma placa de esclerodermia. A lesão é endurecida de cor marfínica, podendo apresentar telangiectasias na superfície. É importante por seu crescimento subclínico e pela maior possibilidade de recidivas após o tratamento.

4. Variedades clínicas de CBC:

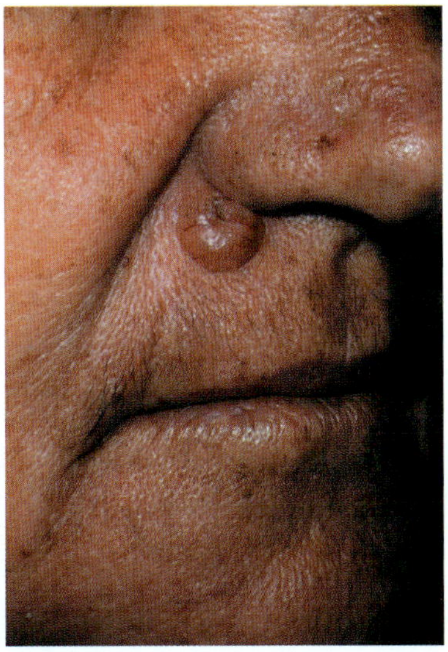

Figura 1. Carcinoma basocelular nodular.

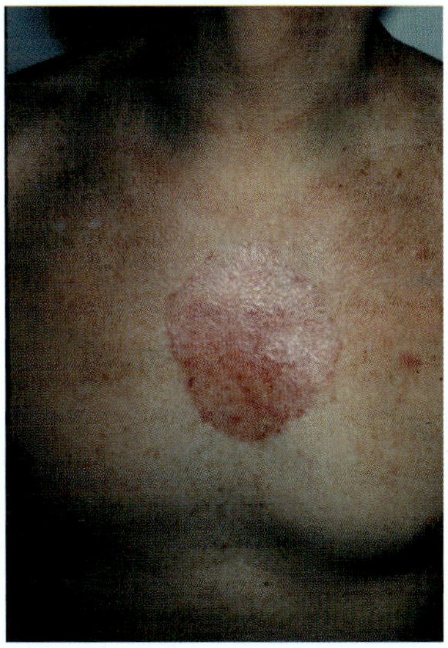

Figura 3. Carcinoma basocelular superficial.

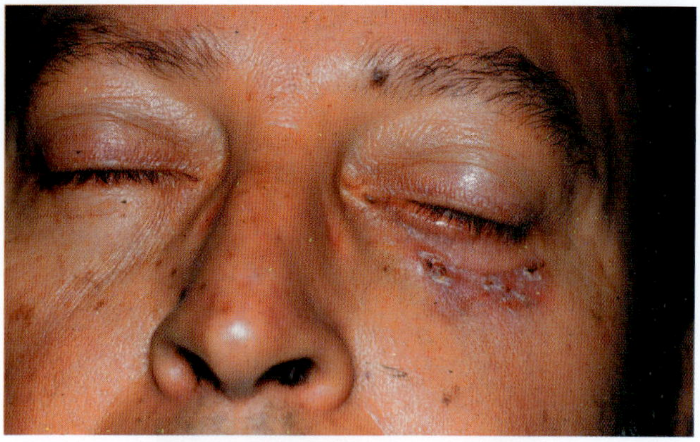

■ **Figura 4.** Carcinoma basocelular esclerodermiforme.

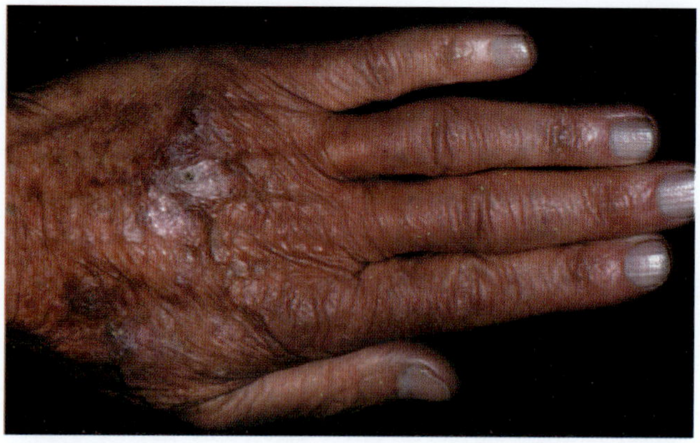

■ **Figura 5.** Doença de Bowen.

■ CBC cístico: a degeneração cística é frequente, apresentando lesão clara ou acinzentada de aparência cística.

■ Fibroepitelioma de Pinkus: é variante com aspecto histopatológico típico; na maioria das vezes, localiza-se na parte inferior do dorso e apresenta nódulos firmes, levemente eritematosos, podendo ser pedunculados.

■ Outros tipos menos frequentes: angiomatoso, gigante, hiperqueratótico.

5. Tipos especiais de CBC:

■ Síndrome do nevo basocelular: condição rara autossômica dominante, caracterizada pela presença de múltiplos CBC, cistos de mandíbula, cistos epidérmicos, hamartomas viscerais, neoplasias internas, *pits* (depressões puntuadas) palmoplantares e anormalidades esqueléticas.

■ CBC linear: erupção congênita de um CBC névico não hereditário, unilateral.

■ Síndrome de Bazéx: doença de herança autossômica dominante caracterizada por atrofodermia folicular com múltiplos CBC, hipoidrose e hipotricose.

■ Síndrome de Torre: é a associação de múltiplas neoplasias sebáceas (incluindo CBC com diferenciação sebácea) e múltiplas malignidades internas de baixo grau.

■ Nevo sebáceo com associação ao CBC.

■ CBC metastático: extremamente raro, sendo os sítios mais frequentes de metastáses os linfonodos, pulmões e ossos.

O CEC pode aparecer *de novo* ou sobre lesões preexistentes; clinicamente, a morfologia também é variável.

1. Doença de Bowen: por muitos, é considerada lesão pré-maligna; por outros, CEC *in situ*. Pode tornar-se invasivo em 3 a 5% dos casos. Caracteriza-se por lesões lenticulares papulosas ou placas circulares com superfície eritemato-descamativas. Eventualmente, pode tornar-se hiperqueratósica ou verrucosa. Acomete mais frequentemente áreas de exposição solar, porém pode ser encontrado em áreas cobertas. Acomete indivíduos de meia idade e idosos e pode ter relação com ingestão de arsênico (Figura 5).

2. Eritroplasia de Queirat: é considerada a doença de Bowen de mucosa. É mais comum da 2ª a 6ª década de vida, em homens não circuncisados envolvendo glande, uretra, meato urinário, frênulo, sulco balanoprepucial e prepúcio. Apresenta placa bem delimitada, eritematosa, de superfície aveludada.

3. Carcinoma espinocelular invasivo (CEC): nos casos de lesões preexistentes, se tornam mais infiltradas, nodulares, ulceradas e vegetantes. A história natural do CEC invasivo é variável, podendo crescer em todas as direções. Em torno de 2% dos casos diagnosticados já cursam com metastáses. O local mais frequente é o linfonodo regional e, em torno de 5 a 10%, as vísceras (Figura 6).

4. Carcinoma verrucoso: é a forma de CEC de baixo grau de malignidade. Caracteriza-se por massa tumoral de aspecto verrucoso com crescimento exofítico se estendendo à profundidade. Localizam-se com frequência nos pés (epitelioma *cuniculatum*), região perianal e genital (condiloma acuminado gigante de Buschke-Loewenstein) e mucosa oral (papilomatose florida). Ocorre em ambos os sexos, tem sido associado ao HPV e raramente metastatiza.

5. CEC de vulva: ocorre em mulheres em torno dos 60 aos 70 anos de idade, tem características noduloerosivas ou vegetantes que apresentam com frequência lesões prévias de eritroplasia ou leucoplasia.

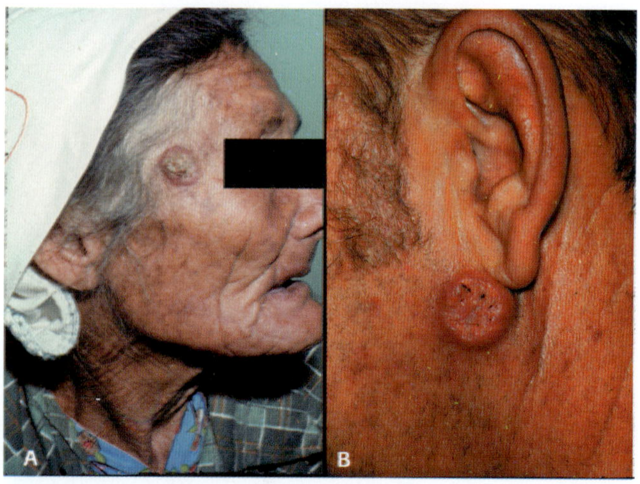

■ **Figura 6.** (A-B) Carcinoma espinocelular.

6. CEC de lábio (Figura 7): a principal localização mucosa do CEC é o lábio inferior. Afeta mais homens que mulheres e parece ter relação importante com a exposição solar. Tem como lesão prévia frequente a queilite actínica (edema de lábio inferior, com placas brancas, descamação e, por vezes, aspecto atrófico), que progressivamente torna-se infiltrada, ulcerada e vegetante. Metástases são frequentes e acometem primariamente os linfonodos regionais.

7. CEC de pênis: o CEC de pênis tem potencial de malignidade alto, distinto da forma verrucosa. Em geral, inicia-se na glande, podendo ter como lesões predisponentes a eritroplasia de Queirat ou líquen escleroatrófico. Caracteriza-se por placa indurada, que, com o tempo, se torna vegetante.

Diagnóstico

Os diagnósticos desses tumores são realizados por meio da clínica e do exame histopatológico. Os dados de histologia permitem diagnosticar o tumor, avaliar o risco maior de possíveis recidivas e metástases e realizar o planejamento terapêutico.

CBC com tipos histológicos infiltrativos, micronodulares e esclerodermiformes costumam recidivar com frequência. CEC menos diferenciados, mais espessos e com invasão neural têm maior probabilidade de metastatizar.

Os exames complementares, como radiografia, ultrassonografia, tomografia computadorizada, ressonância magnética e bioquímica sanguínea, fornecem dados para estadiamento e acompanhamento.

Tratamento[21]

Todo tratamento de um tumor visa à destruição ou à remoção total deste, a preservação máxima do tecido normal e da função com melhor resultado estético possível. Para tanto, devem ser considerados fatores como tipo histológico, idade do doente, número, tamanho e localização das lesões, estado imune do hospedeiro e tratamentos prévios.

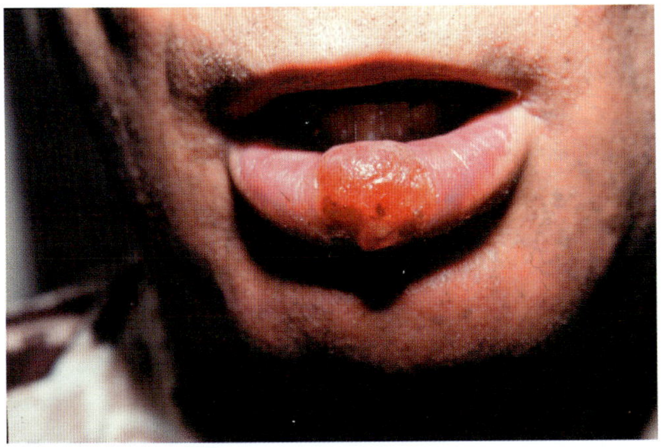

Figura 7. Carcinoma espinocelular de lábio.

Uma vez feita essa análise, pode-se utilizar no tratamento desses tumores, dependendo do caso, curetagem e eletrocoagulação, cirurgia excisional, cirurgia micrográfica, terapêutica tópica com 5-fluoracil, radioterapia, *laser*, terapia fotodinâmica, criocirurgia, interferon intralesional, quimioterapia e imiquimode tópico.

Melanoma

Melanoma é um tumor maligno, potencialmente letal, que tem origem nos melanócitos.

Epidemiologia, incidência e mortalidade

O melanoma é responsável por aproximadamente 3 a 4% dos tumores cutâneos malignos. Tem importância pela alta mortalidade e pelo aumento de incidência em todo o mundo nas últimas décadas[22]. É mais frequente em adultos jovens de 20 a 50 anos de idade. Acima dos 50 anos, é mais comum nos homens e, abaixo dos 40 anos, nas mulheres.

A incidência do melanoma está aumentando mais rapidamente do que a de qualquer outro tumor sólido. A incidência global é de aproximadamente 160.000 novos casos por ano, com 48.000 mortes[23]. A mais alta foi reportada em Queensland, Austrália (56 casos por 100.000/ano para homens, e 41 casos por 100.000/ano para mulheres). Nos EUA, a incidência anual para a população branca não hispânica é de 19 casos/100.000 para homens e de 14 casos /100.000 para mulheres. Na Europa, a incidência também vem aumentando, os números variam entre as regiões, com a maior incidência anual na Suíça (15,3/100.000 para homens e 15,5/100.000 para mulheres), Áustria (21,5/100.000 para homens e 17,5 /100.000 para mulheres) e Noruega (16,1/100.000 para homens e 15,7/100.000 para mulheres)[23]. No Brasil, para 2014, estavam previstos 2.960 casos novos em homens e 2.930 casos novos em mulheres, segundo as estimativas de incidência de câncer no Brasil. As maiores taxas estimadas em homens e mulheres encontram-se na região Sul[4].

No Brasil, como em outros países, esperava-se que o aumento de incidência levasse ao aumento da taxa de mortalidade, porém, paradoxalmente, tem sido registrado aumento na sobrevida aos 5 anos. Para cada década, desde 1940, essa expectativa de sobrevida vem aumentando 10%. Isto se deve, provavelmente, ao diagnóstico precoce e à melhor terapêutica que vem se instituindo nos últimos anos.

O melanoma é responsável por 75% dos óbitos de câncer cutâneo. A sobrevida tem relação direta com a espessura que o tumor apresenta. Doentes com lesões menores que 0,76 mm de espessura (Breslow) têm 100% de sobrevida em 5 anos, enquanto tumores com mais de 4 mm apresentam somente 40% de sobrevida no mesmo período.

Fatores de risco no desenvolvimento do melanoma[24]

Além da predisposição genética, existem evidências de que outros fatores podem influenciar no desenvolvimento dos melanomas.

Lesões predisponentes

História familiar de melanoma e/ou doente jovem portador de melanoma e/ou evidência de múltiplos melanomas primários podem ser indicativos de certas síndromes clínicas.

Síndrome do nevo displásico

O nevo displásico é uma forma especial de nevo melanocítico atípico com características clínicas e histopatológicas sugestivas de formas intermediárias entre o nevo melanocítico comum e o melanoma.

A síndrome do nevo displásico pode ser familiar ou esporádica e é importante marcador dos melanomas familiares e não familiares. Nas formas familiares, o risco de desenvolvimento do tumor chega a 56%. Clinicamente, apresentam número grande de lesões névicas, algumas atingindo até 2 cm de diâmetro, com bordas irregulares e variações na tonalidade da pigmentação.

Xeroderma pigmentoso

Doença genética em que múltiplos genes estão envolvidos, levando a defeito na reparação do DNA das células epidérmicas pela ação da RUV. Indivíduos com a doença estão predispostos a desenvolver tumores cutâneos. A incidência de melanoma pode chegar a 10%.

Albinismo

Doença genética que afeta o metabolismo da melanina e sua distribuição na pele e nos olhos. A falta do pigmento predispõe ao desenvolvimento de tumores cutâneos pela RUV. Indivíduos que apresentam fenótipos com pele, olhos e cabelos claros ou ruivos, com tendência a efélides, têm risco maior de desenvolver melanoma.

Nevos pigmentares

São proliferações melanocíticas benignas na junção dermoepidérmica que podem migrar para a derme. Dividem-se em congênitos (pequenos e grandes) e adquiridos. Os nevos congênitos gigantes têm risco estimado de transformar-se em melanoma de 4 a 20%. Os congênitos pequenos possuem potencial maligno controverso. Quando baseados em resultados histopatológicos, a possibilidade de malignização vai de 2 a 8%. A mesma controvérsia existe com relação aos nevos adquiridos; estima-se em até 1% a possibilidade de transformação maligna.

Radiação UV

A radiação atuaria no desenvolvimento do tumor por mecanismos diretos no DNA ou indiretos no sistema de imunovigilância cutânea.

Imunossupressão

Doentes imunossuprimidos adquiridos ou iatrogênicos desenvolvem mais tumores cutâneos, entre eles o melanoma.

Tipos clínicos[20]

Melanoma extensivo superficial

Constitui a variante clínica mais frequente em indivíduos de pele clara (70%). Localiza-se preferencialmente no tronco (dorso), nos doentes de sexo masculino, e nos membros inferiores (pernas), nos femininos. A média de idade mais acometida é de 40 anos. A lesão evolui lentamente em 1 a 5 anos, com crescimento radial (horizontal) em nível epidérmico, e é frequente a associação com lesões preexistentes, como nevos displásicos. Clinicamente, é assimétrica, com borda ligeiramente elevada, arciforme com margens denteadas e irregulares; a superfície é discretamente elevada e tem coloração variável que vai do marrom ao preto, podendo ser mesclada de rosa, cinza e branco, e tem diâmetro maior que 6 mm (Figura 8).

Melanoma nodular

É a segunda apresentação clínica mais comum nos indivíduos de pele clara (10 a 15%). É mais frequente em tronco, cabeça e pescoço. Pode ocorrer em qualquer faixa etária com média nos 40 anos. Tem evolução rápida (6 a 8 meses) e apresenta crescimento vertical. O aparecimento é mais comum em pele aparentemente normal que em lesões preexistentes. Clinicamente, apresenta-se como nódulo de 1 a 2 cm, elevado, de cor escura ou acinzentada. Pode crescer com aspecto polipoide (Figura 9).

Melanoma lentiginoso acral

É o tipo menos frequente em indivíduos de pele clara (2 a 8%), porém mais comum nos de pele escura (negros, hispânicos e asiáticos). A média de idade de acometimento é dos 55 aos 65 anos. Localiza-se preferencialmente nas regiões palmoplantares e falanges distais, podendo ser peri ou subungueais. Evolui lentamente, tendo, no início, crescimento horizontal. Do ponto de vista clínico, a

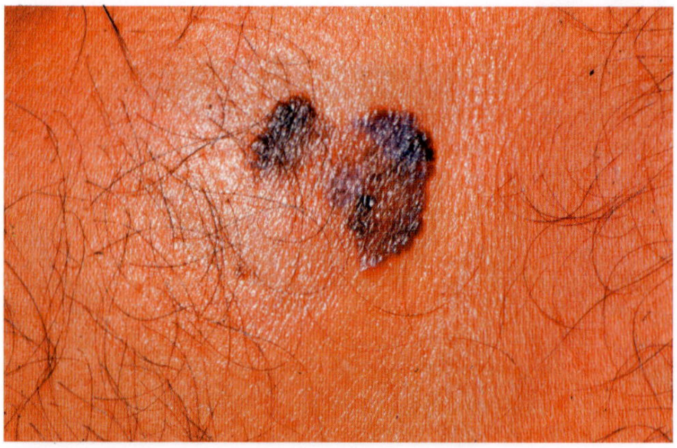

Figura 8. Melanoma extensivo superficial.

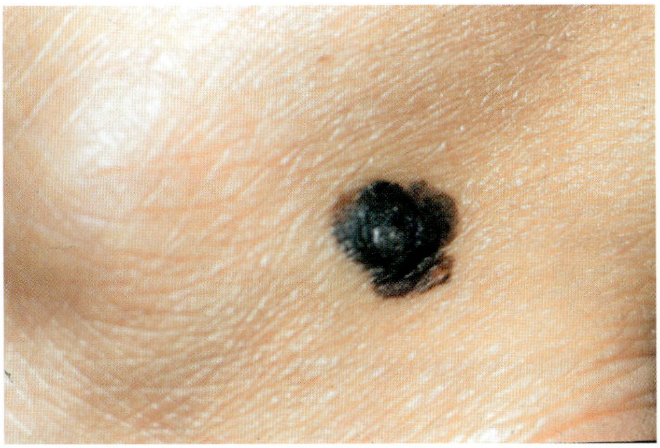

■ **Figura 9.** Melanoma nodular.

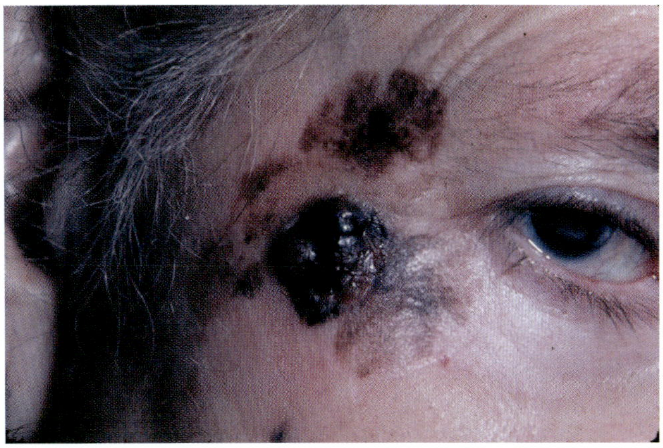

■ **Figura 11.** Lentigo maligno melanoma.

lesão é macular, medindo de 2 a 3 cm, enegrecida (preta, marrom-escuro ou cinza) e tem bordas irregulares. Pode evoluir com pápulas e nódulos (Figura 10).

Lentigo maligno melanoma

Acomete em torno de 5% dos indivíduos de pele clara. Difere dos outros tipos clínicos pela aparência clínica, localização anatômica (face e pescoço, mais frequente na região malar e nasal), evolução lenta (3 a 15 anos) e tendência ao aparecimento tardio (média de 70 anos de idade). Passa por uma fase percursora de lentigo maligno antes de tornar-se invasivo. Clinicamente, a lesão é maculosa, de coloração variável (marrom, preta, acinzentada), com bordas irregulares medindo de 3 a 6 cm. Pode se tornar papulosa ou nodular (Figura 11).

Variações clínicas

1. Melanoma primário com morfologia especial verrucosa, polipoide ou amelanótica.
2. Melanoma primário com origem especial: tumor em crianças sobre nevo melanocítico, nevo melanocítico com envolvimento de leptomeninges, nevo melanocítico gigante, nevo azul, síndromes familiares (do nevo displásico, xeroderma pigmentoso, melanoma primário múltiplo com predisposição familiar).
3. Metástases de melanoma sem evidências do tumor cutâneo primário.

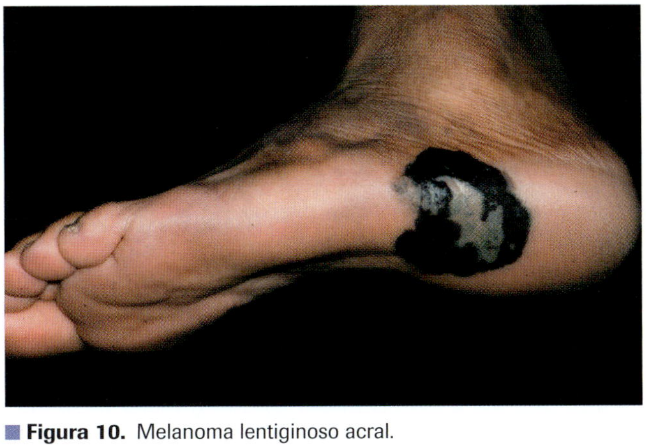

■ **Figura 10.** Melanoma lentiginoso acral.

Diagnóstico

Clínico

Existe uma regra prática, denominada A, B, C e D, que contribui para o diagnóstico clínico do melanoma:

a) Assimetria.
b) Bordas (irregulares, mal definidas).
c) Cor (variabilidade das cores).
d) Diâmetro acima de 6 mm.

Dermatoscopia

Microscopia de superfície ou epiluminescência.

Fotografia corporal total

Usada para pacientes que estão sob observação em virtude do grande número de nevos atípicos[23].

Microscopia confocal

Pode aumentar a acurácia do diagnóstico de lesões melanocíticas, mas permanece sob investigação[23].

Exame histopatológico

Devem ser realizadas biópsias em lesões sugestivas, de preferência totalmente retiradas. Quando não for possível, faz-se biópsia por *punch* ou incisional na área mais infiltrada.

A característica histopatológica do melanoma primário da pele são os melanócitos neoplásicos invadindo a derme. São valorizados os seguintes parâmetros para avaliação de diagnóstico, estadiamento, planejamento terapêutico e prognóstico do tumor:

1. Subtipos histológicos.
2. Profundidade das lesões (níveis de invasão) de Clark:
   - Nível I: melanoma confinado à epiderme e ao epitélio anexial.

- Nível II: invasão papilar.
- Nível III: comprometimento de toda derme papilar até a transição derme reticular, porém sem invadi-la.
- Nível IV: invasão da derme reticular.
- Nível V: invasão da hipoderme.

3. Espessura da lesão (Breslow), que é medida em milímetros da porção superior da camada granulosa até a parte mais profunda do tumor:
   - Melanomas < que 0,76 mm.
   - Melanomas entre 0,76 e 1,5 mm.
   - Melanomas entre 1,5 e 4 mm.
   - Melanomas > 4 mm.
4. Situação das margens de segurança.
5. Número de mitoses.
6. Fase de crescimento (radial ou vertical).
7. Presença ou não de ulceração.
8. Presença de infiltrado inflamatório linfocitário.
9. Neurotropismo e disseminação angiolinfática.

Estadiamento e prognóstico evolutivo

1. Estádio 0: tumor *in situ*.
2. Estádio I: tumor primário, sem metástase ganglionar ou sistêmica, com 1 mm de espessura com ou sem ulceração ou 1 a 2 mm de espessura sem ulceração.
3. Estádio II: tumor primário sem metástase ganglionar ou sistêmica, com 1 a 2 mm de espessura com ulceração ou > 2 mm com ou sem ulceração, 1 a 2 mm com ulceração ou > 2 mm com ou sem ulceração.
4. Estádio III: tumor com qualquer nível de espessura, porém com metástases em linfonodos regionais e/ou em trânsito (lesões na pele ou subcutâneo acima de 2 cm, da lesão primária e abaixo dos linfonodos regionais).
5. Estádio IV: tumor com qualquer nível de espessura e metástases a distância.

Última versão (2009) do sistema de classificação da American Joint Committee on Cancer (AJCC)

1. Doença localizada: estádios I-II.
2. Doença regional: estádio III.
3. Doença metastática: estádio IV.

As novas diretrizes incluem:

1. Com exceção das lesões T1, o microestadiamento utilizando o nível Clark de invasão não faz mais parte do estadiamento T.
2. A espessura de Breslow e a ulceração são agora os fatores prognósticos dominantes, usadas no estadiamento T.
3. Introdução do índice mitótico (indicador de proliferação tumoral), medido como o número de mitoses por mm^2, para subcategorização das lesões T1.
4. Pacientes estádios I-III com ulceração devem sofrer *upstaging*, já que se considera, nesses casos, doença localizada avançada.
5. O escore M ser determinado por 2 variáveis principais: sítio de metástases a distância (pulmões *vs.* não visceral *vs.* visceral) e elevação de DHL.
6. Dicotomia nas lesões estádio I com base no risco de acometimento linfonodal, para guiar a decisão sobre a realização da pesquisa do linfonodo-sentinela[25].

Tratamento[26]

Estádios I e II

Lesão primária

- Melanoma *in situ*: margens cirúrgicas de 0,5 cm.
- Melanoma de até 1 mm de espessura: margens de 1 cm.
- Melanoma de espessura entre 1 e 2 mm: margens de 1 a 2 cm.
- Melanoma de espessura entre 2 e 4 mm: margens de 2 cm (alguns grupos 1 a 2 cm).
- Melanomas de espessura > 4 mm: margens 2 cm[25].

As margens serão respeitadas desde que a área anatômica permita que se faça tal retirada.

Pesquisa do linfonodo sentinela

A utilidade da realização de biópsia do linfonodo sentinela não foi sistematicamente estudada em pacientes com melanomas finos (< 1 mm) e espessos (> 4 mm), habitualmente indicada entre estes dois polos.

As maiores discrepâncias nas recomendações sobre realização de biópsia de linfonodo-sentinela estão na coorte de pacientes com doença estádio I.

Algumas diretrizes determinam a realização da pesquisa do linfonodo-sentinela em pacientes com melanomas com espessuras > 1 mm ou com fatores de alto risco (T1b, índice mitótico maior ou igual a $1/mm^2$, ulceração ou jovens). Entretanto, outros recomendam que deva ser realizada também em pacientes com melanomas de espessura a partir de 0,75 mm[25].

Estádio III

Linfadenectomia terapêutica da região envolvida

Radioterapia

Radioterapia adjuvante é recomendada para pacientes com melanoma com doença nodal de alto risco, incluindo aqueles com 4 ou mais linfonodos acometidos, linfonodos com tamanho maior ou igual a 3 cm ou envolvimento macroscópico de partes moles da região extranodal.

Radioterapia adjuvante também é recomendada para melanomas com margens acometidas ou exíguas, em que não é anatomicamente possível a realização de ampliação[23].

Metástases em trânsito

O tratamento de metástases em trânsito depende do tamanho, do número e da localização das lesões.

1. Lesões localizadas: excisão, injeções intralesionais do bacilo Calmette-Guérin, ablação a *laser*, imiquimode, injeções de IFN-alfa.
2. Lesões múltiplas nas extremidades: perfusão isolada do membro com hipertermia ou infusão de melfalano[23].

Estádios III (também IIb e IIc da AJCC) apresentam taxa de sobrevida em 1 anos < 50%. Essa coorte de pacientes tem sido alvo de ensaios clínicos na tentativa de estabelecer uma terapia adjuvante eficaz. Até o momento, o interferon alfa-2 é a única terapia sistêmica adjuvante aprovada pela Food and Drug Administration (FDA) com eficácia comprovada[23].

Estádio IV

O prognóstico do melanoma metastático estádio IV é muito pobre, com taxa de sobrevida média em 5 anos de 5 a 10%.

A terapia de escolha nesses casos (com metátases disseminadas), quando existe a mutação BRAF, é o ipilimumab (isolado ou em combinação com glicoproteína 100 ou dacarbazina)[23].

Para metástases cerebrais, faz-se a ressecção para lesões localizadas e, para lesões mais extensas, radiocirurgia estereotáxica ou radioterapia de todo o cérebro.

Acompanhamento

Há grandes variações nas diretrizes e recomendações para o seguimento dos pacientes com melanoma.

Os maiores grupos que estabeleceram tais diretrizes são: National Comprehensive Cancer Network (NCCN), Australian Cancer Network (ACN), European Society for Medical Oncology (ESMO) e Cancer Care Ontario (CCO)/ Canadian Medical Association (CMA).

Como exemplo, seguem as recomendações do NCCN (como em todas as diretrizes, as recomendações mudam de acordo com o estádio da AJCC)[25]:

- Estádio 0: exame físico completo anual.
- Estádio Ia: história e exame físico completo a cada 3 a 12 meses por 5 anos e, a partir daí, 1 vez ao ano.
- Estádio Ib: idem.
- Estádio IIa: idem.
- Estádio IIb: história e exame físico completos a cada 3 a 6 meses por 2 anos, e a cada 3 a 12 meses pelos 3 anos seguintes; a partir daí, anualmente.

Os exames de imagem não são recomendados de rotina, apenas quando clinicamente indicados e na dependência do estádio. Exames laboratoriais (DHL, S100 B) não costumam ser indicados de rotina para o seguimento, apenas quando indicados e em estádios mais avançados.

Considerações finais

Os cânceres cutâneos são os tipos mais comuns de tumores malignos que o ser humano adquire no curso de da vida e têm aumentado a incidência nos últimos anos.

Destes, a incidência maior é dos cânceres não melanoma (carcinoma basocelular e espinocelular).

O melanoma, embora menos frequente, tem importância pelo alto poder de metastatização.

O fator etiológico de maior importância no desenvolvimento do câncer cutâneo é a radiação ultravioleta.

Medidas profiláticas, como identificação dos sinais precoces e fotoproteção, têm importância fundamental no controle da doença.

Referências bibliográficas

1. Silverberg E, Boring CC, Squires TS. Cancer statistics 1990. CA Cancer J Clin. 1990;40:9-26.
2. Miller DL, Weinstock MA. Non melanoma skin cancer in the United States: incidence. J Am Acad Dermatol. 1994;30:774-8.
3. Diepgen TL, Mahler I. The epidemiology of skin cancer. Br J Dermatol. 2002;146:1-6.
4. Brasil. Instituto Nacional do Câncer (INCA). Brasília: Ministério da Saúde, 2006.
5. Lomas A, Leonardi-Bee J, Bath-Hextall F. A systematic review of worldwide incidence of nonmelanoma skin cancer. Br J Dermatol. 2012;166(5):1069-80.
6. Fears TR. Estimating increase in skin cancer morbidity due to increase in ultraviolet radiation exposure. Cancer Invest. 1983;1:199-26.
7. Buettner PG, Raasch BA. Incidence rates of skin cancer in Townsville, Australia. Int J Cancer. 1998;587-93.
8. Motleyl R, Kersey L, Lawrence C, British Association of Dermatologists; British Association of Plastic Surgeons. Multiprofessional guidelines for the management of plastic surgery. Br J Plast Surg. 2003;56:85-91.
9. Kopf AW. Computer analysis of 3531 basal-cell carcinoma of the skin. J Dermatol. 1979;6:267-81.
10. Cole CA, Forbes PD, Davies RE. An action spectrum for UV photocarcinogenesis. Photochem Photobiol. 1986;43:275-84.
11. Martinez MAR, Francisco G, Cabral LS, Ruiz IRG, Festa Neto C. Genética molecular aplicada ao câncer cutâneo não melanoma. An Bras Dermatol. 2006; 81(5):405-19.
12. Mettin CJ. Skin cancer and ozone depletion: the case for global actions. J Surg Oncol. 2001;77:76-8.
13. Martin H, Strong E, Spiro RH. Radiation-induced skin cancer of the head and neck. Cancer. 1970;25:61-70.
14. Jackson R, Grainge JW. Arsenic and cancer. Can Med Assoc J. 1975;4:469-85.
15. Markey AC. Etiology and pathogenesis of squamous cell carcinoma. Clinics in Dermatol. 1995;13:537-43.
16. Miller SJ. Etiology and pathogenesis of basal cell carcinoma. Clinics in Dermatol. 1995;13:527-36.
17. Marks R, Rennie G, Slwood TS. Malignant transformation of solar keratoses to squamous cell carcinoma. Lancet. 1988;1:795-7.
18. Dodson JM, DeSpain J, Hewett JE, Clark DP. Malignant potential of actinic keratoses and the controversy over treatment. A patient-oriented perspective. Arch Dermatol. 1991;127:1029-31.
19. Bouwes Bavinck JN, Hardie DR, Green A, Cutmore S, MacNaught A, O'Sullivan B et al. The risk of skin cancer in renal transplant recipients in Queensland, Australia. A follow-up study. Transplantation. 1996;61:715-21.
20. Cucé LC, Festa Neto C. Manual de dermatologia. 2.ed. São Paulo: Atheneu, 2001.
21. Ceilley RI, Del Rosso JQ. Current modalities and new advances in the treatment of basal cell carcinoma. International Journal of Dermatology. 2006;45:489-98.
22. Armstrong BK, Kricker A. Cutaneous melanoma. Cancer Surveys Trends Cancer Incidence. 1994;19:219-39.
23. Eggermont AMM, Spatz A, Robert C. Cutaneous melanoma. Lancet. 2014; 383:816-27.
24. Festa Neto C. Epidemiologia e prevenção primária do melanoma cutâneo. In: Oliveira Filho RS. Melanoma cutâneo localizado e linfonodo sentinela. São Paulo: Lemar, 2003. v.1, p.21-30.
25. Fong ZV, Tanabe KK. Comparison of melanoma guidelines in U.S.A, Canada, Australia and New Zealand: a critical appraisal and comprehensive review. Br J Dermatol. 2014;170:20-30.
26. Dummer R, Hauschild A, Jost L. Cutaneous malignant melanoma: ESMO Clinical Recommendations for diagnosis, treatment and follow up. Annals of Oncology. 2008;19 (Supplement 2):ii86-ii88.

Bibliografia

1. Kopf AW, Rigel DS, Friedman RJ. The rising incidence and mortality rate of malignant melanoma. J Dermatol Surg Oncol. 1982;8:760-1.

16 Linfomas Cutâneos

José Antonio Sanches Junior

SUMÁRIO

Introdução e definição

Os linfomas cutâneos primários de células T (LCCT), células NK (LCCT/NK) e células B (LCCB) constituem um grupo de neoplasias derivadas do sistema linforreticular, classificadas como linfomas não Hodgkin. O linfoma que se apresenta primariamente na pele sem evidência de doença extracutânea, na ocasião do diagnóstico, tem, com frequência, comportamento clínico e prognóstico diverso dos linfomas sistêmicos de subtipo histológico semelhante. Recentemente, a Organização Mundial da Saúde (WHO) e a Organização Europeia para Pesquisa e Tratamento do Câncer (EORTC) propuseram uma classificação que confere maior uniformidade no diagnóstico, no manuseio e no tratamento dos processos linfoproliferativos cutâneos (Quadros 1 e 2)[1].

Nos linfonodos, os linfomas de células B são mais frequentes que os de células T, porém, na pele, observa-se o contrário. O protótipo dos LCCT é a micose fungoide (MF). A MF é o único tipo histológico de linfoma exclusivamente cutâneo, pois, sendo epidermotrópico, não apresenta forma nodal correspondente. Apresenta-se, classicamente, com lesões cutâneas muito sugestivas, não infiltradas, que evoluem para placas e tumores e posterior envolvimento extracutâneo. Outros LCCT não MF, assim como os LCCB, apresentam-se, do ponto de vista clínico, de forma monótona, como pápulas, placas ou nódulos não característicos, na maioria dos casos[2].

Quadro 1. Classificação para os linfomas cutâneos de células T e de células NK com manifestações cutâneas primárias e secundárias (WHO-EORTC, 2006)

Linfomas primários cutâneos
Micose fungoide
Micose fungoide – variantes e subtipos
Reticulose pagetoide (forma localizada)
Variante folicular
Cútis laxa granulomatosa
Síndrome de Sézary
Doenças linfoproliferativas CD30+ cutâneas primárias
Papulose linfomatoide
Linfoma cutâneo primário de grande célula anaplásica
Linfoma subcutâneo de célula T, paniculite-símile
Linfoma cutâneo primário de célula T periférica, não especificado
Subtipos provisórios:
Linfoma cutâneo primário agressivo de célula T CD8+ epidermotrópica
Linfoma cutâneo de célula T gama/delta
Linfoma cutâneo primário de pequena e média célula T CD4+ pleomórfica
Linfoma extranodal de célula T/NK, tipo nasal
Manifestações secundárias para a pele
Linfoma /leucemia de célula T do adulto
Neoplasia hematodérmica CD4+CD56+ (linfoma de célula NK blástica)

Quadro 2. Classificação para os linfomas cutâneos de células B com manifestações cutâneas primárias e secundárias (WHO-EORTC, 2006)

Linfomas primários cutâneos
Linfoma da zona marginal (tipo MALT)
Linfoma cutâneo centrofolicular
Linfoma cutâneo difuso de grande célula B
Manifestações secundárias para a pele
Linfoma de grande célula B intravascular
Granulomatose linfomatoide

Epidemiologia

Cerca de 30% dos linfomas não Hodgkin acometem tecidos extranodais, sendo a pele o segundo órgão mais envolvido após o trato gastrointestinal, o que corresponde a, aproximadamente, 18% desses linfomas. Estima-se, para os linfomas cutâneos, a incidência anual na América do Norte e Europa Ocidental compreendida entre 0,3 e 1 para 100.000 habitantes. Aproximadamente 75 a 80% dos linfomas cutâneos primários são LCCT, com predomínio absoluto da MF e suas variantes. A MF, de modo característico, ocorre em adultos com média de idade entre 55 e 60 anos na ocasião do diagnóstico, com ligeiro predomínio no sexo masculino (1,6 a 2:1). É raro ser descrita na infância e em adultos jovens[2-4].

Etiologia e fisiopatologia

A pele é o órgão de barreira entre o organismo e o meio externo que participa de forma ativa nas respostas imunes e nas reações inflamatórias. A população celular envolvida nessas respostas é formada sobretudo por queratinócitos, células de Langerhans, dendrócitos dérmicos, linfócitos T, leucócitos polimorfonucleares, mastócitos e células endoteliais. Os linfócitos T são produzidos na medula óssea e se diferenciam no timo. Após a maturação, circulam constantemente na forma *naïve* (virgens, não expostos a antígenos) pelo sangue e pelos órgãos linfoides periféricos. Quando apresentados nos linfonodos a antígenos oriundos da pele (linfócitos T efetores, linfócitos T de memória), passam a expressar marcadores na superfície que os tornam "participantes" do sistema imune desse órgão. As células NK constituem uma subpopulação de linfócitos presentes no sangue e principalmente no baço. São linfócitos grandes com numerosos grânulos citoplasmáticos, também denominados linfócitos granulares grandes. Também derivam da medula óssea, mas não possuem marcadores para a linhagem B e tampouco o receptor de células T específico para o reconhecimento antigênico. São células TCR-alfa-beta-TCR-gama-delta-CD3-CD16+CD56+ envolvidas com a resposta inata (não adaptativa). São capazes de destruir certas células tumorais e células normais infectadas por vírus[5].

Existem evidências de que as células neoplásicas da MF/SS provêm de linfócitos TCR-alfa-beta+CD4+ de memória (CD45RO+) do arsenal de vigilância imune da pele (CLA+) que exibem fenótipo Th2, que se exacerba com a evolução da doença. Mais raramente, os linfomas cutâneos originam-se de células TCR-alfa-beta+CD8+, TCR-gama-delta+ ou NK. Quanto à etiologia dos LCCT, discute-se a possibilidade de estimulação persistente por antígenos ou infecção viral. Sabe-se que o LCCT/NK extranodal, tipo nasal, relaciona-se, com frequência, com infecção pelo vírus Epstein-Barr (EBV), e que o linfoma leucemia de células T do adulto (ATL) é causado por infecção pelo HTLV-1[6,7].

Os linfócitos B não pertencem à população celular da pele em situação fisiológica, são produzidos e maturados na medula óssea, permanecendo nos órgãos e tecidos linfoides secundários (baço, linfonodos e mucosas), assim como na medula óssea. Em resposta a estímulos antigênicos (a distância), os linfócitos B podem migrar para outros órgãos, como a pele. Discute-se a possibilidade de determinados linfomas cutâneos de células B se originarem a partir de infiltrações linfocitárias cutâneas, inicialmente reativas, porém persistentes (distúrbios pré-linfomatosos). A maioria desses processos linfoproliferativos tem excelente prognóstico, com sobrevida muito superior à de células T. A etiopatogenia dos linfomas cutâneos de células B é desconhecida. Na Europa, relata-se associação frequente com infecção por *Borrelia burgdorferi*, entretanto, o mesmo não acontece nos EUA e tampouco tem sido observado em nosso meio[7].

Diagnóstico, estadiamento e exames complementares

O padrão-ouro para o diagnóstico dos LCCT/NK e LCCB é o exame histopatológico. A análise do fenótipo das células neoplásicas, pelo exame imuno-histoquímico, é importante no processo classificatório, é raramente contributiva para a conclusão diagnóstica. O estudo de alterações genéticas dessas neoplasias está em estágio investigativo, não existindo alteração específica diagnóstica. A pesquisa do rearranjo do gene para o TCR e para as cadeias pesada (IgH) e leve (IgL) da imunoglobulina, demonstrando proliferação linfocitária clonal T ou B na pele, linfonodos e/ou sangue periférico, auxilia no diagnóstico de determinados casos[7].

O estadiamento clínico para os linfomas cutâneos contempla primordialmente os linfomas epidermotrópicos, a micose fungoide e a síndrome de Sézary (SS) (Tabela 1)[8]. A proposta de avaliação do tipo e da extensão do comprometimento cutâneo (T) adequa-se sobretudo à micose fungoide nas suas formas mais clássicas, eritrodérmica e SS, mas não se aplica adequadamente nem mesmo a todas as variantes de MF e tampouco aos linfomas não epidermotrópicos. No caso da micose fungoide, para um mesmo estádio T, existirão pacientes com apresentações clínicas muito diversas do ponto de vista de comportamento biológico, que apresentarão evoluções diferentes, tanto em relação às respostas terapêuticas, aos intervalos livres de doença, como em relação aos tempos de sobrevida[8,9].

A avaliação inicial para o estadiamento clínico desses processos linfoproliferativos inclui história e exame

Tabela 1. Estadiamento para os linfomas cutâneos de células T, conforme Sausville et al., 1988 (National Cancer Institute)

EC	Pele (T)	LN clínica (Nc)	LN patologia (Np)	Víscera patologia (M)	Sangue (B)
IA	1	0	1,2	0	0
IB	2	0	1,2	0	0
IIA	1,2	1	1,2	0	0
IIB	3	0,1	1,2	0	0
IIIA	4	0,1	1,2	0	0
IIIB	4	0,1	1,2	0	1
IVA	1-4	0,1	3,4	0	0,1
IVB	1-4	0,1	1-4	1	0,1

T1: lesões eczematosas (*patches*), pápulas ou placas limitadas acometendo $<$ 10% da superfície cutânea; T2: lesões eczematosas (*patches*), pápulas ou placas limitadas acometendo $\geq$ 10% da superfície cutânea; T3: presença de tumores ($\geq$ 1%); T4: eritrodermia generalizada; Nc0: ausência de linfonodomegalia; Nc1: linfonodomegalia ($\geq$ 1%); Np1: linfonodo reacional; Np2: linfadenite dermatopática com pequenos agrupamentos de linfócitos atípicos; Np3: linfadenite dermatopática com grandes agrupamentos de linfócitos atípicos; Np4: apagamento da arquitetura do linfonodo por acometimento linfomatoso; M0: ausência de comprometimento visceral; M1: comprometimento visceral comprovado por exame histopatológico; B0: ausência ou células de Sézary circulantes $<$ 5%; B1: células de Sézary circulantes $\geq$ 5%.

físico adequados com palpação cuidadosa das cadeias linfonodais, mapeamento das lesões cutâneas (tipo e extensão do acometimento), hemograma com pesquisa e quantificação percentual de células anômalas (células de Sézary por 100 linfócitos) em esfregaço de sangue ou em creme leucocitário e quantificação absoluta (células de Sézary por mm^3), perfil bioquímico (incluindo função hepática, DHL, eletroforese de proteínas, dosagem de IgE), biópsia de linfonodo (esse procedimento é questionável quando não há linfonodomegalia), radiografia de tórax e ultrassonografia de abdome total. Questiona-se se a realização de exames imagenológicos mais sofisticados como tomografias, ressonância magnética, cintilografia com gálio ou PET-TC auxiliaria na avaliação do envolvimento sistêmico. Esses exames são indicados nos casos de pacientes com diagnósticos histológicos de LCCT/NK "não micose fungoide" e LCCB para a certificação de não se tratar de envolvimento cutâneo por linfoma sistêmico na ocasião da primeira avaliação. A biópsia de medula óssea pode estar indicada na mesma circunstância e nos casos de contagens de células de Sézary no sangue periférico acima de 20% ou 1.000 CS/mm^3, assim como nos pacientes com LCCT/NK de comportamento agressivo expressando fenótipo citotóxico (CD8, TIA, granzime) e NK. A imunofenotipagem de linfócitos no sangue periférico, por citometria de fluxo, está proposta para os pacientes eritrodérmicos com biópsia de pele não diagnóstica de linfoma, e nos casos com linfocitose absoluta no sangue periférico, relação CD4:CD8 aumentada e/ou células anômalas, pequenas e/ou médias, circulantes[10,11].

Quadro clínico

O quadro clínico dos linfomas cutâneos varia conforme o tipo histológico. A micose fungoide, classicamente, apresenta quadro clínico individualizável e bastante característico; entretanto, outros linfomas são classificados prioritariamente pelo exame histológico e imuno-histoquímico[2,7].

Tratamento e prognóstico

O tratamento dos linfomas cutâneos pode ser realizado por meio de terapias dirigidas à pele, como fototerapia, quimioterapia tópica ou radioterapia e/ou por terapias sistêmicas, como quimioterápicos e modificadores da resposta biológica. O tratamento para os diversos linfomas cutâneos está individualizado a seguir e, em muitos casos, busca primordialmente melhorar a qualidade de vida, tendo em vista que a pele é um órgão de contato sociossexual inquestionavelmente importante, e barreira física e imunológica que deve ser preservada. A maioria dos linfomas cutâneos apresenta comportamento indolente, com excelente prognóstico, entretanto, há casos graves de evolução fatal. O reconhecimento da potencial gravidade do caso implica a melhor abordagem terapêutica e está relacionado com a abordagem multidisciplinar do doente por dermatologistas, hemato-oncologistas, radioterapeutas e patologistas[12].

Linfomas cutâneos de células T

Micose fungoide

Quadro clínico

A MF é LCCT de pequenos e médios linfócitos com núcleos circunvolutos que caracteristicamente invadem a epiderme, fenômeno denominado epidermotropismo. A SS é variante leucêmica da doença que apresenta desde o início eritrodermia pruriginosa e cursa, com frequência, com alopecia difusa, hiperqueratose palmoplantar e linfonodos difusamente aumentados[13,14].

A forma clássica, descrita por Alibert, é uma doença progressiva que evolui a partir de lesões não infiltradas com formação de placas e tumores. Nas fases iniciais, as lesões podem apresentar aspecto não específico, assemelhando-se a dermatoses inflamatórias, como eczemas crônicos, tinha do corpo, hanseníase indeterminada, pitiríase alba, ou surgirem com lesões mais bem delimitadas, eritematosas, por vezes hipocrômicas, ou poiquilodérmicas com superfície ligeiramente atrófica (parapsoríase em placas) (Figura 1). Acomete, inicialmente, a pele da cintura pélvica, regiões glúteas, virilhas, axilas e mamas, em número variável, disseminando-se de maneira gradativa. Com o tempo, as lesões infiltram-se formando placas elevadas eritematosas ou eritematoacastanhadas com bordas bem delimitadas e contornos frequentemente bizarros com aspecto de "queijo suíço", semianulares e serpiginosas (Figura 2). Às vezes, surgem tumores sobre placas preexistentes ou *de novo*. Comumente, os pacientes apresentam uma combinação de lesões não infiltradas, placas e tumores. As placas muito infiltradas e os tumores ulceram-se com frequência (Figura 3). Eritema difuso (eritrodermia) pode surgir durante esse processo evolutivo. Embora a doença apresente curso protraído, permanecendo no estágio inicial com lesões não infiltradas por anos, existem casos com evolução mais rápida ao longo das três fases descritas. Na história natural da doença, linfonodos regionais podem aumentar de tamanho e apresentar comprometimento histológico pelo linfoma e, nas fases clinicamente mais avançadas, múltiplos órgãos podem apresentar-se comprometidos[14-16].

A MF é um linfoma habitualmente indolente, caracterizando-se por história natural prolongada. Pacientes com doença limitada com boa resposta aos tratamentos tópicos apresentam expectativa de sobrevida semelhante à da população normal. Estudo recente demonstra que apenas 2% daqueles com lesões localizadas morrem após 32 anos de evolução, e que somente 9% mostram progressão da MF. Os casos com doença progressiva apresentam risco de envolvimento extracutâneo linfonodal e visceral. O acometimento sistêmico, assim como a falência dos linfócitos T e do próprio órgão pele, leva os pacientes ao óbito. Sepse, principalmente por *Staphylococcus aureus*, representa uma das causas mais frequentes de óbito nos casos avançados. A sobrevida em 10 anos é de 97% para pacientes com lesões não infiltradas ou placas localizadas (≤ 10% da superfície cutânea), 83% para pacientes com lesões generalizadas (> 10% da superfície cutânea), 42% para os pacientes com tumores e cerca de 20% para aqueles com doença linfonodal[2,13,17-19].

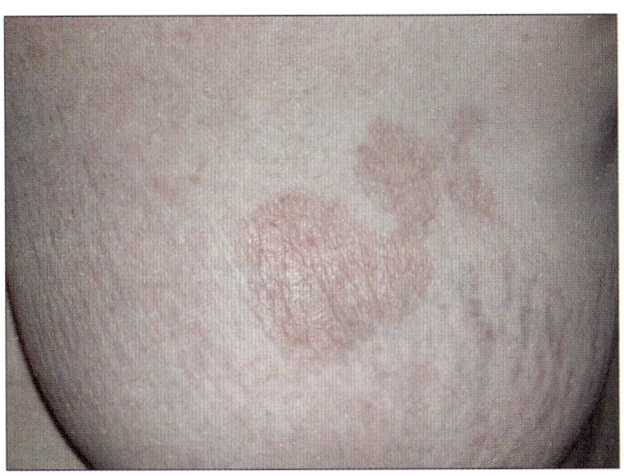

Figura 1. Micose fungoide. Lesões eritematosas não infiltradas na mama.

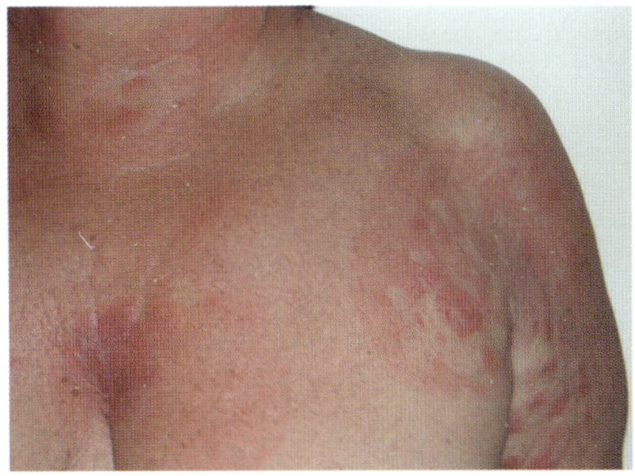

Figura 2. Micose fungoide. Placas eritematosas infiltradas na região anterior do tórax.

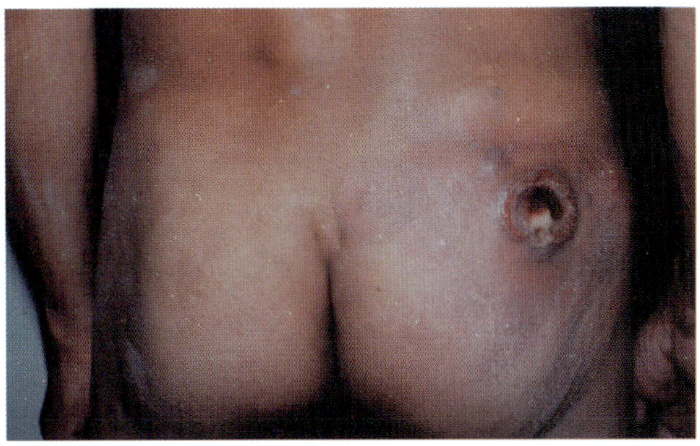

Figura 3. Micose fungoide. Tumor ulcerado na região glútea.

Existem variantes da MF, como: (1) MF folicular (foliculotrópica, foliculocêntrica, pilotrópica) associada ou não à mucinose folicular, com predileção pelos folículos pilosos; (2) reticulose pagetoide, caracterizada por infiltrado linfoide atípico de pequenas e médias células localizado exclusivamente na epiderme; e (3) cútis laxa granulomatosa, em que se desenvolvem pápulas e placas eritematoacobreadas, sarcóideas, predominantemente em áreas de dobras, que se transformam em massas laxas pendulares de superfície atrófica. As variantes hipocrômica, poiquilodérmica, vesicobolhosa, entre outras, são consideradas semelhantes à MF clássica pela WHO-EORTC[7,14].

Diagnóstico

Os aspectos citológicos e o padrão arquitetural do infiltrado celular da MF se correlacionam com o estágio clínico da doença. Critérios histológicos amplamente aceitos que falam a favor do diagnóstico da doença incluem: (1) linfócitos com núcleos hipercromáticos e convolutos, rodeados por halo claro, na camada basal da epiderme com aproximadamente o mesmo tamanho dos querati-

Quadro 3. Classificação revisada de micose fungoide e síndrome de Sézary da ISCL/EORT[8]

TNMB	
Pele	
T1	*Patch**, pápulas e/ou placas† limitadas cobrindo < 10% da superfície corporal. Pode ser estratificado em T1a (somente *patch*) e T1b (placas ± *patch*)
T2	*Patch*, placas ou pápulas limitadas cobrindo ≥ 10% da superfície corporal. Pode ser estratificado em T2a (somente *patch*) e T2b (placas ± *patch*)
T3	Um ou mais tumores‡ (≥ 1 cm de diâmetro)
T4	Eritema confluente cobrindo ≥ 80 da superfície corporal total
Linfonodo	
N0	Sem linfonodos clinicamente anormais§
N1	Linfonodo clinicamente anormal, histopatologia com grau Dutch 1
N1a	Clone negativo#
N1b	Clone positivo#
N2	Linfonodo clinicamente anormal, histopatologia com grau Dutch 2
N2a	Clone negativo#
N2b	Clone positivo#
N3	Linfonodo clinicamente anormal, histopatologia com grau Dutch 3-4
Nx	Linfonodo periférico clinicamente anormal; sem confirmação histológica
Visceral	
M0	Sem órgão visceral envolvido
M1	Envolvimento visceral (com confirmação histológica e órgão acometido especificado)¶
Sangue	
B0	Sem envolvimento sanguíneo significativo: ≤ 5% dos linfócitos de sangue periférico são atípicos (células de Sézary)‖
B0a	Clone negativo#
B0b	Clone positivo#
B1	Baixa carga tumoral sanguínea: > 5% dos linfócitos de sangue periférico são atípicos, mas não preenche critérios para B2
B1a	Clone negativo#
B1b	Clone positivo#
B2	Alta carga tumoral sanguínea: ≥ 1.000/mcL de células de Sézary com clone positivo

* *Patch* indica lesões de qualquer tamanho sem significativo induração ou elevação.
† Placa indica lesões de qualquer tamanho com induração ou elevação.
‡ Tumor indica pelo menos uma lesão maior que 1 cm, sólida ou nodular, com evidência de crescimento profundo e/ou vertical.
§ Para linfonodos, linfonodo periférico anormal indica qualquer linfonodo palpável que, ao exame físico, seja firme, irregular, agrupado, fixo ou maior que 1,5 cm de diâmetro. Grupos de linfonodos examinados incluem cervical, supraclavicular, epitroclear, axilar e inguinal.
¶ Para órgãos viscerais, pâncreas e fígado, podem ser diagnosticados por exames de imagem.
‖ Para o sangue, células de Sézary são definidas como linfócitos de núcleo cerebriforme hiperconvoluto.
\# Clone de células T é definido pelos métodos PCR ou *Southern blot* para o gene receptor de células T.

nócitos, isolados ou alinhados formando configuração linear; (2) ou intensa exocitose de linfócitos; e, (3) microabscessos de Pautrier (Figuras 4 e 5). Nas fases muito precoces da doença (estágio pré-micótico), o aspecto histológico não é específico. Caracteriza-se por infiltrado inflamatório perivascular discreto na derme superior sem atipias linfocitárias evidentes e sem epidermotropismo. Conforme as lesões vão se tornando mais características, o infiltrado celular envolve a derme superior com padrão perivascular, em faixa ou liquenoide, principalmente com linfócitos e histiócitos, podendo ocorrer epidermotropismo de células isoladas. Nas placas, o infiltrado é denso e evidencia um padrão de distribuição em faixa com epidermotropismo. Microabscessos de Pautrier ocorrem em aproximadamente 25% dos casos. As células neoplásicas apresentam-se de tamanho pequeno a médio, pleomórficas, em meio a infiltrado celular contendo eosinófilos e plasmócitos. Nos tumores, o infiltrado é difuso e/ou nodular, ocupando toda a derme e frequentemente o subcutâneo. Consiste de linfócitos pleomórficos atípicos de tamanho médio. Nessa fase, o epidermotropismo pode não estar mais evidente. Em cerca de 50% desses casos, observam-se grandes células atípicas pleomórficas, anaplásicas e blásticas com núcleos proeminentes. Se o número de cé-

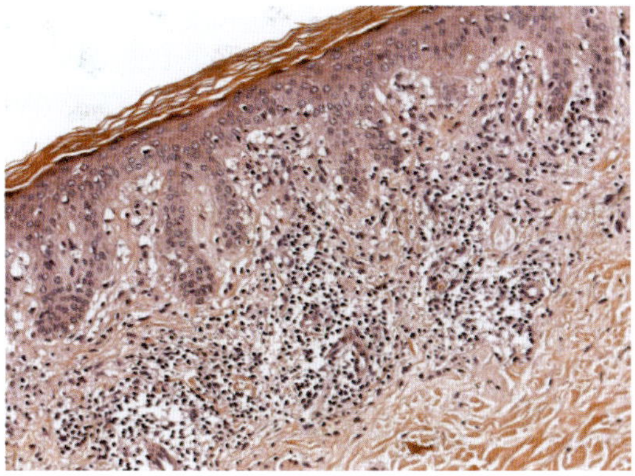

Figura 4. Micose fungoide. Infiltrado linfoide denso em derme superficial, predominantemente perivascular, com evidente epidermotropismo.

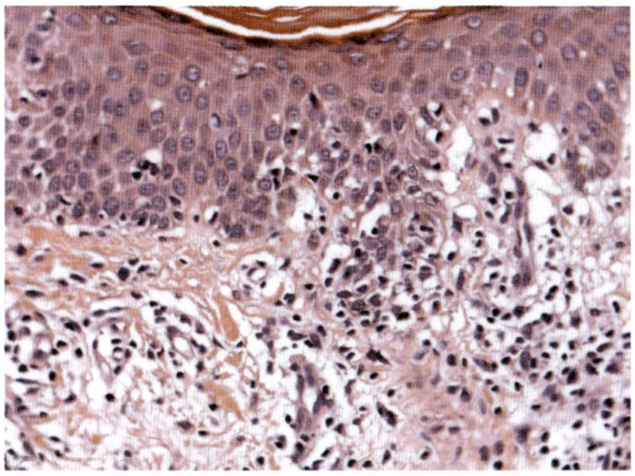

Figura 5. O epidermotropismo fica mais evidente em maior aumento, em que podem ser vistos os linfócitos atípicos com halo claro permeando a epiderme e formando os microabscessos de Pautrier.

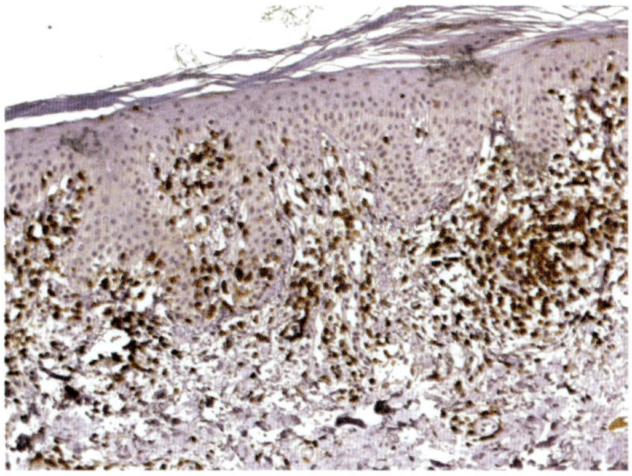

Figura 6. Micose fungoide (imuno-histoquímica). As células linfoides apresentam positividade para CD3, o que deixa ainda mais evidente o epidermotropismo da lesão.

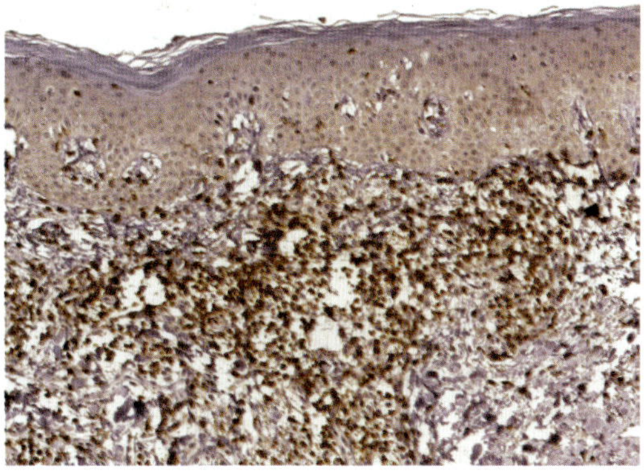

Figura 7. A maior parte dos linfócitos são CD4 positivos, como evidencia esta reação.

lulas grandes for superior a 25% do infiltrado neoplásico, considera-se a possibilidade de progressão/transformação para um linfoma difuso de grandes células[20,21].

As células neoplásicas na MF têm fenótipo de células de memória CD3+CD4+CD45RO+ com negatividade para a expressão do antígeno CD7 em cerca de 70% dos casos (Figuras 6 e 7). Raramente podem ser CD3+CD4--CD8+, apresentando o mesmo comportamento clínico e prognóstico, não devendo ser consideradas separadamente. O exame imuno-histoquímico, em geral, não é auxiliar diagnóstico, uma vez que fenótipos aberrantes por perda de antígenos de células T maduras, como CD2, CD3 e CD5, são demonstrados apenas nos casos mais avançados. Nos casos tumorais com transformação blástica, as células podem ser CD30+, mas são mais comumente CD30-, e em cerca de 10% dos casos de MF com placas em transformação blástica, as células CD4+ neoplásicas expressam proteínas citotóxicas [antígeno intracelular de célula T – 1 (TIA-1)]. Rearranjos clonais para o gene do receptor de células T (TCR) são detectados na maioria dos casos. Anormalidades cromossômicas estruturais e numéricas, não específicas, têm sido descritas principalmente nos casos avançados[1,7,20,21].

Tratamento

No tratamento da doença precoce, com lesões confinadas à pele, utilizam-se corticosteroides tópicos, bexaroteno tópico, quimioterapia tópica com mostardas nitrogenadas (mecloretamina ou carmustina), fototerapia com UVB, UVB de banda estreita, PUVA ou irradiação localizada ou total da pele com elétrons. Nos casos com placas infiltradas e tumores, há indicação preferencial de irradiação total da pele com elétrons. Os modificadores da resposta biológica, como interferon alfa, bexaroteno, interleucina 2 fusionada com toxina diftérica (*denileukin diftitox*), têm sido cada vez mais utilizados, isoladamente ou em associação com as terapias tópicas, na doença cutânea avançada, na doença sistêmica e nos casos refratários, com respostas parciais. Esquemas de poliquimioterapia semelhantes aos usados para linfoma não Hodgkin nodais (COP, CHOP, CHOP-BLEO) estão indicados nos casos de comprometimento linfonodal e/ou visceral importante e na doença cutânea avançada refratária aos esquemas dirigidos à pele[10,12].

Síndrome de Sézary

Quadro clínico

Os pacientes com SS apresentam caracteristicamente eritrodermia edematosa com ou sem liquenificação, pruriginosa, linfadenopatia generalizada e células T neoplásicas circulantes no sangue periférico. Com frequência, associa-se com queratodermia palmoplantar, distrofias ungueais e alopecia, e há queixa de prurido intenso (Figura 8). Ocorre exclusivamente em adultos. Recentemente, além das características clínicas, estudos vêm propondo critérios diagnósticos mais rigorosos na classificação da SS com o propósito de categorizá-los de maneira adequada para estudos relacionados ao prognóstico e às respostas terapêuticas. Embora ainda não sejam definitivos, propõe-se que um ou mais dos seguintes critérios estejam presentes para o diagnóstico de SS: contagem absoluta de células de Sézary (CS) ≥ 1.000 células/mm^3, demonstração de anormalidades imunofenotípicas no sangue circulante (expansão da população de células T CD4+ resultando em uma relação CD4:CD8 > 10; perda de pelo menos um antígeno de células T maduras (CD2, CD3, CD4 e CD5) ou demonstração de clone de células T no sangue periférico por análise molecular ou citogenética. Até que esses critérios tenham sido completamente validados, considera-se que a demonstração de clone de células T circulantes (de preferência idêntico ao clone presente na pele) em associação a um dos critérios citomorfológicos ou imunofenotípicos mencionados seja a única prova capaz de excluir condições inflamatórias simuladoras de SS. A expansão de linfócitos CD4+CD7- acima de 40%, de células CD4+CD26- acima de 30% observados pela citometria de fluxo, no sangue periférico, e a elevação do DHL sérico são critérios auxiliares para o diagnóstico[11,19].

A SS é uma doença agressiva com prognóstico reservado, com taxas de sobrevida em 5 anos entre 10 e 20%. Com frequência, observa-se progressão para um linfoma de grandes células, muitas vezes associada ao evento terminal[13,19].

Diagnóstico

O infiltrado linfomatoso é superponível ao da MF; entretanto, em cerca de 30% dos pacientes com SS, o exame histopatológico é inespecífico. Com frequência, o infiltrado celular é monótono com epidermotropismo discreto. Raramente observam-se microabscessos de Pautrier. Os achados fenotípicos e genéticos são superponíveis aos da MF[11,19,20].

Tratamento

A fotoférese extracorpórea, quando disponível, é a terapêutica de escolha, com taxas de remissão completa entre 14 e 25%. O tratamento com PUVA em associação com IFN alfa e o uso combinado de clorambucil (2 a 4 mg/dia) e prednisona (20 a 30 mg/dia) têm sido utilizados com baixas taxas de remissão completa[19,22].

Doenças linfoproliferativas CD30+ cutâneas primárias

Esse grupo inclui o espectro de processos linfoproliferativos cutâneos compreendidos entre a papulose linfomatoide (PL) e o linfoma cutâneo primário de grande célula anaplásica. Habitualmente, não é possível diferenciar entre essas entidades apenas pelo exame histopatológico. Na maioria das vezes, a conclusão pelo diagnóstico de papulose linfomatoide ou linfoma cutâneo primário de grande célula anaplásica é baseada na avaliação dermatológica e clínica. Corresponde a cerca de 30% dos LCCT, constituindo o segundo grupo mais frequente seguindo a MF[7].

Linfoma de grande célula anaplásica

Quadro clínico

Acomete preferencialmente adultos jovens, sendo 2 a 3 vezes mais frequente nos homens. Apresenta-se, na maioria dos pacientes, como pápulas ou nódulos únicos, ulcerados ou não (Figura 9). Mais raramente, são múltiplos, localizados em determinada região anatômica, podendo ser multifocais (20% dos casos). Pode ocorrer regressão espontânea parcial ou completa. É neoplasia indolente com bom prognóstico e sobrevida em 10 anos acima de 90%. As recidivas cutâneas são frequentes e a disseminação extracutânea ocorre em cerca de 10% dos casos, sobretudo para linfonodos regionais. Doença cutânea multifocal ou acometimento de linfonodos regionais

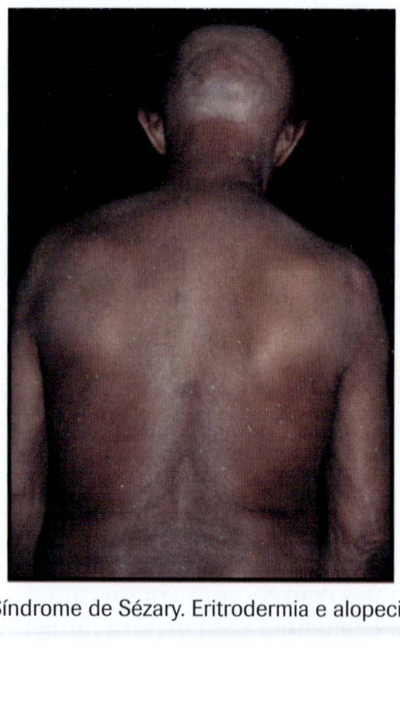

■ **Figura 8.** Síndrome de Sézary. Eritrodermia e alopecia difusa.

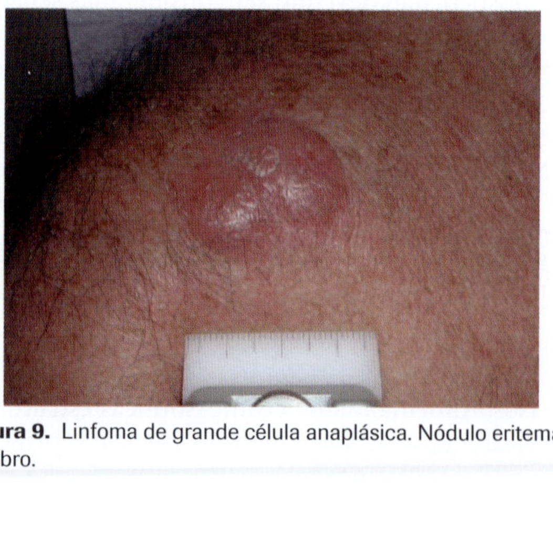

■ **Figura 9.** Linfoma de grande célula anaplásica. Nódulo eritematoso no ombro.

parece não alterar o prognóstico em relação aos doentes com lesão cutânea localizada[7].

Diagnóstico

O infiltrado é difuso e denso, sem epidermotropismo, composto de células grandes CD30+, com morfologia característica de células anaplásicas, evidenciando núcleos arredondados, ovais ou irregulares com nucléolos eosinofílicos proeminentes e citoplasma abundante. Menos comumente, podem ter aparência não anaplásica (pleomórfica ou imunoblástica). Com frequência, observam-se, na periferia das lesões, linfócitos reativos. Nas lesões ulceradas, esse infiltrado linfoide pode ser abundante com histiócitos, neutrófilos, eosinófilos e poucas células CD30+. As células neoplásicas exibem fenótipo de células T CD4+ ativadas (CD45RO+) com perda variável de CD2, CD5 e CD3 e frequente expressão de proteínas citotóxicas (granzime B, TIA-1, perforina). A expressão de CD30 deve estar presente na maioria das células neoplásicas (> 75%). De modo diverso do linfoma de grande célula anaplásica sistêmico, o linfoma cutâneo expressa o antígeno linfocitário cutâneo (CLA), mas não expressa o antígeno de membrana epitelial (EMA) e tampouco a quinase do linfoma anaplásico (ALK), que denota translocação cromossômica 2;5. As células neoplásicas não expressam o CD15, de modo diverso do linfoma de Hodgkin. A maioria dos casos demonstra rearranjo clonal para os genes do TCR. Translocação cromossômica (2;5)(p23;q35), achado característico do linfoma anaplásico sistêmico, não é vista no linfoma anaplásico cutâneo (ou o é raramente)[23,24].

Tratamento

Radioterapia ou retirada da lesão são os tratamentos de escolha para o paciente com lesões localizadas. Metotrexato em dose baixa pode ser alternativa para casos com múltiplas lesões, sem ser modalidade curativa. Doença rapidamente progressiva ou extracutânea deve ser tratada com poliquimioterapia sistêmica com esquemas contendo doxorrubicina[23].

Papulose linfomatoide

Quadro clínico

Apresenta-se como erupção papulonodular ou papulonecrótica, autorregressiva, que evolui em surtos recorrentes (Figura 10). Acomete adultos jovens, com idade mediana de 45 anos, sendo rara em crianças. A literatura relata discreto predomínio no sexo masculino. A PL apresenta excelente prognóstico a despeito de não ser curável. Estudo recente revela que cerca de 4% dos pacientes com PL desenvolvem linfoma sistêmico e 2% morrem de doença sistêmica em um período de acompanhamento de cerca de 6 anos[23,24].

Diagnóstico

São descritos três subtipos histológicos para a doença, que provavelmente representam uma situação espectral de doença, com sobreposição desses achados em uma mesma lesão, ou em diferentes lesões de um mesmo paciente. No tipo A (tipo histiocítico), observam-se células grandes, algumas vezes multinucleadas, semelhantes às células de Reed-Sternberg, CD30+, em pequenos grupos ou espalhadas de permeio a histiócitos, neutrófilos, eosinófilos e linfócitos (Figuras 11 a 13). O tipo B (tipo micose fungoide) representa menos de 10% dos casos e caracteriza-se por infiltrado de linfócitos atípicos com núcleos convolutos com epidermotropismo, superponí-

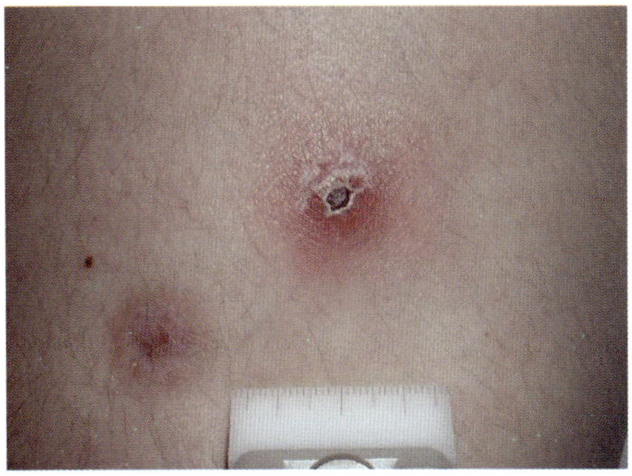

Figura 10. Papulose linfomatoide. Pápula eritematosa com centro necrótico e área cicatricial residual.

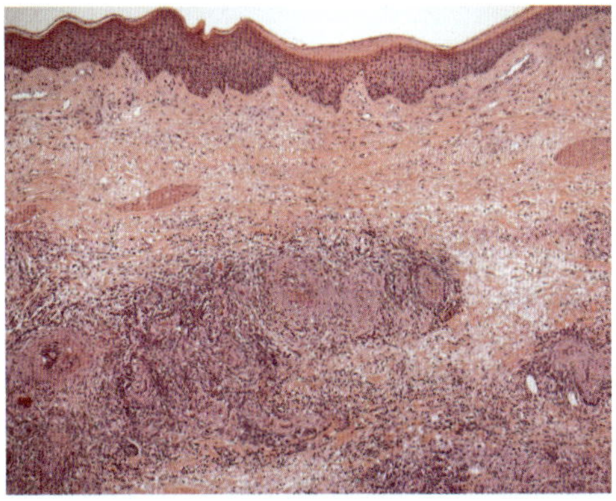

Figura 11. Papulose linfomatoide, tipo A. Denso infiltrado linfoide na derme, mais denso ao redor dos vasos.

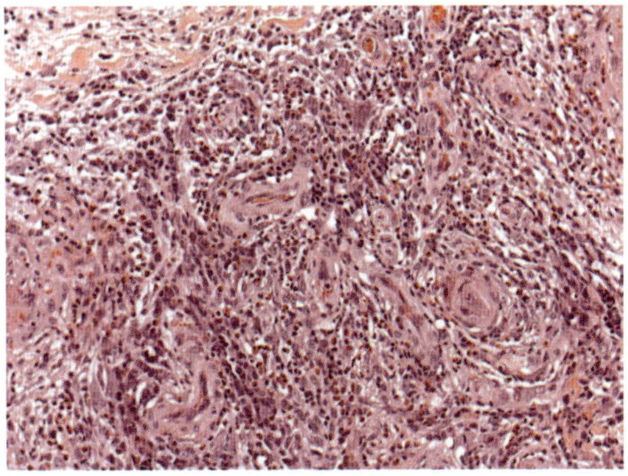

Figura 12. Em meio a grupos de células linfoides atípicas, presença de histiócitos, neutrófilos e eosinófilos.

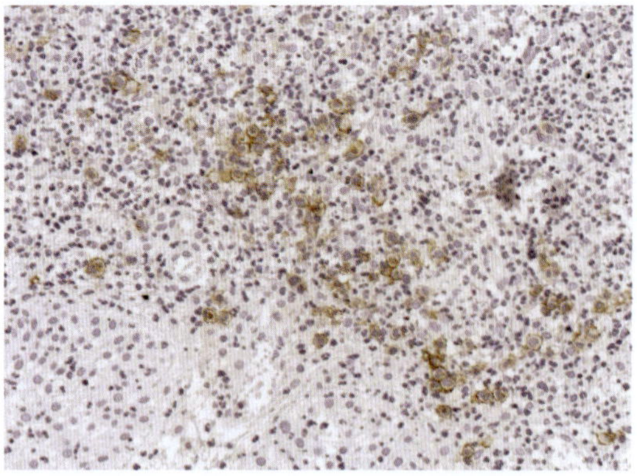

■ **Figura 13.** Os grupos de células linfoides atípicas são CD30 positivos, como demonstrado nessa reação imuno-histoquímica.

vel aos aspectos histológicos encontrados na MF. O tipo C (tipo linfoma de grande célula anaplásica) apresenta infiltrado monótono de grandes células CD30+ com discreto infiltrado inflamatório. As grandes células na papulose linfomatoide tipos A e C expressam marcadores de células T maduras, CD2+, CD3+, CD5+, CD45RO+, CD4+, CD8-, CD15-, e são CD30+. As células atípicas na PL tipo B apresentam o mesmo fenótipo, entretanto, costumam ser CD30-. Estudos demonstram rearranjo clonal para os genes em aproximadamente 60 a 70% das lesões de PL[24].

Tratamento

Não há tratamento curativo. O uso de corticosteroides tópicos, corticosteroides sistêmicos, fototerapia tipo PUVA, quimioterapia tópica ou metotrexato podem induzir remissões temporárias. O risco-benefício de tais terapêuticas deve ser cuidadosamente avaliado. Recomenda-se acompanhamento clínico periódico dos pacientes[25].

Linfoma subcutâneo de célula T, paniculite-símile

Quadro clínico

A classificação atual WHO-EORTC considera como linfoma subcutâneo de célula T paniculite-símile apenas aquele processo linfoproliferativo de célula T citotóxica TCR-alfa-beta CD8+ que acomete de maneira exclusiva o tecido celular subcutâneo, poupando derme e epiderme e habitualmente apresentando curso mais indolente. Os casos com fenótipo TCR-gama-delta+ CD4- CD8- que, com frequência, coexpressam CD56 e que não são confinados ao tecido subcutâneo e têm piores prognósticos, estão atualmente classificados como linfoma cutâneo de célula T gama-delta (TCR-gama-delta+). Ocorre tanto em adultos como em crianças e afeta igualmente ambos os sexos. Apresenta placas e nódulos solitários ou múltiplos, habitualmente não ulcerados. Sintomas constitucionais como febre, fadiga e perda de peso podem ocorrer. O desenvolvimento de síndrome hemofagocítica, embora possível, provavelmente é mais comum no linfoma cutâneo de célula T gama-delta com lesões semelhantes à paniculite. É rara a disseminação extracutânea. Esse linfoma pode assemelhar-se a paniculites benignas, tanto do ponto de vista clínico como histológico, por muitos anos. O curso é habitualmente protraído com lesões subcutâneas recorrentes com sobrevida em 5 anos de mais de 80% dos casos[7,26,27].

Diagnóstico

Apresenta-se como infiltrado denso, nodular ou difuso, subcutâneo, de linfócitos pleomórficos pequenos, médios ou grandes com núcleos hipercromáticos com a presença habitual de muitos macrófagos. Embora não específico, o encontro de células alinhadas ao redor de células gordurosas individuais é útil para o diagnóstico. Nas fases iniciais, a diferenciação de processos inflamatórios pode ser difícil (Figura 14). Com frequência, observa-se necrose, cariorrexe e citofagocitose. As células neoplásicas são TCR-alfa-beta+ CD3+ CD4- CD8+, com expressão de proteínas citotóxicas, granzime, perforina e TIA-1. Raramente ocorre expressão de CD56 e CD30. Os macrófagos com hemofagocitose são CD68+. As células neoplásicas evidenciam clonalidade. Alterações genéticas específicas não têm sido detectadas[7,26,27].

Tratamento

O tratamento é realizado com poliquimioterapia contendo doxorrubicina, entretanto, muitos pacientes podem ser controlados com corticoterapia sistêmica prolongada[27].

Linfoma extranodal de célula T/NK, tipo nasal

Quadro clínico

O linfoma extranodal de células T/NK acomete com mais frequência a cavidade nasal e a nasofaringe. Entretanto, pele, partes moles e intestino podem ser afetados primariamente. Disseminação nodal é rara. As lesões do nariz e do centro da face foram antes denominadas granuloma letal da linha média. Clinicamente, apresenta-se com lesões papulosas e nodulares eritematovinhosas, purpúricas, que se ulceram com rapidez, formando extensas áreas de necrose. Em geral, tem curso rápido e agressivo,

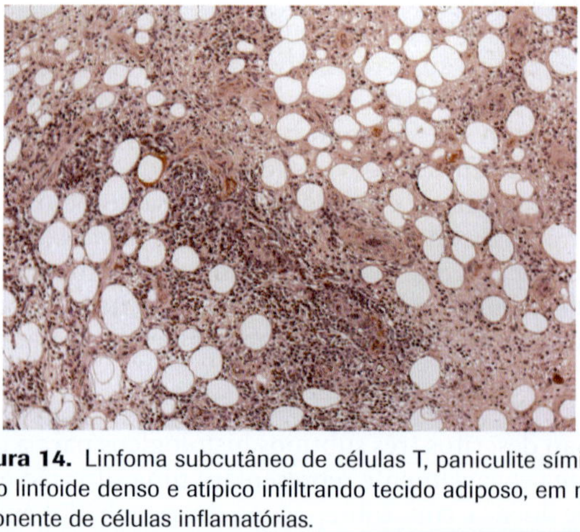

■ **Figura 14.** Linfoma subcutâneo de células T, paniculite símile. Infiltrado linfoide denso e atípico infiltrando tecido adiposo, em meio a componente de células inflamatórias.

com alta taxa de mortalidade a despeito do tratamento. As sobrevidas médias reportadas situam-se entre 5 e 27 meses, com os melhores índices para os casos com lesões exclusivamente cutâneas[7,26,27].

Diagnóstico

O infiltrado linfomatoso de pequenas, médias ou grandes células é difuso, angiocêntrico e angiodestrutivo envolvendo a derme e, com frequência, o subcutâneo. Acompanha-se de infiltrado inflamatório intenso composto por histiócitos, plasmócitos e granulócitos, sobretudo eosinófilos. As células neoplásicas são CD2+, CD56+, CD3c+, CD3s-, CD43+ e CD45RO+. Habitualmente são CD4-, CD5-, CD8, CD16- e CD57-. Proteínas citotóxicas TIA-1, granzime B e perforina estão quase sempre presentes. Na maioria dos casos, detecta-se o vírus Epstein-Barr (EBV), sugerindo um possível papel do vírus na patogênese do processo[7,26,27].

Tratamento

O tratamento indicado é a quimioterapia sistêmica[7,26,27].

Linfoma cutâneo de célula T CD8+ epidermotrópica agressivo (entidade provisória)

Quadro clínico

Forma muito rara de linfoma cutâneo, caracterizada por início súbito com nódulos com necrose central, localizados ou generalizados, ou com placas hiperqueratóticas disseminadas superficiais, com comportamento agressivo. A diferenciação com outros LCCT CD8+ (p. ex., a reticulose pagetoide e raros casos de MF CD8+) faz-se com base na apresentação clínica e no prognóstico. A doença costuma ter evolução aguda com disseminação sistêmica rápida, mas sem envolvimento linfonodal. A sobrevida média demonstrada é de 32 meses[28].

Diagnóstico

O infiltrado neoplásico é composto por células pequenas a médias ou médias a grandes, pleomórficas ou blásticas. Apresenta-se com epiderme acantótica ou atrófica, queratinócitos necróticos e espongiose moderada ou acentuada, com frequente formação de bolhas. Ocorre padrão liquenoide do infiltrado, com epidermotropismo acentuado nas lesões bem estabelecidas, com configuração linear na camada basal ou com aspecto pagetoide. Frequentemente, observa-se invasão anexial e de vasos com destruição dessas estruturas. As células neoplásicas expressam fenótipo beta-F1+, CD3+, CD8+, CD45RA+, CD45RO-, CD2-, CD5- e CD7+/-. Exibem, ainda, grânulos de citotoxicidade TIA-1, granzime e perforina. São, em geral, EBV negativos. As células neoplásicas apresentam rearranjo para o gene do TCR, mas não foram descritas alterações genéticas específicas[7,28].

Tratamento

Quimioterapia sistêmica com esquemas contendo doxorrubicina[7,28].

Linfoma cutâneo de célula T gama/delta (entidade provisória)

Quadro clínico

É um linfoma de células T gama-delta maduras, ativadas, com fenótipo citotóxico. Esse grupo inclui casos já descritos como linfoma subcutâneo de célula T com fenótipo gama-delta. Caracteriza-se por placas e/ou nódulos necróticos que ocorrem com mais frequência nas extremidades. A doença pode se disseminar para mucosas e vísceras, raramente envolvendo linfonodos, baço e medula óssea. A maioria dos pacientes tem doença agressiva, com sobrevida média de 15 meses. Parece haver diminuição da sobrevida para os pacientes que apresentam envolvimento subcutâneo[7,26].

Diagnóstico

O infiltrado neoplásico é composto por células médias a grandes pleomórficas, com cromatina grosseira e poucas células blásticas com núcleos vesiculosos e nucléolos proeminentes. Têm sido descritos três padrões de envolvimento: epidermotrópico, dérmico e subcutâneo. O acometimento subcutâneo pode assemelhar-se a paniculite ou ser mais denso. A infiltração epidérmica pode ser discreta até pagetoide. Frequentemente, há coexistência desses padrões. Queratinócitos apoptóticos e necróticos e invasão vascular são eventos comuns. As células neoplásicas apresentam-se com fenótipo beta-F1-, CD3+, CD2+, CD56+, granzime B+, TIA-1+, perforina+, CD5-, CD4-, CD8- (raramente CD8+) e CD7-/+. Em fragmentos de tumor congelado, pode-se demonstrar a positividade das células para o TCR-gama-delta. As células mostram rearranjo clonal para o TCR-gama-delta. O TCR-alfa-beta pode estar rearranjado ou deletado, mas não expresso. A ausência da expressão de beta-F1 do receptor TCR-alfa-beta pode ser utilizada como auxiliar diagnóstico, inferindo tratar-se de proliferação de células TCR-gama-delta. A pesquisa para EBV é negativa[7,26,29,30].

Tratamento

O tratamento indicado é a quimioterapia sistêmica, porém tem resultados precários[7,26].

Linfoma cutâneo de pequena e média célula T CD4+ pleomórfica (entidade provisória)

Quadro clínico

É definido como um linfoma de pequenas e médias células T pleomórficas CD4+ sem história de *patches* ou placas típicas da MF. Apresenta-se com placa ou tumor solitário, em geral localizado na face, pescoço ou tronco superior. Esse linfoma tem prognóstico muito favorável, particularmente para os casos com lesões únicas ou múltiplas localizadas. A sobrevida estimada para 5 anos é de aproximadamente 60 a 80%[7,31].

Diagnóstico

O infiltrado é denso, difuso ou nodular, com tendência a envolver o subcutâneo. Epidermotropismo, quando presente, é discreto e focal. Pode-se observar importante infiltrado de pequenos linfócitos reativos e histiócitos. As células neoplásicas exibem fenótipo CD3+, CD4+, CD8- e CD30-. Pode ocorrer perda de um ou mais antígenos pan-T (CD3, CD2, CD5). Os genes do TCR são rearranjados de modo clonal[7,31].

Tratamento

Para lesões localizadas, recomenda-se excisão cirúrgica ou radioterapia. Para pacientes com lesões mais generalizadas, não há consenso terapêutico[31].

Linfoma cutâneo de célula T periférica não especificado

Quadro clínico

Essa denominação constitui um grupo heterogêneo de linfomas cutâneos, que não preenchem os critérios para os processos linfoproliferativos já bem definidos pela WHO e pela EORTC e já descritos. Acometem predominantemente adultos, com nódulos localizados, solitários ou generalizados, sem locais preferenciais. O prognóstico é habitualmente reservado, com taxas de sobrevida em 5 anos de menos de 20% e parece ser semelhante para os casos com lesões cutâneas localizadas ou generalizadas[7,29].

Diagnóstico

As lesões exibem infiltração de células médias a grandes, pleomórficas ou imunoblásticas-símiles, com epidermotropismo ausente ou discreto (Figuras 15 e 16). O fenótipo é habitualmente CD4+, com perda variável de antígenos pan-T (CD2, CD3, CD5). São negativos para a expressão de CD30. A coexpressão de CD56 e a presença de proteínas citotóxicas é incomum[7,29].

Tratamento

O tratamento é realizado com poliquimioterapia[7,29].

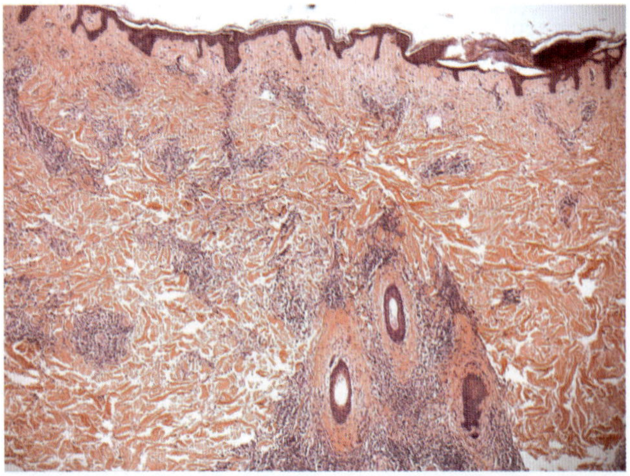

■ **Figura 15.** Linfoma cutâneo de células T periféricas, não especificado. Infiltrado linfoide denso em derme superficial e profunda, com distribuição preferencialmente perivascular e perianexial.

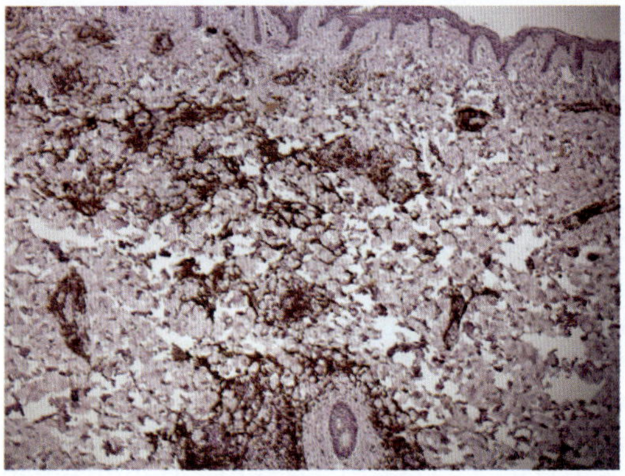

■ **Figura 16.** A reação imuno-histoquímica para CD3 mostra que o infiltrado é de linfócitos T.

Linfoma-leucemia de célula T do adulto

Quadro clínico

É uma doença linfoproliferativa associada à infecção pelo retrovírus HTLV-1. Pode manifestar-se como forma leucêmica. Lesões cutâneas surgem em cerca de 50% dos casos, representados na maioria por doença disseminada. São reconhecidas quatro variantes clínicas: aguda, linfomatosa, crônica e *smoldering* (indolente). É uma doença endêmica em áreas com alta prevalência, na população, de infecção pelo HTLV-1, como sudeste do Japão, ilhas do Caribe e América do Sul, incluindo nordeste e sudeste brasileiros, norte do Irã e determinadas regiões da África central. O linfoma se desenvolve em cerca de 1 a 5% dos indivíduos soropositivos, habitualmente após mais de duas décadas de persistência viral. O vírus pode ser transmitido pelo leite materno e pela exposição ao sangue e derivados. Ocorre em adultos (idade mediana de 55 anos), com discreta predominância entre homens. As lesões cutâneas específicas podem apresentar-se como pápulas, placas, tumores e eritrodermia, por vezes assemelhando-se muito à MF. Xerose e ictiose adquirida costumam estar presentes, podendo ser manifestação inespecífica ou específica do linfoma. O prognóstico depende do subtipo clínico. As formas aguda e linfomatosa apresentam sobrevidas que variam de 2 meses a mais de 1 ano. As formas crônica e *smoldering* (indolente) apresentam curso mais protraído e sobrevidas mais longas, entretanto, pode ocorrer transformação para a fase aguda e curso agressivo. A forma indolente, lentamente progressiva, tem sido descrita com apresentação exclusivamente cutânea[7,32,33].

Diagnóstico

Habitualmente, apresenta-se com infiltrado difuso com epidermotropismo proeminente de pequenos e médios ou médios e grandes linfócitos, com núcleos pleomórficos ou polilobados. O aspecto histológico pode ser indistinguível da MF. As lesões cutâneas na forma *smoldering* podem apresentar apenas infiltrado linfocitário discreto com poucas células atípicas. As células neoplásicas expressam fenótipo CD3+, CD4+ e CD8-. Ocorre intensa expressão do receptor de IL-2 (CD25+) nas células linfomatosas. Ocorre rearranjo clonal dos genes do TCR, e a determinação da integração clonal de genes do HTLV-1 é encontrada em todos os casos, sendo útil na diferenciação entre linfoma-leucemia de célula T do adulto - variantes crônica e *smoldering* e MF/SS[7,32,33].

Tratamento

Na maioria das formas, existe indicação de quimioterapia sistêmica. Nas formas mais protraídas, as lesões cutâneas podem ser tratadas com terapias dirigidas à pele, classicamente utilizadas para a MF. A associação de IFN-alfa-2a, principalmente ao PUVA, e o uso de antirretrovirais, como a zidovudina, parecem trazer benefícios para os doentes[7,32-34].

Neoplasia hematodérmica CD4+ CD56+ (linfoma de células NK blásticas)

Quadro clínico

É um linfoma sistêmico raro, agressivo, com acometimento cutâneo comum e risco de disseminação leucêmica. Acomete indivíduos de meia-idade e idosos. As lesões são placas e nódulos eritematovinhosos a arroxeados múltiplos, disseminados, por vezes ulcerados, em geral com acometimento oral e da cavidade nasal (Figura 17). O aspecto citológico blástico e a expressão do CD56 sugerem origem de precursores das células NK. É uma neoplasia agressiva com sobrevida média de 14 meses[7,27].

Diagnóstico

O infiltrado celular é denso na derme e no subcutâneo, com frequente distribuição perianexial e perivascular. As células neoplásicas variam em tamanho e formato, de médias pleomórficas a grandes elementos, assemelhando-se a blastos linfoides ou mieloides. Mitose é frequente. As células apresentam fenótipo CD4+, CD56+, CD8-, CD7+/-, CD2+/- e CD45RA+. Não expressam a molécula CD3 na superfície e no citoplasma (CD3s-, CD3c-), tampouco proteínas citotóxicas. As células podem ser TdT+ e CD68+. Marcadores para linhagem granulocítica devem ser negativos (CD33-, MPX-). As células tumorais são negativas para o EBV. Não apresentam reordenamento para os genes do TCR, que se apresentam na configuração germinativa[7,27].

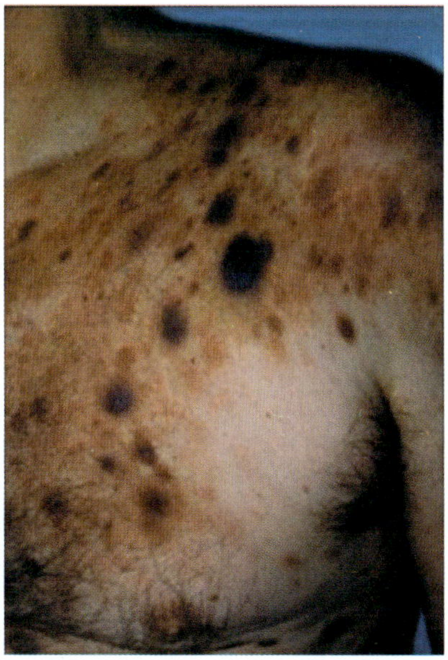

Figura 17. Neoplasia hematodérmica CD4+CD56+. Nódulos arroxeados disseminados.

Tratamento

A abordagem terapêutica é feita com quimioterapia sistêmica que resulta em remissão, de curta duração, com recidivas que não respondem a novos tratamentos. Há evidências de que a doença possa apresentar melhores respostas com esquemas quimioterápicos para leucemias agudas[7,27].

Linfomas cutâneos de células B

Linfoma cutâneo primário de célula B da zona marginal

Quadro clínico

Apresentam-se, habitualmente, como pápulas, placas ou nódulos únicos ou, com mais frequência, múltiplos agrupados. Observa-se predileção pelos membros superiores e menos comumente pelo segmento cefálico e tronco. Este linfoma é considerado parte do amplo grupo de linfomas de células B da zona marginal, extranodal, que comumente acomete mucosa. O imunocitoma e a hiperplasia linfoide folicular com células plasmáticas monotípicas, assim como os raros casos de plasmocitoma, não associados ao mieloma múltiplo (plasmocitoma extramedular da pele), são considerados variantes desse grupo. É mais comum o acometimento de adultos com mais de 40 anos. Têm curso protraído com tendência a recidivas locais. Apresentam sobrevida entre 90 e 100% em 5 anos[7,35,36].

Diagnóstico

Apresentam infiltrado linfocitário difuso, nodular ou formando áreas perivasculares e perianexiais, acometendo a derme até o tecido subcutâneo. Habitualmente, observa-se um "padrão inverso" àquele observado nos centros germinativos dos folículos linfoides, com uma região central mais escura formada por pequenos linfócitos circunscrita por uma área mais clara constituída por células de tamanho médio e citoplasma abundante, semelhantes aos centrócitos (folículos linfoides reativos residuais circundados por manguitos de células tumorais). As células neoplásicas são CD20+, CD79a+, CD10-, CD5-, bcl-2+ e bcl-6-. Entretanto, os centros germinativos reacionais são frequentemente CD10+, bcl-2- e bcl-6+ e, muitas vezes, apresentam células dendríticas foliculares CD21+. Verifica-se monoclonalidade no rearranjo gênico para a cadeia pesada da imunoglobulina (IgH). Translocações cromossômicas envolvendo IGH e MALT1 têm sido demonstradas, entretanto, não constituem marcadores desse grupo[7,35-37].

Tratamento

Lesões únicas podem ser tratadas com radioterapia ou excisão cirúrgica. Quando há associação com infecção pela *Borrelia burgdorferi*, podem ser utilizados antibióticos sistêmicos. Nas lesões múltiplas, estão indicados o clorambucil, o interferon alfa, via subcutânea ou intralesional, e o anticorpo monoclonal anti-CD20, via sistêmica ou intralesional. Nas recidivas frequentes, indica-se corticoterapia tópica ou intralesional[7,35,36,38].

Linfoma cutâneo primário centrofolicular

Quadro clínico

Apresenta predileção pela cabeça (couro cabeludo e região frontal) e tronco (Figura 18). O linfoma descrito no passado como linfoma de Crosti ou "retículo-histiocitoma do dorso", em geral nódulo ou placa, corresponde ao linfoma cutâneo primário centrofolicular. O padrão folicular sugere melhor prognóstico com 95% de sobrevida em 5 anos. O padrão de crescimento difuso e a positividade para bcl-2 relacionam-se com prognóstico menos favorável[7,35,36].

Diagnóstico

Caracteriza-se por padrão de crescimento difuso e/ou folicular, composto por uma mistura variável de pequenas e/ou grandes células clivadas (centrócitos) e grandes células não clivadas (centroblastos) neoplásicas, além de imunoblastos, pequenos linfócitos, histiócitos, eosinófilos e células plasmáticas (Figura 17). Folículos linfoides reacionais lembrando centros germinativos podem estar presentes e, muitas vezes, dificultam o diagnóstico diferencial com os pseudolinfomas. No padrão folicular, as células neoplásicas são CD20+, CD79a+, CD10+, CD5-, CD43-, bcl-2- e bcl-6+. A expressão de CD10 é habitualmente negativa no padrão difuso. As metástases cutâneas de linfoma folicular nodal expressam fortemente a proteína bcl-2 e CD10. Nos folículos, observam-se células dendríticas foliculares CD21+ e CD23+. Demonstra-se monoclonalidade na pesquisa do rearranjo gênico para a cadeia pesada da imunoglobulina. Hipermutação somática dos genes de cadeia leve e pesada é observada, assim como se relata inativação dos genes supressores de tumores p15 e p16 em 10 a 30% dos casos. Não estão associados com translocação t(14;18)[7,35-39].

Tratamento

Radioterapia é o tratamento de escolha. Pode-se indicar excisão cirúrgica de pequenas lesões. Nas lesões cutâneas muito extensas e na doença extracutânea, indica-se quimioterapia. Recentemente, tem-se demonstrado eficácia terapêutica com o uso de anticorpo anti-CD20, intralesional ou sistêmico[38].

Linfoma cutâneo primário difuso de grande célula B, tipo perna

Quadro clínico

Corresponde aproximadamente a 5 a 10% dos linfomas cutâneos de células B, acometendo com mais frequência os membros inferiores, podendo, entretanto, surgir em outras áreas. Afetam predominantemente idosos e, sobretudo, o sexo feminino. As lesões podem ser solitárias ou múltiplas, agrupadas (Figura 19). Tem-se demonstrado sobrevida em 5 anos entre 36 e 100% dos casos. Expressão de bcl-2, múltiplas lesões e acometimento dos dois membros inferiores conferem pior prognóstico[7,35,36,40].

Diagnóstico

Apresentam infiltrado denso de médias a grandes células na derme e no tecido subcutâneo, em geral monomórficas na aparência, com padrão destrutivo de crescimento. As células assemelham-se a imunoblastos e, menos comumente, centroblastos (Figura 20). Figuras de mitose são frequentes. As células neoplásicas são CD20+, CD 79a+, bcl-2+, bcl-6+ e MUM-1/IRF-4+ na maioria dos casos (Figura 21); frequentemente, são CD10-. Verifica-se monoclonalidade no rearranjo gênico para imunoglobulina de cadeia pesada (IgH). Translocação BCL-2/JH não é observada, entretanto, verifica-se, muitas vezes, forte expressão da proteína bcl-2. O perfil de expressão gênica do linfoma da perna assemelha-se ao perfil de células B ativadas do linfoma difuso de grandes células nodal e sistêmico[7,35,36,40].

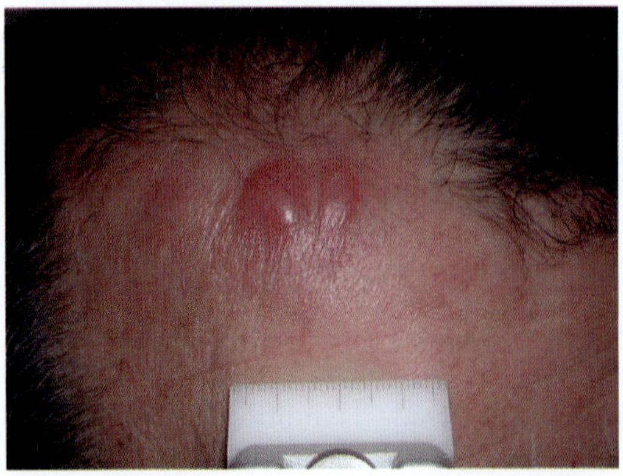

Figura 18. Linfoma cutâneo primário centrofolicular. Nódulo eritematoso infiltrado na fronte.

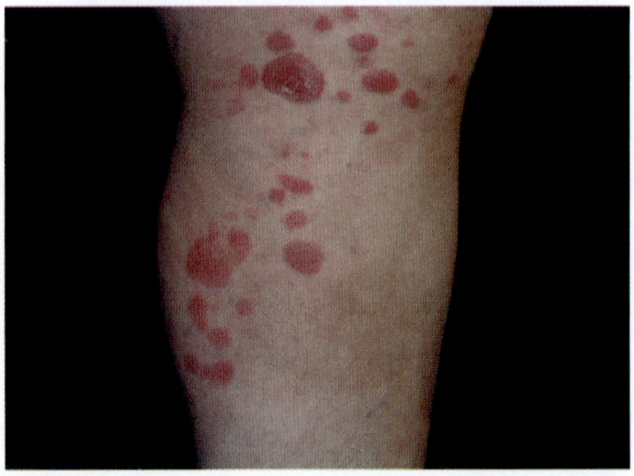

Figura 19. Linfoma cutâneo primário difuso de grande célula B, tipo perna. Pápulas, placas e nódulos eritematovinhosos.

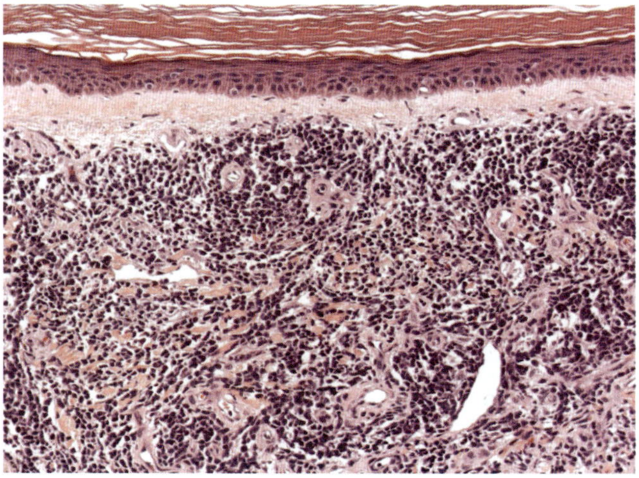

Figura 20. Linfoma cutâneo difuso de grandes células B. Infiltrado linfoide muito denso de linfócitos grandes e atípicos ocupando a derme.

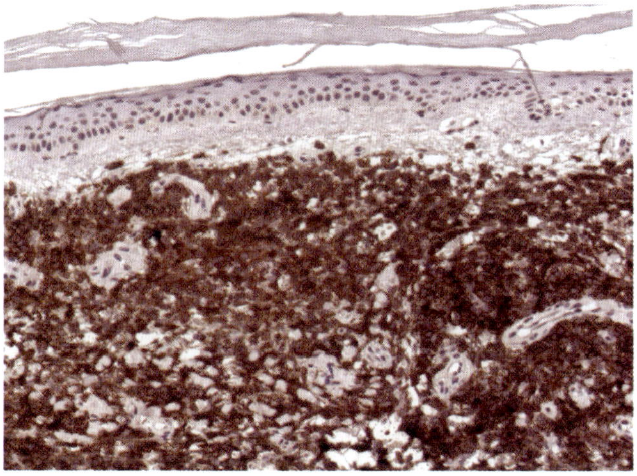

Figura 21. Linfócitos que mostram intensa imunopositividade para CD20, caracterizando seu imunofenótipo B.

Tratamento

O tratamento é o preconizado para o linfoma difuso de grandes células sistêmico, com quimioterapia. Em pequenas lesões únicas, exclusivamente cutâneas, a radioterapia pode ser considerada. O uso sistêmico do anticorpo anti-CD20 tem demonstrado resultados positivos[7,38].

Linfoma cutâneo primário difuso de grande célula B, outro (não perna)

Quadro clínico

As características clínicas são semelhantes ao grupo do linfoma primário de células B da zona marginal e centrofolicular. Estão incluídos nesse grupo raros casos que não completam critérios para a classificação como linfoma primário centrofolicular, assim como para linfoma cutâneo primário difuso de grandes células B tipo perna. Em geral, esses casos correspondem aos linfomas B difusos de grandes células, variante plasmablástico, variante linfoma de células B rico em células T/histiócitos, ou ainda os linfomas sistêmicos com acometimento cutâneo[7,35,36,40].

Linfoma cutâneo primário intravascular de grande célula B

Quadro clínico

É uma doença muito rara com envolvimento sistêmico. As manifestações clínicas são predominantemente neurológicas (85%) e cutâneas e atribuídas à oclusão vascular. A pele está acometida em cerca de um terço dos casos com predileção pelos membros inferiores. Caracteriza-se por placas ou áreas endurecidas, dolorosas, sugestivas de paniculite ou púrpura, eritema reticulado tipo livedo e telangiectasias. O prognóstico é reservado[7].

Diagnóstico

Apresentam numerosos vasos sanguíneos dilatados na derme e tecido subcutâneo, com grandes células linfoides neoplásicas confinadas na luz de vênulas, capilares e arteríolas. As células neoplásicas são CD20+, CD79a+, bcl-2+, bcl-6+ e podem coexpressar CD5 ou CD10[7,35,36].

Tratamento

Quimioterapia sistêmica[7,38].

Granulomatose linfomatoide

Quadro clínico

É um processo linfoproliferativo angiocêntrico e angiodestrutivo de células B positivas para o EBV. Acomete áreas extranodais, sendo a pele o local extrapulmonar acometido com mais frequência. Os pacientes apresentam, habitualmente, sinais e sintomas relacionados ao trato respiratório. As lesões cutâneas apresentam-se como pápulas dérmicas e/ou nódulos subcutâneos eritematosos. As lesões maiores podem se ulcerar. As lesões cutâneas raramente precedem o acometimento pulmonar, podendo ser observadas na ocasião do diagnóstico em cerca de 30% dos casos ou surgirem mais tardiamente. Outros locais de envolvimento incluem cérebro, rins e fígado. Linfonodos e baço são poupados. O prognóstico da doença é variável, com pacientes apresentando desde remissões espontâneas até evolução fatal, habitualmente por envolvimento pulmonar progressivo.

Diagnóstico

Caracteriza-se por um infiltrado linfo-histiocítico angiocêntrico e angiodestrutivo. Vasculite linfocitária é frequente. Necrose fibrinoide da parede vascular, assim como reação granulomatosa secundária à necrose de gordura, podem estar presentes. Enquanto células B são identificadas com facilidade no pulmão, o infiltrado na pele é predominantemente CD3+, CD4+.

Tratamento

A introdução precoce de quimioterapia com ciclofosfamida e prednisona parece melhorar o prognóstico.

Considerações finais

Os linfomas cutâneos, embora raros e indolentes na maioria, podem apresentar morbimortalidade significativas. A abordagem diagnóstica, classificatória e terapêutica depende diretamente da experiência com esse grupo de enfermidades e deve ser feita por equipe multidisciplinar, envolvendo dermatologistas, patologistas, hemato-oncologistas e radioterapeutas.

Referências bibliográficas

1. Willemze R, Jaffe ES, Burg G, Cerroni L, Berti E, Swerdlow SH et al. WHO-EORTC classification for cutaneous lymphomas. Blood. 2005;105:3768-85.
2. Paulli M, Berti E. Cutaneous T-cell lymphomas (including rare subtypes). Current concepts. II. Haematologica. 2004;89:1372-88.
3. Groves FD, Linet MS, Travis LB, Devesa SS. Cancer surveillance series: Non-Hodgkin's lymphoma incidence by histologic subtype in the United States from 1978 through 1995. J Natl Cancer Inst. 2000;92:1240-51.
4. Weinstock MA, Horn JW. Mycosis fungoides in the United States: increasing incidence and descriptive epidemiology. JAMA. 1988;260:42-6.
5. Benlagha K, Wei DG, Veiga J, Teyton L, Bendelac A. Characterization of early stages of thymic NK/T cell development. J Exp Med. 2005;202:485-92.
6. Kim YH, Hess S, Richardson SK, Newton S, Showe LC, Benoit BM et al. Immunopathogenesis and therapy of cutaneous T cell lymphoma. J Clin Invest. 2005;115:798-810.
7. LeBoit PE, Burg G, Weedon D, Sarasin A (eds.). World Health Organization Classification of tumours. Pathology and genetics of skin tumours. IARC Press: Lyon, 2006.
8. Olsen E, Vonderheid E, Pimpinelli N, Willemze R, Kim Y, Knobler R et al. Revisions to the staging and classification of mycosis fungoides and Sezary syndrome: a proposal of the International Society for Cutaneous Lymphomas (ISCL) and the cutaneous lymphoma task force of the European Organization of Research and Treatment of Cancer (EORTC). Blood. 2007;110:1713-22.
9. Furlan FC, Pereira BA, Sotto MN, Sanches JA. Hypopigmented mycosis fungoides versus mycosis fungoides with concomitant hypopigmented lesions: same disease or different variants of mycosis fungoides? Dermatology. 2014;229: 271-4.
10. Fung M, Murphy MJ, Hoss DM, Grant-Kels. Practical evaluation and management of cutaneous lymphoma. J Am Acad Dermatol. 2002;46:325-57.
11. Russell-Jones R. Diagnosing erythrodermic cutaneous T-cell lymphoma. Br J Dermatol. 2005;153:1-5.
12. Whittaker SJ, Marsden JR, Spittle M, Russel-Jones R. Joint British Association of dermatologists and UK Cutaneous Lymphoma Group guidelines for the management of primary cutaneous T-cell lymphomas. Br J Dermatol. 2003;149:1095-107.
13. Sanches JA Jr. Micose fungóide e síndrome de Sézary. Aspectos dermatológicos e suas correlações clínico-patológicas com doença extracutânea e com prognóstico (tese). São Paulo: Faculdade de Medicina da Universidade de São Paulo, 1998.
14. Kazakov DV, Burg G, Kempf W. Clinicopathological spectrum of mycosis fungoides. JEADV. 2004;18:397-415.
15. Kim YH, Chow S, Varghese A. Clinical characteristics and long-term outcome of patients with generalized patch and/or plaque (T2) mycosis fungoides. Arch Dermatol. 1999;135:26-32.
16. Kim YH, Liu HL, Mraz-Gernhard S, Varghese A, Hoppe RT. Long-term outcome of 525 patients with mycosis fungoides and Sezary syndrome: clinical prognostic factores and risk for disease progression. Arch Dermatol. 2003;139:857-66.
17. Zackheim H, Amin S, Kashani-Sabet M, McMilan A. Prognosis in cutaneous T-cell lymphoma by skin stage: long term survival in 489 patients. J Am Acad Dermatol. 1999;40:418-25.
18. van Doorn R, van Haselen CW, van Voorst Vader PC, Geerts ML, Heule F, Rie M et al. Mycosis fungoides. Disease evolution and prognosis of 309 Dutch patients. Arch Dermatol. 2000;136:504-10.
19. Kim YH, Hoppe RT. Mycosis fungoides and the Sezary syndrome. Semin Oncol. 1999;26:276-89.
20. Smoller BR, Santuci M, Wood GS, Whittaker SJ. Histopathology and genetics of cutaneous T-cell lymphoma. Hematol Oncol Clin North Am. 2003;17:1277-311.
21. Diamandidou E, Colome-Grimmer M, Fayad L, Duvic M, Kurzrock R. Transformation of mycosis fungoides/Sezary syndrome: clinical characteristics and prognosis. Blood. 1998;92:1150-9.
22. Wieselthier JS, Koh HK. Sézary syndrome: diagnosis, prognosis and critical review of treatment options. J Am Acad Dermatol. 1990;22:381-401.
23. Liu HL, Hoppe RT, Kholer S, Harvell JD, Reddy S, Kim YH. CD30-positive cutaneous lymphoproliferative disorders: the Stanford experience in lymphomatoid papulosis and primary cutaneous anaplastic large cell lymphoma. J Am Acad Dermatol. 2003;49:1049-58.
24. El Shabrawi-Caelen L, Kerl H, Cerroni L. Lymphomatoid papulosis: reappraisal of clinicopathologic presentation and classification into A, B and C. Arch Dermatol. 2004;140:441-7.
25. Vonderheid EC, Sajjadian A, Kadin ME. Methotrexate is effective therapy for lymphomatoide papulosis and other primary cutaneous CD30-positive lymphoproliferative disorders. J Am Acad Dermatol. 1996;34:470-80.
26. Salhany KE, Macon WR, Choi JK, Elenitsas R, Lessin SR, Felgar RE et al. Subcutaneous panniculitis-like T-cell lymphoma: clinicopathologic, immunophenotypic, and genotypic analysis of alpha/beta and gamma/delta subtypes. Am J Surg Pathol. 1998;22:881-93.
27. Massone C, Chott A, Metze D, Kerl K, Citarella L, Vale E et al. Subcutaneous, blastic natural killer (NK), NK/T-cell and other cytotoxic lymphomas of the skin: a morphologic, immunophenotypic and molecular study of 50 patients. Am J Surg Pathol. 2004;28:719-35.
28. Agnarsson BA, Vonderheid EC, Kadin ME. Cutaneous T-cell lymphoma with suppressor/cytotoxic (CD8) phenotype: identification of rapidly progressive and chronic subtypes. J Am Acad Dermatol. 1990;22:560-77.
29. Bekkenk MW, Vemeer MN, Jansen PM, van Marion AM, Canninga-van Dijk MR, Kluin PM et al. Peripheral T-cell lymphomas unspecified presenting in the skin: analysis of prognostic factors in a group of 82 patients. Blood. 2003;102:2213-9.
30. Toro JR, Liewhr DJ, Pabby N, Sorbara L, Raffeld M, Steinberg SM et al. Gamma-delta T-cell phenotype associated with significantly decrease survival in cutaneous t-cell lymphoma. Blood. 2003;3407-412.
31. von den Driesch P, Coors EA. Localized small to medium-sized pleomorphic T-cell lymphoma: a report of 3 cases stable for years. J Am Acad Dermatol. 2002;46:531-5.
32. Shimoyama M. Diagnostic criteria and classification of clinical subtypes of adult T-cell leukemia-lymphoma: a report from the Lymphoma Study Group (1984-1987). Br J Haematol. 1991;79:428-37.
33. Setoyama M, Katahira Y, Kanzaki T. Clinicopathologic analysis of 124 cases of adult T-cell leukemia/lymphoma with cutaneous manifestations: the smoldering type with skin manifestations has a poorer prognosis than previously thought. J Dermatol. 1999;26:785-90.
34. Yamada Y, Tomonaga M. The current status of therapy for adult T-cell leulemia-lymphoma in Japan. Leuk Lymphoma. 2003;44:611-8.
35. Cerroni L, Kerl H, Gatter K. An illustrated guide to skin lymphoma. Blackwell Science, 1998. p.63-87.
36. Pandolfino TL, Siegel RS, Kuzel TM, Rosen ST, Guitart J. Primary cutaneous B-cell lymphoma: review and current concepts. J Clin Oncol. 2000;18:2152-68.
37. Kerl H, Burg G. Histomorphology and cytomorphology of cutaneous B-cell lymphomas. J Dermatol Surg Oncol. 1984;10:266-70.
38. Zenahlik P, Pink-Fuches R, Kapp KS, Kerl H, Cerroni L. Therapy of primary cutaneous B-cell. Hautarzt. 2000;51:19-24.
39. Kerl H, Fink-Puches R, Cerroni L. Diagnostic criteria of primary cutaneous B-cell lymphomas and pseudolymphomas. Keio J Med. 2001;50:269-73.
40. Grange F, Bekkenk MW, Wechsler J, Meijer CJ, Cerroni L, Bernengo M et al. Prognostic factors in primary cutaneous large B-cell lymphomas: a European multicenter study. J Clin Oncol. 2001;19:3602-10.

Manifestações Cutâneas Paraneoplásicas

17

Luciana de Paula Samorano
Cyro Festa Neto
José Antonio Sanches Junior

SUMÁRIO

Introdução e definições

Manifestações cutâneas de malignidades internas incluem metástases para a pele, genodermatoses associadas à malignidade, dermatoses induzidas por carcinógenos ambientais e dermatoses paraneoplásicas[1,2].

Para que alterações cutaneomucosas sejam consideradas manifestação paraneoplásica, a dermatose deve surgir após o desenvolvimento do tumor maligno, mesmo que este seja assintomático ou oculto, e, junto com ele, deve seguir um curso paralelo, no qual a remoção do tumor resulte na resolução da dermatose, e a recorrência do câncer leve à recidiva[1,3].

As dermatoses consideradas altamente indicativas de paraneoplasia são: *tripe palms*, acroqueratose paraneoplásica de Bazex, papilomatose cutânea e mucosa florida, pênfigo paraneoplásico, eritema *gyratum repens*, eritema necrolítico migratório e hipertricose lanuginosa adquirida[1].

A relevância do reconhecimento destas manifestações está na possibilidade do diagnóstico precoce da malignidade e também de monitoramento[3]. Neste capítulo, elas serão divididas segundo suas características principais[1].

Manifestações cutâneas paraneoplásicas

Dermatoses hiperqueratósicas

Tripe palms

Trata-se de uma dermatose paraneoplásica bastante rara, também conhecida como acantose palmar ou paquidermatoglifia adquirida. Clinicamente, caracteriza-se por queratose palmar, papilomatose ou rugosidade e acentuação dos dermatóglifos e sulcos locais, aspectos que lembram o das vilosidades intestinais, o que explica o termo *tripe palms*. Pode haver acometimento periungueal e, mais raramente, plantar[3,4].

A maioria dos doentes com *tripe palms* (TP) apresenta acantose nigricante associada. Nestes, os tumores mais observados são o carcinoma gástrico e o pulmonar. Em pacientes com TP isolada, o carcinoma pulmonar é a neoplasia mais encontrada (mais de 50%)[5]. Como neoplasias são relatadas em cerca de 90% dos doentes com TP, todos com este diagnóstico devem ser submetidos à extensa investigação para exclusão de malignidade[6].

O tratamento desta manifestação é difícil, devendo-se objetivar o tratamento da neoplasia associada[3].

Acantose nigricante

A acantose nigricante (AN) é uma dermatose relacionada a alterações extracutâneas, benignas ou malignas. A AN benigna é comum e pode ser familiar (hereditária) ou associada com obesidade ou endocrinopatia (resistência à insulina, principalmente). AN associada à malignidade é rara e geralmente ocorre em adultos acima dos 40 anos de idade, não havendo predileção genética, racial ou de gênero conhecida[3,7].

Clinicamente, caracteriza-se por lesões papilomatosas, queratósicas e hiperpigmentadas, com textura aveludada, distribuição simétrica, predominantemente localizadas nas flexuras (Figura 1)[7]. As lesões da AN benigna e maligna são semelhantes, porém costumam diferir quanto à idade de aparecimento, distribuição e evolução. A for-

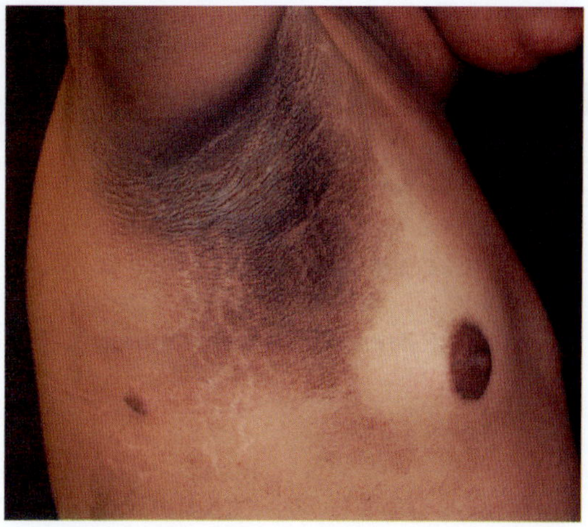

■ **Figura 1.** Placa papilomatosa e acastanhada na região axilar.

ma benigna aparece em indivíduos jovens, com localização flexural e evolução lenta e gradual. Na forma paraneoplásica, a AN aparece, de maneira súbita, em indivíduos mais velhos, com evolução rápida e acometendo áreas atípicas, como lábios, mucosa oral, região umbilical, aréolas e região palmoplantar (hiperqueratose)[8,9]. Frequentemente, acrocórdons são observados dentro das placas aveludadas[9]. Pode haver associação com prurido generalizado em aproximadamente 40% dos doentes. O sinal de Leser-Trélat, a papilomatose cutânea florida e *tripe palms* também podem estar presentes[10,11]. Em aproximadamente 20% dos casos, a dermatose precede o diagnóstico da neoplasia, porém, 60% dos doentes apresentam as manifestações cutâneas na ocasião do diagnóstico do tumor[12].

Vários tipos de neoplasias têm sido associados à AN paraneoplásica. As neoplasias mais comuns são: adenocarcinomas, especialmente do trato gastrointestinal (60% gástrico), pulmão e mama, tendo já sido descritos casos associados aos cânceres de bexiga, pâncreas, esôfago, fígado, próstata, sarcomas, linfomas e outros[12].

O tratamento da AN associada à neoplasia consiste no tratamento do tumor. A maioria dos pacientes apresenta prognóstico ruim, pois os tumores associados geralmente são agressivos[3,12].

Sinal de Leser-Trélat

O sinal de Leser-Trélat (LT) caracteriza-se pelo rápido aparecimento de múltiplas queratoses seborreicas, associado à neoplasia maligna. É de ocorrência rara, sendo mais observado em idosos, sem predileção de gênero e raça[13,14].

Os pacientes com LT podem apresentar, de forma associada, acantose nigricante e prurido generalizado. Os adenocarcinomas são as neoplasias mais comumente associadas ao LT, sobretudo do trato gastrointestinal (32%), seguidos dos processos linfoproliferativos (leucemia, linfoma, síndrome de Sézary e micose fungoide – 21%). O acometimento de outros órgãos, como pâncreas, rins e pulmões, também tem sido relatado[14-16].

Este sinal tem sido associado com malignidades de maior agressividade e pior prognóstico. Quanto ao tratamento, deve-se tratar a neoplasia associada, podendo-se realizar também o tratamento das lesões mais incômodas ao paciente[16].

O termo pseudo-LT tem sido usado para denominar o aparecimento eruptivo de múltiplas queratoses seborreicas, associado a processos não malignos, como gravidez, tumores benignos, infecção pelo vírus da imunodeficiência humana, eritrodermia, acromegalia e uso de quimioterápicos (citarabina)[15].

Papilomatose cutânea e mucosa florida

Trata-se de uma síndrome paraneoplásica obrigatória, rara, em que ocorre o aparecimento eruptivo de numerosas lesões papulonodulares verrucosas, no tronco e nas extremidades. Lesões na mucosa oral e genital também podem ser observadas. Estas lesões são clinicamente indistinguíveis de verrugas virais, embora não haja evidência de infecção pelo papilomavírus humano (HPV). Prurido pode estar presente[17,18].

Outras manifestações paraneoplásicas, como acantose nigricante, sinal de Leser-Trélat e *tripe palms* podem estar associadas[17,18].

Na maioria dos casos, a neoplasia encontrada é o adenocarcinoma gástrico, embora outros tumores tenham também sido relatados, como câncer de mama, do trato hepatobiliar, de ovário, de útero, de próstata e de pulmão, carcinoma espinocelular e linfoma não Hodgkin[17,18].

O tratamento desta dermatose deve ser o do tumor. Outras opções que podem ser associadas são retinoide sistêmico e tratamento tópico com fluorouracil, ácido retinoico, ureia, ácido salicílico, podofilotoxina e nitrogênio líquido[17].

Acroqueratose paraneoplásica de Bazex

A acroqueratose paraneoplásica de Bazex (APB) ou síndrome de Bazex caracteriza-se por placas psoriasiformes simétricas, eritematosas ou violáceas, tipicamente acometendo o nariz, o pavilhão auricular e as extremidades (Figura 2). Frequentemente, associa-se à distrofia ungueal e, nos casos mais graves, surgem lesões também nos cotovelos, joelhos, coxas e braços. Podem ainda ser observados hiperqueratose palmoplantar nas áreas de maior pressão e, raramente, vesículas, bolhas e pústulas. Pela definição, esta dermatose é associada à malignidade, em geral, envolvendo o trato aerodigestivo alto. Ocorre, sobretudo, em homens acima dos 40 anos de idade, predominantemente em brancos, sendo frequente a associação com tabagismo e etilismo[3,19,20].

Os tumores mais frequentemente associados à APB são os carcinomas espinocelulares do trato aerodigestivo superior, sobretudo da cavidade oral, laringe, faringe, pulmão e esôfago[3,20].

Normalmente, o quadro cutâneo é resolvido com o tratamento da neoplasia associada e reaparece com a recidiva do processo neoplásico. Entretanto, em alguns doentes, sobretudo com alterações ungueais, as manifestações dermatológicas podem persistir independentemente da erradicação do tumor[3,19,20].

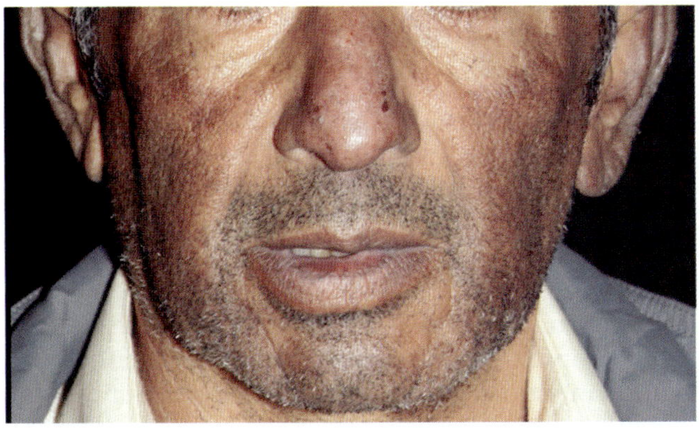

Figura 2. Placas psoriasiformes no dorso do nariz, regiões malares e pavilhões auriculares.

Tilose palmoplantar

Tilose palmoplantar é uma doença caracterizada por alterações na queratinização, manifestando-se como queratodermia palmoplantar. Pode ter origem hereditária ou ser adquirida, e pode estar associada a neoplasias.

A síndrome de Howel-Evans-Clark é uma variante da tilose, de herança autossômica dominante, associada ao elevado risco de desenvolvimento de carcinoma de esôfago[4,21].

Ictiose adquirida

Ictiose adquirida em adultos, de forma súbita, pode ser manifestação paraneoplásica. Não parece haver predileção de raça, é mais comum em homens. Manifesta-se como descamação simétrica, com coloração variável (branca, acinzentada, acastanhada), no tronco e nas superfícies extensoras, tipicamente poupando as flexuras e a região palmoplantar[3,22].

Geralmente, apresenta-se após o diagnóstico da neoplasia, embora possa precedê-la. O tumor mais frequentemente associado é o linfoma de Hodgkin (60 a 80%). Outras neoplasias linfoproliferativas e tumores sólidos também já foram descritos[23].

O tratamento da ictiose adquirida paraneoplásica consiste no uso de agentes tópicos umectantes, emolientes e queratolíticos, além do tratamento da neoplasia associada[3].

Doenças do colágeno

Dermatomiosite

A dermatomiosite (DM) é uma doença inflamatória que afeta a pele e os músculos, embora possa haver dermatomiosite mesmo na ausência de miosite[3,24].

As manifestações clínicas consideradas patognomômicas incluem eritema violáceo periocular (heliótropo) e pápulas eritematoviláceas sobre as articulações interfalângicas (pápulas de Gottron). Outros achados são: poiquilodermia em áreas fotoexpostas, telangiectasias periungueais, prurido e descamação no couro cabeludo[3,24,25].

Aproximadamente 10 a 25% dos pacientes com DM apresentam malignidade associada[26]. Esta dermatose pode ocorrer antes, concomitantemente ou após o diagnóstico da neoplasia, sendo o risco de malignidade maior nos primeiros 3 anos do diagnóstico de DM[27]. As neoplasias mais comumente associadas são: ovário, pulmão, trato gastrointestinal e mama nos países ocidentais; carcinoma nasofaríngeo em países asiáticos e africanos[25]. A incidência é maior após os 45 anos de idade, uma vez que a DM juvenil não parece estar associada à neoplasia[21]. Manifestações que sugerem mais fortemente malignidade incluem necrose cutânea, fraqueza muscular mais grave e refratária ao tratamento com corticoide e ausência de outra doença do colágeno associada[3,25,28].

O tratamento da DM, quando paraneoplásica, deve incluir o da malignidade associada, além do uso de corticoide sistêmico, com ou sem associação de outros imunossupressores[3].

Eritemas reativos

Eritema *gyratum repens*

Eritema *gyratum repens* (EGR) é uma dermatose rara, que afeta principalmente caucasianos, homens (2:1), na 6ª década de vida[4,5].

Caracteriza-se por placas anulares eritematodescamativas, serpiginosas, dispostas em configurações paralelas e concêntricas, migratórias, acometendo o tronco e a região proximal dos membros (Figura 3). As mãos, os pés e a face são geralmente poupados. O prurido é universal e pode ser bastante intenso. Pode estar associada também à ictiose e à hiperqueratose palmoplantar[3].

O EGR é uma das dermatoses paraneoplásicas mais específicas, estando associado com neoplasia na maioria dos pacientes[29]. Carcinoma brônquico (33%) é a neoplasia mais associada com EGR, seguida de câncer de esôfago (8%) e câncer de mama (6%). Em geral, a dermatose precede o diagnóstico da neoplasia[30].

O tratamento do EGR consiste no da neoplasia associada[3].

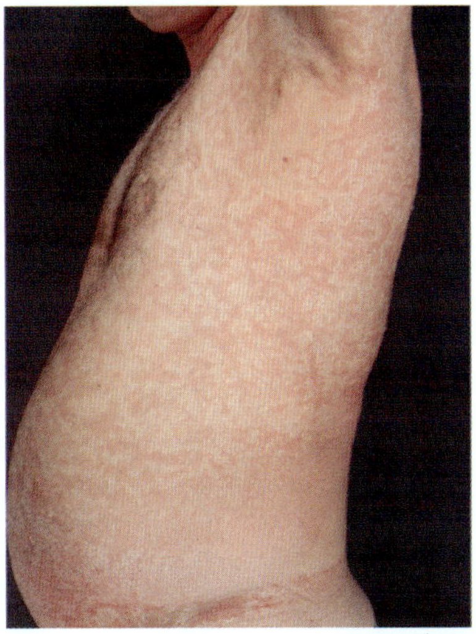

Figura 3. Placas eritematodescamativas, anulares e concêntricas no tronco.

Eritema necrolítico migratório

O eritema necrolítico migratório (ENM) é uma dermatose rara, mais comumente observada em mulheres acima dos 45 anos de idade e frequentemente associada à síndrome glucagonoma. Esta consiste em manifestação paraneoplásica, com ENM, hiperglicemia e tumor pancreático secretor de glucagon (glucagonoma)[4,21].

O quadro clínico do ENM é bastante polimorfo, porém erosões e crostas estão sempre presentes. As lesões iniciais são máculas e placas eritematosas, anulares ou arciformes, que evoluem com bolhas centrais. Estas bolhas se rompem facilmente e coalescem, originando extensas áreas erodidas (Figura 4). A erupção é dolorosa, desaparece e recidiva espontaneamente, durante um curso de semanas. A distribuição das lesões é característica e inclui áreas intertriginosas (principalmente perianal), região centrofacial (sobretudo perioral) e extremidades distais. O acometimento mucoso caracteriza-se por queilite angular, glossite atrófica e estomatite. Pode haver distrofia ungueal. Outras alterações associada são: perda ponderal, diarreia, fraqueza, alterações do estado mental, doença tromboembólica e diabete melito[3,31].

Do ponto de vista laboratorial, observa-se aumento do nível sérico de glucagon e hiperglicemia associada à anemia normocítica e normocrômica. Alteração da função hepática pode estar presente, assim como baixos níveis séricos de aminoácidos, proteína total, albumina e colesterol. Ocasionalmente, o nível sérico de zinco encontra-se diminuído. Quanto às lesões cutâneas, o exame histopatológico é bastante característico[3,31].

A ressecção do tumor é a medida mais importante para a melhora do quadro cutâneo. Medidas para correção de distúrbios nutricionais e para a correção dos níveis séricos de glucagon (p. ex., somatostatina) têm também propiciado melhora da dermatose[31].

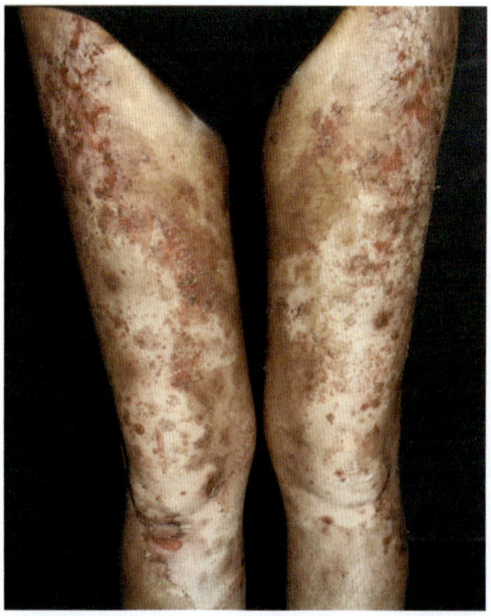

■ **Figura 4.** Placas erodidas e crostosas nos membros inferiores.

Dermatoses neutrofílicas

Síndrome de Sweet

A síndrome de Sweet (SS), também conhecida como dermatose neutrofílica aguda febril, é caracterizada por febre, neutrofilia e placas e nódulos eritematovioláceos, edematosos, com disposição anular, aparência pseudovesiculada ("lesões suculentas"), distribuição assimétrica, localizadas preferencialmente na face, região cervical e membros superiores. A SS apresenta três associações descritas: idiopática ou clássica, associada com doença inflamatória intestinal, infecção da via aérea superior e gestação; induzida por drogas; e associada à malignidade[3,21].

Diferentemente da SS idiopática, a associada à neoplasia não costuma ser precedida por infecção de via aérea superior, pode ocorrer na ausência de neutrofilia (em mais de 50% dos casos), acomete membranas mucosas e apresenta manifestações cutâneas mais graves, muitas vezes com lesões vesiculosas, bolhosas ou ulceradas (Figura 5)[32].

A SS associada à malignidade afeta adultos de meia-idade e ocorre em 20 a 30% dos casos. As neoplasias hematológicas, sobretudo a leucemia mieloide aguda e o linfoma, correspondem a 85% dos casos, embora a associação com tumores sólidos também possa ocorrer, como de mama e cólon[3,33].

A SS costuma responder à corticoterapia sistêmica. Outras opções são o uso de colchicina, dapsona e iodeto de potássio. Recidiva ocorre frequentemente, e a remissão completa só ocorre após o tratamento da neoplasia[3,33].

Pioderma gangrenoso

Pioderma gangrenoso (PG) é uma dermatose neutrofílica crônica, rara, de etiologia desconhecida. A incidência é estimada em 3 a 10 casos por milhão de habitantes por ano. Em 50 a 70% dos casos, há associação com doenças sistêmicas, como doença intestinal inflamatória (DII), neoplasias hematológicas e doenças reumatológicas[34].

De forma geral, a incidência de neoplasia em doentes com PG é baixa (7%), sendo mais observada nos pacientes com manifestações atípicas, como bolhas hemorrági-

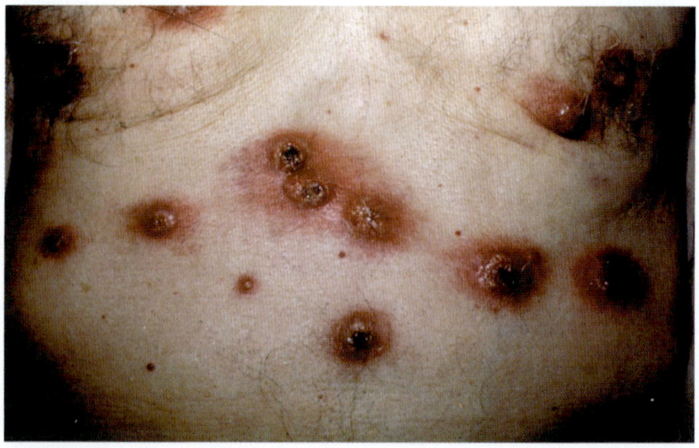

■ **Figura 5.** Placas eritêmato-edêmato-infiltradas, ulceradas, no tronco anterior.

cas, evolução rápida e envolvimento de membros superiores e mãos. Os tumores malignos e pré-malignos mais comumente associados são leucemias, mieloma múltiplo, síndrome mielodisplásica e paraproteinemia por IgA[1,4,21].

A manifestação clássica da doença tem início como uma pústula sobre base eritematosa ou violácea, espontânea ou desencadeada por trauma, que se rompe e evolui para úlcera de crescimento rápido e centrífugo. As principais características da úlcera são bordas descoladas, subminadas, com halo eritematovinhoso, geralmente superficial e com base necrótica, recoberta por secreção seropurulenta. As úlceras costumam ser dolorosas, únicas ou múltiplas, e podem envolver qualquer parte do corpo, sobretudo membros inferiores, tronco e região cefálica. A reepitelização ocorre a partir das margens das úlceras, originando cicatrizes cribriformes, atróficas e pigmentadas. Sintomas sistêmicos, como febre, mal-estar, mialgia e artralgia, podem estar associados[1,34].

O PG apresenta quatro variantes clínicas descritas, sendo elas[34]:

1. Clássica ou ulcerada: manifesta-se principalmente como úlceras de bordas subminadas, com halo eritematoso, em qualquer localização, porém mais frequentes no tronco e nos membros inferiores. Doenças associadas incluem DII, artrites e gamopatias monoclonais.
2. Pustular: trata-se da variante clínica que, em geral, ocorre durante exacerbações da DII. Caracteriza-se por pústulas discretamente dolorosas, com halo eritematoso, sobre área de pele normal, sobretudo na face extensora dos membros, e que podem evoluir para úlceras típicas.
3. Vegetante (granulomatosa superficial): apresenta-se como úlcera superficial, única, não dolorosa, de progressão lenta, sem secreção purulenta, com bordas subminadas ou halo eritematovioláceo, localizada sobretudo no tronco. Em geral, responde a tratamentos menos agressivos e, comumente, não está associada com doenças sistêmicas.
4. Bolhosa: manifesta-se como bolha hemorrágica superficial, principalmente na face e nos membros superiores, que evolui para ulceração e cicatrização. Em geral, está associada a doenças mieloproliferativas.

O diagnóstico é feito por meio de exames dermatológico e anatomopatológico da lesão cutânea, além de culturas para excluir doenças infecciosas. Não existem exames laboratoriais específicos. Além disso, deve-se proceder à investigação das possíveis doenças associadas[34].

O tratamento consiste em cuidados locais, sintomáticos e no uso de corticoterapia sistêmica, associada ou não a anti-inflamatórios, sulfonas, imunossupressores e outras, como drogas anti-TNF-alfa[34,35].

Doenças dérmicas proliferativas

Xantogranuloma necrobiótico

O xantogranuloma necrobiótico (XN) é uma histiocitose de células não-Langerhans, rara, que apresenta associação frequente com doenças hematológicas. Acomete indivíduos de ambos os sexos, mais comumente na 6ª década de vida. Clinicamente, caracteriza-se por placas e nódulos eritêmato-amarelados ou violáceos, múltiplos, infiltrados, dérmicos ou subcutâneos, bem delimitados, que podem apresentar atrofia central. O acometimento periorbitário é a localização mais comum (85%), mas também pode ocorrer em região cefálica, região cervical, na superfície flexora das extremidades e no tronco. Embora a maioria dos casos seja assintomática, pode estar associada a prurido e dor. Ulceração com cicatrização é comum. O acometimento extracutâneo inclui olhos, coração, pulmão, faringe, laringe, músculo esquelético, ovário, rim e intestino[3,36].

Na maioria dos casos (80%), observa-se associação com paraproteinemia, predominantemente por IgG, podendo haver evolução para mieloma múltiplo. Outras associações incluem discrasias de células plasmáticas, doenças linfoproliferarivas e tumores sólidos[3,37].

O XN apresenta, tipicamente, curso crônico e progressivo. O prognóstico depende do grau do envolvimento extracutâneo e da gravidade da malignidade associada. Quimioterapia com agentes alquilantes costuma ser o tratamento de escolha, porém outras opções podem ser usadas, como corticoide oral e intralesional, radioterapia, plasmaférese e outros. Excisão cirúrgica deve ser evitada, pela elevada taxa de recidiva associada[3,36].

Retículo-histiocitose multicêntrica

A retículo-histiocitose multicêntrica (RM) é uma histiocitose não-Langerhans, rara e de etiologia desconhecida[38].

Clinicamente, caracteriza-se por pápulas e nódulos eritematoacastanhados, da cor da pele, com diâmetro variando entre milímetros até 2 cm, localizados sobretudo sobre as superfícies acrais, como nas mãos e na face (orelhas) e, menos comumente, em joelhos, ombros, quadril, cotovelos, pés e dorso. A RM está associada à artropatia destrutiva simétrica, acometendo sobretudo dedos, mãos, punhos e joelhos[3,38].

Cerca de 15 a 30% dos casos de RM estão associados a processos neoplásicos. As neoplasias mais frequentemente associadas incluem tumores sólidos de pulmão, mama, estômago e colo uterino[3].

O tratamento da RM é feito, tradicionalmente, com metotrexato, associado ou não a outros imunossupressores. Drogas imunobiológicas (anti-TNF-alfa) e bifosfonados também têm sido descritos. O curso natural da doença é geralmente de remissão espontânea após alguns anos de atividade, com destruição articular residual. Ressalta-se que este curso não tem forte sincronismo com a atividade do processo neoplásico, quando associado[3,39].

Doenças de depósito dérmico

Escleromixedema

Escleromixedema, também conhecido como líquen mixedematoso generalizado, é um distúrbio fibromucinoso raro. Para ser firmado este diagnóstico, os seguintes critérios devem estar presentes: erupção papulosa generalizada com esclerose; anatomopatológico de lesão cutânea evidenciando deposição de mucina, proliferação de fibroblastos e fibrose; gamopatia monoclonal (paraproteinemia IgG) e ausência de doenças tireoidianas. A doença afeta indivíduos entre 30 e 50 anos de idade, sem predileção por gênero[3,40].

Clinicamente, observam-se pápulas cor da pele, de 2 a 4 mm de diâmetro, distribuídas de modo simétrico nos braços, mãos, tronco superior, face e região cervical. Sulcos longitudinais na glabela e espessamento da pele com depressões centrais sobre as articulações interfalângicas proximais (*doughnut sign* – sinal da rosquinha) são característicos. As membranas mucosas, o couro cabeludo e as palmas são geralmente poupados. As áreas afetadas podem ser eritematosas ou hipocrômicas e assintomáticas. As manifestações sistêmicas incluem disfagia, acometimento laríngeo, fraqueza muscular proximal, neuropatia periférica, síndrome do túnel do carpo e nefropatia[1,3].

Aproximadamente, 80% dos doentes com escleromixedema têm gamopatia monoclonal, mais comumente de IgG tipo gama. A maioria das gamopatias é de significado indeterminado. Não há uma associação definida com nenhuma neoplasia específica, porém os doentes podem apresentar mieloma múltiplo, macroglobulinemia de Waldenström, leucemia, linfomas de Hodgkin e não Hodgkin[1,3].

O curso da doença é crônico e progressivo, com manifestações cutâneas precedendo o acometimento sistêmico. O tratamento é, habitualmente, insatisfatório[1,3].

Amiloidose sistêmica

Amiloidose é uma doença caracterizada pelo depósito extracelular, sistêmico ou focal, de proteínas fibrilares. A amiloidose sistêmica (AS) pode ser classificada em familiar, secundária a processos inflamatórios ou infecciosos e primária ou idiopática. Outra classificação baseia-se na subunidade da proteína amiloide depositada, a amiloidose de cadeia leve é a mais associada à neoplasia, sobretudo mieloma múltiplo. Neste subtipo de amiloidose, há discreta predileção pelo sexo masculino e a idade média é de 65 anos[1].

As manifestações cutâneas mais observadas na amiloidose de cadeia leve (primária) são púrpuras e equimoses, localizadas sobretudo na face (periorbitária) e na região cervical. Outras manifestações cutâneas incluem pápulas, placas, bolhas, nódulos, alopecia e esclerodermia. O acometimento sistêmico afeta língua, coração, trato gastrointestinal, rim, fígado, músculo, ligamentos e nervos. Síndrome do túnel do carpo e macroglossia são achados comuns na AS[1,41].

Aproximadamente, 13 a 16% dos doentes com AS primária também apresentam mieloma múltiplo. Casos de amiloidose também podem ser observados no contexto de neoplasia endócrina múltipla (NEM)[1].

Nos doentes com AS associada ao mieloma múltiplo, o prognóstico é reservado[1].

Doenças bolhosas

Pênfigo paraneoplásico

Pênfigo paraneoplásico (PPN) é uma doença bolhosa autoimune comumente associada com neoplasias linfoproliferativas. A incidência é desconhecida. Afeta ambos os sexos, sem predileção por raça, sendo mais frequente na 5ª década de vida[1,3,42].

Clinicamente, a característica fundamental para o diagnóstico de PPN é a estomatite de difícil tratamento. Esta apresenta-se como erosões e ulcerações que podem afetar toda a superfície da mucosa oral e da orofaringe, sendo, tipicamente, o sinal mais precoce do PPN (Figura 6). Outras mucosas, como ocular e genital, também podem estar acometidas. As lesões cutâneas são bastante variáveis e diferentes morfologias podem ser observadas no mesmo doente, de acordo com o estágio da doença. As principais lesões cutâneas são bolhas flácidas ou tensas, localizadas ou generalizadas, erosões, lesões liquenoides e paroníquia. Quanto aos sintomas sistêmicos, ressalta-se o acometimento pulmonar, caracterizado por dispneia progressiva, com padrão obstrutivo à prova de função pulmonar. Outros órgãos também podem ser acometidos, como tireoide, rins e trato gastrointestinal[3,42].

Na maioria dos casos, está associado com linfoma não Hodgkin (42%), leucemia linfocítica crônica (29%) e doença de Castleman (predominante em crianças). Em dois terços dos casos, o diagnóstico da neoplasia é feito antes do início da dermatose paraneoplásica[3,42].

O diagnóstico é confirmado com a realização de exame anatomopatológico de lesão cutânea (acantólise, dermatite liquenoide e de interface), imunofluorescência direta (deposição de IgG e complemento nos espaços intercelulares epidérmicos e, geralmente, deposição linear ou granular de complemento ao longo da membrana basal) e imunofluorescência indireta (depósito de IgG e complemento com padrão típico de pênfigo em epitélio simples, colunar e transicional). Investigação de neoplasia é mandatório[42,43].

A doença costuma ser de difícil tratamento e apresentar prognóstico ruim. A droga de escolha é corticoide oral, podendo-se associar ciclofosfamida, imunoglobulina intravenosa em dose elevada e/ou rituximabe[3,42,44].

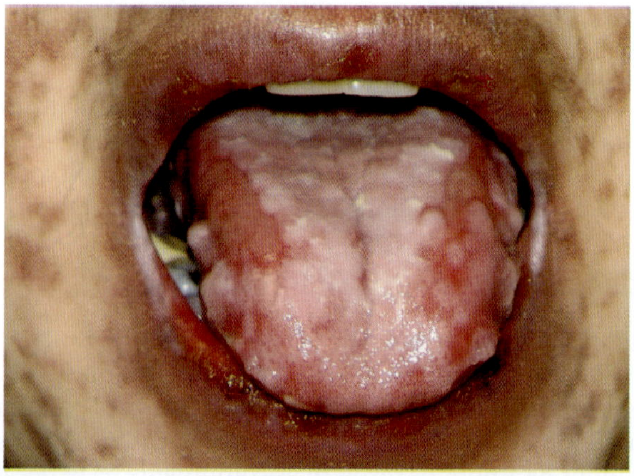

Figura 6. Erosões e crostas nos lábios e mucosa oral. Lesões acastanhadas e liquenoides na região perioral.

Quadro 1. Características clínicas das principais dermatoses paraneoplásicas

Dermatose paraneoplásica	Principal neoplasia associada	Associação com neoplasia (%)	Características principais
Tripe palms	Cânceres de pulmão e gástrico	Próximo a 90	Queratose palmar, rugosidade e acentuação dos dermatóglifos
Acantose nigricante	Adenocarcinomas: intra-abdominal; gástrico (60%)	Desconhecida	Aparecimento tardio, curso rápido. Envolvimento oral
Sinal de Leser-Trélat	Adenocarcinomas do TGI e doenças linfoproliferativas	Desconhecida	Rápido aparecimento de múltiplas queratoses seborreicas
Papilomatose cutânea e mucosa florida	Adenocarcinomas, sobretudo gástrico	100	Aparecimento eruptivo de numerosas lesões papulonodulares verrucosas
Acroqueratose paraneoplásica de Bazex	Carcinoma epidermoide do trato aerodigestivo alto	Próximo a 100	Placas psoriasiformes simétricas, acrais. Paroníquia, onicodistrofia
Tilose palmoplantar	Carcinoma de esôfago	Desconhecida	Queratodermia palmoplantar. Síndrome de Howel-Evans-Clark
Ictiose adquirida	Linfoma de Hodgkin (60-80%)	Desconhecida	Descamação simétrica, no tronco e nas superfícies extensoras, poupando as flexuras e a região palmoplantar
Dermatomiosite	Câncer de ovário, pulmão, TGI e mama nos países ocidentais; carcinoma nasofaríngeo em países asiáticos e africanos	10 a 25	Heliótropo, pápulas de Gottron. Necrose cutânea, fraqueza muscular mais grave e refratariedade ao tratamento
Eritema *gyratum repens*	Carcinoma brônquico (33%), cânceres de esôfago e de mama	Mais de 80	Placas anulares, serpiginosas, em configurações paralelas e concêntricas, migratórias, no tronco e nos membros
Eritema necrolítico migratório	Tumor de pâncreas	Próximo a 100	Lesões em áreas intertriginosas, região centrofacial e extremidades; erosões e crostas sempre presentes
Síndrome de Sweet	Neoplasias hematológicas	20 a 30	Lesões suculentas. Acomete membranas mucosas. Pode haver lesões vesiculosas, bolhosas e ulceradas
Pioderma gangrenoso	Neoplasias hematológicas	7	Manifestações atípicas, de evolução rápida
Xantogranuloma necrobiótico	Paraproteinemia IgG (10% evolução para mieloma múltiplo)	80 (paraproteinemia)	Lesões infiltradas, que podem apresentar atrofia central. Localização mais comum: periorbitária
Retículo-histiocitose multicêntrica	Tumores sólidos de pulmão, mama, estômago e colo de útero	15 a 30	Quadro cutâneo e artropatia destrutiva
Escleromixedema	Paraproteinemia IgG, em geral de significado indeterminado	80 (paraproteinemia)	Pápulas pequenas e da cor da pele. Sulcos longitudinais na glabela. *Doughnut sign*
Amiloidose sistêmica	Mieloma múltiplo. Neoplasia endócrina múltipla	13 a 16 (mieloma múltiplo)	Púrpuras e equimoses, sobretudo na região periorbitária e cervical. Macroglossia; síndrome do túnel do carpo
Pênfigo paraneoplásico	Linfoma não Hodgkin, leucemia linfocítica crônica, doença de Castleman	Próximo a 100	Estomatite de difícil tratamento
Hipertricose lanuginosa adquirida	Carcinomas de pulmão e cólon	Próximo a 100	Aparecimento eruptivo de pelos lanugos, sobretudo na face e pavilhões auriculares
Sinal de Trousseau	Carcinomas de pulmão e pâncreas	50	Cordão ou nódulos eritematosos, em trajeto venoso. Início espontâneo, recorrente e migratório

Outras dermatoses

Hipertricose lanuginosa adquirida

A hipertricose lanuginosa adquirida (HLA) é uma dermatose rara, descrita primeiramente por Turner, em 1865, em uma paciente com câncer de mama. Afeta predominantemente mulheres, entre a 4ª e a 7ª décadas de vida[4,45].

Trata-se de uma condição caracterizada pelo aparecimento relativamente rápido de pelos lanugos (longos, finos e não pigmentados), predominantemente na face e nos pavilhões auriculares e, com menor frequência, no tronco, nas axilas e nas extremidades. Outros achados cutâneos associados incluem lesões esclerodermiformes, acantose nigricante e queratoses seborreicas múltiplas. A proliferação epitelial da mucosa oral pode causar glossodínea, hipertrofia das papilas da língua, pigmentação da mucosa e distúrbios do paladar. Perda ponderal, linfonodomegalia e diarreia também podem estar presentes, porém com menos frequência[4,45].

A HLA é frequentemente associada à neoplasia e, em geral, precede o diagnóstico da malignidade. As neoplasias mais comumente associadas são carcinoma de pulmão e cólon. Carcinoma de mama, adenocarcinoma uterino, linfoma, leucemia e carcinoma de bexiga também já foram associados a esta dermatose. Geralmente, os tumores encontram-se em estágios avançados quando a HLA se manifesta, sendo considerada um marcador de prognóstico ruim[45].

Esta dermatose deve ser diferenciada de outras condições associadas à hipertricose, como hipertireoidismo, porfíria cutânea tardia, tricodisplasia espinulosa e uso de algumas drogas, como ciclosporina, corticoides, minoxidil, interferon, espironolactona, cetuximabe e fenitoína[4,45].

Tromboflebite migratória (ou sinal de Trousseau)

Diferentemente das tromboflebites superficiais dos membros inferiores, o sinal de Trousseau caracteriza-se por início espontâneo, recorrente e migratório. Está, geralmente, associado aos processos neoplásicos, particularmente carcinoma de pâncreas, pulmão e estômago. Outros tumores também já foram descritos, como de próstata, fígado, cólon, vesícula biliar, ovário, linfoma e leucemia[46].

Acredita-se que o mecanismo etiopatogênico esteja relacionado a um estado de pró-coagulação intravascular generalizado, com aumento dos níveis de fatores pró-coagulantes e alteração da cascata de fibrinólise; a resposta à terapia anticoagulante convencional é insatisfatória[46].

As lesões são caracterizadas por cordão infiltrativo ou nódulos eritematosos, acompanhados de calor local, em trajeto venoso. Em geral, são múltiplas e restritas a pequenas extensões vasculares, acometendo vários segmentos do corpo, especialmente os membros superiores, a região cervical e o tronco[46].

O quadro cutâneo pode ser a única manifestação clínica que sugira o diagnóstico de neoplasia, geralmente metastática e com prognóstico desfavorável[46].

Considerações finais

Manifestações cutâneas paraneoplásicas apresentam características clínicas peculiares (Quadro 1). Apresentação súbita, curso rápido, apresentação clínica atípica e lesões cutâneas exuberantes devem suscitar a suspeita de possível associação de neoplasia. Nestes casos, uma investigação sistêmica deve ser realizada. Embora as condições cutâneas não sejam específicas na maioria das vezes, em muitos casos ocorrem manifestações paralelas ao curso clínico da neoplasia. O reconhecimento deste grupo de dermatoses pode ser uma oportunidade para diagnóstico precoce, tratamento de neoplasias, monitoramento de recidiva tumoral e avaliação da resposta terapêutica.

Referências bibliográficas

1. Chung VQ, Moschella SL, Zembowicz A, Liu V. Clinical and pathologic findings of paraneoplastic dermatoses. J Am Acad Dermatol. 2006;54:745-62; quiz 763-746.
2. Rubegni P, Feci L, Fimiani M. Three simultaneous paraneoplastic skin manifestations in a patient with renal angiosarcoma. Clin Exp Dermatol. 2014;39(4):553-54.
3. Shah A, Jack A, Liu H, Hopkins RS. Neoplastic/paraneoplastic dermatitis, fasciitis, and panniculitis. Rheum Dis Clin North Am. 2011;37:573-92.
4. Silva JA, Mesquita K de C, Igreja AC, Lucas IC, Freitas AF, Oliveira SM et al. Paraneoplastic cutaneous manifestations: concepts and updates. An Bras Dermatol. 2013;88(1):9-22.
5. Ramos ESM, Carvalho JC, Carneiro SC. Cutaneous paraneoplasia. Clin Dermatol. 2011;29:541-7.
6. Costa MC, Martinez NS, Belicha MG, Leal F. Acanthosis nigricans and "tripe palm" as paraneoplastic manifestations of metastatic tumor. An Bras Dermatol. 2012;87(3):498-500.
7. Moore RL, Devere TS. Epidermal manifestations of internal malignancy. Dermatol Clin. 2008;26:17-29, vii.
8. Mascitti M, Santarelli A, Albanese A, Campisi G, Muzio LL. Paraneoplastic acanthosis nigricans maligna. Ann Stomatol (Roma). 2013;4(Suppl 2):29.
9. Schwartz RA. Acanthosis nigricans. J Am Acad Dermatol. 1994;31(1):1-19; quiz 20-12.
10. Brinca A, Cardoso JC, Brites MM, Tellechea O, Figueiredo A. Florid cutaneous papillomatosis and acanthosis nigricans maligna revealing gastric adenocarcinoma. An Bras Dermatol. 2011;86(3):573-7.
11. Vilas-Sueiro A, Suarez-Amor O, Monteagudo B, de Las Heras C. Malignant acanthosis nigricans, florid cutaneous and mucosal papillomatosis, and tripe palms in a man with gastric adenocarcinoma. Actas Dermosifiliogr. 2015;106(5):438-9.
12. Krawczyk M, Mykala-Ciesla J, Kolodziej-Jaskula A. Acanthosis nigricans as a paraneoplastic syndrome. Case reports and review of literature. Pol Arch Med Wewn. 2009;119(3):180-3.
13. Holdiness MR. On the classification of the sign of Leser-Trelat. J Am Acad Dermatol. 1988;19(4):754-7.
14. Ellis DL, Yates RA. Sign of Leser-Trelat. Clin Dermatol. 1993;11:141-8.
15. Kowalzick L, Truhm B, Eickenscheidt L. Sign and pseudo-sign of Leser-Trelat. J Drugs Dermatol. 2014;13:14.
16. Husain Z, Ho JK, Hantash BM. Sign and pseudo-sign of Leser-Trelat: case reports and a review of the literature. J Drugs Dermatol. 2013;12:e79-87.
17. Janniger EJ, Schwartz RA. Florid cutaneous papillomatosis. J Surg Oncol. 2010;102(6):709-12.
18. Klieb HB, Avon SL, Gilbert J, Sade S, Enepekides D. Florid cutaneous and mucosal papillomatosis: mucocutaneous markers of an underlying gastric malignancy. J Clin Oncol. 2013;31:e218-219.
19. Valdivielso M, Longo I, Suarez R, Huerta M, Lazaro P. Acrokeratosis paraneoplastica: Bazex syndrome. J Eur Acad Dermatol Venereol. 2005;19:340-4.
20. Fleming JD, Stefanato CM, Attard NR. Bazex syndrome (acrokeratosis paraneoplastica). Clin Exp Dermatol. 2014;39(8):955-6.
21. Ehst BD, Minzer-Conzetti K, Swerdlin A, Devere TS. Cutaneous manifestations of internal malignancy. Curr Probl Surg. 2010;47:384-445.
22. Okulicz JF, Schwartz RA. Hereditary and acquired ichthyosis vulgaris. Int J Dermatol. 2003;42:95-8.
23. Levy O, Tishler M. Acquired ichthyosis as the primary manifestation of renal cell carcinoma. Isr Med Assoc J. 2009;11(2):121-2.
24. Auriemma M, Capo A, Meogrossi G, Amerio P. Cutaneous signs of classical dermatomyositis. G Ital Dermatol Venereol. 2014;149:505-17.
25. Zahr ZA, Baer AN. Malignancy in myositis. Curr Rheumatol Rep. 2011;13(3):208-15.
26. Pelosof LC, Gerber DE. Paraneoplastic syndromes: an approach to diagnosis and treatment. Mayo Clin Proc. 2010;85:838-54.
27. Callen JP. When and how should the patient with dermatomyositis or amyopathic dermatomyositis be assessed for possible cancer? Arch Dermatol. 2002;138:969-71.

28. Fardet L, Dupuy A, Gain M, Kettaneh A, Chérin P, Bachelez H et al. Factors associated with underlying malignancy in a retrospective cohort of 121 patients with dermatomyositis. Medicine (Baltimore). 2009;88(2):91-7.
29. Rongioletti F, Fausti V, Parodi A. Erythema gyratum repens is not an obligate paraneoplastic disease: a systematic review of the literature and personal experience. J Eur Acad Dermatol Venereol. 2014;28(1):112-5.
30. Stone SP, Buescher LS. Life-threatening paraneoplastic cutaneous syndromes. Clin Dermatol. 2005;23:301-6.
31. Chastain MA. The glucagonoma syndrome: a review of its features and discussion of new perspectives. Am J Med Sci. 2001;321(5):306-20.
32. Cohen PR, Kurzrock R. Sweet's syndrome revisited: a review of disease concepts. Int J Dermatol. 2003;42:761-78.
33. Raza S, Kirkland RS, Patel AA, Shortridge JR, Freter C. Insight into Sweet's syndrome and associated-malignancy: a review of the current literature. Int J Oncol. 2013;42(5):1516-22.
34. Cozzani E, Gasparini G, Parodi A. Pyoderma gangrenosum: a systematic review. G Ital Dermatol Venereol. 2014;149:587-600.
35. Teagle A, Hargest R. Management of pyoderma gangrenosum. J R Soc Med. 2014;107:228-36.
36. Fernandez-Herrera J, Pedraz J. Necrobiotic xanthogranuloma. Semin Cutan Med Surg. 2007;26:108-13.
37. Ugurlu S, Bartley GB, Gibson LE. Necrobiotic xanthogranuloma: long-term outcome of ocular and systemic involvement. Am J Ophthalmol. 2000;129:651-7.
38. Baek IW, Yoo SH, Yang H, Park J, Kim KJ, Cho CS. A case of multicentric reticulohistiocytosis. Mod Rheumatol. 2014:1-4.
39. De Knop KJ, Aerts NE, Ebo DG, Van Offel JF, Stevens WJ, De Clerck LS. Multicentric reticulohistiocytosis associated arthritis responding to anti-TNF and methotrexate. Acta Clin Belg. 2011;66(1):66-9.
40. Rongioletti F, Rebora A. Updated classification of papular mucinosis, lichen myxedematosus, and scleromyxedema. J Am Acad Dermatol. 2001;44:273-81.
41. Gertz MA. Immunoglobulin light chain amyloidosis: 2014 update on diagnosis, prognosis, and treatment. Am J Hematol. 2014;89(12):1132-40.
42. Frew JW, Murrell DF. Paraneoplastic pemphigus (paraneoplastic autoimmune multiorgan syndrome): clinical presentations and pathogenesis. Dermatol Clin. 2011;29:419-25, viii.
43. Sehgal VN, Srivastava G. Paraneoplastic pemphigus/paraneoplastic autoimmune multiorgan syndrome. Int J Dermatol. 2009;48:162-9.
44. Wade MS, Black MM. Paraneoplastic pemphigus: a brief update. Australas J Dermatol. 2005;46:1-8; quiz 9-10.
45. Worsnop F, Campalani E. Paraneoplastic hypertrichosis lanuginosa acquisita: a delayed presentation in quiescent chronic lymphocytic leukaemia. Clin Exp Dermatol. 2014;39(5):669-70.
46. Varki A. Trousseau's syndrome: multiple definitions and multiple mechanisms. Blood. 2007;110:1723-9.

Doenças Infecciosas e Parasitárias

Editores:
Aluísio Augusto Cotrim Segurado
Marcos Boulos
Maria Aparecida Shikanai Yasuda

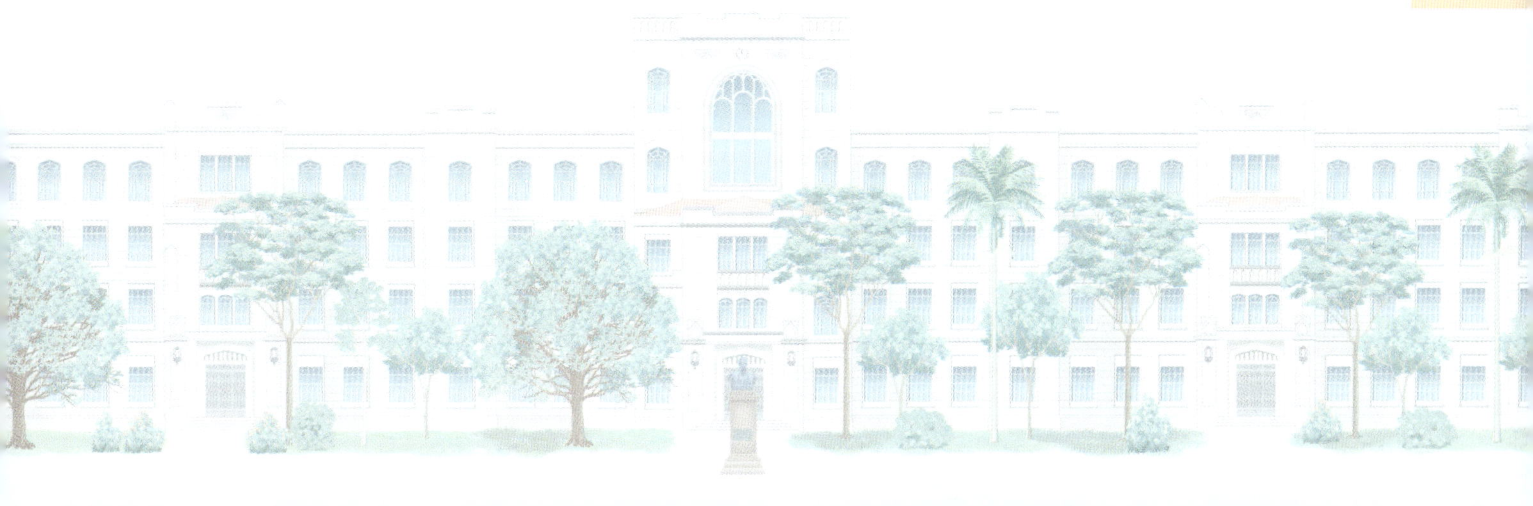

1 Doenças Exantemáticas

Maria Ivete Castro Boulos
Marta Heloísa Lopes

SUMÁRIO

Introdução

Neste capítulo, enfocam-se as doenças infecciosas cujo diagnóstico clínico diferencial se dá pelas características do exantema.

Nesse grupo de doenças, a classificação baseia-se no tipo de exantema:

1) Exantema maculopapular:
- Sarampo.
- Rubéola.
- Exantema súbito.
- Eritema infeccioso.
- Dengue.

2) Exantema papulovesiculoso:
- Varicela.
- Herpes zóster.
- Infecção por herpes simples.

Sarampo

Definição

Doença infectocontagiosa, prevenível por vacina, caracterizada por quadro febril e catarral seguido de exantema maculopapular. Tem duração de cerca de 2 semanas e evolução benigna na maioria dos casos.

Agente etiológico

O vírus do sarampo pertence ao grupo dos paramixovírus, RNA vírus, e caracteriza-se pelo seu efeito citopático em cultura de células, com aparecimento de células gigantes multinucleadas com inclusões eosinofílicas.

Epidemiologia

A proteção pelos anticorpos (IgG) maternos transferida para o feto dura até por volta do 6º mês e, a partir desse período, a criança é considerada suscetível ao vírus. Como em quase todas as infecções de transmissão respiratória, a maioria dos casos ocorre mais frequentemente em fim de inverno e início da primavera.

Nos países em desenvolvimento, atinge com maior frequência crianças menores de 3 anos de idade, com morbidade e mortalidade elevada em menores de 1 ano. Em países desenvolvidos, na era pré-vacinal, os casos observados comprometiam crianças maiores.

A doença é de alta transmissibilidade, ocorrendo casos secundários em torno de 90% dos suscetíveis expostos ao ambiente contaminado.

A transmissão se dá por contato direto, por meio das gotículas de Pflügge, que podem permanecer infectantes por várias horas. Vale lembrar que não existe estado de portador assintomático da doença e que o número de casos subclínicos é muito baixo.

Com cobertura vacinal adequada, o comportamento epidemiológico da doença tende a mudar tanto em países desenvolvidos como naqueles menos desenvolvidos. Observa-se redução no aparecimento da doença, diminuição da circulação do vírus selvagem e aumento da faixa etária em que ocorre a infecção.

No Brasil, a queda observada da taxa de incidência de sarampo é relevante: em 1980 = 83,4:100.000 habitantes, e no ano 2000 = 0,02:100.000 habitantes.

A partir de 2001, não ocorreram mais casos autóctones de sarampo no Brasil. O país registrou alguns casos esporádicos importados até 2006, quando novamente foram diagnosticados casos sem confirmação do local de importação. Desde então, vêm ocorrendo casos principalmente em Pernambuco e, mais recentemente, no Ceará. Até setembro de 2014, foram notificados 387 casos de sarampo no Brasil, sendo 356 no estado do Ceará. Destes casos, 25% ocorreram em menores de 1 ano de idade e 47% em indivíduos na faixa etária de 10 a 29 anos.

O sarampo foi declarado eliminado nos Estados Unidos em 2000, mas vários casos da infecção foram registrados nos últimos anos. Em dezembro de 2014, teve início um surto da doença nos parques temáticos do Estado da Califórnia, que se estendeu para outras regiões do país, comprometendo crianças, adolescentes e adultos jovens, sendo a maioria deles não vacinados. Dessa maneira, ressalta-se a importância de vacinação para viajantes.

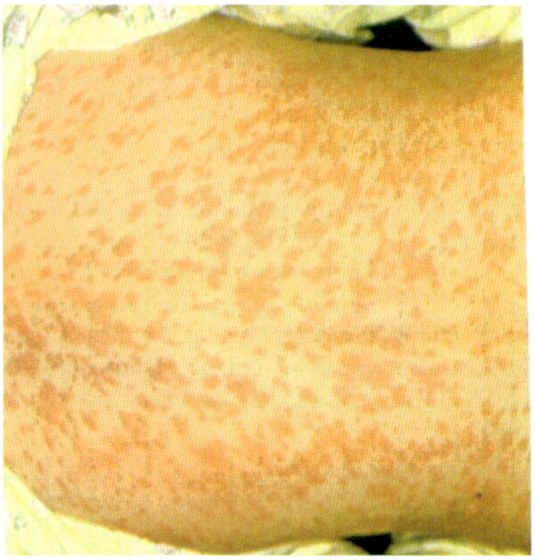

Figura 1. Sarampo. Morbillivirus. Família Paramyxoviridae.

Quadro clínico

O período prodrômico dura de 4 a 7 dias e se manifesta com febre e sintomas catarrais (tosse, coriza, conjuntivite) e outras manifestações sistêmicas e inespecíficas (cefaleia, prostração, mialgias, dores abdominais, vômitos e diarreia).

A maior transmissibilidade ocorre nesse período. O aparecimento das manchas de Koplik (pontos esbranquiçados na mucosa oral, oposta aos molares) ocorre no fim do período prodrômico, precedendo até 48 horas o aparecimento do exantema e firmando o diagnóstico de sarampo (Figura 1).

O período exantemático se caracteriza com o aparecimento do exantema, sendo primeiramente observado em região retroauricular e se estendendo para face e pes-

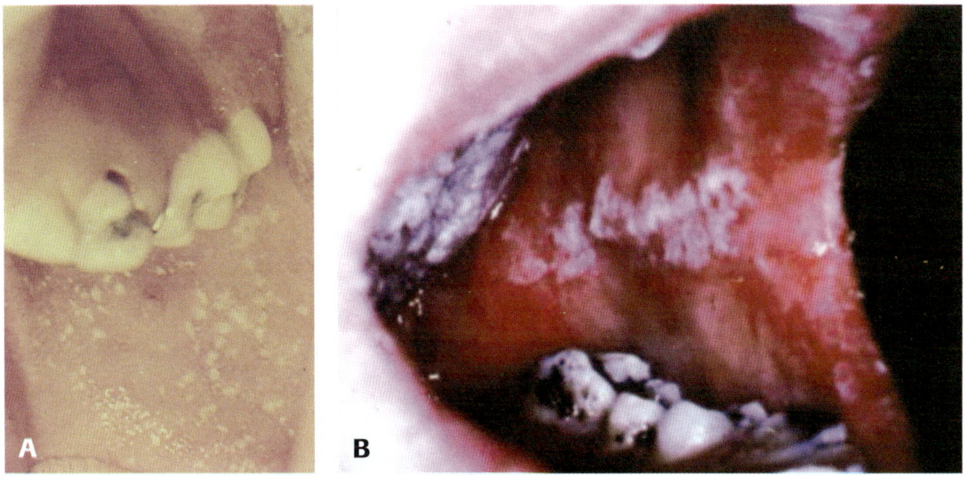

Figura 2. (A) Koplik. (B) Candidíase oral.

coço. O exantema é maculopapular, morbiliforme, podendo confluir em face e tronco (Figura 2). Em torno do 3º dia, o exantema se manifesta em todo o corpo. A vermelhidão da face, associada a conjuntivite, edema palpebral, fotofobia e coriza, caracteriza o fácies da doença (sarampenta) (Figura 3).

A febre, inicialmente elevada, tende a cair a partir do 2º dia de erupção, com melhora dos sintomas gerais, e o sinal de Koplik desaparece nesse período. Por volta do 5º dia, o exantema tende a escurecer e descamar, com aspecto furfuráceo, regredindo em cerca de 7 dias. A tosse seca pode persistir por várias semanas e, se houver persistência da febre nesse período, deve-se alertar para a vigência de complicações.

Período de transmissibilidade

O contágio pelas secreções respiratórias ocorre desde 4 dias antes dos primeiros sintomas até cerca de 5 a 7 dias após o aparecimento do exantema.

A infecção pelo vírus do sarampo pode levar a um comprometimento transitório da imunidade celular, evidenciado pela negativação do teste de Mantoux e reativação de tuberculose preexistente.

Em crianças desnutridas, há maior ocorrência de diarreia e de complicações bacterianas, com maior índice de letalidade.

Em indivíduos imunodeprimidos, incluindo os infectados pelo HIV, o sarampo pode cursar como doença grave de alta morbidade e letalidade.

Na gestação, a infecção pelo vírus do sarampo pode levar a aborto espontâneo, parto prematuro e, mais raramente, a malformação congênita.

Complicações

A complicação mais comum do sarampo é a otite média aguda. Os agentes infecciosos implicados são aqueles que comumente ocorrem na faixa etária comprometida (pneumococo e *H. influenzae*).

O comprometimento do trato respiratório pelo vírus do sarampo pode ocorrer em qualquer fase da doença, com o padrão radiológico de pneumonite intersticial.

A broncopneumonia (a partir do auge do período exantemático) é a complicação mais grave do sarampo.

O comprometimento do SNC é raro e pode se manifestar de duas formas diferentes:

1) A meningoencefalite do sarampo ocorre em 1:1.000 casos, em qualquer fase da doença, com letalidade de 15%, sendo que os pacientes se recuperam totalmente em 60% dos casos e 25% apresentam sequelas permanentes (motoras ou mentais).

2) A panencefalite esclerosante subaguda (Peesa) ocorre raramente (1:100.000 casos) como uma manifestação tardia, anos após o quadro da doença. Relaciona-se à persistência do vírus modificado, levando à evolução insidiosa grave e fatal.

Diagnóstico diferencial

O diagnóstico diferencial do sarampo é feito com outras doenças exantemáticas (Figuras 4 e 5, Quadro 1).

Diagnóstico laboratorial

É possível confirmar o diagnóstico de sarampo por meio de métodos diretos e indiretos.

Os métodos diretos correspondem ao isolamento do vírus em sangue, urina e secreções respiratórias e não são utilizados rotineiramente na prática clínica.

Os métodos indiretos correspondem aos testes sorológicos, dos quais o mais frequentemente utilizado é o imunoenzimático (ELISA). Pode ser empregado na fase aguda para detecção dos anticorpos da classe IgM.

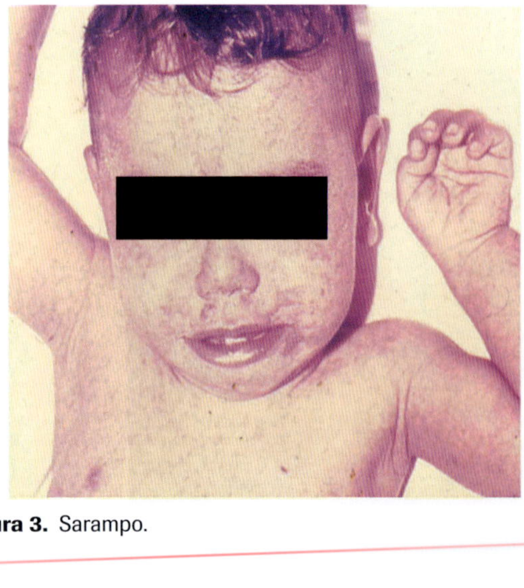

Figura 3. Sarampo.

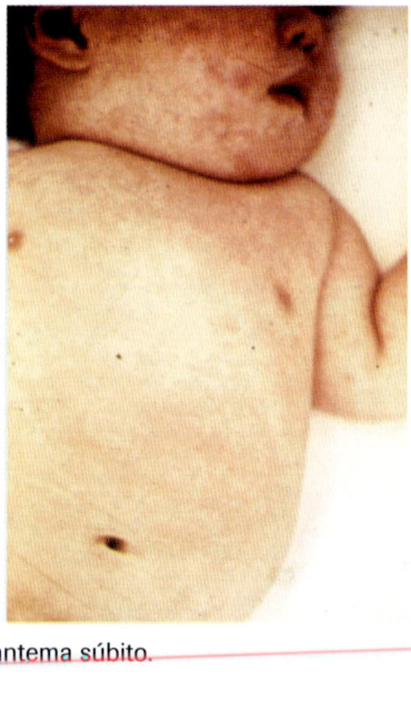

Figura 4. Exantema súbito.

Os anticorpos da classe IgG são duradouros e permitem o diagnóstico de infecção pregressa na ausência do IgM.

Embora o quadro clínico seja altamente sugestivo, em situações de vigilância epidemiológica, faz-se necessária a confirmação laboratorial.

O sarampo é doença de notificação compulsória.

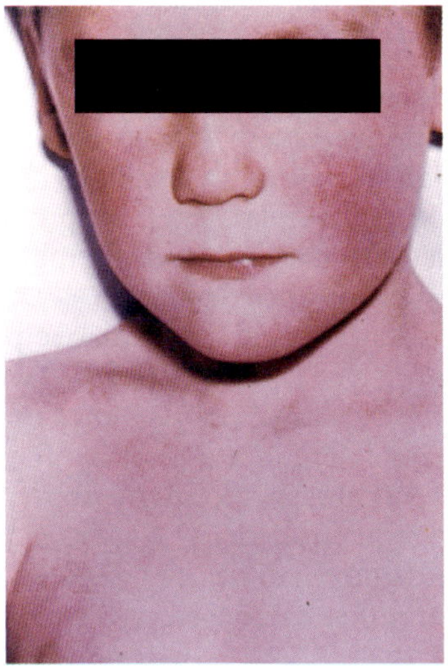

Figura 5. Eritema infeccioso.

Tratamento

Não existe tratamento etiológico para o sarampo e não se indica antibiótico para profilaxia das complicações bacterianas.

A terapêutica com sintomáticos pode ser instituída.

Profilaxia

É feita com imunizações ativa e passiva. A imunidade ativa adquirida pela infecção natural ou pela vacina persiste para toda a vida. A presença de anticorpos maternos interfere com a resposta à vacina contra sarampo e, por essa razão, indica-se a vacinação a partir dos 12 meses de vida, ocasião em que se associa às da caxumba e da rubéola (tríplice viral). Uma segunda dose é administrada aos 15 meses de idade, associada às da caxumba, rubéola e varicela (tetra viral).

A vacina de sarampo também deve ser indicada para todas as pessoas nascidas a partir de 1960 e puérperas suscetíveis. Como se trata de vacina de vírus vivos atenuados, é contraindicada para gestantes e imunodeprimidos.

Indica-se a imunoglobulina humana normal (dose = 0,2 a 0,6 mL/kg em dose única – IM) em situações de pacientes imunodeprimidos suscetíveis que tiveram contato recente com doentes de sarampo.

Quadro 1. Diagnóstico diferencial dos exantemas maculopapulares

	Agente etiológico	PI	Pródromos	Exantema	Complicações	Diagnóstico	Prevenção	Notificação compulsória
Sarampo	Paramixovírus	8-12 dias	Sintomas catarrais	Maculopapular crânio-caudal 3º dia = generalizado, conflui/descama	Otite Pneumonia Encefalite	Clínico (Koplik) Epidemiológico Sorológico (ELISA, IH F.C)	Ativa (vacina) Passiva (IG. Glob.)	Sim
Rubéola	Rubivírus (RNA)	14-21 dias	Leve e mais frequente em adultos	Maculopapular leve segmentar/ pode descamar	Artrite Trombocitopenia Encefalite SRC*	Clínico Sorológico (ELISA, H.A)	Ativa (vacina isolada ou MMR)	Sim (síndrome da rubéola congênita)
Exantema súbito (Figura 4)	Herpesvírus HVH-6 (DNA)	10-15 dias	Febre alta, irritabilidade	Maculopapular tronco fugaz	Convulsões febris	Clínico Sorológico (IF)		Não
Eritema infeccioso (Figura 5)	Parvovírus B-19 (DNA)	6-18 dias	Febre, mialgias	Maculopapular confluente (cara de palhaço) rendilhado Reaparece aos estímulos	Crise aplástica Artrite	Clínico Sorológico (ELISA)		Não
Dengue**	Arbovírus		Febre, mialgia intensa, dor retroocular	Morbiliforme e/ou petequial	Hemorragia Choque	Sorológico	Medidas ambientais	Sim

*SRC: síndrome da rubéola congênita.
**Para mais informações sobre a doença, consultar capítulo Dengue e Febre Amarela.

Rubéola

Definição

Doença infectocontagiosa que acomete crianças e adultos, com evolução benigna, destacando-se sua importância epidemiológica quando acomete gestantes, pelo potencial teratogênico do vírus.

Agente etiológico

É um rubivírus (RNA), da família Togavirus, que nem sempre mostra efeito citopático, mas que apresenta efeito de interferência, bloqueando outros vírus.

Epidemiologia

A doença ocorre por transmissão respiratória, por meio de secreções da nasofaringe de pacientes infectados. A apresentação assintomática é frequente e constitui um problema de saúde pública, e cerca de 40% os casos evoluem sem manifestação clínica aparente.

A rubéola tem distribuição mundial, e epidemias podem ocorrer principalmente em locais de aglomeração. A notificação da síndrome da rubéola congênita é obrigatória.

Antes da cobertura vacinal adequada, a doença atingia mais frequentemente crianças. Em adolescentes e adultos jovens do sexo feminino, com atividade sexual e reprodutiva, há o risco de ocorrência da síndrome da rubéola congênita, relacionada ao tempo gestacional por ocasião da infecção. Como a confirmação laboratorial desses casos é necessária, pode-se afirmar que, desde 2009, em decorrência das campanhas vacinação em massa, não há registros de casos no Estado de São Paulo.

O Quadro 2 mostra o percentual das alterações relacionadas ao vírus da rubéola de acordo com aquisição de infecção no período gestacional. A relação do vírus da rubéola com teratogênese foi observada pela primeira vez em 1941.

Quadro 2. SRC – Caracteriza-se por alterações oculares, cardíacas, microcefalia e retardo mental*

Tempo gestacional	Frequência	Comportamento fetal
1º ao 2º mês	40 a 60%	Abortamento/defeitos múltiplos
3º mês	40 a 35%	Anomalia cardíaca/ surdez
4º mês	10%	Defeito único
5º mês	≤ 10%	Surdez

* Manifestações tardias: diabetes, defeitos do DNPM, eliminação crônica do vírus

Fisiopatogenia

A porta de entrada do vírus é a mucosa da nasofaringe e, a partir dos linfonodos locais, onde os vírus se multiplicam, inicia-se a viremia. O período de incubação (PI) é de 14 a 21 dias, e durante a 1ª semana pós-exposição não há sintomas; a partir da 2º semana pode-se notar adenomegalia occipital e retroauricular.

Quadro clínico

Em adolescentes e adultos jovens, predominantemente do sexo feminino, podem ocorrer sintomas prodrômicos, como cefaleia, mal-estar, conjuntivite e febre, associados a adenomegalia (Figura 6). Esses pródromos podem durar até 3 dias. Em crianças, o exantema pode ser a primeira manifestação clínica da doença, acompanhado por febre baixa e adenomegalia cervical, occipital, pré e retroauricular.

O exantema da rubéola é preferencialmente maculopapular, com início em face e pescoço. Tem características peculiares, como aspecto segmentar (quando compromete novo segmento, torna-se atenuado no anterior), raramente descama e não conflui (Figura 7).

A febre geralmente não é elevada e persiste por poucos dias.

Apesar de não ser patognomônico, o sinal de Forscheimer (petéquias em palato) e a adenomegalia retroauricular são característicos da doença. A artralgia aparece predominantemente em jovens do sexo feminino e acomete as pequenas articulações, podendo evoluir para artrite.

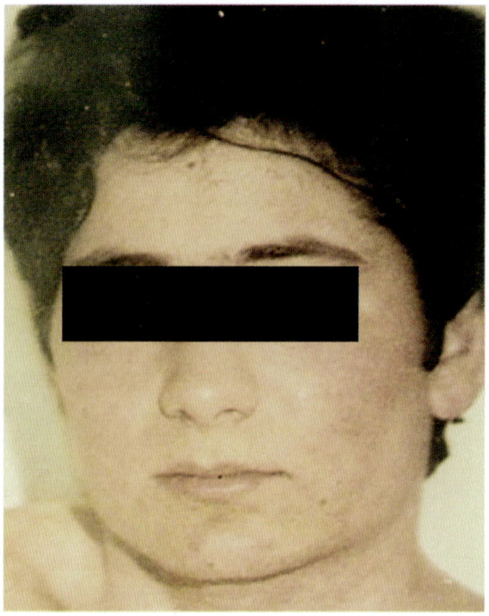

Figura 6. Rubéola.

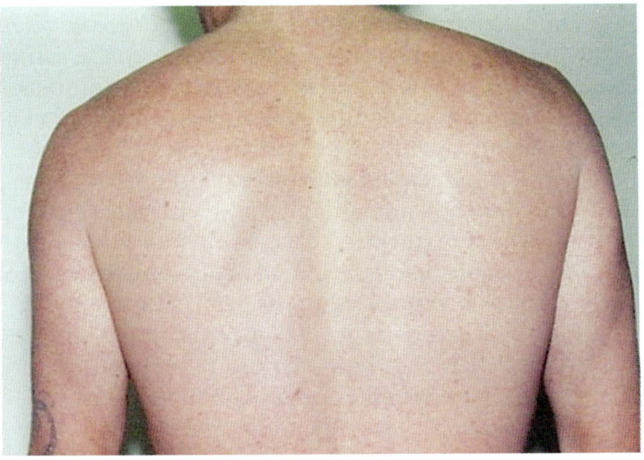

Figura 7. Rubéola.

O período de transmissibilidade da doença se estende desde o final do período de incubação até aproximadamente 2 semanas pós-exantema. Nos casos da rubéola congênita, o RN pode excretar o vírus persistentemente por períodos prolongados.

Indivíduos vacinados não transmitem o vírus.

Complicações

As complicações da rubéola, com exceção da síndrome da rubéola congênita, são incomuns. As infecções bacterianas são raras.

As complicações observadas são:

- Artrite: atinge em torno de 1/3 das mulheres jovens, comprometendo mais as articulações falângicas, punhos e joelhos.
- Trombocitopenia: ocorre em 1:3.000 casos e é mais frequente em crianças.
- Encefalite: ocorre em 1:6.000 casos, geralmente após período exantemático.

As complicações da rubéola podem ocorrer por reação imune ou pela ação local do próprio vírus.

Diagnóstico diferencial

O diagnóstico diferencial da síndrome da rubéola congênita se faz com outras infecções congênitas, como toxoplasmose, citomegalovirose, infecção por herpesvírus e outros (ver Quadro 1).

Diagnóstico laboratorial

O diagnóstico da rubéola se baseia em dados clínicos e epidemiológicos, porém é necessária a confirmação laboratorial.

Diagnóstico na rubéola adquirida pós-natal

Os métodos diretos que requerem isolamento do vírus não são utilizados rotineiramente na prática clínica. Os métodos indiretos, que correspondem às reações sorológicas, são amplamente utilizados por várias técnicas, como reação imunoenzimática (ELISA), para detectar anticorpos das classes IgM e IgG, e reação da inibição da hemoglutinação, para anticorpos IgG. A presença de anticorpos da classe IgM indica infecção aguda e, em casos de sorologia duvidosa, pode-se utilizar a pesquisa de IgM por captura e/ou o teste de avidez dos anticorpos para IgG.

Pode ocorrer persistência de anticorpos da classe IgM por um período prolongado, sem repercussão clínica.

Diagnóstico na forma congênita

O isolamento do vírus no líquido amniótico por amniocentese e biópsia de placenta, embora sejam procedimentos de risco, podem ser realizados a partir da 12ª semana para confirmação diagnóstica.

Os exames de imagem (ultrassonografia) podem auxiliar na detecção de alterações congênitas.

O isolamento do vírus pode ser realizado até o 6º mês de vida. Entre os métodos indiretos, podem ser realizadas a sorologia da mãe e a sorologia do RN (detecção seriada de IgG e detecção de IgM).

Tratamento

Não há tratamento específico para rubéola.

Profilaxia

A imunização ativa para rubéola é feita com vacina de vírus vivo atenuado e pode ser administrada isoladamente ou combinada com caxumba e sarampo (tríplice viral). Atualmente, no Brasil, é administrada a primeira dose aos 12 meses de vida, e uma segunda dose aos 15 meses de vida. Adultos suscetíveis devem ser vacinados; quando se detectar essa situação durante a gestação, a vacinação deve ser feita no pós-parto imediato.

Não há contraindicação da vacina em crianças cujas mães estejam gestantes.

A gestação é contraindicação formal para o uso da vacina da rubéola.

A imunidade adquirida pela vacina é duradoura.

Herpes simples

Agente etiológico

Existem dois tipos do vírus herpes simples: tipo 1 (VHS 1) e tipo 2 (VHS 2); são vírus DNA de composição genética semelhante, que se diferem nos genes que codificam a glicoproteína G. Fazem parte do grupo dos herpesvírus, com características de latência e reativação.

Fisiopatogenia

A porta de entrada da infecção primária é por via mucosa ou cutânea, pelo contato com secreção oral ou genital contaminada. Esses vírus se replicam na porta de entrada e se disseminam, por meio de terminações nervosas, para os gânglios sensoriais regionais, onde ficam latentes. Apesar da resposta imunológica humoral e celular, que limita a replicação viral inicial, os vírus podem se reativar periodicamente nos gânglios sensoriais e ser transportados para terminações nervosas periféricas. Essa replicação periférica pode resultar em infecções sintomáticas ou eliminação viral assintomática.

O VHS 1 infecta mais frequentemente a região orofacial, enquanto o VHS 2 atinge a região genital. Com mais frequência, a infecção primária é assintomática, mas pode cursar com manifestações clínicas.

Quadro clínico

A infecção primária pelo VHS 1, quando sintomática, manifesta-se em geral como gengivoestomatite, com dor na boca e garganta, febre alta e aparecimento de lesões vesiculares na orofaringe, que se tornam ulceradas (Figura 9). Essa infecção ocorre mais comumente na infância, causando grande desconforto para a criança, podendo levar à desidratação pela dificuldade de ingestão de líquidos.

O herpes labial é a forma mais comum de infecção recorrente pelo VHS 1, e se manifesta por pequenas vesículas nos lábios, precedidas por sintomas prodrômicos como dor, prurido e queimação local antes do aparecimento das lesões herpéticas (Figura 10). As infecções recorrentes pelo VHS 1 também podem se manifestar em outros locais da face, como nariz, queixo, maçãs do rosto e mucosa oral. A infecção ocular pelos vírus herpes simples pode ser primária ou recorrente e, em geral, é unilateral, manifestando-se mais comumente como conjuntivite e raramente evoluindo para úlcera de córnea.

A infecção primária pelo VHS 2, que ocorre com mais frequência a partir do início da atividade sexual, é assintomática em cerca de 80% das vezes. Quando sintomática, classicamente se manifesta como herpes genital (Figura 11). Caracteriza-se pelo aparecimento de lesões vesiculares e ulceradas na mucosa genital, ao redor do orifício anal, nas nádegas ou nas coxas. Essas lesões podem ser precedidas por queimação e prurido no local e costumam ser bastante dolorosas. As infecções recorrentes pelo VHS 2 são mais frequentes que as pelo VHS 1.

As infecções recorrentes pelos vírus herpes simples são, em geral, benignas, embora possam ser bastante desconfortáveis. Nos pacientes imunocomprometidos, as lesões herpéticas cutâneas podem ser mais graves e, algumas vezes, ocorre disseminação da infecção com comprometimento ocular, gastrintestinal e até do sistema nervoso central. A encefalite herpética grave e rara é mais frequentemente causada pelo VHS 1 e pode se manifestar também em indivíduos imunocompetentes.

A infecção perinatal, predominantemente causada pelo VHS 2, decorre de transmissão de mãe para filho no momento do parto. O recém-nascido pode apresentar lesões localizadas na pele, nos olhos ou na boca, encefalite ou infecção disseminada.

O diagnóstico das infecções recorrentes pode ser clínico, baseado no aspecto das lesões e nos relatos de re-

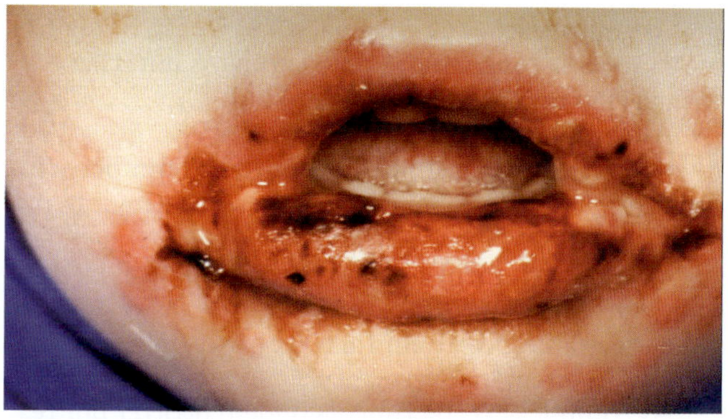

Figura 9. Gengivoestomatite herpética.

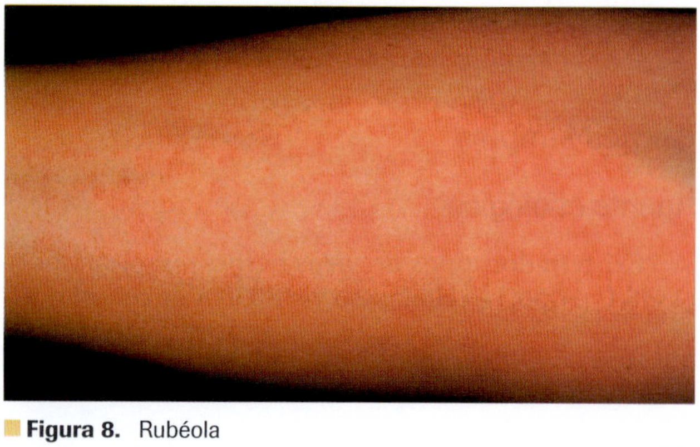

Figura 8. Rubéola

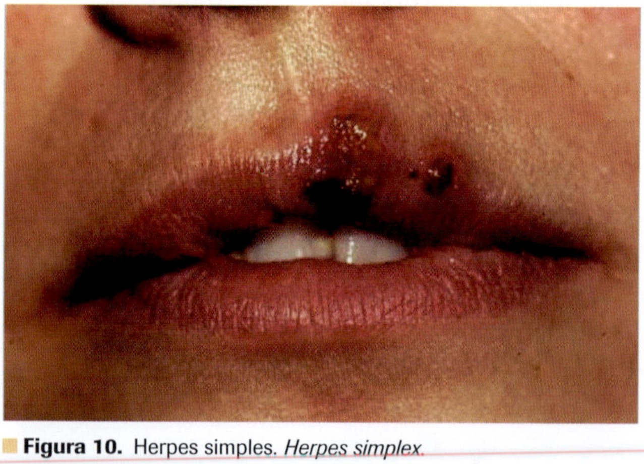

Figura 10. Herpes simples. *Herpes simplex.*

corrências anteriores. Nas infecções primárias e nas manifestações graves, o diagnóstico etiológico deve ser estabelecido por cultura, reações sorológicas ou reação da polimerase em cadeia (PCR).

As drogas de escolha, tanto para o tratamento da infecção primária quanto das recorrências, são aciclovir, valaciclovir e fanciclovir. O tratamento das infecções recorrentes não elimina o estado de latência do vírus e, portanto, não previne outras reativações.

Varicela

Definição

Doença altamente contagiosa, causada pelo vírus varicela zóster (VZ), caracterizada por quadro febril com exantema papulovesiculoso generalizado com polimorfismo regional.

Compromete mais crianças e tem evolução benigna, agravando-se em pacientes imunocomprometidos.

Agente etiológico

O vírus VZ é um alfa herpesvírus, cujo único reservatório é o homem. Os herpesvírus apresentam característica de latência e reativação. Em indivíduos suscetíveis, após contato com o vírus VZ, acontece a infecção primária, que é a varicela. Em indivíduos anteriormente infectados, pode haver reativação em forma de herpes zóster (idosos e imunodeprimidos).

A ocorrência de herpes zóster em crianças ou jovens está relacionada à exposição intrauterina ao vírus da varicela ou antes dos 18 meses de idade. Após a infecção primária, o vírus VZ permanece latente em células das terminações ganglionares dorsais.

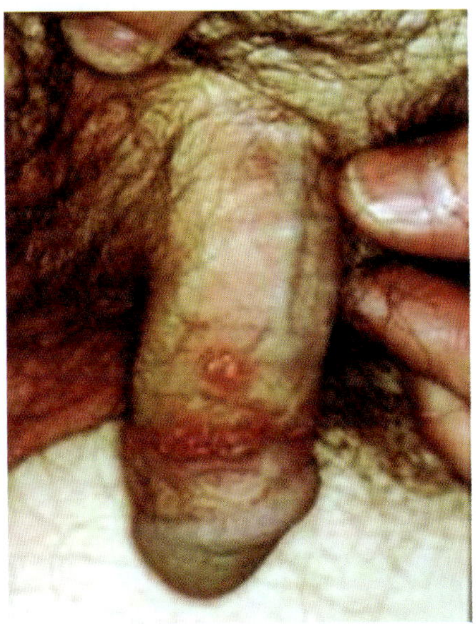

Figura 11. Herpes simples.

Epidemiologia

A varicela é doença de distribuição mundial, atingindo mais crianças em idade pré-escolar e escolar; sofre variação sazonal, sendo mais frequente em fim de inverno e início de primavera. A infecção inaparente é rara e a imunidade é duradoura.

Trata-se de uma doença de transmissão respiratória. O contato direto ocorre por meio de gotículas de Pflügge, que podem permanecer no ambiente por longo tempo. A transmissão também pode ser por contato direto com o líquido vesicular.

A infecção é transmitida para até 90% dos comunicantes suscetíveis. A imunidade é duradoura após a doença, embora haja relatos de nova ocorrência de varicela em pacientes imunodeprimidos.

Ainda ocorrem vários casos de varicela no Brasil, uma vez que a vacina só foi introduzida no Programa Nacional de Imunizações (PNI) em 2013.

Fisiopatogenia

A porta de entrada é o trato respiratório e a mucosa conjuntival, onde o vírus se multiplica na nasofaringe e nos linfonodos regionais.

Após 4 a 6 dias, acontece a viremia primária, havendo então multiplicação do vírus no fígado, no baço e em outros órgãos do sistema fagocítico mononuclear. Em seguida, vem a viremia secundária com envolvimento da pele.

O período de incubação varia de 10 a 21 dias, sendo que quando é utilizada a imunoglobulina específica (VZIG), pode chegar a 28 dias. As viremias são intermitentes até aproximadamente o 4º dia de exantema, o que caracteriza o polimorfismo regional (presença de lesões em diferentes estágios de evolução no mesmo local). Os achados histológicos são decorrentes da ação direta do vírus nos tecidos.

Na pele, ocorre degeneração balonizante das células basais, edema e elevação da camada córnea, que caracteriza a lesão vesicular da varicela.

O conteúdo vesicular é comumente claro, podendo tornar-se turvo na evolução; as vesículas podem romper-se e liberar líquido infectante ou este ser reabsorvido para formar a crosta.

Quadro clínico

O período prodrômico da varicela é mais frequentemente observado em adultos, com febre alta, cefaleia, mialgias e mal-estar, e pode durar até 3 dias. Em crianças, o exantema é, em geral, o sintoma inicial.

O exantema da varicela inicia em tronco como mácula, evoluindo para pápula, vesícula e crosta (Figuras 12 e 13). As características do exantema são:

- Polimorfismo regional.
- Distribuição centrípeta das lesões (as lesões concentram-se em tronco, pescoço e face, em menor número em membros, e habitualmente poupa a região palmoplantar).

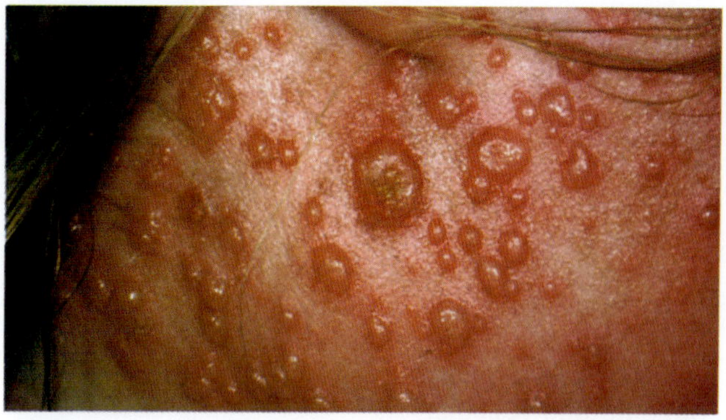

Figura 12. Varicela.

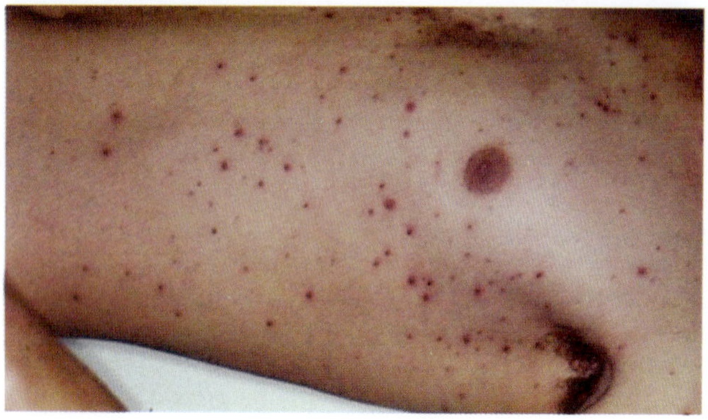

Figura 13. Varicela.

- As mucosas e o couro cabeludo podem ser afetados.
- As vesículas são superficiais e delicadas, com halo eritematoso ao redor (aspecto de gotas de água em pétala de rosa).
- Prurido é frequente e, às vezes, as escoriações provocadas pelo ato de coçar podem ser a porta de entrada para infecções secundárias.
- As crostas não são infectantes, daí a doença não ser mais transmissível a partir da formação da última crosta.

A febre decorrente dos episódios de viremia pode ser alta e acompanha o exantema no início do quadro. A persistência da febre após o 5º dia de exantema pode significar presença de complicações.

Em adultos, a doença se apresenta com febre mais elevada, exantema mais exuberante – com curso mais prolongado –, e as complicações são mais frequentes.

O período de transmissibilidade da varicela é de cerca de 48 horas antes do primeiro sintoma até o aparecimento da última crosta.

As crostas caem naturalmente em torno de 1 a 3 semanas, sem deixar sequelas.

Varicela e gestação

A varicela no início da gestação pode levar a abortamento e teratogênese, e a ocorrência no final da gestação pode levar a parto prematuro com gravidade tanto para a mãe como para o feto.

O comprometimento pulmonar é grave em gestantes no último trimestre.

A síndrome da varicela congênita se caracteriza por microcefalia, atrofia cortical, calcificações e hipoplasia de membros. Também pode ocorrer baixo peso ao nascimento e retardo mental. O recém-nascido pode ainda apresentar lesões cicatriciais na pele, evidenciando a ocorrência de doença intrauterina.

O quadro de varicela neonatal ocorre quando a mãe apresentou doença até 5 dias antes ou 48 após o parto. É grave, com doença disseminada e óbito em 30% dos casos.

Varicela e imunodepressão

Em indivíduos imunocomprometidos, a varicela apresenta alta morbidade e letalidade, com risco de disseminação da doença e visceralização em 30 a 50% dos casos. A mortalidade é em torno de 15%.

Em crianças infectadas pelo HIV, as lesões da varicela podem apresentar curso prolongado com reativações frequentes caso não sejam tratadas adequadamente.

Varicela hemorrágica

As manifestações hemorrágicas da varicela podem ocorrer tanto em adultos como em crianças imunodeprimidas e estão associadas às lesões cutâneas com conteúdo hemorrágico (Figura 14).

Complicações

As complicações mais comuns da varicela são as infecções bacterianas, como as piodermites, que podem progredir para celulites e até para bacteriemias.

A complicação pulmonar (pneumonite intersticial pelo vírus VZ) é rara em crianças, e em adultos pode evoluir para quadro de insuficiência respiratória.

O uso de ácido acetilsalicílico durante o quadro inicial da doença aumenta o risco de desenvolvimento da síndrome de Reye, caracterizada por quadro grave de encefalopatia aguda associada à degeneração gordurosa do fígado.

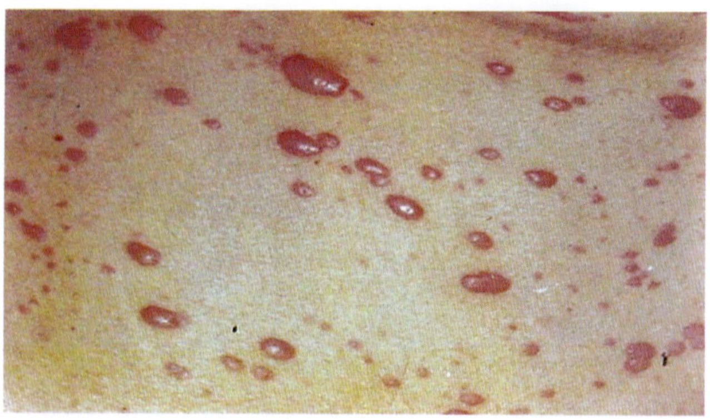

Figura 14. Varicela hemorrágica.

Meningoencefalite ocorre em 1:1.000 casos com predomínio de crises convulsivas. A maioria dos pacientes recupera-se sem sequelas. Quadro cerebelar é mais frequente em crianças, ocorrendo em 1:4.000 casos, com ataxia e alterações de fala, evoluindo por até 4 semanas sem deixar sequelas.

Diagnóstico

O diagnóstico da varicela é predominantemente clínico. O diagnóstico laboratorial pode ser feito por meio de exames diretos e indiretos.

1) Métodos diretos: esfregaço (Tzanck) identifica células gigantes multinucleadas com corpúsculos de inclusão, caracterizando o herpesvírus.

2) Métodos indiretos: realização de testes sorológicos por técnica de ELISA, anticorpos fluorescentes contra antígeno de membrana – Fama) e hemaglutinação por imunoaderência.

Diagnóstico diferencial

O diagnóstico diferencial deve ser feito com outras doenças infecciosas com vesículas (enterovírus, herpes simples) e também com impetigo, reações alérgicas por picadas de insetos e prurigo.

Tratamento

O tratamento é indicado para neonatos com varicela, imunocomprometidos, portadores de neoplasias, transplantados de órgãos em uso de drogas imunossupressoras, infectados pelo HIV e nas apresentações graves da doença, mesmo em pacientes imunocompetentes.

A droga de escolha é o aciclovir, que deve ser administrado por via EV, na dose de 10 mg/kg a cada 8 horas (máximo de 800 mg/dose) por 5 dias.

Prevenção

1) Imunização ativa: a vacina contra a varicela é constituída de vírus vivos atenuados (cepa OKA), levando a soroconversão em 95% dos vacinados. É administrada aos 15 meses de idade, associada às da caxumba, rubéola e sarampo (tetra viral). É contraindicada em gestantes e pacientes imunodeprimidos. Pode ser oferecida como profilaxia pós-exposicional (PEP) com eficácia de 70 a 100% se realizada até 72 horas pós-exposição.

2) Imunização passiva: a imunoglobulina específica (VZIG) deve ser administrada em indivíduos suscetíveis até 96 horas após o contato com o caso-índice, nas seguintes situações:

- Pacientes imunodeprimidos.
- Gestantes.
- Recém-nascidos de mãe com varicela nos últimos 5 dias antes e 48 horas após o parto.
- Recém-nascidos prematuros com mais de 28 semanas, cuja mãe não teve varicela;
- Recém-nascidos prematuros com menos de 28 semanas de gestação, independentemente da história materna de varicela.

Herpes zóster

Quadro clínico decorrente da reativação do vírus varicela zóster. Ocorre em indivíduos que já tiveram varicela. Pode estar associado à imunodepressão ou em imunocompetentes com mais de 60 anos.

Caracteriza-se por migração do vírus através do dermátomo comprometido, sendo mais frequente a localização intercostal. O quadro de dor pode ser intenso e precedido por sensação de queimação local. É seguida por intensa dor nas terminações nervosas acometidas, que é menor quando o tratamento é introduzido precocemente. O quadro cutâneo papulovesicular pode evoluir para confluência das lesões com aspecto bolhoso ao longo do trajeto nervoso (Figuras 15 e 16 e Quadro 3). Dentro de 2 a 3 semanas, há involução do quadro, com escurecimento da pele no local.

O tratamento deve ser realizado com aciclovir, valaciclovir ou fanciclovir.

A neuralgia herpética pode persistir após a recuperação da doença.

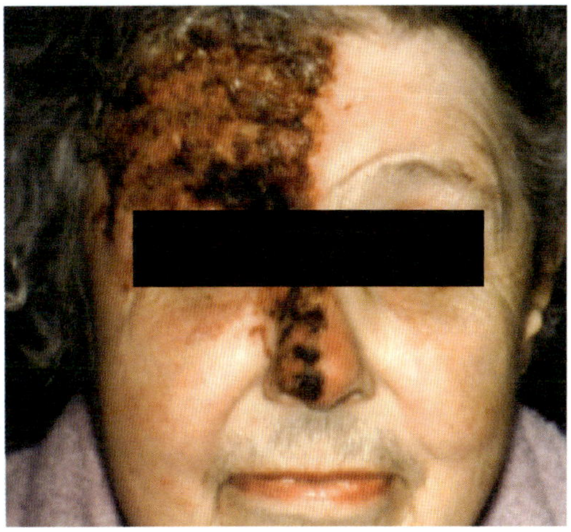

Figura 15. Herpes zóster oftálmico.

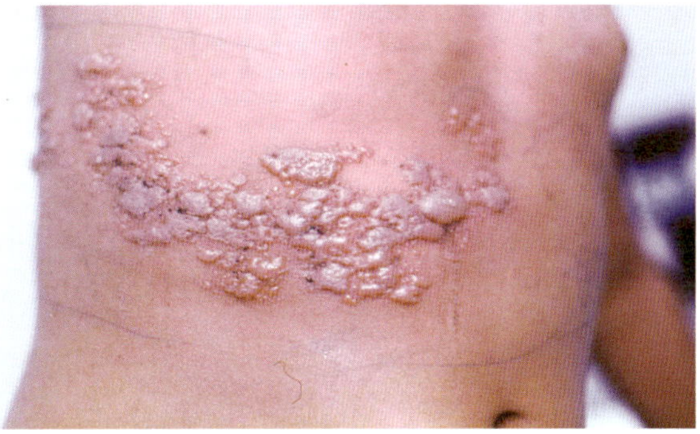

Figura 16. Herpes zóster.

Quadro 3. Diagnóstico diferencial dos exantemas vesicobolhosos

	Varicela	Herpes zoster	Estreptococcias	Estafilococcias
Período prodrômico	Em geral ausente	Dor	Febre, mal estar	Febre, mal-estar
Sinais carcterísticos	Ausentes	Ausentes	Ausentes	Ausentes
Característica e duração do exantema	Distribuição centrípeta Polimorfismo regional Vesículas de paredes finas/ líquido claro Duração: 5 a 7 dias	Acometimento de um único dermátomo Unilateral Duração: 12 a 15 dias	Eritematoso Vesículas/raras bolhas Impetigo Erisipela Duração: 7 a 10 dias	Eritematoso Bolhas de paredes espessas Impetigo Erisipela Duração: 15 a 20 dias
Diagnóstico específico	Clínico Esfregaço de material de vesícula: células com inclusão viral Sorologia (pouco disponível na prática)	Esfregaço de material de vesícula: células com inclusão viral Sorologia (pouco disponível na prática)	Bacteroscópico da secreção da lesão: cocos Gram posiitvos Cultura da secreção Hemocultura	Bacteroscópico da secreção da lesão: cocos Gram posiitvos Cultura da secreção Hemocultura
Tratamento	Imunocompetentes: sintomático Imunodeprimidos: aciclovir	Aciclovir Analgésicos Não usar ácido acetilsalicilico	Antibióticos (penicilina)	Antibióticos (oxacilina e vancomicina)

Referências bibliográficas

1. Arvin AM. Varicella zóster virus. Clin Microbiol Rev. 1996;9:361-81.
2. Brown KE, Young NS. Parvovirus B19 in human disease. Annu Rev Med. 1997;48:59-67.
3. Divisão de Imunização/CVE/CIP/SES-SP. Disponível em: www.cve.saude.sp.gov.br. Acessado em 4 de fevereiro de 2015.
4. Centers for Disease and Control Prevention (CDC). Epidemiology and Prevention of Vaccine Preventable Diseases. 8.ed. CDC, 2005.
5. Levy JA. Three new human herpesviruses (HHV6, 7 and 8). Lancet. 1997;349:558-62.
6. Marcondes E et al. Pediatria básica. 9.ed. Sarvier, 2003.
7. Plotkin S, Orenstein W, Offit P. Vaccines. 6.ed. Saunders Elsevier, 2013.
8. Sarampo – EUA. Disponível em: http://promedmail.org.pt. Acessado em 4 de fevereiro de 2015.

Mononucleose Infecciosa e Síndrome Mononucleose "Símile"

2

Claudio Sérgio Pannuti

SUMÁRIO

Em 1920, Sprunt e Evans descreveram detalhadamente um quadro clínico bem definido, caracterizado por febre, prostração, linfonodomegalia generalizada e esplenomegalia, que ocorria sobretudo em adultos jovens e frequentemente era acompanhado de tonsilite. Os hemogramas revelavam leucocitose discreta, à custa de mononucleares com presença de muitas formas linfoides patológicas. Esse quadro foi denominado mononucleose infecciosa, chamando a atenção para o fato de que "esses quadros poderiam ser diferenciados com segurança da leucemia, porque quando a mononucleose era infecciosa o prognóstico era sempre bom, com regressão total à normalidade, tanto do quadro clínico como do hematológico"[1].

Em 1932, Paul e Bunnell descobriram que o soro de pacientes com mononucleose infecciosa era capaz, mesmo em grandes diluições, de aglutinar hemácias de carneiro[2]. Esses anticorpos, denominados anticorpos heterófilos, por sua capacidade de reagir com antígenos filogeneticamente não relacionados, já eram conhecidos e encontrados no soro de indivíduos normais, sob a forma de aglutininas para hemácias de carneiro. Além disso, esses anticorpos eram encontrados em títulos muito mais elevados em pacientes que haviam recebido soro de cavalo com fins terapêuticos, sobretudo quando desenvolviam clinicamente a chamada doença do soro. Davidsohn, alguns anos mais tarde, complementou os trabalhos de Paul e Bunnell, originando a assim chamada reação de Paul-Bunnell-Davidsohn. Davidsohn demonstrou que os anticorpos heterófilos na mononucleose infecciosa, em indivíduos normais e em doentes que haviam recebido soro de cavalo, comportavam-se de maneira diferente: enquanto os anticorpos heterófilos encontrados em indivíduos normais eram parcialmente absorvidos por hemácias de boi e totalmente absorvidos por extrato de rim de cobaia, os anticorpos da doença do soro eram totalmente absorvidos por esses dois antígenos, enquanto os da mononucleose infecciosa eram absorvidos só parcialmente pelo extrato de rim de cobaia e totalmente absorvidos pelas hemácias de boi. Esse trabalho deu maior especificidade à reação, pois permitia diferenciar os anticorpos heterófilos da mononucleose infecciosa daqueles da doença do soro, entidade muito comum naquela época pelo uso terapêutico frequente de soros heterólogos. Entretanto, segundo Davidsohn, a grande utilidade dos testes de absorção diferencial estaria nos casos clinicamente compatíveis com mononucleose, mas com anticorpos heterófilos em baixa concentração no soro, pois, nessa circunstância, poderia haver confusão com os anticorpos heterófilos presentes normalmente no sangue de indivíduos sadios.

A reação de Paul-Bunnell-Davidsohn, como ficou conhecida, permitiu diagnosticar com maior segurança a mononucleose infecciosa e é utilizada até hoje (Figura 1). Por outro lado, propiciou o aparecimento de um novo problema: como explicar que, não raramente, eram vistos casos clínica e hematologicamente indistinguíveis da mononucleose infecciosa, mas que apresentavam reação de Paul-Bunnell-Davidsohn persistentemente negativa? Esses casos passaram a ser denominados mononucleose símile (mono-*like*), admitindo-se que poderia haver mais de um agente etiológico para eles.

Um importante passo para a elucidação dessa questão foi a descoberta de um novo membro da família *Herpesviridae*, o vírus de Epstein-Barr (VEB), em 1964. Esse novo vírus foi demonstrado a partir de biópsias de casos de linfoma de Burkitt, um tumor de mandíbula que ocorria endemicamente na região da África Central. Após sua descoberta, observou-se que altas prevalências de anticor-

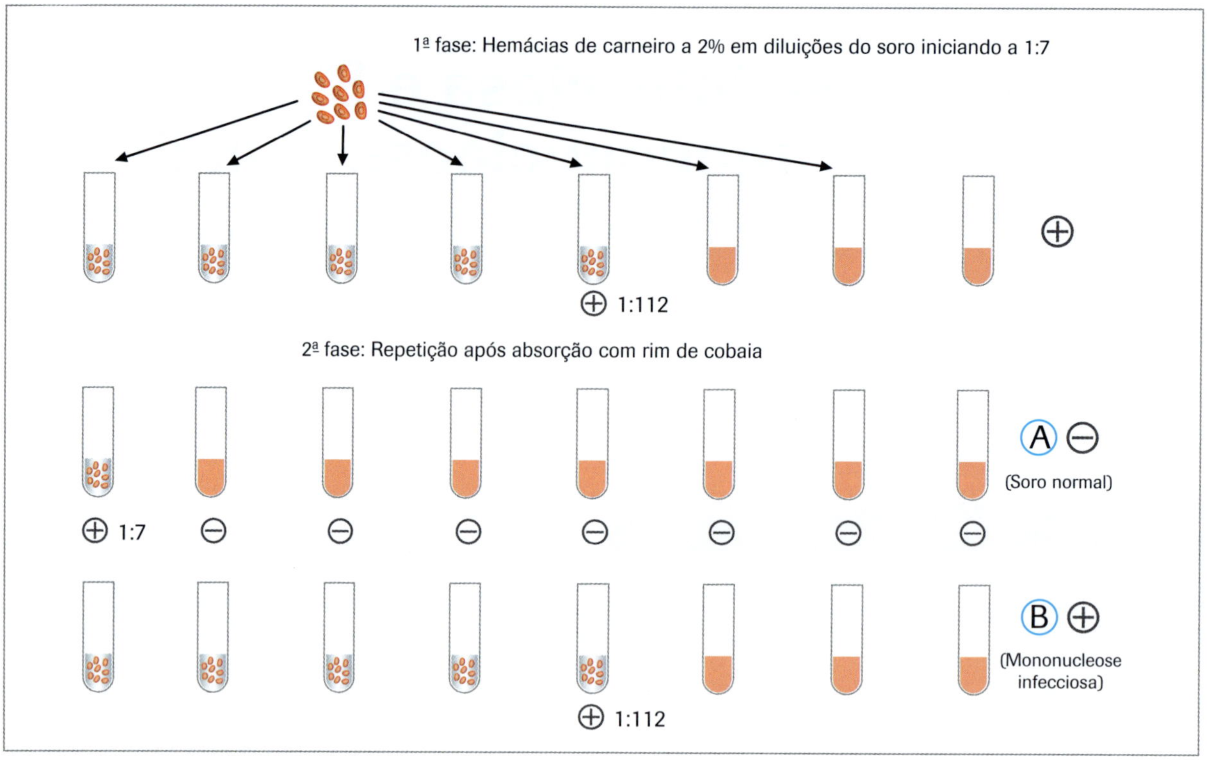

Figura 1. Reação de Paul-Bunnell-Davidsohn.

pos para o novo herpesvírus eram encontradas não só na África, mas também nos EUA, de maneira semelhante à observada nas doenças infecciosas mais comuns. Contudo, a ligação do VEB com a mononucleose infecciosa ocorreu por acaso em 1968, quando uma técnica de um laboratório que vinha trabalhando com esse vírus contraiu mononucleose infecciosa clássica, com reação de Paul-Bunnell-Davidsohn positiva. Os anticorpos contra o VEB que estavam ausentes em amostras de soro obtidas anteriormente, com outras finalidades, apareceram durante a doença. Em seguida, por meio de um estudo prospectivo de mononucleose infecciosa em estudantes da Universidade de Yale, conseguiu-se demonstrar que os anticorpos IgG contra o VEB, sempre ausentes antes da doença, apareciam regularmente no decorrer dela, persistindo então pelo resto da vida. Observou-se também que nenhuma pessoa já com anticorpos contra o VEB desenvolveu mononucleose infecciosa. Esses achados foram confirmados por vários outros estudos, envolvendo inclusive o isolamento do VEB de secreções de orofaringe, solidificando o papel do VEB como o único agente causal da mononucleose infecciosa com reação de Paul-Bunnell-Davisohn positiva. Entretanto, observações posteriores mostraram que nem sempre a mononucleose infecciosa provocada pelo VEB cursa com anticorpos heterófilos, principalmente nos primeiros anos de vida. Nessa faixa etária, o diagnóstico etiológico muitas vezes é obtido apenas pela pesquisa de anticorpos IgM anti-EB-VCA. Em adolescentes e adultos, porém, mais de 90% dos pacientes com quadro clínico de mononucleose infecciosa pelo VEB apresentam anticorpos heterófilos (Tabela 1).

Por outro lado, confirmou-se que muitos quadros clínicos indistinguíveis da mononucleose infecciosa provocada pelo VEB não eram causados por esse vírus, confirmando a suspeita levantada após a descrição da reação de Paul-Bunnell-Davidsohn. Ficava, dessa forma, caracterizada uma síndrome, ou seja, um mesmo quadro clínico causado por diferentes etiologias. Essa nova síndrome foi denominada síndrome mononucleose símile.

Tabela 1. Positividade da reação de Paul-Bunnell-Davidsohn em 46 casos confirmados de mononucleose infecciosa, de acordo com a idade dos pacientes

Idade (anos)	PBD+	PBD–	Total
0-2	3	6	9
3-4	2	4	6
5-6	-	1	1
7-8	5	2	7
9-10	1	-	1
11-15	4	2	6
16-20	14	-	14
> 21	2	-	2
TOTAL	31	15	46

Hoje são conhecidos diversos agentes infecciosos que podem causar a síndrome da mononucleose infecciosa, sendo os mais importantes o citomegalovírus (CMV), o *Toxoplasma gondii*, o herpesvírus 6 humano, os adenovírus, o vírus da imunodeficiência humana adquirida (HIV-1) e o *Trypanosoma cruzi*, nas suas formas agudas de infecção.

Dados epidemiológicos

Estudos soroepidemiológicos mostram que a infecção pelo VEB é transmitida pela saliva e é extremamente comum em populações de baixo nível socioeconômico, que vivem em más condições de higiene e habitação, fatores que facilitam a contaminação por secreções. Estudos realizados em São Paulo por pesquisadores da Faculdade de Saúde Pública e da Faculdade de Medicina da Universidade de São Paulo (FMUSP), na década de 1970, mostravam que, aos 12 anos, 80% da população analisada já tinha sido infectada pelo VEB[3,4]. Por outro lado, em populações de países desenvolvidos, de alto nível socioeconômico, cerca de 50% dos indivíduos atingem a idade adulta ainda suscetíveis à infecção pelo VEB. Esses indivíduos, se infectados, apresentarão mononucleose infecciosa clássica em mais de 50% dos episódios de infecção primária.

Por outro lado, quando a infecção primária ocorre nos primeiros anos de vida, esta, em geral, é assintomática ou se expressa clinicamente de forma não característica. Por isso, a mononucleose infecciosa com anticorpos heterófilos positivos é tida por muitos como uma doença de adultos jovens, de nível socioeconômico elevado e de países desenvolvidos, e que raramente seria vista em populações de baixa renda. Entretanto, estudo feito no Laboratório de Virologia do Instituto de Medicina Tropical da FMUSP, em São Paulo, mostrou que a mononucleose infecciosa clássica também ocorre em países em desenvolvimento, só que em uma faixa etária mais baixa que aquela observada em países desenvolvidos. Dos 87 casos estudados, 55% ocorreram em crianças com menos de 16 anos de idade, e a idade média dos pacientes incluídos no estudo foi de 13,6 anos[5]. A explicação mais provável para esses achados é que, embora a infecção pelo VEB em crianças tenda a ser assintomática, a pequena porcentagem dessas infecções que se expressa clinicamente, como mononucleose infecciosa típica, representaria, em termos absolutos, um número razoavelmente grande de casos. É provável que o oposto ocorra quando a infecção se dá em adultos: nessa faixa etária, há poucas infecções primárias, mas a maioria delas é clinicamente manifestada como mononucleose infecciosa. O mesmo fenômeno ocorreria em países desenvolvidos.

Estudos mostram que, após a infecção primária pelo VEB, o vírus é eliminado pela saliva por muitos meses, admitindo-se que seja este o mecanismo básico de sua transmissão. Por esse motivo, a mononucleose infecciosa ainda é denominada por muitos como "doença do beijo".

Etiologia e fisiopatologia

O VEB pertence à família *Herpesviridae*, subfamília *Gammaherpesvirinae*, gênero *Lymphocryptovirus*. É um vírus DNA de fita dupla, que infecta mais de 90% da população mundial[6]. O hospedeiro suscetível é infectado com a entrada do vírus via orofaringe, pelo contato com saliva contaminada com o VEB. Como todos os outros membros da família, o VEB é capaz de persistir no hospedeiro humano pelo resto da vida, mas, na absoluta maioria das vezes, não produz nenhum sintoma nesses portadores. O VEB infecta preferencialmente os linfócitos B pela ligação da glicoproteína gp350 de seu envelope ao receptor CD21, presente na superfície dos linfócitos. Contudo, o VEB pode infectar outros tipos de células, como as células epiteliais, mas a infecção é muito menos eficiente e ocorre por um mecanismo ainda não bem estabelecido[7].

O mecanismo exato que se segue à transmissão oral do VEB para o hospedeiro suscetível ainda não está totalmente elucidado. Após o período de incubação, estimado em 4 a 6 semanas, altos títulos de partículas virais são detectados em secreções de orofaringe e saliva[8]. Estudos de hibridação *in situ* mostram que partículas virais são encontradas nas células epiteliais em descamação, mas estudos histológicos não demonstram qualquer sinal de infecção viral no epitélio tonsilar. Além disso, linfócitos B contendo partículas virais já foram demonstrados na região próxima às criptas tonsilares, levando à suposição de que essas células também possam contribuir para a liberação de vírus infectantes nas secreções de orofaringe. De qualquer modo, após a replicação inicial do vírus na orofaringe, este alcança as células B, ganhando, em seguida, a circulação. Admite-se que as células epiteliais constituiriam o alvo inicial do VEB, que, após multiplicação, infectaria os linfócitos B circulantes[9].

Esses linfócitos são não permissivos para infecção produtiva do VEB, ou seja, não há formação de novas partículas virais com subsequente lise da célula infectada, ficando o vírus em fase latente, como um epissomo, ou seja, uma estrutura genética extracromossômica. Contudo, essa latência não é estática, e os genes do vírus latente passam a produzir várias proteínas, algumas das quais interagem com os genes do linfócito, estimulando alguns e reprimindo outros. Como resultado da interação VEB-latente/linfócito, ocorre uma transformação dos linfócitos infectados, que resulta em proliferação importante na circulação e nos tecidos linfoides de todo o organismo. No entanto, como esses linfócitos B ativados apresentam alguns antígenos do vírus em sua superfície, há uma sinalização para o sistema imunocelular, provocando uma resposta primária de células T específica para os antígenos virais presentes nos linfócitos B. Os linfócitos "atípicos" característicos da mononucleose infecciosa resultam da somatória de linfócitos B em fase de proliferação induzida pelo VEB com os linfócitos T que estão tentando remover esses linfócitos B contendo antígenos virais. Estima-se que mais de 70% dos linfócitos atípicos sejam linfócitos T citotóxicos ativados, CD8+ positivos[10]. Do mesmo modo, a viremia e a proliferação dos linfócitos B no sistema linfoide, junto ao processo inflamatório secundário à reação imunocelular, com grande liberação de citocinas, levam à destruição destes linfócitos B e explicam as diferentes manifestações clínicas da doença, como febre, linfonodomegalia generalizada e hepatoesplenomegalia[11-13].

A destruição dos linfócitos B infectados, via de regra, leva ao controle do processo infeccioso após 2 a 6 semanas, com o desaparecimento dos sintomas mais agudos da mononucleose infecciosa. Contudo, alguns dos linfócitos B infectados, que se acredita atualmente serem linfócitos B de memória, escapam da ação dos linfócitos T citotóxicos por não expressarem, em sua superfície, os antígenos VEB-específicos que desencadearam a resposta imune do organismo. Esses linfócitos vão constituir um reservatório estável de células B de memória que contém o VEB em um estágio chamado de "latência zero", no qual a expressão de antígenos virais é praticamente ausente. Estima-se que mais de 90% da população mundial apresente infecção latente e assintomática pelo VEB, que persiste por toda a vida[7,14]. Acredita-se que, ocasionalmente, esses linfócitos B de memória infectados pelo VEB seriam recrutados pelos centros germinativos dos linfonodos, onde estariam sujeitos à modificação de seu estado de latência, que poderia resultar em ativação do ciclo produtivo lítico do vírus. Esse novo ciclo lítico pode, por sua vez, reiniciar o ciclo lítico nas células epiteliais da orofaringe, levando a novos episódios de eliminação do vírus na saliva, agora em níveis mais baixos e, também, por meio da infecção de linfócitos *naïves*, iniciar novo episódio de linfoproliferação no sangue periférico. Esse novo episódio, que é totalmente assintomático, irá, por sua vez, estimular o sistema imunocelular, que agora irá responder de forma mais rápida e eficiente, por meio da mobilização de linfócitos T de memória que eliminarão os linfócitos B infectados. Essa dinâmica da infecção pelo VEB e sua relação com o sistema imune do hospedeiro é totalmente modificada na presença de uma deficiência grave da imunidade celular. Nessas condições, não há controle, por parte do hospedeiro, da replicação do VEB, dando origem a doenças linfoproliferativas de células B, como o linfoma de Burkitt, o carcinoma de nasofaringe, as síndromes linfoproliferativas pós-transplantes (DLPT) e outras doenças neoplásicas[15,16] (Figura 2).

Quadro clínico

História clínica

A mononucleose infecciosa é caracterizada clinicamente por febre, tonsilofaringite, linfadenomegalia generalizada e hepatoesplenomegalia, ocorrendo sobretudo em crianças e adultos jovens. Os principais sintomas da doença são calafrios, dor de garganta, astenia intensa, cefaleia e dor abdominal. A febre, na maioria dos casos, não ultrapassa 2 semanas de duração, mas a resolução completa dos sinais e sintomas pode levar várias semanas[17]. O período de incubação da mononucleose infecciosa é de cerca de 4 a 6 semanas, mas a fonte da infecção é raramente identificada, acreditando-se que a maioria absoluta das infecções é transmitida por excretores assintomáticos do VEB na saliva. É importante salientar que a excreção do VEB perdura por muitos meses após a infecção primária. Em estudo que acompanhou 32 pacientes com mononucleose infecciosa por até 6 meses após a doença aguda, o VEB foi detectado na saliva de 92% dos pacientes em um período de 61 a 150 dias após o início do quadro clínico. Estudos prospectivos indicam que a maioria dos achados clínicos e laboratoriais da mononucleose infecciosa regride de forma espontâ-

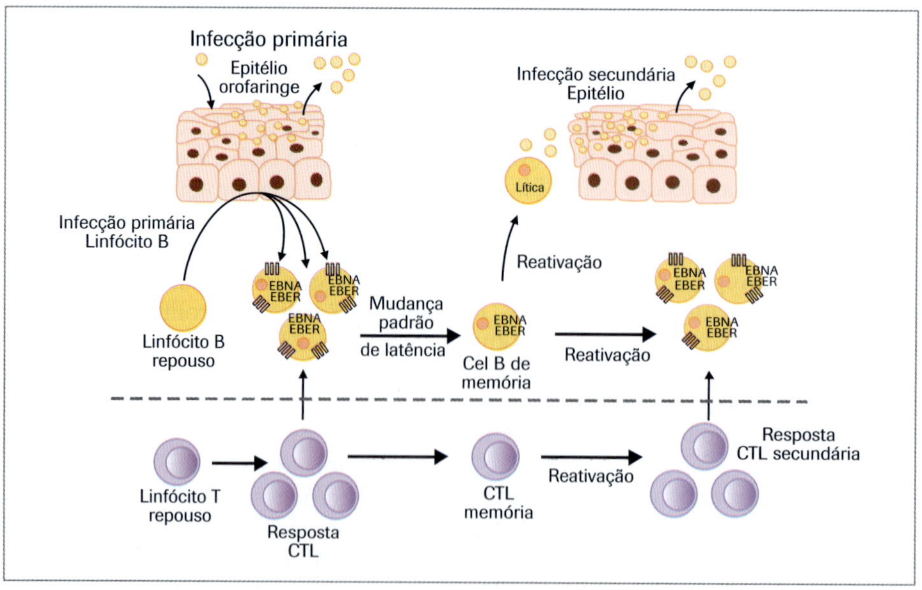

Figura 2. Modelo da interação do vírus de Epstein-Barr com as células de indivíduos infectados pelo vírus, durante a infecção primária e na latência e reativação da infecção. A linha tracejada indica diminuição acentuada da imunidade celular com consequente "liberação" da linfoproliferação dos linfócitos B infectados pelo VEB.

nea após 2 a 4 semanas, embora a linfonodomegalia cervical e a fadiga possam persistir por mais tempo[18,19].

Exame clínico

Os pacientes com mononucleose infecciosa apresentam-se, via de regra, com bom estado geral, apesar da abundância de achados ao exame clínico. A faringe encontra-se sempre muito hiperemiada, e o exsudato de tonsilas, quando presente, é membranoso, de aspecto branco-acinzentado, cobrindo em geral toda a loja tonsilar (Figura 3A). Contudo, ao contrário do que se observa na difteria, o exsudato da mononucleose infecciosa nunca invade os tecidos adjacentes à loja tonsilar. Por outro lado, difere da tonsilite estreptocócica, que se caracteriza pela presença de pontos purulentos, não confluentes, sendo o pus facilmente retirado com uma espátula. Em casos raros, o processo inflamatório na faringe é muito intenso e, além do exsudato, observa-se hiperemia e edema importantes, chegando a prejudicar a respiração. Petéquias de palato ocorrem em cerca de 50% dos pacientes.

A linfonodomegalia é dolorosa e generalizada e atinge praticamente todas as cadeias ganglionares: occipital, retroauricular, cervical posterior e anterior (Figura 3B), axilar e inguinal. A linfonodomegalia caracteristicamente já está presente logo no início do quadro clínico. Por outro lado, o aumento de linfonodos, fígado e baço pode perdurar por semanas ou meses após o término da febre. Eventualmente, pode ser observado um edema palpebral de curta duração, que é conhecido como "sinal de Hoagland". O fígado e o baço apresentam aumento moderado e são dolorosos. Icterícia cutaneomucosa pode ser eventualmente observada.

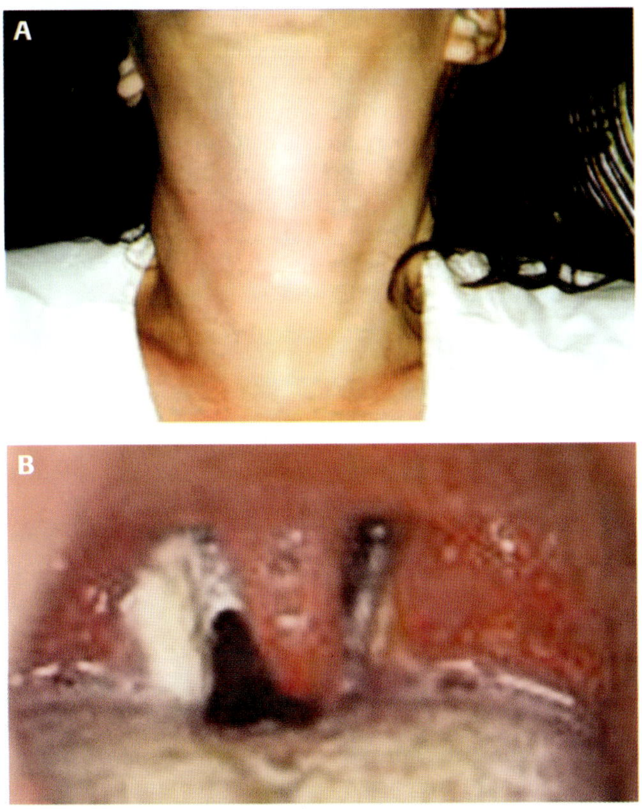

Figura 3. (A) Exame físico de uma paciente adulta com mononucleose infecciosa. Observar linfonodomegalia cervical posterior e exsudato membranoso das amígdalas. (B) Linfonodomegalia generalizada; fígado: 3 cm do RC, doloroso; baço: 1 cm do RC.

Em estudo realizado em nosso meio, foram analisados os principais achados clínicos e laboratoriais observados em 102 pacientes de várias faixas etárias com mononucleose infecciosa clássica, com reação de Paul-Bunnell-Davidsohn (PBD) positiva. Febre ocorreu em 85% dos pacientes, mas em somente 15% dos casos ela durou mais que 15 dias. A linfadenomegalia generalizada foi observada em 93%, hepatomegalia em 92% e esplenomegalia em 85%. Icterícia ocorreu em 10% dos casos, e exsudato de tonsilas, em 42% (Tabela 2).

Tabela 2. Achados clínicos em 102 casos de mononucleose infecciosa com reação de Paul-Bunnell-Davidsohn positiva

Febre	85%
Febre < 7 dias	58%
Febre > 15 dias	15%
Linfonodomegalia	93%
Exsudato de amígdalas	42%
Hepatomegalia	92%
Esplenomegalia	85%
Icterícia	10%

Complicações

Hepatite com ou sem icterícia e plaquetopenia fazem parte do quadro clínico habitual da mononucleose infecciosa e, por isso, não são caracterizadas como complicações. Contudo, existem complicações que são raras, mas potencialmente graves. Hemorragia subcapsular e ruptura do baço, trombocitopenia grave, pericardite, encefalite, síndrome de Guillain-Barré e outras complicações neurológicas (mielite transversa, encefalomielite, paralisia do nervo facial e outros pares cranianos) já foram relatadas. São ainda relatadas raras complicações respiratórias (pneumonite intersticial), cardíacas (miocardite e pericardite), renais (hematúria e proteinúria transitórias), hematológicas (anemia aplástica, granulocitopenia, síndrome hemofagocítica), mas a quase totalidade dessas complicações regride espontaneamente[19,20].

Doenças linfoproliferativas

Desde o seu descobrimento, por Epstein-Achong e Barr, em 1964, o VEB tem sido associado à etiologia de doenças linfoproliferativas e linfomas. Mais de 90% da população mundial apresenta uma infecção latente do VEB em linfócitos B, que persiste pelo resto da vida, sem qualquer sintoma. Contudo, dependendo de alterações do sistema imune do hospedeiro ou de certas alterações genéticas dos linfócitos B infectados pelo VEB, pode haver transformação maligna dessas células[14,21,22]. O linfoma de Burkitt, descrito por Denis Burkitt, é o tumor mais frequente da infância na África Equatorial. Trata-se de um tumor de mandíbula, mas que também pode iniciar-se pelo globo ocular ou ovários, e cursa invariavelmente com linfoproliferação de células B infectadas pelo VEB. Nessa região, a infecção pelo VEB ocorre de forma disseminada e precoce, pelas condições de higiene e habitação da população. Além da infecção pelo VEB, doenças endêmicas como a malária são muito comuns nessa região, levando a intensa e contínua estimulação do sistema imune. Essa estimulação crônica dos linfócitos B predisporia a uma translocação cromossômica que envolve o cromossomo 8 ao redor do lócus c-*myc*, e os cromossomos 2,14 ou 22, que, junto à infecção latente pelo VEB, desencadearia o linfoma de Burkitt. Esse mecanismo também explicaria os casos de linfoma de Burkitt em pacientes infectados com o HIV, já que este vírus também leva a uma estimulação crônica da imunidade humoral B dependente, e a coinfecção com VEB é muito comum nesses pacientes.

O carcinoma de nasofaringe também está associado à infecção pelo VEB, identificando-se presença do genoma viral em todas as células tumorais. Embora possa ocorrer raramente em qualquer parte do mundo, o carcinoma de nasofaringe é endêmico no sul da China e no sudeste asiático, onde sua incidência é 100 vezes maior que em outras regiões do mundo. Do mesmo modo, hoje está comprovada a participação do VEB na etiologia de algumas das formas de apresentação do linfoma de Hodgkin, principalmente na forma de celularidade mista em crianças de países em desenvolvimento[9].

Por outro lado, o aumento do número de transplantes de órgãos, a instituição de esquemas quimioterápicos para tratamento de neoplasias e o advento da aids aumentaram muito o número de indivíduos imunodeprimidos na população geral. Uma das complicações mais temidas nesses pacientes gravemente imunocomprometidos, sobretudo naqueles que são suscetíveis e apresentam infecção primária pelo VEB, são as chamadas "síndromes linfoproliferativas". O fator básico, nesses casos, é a depressão da imunidade celular mediada por células T, que não consegue controlar a proliferação de linfócitos B infectados pelo VEB durante a infecção primária por esse vírus, acarretando sua proliferação descontrolada. Em pacientes submetidos a transplante de órgãos, a progressão da mononucleose para uma síndrome linfoproliferativa é conhecida como doença linfoproliferativa pós-transplante (DLPT). Esses pacientes, na maioria das vezes crianças, mas também adultos soronegativos, apresentam quadro febril, linfadenopatia generalizada, hepatoesplenomegalia, que pode evoluir para linfoma de células B se não houver nenhuma intervenção terapêutica[23]. Quanto maior a deficiência de células T, maior o risco de ocorrência de DLPT. Nos pacientes com aids, o VEB pode levar a linfomas de células B e a tumores de células musculares lisas. Este quadro também pode ser observado em crianças com imunodeficiência congênita que afeta a competência dos linfócitos T, como na síndrome de Wiskott-Aldrich e na imunodeficiência combinada.

Um quadro semelhante à DLPT também pode ser visto em uma condição genética rara chamada síndrome proliferativa ligada ao cromossomo X. Nesses casos, ao contrário do que ocorre nos casos de imunodeficiência da resposta de células T, a proliferação se dá à custa de uma resposta de células T maciça, que resulta em infiltração dos linfonodos, medula óssea e fígado, culminando com falência hepática, sangramentos e óbito[9].

Diagnóstico

Exames complementares

Os achados laboratoriais incluem, além das alterações no hemograma, aumento moderado de enzimas hepáticas e presença de anticorpos antinúcleo, anticorpos anti-hemácias, além dos anticorpos heterófilos característicos, que são a base da reação de PBD.

Os achados característicos do hemograma na mononucleose infecciosa são leucocitose, com aumento absoluto (> 3.000/mm^3) e relativo (> 50%) dos linfócitos, com presença de linfócitos atípicos. A linfocitose e a presença de linfócitos atípicos são precoces, podendo ser observadas logo no primeiro atendimento ao paciente. Tanto linfocitose como atipia linfocitária podem ocorrer em infecções agudas por outros agentes etiológicos, mas, na mononucleose infeccioas, chama a atenção a intensidade desse achado, sendo comum o encontro de mais de 5.000 linfócitos e mais de 1.000 linfócitos atípicos. Plaquetopenia moderada pode ocorrer em quase metade dos casos, mas é raro ser acompanhada de petéquias ou púrpura. As enzimas hepáticas estão moderadamente aumentadas em cerca de 50% dos casos, raramente atingindo os níveis observados nas hepatites virais agudas. Icterícia leve, à custa de aumento da bilirrubina direta, pode ser vista em cerca de 10% dos casos (Tabela 3).

Tabela 3. Achados laboratoriais em 102 casos de mononucleose infecciosa com reação de Paul-Bunnell-Davidsohn positiva

Linfócitos > 3.000	92%
Linfócitos > 5.000	72%
Linfócitos > 7.000	44%
Linfócitos atípicos > 1.000	77%
Linfócitos atípicos > 2.000	54%
TGO/TGP aumentadas	58%
TGO > 500 UI/mL	9%

Diagnóstico clínico

O diagnóstico clínico da mononucleose infecciosa deve ser considerado em pacientes que apresentam um quadro febril agudo, com astenia, mal-estar e dor de garganta, que, ao exame físico, apresentem linfonodomegalia generalizada, hepatoesplenomegalia e, eventualmente, exsudato membranoso esbranquiçado nas lojas tonsilares (Figura 4).

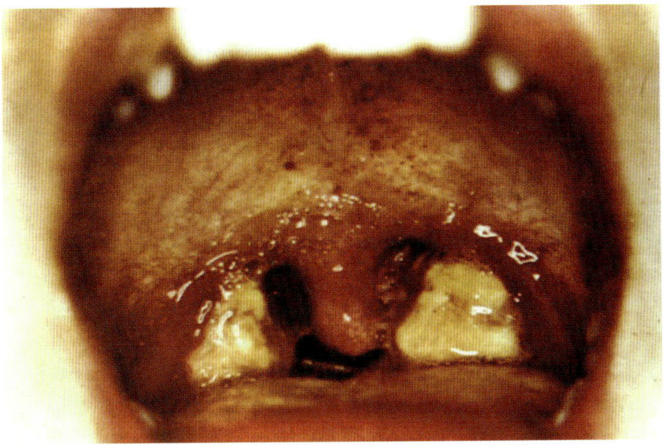

Figura 4. Exsudato membranoso, esbranquiçado, restrito às lojas amigdalianas, típico da mononucleose infecciosa, com presença de petéquias de palato.

Tabela 4. Etiologia de 70 casos de síndrome mononucleose "símile" em crianças e adultos da cidade de São Paulo

Causa		Número	Percentual
EBV	Ac heterófilos positivos	31	
	Ac heterófilos negativos	12	
		46	65,7
T. gondii		6	8,6
CMV		3	4,3
Hepatite A		1	1,4
Reação a droga		1	1,4
Desconhecida		13	18,6
	Total	70	100,0

Os exames complementares mostram hemograma com linfocitose absoluta e relativa, e grande número de linfócitos atípicos, com eventual plaquetopenia. As enzimas hepáticas (TGO e TGP) estão moderadamente aumentadas.

O diagnóstico específico é dado pela positividade da reação de PBD ou pela pesquisa de anticorpos para a cápside do VEB (anticorpos anti-EB VCA) de classe IgM. Em crianças menores de 5 anos, a mononucleose infecciosa frequentemente cursa com ausência de anticorpos heterófilos, sendo obrigatória, nos casos suspeitos heterófilo-negativos, a execução da pesquisa do IgM anti-EB VCA. Nas crianças maiores e em adultos, isto pode ocorrer em menos de 10% dos pacientes. O isolamento do vírus ou sua pesquisa por técnicas moleculares não tem utilidade prática no diagnóstico da mononucleose infecciosa, já que o vírus pode ser encontrado com frequência variável na saliva de indivíduos sadios, previamente infectados.

Diagnóstico diferencial: síndrome mononucleose "símile"

O diagnóstico diferencial da mononucleose está relacionado basicamente às doenças mononucleose "símile", ou seja, aquelas que cursam com febre e linfocitose, com presença de linfócitos atípicos. Dentre essas, as mais relevantes, pela sua frequência e semelhança do quadro clínico, seriam a toxoplasmose aguda e a citomegalovirose adquirida. Estudo realizado em nosso meio, analisando 70 casos da síndrome mononucleose "símile", constatou que cerca de 2/3 dos casos da síndrome da mononucleose infecciosa são provocados pelo VEB e, dentre esses, a maioria tinha reação de PBD positiva[24]. É importante lembrar que o próprio VEB, com reação de PBD negativa, foi o agente mais encontrado na investigação da síndrome mononucleose "símile". O segundo agente mais frequente foi o *Toxoplasma gondii* e, em seguida, o citomegalovírus (Tabela 4).

Contudo, diversas outras infecções, como a forma aguda da doença de Chagas, a infecção aguda pelo HIV, a hepatite A aguda, as adenoviroses, a infecção aguda pelo herpesvírus 6 humano, as leucemias, os linfomas, as reações a drogas, como difenil-hidantoína, halopurinol, hidralazina, sulfapiridina, dapsona e metildopa, entre outras, podem levar a quadros mononucleose "símile". Frente a um caso clínica e laboratorialmente compatível com mononucleose infecciosa, a primeira coisa a fazer para definir a etiologia é solicitar a reação de PBD. Caso esta seja positiva, está confirmado o diagnóstico de infecção aguda pelo VEB. Em caso negativo, deve-se avançar na investigação, lembrando que o próprio VEB pode causar mononucleose infecciosa com reação de PBD negativa (Quadro 1).

Uma vez afastada a possibilidade de infecção aguda pelo VEB, seja pela reação de PBD ou pela sorologia específica pelo VEB, há necessidade de investigar laboratorialmente as outras etiologias (Quadro 2).

Os antecedentes pessoais e epidemiológicos são bastante importantes para orientar a investigação, como o uso de drogas (no caso das alergias medicamentosas), vi-

Quadro 1. Conduta laboratorial na investigação da etiologia da síndrome mononucleose "símile" frente a reação de Paul-Bunnell-Davidsohn

Reação Positiva: vírus EB
Reação Negativa: investigar

Quadro 2. Etiologias mais comuns da síndrome mononucleose "símile"

Vírus EB
Citomegalovírus
Toxoplasma gondii
Herpes 6 humano
Adenovírus
Reação medicamentosa
HIV agudo
Leucemias e linfomas
Forma aguda da doença de Chagas

agens e ingestão de água e alimentos suspeitos (no caso de forma aguda da doença de Chagas e hepatite por vírus A), contato com pessoas doentes (adenoviroses, rubéola), antecedentes vacinais (rubéola, difteria), comportamento de risco para aquisição de HIV, entre outros.

Na prática médica, um diagnóstico diferencial a ser considerado é a angina estreptocócica. Nesse caso, a angina do paciente com mononucleose infecciosa é confundida com a angina estreptocócica, muito mais comum. Contudo, bastaria um exame físico cuidadoso para verificar que os sinais apresentados pelas duas entidades são bem diferentes. Na angina estreptocócica, há pontos purulentos, enquanto na mononucleose infecciosa existe um exsudato membranoso. A linfonodomegalia na tonsilite estreptocócica é restrita aos linfonodos submandibulares, enquanto na mononucleose infecciosa há linfonodomengalia generalizada (Figura 5).

A hepatoesplenomegalia, por sua vez, é comum na MI e não ocorre, em geral, na tonsilite estreptocócica. Um hemograma diferencia definitivamente as duas condições, já que na tonsilite estreptocócica há leucocitose à custa de neutrófilos com desvio à esquerda, enquanto na mononucleose infecciosa há linfocitose e atipia linfocitária clínicas. A difteria, por apresentar-se com exsudato membranoso, já foi um diagnóstico diferencial importante da mononucleose infecciosa. No entanto, o exsudato da difteria é invasivo, não ficando restrito às lojas tonsilares, além de faltarem a linfonodomegalia generalizada e a hepatoesplenomegalia no seu quadro clínico. O quadro hematológico também não apresenta linfocitose e atipia linfocitária. Hoje em dia, com a vacinação praticamente universal de nossas crianças com a vacina contra difteria, coqueluche e tétano, não se observam mais casos de difteria.

Tratamento

O tratamento é sintomático. Embora o aciclovir mostre excelente atividade *in vitro* contra o vírus de Epstein-Barr, estudos controlados nos quais os pacientes foram

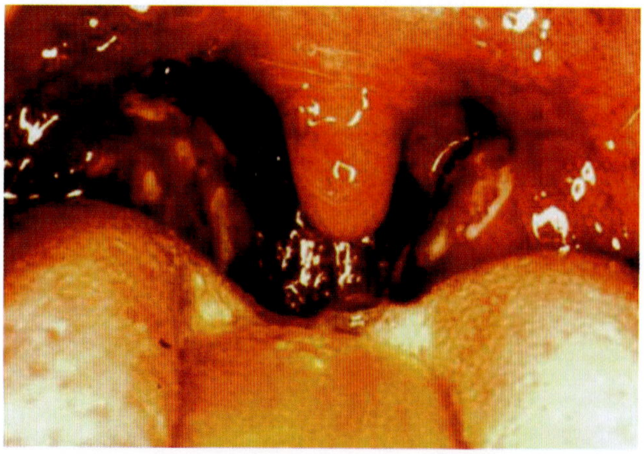

Figura 5. Aspecto do exsudato purulento encontrado na amigdalite estreptocócica. Pode-se observar a presença de pontos purulentos, não confluentes, nas amígdalas.

aleatoriamente alocados em dois grupos, um deles tratado com aciclovir e outro tratado com placebo, não mostraram nenhum benefício clínico dessa intervenção terapêutica[25-27]. Alguns relatos sugerem que o tratamento com fanciclovir e valaciclovir, análogos do aciclovir, e, mais recentemente, com o valganciclovir[28], poderia ter efeito benéfico na evolução clínica da mononucleose infecciosa. Contudo, esses relatos avaliaram poucos pacientes e não foram controlados, devendo, portanto, ser confirmados por outros[29,30]. Do mesmo modo, o benefício da utilização de corticosteroides para tratamento de certas complicações da mononucleose infecciosa, como plaquetopenia grave ou edema de orofaringe levando a dificuldades respiratórias, não foi comprovado por estudos controlados. Uma ampla revisão da literatura feita recentemente mostrou que há evidências insuficientes para recomendar essa terapêutica, pois os estudos são escassos, heterogêneos e, alguns, de baixa qualidade[31].

No caso das síndromes linfoproliferativas associadas a transplantes e a outras condições causadoras de imunodepressão grave da imunidade celular, a diminuição da imunodepressão pode, nas fases iniciais da doença linfoproliferativa, levar à regressão do quadro. Entretanto, quando já houve evolução da linfoproliferação para linfoma, não há mais possibilidade de intervenção no processo linfoproliferativo, devendo o paciente ser tratado com quimioterapia tradicional. O rituximabe (anticorpo monoclonal anti-CD20) tem se mostrado útil no tratamento da DLPT estabelecida[23].

Prevenção

A transmissão do VEB ocorre pelo contato íntimo com a saliva do indivíduo excretor do vírus, não havendo maiores recomendações em relação ao paciente, a não ser evitar contato direto com sua saliva. O amplo espectro da infecção pelo VEB, principalmente na população com deficiência da imunidade celular e em certas regiões do mundo em que o vírus está associado a diferentes neoplasias, como o carcinoma de nasofaringe e o linfoma de Burkitt, torna desejável a obtenção de uma vacina profilática. No momento, não existe vacina comercialmente disponível para prevenir a mononucleose infecciosa, mas estudos fase I e fase II que envolvem proteínas recombinantes do vírus, principalmente a gp350, estão em andamento e poderão, no futuro, ter um papel importante na prevenção dessa virose[32-34].

Considerações finais

A infecção pelo vírus de Epstein-Barr (VEB), um vírus da família *Herpesviridae*, é extremamente comum em todas as populações do mundo. No Brasil, a grande maioria dos indivíduos já foi infectada pelo vírus ao atingir a idade adulta.

A infecção primária é, via de regra, subclínica, mas pode apresentar-se como mononucleose infecciosa. O diagnóstico específico é feito por meio da presença de anticorpos heterófilos de comportamento peculiar, empregando a reação de PBD ou a pesquisa de anticorpos específicos contra a cápside viral (anticorpos anti-EB VCA). É importante assinalar que, em crianças pequenas, os anticorpos heterófilos muitas vezes estão ausentes, e o diagnóstico só pode ser feito pela pesquisa de IgM anti-EB VCA. É comum encontrar quadros clínicos indistinguíveis da mononucleose infecciosa, causados por outros agentes infecciosos (*Toxoplasma gondii*, citomegalovírus, herpesvírus 6 humano, HIV e outros) e por agentes não infecciosos (alergias a medicamentos, linfomas e leucemias etc.), caracterizando, portanto, uma síndrome conhecida como síndrome mononucleose símile. Além disso, sabe-se hoje que todos os indivíduos infectados pelo VEB em alguma época da vida são portadores do vírus em sua forma latente em seus linfócitos B. Sob determinadas circunstâncias, por exemplo, em quadros de deficiência acentuada da imunidade celular, essa infecção latente pode levar a síndromes linfoproliferativas de células B e a linfomas de células B.

Não há tratamento específico para a mononucleose infecciosa, e estudos controlados não mostraram eficácia clínica do tratamento com aciclovir e outros antivirais com ação anti-EBV *in vitro*. Não existem também estudos comprovando a utilidade do uso de corticosteroides no tratamento da mononucleose infecciosa.

No caso das síndromes linfoproliferativas associadas a transplantes e a outras condições causadoras de imunodepressão grave da imunidade celular, a diminuição da imunodepressão pode, nas fases iniciais da doença linfoproliferativa, levar à regressão do quadro. Contudo, quando já houve evolução da linfoproliferação para linfoma, não há mais possibilidade de intervir no processo linfoproliferativo. Não existe até o momento vacina disponível para prevenção da infecção pelo VEB.

Referências bibliográficas

1. Sprunt TP, Evans FA. Mononuclear leucocytosis in reaction to acute infections ("infectious mononucleosis"). Johns Hopk Hosp Bull. 1920;357:410-7.
2. Paul JR, Bunnell WW. The presence of heterophile antibodies in infectious mononucleosis. Amer J Med Sci. 1932;183:90-104.
3. Candeias JAN, Pereira MS. Pesquisa de anticorpos para o vírus EB em adultos e crianças. Rev Inst Med Trop S Paulo. 1970;12:333-8.
4. Carvalho RPS, Evans AS, Frost P, Dalldorf G, Camargo ME, Jamra M. EBV infections in Brasil. I. Occurence in normal persons, in lymphomas and in leukemias. Int J Cancer. 1973;11:191-201.
5. Carvalho RPS, Evas AS, Pannuti CS, Frost P, Grossman L, Jamra M. EBV infections in Brazil: III: Infectious mononucleosis. Rev Inst Med Trop São Paulo. 1981;23:167-72.
6. Kieff ED, Rickinson AB. Epstein-Barr virus and its replication. In: Knipe DM, Howley PM (eds.). Fields virology. 5.ed. Philadelphia: Lippincott Williams & Wilkins, 2007. p.2603-54.
7. Young LS, Rickinson AB. Epstein-Barr virus: 40 years on. Nature Reviews. 2004;4:757-68.
8. Gerber P, Lucas S, Nonoyama M, Perlin E, Goldstein LI. Oral excretion of Epstein-Barr virus by healthy subjects and patients with infectious mononucleosis. Lancet. 1972;2:988-9.
9. Kieff ED, Rickinson AB. Epstein-Barr virus. In: Knipe DM, Howley PM (eds.). Fields virology. 5.ed. Philadelphia: Lippincott Williams & Wilkins, 2007. p.2655-700.
10. Callan MF, Steven N, Krausa P et al. Large clonal expansions of CD8+ T cells in acute infectious mononucleosis. Nat Med 1996; 2:906-11.
11. Foss HD, Herbst H, Hummel M, Araujo I, Latza U, Rancsò C et al. Patterns of cytokine gene expression in infectious mononucleosis. Blood. 1994;83:707-12.
12. Biglino A, Sinnico A, Fomo B, Pollono AM, Sciandra M, Martini C et al. Serum cytokine profiles in acute primary HIV-1 infection and in infectious mononucleosis. Clin Immunol Immunopathol 1996; 78:61-9.
13. Williams H, Macsween K, McAulay K, Higgins C, Harrison N, Swerdlow A et al. Analysis of immune activation and clinical events in acute infectious mononucleosis. J Infect Dis. 2004;190:63-71.
14. Macsween KF, Crawford H. Epstein-Barr virus-recent advances. Lancet Infect Dis. 2003;3:131-40.
15. Lim WA, Russ GR, Coates PT. Review of Epstein-Barr virus and post-transplant lymphoproliferative disorder post-solid organ transplantation. Nephrology. 2006;11:355-66.
16. Gottschalk S, Rooney CM, Heslop HE. Post-transplant lymphoproliferative disorders. Annu Rev Med. 2005;56:29-44.
17. Pannuti CS, Conterno LO. Mononucleose infecciosa com reação de Paul-Bunnell-Davidson positiva: análise de 102 casos em São Paulo. Rev Assoc Med Brasil. 1986;32:180-2.
18. Yao QY, Rickinson AB, Epstein MA. A re-examination of the Epstein-Barr virus carrier state in healthy seropositive individuals. Int J Cancer. 1985;35:35-42.
19. Luzuriaga K, Sullivan JL. Infectious mononucleosis. N Engl J Med. 2010;362:1993-2000.
20. Carvalho LHFR, Campéas AE, Campéas MVS. Mononucleose infecciosa. In: Farhat CK, Carvalho LHFR, Succi RCM (eds.). Infectologia pediátrica. 3.ed. São Paulo: Atheneu, 2007. p.675-93.
21. Klein E, Kis LL, Klein G. Epstein-Barr virus infection in humans: from harmless to life endangering virus-lymphocyte interactions. Oncogene. 2007;26:1297-305.
22. Rezk AS, Weiss LM. Epstein-Barr virus-associated lymphoproliferative disorders. Human Pathol. 2007;38:1293-304.
23. Green M, Michaels MG. Epstein-Barr virus infection and posttransplantlymphoproliferative disorder. Am J Transplant. 2013;Suppl 3:41-54.
24. Pannuti CS, Carvalho RPS, Evans AS, Cenabre LC, Amato Neto V, Camargo ME et al. A prospective clinical study of the mononucleosis syndrome in a developing country. Intern J Epidemiol. 1980;9:349-53.
25. Andersson J, Britton S, Ernberg I, Andersson U, Henle W, Skoldenberg B et al. Effect of acyclovir on infectious mononucleosis: a double-blind placebo-controlled study. J Infect Dis. 1986;153:283-90.
26. Andersson J, Skoldenberg B, Henle W, Giescke J, Ortqvist A, Julander I et al. Acyclovir treatment in infectious mononucleosis: a clinical and virological study. Infection. 1987;15 (Suppl I):S14-20.
27. Tynell E, Aurelius E, Brandell A, Julander I, Wood M, Yao QY et al. Acyclovir and prednisolone treatment of acute infectious mononucleosis: a multicenter, double-blind, placebo-controlled study. J Infect Dis. 1996;174:324-31.
28. Caudwell K, Williams R. Unusual presentation of Epstein-Barr virus hepatitis treated successfully with valganciclovir. J Med Virol. 2014;86:484-6.
29. Goldani LZ. Treatment of severe infectious mononucleosis with famciclovir. J Infect. 2002;44:92-3.
30. Balfour HH Jr., Hokanson KM, Schacherer RM, Fietzer CM, Schmeling DO, Holman CJ et al. A virologic pilot study of valacyclovir in infectious mononucleosis. J Clin Virol 2007;39:16-21.
31. Candy B, Hotopf M. Steroids for symptoms control in infectious mononucleosis. Cochrane Database Syst Ver 2006;10:3:CD00442.
32. Soka EM, Hoppenbrouwers K, Vandermeulen C, Moutschen M, Léonard P, Moreels A et al. Recombinant gp350 vaccine for infectious mononucleosis: a phase 2, randomized, double-blind, placebo controlled trial to evaluate the safety, immunogenicity, and efficacy of an Epstein-Barr virus vaccine in healthy young adults. J Infect Dis 2007;196:1749-53.
33. Cui X, Cao Z, Sen G, Chattopadhyay G, Fuller DH, Fuller JT et al. A novel tetrameric gp-350 1-470 as a potential Epstein-Barr vírus vaccine. Vaccine. 2013;31:3039-3045.
34. Cohen JI, Mocarski ES, Raab-Traub N, Corey L, Nabel GJ. The need and challenges for development of an Epstein-Barr virus vaccine. Vaccine. 2013;315:B194-B196.

3 Estafilococcias

Lauro Vieira Perdigão Neto
Maura Salaroli de Oliveira
Inneke Marie van der Heijden
Elisa Donalisio Teixeira Mendes
Anna Sara S. Levin
Silvia Figueiredo Costa

SUMÁRIO

Introdução

As estafilococcias são condições clínicas causadas direta ou indiretamente por bactérias do gênero *Staphylococcus*. Os estafilococos são bactérias que frequentemente colonizam o homem e que são capazes de causar uma grande variedade de infecções em vários sistemas, como pele, partes moles, osso, corrente sanguínea e pulmão. São importantes agentes de infecções hospitalares, especialmente de sítio cirúrgico, associadas a dispositivos invasivos e pneumonias hospitalares.

Além das doenças causadas diretamente por infecção estafilocócica, há condições determinadas pelas toxinas produzidas por estafilococos, como a síndrome diarreica causada por intoxicação alimentar, a síndrome da pele escaldada e a síndrome do choque tóxico.

Nos últimos anos, os estudos do comportamento e das características genéticas dos estafilococos evidenciaram um número cada vez maior de fatores de virulência, especialmente na espécie *Staphylococcus aureus*. A habilidade de apresentar resistência antimicrobiana, a capacidade de se adaptar aos diversos ambientes e o número elevado de fatores de virulência tornam os estafilococos agentes frequentemente causadores de infecção em humanos.

Microbiologia

Taxonomia, hábitat e características fenotípicas

O gênero *Staphylococcus* é composto de cocos Gram-positivos de 0,5 a 1,5 µm de diâmetro, que ocorrem isolados, aos pares, em cadeias curtas ou agrupados como cachos de uva. As bactérias deste gênero são imóveis, catalase-positivas e não são capazes de formar esporos. O nome do gênero se origina da palavra *staphylé*, que significa "cacho de uva" em grego.

Estudos genéticos baseados em ensaios de hibridização de DNA-RNA ribossomal, na determinação da sequência da região 16S do RNA ribossomal e em análises quimiotaxonômicas que determinam a composição química da parede celular documentaram a grande diversidade das bactérias Gram-positivas. De acordo com o *Bergey's Manual of Systematic Bacteriology*, o gênero *Staphylococcus* encontra-se no filo *Furmicutes*, o qual compreende mais de 235 gêneros e 1.346 espécies de procariotos Gram-positivos. O gênero *Staphylococcus* pertence ao gênero I, da ordem I *Bacillales*, classe III "Bacilli" e família V *Staphylococcaceae*.

As diversas espécies pertencentes ao gênero *Staphylococcus* podem ser identificadas com base em uma variedade de testes fenotípicos. As espécies de maior importância clínica podem ser identificadas por meio de provas bioquímicas como: pigmentação das colônias, teste da coagulase livre, teste da coagulase ligada (*clumping factor*), prova de produção de termonuclease (DNAse), teste de PYR (produção da pirrolidonil-aril-amidase), resistência a novobiocina, teste de produção de ácido (via oxidativa) a partir de D-manitol, D-manose, D-turanose, D-xilose, D-celobiose, maltose e sacarose.

A espécie *S. aureus* é considerada de grande importância clínica em virtude de seu elevado potencial patogênico. Esta espécie é coagulase-positiva e geralmente apresenta hemólise do tipo beta (hemólise total) em ágar sangue de carneiro a 5%, além de ser tolerante a elevadas concentrações de sal. Suas colônias geralmente medem de 6 a 8 mm e, após 24 a 48 horas de crescimento, apresentam pigmentação dourada, o que justifica o nome da espécie, "*aureus*". São capazes de produzir DNAse e fermentar manitol, formando colônias de coloração amarelada em meio de cultura ágar manitol.

Estafilococos que apresentam o teste da coagulase negativo são frequentes colonizantes humanos e formam um grande grupo de mais de 30 espécies, que é denominado de *Staphylococcus* coagulase-negativos. Algumas das espécies mais importantes são *S. epidemidis*, *S. haemolyticus* e *S. saprophyticus*. A identificação fenotípica destas espécies pode ser realizada por métodos convencionais, que exigem uma grande bateria de testes bioquímicos, ou por métodos comercialmente disponíveis (*kits* comerciais) que utilizam provas de fermentação de carboidratos e testes com substratos enzimáticos cromogênicos para a identificação destes estafilococos.

O hábitat de estafilococos é amplo na natureza e são frequentemente encontrados na pele e suas glândulas, mucosas de aves e mamíferos, incluindo o homem. Podem também ser encontrados no trato intestinal, geniturinário, glândulas mamárias e trato respiratório alto.

Geralmente estabelecem uma relação benigna ou simbiôntica com o seu hospedeiro. No entanto, se houver trauma ou outro tipo de lesão das barreiras cutâneas, como injeções ou uso de cateteres, pode haver entrada do agente nos tecidos do hospedeiro e a sua multiplicação, causando infecção de intensidade e gravidade variáveis.

Atualmente, mais de 30 espécies de estafilococos podem ser encontradas em amostras clínicas humanas, como *S. aureus*, *S. epidermidis*, *S. saprophyticus*, *S. haemolyticus*, *S. warneri*, *S. hominis*, *S. simulans*, *S. lugdunensis*, *S. schleiferi*, *S. capitis*, *S. auricularis*, *S. pasteuri*, *S. caprae*, *S. cohnii*, *S xylosus* e *S. saccharolyticus*. Por outro lado, algumas espécies foram descritas exclusivamente como patógenos veterinários, como *S. hyicus* (dermatite infecciosa em suínos) e *S. felis* (diversas infecções em gatos). Há várias espécies de estafilococos que causam doença humana e a mais importante é *Staphylococcus aureus*, que apresenta o teste da coagulase positivo.

Staphylococci coagulase-negativo (SCN) são encontrados na flora humana em regiões como axila, narina e períneo. A maior população de SCN está presente na pele e nas membranas mucosas (com maior concentração nas regiões úmidas). A concentração de SCN nas regiões úmidas como narina, axila e períneo varia de 10^3 a 10^6 UFC/cm^2 de superfície; esta densidade diminui para 10 a 10^3 UFC/cm^2 em regiões secas. A relação entre as diferentes espécies e regiões do corpo humano está bem documentada na literatura, com *S. capitis* sendo encontrado principalmente em couro cabeludo, *S. auricularis* no meato auditivo externo, *S. hominis* e *S. haemolyticus* na axila e na região inguinal, e *S. lugdunensis* na região inguinal.

Os SCN, particularmente *S. epidermidis*, é um importante agente de infecção hospitalar, sendo responsável por um terço das infecções de corrente sanguínea hospitalares nos EUA. Infecção de corrente sanguínea causada por SCN é frequentemente associada ao uso de cateter venoso central (CVC) e próteses. *S. haemolyticus* é a segunda espécie mais frequentemente associada com infecção clínica, podendo ser causa de endocardite de válvula nativa e protética, infecção de ferida cirúrgica e prótese ortopédica.

Os principais fatores de risco associados com infecção de corrente sanguínea causada por SCN descritos na literatura são neutropenia, profilaxia com quinolona em pacientes com câncer, recém-nato de baixo peso, tempo prolongado de hospitalização, uso de cateter venoso central, uso de nutrição enteral e parenteral, sonda nasogástrica e internação em unidade de terapia intensiva.

Apesar de SCN ser um dos principais agentes de infecção de corrente sanguínea hospitalar, vários estudos demonstraram que infecção sanguínea causada por SCN tem bom prognóstico quando comparada a outras bactérias. Vale ressaltar que esse achado pode ser decorrente de critérios inadequados na definição de infecção de corrente sanguínea causada por SCN levando à valorização de contaminantes.

Mecanismos de virulência

S. aureus pode ser produtor de inúmeros fatores de virulência, entre os quais se destaca a produção de catalase, coagulase, proteína A, desoxirribonucleases (DNAses), adesinas, hemolisinas, toxinas, como a toxina da síndrome do choque tóxico (TSST-1), e enterotoxinas estafilocócicas (SE). Algumas cepas de *S. aureus* produzem também um exopolissacarídio (cápsula) capaz de impedir a fagocitose por polimorfonucleares neutrófilos e que promove a aderência do microrganismo à célula hospedeira e também em dispositivos de próteses.

A habilidade de *S. aureus* causar doenças está relacionada aos fatores de virulência e à capacidade de escapar dos mecanismos de defesa do sistema imunológico do hospedeiro. Para isso, este patógeno pode produzir diferentes proteínas extracelulares e de membrana, as quais constituem importantes fatores que promovem a sobrevivência no hospedeiro e contribuem para a patogênese.

A produção de catalase por estafilococos é um dos fatores que contribui para a virulência, pois esta enzima pode inativar o peróxido de hidrogênio e radicais livres formados pelo sistema da mieloperoxidase no interior das células fagocíticas. A enzima coagulase, a qual pode existir em forma livre ou ligada à célula bacteriana, liga-se à protrombina e torna-se enzimaticamente ativa, catalisando, assim, a conversão do fibrinogênio em fibrina. Essa atividade enzimática pode atuar para recobrir as células bacterianas com fibrina, tornando-as mais resistentes à opsonização e à fagocitose.

Outras enzimas como as fibrinolisinas e hialuronidases também favorecem à disseminação do microrganismo para tecidos adjacentes e, portanto, são considerados importantes fatores de propagação desta bactéria no organismo do hospedeiro.

Um dos fatores mais importantes na virulência de *S. aureus* é sua capacidade de produzir diferentes toxinas cujo alvo são as células inflamatórias do hospedeiro. Estas toxinas incluem alfa, beta, gama, delta-hemolisinas e a leucocidina *Panton-Valentine* (PVL). As hemolisinas possuem várias atividades biológicas, a alfa-hemolisina (um polipeptídio de 33 kDa) é secretada pela maioria dos isolados de *S. aureus* em fase logarítmica tardia de crescimento e capaz de formar poros na membrana citoplasmática das células alvo do hospedeiro. A beta-hemolisina é uma exotoxina proteica (35 kDa) que possui uma atividade contra várias células, porém não é considerada dermonecrótica, e sua atividade hemolítica pode ser aumentada pela exposição dos eritrócitos em temperaturas baixas. As gama-hemolisinas consistem em três toxinas formadas, cada uma, por dois componentes, Hlg1 e Hlg2, que atuam na lise de eritrócitos de mamíferos. As leucocidinas LukD, LukE e PVL, as quais são também compostas por dois componentes LukS e LukF, têm elevada afinidade por leucócitos polimorfonucleares e por macrófagos e monócitos.

A leucocidina PVL é uma exotoxina de bicomponente transmitida por bacteriófagos, codificada por dois genes, *lukF-PV* e *lukS-PV*. A atividade leucocida desta toxina é exercida diretamente sobre a membrana de polimorfonucleares neutrófilos humanos, ocasionando a formação de poros e a subsequente degranulação do citoplasma destas células. A liberação destes grânulos (radicais livres) leva a uma resposta inflamatória que pode resultar em necrose tecidual.

Outra estrutura de grande importância na virulência de *S. aureus* é a proteína A, uma proteína de 42 kDa encontrada na superfície celular da célula bacteriana. Esta proteína tem a capacidade de se ligar à região Fc de todas as subclasses de IgG humanas, exceto IgG3. Assim, esta proteína tem capacidade de interferir na opsonização, na ingestão das bactérias pelos fagócitos e na ativação do sistema complemento. Os principais fatores de virulência de *S. aureus* podem ser evidenciados no Quadro 1.

Alguns fatores de virulência são descritos em cepas de SCN que causam infecção, como aderência ao plástico, aderência celular, aderência intracelular e a produção de *slime*, também denominado biofilme.

A formação de biofilme exerce um papel fundamental na patogênese da infecção associada a dispositivos invasivos causada por SCN. O biofilme microbiano desenvolve-se quando microrganismos aderem-se irreversivelmente à superfície de um material e produzem polímeros extracelulares que facilitam a aderência, levando à formação de matriz estrutural. O biofilme é um ambiente protetor para o crescimento bacteriano, funcionando como uma barreira para a penetração de antibióticos e contribuindo possivelmente para a resistência bacteriana.

Após a contaminação de material médico, como cateter ou prótese, vários fatores influenciam a formação do biofilme. Primeiramente, o microrganismo tem que aderir a uma superfície exposta do material por tempo suficiente para que tal aderência seja irreversível. Após esta etapa, a produção de polissacarídeos extracelulares é necessária para o desenvolvimento do biofilme. Outros fatores que também influenciam o desenvolvimento do biofilme são a concentração e a composição de nutrientes presentes no meio, a concentração de antimicrobianos e a temperatura do ambiente. A relação entre produção de biofilme e a maior virulência do SCN, entretanto, permanece controversa. Um estudo de pacientes com endocardite causada por SCN demonstrou que a produção de biofilme era mais comum entre as cepas isoladas de infecção de corrente sanguínea associada ao cateter venoso central. Entretanto, este estudo não demonstrou diferença na produção de biofilme quando comparadas cepas isoladas de endocardite de válvula nativa ou prótese. Outro estudo avaliou cepas de SCN isoladas de pacientes com infecção de corrente sanguínea e não demonstrou correlação entre produção de biofilme e evolução clínica.

Outros estudos demonstraram que cepas de SCN produtoras de biofilme são mais patogênicas. Hall et al. (1988) avaliaram, durante 3 meses, 182 crianças e demonstraram que pacientes colonizados nasais com cepas produtoras de biofilme desenvolveram mais infecção de corrente sanguínea causada por SCN que pacientes não colonizados ou colonizados com cepas não produtoras de biofilme ($p < 0{,}025$).

Frebourg et al. (2000) avaliaram a presença de diferentes genes de adesão, dentre eles o *ica*A, o gene de resistência *mec*A, o gene *agr* que controla a síntese das proteínas da parede celular dos Gram-positivos e de hemolisinas, e o gene *sar* também responsável pela produção de hemolisinas e proteínas ligadoras de fibronectina entre 39 cepas isoladas de pacientes com sepse, 39 cepas consideradas contaminantes e 44 cepas de SCN isoladas de cateter vascular. O *ica*A e o *mec*A foram detectados mais frequentemente nas cepas infectantes que nas contaminantes ($p < 0{,}02$) e a dos outros genes foi similar nos dois grupos.

A origem da infecção de corrente sanguínea causada por SCN permanece controversa. A relação entre pele, cateter e infecção de corrente sanguínea causada por SCN é bastante discutida na literatura, o que leva às estratégias de prevenção de infecção de corrente sanguínea causada por SCN a serem direcionadas para erradicação do SCN da pele ou para prevenção da colonização do cateter venoso central. Entretanto, outra hipótese aventada na década de 1980 foi a de que o trato gastrointestinal poderia ser uma importante fonte de infecção de corrente sanguínea causada por SCN.

Características moleculares e mecanismos de resistência

A resistência à penicilina em isolados de *S. aureus* foi detectada logo após o início do uso na década de 1940. Essa resistência decorre da aquisição de genes plasmidiais que codificam enzimas denominadas inicialmente penicilinases e atualmente conhecidas como betalactamases. Atualmente, as cepas de *S. aureus* apresentam grande resistência às penicilinas, incluindo penicilinas semissintéticas e resistentes às penicilinases, como meticilina e oxacilina.

A resistência de *S. aureus* à meticilina (MRSA) ou à oxacilina (SAOR) é causada pela alteração do sítio de ação da droga decorrente da expressão da proteína ligadora de

Quadro 1. Principais fatores de virulência de *Staphylococcus aureus* e o quadro clínico que causam ou sua atividade

Fatores de virulência	Genes	Função dos genes	Quadro clínico ou atividade
Enzimas			
Coagulase	*coa*	Possível coagulação de tecidos do hospedeiro	Coagulação
Lipases	*geh, lip*	Degradação hidrolítica de lipídios	Permite disseminação das bactérias em tecidos cutâneos e subcutâneos
Termonuclease/nuclease estafilocócica	*nuc*	Degradação de ácidos nucleicos da célula do hospedeiro	Quebra de DNA
Estafiloquinase (protease III)	*sak*	Proteólise de células do hospedeiro	Permite disseminação das bactérias
Fator ligador de colágeno	*cna*	Aderência bacteriana às células do hospedeiro	Aderência ao colágeno
Hialuronidase	*hysA*	Degradação de ácido hialurônico das células do hospedeiro	Fator de propagação
Adesinas			
Clumping factor A e B	*clfA, clfB*	Aderência bacteriana às células do hospedeiro	Aderência a fibrina e fibrinogênio
Proteína ligadora de elastina	*ebpS*	Aderência bacteriana às células do hospedeiro	Adesão à elastina
Proteínas ligadoras de fibronectina	*fnbB, fnbA*	Aderência bacteriana às células do hospedeiro	Adesão à fibronectina
Proteínas ligadoras de fibrinogênio	*fib*	Aderência bacteriana às células do hospedeiro	Aderência ao fibrinogênio
Proteínas de aderência intercelular	*icaA, icaD, icaB, icaC, icaR*	Agregação celular em tecidos infectados	Fator de agregação
Proteínas do complexo de histocompatibilidade (PCH) classe II	*map*	Aderência bacteriana às células do hospedeiro	Aderência à vitronectina, ao fibrinogênio e à fibronectina
Proteínas ligadoras de fibrinogênio (proteínas Ser-Asp)	*sdrC, sdrD, sdrE*	Aderência bacteriana às células do hospedeiro	Aderência ao fibrinogênio
Toxinas			
Esfoliatina A	*eta*	Proteólise de células do hospedeiro (toxinas tipo "epidermolisinas")	Síndrome da pele escaldada
Esfoliatina B	*etb*	Proteólise de células do hospedeiro (toxinas tipo "epidermolisinas")	Síndrome da pele escaldada
Aureolisina (zinco metaloproteinase)	*aur*	Proteólise de células do hospedeiro	Atividade proteolítica
Delta-hemolisina	*hld*	Destruição de células sanguíneas e teciduais	Hemólise e leucólise
Gama-hemolisina (componentes)	*hlgA, hlgC*	Destruição de células sanguíneas	Atividade hemolítica
Beta-hemolisina	*hlgB*	Destruição de células sanguíneas	Atividade hemolítica
Alfa-hemolisina	*hly (ou hla)*	Destruição de células sanguíneas e teciduais	Hemólise e leucólise Dermonecrose Atividade neurotóxica
Leucotoxinas	*lukD, lukE*	Destruição de leucócitos do hospedeiro	Leucólise
Leucocidina Panton-Valentine (PVL)	*lukF-PV, lukS-PV*	Destruição de leucócitos do hospedeiro	Leucólise
Enterotoxina A	*sea*	Superantígeno	Toxinfecção alimentar
Enterotoxinas	*seg, sen, sei, sem, seo, sel, sek, sec3, yent2, yent1*	Superantígeno	Toxinfecção alimentar
Toxina da síndrome do choque tóxico (TSST- 1)	*tst*	Superantígeno	Síndrome do choque tóxico

continua

Quadro 1. Principais fatores de virulência de *Staphylococcus aureus* e o quadro clínico que causam ou sua atividade (*continuação*)

Fatores de virulência	Genes	Função dos genes	Quadro clínico ou atividade
Outros			
Proteínas envolvidas na síntese de polissacarídeo capsular	*cap5, cap6, cap7, cap8*	Evasão do sistema imune	Evasão da fagocitose
S-ribosil homocisteína liase	*luxS*	Síntese de autoindutor secretado pela bactéria	Comunicação entre células para metabolismo bacteriano e aumento da densidade bacteriana no meio ambiente
Proteína ligadora em imunoglobulina tipo IgG	*sbi*	Potencial distúrbio imunológico no hospedeiro	Evasão do sistema imune
Proteína A	*spa*	Potencial distúrbio imunológico no hospedeiro	Evasão do sistema imune

penicilina PPB2a (78kDa) codificada pelo gene *mec*A. O gene *mec*A é carreado em um elemento genético móvel que está integrado ao cromossomo das cepas MRSA: o cassete cromossômico estafilocócico (*staphylococcal cassete chromosome mec* – SCC*mec*); já foram descritos 11 tipos de SCC*mec* (tipos I a XI), que diferem no tamanho e na composição genética. Alguns tipos deste cassete, como SCC*mec* I, II e III, são grandes e possuem outros elementos genéticos móveis, como plasmídeos integrados (pUB110, pI258 e PT181) e transposons (Tn554), além de estarem frequentemente associados a cepas de HA-MRSA (*hospital-adquired methicillin resistant Staphylococcus aureus*). Outros tipos de SCC*mec*, como SCC*mec* IV e V, são elementos mais curtos, e as cepas que os possuem geralmente são sensíveis aos antibióticos não betalactâmicos; são associados a cepas CA-MRSA (*community-adquired methicillin resistant* Staphylococcus aureus). Uma característica interessante é que o CA-MRSA costuma ser mais virulento que o HA-MRSA e causa doença em pacientes hígidos com descrição de surtos em comunidades fechadas, como creches e times esportivos que compartilham utensílios.

Com a emergência desta resistência, os glicopeptídios (vancomicina e teicoplanina) tornaram-se drogas de escolha para o tratamento de infecções causadas por MRSA. Entretanto, isolados com resistência intermediária à vancomicina (VISA: *vancomycin-intermediate Staphylococcus aureus*) e isolados resistentes a este antimicrobiano (VRSA: *vancomycin-resistant Staphylococcus aureus*) foram detectados posteriormente. Em 1996, a primeira cepa VISA foi isolada no Japão e em 2000, foram descritas cepas VISA no Brasil (cidade de São Paulo), despertando grande preocupação principalmente nos hospitais brasileiros. O mecanismo de resistência destas cepas decorre de um espessamento importante da parede celular bacteriana, dificultando, assim, a penetração da vancomicina. O primeiro caso de VRSA foi reportado nos EUA (Michigan), em um paciente de 40 anos, com diabete e insuficiência renal crônica, e portador de VRE (*vancomycin-resistant enterococcus*). O gene *vanA* nesse VRSA sugere que a resistência pode ter sido adquirida com a troca do material genético do enterococo para o estafilococo.

Recentemente, foi relatado por Rossi et al.[1] um caso de um paciente atendido no HCFMUSP com infecção de corrente sanguínea causada por uma cepa de MRSA sensível à vancomicina (designado BR-VSSA), mas que adquiriu o gene *van*A durante antibioticoterapia, tornando-se resistente à vancomicina (denominado BR-VRSA). Ambas as cepas estudadas pertenciam ao tipo de sequência (ST 8), uma linhagem genética associada à comunidade que carrega o SCC*mec* do tipo IV e a proteína A (*spa*) do tipo T292 e eram filogeneticamente relacionadas com o clone MRSA USA300. Neste estudo, foi identificado neste mesmo isolado um plasmídeo conjugativo de 55.706 pb (pBRZ01) capaz de carrear o gene *van*A. Assim, é importante ressaltar que a presença e a disseminação de MRSA associado à comunidade contendo este gene podem, no futuro, tornar-se um grave problema de saúde pública.

Outro fenótipo de resistência evidenciado em isolados de *S. aureus*, reportado mundialmente, é a resistência aos macrolídeos e lincosamidas (fenótipo MLSb: *macrolide, lincosamide and streptogramin B phenotype*). Três mecanismos foram relatados para esta resistência: a alteração de sítios-alvo, o efluxo de antibióticos e a modificação da droga. A metilação de um resíduo localizado no domínio V do 23S RNAr não permite a ligação dos antibióticos MLSB ao seu alvo nos ribossomos bacterianos. Esta metilação ocorre por ação de enzimas codificadas pelos genes *erm* (*erythromycin ribosome methylases*). Entre as quatro principais classes de genes *erm* (*ermA, ermB, ermC e ermF*) detectadas em diferentes bactérias, *ermA* e *ermC* são os genes responsáveis pela resistência MLSB em *S. aureus.*

Assim, os isolados resistentes aos macrolídeos podem apresentar resistência constitutiva ou induzível à clindamicina (metilação codificada pelo gene *erm*) ou podem ainda ser resistentes aos macrolídeos e estreptogramina B por mecanismo de efluxo codificado pelo gene *msrA* (*specific methionine sulfoxide reductase*). Alguns genes de resistência descritos em isolados de *S. aureus* estão descritos no Quadro 2.

SCN é um microrganismo predominantemente hospitalar e resistente a vários antimicrobianos. A maioria das cepas de SCN que causa infecção é resistente à oxacilina,

Quadro 2. Alguns genes de resistência descritos em *S. aureus*

Resistência	Produtos	Nome dos genes
Resistência à aminoglicosídeos	Aminoglicosídeo adeniltransferase	*aadD*
Resistência à estreptomicina e à espectomicina	Estreptomicina 3-adenililtransferase (AAD-9)	*ant1-5*
Resistência ao trimetoprim	Di-hidrofolato redutase	*dfrA*
Resistência aos macrolídeos-lincosamidas-estreptogramina B	rRNA adenina N-6-metiltransferase	*ermA*
Resistência à fosfomicina	Proteína FosB	*fosB*
Resistência ao mercúrio	Mercúrio redutase	*merA*
Resistência aos macrolídeos-lincosamidas-estreptogramina B	Metionina-sulfóxido redutase (MsrA 1)	*msrA*
Resistência à tetraciclina	Proteína para resistência à tetraciclina	*tetM*

com até 80% de frequência de resistência. O mecanismo de resistência à oxacilina é decorrente da aquisição do gene *mecA*, codificador da proteína ligadora de penicilina (PBP) modificada PBP2a ou PBP2', com baixa afinidade pelos antibióticos betalactâmicos. As cepas resistentes à oxacilina costumam ser resistentes a outras classes de antimicrobianos, como quinolonas e clindamicina.

O fenótipo de expressão da resistência do SCN à oxacilina entre as cepas de SCN pode ser muito mais heterogêneo que a do *S. aureus*; este fenômeno é denominado heterorresistência. Nesse contexto, subpopulações de cepas de SCN resistentes à oxacilina podem ter concentração inibitória mínima (CIM) da oxacilina abaixo do corte de resistência. Muitas dessas cepas contêm o gene de resistência *mec*A, que não é identificado pelo método fenotípico. Suzuki et al. (1992) descreveram cepas de *S. haemolyticus* e *S. saprohyticus* resistentes à oxacilina que eram *mec*A negativas e demonstraram que essas cepas apresentavam alterações das PBPBs-1 e PBPBS-4, demonstrando, assim, que outros mecanismos podem estar envolvidos na resistência do SCN à oxacilina.

Quadros clínicos, diagnósticos e tratamentos

S. aureus

Os quadros clínicos causados por *S. aureus* podem ser determinados pela ação de toxinas ou pela invasão bacteriana, com ação direta do agente.

Quadros mediados por toxinas

Síndrome da pele escaldada estafilocócica ou síndrome de Ritter

A dermatite esfoliativa bolhosa, descrita por Ritter em 1878, é causada por uma toxina denominada esfoliatina ou epidermolisinas A e B (ETA e ETB), produzida por algumas cepas de *S. aureus* que se ligam a receptores específicos da derme, especialmente em crianças jovens com menos de 5 anos e adultos com doenças dermatológicas. Os pacientes são colonizados por isolados de *S. aureus* produtores de ETA ou ETB e então, após 48 horas, podem desenvolver grandes bolhas ou vesículas com líquido claro, sem bactérias (evidência da ação da toxina), com posterior descamação. Não há envolvimento de mucosas.

A síndrome da pele escaldada acontece comumente em surtos, por disseminação de cepas clonais. É uma doença rara, já que os isolados produtores de toxina são pouco frequentes: 0 a 2% das cepas isoladas de indivíduos carreadores nasais de *S. aureus*. O tratamento inclui cuidados com lesões, hidratação, suporte eletrolítico e antibioticoterapia para eliminação do agente.

Síndrome do choque tóxico

Apesar de relatos prévios menos detalhados, a síndrome do choque tóxico foi descrita de forma mais detalhada em 1980, nos Estados Unidos. É uma doença de início agudo, caracterizada por febre, diarreia, vômitos e mialgia, com morte ocorrendo em até 8% dos casos. Em 90% dos pacientes, essa condição ocorre em mulheres durante o ciclo menstrual. Essa associação com menstruação decorre da colonização dos tampões internos por *S. aureus* produtor da toxina TSST-1, associada ao ambiente ideal para expressão e ação dessa toxina (pH neutro e elevada pressão parcial de O_2).

Em uma minoria de pacientes, a síndrome do choque tóxico não está relacionada à menstruação e ao uso de tampões. Isolados de *S. aureus* que colonizam ferida cirúrgica, pele, mucosa ou pulmão podem causar a doença, desde que sejam produtores de enterotoxina SEB ou SEC, superantígenos que se ligam diretamente ao complexo II de histocompatibilidade, levando à estimulação exacerbada da resposta imune. Normalmente, uma em cada 10 mil células T são ativadas em apresentação de antígenos; já superantígenos podem ativar 1 em cada 5 células T.

O diagnóstico se torna muito provável na presença de achados clínicos e laboratoriais:

- Critério microbiológico: isolamento do *S. aureus* em mucosa ou outro sítio e confirmação de que a cepa é produtora de TSST-1.
- Critério imunológico: sorologia inicial negativa para toxina e positiva durante a convalescença.
- Critérios clínicos: 5 ou mais dos seguintes achados clínicos:
  – Febre ($T \geq 38,5°C$).

– Hipotensão.
– Erupção macular difusa.
– Descamação das palmas das mãos e das plantas dos pés (convalescença).

■ Envolvimento multissistêmico (3 ou mais dos seguintes):
– Hepático: bilirrubina ou enzimas hepáticas ≥ 2 vezes o normal.
– Hematológico: plaquetas < 100.000/mcL.
– Renal: ureia ou creatinina ≥ 2 vezes o normal.
– Mucosas: hiperemia vaginal, ororfaríngea ou conjuntival.
– TGI: vômitos ou diarreia.
– Muscular: mialgia grave ou CPK ≥ 2 vezes o normal.
– SNC: desorientação ou alteração da consciência sem causa neurológica.

O tratamento inclui drenagem possível dos tecidos acometidos, hidratação, suporte eletrolítico e antibioticoterapia dirigida para o agente. A lacuna imunológica que acontece até a convalescença sugere que a terapia com imunoglobulina possa ser útil, embora tal benefício ainda não esteja claro na literatura.

Gastroenterocolite relacionada ao *S. aureus* (toxi-infecção alimentar)

A gastroenterite relacionada ao *S. aureus* é uma doença com alta prevalência: 5 a 8 milhões de casos são descritos anualmente nos Estados Unidos, com baixa morbidade. É causada por uma das enterotoxinas produzidas por *S. aureus* (SEA, SEB ou SEC), que são termoestáveis (não são desnaturadas com cozimento) e agem como superantígenos, responsáveis pela sintomatologia rica dos pacientes. Ocorre 1 a 8 horas após a exposição a alimentos que contenham a toxina e tem como principais sintomas: náuseas, vômitos, dor abdominal e diarreia; a febre é rara. É uma doença autolimitada e, por isso, a principal medida terapêutica é a manutenção da hidratação e do equilíbrio eletrolítico; dura de 6 a 12 horas e tem bom prognóstico, com exceção de casos de desidratação extrema, que acontecem mais comumente em pacientes de extremos de idade.

Quadros causados diretamente por *S. aureus*

Impetigo, foliculite, furunculose, carbunculose e hidrosadenite supurativa

O impetigo é uma piodermite superficial, que acontece mais frequentemente na infância. Essa infecção geralmente é localizada na face ou nos membros e é caracterizada por lesões eritematosas que rapidamente progridem para lesões eritematovesiculosas ou eritematobolhosas, com evolução para pústulas e crostas. Os principais agentes etiológicos são *S. pyogenes* e *S. aureus*, e muitos estudos têm evidenciado o último como o causador mais frequente do impetigo. Da disseminação (autocontágio) de *S. aureus* pode resultar o aparecimento de múltiplas lesões.

Aparentemente, o *S. aureus* penetra na pele através de lesões determinadas por traumas, picadas de insetos ou dermatoses. O impetigo geralmente não é acompanhado de outras manifestações clínicas, é incomum febre e/ou a adenite-satélite. O diagnóstico é clínico.

A foliculite é a infecção dos folículos pilosos causadas por *S. aureus*. Caracteriza-se pela formação de pequenas pústulas ao redor do pelo. Por sua vez, a furunculose se caracteriza pelo aparecimento de furúnculos, lesões decorrentes da infecção folicular extensa, envolvendo glândulas sebáceas.

Para impetigo e foliculite, medidas antissépticas locais ou antimicrobianos tópicos costumam ser suficientes. Raramente é necessário o uso de antibiótico oral.

Carbunculose é a condição clínica decorrente de infecções mais profundas, com coalescência de diversos folículos pilosos, o que caracteriza a lesão característica: o carbúnculo. Geralmente compromete a base da região cervical e pode evoluir com necrose. O risco de bacteremia recomenda a antibioticoterapia.

A hidradenite supurativa é uma doença das glândulas sudoríparas apócrinas de etiopatogenia não bem conhecida. No entanto, a obstrução do canal glandular por tampões de queratina são a característica predominante desse processo, o que propicia um ambiente adequado à proliferação bacteriana, e *S. aureus* frequentemente é o agente envolvido. A hidrosadenite supurativa é, por vezes, associada a distúrbios endócrinos, anormalidades imunológicas, hereditariedade e higiene precária. Parece ter fatores exógenos desencadeantes, como vestes justas, depilações e uso de antitranspirantes. As lesões caracterizam-se geralmente por de nódulos dolorosos, margeados por reação inflamatória local, inicialmente duros, mas que amolecem no decorrer do processo. Como a doença é recorrente, uma inflamação crônica forma cordões fibrosos e trajetos fistulosos, que drenam material purulento e frequentemente fétido. O tratamento antimicrobiano é importante para esfriar o processo infeccioso agudo, mas é ineficaz nas formas mais exuberantes com lesões crônicas extensas. Nesses casos, o tratamento cirúrgico é necessário para a cura da doença.

Mastite

A mastite infecciosa acomete 10% das lactantes e acontece mais frequentemente no 1º mês do puerpério. Provém da invasão bacteriana em tecido glandular mamário, secundariamente a traumas locais, muitas vezes decorrentes do ato da lactação. As manifestações clínicas mais frequentes são febre alta, associada a sinais flogísticos na mama acometida, em paciente que esteja amamentando; algumas vezes, acontece com descarga purulenta. O diagnóstico é clínico.

Pela ausência de risco para a criança, o aleitamento deve ser estimulado, paralelamente ao tratamento instituído. Visando à segurança da criança e já que *S. aureus* é o agente mais frequentemente envolvido, os betalactâmicos devem ser os fármacos priorizados. Se houver possibilidade de tratamento oral, as cefalosporinas de primeira geração são excelentes opções terapêuticas.

Infecção de sítio cirúrgico

Com exceção das cirurgias abdominais, os *Staphylococci* são os principais causadores de infecção de sítio cirúrgico (ISC). A maioria destas ISC é causada por cepas de *S. aureus*, carreadas pelos pacientes à admissão no hospital. Dessa forma, a descolonização no pré-operatório tem sido cada vez mais discutida, e seu papel tem sido mais bem evidenciado em algumas cirurgias, como ortopédicas, cardiológicas e neurológicas.

A intensidade das manifestações clínicas de ISC depende da profundidade da invasão bacteriana (incisional superficial, incisional profunda ou de órgão ou espaço). Os principais achados são febre (ausente nos processos superficiais) e sinais flogísticos na região submetida à cirurgia, algumas vezes com drenagem purulenta.

Cuidados locais e possível terapia antimicrobiana tópica costumam ser suficientes para infecções superficiais. Nos quadros profundos, de maior gravidade, a drenagem do foco, a retirada de material estranho e a antibioticoterapia sistêmica são necessárias para o sucesso terapêutico.

Erisipelas e celulites

A erisipela é uma infecção superficial que se caracteriza por envolvimento linfático e área de pele endurada, com sinais flogísticos, em que se percebem os limites entre pele doente e pele sadia. O principal agente etiológico é *S. pyogenes*, seguido por *S. aureus* (este o principal causador da variante bolhosa).

A celulite também é uma infecção cutânea, de manifestações clínicas semelhantes, mas envolve estruturas mais profundas, tornando os limites da lesão mais imprecisos. Embora frequentemente negativa, a hemocultura é um exame importante para o diagnóstico etiológico nas duas patologias, tendo em vista que o isolamento do agente causador permite melhor adequação do tratamento e suspensão de antimicrobianos desnecessários. Os exames radiológicos são necessários apenas quando há a suspeita de osteomielite.

A escolha do antimicrobiano e a via de administração dependem da gravidade do paciente, e o uso empírico deve envolver boa cobertura para *S. pyogenes* e *S. aureus*. Os Gram-negativos estão mais presentes em infecções em imunossuprimidos, como pacientes diabéticos, e os anaeróbios são agentes importantes quando há necrose tecidual; portanto, esses grupos de microrganismos devem ser cobertos na terapia empírica em algumas situações.

Fasciite necrotizante

Fasciite necrosante (FN) é a infecção bacteriana destrutiva e rapidamente progressiva do tecido subcutâneo e da fáscia superficial, associada a altos índices de morbimortalidade. Recentemente, foi demonstrado o aumento na frequência e na gravidade dessa infecção, comprometendo inclusive pessoas jovens e saudáveis. O *Streptococcus* do grupo A e o *S. aureus*, isoladamente ou associados, são frequentemente os agentes etiológicos da FN, podendo outros patógenos aeróbios e anaeróbios também estar presentes, incluindo *Bacteroides*, *Clostridium*, *Peptostreptococcus*, *Enterobacteriaceae*, *Proteus*, *Pseudomonas* e *Klebsiella* spp. A FN é classificada em tipo I, quando causada por microbiota mista de anaeróbios e outras bactérias, e tipo II, quando causada pelo *S. pyogenes* isolado ou em associação com *S. aureus*.

Os principais fatores de risco para FN são: doenças crônicas (doenças cardíacas, doença vascular periférica, doenças pulmonares, insuficiência renal e diabete melito), abuso de álcool, condições imunossupressoras (corticosteroide sistêmico, doenças do colágeno, infecção pelo HIV, transplantes de órgãos sólidos e doenças malignas em tratamento), uso de drogas endovenosas, cirurgias, varicela em crianças, úlceras isquêmicas e de decúbito, psoríase, contato com pessoas infectadas por *S. pyogenes* e traumas cutâneos penetrantes e fechados ou até mínimos. Apesar de a FN poder acometer pacientes de qualquer idade, há um aumento significativo da incidência em idosos (acima dos 65 anos), assim como em pacientes com pelo menos uma doença de base. A mortalidade pode chegar a 100% nos casos não tratados cirurgicamente e quando há miosite.

A FN inicia-se como área eritematosa, dolorosa e localizada, que aumenta em horas ou dias, associada a edema tecidual importante. Em seguida, ocorre cianose local e formação de bolhas de conteúdo amarelado ou avermelhado-escuro. A área envolvida torna-se rapidamente demarcada, circundada por borda eritematosa e recoberta por tecido necrótico. Nesse momento, desenvolve-se anestesia da pele que recobre a lesão em virtude da destruição do tecido subcutâneo subjacente e trombose dos vasos nutrientes, causando necrose das fibras nervosas. Quanto ao sítio primário mais comum da infecção, os membros inferiores representam cerca de 50% dos casos, seguidos por membros superiores (29%), tronco (9%), região perineal (8%) e face (1%). A gangrena de Fournier é a forma de FN que atinge bolsas escrotais e região perineal.

O diagnóstico clínico é confirmado à intervenção cirúrgica, com a evidência de necrose da fáscia superficial. Os exames radiológicos são úteis, e o diagnóstico diferencial deve ser feito principalmente com celulite, em seu estágio inicial. Na história clínica, deve-se atentar para os fatores predisponentes, presentes na maioria dos casos (71%). Relato de trauma prévio pode ocorrer em grande parte dos casos (lesão de pele e trauma fechado).

Testes bacteriológicos (diretos e culturas), a partir do exsudato da ferida, fluido da bolha, tecido excisado, material aspirado do subcutâneo e sangue, são essenciais para o diagnóstico apropriado. Exames radiológicos também são úteis para o estabelecimento do diagnóstico, auxiliando no diagnóstico diferencial, proporcionando intervenção cirúrgica mais precoce e facilitando o plano operatório. A tomografia computadorizada (TC) proporciona excelente visualização da presença e extensão de gás, além de evidenciar necrose com espessamento assimétrico da fáscia. A ressonância magnética (RM), pela ausência da acentuação do contraste gadolínio em imagens T1, pode proporcionar o diagnóstico precoce da FN, demonstrar a necessidade de cirurgia e determinar a extensão do envolvimento. É uma boa técnica para revelar a profundidade da infecção e a necrose.

O tratamento, que deve ser precoce, é feito com antibióticos (comumente de forma empírica), debridamento cirúrgico agressivo e medidas de suporte clínico e nutricional. A penicilina é o antibiótico de escolha para o tratamento das infecções estreptocócicas e possui amplo espectro de ação: enterobactérias, estreptococos, enterococos e anaeróbios, incluindo *Bacteroides* spp. No entanto, não promove cobertura para *S. aureus* produtor de penicilinase.

A clindamicina, em experimentos animais, tem demonstrado redução da mortalidade em comparação ao tratamento com penicilina. As possíveis explicações envolvem o efeito da clindamicina na síntese proteica, o que poderia diminuir a produção de superantígenos, e pela frequente ação sobre *S. aureus* resistente à penicilina. Repetidamente, a clindamicina (que também tem boa atividade anaerobicida) é utilizada em associação com outras drogas, por exemplo, com ceftriaxona ou ciprofloxacino, para aumentar a cobertura para Gram-negativos.

Outra terapia utilizada é o oxigênio hiperbárico. Existem duas razões para uso: o polimorfismo da microbiota bacteriana com predomínio de anaeróbios e a necrose tissular decorrente da obstrução microvascular extensa dentro da área infectada. Apesar de não haver estudos randomizados e controlados que comprovem a eficácia do oxigênio hiperbárico em infecções de partes moles graves, estudos *in vitro* e metanálises de casos clínicos suportam o emprego dessa terapêutica. O oxigênio hiperbárico para o tratamento da FN permanece controverso mais pela dificuldade da disponibilidade de equipamento hiperbárico que permita o manejo do paciente em estado crítico do que pelas dúvidas quanto à real eficácia.

Infecções de corrente sanguínea

A infecção de corrente sanguínea (ICS) por *S. aureus* é definida por microrganismos no sangue (hemoculturas positivas). Tem alta mortalidade (20 a 30% dos casos) quando associada à sepse, a depender da virulência e da resistência dos microrganismos, bem como do *status* clínico do paciente e da antibioticoterapia instituída.

A ICS pode ser dividida em duas categorias: ICS relacionada à assistência à saúde e ICS comunitária (quando os pacientes não são usuários frequentes de serviços de saúde nem estiveram recentemente internados).

A maioria das cepas de *S. aureus* de ICS comunitárias tem um padrão de sensibilidade mais favorável ao tratamento: costumam ser MSSA. Os casos de MRSA adquiridos na comunidade (CA-MRSA) têm aumentado no mundo, mas ainda são raros no Brasil.

A ICS nosocomial acontece quase sempre associada a cateteres ou dispositivos invasivos. Quando diagnosticada, é mandatória a pesquisa de endocardite e a vigilância para focos metastáticos.

Paciente com ICS por *S. aureus* deve receber antibioticoterapia imediata e guiada para o patógeno (se já não tiver sido instituída). A manutenção dos cateteres no paciente aumenta o risco de óbito (biofilme); portanto, estes devem ser retirados ou pelo menos trocados.

A antibioticoterapia deve ser direcionada para o microrganismo isolado: se MSSA, a oxacilina, deve ser preferida. Se o isolado for MRSA, a vancomicina (com níveis séricos a serem mantidos entre 15 e 20 mcg/mL) ou a daptomicina (pelo menos 6 mg/kg) devem ser as opções de escolha.

Endocardite infecciosa

A endocardite infecciosa (EI) é uma das infecções mais graves causadas por *S. aureus*. Se não tratada, é sempre letal e, mesmo que adequadamente tratada, pode ter elevada mortalidade, frequentemente em razão das complicações possíveis: êmbolos sépticos, destruição valvar, choque cardiogênico e choque séptico.

Mesmo com a melhora nos cuidados de saúde nas últimas décadas, a incidência de EI se mantém oscilando entre 2 e 6 casos por 100.000 habitantes por ano. As principais mudanças relacionadas à doença são os fatores de risco: a doença reumática tem sido cada vez mais substituída pelo uso de drogas ilícitas endovenosas, próteses intravasculares e hemodiálise. A importância de *S. aureus* também tem aumentado ao longo dos anos.

A patogênese de EI por *S. aureus* decorre da interação inicial das adesinas estafilocócicas (com proteína ligadora de fibronectina), permitindo o estabelecimento e a invasão no tecido valvar. Outras proteínas bacterianas (como ClfA e ClfB) são responsáveis por ativação e agregação plaquetárias, com consequente formação de "vegetação" (Figura 1).

Normalmente, a EI se apresenta como sepse aguda (febre, taquicardia e hipotensão). Também podem estar presentes: dispneia, artralgia, dor pleurítica, manifestações decorrentes de embolizações, como sintomas neurológicos e manchas de Roth (hemorragias retinianas com centro pálido) e manifestações decorrentes de fenômenos imunológicos, como os nódulos de Osler e manchas de Janeway (pequenas lesões dolorosas e máculas hemorrágicas, respectivamente, presentes nas polpas dos dedos das mãos e dos pés).

O diagnóstico de EI é difícil e, para tal, os critérios de Duke são frequentemente utilizados. É considerado como caso confirmado de EI pacientes com dois critérios maiores ou um critério maior e três menores; casos possíveis têm um critério maior e um menor ou três menores (Quadro 3).

O tratamento de endocardite por *Staphylococci* encontra-se no Quadro 4.

Pneumonia comunitária

Embora *S. aureus* seja responsável por menos de 10% dos casos de pneumonia adquirida na comunidade (PAC),

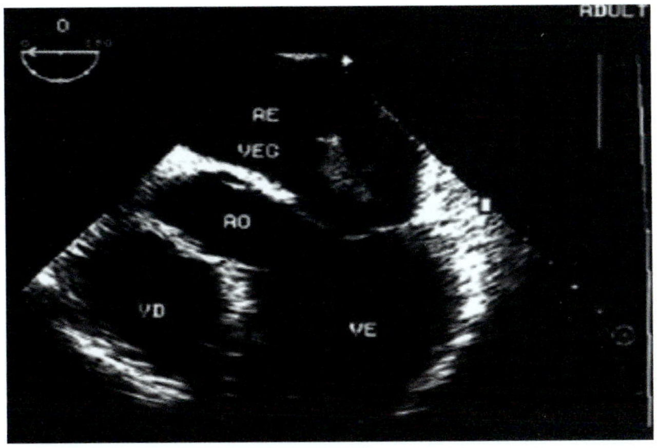

Figura 1. Imagem de ecocardiograma evidenciando vegetação característica de endocardite infecciosa.

Quadro 3. Critérios de Duke para o diagnóstico de endocardite infecciosa

Maiores	Menores
Hemocultura (+)	Febre > 38°C
Patógeno típico	Fator de risco: uso de dispositivo intravascular e/ou cardiopatia
Múltiplas	Hemocultura (+): agente não típico
Várias no mesmo dia	Eco sem critérios maiores
Evidência de regurgitação	Imune
Nova regurgitação	Asculares
Eco (+)	
Vegetação ou abscesso	

este microrganismo costuma estar envolvido em infecções respiratórias graves, de alta mortalidade. Pode ser precedida por infecção por vírus respiratório; PAC por MRSA ocorre geralmente em pacientes hígidos e se inicia com infecção de partes moles.

Os sintomas da PAC causada por *S. aureus* são semelhantes aos de outras pneumonias, mas frequentemente com progressão mais rápida, pela tendência à destruição tecidual. Tosse, febre alta, dispneia e toxemia são os achados clínicos mais frequentes. A infecção pulmonar por *S. aureus* pode ser decorrente de microaspiração ou ainda de disseminação hematogênica (usuários de droga endovenosa, pacientes com endocardite de lado direito ou bacteremia secundária a foco profundo) e pode complicar com abscessos, pneumatoceles e empiema pleural.

Essa variação de quadros clínico-patológicos é refletida também na radiologia, e os achados dependem do acometimento pulmonar. Opacidade unilateral com broncograma aéreo, infiltrados algodonosos bilaterais (sugestivos de disseminação hematogênica), pneumatoceles, abscessos e obliteração de seio costofrênico (sugestivo de derrame pleural) são alguns dos achados inespecíficos de PAC por *S. aureus* à radiografia de tórax. A TC pode descrever tais processos com maior riqueza de detalhes.

O tratamento adequado é essencial para melhor desfecho em pacientes com infecção pulmonar grave. Dessa forma, a terapia empírica de largo espectro (com cobertura para MRSA), com o possível descalonamento antimicrobiano após resultado de culturas, é a estratégia mais sensata. Se o antibiograma confirmar que o causador é MSSA, o tratamento com betalactâmico deve ser priorizado, especialmente a oxacilina.

Para MR SA, as principais opções são a vancomicina (com níveis séricos a serem mantidos entre 15 e 20 mcg/mL) e a linezolida (600 mg a cada 12 horas). O tempo de tratamento depende da gravidade e pode variar de 7 a 14 dias de duração.

Pneumonias associadas à ventilação mecânica

Pneumonia associada à ventilação mecânica (PAV) é definida como a pneumonia que se desenvolve após 48 horas do início da ventilação mecânica e ocorre em 9 a 27% dos pacientes submetidos a esse procedimento. Os fatores de risco associados com o desenvolvimento de PAV são vários, sendo os mais importantes: doença de base, cirurgia prévia, uso de antimicrobianos e exposição a equipamentos respiratórios. Alguns fatores de risco que não estão diretamente associados com o paciente, como decúbito durante a ventilação, posição da sonda enteral e uso de protetor gástrico, podem ser alterados para maior prevenção com relação ao desenvolvimento da PAV.

A patogênese da PAV depende da oportunidade da entrada dos patógenos no trato respiratório inferior e do sistema imune do paciente, e o mecanismo mais comum associado com o desenvolvimento de PAV é a microaspiração de microrganismos patogênicos presentes no trato

Quadro 4. Tratamento de endocardite por *Staphylococci*

Microrganismo	Esquema antimicrobiano
Staphylococcus spp. sensível à oxacilina	Oxacilina 12 g/24 h EV em 6 doses por 6 semanas ± gentamicina 3 mg/kg/24 h EV/IM em 3 doses nos primeiros 3-5 dias
	Cefazolina 6 g/24 h em 3 doses por 6 semanas EV ± gentamicina 3 mg/kg/24 h EV/IM em 3 doses nos primeiros 3-5 dias
	Alérgicos a betalactâmicos: vancomicina 30 mg/kg/24 h em 2 doses EV por 6 semanas
Staphylococcus spp. resistente à oxacilina	Vancomicina 30 mg/kg/24 h em 2 doses EV por 6 semanas
	Daptomicina 6 mg/kg/24 h em 1 dose

digestivo ou no trato respiratório superior. Além de o tubo endotraqueal impedir o adequado funcionamento dos mecanismos de defesa no trato respiratório superior, como a função mucociliar, pode servir como canal direto entre o trato respiratório superior e inferior e ainda permitir a formação de biofilme bacteriano, o que favorece a persistência dos microrganismos no sistema de ventilação. A interação dos microrganismos com as defesas do hospedeiro e a capacidade de eles invadirem o trato respiratório são fundamentais para que o paciente desenvolva pneumonia.

Quando se desenvolve nos primeiros 5 dias de internação, a PAV é classificada precoce. Nesta situação, prevalecem como agentes etiológicos microrganismos comunitários, como *S. pneumoniae* e *H. influenzae*; quando *S. aureus* é causador desta infecção, costuma ser sensível à oxacilina (MSSA), especialmente se o paciente não for usuário frequente de serviços de saúde, não fez uso recente de antimicrobianos nem foi internado próximo ao quadro. O predomínio de patógenos da comunidade em PAV precoce, no entanto, varia de acordo com o tipo de paciente e entre os diversos serviços de terapia intensiva.

A PAV é considerada tardia quando ocorre com mais de 5 dias de internação; desta forma, os agentes etiológicos predominantes são microrganismos hospitalares, como *S. aureus* resistente à oxacilina (MRSA) e bacilos Gram-negativos. As frequências de microrganismos multirresistentes diferem entre as UTI. É alarmante a recente descrição de resistência à linezolida transmitida por plasmídeo em MRSA.

O diagnóstico de PAV é difícil e diferentes critérios já foram propostos. Os do Centers for Diseases Control and Prevention (CDC) são os mais utilizados e baseiam-se em uma combinação de achados laboratoriais, microbiológicos e radiológicos. Outro grande dilema no diagnóstico etiológico da PAV é diferenciar colonização de infecção. A cultura de secreção traqueal é uma técnica bastante utilizada no diagnóstico de PAV, por ser de fácil realização e baixo custo. O valor preditivo negativo da cultura de secreção traqueal em pacientes sem uso de antibióticos é alto: 94%. Entretanto, a sensibilidade e a especificidade da cultura qualitativa são muito variáveis na literatura, o que leva, muitas vezes, ao uso inapropriado de antibiótico. Portanto, métodos quantitativos são mais recomendados para o diagnóstico etiológico de PAV e devem ser realizados antes do início do antibiótico ou nas primeiras 12 horas de uso. Diferentes métodos podem ser realizados, como cultura quantitativa de secreção traqueal, lavado broncoalveolar (LBA), escovado brônquico protegido (EBP) ou minilavado broncoalveolar às cegas (Tabela 1).

Como o resultado da cultura das secreções respiratória leva aproximadamente 24 a 48 horas para estar disponível, a terapêutica inicial da PAV é sempre empírica. Portanto, a seleção do antibiótico empírico deve ser baseada nos dados locais e no risco de infecção por bactérias multirresistentes, e ajustada após resultados das culturas.

Osteomielite

A osteomielite, definida como processo infeccioso agudo ou crônico do tecido ósseo, é decorrente de disseminação hematogênica ou secundária a foco contíguo de infecção e pode ser aguda ou crônica. A doença aguda se apresenta como infecção supurativa acompanhada de edema, congestão vascular e trombose de pequenos vasos. Por sua vez, os achados típicos da osteomielite crônica são: focos de osso morto e infectado e tecido desvitalizado.

A osteomielite hematogênica aguda ocorre principalmente em crianças e adolescentes. É geralmente causada por bactérias piogênicas, e frequentemente é secundária a infecções a distância, como piodermites e infecção de partes moles. Os locais mais comumente acometidos são as metáfises dos ossos longos, em especial o úmero proximal, o fêmur distal e a tíbia proximal. Acredita-se que a anatomia da vascularização óssea explique esta preferência de localização: as artérias metafisárias drenam em um sistema de sinusoides com fluxo vagaroso e turbulento, tornando esta área suscetível à inoculação de bactérias provenientes da corrente sanguínea.

Em neonatos, a infecção medular pode progredir rapidamente para a epífise e a articulação através de capilares que atravessam a placa de crescimento.

Quando ocorre em adultos, a infecção geralmente inicia-se na diáfise e pode se espalhar por toda a medular. Pode ocorrer extensão para articulações. Como o periósteo é firmemente aderido ao osso, acometimento da cortical geralmente leva a abscesso de partes moles.

Os agentes etiológicos causadores de osteomielite diferem com a idade. Em recém-nascidos (até 4 meses), *S. aureus*, *S. agalactiae* e *E. coli* são os mais frequentemente isolados. Em crianças de 4 meses a 1 ano, *S. aureus*, *S. pyogenes* e *H. influenzae* são os patógenos mais encontrados. Em adultos, S. *aureus* é a bactéria mais isolada. Vale ressaltar que, em qualquer faixa etária, o microrganismo mais frequentemente isolado é o *S. aureus*.

Tabela 1. Técnicas empregadas no diagnóstico de PAV

Método	Corte (UFC/mL)	Sensibilidade	Especificidade
Secreção traqueal quantitativa	10^6	38-82%	72-85%
LBA	10^4	42-93%	45-100%
MiniLBA às cegas	10^3-10^4	40-70%	70%
EBP	10^3	33-100%	50-100%

UFC: unidades formadoras de colônia; LBA: lavado broncoalveolar; EBP: escovado brônquico protegido.

A apresentação clínica da osteomielite também difere com a idade. As crianças, inicialmente, apresentam sintomas inespecíficos, como febre e irritabilidade. Mais tarde, aparece dor à palpação da região metafisária, em virtude do aumento da pressão intraóssea. Em geral, não há sinais inflamatórios visíveis na fase inicial. Com a progressão do quadro, o abscesso provoca ruptura do periósteo, com consequente diminuição da pressão da região metafisária e melhora da dor. Os fatores de risco para desenvolvimento de osteomielite em crianças são: anemia falciforme, imunodeficiências e trauma.

A osteomielite é rara em neonatos. Quando ocorre, costuma ser em prematuros, recém-nascidos com infecções de pele ou nascidos de partos complicados. Caracteriza-se por sinais e sintomas discretos. Febre ocorre em menos da metade dos casos. Pode haver edema local e diminuição da movimentação do membro acometido. As articulações contíguas geralmente são envolvidas. Nesta população, a apresentação clínica também varia de acordo com o patógeno: quando a infecção é causada por *S. aureus*, é mais frequentemente associada com sintomas sistêmicos e muitos ossos podem ser acometidos.

Adultos geralmente apresentam sintomas sistêmicos vagos de 1 a 3 meses de duração. Em geral, não há sintomas locais no osso acometido e alterações em partes moles podem ser até mais proeminentes que o próprio envolvimento ósseo. A coluna vertebral é o local mais acometido em adultos e, por causa da progressão insidiosa e dos sintomas vagos, o diagnóstico pode ser demorado. O envolvimento de múltiplos ossos pode ocorrer nos usuários de drogas endovenosas. Apresentações agudas exuberantes, com febre, calafrios e sinais inflamatórios no local do osso acometido, podem ser vistas.

O hemograma pode revelar leucocitose com desvio à esquerda, e a velocidade de hemossedimentação (VHS) e a proteína C reativa (PCR) estão aumentadas. A PCR é parâmetro mais sensível na avaliação da atividade da osteomielite e eleva-se com poucas horas da instalação da infecção.

Nos primeiros 10 dias da infecção, as alterações radiográficas limitam-se às partes moles adjacentes. A radiografia simples pode evidenciar áreas irregulares de rarefação óssea, necrose e destruição trabecular. O levantamento periosteal determina a formação de camadas de osso lamelar por aposição ("casca de cebola"). Estes achados costumam estar presentes apenas a partir do 10º a 14º dia do início da doença. A TC é útil para demonstrar áreas de periostite e destruição da cortical óssea ou revelar sequestro ósseo, já na fase crônica. A RM é exame de grande utilidade, pois detecta precocemente as alterações na medula óssea e partes moles adjacentes, sendo mais específica que a cintilografia com radioisótopos. A injeção de contraste paramagnético (gadolínio) pode distinguir se as alterações de sinal em T1 ou T2 são abscesso ou apenas edema inflamatório local. É bastante útil na detecção de envolvimento articular (artrite séptica) e na osteomielite da coluna vertebral e dos ossos do pé. A ultrassonografia pode revelar precocemente o edema de partes moles, o descolamento periosteal ou um abscesso subperiosteal. O mapeamento ósseo com o radioisótopo tecnécio 99 pode auxiliar o diagnóstico nas primeiras 24 horas, porém sem especificidade garantida, pois a hipercaptação reflete somente o aumento de fluxo sanguíneo local e o aumento da atividade osteogênica, o que pode se confundir com tumores ou lesões traumáticas. É bastante útil para demonstrar osteomielite multifocal e pode auxiliar no diagnóstico na fase inicial da doença. O gálio citrato, outro radiofármaco utilizado para avaliar osteomielite, acumula-se em áreas de concentração de leucócitos polimorfonucleares, macrófagos e tumores malignos, mas também não distingue inflamação de infecção.

O isolamento do agente etiológico obtido de osso, coleção periosteal ou sangue confirma o diagnóstico de osteomielite em paciente com suspeita clínico-radiológica desta patologia e é de fundamental importância para orientar a terapêutica. A hemocultura é um exame de grande valia, porém é positiva somente em 40 a 50% dos casos. O tratamento da osteomielite hematogênica aguda consiste na administração de antibióticos, repouso do membro e intervenções cirúrgicas. O paciente deve ser internado, e o tratamento antimicrobiano endovenoso deve ser iniciado imediatamente. A escolha do antimicrobiano é inicialmente empírica, baseada nos microrganismos mais frequentemente envolvidos por faixa etária, como já descrito. Com a identificação do patógeno, o antibiótico deve ser reavaliado, com base nos padrões de sensibilidade. O paciente deve receber antibioticoterapia parenteral por, no mínimo, 2 semanas. Após este tempo pode ser realizada a troca para antibióticos via oral por 4 semanas para completar o tratamento. É prudente garantir a adesão ao tratamento e o seguimento médico rigoroso. A osteomielite hematogênica em adultos costuma ser mais refratária ao tratamento clínico. O tratamento cirúrgico é necessário para realização de abertura de janela ou perfurações ósseas, além de lavagem exaustiva com soro fisiológico. Antes da lavagem, deve-se coletar secreção e fragmento ósseo para cultura e anatomopatológico.

Na osteomielite por contiguidade sem insuficiência vascular, os microrganismos são inoculados no osso após trauma, cirurgia ou por infecção de partes moles adjacentes. Os fatores predisponentes incluem redução cruenta, fixação interna de fraturas, fraturas expostas, próteses e infecções crônicas de partes moles. Em contraste com a osteomielite hematogênica, múltiplos patógenos costumam ser isolados, mas *S. aureus* continua sendo o microrganismo mais prevalente. O paciente apresenta febre baixa, dor local e drenagem de secreção purulenta. Há necrose óssea acompanhada de danos às partes moles. A infecção geralmente ocorre 1 mês após a inoculação do microrganismo.

Por sua vez, os pacientes com osteomielite por contiguidade com insuficiência vascular costumam ser diabéticos, e os pequenos ossos dos pés são os mais acometidos. Os fatores de risco são a isquemia local secundária à vasculopatia e a neuropatia diabética.

A infecção é geralmente polimicrobiana e os microrganismos mais isolados são *S. aureus*, estafilococos coagulase-negativos, espécies de *Streptococcus* e *Enterococcus*, bacilos Gram-negativos e anaeróbios. A doença é insidiosa e é comum iniciar-se após trauma de pequena importância. Febre e outros sinais sistêmicos são raros. O diagnóstico é difícil e deve sempre ser exaustivamente procurado em pacientes diabéticos com úlceras de difícil manejo ou com exposição óssea. A radiografia simples mostra alterações tardiamente, e a RM é importante para estabelecer o diagnóstico, que pode ser ainda mais difícil quando há osteoartropatia relacionada ao diabete ("pé de Charcot"), pois as alterações radiológicas podem ser confundidas com imagem de osteomielite.

Tanto as osteomielites hematogênicas como as por contiguidade podem evoluir para osteomielite crônica, que se caracteriza pela formação do sequestro ósseo. Esta forma clínica caracteriza-se por dor crônica, drenagem persistente e fístulas, com períodos de reagudização e remissão inflamatória. A velocidade de hemossedimentação costuma ser elevada, refletindo inflamação crônica, mas o leucograma costuma ser normal. A doença é lentamente progressiva. Osteomielite crônica requer tratamento cirúrgico, associado à antibioticoterapia parenteral por 4 a 6 semanas, seguida de antibioticoterapia oral até completar 6 meses de tratamento. A oxigenioterapia hiperbárica pode ser útil no tratamento adjuvante da osteomielite crônica, como mostram os resultados de alguns ensaios clínicos não controlados.

Artrite séptica

A incidência de artrite séptica varia de 4 a 29 casos por 100.000 pessoas-ano e depende da população estudada e de doenças articulares preexistentes. A mortalidade varia de 10 a 20% e depende de comorbidades, da idade (maior se > 65 anos), do uso de drogas imunossupressoras e do sítio da infecção (ombro, cotovelo e o comprometimento de mais de uma articulação estão associados com pior prognóstico).

A via mais frequente de entrada do microrganismo em articulações é a disseminação hematogênica, seguida de inoculação direta (artrocentese, artroscopia e trauma) e por contiguidade (osteomielite e abscesso).

As causas bacterianas de artrite séptica incluem *Staphylococci* (40%), *Streptococci* (28%), bacilos Gram-negativos (20%), micobactérias (8%), outros cocos Gram-positivos (3%) e anaeróbios (1%). Essa distribuição depende da exposição e dos fatores de risco dos pacientes.

Os estafilococos são a principal causa de artrite séptica, quando o agente é identificado. Estão associados ao uso de droga injetável e à disseminação hematogênica ou por contiguidade de infecções de partes moles e osteomielite. Dados norte-americanos mostram que a incidência do MRSA acontece em 5 a 25% dos casos e é mais frequente em idosos e portadores de infecções relacionadas à assistência à saúde.

Artrocentese é necessária para identificar o agente da artrite séptica. O líquido sinovial deve ser enviado para contagem de células, coloração pelo Gram e cultura. Contagem de células brancas acima de 50.000/mm^3 e uma contagem de polimorfonucleares maior que 90% têm correlação direta com artrite séptica. A hemocultura é positiva em 25 a 50% dos pacientes. A ultrassonografia é o método de imagem mais sensível para detectar derrame e pode guiar a punção em casos difíceis, e a RM pode ser útil para identificar o comprometimento intra-articular. Antibioticoterapia endovenosa empírica deve ser baseada na epidemiologia e na clínica do paciente e deve ser rapidamente instituída, junto com a drenagem da articulação; deve ser ajustada de acordo com o agente identificado e o tratamento é, em geral, de 2 a 4 semanas. Artroscopia ou drenagem aberta parecem ser superiores à punção diária e apresentam baixa morbidade e rápida recuperação.

Piomiosite

A piomiosite tropical (PT) também pode ser chamada piomiosite primária, miosite infecciosa, purulenta ou supurativa, miosite purulenta tropical, abscesso epidêmico ou miosite bacteriana. Trata-se de uma infecção primária de qualquer grupamento muscular, geralmente causada por *S. aureus* em 85 a 95% dos casos.

A denominação de PT se deve à maior incidência em regiões tropicais como América Latina e África. Ocorre com mais frequência em crianças e adultos jovens com menos de 30 anos de idade. A população mais atingida é a do sexo masculino, na 1ª ou 2ª década de vida, na ausência de patologias de base. Adultos com mais de 30 anos que desenvolvem a doença, em 50% das vezes, apresentam uma patologia associada, como diabete melito, infecção por HIV ou doenças hematológicas (anemia falciforme leucemia). A patogenia da piomiosite ainda é incerta. Entre as hipóteses levantadas para explicar o aparecimento, destacam-se: traumatismo prévio, estresse da musculatura durante o exercício físico, desnutrição, hipovitaminose, infecções parasitária e viral. Outra hipótese leva em consideração a virulência de *S. aureus.* Qualquer grupo muscular esquelético pode ser atingido, isolada ou concomitantemente a outros, entretanto, os principais músculos envolvidos são psoas e quadríceps. Em relação às manifestações clínicas, podem-se identificar três fases:

1. Fase I ou invasiva: geralmente ignorada pelas manifestações inespecíficas, como febre variável, geralmente baixa, dor e rigidez muscular que podem simular câimbras, sem edema ou eritema, por causa da profundidade da musculatura e da proteção pela fáscia. Podem ocorrer leucocitose e eosinofilia.
2. Fase II ou supurativa: ocorre 10 a 21 dias após o início dos sintomas; o quadro clínico é mais claro, com definição do grupamento muscular envolvido, que se apresenta doloroso e com rigidez importante; febre e leucocitose; a punção local pode evidenciar material purulento. Nessa fase, 90% dos diagnósticos são realizados; as hemoculturas são positivas em menos de 50% dos casos, já a positividade das culturas dos abscessos pode chegar a 100%.

3. Fase III ou tardia: dor importante, febre alta e flutuação dos músculos geralmente estão presentes, além das manifestações sistêmicas.

A RM é o método mais útil e indicado no diagnóstico da piomiosite, já que, em estágios iniciais, consegue detectar inflamação difusa da musculatura. A TC e a ultrassonografia são bastante úteis, mas são menos sensíveis em estágios iniciais da doença. A leucocitose e o aumento da PCR geralmente estão presentes. As enzimas musculares, por sua vez, raramente estão alteradas. O diagnóstico precoce e o tratamento adequado (drenagem cirúrgica e antibioticoterapia apropriada) são fundamentais para o sucesso terapêutico. Complicações graves ou óbitos são raros, e a maioria dos casos apresenta completa recuperação, sem sequelas.

Staphylococci coagulase-negativos

As manifestações clínicas das infecções causadas por SCN estão diretamente relacionadas ao sítio das infecções, mais geralmente caracterizadas por infecções de pele, tecido subcutâneo e infecções associadas a dispositivos intravasculares e prótese, com sinais flogísticos locais e manifestações sistêmicas, como no caso de ICS com febre e leucocitose (Quadro 5).

Um dos maiores problemas relacionados à infecção causada por SCN é a diferenciação entre infecção verdadeira e contaminação. Por exemplo, a taxa de pseudobacteremia causada por SCN é alta, variando de 68 a 90%. Weinstein et al. (1998) concluíram que o valor preditivo positivo para infecção de corrente sanguínea é de apenas 2%, quando somente 1 de 4 hemoculturas forem positivas.

Os critérios comumente utilizados para diferenciar infecção de corrente sanguínea causada por SCN de contaminação são: tempo de crescimento menor que 48 horas, duas hemoculturas positivas coletadas em momentos diferentes com isolamento da mesma espécie e mesmo perfil de sensibilidade, sintomas clínicos como febre, hipotensão e calafrios e tipagem molecular.

A importância clínica da identificação das espécies de SCN é bastante controversa, já que a espécie que mais causa ICS e contaminação é *S. epidermidis*. Entretanto, a identificação da espécie pode ser útil no caso de infecção de trato urinário quando *S. saprophyticus* for a principal espécie envolvida, e o isolamento de outra espécie de SCN neste caso pode ser considerada contaminação.

Os exames complementares devem ser solicitados de acordo com o sítio da infecção. Hemocultura e cultura de ponta do cateter venoso central devem ser solicitadas na suspeita de ICS associada ao cateter.

Dispositivos cardíacos implantáveis

Infecções relacionadas a dispositivos cardíacos implantáveis têm grande impacto na morbimortalidade de pacientes críticos e são de mais difícil tratamento que as relacionadas a acessos intravasculares. Desfibriladores cardíacos implantáveis (DCI) e marca-passos vêm sendo utilizados com maior frequência e em população mais grave, idosa e com várias comorbidades, o que aumenta o risco de infecções. As taxas de infecções associadas com DCI são geralmente mais elevadas que as associadas com marca-passos. Os principais fatores de risco associados com infecção relacionada à DCI são: febre nas 24 horas que antecederam a implantação do dispositivo; não utilização da profilaxia antimicrobiana; inexperiência do operador; infecção de DCI prévia; manipulação recente do dispositivo; uso de corticosteroide; uso de anticoagulante; e outras comorbidades.

SCN é o principal agente infeccioso responsável por 45% das infecções seguido por *S. aureus*. A infecção é tardia e geralmente ocorre após 4 meses do implante a até mais de 1 ano. A infecção local é mais frequente que a bacteremia. Das complicações descritas, o comprometimento da valva tricúspide é o mais frequente, seguido da valva pulmonar.

Na suspeita de infecção relacionada ao dispositivo cardíaco implantável, hemocultura periférica deve ser coletada, antes da introdução empírica de antibiótico sistêmi-

Quadro 5. Infecções por *Staphylococci* congulase-negativos

Doença	Espécie	Fator de risco	Quadro clínico	Exames
Infecção associada a CVC Sítio de inserção ICS	*S. epidermidis*	CVC	Dor, hiperemia e secreção purulenta no sítio de inserção Febre, calafrio	Hemocultura Cultura quantitativa da ponta do CVC Hemocultura, hemograma
Endocardite	*S. epidermidis* *S. capitis* *S. lugnendsis*	CVC Marca-passo Prótese cardíaca	Febre, calafrio	Hemocultura Provas inflamatórias Ecocardiograma
Infecção de sítio cirúrgico	*S. epidermidis*	Procedimento cirúrgico e uso de dispositivos protéticos	Dor, hiperemia e secreção no sítio de infecção Ventriculite, endocardite	
ITU	*S. saprophyticus*	Mulher jovem Uso de preservativo HIV	Disúria, polaciúria	EAS Urocultura

CVC: cateter venoso central; ICS: infecção de corrente sanguínea; ITU: infecção do trato urinário; EAS: elementos anormais e sedimentoscopia.

co. O dispositivo invasivo deve ser removido mesmo em pacientes não bacterêmicos e naqueles que apresentarem apenas infecção do sítio de inserção, e o material do dispositivo deve ser enviado para cultura. Ecocardiograma transesofágico (ETE) é indicado para todos os pacientes.

Cobertura empírica com antibiótico sistêmico contra Gram-positivos, em particular SCN e MRSA, deve ser instituída prontamente. Pacientes com infecção restrita ao sítio de inserção com ETE negativo podem ser tratados por 10 a 14 dias após a remoção do dispositivo. Pacientes com bacteremia por *S. aureus* devem realizar novo ETE após 14 dias de tratamento ou terapia por 4 semanas. Pacientes com complicações infecciosas, como endocardite, osteomielite, tromboflebite e abscessos, devem receber tratamento por 4 a 6 semanas ou até a resolução da infecção.

Infecções relacionadas à derivação do sistema nervoso central

Derivação do SNC inclui uma porção de cateter colocada no ventrículo e outra distal que pode ser colocada no peritônio, na pleura ou no átrio. A incidência de infecção relacionada ao cateter de derivação ventricular (DV) varia de 1 a 18%. Os principais fatores de risco associados a esse tipo de infecção são hemorragia subaracnoide ou intraventricular, trauma de crânio, fístula liquórica, duração da cateterização, infecção sistêmica e manipulação inapropriada do cateter.

As infecções relacionadas à DV podem ser: meningite/ventriculite, infecção de trajeto e pseudocisto abdominal. A maior parte das infecções relacionadas à DV ocorre nos 6 primeiros meses após a inserção do dispositivo. É comumente causada por Gram-positivos (SCN, *S. aureus* e *Propionibacterium acnes*).

Deve-se suspeitar de infecção relacionada à DV sempre que o paciente apresentar febre, náuseas, cefaleia, letargia e alterações do *status* mental. Bacteremia pode ser detectada em 80 a 90% dos pacientes com derivação ventriculoatrial, mas é rara em pacientes com derivação peritoneal.

Para o diagnóstico, deve ser solicitado quimiocitológico, coloração pelo Gram e cultura de líquido cefalorraquidiano (LCR) coletado do reservatório da DVP e TC de crânio. Para diagnóstico de pseudocisto abdominal, deve ser solicitada ultrassonografia de abdome ou TC. Em pacientes com febre e sem sinais de meningite, peritonite ou infecção de trajeto, considerar outros focos e solicitar hemograma, hemocultura, urina I, urocultura e radiografia de tórax.

Os principais aspectos relacionados ao tratamento estão listados a seguir (Quadros 6 e 7):

- Ventriculite/meningite:
  - Retirar a DV e inserir derivação ventricular externa (DVE).
  - Coletar LCR durante a inserção da DVE.
  - Iniciar terapia empírica com cobertura para Gram-positivo (vancomicina) + Gram-negativo (cefalosporina de terceira ou quarta geração), levando em consideração a epidemiologia local e adequar antibiótico ao resultado de cultura.
  - Reinserção da DVE : após 14 dias de tratamento, se LCR normal.
  - Tempo de tratamento: manter por mais 1 semana após reinserção da DVE.

É importante reforçar que o tratamento das infecções causadas por SCN deve seguir a sensibilidade encontrada no antibiograma. Quando associada a cateteres e prótese, estes devem ser retirados sempre que possível.

Quadro 6. Tratamento de pseudocisto abdominal

Situação	Reinserção	LCR controle	Tempo total
LCR normal com cultura negativa	Reinserção imediata após resolução da coleção	Desnecessário	7-10 dias de vancomicina + (cefalosporina de terceira ou quarta geração)
LCR normal com cultura negativa + cultura positiva de ponta distal da DVP ou do conteúdo cístico	Reinserção após final do tratamento da infecção	Desnecessário	14 dias de antimicrobiano orientado por cultura
LCR alterado e/ou cultura positiva (LCR ou ponta proximal)	Seguir o esquema de tratamento de meningite/ventriculite		

Quadro 7. Tratamento infecção de trajeto derivação ventricular

Situação	Reinserção	LCR controle	Tempo total
LCR normal + culturas negativas	Reinserção após final do tratamento da infecção	Desnecessário	7-10 dias de vancomicina + (cefalosporina de terceira ou quarta geração) ou orientado pelas culturas de pontas
LCR normal (cultura negativa) + cultura de pontas positivas			
LCR alterado e/ou cultura positiva (LCR ou ponta proximal)	Seguir o esquema de tratamento de meningite/ventriculite		

Fonte: Adaptado de Levin et al. (2015).

Perspectivas terapêuticas

Vários novos agentes ativos contra MRSA têm sido aprovados para uso clínico, embora com base em resultados de tratamento de infecções de pele e partes moles e pneumonia. Dessa forma, mais estudos são necessários para infecções mais invasivas, como bacteremia e endocardite. A associação entre aumento da CIM para vancomicina, dentro do intervalo de sensibilidade, e fracasso terapêutico tornaram ainda mais relevantes os novos fármacos disponíveis para o tratamento de infecções por *S. aureus*. Ceftarolina e ceftobiprol são cefalosporinas anti-MRSA e não inferiores a agentes comparadores no tratamento de infecções bacterianas agudas da pele e estrutura da pele e pneumonia. Tedizolida, uma oxazolidinona como a linezolida, tem obtido resultados promissores, com farmacocinética favorável e toxicidade reduzida.

Os novos lipoglicopeptídios (oritavancina, telavancina e dalbavancina) têm potencial para impacto relevante sobre o tratamento de MRSA, em razão de propriedades farmacodinâmicas e farmacocinéticas. A telavancina tem aprovação para o tratamento de pneumonia hospitalar, e dados de ensaios recentes mostraram taxas de cura semelhantes em bacteremia por *S. aureus*. Dalbavancina e oritavancina são administradas 1 vez/semana. No entanto, a resistência contra alguns destes agentes antimicrobianos anti-MRSA já tem sido descrita.

Agentes mais antigos (fosfomicina, sulfametoxazola/trimetoprim e ácido fusídico) têm a importância rediscutida, mas exigem estudos mais aprofundados para o seu papel potencial. A sensibilidade ao sulfametoxazol/trimetoprim vem aumentando na última década mesmo entre isolados de HA-MRSA, evidenciando o potencial uso no tratamento de infecções por esse agente.

Referências bibliográficas

1. Rossi F, Diaz L, Wollam A, Panesso D, Zhou Y, Rincon S et al. Transferable vancomycin resistance in a community-associated MRSA lineage. N Engl J Med. 2014;370(16):1524-31.
2. Al Mohajer M, Darouiche RO. Sepsis syndrome, bloodstream infections, and device-related infections. Med Clin North Am. 2012;96(6):1203-23.
3. Allison DG, Sutherland IW. A staining technique for attached bacteria and its correlation to extracellular carbohydrate production. J Microbiol Methods. 1984;2:93-9.
4. Arbeit RD, Karakawa WW, Wann WF, Robbins JB. Predominance of two newly described capsular polysaccharide types among clinical isolates Staphylococcus aureus. Diagn Microbiol Infect Dis. 1984;2:85-91.
5. Arbeit RD. Laboratory procedures for the epidemiologic analysis of microorganisms. In: Murray PM, Baron EJ, Pfaller MA, Tenover FC, Yolken RH (eds.). Manual of clinical microbiology. 7.ed. Washington, D.C.: ASM Press, 1999. p.116-37.
6. Arber C, Passweg JR, Fluckiger U, Pless M, Gregor M, Tichelli A et al. c-Reactive protein and fever in neutropenic patients. Scand J Infect Dis. 2000;32(5):515-20.
7. Archer G, Climo MW. Antimicrobial susceptibility of coagulase-negative staphylococci. Antimicrob Agents Chemother. 1994;38:2231-7.
8. Archer G, Pennell EA. Detection of methicillin in Staphylococci by using DNA probe. Antimicrob Agents Chemother. 1990;34:1720-4.
9. Archer GL. Staphylococcus epidermidis and other coagulase-negative staphylococci. Mandell, Douglas, and Bennett's principles and practice of infectious diseases. 5.ed. Churchill Livingstone, 2000.
10. Archer GL, Niemeryer DM. Origin and evolution of DNA associated with resistance methicillin in staphylococci. Trends Microbiol. 1994;2:434-7.
11. Arciola CR, Collamati S, Donati E, Montanaro L. A rapid PCR method for detection of slime-producing strains of Staphylococcus epidermidis and S. aureus in periprosthesis infections. Diagn Mol Pathol. 2001;10(2):130-7.
12. Aroson MD, Bor DH. Blood cultures. Ann Intern Med. 1987;106:246-53.
13. Arpi M, Renneberg J, Andersen HK, Nielsen B, Larsen SO. BSI at a Danish university hospital during a twenty-five-year period (1968-1992). Scand J Infect Dis. 1995;27:245-51.
14. Bach A, Eberhardt H, Frick A, Schmidt H, Bottiger B, Martin E. Efficacy of silver-coating central venous catheters in reducing bacterial colonization. Crit Care Med. 1999;27:515-21.
15. Baddour LM, Epstein AE, Erickson CC, Knight BP, Levison ME, Lockhart PB et al. Update on cardiovascular implantable electronic device infections and their management: a scientific statement from the American Heart Association. Circulation 2010;121:458–77.
16. Bannerman TL, Kleeman KT, Kloos WE. Evaluation of VITEK System gram-positive identification card for species identification of coagulase-negative staphylococci. J Clin Microbiol. 1993;31(5):1322-5.
17. Bates DW, Goldman L, Lee TH. Contaminant blood cultures and resource utilization; the consequences of false-positive results. JAMA. 1991;256:365-9.
18. Betremieux P, Donnio PY, Pladys P. Use of ribotyping to investigated tracheal colonization by Staphylococcus epidermidis as a source of bloodstream infection in ventilated newborns. Eur J Microbiol Infect Dis. 1995;14:342-6.
19. Bhorade SM, Christenson J, Pohlman AS, Arnow PM, Hall JB. The incidence of and clinical variables associated with vancomycin-resistant enterococcal colonization in mechanically ventilated patients. Chest. 1999;115:1085-91.
20. Boyle-Vavra S, Daum RS. Community-acquired methicillin-resistant Staphylococcus aureus: the role of Panton-Valentine leukocidin. Lab Invest. 2007;87:3-9.
21. Branger C, Gardye C, Galdbart JO, Deschamps C, Lambert N. Genetic relationship between methicillin-sensitive and methicillin-resistant Staphylococcus aureus strains from France and from international sources: delineation of genomic groups. J Clin Microbiol. 2003;41(7):2946-51.
22. Buhlmann M, Bogli-Stuber K, Droz S, Muhlemann K. Rapid screening for carriage of methicillin-resistant Staphylococcus aureus by PCR and associated costs. J Clin Microbiol. 2008;46:2151-4.
23. Burke SL, Rose WE. New pharmacological treatments for methicillin-resistant Staphylococcus aureus infections. Expert Opin Pharmacother. 2014;15(4):483-91.
24. Calcutt MJ, Foecking MF, Hsieh HY, Adkins PR, Stewart GC, Middleton JR. Sequence analysis of Staphylococcus hyicus ATCC 11249T, an etiological agent of exudative epidermitis in swine, reveals a type vii secretion system locus and a novel 116-kilobase genomic island harboring toxin-encoding genes. Genome Announc. 2015;3(1).
25. Camacho EF, Boszczowski I, Basso M, Jeng BC, Freire MP, Guimarães T et al. Infection rate and risk factors associated with infections related to external ventricular drain. Infection. 2011;39(1):47-51.
26. Chambers HF, Deleo FR. Waves of resistance: Staphylococcus aureus in the antibiotic era. Nat Rev Microbiol. 2010;7:629-41.
27. Conen A, Walti LN, Merlo A, Fluckiger U, Battegay M, Trampuz A. Characteristics and treatment outcome of cerebrospinal fluid shunt-associated infections in adults: a retrospective analysis over an 11-year period. Clin Infect Dis. 2008;47:73-2.
28. Costa SF, Barone AA, Miceli MH, van der Heijden IM, Soares RE, Levin AS et al. Colonization and molecular epidemiology of coagulase-negative Staphylococcal bacteremia in cancer patients: a pilot study. Am J Infect Control. 2006;34(1):36-40.
29. Cursino MA, Garcia CP, Lobo RD, Salomão MC, Gobara S, Raymundo GF et al. Performance of surveillance cultures at different body sites to identify asymptomatic Staphylococcus aureus carriers. Diagn Microbiol Infect Dis. 2012;74(4):343-8.
30. Devriese LA, Thelissen M. Staphylococcus hyicus in donkeys. Vet Rec. 1986;118(3):76.
31. Dinges MM, Orwin PM, Schlievert PM. Exotoxins of Staphylococcus aureus. Clin Microbiol Rev. 2000;13:16-34.
32. Enright MC, Robinson DA, Randle G, Feil EJ, Grundmann H, Spratt BG. The evolutionary history of methicillin-resistant Staphylococcus aureus (MRSA). Proc Natl Acad Sci USA. 2002;99(11):7687-92.
33. Fiebelkorn KR, Crawford SA, McElmeel ML, Jorgensen JH. Practical disk diffusion method for detection of inducible clindamycin resistance in Staphylococcus aureus and coagulase-negative staphylococci. J Clin Microbiol. 2003;41:4740-44.
34. Garcia CP, Rosa JF, Cursino MA, Lobo RD, Mollaco CH, Gobara S et al. Non-multidrug-resistant, methicillin-resistant Staphylococcus aureus in a neonatal unit. Pediatr Infect Dis J. 2014;33(10):e252-9.
35. Gray GS, Kehoe M. Primary sequence of the alpha-toxin gene from Staphylococcus aureus wood 46. Infect Immun. 1984;46(2):615-8.
36. Hanratty J, Changez H, Smith A, Wales C. Panton-Valentine leukocidin positive Staphylococcal aureus infections of the head and neck: case series and brief review of literature. J Oral Maxillofac Surg. 2015;73(4):666-70.
37. Hart ME, Hart MJ, Roop AJ. Genotypic and phenotypic assessment of hyaluronidase among type strains of a select group of Staphylococcal species. Int J Microbiol. 2009;ID 614371.
38. Hartman-Adams H, Banvard C, Juckett G. Impetigo: diagnosis and treatment. Am Fam Physician. 2014;90(4):229-35.
39. He S, Chen B, Li W, Yan J, Chen L, Wang X et al. Ventilator-associated pneumonia after cardiac surgery: a meta-analysis and systematic review. J Thorac Cardiovasc Surg. 2014;148(6):3148-55.e1-5.
40. Holland TL, Arnold C, Fowler VG Jr. Clinical management of Staphylococcus aureus bacteremia: a review. JAMA. 2014;312(13):1330-41.
41. Horowitz DL, Katzap E, Horowitz S, Barilla-LaBarca ML. Approach to septic arthritis. Am Fam Physician. 2011;84(6):653-60.
42. Howden BP, Davies JK, Johnson PD, Stinear TP, Grayson ML. Reduced vancomycin susceptibility in Staphylococcus aureus, including vancomycin-intermediate and heterogeneous vancomycin-intermediate strains: resistance mechanisms, lab-

oratory detection, and clinical implications. Clin Microbiol Rev. 2010;23(1):99-139.
43. Ito T, Katayama Y, Asada K, Mori N, Tsutsumimoto K, Tiensasitorn C et al. Structural comparison of three types of staphylococcal cassette chromosome mec integrated in the chromossome in methicillin-resistant Staphylococcus aureus. Antimicrob Agents Chemother. 2001;45:1323-36.
44. Ito T, Ma XX, Takeuchi F, Okuma K, Yuzawa H, Hiramatsu K. Novel type V staphylococcal cassette chromosome mec driven by a novel cassette chromosome recombinase, ccrC. Antimicrob Agents Chemother. 2004;48(7):2637-51.
45. Ito T, Okuma Y, Ma XX, Yuzawa H, Hiramatsu K. Insights on antibiotic resistance of Staphylococcus aureus from its whole genome: genomic island SCC. Drug Resist Updates. 2003;6:41-52.
46. IWG-SCC. Classification of staphylococcal cassette chromosome mec (SCCmec): guidelines for reporting novel SCCmec elements. Antimicrob. Agents. Chemother. 2009;53:4961-7.
47. Jacqueline C, Caillon J. Impact of bacterial biofilm on the treatment of prosthetic joint infections. J Antimicrob Chemother. 2014;69 Suppl 1:i37-40.
48. Kalil AC, Van Schooneveld TC, Fey PD, Rupp ME. Association between vancomycin minimum inhibitory concentration and mortality among patients with Staphylococcus aureus bloodstream infections: a systematic review and meta-analysis. JAMA. 2014;312(15):1552-64.
49. Khan MM, Faiz A, Ashshi AM. Clinically significant coagulase negative Staphylococci and their antibiotic resistance pattern in a tertiary care hospital. J Pak Med Assoc. 2014;64(10):1171-4.
50. Kloos WE, Bannerman TL. Staphylococcus and Micrococcus. In: Murray PR, Baron EJ, Pfaller MA, Tenover FC, Yolken RH (eds.). Manual of clinical microbiology. 7.ed. Washington: American Society for Microbiogy, 1999. p.264-82.
51. Kloos WE, George CG, Olgiate JS, Van Pelt L, McKinnon ML, Zimmer BL et al. Staphylococcus hominis subsp. novobiosepticus subsp. nov., a novel trehalose- and N-acetyl-D-glucosamine-negative, novobiocin- and multiple-antibiotic-resistant subspecies isolated from human blood cultures. Int J Syst Bacteriol. 1998;48 Pt 3:799-812.
52. Kmeid J, Kanafani ZA. Oritavancin for the treatment of acute bacterial skin and skin structure infections: an evidence-based review. Core Evid. 2015;10:39-47.
53. Kobayashi SD, DeLeo FR. An update on community-associated MRSA virulence. Curr Opin Pharmacol. 2009;9(5):545-51.
54. Kobayashi SD, Malachowa N, DeLeo FR. Pathogenesis of Staphylococcus aureus Abscesses. Am J Pathol. 2015;185(6):1518-27.
55. König B, Prévost G, König W. Composition of staphylococcal bi-component toxins determines pathophysiological reactions. J Med Microbiol. 1997;46(6):479-85.
56. Kuiper JW, Willink RT, Moojen DJ, van den Bekerom MP, Colen S. Treatment of acute periprosthetic infections with prosthesis retention: review of current concepts. World J Orthop. 2014;5(5):667-76.
57. Leclercq R. Mechanisms of resistance to macrolides and lincosamides: Nature of the resistance elements and their clinical implications. Clin Infect Dis. 2002;34:482-92.
58. Levin AS, Dias MBS, Oliveira MS. Lobo RD. Guia de utilização de anti-infecciosos e recomendações para a prevenção de infecções hospitalares 2015/2016. 3.ed. São Paulo: HCFMUSP, 2007.
59. Levin AS, Dias MBGS (eds). Antimicrobianos: um guia de consulta rápida. São Paulo: Atheneu, 2006.
60. Liu C, Shen D, Guo J, Wang K, Wang H, Yan Z et al. Clinical and microbiological characterization of Staphylococcus lugdunensis isolates obtained from clinical specimens in a hospital in China. BMC Microbiol. 2012;12:168.
61. Luk A, Kim ML, Ross HJ, Rao V, David TE, Butany J. Native and prosthetic valve infective endocarditis: clinicopathologic correlation and review of the literature. Malays J Pathol. 2014;36(2):71-81.
62. Ma XX, Ito T, Tiensasitorn C, Jamklang M, Chongtrakool P, Boyle-Vavra S et al. Novel type of staphylococcal cassette chromosome mec identified in community-acquired methicillin-resistant Staphylococcus aureus strains. Antimicrob Agents Chemother. 2002;;46(4):1147-52.
63. Makris G, Wright JD, Ingham E, Holland KT. The hyaluronate lyase of Staphylococcus aureus - a virulence factor? Microbiology. 2004;150:2005-13.
64. Martin BJ. Bacterial diseases. In: Mandell GL, Bennett JE, Dolin R (eds.). Mandell, Douglas, and Bennett's principles and practices of infectious diseases. 6.ed. Philadelphia: Elsevier Churchill Livingstone, 2004. p.2319-21.
65. Masterton R, Cornaglia G, Courvalin P, Lode HM, Rello J, Torres A. The clinical positioning of telavancin in Europe. Int J Antimicrob Agents. 2015;45(3):213-20.
66. McCarthy AJ, Lindsay JA. Genetic variation in Staphylococcus aureus surface and immune evasion genes is lineage associated: implications for vaccine design and host-pathogen interactions. BMC Microbiol. 2010;10:173.
67. McCarthy H, Rudkin JK, Black NS, Gallagher L, O'Neill E, O'Gara JP. Methicillin resistance and the biofilm phenotype in Staphylococcus aureus. Front Cell Infect Microbiol. 2015;5:1.
68. Moretti ML, Pedro RJ. Infecções estafilocóccicas. In: Focaccia R (ed.). Veronesi: tratado de infectologia. 3.ed. São Paulo: Atheneu, 2005. p.861-74.
69. Novick R. Pathogenicity factors and their regulation. In: Fischetti VA. et al. Gram-positive pathogens. Washington, D.C.: ASM, 2000.
70. Papapetropoulos N, Papapetropoulou M, Vantarakis A. Abscesses and wound infections due to Staphylococcus lugdunensis: report of 16 cases. Infection. 2013;41(2):525-8.
71. Pendleton A, Kocher MS. Methicillin-resistant Staphylococcus aureus Bone and Joint Infections in Children. J Am Acad Orthop Surg. 2015;23(1):29-37.
72. Roberts MC, Sutcliffe J, Courvalin P, Jensen LB, Rood J, Seppala H. Nomenclature for macrolide and macrolide-lincosamide-streptogramin B resistance determinants. Antimicrob Agents Chemother. 1999;43:2823-30.
73. Rozpo czyk E, Szemraj J, Malinowski M, Rozpo czyk J. Staphylokinase – a specific plasminogen activator. Postepy Biochem. 2006;52(1):80-6.
74. Schiavon F, Favero M, Carraro V, Riato L. Septic arthritis: what is the role for the rheumatologist? Reumatismo. 2008;60(1):1-5.
75. Sheikh HQ, Aqil A, Kirby A, Hossain FS. Panton-Valentine leukocidin osteomyelitis in children: a growing threat. Br J Hosp Med (Lond). 2015;76(1):18-24.
76. Sohail MR, Ulsan DZ, Khan AH, Friedman PA, Hayes DL, Wilson WR et al. Management and outcome of permanent pacemaker and implantable cardioverter-defibrillator infections. J Am Coll Cardiol. 2007;49:1851-9.
77. Stenehjem E, Armstrong WS. Central nervous system device infections. Infect Dis Clin North Am. 2012;26:89-110.
78. Tomita T, Kamio Y. Molecular biology of the pore-forming cytolysins from Staphylococcus aureus, alpha- and gamma-hemolysins and leukocidin. Biosci Biotechnol Biochem. 1997;61:565-72.
79. Tsoulas C, Nathwani D. Review of meta-analyses of vancomycin compared with new treatments for Gram-positive skin and soft-tissue infections: Are we any clearer? Int J Antimicrob Agents. 2015:S0924-8579(15)00156-9.
80. Ungureanu V. Macrolides, lincosamides, streptogramines (MLS): mechanisms of action and resistance. Bacteriol Virusol Parazitol Epidemiol. 2010;55(2):131-8.
81. Vos P, Garrity G, Jones D, Krieg NR, Ludwig W, Rainey FA et al. Bergey's manual of systematic bacteriology. 2.ed. vol.3. 2009. 1450 p.
82. Weisblum B. Erythromycin resistance by ribosome modification. Antimicrob Agents Chemother. 1995;39:577-85.
83. Winn W, Allen S, Janda W, Koneman E, Procop G, Schreckenberger P et al. Estafilococos e cocos gram-positivos relacionados. In: Diagnóstico microbiológico – Texto e atlas colorido. 6.ed. Rio de Janeiro: Guanabara-Koogan, 2008. p.617-65.
84. Zhang K, McClure JA, Elsayed S, Conly JM. Novel staphylococcal cassette chromosome mec type, tentatively designated type VIII, harboring class A mec and type 4 ccr gene complexes in a Canadian epidemic strain of methicillin-resistant Staphylococcus aureus. Antimicrob Agents Chemother. 2009;53:531-40.

Estreptococcias 4

Evelyne Santana Girão
Lauro Vieira Perdigão Neto
Silvia Figueiredo Costa
Anna Sara Levin

SUMÁRIO

Introdução

Os estreptococos estão entre os agentes mais comuns de doenças em seres humanos, acometendo pessoas de todas as idades e manifestando-se de formas clínicas variadas. Faringite, escarlatina, erisipela, pneumonia, sepse neonatal, meningite e endocardite são alguns exemplos de infecções causadas por estreptococos, que ainda podem ser responsáveis por condições tardias graves, não supurativas e imunomediadas (febre reumática, glomerulonefrite, artrite reativa), especialmente em crianças e pré-adolescentes[1-3].

Taxonomia e microbiologia

Streptococcus é um gênero bacteriano, pertencente à família *Streptococcaceae*, cujos representantes possuem como características morfotintoriais se apresentarem como cocos, Gram-positivos, dispostos em cadeias ou em pares (Figura 1). São, em sua maioria, anaeróbios facultativos, catalase-negativa, exigindo meios de cultura com presença de sangue para o seu crescimento. Fazem parte da microbiota normal da orofaringe, pele, intestino e trato respiratório superior, e podem ser transmitidos pelo contato direto pessoa a pessoa e por secreções[1,2].

O gênero *Streptococcus* possui mais de 40 espécies, e as mais frequentemente envolvidas em doenças em humanos são *S. pneumoniae*, *S. pyogenes*, *S. agalactiae*, *S. bovis* e os representantes do complexo *viridans* (designados de forma geral como *S. viridans*). Até a década de 1980, as espécies atualmente pertencentes ao gênero *Enterococcus* também eram consideradas pertencentes ao grupo D de Lancefield do gênero *Streptococcus*. No entanto, na década de 1980, após melhor descrição genética e bioquímica, foram classificadas em gênero próprio[1,3-5].

Os estreptococos são classificados segundo alguns critérios:

- Tipo de hemólise.

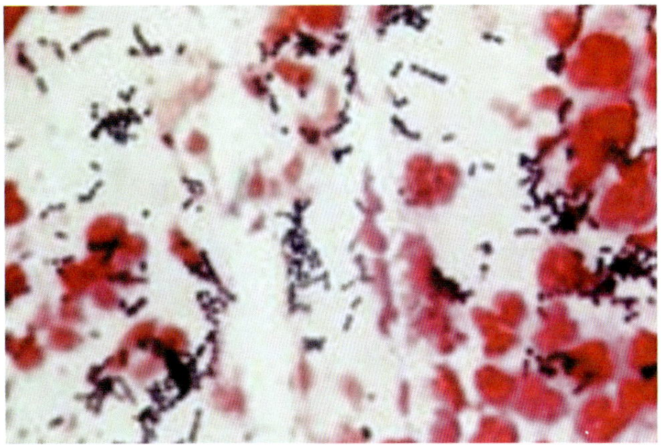

Figura 1. Coloração pelo Gram de estreptococos.

- Grupo sorológico ou tipo de carboidrato (classificação de Lancefield).
- Características bioquímicas.
- Características fisiológicas[1].

Tipos de hemólise

Embora muitas espécies de *Streptococcus* possam apresentar mais de um tipo de padrão hemolítico quando cultivado em ágar-sangue, a classificação com base na capacidade de produzir ou não hemólise é muito útil. Segundo esta, os estreptococos dividem-se em três grupos (Figura 2) [1,2]:

- Alfa-hemolítico: lise parcial das hemácias em volta das colônias, com descoloração esverdeada.
- Beta-hemolítico: lise completa das hemácias em volta das colônias, com área clara nesse contorno.
- Gama-hemolítico: ausência de lise das hemácias em volta das colônias, sem nenhuma alteração no aspecto normal do meio de cultura.

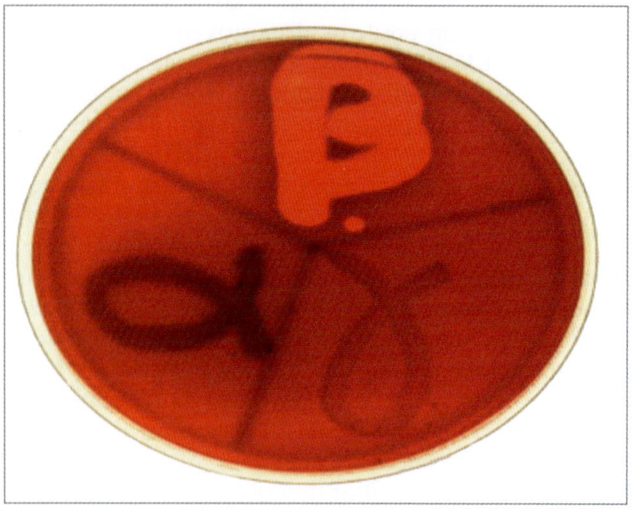

Figura 2. Estreptococos e tipos de hemólise.

Classificação de Lancefield

Como a hemólise não era suficiente para distinguir os estreptococos causadores de doença, a bacteriologista norte-americana Rebecca Lancefield, em 1933, desenvolveu um método sorológico para sua distinção. Esse método é baseado nas características antigênicas do carboidrato C, localizado na parede da célula, que pode ser detectado por diferentes técnicas imunológicas. Tomando por base esse polissacarídeo, os estreptococos foram divididos em 20 grupos sorológicos, designados por letras maiúsculas do alfabeto, de A a V. A classificação de Lancefield encontra-se no Quadro 1. Pode-se observar que alguns grupos englobam diversas espécies de estreptococos, outros contêm apenas uma espécie, como o *Streptococcus pyogenes* e o *Streptococcus agalactiae*, que são as únicas espécies dos grupos A e B, respectivamente. Por outro lado, *Streptococcus pneumoniae* e *Streptococcus viridans* não são agrupáveis, pois sua parede celular é desprovida do carboidrato C. Esse método de identificação é amplamente aceito para identificação dos estreptococos beta-hemolíticos[1,2,5].

Características bioquímicas e fisiológicas

A identificação presuntiva dos estreptococos pode ser efetuada por meio de alguns testes considerados básicos, como o teste da catalase, suscetibilidade a bacitracina e optoquina, produção de acetoína no metabolismo da glicose e habilidade de crescimento em meio contendo NaCl a 6,5%[1,2].

De acordo com suas características fisiológicas, os estreptococos eram classificados em quatro grupos: estreptococos piogênicos, estreptococos *viridans*, estreptococos produtores de ácido lático e enterococos. Atualmente, os lactococos e os enterococos são representantes de gêneros à parte[1,4,5].

Os estreptococos piogênicos, como sugere o nome, são aqueles que induzem a formação de pus nas lesões.

Quadro 1. Classificação e doenças causadas por estreptococos isolados em humanos

Grupo de Lancefield	Espécie	Hemólise	Características fisiológicas	Doenças humanas
A	*S. pyogenes*	Beta	Piogênicos	Conjuntivite, impetigo, celulite, erisipela, faringite, pneumonia
B	*S. agalactiae*	Beta, gama	Piogênicos	Sepse neonatal, meningite, pneumonia, osteomielite
C, G	*S. dysagalactiae* *Sub. equimilis**	Beta	Piogênicos	Faringite epidêmica Celulite, endocardite, sepse neonatal, artrite
D	*S. bovis*	Alfa, beta ou gama	*Viridans*	Infecções peritoneais, intestinais, trato urinário, endocardite, infecções oportunistas, sepse neonatal
Não agrupável	*S. pneumoniae*	Alfa	Não classificado	Otite média, pneumonia, sinusite, meningite
Não agrupável	*S. viridans*	Alfa	*Viridans*	Infecção dental, infecção da corrente sanguínea, sepse, endocardite
A, C, F, G ou nenhum	Grupo de *S. anginosus*	Alfa, beta, gama	*Viridans*	Infecções purulentas

*Outros estreptococos do grupo C são incomuns em infecções em seres humanos.

Em sua maioria, são beta-hemolíticos e correspondem, em quase sua totalidade, aos grupos de Lancefield. Os estreptococos *viridans*, por sua vez, são alfa-hemolíticos, não estão incluídos na classificação de Lancefield e são representados por espécies encontradas na microbiota das vias respiratórias superiores de seres humanos[1-3].

Streptococcus pyogenes

Etiologia e fisiopatologia

Streptococcus pyogenes ou estreptococo do grupo A de Lancefield é responsável pela maioria das infecções estreptocócicas. São patógenos ubíquos, com capacidade de causar uma ampla variedade de infecções clínicas e sequelas pós-infecciosas. Seus principais fatores de virulência são a sua cápsula, que o protege contra a fagocitose e o reconhecimento pelo sistema imune, e as proteínas e enzimas que estão ligadas a sua capacidade de invasão dos tecidos. De maneira interessante, é descrito em *S. pyogenes* um sistema que permite que a célula alterne entre um fenótipo mutante e um selvagem[1,6,7].

Vários componentes da superfície do *S. pyogenes* estão envolvidos em sua capacidade de aderência e invasão, como a proteína M, diretamente relacionada com a sua virulência, constituindo um componente imunogênico da parede celular, cujas diferenças antigênicas permitem a caracterização de mais de 80 sorotipos dessa espécie de estreptococo. Outros produtos bacterianos, como as exotoxinas pirogênicas, estão envolvidos na injúria tecidual e na necrose. As toxinas A e C agem como superantígenos e são expressas por cepas associadas à síndrome do choque tóxico[1,6].

Os principais fatores de virulência do *S. pyogenes* são:

- Cápsula: protege contra a fagocitose e contra o reconhecimento pelo sistema imune.
- Proteína M: é importante na aderência da bactéria ao meio, inibe a fagocitose e degrada o fator C3b do sistema do complemento.
- Estreptolisinas S e O: destroem as membranas de eritrócitos e outras células, matando-as.
- Exotoxinas pirogênicas: são superantígenos, que ativam os linfócitos de forma não específica, provocando uma resposta imune exacerbada, com febre, choque e insuficiência de órgãos.
- DNAses: degradam a cromatina liberada pelos neutrófilos, facilitando a disseminação do microrganismo.
- Proteína F: confere aderência do microrganismo ao sítio de colonização ou de infecção, dificultando sua remoção pelo sistema imune.
- Hialuronidase: degrada o meio extracelular, composto de ácido hialurônico, e promove a invasão mais rápida dos tecidos.
- Peptidade do C5a: destrói o componente do complemento C5a[6,8].

Quadro clínico

As diferenças no genoma do *S. pyogenes* parecem correlacionar-se com diversidade de síndromes clínicas associadas. As mais frequentes são faringite estreptocócica, escarlatina, erisipela, infecções de pele como impetigo ou piodermite, além de celulite, mastoidite, otite média, pneumonia, sepse e síndrome do choque tóxico (Quadro 2)[2,6].

Faringite estreptocócica

O estreptococo do grupo A é responsável por mais de 90% das faringoamidalites bacterianas. Este agente coloniza frequentemente a faringe de 5 a 50% da população, dependendo da área geográfica e da temperatura local, com maior incidência nos meses mais frios do ano, como resultado da aglomeração populacional. Sua forma de transmissão é respiratória, por meio de gotículas nasais ou salivares. Surtos associados à ingestão de alimentos contaminados, entretanto, já foram descritos, principalmente do leite e seus derivados. Embora todos os grupos etários sejam suscetíveis, a doença ocorre mais comumente entre 5 e 15 anos de idade, com pico de incidência nos primeiros anos escolares, sem predomínio por sexo[1,8].

A doença é caracterizada por um curto período de incubação (2 a 3 dias), febre alta (39 a 40°C), calafrios, ce-

Quadro 2. Manifestações clínicas de doenças causadas por *Streptococcus* do grupo A

	Faringite	Escarlatina	Erisipela	Impetigo
Quadro clínico	Febre alta (39 a 40°C), calafrios, cefaleia e vômitos. As tonsilas ficam avermelhadas, podendo apresentar exsudato supurativo e enfartamento dos linfonodos cervicais.	Pele eritematopapulosa difusa, iniciada em cotovelo, região inguinal e superfície interna das coxas. Face com palidez perioral (sinal de Filatov) e língua em framboesa. Sinal de Pastia (lesões exantemáticas acentuadas com linhas de vermelho intenso em dobra cubital). Convalescença: descamação da pele iniciada pelas pontas dos dedos de mãos e pés.	Lesões de cor vermelho brilhante, com bordas bem delimitadas, dolorosas, com edema local e calor. Posteriormente, evoluem para vesículas e bolhas, com crostas. Febre elevada, calafrios e sensação de mal-estar.	Lesões eritematosas que rapidamente progridem para lesões eritematovesiculosas ou eritematobolhosas, com evolução para pústulas e crostas.
Diagnóstico	Cultura de *swab* de orofaringe	Clínico	Clínico	Clínico

faleia e vômitos. As tonsilas ficam avermelhadas, podendo apresentar exsudato supurativo e enfartamento dos linfonodos cervicais, principalmente anteriores. Cerca de 20% dos casos são assintomáticos. Exames laboratoriais mostram leucocitose e elevação de proteína C reativa. O diagnóstico pode ser confirmado com a demonstração de agente em cultura de *swab* de orofaringe, com sensibilidade de 80 a 90%. A dosagem de anticorpos não é útil para indicar o tratamento, uma vez que sua elevação só ocorre na convalescença. Por outro lado, testes diagnósticos rápidos baseados na detecção de antígenos estreptocócicos são úteis, sendo altamente específicos (> 95%), porém com menor sensibilidade do que a cultura. Desse modo, se o resultado for positivo, fecha-se o diagnóstico, mas se for negativo, recomenda-se a realização de culturas[8,9].

As complicações supurativas da faringite estreptocócica incluem sinusite, otite média, mastoidite, abscessos peritonsilares e adenomegalia cervical supurativa. Entre as complicações não supurativas, as principais são febre reumática e glomerulonefrite; nestes casos, a terapia com antimicrobianos tem pouco impacto na resolução dos sintomas, e o principal objetivo é a prevenção de complicações.

A penicilina benzatina, em dose única, é a droga de escolha para a faringite por *S. pyogenes*. Penicilina V oral ou amoxicilina são igualmente efetivas, no entanto, a adesão pode ser menor após o paciente tornar-se assintomático. Os macrolídeos são uma alternativa para pacientes alérgicos a penicilina, mas são menos efetivos, e os estreptococos do grupo A vêm apresentando resistência crescente a estes fármacos. Por essas razões, são considerados agentes de segunda linha[1,8].

Escarlatina

Quando a angina estreptocócica se associa à presença de eritema cutâneo, a doença recebe o nome de escarlatina. Caracteriza-se por erupção eritematopapulosa difusa, iniciada no cotovelo, na região inguinal e na superfície interna das coxas. Na face, pode-se observar palidez perioral (sinal de Filatov) e, na boca, visualiza-se, no início, uma língua recoberta com membrana esbranquiçada e pontos avermelhados e, depois, totalmente eritematosa (língua em framboesa). Observa-se ainda, na dobra cubital, o sinal de Pastia (lesões exantemáticas acentuadas com linhas de vermelho intenso). Durante a convalescença, há descamação da pele iniciada pelas pontas dos dedos das mãos e pés e, às vezes, de tronco e membros[1,8].

A escarlatina pode assumir gravidade variável, caracterizando-se em formas clínicas leves, tóxicas e sépticas. Nas formas leves, o exantema não assume o aspecto peculiar, apresentando-se sob a forma de exantema maculopapular, frequentemente não generalizado. Nos casos tóxicos, há intensa odinofagia, febre alta e linfonodos cervicais dolorosos, podendo haver convulsões e morte. Os casos sépticos caracterizam-se por invasão dos tecidos moles do pescoço e complicações como obstrução das vias aéreas superiores, otite média, broncopneumonia e óbito[8,10].

O diagnóstico é basicamente clínico, e o diferencial deve ser feito com exantema viral, necrólise epidérmica tóxica, choque séptico, estafilococcemia e doença de Kawasaki. A imunidade contra a toxina eritrogênica, e, portanto, ao exantema se desenvolve em 1 semana após a instalação do quadro e é, em geral, permanente. Um novo episódio de escarlatina é raro, porém pode ocorrer por causa das 3 formas imunológicas de toxina. O tratamento de escolha da escarlatina é a penicilina, da mesma forma que a angina estreptocócica isoladamente[1,8,10].

Erisipela

Trata-se de infecção de pele e tecido subcutâneo, com envolvimento dos vasos linfáticos. É frequente a presença de porta de entrada, como úlceras de pele, micoses superficiais na região interdigital dos pés e traumas com ruptura de epiderme. Os principais fatores predisponentes são diabete melito, estase venosa e obstrução linfática. Os membros inferiores e a face são os locais mais atingidos, e a derme e os vasos linfáticos são os mais afetados. O início é abrupto, com lesões de cor vermelho brilhante, com bordas bem delimitadas, dolorosas, com edema local e calor. Posteriormente, evolui para vesículas e bolhas, com crostas. O quadro clínico é acompanhado de febre elevada, calafrios e sensação de mal-estar. Ocorre ainda adenite satélite à região comprometida. As hemoculturas são positivas em 5% dos casos. O tratamento de escolha é penicilina parenteral ou oral, dependendo da gravidade clínica. Pacientes com infecção fúngica (p. ex., *tinea pedis*) devem ser tratados para evitar a recorrência da infecção. Embora de indicação controversa, muitos autores recomendam a penicilina G benzatina para profilaxia em indivíduos com erisipela de repetição[1,8] (Figura 3).

Impetigo

O impetigo estreptocócico é uma piodermite superficial própria da infância, geralmente localizada em face ou membros, caracterizada por lesões eritematosas que rapidamente progridem para lesões eritematovesiculosas ou eritematobolhosas, com evolução para pústulas e crostas. Da disseminação (autocontágio) pode resultar o aparecimento de múltiplas lesões. Aparentemente, o *S. pyogenes* penetra na pele através de lesões determinadas por traumas, picadas de insetos ou dermatoses. O impetigo geralmente não é acompanhado de outras manifestações clínicas, sendo incomum a presença de febre e/ou adenite satélite[1,8].

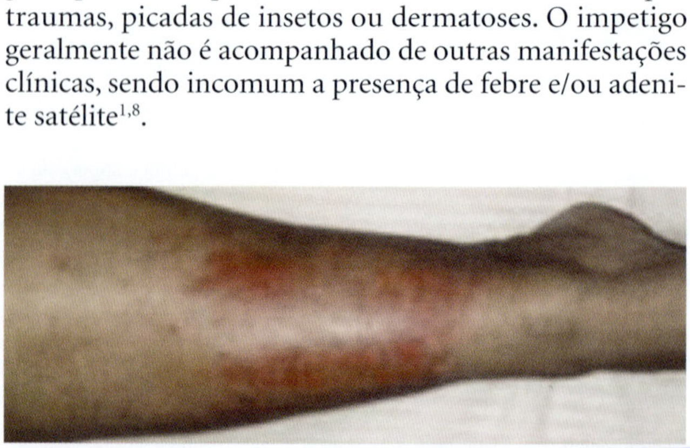

Figura 3. Paciente com erisipela.

Sequelas

Febre reumática

Febre reumática é um processo imune sistêmico decorrente de uma infecção por estreptococo beta-hemolítico do grupo A de Lancefield na orofaringe. A incidência desta condição tem diminuído, mas ela permanece como uma causa importante de morbimortalidade em crianças, sobretudo de países em desenvolvimento, acometendo cerca de 19 a cada 100.000 crianças no mundo. As infecções cutâneas pelo *S. pyogenes* não estão associadas à febre reumática. Sinais e sintomas da doença desenvolvem-se geralmente em 2 a 3 semanas após a infecção, mas podem aparecer de 1 a 5 semanas após a doença. O pico de incidência varia de 5 a 15 anos de idade, sendo raro o acometimento antes dos 4 anos e após os 40 anos de idade. Cardite reumática e valvulite podem ser autolimitadas ou podem evoluir para lesões valvulares progressivas. A lesão característica consiste em uma reação granulomatosa perivascular com vasculite associada. A válvula mitral é acometida em 75 a 80% dos casos, a válvula aórtica em 30%, raramente como única válvula acometida, e as válvulas tricúspide e pulmonar em menos de 5% dos casos[2,11,12].

O episódio inicial de febre reumática pode, em geral, ser prevenido com o tratamento precoce da faringite estreptocócica. Episódios recorrentes são mais comuns em pacientes que tiveram cardite durante o seu episódio inicial ou em crianças, 20% das quais terão um segundo episódio em 5 anos. As recorrências são incomuns após 5 anos e em pacientes maiores de 25 anos de idade. A profilaxia geralmente é descontinuada após esse período, exceto em populações de alto risco para infecção estreptocócica, como parentes ou professores de crianças pequenas, profissionais de enfermagem e militares. Prevenção secundária de febre reumática depende da ocorrência ou não de cardite. Se não há evidência de cardite, a terapia preventiva pode ser descontinuada quando o paciente atingir os 21 anos de idade. Na presença de cardite prévia, mas sem doença valvular residual, a profilaxia pode ser interrompida após 10 anos do episódio. Se houve cardite com lesão valvular sequelar, a profilaxia deve ser continuada por 10 anos após o último episódio ou até a idade de 40 anos, se o paciente estiver em uma situação na qual a reexposição pode ser esperada. O esquema preferido para profilaxia é com penicilina benzatina 1,2 milhões de unidades, intramuscular, a cada 3 semanas. Em casos de alergia a penicilina, a sulfadiazina, 1 g/dia, ou eritromicina, 250 mg 2 vezes/dia podem ser utilizadas[1,11,12].

Glomerulonefrite pós-infecciosa

Glomerulonefrite pós-infecciosa é mais frequentemente relacionada à infecção por cepa nefritogênica de estreptococo beta-hemolítico do grupo A, especialmente o tipo 12. Pode ocorrer esporadicamente ou em surtos, chega a acometer mais de 10% dos pacientes com infecção estreptocócica e costuma desenvolver-se após faringite ou impetigo. Apesar de acometer crianças com mais frequência, a glomerulonefrite pós-infecção estreptocócica tem sido cada vez mais descrita em adultos, particularmente os idosos e imunocomprometidos. Nos adultos, os sítios de infecção são mais heterogêneos do que em crianças e incluem trato respiratório superior, pele, pulmão, coração, trato urinário, mucosa oral e osso. O início dos sintomas ocorre 1 a 3 semanas após a infecção, com uma média de 7 a 10 dias. O paciente apresenta-se com oligúria, edema e hipertensão. Os exames laboratoriais evidenciam níveis baixos de complemento sérico e altos títulos de anticorpos antiestreptolisina (ASO). O exame de urina demonstra hematúria, cilindros hemáticos e proteinúria $< 3{,}5$ g/dia. O tratamento é de suporte com anti-hipertensivos, diuréticos e dieta hipossódica. O uso de corticosteroides não evidenciou impacto na evolução da doença. O prognóstico nas crianças é bastante favorável, mas os adultos são mais suscetíveis a formação de crescentes e evolução para insuficiência renal crônica. Menos de 5% dos adultos acometidos desenvolvem glomerulonefrite rapidamente progressiva[1,2,13,14].

Infecções invasivas graves causadas por *Streptococcus* do grupo A

Epidemiologia

As infecções invasivas por *Streptococcus* do grupo A podem ser categorizadas em infecções de partes moles, como a fasciite necrotizante, e aquelas com manifestações sistêmicas, como a síndrome do choque tóxico estreptocócica. As infecções invasivas ocorrem em aproximadamente 1,9 casos a cada 100.000 crianças por ano, enquanto a síndrome do choque tóxico estreptocócico, em escolares, ocorre em 7%, com uma incidência de 0,08 casos por 100.000 crianças/ano[1,8,15-18].

Fasciite necrotizante

Definição

Fasciite necrosante (FN) é infecção bacteriana destrutiva e rapidamente progressiva do tecido subcutâneo e fáscia superficial, associada a altos índices de morbimortalidade. A gangrena de Fournier é a forma de FN que atinge bolsas escrotais e região perineal. Recentemente, foi demonstrado aumento na frequência e gravidade dessa infecção, particularmente causada pelo *Streptococcus* do grupo A, comprometendo até mesmo pessoas jovens e saudáveis. O *Streptococcus* do grupo A e o *Staphylococcus aureus*, isoladamente ou em sinergismo, são os agentes mais comuns da FN, mas outros patógenos aeróbios e anaeróbios também podem estar presentes, incluindo *Bacteroides*, *Clostridium*, *Peptostreptococcus*, *Enterobacteriaceae*, *Proteus*, *Pseudomonas* e *Klebsiella*. O *Bacteroides fragilis* é geralmente encontrado fazendo parte da microbiota mista, em combinação com *Escherichia coli*[18-20].

A FN é classificada em tipo I, quando causada por microbiota mista de anaeróbios e outras bactérias, e tipo

II, quando causada pelo *Streptococcus pyogenes* isolado ou em associação com *Staphylococcus aureus*[18-20].

Epidemiologia

Os principais fatores de risco para fasciite necrotizante são: doenças crônicas (doenças cardíacas, doença vascular periférica, doenças pulmonares, insuficiência renal e diabete melito), abuso de álcool, condições imunossupressoras (uso de corticosteroide sistêmico, doenças do colágeno, infecção pelo HIV, transplantes de órgãos sólidos e doenças malignas em tratamento), uso de drogas endovenosas, cirurgias, varicela em crianças, úlceras isquêmicas e de decúbito, psoríase, contato com pessoas infectadas por *Streptococcus* e traumas cutâneos penetrantes e fechados ou até mínimos. Apesar de a FN poder acometer pacientes de qualquer idade, há um aumento significativo da sua incidência em idosos (acima dos 65 anos), assim como em pacientes com pelo menos uma doença de base. No entanto, vários relatos na literatura enfatizam a ocorrência de infecções estreptocócicas graves e FN em adultos jovens, previamente sadios. A mortalidade pode chegar a 100% nos casos não tratados cirurgicamente e quando há miosite. A mortalidade também é alta em pacientes com doenças crônicas, como diabete melito ou doenças cardiovasculares[18-20].

A FN inicia-se como área eritematosa, dolorosa e localizada, que aumenta em horas ou dias, associada a edema tecidual importante. Em seguida, ocorre cianose local e formação de bolhas de conteúdo amarelado ou avermelhado-escuro. A área envolvida torna-se rapidamente demarcada, circundada por borda eritematosa e recoberta por tecido necrótico. Nesse momento, desenvolve-se anestesia da pele que recobre a lesão, em virtude da destruição do tecido subcutâneo subjacente e da trombose dos vasos nutrientes, causando necrose das fibras nervosas. Quanto ao sítio primário mais comum da infecção, os membros inferiores representam cerca de 50% dos casos, seguidos por membros superiores (29%), tronco (9%), região perineal (8%) e face (1%)[18-21].

Diagnóstico e exames complementares

O diagnóstico clínico é confirmado à intervenção cirúrgica, com a evidência de necrose da fáscia superficial. Os exames radiológicos são úteis, e o diagnóstico diferencial deve ser feito principalmente com celulite em seu estágio inicial. Na história clínica, deve-se atentar para os fatores predisponentes, presentes na maioria dos casos (71%). Relato de trauma prévio pode ocorrer em grande parte dos casos (lesão de pele e trauma fechado)[18,19,21,22].

Testes bacteriológicos (diretos e culturas), a partir do exsudato da ferida, fluido da bolha, tecido excisado, material aspirado do subcutâneo e sangue, são essenciais para o diagnóstico apropriado. Exames radiológicos também são úteis para o estabelecimento do diagnóstico, auxiliando no diagnóstico diferencial, proporcionando intervenção cirúrgica mais precoce e facilitando o plano operatório. A tomografia computadorizada proporciona excelente visualização da presença e extensão do gás anormal, além de evidenciar necrose com espessamento assimétrico da fáscia. Cabe lembrar que a presença de gás não necessariamente indica infecção por *Clostridium*, uma vez que *Escherichia coli*, *Peptostreptococcus* e *Bacteroides* podem produzir gás em condições apropriadas. A ressonância magnética (RM), pela ausência da acentuação do contraste gadolínio em imagens T1, pode proporcionar o diagnóstico precoce da FN, demonstrar a necessidade de cirurgia e determinar a extensão do envolvimento. É uma boa técnica para revelar a profundidade da infecção e a presença de necrose[18,19,21,23].

Tratamento

O tratamento, que deve ser precoce, é feito com antibióticos, debridamento cirúrgico agressivo e medidas de suporte clínico e nutricional. A penicilina é o antibiótico de escolha para o tratamento das infecções estreptocócicas e possui amplo espectro de ação: estreptococos, enterococos e anaeróbios, incluindo *Bacteroides* spp. No entanto, a clindamicina tem demonstrado, em experimentos animais, redução da mortalidade em comparação ao tratamento com penicilina. Um possível mecanismo seria o efeito da clindamicina na síntese proteica, o que poderia diminuir a produção de superantígenos. Frequentemente, essas duas drogas são utilizadas em associação para o tratamento das infecções graves por *Streptococcus pyogenes*. Outra terapia utilizada é o oxigênio hiperbárico. Existem duas razões para seu uso: o polimorfismo da microbiota bacteriana com predomínio de anaeróbios e a necrose tissular decorrente da obstrução microvascular extensa dentro da área infectada. Apesar de não haver estudos randomizados e controlados que comprovem a eficácia do uso do oxigênio hiperbárico em infecções de partes moles severas, estudos *in vitro* e metanálises de casos clínicos suportam o emprego dessa terapêutica. O uso do oxigênio hiperbárico para o tratamento da FN permanece controverso, mais pela dificuldade da disponibilidade de equipamento hiperbárico que permita o manejo do paciente em estado crítico do que pelas dúvidas quanto a sua real eficácia[18-21,24] (Figura 4).

Síndrome do choque tóxico estreptocócica

A síndrome do choque tóxico estreptocócica (SCTE) é o resultado de uma tempestade de citocinas mediada

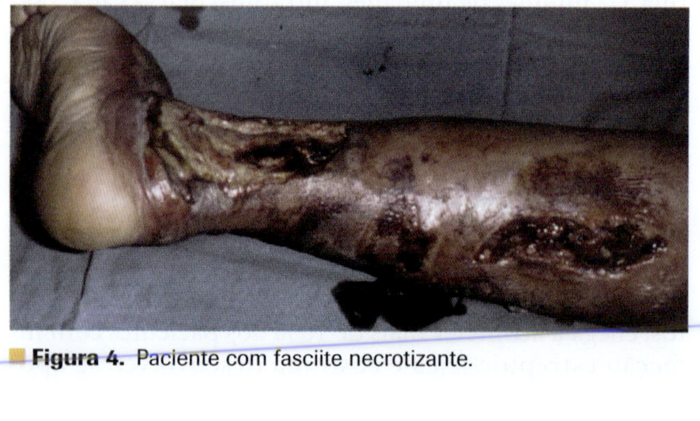

Figura 4. Paciente com fasciite necrotizante.

por superantígenos e ativação neutrofílica, resultando em liberação maciça de mediadores que levam a insuficiência respiratória, colapso vascular e choque. Sua mortalidade permanece alta, em torno de 50%. A SCTE instala-se na vigência de infecção por essa bactéria na pele ou partes moles, como impetigo, celulite, faringite, peritonite, infecção puerperal e outras. A exotoxina pirogênica parece constituir o principal fator na patogênese da SCTE, apresentando semelhanças estruturais com as enterotoxinas estafilocócicas. A SCTE acomete todas as idades, porém é mais comum em pessoas previamente saudáveis, entre 15 e 50 anos de idade. São fatores de risco para a ocorrência desta infecção: varicela, procedimentos cirúrgicos, infecção pelo HIV, diabete melito e enfermidades cardíacas ou pulmonares crônicas[6,15-17,25].

No quadro clínico evolutivo da SCTE, geralmente há associação com as manifestações de fasciite necrotizante. Na maioria dos casos, aa história mostra ocorrência de trauma muscular e, 24 a 72 horas depois, o aparecimento de dor, edema e eritema locais. A febre é o achado mais comum, embora algumas vezes o paciente possa encontrar-se em choque e, portanto, hipotérmico. Outros achados clínicos incluem mialgia, mal-estar, calafrios, náuseas, vômitos, toxemia, hipotensão, desconforto respiratório agudo, insuficiência renal e falência de múltiplos órgãos. É comum ocorrer exantema macular generalizado, com descamação subsequente (Quadro 3)[15-17,26].

O surgimento de um maior número de casos de doença estreptocócica invasiva tem sido associado ao aumento da prevalência do sorotipo M1, que produz a toxina eritrogênica (SpeA) responsável pelo choque tóxico e pela protease cisteína que está envolvida na destruição tissular. O *Streptococcus pyogenes* pode ser recuperado em hemocultura na maioria dos casos, fato incomum na síndrome do choque tóxico estafilocócica. Culturas de outros espécimes biológicos também podem evidenciar o patógeno, como a de secreção coletada por aspiração profunda da área lesada ou do fragmento de tecido obtido por biópsia[15-17,27].

Tratamento

O tratamento assemelha-se ao da fasciite necrotizante, com penicilina endovenosa associada a clindamicina como esquema de primeira escolha. Alguns autores demonstraram redução de mortalidade com o uso de imunoglobulina humana endovenosa nos casos de SCTE. Os esquemas terapêuticos mais descritos incluem dose de 450 mg/kg/dia, por 5 dias, ou uma dose única de 2 g/kg, com uma dose adicional após 48 horas, em casos de ausência de melhora. O seu benefício presumido, no entanto, ainda não foi comprovado, podendo estar relacionado à presença de anticorpos específicos para a exotoxina estreptocócica nas preparações de imunoglobulina[15-17].

Vacinas

Apesar dos estudos crescentes sobre o assunto, até o momento não existe vacina eficaz para a prevenção das consequências diretas e indiretas da infecção por estreptococos do grupo A, como impetigo, febre reumática ou ainda a doença invasiva pelo *S. pyogenes*[29].

Streptococcus pneumoniae

Etiologia e fisiopatologia

O *Streptococcus pneumoniae* ou pneumococo é uma bactéria Gram-positiva, capsulada, que tem mais de 90 sorotipos imunologicamente distintos de importância epidemiológica mundial na distribuição das doenças pneumocócicas invasivas (pneumonias bacterêmicas, meningite, sepse) e não invasivas (sinusite, otite média aguda, conjuntivite, bronquite). A tipagem sorológica contribui

Quadro 3. Definição de síndrome choque tóxico causada por *S. pyogenes* (The Working Group, 1993*)

I. Isolamento de *S. pyogenes*
A) Do sangue ou outro sítio estéril (LCR, líquido pleural, peritoneal, tecido de biópsia)
B) De sítio não estéril (faringe, escarro, vagina, lesões cutâneas)
II. Sinais clínicos de gravidade
A) Hipotensão (pressão sistólica < 90 mmHg)
B) Duas ou mais das seguintes alterações:
1. Insuficiência renal
2. Coagulopatia (plaquetas < 10.000, ou CIVD)
3. Envolvimento hepático (transaminases ou bilirrubinas aumentadas 2 vezes o limite superior)
4. Síndrome da angústia respiratória aguda (infiltrado pulmonar de instalação súbita, associado a hipoxemia, na ausência de insuficiência cardíaca, edema cardiogênico, derrame pleural)
5. Exantema macular eritematoso difuso que pode descamar
6. Necrose de partes moles (fasciite, miosite ou gangrena)

Caso bem definido: quando a doença preenche os itens IA e II (A e B)
Caso provável: quando esses critérios não são preenchidos, mas nenhuma outra etiologia é encontrada para a doença[28].
LCR: líquido cefalorraquidiano; CIVD: coagulação intravascular disseminada.

para o rastreamento epidemiológico das infecções, evidenciando variações geográficas e/ou temporais na prevalência de diferentes sorotipos. As doenças pneumocócicas são responsáveis por um dos maiores problemas de saúde pública em todo mundo, inclusive no Brasil. Estima-se que, nos países em desenvolvimento, o pneumococo seja responsável por mais de 1 milhão de óbitos em crianças, a maioria por pneumonia. Nos EUA o *S. pneumoniae* é responsável anualmente por 3.000 casos de meningite, 500.000 casos de pneumonia, 50.000 casos de bacteriemias e 7.000.000 casos de otite média[30]. O conhecimento da prevalência dos vários sorotipos em uma determinada região serve de base para o desenvolvimento de vacinas[1].

São fatores de virulência do *S. pneumoniae*:

- Cápsula: protege da fagocitose e do reconhecimento pelo sistema imunitário.
- Adesinas: permitem a adesão às células do epitélio do trato respiratório superior.
- Pneumolisinas: proteínas secretadas que desestabilizam as membranas das células humanas, destruindo-as.
- Protease de IgA: inativa este tipo de anticorpos presentes nas mucosas.
- Ácido teicoico: ativa o complemento.
- Peróxido de hidrogênio: causa danos nas células do hospedeiro.

Seu reservatório natural é a microbiota humana, particularmente o trato respiratório superior, podendo causar infecção pulmonar por aspiração ou inalação. A colonização ocorre já nos primeiros dias de vida, variando de 6% nos adultos sem filhos a 45% nos pré-escolares. Tem caráter sazonal, com maior prevalência nos meses frios. O pneumococo pode colonizar também a boca, a conjuntiva ocular e o ouvido externo[1,2,31].

Quadro clínico

É um dos agentes bacterianos mais frequentemente associados a infecções graves, como pneumonia, otite média, meningite e sepse. Também estão implicados como agentes etiológicos de infecções oculares e são, ocasionalmente, isolados de fluido peritoneal, urina, secreção vaginal e exsudatos de feridas (Quadro 4)[1,2].

Pneumonia

O pneumococo é o agente etiológico mais frequente das pneumonias adquiridas na comunidade. A infecção aguda das vias respiratórias inferiores tem como fatores predisponentes: alcoolismo, tabagismo, infecção pelo HIV, anemia falciforme, esplenectomia, doenças hematológicas, transplante, infecção por influenza e doença pulmonar crônica. Em pessoas idosas, também favorecem a infecção algumas situações crônicas, como doença cardiovascular, diabete melito, cirrose hepática, nefropatias, entre outras. A pneumonia resulta geralmente da aspiração de secreções da nasofaringe ou da orofaringe, nas quais a bactéria está presente, de forma assintomática em cerca de 40 a 50% dos adultos, em alguma época da vida[30]. A pneumonia pneumocócica é o paradigma de pneumonia bacteriana lobar clássica. A doença invasiva, definida pelo isolamento de *S. pneumoniae* a partir de um sítio normalmente estéril (p. ex., sangue e líquido cefalorraquidiano – LCR), costuma decorrer da aquisição de um novo sorotipo, em geral após um período de incubação de 1 a 3 dias. Sua apresentação pode variar desde casos leves até graus variáveis de gravidade, chegando a uma mortalidade de até 25% nos pacientes com sepse. A mortalidade ainda é alta nos pacientes idosos, com doença multilobar, hipoxemia importante, complicações extrapulmonares e bacteriemia[1,2].

O quadro clínico é constituído por febre alta, taquicardia, taquipneia, tosse com expectoração amarelada, hemoptoicos ocasionais e dor pleurítica. A doença pode se apresentar de forma atípica, principalmente em idosos, nos quais a confusão mental ou o *delirium* pode ser uma manifestação inicial. Os achados radiológicos clássicos são de uma pneumonia lobar, com condensação e, ocasionalmente, derrame pleural. Entretanto, a diferenciação com outros agentes de pneumonia não é possível apenas pela clínica ou pela radiografia, por conta da sobreposição de achados, que são inespecíficos. O diagnóstico requer o isolamento do agente em cultura, ocorrendo em apenas 60% dos casos. Escarro e hemoculturas devem ser coletados antes do início da antibioticoterapia, principalmente nos casos mais graves. Um escarro é considerado de boa qualidade quando apresenta menos de 10 células epiteliais e mais de 25 polimorfonucleares por campo, evidenciando-se diplococos Gram-positivos em 80 a 90% dos casos. As hemoculturas são positivas em 25 a 30% dos casos, com maior sensibilidade nos pacientes HIV positivos, com pneumonia lobar e broncopneumonia. A pesquisa do antígeno urinário, que detecta componentes da parede celular do pneumococo, apresenta sensibilidade que varia de 50 a 80% (maior do que pesquisa do escarro e hemocultura) e especificidade de 90%.

Quadro 4. Manifestações clínicas de doenças causadas por *S. pneumoniae*

	Sinusite	Pneumonia	Meningite
Quadro clínico	Cefaleia, dor à compressão dos seios acometidos, rinorreia	Febre alta, taquicardia, taquipneia, tosse com expectoração amarelada, hemoptoicos ocasionais e dor pleurítica	Febre, cefaleia, sinais de irritação meníngea
Diagnóstico/exames complementares	Radiografia de seios da face Tomografia de seios da face	Radiografia de tórax, tomografia computadorizada: condensação, broncograma aéreo, derrame pleural. Hemocultura, escarro, antígeno urinário, espécimes respiratórios: secreção traqueal e lavado broncoalevolar	LCR Celularidade Glicose Proteína Pesquisa direta, cultura e látex

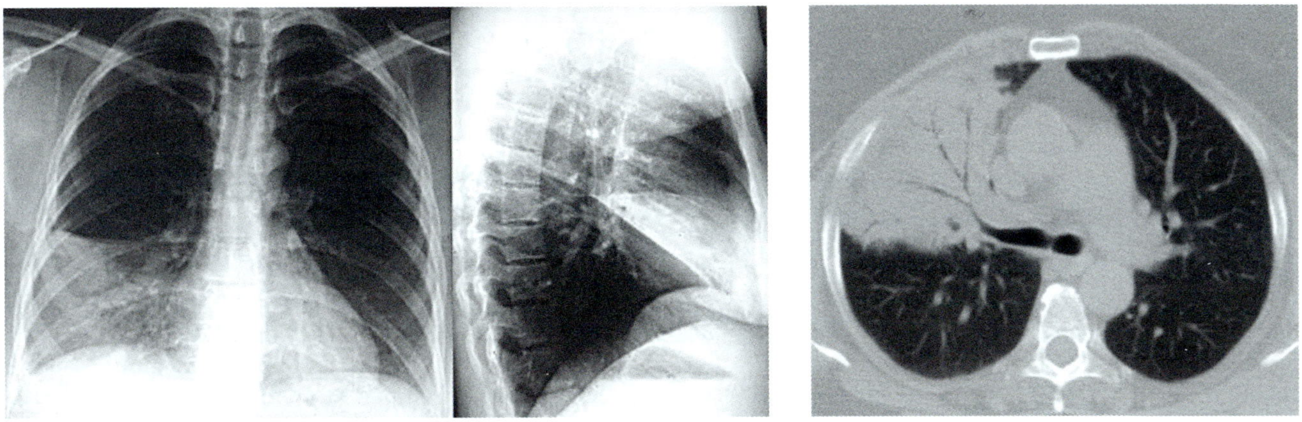

Figura 5. Radiografias de tórax e tomografia computadorizada de paciente com pneumonia lobar por *S. pneumoniae*.

A utilização prévia de antibióticos não altera os resultados. Sua especificidade é inferior nos casos de colonização de nasofaringe sem infecção e parece ser aumentada em pacientes com bacteriemia ou infecção grave[32,33].

As principais complicações da pneumonia pneumocócica são derrame parapneumônico, empiema, pneumonia necrotizante e abscesso pulmonar. Complicações comuns na era pré-antibiótica (endocardite, artrite séptica, peritonite, pericardite e meningite) agora são pouco encontradas. Fatores de risco para complicação incluem: idade avançada, doença pulmonar preexistente, imunodeficiência e infecção pelo HIV. O risco de sepse pneumocócica é substancialmente maior em pacientes esplenectomizados, pois o baço é o principal local para a eliminação desse agente[30]. Derrames parapneumônicos são comuns e podem causar febre persistente. Empiema ocorre em menos de 5% dos casos e caracteriza-se pela presença do agente no líquido pleural[1,2]. A letalidade, quando há bacteriemia associada, pode chegar até 20% (Figura 3).

Otites e sinusites

São, em sua maioria, infecções secundárias a alterações funcionais do ouvido médio e seios paranasais, sendo causadas por pneumococos presentes nas vias aéreas superiores. Estes são a principal causa de otite média aguda em adultos, sendo o responsável por 40 a 50% dos casos em crianças. Infecção prévia por um vírus respiratório é um fator predisponente para o surgimento de otites e sinusites[1,2].

Meningite

O pneumococo é um dos principais agentes de meningite bacteriana em adultos e crianças. Pode resultar de bacteriemia primária, mas muitas vezes se instala concomitantemente com otite média, sinusite, mastoidite ou pneumonia. A meningite pneumocócica caracteriza-se pelo início súbito de cefaleia, vômitos, meningismo e confusão mental. Déficits neurológicos focais, paralisia de nervos cranianos e coma são achados proeminentes. O LCR tipicamente mostra mais de 1.000 leucócitos/mcL, dos quais mais de 60% são polimorfonucleares. A concentração de glicose é menor do que 40 mg/dL, ou menos de 50% da glicemia, e a proteinorraquia geralmente excede 150 mg/dL. Nem todos os casos, no entanto, apresentam esses achados característicos, podendo-se encontrar alterações mínimas no LCR, semelhantes à meningite asséptica. O Gram do LCR evidencia a presença de cocos Gram-positivos em 80 a 90% dos casos, e, em casos não tratados, as culturas de LCR ou sangue são quase sempre positivas. Testes como contraimunoeletroforese ou aglutinação pelo látex para detecção de antígenos do pneumococo são menos sensíveis do que a cultura e coloração pelo Gram, mas podem ser úteis nos casos parcialmente tratados ou quando tais exames forem negativos[1,2]. A letalidade chega a 80% em idosos e as sequelas neurológicas são comuns.

O tratamento com antibióticos deve ser instituído o mais precocemente possível ou a morte torna-se inevitável. Se a punção lombar não puder ser realizada de imediato, uma dose de ceftriaxona endovenosa deve ser administrada após coleta das hemoculturas, as quais são positivas em cerca de 50% dos casos. Estudos recentes demonstram que o uso de dexametasona associada a antibioticoterapia resultou em redução de 50 a 60% na mortalidade. Logo, recomenda-se que adultos com meningite bacteriana aguda recebam dexametasona 0,15 mg/kg EV antes ou concomitantemente à administração da primeira dose de antibiótico, e a cada 6 horas, durante 2 a 4 dias[34-37].

Tratamento

Entre os antimicrobianos, os betalactâmicos são os mais utilizados nas infecções pneumocócicas. Para penicilina, são utilizados critérios laboratoriais que definem sensibilidade, resistência intermediária e alta resistência, recomendados pelo *Clinical and Laboratory Standars Institute* (CLSI). Recentemente, esses critérios foram atualizados, com novas definições de acordo com a fonte clínica dos isolados (relacionados e não relacionados à meningite), com base em evidências farmacocinéticas e farmacodinâmicas (Tabela 1)[38].

Alguns países apresentam altas taxas de resistência dos pneumococos a penicilina, como México, França, Es-

Tabela 1. Classificação das cepas de pneumococo de acordo com a concentração inibitória mínima (CIM) da penicilina segundo os novos critérios do CLSI (2008-2014)[38]

	Sensível (mcg/mL)	Intermediário (mcg/mL)	Resistente (mcg/mL)
Parenteral, não meningite	< 2	4	> 8
Parenteral, meningite	< 0,06	-	> 0,12
Oral	< 0,06	0,12 a 1	> 2

panha, EUA e China[39]. No Brasil, as taxas de resistência intermediária estão em torno de 20% e de alta resistência, inferior a 5%. Estudo brasileiro publicado por Brandileone et al. em 2006, com 6.470 cepas de *Streptococcus pneumoniae* de infecções invasivas, encontrou uma taxa de resistência à penicilina que variou de 10,2 a 27,9%[40]. As taxas de resistência de *S. pneumoniae* a fluoroquinolonas respiratórias, embora em geral muito baixas (< 1%), também surgiram em alguns países (p. ex., Canadá) e, portanto, devem ser submetidas a atento monitoramento local[41].

O tratamento empírico inicial das infecções pneumocócicas deve ser instituído com base na gravidade do quadro, nos fatores de risco do paciente e no perfil de sensibilidade local. Por isso, há uma necessidade crescente da realização rotineira dos antibiogramas para todos os pneumococos isolados, principalmente nos casos de meningite. Os percentuais de resistência a penicilina encontrados no Brasil sugerem que esse antibiótico ainda parece ser uma boa opção para o tratamento das pneumonias comunitárias por pneumococo. Pneumonias e outras infecções fora do sistema nervoso central, causadas por cepas intermediariamente resistentes, costumam responder bem a penicilinas em altas doses. Em contraste, as cefalosporinas de 3ª geração são a droga de escolha para o tratamento empírico das meningites. Pneumococos resistentes à penicilina são geralmente resistentes a múltiplos antibióticos, incluindo macrolídeos, sulfametoxazol-trimetoprim e quinolonas respiratórias[42].

Prevenção

Uma das formas importantes de prevenção é a vacinação. Existem dois tipos de vacina para pneumococo:

1) Vacina pneumocócica polissacarídica: foi a primeira a ser desenvolvida e protege contra 23 sorotipos da bactéria. Esses sorotipos são responsáveis por cerca de 90% dos casos de infecções pneumocócicas invasivas, em países da Europa, nos Estados Unidos e também no Brasil, sendo 20 deles responsáveis por mais de 70% dos casos de doença invasiva. É indicada para todos os indivíduos acima de 65 anos e para indivíduos maiores de 2 anos de idade que apresentem alguma doença de base, como doenças cardiovasculares ou pulmonares, diabete, cirrose hepática, insuficiência renal, pacientes com deficiência de imunidade (HIV positivos, indivíduos em tratamento quimioterápico ou em uso de imunossupressores).

2) Vacina pneumocócica conjugada: existem duas novas vacinas conjugadas para pneumococo atualmente licenciadas no Brasil para uso em crianças, contendo 10 ou 13 sorotipos de pneumococo. A vacina pneumocócica conjugada 13 valente (VPC13), que contém os sorotipos 1, 3, 4, 5, 6A, 6B, 7F, 9V, 14, 18C, 19A, 19F e 23F, também está licenciada para adultos com mais de 50 anos de idade, desde 2011 nos EUA e a partir de 2013 no Brasil. São eficazes para crianças a partir de 2 meses de idade. Apresentam boa resposta imunológica em crianças menores de 2 anos, com um forte efeito de memória imunológica na reexposição. Embora os resultados obtidos com as vacinas conjugadas tenham sido adequados na vacinação de crianças, não existe ainda clareza quanto ao seu papel na proteção dos idosos. Apesar de tudo indicar que sim, ainda não há estudos que comprovem sua eficácia na prevenção de pneumonia comunitária em adultos. Entretanto, o Centers for Disease Control and Prevention (CDC) norte-americano indica, para adultos imunodeprimidos, o uso do esquema de uma dose de vacina 13 valente conjugada, seguida, após 2 meses, de uma dose da vacina polissacarídica 23 valente. A Sociedade Brasileira de Imunizações também recomenda o mesmo esquema para idosos e grupos de risco[43-45].

Streptococcus agalactiae

Etiologia e fisiopatologia

Streptococcus agalactiae ou estreptococo do grupo B (EGB) de Lancefield constitui importante agente de infecções neonatais e puerperais. São cocos Gram-positivos, beta-hemolíticos, que crescem em uma variedade de meios. Possui em sua parede celular um antígeno específico, um polissacarídeo ácido-estável, cujas diferenças estruturais possibilitam a identificação dos 8 sorotipos até o momento[1,2].

Baixo nível socioeconômico, presença de dispositivo intrauterino, idade menor do que 20 anos e atividade sexual são fatores de risco associados a uma maior taxa de detecção do estreptococo do grupo B no trato genital feminino. Assim, em estudos realizados na Turquia, a taxa de colonização detectada foi de 8%, nos Estados Unidos entre 18,6 e 21,1%, e no Chile, de 19,9%. Os dados brasileiros são relativamente escassos, com índices de colonização inferiores a 19,2%. Em estudo realizado em São Paulo, as taxas detectadas foram baixas, de 1,9%, decorrente, talvez, da coleta de espécime apenas vaginal e da inoculação em meio de cultura não seletivo. Entretanto, numa avaliação realizada no Maranhão, o índice foi de 20%. Estes resultados mostram a presença de vários fatores que influenciam os índices de colonização pelo EGB nas gestantes, além dos fatores metodológicos, particularmente o perfil da população estudada[46-53].

A taxa de transmissão vertical para recém-nascidos de mães colonizadas no momento do parto varia de 20 a 70%[46-53].

Virulência do estreptococo do grupo B

Fatores de virulência envolvidos na patogênese das infecções ocasionadas por estreptococos do grupo B incluem: hemolisina, nucleases, hipuricases, estearase, neuraminidades e ácido lipotecoico, este último associado a sua capacidade de aderir à superfície das células humanas. O estreptococo do grupo B coloniza as membranas mucosas vaginais e anorretais de uma parcela variável de gestantes, com taxas de positivação em culturas desses sítios de até 94%[1,2,46].

Quadro clínico

As manifestações da doença e sua gravidade dependem principalmente do volume do inóculo e das condições do hospedeiro. Apenas uma pequena porcentagem de recém-nascidos infectados apresenta manifestações clínicas. *S. agalactiae* estão associados a infecções puerperais, com morbidade significativa. Pacientes adultos com diabete melito, hepatopatias, infecção pelo HIV, neoplasia ou terapia imunossupressora também são grupo de risco para infecção por esse agente[1,2,46,49].

Infecção neonatal precoce

Infecção neonatal precoce por estreptococo do grupo B é definida como o surgimento de infecção sistêmica nos primeiros 6 dias de vida, com uma média de início dos sintomas nas primeiras 12 horas. É a forma mais frequente, correspondendo a 80% dos casos. Vários fatores têm sido identificados como de risco, entre eles: ruptura de membranas por mais de 18 horas antes do parto, multiparidade, amniorrexe prematura (anterior a 37 semanas de gestação), febre materna ou amnionite, idade inferior a 20 anos, abortamento anterior e parto prematuro[1,2].

Tal afecção manifesta-se por 3 síndromes clínicas: bacteriemia ou sepse sem foco de infecção identificado, pneumonia e meningite. Os sintomas surgem, na maioria das vezes, algumas horas após o nascimento ou nas primeiras 24 a 48 horas. Crianças com sepse apresentam-se com letargia, dificuldade para amamentação, icterícia, anormalidades de temperatura, palidez, dificuldade respiratória e hipotensão. Na maioria dos pacientes com pneumonia, evidencia-se a síndrome do desconforto respiratório presente em horas após o nascimento, com um quadro de apneia, taquipneia, cianose e infiltrado radiológico, muitas vezes indistinguível da doença da membrana hialina. Pode ocorrer meningite em 5 a 15% dos RN, pneumonia, celulite, artrite e impetigo. A evolução para o óbito ocorre comumente no 2º dia de vida. Pacientes com meningite possuem um quadro clínico inespecífico, semelhante àqueles sem meningite, sendo a punção lombar fundamental para o seu diagnóstico. A positividade das hemoculturas é baixa, variando de 5 a 10%. Cerca de 50% desses pacientes desenvolve convulsões nas primeiras 24 horas de doença, o que incorre em pior prognóstico. A mortalidade da sepse neonatal precoce por estreptococo do grupo B é estimada em 10 a 15%, com taxas de até 50% em recém-nascidos prematuros[1,2].

Infecção neonatal tardia

O tempo médio de aparecimento da infecção neonatal tardia por estreptococo do grupo B é de 24 dias, variando de 7 dias a 3 meses de vida. A aquisição desse agente geralmente ocorre durante a passagem pelo canal de parto ou por transmissão hospitalar. As manifestações clínicas mais comuns são a meningite (30 a 40%), a bacteriemia sem foco aparente (40%), a artrite séptica (5 a 10%) e, raramente, a onfalite e a osteomielite. Algumas crianças abrem o quadro com infecções fulminantes, caracterizadas por progressão em horas para convulsões e choque séptico. Tal apresentação está associada a elevada mortalidade e risco de sequelas neurológicas em 25 a 50% dos casos. Outras manifestações clínicas incluem bacteriemia sem foco aparente, infecções ósseas e articulares[1,2].

Infecções periparto

O EGB coloniza com frequência o trato genital inferior feminino, com taxas de portador assintomático de 5 a 30% em mulheres grávidas. Constituem uma causa importante de endometrite, abscesso pélvico e choque séptico no período puerperal. As pacientes apresentam-se com febre, taquicardia, distensão abdominal, adinamia e dor à palpação do colo uterino, manifestadas geralmente nas 24 horas após o parto, com bacteriemia em 35% delas. Tal agente também é causa de bacteriúria no período puerperal, que pode ser assintomática ou associada à cistite e até mesmo pielonefrite[1,2,49].

Outras infecções

Pacientes adultos com diabete melito, cirrose hepática, infecção pelo HIV, neoplasia ou outras formas de imunossupressão são suscetíveis à infecção pelo estreptococo do grupo B, o qualestá relacionado a várias síndromes clínicas, como pneumonia, endocardite, artrite, infecções de pele, entre outros[1,2].

Tratamento

A penicilina G é a droga de escolha contra o estreptococo do grupo B, que também é sensível a ampicilina, cefalosporinas, vancomicina e teicoplanina. Não há descrição de resistência a penicilina ou ampicilina até o momento. Entretanto, em virtude do aumento da CIM quando comparadas com o *S. pyogenes*, baseada no seu efeito sinérgico *in vitro*, a combinação de penicilina ou ampicilina com aminoglicosídeo pode ser utilizada na terapia inicial[54]. Tal recomendação refere-se ao tratamento de sepse neonatal ou endocardite. Terapia parenteral por 10 dias é recomendada para o tratamento de pneumonias, bacteriemia, pielonefrites e infecções de parte moles, ao passo que um mínimo de 14 dias é recomendado para meningites e 4 a 6 semanas para endocardite[1,2].

Profilaxia

Na década de 1980, foi verificada importante diminuição nas taxas de sepse neonatal com o uso de quimioprofilaxia em gestantes colonizadas pelo EGB. Em 1996, o CDC elaborou um guia para a prevenção da infecção precoce do neonato, recomendando a prescrição de quimioprofilaxia em duas situações: 1) em todas as grávidas colonizadas com EGB, de acordo com os resultados das culturas realizadas entre a 35ª e a 37ª semanas de gestação, ou 2) nas grávidas que, não tendo sido submetidas à pesquisa de colonização pelo EGB, apresentarem algum dos fatores de risco para a infecção da criança, como tempo de ruptura de membrana maior ou igual a 18 horas, temperatura igual ou superior a 38ºC durante o parto e/ou prematuridade. A atualização dessas recomendações em 2010 enfatiza que todas as gestantes com 35 a 37 semanas devem ser investigadas para colonização vaginal e retal para o EGB[55]. As exceções incluem mulheres com EGB isolado na urina em qualquer momento da gestação ou que tiveram uma criança anterior com doença pelo EGB. Essas gestantes devem receber antibioticoprofilaxia intraparto (AIP) e não precisam da triagem no terceiro trimestre da gestação. No momento do trabalho de parto ou na ruptura de membranas, a AIP deve ser iniciada em todas as gestantes que apresentarem teste positivo para EGB, exceto no caso de parto cesáreo eletivo, sem trabalho de parto ou ruptura de membranas (Figura 6). Gestantes em trabalho de parto prematuro antes de 37 semanas de gestação (< 37 semanas e 0 dias) devem ser conduzidas de acordo com o algoritmo da Figura 7. As gestantes com ruptura de membranas com IG < 37 semanas devem ser conduzidas de acordo com o algoritmo da Figura 8.

O índice de isolamento do microrganismo depende de vários fatores relacionados com a coleta e a metodologia laboratorial empregada. Assim, tem sido demonstrado que a coleta de espécime vaginal/anal, executada com o mesmo *swab*, apresenta um índice de positividade 2 vezes superior ao da coleta de material apenas vaginal[56-58].

Os antibióticos habitualmente utilizados na quimioprofilaxia são penicilina ou ampicilina e, nos casos de alergia, eritromicina ou clindamicina. A droga de escolha é a penicilina cristalina 5 milhões UI/EV no início do trabalho de parto, seguido de 2,5 a 3 milhões a cada 4 horas até o nascimento. Vários estudos têm evidenciado o aparecimento, em diferentes países, de cepas de EGB resistentes a estes últimos antimicrobianos, o que os torna inadequados como opção tanto para a quimioprofilaxia como para o tratamento de infecções. Como alternativa

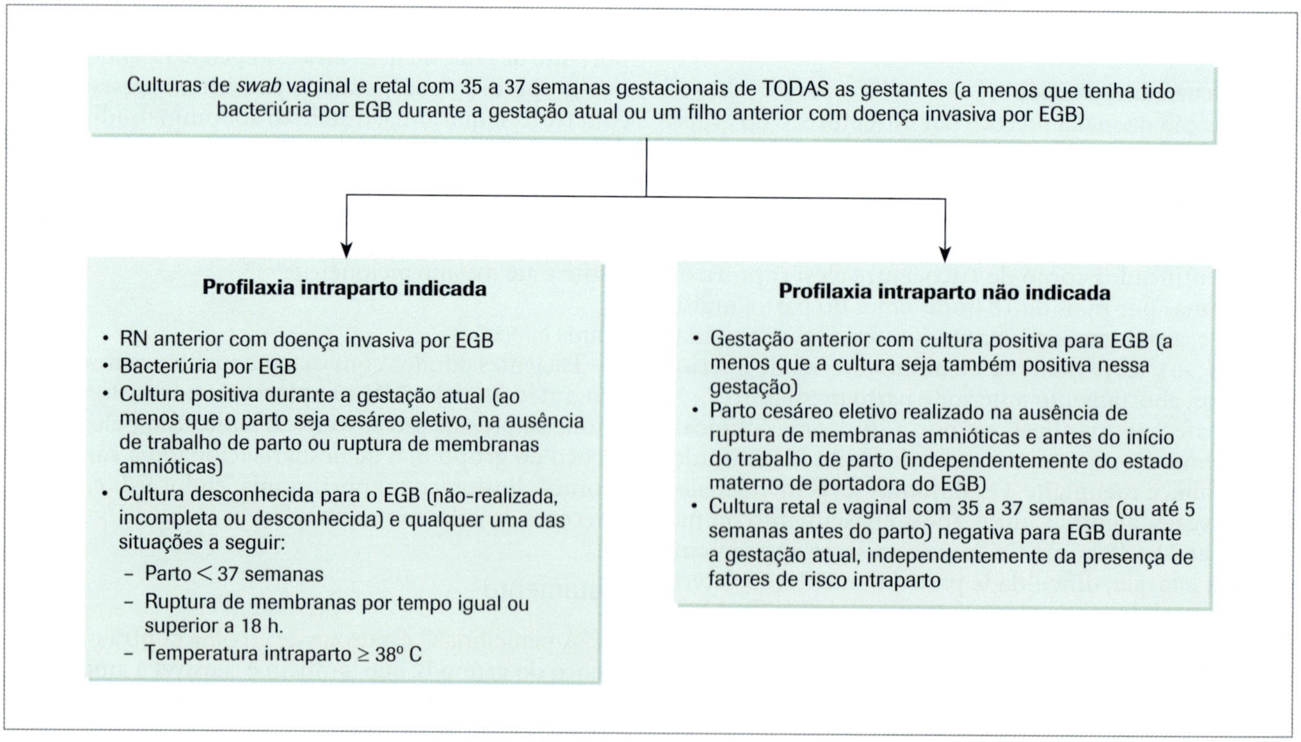

Figura 6. Indicações de antibiótico profilaxia intraparto para prevenção de infecção neonatal precoce por EGB[55].

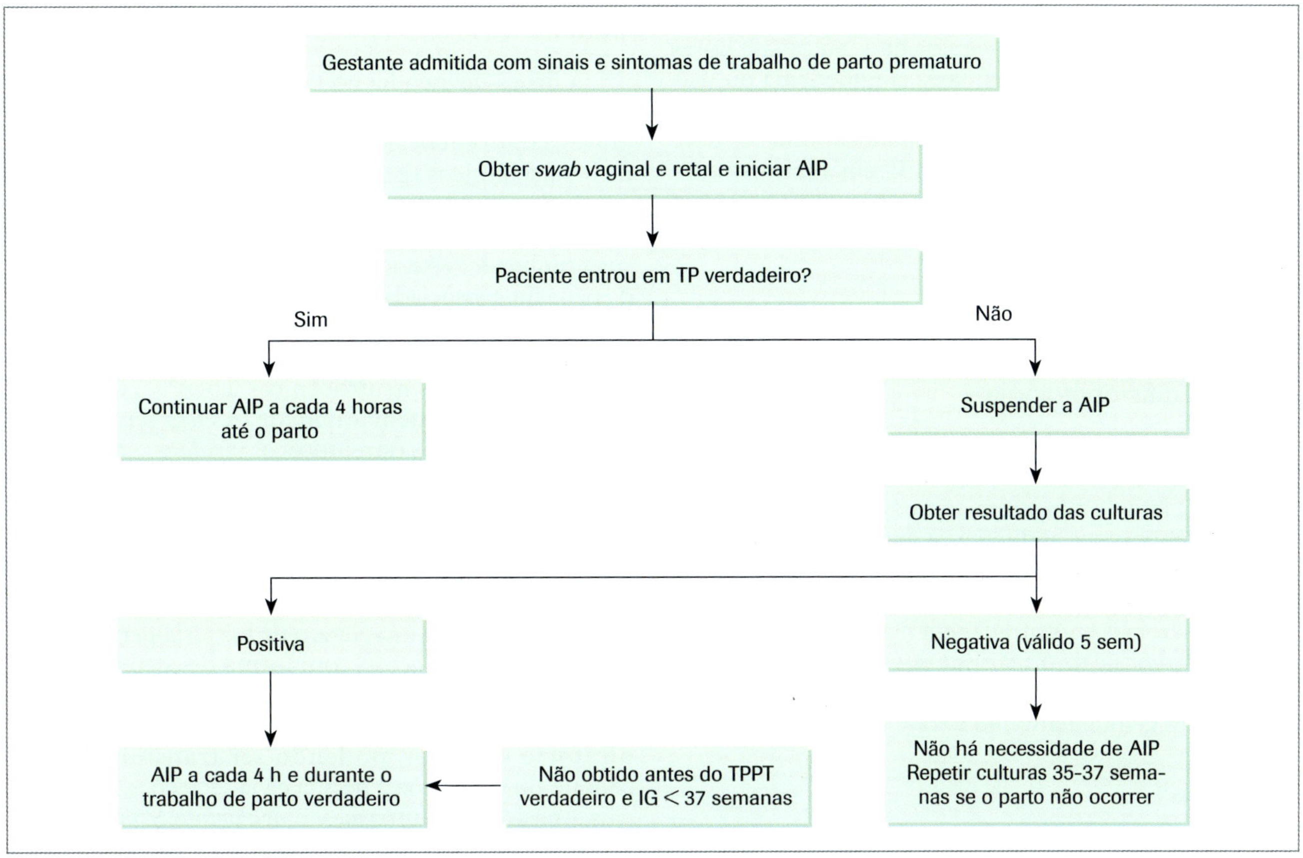

Figura 7. Algoritmo para antibioticoprofilaxia intraparto de gestantes em trabalho de parto prematuro ou pré-termo.
AIP: antibioticoprofilaxia intraparto; TP: trabalho de parto; IG: idade gestacional.

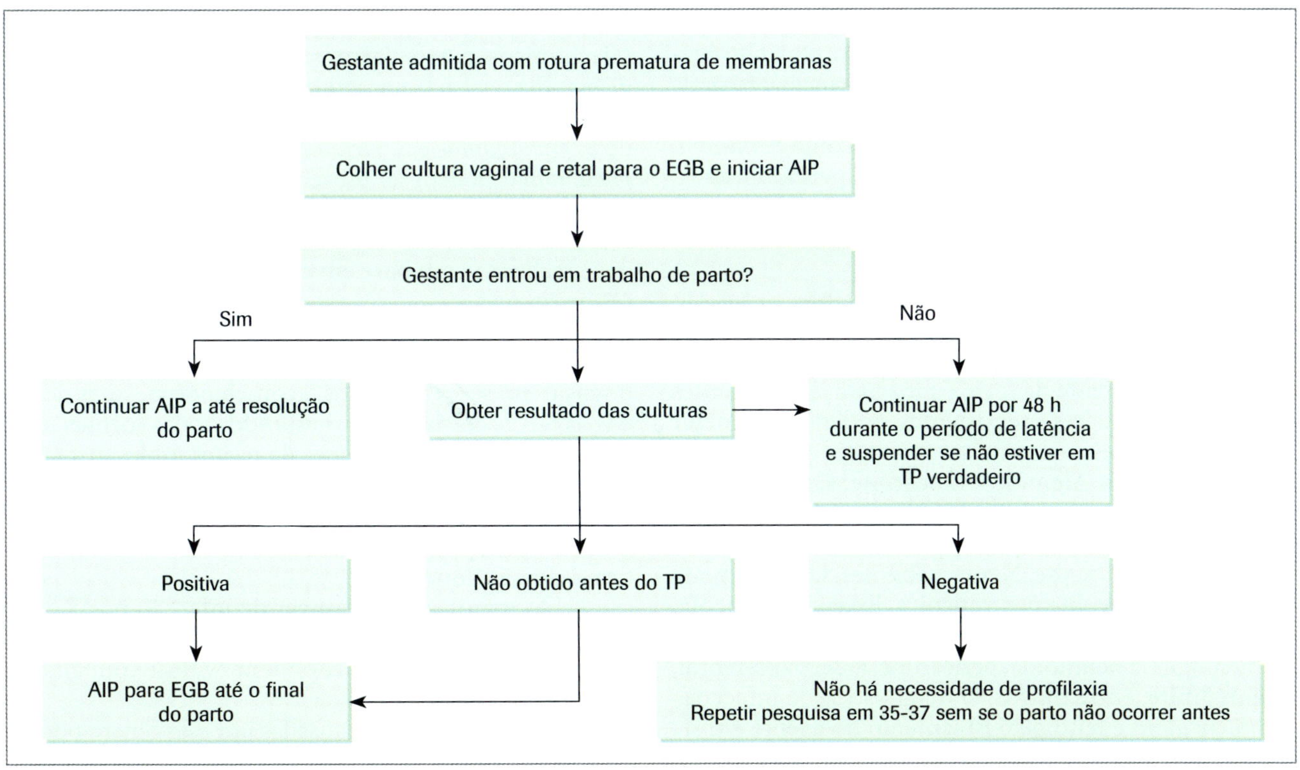

Figura 8. Algoritmo para pesquisa da colonização pelo EGB e uso antibioticoprofilaxia intraparto para gestantes com rotura prematura de membrana (antes de 37 semanas).
AIP: antibioticoprofilaxia intraparto; TP: trabalho de parto.

para os casos de alergia à penicilina, pode-se utilizar a cefazolina 2 g EV de ataque, seguida de 1 g a cada 8 horas até o parto. Em caso de anafilaxia, angioedema ou reações graves, preferir a clindamicina na dose de 900 mg EV a cada 8 horas até o parto. A antibioticoprofilaxia deve ser considerada adequada quando forem administradas 2 doses de penicilina ou ampicilina, com intervalo de 4 horas antes do parto, ou uma dose de cefazolina no intervalo de 8 horas[42,55].

Streptococcus viridans

Etiologia e fisiopatologia

As espécies bacterianas que constituem o complexo *viridans* são designadas genericamente por *Streptococcus viridans*. O fato de não serem agrupáveis na classificação de Lancefield é o que as diferencia dos outros estreptococos. Estes provocam hemólise parcial dos eritrócitos, induzindo descoloração esverdeada no ágar-sangue. São as bactérias aeróbias encontradas em maior número na microbiota da boca e da orofaringe dos indivíduos hígidos. Também podem ser encontradas no trato respiratório superior, trato genital feminino e trato digestivo[1,2].

Virulência

São consideradas de baixa virulência, pois não possuem endotoxinas nem liberam exotocinas. Uma exceção é *S. milleri*, que para é propenso a produzir coleções purulentas. Infecções por *S. viridans* geralmente resultam da disseminação do seu hábitat normal, a orofaringe, especialmente em pacientes imunossuprimidos, podendo evoluir com bacteriemia e endocardite. Seu principal fator de virulência consiste em sua capacidade em aderir e infectar válvulas cardíacas. Algumas espécies, como *S. mutans*, têm uma forte associação com infecções periodontais[1,2].

Quadro clínico

Mais de um terço das endocardites infecciosas são causadas por esse agente, com relatos de isolamento de várias espécies do grupo em hemoculturas. Esta se manifesta frequentemente de forma subaguda, em pacientes com lesões valvulares preexistentes, podendo acometer também pacientes com próteses valvulares e usuários de drogas injetáveis. Além de endocardite, são a causa de bacteriemia em pacientes neutropênicos febris, particularmente aqueles em uso de quinolonas, com eventual complicação para sepse. Nesses pacientes, também pode ocasionar enterocolite neutropênica. Excepcionalmente, o *S. viridans* está associado a outras doenças. Há relatos de meningite, pneumonia, pericardite, abscesso cerebral, endoftalmite, entre outros. O diagnóstico de infecções por *S. viridans* é feito pelo isolamento do agente em sítios estéreis. Bacteriemias comunitárias por esse agente são fortemente associadas com endocardite[1,2].

Tratamento

A droga de escolha no tratamento de infecções por *S. viridans* é a penicilina. Para o tratamento de infecções graves, como endocardite, recomenda-se a combinação de betalactâmicos (penicilina) com aminoglicosídeo, o que pode reduzir o tempo total de tratamento de 4 para 2 semanas, se as cepas forem sensíveis[59,60]. Para cepas com suscetibilidade reduzida à penicilina, o uso de altas doses de penicilina associada à gentamicina algumas vezes pode ser eficaz, mas, em alguns casos, é preciso utilizar a vancomicina. Cepas resistentes à penicilina vêm sendo descritas em pacientes neutropênicos febris[61,63]. Outros betalactâmicos possuem atividade *in vitro* semelhante à penicilina contra os estreptococos *viridans*. Em especial, a ceftriaxona é uma alternativa à penicilina, além de cefalotina, vancomicina e carbapenêmicos[60,64,65].

Considerações finais

Streptococcus é um gênero de bactéria pertencente à família *Streptococcaceae*, com forma de coco Gram-positivo, dispostos em cadeias ou em pares. Faz parte da microbiota normal da orofaringe, pele, intestino e trato respiratório superior, podendo ser transmitido pelo contato direto pessoa a pessoa e via secreções. As principais espécies são *S. pyogenes*, *S. agalactiae*, *S. pneumoniae* e *S. viridans*. Pode acometer pessoas de todas as idades, manifestando-se das formas mais variadas, desde infecções simples do trato respiratório superior até infecções graves como pneumonia e meningite. Infecções causadas por *S. pyogenes* podem evoluir com sequelas. Os betalactâmicos, particularmente a penicilina, são a droga de escolha para o tratamento de estreptococcias; porém, resistência à penicilina vem sendo descrita em isolados de *S. pneumoniae* e *S. viridans*. Doenças causadas por *S. pneumoniae* podem ser prevenidas em populações de risco por meio de imunização. A profilaxia dirigida de infecção por estreptococos do grupo B no recém-nascido deve realizada com base em cultura de vigilância e fatores de risco.

1) Estreptococo é um dos agentes mais comuns de doenças em seres humanos, acometendo pessoas de todas as faixas etárias e manifestando-se das formas mais variadas, incluindo infecções de partes moles, bacteriemia, meningite e sepse.

2) Doenças causadas por *S. pyogenes*, como impetigo e faringite, podem cursar com sequelas (febre reumática e glomerulonefrite).

3) As manifestações graves de infecção por *S. pyogenes*, como a síndrome do choque tóxico estreptocócica e a fasciite necrotizante, podem evoluir com alta letalidade.

4) Algumas doenças causadas por este gênero podem ser prevenidas por vacinas (*S. pneumoniae*) ou profilaxia dirigida (*S. agalactiae*).

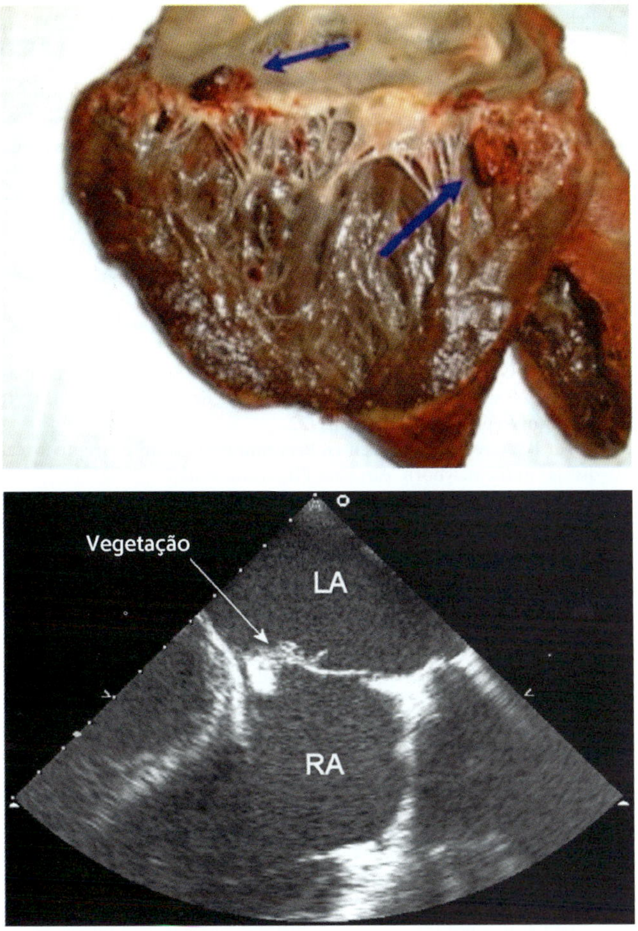

Figura 9. Válvula com endocardite por *S. viridans*.

Referências bibliográficas

1. Ruoff KL, Whiley RA, Beighton D. Streptococcus. In: Murray PR, Baron EJ, Pfaller MA, Jorgensen JH, Yolken RH (eds.). Manual of clinical microbiology. 8.ed. Washington, DC: American Society for Microbiology; 2003. p.405-21.
2. Heymann DL. Streptococcal diseases. In: Heymann DL. Control of communicable diseases manual. American Public Health Association. Baltimore: United Book, 2004. p.507-514.
3. Ruoff KL, Bisno AL. Classification of Streptococci. In: Mandell GL, Bennett JE, Dolin R. Principle and practice of infectious diseases. 7.ed. Philadelphia: ; 2010. p.2591-92.
4. Facklam R. What happened to the streptococci: overview of taxonomic and nomenclature changes. Clin Microbiol Rev. 2002;15:613-30.
5. Krzy ciak W, Pluskwa KK, Jurczak A, Ko cielniak D. The pathogenicity of the Streptococcus genus. Eur J Clin Microbiol Infect Dis. 2013;32:1361-76.
6. Reglinski M, Sriskandan S. The contribution of group A streptococcal virulence determinants to the pathogenesis of sepsis. Virulence. 2014;5:127-36.
7. Nguyen SV, McShan WM. Chromosomal islands of *Streptococcus pyogenes* and related streptococci: molecular switches for survival and virulence. Front Cell Infect Microbiol. 2014;4:1-14.
8. Bisno AL, Stevens, DL. Streptococcus pyogenes. In: Mandell GL, Bennett JE, Dolin R. Principle and practice of infectious diseases. 7.ed. Philadelphia: ; 2010. p.2593-610.
9. Lean WL, Arnup S, Danchin M, Steer AC. Rapid diagnostic tests for group A streptococcal pharyngitis: a meta-analysis. Pediatrics. 2014;1094.
10. Ralph AP, Carapetis JR. Group A streptococcal diseases and their global burden. Curr Top Microbiol Immunol. 2013;368:1-27.
11. Stollerman GH. Rheumatic fever in the 21st century. Clin Infect Dis. 2001;33:806.
12. Burke RJ, Chang C. Diagnostic criteria of acute rheumatic fever. Autoimmun Rev. 2014;13(4-5):503-7.
13. Nasr SH, Radhakrishnan J, D'Agati VD. Bacterial infection-related glomerulonephritis in adults. Kidney Int. 2013;83(5):792-803.
14. Larru B, Gerber JS. Cutaneous bacterial infections caused by *Staphylococcus aureus* and *Streptococcus pyogenes* in infants and children. Pediatr Clin North Am. 2014;61(2):457-78.
15. Factor SH. Invasive group A streptococcal disease: risk factors for adults. Emerg Infect Dis. 2003;9:970.
16. Stevens DL, Tanner MH, Winship J, Swarts R, Ries KM, Schlievert PM et al. Severe group A streptococcal infections associated with a toxic shock-like syndrome and scarlet fever toxin. N Engl J Med. 1989;321:1-7.
17. Forni AL, Kaplan EL, Shlievert PM, Roberts RB. Clinical and microbiological characteristics of severe group A streptococcal infections and streptococcal toxic shock syndrome. Clin Infect Dis. 1995;21:333-40
18. Anaya DA, Dellinger EP. Necrotizing soft-tissue infection: diagnosis and management. Clin Infect Dis. 2007;44(5):705-10.
19. Bilton BD, Zibari GB, McMillan RW, Aultman DF, Dunn G, McDonald JC. Agressive surgical management of necrotizing fasciitis serves to decrease mortality: a retrospective study. Am Surg. 1998;64(5):397-400.
20. Hussein QA, Anaya DA. Necrotizing soft tissue infections. Crit Care Clin. 2013;29(4):795-806.
21. Wang JM, Lim HK. Necrotizing fasciitis: eight-year experience and literature review. Braz J Infect Dis. 2014;18(2):137-43.
22. Ali SZ, Srinivasan S, Peh WC. MRI in necrotizing fasciitis of the extremities. Br J Radiol. 2014;87(1033):20130560.
23. Hakkarainen TW, Kopari NM, Pham TN, Evans HL. Necrotizing soft tissue infections: review and current concepts in treatment, systems of care, and outcomes. Curr Probl Surg. 2014;51(8):344-62.
24. Costa IMC, Cabral ALSV, Pontes SS, Amorim JF. Fasciíte necrosante: revisão com enfoque nos aspectos dermatológicos. An Bras Dermatol. 2004;79(2).
25. Low DE. Toxic shock syndrome: major advances in pathogenesis, but not treatment. Crit Care Clin. 2013;29(3):651-75.
26. Al-ajmi JA, Hill P, O'Boyle C, Garcia ML, Malkawi M, George A et al. Group A *Streptococcus* toxic shock syndrome: an outbreak report and review of the literature. J Infect Public Health. 2012;5(6):388-93.
27. Bauerschmitz GJ, Hellriegel M, Strauchmann J, Schäper J, Emons G. Fulminant puerperal sepsis caused by hemolytic group A streptococci and toxic shock syndrome - a case report and review of the literature. Geburtshilfe Frauenheilkd. 2014;74(8):764-7.
28. Breiman RF, Davis JP, Facklam RR, Gray BM, Hoge CW, Kaplan EL, Mortimer EA et al. Defining the group A streptococcal toxic shock syndrome rationale and consensus definition. JAMA. 1993;269(3):390-1.
29. Sanderson-Smith M, De Oliveira DM, Guglielmini J, McMillan DJ, Vu T, Holien JK et al. A systematic and functional classification of *Streptococcus pyogenes* that serves as a new tool for molecular typing and vaccine development. J Infect Dis. 2014; pii: jiu260, epub.
30. Brandenburg JA, Marrie TJ, Coley CM, Singer DE, Obrosky DS, Kapoor WN et al. Clinical presentation, processes and outcomes of care for patients with pneumococcal pneumonia. Gen Intern Med. 2000;15(9):638.
31. Ghaffar F, Friedland IR, McCracken Jr GH. Dynamics of nasopharyngeal colonization by *Streptococcus pneumoniae*. Pediatr Infect Dis J. 1999;18:638-44.
32. Blaschke AJ. Interpreting assays for the detection of *Streptococcus pneumoniae*. Clin Infect Dis. 2011;52: Suppl 4:S331-7.
33. Gutiérrez F, Masiá M, Rodríguez JC, Ayelo A, Soldán B, Cebrián L et al. Evaluation of the immunochromatographic Binax NOW assay for detection of *Streptococcus pneumoniae* urinary antigen in a prospective study of community-acquired pneumonia in Spain. Clin Infect Dis. 2003;36(3):286.
34. de Gans J, van de Beek D; European Dexamethasone in Adulthood Bacterial Meningitis Study Investigators. Dexamethasone in adults with bacterial meningitis. N Engl J Med. 2002;347:1549.

35. van de Beek D, de Gans J, McIntyre P, Prasad K. Corticosteroids for acute bacterial meningitis.Cochrane Database Syst Rev. 2007;(1):CD004405.
36. van de Beek D, de Gans J, Spanjaard L, Weisfelt M, Reitsma JB, Vermeulen M. Clinical features and prognostic factors in adults with bacterial meningitis. N Eng J Med. 2004;351:218-49.
37. Sinner SW, Tunkel AR. Antimicrobial agents in the treatment of bacterial meningitis. Infect Dis Clin North Am. 2004;18:581.
38. Clinical and Laboratory Standards Institute. Performance Standards for antimicrobial susceptibility testing; Twenty-Fourth Informational Supplement. CLSI Publication M100-S24; 2014.
39. Tleyjeh IM, Tlaygeh HM, Hejal R, Montori VM, Baddour LM. The impact of penicillin resistance on short-term mortality in hospitalized adults with pneumococcal pneumonia: a systematic review and meta-analysis. Clin Infect Dis. 2006;42(6):788.
40. Brandileone MCC, Casagrande ST, Guerra MLLS, Zanella RC, Andrade ALSS, Di Fabio JL. Increase in numbers of lactam-resistant invasive *Streptococcus pneumoniae* in Brazil and the impact of conjugate vaccine coverage. J Med Microbiol. 2006;55:567-74.
41. Corrêa R de A, Lundgren FL, Pereira-Silva JL, Frare e Silva RL, Cardoso AP, Lemos AC et al. Brazilian guidelines for community-acquired pneumonia in immunocompetent adults-2009. J Bras Pneumol. 2009;35(6):574-601.
42. Levin AS, Dias MBS, Oliveira MS. Lobo RD. Guia de utilização de anti-infecciosos e recomendações para a prevenção de infecções hospitalares 2007/2008. 3.ed. São Paulo: HCFMUSP, 2007.
43. Centers for Disease Control and Prevention (CDC). Use of 13-valent pneumococcal conjugate vaccine and 23-valent pneumococcal polysaccharide vaccine for adults with immunocompromising conditions: recommendations of the Advisory Committee on Immunization Practices (ACIP). MMWR Morb Mortal Wkly Rep. 2012;61(40):816.
44. Sociedade Brasileira de Pediatria. Departamento de Infectologia. Calendário vacinal 2013.
45. Centers for Disease Control and Prevention (CDC). Licensure of 13-valent pneumococcal conjugate vaccine for adults aged 50 years and older. MMWR Morb Mortal Wkly Rep. 2012;61(21):394.
46. Schrag SJ, Zell ER, Lynfield R, Roome A, Arnold KE, Craig AS et al. A population-based comparison of strategies to prevent early-onset group B streptococcal disease in neonates. N Engl J Med. 2002;347(4):233-9.
47. Quinlan JD, Hill DA, Maxwell BD, Boone S, Hoover F, Lense JJ. The necessity of both anorectal and vaginal cultures for group B streptococcus screening during pregnancy. J Fam Pract. 2000;49(5):447-8.
48. De Azavedo JC, McGavin M, Duncan C, Low DE, McGeer A. Prevalence and mechanisms of macrolide resistance in invasive and noninvasive group B streptococcus isolates from Ontario, Canada. Antimicrob Agents Chemother. 2001;45(12):3504-8.
49. D'Oliveira RE, Barros RR, Mendonça CR, Teixeira LM, Castro AC. Susceptibility to antimicrobials and mechanisms of erythromycin resistance in clinical isolates of Streptococcus agalactiae from Rio de Janeiro, Brazil. J Med Microbiol. 2003;52:1029-30.
50. Regan JA, Klebanoff MA, Nugent RP, Eschenbach DA, Blackwelder WC, Lou Y et al. Colonization with group B streptococci in pregnancy and adverse outcome. Am J Obstet Gynecol. 1996;174(4):1354-60.
51. Belmar JC, Abarzúa CF, Beker VJ, Gusmán AM, García CP, Oyarzún Ebensperger E. Estudio de sensibilidad antimicrobiana de 183 cepas de Streptococcus agalactiae aisladas en región vagino-perineal de embarazadas en el tercer trimeste. Rev Chil Obstet Ginecol. 2002;67(2):106-9.
52. Carvalho MHB, Bittar RE, Maganha PPAS, Fonseca EVB, Zugaib M. Incidência de colonização vaginal por *Streptococcus agalactiae* na população geral de gestantes. Rev Bras Ginecol Obstet. 2001;12(3):108-11.
53. Pellegrini R. Freqüência de colonização por *Streptococccus agalactiae* em gestantes da cidade de Salvador, Bahia. Rev Soc Bras Med Trop. 1999;32(4):451-2.
54. Biedenbach DJ, Stephen JM, Jones RN. Antimicrobial susceptibility profile among beta-haemolytic Streptococcus spp. collected in the SENTRY Antimicrobial Surveillance Program-North America, 2001. Diagn Microbiol Infect Dis. 2003;46(4):291.
55. Verani JR, Mc GeesL, Scharag SG. Prevention of perinatal group B streptococcal disease. Revised Guidelines from CDC MMWR. 2010;59,(No. RR-10).
56. Vaciloto E, Richtmann R, Costa HPF, Kusano EJU, Almeida MFB, Amaro ER. A survey of the incidence of neonatal sepsis by group B streptococcus during a decade in a Brazilian maternity hospital. Braz J Infect Dis. 2002;6(2):55-62.
57. Schrag S, Gorwitz R, Fultz-Bultz K, Schuchat A. Prevention of perinatal group B streptococcal disease: revised guidelines from CDC. MMWR Recomm Rep. 2002;51(RR-11):1-22.
58. Apgar BS, Greenberg G, Yen G. Prevention of group B streptococcal disease in the newborn. Am Fam Physician. 2005;71(5):903-10.
59. Guidelines on the prevention, diagnosis, and treatment of infective endocarditis (new version 2009). European Heart Journal. 2009;30:2369-413.
60. Hoen B, Duval X. Infective endocarditis. N Engl J Med. 2013;368:1425-33.
61. Biedenbach DJ, Stephen JM, Jones RN. Antimicrobial susceptibility profile among beta-haemolytic *Streptococcus* spp. collected in the SENTRY Antimicrobial Surveillance Program-North America, 2001. Diag Microbiol Infect Dis. 2003;46(4):291-4.
62. Westling K, Ljungman P, Thalme A, Julander I. *Streptococcus viridans* septicaemia: a comparison study in patients admitted to the departments of infectious diseases and haematology in a university hospital. Scand J Infect Dis. 2002;34(4):316-9.
63. Reilly AF, Lange BJ. Infections with viridans group streptococci in children with cancer. Pediatr Blood Cancer. 2007;49(6):774-80.
64. Patel SM, Saravolatz LD. Monotherapy versus combination therapy. Med Clin North Am. 2006;90(6):1183-95.
65. Verhagen DW, Vedder AC, Speelman P, van der Meer JT. Antimicrobial treatment of infective endocarditis caused by viridans streptococci highly susceptible to penicillin: historic overview and future considerations. J Antimicrob Chemother. 2006;57(5):819-24.
66. Gerber MA, Gerber MA, Shulman ST. Rapid diagnosis of pharyngitis caused by group A streptococci. Clin Microbiol Rev. 2004;17:571.
67. Stevens DL. Dilemmas in the treatment of invasive *Streptococcus pyogenes* infections. Clin Infect Dis. 2003;37(3):341-3.
68. National Committee for Clinical Laboratory Standards. Performance standards for antimicrobial disk susceptibility tests for bacteria that grow aerobically. 8.ed. Wayne: NCCLS; 2003. (Approved Standard. NCCLS document M2-A8).
69. Brandileone MCC, Di Fabio JL, Vieira VSD, Zanella RC, Casagrande ST, Pignatare AC et al. Geographic distribution of penicillin resistance of *Streptococcus pneumoniae* in Brazil: genetic relatedness. Microbial Drug Resistance. 1998;4:209-17.
70. Overturf G, Committee on Infectious Diseases. Technical report: prevention of pneumococcal infections, including the use of pneumococcal conjugate and polysaccharide vaccines and antibiotic prophylaxis. Pediatrics. 2000;106:367-76.
71. American Academy of Pediatrics. Committee on Infectious Diseases. Policy statement: Recommendations for the Prevention of Pneumococcal Infections, including the use of Pneumococcal Conjugate Vaccine (Prevnar), Pneumococcal Polysaccharide Vaccine and Antibiotic Prophylaxis. Pediatrics. 2000;106:362-6. Disponível em: http://pni.datasus.gov.br/

Tétano 5

Ho Yeh Li

SUMÁRIO

Introdução

Tétano, palavra originária do verbo grego *teínein* e do latim *tetanus*, que significam esticar, rigidez de membro ou contração espasmódica, foi descrito primeiramente por Hipócrates no século V a.C. A forma de aquisição só foi conhecida em 1884 no experimento realizado pelos italianos Giorgio Rattone e Antonio Carle, inoculando secreção de ferimentos dos pacientes enfermos em coelhos. No mesmo ano, Arthur Nicolaier isolou a toxina causadora da doença e, em 1889, Kitasato identificou o *Clostridium tetani* a partir da lesão dos pacientes e demonstrou que a toxina pode ser neutralizada por anticorpos específicos[1].

Historicamente, o tétano teve uma importância fundamental, principalmente nas guerras. A mortalidade de tétano foi de 89,3% na Guerra Civil Americana e de 90% na Guerra Franco-Prussiana. Durante a Primeira Guerra Mundial, com o conhecimento da possibilidade de imunização passiva por meio de anticorpos purificados a partir de soro de cavalo, iniciou-se a era de profilaxia pós-exposição, levando à redução de incidência de tétano nos campos de batalha[2]. Com a descrição do toxoide antitetânico em 1924 por Descombey e com o desenvolvimento das técnicas de purificação de toxoides e o uso de adjuvantes em 1925, iniciou-se a era de imunização ativa antitetânica[1].

Decorridos quase cem anos da disponibilidade da vacinação antitetânica, infelizmente a doença ainda atinge milhares de pessoas no mundo, com letalidade ainda bastante elevada. Desta forma, o reconhecimento de que a doença ainda existe, o entendimento do seu quadro clínico e o manejo dos enfermos ainda é fundamental.

Epidemiologia

A incidência de tétano permanece elevada em algumas regiões do mundo, mesmo agora no século XXI, principalmente nos países subdesenvolvidos. Anualmente, 15.000 a 20.000 casos de tétano acidental são notificados no mundo, com maior concentração no Sudeste Asiático e no Continente Africano[3] (Figura 1). Entretanto, em virtude das subnotificações, a Organização Mundial da Saúde (OMS) estima que esse número seja muito mais elevado e que, anualmente, mais de 25.000 recém-nascidos morram em decorrência do tétano neonatal[4].

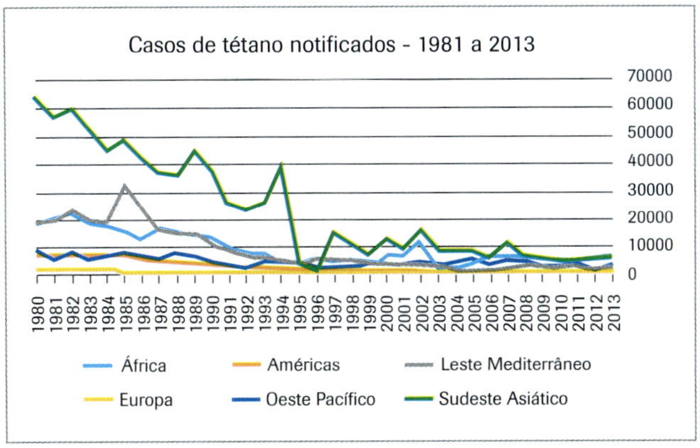

Figura 1. Casos de tétano acidental notificados no mundo, de acordo com as Grandes Regiões, 1981 a 2013.
Fonte: Organização Mundial da Saúde[3].

No Brasil, com a implantação do Programa Nacional de Imunizações em 1973, a cobertura da vacina antitetânica melhorou progressivamente, de tal modo que casos de tétano vêm reduzindo desde então. A partir do ano 2000, intensificou-se a vacinação na população adulta e nas gestantes, levando à redução de casos de tétano acidental e tétano neonatal no país. Entretanto, mesmo com os avanços da terapia intensiva, a letalidade de tétano no país ainda permanece próxima a 30%, valor muito acima dos 10% aceitáveis pela OMS (Figura 2). Assim, o conhecimento das medidas de profilaxia adequada, principalmente após a exposição acidental, continua sendo uma medida importante para prevenir a doença.

Etiologia e patogenia

O agente causador de tétano é o *Clostridium tetani*, bactéria anaeróbia, Gram-positiva, capaz de formar esporos, distribuída de forma ubíqua e que pode ser encontrada em qualquer lugar do meio ambiente, inclusive na microbiota intestinal de mamíferos[7]. Os esporos são altamente resistentes às condições atmosféricas adversas, inclusive temperaturas extremas e baixos níveis de umidade[7]. Pelas características do esporo, a doença não é erradicável, o que torna as medidas de prevenção ainda mais importantes.

Em condições de anaerobiose promovida pelo tecido necrótico presente no foco de inoculação, os esporos de *C. tetani* germinam, replicam e produzem duas toxinas: a tetanolisina e a tetanospasmina.

A tetanolisina é uma toxina citolítica estritamente relacionada ao grupo de hemolisinas oxigênio-lábeis que incluem estreptolisina O, cereolisina e outros. Essas toxinas causam alteração da permeabilidade em lipossomas e membranas celulares, levando à lise celular. No contexto de tétano, a tetanolisina promove aumento do dano tecidual perilesional otimizando condições para replicação bacteriana[8].

A toxina responsável pelo quadro de espasticidade e contraturas musculares é a tetanospasmina, uma metaloprotease zinco-dependente produzida como um polipeptídio simples inativo de 150.000 Dálton (Da). As proteases teciduais promovem a sua clivagem resultando em duas cadeias: leve, de 50.000 Da, e pesada, de 100.000 Da. A cadeia leve carrega a porção tóxica, que age na região pré-sináptica impedindo a liberação de neurotransmissores de neurônios acometidos, enquanto a cadeia pesada é a facilitadora da ligação nas membranas periféricas das terminações nervosas[9]. Quando a carga de toxina é elevada, ela pode cair na corrente sanguínea e ligar-se a terminais nervosos do resto do corpo[8,10].

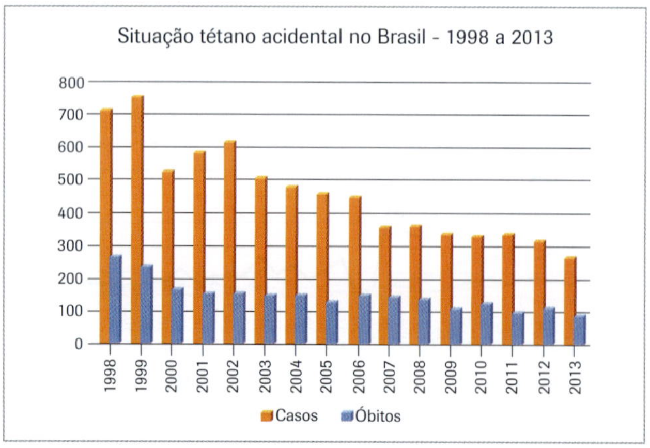

Figura 2. Incidência e letalidade de tétano acidental no Brasil, 1998 a 2013.
Fonte: SINAN/SVS/MS[5,6].

No foco de inoculação, a fração leve da tetanospasmina se difunde e alcança o sistema nervoso via terminal sináptico de neurônio motor inferior, o qual interrompe a transmissão neuromuscular localmente, causando paralisia. Posteriormente, pelo mecanismo de transporte axonal retrógrado, a toxina alcança o tronco cerebral e o cordão espinal[10].

Apesar de poder atingir neurônios excitatórios e inibitórios, a afinidade é maior pelos últimos, incluindo os glicinérgicos inibitórios e GABAérgicos. Dentro dos neurônios inibitórios, a tetanospasmina degrada a sinaptobrevina, uma proteína responsável pela exocitose das vesículas do neurotransmissor inibitório, o que inibe os interneurônios inibitórios. Desta forma, sem inibição, aumenta a frequência dos impulsos nervosos e estabelece-se um estado de contração muscular permanente[10,11]. A toxina se liga à sinaptobrevina de forma irreversível, portanto, é necessário o brotamento de novos terminais sinápticos para o restabelecimento da função neural.

Os interneurônios inibidores são os primeiros a serem afetados. Posteriormente, os neurônios simpáticos pré-ganglionares medulares e os centros parassimpáticos também são afetados. A falha na inibição de liberação de catecolaminas pelas suprarrenais resulta no estado hipersimpático do sistema nervoso autônomo, ocasionando quadro de disautonomia, manifestação mais grave do tétano[10].

Quadro clínico

Foco de inoculação

A inoculação do esporo pode ocorrer em qualquer ferimento, por qualquer instrumento. A procura e a exploração de potenciais focos é fundamental no tratamento da doença. Focos periodontais, principalmente na presença de mau estado de higiene dentária, e focos otológicos devem ser lembrados quando não há outro foco evidente.

A lesão de inoculação geralmente não apresenta sinais inflamatórios e pode cicatrizar naturalmente. A presença de sinal inflamatório ou secreção purulenta representa infecção secundária. As Figuras 3 a 6 exemplificam alguns focos tetânicos.

Apresentação clínica

Fases da evolução

A evolução da doença é dividida em duas principais fases: período de incubação e período de progressão.

O período de incubação se dá entre a inoculação do agente, geralmente após um ferimento evidente, e o início do primeiro espasmo ou rigidez. Este período pode variar de alguns dias a semanas, raramente meses. A duração desse período representa uma tradução clínica da quantidade de inóculos e da distância percorrida pela toxina, sendo que quanto menor o período de incubação, maior a quantidade de inóculos, portanto, maior a gravidade da doença[11].

O período de progressão é o intervalo entre o primeiro sintoma e o primeiro espasmo generalizado. Este intervalo reflete a quantidade e o grau de disseminação da toxina. Quanto mais curto o período de progressão, maior a gravidade da doença[11].

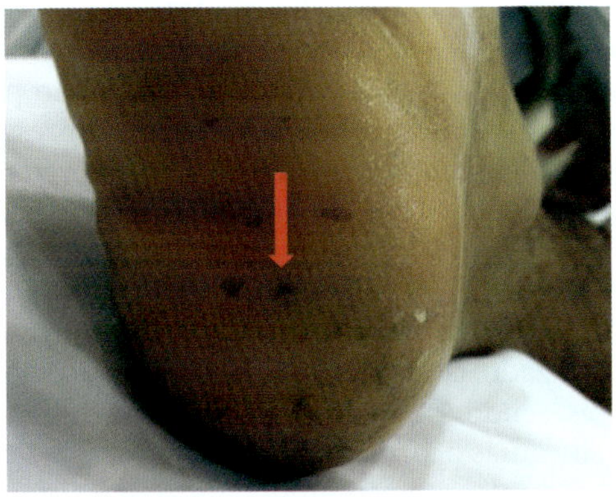

Figura 3. Foco tetânico secundário a ferimento com prego.

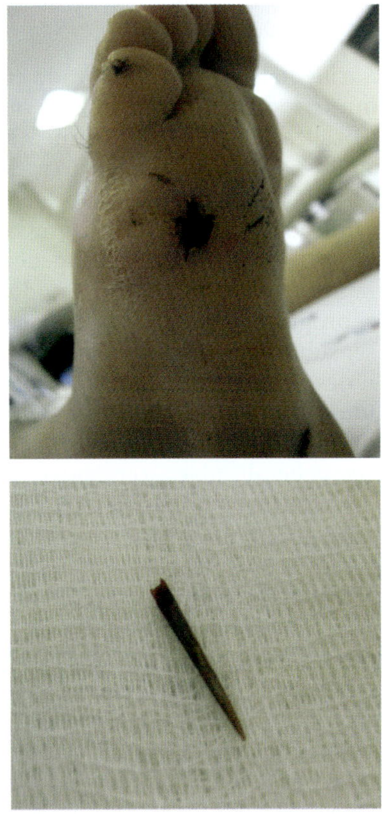

Figura 5. Foco tetânico na planta do pé e pedaço de palito de dente retirado do ferimento.

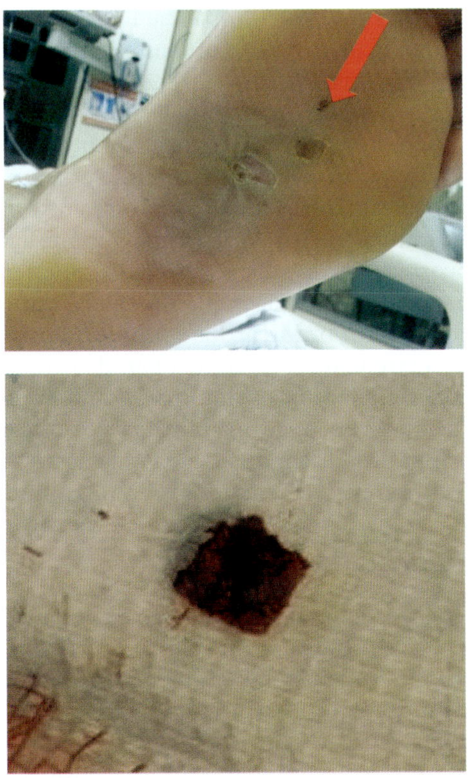

Figura 4. Foco tetânico na planta do pé e pedaço de madeira retirado do ferimento.

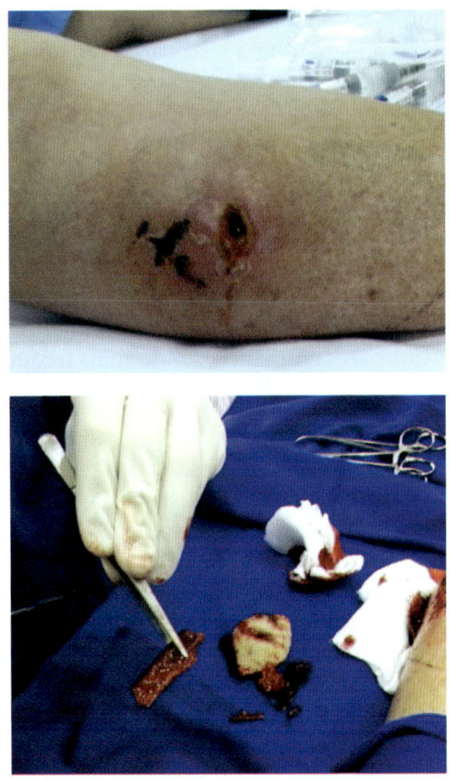

Figura 6. Foco tetânico na perna e pedaço de bambu retirado do ferimento.

Classificação clínica

O tétano acidental pode ser classificado em três apresentações clínicas: localizada, generalizada ou cefálica.

A forma localizada da doença geralmente manifesta-se por rigidez e espasmos localizados no membro do ferimento. Nota-se que, nesta forma de apresentação clínica, não há definição do período de progressão, uma vez que o paciente não apresenta espasmos generalizados.

Nas formas generalizadas, após o período de incubação, a doença progride e leva a espasmos generalizados. Elas podem ser subdivididas em formas generalizadas ascendentes ou descendentes, de acordo com a sequência da progressão dos sintomas, independentemente da localização da porta de entrada.

Nas formas generalizadas ascendentes, a progressão de rigidez e dos espasmos musculares ocorre em sentido caudocranial, sendo que as queixas de lombalgia e de dificuldade de respiração antecedem os sintomas de rigidez cervical e trismo. O diagnóstico e o tratamento precoces dessa forma clínica podem interromper a progressão antes de atingir via respiratória alta.

Nas formas generalizadas descendentes, muitas vezes os primeiros sintomas são trismo, rigidez de nuca, disfagia, dificuldade de fonação ou engasgos. Exceto trismo, a presença isolada dos outros sintomas raramente leva ao diagnóstico de tétano. Dentro desse contexto, informações a respeito da porta de entrada são fundamentais para suscitar a suspeita da doença. As formas generalizadas descendentes representam maior risco de óbito, por conta do acometimento precoce das vias aéreas superiores, além do risco de broncoaspiração. Os espasmos da musculatura da laringe e do diafragma podem levar à restrição ventilatória, portanto, medidas de controle contra espasmo e garantia da via aérea superior é essencial no tratamento destes pacientes.

Tétano cefálico é uma variante rara de tétano localizado, geralmente com porta de entrada situada no segmento cefálico. Apesar de ocasionalmente poder evoluir para forma generalizada, o tétano cefálico sempre é classificado como de alta letalidade, em razão do acometimento frequente das vias aéreas altas e da musculatura de deglutição[12]. Além disso, pode levar à manifestação de paralisias dos pares cranianos, sendo mais frequente a do VII par, seguido de VI, III, IV e XII pares cranianos[10].

Manifestação clínica

A presença de hipertonia muscular facial pode causar a expressão facial típica, o riso sardônico. A musculatura da mastigação, face e cabeça é afetada mais precocemente em virtude dos axônios curtos de seus neurônios inervadores. Outra manifestação frequente é a espasticidade da musculatura cervical simulando rigidez de nuca, fazendo diagnóstico diferencial com quadros meníngeos. Nesse contexto, é importante ressaltar que tétano não provoca alteração do nível de consciência e, quando realizada a coleta do líquido cefalorraquidiano (LCR), este se apresenta normal.

No acometimento do tronco, os espasmos musculares podem provocar restrição da expansibilidade torácica, rigidez abdominal e hipertonia importante da musculatura paravertebral, levando o paciente a assumir postura de opistótono[7,8,10,11]. Os espasmos musculares podem ser espontâneos ou desencadeados por estímulos táteis, auditivos, visuais ou emocionais. Eles são paroxísticos, de intensidade e frequência variadas e bastante dolorosos.

Nas formas generalizadas da doença, os espasmos musculares geralmente ocorrem simultaneamente em todos os grupos musculares, com intensidades variáveis. Nos membros, os grupos musculares mais fortes dominam os grupos mais fracos, portanto, geralmente ocorre hiperextensão dos membros inferiores, enquanto os membros superiores dependem da distribuição das forças.

É importante lembrar que a febre geralmente está ausente em todas as formas clínicas de tétano, seja durante o período de incubação da doença ou nas fases inicias do quadro, uma vez que a bactéria *C. tetani* não provoca reação inflamatória local ou sistêmica. Na presença de febre, infecções secundárias devem ser procuradas, tanto no foco de inoculação como nos sítios secundários.

Disautonomia

A disautonomia é a manifestação mais grave do tétano generalizado, com alto risco de complicações cardiovasculares, sendo um fator preditor de mortalidade[13,14].

Os sintomas acontecem quando a toxina alcança o tronco cerebral, o núcleo hipotalâmico e o sistema nervoso autonômico[8]. Os mecanismos fisiopatogênicos exatos da disautonomia ainda não estão totalmente esclarecidos. Sabe-se que há uma perda de controle autonômico com uma hiperatividade simpática. Durante as tempestades autonômicas, as catecolaminas plasmáticas aumentam até 10 vezes em sua concentração plasmática, em níveis similares ao feocromocitoma[8,15,16].

O quadro geralmente ocorre a partir da 2ª semana do início dos sintomas e manifesta-se por uma instabilidade hemodinâmica com alternância entre atividade simpática e atividade parassimpática. Durante a fase simpática, ocorrem taquicardia, hipertensão, hipertermia, arritmia e sudorese intensa, enquanto na fase parassimpática predominam bradicardia e hipotensão, podendo haver falha circulatória levando à parada cardíaca[13,14]. É importante ressaltar que os sintomas disautonômicos iniciam-se sempre com quadros simpáticos e posteriormente parassimpáticos. Além disso, cada uma dessas fases tem duração curtíssima, de segundos a 1 ou 2 minutos.

Classificação da gravidade

Diversos sistemas de classificação da gravidade de tétano foram propostos por diversos autores. Vários deles utilizam a intensidade de trismo, espasticidade, envolvimento de musculatura respiratória e do sistema cardiovascular na avaliação da gravidade, como a classificação de Ablett (Tabela 1), enquanto outros consideram também os períodos de incubação e de progressão da doença, como o escore de Dakar (Tabela 2).

Tabela 1. Classificação de Ablett[8]

Classificação	Trismo	Tônus muscular	Sistema respiratório	Disfagia	Cardiovascular
Leve	+/++	+/++	-	-/+	-
Moderada	++/+++	++/+++, com poucos espasmos	Leve dificuldade respiratória, com FR 30 a 40	+/++	-
Grave	++++	++++, espasmos frequentes e prolongados	FR > 40 com período de apneia	+++/4+++	FC > 120
Gravíssima	++++	++++, espasmos frequentes e prolongados	FR > 40 com período de apneia	+++/4+++	Disautonomia

FR: frequência respiratória.
Graduação: de – (ausente) a ++++.

Tabela 2. Escore de prognóstico de Dakar[11]

	Escore 1	Escore 0
Período de incubação	< 7 dias	≥ 7 dias
Período de progressão	< 2 dias	≥ 2 dias
Porta de entrada	Umbilical, queimaduras, fratura exposta, foco cirúrgico, injeção intramuscular	Outros ferimentos
Espasmos	Presente	Ausente
Febre	> 38,4°C	≤ 38,4°C
Taquicardia	> 120 bpm	≤ 120 bpm

Veronesi et al.[17] propuseram outra classificação de gravidade, considerando critérios como período de incubação, período de progressão, frequência e intensidade dos espasmos, além do envolvimento da via aérea alta, resposta aos sedativos e miorrelaxantes e curva de temperatura (Tabela 3). Utilizando esses critérios, os autores avaliaram o risco de óbito para cada graduação.

Diagnóstico

O diagnóstico de tétano é clínico. O isolamento de *C. tetani* a partir do foco de inoculação é bastante difícil, portanto, não é recomendado rotineiramente[7,11]. Testes imunológicos para dosagem de anticorpo também não são recomendados, pois não há correlação entre níveis de anticorpo e atividade da doença.

O exame laboratorial que auxilia no diagnóstico é a dosagem de creatinofosfoquinase (CPK), que geralmente está bastante elevada, sobretudo nas formas generalizadas da doença. Entretanto, é importante lembrar que, nas formas cefálicas localizadas e quando há apenas manifestações iniciais de trismo e disfagia, este exame pode ser normal ou apenas levemente elevado.

Diagnóstico diferencial

Os diagnósticos diferenciais dependem das manifestações clínicas presentes no momento da procura do auxílio médico.

- Trismo: na presença de trismo isoladamente, os processos inflamatórios bucomaxilares precisam ser diferenciados, sobretudo abscessos retrofaríngeos e inflamação de articulação maxilomandibular.
- Rigidez de nuca: os processos que provocam irritação meníngea são os diagnósticos diferenciais mais importantes na presença de rigidez de nuca, especialmente meningites e hemorragia subaracnoidea. Dentro desse contexto, é importante ressaltar que tétano não provoca alteração do nível de consciência e não provoca febre na fase inicial da evolução, exceto na presença de infecção secundária. Quando é realizada a coleta de LCR, este se encontra normal nos quadros de tétano.

Tabela 3. Classificação e prognóstico de tétano, proposto por Veronesi et al.[17]

	PI (dias)	PP (horas)	FE	HM	D	CA	IR	RSM	T	L
Leve	> 10	> 48	--/+	+	--	--	--	Ótima	--	Baixa
Grave	< 10	< 48	++	+++	++	+	+	Regular	+	25 a 30
Gravíssimo	< 10	< 48	++++	++++	++++	++++	++++	Má	++	30 a 90

PI: período de incubação; PP: período de progressão; FE: frequência dos espasmos; HM: hipertonia muscular; D: disfagia; CA: crise de apneia; IR: insuficiência respiratória; RSM: resposta a sedativos e miorrelaxantes; T: temperatura; L (%): letalidade.
Graduação: de – (ausente) a ++++.

- Hipertonia generalizada: diferenciação com quadro de intoxicação exógena por estricnina, que provoca quadros de hipertonia generalizada com espasmos periódicos, sem presença de trismo.
- Tetania: quadro presente também na hipocalcemia.
- Histeria: é um diagnóstico diferencial que precisa ser aventado quando há contraturas importantes sem alteração de CPK e ausência de porta de entrada.

Tratamento

O tratamento do tétano pode ser dividido em duas frentes: tratamento específico relacionado ao agente causal e tratamento de suporte.

Tratamento específico

Antibiótico

Os principais antibióticos indicados contra *C. tetani* são penicilina cristalina e metronidazol.

Teoricamente, as penicilinas podem aumentar o efeito excitatório da tetanospasmina por sua ação de supressão pós-sináptica por mecanismo inibitório não competitivo e voltagem-dependente nos receptores Gaba-A[18]. Entretanto, estudo de Ganesh Kumar et al.[19] não evidenciou superioridade clínica do metronidazol em relação à penicilina. Por outro lado, estudo de Campbell et al.[7] observou superioridade de metronidazol em relação à penicilina na erradicação do agente nos focos infecciosos. Outras vantagens de metronidazol são facilidade posológica, baixo custo, ótima biodisponibilidade, boa absorção gástrica e retal e ação bactericida contra bactérias anaeróbias[20].

As doses recomendadas de penicilina cristalina são de 500.000 a 2.000.000 UI, a cada 4 a 6 horas, e de metronidazol 500 mg 3 a 4 vezes/dia, ambos por 7 a 10 dias.

Outros antibióticos, como cotrimoxazol, quinolonas, cloranfenicol e eritromicina, também possuem ação *in vitro* contra *C. tetani*, entretanto, as experiências clínicas são restritas com esses medicamentos.

Antitoxina específica

A administração da antitoxina específica visa a neutralizar a fração livre da toxina tetanospasmina, portanto, deve ser administrada o mais breve possível. Duas formulações são disponíveis: o soro antitetânico heterólogo (SAT) e a imunoglobulina humana antitetânica (IGHAT).

Não há evidências da superioridade de uma formulação em relação à outra, entretanto, a vantagem da IGHAT é ter meia-vida mais prolongada (3 a 4 semanas), permitindo um efeito mais duradouro. Além disso, pelo fato de o SAT ser purificado a partir de soro equino, tem desvantagens relacionadas às reações de hipersensibilidade. Estas podem ser de leve intensidade (prurido/rubor cutâneo, urticária), de moderada intensidade (tosse seca, rouquidão, broncoespasmo, náusea/vômitos) e graves e fatais (choque anafilático). Outro risco é a doença de soro, uma reação tardia (5 a 21 dias após a administração de SAT) manifestada por febre, urticária, artralgia, adenomegalia e, raramente, comprometimento neurológico ou renal[20,21].

As doses administradas de IGHAT variam de 500 a 10.000 UI na literatura, e não há estudos comparativos, randomizados e cegos que demonstrem diferença na mortalidade entre as diferentes doses. No estudo de Blake et al.[22], não se observou diferença entre 500 e 10.000 UI no desfecho clínico. A dose ideal de SAT também é desconhecida na literatura. Os dados recentes sugerem 500 a 1.000 UI/kg[1], entretanto, alguns estudos evidenciam que doses acima de 60.000 UI são desnecessárias[23].

Alguns centros, inclusive o Hospital das Clínicas da Faculdade de Medicina da Universidade de São Paulo (HCFMUSP), adotam a estratégia de aplicação da IGHAT perilesional com o objetivo de bloquear a tetanospasmina presente no foco de inoculação, evitando a sua disseminação especialmente durante a abordagem da ferida. Quando utilizada, as doses variam de 500 a 1.000 UI perilesional e devem ser administradas pelo menos 30 minutos antes da limpeza cirúrgica do foco.

Limpeza do foco

O princípio da limpeza do foco de inoculação baseia-se no entendimento de que a persistência do corpo estranho e da condição de anaerobiose permitiria a perpetuação da proliferação de *C. tetani*, o que propicia a produção contínua das toxinas.

Na literatura, há relatos de tétano recorrente e recrudescente decorrente da limpeza inadequada do foco, com perpetuação do tecido necrótico ou de corpos estranhos[24].

É importante lembrar que o debridamento do foco deve ser executado o mais breve possível, porém, após a aplicação de antitoxina. Além disso, vale ressaltar que as lesões da porta de entrada podem passar despercebidas, uma vez que geralmente não produzem sinais inflamatórios. A exploração profunda da lesão à procura de tecidos desvitalizados e corpo estranho é fundamental para a boa recuperação do quadro.

Vacinação

A vacinação antitetânica em indivíduos em vigência do quadro de tétano não tem efeito sobre o quadro atual, entretanto, é fundamental para proteger contra episódios futuros da doença, uma vez que a aquisição da doença não promove a produção de anticorpos suficientes para a imunização do paciente.

Se administrada simultaneamente com a antitoxina, ela deve ser aplicada em grupos musculares distintos, para evitar que a antitoxina neutralize o toxoide presente na vacina.

Tratamento de suporte

Os objetivos do tratamento de suporte em pacientes tetânicos consistem na tríade proteção respiratória, promoção de relaxamento muscular e controle cardiovascular.

Proteção respiratória

Garantia de via aérea

O espasmo da via aérea alta e a restrição da caixa torácica levando à hipoxemia é a principal causa de óbito na fase precoce de tétano. Portanto, cuidados no manejo da via aérea alta são essenciais na condução destes pacientes. Dentro desse contexto, é importante lembrar que, em ambientes que conseguem promover assistência adequada, o paciente tetânico não deve ser deixado isolado em quarto fechado e escuro, pois os espasmos com repercussão respiratória podem não ser detectados no momento correto.

O laringoespasmo pode ser desencadeado por estímulo simples como deglutição da saliva ou na tentativa de fonação e pode estar presente mesmo na ausência de espasmos generalizados.

A entubação orotraqueal não é obrigatória em todos os casos. Esta deve ser realizada quando a intensidade e a duração do laringoespasmo levam à queda de saturação arterial de oxigênio e não é controlável com doses baixas de relaxante muscular.

Durante o processo de entubação orotraqueal, recomenda-se o uso de bloqueador neuromuscular, analgesia e sedação, pois a colocação de laringoscópio pode desencadear trismo de forte intensidade e levar à fratura dentária com sangramento maciço, dificultando outras tentativas do procedimento.

Após a entubação orotraqueal, esta deve ser substituída o mais rápido possível por cânula de traqueostomia, pois a presença de cânula orotraqueal pode precipitar e intensificar a frequência dos espasmos musculares[20].

Ventilação mecânica

Não há recomendação específica quanto ao modo ventilatório indicado aos pacientes com tétano. Entretanto, é importante ter em mente que os espasmos musculares podem alterar a complacência da parede torácica, além de esses pacientes poderem ter a resistência da via aérea aumentada por espasmos ou por aumento da secreção. Essas alterações podem aumentar o risco de barotrauma em ventilação controlada a volume[20].

Independentemente do modo ventilatório adotado, as estratégias de ventilação protetora, com baixo volume corrente e pressão expiratória final positiva (PEEP) adequada, devem ser respeitadas, evitando lesão pulmonar induzida pelo ventilador[20,25].

Relaxamento muscular

O relaxamento muscular é o principal objetivo do tratamento do tétano. Quando realizado adequadamente, possibilita ventilação adequada e redução da hipertonia e dos espasmos musculares, apesar dos estímulos do meio ambiente.

O relaxamento muscular pode ser realizado com o uso de benzodiazepínicos. Não há estudos de superioridade de midazolam ou diazepam em relação ao desfecho clínico; entretanto, a experiência com uso de diazepam é mais extensa na literatura e, por isso, continua sendo a medicação mais recomendada[20].

O diazepam é um agonista GABAérgico potente e tem início de ação rápida após administração em *bolus*, sendo uma arma potente no auxílio de controle do espasmo. As doses necessárias para promover relaxamento desejado variam de 1 a 10 mg/kg/dia, preferencialmente administrada em infusão contínua[8,20].

Pela facilidade de precipitação quando diluído, alguns cuidados devem ser tomados no preparo de diazepam. Idealmente, quando disponível, a solução deve ser preparada em frascos de vidro a vácuo estéril ou frascos à base de polietileno poliolefina. Em frascos de PVC comum, há perda de 80 a 90% da droga[26]. Além disso, as diluições devem ser preparadas evitando concentrações maiores que 1 mg de diazepam para cada 4 mL de soro (preferencialmente SG 5%), e a solução diluída deve ser trocada no máximo a cada 8 horas[20].

Uma vez que o diazepam possui ótima biodisponibilidade na administração via oral e enteral, assim que o paciente apresentar trânsito gastrointestinal adequado, parte da medicação pode ser ofertada por via enteral.

Quando o paciente apresenta espasmos musculares intensos com mínimos estímulos do meio ambiente apesar da administração de benzodiazepínicos, a sedação profunda deve ser promovida.

O baclofeno, um agonista do receptor GABA-B, tem sido utilizado em diversos centros com aplicação intratecal no tratamento de tétano[27,28], com resultados favoráveis; entretanto, não se recomenda que esta prática seja rotineira, especialmente em centros com pouca experiência na administração desta droga por via intratecal, em virtude dos riscos de meningite química ou aracnoidite. O baclofeno também pode ser administrado por via enteral, especialmente na fase de convalescência da doença, visando a promover relaxamento muscular adequado para permitir atividades de reabilitação osteomuscular.

Os bloqueadores neuromusculares só devem ser utilizados quando se alcançam doses elevadas de benzodiazepínicos e os espasmos musculares continuam frequentes e intensos, ou durantes os procedimentos invasivos de alto risco (entubação orotraqueal, durante traqueostomia, passagem de cateter venoso central etc.). Deve-se ter em mente os eventos adversos secundários ao uso prolongado dos curares, geralmente decorrentes da imobilidade prolongada, como atrofia muscular, lesões oculares, lesão nervosa por compressão e trombose venosa profunda[20,29].

Sedação e analgesia

Derivados de opioide, propofol ou alfa-agonistas centrais foram utilizados em diferentes centros. Não há estudos demonstrando superioridade de algum analgossedativo específico sobre outro[20].

Alguns centros utilizam fenobarbital para promover coma barbitúrico nos pacientes que apresentam espasmos intensos mesmo com altas doses de diazepam, como realizado no HCFMUSP[17]. Nesses casos, outra droga analgésica deve ser utilizada para alívio das dores.

Disautonomia

Alguns estudos observaram que, durante os episódios de disautonomia, há uma elevação importantes dos níveis de catecolaminas[16,30], entretanto, a real correlação entre tais níveis e alterações cardiovasculares em pacientes tetânicos ainda não foi totalmente estabelecida.

Henriques Filho et al. observaram, por meio da monitoração eletrocardiográfica contínua, que, nas formas gravíssimas de tétano, a hiperatividade simpática é detectada em 86% dos casos e em 33% das formas menos graves da doença, e as alterações da condução cardíaca ocorre na grande maioria dos casos[31].

Por causa da inexatidão da fisiologia da disautonomia tetânica, da ampla labilidade pressórica e cardiovascular e da rapidez da oscilação das fases simpática e parassimpática, sugere-se o uso de drogas de meia-vida curta para controle dos níveis pressóricos[16,32].

A noradrenalina e o nitroprussiato são as principais opções para controle de grandes variações pressóricas. Entretanto, é importante lembrar que, durante a disautonomia, a fase de maior risco de óbito é a parassimpática, quando ocorre queda abrupta dos níveis pressóricos e bradicardia acentuada; portanto, a monitoração contínua dos níveis pressóricos, preferencialmente com a utilização da pressão arterial invasiva, é necessária[20].

Os opioides são as drogas com maior experiência no tratamento da disautonomia. A morfina tem se mostrado efetiva no distúrbio autonômico do tétano, embora seu mecanismo de ação seja incerto[20].

Alguns estudos têm sugerido a associação de sulfato de magnésio como coadjuvante no tratamento de tétano, tanto para promover relaxamento muscular como para controlar os níveis pressóricos na disautonomia[33-35]. Entretanto, na metanálise recente realizada por Rodrigo et al., não foram observados resultados que sustentam o benefício desta conduta, portanto, mais estudos são necessários para tal recomendação[36].

Fisioterapia

Medidas fisioterápicas visando à redução das sequelas osteoarticulares devem ser instituídas precocemente[20]. Nas fases precoces da doença, a administração de benzodiazepínicos ou bloqueadores neuromusculares pode ser necessária para permitir uma atividade de fisioterapia respiratória e motora adequada.

Fraturas ósseas secundárias a espasmos intensos, principalmente das vértebras toracolombares, e avulsão do tendão precisam ser investigadas, sobretudo nos indivíduos que tiveram quadro de opistótono ou dificuldade dos controles dos espasmos musculares[8,37,38].

Profilaxia pós-exposição

O uso da antitoxina tetânica após exposição depende das características do ferimento e da história vacinal do paciente. O Quadro 1 detalha as indicações do uso da vacina e da antitoxina para profilaxia após a exposição segundo as recomendações do Ministério da Saúde[39].

Destaca-se a importância das lesões puntiformes, geralmente de alto risco em razão da avaliação subestimada e pela presença do corpo estranho que, muitas vezes, não é identificado.

Quando há indicação da imunização passiva, ela pode ser feita com soro antitetânico (SAT) ou imunoglobulina humana antitetânica (IGHAT), sendo a última a escolha preferencial. A dose recomendada de SAT para profilaxia pós-exposição é de 5.000 UI, e a da IGHAT é de 250 UI.

A vacina antitetânica deve ser administrada aos indivíduos conforme recomendação do Quadro 1. Salienta-

Quadro 1. Recomendação do uso da vacina antitetânica e do soro antitetânico (SAT) ou imunoglobulina humana antitetânica (IGHAT), de acordo com as características da lesão e o histórico vacinal do paciente

Histórico da vacina	Tipo de ferimento	Vacina	SAT ou IGHAT
Incerta ou menos de 3 doses	Ferimento superficial, limpo, sem corpo estranho, sem tecido desvitalizado	Sim	Não
	Ferimento sujo, independentemente da profundidade, presença de corpo estranho ou tecido desvitalizado; queimaduras; ferimentos puntiformes ou por armas brancas e de fogo; mordeduras; politraumas; fraturas expostas	Sim	Sim
3 doses ou mais, sendo a última dose há 10 ou mais anos	Ferimento superficial, limpo, sem corpo estranho, sem tecido desvitalizado	Sim	Não
	Ferimento sujo, independentemente da profundidade, presença de corpo estranho ou tecido desvitalizado; queimaduras; ferimentos puntiformes ou por armas brancas e de fogo; mordeduras; politraumas; fraturas expostas	Sim	Não*
3 doses ou mais, sendo a última dose há mais de 5 e menos de 10 anos	Ferimento superficial, limpo, sem corpo estranho, sem tecido desvitalizado	Não	Não
	Ferimento sujo, independentemente da profundidade, presença de corpo estranho ou tecido desvitalizado; queimaduras; ferimentos puntiformes ou por armas brancas e de fogo; mordeduras; politraumas; fraturas expostas	Sim	Não
3 doses ou mais, sendo a última dose há menos de 5 anos	Independentemente das características da lesão	Não	Não

* Se imunodeprimido, idoso e/ou desnutrido, há indicação do SAT ou IGHAT.
Fonte: Ministério da Saúde

-se que, quando o paciente desconhece ou não tem certeza do seu histórico vacinal, a vacina sempre deve ser administrada e contemporizar as doses subsequentes para complementar o esquema básico. A vacinação visa a proteger contra o risco de tétano por futuros ferimentos.

Considerações finais

Tétano é uma doença prevenível com vacinação, entretanto, é uma doença não erradicável por conta da persistência do agente no meio ambiente. Portanto, a vacinação deve ser mantida em dia em todos os indivíduos.

No tratamento de tétano, a tríade proteção da ventilação, relaxamento muscular e controle cardiovascular sempre deve ser priorizada. Simultaneamente, as medidas antitoxina e de limpeza do foco infeccioso, além do antibiótico contra *C. tetani*, devem ser instituídas precocemente para evitar persistência da liberação e disseminação da toxina.

Procedimentos de fisioterapia não devem ser adiados pelo receio de provocar espasmos musculares. Se necessário, miorrelaxantes ou bloqueadores neuromusculares podem ser utilizados para permitir execução adequada das atividades fisioterápicas.

Após exposição acidental, a avaliação adequada do foco de inoculação e o questionamento de histórico vacinal devem ser realizados. Medidas de profilaxia pós-exposição devem ser aplicadas para evitar o desenvolvimento da doença.

Referências bibliográficas

1. Bhatia R, Prabhakar S, Grover VK. Tetanus. Neurol India 2002;50:398-407.
2. Wever PC, van Bergen L. Prevention of tetanus during the First World War. Med Humanit. 2012;38:78-82.
3. WHO. Data, statistics and graphics. World Health Organization, 2014. Disponível em www.who.int/immunization/monitoring_surveillance/data/en/).
4. Unicef, 2011. Achieving and Sustaining Maternal and Neonatal Tetanus Elimination - Strategic Plan 2012-2015. WHO.2014.
5. Brasil. Ministério da Saúde. SINAN/SVS/MS. Casos confirmados de tétano acidental. Brasil, 1991 a 2013. 2014.
6. Brasil. Ministério da Saúde/SVS/DASIS. Óbitos por tétano acidental - Brasil, Regiões e Unidades Federadas. 1998 - 2013. 2014.
7. Campbell JI, Lam TM, Huynh TL, To SD, Tran TT, Nguyen VM et al. Microbiologic characterization and antimicrobial susceptibility of Clostridium tetani isolated from wounds of patients with clinically diagnosed tetanus. Am J Trop Med Hyg. 2009;80:827-31.
8. Cook TM, Protheroe RT, Handel JM. Tetanus: a review of the literature. Br J Anaesth. 2001;87:477-87.
9. Goonetilleke A, Harris J. Clostridial neurotoxins. J Neurol Neurosurg Psychiatry. 2004;75:iii35-9.
10. Ataro P, Mushatt D, Ahsan S. Tetanus: a review. South Med J. 2011;104:613-7.
11. Farrar JJ, Yen LM, Cook T, Fairweather N, Binh N, Parry J et al. Tetanus. J Neurol Neurosurg Psychiatry. 2000;69:292-301.
12. Jagoda A, Riggio S, Burguieres T. Cephalic tetanus: a case report and review of the literature. Am J Emerg Med. 1988;6:128-30.
13. Amare A, Melkamu Y, Mekonnen D. Tetanus in adults: clinical presentation, treatment and predictors of mortality in a tertiary hospital in Ethiopia. J Neurol Sci. 2012;317:62-5.
14. Wasay M, Khealani BA, Talati N, Shamsi R, Syed NA, Salahuddin N. Autonomic nervous system dysfunction predicts poor prognosis in patients with mild to moderate tetanus. BMC Neurol. 2005;5:2.
15. Bloch MJ, Raine R. Tetanus. Curr Aneasth Critical Care. 2001;12:281-6.
16. Freshwater-Turner D, Udy A, Lipman J, Deans R, Stuart J, Boots R et al. Autonomic dysfunction in tetanus - what lessons can be learnt with specific reference to alpha-2 agonists? Anaesthesia. 2007;62:1066-70.
17. Veronesi R, Focaccia R, Tavares W, Mazza CC. Tétano. In: Veronesi R, Focaccia R (eds.). Tratado de infectologia. São Paulo: Atheneu, 1996. p.887-913.
18. Sugimoto M, Fukami S, Kayakiri H, Yamazaki S, Matsuoka N, Uchida I et al. The beta-lactam antibiotics, penicillin-G and cefoselis have different mechanisms and sites of action at GABA(A) receptors. Br J Pharmacol. 2002;135:427-32.
19. Ganesh Kumar AV, Kothari VM, Krishnan A, Karnad DR. Benzathine penicillin, metronidazole and benzyl penicillin in the treatment of tetanus: a randomized, controlled trial. Ann Trop Med Parasitol. 2004;98:59-63.
20. Lisboa T, Ho YL, Henriques Filho GT, Brauner JS, Valiatti JL, Verdeal JC et al. Guidelines for the management of accidental tetanus in adult patients. Rev Bras Ter Intensiva. 2011;23:394-409.
21. Ross DE, Kraut JJ. Tetanus: prophylaxis and treatment of the disease. Calif Med. 1959;90:322-7.
22. Blake PA, Feldman RA, Buchanan TM, Brooks GF, Bennett JV. Serologic therapy of tetanus in the United States, 1965-1971. Jama. 1976;235:42-4.
23. Patel JC, Mehta BC. Tetanus: study of 8,697 cases. Indian J Med Sci. 1999;53:393-401.
24. Tavares W, Keim LS, Torres Filho SR, Oliveira SA, Dias M. Tetano recorrente e tetano recrudescente. Rev Inst Med Trop Sao Paulo. 1982;24:107-15.
25. Petrucci N, Iacovelli W. Ventilation with lower tidal volumes versus traditional tidal volumes in adults for acute lung injury and acute respiratory distress syndrome. Cochrane Database Syst Rev. 2004:Cd003844.
26. Smith A, Bird G. The compatibility of diazepam with infusion fluids and their containers. J Clin Hosp Pharm. 1982;7:181-6.
27. Taira T, Ochiai T, Goto S, Hori T. Fifteen year experience of intrathecal baclofen treatment in Japan. Acta Neurochir Suppl. 2006;99:61-3.
28. Cabrerizo Garcia JL, Zalba Etayo B, Homs Gimeno CA. Treatment of tetanus with intrathecal baclofen. Neurologia. 2009;24:430-1.
29. Watling SM, Dasta JF. Prolonged paralysis in intensive care unit patients after the use of neuromuscular blocking agents: a review of the literature. Crit Care Med. 1994;22:884-93.
30. Lipman J, James MF, Erskine J, Plit ML, Eidelman J, Esser JD. Autonomic dysfunction in severe tetanus: magnesium sulfate as an adjunct to deep sedation. Crit Care Med. 1987;15:987-8.
31. Henriques Filho GT, Lacerda HR, Albuquerque A, Ximenes RA. Sympathetic overactivity and arrhythmias in tetanus: electrocardiographic analysis. Rev Inst Med Trop Sao Paulo. 2007;49:17-22.
32. Attygalle D, Rodrigo N. New trends in the management of tetanus. Expert Rev Anti Infect Ther. 2004;2:73-84.
33. Attygalle D, Rodrigo N. Magnesium as first line therapy in the management of tetanus: a prospective study of 40 patients. Anaesthesia. 2002;57:811-7.
34. Ho HS, Lim SH, Loo S. The use of magnesium sulphate in the intensive care management of an Asian patient with tetanus. Ann Acad Med Singapore. 1999;28:586-9.
35. Thwaites CL, Yen LM, Loan HT, Thuy TT, Thwaites GE, Stepniewska K et al. Magnesium sulphate for treatment of severe tetanus: a randomised controlled trial. Lancet. 2006;368:1436-43.
36. Rodrigo C, Samarakoon L, Fernando SD, Rajapakse S. A meta-analysis of magnesium for tetanus. Anaesthesia. 2012;67:1370-4.
37. Lau LG, Kong KO, Chew PH. A ten-year retrospective study of tetanus at a general hospital in Malaysia. Singapore Med J. 2001;42:346-50.
38. Santos S, Barreto S, Ho Y. Lethality and osteomuscular and cardiovascular complications in tetanus. Rev Bras Ter Intensiva. 2011;23:434-41.
39. Brasil. Ministério da Saúde. Secretaria de Vigilância em Saúde. Guia de vigilância epidemiológica. 6.ed. Brasília: Ministério da Saúde, 2005. p.696-707.

6 Doença de Chagas

Maria Aparecida Shikanai Yasuda
Bianca Zingales

SUMÁRIO

Epidemiologia

A doença de Chagas, descrita por Carlos Justiniano Chagas em 1909, é causada pelo protozóario *Trypanosoma cruzi* (*T. cruzi*), que se apresenta como flagelado no sangue periférico e fluidos biológicos, e não flagelado (amastigota) nos tecidos infectados, tanto de animais como de seres humanos.

A doença afeta cerca de 8 milhões de pessoas e é endêmica nas Américas, desde o México, ao Norte, até a Argentina e Chile, ao Sul. Os países mais afetados são Brasil, Argentina, Venezuela, Chile, Bolívia, Paraguai e Uruguai, com cerca de 1 a 10% da população rural suburbana infectada, causando aproximadamente 12.500 mortes anuais e 41.200 novos casos por ano[1,2]. Apresenta elevada morbimortalidade associada principalmente à forma cardíaca crônica, resultante da evolução de cerca de 30% dos indivíduos infectados; destes, pelo menos 10% terão formas mais graves. Entre as doenças infectoparasitárias, constitui a 4ª causa de morte de indivíduos maiores de 45 anos no Brasil.

No Brasil, uma prevalência de 4,2% foi descrita em inquérito realizado entre 1975 e 1980 em áreas rurais, com exceção do Estado de São Paulo. Considerando-se que a população brasileira também ocorre em áreas urbanas e periurbanas, esta taxa foi revisada para 2,7% e, com a inclusão do Estado de São Paulo, passou a ser de 3,1%[3]. Em 1995, a soroprevalência estimada no Brasil era de 1,3% com 1.961.000 infectados. A taxa de infecção de candidatos a doadores de sangue foi estimada em 0,2% em 2005[4]. No inquérito nacional realizado a partir de 2001 em crianças menores de 5 anos, a prevalência de infecção observada foi de 0,03%, sendo 2/3 determinada pela transmissão congênita e 1/3 pela transmissão por via vetorial[5].

Em junho de 2006, o Brasil recebeu da Organização Panamericana de Saúde o certificado de controle da transmissão por *Triatoma infestans*, principal inseto vetor no país, avaliado pelo baixo índice de triatomíneos intradomiciliares e pela redução drástica da taxa de crianças infectadas[4].

Como consequência dos programas para a interrupção da transmissão vetorial e por sangue e derivados, coordenados em vários países[4], registrou-se redução de 70% do número de novas infecções na América do Sul, com ausência de infecção ativa em crianças.

A doença de Chagas é hoje considerada uma endemia urbana, em consequência da migração de grandes contingentes populacionais da região rural para áreas urbanas[4]. Estima-se que 300.000 bolivianos vivam na Grande São Paulo, sendo a prevalência da infecção chagásica na população da Bolívia de 6,8% e a prevalência em doadores de sangue chegue a 8%[4].

Dados recentes mostram que a doença de Chagas constitui um problema de saúde pública em 19 países endêmicos e também em países antes não endêmicos da Europa (Espanha, França, Itália, Inglaterra), Ásia (Japão), Austrália e América do Norte (Estados Unidos e Canadá), com índices de infecção variáveis conforme o país analisado (1 a 26%)[6]. Acredita-se que mais de 300.000 indivíduos infectados vivam nos EUA, dos quais pelo menos 30.000 a 45.000 tenham cardiopatia[7]. O número de pacientes infectados na Europa em 2009 foi estimado entre 68.300 e 123.000, com aproximadamente 20 a 180 recém-nascidos infectados[8]. Migrantes infectados são descritos como fonte da infecção transmitida por sangue e hemoderivados, por transplante de órgãos e transmissão vertical, além da ocorrência da reativação em pacientes imunodeprimidos com a forma crônica da doença. Na América Latina, estima-se a presença de 300.000 novos casos por ano, com 2 a 3 milhões de pacientes com complicações crônicas da moléstia atingindo 21.000 óbitos/ano.

Além da inoculação do parasita a partir da picada dos triatomíneos, verifica-se a emergência de surtos de transmissão por via oral como a principal forma de transmissão em regiões com controle de transmissão intra e peridomiciliar. Desta forma, cerca de 119 casos agudos distribuídos por 7 a 8 surtos foram descritos fora da Amazônia entre 1965 e 2009 em regiões nas quais a transmissão vetorial estava sob controle. De 2000 a 2013, 1.574 casos agudos foram registrados, 90% na Região Norte, dos quais 68,7% associados à ingestão de bebidas e alimentos contaminados e 7% à transmissão vetorial[9].

Vetores

Os vetores biológicos são insetos hematófagos domésticos e silvestres, da subfamília *Triatominae* (*Hemiptera*, família *Reduviidae*), sendo conhecidos como "barbeiro", "chupão", "procotó" ou "bicudo" e, na língua espanhola, por "vinchuca". A transmissão é feita por insetos machos e fêmeas, em todas as fases de seu desenvolvimento. A maioria das espécies dos triatomíneos é silvestre e está associada a uma bioversidade de fauna e flora, e uma espécie considerada silvestre pode tornar-se domiciliada em função das alterações das condições ecológicas. Cerca da metade das 145 espécies conhecidas foram descritas no Brasil. As mais frequentes são: *Triatoma infestans*, *Triatoma pseudomaculata*, *Triatoma sordida*, *Triatoma brasiliensis*, *Triatoma rubrovaria* (Rio Grande do Sul), *Triatoma vitticeps* (Rio de Janeiro e Espírito Santo), *Panstrongilus megistus*, *Panstrongylus lutzi* (Ceará e Pernambuco), *Rhodnius prolixus*, *Rhodnius pallescens*, *Rhodnius nasutus* (Nordeste brasileiro). Na Amazônia: *Rhodnius pictipes*, *Rhodnius robustus*, *Rhodnius bretesi*, *Panstrongylus geniculatus*, *Panstrongylus lignarius* e *Triatoma maculata*. Os vetores triatomíneos são encontrados em extensa área nas Américas[10], desde os Estados Unidos e o México, ao Norte, até a Argentina e o Chile, ao Sul. Os gêneros *Triatoma* e *Panstrongylus* associam-se preferencialmente a hospedeiros terrestres, e *Rhodnius*, em palmeiras. As espécies que se adaptaram ao domicílio e peridomicílio (galinheiros, chiqueiros, restos de madeira, tijolos etc.) têm papel fundamental no ciclo de transmissão ao homem.

Reservatórios

Reservatório é um sistema constituído por várias espécies, responsáveis pela manutenção do parasita na natureza, cuja competência é representada pela presença de parasitemia suficiente para infectar o vetor. Um largo espectro de mamíferos e não mamíferos constituem-se em reservatórios, com destaque para animais silvestres como quatis, gambás e tatus que se aproximam do peridomicílio em zonas rurais (galinheiro, chiqueiro, currais, depósitos etc). Alguns animais podem ser infectados, mas não apresentam parasitemia suficiente para funcionarem como reservatórios, podendo os cães servir como sentinela da infecção na região.

Vias de transmissão

Transmissão vetorial

A transmissão primária da doença de Chagas é vetorial, que se dá por meio das excretas dos triatomíneos. Estes, ao picar o hospedeiro, em geral defecam após o repasto, eliminando as formas metacíclicas infectantes, que penetram pelo orifício da picada ou por solução de continuidade deixada pelo ato de coçar. Nos Estados Unidos, cerca de 20% dos triatomíneos estão infectados (*Triatoma sanguisuga* – Leste dos EUA; *T. gerstaeckeri* – Texas Central e Sul até o México; *T. protacta* e *T. rubida* – Arizona e Califórnia)[11], supondo-se que o baixo índice de infecção humana dependa do hábito dos insetos de defecar cerca de 20 a 30 minutos após a picada, portanto, longe da porta de entrada. Além disto, as condições socioeconômicas dos EUA tornam as moradias menos suscetíveis à colonização dos triatomíneos.

No Brasil, a transmissão vetorial foi muito intensa antes do controle de *T. infestans* (no Estado de São Paulo, na década de 1970, e no país, desde junho de 2006), embora ainda sejam registrados casos agudos na Amazônia brasileira.

Transmissão oral

A transmissão oral ocorre pela ingestão de alimentos ou bebidas (caldo de cana, açaí, bacaba, sucos) contaminadas acidentalmente por triatomíneos infectados ou pela secreção de marsupiais contendo elevada concentração de parasitas. A transmissão durante o aleitamento materno já foi registrada, e foi atribuída não ao leite, mas ao contato com sangue da mãe por meio de fissura mamilar[12].

Transmissão por transfusão de sangue e hemoderivados

A triagem em bancos de sangue utilizando técnicas sorológicas de alta sensiblidade tem sido um método eficiente para o controle desta forma de transmissão. Com o decréscimo das taxas de infecção para menos de 0,4%, é preconizado o uso de apenas uma prova para triagem em bancos de sangue de candidatos a doadores de sangue.

Transmissão vertical

O risco de transmissão da mãe para o feto é estimado em 1% no Brasil, com variação de 0,5 a 4%, principalmente após o 3º mês de gestação. No entanto, pode ocorrer durante toda a gestação e no momento do parto. A taxa registrada na Bolívia também é variável, mas ocorre em níveis mais elevados de 4,9 a 6%. Na coinfecção HIV-*T. cruzi*, taxas de transmissão de cerca de 50% têm sido registradas, e a infecção é seguida de elevada morbimortalidade[13].

Transmissão por transplante de órgãos

Tem sido registrada na ausência de triagem adequada de doadores potencialmente infectados, procedentes de regiões endêmicas para doença de Chagas[14]. Recomenda-se a utilização de pelo menos dois métodos de triagem de elevada sensibilidade.

Transmissão por acidentes perfurocortantes

Este tipo de acidente ocorre preferencialmente durante a manipulação de material biológico, por exemplo, no trabalho com animais infectados em laboratório, e, menos comumente, na manipulação de material contaminado de pacientes. É necessária a implementação de práticas seguras para a prevenção da infecção em laboratório e a vigilância para monitorar indivíduos que sofreram acidentes.

Imunopatogenia

As formas tripomastigotas inoculadas por escarificação ou por contaminação oral invadem as células do hospedeiro e diferenciam-se em formas amastigotas intracelulares que se multiplicam. Após nova diferenciação para formas tripomastigotas, ocorre a ruptura celular, e os tripomastigotas vão para a circulação sanguínea, disseminando-se para diferentes órgãos e tecidos. Em geral, 10 dias após a infecção, observa-se ativação policlonal de linfócitos T e B. Atribui-se papel protetor à transferência passiva de IgG-2. IL1-2, IF-gama e TNF-alfa desempenham papel fundamental na fase aguda, seguindo-se a ativação de macrófagos e secreção de produtos intermediários do nitrogênio, capazes de controlar a replicação do parasita. Em pacientes com a forma aguda inaparente, observou-se menor resposta linfoproliferativa e citotóxica frente a antígenos de *T. cruzi*, bem como menor resposta de hipersensibilidade tardia a antígenos ubiquitários e do parasita. Atribuem-se a miocardite e outras manifestações da fase aguda à ação direta do parasita, porém pode-se encontrar infiltrado inflamatório no tecido, resultante da reação de hipersensibilidade tardia mediada por CD4. Após a fase aguda, verifica-se uma parasitemia baixa e intermitente com persistência do parasita nos tecidos. Segue-se a fase crônica, sem manifestações clínicas durante anos, podendo 10 a 30% dos infectados vir a apresentar comprometimento cardíaco ou digestivo.

Na fase aguda, as lesões são causadas principalmente pela presença do parasita, seguindo-se uma resposta celular mediada por CD4 que amplifica a resposta imune, havendo, após os primeiros dias da fase aguda, intenso infiltrado inflamatório com presença do parasita e infiltrado linfomononuclear não só no miocárdio, mas em outros órgãos e tecidos

Após cerca de 4 a 6 semanas da fase aguda, ocorre diminuição da parasitemia. Na grande maioria dos casos, esta interação ocorre sem sintomas e sinais, mesmo sem tratamento antiparasitário, com o paciente evoluindo para a fase crônica da doença, que pode se apresentar sob as formas indeterminada, cardíaca, digestiva ou mista (cardíaca + digestiva).

Na fase crônica, a presença do parasita nos tecidos cardíacos é essencial para promover infiltrado inflamatório e evolução da miocardiopatia com alteração do sistema de condução e do ritmo, evoluindo com fibrose e insuficiência cardíaca de diferentes graus[15,16].

O estudo da interação hospedeiro-parasita tem mostrado que os pacientes na forma cardíaca tendem a apresentar uma resposta TH1 frente aos antígenos de *T. cruzi*, tanto no sangue periférico como no tecido cardíaco, com secreção de citocinas inflamatórias, enquanto pacientes na forma indeterminada modulam a infecção frente aos antígenos do parasita, com uma resposta do tipo TH2 e secreção de IL-10[17].

Formas clínicas

Forma aguda

A forma aguda aparente ocorre em apenas 1 em cada 30 infectados por via vetorial. Nesta fase, as lesões são causadas pelo parasita, e respostas inflamatórias são consequentes à sua presença. A partir de linfáticos regionais na área de inoculação, os parasitas disseminam-se via sistema fagocítico nuclear, evoluindo com acometimento regional e generalizado dos nódulos linfáticos, do fígado e do baço.

O período de incubação é variável conforme a via de transmissão, sendo de 4 a 15 dias na transmissão vetorial, de 2 a 11 dias na transmissão oral e de 30 a 112 dias na transmissão por sangue e hemoderivados.

A doença se expressa com síndrome febril de 38 a 39°C, cefaleia, mialgia, vômitos, artralgia, anorexia e prostração. Em cerca de 50% dos casos de transmissão vetorial, podem-se observar os sinais de porta de entrada (chagoma de inoculação) que, na face, é representado por edema unilateral na pálpebra superior e inferior (Figura 1).

A disseminação pelo sistema fagocítico mononuclear é acompanhada de adenomegalia regional ou generalizada, hepato e esplenomegalia, exantema cutâneo e edema não inflamatório localizado ou generalizado e não

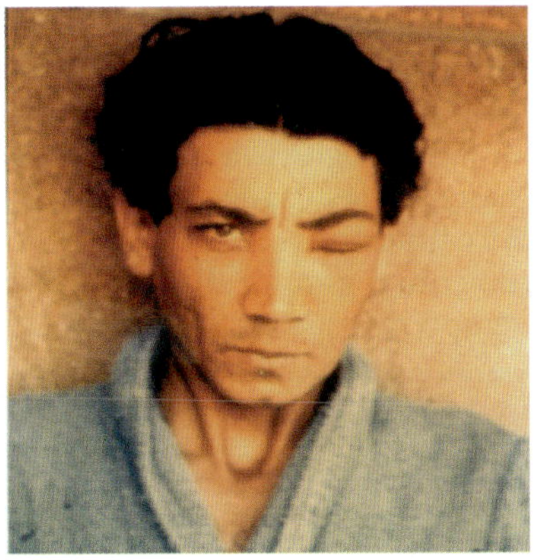

Figura 1. Paciente com doença de Chagas apresentando sinal de Romaña.
Fonte: Departamento de Moléstias Infecciosas e Parasitárias da FMUSP.

associado à insuficiência cardíaca, insuficiência renal ou hipotireoidismo. A doença aguda pode se manifestar mais gravemente em 5 a 10% dos casos, principalmente em lactentes e idosos, com miocardite e meningoencefalite, e pode causar o óbito do paciente. Pode ocorrer ainda intensa desnervação dos plexos mioentéricos.

Nos casos de transmissão oral, não há sinais externos de porta de entrada, embora a hemorragia digestiva possa fazer parte desse quadro. O quadro clínico é similar ao da transmissão por via vetorial, e o exantema é mais frequente nesses casos. Pode-se assemelhar à febre tifoide ou toxoplasmose – forma tifoídica com exantema maculopapular, petequial ou mesmo eritema nodoso.

Em alguns surtos de transmissão oral, miocardite, pericardite com derrame pericárdico, seguidos de tamponamento cardíaco são importantes causas de morbidade e mortalidade e devem ser precocemente diagnosticados para evitar o óbito do paciente.

O diagnóstico diferencial inclui síndrome da mononucleose infecciosa, leptospirose, dengue, hantavirose, miocardite, hepatites virais, glomerulonefrite e meningoencefalites.

Exames complementares

Na forma aguda, o leucograma pode mostrar linfocitose com linfócitos atípicos.

Eletrocardiograma, radiografia da área cardíaca e, na suspeita de miocardite, ecocardiograma são exames complementares importantes. Dentre as alterações eletrocardiográficas, podem ser registradas: alterações de ritmo (arritmias atriais e supraventriculares ou extrassístoles ventriculares), distúrbios de condução (bloqueio atrioventricular [BAV], bloqueio de ramos direito ou da divisão anterossuperior) e outras alterações de baixa voltagem de QRS, alterações de T e aumento de intervalo PR.

Forma crônica

Após 12 semanas do início da infecção, há controle da parasitemia, que passa a ser baixa e intermitente no sangue periférico. As formas amastigotas localizam-se em infiltrados linfomononucleares focais no miocárdio e nos plexos mioentéricos. A doença é inicialmente assintomática e não apresenta sinais de comprometimento cardíaco e/ou digestivo, podendo apresentar-se nas formas descritas a seguir.

Forma indeterminada

Esta forma é apresentada por aproximadamente 60% dos pacientes de áreas endêmicas e representa o início da fase crônica da doença. O paciente não tem sintomas nem sinais de doença, apresentando-se normal ao exame físico.

O ECG de repouso mostra-se sem alterações, e radiografias de coração, esôfago e cólon também são normais. Cerca de 30 a 60% desses pacientes podem apresentar alterações no ecocardiograma e na eletrocardiografia dinâmica, e estudos com radioisótopos e histopatológicos detectam alterações em 30 a 60% dos pacientes, porém com preservação da função cardiocirculatória. Esse quadro poderá perdurar por toda a vida do indivíduo infectado. Por outro lado, a cada ano, 1 a 2% dos pacientes na forma indeterminada podem evoluir para a forma cardíaca, digestiva ou associada (cardiodigestiva).

Forma cardíaca

A forma cardíaca é registrada em cerca de 30% dos pacientes de regiões endêmicas do país e é mais comum em homens acima dos 25 anos de idade, manifestando-se com as seguintes síndromes:

- Insuficiência cardíaca congestiva (ICC), com dispneia e tosse.
- Arritmias simples ou complexas, acompanhadas de palpitações.
- Distúrbios de condução com bloqueios atrioventriculares, por exemplo, a síndrome de Stokes-Adams, com síncope por baixo débito, com indicação de marca-passo, bradiarritmias e taquiarritimias associadas a tonturas.
- Acidentes tromboembólicos.

São consideradas alterações compatíveis com a doença de Chagas as seguintes alterações observadas ao eletrocardiograma de repouso:

- Alterações de condução: bloqueio completo do ramo direito; bloqueio da divisão anterossuperior do ramo esquerdo; bloqueio do ramo direito; graus diversos de BAV, transitórios ou não; BAV de 2º grau Mobitz 2; bloqueio atrioventricular total (BAVT); ritmo juncional; dissociação atrioventricular associada ao bloqueio da divisão anterossuperior do ramo esquerdo.
- Alterações de ritmo: arritmias ventriculares complexas, como extrassístoles ventriculares, polimórficas, podendo ser aos pares; taquicardia ventricular não sustentada (TVNS) ou taquicardia ventricular sustentada (TVS); fibrilação atrial (FA).
- Alterações de T e QRS: alterações primárias do segmento ST e da onda T; áreas eletricamente inativas (ondas Q patológicas, perda ou não progressão da onda R nas derivações precordiais); baixa voltagem do QRS.

A disfunção ventricular encontrada na miocardiopatia chagásica é expressa ao ecocardiograma como fração de ejeção (FE) < 50%, sendo associada à manifestação clínica de insuficiência cardíaca com ou sem sinais de congestão. Segundo a classificação clínica de insuficiência cardíaca da New York Heart Association (NYHA), a classe funcional I inclui indivíduos assintomáticos com limitação para esforços similar à de indivíduos normais; a classe funcional II corresponde a pacientes com sintomas desencadeados por atividades cotidianas, como tomar banho ou lavar louça; a classe funcional III diz respeito aos pacientes com sintomas desencadeados no exercício de atividades menos intensas que as cotidianas ou aos pequenos esforços; e a classe funcional IV corresponde a pacientes com sintomas persistentes ao repouso.

Estudo desenvolvido no Brasil mostrou que um escore prognóstico pode ser estabelecido com base nos seguintes fatores[18]:

1. Classe funcional NYHA III ou IV (5 pontos).
2. Cardiomegalia à radiografia do tórax (5 pontos).
3. Anormalidade segmentar ou global da parede dos ventrículos (3 pontos).
4. TVNS ao Holter de 24 horas (3 pontos).
5. Baixa voltagem do QRS ao eletrocardiograma (2 pontos).
6. Gênero: masculino (2 pontos).

Assim, um escore de 0 a 6 é considerado baixo, com taxas de mortalidade de 2 e 10% aos 5 e 10 anos, respectivamente. Um escore de 7 a 11 é considerado intermediário, com taxas de mortalidade de 18 e 44% aos 5 e 10 anos, respectivamente; e um escore de 12 a 20 é considerado alto, com taxas de mortalidade de 67 e 84% aos 5 e 10 anos, respectivamente.

Tratamento sintomático e cirúrgico

O tratamento de pacientes com arritmia e com insuficiência cardíaca é realizado com diuréticos, inibidores da ECA, espironolactona, betabloqueadores e digitálicos. O medicamento de escolha é a amiodarona 200 a 400 mg/dia para a arritmia ventricular complexa sintomática, a arritmia ventricular frequente ou a TVNS sintomática. Anticoagulantes são reservados a pacientes com embolias prévias ou fibrilação atrial associadas à cardiomegalia e à insuficiência cardíaca.

O tratamento cirúrgico é reservado a pacientes com insuficiência cardíaca refratária, podendo ser submetidos à ablação de foco de arritmia, implantação de cardiodesfibrilador, estimulação ventricular multissítio e, finalmente, transplante cardíaco.

Forma digestiva

Megaesôfago

A forma digestiva é encontrada quase exclusivamente ao sul da bacia Amazônica (principalmente na Argentina, na Bolívia, no Brasil e no Chile), sendo rara nos países do norte da América do Sul, na América Central e no México. As principais disfunções gastrointestinais são o megaesôfago, o megacólon ou ambos, e desenvolvem-se em cerca de 10 a 15% dos pacientes na fase crônica.

O paciente apresenta queixas de dificuldade de deglutição ou disfagia progressiva a sólidos e depois a líquidos, dor retroesternal (esofagite de refluxo), regurgitação, hipersalivação e hipertrofia da glândula parótida.

De acordo com o grau de dilatação, a coordenação motora e o tempo de trânsito, as manifestações do megaesôfago são classificadas em 4 grupos, sendo a maior parte dos casos classificada nos grupos II e III[19].

- Grupo I: ausência de estase, diâmetro dentro dos limites normais, com tempo de trânsito aumentado da boca ao estômago, embora o diâmetro do esôfago esteja dentro dos limites normais.
- Grupo II: dilatação moderada do esôfago e incoordenação motora.
- Grupo III: dilatação e tempo de trânsito mais pronunciados e atividade motora diminuída.
- Grupo IV: formas avançadas com grande dilatação e alongamento do esôfago (dolicomegaesôfago).

As complicações são esofagite de estase, úlceras de esôfago, perfuração e concomitância com neoplasia. As consequências do megaesôfago de graus III e IV são a desnutrição e a caquexia, bem como episódios de broncoaspiração e broncopneumonia.

Estômago, duodeno e intestino delgado

O comprometimento dessas vísceras ocorre menos frequentemente com diminuição da secreção ácida, e pode haver sintomas similares ao de dispepsia gástrica por comprometimento do duodeno e síndrome de supercrescimento bacteriano. Mais raramente, ocorre megaduodeno, megajejuno e megaíleo.

Diagnóstico clínico

É realizado com base no quadro clínico e no estudo radiológico contrastado do esôfago e exame endoscópico, que avalia a possibilidade de estenose orgânica, condições da mucosa e presença de possíveis tumores.

Diagnóstico diferencial

Estenose por neoplasias malignas, divertículo de esôfago, esofagite de refluxo, estenose por ingestão de cáusticos.

Tratamento do megaesôfago, megaduodeno, megajejuno e megaíleo

As formas digestivas são tratadas com dieta alimentar e sintomáticos. Pode ser recomendado tratamento cirúrgico nas formas mais graves[20].

1. Tratamento clínico: para pacientes com megaesôfago não avançado.
2. Recomendações dietéticas: menor volume em intervalos menores, com mastigação adequada, evitando alimentação próxima ao horário de repouso.
3. Tratamento medicamentoso: tratamento de esofagite de refluxo, nifedipina, dinitrato de isossorbitol, nutrição enteral quando necessária, injeção de toxina botulínica no esfíncter inferior do esôfago para relaxamento.

4. Tratamento cirúrgico: dilatação por sonda, dilatação por balão, cirurgias em caso de pacientes sem resposta ao tratamento clínico-medicamentoso ou com megaesôfago graus II, III e IV (sintomático), enterectomia parcial ou anastomose duodenojejunal.

Megacólon

Em virtude da desnervação dos plexos intramurais do cólon, há alterações na motilidade levando à obstipação e à dilatação. Ocorre constipação alternada com diarreia paradoxal. A obstipação varia de 6 dias a 6 meses com presença de fecaloma. Como complicação, pode ocorrer o volvo na presença de um cólon alongada (dolicocólon), com bloqueio da circulação arterial por torsão do cólon sobre a sua própria raiz, que pode causar o óbito do paciente, se não for revertido prontamente.

Tratamento do megacólon

1. Clínico: indicado para pacientes com menos sintomas, sem complicações ou com risco para tratamento cirúrgico ou idade avançada.
2. Medidas higienodietéticas: ingestão abundante de água, aumento da ingestão de alimentos que favoreçam o trânsito intestinal, laxantes osmóticos ou óleo mineral, evitar alimentos obstipantes, evitar uso de medicamentos constipantes (opioides, diuréticos, antidepressivos, anticonvulsivantes, antiácidos à base de hidróxido de alumínio), lavagem intestinal quando necessário.
3. Fecaloma: lavagens intestinais repetidas e, se necessário, remoção manual.
4. Volvo de sigmoide: redução do volvo por via endoscópica ou cirúrgica, quando indicada.
5. Cirúrgico: cirurgia eletiva quando refratário ao tratamento clínico ou em caso de complicações (volvo ou fecaloma).

Doença de Chagas em imunodeprimidos

A reativação da doença de Chagas crônica pode ocorrer sob forma de quadros oligossintomáticos, paniculite e mononucleose infecciosa-símile em transplante renal, e sob forma de quadros graves de miocardite, pericardite, encefalites em transplante de coração e de outros órgãos sólidos, além de quadros de meningoencefalite (mais frequente), miocardite, meningoencefalite + miocardite, em pacientes com Aids[21]. Ressalta-se que nem sempre o parasita é visualizado por exame microscópico direto no sangue periférico, e, portanto, a pesquisa no sítio da lesão é mais sensível (biópsia do tecido lesado e exame de líquido cefalorraquidiano [LCR] ou material biológico do sítio da lesão).

Desde janeiro de 2004, a reativação da doença de Chagas (meningoencefalite e/ou miocardite) passou a ser reconhecida oficialmente na lista de doenças indicativas de Aids para o Sistema Único de Saúde (SUS), no sistema nacional de saúde.

Fatores associados

Mais de 80% dos casos de reativação estão associados a baixos níveis de CD4 (abaixo de 200/mm^3)[14,21,22].

Coinfecção HIV-*T. cruzi*

Com a superposição de áreas comuns com a pandemia de HIV/Aids, a estimativa do número de casos de coinfecção no país é de mais de 16.000 casos, com base na frequência de 1,3% de infecção por *T. cruzi* em Ambulatório de Referência para HIV da Unicamp, e no número total de pacientes infectados por HIV e portadores de Aids. Este valor está muito aquém de cerca de 300 casos de coinfecção publicados, segundo Almeida et al.[22]. Dados recentes da Organização Panamericana da Saúde estimam em cerca de 8 milhões de infectados por *T. cruzi* nos países da América Latina e dados da OMS/Unaids estimam cerca de 1,4 milhão de infectados na América Latina. Em estudo desenvolvido na Argentina, a frequência observada de coinfecção HIV/*T. cruzi* em não usuários de drogas foi pelo menos o dobro (2,6%) da observada no Brasil, sugerindo, para não usuários de drogas na Argentina, uma estimativa de 2. 860 pacientes coinfectados, a partir do número de pacientes com infecção por HIV (Unaids, 2010).

Em pacientes com coinfecção *T. cruzi*/HIV, deve-se considerar o risco de reativação da doença de Chagas com miocardite (Figura 2) e/ou meningoencefalite (Figura 3)

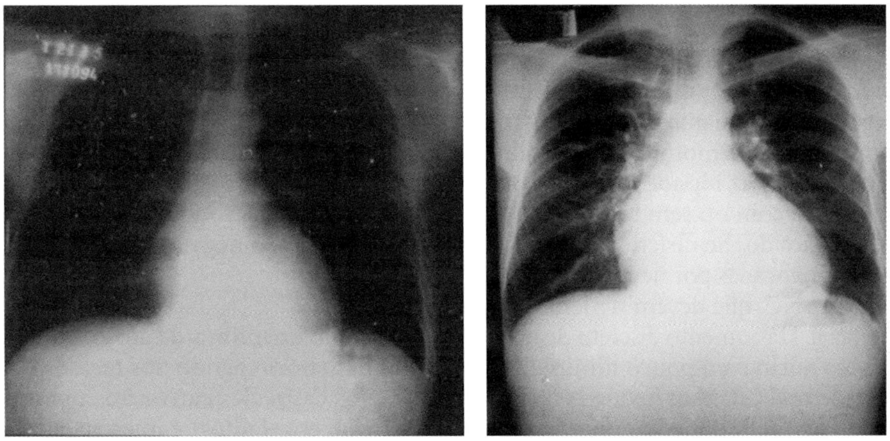

Figura 2. Área cardíaca em paciente com infecção por HIV antes e após miocardite por reativação da doença de Chagas (com permissão dos autores).

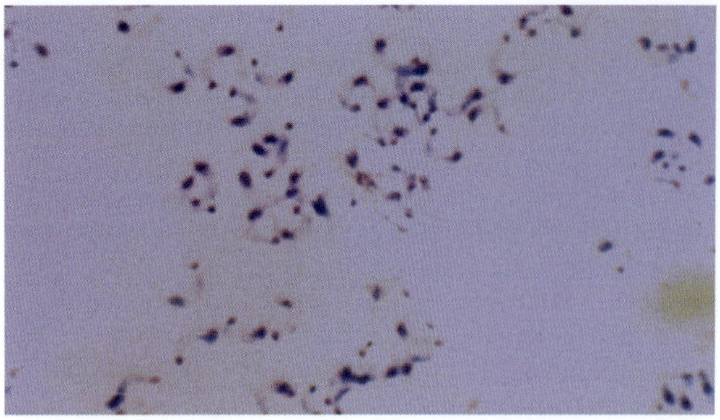

Figura 3. Formas tripomastigotas em líquido cefalorraquidiano (LCR) de paciente com infecção por HIV e reativação da doença de Chagas.

em vigência da imunodepressão causada pelo HIV, particularmente com níveis de linfócitos TCD4+ menores de 200 células/mm³ [13,21,22].

Embora a reativação em imunodeprimidos por neoplasias já tenha sido descrita desde a década de 1960, apenas no início da década de 1990 começaram a ser relatados casos de reativação da doença de Chagas em pacientes coinfectados pelo HIV, com exposições variadas a ambos os patógenos, desde aquisição concomitante em transfusões de sangue ou por uso de drogas injetáveis, até infecção tardia pelo HIV em paciente proveniente de zona endêmica para doença de Chagas.

As estimativas de ocorrência de reativação na população de coinfectados variam de 10 a 41,2%[22]]. No maior estudo prospectivo, a taxa observada em 53 pacientes foi de 20,8%[13]. A taxa de reativação observada em pacientes coinfectados, sem reativação ao serem incluídos, é de cerca 10% (Shikanai Yasuda Ma & Novaes CG, informações pessoais).

Diagnóstico clínico da reativação

A reativação manifesta-se mais comumente como meningoencefalite (74% dos casos), miocardite (17,1%) e miocardite + meningoencefalite (7,9%). Mais raramente, em estudos prospectivos, foram registradas formas oligossintomáticas em paciente apenas com quadro febril ou eritema nodoso no acompanhamento ou mesmo forma assintomática em mãe que deu à luz uma criança com doença de Chagas grave. Mielite, peritonite e colpite foram descritos em pacientes imunodeprimidos. Na meningoencefalite chagásica, ocorre síndrome febril, síndrome convulsiva e síndrome de hipertensão intracraniana, salientando-se sinais localizatórios com deficiências motoras ou convulsões[22]. Aos exames de imagem, lesões hipodensas, isoladas ou múltiplas, ocupam espaço, com ou sem reforço pós-contraste, em substância branca dos hemisférios cerebrais, assemelhando-se às lesões provocadas por neurotoxoplasmose e linfoma primário de SNC, que devem ser lembrados no diagnóstico diferencial. Há aumento discreto de linfócitos e monócitos, glicose normal ou pouco diminuída e aumento leve ou moderado no LCR. Mais frequentemente, o parasita é visualizado no LCR, podendo ou não ser detectado à microscopia direta do sangue periférico. Na falta de resposta terapêutica ao benznidazol, lembrar a hipótese de síndrome de reconstituição imune, representada por uma resposta exacerbada do hospedeiro após recuperação da imunidade sem participação importante do parasita, particularmente se a instituição da terapêutica antirretroviral for precoce. Deve-se aguardar pelo menos 2 a 3 semanas de tratamento antiparasitário antes da introdução da terapêutica antirretroviral.

A miocardite na reativação pode ser de difícil diagnóstico como causa de reativação, em função da própria evolução natural da miocardiopatia crônica, e pode ocorrer insuficiência cardíaca e até choque cardiogênico ou arritmias[13,22]. O diagnóstico pode ser realizado pela visualização de parasitas ao exame microscópico direto, mas o exame é mais sensível se for executado diretamente no sítio acometido, por biópsia do miocárdio, com identificação de amastigotas no infiltrado inflamatório.

História natural

Na fase aguda, a maioria dos indivíduos infectados por *T. cruzi* é oligo ou assintomática. Dos pacientes sintomáticos, cerca de 10% desenvolverão formas graves como meningoencefalite e miocardite. Pacientes não tratados na fase aguda evoluem para a forma crônica da doença.

Na forma crônica, cerca de 60 a 70% situam-se inicialmente na forma indeterminada e, em função da região endêmica, há registros de evolução de 1 a 2% ao ano para as formas cardíaca e/ou digestiva. Calcula-se que cerca de 30% dos infectados têm ou terão cardiopatia crônica, e que pelo menos 10% destes apresentarão formas graves.

A forma cardíaca tem importante impacto econômico por gerar absenteísmo. Portanto, deve-se considerar o custo do tratamento das formas graves cardíacas e digestivas com implantação de marca-passo ou intervenções cirúrgicas.

Diagnóstico

Diagnósticos etiológico, parasitológico, sorológico, histopatológico e molecular

Fase aguda

Microscopia direta no sangue periférico ou líquidos biológicos

Representa o padrão-ouro para o diagnóstico da doença de Chagas na fase aguda. A pesquisa deve ser inicialmente realizada no sangue a fresco, devendo a amostra de sangue ser simultaneamente coletada em tubo com anticoagulante (creme leucocitário), ou sem anticoagulante (*Strout*) ou micro-hematócrito, para pesquisar o parasita por um desses métodos de concentração, caso o exame a fresco seja negativo.

Histopatologia

O achado de ninhos de amastigotas em meio a infiltrado inflamatório agudo nos tecidos é sugestivo de fase aguda. Nos casos de reativação, a pesquisa nos tecidos (miocárdio, encefalites) é mais sensível do que no sangue periférico.

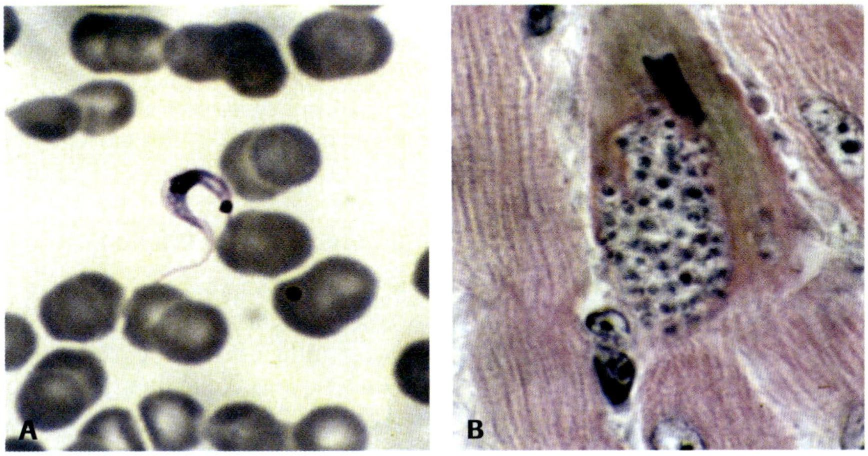

Figura 4. Tripomastigotas em sangue de rato (A) e amastigotas em miocárdio de rato (B).

Critério imunológico em combinação com dados clínico--epidemiológicos compatíveis

Utiliza-se a partir da 3ª semana da infecção. Presença de anticorpos IgM anti-*T. cruzi*, excluídos falsos-positivos (absorver com fator reumatoide) [36-38]. Reatividade cruzada pode ocorrer com leishmaniose, malária, hanseníase, doenças autoimunes, entre outras. Embora a presença de anticorpos da classe IgM possa ser sugestiva da fase aguda, por falta de padrão positivo e presença de reatividade cruzada em várias infecções, o laboratório de referência é a Fundação Ezequiel Dias (Funed), de Minas Gerais, para confirmação em termos de vigilância epidemiológica. Para a confirmação de um caso agudo por anticorpos IgG, são necessárias duas coletas com intervalo de 21 dias, com demonstração de soroconversão de ausência para presença de anticorpos ou aumento de mais de .

Embora sem validação, uma prova molecular PCR positiva num paciente previamente sem doença de Chagas tem o mesmo significado de uma soroconversão e aponta a presença de DNA do parasita, sendo mais precoce do que a presença de anticorpos. No entanto, pacientes nos quais a doença de Chagas crônica possa coexistir com uma doença aguda febril em surtos epidêmicos poderiam apresentar uma PCR positiva sem relação direta com contaminação num surto atual.

Como esta prova é positiva em cerca de 50% na fase crônica, não diferencia pacientes na fase crônica de pacientes em fase aguda, exceto se previamente não infectados. Adicionalmente, não está comercializada e não foi validada em nosso meio, sendo confiável em poucos laboratórios reconhecidos por especialistas.

Diagnóstico da doença congênita

Recomenda-se realizar a pesquisa do parasita no recém-nascido nos primeiros 10 dias de vida, por métodos diretos ou indiretos. Apesar de não ser comercializada, a prova de PCR tem-se revelado mais sensível para o diagnóstico do que provas parasitológicas. Quando não houver exame parasitológico positivo nem sinais e sintomas de doença congênita, recomenda-se repetir as provas sorológicas (pesquisa de anticorpos *anti-T. cruzi* da classe IgG) aos 9 meses de idade. Os anticorpos presentes antes deste período podem ter sido transferidos pela mãe. Diante da ausência de anticorpos, fica excluída a transmissão vertical.

Em casos de alta parasitemia na mãe, decorrente da presença de doença de Chagas aguda ou coinfecção *T. cruzi*+HIV, recomenda-se a pesquisa do parasita até 2 meses após o nascimento (exames parasitológicos diretos, xenodiagnóstico e hemocultura) e, caso negativa, realizar as provas sorológicas após 9 meses de vida da criança.

Fase crônica

Provas sorológicas ELISA, reação de imunofluorescência indireta e reação de hemaglutinação indireta

O padrão-ouro para o diagnóstico da doença de Chagas é representado pela presença de anticorpos IgG anti-*T. cruzi*, detectados por imunoensaio (ELISA), imunofluorescência indireta ou hemaglutinação indireta. Estes ensaios apresentam elevada sensibilidade, mas a especificidade não é ideal, de modo que ocorre reatividade cruzada com outras doenças, conforme já referido.

Recomenda-se a utilização de duas técnicas distintas, ou o imunoensaio com antígenos diferentes. Considera-se a presença de infecção mediante exame positivo por duas técnicas ou pela mesma técnica em duas amostras diferentes. Não há obrigatoriedade de notificação compulsória dos pacientes na fase crônica da doença de Chagas. Diante de pacientes que apresentam provas sorológicas inconclusivas (uma positiva e uma negativa ou duvidosa, ou duas duvidosas, ou resultados contraditórios em diferentes amostras), pode-se recorrer a provas de elevada sensibilidade e especificidade, porém não disponíveis na rotina (Immunoblot com antígenos de tripomastigotas ou ELISA com antígenos recombinantes) e/ou PCR e/ou hemocultura.

Provas parasitológicas

Na fase crônica, a parasitemia é baixa e intermitente, sendo a sensibilidade da hemocultura e/ou xenodiagnóstico variáveis de 30 a 50%, com pouco valor no diagnóstico, embora a elevada especificidade torne o seu valor indiscutível.

Diagnóstico molecular

Reação em cadeia da polimerase (polymerase chain reaction - PCR)

É uma técnica que utiliza oligonucleotídios iniciadores complementares a sequências do DNA do cinetoplasto ou DNA genômico, que se apresentam com cerca de 80.000 cópias por parasita. A PCR amplifica produtos de 330 pb (DNA do cinetoplasto) e 188 pb (DNA genômico). Na fase crônica, esta técnica é mais sensível que os métodos parasitológicos indiretos, tanto em pacientes imunocompetentes como em imunodeprimidos com infecção por HIV.

A PCR qualitativa é positiva em cerca de 45 a 95% dos pacientes brasileiros crônicos, dependendo da região estudada e do tempo de afastamento do paciente de áreas endêmicas para a doença de Chagas.

A PCR quantitativa presta-se ao monitoramento de pacientes imunodeprimidos com doença de Chagas crônica (coinfecção HIV/*T. cruzi* ou outras formas de imunodepressão), que podem evoluir com alta parasitemia, prestando-se à terapêutica preemptiva[23]. Esta técnica é de uso restrito em poucos centros de pesquisa, sem procedimentos operacionais padronizados e comercialmente acessíveis.

Tratamento e prevenção

Apenas dois fármacos estão disponíveis para o tratamento da doença de Chagas: benznidazol e nifurtimox.

Tratamento da fase aguda

O tratamento é indicado na fase aguda (incluindo a forma congênita) e nas formas de reativação, visando ao controle do parasita e sua erradicação.

Os índices de eficácia do benznidazol e nifurtimox, aferidos pela soroconversão (negativação de anticorpos), são em torno de 65%[24,25]. Nas formas de reativação da coinfecção, em curto período de seguimento, observa-se sobrevida de cerca 80% dos pacientes que iniciam o tratamento precocemente e que o completam após 60 dias.

Tratamento da fase crônica

Forma crônica indeterminada

Na forma indeterminada, estudos controlados realizados com nifurtimox ou benznidazol sugeriram melhor resposta terapêutica com benznidazol.

Tratamento da fase crônica precoce

A resposta terapêutica em pacientes recém-infectados ou infectados há cerca de cinco anos é similar à de pacientes na fase aguda. Considerando os registros de tratamentos em diferentes regiões geográficas da América Latina, observam-se respostas muito variadas em relação à soroconversão negativa, mesmo após longos períodos de seguimento, devendo-se tomar o cuidado de excluir a possibilidade de reinfecções dos pacientes em função da presença do vetor nas regiões endêmicas. As diferenças regionais na resposta terapêutica podem ser decorrentes das diferenças genéticas dos isolados do parasita ou das diferenças da resposta imune dos pacientes.

Tratamento das outras formas

Com base em estudos retrospectivos e prospectivos realizados na Argentina, preconiza-se também o tratamento de pacientes com a forma cardíaca leve a moderada ou digestiva visando ao controle da evolução da doença para formas mais graves[26].

Quadro 1. Definições da doença de Chagas aguda

Doença de Chagas aguda	Transmissão vetorial	Transmissão oral
Caso confirmado	Critério parasitológico: presença do parasita no sangue circulante por exame microscópico direto ou em tecido em foco inflamatório agudo Critério sorológico: anticorpo IgM anti-*T. cruzi* excluindo causas de falso-positivo ou aumento de 3 vezes no título de IgG em duas amostras com intervalo de 15 a 21 dias ou soroconversão (de reação negativa para positiva) Critério clínico-epidemiológico: sintomas e sinais compatíveis	Evidência epidemiológica do alimento como fonte de infecção em mais de um caso de doença aguda com parasita no sangue circulante por exame microscópico direto
Caso provável	-	Identificação do parasita no sangue ou tecido por exame microscópico direto em mais de um paciente com quadro clínico de doença aguda e relação epidemiológica com um caso confirmado de transmissão oral
Caso suspeito	Febre prolongada (> 7 dias) e uma ou mais das seguintes manifestações clínicas: edema de face ou membros, exantema, adenomegalia, hepatomegalia, esplenomegalia, cardiopatia aguda (taquicardia, sinais de insuficiência cardíaca), manifestações hemorrágicas, icterícia e, na presença de transmissão vetorial, sinal de Romaña ou chagoma de inoculação. Filho de mãe infectada ou vínculo com alimento suspeito de contaminação oral	Sinais e sintomas em mais de um caso de doença aguda na presença de critérios imunológicos

Os medicamentos e as doses utilizadas são:

- Benznidazol (1ª escolha): 5 a 10 mg/kg/dia, durante 60 dias em 3 doses diárias, a cada 8 horas. Para crianças, dose de 7 a 10 mg/kg/dia; para adultos, 2 a 7 mg/kg/dia, máximo de 400 mg. Disponível em comprimidos de 100 mg e de 12,5 mg (comprimidos pediátricos).
- Nifurtimox (2ª escolha): 10 a 15 mg/kg/dia, durante 60 dias, divididos em 3 tomadas diárias. Para crianças, dose de 15 mg/kg/dia; para adultos, 10 mg/kg/dia.

Eventos adversos

Os eventos adversos do benznidazol são: hipersensibilidade, toxicidade medular (neutropenia, plaquetopenia, agranulocitose) e polineuropatia periférica.

Já os eventos adversos do nifurtimox são: anorexia, perda de peso, excitabilidade, tremores musculares, sonolência, alucinações, náuseas, vômitos, dor abdominal e, mais raramente, diarreia[27].

A profilaxia secundária pode ser realizada com a manutenção da droga 3 vezes/semana (benznidazol 5 mg/kg/dia) até que CD4 se eleve consistentemente além de 200 céls/mm^3. Esta profilaxia tem sido recomendada em analogia a outras doenças oportunistas[27], e não há experiência consolidada.

Controle e prevenção da doença

Há várias medidas para o controle da doença: extermínio dos vetores por inseticidas; bons hábitos de higiene no preparo de alimentos, dando preferência à fervura e à pasteurização, quando possível; controle da biodiversidade para não haver distúrbios no equilíbrio entre as populações de triatomíneos; triagem sorológica de doadores de sangue e de órgãos; prevenção da infecção congênita via controle e tratamento das mulheres em idade fértil; diagnóstico e tratamento da infecção congênita e dos casos agudos e crônicos; notificação compulsória dos casos agudos e de reativação da doença; monitoramento de pacientes com doença de Chagas crônica com doenças imunossupressoras ou em curso de medicação imunossupressora.

Taxonomia e nomenclatura

O protozoário *T. cruzi* não constitui uma população homogênea de parasitas; ao contrário, é composta por um conjunto de isolados, também denominados cepas, que circulam no hospedeiro humano, em reservatórios animais e insetos vetores. O estudo de isolados de diferentes origens em modelos experimentais mostrou grande heterogeneidade em parâmetros biológicos, tais como curvas de parasitemia, virulência, patogenicidade e sensibilidade a fármacos. Essas características, aliadas à observação de que a doença de Chagas apresenta diferentes manifestações clínicas, estimularam, desde a década de 1970, a busca de marcadores moleculares que pudessem reunir os isolados em grupos discretos, no intuito de definir suas peculiaridades biológicas e epidemiológicas[29].

Atualmente, *T. cruzi* é dividido em seis linhagens (*T. cruzi* I–VI), denominadas DTU (*discrete typing units*), em que DTU é definido como um conjunto de isolados geneticamente semelhante e que pode ser identificado por marcadores moleculares comuns[30]. A determinação da DTU a que pertence um dado isolado pode ser obtida por ensaios de PCR[31,32]. As DTU possuem associações ecológicas e epidemiológicas distintas, mas não exclusivas. As DTU TcI, TcII, TcV e TcVI são agentes da doença de Chagas com distribuição geográfica diferencial[32]. A TcI predomina em pacientes da Amazônia, países andinos, América Central e México. Em países do Cone Sul, as DTU TcII, TcV e TcVI estão associadas à infecção humana (Figura 5).

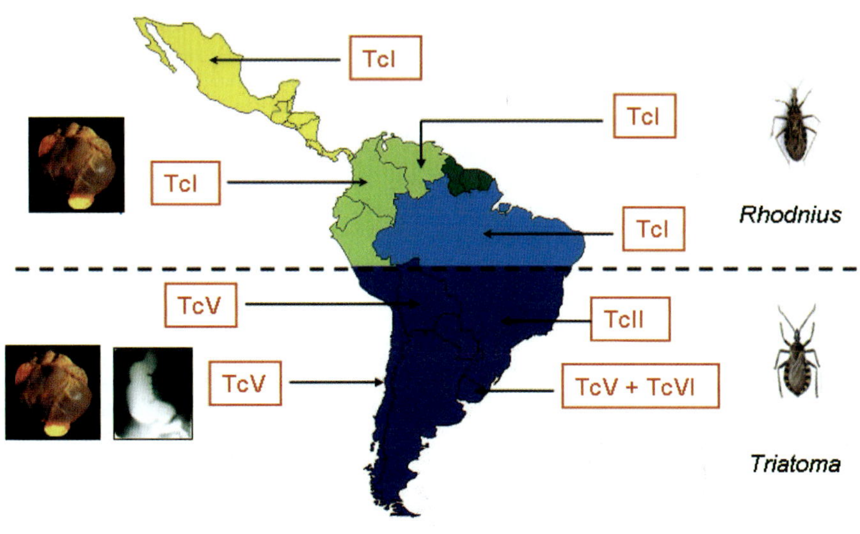

Figura 5. Distribuição geográfica aproximada das DTU de T. cruzi associadas com a infecção humana e dos gêneros de triatomíneos de maior importância epidemiológica. A linha tracejada separa a prevalência das manifestações cardíacas e digestivas da fase crônica da doença de Chagas.

A cardiomiopatia chagásica pode ser grave, e uma porcentagem dos indivíduos pode desenvolver megaesôfago e/ou megacólon. No Brasil, predomina a DTU TcII. As DTU TcIII e TcIV estão associadas ao ciclo silvestre de transmissão, e são raras nas infecções humanas[32].

Até o momento, não foi identificado nenhum marcador genético do parasita relacionado com a manifestação clínica da doença de Chagas. Atualmente, admite-se que a manifestação clínica resulta da interação entre o genótipo do parasita infectante, das características imunogenéticas do hospedeiro e de fatores ambientais.

Considerações finais

Em decorrência da urbanização e da globalização, a doença de Chagas é uma endemia ativa em centros urbanos de regiões tanto endêmicas quanto não endêmicas. Por essa razão, é responsável por elevada morbidade devido à forma crônica cardíaca e aos quadros graves da forma digestiva.

Apesar do controle da transmissão vetorial, há necessidade de vigilância constante para a transmissão por sangue e derivados e transplante de órgãos, e transmissão materno-fetal. Do mesmo modo, deve-se atentar ao diagnóstico da reativação em pacientes com a forma crônica da moléstia em uso de imunossupressores ou submetidos a transplantes de órgãos ou portadores de comorbidades, como a infecção pelo HIV.

A transmissão via alimentos contaminados ocorre em surtos epidêmicos, principalmente na região Amazônica, por meio da contaminação do açaí e de outros frutos de palmeiras, como a bacaba. Além disso, têm sido registradas epidemias relacionadas à ingestão de sucos de frutas.

Na forma aguda, o padrão-ouro para o diagnóstico é o encontro do parasita no exame microscópio direto no sangue periférico ou em materiais biológicos; na forma crônica, o diagnóstico é sorológico, com provas de elevadas sensibilidade e especificidade com altos valores preditivos positivo e negativo.

O tratamento é mandatório nas formas agudas e de reativação, com eficácia terapêutica variável em função da precocidade do tratamento e da suscetibilidade do parasito, que pode chegar a mais de 65 a 80% na forma aguda e na reativação da forma crônica. Após estudos de seguimento por longos anos, principalmente na Argentina, tem sido recomendado nas formas indeterminadas e nos primeiros anos após a infecção na fase crônica e nas formas cardíacas e digestivas não descompensadas com o intuito de controlar a evolução para formas mais graves da doença. Não há marcadores genéticos do parasito associados às formas clínicas, mas nos surtos de contaminação oral é clara a predominância do ciclo silvestre. Além disso, a resposta à terapêutica antiparasitária é distinta em algumas regiões e parece depender das características do parasito.

O controle é centrado nos vetores, nas boas práticas de higiene no preparo de alimentos e na adequada triagem sorológica em bancos de sangue por provas de elevado desempenho, reservando-se pelo menos duas na triagem para o transplante de órgãos.

Referências bibliográficas

1. World Health Organization (WHO). Chagas disease (American Trypanosomiasis) Fact sheet n. 340 Updated March 2014. Disponível em: <http://www.who.int/mediacentre/factsheets/fs340/en/>
2. Moncayo A, Silveira AC. Current epidemiological trend for Chagas disease in Latin America and future challenges in epidemiology, surveillance and health policy. Mem Inst Ows Cruz. 2009;204(suppl 1):17-30.
3. Akvahan D. Análise de custo-efetividade do programa de controle da doença de Chagas no Brasil. Relatório final, Brasil. Organização Panamericana de Saúde, 2000.
4. Organización Panamericana de la Salud. Estimación cuantitativa de la enfermedad de Chagas en las Américas (OPS/HDM/CD/425-06); 2006.
5. Ostermayer AL, Passos AD, Silveira AC, Ferreira AW, Macedo V, Prata AR. The national survey of seroprevalence for evaluation of the control of Chagas disease in Brazil (2001-2008)]. Rev Soc Bras Med Trop. 2011;44 Suppl 2:108-21.
6. Schmunis GA, Yadon ZE. Chagas disease: a Latin American health problem becoming a world health problem. Acta Tropica. 2010;115:14-21.
7. Basile L, Jansà JM, Carlier Y, Salamanca DD, Angheben A, Bartoloni A et al. Chagas disease in European countries: the challenge of a surveillance system. Eurosurveillance. 2011;16(Issue 37).
8. Bern C, Montgomery SP. An estimate of the burden of Chagas disease in the United States. Clin Infect Dis. 2009;49:e52-4.
9. Brasil. Secretaria de Vigilância em Saúde. Aspectos epidemiológicos – Casos de Doença de Chagas aguda, 2000–2013. Brasília: Secretaria de Vigilância em Saúde.
10. Brasil. Secretaria da Vigilância em Saúde. Guia da vigilância epidemiológica da Secretaria da Vigilância em Saúde. 7.ed. caderno 10. Disponível em: http://portal.saude.gov.br/portal/arquivos/pdf/gve_7ed_web_atual_doenca_de_chagas.pdf.
11. Brown EL, Roellig DM, Gompper ME, Monello RJ, Wenning KM, Gabriel MW et al. Seroprevalence of Trypanosoma cruzi among eleven potential reservoir species from six states across the southern United States. Vector Borne Zoonotic Dis. 2010;10:757-63.
12. Medina-Lopes M das D. Transmission of Trypanosoma cruzi in a case, during lactation, in a non-endemic area. Rev Soc Bras Med Trop. 1988;21(3):151-3.
13. Sartori AM, Ibrahim KY, Nunes Westphalen EV, Braz LM, Oliveira OC Jr., Gakiya E et al. Manifestations of Chagas disease (American trypanosomiasis) in patients with HIV/Aids. Ann Trop Med Parasital. 2007;101(1):31-50.
14. Centers for Disease Control and Prevention (CDC). Chagas disease after organ transplantation – Los Angeles, California, 2006. MMWR Morb Mortal Wkly Rep. 2006;5:798-800.
15. Zhang L, Tarleton RL. Parasite persistence correlates with disease severity and localization in chronic Chagas' disease. J Inf Dis. 1999;180:480-6.
16. Higuchi ML, De Brito T, Reis MM, Barbosa A, Belotti G, Pereira-Barreto AC et al. Correlation between Trypanosoma cruzi parasitism and myocardial inflammatory infiltrate in human chronic chagasic myocarditis: light microscopy and immunohistochemical findings. Cardiovasc Pathol. 1993;2:101-6.
17. Gomes JA, Bahia-Oliveira LM, Rocha MO, Martins-Filho AO, Gazzinelli G, Correa-Oliveira R. Evidence that development of severe cardiomyopathy in human Chagas' disease is due to a TH1 specific immune response. Infect Immun. 2003;71:1185-93.
18. Rassi A Jr., Rassi A, Little WC, Xavier SS, Rassi SG, Rassi AG et al. Development and validation of a risk score for predicting death in Chagas' heart disease. N Engl J Med. 2006;355(8):799-808.
19. Rezende JM. História da cirurgia da acalásia do esôfago e do megaesôfago chagásico. Rev Estudos Univ Cat Goiás. 2006;33:213-50.
20. Meneghelli U. Chagasic enteropathy. Revista da Sociedade Brasileira de Medicina Tropical. 2004;37:252-60.
21. Moreira H. Surgical treatment of Chagas megacolon. Critical analysisof outcome in operative methods. Acta Cir Bras. 2008;23:suppl.1.

22. Rocha A, Ramos Jr. NA, Sartori AM, Correia D, Gontijo ED, Tatto E et al. Recomendações para diagnóstico, tratamento e acompanhamento da co-infecção Trypanosoma cruzi – vírus da imunodeficiência humana [Relatório Técnico]. Rev Soc Bras Med Trop. 2006;39:392-415.
23. Almeida EA, Ramos Jr. AN, Correia D, Shikanai-Yasuda MA. Co-infection Trypanosoma cruzi/HIV: systematic review (1980-2010). Revista da Sociedade Brasileira de Medicina Tropical. 2011;44(6):762-70.
24. de Freitas VL, da Silva SC, Sartori AM, Bezerra RC, Westphalen EV, Molina TD et al. Real-time PCR in HIV/Trypanosoma cruzi coinfection with and without Chagas disease reactivation: association with HIV viral load and CD4 level. PLoS Negl Trop Dis. 2011;5(8):e1277. doi: 10.1371/journal.pntd.0001277. Epub 2011 Aug 30.
25. Andrade ALSS, Zicker F, Oliveira RM, Almeida Silva S, Luquetti A, Travassos LR et al. Randomised trial of efficacy of benznidazole in treatment of early Trypanosoma cruzi infection. Lancet. 1996;328:1407-13.
26. Sosa Estani S, Segura EL, Ruiz AM, Velazquez E, Porcel BM, Yampotis C. Efficacy of chemotherapy with benznidazole in children in the interminate phase of Chagas' disease. Am J Trop Med Hyg. 1988;59:526-9.
27. Viotti R, Vigliano C, Lococo B, Bertocchi G, Petti M, Alvarez MG et al. Long-term cardiac outcomes of treating chronic Chagas disease with benznidazole versus no treatment: a nonrandomized trial. Ann Intern Med. 2006;144:724-34.
28. Consenso Brasileiro em doença de Chagas. Rev Soc Bras Med Trop. 2005;38(SIII).
29. Zingales B, Stolf BS, Souto RP, Fernandes O, Briones MRS. Epidemiology, biochemistry and evolution of Trypanosoma cruzi lineages based on ribosomal RNA sequences. Mem Inst Osw Cruz. 1999;94:159-64.
30. 30. Zingales B, Andrade SG, Briones MR, Campbell DA, Chiari E, Fernandes O et al. A new consensus for Trypanosoma cruzi intraspecific nomenclature: second revision meeting recommends TcI to TcVI. Mem Inst Oswaldo Cruz. 2009;104:1051-54.
31. 31. Souto RP, Fernandes O, Macedo AM, Campbell DA, Zingales B. DNA markers define two major phylogenetic lineages of Trypanosoma cruzi. Mol Biochem Parasital. 1996;83:141-52.
32. 32. Zingales B, Miles MA, Campbell DA, Tibayrenc M, Macedo AM, Teixeira MMG et al. The revised Trypanosoma cruzi subspecific nomenclature: rationale, epidemiological relevance and research applications. Inf Gen Evol. 2012;12:240-53.

7 Leishmaniose Visceral

Valdir Sabbaga Amato
Regina Maia de Souza
Lucia Maria Almeida Braz
Raphael Abegão de Camargo
Felipe Francisco Bondan Tuon
Elisabeth Lima Nicodemo

SUMÁRIO

Introdução

A leishmaniose visceral (LV) é uma protozoose que pode ser caracterizada, do ponto de vista clínico e anatomopatológico, como uma doença grave e crônica, consequente à multiplicação e disseminação do parasito em órgãos ricos em células do sistema fagocítico mononuclear, como o fígado e o baço[1,2].

A doença ocasiona, além da febre irregular e de longa duração, a desnutrição e o comprometimento do estado geral, associando-se com expressiva hepatoesplenomegalia[1,3].

A LV que ocorre na Índia é também conhecida como calazar (*kala-azar*) que significa febre negra, em virtude de possível escurecimento da pele. No Brasil, a LV americana, que é causada por outra espécie de leishmânia, nunca apresentou essa característica[2].

Taxonomia

A classificação taxonômica desse parasito é assunto controverso. Com o desenvolvimento de técnicas que permitiram o estabelecimento de critérios morfológicos, genéticos e bioquímicos, foi proposta uma nova classificação. O que está bem estabelecido, até o momento, é que a LV é causada por protozoários da família *Trypanosomatidae*, ordem *Kinetoplastidae*, gênero *Leishmania*, subgênero *Leishmania*. Já em relação às espécies, aquelas que causam a doença visceral no complexo *donovani* são: *L. donovani*, *L. infantum*, *L. infantum chagasi*, e *L. archibaldi*. Assim, a LV americana (Novo Mundo) é causada pela *Leishmania chagasi* ou *L. infantum chagasi*, enquanto a leishmaniose do Velho Mundo é ocasionada pela *L. donovani* (Índia) ou *L. infantum* (no Mediterrâneo)[2,4].

O agente etiológico da LV no Brasil foi denominado *Leishmania chagasi* em 1937, e em 2002 foi proposta a denominação de *L. infantum chagasi*. Ela é muito semelhante à *Leishmania infantum*, que causa a LV que ocorre nos países banhados pelo mar Mediterrâneo[2,4].

Etiologia

Leishmania é o parasito intracelular obrigatório que se multiplica nas células do sistema fagocítico mononuclear dos mamíferos suscetíveis. Existem duas formas de vida no ciclo desse protozoário: a forma promastigota e a forma amastigota[2,4].

Promastigota

O parasito na forma de promastigota tem vida extracelular, é alongado e móvel. Apresenta um flagelo terminal, o que o diferencia microscopicamente da outra forma (amastigota), e pode ser encontrado no vetor transmissor (flebotomíneo) e também nos meios de cultura utilizados para o diagnóstico da doença. Nessa forma, a multiplicação ocorre por meio da divisão binária[2,4].

A forma promastigota pode ainda ser classificada em dois estágios de desenvolvimento: fase logarítmica de crescimento e fase estacionária. Nesta última, o parasito encontra-se desenvolvido, ocupa o segmento anterior do tubo digestivo do inseto, onde pode ser inoculado no hospedeiro definitivo e causar a doença. A fase estacionária também pode ser chamada de metacíclica, que é a forma infectante do parasito[2,4].

Na superfície externa da promastigota existem duas moléculas, uma glicoproteína de 63 kDa (gp63) e uma lipofosfoglicana (LPG). Essas moléculas são utilizadas pelo parasito para aderir às células do hospedeiro definitivo logo após serem inoculadas, o que facilita a entrada nas células e permite que não sejam destruídas[5,6,7].

A promastigota que, após ser inoculada, não se ligar rapidamente às células do hospedeiro será destruída pela ação lítica do complemento, anticorpos inespecíficos e neutrófilos. Entretanto, uma vez aderida à superfície do macrófago, a promastigota é fagocitada e transforma-se na forma amastigota[5,6,7].

Amastigota

A forma amastigota é encontrada dentro das células do hospedeiro definitivo. Também se multiplica por divisão binária e tem vida intracelular. Apresenta a forma arredondada, não tem flagelo e as moléculas de superfície também apresentam diferenças em relação à forma promastigota.

A forma amastigota tem muito pouco LPG e grande quantidade de gp63 na sua superfície, enquanto a gp63 é escassamente encontrada na superfície da forma promastigota, possivelmente mascarada pela densa camada de LPG, que é mais abundante na promastigota, em fase estacionária.

Nos macrófagos de mamíferos, incluindo o homem, as formas amastigotas se multiplicam até destruí-los. Com a morte do macrófago, o parasito fica livre no meio extracelular, podendo ser novamente fagocitado por outros macrófagos ou ser ingerido por flebotomíneos (hospedeiro intermediário) após sugarem o sangue desses mamíferos infectados, refazendo-se o ciclo. No tubo digestivo desses insetos, no epitélio intestinal, ocorre uma série de transformações e as formas flageladas (promastigotas) migram até a probóscida, que é o nome do dispositivo ou aparelho sugador dos dípteros. No repasto das fêmeas, a probóscida é inserida na pele dos mamíferos para realizar a aspiração do sangue. No entanto, antes disso, o inseto regurgita saliva, que ajuda na dilatação dos vasos sanguíneos da pele e facilita a aspiração de sangue. É nessa regurgitação de saliva que são inoculados milhares de parasitos[5,6,7].

Epidemiologia

A LV é amplamente distribuída pelo mundo, ocorrendo na Ásia, na Europa, na África e nas Américas, e apresenta diferenças em aspectos epidemiológicos, clínicos e imunológicos, decorrentes dos diversos ecossistemas. Apresenta-se como uma zoonose ou uma antropozoonose. Daí resulta a caracterização epidemiológica clássica da LV em cinco tipos: indiano, mediterrâneo, neotropical ou americano, sudanês e da Ásia Central[1,2].

Assim, por exemplo, o calazar na Índia caracteriza-se por ser uma antroponose, sendo o homem o único reservatório.

No Brasil, a leishmaniose visceral americana é uma zoonose de canídeos, que se transmite ao homem pela picada do vetor (hospedeiro intermediário), um flebotomíneo que pertence à espécie *Lutzomyia longipalpis,* um complexo de espécies crípticas. Outros flebotomíneos têm sido apontados como prováveis vetores de *L. i. chagasi*, em áreas onde a infecção canina e/ou humana tem sido identificada, na presença ou ausência de *Lu. longipalpis.* Somente as fêmeas do vetor são hematófagas, de modo que somente elas podem transmitir a doença. Esse inseto contamina-se quando suga o sangue da pele dos canídeos infectados, ingerindo parasitos ali presentes. Existem ainda formas raras de transmissão da LV, como a congênita, via transplacentária[2,3,4].

Na América do Sul, a primeira descrição da doença data de 1913, no Paraguai; no Brasil, foi descrita pela primeira vez em 1934, nas regiões Norte e Nordeste. A distribuição geográfica da leishmaniose visceral no país coincide com a do inseto vetor. É uma endemia rural brasileira, embora nas duas últimas décadas a doença tenha apresentado uma mudança de perfil epidemiológico. Essa mudança de perfil tem sido representada por um fenômeno denominado urbanização da doença. A epidemiologia se modificou em razão de vários fatores como a migração populacional, o desmatamento, a expansão urbana desordenada e a adaptação do inseto vetor ao peridomicílio nas regiões periurbanas e urbanas. Assim, mais casos têm sido descritos dentro das cidades e na região de transição entre a zona rural e a urbana, incluindo regiões metropolitanas[2,3,4].

Nas regiões onde a leishmaniose visceral está estabelecida endemicamente há décadas, como nos estados do Ceará e da Bahia, ela acomete, de forma predominante, crianças. Nas regiões onde foi mais recentemente introduzida, a urbanização modificou a epidemiologia e a doença pode ser observada em qualquer idade[2,3,4].

Esse panorama de expansão da doença pode ser bem demonstrado pelo que vem ocorrendo no estado de São Paulo. Nesse local, a transmissão autóctone era raramente documentada, e registravam-se apenas casos importados de outros estados do Brasil. Porém, em 1998, no município de Araçatuba, região oeste do Estado, foram detectados cães com suspeita de LV e presença de *Leish-*

mania. Esse fato, associado à presença do inseto transmissor – *Lutzomyia longipalpis* – no município, detectada em 1997, desencadeou uma investigação epidemiológica que levou à identificação de *Leishmania chagasi* como agente causal, confirmando a transmissão autóctone de LV em cães na área urbana de Araçatuba e, posteriormente, também em outros municípios. Atualmente, esse número já chega a 50 municípios, todos na região oeste do Estado, conforme dados coletados até maio de 2008. No ano de 1999, houve a confirmação do primeiro caso autóctone humano de LV no estado de São Paulo, no município de Araçatuba. Até maio de 2008 foram notificados 1.065 casos no estado, dos quais 104 evoluíram a óbito (9,76%)[4].

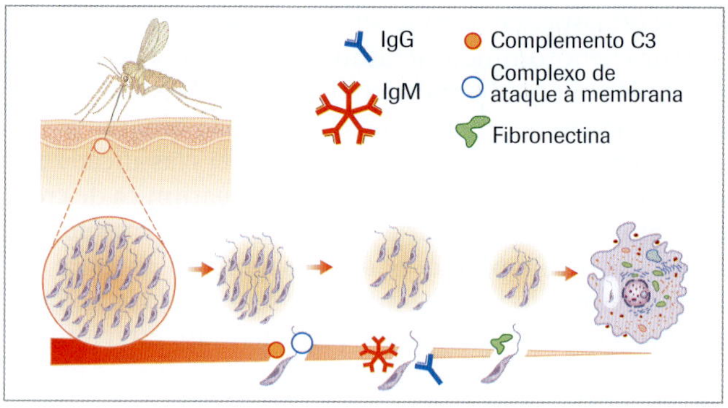

Figura 1. Receptores de reconhecimento padrão (PPR) teciduais envolvidos no controle tecidual da infecção inicial pela promastigota da leishmaniose. De um total de até 1.000 promastigotas, apenas 3 a 5 são finalmente fagocitados.
Fonte: gentilmente cedido pelo prof. Dr. Francisco Felipe Bondan Tuon.

Leishmaniose visceral e infecção pelo HIV

Anteriormente ao início da pandemia pelo vírus da imunodeficiência humana (HIV), foram relatados casos de reativação da infecção leishmaniótica, à semelhança de outros patógenos intracelulares no hospedeiro, imunologicamente comprometidos como receptores de transplante renal ou em indivíduos submetidos à terapêutica imunossupressora (corticosteroide, por exemplo)[8].

Nos últimos anos, com a disseminação mundial da infecção pelo HIV, inclusive em regiões onde a leishmaniose visceral ocorre de forma endêmica, como nos países do Mediterrâneo, têm sido relatados casos de LV em pacientes infectados pelo HIV[9].

A Organização Mundial da Saúde (OMS) estima que 40 milhões de pessoas estão infectadas pelo HIV e um terço delas vive em áreas endêmicas para LV. De todos os pacientes infectados pelo HIV que vivem em áreas endêmicas, 2 a 9% desenvolvem LV. O primeiro caso foi descrito em 1985[9,10]. Hoje, a coinfecção LV/HIV foi registrada em 31 países de vários continentes – Ásia, África, América do Sul (inclusive Brasil) e Europa – com aproximadamente 2 mil casos notificados até o ano 2000, a maioria deles diagnosticada na Espanha, em Portugal, na França e na Itália. Em algumas regiões de Portugal e da Espanha, a LV é a terceira infecção oportunista mais comum em casos de aids[11].

Nos países banhados pelo Mediterrâneo, a elevada frequência da associação entre HIV e LV pode ocorrer tanto pela reativação da infecção leishmaniótica quanto por uma forma alternativa de infecção, decorrente da inoculação intravenosa de *Leishmania* spp., por meio de compartilhamento de agulhas e seringas entre viciados em drogas (transmissão inter-humana), chamado de ciclo alternativo de transmissão[9,10,11]. No Brasil, o primeiro caso de coinfecção HIV/LV foi notificado em 1984, e quase 100 casos tinham sido registrados até 2003[12].

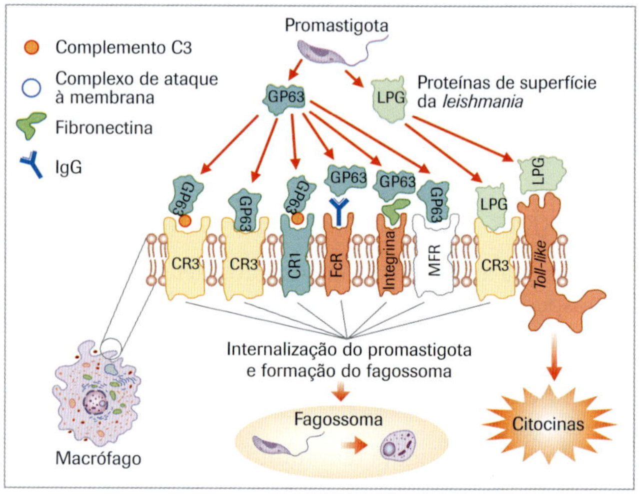

Figura 2. Mecanismos de entrada do promastigota no macrófago e posterior fagocitose e início da resposta imune e produção de citocinas.
Fonte: gentilmente cedido pelo prof. Dr. Francisco Felipe Bondan Tuon.

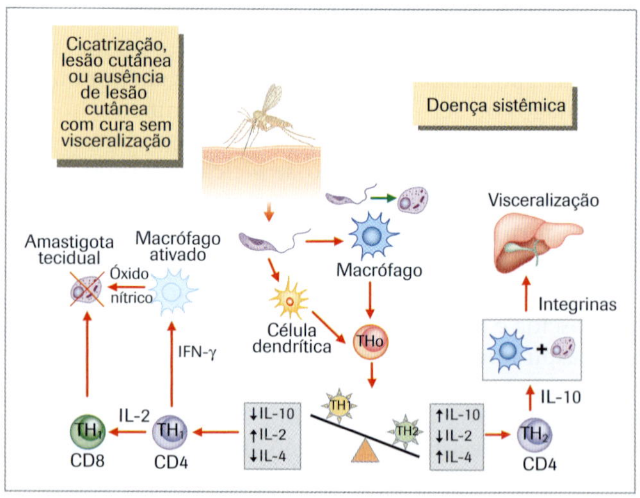

Figura 3. Imunopatogenia da leishmaniose visceral.
Fonte: gentilmente cedido pelo prof. Dr. Francisco Felipe Bondan Tuon.

Imunopatogenia e imunidade

A sequência dos acontecimentos, a partir do momento da picada do vetor até o aparecimento dos sintomas da LV, depende de fatores genéticos e imunológicos, e o grau de expressão clínica da infecção é determinado pelo resultado da interação do parasito com o hospedeiro. De forma geral, o desenvolvimento da doença é dependente da resposta imune do hospedeiro. Ocorrem múltiplas interações entre o hospedeiro e o parasito que envolvem todos os componentes de doença. No entanto, o parasito tem estratégias, que são os mecanismos de evasão às várias etapas da infecção[13].

Assim, tem-se a resposta inflamatória inespecífica na ocasião em que o parasita entra em contato com o hospedeiro. A forma promastigota, na presença de soro humano, pode ser lisada pela ativação do complemento e pela participação de anticorpos inespecíficos. A lise de promastigotas pelo complemento depende da fase de crescimento: a camada espessa de LPG das promastigotas favorece a fagocitose[13].

A fixação de C3 e a subsequente ligação das moléculas ligantes da superfície das promastigotas (gp63 e LPG) com os receptores CR1/CR3, nos macrófagos, parecem ser essenciais para o início da infecção intracelular. Em seguida, ocorre a fagocitose, com a transformação das promastigotas em amastigotas dentro dos fagolisossomas. O LPG é também capaz de inibir enzimas lisossomais e a gp63 tem importante papel, protegendo as proteínas do parasita da degradação no fagolisossoma[14,15,16].

As amastigotas ativam a via alternativa do complemento, apesar de serem mais resistentes à lise. Os leucócitos, em particular, polimorfonucleares neutrófilos, fagocitam promastigotas e amastigotas previamente opsonizadas pelo complemento e as destroem. Isso não acontece com os leucócitos mononucleares que, apesar da sua atividade fagocítica, têm pouca atividade leishmanicida. As amastigotas são fagocitadas, sobrevivem e se multiplicam dentro dos macrófagos, que são células derivadas de monócitos do sangue circulante[13,14,15].

Além desses fatos, as amastigotas, ao contrário das promastigotas, mostram uma alta atividade enzimática que degrada metabólitos oxidativos tóxicos do macrófago e também são altamente adaptadas ao pH ácido do fagolisossoma. Assim, as amastigotas sobrevivem e se multiplicam no interior dos vacúolos fagocíticos[14,17].

Na modulação da resposta imune, o macrófago parasitado apresenta o antígeno aos linfócitos CD4+ e, por meio de seus receptores e da secreção de interleucina-1 (IL-1), esses linfócitos são ativados. Caso ocorra expansão preferencial de linfócitos T CD4+ do subtipo Th1, haverá produção de interleucinas do padrão Th1 (interferon gama, IL-12, fator de necrose tumoral alfa e IL-2) levando à ativação dos macrófagos e à destruição dos parasitos e resolução do processo. Por outro lado, se a resposta for do tipo Th2 (IL-4 e IL-10), o parasito escapa do ponto de inoculação e se dissemina carregado por macrófagos para todos os órgãos do sistema fagocítico mononuclear[17,18,19].

Na LV ocorre, portanto, produção inadequada de IL-2 e interferon gama (IFN-gama), o que explica a capacidade de o macrófago infectado destruir os parasitos. A indução preferencial de células Th1 ou Th2 é que mediaria o controle imunológico da infecção ou a progressão para leishmaniose doença, por meio das diferentes citocinas produzidas por essas células[17,18,19].

Utilizando-se a técnica de PCR para identificação de RNA mensageiro para IL-10, IL-4, INF-gama e IL-2 na medula óssea e nos linfonodos de pacientes com LV, constataram-se níveis normais de RNA mensageiro para INF-gama e IL-2 e elevados níveis de RNA mensageiro para IL-10 (que normalizam após o tratamento da LV). Anticorpos monoclonais anti-IL-10 restauram a resposta linfoproliferativa de linfócitos de pacientes com LV. A IL-12 parece ter também importância nessa resposta imunológica. Os linfócitos do sangue periférico de pacientes com LV são incapazes de produzir interleucinas de padrão Th1 (INF-gama e IL-2) e produzem elevadas quantidades de interleucinas do padrão Th2 (IL-4 e IL-10)[20,21]. No fígado, órgão no qual a *Leishmania* se multiplica ativamente durante a fase inicial da doença, as células de Kupfer encontram-se abarrotadas de formas amastigotas em um meio pobre de IL-12 e IFN-gama. É interessante notar que, com a resolução da doença, existe aumento progressivo das quantidades teciduais das citocinas de padrão Th1, o que comprova a relação estreita entre a doença e o padrão imune[22,23,24]. A diminuição destas citocinas de padrão inflamatório (IL-12 e IFN-gama) promove uma diminuição da produção de óxido nítrico (NO) pelos macrófagos, um dos mecanismos fundamentais na destruição intracelular da *Leishmania*[17,25].

Durante a fase ativa da LV, ocorrem no hospedeiro doente graves alterações da imunidade celular e humoral que tendem à reversão completa após o tratamento (cura clínica). A depressão da imunidade celular específica mediada por células a antígenos de *Leishmania*, durante a fase ativa da LV, é demonstrada pela resposta negativa de testes cutâneos de hipersensibilidade tardia, como a reação de Montenegro, e ao parasito e por testes *in vitro* que refletem a blastogênese diminuída de linfócitos na presença desses antígenos específicos[13].

São verificadas também alterações da imunidade inespecífica mediada por células mediante antígenos não relacionados. Assim, durante o período de doença (com posterior recuperação após a cura clínica), as reações cutâneas de hipersensibilidade tardia costumam ser negativas, utilizando-se antígenos inespecíficos.

Observa-se diminuição da população de linfócitos T no sangue periférico, que ocorre durante a fase ativa de doença. Existem relatos de significativa diminuição de linfócitos CD4+ na ocasião do diagnóstico da LV, enquanto os CD8+ estão significativamente aumentados, e essas alterações retornam aos valores normais 3 meses após o tratamento[5,26].

Verificam-se, além disso, alterações histopatológicas com depleção de linfócitos nas áreas T dependentes do baço e de gânglios linfáticos. O comprometimento da resposta imune celular inespecífica pode ser ainda evidenciado por testes *in vitro* utilizando-se mitógenos, verificando-se uma resposta linfoproliferativa diminuída na fase ativa da doença. Na LV, ocorre ativação policlonal de linfócitos B, expressa pela grande elevação policlonal de globulinas e pela presença de imunocomplexos circulantes. Por outro lado, existem, embora pouco estudadas, evidências de que a produção de anticorpos se encontra diminuída mediante antígenos novos, a despeito da hipergamaglobulinemia[14,27].

Um dos grandes desafios da imunopatogenia da LV é o mecanismo de visceralização da doença. Embora os agentes etiológicos da LV e da leishmânia cutânea sejam diferentes, a diferença de espécie não justifica padrões imunes tão variados. Além disso, não justifica a grande quantidade de infecção assintomática ou subclínica causada pelo mesmo agente etiológico[28]. Alguns consideram que fatores genéticos sejam responsáveis pelo padrão de resposta Th2 encontrado na LV[18]. Isso pôde ser verificado quando estudados gêmeos, uma vez que ambos apresentavam tendência à doença progressiva ou tendiam à doença subclínica. Da mesma forma, homens e crianças têm maior facilidade à doença pela LV que doença assintomática, mais encontrada em adultos e mulheres. Fatores raciais também se encontram como fatores associados à LV. Estudos recentes de expressão de citocinas e de receptores de citocinas têm demonstrado associação direta entre genética, padrões de expressão de citocinas ou de receptores de citocinas, com a expressão de doença visceral pela *Leishmania*[18,27].

Os receptores do tipo *toll-like* têm sido recentemente descritos como associados com a infecção pela *Leishmania*, principalmente os receptores do tipo TLR2, TLR4 e TLR9. É possível que esses receptores reconheçam os antígenos que são expressos pelas formas promastigotas e sejam os iniciadores da resposta imune com produção de citocinas mediante a ativação do NFIB[29].

Patologia

As reações teciduais consequentes à infecção por leishmânias viscerotrópicas são a expressão patológica da relação parasita-hospedeiro, que reflete várias escalas do espectro no qual os sistemas micro e macrofágico são capazes de destruir os parasitos até onde as lesões crônicas se estabelecem[13].

De modo geral, as descrições histopatológicas relativas à leishmaniose visceral referem-se ao comprometimento do sistema fagocítico mononuclear – sua hipertrofia, hiperplasia e parasitismo, especialmente no fígado e baço. Verificam-se, além disso, alterações histopatológicas com depleção de linfócitos nas áreas T-dependentes do baço e de gânglios linfáticos[5,27].

O fígado pode apresentar padrões morfológicos variados de reatividade que refletem tanto o tipo peculiar de resposta do hospedeiro à infecção como a duração da doença[22,23,24]:

- Padrão típico: acentuada hipertrofia e hiperplasia das células de Kupffer, com parasitismo e infiltrado linfo-histioplasmocitário portal e intralobular, presentes na fase de doença plenamente manifesta.
- Padrão nodular ou involutivo: agregados de linfócitos, macrófagos e plasmócitos nos lóbulos hepáticos e nos espaços portais com raras amastigotas; é o quadro visto nos casos oligossintomáticos e nos indivíduos já tratados, e representa a resposta tecidual para controlar a infecção.
- Padrão fibrogênico: ampliação do espaço de Disse com a proliferação sinusoidal de fibras reticulínicas e feixes colágenos; observado na doença de longa duração ou após o tratamento.
- Padrão cirrótico: a fibrose hepática intralobular difusa (cirrose de Rogers), observada no calazar indiano de longa duração, é raramente registrada no Brasil.

Nos pulmões, pode encontrar pneumonia intersticial e focos de fibrose septal. A demonstração de leishmânia nos pulmões (do homem, do *hamster* e do cão) é relatada com pequena frequência; entretanto, por meio do método imunoenzimático, no qual são utilizados anticorpos específicos, pode-se comprovar a presença de produtos antigênicos do parasito em todos os casos com pneumonia intersticial, caracterizando-se, dessa maneira, as lesões intersticiais como próprias da doença[30,31,32].

Nos rins, pode ocorrer comprometimento glomerular discreto, com hiperplasia e hipertrofia do sistema reticuloendotelial (células mesangiais), configurando-se uma glomerulite, com depósitos de IgG, IgM, fibrinogênio e complemento. Descreveu-se em humanos nefrite intersticial aguda do tipo celular (mononucleares)[33].

Também se descreve na LV humana comprometimento da mucosa jejunal, com presença de formas amastigotas em macrófagos, em associação com infiltrado inflamatório mononuclear e discreta proliferação fibrosa do interstício, encontrando-se ocasionalmente microulcerações da mucosa. Descreveu-se, em alguns casos, linfangectasia em nível de coletores, que poderia estar relacionada com processos disabsortivos, os quais constituíram o substrato fisiopatogênico da acentuada desnutrição verificada em muitos doentes com LV[26].

Considerando-se as alterações descritas, pode-se concluir que as lesões histopatológicas do calazar são fundamentalmente intersticiais, parecendo refletir nos diversos órgãos o desenvolvimento de um mesmo processo. Este, porém, pode apresentar-se predominantemente sob a forma de infiltrado inflamatório, com resposta fibrogênica. Essas diferentes alterações intersticiais corresponderiam, provavelmente, a vários tipos de resposta do hospedeiro ao parasito e seus produtos[23].

Quadro clínico

O período de incubação da LV é variável, tem geralmente a duração de meses (2 a 5 meses), mas existem relatos extremos, de dias até vários anos. Esse dado é, muitas vezes, difícil de ser obtido e avaliado, pois o início da sintomatologia pode ser indefinido e a evolução é, em geral, insidiosa. No Brasil, a LV caracteriza-se por três formas clínicas distintas[2,4,26,28]:

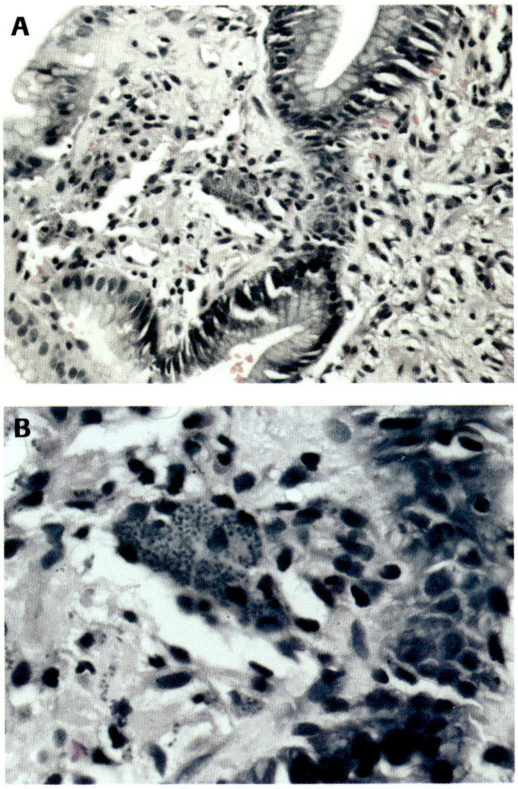

Figura 4. Paciente apresentando hepatoesplenomegalia da leishmaniose visceral. Foi realizada biópsia gástrica para determinar o diagnóstico, evidenciando macrófagos que fagocitam inúmeras leishmânias, localizadas na lâmina própria, o maior deles localizado no centro da foto, em detalhe (B).
Fonte: cortesia do dr. Iberê Cauduro Soares.

■ Forma assintomática: corresponde à infecção inaparente e é detectada em indivíduos sem manifestação clínica em inquéritos epidemiológicos ou em áreas de transmissão, pela positividade da intradermorreação (leishmaniose) ou pela presença de anticorpos específicos no soro. Os títulos de anticorpos são baixos e podem permanecer positivos por tempo indeterminado. Indivíduos que tiveram LV, foram tratados e se curaram apresentam também positividade do teste intradérmico e anticorpos específicos em títulos baixos.

■ Forma oligossintomática: a sintomatologia dessa forma de possibilidade evolutiva pode passar despercebida ou ser confundida com outras doenças infecciosas. O paciente, em geral criança, apresenta discreto comprometimento do estado geral. A suspeita clínica baseia-se na história de febre, discreta anemia, diarreia, emagrecimento e adinamia. Em geral, não se relata febre. A hepatomegalia normalmente está presente e não ultrapassa 5 cm, e a esplenomegalia, ao contrário da forma de apresentação clássica da LV, é discreta e pode estar ausente. As alterações laboratoriais são pouco evidentes: hemograma normal ou com anemia, velocidade de hemossedimentação elevada e eletroforese de proteína normal. A intradermorreação é geralmente negativa. Os anticorpos anti-leishmânia estão sempre presentes. Na área endêmica, esses quadros de infecção oligossintomática ou subclínica foram observados no acompanhamento prospectivo de criança, após soroconversão. Esses quadros são autolimitados e, em geral, não se indica tratamento. Os sintomas podem persistir por cerca de 3 a 6 meses. A pesquisa dos parasitos em aspirado de medula óssea e cultura em meio NNN (Novy, MacNeal e Nicolle) tem baixa positividade.

■ Forma clássica: é a doença plenamente manifesta. Na forma clássica, a sintomatologia da LV tem instalação insidiosa e a doença, em geral, tem curso crônico.

O período inicial também é denominado período agudo e caracteriza-se por febre diária com duração de 15 a 21 dias e estado geral preservado; frequentemente se evidenciam hepatoesplenomegalia e anemia discretas. A sorologia revela presença de anticorpos (> 1:256) e a intradermorreação (leishmânia) é negativa. A velocidade de hemossedimentação eleva-se (50 mm) e ocorre anemia discreta (Hb > 9 g/dL), além de leucócitos normais com linfomonocitose. A pesquisa de amastigotas em aspirado esplênico ou na medula óssea pode ser positiva, e a cultura em meio NNN é positiva.

O período de estado é caracterizado pela febre, geralmente alta e diária, tipicamente apresentando dois picos diários, podendo sofrer períodos de remissão espontânea. A febre pode ser acompanhada de calafrios e ser seguida de sudorese. Progressivamente, o paciente apresenta anorexia, enfraquecimento e emagrecimento, surgindo sinais clínicos de desnutrição grave, como cabelos secos e quebradiços, cílios longos e pele seca. Ao mesmo tempo, surge a palidez cutânea, que vai se acentuando, o paciente nota o aumento progressivo do volume abdominal, referindo desconforto no hipocôndrio esquerdo. Ocorre aumento gradativo do tamanho do fígado e sobretudo do baço. Manifestações hemorrágicas e gastrointestinais, respectivamente epistaxes, gengivorragias e quadros diarreicos, são comumente relatadas durante a evolução. Outro sintoma que pode ser relatado com certa frequência é a tosse seca, que estaria relacionada à pneumonite intersticial da LV.

A duração da sintomatologia na ocasião em que o diagnóstico é realizado é de vários meses, em geral mais de 3 meses de evolução.

A icterícia é pouco frequente na LV; é mais comum nos casos graves e de evolução longa.

São observadas pancitopenia e hipergamaglobulinemia. A intradermorreação é negativa e os títulos de anticorpo, elevados (> 1:4.000).

No período final, a forma de apresentação clássica pode evoluir de forma mais grave, chegando a grande esplenomegalia até a cicatriz umbilical e fossa ilíaca direita, com caquexia pronunciada e anemia intensa. Podem ocorrer as complicações determinantes de óbitos como hemorragias, ascite e icterícia ou infecções bacterianas.

Definição de leishmaniose visceral grave

LV que se apresenta em pacientes com menos de 6 meses de idade ou com mais de 65 anos. Outros critérios são: desnutrição grave, comorbidades ou uma das seguintes manifestações clínicas: icterícia, fenômenos hemorrágicos (exceto epistaxe), edema generalizado, sinais de toxemia (letargia, má perfusão, cianose, taquicardia ou bradicardia, hipoventilação ou hiperventilação e instabilidade hemodinâmica)[34,35,36].

Diferenças da LV no Brasil e no mundo

No mundo, nas diferentes regiões onde ocorre a LV, a doença, do ponto de vista do processo patológico básico e do quadro clínico, é semelhante. No entanto, são observadas variações clínicas regionais.

Essas diferenças entre as manifestações clínicas poderiam ser determinadas pelas diferentes espécies de leishmânias causadoras da doença e das diferenças dos ecossistemas. Assim, no calazar indiano são relatados casos com fibrose hepática e cirrose de Rogers e, consequentemente, é comum registrar icterícia. Na Índia e no leste da África são observados, com frequência, a hiperpigmentação da pele e a leishmaniose dérmica pós-calazar (LDPS). Essa dermatose se desenvolve 1 a 3 anos depois do desaparecimento dos sintomas da leishmaniose visceral e tem evolução insidiosa e crônica. Constitui-se em um granuloma não ulcerativo contendo amastigotas nos histiócitos. Clinicamente, as manifestações são sistêmicas e refratárias ao tratamento com antimoniais, e recidivam[35,36].

No Brasil e no Mediterrâneo, são raras as lesões dérmicas específicas e é excepcionalmente visto o escurecimento da pele; a adenomegalia é pouco expressiva, sendo mais observada em crianças de pouca idade. Embora tenham sido descritos casos de fibrose hepática em graus variados, foram registrados raros casos de cirrose de Rogers. As *L. infantum* e *L. infantum chagasi* em geral são sensíveis aos antimoniais pentavalentes[35,36].

A reativação da infecção leishmaniótica nos hospedeiros imunologicamente comprometidos, como os transplantados renais ou os submetidos à terapêutica imunossupressora, determina um quadro clínico semelhante ao clássico. O paciente apresenta febre, hepatoesplenomegalia e pancitopenia e, na investigação diagnóstica, as amastigotas são encontradas, em geral, nos esfregaços corados de punção de medula óssea ou em mielocultura no meio de NNN. Embora a letalidade determinada pela LV nesse grupo de pacientes seja elevada, o tratamento convencional é feito com Glucantime® e, geralmente, não são relatados casos de recidivas[8].

Coinfecção da leishmaniose visceral americana e infecção pelo vírus da imunodeficiência humana

Nos indivíduos infectados pelo HIV, a LV reativa clinicamente com níveis de CD4 abaixo de 200 células/mm³. Metade dos pacientes tem critérios definidores de Aids antes ou durante o primeiro episódio de LV e apresentam concomitantemente outra doença oportunista.

A tríade clássica – febre, hepatoesplenomegalia, pancitopenia – se manifesta em 75% dos casos. Outros sinais e sintomas comuns são astenia, emagrecimento e adenomegalias. Muitas vezes, a esplenomegalia é menos intensa e a pancitopenia é mais acentuada. O acometimento do trato gastrointestinal (TGI) é frequente, podendo ocorrer diarreia, desconforto retal, disfagia, odinofagia e epigastralgia. Ocorre a presença de formas amastigotas em alguns casos de ulcerações na mucosa do trato gastrointestinal. O trato respiratório é envolvido com frequência, em geral de forma assintomática, mas eventualmente evolui como pneumonia intersticial grave. O acometimento cutâneo isolado é incomum, havendo, entretanto, relatos de casos de encontro de amastigotas em pele íntegra, em tatuagens e em lesões de sarcoma de Kaposi, herpes simples e herpes-zóster[8,9,10,11,12].

Diagnóstico laboratorial

O diagnóstico laboratorial se constitui dos métodos parasitológicos, imunológicos, moleculares e isolamento em animais de experimentação.

Os exames parasitológicos são considerados métodos de referência no diagnóstico da LV, embora pressuponham métodos invasivos e laboriosos e com sensibilidade variável. O diagnóstico específico direto geralmente é feito pelo encontro de formas amastigotas de leishmânias em esfregaços, corados pela coloração de Leishman, Giemsa ou Panótico rápido, obtidos por punção de medula óssea (mielograma) com sensibilidade variando entre 80 e 85% ou punção esplênica que apresenta dificuldade técnica operacional, limitando sua utilização, mas com sensibilidade superior, 95%.

O material deve ser cultivado em meio de cultura axênico bifásico NNN constituído de ágar e sangue de coelho desfibrinado e uma fase líquida (BHI), mantida em estufa BOD a 24°/26°C, com observação microscópica semanal durante um mês para a visualização de formas promastigotas[37]. O mesmo material obtido por punção também pode ser inoculado em *hamster* (*Mesocricetus auratus*) ou camundongos BALB/c por via intraperitoneal, embora não tenha valor prático para a rotina. A pesquisa direta e a cultura do parasito no sangue periférico em pacientes imunocompetentes são pouco usuais com positividade inferior a 30%, mas esses métodos podem ser empregados em pacientes infectados com HIV, com positividade superior a 50% dos casos, em decorrência de elevada carga parasitária, auxiliando no diagnóstico da leishmaniose visceral sintomática[38].

O diagnóstico sorológico é empregado em inquéritos epidemiológicos e pode ser útil no diagnóstico de casos em que não se encontram parasitos nos esfregaços corados ou nas culturas.

Os procedimentos mais utilizados no diagnóstico sorológico são a reação de imunofluorescência indireta

(RIFI) com sensibilidade de 82 a 95% e especificidade de 78 a 92%, dependendo da preparação antigênica e da espécie de *Leishmania* utilizadas e o ensaio imunoenzimático Elisa (*enzyme-linked immunosorbent assay*), que apresenta sensibilidade de 90 a 100% e especificidade de 71 a 100% e é de fácil execução, permitindo a detecção de baixos títulos de anticorpos específicos no plasma sanguíneo[39]. Os anticorpos são detectados em títulos elevados durante a fase de doença e decrescem após o tratamento.

Mais recentemente, uma nova preparação antigênica, a proteína recombinante rK39, uma sequência de 39 aminoácidos clonada da região quinase de *Leishmania chagasi*, complexo donovani-específico utilizado para o teste de Elisa, bem como no teste rápido imunocromatográfico, mostrou 95 a 100% de positividade na detecção de casos de LV clássica, com 100% de especificidade e 98% de sensibilidade e também utilizada em plataformas imunocromatográficas ou DOT-Elisa em papéis, apresentando sensibilidade, e especificidade que variavam de 67 a 100% e 59 a 100%, respectivamente[39,40,41,42]. Outros antígenos específicos purificados têm sido identificados: rK26; *heat-shock-proteins* HSP70, proteínas mitocondriais e citoplasmáticas de massa molecular de 70 e 72 kDa que são bastante conservadas no gênero *Leishmania*; a glicoproteína de superfície GP63; complexo fucose-manose ligante (FML) do complexo *Leishmania donovani* que produz 100% de sensibilidade e 96% de especificidade quando utilizadas no teste Elisa.

O teste rápido imunocromatográfico (IC) rK39 permite a detecção rápida de anticorpos contra *Leishmania* spp. em uma membrana de nitrocelulose. É um teste barato e não invasivo que requer uma gota de sangue total ou soro. Em casos clínicos de VL, o ensaio mostrou variação na sensibilidade e especificidade entre diferentes populações. O rK39 IC mostrou 99 a 100% de sensibilidade e 95 a 100% de especificidade na Índia, sensibilidade de 90% e especificidade de 100% no Brasil, e 100% de sensibilidade e especificidade na área do Mediterrâneo. Em outros relatos no sul da Europa, o teste rK39 IC foi positivo em apenas 71,4% dos casos de LV; no Sudão, rK39 IC mostrou uma sensibilidade de 67%[44].

Um estudo realizado no estado de São Paulo que utilizou o teste rK39 para analisar amostras de soro de pacientes com doença de Chagas indicou 100% de especificidade para os pacientes com doença de Chagas diagnosticados pela cultura do parasita e especificidade de 96% para pacientes que foram diagnosticados por testes sorológicos[45].

O teste de aglutinação direta (DAT) é um teste de baixo custo, com sensibilidade de 91 a 100% e especificidade de 72 a 100%, tendo sido validado em diversas áreas endêmicas[39].

É um teste simples em relação a outros testes, mas apresenta problemas em termos de reprodutibilidade dos resultados, já que depende da elaboração do antígeno[44,46].

O teste de aglutinação em látex (LAT) é um dos testes de diagnóstico rápidos recentemente desenvolvidos para a detecção rápida de anticorpos anti-*Leishmania* contra o antígeno A2 derivado da forma amastigota, bem como aqueles contra antígenos brutos derivados da forma promastigota de uma estirpe de *L. infantum* iraniano. Em um estudo comparativo com o DAT, a sensibilidade dos soros humanos testados em pacientes com DAT-confirmados foi de 88,4%, enquanto a especificidade foi de 93,5% no A2-LAT amastigota[47].

Em resumo, o teste de aglutinação em látex é simples, fácil de executar, barato, rápido, e pode ser usado como um teste de triagem. Esforços estão sendo feitos para melhorar o desempenho dessa técnica[41].

Para o teste Immunoblotting (*Western blot*), promastigotas são cultivadas até a fase logarítmica, lisadas, e as proteínas são submetidas a SDS-PAGE, separadas por eletrotransferência para uma membrana de nitrocelulose e sondadas com o soro do paciente[48,49].

A ação imunossupressora da coinfecção *Leishmania*/HIV torna a abordagem sorológica para diagnóstico especialmente desafiadora. No entanto, DAT, *immunoblotting* e o teste de aglutinação em látex na urina (Katex) têm provado serem superiores no diagnóstico desses casos de coinfecção[50,51,52]. Os resultados negativos da sorologia não devem excluir de forma confiável o diagnóstico de VL entre os pacientes infectados pelo HIV. Um teste sorológico ou parasitológico adicional, molecular ou outro pode ser necessário para chegar a um diagnóstico preciso[44].

Porém, a baixa especificidade comum entre os métodos se deve à utilização de antígenos não purificados, persistência de anticorpos após a cura e reatividade cruzada[39].

Já nos pacientes coinfectados, a sorologia e a reação de Montenegro têm baixa sensibilidade. Muitos dos pacientes HIV-positivo têm testes sorológicos para *Leishmania* negativos, sendo, portanto, a demonstração do parasita em tecidos um pré-requisito para o diagnóstico e para a instituição do tratamento.

Recentemente, as técnicas de biologia molecular têm sido uma alternativa mais promissora, sendo a PCR (*polymerase chain reaction*) uma técnica que pode ser usada como método de triagem inicial para casos suspeitos de leishmaniose, principalmente em pacientes imunodeprimidos[53,54].

Muitos métodos baseados na PCR para o diagnóstico de VL foram descritos com diferentes especificidades e sensibilidades. A sensibilidade do ensaio de PCR depende da amostra utilizada. A amostra ideal é o sangue periférico, em razão de seu caráter não invasivo, uma vez que as gamas de sensibilidade descritas variam de 70 a 100%. A sensibilidade é mais alta (perto de 100%) no baço e medula óssea.

Existem diferentes sequências-alvo utilizadas, que incluem genes de RNA ribossômico, DNA de cinetoplasto (kDNA), derivados de *miniexon* RNA (medRNA) e região do gene β-tubulina[44].

A PCR em pacientes HIV-coinfectados e não infectados pelo HIV demonstrou uma sensibilidade de 95,7% para a medula óssea e de 98,5% para amostras de sangue periférico[53]. O kDNA PCR parece ser uma ferramenta útil para o diagnóstico de VL, e pode ser um bom marcador para prever recidivas após o tratamento da VL em pacientes coinfectados com os sintomas clínicos da doença[55].

Outra variação da PCR convencional é a PCR *real time*, a qual tem a vantagem de ser quantitativa, podendo ser útil no acompanhamento do tratamento, permitindo a avaliação da carga parasitária.

Os exames laboratoriais inespecíficos fundamentais que auxiliam no diagnóstico são o hemograma e a eletroforese de proteínas. O hemograma revela anemia, leucopenia com neutropenia e, frequentemente, plaquetopenia. A patogênese da pancitopenia é multifatorial, sendo, principalmente, consequente ao hiperesplenismo, existindo também alterações medulares pela presença dos parasitos e componentes imunológicos (imunocomplexos circulantes adsorvidos aos elementos sanguíneos e autoanticorpos).

Na eletroforese de proteínas, observam-se diminuição da albumina e marcante elevação dos níveis de gamaglobulina em pico policlonal. A hipoalbuminemia tem múltiplas causas, desde nutricionais, funcionais hepáticas até perda entérica decorrente de enterite leishmaniótica. A hipergamaglobulinemia é decorrente de ativação policlonal de linfócitos B.

Diagnóstico diferencial

No diagnóstico diferencial do calazar clássico, devem ser consideradas as doenças de curso crônico e que apresentem durante a evolução febre e hepatoesplenomegalia, como a histoplasmose, a tuberculose miliar, a toxoplasmose, a endocardite bacteriana e a malária crônica. Devem-se incluir as doenças não transmissíveis como os linfomas e as leucemias, especialmente a mieloide crônica e as colagenoses[2,3,4,26].

No decurso da forma hepatoesplênica da fase crônica da esquistossomose mansônica não ocorre febre. Esta costuma estar presente na forma toxêmica da fase aguda da esquistossomose ou quando se associam outras infecções, como a malária ou o próprio calazar. A enterobacteriose septicêmica prolongada é uma bacteriemia crônica por enterobactérias, principalmente *Salmonella*, que acomete indivíduos com esquistossomose mansônica especialmente na forma hepatoesplênica, e é uma das principais hipóteses no diagnóstico diferencial de LV[2,3,4,26].

Tratamento

Internação

A internação está indicada, de forma geral, a todos os pacientes com a forma grave de LV já descrita, portanto, com alterações laboratoriais que podem ser consideradas fatores de mau prognóstico em decorrência de risco de infecção ou sangramento, como leucopenia menor que 1.000/mL ou neutropenia grave (menor que 500/mm^3) e plaquetopenia abaixo de 50.000/mL. Outros achados laboratoriais que também indicam gravidade são: hemoglobina sérica < 7 g/dL, creatinina > 23 o valor de referência, alteração no coagulograma (atividade de protrombina < 70%), alteração hepática (bilirrubina total acima dos valores de referência, AST/ALT > 53 o limite superior da normalidade, albumina < 2,5 mg/mL), além de exame radiológico de tórax sugestivo de pneumonia[34,35,36].

Drogas

Antimonial pentavalente

A possibilidade de tratamento com os compostos antimoniais, inicialmente empregados na leishmaniose tegumentar, reverteu o prognóstico da doença que frequentemente era fatal. Atualmente, existem duas apresentações do antimonial pentavalente, o estibogluconato de sódio, usado em países de língua inglesa, e o antimoniato de N-metilglucamina (Glucantime®), empregado habitualmente na França e no Brasil.

A ação dos antimoniais contra *Leishmania* não é bem conhecida, mas acredita-se que atuem no mecanismo bioenergético das formas amastigotas por meio de glicólise e beta-oxidação, que ocorrem nas organelas denominadas glicossomas. Outro mecanismo aventado é o de ligação com sítios sulfidrílicos, deflagrando a morte desses protozoários.

Atualmente, a apresentação do Glucantime® é em frascos de 5 mL, contendo 81 mg de Sb^v (antimônio pentavalente) por mL. A dose para tratamento deve ser calculada com base no conteúdo de Sb^v em cada ampola, nunca ultrapassando a dose de três ampolas/dia, ou seja, 15 mL/dia. A dose recomendada para o tratamento da LV é de 20 mg/kg/dia de Sb^v por 20 a 40 dias, sendo o tempo médio de tratamento de 28 dias[2,56,57,58].

As contraindicações ao uso dos antimoniais são: gestantes, portadores de cardiopatias, nefropatias e hepatopatias. Quanto às nefropatias, deve ser ressaltado que os antimoniais pentavalentes não são dialisáveis, ocorrendo acúmulo em indivíduos com *clearance* de creatinina rebaixado e, portanto, podendo levar a arritmias graves; é uma substância que tem sido utilizada na terapêutica da LV na dose de 20 mg/kg/dia de Sb^v por 30 dias. Os efeitos adversos mais comuns apresentados pelo antimoniato de N-metilglucamina não são infrequentes, especialmente em pacientes idosos ou com comorbidades, e o seu uso pode ocasionar: artralgia, mialgia, náusea, vômito, cefaleia, anorexia, aumento de transaminases, fosfatase alcalina, lípase e amilase, leucopenia, alargamento do intervalo QT e supra ou infradesnivelamento do segmento ST. Outros efeitos colaterais menos frequentes são: aumento de ureia e creatinina, arritmia cardíaca, morte súbita e herpes-zóster[2,56,57,58].

Antes da utilização do antimonial, devem ser realizados eletrocardiograma, dosagem sérica de ureia e creatinina, enzimas hepáticas e leucograma. Durante o tratamento, o eletrocardiograma deve ser realizado duas vezes por semana, e os demais exames, ao menos uma vez por semana[2,56,57,58].

Anfotericina

Embora a utilização dos antimoniais pentavalentes tenha sido ampla e tenha modificado o panorama da doença em muitos países, incluindo o Brasil, a droga com maior potencial leishmanicida é a anfotericina B. Ela age sobre o ergosterol, esteroide da membrana de *Leishmania*, causando aumento de permeabilidade da membrana celular, promovendo influxo de íons e levando à morte do parasito. Além da sua potência, é a droga com menor descrição de resistência até então, o que não é verdade para os antimoniais pentavalentes, motivo pelo qual essa droga deixou de ser primeira escolha na Índia e foi substituída pela anfotericina B. Esta última apresenta diversas apresentações, sendo basicamente separadas em formulação convencional (desoxicolato) e formulações lipídicas, todas elas para aplicação intravenosa lenta[2,56,57,58].

A formulação desoxicolato apresenta-se em frascos liofilizados com 50 mg de anfotericina, e a dose preconizada é de 0,5 a 0,7 mg/kg/dia ou 1 mg/kg em dias alternados até uma dose total entre 2 a 3 g, não ultrapassando a dose diária de 50 mg. Infelizmente esse esquema apresenta alta toxicidade, sobretudo renal e com distúrbios hidroeletrolíticos; necessita, na maioria das vezes, de um período de internação não desprezível e outros efeitos adversos, como cardiotoxicidade. Os efeitos adversos mais comuns são aqueles que ocorrem durante a infusão da droga: febre, anorexia, náuseas, vômitos e flebite. Esses sintomas devem ser corretamente manejados, uma vez que eles não contraindicam o uso da anfotericina. Hipopotassemia e insuficiência renal são outras complicações muito frequentes com o uso da anfotericina. Hidratação adequada e aplicação intermitente são formas práticas de tentar diminuir esses efeitos adversos. Não existe um valor de creatinina estabelecido para interromper o tratamento, porém níveis acima de 2,0 mg/dL podem ser considerados de risco para a manutenção do tratamento. A hipopotassemia pode ser manejada com reposição oral quando o potássio sérico se encontra acima de 2,5 mEq/L. Anemia, leucopenia e alterações cardíacas são outras complicações algumas vezes encontradas[2,56,57,58].

O monitoramento do tratamento deve consistir em dosagem, duas vezes por semana, dos níveis séricos de sódio, potássio, magnésio, ureia e creatinina, além da realização de hemograma e eletrocardiograma.

As formulações lipídicas são medicamentos mais recentes que sofreram modificações na apresentação da anfotericina original, com o intuito de diminuição dos efeitos adversos, principalmente renais. Entre as formulações lipídicas disponíveis no mercado, a mais estudada na LV é a anfotericina B lipossomal (Ambisome®). Apresenta-se em frascos-ampola com 50 mg de anfotericina e a dose preconizada varia conforme os estudos e a região estudada. Atualmente, a anfotericina B lipossomal é a droga de primeira linha para a LV na Europa, EUA e em outros países desenvolvidos; oferece grandes vantagens em relação aos antimoniais pentavalentes, por causa de sua eficácia terapêutica próxima de 100% em um curto intervalo de tempo, com uma dose total de 20 mg/kg em 2 a 7 dias, de preferência 10 mg/kg uma vez por dia, em 2 dias consecutivos, ou uma dose total de 40 mg/kg para pacientes imunodeprimidos, administrada ao longo de 4 a 8 dias, possibilitando uma melhora significativa da adesão do paciente, com um curto tempo de internação hospitalar, o que reduz os custos com os cuidados de saúde, tornando-se, dessa forma, uma droga custo-efetiva[56]. No Brasil, a dose empregada para o tratamento da LV é de 4 a 5 mg/kg/dia durante 5 dias, após estudo multicêntrico com participação de pacientes com LV por *L. chagasi* realizado no país. O uso da anfotericina lipossomal modificou o panorama da LV na Índia, uma vez que os pacientes apresentavam baixa cura e muitos efeitos adversos com o emprego do Glucantime®. Essa não parece ser a realidade do Brasil, embora estudos mais recentes sejam necessários para determinar as taxas de cura nas diversas regiões do país. O Ministério da Saúde, em manual publicado em 2003, recomendava o emprego dos antimoniais pentavalentes como droga de primeira escolha. A Secretaria de Saúde do Estado de São Paulo, em publicação de 2006, coloca a anfotericina lipossomal como uma das drogas de escolha[4]. O grande problema do Ambisome® diz respeito ao custo dessa droga. Em uma região com baixa incidência da doença, o uso da anfotericina lipossomal, considerando sua taxa de cura e poucos efeitos adversos, pode ser empregado como de escolha. O emprego dessa medicação em massa deve ser pesquisado antes, para considerar os seus custos/benefícios em nossa população com baixa resistência ao Glucantime®.

Outras drogas

Uma droga que vem se tornando bastante atrativa no tratamento da LV em todo o mundo tem sido a miltefosina. Essa medicação, um quimioterápico, é de apresentação oral, o que facilita muito o tratamento desses pacientes. Além da apresentação oral, a droga parece ter poucos eventos adversos, mas ainda precisa de mais estudos, inclusive no Brasil, para determinar seus efeitos na LV brasileira. Vários ensaios clínicos realizados 5 a 10 anos atrás mostraram uma boa eficácia da miltefosina em adultos com LV na Índia. A dose terapêutica de 2,5 mg/kg/dia, durante 28 dias, levou a taxas de cura entre 94 e 97%[57]. A miltefosina é o único agente oral com potencial reconhecido para o tratamento das leishmanioses. Apesar de ter apresentado excelentes taxas de cura para a leishmaniose visceral (LV) na Índia, Nepal e Bangladesh, conforme citado anteriormente, altos índices de falhas terapêuticas foram recentemente demonstradas[59,60]. Dessa forma, estratégias para prevenir o desenvolvimento e a disseminação da resistência a miltefosina são necessárias. Eficácia moderada foi observada para LV no leste da África, enquanto dados de países do Mediterrâneo e da América Latina são escassos. Os resultados não têm sido muito promissores para pacientes coinfectados com o vírus da imunodeficiência humana e LV. No entanto, a longa meia-vida da miltefosina e sua via de administração podem torná-la uma boa opção para a profilaxia de manutenção[58].

A terapia combinada com a mitelfosina pode ser uma opção terapêutica promissora, em que os benefícios para o tratamento da LV são diversos, como permitir a redução da dose e duração dos esquemas terapêuticos, bem como de sua toxicidade, e levar a uma melhor adesão terapêutica. Consequentemente, poderia proporcionar uma redução dos custos do tratamento, o que é um fator importante se considerarmos que a LV afeta principalmente os países de baixa renda, e poderia ainda diminuir o desenvolvimento da resistência aos medicamentos e aumentar a eficácia ao tratamento, o que poderia ser uma boa opção em casos complicados e em pacientes coinfectados pelo HIV[58]. Um estudo realizado na Índia mostrou que a combinação de dose única de anfotericina B lipossomal de 5 mg/kg, seguida por 7 a 14 dias de miltefosina, tinha uma maior eficácia que a anfotericina B lipossomal isolada, com taxas de cura de 96 a 98% *versus* 91%, respectivamente[61].

As diamidinas aromáticas, como a pentamidina, também são bastante eficazes no tratamento da LV. A dose preconizada é de 4 mg/kg, três vezes por semana, por 5 a 25 semanas dependendo da persistência do parasita no aspirado esplênico. A pentamidina interfere na síntese do DNA, provavelmente alterando a morfologia do cinetoplasto e fragmentando a membrana mitocondrial, levando o agente à morte. Os eventos adversos mais descritos são: náuseas, vômitos, cefaleia, hipoglicemia, hipotensão durante a infusão, aumento de ureia e creatinina, síncope, diabete, leucopenia, pancreatite e alterações inespecíficas do segmento ST e da onda T. É contraindicada para gestantes, portadores de diabete, insuficiência renal, insuficiência hepática, doenças cardíacas e em crianças com peso inferior a 8 kg. Durante o uso da pentamidina, pode ocorrer hipoglicemia seguida de hiperglicemia em decorrência da destruição de células beta-pancreáticas. Esse é o motivo pelo qual seu uso é contraindicado em pacientes diabéticos não insulinodependentes[2,56,57,58].

Outras drogas já foram testadas, porém com experiência muito limitada, dentre elas: itraconazol, paramomicina, tetraciclina e alopurinol, além da combinação de antimonial com interferon-gama.

Refratariedade ou retratamento

Nas formas refratárias ao tratamento antimonial, têm sido avaliados muitos esquemas alternativos, sendo um dos mais referidos o uso do alopurinol em doses entre 15 e 20 mg/kg, divididos duas a três vezes ao dia por em média 14 dias, associado ao antimonial.

Nos casos de insucesso com o uso de anfotericina B, principalmente se for de formulação lipídica, a recomendação é repetir o tratamento. Em casos de falha ao retratamento, considerar, além de outro diagnóstico (ver diagnóstico diferencial), associação de doenças ou a possibilidade de resistência, devendo-se optar, em suspeita desta, por outro tratamento, como Glucantime® ou pentamidina[2,56,57,58].

Coinfecção Leishmania-HIV

Em pacientes coinfectados pelo HIV, a anfotericina B lipossomal é a droga de escolha tanto para o tratamento, quanto para a profilaxia secundária, em razão de sua alta eficácia e segurança, enquanto os antimoniais e anfotericina B convencional devem ser evitados por causa da alta toxicidade e intolerância[62,63,64]. No entanto, em países endêmicos com poucos recursos, até mesmo cursos de curta duração de anfotericina B lipossomal são inacessíveis, embora hoje em dia a formulação esteja disponível a preço reduzido em países endêmicos, e sem custos para os países pobres selecionados[65].

Formas graves

O paciente deve ser internado em hospital de referência para detecção precoce dos sinais de gravidade e para controle laboratorial rigoroso para evitar ou detectar precocemente complicações infecciosas e hemorrágicas, assim como identificar possíveis toxicidades decorrentes do tratamento específico[34,35,36]. Nesse grupo de pacientes a droga de escolha é a anfotericina B e, se disponível, dar preferência à formulação lipídica (Ambisome®)[56,57,58].

Critérios de cura

Observa-se o desaparecimento da febre já nos primeiros dias após a introdução da terapêutica específica. Progressivamente, o paciente melhora o estado geral, ocorre aumento do apetite e ganho de peso. A recuperação das alterações hematológicas pode ser acompanhada observando-se inicialmente tendência à normalização do número de plaquetas e de leucócitos. Progressivamente ocorre melhora da anemia.

O paciente apresenta, durante o tratamento, involução progressiva da hepatoesplenomegalia. Nota-se, muitas vezes, regressão mais lenta do fígado do que do baço e, na maioria das vezes, ocorre a regressão total da visceromegalia após o tratamento específico, exceto quando há doenças associadas (como a esquistossomose), quando não houver resposta à terapêutica ou quando houver comprometimento do fígado pela fibrose leishmaniótica. A regressão total do aumento do baço e, em especial, do fígado, pode levar semanas ou meses após o término da terapia específica[2,56,57,58].

A albuminemia eleva-se com a melhora clínica do doente mesmo durante o tratamento, e a hipergamaglobulinemia persiste por várias semanas ou até meses após a cura clínica.

Após o tratamento específico, não há necessidade obrigatória de ser realizado novo mielograma para pesquisas de formas amastigotas, exceto se houver suspeita de falha terapêutica.

Embora o indivíduo seja considerado curado, à semelhança de outras doenças causadas por patógenos intracelulares, a infecção eventualmente pode ser reativada mediante a condição de supressão da resposta imune, como na coinfecção *Leishmania*-HIV[10].

A recidiva é considerada como o retorno dos sinais e dos sintomas da doença, assim como positivação de exame parasitológico antes de 12 meses do fim do tratamento. A falha terapêutica é definida como a não melhora dos critérios clínicos e laboratoriais (hematológicos e bioquímicos) durante a reavaliação do paciente no 1º, 3º, 6º e 12º mês de acompanhamento[2].

Complicações

As complicações observadas com mais frequência durante o curso da LV são as hemorragias e, sobretudo, as infecções bacterianas, sendo as pneumonias e as septicemias as potencialmente mais graves e podem levar ao óbito. Na LV, apesar da depressão da imunidade celular observada, não ocorre infecção disseminada por patógenos intracelulares[34,35,36].

Profilaxia

Na profilaxia primária da LV, recomenda-se a adoção de várias medidas como o tratamento dos doentes, o reconhecimento dos reservatórios, o combate aos insetos e a proteção dos indivíduos sadios[2,4].

Tem havido algum processo no desenvolvimento de vacinas contra doenças parasitárias. Embora as infecções por *Leishmania* possam induzir resposta anticórpica, isso geralmente não confere proteção. Na LV, a doença ocorre pela não produção de interleucina-2 e interferon-gama, e as vacinas eficazes devem ser capazes de induzir imunidade celular contra o protozoário.

Acompanhamento do paciente

Antibioticoterapia

Para evitar complicações inerentes à própria doença, algumas medidas terapêuticas podem ser realizadas.

A antibioticoterapia deve ser empregada especialmente em pacientes com menos de 2 meses e em todos os neutropênicos graves (< 500 células/mm³), uma vez que é difícil caracterizar um quadro infeccioso em uma síndrome febril, que é a LV. Antes de se instituir os antibióticos, deve-se procurar o foco infeccioso pela coleta de culturas (sangue, urina, escarro etc.) e exames específicos (radiografia torácica, raio X dos seios da face, sedimento urinário, escarro) em todos os pacientes com ou sem sinais de sepse. A terapia empírica preconizada nesses pacientes segundo o *Manual de vigilância e controle da leishmaniose visceral americana do Estado de São Paulo* é a seguinte[4]:

Adultos de baixo risco, definidos como aqueles que apresentam bom estado geral, neutrófilos ≥ 100/mm³, sem sinais de sepse, poderão ser tratados ambulatorialmente. O antibiótico indicado nessa situação é a amoxicilina/clavulanato associada à ciprofloxacina, administradas por via oral. Porém, é importante considerar a disponibilidade de drogas e a colaboração do paciente antes de indicar a terapia.

Em adultos não caracterizados como de baixo risco, pacientes internados e crianças, o esquema antimicrobiano recomendado deverá contemplar atividade antipseudomonas. Os antibióticos indicados são: cefalosporina de quarta geração ou penicilina com atividade antipseudomonas.

Quando houver evidência de infecção estafilocóccica de origem hospitalar, isto é, em razão de internação prolongada com sinais de sepse e/ou utilização de cateter venoso central, é necessário o acréscimo da vancomicina.

Em pacientes com plaquetas abaixo de 10.000 células/mm³, deve-se realizar a transfusão profilática mesmo na ausência de sangramento ativo. Em casos de sangramento, independentemente do número de plaquetas, medidas locais, como tamponamento ou compressão local, podem ser úteis. Em sangramentos que podem levar a risco de morte, como enterorragia, deve-se realizar transfusão de plaquetas.

Nas situações em que a infusão de plaquetas não for eficiente para conter o sangramento, plasma fresco congelado deve ser utilizado na posologia de 10 a 20 mL/kg, a cada 8 ou 12 horas.

Referências bibliográficas

1. Lainson R, Shaw JJ. Evolution, classification and geographical distribution. In: Laison R, Shaw JJ (eds.). The leishmaniasis. London: Academic Press, 1987. p.1-120.
2. Brasil. Ministério da Saúde, Secretaria de Vigilância em Saúde. Departamento de Vigilância Epidemiológica. Manual de vigilância e controle da leishmaniose visceral. Brasília: Editora do Ministério da Saúde, 2006.3. Duarte MIS. Leishmaniose visceral (calazar). In: Filho GB (ed.). Bogliolo – Patologia. 6.ed. Rio de Janeiro: Guanabara-Koogan, 2000. p.1215-27.
3. São Paulo (Estado). Secretaria de Estado da Saúde, Superintendência de Controle de Endemias – SUCEN e Coordenadoria de Controle de Doenças – CCD. Manual de Vigilância e Controle da Leishmaniose Visceral Americana do Estado de São Paulo / Coordenação Vera Lucia Fonseca de Camargo-Neves. São Paulo: A Secretaria, 2006.
4. Reed SG, Scott PA. Immunologic mechanisms in Leishmania. In: Cunningham M, Fujunami RS (eds.). Effect of microbes on the immune system. Philadelphia: Lippincott Williams & Wilkins, 2002. p.537-54.
5. Moll H, Fuchs H, Blank C, Rollinghoff M. Langerhans cells transport Leishmania major from the infected skin to the draining lymph node for presentation to antigen-specific T cells. Eur J Immunol 1993; 23:1595-601.
6. Hall LR, Titus RG. Sand fly vector saliva selectively modulates macrophage function that inhibit killing of Leishmania major and nitric oxide production. J Immunol 1995; 155:3501-606.
7. Fernandez-Guerrero ML, Aguado JM, Buzon L, Barros C, Montalban C, Martin T et al. Visceral leishmaniasis in immunocompromissed host. Am J Med 1987; 83:1098-102.
8. Alvar J, Cañavate C, Gutierrez-Solar B, Jiménez M, Laguna F, López-Vélez R et al. Leishmania and human immunodeficiency virus coinfection: the first 10 years. Clin Microbiol Rev 1997; 10(2):298-319.
9. Alvar J, Cañavate C, Gutiérrez-Solar B, Jiménez M, Laguna F, López-Vélez R et al. Leishmania and human immunodeficiency virus coinfection: the first 10 years. Clin Microbiol Rev 1997; 10(2):298-319.
10. Rosenthal E, Marty P, Le Fichoux Y, Cassuto JP. Clinical manifestations of visceral leishmaniasis associated with HIV infection: a retrospective study of 91 French cases. Ann Trop Med Parasitol 2000; 94(1):37-42.
11. Rabello A, Orsini M, Disch J. Leishmania/HIV co-infection in Brazil: an appraisal. Annals of Tropical Medicine & Parasitology 2003; 97(Suppl1):17-28.
12. Colmenares M, Kar S, Goldsmith-Pestana K, McMahon-Pratt D. Mechanism of pathogenesis: difference amongst Leishmania species. Trans R Soc Trop Hyg 2002; 96 (suppl 1):S3-7.
13. Pirmez C, Yamamura M, Uyemura K, Paes-Oliveira M, Conceição-Silva F, Modlin RL. Cytokine patterns in the pathogenesis of human leishmaniasis. J Clin Invest 1993; 91:1390-5.
14. Turco SJ. The lipophosphoglycan of leishmania. Parasitol Today 1988; 4:255-7.
15. Desjardins M, Descoteaux A. Inhibition of phagolysosomal biogenesis by the Leishmania lipophosphoglycan. J Exp Med 1995; 185:2061-8.

16. Proudfood L, O'Donnell CA, Liew FY. Glycoinositolphospholipids of Leishmania major in inhibit nitric oxide syntheses and reduce leishmanicidal activity in murine macrophages. Eur J Immunol 1995; 25:745-50.
17. Güler ML, Gorhan JD, Hsieh CS, Mackey AJ, Steen RG, Dietrich WF et al. Genetic susceptibility to Leishmania: IL-12 responsiveness in Th1 cell development. Science 1996; 271:984-6.
18. Turk JL, Bryceson ADM. Immunologic phenomena in leprosy and related diseases. Adv Immunol 1971; 13:209-66.
19. Ghalib HW, Piuvezam MR, Skeiky YA, Siddig M, Hashim FA, el-Hassan AM et al. Interleukin 10 production correlates with pathology in human Leishmania donovani infections. J Clin Invest 1993; 92:324-9.
20. Blackwell J, Freeman J, Bradley D. Influence of H-2 complex on acquired resistance to Leishmania donovani infection in mice. Nature 1980; 283:72-4.
21. El Hag IA, Hashim FA, El Toum IA, Homeida M, el Kalifa M, el Hassan AM. Liver morphology and function in visceral leishmaniasis (kala-azar). J Clin Pathol 1994; 47:547-51.
22. Corbett CEP, Duarte MIS, Bustamante SE. Regression of diffuse intralobular liver fibrosis associated with visceral leishmaniasis. Am J Trop Med Hyg 1993; 49(5):616-24.
23. Duarte MIS, Corbett CEP. Histopathological patterns of the liver involvement visceral leishmaniasis. Rev Inst Med Trop 1987; 29(3):131-6.
24. Carvalho EM, Badaro R, Reed SG. Absence of gamma interferon and interleukin 2 production during active visceral leishmaniasis. J Clin Invest 1985; 76:2066-9.
25. Berman JD. Human leishmaniasis: clinical, diagnosis, and chemotherapeutic developments in the last 10 years. Clin Infect Dis 1997; 24:684-703.
26. Kedzierski L, Evans KJ. Immune responses during cutaneous and visceral leishmaniasis. Parasitology 2014 Jul 30:1-19.
27. Badaro R, Johnson Jr WD. New perspectives on a subclinical form of visceral leishmaniasis. J Infect Dis 1986; 154:1003-11.
28. Gatto M, de Abreu MM, Tasca KI, de Assis Golim M, da Silva LD, Simão JC et al. The involvement of TLR2 and TLR4 in cytokine and nitric oxide production in visceral leishmaniasis patients before and after treatment with anti-leishmanial drugs. PLoS One 2015 Feb 23; 10(2):e0117977.
29. Duarte MIS, Matta VLR, Corbett CEP, Laurenti MD, Chebaro R, Goto H. Interstticial pneumonitis in human visceral leishmaniasis. Trans Roy Soc Trop Med Hyg 1989; 83:73-6.
30. Duarte MIS, Corbett CEP. Histopathological and ultrastructural aspects of interstitial pneumonitis of experimental visceral leishmaniasis. Trans R Soc Trop Med Hyg 1984; 78:683-8.
31. Duarte MIS, da Matta VL, Corbett CE, Laurenti MD, Chebabo R, Goto H. Interstitial pneumonitis in human visceral leishmaniasis. Trans R Soc Trop Med Hyg 1989; 83:73-6.
32. Duarte MI, Silva MR, Goto H, Nicodemo EL, Amato Neto V. Interstitial nephritis in human kala-azar. Trans R Soc Trop Med Hyg 1983; 77:531-7.
33. Brasil. Ministério da Saúde, Secretaria de Vigilância em Saúde. Departamento de Vigilância Epidemiológica. Leishmaniose visceral grave: normas e condutas. Brasília: Editora do Ministério da Saúde, 2006.
34. Coura-Vital W, Araújo VE, Reis IA, Amancio FF, Reis AB, Carneiro M. Prognostic factors and scoring system for death from visceral leishmaniasis: an historical cohort study in Brazil. PLoS Negl Trop Dis 2014 Dec 11; 8(12):e3374.
35. Belo VS, Struchiner CJ, Barbosa DS, Nascimento BW, Horta MA, da Silva ES et al. Risk factors for adverse prognosis and death in American visceral leishmaniasis: a meta-analysis. PLoS Negl Trop Dis 2014 Jul 24; 8(7):e2982.
36. Zijlstra EE, Ali MS, el-Hassan AM, el-Toum IA, Satti M, Ghalib HW et al. Kala-azar: a comparative study of parasitological methods and the direct agglutination test in diagnosis. Trans R Soc Trop Med Hyg 1992 Sep-Oct; 86(5):505-7.
37. Alvar J. Leishmaniasis and AIDS co-infection: the Spanish example. Parasitol Today 1994 Apr; 10(4):160-3.
38. De Assis TSM, Braga ASC, Pedras MJ, Barral AMP, Siqueira IC, Costa CHN et al. Validation of the rapid immunochromatographic test IT-LEISH for the diagnosis of human visceral leishmaniasis. Epidemiol Serv Saúde 2008; 17:107-6.
39. Sundar S, Reed SG, Singh VP, Kumar PC, Murray HW. Rapid accurate field diagnosis of Indian visceral leishmaniasis. Lancet 1998 Feb 21; 351(9102):563-5.
40. Srivastava P, Dayama A, Mehrotra S, Sundar S. Diagnosis of visceral leishmaniasis. Trans R Soc Trop Med Hyg 2011 Jan; 105(1):1-6.
41. Burns Jr JM, Shreffler WG, Benson DR, Ghalib HW, Badaro R, Reed SG. Molecular characterization of a kinesin-related antigen of Leishmania chagasi that detects specific antibody in African and American visceral leishmaniasis. Proc Natl Acad Sci U S A 1993 Jan 15; 90(2):775-9.
42. Gontijo CMF, Melo MN. Leishmaniose visceral no Brasil: quadro atual, desafios e perspectivas. Rev Bras Epidemiol 2004, 7(3):338-49.
43. Elmahallawy EK, Sampedro Martinez A, Rodriguez-Granger J, Hoyos-Mallecot Y, Agil A, Navarro Mari JM et al. Diagnosis of leishmaniasis. J Infect Dev Ctries 2014 Aug 13; 8(8):961-72.
44. Amato Neto V, Amato VS, Tuon FF, Gakiya E, Marchi CR, Souza RM et al. False-positive results of a rapid K39-based strip test and Chagas disease. Int J Infect Dis 2009; 13:182-5.
45. Boelaert M, El Safi S, Mousa H, Githure J, Mbati P, Gurubacharya Vl et al. Multi-centre evaluation of repeatability and reproducibility of the direct agglutination test for visceral leishmaniasis. Trop Med Int Health 1999 Jan; 4(1):31-7.
46. Akhoundi B, Mohebali M, Shojaee S, Jalali M, Kazemi B, Bandehpour M et al. Rapid detection of human and canine visceral leishmaniasis: assessment of a latex agglutination test based on the A2 antigen from amastigote forms of Leishmania infantum. Exp Parasitol 2013 Mar; 133(3):307-13.
47. Brito ME, Mendonça MG, Gomes YM, Jardim ML, Abath FG. Identification of potentially diagnostic Leishmania braziliensis antigens in human cutaneous leishmaniasis by immunoblot analysis. Clin Diagn Lab Immunol 2000 Mar; 7(2):318-21.
48. Ravindran R, Anam K, Bairagi BC, Saha B, Pramanik N, Guha SK et al. Characterization of immunoglobulin G and its subclass response to Indian kala-azar infection before and after chemotherapy. Infect Immun 2004 Feb; 72(2):863-70.
49. Attar ZJ, Chance ML, el-Safi S, Carney J, Azazy A, El-Hadi M et al. Latex agglutination test for the detection of urinary antigens in visceral leishmaniasis. Acta Trop 2001 Jan 15; 78(1):11-6.
50. Ghatei MA, Hatam GR, Hossini MH, Sarkari B. Performance of latex agglutination test (KAtex) in diagnosis of visceral leishmaniasis in Iran. Iran J Immunol 2009 Dec; 6(4):202-7.
51. Diro E, Techane Y, Tefera T, Assefa Y, Kebede T, Genetu A et al. Field evaluation of FD-DAT, rK39 dipstick and KATEX (urine latex agglutination) for diagnosis of visceral leishmaniasis in northwest Ethiopia. Trans R Soc Trop Med Hyg 2007 Sep; 101(9):908-14.
52. Antinori S, Calattini S, Longhi E, Bestetti G, Piolini R, Magni C et al. Clinical use of polymerase chain reaction performed on peripheral blood and bone marrow samples for the diagnosis and monitoring of visceral leishmaniasis in HIV-infected and HIV-uninfected patients: a single-center, 8-year experience in Italy and review of the literature. Clin Infect Dis 2007 Jun 15; 44(12):1602-10.
53. Piarroux R, Gambarelli F, Dumon H, Fontes M, Dunan S, Mary C et al. Comparison of PCR with direct examination of bone marrow aspiration, myeloculture, and serology for diagnosis of visceral Leishmaniasis in immunocompromised patients. J Clin Microbiol 1994 Mar; 32(3):746-9.
54. Nicodemo AC, Amato VS, Tuon FF, Souza RM, Okay TS, Braz LM. Usefulness of kDNA PCR in the diagnosis of visceral leishmaniasis reactivation in co-infected patients. Rev Inst Med Trop Sao Paulo 2013 Nov-Dec; 55(6):429-31.
55. Olliaro PL, Guerin PJ, Gerstl S, Haaskjold AA, Rottingen JA, Sundar S. Treatment options for visceral leishmaniasis: a systematic review of clinical studies done in India, 1980e2004. Lancet Infect Dis 2005; 5:763e74.
56. Monge-Maillo B, López-Vélez R. Therapeutic options for visceral leishmaniasis. Drugs 2013 Nov; 73(17):1863-88.
57. Monge-Maillo B, López-Vélez R. Leishmaniasis: Drug characteristics and evidence-based treatment recommendations. Clin Infect Dis 2015 Jan; 18:1-7.59. Dorlo TP, Rijal S, Ostyn B, de Vries PJ, Singh R, Bhattarai N et al. Failure of miltefosine in visceral leishmaniasis is associated with low drug exposure. J Infect Dis 2014; 210:146-53.
58. Rijal S, Ostyn B, Uranw S, Rai K, Bhattarai NR, Dorlo TP et al. Increasing failure of miltefosine in the treatment of kalaazar in Nepal and the potential role of parasite drug resistance, reinfection, or noncompliance. Clin Infect Dis 2013; 56:1530-8.
59. Sundar S, Rai M, Chakravarty J, Agarwal D, Agrawal N, Vaillant M et al. New treatment approach in Indian visceral leishmaniasis: single-dose liposomal amphotericin B followed by short-course oral miltefosine. Clin Infect Dis 2008; 47:1000-6.
60. Molina I, Falco V, Crespo M, Riera C, Ribera E, Curran A et al. Efficacy of liposomal amphotericin B for secondary prophylaxis of visceral leishmaniasis in HIV-infected patients. J Antimicrob Chemother 2007; 60:837e42.
61. Sinha PK, van Griensven J, Pandey K, Kumar N, Verma N, Mahajan R et al. Liposomal amphotericin B for visceral leishmaniasis in human immunodeficiency virus-coinfected patients: 2-year treatment outcomes in Bihar, India. Clin Infect Dis e Off Publ Infect Dis Soc Am 2011; 53:e91e8.
62. Mansueto P, Seidita A, Vitale G, Cascio A. Leishmaniasis in travelers: a literature review. Travel Med Infect Dis 2014 Nov-Dec; 12(6 Pt A):563-81.
63. Lindoso JA, Cota GF, da Cruz AM, Goto H, Maia-Elkhoury AN, Romero GA et al. Visceral leishmaniasis and HIV coinfection in Latin America. PLoS Negl Trop Dis 2014 Sep 18; 8(9):e3136.

Esquistossomose Mansônica

8

Ronaldo César Borges Gryschek
Pedro Paulo Chieffi
Maria Cristina Carvalho do Espírito Santo

SUMÁRIO

Introdução

Esquistossomoses são infecções causadas por trematódeos do gênero *Schistosoma*. Seis espécies podem causar a infecção humana: *S. mansoni*, *S. japonicum*, *S. mekongi*, *S. malayensis*, *S. haematobium* e *S. intercalatum*. As quatro primeiras parasitam vasos do sistema porta e seus ovos são eliminados nas fezes; *S. haematobium* parasita preferencialmente vasos do plexo vesical, sendo seus ovos eliminados na urina. *S. intercalatum* causa com mais frequência infecção do sistema porta, mas pode parasitar vasos do plexo vesical. Eventualmente, sobretudo nos casos de parasitismo muito intenso e também em infecções mistas, ovos de *Schistosoma* spp., parasito do sistema porta, podem ser encontrados na urina e, da mesma forma, ovos de *S. haematobium* podem ser encontrados nas fezes. No Brasil, a única espécie de interesse sanitário é *Schistosoma mansoni*.

Etiologia e morfologia

O gênero *Schistosoma*, diferentemente dos demais trematódeos, tem evidente dimorfismo sexual, com vermes adultos de sexos separados. Na espécie *S. mansoni* o macho mede entre 10 e 12 mm de comprimento e seu corpo revela dobramento no sentido longitudinal, após a ventosa ventral, que delimita o canal ginecóforo, onde frequentemente a fêmea está alojada. Esta é mais longa do que o macho (15 mm de comprimento), sendo seu corpo mais delgado.

Machos e fêmeas de *S. mansoni* permanecem acasalados nos pequenos vasos que irrigam a submucosa intestinal, onde a fêmea libera cerca de 300 ovos por dia, dos quais aproximadamente um terço consegue alcançar a luz intestinal, atravessando o endotélio do vaso, a submucosa e a mucosa colônica, sendo eliminados com as fezes. Esses ovos contêm em seu interior o estágio larvário conhecido como miracídio. Ao atingirem coleções de água doce, ocorre a liberação dos miracídios que têm algumas horas para penetrar, através das partes moles, moluscos planorbídeos do gênero *Biomphalaria*. Em seguida, sofrem intensas transformações e multiplicação que, após um período de 30 a 40 dias, resultarão na formação de dezenas de milhares de cercárias, que correspondem ao segundo estágio larvário.

Convém assinalar que, além das três espécies de *Biomphalaria* – *B. glabrata*, *B. tenagophila* e *B. straminea* – que são reconhecidamente suscetíveis à infecção por *S. mansoni* no Brasil e responsáveis pela manutenção de focos naturais do trematódeo, outras duas espécies, *B. peregrina* e *B. amazônica*, são consideradas hospedeiros intermediários potenciais, pois foram suscetíveis a infecção experimental em condições de laboratório. Contudo, nunca foi documentada infecção natural por *S. mansoni* nessas condições.

Em resposta a estímulos ambientais, como luminosidade intensa, temperatura entre 20 e 35°C e baixo teor salino da água, as cercárias são liberadas gradativamente pelos planorbídeos infectados, devendo encontrar em algumas horas os hospedeiros vertebrados suscetíveis, nos quais penetram ativamente pelo tegumento, onde provocam lesões em função da liberação de enzimas queratinolíticas.

Após sua liberação pelos planorbídeos, as cercárias permanecem viáveis por um período que varia de 8 a 12 horas, durante o qual mantêm elevada capacidade de penetração ativa no organismo dos hospedeiros vertebrados. Moléculas de lipídios presentes no tegumento de vertebrados exercem atração sobre as cercárias, facilitando a localização de hospedeiros suscetíveis.

Durante muito tempo considerou-se que os seres humanos seriam os únicos hospedeiros vertebrados suscetíveis à infecção por *S. mansoni*, ao contrário do que ocorria com *S. haematobium* e *S. japonicum*, cujo caráter zoonótico já era bem conhecido. A partir dos anos de 1950 começaram a surgir relatos da infecção natural por *S. mansoni* em roedores e outros vertebrados de pequeno porte, capturados em áreas onde era conhecida e frequente a infecção humana. Em 1993, Rey[16], revendo a literatura acerca do assunto, assinalou a infecção natural por *S. mansoni* em dezenas de espécies de roedores silvestres que tinham contato com coleções de água doce, ficando demonstrado que, ao menos em determinados ecossistemas, além de seres humanos infectados, outros vertebrados podem atuar como fonte de infecção na esquistossomose mansônica.

Epidemiologia

As infecções por *S. japonicum*, *S. mekongi* e *S. malayensis* predominam no Oriente, a penúltima em uma área restrita na bacia do Rio Mekongi (Laos e Camboja) e a última na Malásia. As infecções por *S. haematobium* e *S. intercalatum* predominam no continente africano. A infecção por *S. mansoni* está presente no continente africano (África subsaariana e Egito), na península arábica, na América do Sul (Brasil, Suriname e Venezuela) e nas ilhas caribenhas (Figura 1).

No Brasil, só foi definida até o presente a transmissão de *S. mansoni* através de moluscos do gênero *Biomphalaria* spp. Sua introdução no país relaciona-se com o tráfico de escravos procedentes do continente africano, e sua expansão dentro do território teve relação histórica com os deslocamentos humanos em função dos ciclos econômicos (Figura 2). As áreas consideradas endêmicas estão no nordeste brasileiro, sobretudo nos estados de Pernambuco, Alagoas, Rio Grande do Norte, Paraíba, Bahia e Maranhão, e também no norte de Minas Gerais. Há, no entanto, focos de transmissão nos estados do Rio de Janeiro, São Paulo, Paraná, Santa Catarina e Rio Grande do Sul, onde é recente a introdução da parasitose.

A esquistossomose mansônica é considerada uma das grandes endemias brasileiras, a despeito da considerável redução tanto do número de indivíduos infectados como de formas graves da doença a partir da década de 1970. Estima-se que haja atualmente no Brasil, cerca de 2,5 a 3 milhões de infectados, com 25 a 30 milhões expostos ao risco de contrair essa helmintíase. A prevalência da esquistossomose é ainda importante em áreas de estados nordestinos, desde a Bahia até o Piauí, havendo focos em estados do Sul e Sudeste.

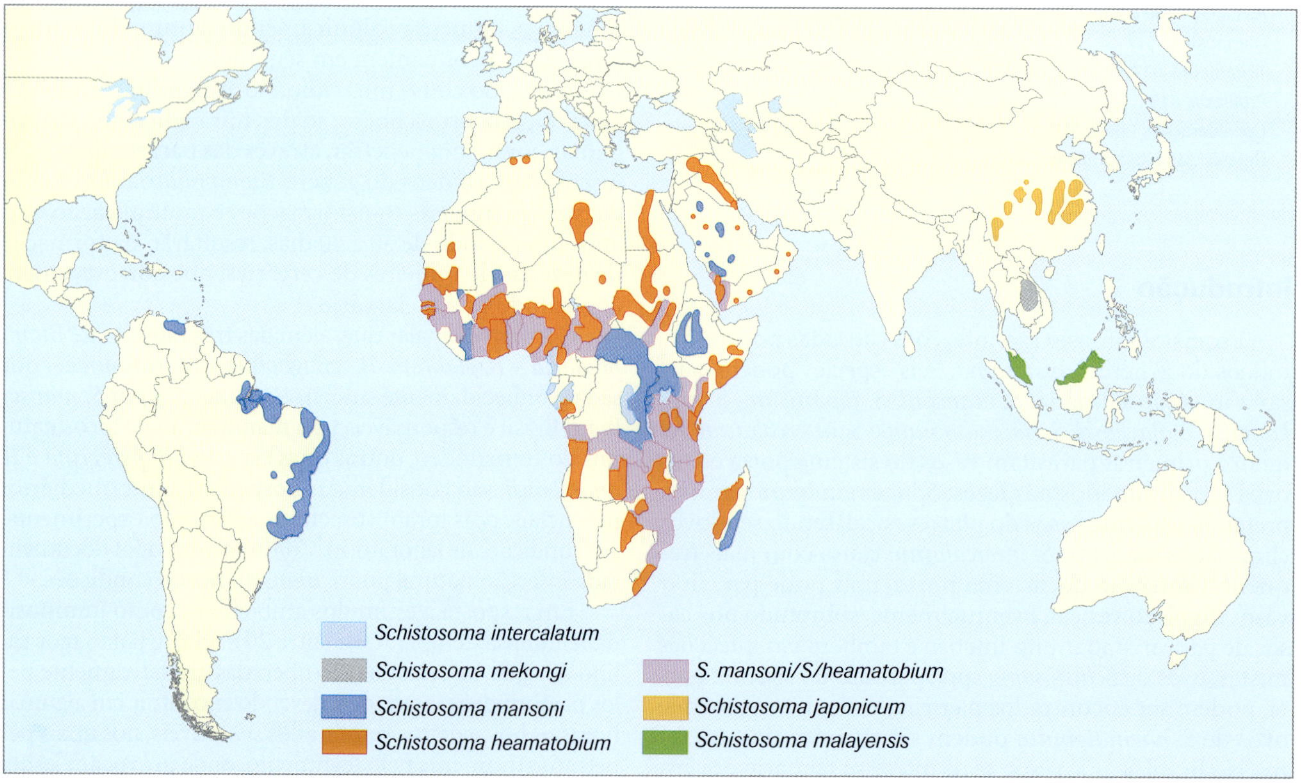

Figura 1. Distribuição mundial da esquistossomose.

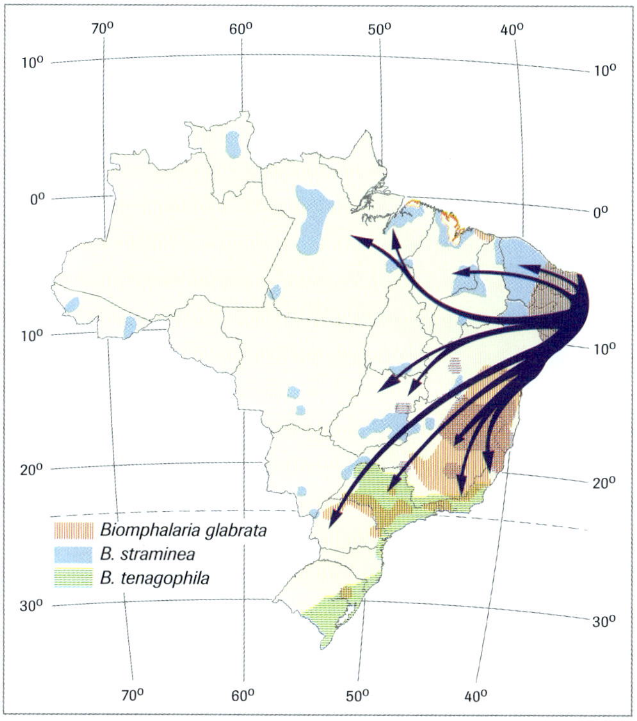

Figura 2. Introdução da infecção esquistossomótica no território brasileiro de acordo com o desenvolvimento dos sucessivos ciclos econômicos. Observar também a distribuição das espécies de *Biomphalaria*. Fonte: Adaptado de Almeida Machado[1].

Ciclo biológico

Após a penetração das cercárias na pele, estas atingem as circulações linfática e venosa, transformando-se em esquistossômulos. Essas formas jovens chegam aos pulmões, onde passam à circulação arterial, e deste local ao sistema porta, onde completam sua maturação. Não é conhecida a maneira pela qual os esquistossômulos atingem a circulação portal. Alguns admitem que, ao atingirem ramos das artérias mesentéricas, essas formas jovens saiam desse território vascular, migrando para ramos subsidiários das veias mesentéricas. Outros postulam a via transdiafragmática, os esquistossômulos deixariam ramos da veia pulmonar, passariam ao parênquima pulmonar, atravessariam a pleura visceral, o espaço pleural, a pleura parietal e o diafragma, atingindo veias subsidiárias do sistema porta na cavidade peritoneal ou em posição intra-hepática. Concluída a maturação dos vermes, o acasalamento e a postura dos ovos têm lugar, na maioria das vezes, nos ramos proximais da veia mesentérica inferior (plexo hemorroidário). Alguns ovos atravessam o endotélio dos vasos, a submucosa e a mucosa do reto, atingindo a luz intestinal, onde são eliminados nas fezes, ganhando, assim, o meio ambiente (Figura 3).

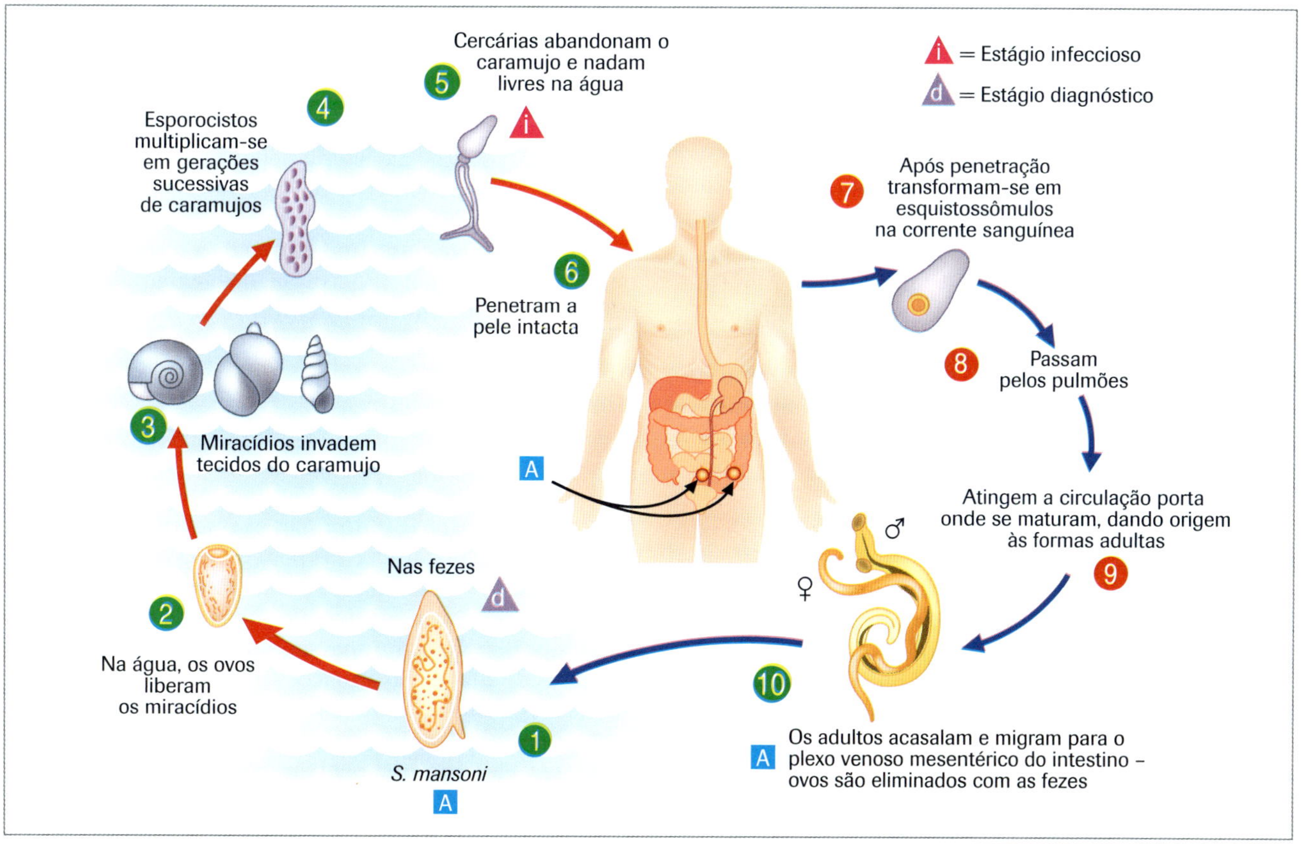

Figura 3. Ciclo biológico do *Schistosoma mansoni*.

Patogenia, patologia e imunopatogenia

Na forma aguda da esquistossomose, as alterações anatomopatológicas mais importantes são decorrentes da presença do ovo e da reação inflamatória granulomatosa que se instala ao seu redor, constituindo uma vasculite granulomatosa obliterante. Tais lesões predominam na parede intestinal e no fígado. Na primeira localização, há edema, hiperemia e lesões hemorrágicas puntiformes. No fígado, áreas de inflamação com a presença de histiócitos, linfócitos e eosinófilos, além de hiperplasia das células de Kupffer, são acompanhadas por focos de necrose hepatocitária. No baço, nota-se congestão, hipertrofia dos cordões de Billroth e presença de inúmeros eosinófilos. Essas alterações no fígado e no baço explicam a hepatoesplenomegalia observada nos pacientes, reversível ao final da fase aguda.

Na fase crônica da infecção, em função de parcela considerável dos ovos ficar retida na submucosa do intestino, estabelece-se resposta inflamatória granulomatosa, substrato anatomopatológico da retite esquistossomótica, representada por edema, pequenas hemorragias e, eventualmente, ulcerações da mucosa colônica. Em algumas situações, há proliferação excessiva de tecido fibroso, constituindo as chamadas formas pseudoneoplásicas, hoje raramente observadas. A migração de ovos para o fígado, através do leito das veias mesentéricas e porta, faz com que eles atinjam uma posição pré-sinusoidal, suscitando a formação de granulomas periovulares. Esse fenômeno é responsável por processos obstrutivos do fluxo portal intra-hepático levando progressivamente, na dependência da quantidade de ovos e, em consequência de granulomas, à hipertensão portal.

Os achados anatomopatológicos concentram-se nos espaços porta, ao redor dos ramos intra-hepáticos da veia porta onde os vasos, acometidos por flebite e peripiloflebite, perdem a elasticidade de forma progressiva. A fibrose que se instala ocupa prioritariamente os espaços periportais e a estrutura arquitetural do fígado é mantida. Esse quadro representa a fibrose de Symmers (Figura 4), sua observação na ultrassonografia confere tanto possibilidade diagnóstica como de estadiamento do dano hepático na esquistossomose. A bainha fibrosa, muitas vezes densa, que se forma em torno dos vasos, provoca a retração da cápsula de Glisson, conferindo caráter nodular à superfície externa do órgão.

Cabe acrescentar que, paralelamente à instalação do processo obstrutivo do fluxo portal, ocorre neovascularização por meio dos processos inflamatório e fibroso. Surgem, assim, vasos tortuosos e de pequeno calibre, com o que se mantém ainda o regime de hipertensão no território portal. À medida que esse processo avança, estabelece-se, globalmente no fígado, a proliferação de ramos arteriais (da artéria hepática) na tentativa de suprir a irrigação sanguínea do órgão, comprometida pela redução progressiva do fluxo portal – processo conhecido como arterialização. Cabe recordar que, em situação normal, cerca de 70% da irrigação do fígado provêm da veia porta, e os outros 30%, da artéria hepática. Com a evolução do processo, a participação relativa da veia porta e da artéria hepática gradualmente se inverte.

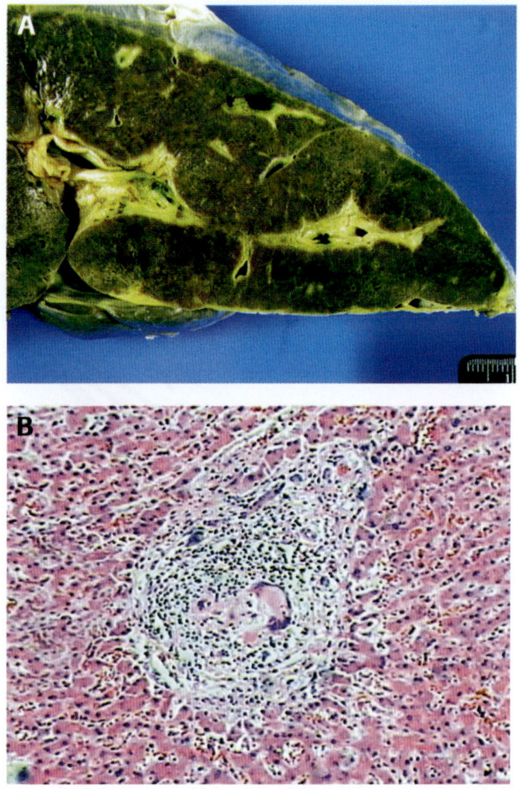

Figura 4. (A) Macroscopia de fígado de paciente com esquistossomose mostrando a fibrose de Symmers, representada pelo espessamento fibrótico na região dos ramos principais do sistema porta. (B) Fotomicrografia do fígado mostrando, na região do espaço porta, granuloma rico em células epitelioides e células gigantes com a presença, em seu centro, de casca do ovo de *S. mansoni* (HE).
Fonte: Departamento de Patologia, FMUSP, 2003.

O baço, congesto secundariamente à instalação da hipertensão portal, tem hiperplasia de elementos do sistema fagocítico-mononuclear e fibrose de maneira gradativa; dessa forma, a esplenomegalia observada nas formas crônicas hepatoesplênicas da esquistossomose tem característica esclerocongestiva.

Aos pulmões, os ovos têm acesso principalmente por meio de *shunts* que se estabelecem entre a circulação portal e a circulação sistêmica (Figura 5). Ao atingirem ramos distais da artéria pulmonar, os ovos produzem uma arteriolite necrotizante, com progressiva obliteração do leito vascular; a camada média das arteríolas sofre hipertrofia. Esses fenômenos podem resultar no estabelecimento de hipertensão pulmonar, com dilatação das câmaras cardíacas direitas e, nas situações mais graves, em *cor pulmonale*. Quadros cianóticos podem surgir em determinados pacientes, sobretudo após esplenectomia. A patogenia dessa alteração não é bem conhecida, sendo que a formação de fístulas arteriovenosas é sugerida por alguns autores. O acesso à circulação arterial pulmonar, via colaterais porto-sistêmicas, de vermes, com sua subsequen-

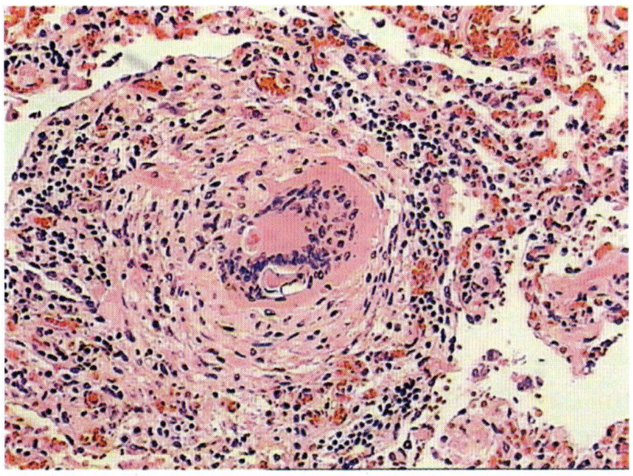

Figura 5. Fotomicrografia do pulmão mostrando granuloma epitelioide com célula gigante e ovo do parasito ao centro (HE).
Fonte: Departamento de Patologia, FMUSP, 2003.

te morte, resulta em áreas de condensação alveolar, quadro conhecido como "pneumonia por verme morto".

Os rins são comprometidos em um percentual significativo dos pacientes hepatoesplênicos e também em casos mais leves. Uma oferta contínua de antígenos do intestino do verme e dos ovos aos glomérulos observada nas formas hepatoesplênicas, onde o clareamento pelo fígado é dificultado, explica esse comprometimento. Não está ainda cabalmente esclarecido se os antígenos ou os imunocomplexos já formados são depositados diretamente nos glomérulos. Assim, o acesso de antígenos ou de imunocomplexos aos glomérulos renais, onde são retidos junto à membrana basal, pode ocasionar o desenvolvimento de glomerulopatias, sendo as mais comuns a glomerulonefrite mesangioproliferativa, a membranoproliferativa de tipos I (mais frequente) e III e a glomeruloesclerose segmentar e focal, além de amiloidose, havendo a possibilidade de evolução entre esses padrões de glomerulopatia, particularmente entre a mesangioproliferativa e a membranoproliferativa. A primeira delas é encontrada com mais frequência em pacientes assintomáticos, ao passo que a segunda é mais observada nos sintomáticos.

Estudos recentes revelam que a fibrose de Symmers, observada na esquistossomose, pode ser reversível com a eliminação da parasitose por meio do tratamento medicamentoso. Esse processo ocorrerá com maior intensidade quanto mais recente for o processo fibrótico. Na fibrose recente predomina o colágeno do tipo III, de molécula instável e mais sujeita à ação das colagenases. Já nos processos mais antigos, predomina o colágeno de tipo I, de molécula estável e resistente à ação das colagenases. Essa observação é justificativa para que o tratamento específico seja sempre realizado, desde que a parasitose esteja ativa, pois poderá haver regressão, ainda que parcial, do processo fibrótico, com melhora nas condições da circulação portal.

A ocorrência de manifestações clínicas na esquistossomose pode ser observada desde a penetração das cercárias pela pele, por pneumonite eosinofílica decorrente da passagem de esquistossômulos pelos pulmões, e por toda a cadeia de eventos que se inicia com a postura dos ovos. Para muitos autores, esses últimos elementos constituem a grande fonte de antígenos que irão mediar as respostas inflamatórias tanto na forma aguda como nas formas crônicas dessa parasitose.

Durante a fase aguda, as células mononucleares do sangue periférico são capazes de produzir grandes quantidades de TNF-alfa, IL-1 e IL-6, revelando um perfil Th1 de resposta imune celular, ou seja, uma resposta pró-inflamatória. Provavelmente, à medida que a infecção evolui, antígenos do ovo passam a induzir resposta Th2 e esse processo coincide com uma diminuição na intensidade da resposta Th1. Nessa fase, é possível que IL-10 desempenhe um papel de destaque. Experimentalmente, observa-se que animais que não sejam capazes de desenvolver a resposta Th2 (p. ex., camundongos C57BL/6 $IL4^{-/-}$) desenvolvam um quadro de caquexia, com elevada mortalidade, dependente de óxido nítrico. Deve-se lembrar que as manifestações da forma aguda são restritas a indivíduos que nunca tiveram contato anterior com a infecção. Nesse contexto é curioso o fato de que filhos de mães previamente infectadas respondem, do ponto de vista imunopatológico nessa fase, como indivíduos já experimentados em relação à infecção.

As formas crônicas da esquistossomose decorrem da presença de ovos nos tecidos, com as alterações inflamatórias e funcionais dela resultantes. A presença de fibrose, sobretudo no fígado e nos pulmões, permeia grande parte da patologia observada nas formas graves de esquistossomose. A resposta de padrão Th1, descrita anteriormente, passa a ser substituída, de maneira gradual, por resposta Th2, dependente de IL-4, IL-5, eosinófilos e IL-13, esta última uma citocina fibrogênica por excelência, ao menos em modelos experimentais (Figura 6). O papel fibrinogênico de IL-13 parece estar relacionado à capacidade dessa interleucina, junto com IL-4, de induzir a expressão de arginase nos macrófagos. A arginase utiliza L-arginina como substrato para produzir L-ornitina, que é convertida em prolina, um aminoácido essencial para a produção de colágeno. Quando a estimulação de macrófagos se dá por IL-12 e IFN-gama, em vez de IL-4, os efetores finais são iNOS e citrulina, não havendo fibrose, mas sim necrose tecidual (Figura 7). Estudos recentes revelaram que a fibrose hepática e a consequente hipertensão portal são predominantes em famílias em que foi detectado um gene codominante maior, conhecido como SM2. O conhecimento da região 6q22--q23 que contém o gene que codifica receptor de IFN--gama nessas famílias sugere que mutações nesse gene podem levar a uma disfunção no receptor de IFN-gama, com consequente falta de efetividade dessa citocina em prevenir fibrose.

Dessa forma, é desejável um equilíbrio entre as respostas Th1 e Th2, visto que a predominância ampla de uma delas é lesiva ao hospedeiro: fibrose exagerada quando há predominância de Th2 e lesão tecidual com necrose quando há predomínio de resposta Th1.

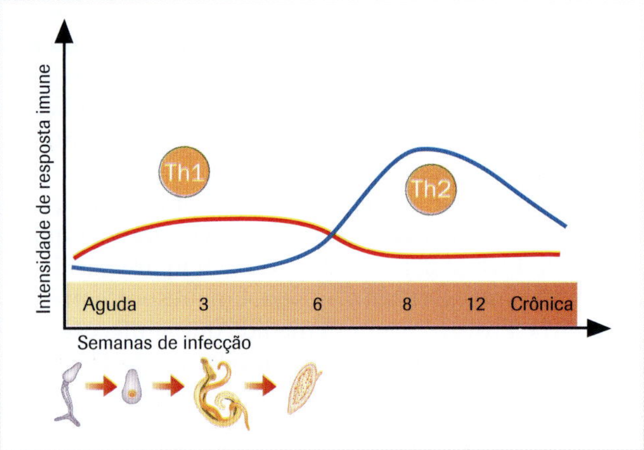

Figura 6. Evolução da resposta imunológica na esquistossomose. Observar que uma resposta inicial Th1 dá lugar a uma resposta predominantemente Th2.
Fonte: Adaptado de Pearce e MacDonald[12].

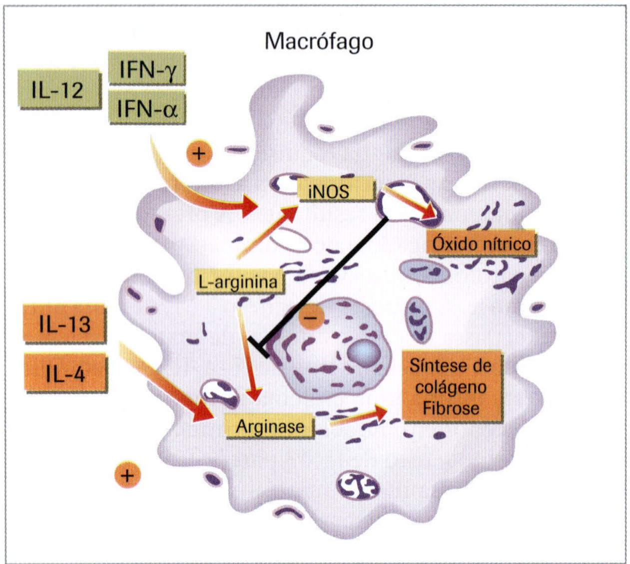

Figura 7. Ativação dos macrófagos durante a infecção esquistossomótica: quando os macrófagos são ativados por citocinas Th1, a via final compreende a produção de óxido nítrico e há necrose com lesão tecidual; quando essa ativação é feita por citocinas Th2, o produto final é o colágeno e há a instalação de processo fibrótico.
Fonte: Adaptado de Pearce e MacDonald[12].

Manifestações clínicas

Com base apenas nos dados de exame físico, pode-se classificar clinicamente a esquistossomose em formas diversas. À penetração das cercárias pela pele, segue-se quadro de prurido, caracterizando a dermatite cercariana. Essa manifestação, que tende a ser mais acentuada nas reexposições, é autolimitada, e embasa a denominação popular de "lagoa de coceira" às coleções hídricas que contêm cercárias.

Forma aguda

A forma aguda da esquistossomose é aquela que se segue, em um período de 6 a 8 semanas, ao primeiro contato com coleções hídricas que contenham cercárias, sendo observada em indivíduos que não habitam áreas endêmicas, visitando-as de forma casual, ou ainda em crianças de pouca idade nas áreas endêmicas. Atualmente, admite-se que manifestações de ordem imunoalérgica, desencadeadas pela presença dos ovos, resultem no quadro clínico dessa forma da doença. Do ponto de vista clínico, trata-se de doença febril, com curva térmica irregular, toxêmica, em geral com instalação abrupta. São comuns exantema maculopapular, que pode ser urticariforme, diarreia, às vezes disenteriforme, dor, distensão abdominal e chiados (decorrentes de broncoespasmo). Ao exame físico, nota-se hepatoesplenomegalia dolorosa de pequenas dimensões, além de micropoliadenopatia generalizada. O dado laboratorial mais característico é a intensa leucocitose com grande eosinofilia apresentada por esses pacientes. O diagnóstico deve levar em conta dados epidemiológicos, clínicos e laboratoriais, assinalando-se que o exame parasitológico de fezes somente se torna positivo para ovos de *S. mansoni* cerca de 35 a 40 dias após a infecção. Embora ocasionalmente esse quadro possa apresentar gravidade, costuma ser autolimitado a não mais de 30 a 40 dias, havendo remissão completa dos sinais e sintomas, de modo que o paciente, se não diagnosticado e tratado, evolui para as formas crônicas da doença. Há que se considerar ainda a possibilidade de serem observados quadros menos característicos, com febre menos intensa acompanhada de alguns dos sinais descritos, nem sempre valorizados pelo paciente.

Forma hepatointestinal

Dentre as formas crônicas da esquistossomose, a mais frequente é a hepatointestinal. Trata-se da tradução clínica da retite esquistossomótica associada a hepatomegalia que progressivamente se estabelece a partir da formação de granulomas ao redor de ovos do verme que ficam retidos nos pequenos ramos da veia porta, em posição pré-sinusoidal. Expressa-se por sintomas e sinais escassos, incaracterísticos e comuns a outros distúrbios gastrintestinais, inclusive os causados por outras enteroparasitoses: diarreia esporádica, às vezes com características disenteriformes, dores abdominais intermitentes, sobretudo em hipogástrio e fossa ilíaca esquerda. O fígado tem aumento predominante do lobo esquerdo, consistência aumentada e superfície irregular. Em função de inespecificidade dos sintomas e sinais, o diagnóstico dessa forma de esquistossomose é realizado frequentemente de forma casual, durante a execução de exames protoparasitológicos de fezes.

Forma hepatoesplênica

Pode ser dividida nos casos com e sem hipertensão portal. Nestes, trata-se de uma forma clínica da esquistossomose que é detectada algumas vezes, caracterizando-se por hepatomegalia com as peculiaridades descritas no item anterior, acompanhada de esplenomegalia de pequenas dimensões; nessa situação, o baço tem consistência amolecida. Trata-se de esplenomegalia de origem proliferativa em resposta a estímulos antigênicos prolongados. Essa esplenomegalia é totalmente reversível com o tratamento bem-sucedido da esquistossomose.

Nos casos classificados como hepatoesplênica com hipertensão portal, há elevada carga parasitária e, consequentemente, de ovos. Associadas a esses fatores, características genéticas determinantes da intensidade da resposta inflamatória granulomatosa e a dinâmica da deposição e o tipo de colágeno no interior dos granulomas levarão à obstrução do fluxo do sangue portal através dos ramos intra-hepáticos da veia porta, traduzidos, inicialmente, em um aumento do calibre da veia porta e subsidiárias como tentativa de manutenção dos níveis normais de pressão hidrostática, fenômeno limitado pela complacência do sistema venoso portal. Cessada a capacidade de dilatação do continente vascular, instala-se, de forma progressiva, regime de hipertensão portal.

A pressão no sistema porta eleva-se progressivamente podendo atingir até 200 cmH_2O (convém lembrar que a pressão na veia porta, avaliada pela medida da pressão esplênica por via transparietal, é de até 20 cmH_2O), com o consequente aparecimento de esplenomegalia de caráter congestivo e de circulação colateral que, em última análise, representa desvio do fluxo sanguíneo do sistema porta para o sistema cava inferior, ou via veia ázigos e semiázigos para a veia cava superior. Tal circulação colateral pode ser visível no exame da parede abdominal, observando-se fluxo ascendente, recanalização da veia umbilical (sopro audível ao nível da cicatriz umbilical), ou estar presente no interior da cavidade abdominal. A formação de varizes de esôfago e/ou de fundo gástrico representa essa segunda situação.

O aumento da pressão hidrostática no sistema porta, associado a uma queda da pressão coloide-osmótica no sangue portal, ocasiona o surgimento de ascite em graus variáveis, fenômeno responsável por termo popular que designa essas formas graves da esquistossomose – "barriga d'água". Tal redução na pressão coloide-osmótica ocorre em situações de hipoalbuminemia, resultantes de fatores como desnutrição, hepatopatia alcoólica, associação com infecção crônica pelos vírus das hepatites B e C, ou cirrose pós-necrótica, que se segue a episódios de hemorragia digestiva alta, decorrentes da ruptura de varizes esofágicas ou de fundo gástrico (Figura 8). Convém lembrar que, com sangramento maciço, há súbita queda na pressão do sistema porta, bem como uma hipotensão sistêmica, o que explica a ocorrência de necrose extensa do órgão nessa situação.

Diferentemente do que ocorre nas cirroses em geral, não há insuficiência hepática profunda na esquistossomose não complicada ou que não esteja associada a patologias que ocasionem cirrose. No entanto, têm sido observadas alterações precoces no processo de coagulação,

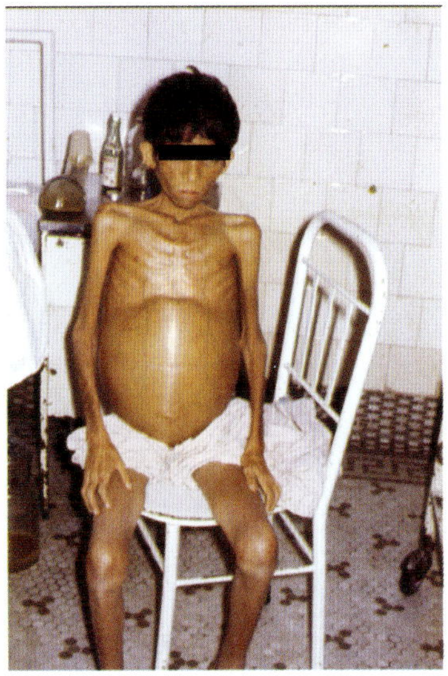

Figura 8. Forma hepatoesplênica com hipertensão portal descompensada por hemorragia digestiva alta e ascite de grande volume. Notar caquexia e circulação colateral evidente na parede toracoabdominal anterior. Fonte: Cortesia do Prof. Mário Shiroma.

mesmo com os níveis de albumina mantidos dentro da normalidade. Essas alterações foram atribuídas a múltiplos fatores, entre eles déficit de síntese de determinadas substâncias que participam do processo de coagulação pelo fígado. Tem-se, assim, a forma hepatoesplênica com hipertensão portal da esquistossomose, definida como descompensada quando houver sangramento digestivo alto e/ou ascite. Além disso, estabelece-se regime de hiperesplenismo, verificado pela ocorrência de citopenias sanguíneas.

Achado relativamente frequente nas formas hepatoesplênicas de esquistossomose, quando estas se estabelecem do final da puberdade ao início da adolescência, é o hipodesenvolvimento pôndero-estatural. Trata-se de síndrome clínica caracterizada por ausência do desenvolvimento dos caracteres sexuais secundários, déficit de crescimento e presença de fácies infantil. A fisiopatologia desses fenômenos não é conhecida, mas eles são revertidos por meio de esplenectomia (Figura 9). Também é comum a ocorrência de pileflebite, e a trombose de veia porta é uma complicação relativamente frequente.

Forma pulmonar

Existe ainda a possibilidade de ovos atingirem arteríolas, via artéria pulmonar, onde sua impactação provoca a formação de granuloma e fibrose em graus variados. O acesso dos ovos à circulação pulmonar é maior nas situações em que houver hipertensão portal com estabelecimento de circulação colateral; por isso são mais comuns as formas pulmonares da esquistossomose nos pacientes com a forma hepatoesplênica. Nas fases mais avançadas, estão presentes as manifestações correspondentes à hipertensão pulmonar, podendo haver sobrecarga de câmaras direitas do coração – *cor pulmonale* esquistossomótico. Essa forma

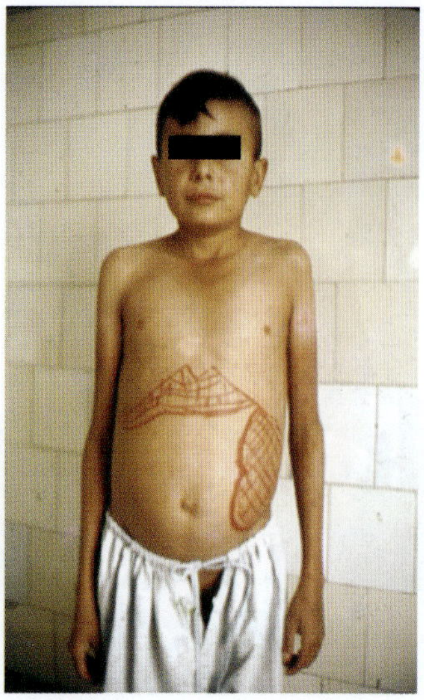

Figura 9. Hipodesenvolvimento pôndero-estatural na esquistossomose: paciente com 19 anos de idade, fácies infantil e sem caracteres sexuais secundários.
Fonte: Cortesia do Prof. Mário Shiroma.

de esquistossomose pode, em alguns casos, ser acompanhada de cianose, sobretudo em pacientes que foram esplenectomizados. A patogenia dessa forma clínica ainda é alvo de controvérsias, sendo cogitada a ocorrência de fístulas arteriovenosas, anastomoses diretas entre ramos da artéria e veia pulmonar, entre outros mecanismos.

Forma renal

O acesso de imunocomplexos aos glomérulos renais, onde são retidos junto à membrana basal, pode causar o desenvolvimento de glomerulopatias, sendo as mais comuns a glomerulonefrite mesangioproliferativa, membranoproliferativa de tipos I (mais frequente) e III, e a glomeruloesclerose segmentar e focal, havendo a possibilidade de evolução entre esses padrões de glomerulopatia, particularmente entre a mesangioproliferativa e a membranoproliferativa. A primeira delas é encontrada com mais frequência em pacientes assintomáticos, ao passo que a segunda é mais observada nos sintomáticos. Em todas as situações, antígenos esquistossomóticos podem ser demonstrados nos glomérulos, por técnicas diversas. As manifestações clínicas decorrentes desses eventos podem variar desde proteinúria assintomática até síndrome nefrótica. Embora descritas com maior frequência e gravidade em pacientes com a forma hepatoesplênica, em função de maior carga antigênica e maior exposição dos antígenos aos glomérulos, essas alterações já foram descritas também em pacientes com formas mais leves de esquistossomose (hepatointestinais).

Outras formas

A presença fortuita de ovos e, consequentemente, de granulomas em ramos venosos no sistema nervoso central (SNC) pode levar à ocorrência de mielite, além de várias formas de comprometimento cerebelar ou encefálico. Assinale-se, ainda, a possibilidade do acesso de ovos a praticamente qualquer órgão, com o estabelecimento de lesões teciduais decorrentes da formação de granuloma; assim, é relativamente comum, por exemplo, a descoberta de lesão hiperplásica em colo uterino durante exame ginecológico de rotina.

Formas crônicas da esquistossomose avaliadas pelo exame ultrassonográfico

A disponibilização do exame ultrassonográfico, inclusive com a possibilidade de sua realização em trabalhos de campo, permite uma análise mais sensível das alterações patológicas em alguns órgãos, principalmente o fígado. Assim, a forma hepatointestinal pode variar de incipiente, quando a ultrassonografia revela alterações muito discretas, até formas hepatointestinais bem configuradas, quando o órgão tem seu volume aumentado principalmente à custa do lobo esquerdo e as alterações ultrassonográficas são claras, demonstrando a típica fibrose periportal central e periférica. Esse método de propedêutica armada veio a permitir também uma melhor avaliação da circulação portal nesses casos, seja pela detecção de alterações do calibre das veias porta, esplênica e mesentéricas, seja pelo estudo do fluxo sanguíneo portal pelo Doppler.

Associação de esquistossomose com outras doenças

Bacteremia prolongada por enterobactérias é uma situação em que o paciente esquistossomótico passa a apresentar quadro de febre irregular, de curso prolongado, com o desenvolvimento de hepatoesplenomegalia, queda progressiva do estado geral, diarreia e fenômenos hemorrágicos. A coexistência de infecção esquistossomótica com infecção por enterobactérias ocorre, sobretudo, com o gênero *Salmonella* sp. O verme tem papel preponderante na patogenia dessa doença, servindo como reservatório para as enterobactérias que se multiplicam sobre sua cutícula ou ainda no seu tubo digestivo. A partir disso, há bacteremia prolongada, com infecção das células do sistema reticuloendotelial. O diagnóstico dessa entidade deve ser feito por meio do encontro de ovos de *S. mansoni* nas fezes e o isolamento da enterobactéria em hemoculturas ou mielocultura. O diagnóstico diferencial é feito, sobretudo, com a leishmaniose visceral, levando-se em conta, inclusive, a sobreposição das áreas endêmicas para ambas as parasitoses.

Estudos pioneiros realizados por Lyra et al.[10] revelaram uma associação entre esquistossomose hepatoesplênica e a hepatite por vírus B, com as seguintes características: os pacientes com essa forma da parasitose têm maior prevalência de HbsAg quando comparados à população geral e aos esquistossomóticos intestinais ou hepatointestinais; nesses pacientes, a frequência de sinais de insuficiência hepática é maior; nas biópsias hepáticas, o padrão necroinflamatório observado correlaciona-se principalmente com a infecção viral; embora a presença de hepatite crônica ativa pelo vírus B possa se constituir em fator de descompensação hepática em esquistossomóticos hepatoesplênicos, a evolução da hepatite parece ser mais lenta nesses pacientes, havendo menor tendência a evolução para cirrose; e as hepatites agudas em pacientes esquistossomóticos têm curso mais arrastado e maior tendência de evolução para a cronicidade do que na população em geral.

Diagnóstico

O diagnóstico laboratorial direto da esquistossomose mansoni baseia-se no encontro de ovos do parasito pelo exame de fezes ou em cortes de tecidos, sobretudo a mucosa retal. As técnicas parasitológicas mais apropriadas são as de sedimentação espontânea, como o de Hoffman, Pons e Janer e a técnica de Kato-Katz. A técnica de Kato-Katz, por ser semiquantitativa, permite a contagem de ovos de *S. mansoni* nas amostras de fezes e a avaliação da carga parasitária. A realização de cinco análises de fezes parece ser superior, em termos de eficácia diagnóstica, à biópsia retal, devendo essa última ser reservada para situações especiais. A positividade do exame de fezes se dá a partir de 30 a 35 dias a partir da infecção. Dessa forma, para o diagnóstico das formas agudas dessa helmintose o exame de fezes não é um bom método, sobretudo nas fases iniciais da doença.

Diversos métodos indiretos de imunodiagnóstico foram desenvolvidos para o diagnóstico da esquistossomose mansoni, destacando-se as técnicas de imunofluorescência indireta, as técnicas de ELISA (*enzyme-linked immunosorbent assay*) e a reação periovular, para detecção de anticorpos. A reação periovular é uma técnica mais trabalhosa, porém sua positividade parece ter boa correlação com oviposição, indicando, assim, infecção ativa. Estudos apontam técnicas para a detecção de antígenos do parasito em soro ou urina, em seus diversos estágios, com melhor sensibilidade e especificidade.

Nos últimos anos, observou-se um avanço no diagnóstico dessa parasitose, com o desenvolvimento das técnicas de biologia molecular para pesquisa de DNA do trematódeo nas fezes, soro, urina e outras amostras de pacientes infectados. As técnicas moleculares têm demonstrado boas sensibilidade e especificidade, e parecem ser promissoras para o diagnóstico da esquistossomose em áreas de baixa endemicidade onde, de forma geral, predominam indivíduos com baixa carga parasitária. Nessa situação, a sensibilidade das técnicas parasitológicas clássicas é consideravelmente reduzida.

Os exames inespecíficos não revelam alterações características nas formas crônicas da doença. O hemograma completo, nas formas crônicas da esquistossomose, não costuma mostrar grandes alterações, exceto nas formas hepatoesplênicas com hiperesplenismo, quando poderão ser observadas anemia, leucopenia e plaquetopenia. As enzimas hepáticas (transaminases, gama glutamiltransferase e fosfatase alcalina), não costumam estar alteradas de maneira importante, exceto em situações já citadas, de dano hepático por outras infecções associadas ou após sangramentos intensos, decorrentes da ruptura de varizes esofagianas. Da mesma forma, observa-se proteinúria de intensidade variável nos casos com comprometimento renal.

A ultrassonografia e a endoscopia digestiva alta são exames subsidiários importantes na avaliação da hipertensão portal e suas consequências. Nas formas pulmonares, a realização de raios-X de tórax, revelando retificação ou abaulamento do arco médio, o ecocardiograma, revelando hipertrofia das câmaras cardíacas direitas e do tronco da artéria pulmonar, e o eletrocardiograma, assinalando sobrecarga de câmaras direitas, também são relevantes. Procedimentos de maior complexidade, como esplenoportografia e arteriografias, são reservados a avaliações pré-operatórias, para planejamento de derivações da circulação portal.

O diagnóstico diferencial da esquistossomose na sua forma aguda deve ser realizado com doenças que evoluam sindromicamente com hepatoesplenomegalia febril: febre tifoide, brucelose, tuberculose miliar, formas anictéricas de leptospirose, forma aguda da doença de Chagas e infecções mononucleose-símile. De maneira diversa ao que ocorre nas outras doenças citadas, a intensa eosinofilia sugere fortemente o diagnóstico de esquistossomose aguda.

A forma hepatointestinal deve ser diferenciada de outras enteroparasitoses e as formas hepatoesplênicas enquadram-se sindromicamente como hepatoesplenomegalias afebris, devendo ser distinguidas das cirroses hepáticas em geral, bem como da síndrome de Budd-Chiari (trombose da veia supra-hepática). Há que se chamar a atenção para a possibilidade de associação dessa forma de esquistossomose com a leishmaniose visceral, visto que há sobreposição das áreas endêmicas de ambas as doenças. A observação de hepatomegalia com predomínio do lobo esquerdo em paciente com leishmaniose visceral pode sugerir a concomitância das duas doenças.

Tratamento

O tratamento da esquistossomose baseia-se na quimioterapia, que tem por objetivo a erradicação dos vermes adultos. Ela é indicada em todos os casos parasitologicamente ativos, mesmo nas formas mais graves da doença, visto que pode haver involução, ainda que parcial, das alterações hepáticas e da hipertensão portal. Atualmente a única droga disponível para quimioterapia da esquistossomose é o praziquantel, que deve ser administrado por via oral em dose única de 40 a 60 mg/kg de peso. Os efeitos adversos são predominantemente gastrintestinais. O controle de cura pode ser realizado pela realização de seis exames de fezes, a intervalos mensais, sendo o primeiro deles feito de 45 a 60 dias após o tratamento.

Tratamento cirúrgico para alívio da hipertensão portal pode ser indicado em alguns casos, seja por meio da realização de derivações porto-cava ou espleno-renal. Tais procedimentos cirúrgicos têm, atualmente, suas indicações bastante limitadas, em função de complicações no pós-operatório com o estabelecimento de encefalopatia hepática, além de representarem procedimentos com eficácia apenas temporária no controle da hipertensão portal; assim, procedimentos cirúrgicos mais conservadores têm sido adotados, como a esplenectomia com desconexão ázigo-portal. A escleroterapia ou ligadura elástica endoscópica das varizes esofagianas são métodos bem menos invasivos e menos complexos. O tratamento endoscópico das varizes de esôfago, associado a medidas clínicas com a utilização de betabloqueadores (nadolol ou propranolol) e antiácidos, mudou favoravelmente o prognóstico dos pacientes hepatoesplênicos com importante aumento da sobrevida. Deve-se assinalar que essas medidas terapêuticas devem ser adotadas de forma contínua e o seguimento desses pacientes deve ser permanente.

Profilaxia

O estabelecimento de rede de saneamento básico, constituída por sistemas de tratamento e fornecimento domiciliar de água e recolhimento e tratamento de dejetos domiciliares, embora não se destine exclusivamente ao combate da esquistossomose, e sim ao conjunto de agravos transmitidos por via hídrica – dos quais a esquistossomose é um dos representantes – teria papel fundamental no controle dessa endemia. A falta de vontade política para investir em obras de infraestrutura, sem dúvida de custo elevado e de retorno apenas a longo prazo, responsabiliza os diversos níveis de governo pela manutenção de agravos cujo controle poderia ser obtido, com inegável benefício para o conjunto da população e, em particular, para os segmentos mais pobres.

As ações específicas que visam ao controle da esquistossomose, no entanto, estão voltadas principalmente para o combate aos planorbídeos, hospedeiros intermediários, e à diminuição da principal fonte de infecção representada por seres humanos que, ao serem infectados pelo trematódeo, eliminam ovos viáveis pelas fezes. Têm papel destacado, ainda, ações visando alterações ambientais que dificultem a transmissão, por meio de obras de engenharia sanitária, além de programas de educação sanitária, destinados à mudança de hábitos da população que possam facilitar a transmissão.

O combate aos planorbídeos pode ser equacionado com a aplicação de drogas moluscicidas em seus criadouros e habitats principais ou por meio da introdução de outras espécies animais que apresentem comportamento competitivo ou atuem como predadores de planorbídeos em seus criadouros. Convém lembrar que a opção por privilegiar competidores ou predadores de moluscos do gênero *Biomphalaria*, no controle da esquistossomose, somente dá resultados alentadores em ecossistemas bastante restritos, nos quais artificialmente se desloca o equilíbrio para o lado dos competidores/predadores, por intermédio da interferência humana. Um exemplo bem-sucedido foi o controle da transmissão de esquistossomose mansônica em pequenas represas com a introdução de *Astronotus ocellatus*, peixe com hábitos alimentares malacófagos.

Já o uso de moluscicidas, pelo fato de sua ação geralmente não se limitar aos moluscos e produzir desequilíbrios intensos nos ecossistemas, tem sido desaconselhado por ambientalistas. Além de drogas como niclosamida e N-tritilmorfolina, utilizadas com alguma frequência como moluscicidas em criadouros de planorbídeos, existem relatos de possível ação moluscicida quando se empregam compostos extraídos de vegetais.

A obtenção de drogas, utilizáveis por via oral e em dose única, com ação esquistossomicida acentuada e poucos efeitos colaterais graves, como oxamniquine e praziquantel, viabilizou empregar-se o tratamento específico como ação válida no controle da esquistossomose mansônica. Diversos trabalhos realizados em áreas endêmicas indicam diminuição da morbidade da esquistossomose quando se utiliza o tratamento dos indivíduos infectados, mesmo que não se efetuem, concomitantemente, outras ações de controle. Por outro lado, a repetição periódica do tratamento dos infectados em áreas com elevadas taxas de infecção tem resultado em diminuição dos índices de prevalência.

Considerações finais

A esquistossomose permanece como grave problema de saúde pública em diversas regiões do globo, causando perdas econômicas consideráveis entre as populações expostas ao risco da infecção. No Brasil, onde apenas uma espécie (*S. mansoni*) tem importância epidemiológica, a esquistossomose é considerada ainda uma das grandes endemias rurais, em que pese a importante redução na transmissão, no número de indivíduos infectados e, sobretudo, no número de pacientes com formas graves da doença, a partir de intervenções efetuadas a partir de meados dos anos 1970. Não se deve esquecer de que ainda há áreas no território brasileiro com potencial para ocorrência futura da transmissão da infecção esquistossomótica pela presença de espécies de *Biomphalaria* com possibilidade de participarem do ciclo biológico do parasito. A esquistossomose pode ser considerada um modelo particular de infecção granulomatosa, na qual a resposta fibrótica gerada por ação de interleucinas do tipo Th2 é o evento mais importante do ponto de vista da patogenia e aquele que resulta nas alterações orgânicas morfológicas e funcionais responsáveis pelas manifestações clínicas mais relevantes.

Referências bibliográficas

1. Almeida Machado P. Brazil's special schistosomiasis control program: the model. Bull Pan Am Health Organ. 1979;13(1):33-45.

2. Andrade Z. Evolution and involution of hepatosplenic schistosomiasis. Mem Inst Oswaldo Cruz. 1989;84(suppl 1):58-75.
3. Andrade Z, Andrade SG. Patologia da esquistossomose hepatoesplênica. In: Aspectos peculiares da infecção por Schistosoma mansoni. Salvador: CEDRE/UFBa; 1984.
4. Colley DG, Bustinduy AL, Secor WE, King CH. Human schistosomiasis. Lancet. 2014;383:2253-64.
5. Cunha AS. Esquistossomose mansoni. São Paulo: Sarvier/EDUSP, 1970. 435 p.
6. De Brito T, Nussenzveig I, Carneiro CRW, Silva AMG. *Schistosoma mansoni* associated glomerulopathy. Rev Inst Med Trop S Paulo. 1999;41:269-72.
7. El-Garem AA. Schistosomiasis. Digestion. 1998;59:589-605.
8. Hamilton JV, Klinkert M, Doenhoff MJ. Diagnosis of schistosomiasis: antibody detection, with notes on parasitological and antigen detection methods. Parasitology. 1998;117:S41-57.
9. Lambertucci JR. Revisiting the concept of hepatosplenic schistosomiasis and its challenges using traditional and new tools. Rev Soc Bras Med Trop. 2014;47:130-6.
10. Lambertucci JR, Rayes AAM, Serufo JC, Gerspacher-Lara R, Brasileiro Filho G, Teixeira R, et al. Schistosomiasis and associated infections. M Inst Oswaldo Cruz. 1998;93(suppl 1):135-9.
11. Lyra LGC. Esquistossomose e vírus B da hepatite. In: Aspectos peculiares da infecção por Schistosoma mansoni. Salvador: CEDRE/UFBa; 1984.
12. Pearce EJ, MacDonald AS. The immunobiology of schistosomiasis. Nat Rev Immunol. 2002;2:499-511.
13. Pedroso ERP. Alterações pulmonares associadas à esquistossomose mansoni. Mem Inst Oswaldo Cruz. 1989;84(suppl 1):46-72.
14. Prata A. Esquistossomose mansoni. In: Veronesi R, Focaccia R. Tratado de infectologia. 3 ed. São Paulo: Atheneu, 2005.
15. Rabello A, Pontes LA, Dias-Neto E. Recent advances in the diagnosis of *Schistosoma* infection: the detection of oarasite DNA. Mem Inst Oswaldo Cruz. 2002;97(SupplI):171-2.
16. Rey L. Non-human vertebrate hosts of *Schistosoma mansoni* and schistosomiasis transmission in Brazil. Res Rev Parasitol. 1993;52:523-30.
17. Wilson MS, Mentink-Kane MM, Pesce JT, Ramalingam TR, Thompson R, Winn TA. Immunopathology of schistosomiasis. Immunol Cell Biol. 2007; 85:148-54.
18. Zhang Y, Koukounari A, Kabatereine N, Fleming F, Kazibwe F, Tukahebwa E, et al. Parasitological impact of 2-year preventive chemotherapy on schistosomiasis and soil-transmitted helminthiasis in Uganda. BMC Med. 2007;5:27.

9 Micoses Sistêmicas

Maria Aparecida Shikanai
Adriana Satie Gonçalves Kono
Carolina dos Santos Lázari
Evanthia Vetos Mimicos
Marcello Mihailenko Chaves Magri
Márcia Yoshida
Maria Cássia Jacintho Mendes Corrêa
Maria Irma Seixas Duarte
Marjorie Vieria Batista

SUMÁRIO

Introdução

As micoses sistêmicas assumiram grande importância com o advento da Aids e de situações de imunodepressão que tornam o hospedeiro bastante suscetível a infecções invasivas. Tais infecções se disseminam para vários órgãos e tecidos, assumindo características clínicas graves e epidemiológicas, além de exigirem terapêuticas diferentes das observadas em indivíduo previamente hígido. Paralelamente, deve-se considerar a relevância de doenças endêmicas em nosso meio, tanto pela sua prevalência e apresentação, como micoses emergentes/reemergentes em várias regiões do país (paracoccidioidomicose e esporotricose) como pela morbimortalidade, como doenças crônicas recorrentes. Portanto, é imprescindível o seu conhecimento, além de também considerar as peculiaridades dessas doenças endêmicas quando associadas à infecção por HIV ou qualquer outra condição de imunodepressão.

Neste capítulo, serão abordadas as seguintes micoses sistêmicas que compartilham características de invasividade e/ou endemicidade: paracoccidioidomicose, criptococose, histoplasmose, esporotricose, mucormicose, aspergilose e candidíase.

Paracoccidioidomicose

Definição e histórico

Paracoccidioidomicose é uma doença granulomatosa sistêmica causada por um fungo dimórfico, constituído pelas espécies *Paracoccidioides brasiliensis (P. brasiliensis)* e *Paracoccidioides lutzii (P. lutzii)*, comprometendo principalmente pulmões, sistema fagocítico-mononuclear, mucosa, pele e suprarrenais.

Descrita por Lutz, cientista brasileiro, em 1908, também é conhecida como doença de Lutz-Splendore-Almeida ou blastomicose sul-americana, passando a ser denominada, em 1977, paracoccidioidomicose.

Epidemiologia

A paracoccidioidomicose é uma importante causa de mortalidade entre doenças infecciosas crônicas no país, com 1,65 mortes por 10^6 habitantes, com incidência anual de 1 a 3 casos novos por 10^5 habitantes, do México à Argentina, sendo as maiores prevalências no Brasil, na Colômbia, na Venezuela, na Argentina e no Uruguai[1,2]. Em regiões como Rondônia, destacam-se registros de 2.163 casos descritos de 1997 a 2012[3], sugerindo ocorrência de epidemias. Casos importados foram registrados nos EUA, na Europa e na Ásia.

A prevalência varia de 6 a 61% em populações de zonas rurais e urbanas de áreas endêmicas e não endêmicas, com base nos inquéritos com antígenos brutos, que apresentam reatividade contra outros antígenos fúngicos, como histoplasmose, sendo as taxas bem inferiores com a glicoproteína de 43 kDa (gp43): 6% *versus* 17% de paracoccidioidoína positiva). A infecção é igualmente prevalente em ambos os sexos. A doença crônica compromete adultos, sobretudo entre 30 e 50 anos de idade, agricultores ou pessoas que tenham vivido em zona rural, numa proporção de 10 a 25 homens para cada mulher. Tal distribuição é atribuída à capacidade do estrogênio de inibir a transformação de micélio ou conídios para levedura – é importante ter em mente que a infecção ocorre precocemente até antes da puberdade em alguns indivíduos. Esposas de pacientes são altamente infectadas, embora raramente doentes. A transmissão de pessoa a pessoa não é conhecida.

Etiologia e ecologia

Estudos moleculares de isolados de *Paracoccidioides* de diferentes regiões geográficas do Brasil e de outras regiões da América Latina demonstraram a ocorrência de um complexo de pelo menos 4 espécies crípticas em *P. brasiliensis*[4]: S1, PS2, PS3 e PS4, com diferentes características na evolução e na distribuição geográfica. Outra espécie foi descrita, *P. lutzii*, com base em dados de concordância genealógica, características do genoma, diferenciação morfológica em conídios e ocorrência de casos clínicos na Amazônia[5]. S1 abrange a maioria dos casos já descritos, sendo distribuída amplamente na América do Sul, e também foi encontrada em tatus, pinguins e no solo; PS2 foi encontrada no Brasil e Venezuela; PS3 é exclusivamente encontrada na Colômbia, tendo também sido isolada em tatus; PS4 é derivada de isolados clínicos recuperados na Venezuela.

Recentes informações sobre o diagnóstico de paracoccidioidomicose em regiões como Rondônia e Mato Grosso mostram que exoantígenos produzidos por cepa de referência B339 não têm reatividade com isolados da região: com antígenos de isolados do MT, a positividade foi de 92,3% para os soros desta região e 41,3% de São Paulo, respectivamente[6]. Quando exoantígenos de *P. brasiliensis* foram empregados, os resultados foram de 26,2 e 100% respectivamente, mostrando as diferenças geográficas na sensibilidade das reações utilizadas.

P. brasiliensis tem sido isolado do solo e em tatus. Já foi descrito em ração de cães, fezes de pinguim e de morcegos, não se tendo conseguido reproduzir o ciclo em morcego. Embora o habitat saprofítico do fungo não seja conhecido, denomina-se reservária o local onde os indivíduos doentes provavelmente adquirem a infecção, geralmente regiões úmidas, tropicais e subtropicais, com solo ácido e temperatura de 15 a 30°C. *P. brasiliensis* pode ser cultivado como um micélio de colônias brancas a 25°C por 15 a 30 dias, mostrando, em ágar Sabouraud-dextrose, hifas septadas ramificadas. A 37°C, cresce como um fungo em tecidos animais e humanos (Figura 1), e em culturas após 7 a 20 dias, sob forma de células ovais ou esféricas com dupla parede refringente, variando de 2 a 10 mcm de diâmetro até células maduras de 20 a 30 mcm. A reprodução se dá por brotamento, com células-mãe produzindo de 10 a 12 brotos de tamanho uniforme ou variável (Figura 2), com a forma característica de "roda de leme" em amostras biológicas ou tecidos infectados.

Patogênese e patologia

Não se conhecem os fatores responsáveis pela virulência, a qual foi inicialmente atribuída ao conteúdo de alfa-1,3-glucana. Registrou-se que a patogenicidade do fungo é aumentada em modelo de inoculação em testícu-

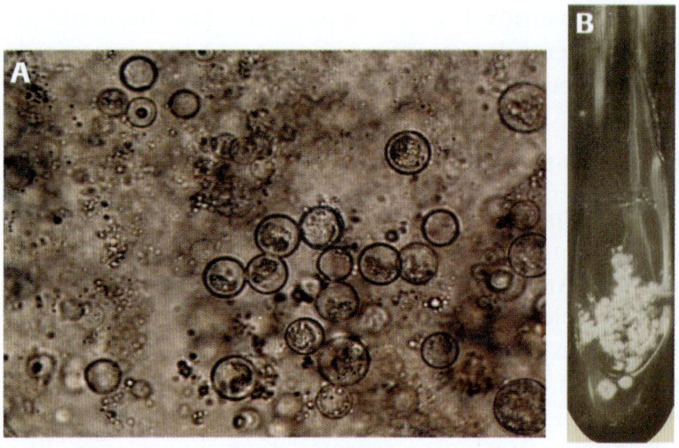

Figura 1. Formas leveduriformes de *P. brasiliensis* em exame direto e cultura. A. Exame direto: células leveduriformes birrefrigentes com brotamentos (400x). B. Macromorfologia – Fase L.
Fonte: Cortesia do Laboratório de Investigação Médica em Micologia do HCFMUSP.

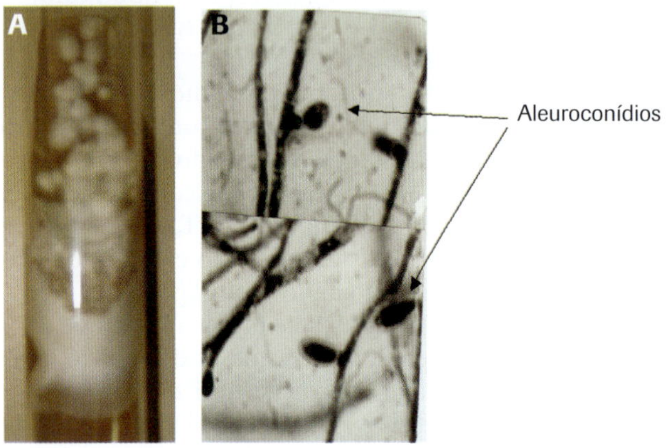

Figura 2. Formas micelianas de *P. brasiliensis* em cultura e exame micológico direto. A. Macromorfologia – fase M. B. Micromorfologia – fase M: hifas vegetativas hialinas septadas.
Fonte: Cortesia do Laboratório de Investigação Médica em Micologia do HCFMUSP.

lo de hamster por ligação da gp43 do fungo à laminina dos tecidos. Na infecção de camundongos por inalação de conídios, estes se transformam em leveduras nos alvéolos após 12 a 18 horas, registrando-se reação inflamatória inicial com células polimorfonucleares, seguidas de formação de granuloma[2]. Há formação de um complexo primário, envolvendo os linfáticos locais e regionais, seguindo-se a disseminação do fungo para órgãos e tecidos por via linfática e hematogênica. Pode ocorrer equilíbrio da relação hospedeiro-parasito na infecção ou evolução para doença aguda nas crianças e adultos jovens, afetando o sistema fagocítico-mononuclear. Em adultos, lesões quiescentes podem se reativar, especialmente no pulmão, evoluindo para a forma crônica da doença.

A lesão característica é um granuloma contendo células fúngicas, que pode ser predominantemente proliferativa e/ou exsudativa, podendo resultar em necrose, com número variável de neutrófilos, grande número de fungos extracelulares, evoluindo para granuloma epitelioide. Estudos de necrópsia em adultos mostram as seguintes frequências de acometimento dos órgãos: pulmões: 42 a 96%; suprarrenais: 44 a 80%; linfonodos: 28 a 72%; faringe/laringe: 18 a 60%; pele/mucosa: 2,7 a 64%.

Interação fungo-hospedeiro

Resposta imune não específica

O papel de fatores genéticos na suscetibilidade à micose foi sugerido pelas maiores frequências dos fenótipos HLA A9, B13, B40 e Cw1 em pacientes que em controles e de HLA DRB1*11 em pacientes com forma crônica unifocal que em outras formas da doença. Adicionalmente, a capacidade de digestão do fungo por neutrófilos de lavado broncoalveolar e do sangue está diminuída em pacientes graves. Em animais isogênicos, a resistência a *P. brasiliensis* é controlada por um único gene autossômico.

Resposta imune específica

A evolução da infecção para diferentes formas clínicas da doença depende de fatores ambientais, resposta imune e virulência do parasita. Indivíduos infectados sem doença apresentam prova intradérmica positiva e linfoproliferam em presença de antígenos fúngicos, com secreção de citocinas TH1 (IF-gama) e ausência de anticorpos específicos detectáveis[7]. No espectro oposto, pacientes com a forma aguda apresentam deficiência da resposta linfoproliferativa do fungo ao antígeno e um padrão de citocinas do tipo TH2 (redução de IF-gama e aumento de IL4, IL5, IL9, IL10), associado à formação de granuloma frouxo, disseminação do fungo e níveis elevados de IgG1, IgG4 e IgE específicos. Pacientes com a forma crônica apresentam padrões intermediários, com secreção de IF-gama e IL17, observando-se presença de IL10 e níveis de IL4 e IL5 menores que a forma aguda. O papel de diferentes antígenos do fungo na modulação da resposta imune, na ativação de células dendríticas e de células T regulatórias, e na imunidade local e sistêmica tem sido investigados.

Quadro clínico[2]

O quadro clínico varia de benigno até óbito. O período de incubação é desconhecido. Em acidente de laboratório, ocorre alguns dias após a inoculação acidental, e a menor faixa etária descrita é por volta de 3 anos de idade em regiões endêmicas. Segundo proposto em Medellin, Colômbia, em 1976, as formas clínicas podem ser classificadas em: infecção; forma regressiva (autolimitada); doença, que pode ser aguda (tipo juvenil) de gravidade moderada a grave, ou crônica (tipo adulto) de gravidade leve, moderada ou grave, ou pode se apresentar sob forma de sequelas.

Na infecção por HIV, pacientes com a forma crônica, com baixos níveis de células CD4, apresentam sinais de disseminação fúngica por via linfo-hematogênica, com carac-

Tabela 1. Interação fungo-hospedeiro na paracoccidioidomicose: secreção de citocinas e antigenemia na infecção e na doença

Grupos	Secreção de citocinas *versus* Ag Pb	Citocinas intracelulares
Infecção	IF-gama, anticorpo ausente	↑ IF-gama, ↑ TNF-alfa, ↑ IL2
Forma aguda	↓ IF-gama, ↑↑ IL4, ↑↑ IL5, ↑ IL9, ↑ IL10↑ Ab (IgG4), ↑ Ag	↓ IF-gama, ↓ TNF-alfa, ↓ IL2
Forma crônica	↓ IF-gama, ↑ IL4, ↑ IL5, ↑ IL10, , ↑ IL17, ↑ IL22, ↑ Ab (IgG2), ↓↑ Ag	↓ IF-gama, ↓ TNF-alfa, ↓ IL2
Imunodeprimidos	?*, ↓ IF-gama, ↑ IL10, ? IL4, ? IL5, ↓ Ab, ↑ Ag	??**

?* Linfoproliferação a antígenos de *P. brasiliensis* não analisada em séries de casos.
?** Citocinas intracelulares: desconhecido em imunodeprimidos.

terísticas similares aos pacientes da forma aguda, apresentando, portanto, componentes mistos e ambas as formas.

Forma aguda (tipo juvenil)

Corresponde a 1 a 20% dos pacientes, geralmente crianças, adolescentes e jovens adultos (< 30 anos de idade), e é similar a proporção de homens e mulheres. Evoluem por 2 a 3 meses ou mais, com febre, perda de peso e envolvimento progressivo do sistema fagocítico-mononuclear, com aumento de fígado, baço e linfonodos regionais ou generalizados, sendo os cervicais mais frequentes (Figura 3). Os nódulos são ricos em fungo, evoluindo de duros para flutuantes com sinais de inflamação. Podem ocorrer múltiplas lesões cutâneas, envolvimento de ossos longos, lesões líticas sem reação do periósteo e, mais raramente, da medula óssea, e comprometimento do tubo digestivo, além de eosinofilia absoluta transitória. Raramente o pulmão é envolvido, exceto em formas disseminadas ou sob forma de infecções de repetição que simulem pneumonias.

Forma crônica

Ocorre de forma insidiosa na faixa de 30 a 50 anos em pessoas que trabalharam na zona rural, em proporção de 10 a 25 homens para uma mulher, comprometendo, em mais de 80% dos casos, pulmão, pele (lesões ve-

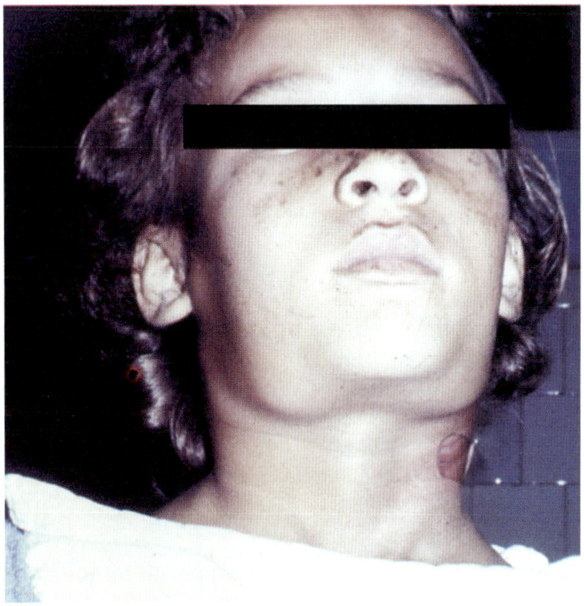

Figura 3. Paciente do sexo feminino, 17 anos de idade, procedente da Paraíba, com palidez. Apresenta a forma aguda da paracoccidioidomicose, com adenomegalia no fígado, de 5 cm, e no baço, de 6 cm, ambos endurecidos.
Fonte: Cortesia do Departamento de Moléstias Infecciosas e Parasitárias da FMUSP.

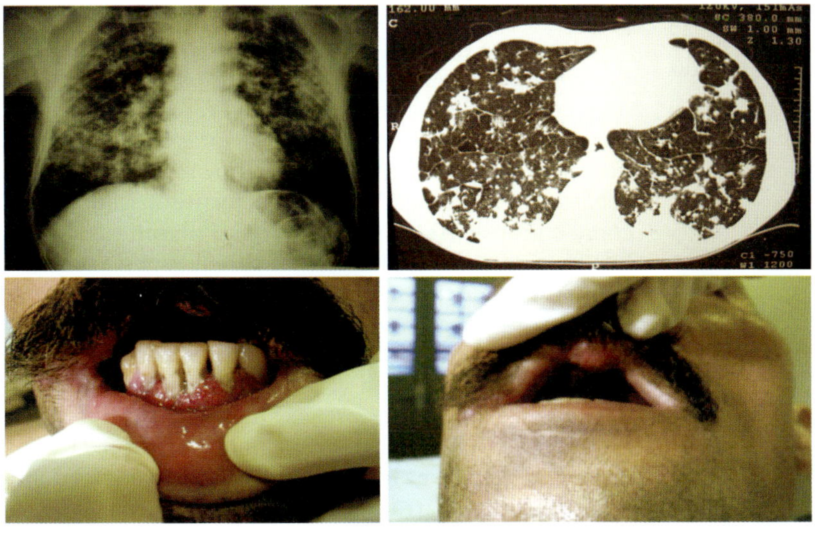

Figura 4. Infiltrado alveolar e intersticial comprometendo a mucosa gengival e sequela em pacientes com a forma crônica da paracoccidioidomicose.
Fonte: Cortesia do Departamento de Moléstias Infecciosas e Parasitárias da FMUSP.

getantes, verrucoides, tuberculoides, acneiformes, pápulas, pústulas, úlceras) e mucosas (laringe, traqueia, faringe), com rouquidão, disfonia ou disfagia. Pode acometer linfonodos, suprarrenais, intestino, ossos, sistema nervoso central (SNC – cérebro, cerebelo), olhos, sistema genitourinário, miocárdio, pericárdio e sistema vascular.

De início, os pacientes são oligossintomáticos; tardiamente, queixam-se de dispneia, tosse, escarro purulento e raramente hemoptise, sendo o exame físico normal ou com estertores. A radiografia revela infiltrado reticulonodular em campos médio e inferior, assimétrico, bilateral e, com menos frequência, cavidades apicais ou derrame pleural são descritos. Glândula suprarrenal uni ou bilateral, com ou sem insuficiência, pode ser observada em até 33% de pacientes ambulatoriais.

Tuberculose pode ocorrer como comorbidade em cerca de 10 a 15% de formas pulmonares, tendo sido descrita nas formas ganglionares. Deve-se estar atento à associação com neoplasias de lesões pulmonares, de mucosas ou ganglionares.

Sequelas

São descritas a fibrose pulmonar, que leva à insuficiência respiratória, bloqueio linfático com má absorção por fibrose de gânglios e estenose de laringe e traqueia, microstomia e outras sequelas que requerem tratamento especializado e, por vezes, correção cirúrgica.

Diagnóstico[2]

A identificação do fungo em material biológico por exame direto e cultura ou histopatológico pode ser realizada com maior sensibilidade pelo exame com prata ou PAS (*periodic acid-schiff*) em materiais de biópsia ou citologia de escarro, lavados etc.

Exames imunológicos são indicados no controle pós-terapêutico: reação de imunodifusão dupla (Ouchterlony) e contraimunoeletroforese, com sensibilidade e especificidade em torno de 90 e 95%, respectivamente, devendo ser diferenciadas de histoplasmose, aspergilose, criptococose e candidíase. Os anticorpos começam a cair após 6 meses de terapêutica. A pesquisa de antígeno no sangue e no líquido cefalorraquidiano (LCR) não é disponível na rotina.

Terapêutica

Na doença ativa, tratar por 6 a 36 meses até estabilização ou negativação do nível de anticorpos. Em casos leves[3], indica-se sulfametoxazol-trimetoprim (160 a 800 mg), sulfadiazina (150 mg/kg/dia) ou itraconazol (100 a 400 mg/dia). Estudo randomizado em pacientes de gravidade moderada mostrou igual eficácia de sulfadiazina, itraconazol e cetoconazol. Avaliação retrospectiva mostrou eficácia similar entre sulfametoxazol-trimetoprim e itraconazol, porém o período de tratamento até controle sorológico foi menor em pacientes da forma crônica, embora similar na forma aguda[8]. Voriconazol revelou-se similar ao itraconazol, podendo ser útil na neuroparacoccidioidomicose. Casos graves (forma aguda ou crônica ou em imunodeprimidos) devem ser tratados com infusão endovenosa de anfotericina B desoxicolato, na dose de 0,5 a 1 mg/kg/dia, devendo-se atentar para as reações adversas imediatas e tardias. A dose total varia de 1 a 3 g ou mais, e deve ser substituída por um dos medicamentos ministrados por via oral quando houver estabilização e controle da doença, medida pela diminuição das provas inflamatórias de fase aguda (glicoproteínas, mucoproteínas, hemossedimentação, proteína C reativa) e involução das lesões.

Criptococose

Criptococose é uma infecção fúngica sistêmica, que afeta indivíduos expostos ao fungo, com ou sem imunossupressão conhecida. A gravidade da doença está relacionada a mecanismos de virulência do fungo, carga infectante e mecanismos de defesa do hospedeiro e seu *status* imunológico. É causada por um fungo encapsulado do gênero *Cryptococcus* e promove desde infecção assintomática pulmonar até quadros de pneumonia grave, com insuficiência respiratória e doença disseminada para qualquer órgão ou sistema (próstata, fígado, baço, pele, ossos, olho etc.) Tem predileção pelo SNC por suas características de reprodução e necessidades de nutriente, causando uma meningoencefalite grave, principalmente em indivíduos imunossuprimidos (pacientes com HIV/Aids, transplantados de órgãos sólidos, dentre outros).

Etiologia

O gênero *Cryptococcus* é classificado em duas espécies *C. neoformans* e *C. gattii.*

C. neoformans apresenta duas variedades: var. *grubii* e var. *neoformans* com sorotipos A, D e um híbrido AD. O sorotipo A (var. *grubii*) é o responsável pela maior parte dos casos de doença disseminada em pacientes com Aids na América do Sul, enquanto o sorotipo D (var. *neoformans*) tem prevalência em muitas partes da Europa, principalmente na área do Mediterrâneo[9-11].

A espécie *C. gattii* corresponde aos sorotipos B e C. *C. neoformans* e *C. gattii* apresentam os seguintes tipos moleculares: VNI-VNIV e VGI-VGIV, respectivamente. Por meio desses tipos moleculares, foram feitas análises filogenéticas que permitiram identificar a origem do *C. neoformans* var. *grubii* VNI no continente africano, assim como o híbrido AD[12]. Nos tecidos, está presente como célula fúngica única e esférica com parede espessa com um ou mais brotamentos. A cápsula é evidenciada em preparações com tinta nanquim (tinta da China), como no LCR, e pode ser corada em cortes histológicos pelos corantes mucicarmim em vermelho e azul com o Alcian blue. Cresce facilmente em ágar dextrose ou Sabouraud após 3 ou 4 dias de incubação, ambos a 28 e 37°C, nos quais se desenvolve como colônia mucoide inicialmente branca e depois marrom. *C. gattii* tende a ser maior e mais ovalado. Em meio CGB, em virtude de diferentes propriedades bioquímicas, as colônias são diferenciadas como *C. neoformans* (colônias amarelas) e *C. gattii* (colônias azuis).

Epidemiologia

A criptococose acomete principalmente indivíduos imunodeprimidos, sobretudo aqueles com HIV/Aids com CD4 < $100/mm^3$, sendo frequente como doença oportunista definidora de Aids. Tem distribuição universal, mas a maioria dos casos é encontrada na África e na América do Sul. Análises epidemiológicas recentes estimam a existência de um milhão de casos de meningite por *Cryptococcus* por ano, no mundo todo, responsáveis por cerca de 600.000 mil mortes[11], sendo a causa de meningite mais frequente na África subsaariana.

Com relação ao nicho ecológico, *C. neoformans* tem predileção por locais ricos em nutrientes como fezes e ninhos de aves (pombos e outros), assim como fezes de morcegos, sendo que *C. gattii* tem prevalência em áreas tropicais e subtropicais (Sudoeste da Califórnia, Austrália, Sudeste da Ásia, África Central e Nordeste do Brasil), onde é encontrado em cascas de árvores e frutas. Em estudos recentes, foram observados compartilhamentos de nicho ecológico entre as espécies *C. neoformans* e *C. gattii* em árvores.

C. gattii acomete indivíduos na maioria das vezes sem Aids, sendo o sorotipo B o mais prevalente em pacientes sem Aids no Nordeste do país[12].

Fisiopatogenia[13]

A infecção ocorre por via inalatória. Após a inalação do fungo do meio ambiente, os basidiósporos e os blastoconídeos penetram nos alvéolos do hospedeiro, onde começam a se reproduzir e invadir os tecidos. O fungo cresce a 37°C (termotolerância), favorecendo seu crescimento na célula hospedeira. A resposta imune inata visa conter inicialmente a disseminação do fungo por meio de células fagocíticas, como neutrófilos, macrófagos, complemento e proteínas antimicrobianas, seguindo-se principalmente a imunidade adaptativa mediada por células.

O fungo tem vários fatores de virulência, sobretudo a cápsula de polissacarídeo envolvida na inibição da fagocitose e imunomodulação, cujo componente mais importante é a glucoronoxilomanana (GXM), que induz secreção de IL10. Tanto as células T CD4+ quanto as células T CD8+ são ativadas, mas é necessária a presença de IL2 e de linfócitos T CD4+ para que o fungo possa ser eliminado. Pacientes com criptococose disseminada têm dificuldade de destruir o fungo, mesmo com a melhor terapêutica disponível.

A inibição da fagocitose altera o processamento e a apresentação de antígenos pelos macrófagos e leva a interferência na resposta celular mediada por célula T, além da produção de melanina com propriedades antioxidantes, protegendo *Cryptococcus* contra a morte por estresse oxidativo causada por fagócitos. Diversas enzimas (proteinases, ureases, fosfolipases etc.) facilitam a penetração no tecido, além de outros mecanismos que promovem a entrada no SNC via barreira hematoencefálica. Um desses mecanismos é a penetração no tecido cerebral via parasitismo de monócitos, macrófagos, células dendríticas e outros, como a transcelular (na qual *Cryptococcus* livres se ligam a células endoteliais da microvasculatura cerebral por processos de endocitose) e a penetração via espaços intercelulares (paracelulares).

Havendo falha na contenção do fungo, seja pela virulência, alta carga fúngica ou resposta inadequada do hospedeiro, ocorre a disseminação para virtualmente qualquer órgão, com predileção pelo SNC.

A maioria das infecções é assintomática ou muito leve. A resposta imune mantém o fungo em focos latentes que podem ser vistos no pulmão ou em linfonodos na forma de granulomas compactos com cápsulas fibróticas e com poucos fungos. Tais granulomas típicos não apresentam necrose caseosa. Nesse cenário, a reativação pode ocorrer na vigência de situações em que o sistema imune falha, ocorrendo a disseminação do fungo para outros órgãos e o SNC.

Quadro clínico, diagnóstico e exames complementares

As manifestações da doença criptocócica são muito variadas e podem resultar em doença assintomática, localizada no pulmão ou regressiva, e forma pulmonar progressiva que leva à forma disseminada. A doença disseminada pode ocorrer em qualquer órgão, com predileção pelo SNC, resultando em meningoencefalite e, ocasionalmente, causando granulomas intracerebrais conhecidos como criptococoma.

Infecção pulmonar

Na infecção pulmonar, 1/3 das apresentações são assintomáticas ou com sintomas inespecíficos. Naqueles

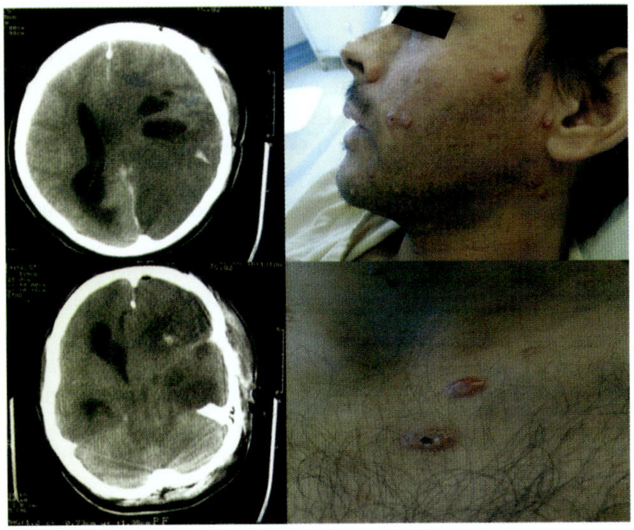

Figura 5. Criptococose disseminada em paciente com síndrome da imunodeficiência adquirida.

sintomáticos, os sintomas podem ser leves, com dispneia, tosse, dor pleurítica, ou se apresentar de maneira mais exuberante em paciente com imunodepressão, com febre (26%), tosse (54%), expectoração mucoide hemoptoica/hemoptise (18%) e sintomas constitucionais, como perda de peso, fraqueza, sudorese noturna, dor ventilatória dependente e derrame pleural em < 10%, principalmente em indivíduos imunodeprimidos. Essas manifestações podem ou não estar associadas a outras localizações.

Os exames radiológicos podem mostrar imagens de pneumonia multifocal, segmentar ou lobar, com broncograma aéreo, nódulos solitários ou múltiplos, massas focais, gânglios mediastinais, derrames pleurais, pneumonia intersticial com insuficiência respiratória aguda etc., e raramente pneumotórax ou pneumomediastino. Algumas dessas apresentações radiológicas podem ser confundidas com pneumonia bacteriana, tuberculose pulmonar, outras doenças fúngicas ou neoplasias. A tomografia computadorizada (TC) pode ser de grande auxílio no diagnóstico diferencial entre essas patologias, mas, por vezes, são necessários métodos diagnósticos mais invasivos, como broncoscopia com biópsia transbrônquica e lavado broncoalveolar com culturas ou, no caso de nódulos ou massas justapleurais, a biópsia com agulha guiada por TC.

Infecção do sistema nervoso central

As manifestações para o SNC incluem cefaleia que pode evoluir por semanas a meses, e pode vir acompanhada de alterações de personalidade, mudanças de comportamento, febre, letargia, coma, hidrocefalia (comunicante e não comunicante), papiledema que pode levar a cegueira, surdez neurossensorial súbita, paralisia de nervos cranianos, déficits motores ou sensoriais, alterações cerebelares e convulsões.

O aspecto do LCR está relacionado ao estado imunológico e difere entre imunodepressão associada ao HIV, associada a outras imunossupressões, como diabéticos, pacientes com doenças reumatológicas, doenças malignas, sarcoidose etc., e os pacientes aparentemente imunocompetentes.

Em indivíduos sem imunodepressão, o LCR varia de límpido a turvo, com celularidade de 50 a 300 cél./mm^3, com predomínio de mononucleares ou polimorfonucleares, com aumento de proteínas e diminuição de glicose fazendo diagnóstico diferencial com abscesso cerebral e meningoencefalite bacteriana sob uso de antibióticos.

Indivíduos com imunodepressão em geral apresentam LCR com baixa celularidade (< 20 cél./mm^3), predomínio de linfomonócitos, diminuição de glicose e aumento de proteínas[1].

Nos pacientes com HIV/Aids, a contagem de células no LCR pode não ser tão elevada, a glicose normal ou ligeiramente diminuída e as proteínas também não tão elevadas, constituindo fatores de pior prognóstico no paciente HIV positivo:

- Contagem de células LCR < 20 cél./mm^3 (menor resposta inflamatória); aglutinação em látex para *Cryptococcus* > 1/1.024 (alta carga fúngica).
- Alterações sensoriais na apresentação inicial: obnubilação, torpor, coma, hipertensão intracraniana.
- Presença de invasão também fora do SNC (pulmão, pele, medula, fígado etc.).
- Imunossupressão avançada CD4 < 50/mm^3.

Diagnóstico

O diagnóstico tem por base: a) microscopia com pesquisa do fungo pela tinta da China no LCR; b) cultura em meios ágar dextrose ou Sabouraud; c) pesquisa do antígeno criptococcico (CrAg) por meio de métodos de aglutinação em látex e ensaio imunoenzimático (EIA), no LCR, no plasma e na urina. Apesar da boa especificidade e sensibilidade, são de maior custo e requerem profissional treinado para a realização do teste. A sensibilidade no LCR para o látex é de 93 a 100%, com especificidade de 93 a 98%.

Em 2009, foi desenvolvido um teste para detecção do CrAg (*lateral flow immunoassay*), com boa acurácia e de fácil realização no LCR, soro ou plasma, e que pode ser utilizado em países com poucos recursos e em locais de difícil acesso. Ele tem mostrado alta sensibilidade para detecção de todos os sorotipos (A a D). Na África subsaariana, onde a criptococose ocupa a quarta causa de morte, excluindo-se apenas a infecção por HIV como causa, o uso deste ensaio pode promover diagnóstico precoce e terapia preemptiva, principalmente nos casos de pacientes com imunodeficiência avançada, diminuindo a mortalidade e sequelas, pois mesmo nos pacientes com criptococose diagnosticada e tratada com antirretrovirais e antifúngicos, a mortalidade costuma ser de 30 a 70%[14], embora ainda não esteja disponível na prática clínica no nosso meio.

Tratamento[9]

O tratamento das formas neurológicas consiste em uso de drogas antifúngicas que sejam preferencialmente fungicidas e que promovam uma rápida esterilização liquórica na fase de tratamento de ataque da doença, seguido de um tratamento de consolidação e depois manutenção nos casos dos pacientes com HIV/Aids. Para isso, são usadas a anfotericina B nas formas de deoxicolato ou nas formulações lipídicas, que são associadas a fluocitosina, por promoverem rapidez na esterilização liquórica já que são fungicidas, sendo as apresentações lipídicas menos nefrotóxicas. A fluocitosina não está disponível no nosso meio.

Esquemas com menos efetividade são usados quando o esquema preferencial não estiver disponível ou em caso de nefrotoxicidade. São representados por anfotericina isolada ou em associação com fluconazol (droga fungostática) na fase de ataque. Estudos recentes não mostraram superioridade entre esses dois esquemas. Outras formas de tratamento incluem fluconazol em altas doses, em virtude da possibilidade de uso tanto endovenoso quanto por via oral, e associações entre fluconazol e flucitosina.

Para as formas pulmonares em indivíduos imunocompetentes ou imunodeprimidos e HIV negativo, com formas leves a moderadas, a proposta é fluconazol ou itraconazol nas doses 200 a 400 mg/dia, via oral, ou anfotericina B deoxicolato EV 0,5 a 1 mg/kg/dia, por 6 a 12 meses. Para pacientes com infecção por HIV, as formas leves a moderadas podem ser tratadas com fluconazol ou itraconazol nas mesmas doses já citadas. As formas graves para todos os pacientes imunocompetentes ou imunossuprimidos e HIV positivos ou negativos devem ser tratadas como as formas encefálicas[9,14,15].

Em pacientes HIV positivo, deve ser feita manutenção do esquema com antifúngico com fluconazol 200 mg/dia após ter-se completado o tratamento e até que ocorra aumento do CD4 > 100 a 200/mm³ e seja mantido por 6 meses, mensurado em duas ocasiões diferentes.

Todas as formas de criptococose de apresentação inicial não relacionada ao SNC devem ser investigadas com LCR para pesquisa do agente, em razão do tropismo do fungo e da possibilidade de apresentação inicial assintomática para o SNC. Para as formas encefálicas em pacientes HIV positivos ou indivíduos com ou sem imunodepressão, indicam-se o tratamento e a orientações apresentados na Tabela 2.

Com relação à hipertensão intracraniana (HIC), existem algoritmos bem estabelecidos para manejo com punção liquórica. Pacientes com hipertensão intracraniana e pressão liquórica inicial ≥ 250 mm H_2O devem realizar TC de crânio; pacientes com hidrocefalia devem fazer derivação ventriculoperitoneal e punção diária de LCR até 10 dias consecutivos e, se persistentemente alta, devem fazer derivação ventriculolombar.

Em pacientes que apresentarem pressão normal por 2 dias consecutivos em vigência de punções diárias, mantém-se o tratamento antifúngico e diminui-se a punção para semanal, para controle da esterilização do LCR e medição da pressão. Se a pressão se mantiver normal, observar e continuar o tratamento; caso volte a se alterar, voltar a fazer punções seriadas diárias para controle da HIC e avaliar necessidade de derivação[9].

Tabela 2. Tratamento da meningoencefalite criptocócica em pacientes com e sem infecção por vírus da imunodeficiência humana (HIV)

Meningoencefalite criptocócica em pacientes com infecção por HIV			**Meningoencefalite criptocócica em pacientes sem infecção por HIV**	
Todas as drogas disponíveis	Sem flucitosina	Sem AmB	Transplantados de órgãos	Não HIV e não transplantados de órgãos
Ataque	**Ataque**	**Ataque**	**Ataque**	**Ataque**
2 semanas	2 semanas	2 semanas	2 semanas	4 a 6 semanas
AmBd	AmBd	fluconazol	AmBL ou ABCL	AmBd
(0,7 a 1 mg/kg/dia)	(0,7 a 1 mg/kg/dia)	1.200 mg/dia, VO, 1 vez/dia		(0,7 a 1 mg/kg/dia)
+	+	+/-	+	+
flucitosina	fluconazol	flucitosina	flucitosina	flucitosina
(100 mg/kg/dia)	(800 mg/dia)	(100 mg/kg/dia)	(100 mg/kg/dia)	(100 mg/kg/dia)
Consolidação	**Consolidação**	**Consolidação**	**Consolidação**	**Consolidação**
8 semanas	8 semanas	8 semanas	8 semanas	8 semanas
fluconazol	fluconazol	fluconazol	fluconazol	fluconazol
(400 mg/dia, 1 vez/dia)	(400 a 800 mg/dia, 1 vez/dia)	(400 a 800 mg/dia, 1 vez/dia)	(800 mg/dia, VO, 1 vez/dia)	800 mg/dia, VO, 1 vez/dia
Manutenção	**Manutenção**	**Manutenção**	**Manutenção**	**Manutenção**
Até o HIV ser controlado por TARV	Até o HIV ser controlado por TARV	Até o HIV ser controlado por TARV	6 a 12 meses	6 a 12 meses
Fluconazol	Fluconazol	Fluconazol	Fluconazol	Fluconazol
(200 mg/dia, 1 vez/dia)	(200 mg/dia, 1 vez/dia)	(200 mg/dia, 1 vez/dia)	(200 mg/dia, 1 vez/dia)	(200 mg/dia, 1 vez/dia)

1) Pacientes HIV positivos com alteração da função renal devem receber AmBL (anfotericina lipossomal) 3 a 6 mg/kg/dia, ou ABCL (complexo lipídico) 5 mg/kg/dia
2) Em locais de difícil acesso à medicação ou à monitoração da toxicicidade, não usar anfotericina por muito tempo, pode ser usada por 5 a 7 dias na fase de ataque
3) HIV com CD4 > 100/mm³ por um período de 6 meses, com pelo menos duas medidas e sob uso de TARV (terapia antirretroviral)
4) Pacientes não HIV e não transplantados incluem aqueles com doenças malignas, para os imunocompetentes com doença por *Cryptococcus gattii* não existe consenso sobre o tempo de duração e alguns autores recomendam que o ataque e a consolidação seja feita como em pacientes com HIV positivo

Fonte: Adaptada de Sloan e Paris[15].

Síndrome inflamatória da reconstituição imune (SIRI)

A recuperação imune do hospedeiro promove uma reação inflamatória intensa contra antígenos persistentes do fungo no local da infecção.

Existem duas formas principais nos pacientes com Aids:

1. Desmascaramento: quando existe doença subclínica, que é desmascarada pelo início da terapia antiviral e melhora da resposta imune.
2. Reação paradoxal: relacionada à piora clínica em pacientes tratados para criptococose e que, depois da terapia antiviral, apresentam deterioração clínica nos 12 meses iniciais da terapia antiviral (incidência de 7 a 33% na África do Sul e Etiópia).

A mortalidade da reação parodoxal na meningite por *Cryptococcus* é > 36%[9].

Não existem, até o momento, marcadores sensíveis que possam ser usados na prática clínica para o diagnóstico de SIRI, que, muitas vezes, tem como diagnóstico diferencial a piora associada à falência terapêutica ou outras doenças oportunistas que não tinham sido diagnosticadas. No exame liquórico, pode haver aumento de celularidade sem, no entanto, ocorrer crescimento do fungo em cultura.

O manejo é feito com corticosteroide prednisona 0,5 a 1 mg/kg/dia frequentemente, mas seu uso permanece controverso. Alguns especialistas recomendam que seja iniciado TARV em pacientes com Aids e meningite por *Cryptococcus* até o mínimo de 4 semanas de tratamento com antifúngico, principalmente naqueles com doença disseminada ou que tenham sido tratados só com fluconazol (fungostático)[16].

Histoplasmose

Conceito

A histoplasmose humana é uma doença sistêmica causada por *Histoplasma capsulatum* (*H. capsulatum*), fungo dimórfico que apresenta duas variedades: *H. capsulatum* var. *capsulatum*, responsável pela forma da histoplasmose clássica, e *H. capsulatum* var. *duboisii*, restrito ao continente africano, com características clínicas e epidemiológicas distintas. A variedade *farciminosum* é descrita em equinos na África.

Epidemiologia

Embora a histoplasmose possa ser encontrada em qualquer região do mundo, é muito mais comum na América do Norte. Na América Central e do Sul, tem sido descrita em quase todos os países, exceto Chile. As mais altas prevalências ocorrem nas bacias dos rios Mississipi-Missouri e Ohio, no Centro-Sul dos Estados Unidos, e nas bacias dos rios da Prata e da Serra do Mar, na América do Sul. Outras áreas endêmicas incluem África, Ásia (Índia, China, Filipinas e Tailândia) e Austrália. No Brasil, em estudos anteriores, os estados do Rio Grande do Sul e Rio de Janeiro contavam com o maior número de casos em imunocompetentes. Recentemente, importante área endêmica na região de Ribeirão Preto, estado de São Paulo, foi registrada[17].

No meio ambiente, o fungo necessita de certas condições de umidade, acidez, temperatura e quantidade de nitrogênio para sobreviver, e é encontrado em solos ricos em excrementos de aves e morcegos, em cavernas e galinheiros abandonados. No estado do Rio Grande do Sul[18], 89% de reatores à histoplasmina em indivíduos masculinos de 17 a 19 anos são descritos no vale do rio Jacuí.

A doença está frequentemente associada à infecção pelo HIV, sendo considerada definidora de Aids. No Brasil, um estudo retrospectivo[19] revelou que de 156 casos de histoplasmose diagnosticados no Rio Grande do Sul, 65 eram pacientes com Aids apresentando a forma disseminada da doença.

Etiologia

A transformação da forma miceliana para leveduriforme ocorre a 37°C. A infecção é adquirida por inalação de microconídios, os quais se alojam nos alvéolos pulmonares. Os fungos na forma leveduriforme são fagocitados por macrófagos e podem sobreviver dentro dos fagolisossomas por diversos mecanismos. Dentro dos fagolisossomas de macrófagos, *H. capsulatum* pode chegar a qualquer órgão ou sistema do organismo, preferencialmente no sistema retículo-endotelial, com disseminação hematogênica. A resposta imune celular tem papel fundamental na defesa contra *H. capsulatum*, sendo o macrófago a principal célula efetora. A resolução da histoplasmose depende da ativação do macrófago, principal célula efetora na resistência do hospedeiro à infecção.

O fungo foi dividido em linhagens filogenéticas geograficamente distintas: América do Norte classe I (NamI), América do Norte classe II (NamII), América Latina grupo A (LamA), América Latina grupo B (LamB), Austrália, Holanda (Indonésia), Eurásia e África[20], com relatos de diferentes manifestações clínicas dentro de cada grupo.

Quadro clínico

Após a infecção por *H. capsulatum*, podem ocorrer as situações descritas a seguir[21].

Primoinfecção assintomática

A exposição de indivíduos saudáveis é assintomática. A identificação desses casos ocorre geralmente com testes intradérmicos positivos em estudos realizados para avaliar a epidemiologia da doença. Exames radiológicos e sorológicos podem ser negativos. Com exposição a inóculos maiores, pode ocorrer linfadenopatia hilar ou mediastinal com infiltrado pulmonar focal ou mais disseminado, autolimitado, podendo as calcificações nestes órgãos permanecer indefinidamente.

Doença pulmonar aguda

A doença aguda geralmente ocorre após uma exposição importante de inóculo e se apresenta como insuficiência respiratória de grau variado com achado radiológico de infiltrado intersticial ou retículo-nodular difuso bilateral. Pode haver linfadenopatia hilar ou mediastinal. Febre, calafrios e perda de peso são sintomas frequentes. Alguns pacientes queixam-se de cefaleia e alterações gastrointestinais. Diagnósticos diferenciais: *Legionella*, *Mycoplasma*, *Chlamydia*, *Pneumocistis*, sarcoidose.

Doença pulmonar crônica

Indivíduos com doença pulmonar obstrutiva crônica têm dificuldade em clarear o fungo. Os pacientes apresentam tosse, febre baixa, calafrios e perda de peso. As radiografias de tórax mostram consolidação ou infiltrados associados a imagens de cavitação com nível líquido. A demora no tratamento pode levar a hipoxemia, fibrose, infecções bacterianas e *cor pulmonale*. Diagnósticos diferenciais: tuberculose, paracoccidioidomicose.

Doença disseminada progressiva

Constituem fatores de risco para doença disseminada: Aids, imunodeficiências primárias, situações imunossupressoras como diabete melito, extremos de idade, transplantes de órgãos sólidos, uso de corticosteroides, terapias antirrejeição em transplantados de órgãos sólidos e terapias antifator de necrose tumoral alfa (TNF-alfa).

Doença progressiva disseminada aguda

É a forma mais comum em indivíduos com imunodeficiência grave, especialmente Aids[22], com células CD4 inferior a 100/mm^3. Ocorre disseminação linfo-hematogênica, envolvimento do sistema fagocítico-mononuclear, com aumento de fígado, baço, gânglios e comprometimento de medula óssea levando a pancitopenia, lesões cutâneas, pulmonar e, menos frequentemente, SNC, ósseo e gastrointestinal (presença de úlceras). Podem ocorrer quadros muito graves e de letalidade superior a 50%, similares à sepse, sendo frequente nesta situação a recuperação do fungo no sangue. À TC, observa-se hepatoesplenomegalia homogênea ou não, com adenopatias abdominais e retroperitoneais.

Doença progressiva disseminada subaguda

Corresponde a uma forma mais branda da doença aguda em pacientes com imunodepressão de base.

Doença progressiva disseminada crônica

Até o advento da Aids, era a forma de apresentação mais comum em nosso meio. Pode acometer indivíduos do sexo masculino de meia-idade e idosos, sem imunodepressão aparente, possivelmente com defeito na imunidade celular, causando inabilidade em controlar a infecção. A evolução é de meses a anos e as lesões mucosas são frequentes (oral, faringe, laringe e septo nasal), assim como meningoencefalite semelhante a tuberculose ou criptococose em 5 a 20% dos casos, também podendo ocorrer insuficiência suprarrenal e lesões cutâneas em 10%. Pode haver hepatoesplenomegalia, mas, muitas vezes, as queixas principais são febre e emagrecimento. Mais raramente, ocorrem fibrose mediastinal e doença ocular associada à histoplasmose, ambas imunomediadas.

O diagnóstico diferencial das formas disseminadas deve ser feito com micobacteriose tuberculosa ou não, leishmaniose visceral, criptococose e neoplasias hematológicas.

Complicações

Pericardite e artrite/artralgia com eritema nodoso são complicações inflamatórias da forma pulmonar aguda. Assim como as síndromes mediastinais (linfadenite, granuloma, fibrose), bronquiolitíase e nódulos pulmonares (histoplasmoma) também constituem complicações ou sequelas da doença, e geralmente, nestes casos, a cultura para fungo e antígenos é negativa.

Histoplasmose e terapias antifator de necrose tumoral alfa (anti-TNF alfa)[23]

O uso de inibidores do fator de necrose tumoral, como etanercepte, adalimumabe e principalmente infliximabe no tratamento de doenças inflamatórias (artrite reumatoide e doença de Chron) tem demonstrado a ocorrência de histoplasmose pulmomar e disseminada nestes pacientes, entre 1 semana e 6 meses após a primeira dose. Não é possível identificar se os casos de histoplasmose ocorrem por reativação ou infecção aguda. Antes do início da terapêutica anti-TNF alfa, recomenda-se investigar exposição a atividades de risco para histoplasmose em área endêmica, identificar sintomas de histoplasmose ativa ou recente ou nos últimos 2 anos. A ocorrência de histoplasmose durante a terapia anti-TNF alfa é indicativo da sua suspensão. Pode ocorrer reação paradoxal com piora dos sintomas, apesar da melhora da infecção fúngica, sugestiva de síndrome inflamatória da reconstituição imune.

Diagnóstico/Exames complementares

Exames inespecíficos

Além de quadro clínico compatível e antecedentes epidemiológicos sugestivos, os pacientes com doença disseminada podem apresentar graus variáveis de anemia, leucopenia e plaquetopenia. Pode haver discreto aumento de enzimas hepáticas. Os valores de desidrogenase lática (DHL) costumam estar muito aumentados na histoplasmose disseminada e na Aids.

Exames específicos

O diagnóstico da doença é realizado por meio do isolamento do fungo a partir da cultura de material biológico, porém com o inconveniente de demorar de 4 a 6 semanas para se ter resultados, ou de sua identificação em exame anatomopatológico, utilizando-se colorações específicas para fungos, como Grocott, PAS etc. Técnicas imuno-histoquímicas também podem ser utilizadas nos tecidos. Na doença progressiva aguda, em razão da alta carga fúngica no organismo, o mesmo pode ser identificado diretamente pela coloração de Giemsa no sangue e na medula óssea. Métodos de identificação do fungo devem ser interpretados cuidadosamente, pois podem ser confundidos com outras estruturas, como *Paracoccidioides brasiliensis* e *Leishmania*.

Provas sorológicas (imunodifusão/contraimunoeletroforese) podem ser empregadas nas formas agudas da doença. Os títulos de anticorpos se elevam cerca de 2 a 6 semanas após a exposição. Em pacientes com a doença disseminada, sobretudo em pacientes com Aids, esses testes podem ser negativos. Detecção de anticorpos por testes imunoenzimáticos e Western blot podem apresentar sensibilidade e especificidade melhores.

A detecção de antígenos em urina e soro apresenta utilidade não só no diagnóstico, mas sobretudo na monitoração do tratamento e de recaídas na doença disseminada, embora não esteja comumente disponível em laboratórios de rotina.

Tratamento[24]

1. Forma pulmonar grave/moderadamente grave: formulações lipídicas da anfotericina B (3-5 mg/kg/dia) por 1 a 2 semanas, seguida de itraconazol (200 mg, 3 vezes/dia por 3 dias, e depois 200 mg, 2 vezes/dia) por 12 semanas.
2. Forma pulmonar aguda leve a moderada: geralmente não necessita de tratamento, exceto se a duração dos sintomas for superior a 1 mês; neste caso, itraconazol (200 mg, 3 vezes/dia por 3 dias; e depois 1 a 2 vezes/dia) por 6 a 12 meses.
3. Forma pulmonar crônica: itraconazol (200 mg, 3 vezes/dia por 3 dias, e depois de 1 a 2 vezes/dia) por no mínimo 1 ano, podendo alcançar 18 a 24 meses para diminuir risco de recaídas.
4. Forma progressiva disseminada grave/moderadamente grave: preparações lipídicas de anfotericina B (3 mg/kg/dia) por 1 a 2 semanas, seguida de itraconazol (200 mg, 3 vezes/dia por 3 dias e depois 2 vezes/dia) por no mínimo 12 meses.
5. Forma progressiva disseminada leve e moderada: itraconazol (200 mg, 3 vezes/dia por 3 dias, e depois 2 vezes/dia) por no mínimo 12 meses.
6. SNC: preparações lipídicas de anfotericina B (dose total de 175 mg/kg) por 4 a 6 semanas. As preparações lipídicas da anfotericina B mostram maior eficácia, resposta clínica mais rápida e menor toxicidade e letalidade quando comparada a anfotericina B desoxicolato, sendo esta alternativa para pacientes com baixo risco de desenvolver nefrotoxicidade.

Complicações

1. Linfadenite e granuloma mediastinal: geralmente não requer tratamento, exceto para pacientes sintomáticos ou em uso de corticosteroide, aos quais está indicado itraconazol.
2. Fibrose mediastinal: não requer tratamento antifúngico, mas recomenda-se *stent* intravascular para casos de obstrução de vasos pulmonares. Em pericardite e síndromes reumatológicas: anti-inflamatório não hormonal para casos leves e corticosteroide para casos graves, devendo-se, neste caso, associar itraconazol.
3. Bronquiolitíase: não requer tratamento antifúngico; recomenda-se a retirada do material calcificado por broncoscopia ou cirurgia. Nódulo pulmonar (histoplasmoma): não requer tratamento antifúngico, sendo frequente sua retirada para afastar malignidade.

Profilaxia

A profilaxia secundária para pacientes com Aids deve durar pelo menos 1 ano com itraconazol (200 mg/dia), para pacientes em uso regular de antirretrovirais, CD4 superior a 150/mm^3 e antígeno na urina menor que 2 ng/mL, quando disponível. No entanto, o número de estudos de descontinuação de profilaxia é pequeno.

A profilaxia primária só é indicada para áreas específicas, consideradas hiperendêmicas, maior que 10 casos/100 paciente-ano. Em caso de pacientes imunodeprimidos vivendo em áreas endêmicas, sua indicação é um tema controverso.

Esporotricose

Trata-se de doença de evolução subaguda ou crônica, causada por um fungo dimórfico do complexo *Sporothrix*, visto no pus ou em esfregaços corados ao Giemsa como elementos extracelulares de forma navicular ou em forma de charuto, com brotamento único claviforme alongado, ou como numerosos elementos globosos intracelulares[25]. À temperatura ambiente, forma colônias filamentosas, inicialmente de coloração creme. Em subcultivos (35 a 37°C), transformam-se em colônias leveduriformes de cor creme, com elementos naviculares ou em charuto. Tem importância no Brasil *Sporothrix schenckii* e *Sporothrix brasiliensis*, este relacionado ao surto epidêmico zoonótico do Rio de Janeiro; *S. mexicana* é limitada ao México e *S. globosa* tem distribuição universal. O fungo vive saprofiticamente na natureza e a contaminação ocorre por ferimento de jardineiros, fazendeiros, floristas, horticultores com material contaminado, sobretudo palha, espinhos, plantas e solo. O tatu da espécie *Dasypus septecinetus* é considerado um reservatório, havendo associação entre caça a tatu e posterior desenvolvimento da doença. No entanto, *Dayspus novemcinctus* desenvolve formas sistêmicas e fatais da doença.

Ocorre em diferentes partes do mundo, destacando-se Japão, Índia, México, Brasil, Uruguai, Peru e Estados Unidos, sendo rara nas regiões mais frias e mais comum em regiões tropicais e subtropicais. Pode ser transmitido por meio do contato com animais, como gatos, cães, cavalos, insetos, pássaros e suínos. Embora sua ocorrência seja comum sob a forma de casos isolados, pode haver surtos, sendo registrada na cidade do Rio de Janeiro[26,27] a maior epidemia por transmissão zoonótica já descrita, com mais de 2.000 casos diagnosticados em humanos e mais de 3.000 em gatos.

Resposta imune e patogenia

A importância do receptor TLR4 tem sido enfatizada como fundamental na ativação da imunidade inata, levando ao reconhecimento de moléculas de um extrato lipídico da forma leveduriforme, que ativa o estresse oxidativo contra o fungo. A resposta imune celular requer a ativação de macrófagos por linfócitos CD4+, com liberação de IFN gama. O TNF alfa também age em macrófagos ativos induzindo a produção de óxido nítrico, que tem efeito citotóxico sobre o fungo.

A invasão tecidual inicia-se com a adesão às células epiteliais com reconhecimento de 3 glicoproteínas da matriz extracelular (fibronectina, laminina e colágeno tipo II), estando presentes na hifa e na levedura. Recentemente, descreveu-se a participação de uma proteína de 70kDa de *S. schenckii* na adesão à matriz extracelular.

Formas clínicas

A expressão das diferentes formas clínicas está relacionada à carga fúngica, resposta imune do hospedeiro, virulência do isolado e profundidade da inoculação.

Forma cutânea

Também conhecida como linfocutânea, é a forma mais comum, com múltiplas lesões em membros superiores e face e, com menos frequência, em membros inferiores. São lesões nodulares, ulceradas ou não, verrucosas ou papulonodulares, que podem ser acompanhadas de envolvimento linfático local, a partir da lesão inicial, com aspecto comparável a um rosário. Podem evoluir com períodos de acalmia.

Forma mucosa

Rara, com lesão inicial na laringe ou faringe, além de lesões em conjuntiva e pálpebra. Ainda mais raramente, pode haver pneumonite granulomatosa, com cavitação. A disseminação hematogênica, com novas lesões e formas osteoarticulares, pode ocorrer, assim como lesões isoladas em outros órgãos. Em crianças, a forma cutânea multifocal é a mais observada.

Formas extracutâneas

Osteoarticular

É a apresentação mais comum entre as formas extracutâneas, acometendo uma ou mais das grandes articulações como joelhos, cotovelos e punhos. Quadris, ombros e coluna vertebral são poupados. A articulação apresenta-se edemaciada e dolorosa à palpação, podendo haver sinais de eritema na pele subjacente. Sintomas sistêmicos são mínimos ou ausentes. Sinais radiológicos de osteomielite são tardios. O diagnóstico dessa forma de doença geralmente é realizado pela cultura de aspirado articular ou de material de biópsia de sinóvia; o fungo é mais raramente visualizado na biópsia.

Pulmonar

A esporotricose pulmonar também pode ocorrer nos pacientes assintomáticos ou com história de tosse, perda de peso e febre baixa. A radiografia de tórax pode evidenciar lesões cavitárias unilaterais ou bilaterais, com infiltrado parenquimatoso adjacente. Eventualmente são encontrados gânglios em mediastino, além de derrame pleural. O diagnóstico é feito pela cultura de secreção pulmonar ou pelo exsudato pleural, sendo importante diferenciar de tuberculose pulmonar e histoplasmose. Outros órgãos mais raramente acometidos, também de forma isolada e unifocal, são: meninges, testículo, epidídimo, seios da face e rins.

Multifocal

Alguns pacientes podem eventualmente apresentar uma forma extracutânea multifocal, com lesões que envolvem diferentes órgãos, notando-se perda de peso e febre.

Essa forma de doença pode levar a importante comprometimento do estado geral e até ao óbito. Em geral, ocorre em pacientes com algum grau de imunodepressão, como doenças hematológicas ou infecção pelo vírus da imunodeficiência humana.

O diagnóstico dessa forma de doença geralmente se faz por hemocultura ou mielocultura.

Em pacientes imunodeprimidos, há acometimento simultâneo de múltiplos focos; mesmo que haja apenas uma localização aparente, devem-se investigar outros focos, evoluindo com recidivas na presença de imunodepressão.

Esporotricose em pacientes infectados pelo vírus da imunodeficiência humana

Os pacientes com contagem de células CD4 abaixo de $100/mm^3$ podem apresentar essa micose em sua forma sistêmica multifocal ou sob a forma linfocutânea disseminada. Artrite ou tenossinovite de múltiplas articulações também podem ser observadas, assim como lesões viscerais múltiplas, como meningite e abscesso cerebral, abscesso hepático e esplênico, envolvimento esofágico, de cólon e de linfonodos, que já foram descritos também em pacientes infectados pelo HIV. Também foram descritas formas de grave comprometimento de seios de face, com envolvimento ósseo contíguo. Em pacientes HIV positivos e imunidade preservada, a doença se assemelha à observada em pacientes não imunodeprimidos.

Diagnóstico diferencial

Devem entrar no diagnóstico diferencial: leishmaniose cutânea, tuberculose, nocardiose, cromoblastomicose, criptococose, doença da arranhadura do gato, sarcoidose, doença bacteriana de Peel, *lupus vulgaris* e paracoccidioidomicose.

Diagnóstico

Cultura do fungo

O diagnóstico é feito pelo isolamento do fungo em Sabouraud a partir de diferentes materiais biológicos em meio com antibióticos e cicloeximida; deve ser subcultivado em meios ricos e incubados a 37°C para a identificação. Embora a presença de cultura positiva seja diagnóstica, há um único relato de isolamento de material proveniente de secreção respiratória, não confirmado como doença posteriormente. Hemocultura positiva sugere a presença de doença disseminada.

Provas sorológicas

Diferentes técnicas sorológicas foram utilizadas para diagnóstico dessa infecção: soro-aglutinação e fixação do complemento, dupla difusão em gel de ágar e precipitação. O teste Elisa apresenta 90% de sensibilidade e 86% de especificidade.

Histologia

Pode-se observar granuloma com área de supuração central e com reação histiocitária epitelioide e plasmocitária ao redor. A imunoperoxidase pode auxiliar na visualização do fungo. Excepcionalmente, é possível achar o parasita. Pacientes imunodeprimidos costumam apresentar lesões com grande número de fungos.

Reação cutânea de leitura tardia - Esporotriquina

Empregam-se antígenos isolados do filtrado de culturas e isolados da parede celular, com leitura 48 horas após a inoculação, sendo reservados para estudos epidemiológicos.

Tratamento

A indicação de cada um desses medicamentos depende da forma da doença e da condição clínica geral do paciente[26,27].

Para as formas linfocutânea e mucosa, recomenda-se o iodeto de potássio, solução saturada em água, durante 4 semanas após a melhora dos sintomas, sendo eventos adversos: náusea, gosto metálico na boca e hipotireoidismo.

Itraconazol tem sido indicado nas formas linfocutâneas ou localizadas, ou mesmo osteoarticular, na dose de 100 a 200 mg/dia, por 30 dias, após a resolução dos sintomas, sendo fluconazol uma droga menos eficaz. Anfotericina B é indicada nas formas mais graves, disseminadas ou no sistema nervoso central, devendo ser mantida enquanto houver imunodepressão. A terbinafina e o posaconazol não têm sido empregados no tratamento, mas apresenta menor concentração inibitória mínima (CIM) frente ao fungo.

Sporothrix brasiliensis apresenta menor suscetibilidade aos medicamentos.

Mucormicose

As mucormicoses – anteriormente designadas como zigomicoses – são infecções fúngicas invasivas e intensamente agressivas, que vêm adquirindo importância crescente em imunossuprimidos. Os agentes relacionados a esse grupo de infecções são fungos filamentosos com propriedades angioinvasivas, podendo comprometer diversos tecidos, particularmente a região rinocerebral e os pulmões.

Esses fungos pertencem à ordem *Mucorales* e compartilham, como principal característica morfológica, a formação hifas cenocíticas, isto é, hifas hialinas não septadas em forma de fita, com reprodução sexuada por meio de esporos do tipo zigósporo. A maior parte das infecções invasivas é causada pelos gêneros *Rhizopus*, *Mucor*, *Lichteimia* (anteriormente classificado como *Absidia*), *Cunninghamella* e *Rhizomucor*[28].

Os mucoráceos são fungos ubiquitários e distribuem-se principalmente em áreas tropicais. Estão presentes no solo e em outros materiais orgânicos. A aquisição de esporos pode ocorrer por via inalatória (com importância epidemiológica em indivíduos imunossuprimidos) por inoculação direta em feridas traumáticas ou cirúrgicas, e por ingestão[29]. Os fatores de risco mais importantes para as mucormicoses relacionam-se à depressão da imunidade celular, particularmente de células polimorfonucleares que, por meio da fagocitose de esporos e oxidação das hifas, são responsáveis pela contenção da proliferação desses fungos em tecidos humanos. Dentre esses fatores, destacam-se a neutropenia e a cetoacidose, que determinam depleção e disfunção oxidativa da atividade fagocítica polimorfonuclear, respectivamente. É importante citar as disfunções do metabolismo do ferro, que facilitam sua utilização como substrato pelo fungo, mesmo quando complexado com quelantes como a desferoxamina. Neste contexto, identificam-se as seguintes condições predisponentes: doenças linfoproliferativas e hematológicas, transplante de órgão sólido e de medula óssea, uso de imunossupressores, Aids, uso de corticosteroides, cetoacidose diabética, insuficiência renal e diálise, sobrecarga de ferro, uso de quelantes, uso de antibióticos de amplo espectro e azólicos[30].

Embora o diabete melito ainda seja a condição predisponente mais comum (36%)[30], tem sido relatado nos últimos anos um aumento da incidência da mucormicose em pacientes com neoplasia e transplantados de medula óssea ou de órgãos sólidos, provavelmente por conta da melhoria dos métodos diagnósticos e de identificação fúngica, do aumento da população de indivíduos predispostos e sua maior sobrevida, além do uso de esquemas profiláticos com fluconazol e voriconazol, uma vez que estas drogas não são ativas contra os mucoráceos[28,31]. Numa série europeia com 230 casos ocorridos em 13 países entre 2005 e 2007, as doenças de base mais comuns foram as neoplasias hematológicas (44%), o trauma (15%), o transplante de células-tronco hematopoiéticas (9%) e o diabete melito (9%)[32].

Quadro clínico e diagnóstico

Manifestam-se clinicamente sob as formas pulmonar, sinusal e cerebral, isoladas ou combinadas, além das formas cutânea, mucosa, gastrointestinal e disseminada. As infecções são localmente invasivas e destrutivas, o que permite a progressão por contiguidade, particularmente na forma rinocerebral. A capacidade de angioinvasão desses fungos determina a disseminação sistêmica, o que pode ocorrer a partir de qualquer foco, sobretudo os relacionados às vias aéreas. No entanto, a disseminação a partir de lesões cutâneas por inoculação direta pode ocorrer em até 20% dos casos[30,31].

A infecção rinocerebral apresenta-se inicialmente como sinusite, caracterizada por necrose e secreção na mucosa nasossinusal, podendo progredir através da órbita e do seio cavernoso até o cérebro. O paciente pode apresentar epistaxe, obstrução e secreção nasal escura, alterações visuais e cefaleia. O acometimento pulmonar pode sugerir uma broncopneumonia ou, mais frequentemente, manifestar-se como infiltrado nodular, que comumente evolui para necrose, e pode avançar para o mediastino e para a parede torácica em função do comprometimento vascular. No cérebro, há regiões isquêmicas e abscesso. Pode ser fatal em poucos dias em função das condições de imunossupressão[28,31].

Numa série de Roden *et al.*[30], os seios da face foram comprometidos de forma isolada ou associada em 66% dos casos; já a forma pulmonar foi a mais importante entre transplantados de medula óssea, transplantados de órgão sólido e portadores de neoplasia, correspondendo a 52%, 37% e 60% dos casos nestes grupos, respectivamente. Vale ressaltar que, entre as neoplasias, 95% eram de linhagem hematológica. Skiada *et al.* encontraram em sua série 30% de acometimento pulmonar, 27% de envolvimento rinocerebral, 26% de lesões de partes moles e 15% de formas disseminadas[32]. O diagnóstico deve ser baseado no quadro clínico sugestivo em indivíduos com fatores de risco. A TC tem sensibilidade razoável para detectar lesões pulmonares e sinusais, enquanto a RM pode trazer informações adicionais nas formas rinocerebrais ou com envolvimento de partes moles ou osteoarticular. Diante de um paciente que tenha condição predisponente, com imagem compatível associada à febre, deve-se considerar uma *possível* infecção fúngica invasiva.

Evidentemente, não é possível distinguir as infecções por fungos filamentosos exclusivamente por meio de exames de imagem. Por outro lado, existem alguns sinais que foram observados com maior frequência na mucormicose em algumas séries de casos. O sinal do halo invertido é um exemplo: uma área de opacidade em vidro fosco circundada por um anel de consolidação. A presença de sinusite concomitante aos infiltrados pulmonares também é mais frequente nesse contexto[33].

Nesses casos, é essencial a obtenção precoce de amostras de secreção e/ou tecido por meio de técnicas endoscópicas ou invasivas guiadas por imagem, exceto quando existe contraindicação ao procedimento. Os espécimes podem ser submetidos a pesquisa direta de elementos fúngicos, preferencialmente com uso de corantes que fluorescem à luz ultravioleta – a exemplo do calcoflúor – que aumentam a sensibilidade da pesquisa e permitem melhor visualização da morfologia das hifas, possibilitando o diagnóstico presuntivo de mucormicose. A cultura é essencial para possibilitar a identificação de gênero e espécie. Embora a morfologia dos isolados possa ser suficiente para a identificação de agentes da ordem *Mucorales* e de seus gêneros – o que é suficiente para a conduta terapêutica – recomenda-se a identificação de gênero e espécie por sequenciamento genético, para melhor compreensão da epidemiologias dessas infecções[28]. Casos *possíveis* com cultura positiva passam a ser classificados como *prováveis*.

A galactomanana, antígeno utilizado para o diagnóstico de aspergilose invasiva, raramente é positiva no soro ou no lavado broncoalveolar de pacientes com mucormicose. Desse modo, sua pesquisa nesses materiais é recomendada diante de uma possível infecção invasiva por fungo filamentoso, pois resultados negativos aumentam a probabilidade de mucormicose. Embora possam ser úteis, as técnicas moleculares para detecção desses fungos ainda carecem de padronização e têm sido utilizadas somente no contexto de pesquisa.

A infecção invasiva é comprovada com base em evidência histopatológica, demonstrando presença de hifas com invasão tecidual e infiltrado inflamatório característico. Em tecidos humanos, apresentam-se como hifas hialinas, em forma de fita sem pigmentação própria (diferenciando-se de fungos melanizados), não septadas e com ramificações em ângulo aberto de aproximadamente 90°, o que os distingue das espécies do gênero *Aspergillus* e de outros agentes de hialo-hifomicoses[29]. As agências responsáveis pela padronização de testes de sensibilidade a antimicrobianos recomendam a utilização do método de microdiluição em ágar para avaliar a suscetibilidade de fungos filamentosos a antifúngicos. Contudo, não existem valores de corte de concentração inibitória mínima (CIM) estabelecidos para os gêneros da ordem *Mucorales*, de modo que esse teste pode ajudar na definição da conduta, mas não são indicativos de sucesso.

Sabe-se, entretanto, que a profilaxia com voriconazol não é capaz de prevenir o surgimento de infecções invasivas por mucoráceos. Ao contrário, há na literatura relatos de instituições que documentaram aumento da incidência de mucormicose a partir do momento em que passaram a utilizar essa droga rotineiramente como estratégia profilática de infecções invasivas por *Candida* e *Aspergillus* em unidades de transplante. No que diz respeito aos azólicos, estudos recentes demonstram maior sensibilidade dos mucoráceos ao posaconazol, sugerindo a possibilidade de seu uso profilático, sobretudo em situações de aumento da imunossupressão – como na doença do enxerto contra o hospedeiro (DECH) – e surtos institucionais[34].

Em relação à terapêutica, os menores CIM são obtidos com anfotericina B. As recomendações atuais apontam a anfotericina B lipossomal como droga de primeira escolha, numa dose de pelo menos 5 mg/kg/dia. No entanto, a resposta é variável, e a mortalidade ainda é alta, podendo ser superior a 50%. Mais recentemente, têm sido acumuladas evidências quanto à utilização de posaconazol para terapia de resgate em pacientes não responsivos a anfotericina[35]. O desbridamento cirúrgico é fundamental para o sucesso do tratamento, podendo ter impacto em mortalidade[32]. A correção dos distúrbios metabólicos da neutropenia e, quando possível, a diminuição da imunodepressão causada por drogas são fatores importantes no tratamento.

Aspergilose

O espectro das manifestações clínicas da aspergilose varia de acordo com o grau de imunossupressão do hospedeiro, sendo que a ocorrência de quadros de aspergilose invasiva estão restritos, na sua maioria, aos pacientes com intenso comprometimento do sistema imune.

A doença é causada por um fungo filamentoso do gênero *Aspergillus* spp. O gênero foi reconhecido pela primeira vez por Micheli em Florença, em 1729. Esse autor notou a semelhança entre a cabeça esporulante do fungo e o aspersório usado pelos sacerdotes para aspergir água benta durante as missas. Virchow, em 1856, publicou a primeira descrição microscópica do agente. Em 1926, Thom e Church realizaram a primeira classificação do gênero com 69 espécies de *Aspergillus* em 11 grupos. Com o advento de estudos mais recentes de biologia molecular, mais de 250 espécies de *Aspergillus* já foram descritas, agrupadas em múltiplas seções.

Etiologia e epidemiologia[36-41]

A doença é causada por um fungo de distribuição cosmopolita. É encontrado em solo, água, alimentos e ar e é particularmente comum em vegetais em decomposição. O fungo também é frequente em áreas em construção, domiciliares ou hospitalares.

As espécies ou seções mais comuns, implicadas na infecção humana são *A. fumigatus*, *A. flavus*, *A. terreus* e *A. níger.* O inóculo necessário para que ocorra a infecção não é conhecido, mas, aparentemente, os níveis de exposição habituais não cursam com doença, uma vez que indivíduos com função imune normal raramente adoecem.

Os principais fatores predisponentes do hospedeiro a neutropenia intensa e prolongada são uso de corticosteroides, uso de imunossupressores de células T, como inibidores de calcineurina, anti-TNF-alfa e uso de anticorpos antilinfócitos.

Os pacientes que estão sob risco de desenvolverem aspergilose invasiva e as respectivas frequências da infecção são: pacientes com neoplasias hematológicas (48,3%); receptores de célula-tronco hematopoiéticas (27,9%), sendo que a maioria é alogênica (72,8%); receptores de transplantes de órgãos sólidos, principalmente o transplante de pulmão (29,2%); tumores sólidos (5,5%); e pacientes com Aids avançada (1,5%). Outros grupos de pacientes imunossuprimidos podem ser acometidos, como pacientes em uso de altas doses de corticosteroides e doenças granulomatosas.

As taxas de mortalidade registradas na década de 1990 eram de 80 a 100%, entretanto, estudos recentes têm publicado taxas menores de até 43%. Tal diminuição deveu-se a estudos com uma melhor classificação da doença, ao advento de novas drogas antifúngicas com melhor tolerabilidade, diferentes mecanismos de ação e penetração nos tecidos e ao desenvolvimento de novas ferramentas diagnósticas com pesquisa de antígeno, reação em cadeia de polimerase e utilização sistemática de métodos de imagem, como TC e RM.

Quadro clínico

O espectro de apresentação clínica da aspergilose é extenso, variando muito de acordo com o *status* imunológico do hospedeiro. A doença pode ocorrer em indivíduos imunocompetentes, refletindo a colonização ou complicações alérgicas. As formas invasivas ou semi-invasivas ocorrem em pacientes com algum grau de imunossupressão. A aspergilose pode ocorrer em muitas localizações além dos pulmões, como seios da face, trato gastrointestinal ou pele. Entretanto, a maioria dos casos acomete os pulmões[37].

A seguir, serão descritas a aspergilose broncopulmonar alérgica (ABPA), o aspergiloma, a aspergilose pulmonar crônica e as diferentes formas da aspergilose invasiva.

Aspergilose broncopulmonar alérgica (ABPA)

Corresponde a uma resposta de longa duração do hospedeiro a antígenos de *Aspergillus*. Clinicamente, o paciente apresenta sinais e sintomas de broncoespamo de difícil controle. Radiologicamente, podem ser observados infiltrados pulmonares transitórios e áreas de atelectasia. Bronquiectasias centrais podem ocorrer em alguns pacientes após anos de doença. A incidência da ABPA é estimada em 1 a 2% em pacientes com asma persistente e em 7% em pacientes com fibrose cística. Não existe um critério ou achado clínico específico para o diagnóstico de ABPA. O diagnóstico é realizado a partir de um escore de 8 possíveis achados. Considera-se o diagnóstico quando os cinco primeiros achados são positivos: (1) asma, (2) bronquiectasia central em TC de tórax, (3) reação cutânea imediata a espécies de *Aspergillus*, (4) concentração sérica total de IgE acima de 417 UI/mL (1.000 ng/mL), (5) anticorpos séricos da classe IgG ou IgE elevados para *A. fumigatus*, (6) infiltrados temporários na TC de tórax, (7) anticorpos séricos precipitantes para *A. fumigatus* e (8) eosinofilia no sangue periférico. Aceita-se que o achado dos cinco primeiros em indivíduo com asma constitui o critério mínimo para o diagnóstico; o achado de anticorpos precipitantes suporta mais fortemente a hipótese; e o nível de IgE total circulante se correlaciona com períodos de exacerbação da doença. Outros achados clínicos que colaboram com o diagnóstico são cultura positiva ou pesquisa sugestiva no escarro, os *plugs* de muco marrom com eosinófilos degenerados (cristais de Charcot-Leyden). Na fibrose cística, o diagnóstico de ABPA é mais difícil, pois muitos dos critérios diagnósticos se sobrepõem às manifestações comuns da fibrose cística. Nesses pacientes, a eosinofilia não é ferramenta útil, já que esses pacientes apresentam elevação de eosinófilos séricos por outras causas.

A ABPA apresenta-se com períodos de exacerbação e melhora, podendo evoluir para fibrose pulmonar. O tratamento visa à diminuição das crises de asma com ciclos de corticoterapia. Um ensaio randomizado, duplo-cego avaliou a eficácia de itraconazol 200 mg/dia por 16 semanas com diminuição do uso de corticosteroides sistêmicos, melhora da tolerância a exercícios e da função pulmonar e redução dos níveis de IgE séricos totais.

Colonização saprofítica (bola fúngica ou aspergiloma)

A colonização de uma cavidade preexistente natural (no caso, os seios da face) ou secundária a uma doença pulmonar em ápice (tuberculose cavitária pulmonar, enfisema, sarcoidose, histoplasmose, cisto congênito, abscesso bacteriano, bolha pós-pneumonia por *P. jirovecci*) por espécies de *Aspergillus* pode levar ao surgimento de uma bola fúngica que corresponde a uma massa sólida formada por hifas em crescimento.

Radiologicamente, a bola fúngica ou aspergiloma aparece como uma massa sólida dentro de uma cavidade (Figura 6). A presença de anticorpos anti-*Aspergillus* sp ou a cultura positiva de escarro associada ao achado radiológico permitem o diagnóstico presuntivo sem necessidade de realização de biópsia.

Na maioria das vezes, o aspergiloma é assintomático. Eventualmente, os pacientes podem apresentar hemoptise. Nesses casos, o tratamento de escolha é a ressecção cirúrgica do segmento ou lobo acometido[42,43].

Aspergilose pulmonar crônica

Pacientes com pneumopatias crônicas podem evoluir com acometimento por aspergilose associado à presença da bola fúngica, podendo ser classificada em:

- Aspergilose pulmonar crônica cavitária: formação e expansão de múltiplas cavidades que podem conter bola fúngica, em pacientes sem doença imunossupressora e sem invasão local do parênquima pulmonar.
- Aspergilose crônica fibrosante: que evolui com fibrose extensa.
- Aspergilose crônica necrotizante ou subaguda: na qual a evolução é progressiva e lenta. Geralmente existe apenas uma cavidade de parede fina a partir da qual ocorre a invasão local pelas hifas.

Aspergilose invasiva

Quadro clínico[44-47]

Os sinais e os sintomas clínicos associados à aspergilose invasiva podem ter apresentação não específica, com quadro de febre, tosse, dor pleurítica e hemoptise.

A doença invasiva apresenta quatro formas:

1. Aspergilose pulmonar invasiva.
2. Traqueobronquite.
3. Rinossinusite invasiva.
4. Doença disseminada: frequente envolvimento cerebral, podendo acometer pele, rim, coração, olho, osso etc.

Aspergilose pulmonar invasiva

Os sintomas precoces e inespecíficos, como tosse seca, febre e dor torácica, estão presentes em apenas 20% dos casos.

A TC de tórax pode ser de grande utilidade, por revelar sinais sugestivos da infecção, como a presença de nódulos com o sinal do halo, que seria o reflexo radiológico da angioinvasão do fungo nas pequenas vias aéreas; a presença do sinal do ar crescente, que seria uma fase mais avançada da lesão, correspondente à necrose de coagulação.

Outros achados inespecíficos, como consolidações associadas a áreas de vidro fosco, árvore em brotamento, micronódulos ou vários nódulos, com ou sem cavitação, também podem estar presentes.

Traqueobronquite

Ocorre com maior frequência em pacientes transplantados de pulmão, como resultado da intensa imunossupressão e da alteração da arquitetura pulmonar desse grupo de pacientes. As apresentações variam de traqueobronquite

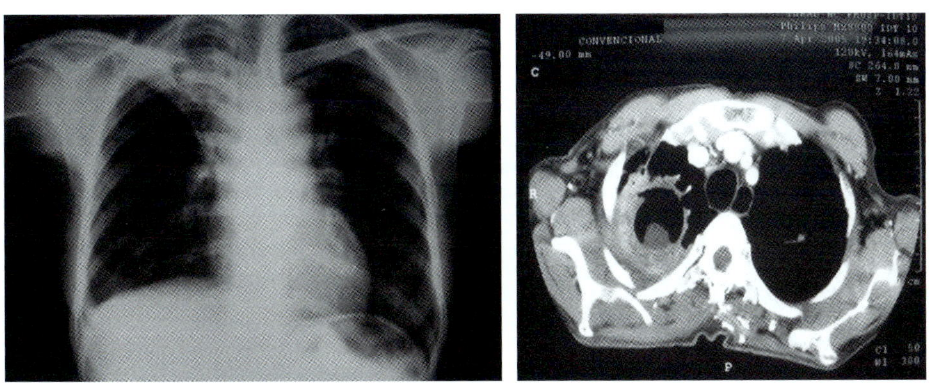

Figura 6. Aspergiloma pulmonar.

leve até formação de úlceras, pseudomembranas e infecção da anastomose. Cerca de 80% apresentam sintomas como tosse, febre, dispneia, dor torácica e hemoptise.

Rinossinusite invasiva

Os sintomas e os achados tomográficos são muito parecidos com os da sinusite bacteriana, podendo ocorrer extensão relativamente rápida para palato, órbita ou cérebro, em concomitância com a aspergilose pulmonar. O desbridamento cirúrgico é estratégia fundamental no manejo terapêutico desta forma invasiva.

Doença disseminada

Quadros de doença disseminada podem acometer virtualmente qualquer órgão. Os mais frequentemente descritos são pulmão contralateral, SNC, fígado, rim, coração na forma de endocardite fúngica e pele, esta indistinguível de um ectima gangrenoso de etiologia bacteriana. O acometimento do SNC pode se apresentar com quadros de crises convulsivas, sinais focais ou até como hemorragia decorrente de angioinvasão. À TC ou à RM, são observadas uma ou várias lesões hipodensas com realce após injeção de contraste radiológico. Os principais achados foram descritos no quadro clínico.

O exame histopatológico dos espécimes tem fundamental importância nos casos de aspergilose invasiva, pois detecta a presença do fungo filamentar e permite, com segurança, caracterizar os aspectos de invasão tecidual, diferenciando-as da colonização e das formas localizadas da doença (aspergiloma). Os aspectos histológicos são

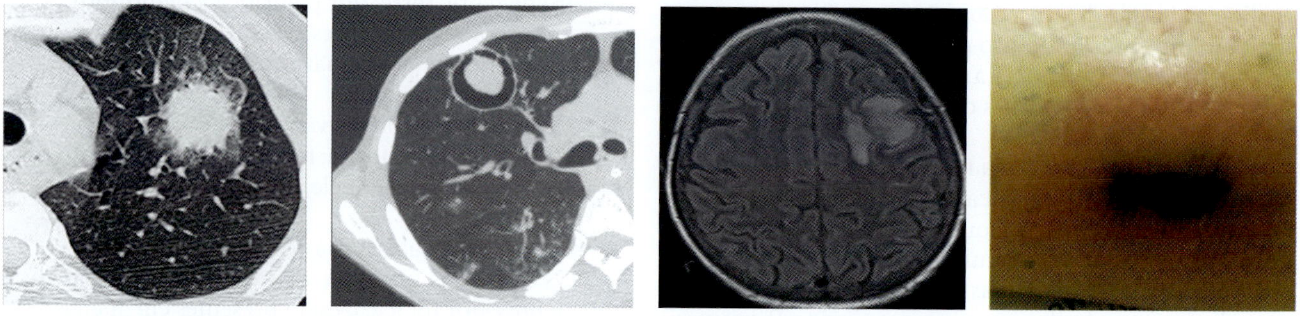

Figura 7. Formas clínicas da aspergilose invasiva. Da direita para a esquerda: aspergilose pulmonar invasiva com sinal do halo, sinal do ar crescente, SNC e forma cutânea.

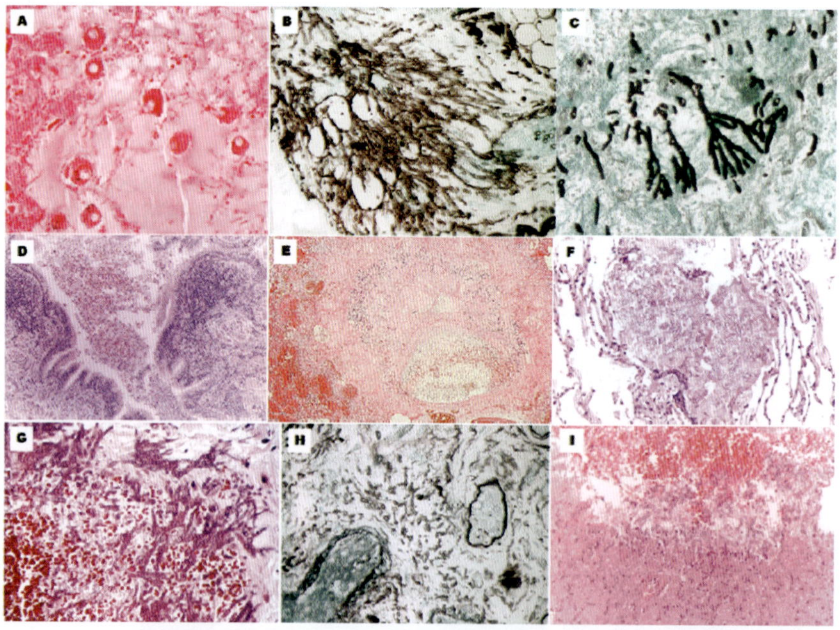

Figura 8. Histopatologia: aspergilose invasiva. A. Pulmão com numerosas conídias de *Aspergillus* spp em área de necrose que se acompanha de processo inflamatório e edema intralveolar. HE × 400. B. Grupamentos de formas filamentares de *Aspergillus* spp com sua disposição característica em bandos orientados em uma só direção. Coloração de Grocott × 200. C. Formas filamentares do fungo exibindo dicotomização em galho de árvore (45°). Coloração de Grocott × 200. D. Traqueobronquite pseudomembranosa com inflamação da parede do brônquio, ulceração, descamação de material necrótico para luz, onde são observadas formas filamentares de *Aspergillus* spp. E. Tecido pulmonar apresentando forma crônica necrotizante de aspergilose e revelando área central de necrose com numerosas formas fúngicas e exibindo tecido pulmonar circunjacente com hemorragia intralveolar. HE × 100. F. Lesão pulmonar representando conglomerados de fungos na luz de alvéolos, sem resposta inflamatória. HE × 200. G. Detalhe de vaso pulmonar mostrando parede com angioinvasão e luz ocupada por grande quantidade de fungos. HE × 400. H. Área representativa de derme mostrando numerosas formas de *Aspergillus* spp que focalmente invadem a parede de vaso sanguíneo. Coloração de Grocott × 200. I. Sistema nervoso central com área de necrose, inflamação e presença de formas filamentares do fungo. HE × 200.

vistos na Figura 8, que evidencia as características do fungo nos tecidos e as formas de lesão tecidual.

Classificação da aspergilose invasiva (AI)[35]

Para definição de AI, dado que o fungo é ubíquo na natureza, é necessária a associação de critérios dos hospedeiros, que seriam características que predispõem ao desenvolvimento da doença invasiva, manifestações clínico-radiológicas e critério micológico de acordo com os critérios estabelecidos pelo European Organization for Research and Treatment of Cancer/Mycoses Study Group (EORTC/MSG) (Quadro 1).

Após avaliação da presença ou ausência dos critérios, os pacientes serão classificados em aspergilose provada, provável e possível (Figura 9). Tal classificação reflete a probabilidade da doença invasiva de acordo com o achado micológico incluído, uma vez que os critérios do hospedeiro e clínico-radiológicos são prerrequisitos para as três classificações da doença.

Diagnóstico[35,46-50]

Como *Aspergillus* sp encontra-se disseminado em todos os ambientes, o diagnóstico de aspergilose apresenta dificuldades em todas as suas formas de apresentação. A recuperação do agente na forma de cultura de material estéril ou em material de biópsia é relativamente difícil, e essa dificuldade é maior no grupo de pacientes imunossuprimidos. Estes, porém, são os que evoluem mais rapidamente e com maior risco de óbito. O significado do achado de *Aspergillus* sp em escarro depende do estado imunológico do hospedeiro. Em indivíduos imunocompetentes, o isolamento do fungo reflete geralmente colonização sem maiores consequências clínicas. Nesses indivíduos, a terapêutica antifúngica geralmente não é necessária, mas estudos diagnósticos mais aprofundados devem ser considerados. Nos imunossuprimidos, o valor preditivo positivo do isolamento em escarro deve ser considerado, embora possa significar colonização, sendo que

Quadro 1. Critérios utilizados para a classificação da aspergilose invasiva

Critérios do hospedeiro	Critérios clínico-radiológicos	Critérios micológicos
• Neutropenia < 500 neutrófilos/mm³ > 10 dias • TCTH alogênico • Corticosteroide > 3 semanas, na dose de 0,3 mg/kg/dia de prednisona • Tratamento com imunossupressores de células T (ciclosporina, bloqueadores de TNF-alfa, anticorpos monoclonais específicos ou análogos de nucleosídios durante os últimos 90 dias) • Grave imunodeficiência inata (doença granulomatosa, imunodeficiência combinada grave)	• Doença do trato respiratório baixo (nódulos densos com ou sem sinal do halo, sinal do ar crescente, cavitação) • Traqueobronquite (úlceras, nódulos, pseudomembrana, placas) • Sinusite (imagem + dor localizada com irradiação para os olhos ou úlcera nasal com crosta negra ou invasão óssea) • SNC (lesão focal ou realce meníngeo a TC ou RNM)	• Biópsia do local afetado demonstrando invasão fúngica • Teste direto: pesquisa direta, citologia ou cultura (escarro, lavado broncoalveolar, escovado broncoalveolar, aspirado de seios da face) • Testes indiretos: galactomanana ou 1,3 BD glucana (plasma, soro, lavado broncoalveolar ou LCR)

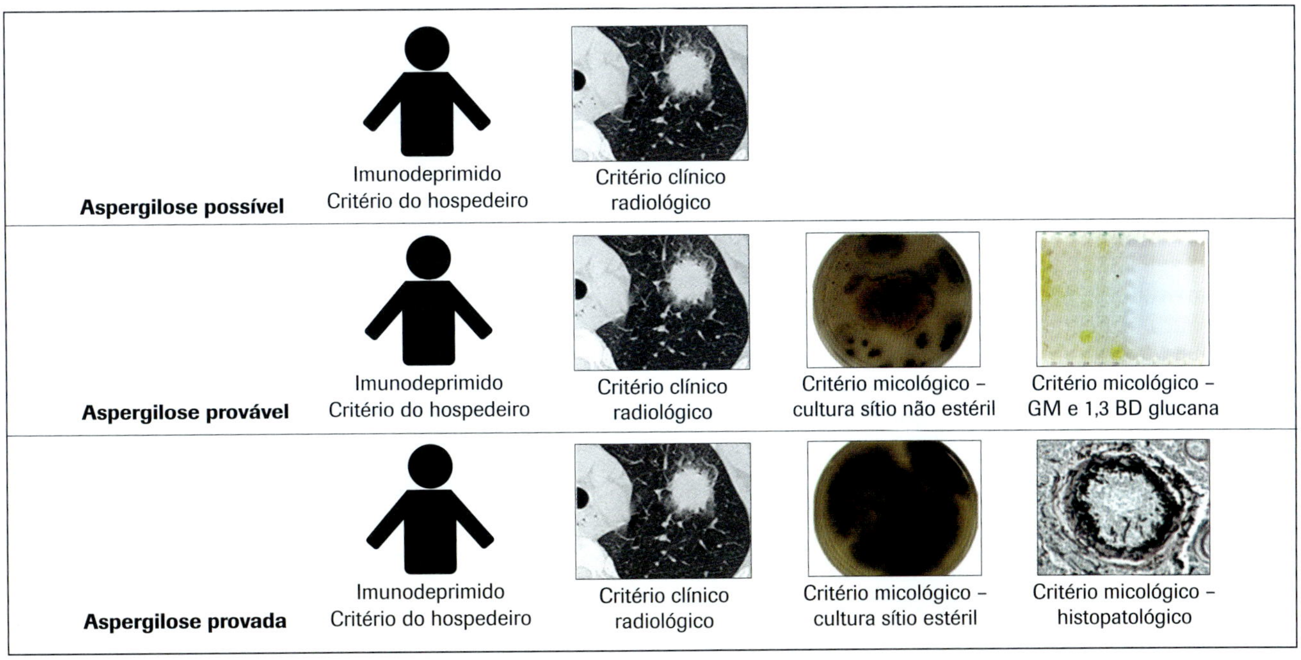

Figura 9. Classificação da aspergilose invasiva.

a amostra negativa não exclui a possibilidade de doença invasiva.

Por esses motivos, o diagnóstico é baseado na combinação de sinais e sintomas clínicos, cultura, histopatologia e detecção de componentes do fungo, como antígeno galactomanana (GM), polissacarídio presente na parede celular de fungos do gênero *Aspergillus* sp e outros fungos (como *Fusarium*, *Zygomycetes* e dermatófitos) durante o seu c rescimento. Pode ser pesquisada em sangue e fluidos, como lavado broncoalveolar (LBA), circulantes no soro e em outras espécimes biológicas, em razão do crescimento das hifas nos tecidos do hospedeiro. A detecção é realizada por método Elisa e o desempenho pode ser influenciado pelo tipo de população estudada, pelo limiar de reatividade adotado como positivo e pela espécime clínica testada. Estudos têm demonstrado sensibilidade e especificidade, no soro, variando de 22 a 84% no grupo de pacientes transplantados de órgãos sólidos, 82 a 89% nos pacientes submetidos a transplante de células-tronco hematopoiéticas (TCTH) e 70 a 92% nos pacientes com neoplasias hematológicas. No LBA, estudos revelaram sensibilidade de 100% e especificidade de 85%. Falsos-positivos ocorrem em pacientes com mucosite (já que a galactomanana pode ser encontrada em alimentos e absorvida pelo trato digestivo) e em uso de antimicrobianos, como a piperacilina-tazobactam.

Outro método diagnóstico é a 1,3 BD glucana, um componente da parede celular de leveduras e fungos filamentoso. Estudos com o objetivo de avaliar a utilidade da 1,3 BD glucana no soro têm demostrado sensibilidade de 80% e especificidade de 82% para o diagnóstico de infecção fúngica invasiva, como candidíase fusariose e pneumocistose. No LBA, existem poucos trabalhos avaliando a utilidade para AI com resultados de baixa sensibilidade e especificidade.

Outras ferramentas diagnósticas, como as técnicas de reação em cadeia da polimerase em tempo real (*PCR real time*), apesar de promissoras, ainda não estão disponíveis para uso em ampla escala. A sensibilidade e a especificidade do PCR para *Aspergillus* em LBA variam de 67 a 100% e 55 a 95%, respectivamente. Para amostras de soro, a sensibilidade chega a 100% com especificidade de 65 a 92%. Entretanto, a PCR está muito associada a falsos-positivos, já que não diferencia colonização de infecção.

Os métodos de imagem, como radiografias de tórax, são de pouca utilidade nos estágios iniciais da doença, já que os achados são inespecíficos. Nesse cenário, a realização de TC de tórax sequencial é a regra. A TC tem demonstrado boa sensibilidade, apesar da inespecificidade dos achados radiológicos. Os principais achados foram descritos no quadro clínico.

O padrão-ouro para o diagnóstico das formas invasivas de aspergilose é a biópsia, que mostra a presença de hifas septadas em ângulo agudo invadindo o tecido pulmonar, acompanhada de cultura de mesmo sítio positiva para *Aspergillus* sp. Os achados histopatógicos dependem do hospedeiro. Nos pacientes com doença enxerto *versus* hospedeiro e transplantados alogênicos, ocorre inflamação intensa com presença maciça de neutrófilos, e pouca necrose de coagulação. Nos neutropênicos, a inflamação é mínima e há intensa necrose de coagulação associada à angioinvasão de hifas.

Tratamento

O tratamento da aspergilose depende da forma de apresentação e do grau de imunossupressão do paciente. Nas formas em que ocorre a bola fúngica, com boa reserva pulmonar, o tratamento ideal é a ressecção cirúrgica.

Pacientes com as formas pulmonares crônicas, muitas vezes, não apresentam condições clínicas de serem submetidos a procedimentos cirúrgicos. Nesses casos, o uso de antifúngicos está indicado[42,43]. Inicialmente, o uso de anfotericina B nas doses de 0,5 a 1 mg/kg/dia ou (4 a 5 mg/kg/dia das formulações lipídicas) pode ser considerado. Trabalhos recentes mostraram eficácia do itraconazol por períodos prolongados em pacientes com aspergilose pulmonar crônica. Mais recentemente, o voriconazol tem sido apontado como opção terapêutica, na dose de 200 mg a cada 12 horas.

O tratamento da ABPA é fundamentado no uso de corticosteroides sistêmicos. Duas semanas de prednisona na dose de 0,5 mg/kg/dia com redução gradual tem sido o tratamento recomendado para esses pacientes. O tempo total de tratamento depende da resposta individual e pode ser acompanhado pela redução da IgE sérica e da eosinofilia. Corticoterapia por via inalatória pode ter algum benefício para controle de sintomas da asma na ABPA, mas não previne a progressão do dano pulmonar. Vários estudos já demonstraram a utilidade de antifúngicos no manejo da ABPA. O uso de itraconazol na dose de 200 mg VO a cada 12 horas por 16 semanas, associado ao uso de corticosteroides sistêmicos, promove melhora dos sintomas, diminui as doses de corticoterapia e os títulos de *Aspergillus* e melhora a função respiratória e alterações radiológicas. Recentemente, o voriconazol tem sido utilizado no tratamento da ABPA em um número pequeno de casos. Alguns relatos de casos descreveram o uso de anticorpo monoclonal anti-IgE (omalizumabe) em pacientes adultos e pediátricos com ABPA.

Na aspergilose invasiva[43,51], o tratamento de primeira linha consiste em anfotericina B ou voriconazol, e deve ser mantido até a resolução das imagens pulmonares. Em

Quadro 2. Opções para tratamento da aspergilose invasiva

Aspergilose possível	▪ Anfotericina deoxicolato 1 mg/kg/dia ▪ Anfotericina complexo lipídico 5 mg/kg/dia ▪ Anfotericina lipossomal 3 mg/kg/dia
Aspergilose pulmonar provável ou provada	▪ Voriconazol 6 mg/kg dia, dose de ataque seguida de 4 mg/kg/dia, a cada 12 horas ▪ Anfotericina deoxicolato 1 mg/kg/dia ▪ Anfotericina complexo lipídico 5 mg/kg/dia ▪ Anfotericina lipossomal 3 mg/kg/dia

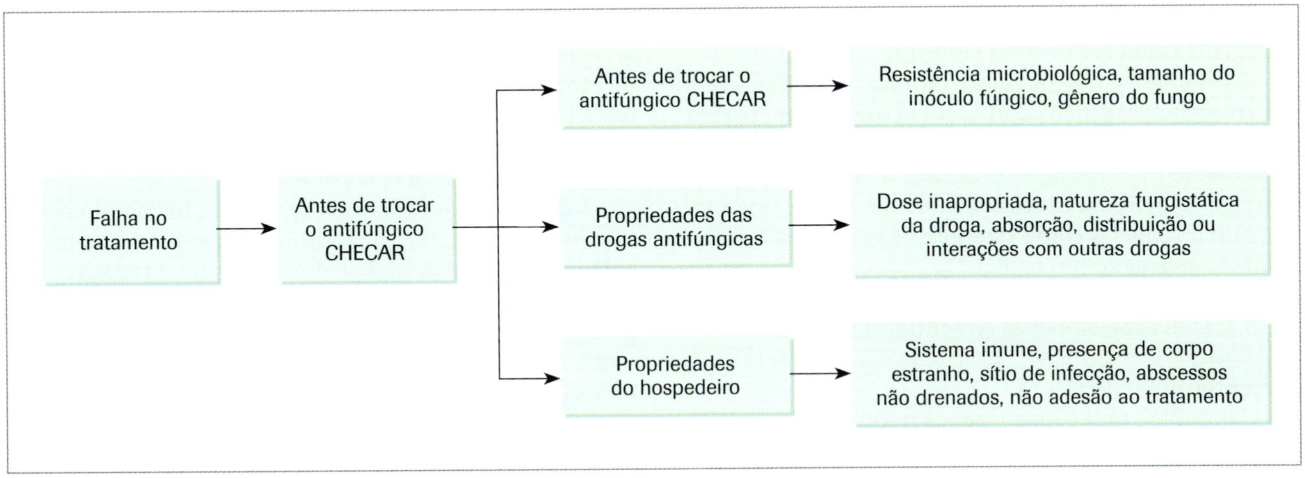

Figura 10. Manejo da falha no tratamento da aspergilose invasiva.

quadros com envolvimento do SNC, o voriconazol deve ser preferido pela melhor penetração no SNC. As equinocandinas são a segunda linha de terapia, sendo indicadas nas situações de toxidade hepáticas e renal (Quadro 2). Em situações de falha terapêutica, uma avaliação minuciosa checando todos os fatores envolvidos no processo infeccioso deve ser realizada antes de uma troca do esquema antifúngico (Figura 10). A estratégia de terapia combinada ainda precisa ser mais bem estudada, mas os estudos não têm benefícios com as diversas combinações.

Candidíase[52]

Os fungos do gênero *Candida* são unicelulares, pequenos (4 a 6 mcm), de paredes finas, ovoides e podem ser encontrados em forma de levedura, pseudo-hifas e hifas. Existem mais de 150 espécies de *Candida*, destacando-se para os seres humanos: *C. albicans*, *C. parapsilosis*, *C. tropicalis*, *C. krusei*, *C. glabrata*, *C. lusitaniae*, *C. guilliermondii* e *C. dubliniensis*. Eles podem ser colonizantes especialmente do trato digestório e urogenital, portanto, a grande maioria das infecções é de origem endógena. Deve-se destacar as vias de transmissão inter-humana e hospitalar. As espécies de *Candida* são responsáveis por várias manifestações clínicas, sendo as mais frequentemente encontradas: candidíase mucocutânea (oral, esofágica e cutânea), candidíase de trato genitourinário (vulvovaginite, balanopostite e candidúria) e candidíase hematogênica (candidemia, disseminada aguda e crônica, peritoneal, artrite, ocular, endocardite, de trato respiratório inferior, entre outras formas).

As infecções invasivas por *Candida* spp. caracterizam-se por alta morbidade e letalidade, sendo a utilização de antifúngicos de forma precoce e racional a melhor maneira de alterar o prognóstico.

Com a grande utilização de antifúngicos, as espécies resistentes ao fluconazol (*C. krusei*) e as que mais frequentemente se tornam resistentes (*C. glabrata*) começaram a ganhar importância, além do fato de cepas de *C. albicans* e *C. tropicalis* passarem a apresentar diminuição de sensibilidade. Em virtude disso, tornou-se necessário o conhecimento da sensibilidade aos antifúngicos por meio de testes confiáveis e reprodutíveis para garantir melhor assistência no tratamento das infecções por *Candida*, cujas manifestações clínicas variadas e a alta mortalidade exigem o uso precoce e correto de antifúngicos.

A identificação de *Candida* spp. pode ser realizada por meio de testes convencionais capazes de formar tubo germinativo e clamidósporos. Outros procedimentos de identificação e especiação são baseados em parâmetros fisiológicos, como assimilação e fermentação de carboidratos, utilização de nitrato e produção de urease. As culturas isoladas de hemocultura podem ser identificadas por método automatizado BACTEC (Bactec 9240 System, Becton, Dickinson, USA), VITEC (bioMerieux, Nürtingen) e podem ser utilizados métodos de assimilação de carbono, API20C (BioMerieux AS, Paris, France) ou ID 32 C (BioMerieux AS, Paris, França). Recentemente, as técnicas de biologia molecular e espectrometria de massa MALDI-TOF (*Matrix Associated Laser Desorption-Ionization - Time of Flight)* têm sido utilizadas, facilitando a interpretação e fornecendo resultados com muita rapidez.

Quadro clínico[52,53] (Quadro 3)

Candidíase mucocutânea

As principais formas de apresentação da candidíase mucocutânea são:

1. Candidíase cutânea generalizada (crianças): são caracterizadas por lesões únicas que evoluem para erupções generalizadas sobre tronco, tórax e extremidades, com maior prevalência nas dobras da região genitocrural, anal, axilas, mãos e pés.
2. Intertrigo: ocorre em regiões de dobras de pele proporcionando um ambiente quente e úmido. Iniciam-se com eritema, vesículas e pústulas, que evoluem para fissuras e descamação. Frequentemente, essas lesões podem confluir e ampliar a área afetada.
3. Paroníquia e onicomicose: frequentemente associadas a condições como diabete melito, umidade e imer-

são frequente das mãos em água, sendo *Candida* spp. um dos agentes etiológicos mais comuns.

4. Candidíase mucocutânea crônica: é definida como um grupo heterogêneo de infecções crônicas e persistentes por *Candida* spp., associadas a alterações imunológicas, como insuficiência de células T. Frequentemente ocorrem na pele, em mucosas, cabelos e unhas, podendo apresentar sequelas como estenose de esôfago, alopécia e cicatrizes permanentes na pele.

5. Candidíase orofaríngea (discutida a seguir).

6. Candidíase esofágica (discutida a seguir).

Candidíase orofaríngea

Candidíase oral é uma doença frequente em pacientes imunodeprimidos (HIV/Aids, transplantados, oncológicos e aqueles em uso de drogas imunossupressoras)[54,55]. Os pacientes em uso prévio de antibióticos, próteses dentárias, corticosteroides por via inalatória e com xerostomia podem desenvolver candidíase. Nos pacientes com HIV/Aids, está associada à progressão da doença, sendo um forte indicador de queda da contagem de linfócitos T CD4+. *C. albicans* é a espécie mais frequentemente encontrada.

Quadro 3. Diagnóstico de infecções por candida segundo as formas clínicas*

Forma clínica	Achados clínicos e laboratoriais
Cistite	Disúria, piúria, hematúria, urgência miccional e dor suprapúbica
Trato urinário alto	Febre, dor abdominal e lombar, leucocitose, similar à pielonefrite; em pacientes hospitalizados, presença de cultura positiva sem sintomas
Infecção renal secundária	Febre, insuficiência renal, hemocultura pode ser positiva
Pneumonia	Tosse, dispneia, dor torácica. Radiografia: sem imagem patognomônica. Biópsia: cultura positiva ou pseudo-hifas na coloração Gram
Endocardite	Febre, sopro cardíaco, anemia, esplenomegalia. Ecocardiograma com vegetação. Hemocultura ou cultura de valva cardíaca positiva
Fungemia (candidemia)	Febre, taquicardia, hipotensão, alteração do estado mental. Pelo menos uma hemocultura positiva
Endoftalmite	Exame oftalmológico sugerindo endoftalmite. Cultura positiva de material ocular, sangue ou outro sítio de disseminação
Osteomielite	Exame radiológico, tomográfico ou ressonância nuclear com evidência de foco inflamatório. Aspirado ou biópsia positiva
Hepatoesplênico (candidíase crônica disseminada)	Febre persistente, neutropenia em recuperação, lesões em fígado e baço identificadas por ultrassonografia, tomografia ou ressonância nuclear magnética. Hemocultura positiva ou cultura ou histopatologia da lesão confirma a presença do fungo
Meningite	Sinais de hipertensão intracraniana, febre, com líquido cefalorraquidiano alterado, com cultura positiva

*Obs.: a cultura negativa não afasta o diagnóstico de candidíase sistêmica; embora de difícil interpretação, culturas de material potencialmente contaminado, como urina, fezes ou pele, servem de apoio ao diagnóstico.

As principais formas clínicas são:

1. Pseudomembranosa ("sapinho"), formando placas esbranquiçadas removíveis sobre base eritematosa na cavidade oral, palatos mole e duro, tonsilas e faringe.

2. Eritematosa ou atrófica (mais rara) com lesões ulceradas eritematosas na superfície da mucosa.

3. Hiperplásica (hipertrófica) correspondente a lesões esbranquiçadas não removíveis, nas porções inferiores da língua, palato e mucosa oral.

4. Queilite angular que se apresenta como fissuras eritematosas e dolorosas nos cantos da boca.

O diagnóstico é clínico, sendo, mais raramente, microbiológico e histológico. Nos pacientes com candidíase recorrente ou refratária, é recomendável realizar cultura e teste de sensibilidade aos antifúngicos.

A candidíase orofaríngea pode ser tratada por via tópica (local) ou sistêmica (endovenoso ou via oral). A terapia tópica, sempre que possível, deve ser considerada por apresentar menor toxicidade e interação medicamentosa. A persistência de candidíase ou recorrência, nos pacientes imunodeprimidos, é multifatorial, podendo significar falha do tratamento por emergência de resistência às drogas antifúngicas, diminuição da absorção intestinal, interação medicamentosa e/ou piora da função imunológica.

Candidíase esofágica

Assim como a orofaríngea, a candidíase esofágica é uma doença frequente em pacientes imunodeprimidos. Mais raramente, pode estar associada a hipocloridria por vagotomia, uso de antagonistas dos receptores H2 e inibidores da bomba de prótons, desnutrição, idade avançada, alcoolismo, diabete melito, hipotireoidismo, hipoparatireoidismo e insuficiência suprarrenal. Nos pacientes com HIV[54,55], é uma doença definidora de Aids, sendo frequentemente associada com linfócitos T CD4+ menor do que 200 céls./mm^3. As principais manifestações clínicas são disfagia, odinofagia e queimação retroesternal. As crianças e alguns adultos podem apresentar náuseas e vômitos resultando em desidratação e, consequentemente, interferindo na adesão aos medicamentos.

Nos pacientes imunodeprimidos, o tratamento empírico pode ser considerado com reavaliação em 72 horas. A endoscopia digestiva alta (EDA) está sempre indicada, em razão da possibilidade de diagnósticos diferenciais ou associação de úlceras causadas por herpes simples, citomegalovírus, HIV, refluxo gastroesofágico e neoplasias. Nos pacientes refratários ou com esofagite recorrente, deve-se coletar material para exame micológico direto, cultura e teste de sensibilidade. A terapia de escolha para candidíase esofágica é sempre sistêmica (via oral ou eventualmente endovenosa), nunca terapia tópica.

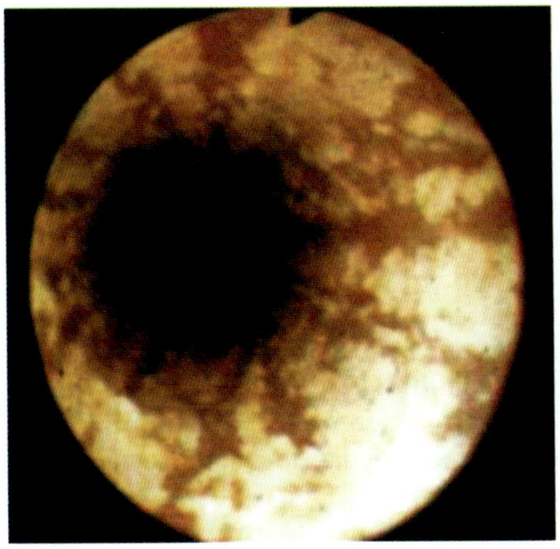

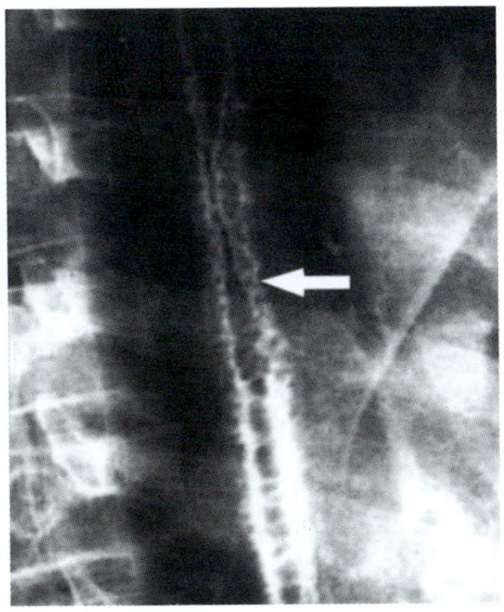

Figura 11. Candidíase esofágica.

Candidíase de trato urinário

O encontro de *Candida* spp. na urina é comum e geralmente não indica infecção do trato urinário. Dentre os principais fatores associados com candidúria, destacam-se de cateteres vesicais, diabete melito, uso prévio de antibióticos, cálculos urinários ou obstrução. Embora alguns pacientes possam desenvolver cistite, a infecção do trato urinário superior por *Candida* via hematogênica é a mais comum.

A vulvovaginite por *Candida* está mais frequentemente relacionada a pacientes diabéticas, gestantes e aqueles em uso de antibioticoterapia. *Candida albicans* permanece como a mais frequentemente isolada nos casos de vulvovaginite. O uso prévio de fluconazol pode ser responsável pela presença das espécies não *Candida albicans*, especialmente *C. glabrata*. As principais manifestações clínicas são edema, prurido intenso e leucorreia. Os homens podem apresentar balanite, sendo comumente relacionada à relação sexual com parceiro com candidíase. É caracterizada pela presença de vesículas, máculas eritematosas e úlceras no pênis, acompanhadas por prurido intenso.

Candidíase hematogênica

Classicamente, a candidíase hematogênica refere-se a um conjunto de situações clínicas em que *Candida* spp. é encontrada no sangue e, algumas vezes, se dissemina através da corrente sanguínea para um ou vários órgãos do hospedeiro (baço, fígado, SNC, coração, olhos e, mais raramente, trato respiratório inferior) (ver Quadro 4). Dentre todas as infecções invasivas que podem ser causadas pelo gênero *Candida*, a infecção de corrente sanguínea (candidemia) é a mais frequente, com grande impacto socioeconômico, na qualidade e na sobrevida dos pacientes. As infecções disseminadas por *Candida* frequentemente são associadas a sinais clínicos de sepse (hipotermia ou hipertermia, leucocitose ou leucopenia, taquicardia e taquipneia), podendo evoluir para sepse grave e choque séptico e, em seguida, para disfunção de múltiplos órgãos.

Candidemia

A incidência de casos de candidemia nos hospitais terciários vem aumentando substancialmente nas últimas décadas em diferentes partes do mundo. De 2000 a 2011, *Candida* sp. foi considerada a quarta causa de infecção de corrente sanguínea em hospitais terciários tanto nos EUA quanto em outros centros no mundo. Nos EUA, na Europa e no Canadá, a taxa de incidência varia entre 0,045 e 0,38 casos/1.000 admissões. No Brasil, as taxas variam entre 0,74 e 2,49/1.000 admissões. A mortalidade varia de 14% (em UTI) a 71% (em transplantados hepáticos).

A maioria dos casos de candidemia ocorre por via endógena, especialmente pela translocação do fungo do trato digestório ou por colonização de dispositivos vasculares, urinários ou mesmo da presença do fungo em outros órgãos e sistemas, como pele, mucosas e vias aéreas superiores e inferiores. A colonização é considerada um fator de risco independente para o desenvolvimento da candidemia. Em vários centros no mundo, estudos moleculares têm evidenciado a similaridade entre cepas de *Candida* spp. obtidas de pacientes colonizados e infectados, comprovando a provável origem endógena. A candidemia também pode ter origem via exógena, por meio da transmissão cruzada pelo contato das mãos de profissionais de saúde contaminadas.

As espécies de *Candida* mais frequentemente isoladas em corrente sanguínea são: *C. albicans*, *C. tropicalis*, *C. parapsilosis* e *C. glabrata*, destacando-se *C. albicans*, presente em torno de 50% dos casos. Além das infecções causadas por *C. albicans*, merecem destaque espécies resistentes ao fluconazol, como *C. krusei* e isolados de *C. glabrata*. Existem vários estudos na literatura que comprovam a prevalência de *C. albicans* e o aumento considerável das espécies não *C. albicans*.

Os principais fatores de risco relacionados ao aumento de casos de candidemia são:

1. Pacientes imunodeprimidos por: neoplasias em geral, câncer hematológico, regimes quimioterápicos agressivos, fatores reumatológicos, transplante de medula óssea ou órgãos sólidos, neutropenia, Aids e uso de medicações imunossupressoras.
2. Pacientes submetidos a procedimentos invasivos, como uso de cateteres venosos centrais de curta e longa permanência, internação prolongada em UTI, nutrição pa-

renteral, cirurgias extensas, especialmente abdominais, uso de antibióticos de largo espectro e pacientes queimados.

3. Em neonatologia, a infecção de corrente sanguínea por *Candida* ocorre especialmente em recém-nascidos de baixo peso e prematuros.

O diagnóstico de candidemia permanece como um grande desafio na condução dos pacientes, uma vez que somente pouco mais da metade dos casos são rotineiramente diagnosticados com agente documentado. Esta observação torna importante o reconhecimento dos principais fatores de risco para candidemia, a presença de colonização, a coleta de hemoculturas precocemente e a associação de métodos complementares, como imunológicos e moleculares. Os principais métodos diagnósticos para candidemia são:

4. Microbiológico: hemocultura. A candidemia pode ser detectada em 24 horas, especialmente com a coleta em frascos adequados e com a utilização dos métodos automatizados ou espectrometria de massa MALDI-TOF.

5. Imunológico: detecção de anticorpos séricos e de antígenos de *Candida* (manana e 1,3 BD glucana). Apesar do grande número de publicações sobre o diagnóstico sorológico da candidíase disseminada, ainda existem controvérsias sobre o real valor.

6. Histopatológico: demonstrando as leveduras e a sua capacidade de invadir os tecidos.

Vários estudos têm correlacionado suspeita diagnóstica, diagnóstico precoce e instituição rápida da terapia antifúngica com melhor prognóstico dos pacientes com candidemia. A extensão lógica dessa conclusão seria a terapia empírica/preemptiva em pacientes com alto risco.

Infecções disseminadas

A endocardite ocorre mais frequentemente nas valvas mitral e aórtica em associação com pós-operatório de cirurgia cardíaca, doença valvular cardíaca prévia, uso de drogas injetáveis, quimioterapia, implantação de válvulas protéticas e uso prolongado de cateteres intravenosos. O perfil clínico e as complicações são semelhantes à endocardite bacteriana, com maior frequência de embolia séptica e endoftalmite. A hemocultura é positiva na maioria dos pacientes; as ecocardiografias transtorácica e transesofágica costumam evidenciar vegetações. O tratamento clássico consiste em terapia antifúngica e troca de valvas cardíacas.

O acometimento do SNC inclui as meninges e o parênquima cerebral, com vários microabscessos ou lesões com efeito de massa. Nos pacientes com meningite, a hipoglicorraquia, a hiperproteinorraquia e a pleiocitose, com predomínio linfocitário ou de polimorfonucleares (contagem média de 500 céls./mm^3), são as alterações mais frequentemente encontradas. Os recém-nascidos de baixo peso e os prematuros que apresentam candidemia e envolvimento do SNC têm alto índice de sequelas neurológicas permanentes.

A candidíase pulmonar é rara e, quando ocorre, geralmente é uma complicação metastática da candidemia ou em casos de pneumonia aspirativa em pacientes previamente colonizados. Estudos demonstraram que a presença de grandes quantidades de unidades formadoras de colônias em amostras clínicas de aspirado de secreção traqueal, lavado broncoalveolar ou lavado protegido pode representar apenas colonização, e não necessariamente infecção. Deve-se ter atenção especial para os pacientes transplantados de pulmão e imunodeprimidos terminais.

Tratamento[55-57]

O tratamento da candidíase depende do local da infecção, da gravidade do paciente, da biodisponibilidade da droga, da espécie do fundo, das doenças associadas, do custo e da toxicidade.

As opções atuais de tratamento ainda são restritas, sendo algumas caracterizadas por toxicidade, interação medicamentosa e, muitas vezes, de alto custo. As classes de drogas mais frequentemente utilizadas são:

1. Polienos: anfotericina B deoxicolato e suas formulações lipídicas (de alto custo).
2. Azólicos (itraconazol, fluconazol, voriconazol).
3. Equinocandinas (caspofungina, anidulafungina e micafungina).

O fluconazol é uma droga amplamente utilizada para o tratamento de várias formas clínicas de candidíase, com eficácia comprovada. Dentre as principais limitações estão a emergência de resistência de algumas espécies e o mecanismo de ação fungistático. Com relação a infecções graves e candidemia, especialmente por conta da diminuição da sensibilidade de algumas espécies de *Candida* aos azóis e do aumento da incidência de espécies não *Candida albicans*, as equinocandinas são fortemente recomendadas. A anfotericina B é uma droga vastamente utilizada para as infecções graves e tem alta atividade contra *Candida* spp. (exceto *C. lusitaneae*), estando na toxicidade renal e hematológica a sua maior limitação. A anfotericina B lipossomal e a de complexo de lipídico são menos nefrotóxicas do que a formulação deoxicolato, mantendo a mesma eficácia, apesar de seu alto custo.

Assim como na sepse de etiologia bacteriana, o uso imediato e correto de antifúngicos tem grande impacto na morbidade e na mortalidade. Dessa forma, é necessário identificar o melhor momento para iniciar a terapêutica antifúngica nos pacientes com alta probabilidade desenvolver candidemia. Atualmente, vários autores e guias terapêuticos têm discutido a construção de índices escores baseados nos fatores de risco e colonização de *Candida* com a finalidade de padronizar as indicações de tratamento empírico e preemptivo. A terapia empírica, na prática clínica, é frequentemente utilizada em um doente de risco de doença invasiva, muitas vezes com associação de antibióticos de amplo espectro. O valor real dessa iniciativa foi abordado em uma série de estudos retrospectivos, estando ainda indefinido qual o tempo ideal para iniciar o tratamento antifúngico empírico. A terapia preemptiva é definida como o tratamento indicado por evidência de candidíase microbiológica e/ou detecção de manana e do anticorpo antimanana e/ou 1,3 BD glucana em soro ou plasma, sem prova de infecção fúngica invasiva.

A profilaxia antifúngica tem se mostrado benéfica em algumas situações clínicas particulares, destacando-se os pacientes submetidos a grandes cirurgias abdominais com perfurações gastrointestinais, especialmente em pacientes cirúrgicos de UTI e alguns grupos de pacientes imunodeprimidos. Um dos principais cuidados na indicação da profilaxia antifúngica é a seleção de cepas com sensibilidade reduzida aos antifúngicos, principalmente o fluconazol, e de espécies não *C. albicans*, por exemplo, *C. glabrata* e *C. krusei*.

A duração do tratamento, a classe e a apresentação do antifúngico variam com o tipo de manifestação clínica e da gravidade da candidíase. Para os pacientes com candidemia não complicada, deve-se manter o tratamento por pelo menos 14 dias após a negativação da hemocultura. A ecocardiografia e o exame de fundoscopia devem ser considerados para os pacientes com doença invasiva. A mudança do tratamento para via oral pode ser considerada depois de pelo menos 10 dias de terapia intravenosa. A remoção do cateter venoso central está sempre indicada, embora alguns autores tenham questionado a necessidade de remoção de cateter venoso central em algumas situações específicas.

Considerações finais

Paracoccidioidomicose

1. Valorizar antecedentes de ter morado em zona periurbana, suburbana ou rural.
2. Na forma aguda, comprometimento de gânglios, principalmente cervicais, fígado, baço, medula óssea e ausência de comprometimento do pulmão.
3. Na forma crônica, inicialmente oligossintomática, a radiografia de tórax revela comprometimento pulmonar bilateral, assimétrico de campos médios e inferiores, podendo acometer ápice.
4. Diagnóstico realizado pelo achado do fungo em lesões por exame microbiológico ou histopatológico; no escarro, pedir citologia com pesquisa de fungo com PAS e tratamento pela prata.
5. Pesquisa de anticorpos: reatividade não é cruzada em infecções causadas por *P. brasiliensis* e *P. lutzii*
6. Tratamento das formas não graves com itraconazol ou sulfametoxazol-trimetoprim e, nas formas graves, com anfotericina B.

Criptococose

1. A criptococose é micose sistêmica grave que pode acometer tanto indivíduos imunodeprimidos (principalmente com Aids – *Cryptococcus neoformans*) como indivíduos sem imunodepressão aparente (*Cryptococcus gattii*), cursando com importante morbimortalidade em ambos os grupos.
2. A principal forma de apresentação clínica é a meningoencefalite, embora a doença possa acometer muitos outros tecidos.
3. A meningoencefalite pode ser oligossintomática em imunodeprimidos, com poucas células no LCR, mas evolui com alta letalidade.
4. O tratamento de escolha utiliza a anfotericina B com ou sem a 5-fluocitosina, complementada com fluconazol.

Histoplasmose

1. A histoplasmose é endêmica, causando principalmente quadro respiratório em indivíduos imunocompetentes e doença disseminada em imunodeprimidos.
2. O diagnóstico é baseado na identificação do fungo em exame histológico ou cultura, podendo ser confundido com outros microrganismos intracelulares.
3. O medicamento de escolha nas formas graves é a anfotericina B. Formas moderadas a leves podem ser tratadas com itraconazol.
4. A duração do tratamento em pacientes com Aids depende da resposta sustentada aos antirretrovirais.

Esporotricose

1. O diagnóstico deve ser confirmado por cultura, com identificação de elementos típicos em naveta ou charuto.
2. Em imunodeprimidos, formas graves extrapulmonares e disseminadas cursam com recaídas, necessitando de terapêutica prolongada.
3. Infecções causadas por *Sporothrix brasiliensis* são mais resistentes à terapêutica

Mucormicose

1. Caracteriza-se por infecções invasivas que se iniciam na região rinocerebral (início como sinusite e progressão através da órbita e do seio cavernoso até o cérebro), no pulmão como uma broncopneumonia (infiltrado nodular evoluindo para necrose, podendo avançar para o mediastino e para a parede torácica em função do comprometimento vascular) ou no cérebro, evoluindo com regiões isquêmicas e abscesso.
2. Pode ser fatal em poucos dias, em função das condições de imunossupressão[28,31].
3. Alto índice de suspeição em pacientes de risco, investigação diagnóstica invasiva, debridamento cirúrgico e tratamento precoce estão aliados ao sucesso terapêutico.

Aspergilose

1. O aspergiloma é geralmente assintomático, mas pode cursar com hemoptise; o tratamento de escolha é a ressecção cirúrgica, quando possível.

2. A aspergilose invasiva representa uma das principais causas de mortalidade em pacientes transplantados, havendo a necessidade urgente do aprimoramento de marcadores precoces da doença, sendo a galactomanana um bom marcador, com maior sensibilidade no lavado broncoalveolar.

3. Novos antifúngicos, como voriconazol, trouxeram perspectivas animadoras ao tratamento da aspergilose invasiva, com menor toxicidade.

Candidíase

Candidúria

1. A simples presença da *Candida* na urina não significa infecção.

2. Candidúria deve ser tratada em pacientes sintomáticos, neutropênicos, transplantados renais e pacientes que sofrerão manipulação do trato urinário.

3. A remoção de dispositivos urinários constitui o tratamento de candidúrias sem sintomas

4. Em candidúria secundária à disseminação hematogênica, pesquisar outros focos.

Candidemia

1. Suspeita-se de candidemia diante de febre persistente não responsiva a antibióticos em pacientes com fatores de risco.

2. O diagnóstico da espécie é importante quando espécies resistentes ao fluconazol ou à anfotericina são encontradas em ambiente hospitalar.

Referências bibliográficas

1. Coutinho ZF, Silva D, Lazera M, Petri V, Oliveira RM, Sabroza PC et al. Paracoccidioidomycosis mortality in Brazil (1980–1995). Cad. Saude Publica. 2002;18:1441-54.
2. Shikanai-Yasuda MA, Telles Filho F de Q, Mendes RP, Colombo AL, Moretti ML. Guidelines in paracoccidioidomycosis. Rev Soc Bras Med Trop. 2006;39:297-310.
3. Vieira GD, Alves TC, Lima SM, Camargo LM, Sousa CM. Paracoccidioidomycosis in a western Brazilian Amazon State: clinical-epidemiologic profile and spatial distribution of the disease. Rev Soc Bras Med Trop. 2014;47:63-8.
4. Matute DR, McEwen JG, Puccia R Montes BA, San-Blas G, Bagagli E et al. Cryptic speciation and recombination in the fungus Paracoccidioides brasiliensis as revealed by gene genealogies. Mol Biol Evol. 2006;23:65-73.
5. Teixeira MD, Theodoro RC, Oliveira FF, Machado GC, Hahn RC, Bagagli E et al. Paracoccidioides lutzii sp. nov.: biological and clinical implications. Med Mycol. 2014;52(1):19-286.
6. Batista Jr. J, de Camargo ZP, Fernandes GF, Vicentini AP, Fontes CJF, Hahn RC. Is the geographical origin of a Paracoccidioides brasiliensis isolate important for antigen production for regional diagnosis of paracoccidioidomycosis? Mycoses. 2009;53:176-80.
7. de Castro LF, Ferreira MC, da Silva RM, Blotta MH, Longhi LN, Mamoni RL. Characterization of the immune response in human paracoccidioidomycosis. J Infect. 2013;67(5):470-85.
8. Cavalcante R de S, Sylvestre TF, Levorato AD, de Carvalho LR, Mendes RP. Comparison between itraconazole and cotrimoxazole in the treatment of paracoccidiodomycosis. PLoS Negl Trop Dis. 2014;8(4):e2793.
9. Moretti ML, Resende MR, Lazéra MS, Colombo AL, Shikanai-Yasuda MA. Guidelines in cryptococcosis–2008. Rev Soc Bras Med Trop. 2008;41(5):524-44.
10. Negroni R. Cryptococcosis. Clin Dermatol. 2012;30:599-609.
11. La Hoz, Ricardo M, Pappas PG. Cryptococcal infections: changing epidemiology and implications for therapy. Drugs. 2013;73:495-504.
12. Nishikawa MM, Lazera MS, Barbosa GG, Trilles LBBR, Macedo RCL, Bezerra CCF et al. Serotyping of 467 Cryptococcus neoformans isolates from clinical and environmental sources in Brazil: analysis of host and regional patterns. J Clin Microbiol. 2003;41:73-7.
13. Sablit Wliber M, Robin C. Mechanisms of infection by the human fungal pathogen Cryptococcus neoformans. Future Microbiol. 2012;7(11):1297-313.
14. Cryptococcal Screening Program Training Manual for Healthcare Providers. National Center for Emerging and Zoonotic Infectious Diseases. CS232487-A 08/2012 Division of Foodborne, Waterborne, and Environmental Diseases.
15. Sloan DJ, Parris V. Cryptococcal meningitis: epidemiology and therapeutic options. Clin Epid. 2014;6:169-82.
16. Makadzange AT, McHugh G. New approaches to the diagnosis and treatment of cryptococcal meningitis. Semin Neurol. 2014;34:47-60.
17. Faiolla RCL, Coelho MC, Santana RC, Martinez R. Histoplasmosis in immunocompetent individuals living in a endemic area in Brazilian Southeast. Rev Soc Bras Med Trop. 2013;46(4):461-65.
18. Zembrzuski MM, Bassanesi MC, Wagner LC, Severo LC. Inquérito intra-dérmico com histoplasmina e paracoccidioidina em duas regiões do Rio Grande do Sul. Rev Soc Bras Med Trop. 1996;29:1-3.
19. Severo LC, Oliveira FM, Irion K, Porto NS, Londero AT. Histoplasmosis in Rio Grande do Sul, Brazil: a 21- year experience. Rev Inst Med Trop S Paulo. 2001;43(4):183-7.
20. Kasuga T, White TJ, Koening G, McEwen J, Restrepo A, Castaneda E et al. Phylogeography of the fungal pathogen Histoplasma capsulatum. Mol Ecol. 2003;12(12):3383-401.
21. Wheat LJ. Histoplasmosis: a review for clinicians from non-endemic areas. Mycoses. 2006;49:274-82.
22. Adenis AA, Aznar C, Couppié P. Histoplasmosis in HIV-infected patients: A review of new developments and remaining gaps. Curr Trop Med Rep. 2014;1:119-28.
23. Hage CA, Bowyer S, Tarvin SE, Helper D, KleimanMB, Wheat LJ. Recognition, diagnosis, and treatment of histoplasmosis complicating tumor necrosis factor blocker therapy. Clin Infect Dis. 2010;50:85-92.
24. Wheat LJ, Freifeld AG, Kleiman MB, Baddley JW, McKinsey DS, Loyd JE et al. Clinical practice guidelines for the management of patients with histoplasmosis: 2007 Update by the Infectius Diseases Society of America. Clin Inf Dis. 2007;45:807-25.
25. Pappas PG. Sporotrichosis. In: Dismukes WE, Pappas PG, Sobel JD (eds.). Clinical mycology. New York: Oxford University Press, 2003. p.346-54.
26. Barros MBL, Schubach A, Francesconi-Dovalle AC, Gutierrez MG, Conceição-Silva F, Schubach TMP et al. Cat-transmitted sporotrichosis epidemic in Rio de Janeiro, Brazil: description of a series of cases. Clin Infect Dis. 2004;38:529-35.
27. Barros MB, de Almeida Paes R, Schubach AO. Sporothrix schenckii and Sporotrichosis. Clin Microbiol Rev. 2011;24(4):633-54.
28. Tacke D, Koehler P, Markiefka B, Cornely OA. Our 2014 approach to mucormycosis. Mycoses. 2014;57(9):519-24.
29. Spellberg B, Edwards Jr. J, Ibrahim A. Novel perspectives on mucormycosis: pathophysiology, presentation, and management. Clin Micr Rev. 2005;556-69.
30. Roden MM, Zaoutis TE, Buchanan WL, Knudsen TA, Sarkisova TA, Schaufele RL et al. Epidemiology and outcome of zygomycosis: a review of 929 reported cases. Clin Inf Dis. 2005;41:634-53.
31. Petrikkos G, Skiada A, Drogari-Apiranthitou M. Epidemiology of mucormycosis in Europe. Clin Microbiol Infect. 2014;20 Suppl 6:67-73. Epub 2014 Mar 6. Review.
32. Skiada A, Pagano L, Groll A, Zimmerli S, Dupont B, Lagrou K et al. Zygomycosis in Europe: analysis of 230 cases accrued by the registry of the European Confederation of Medical Mycology (ECMM) Working Group on Zygomycosis between 2005 and 2007. Clin Microbiol Infect. 2011;17:1859-67.
33. Chamilos G, Marom EM, Lewis RE, Lionakis MS, Kontoyiannis DP. Predictors of pulmonary zygomycosis versus invasive pulmonary aspergillosis in patients with cancer. Clin Infect Dis. 2005;41 (1):60-6. Epub 2005 May 24.
34. Cornely OA, Arikan-Akdagli S, Dannaoui E, Groll AH, Lagrou K, Chakrabarti A et al. European Society of Clinical Microbiology and Infectious Diseases Fungal Infection Study Group; European Confederation of Medical Mycology. ESCMID and ECMM joint clinical guidelines for the diagnosis and management of mucormycosis 2013.Clin Microbiol Infect. 2014;20 Suppl 3:5-26.
35. Greenberg RN, Mullane K, van Burik JA, Raad I, Abzug MJ, Anstead G et al. Posaconazole as salvage therapy for zygomycosis. Antimicrob Agents Chemother. 2006;50(1):126-33.
36. De Pauw B, Walsh TJ, Donnelly JP, Stevens DA, Edwards JE, Calandra T et al. European Organization for Research and Treatment of Cancer/Invasive Fungal Infections Cooperative Group; National Institute of Allergy and Infectious Diseases Mycoses Study Group (EORTC/MSG) Consensus Group. Revised definitions of invasive fungal disease from the European Organization for Research and Treatment of Cancer/Invasive Fungal Infections Cooperative Group and the National Institute of Allergy and Infectious Diseases Mycoses Study Group (EORTC/MSG) Consensus Group. Clin Infect Dis. 2008;46(12):1813-21.
37. Denning DW. Therapeutic outcome in invasive aspergillosis. Clin Infect Dis. 1996;23:608-15.
38. Lin SJ, Schranz J, Teutsch SM. Aspergillosis case-fatality rate: systematic review of the literature. Clin Infect Dis. 2001;32:358-66.
39. Maertens J, Buvé K, Theunissen K, Meersseman W, Verbeken E, Verhoef G et al. Galactomannan serves as a surrogate endpoint for outcome of pulmonary invasive aspergillosis inneutropenic hematology patients. Cancer. 2009;115:355-62.

40. Nivoix Y, Velten M, Letscher-Bru V, Moghaddam A, Natarajan-Amé S, Fohrer C et al. Factors associated with overall and attributable with overall and attributable mortality in invasive aspergillosis. Clin Infect Dis. 2008;47:1176-84.
41. Kousha M, Tadi R, Soubani AO. Pulmonary aspergillosis: a clinical review. Eur Respir Rev. 2011;20(121):156-74.
42. Limper AH, Knox KS, Sarosi GA, Ampel NM, Bennett JE, Catanzaro A et al. An Official American Thoracic Society statement: treatment of fungal infections in adult pulmonar and critical care patients. Am J Respir Crit Care Med. 2011;183:96-128.
43. Walsh TJ, Anaissie EJ, Denning DW, Herbrecht R, Kontoyiannis DP, Marr KA et al. Infectious Diseases Society of America. Treatment of aspergillosis: clinical practice guidelines of the Infectious Diseases Society of America. Clin Infect Dis. 2008;46:327-60.
44. Marr KA, Patterson T, Denning D. Aspergillosis. Pathogenesis, clinical manifestations, and therapy. Infect Dis Clin North Am. 2002;16(4):875-94, vi Review.
45. Barnes PD, Marr KA. Aspergillosis: spectrum of disease, diagnosis, and treatment. Infect Dis Clin North Am. 2006;20:545-61.
46. Caillot D, Casasnovas O, Bernard A, Couaillier JF, Durand C, Cuisenier B et al. Improved management of invasive pulmonary aspergillosis in neutropenic patients using early thoracic computed tomographic scan and surgery. J Clin Oncol. 1997;15(1):139-47.
47. Greene RE, Schlamm HT, Oestmann JW, Stark P, Durand C, Lortholary O et al. Imaging findings in acute invasive pulmonary aspergillosis: clinical significance of the halo sign. Clin Infect Dis 2007;44:373-9.
48. Hope WW, Walsh TJ, Denning DW. Laboratory diagnosis of invasive aspergillosis. Lancet Infect Dis. 2005;5(10):609-22. Review.
49. Odabasi Z, Mattiuzzi G, Estey E, Kantarjian H, Saeki F, Ridge RJ et al. Beta-d-glucan as a diagnostic adjunct for invasive fungal infections: validation, cutoff development, and performance in patients with acute myelogenous leukemia and myelodysplastic syndrome. Clin Infect Dis. 2004;39:199-205.
50. Onishi A, Sugiyama D, Kogata Y, Saegusa J, Sugimoto T, Kawano S et al. Diagnostic accuracy of serum 1,3-β-Dglucan for Pneumocystis jiroveci pneumonia, invasive candidiasis, and invasive aspergillosis: systematic review and meta-analysis. J Clin Microbiol. 2012;50(1):7-15.
51. Batista MV, Costa SF, Shikanai-Yasuda MA, Moss RB. Current treatment options for invasive aspergillosis. Drugs Today (Barc). 2013;49(3):213-26.
52. Cornely OA, Bassetti M, Calandra T, Garbino J, Kullberg BJ, Lortholary O et al.; ESCMID Fungal Infection Study Group. ESCMID* guideline for the diagnosis and management of Candida diseases 2012: non-neutropenic adult patients. Clin Microbiol Infect. 2012;18 Suppl 7:19-37.
53. Colombo AL, Guimarães T, Camargo LF, Richtmann R, de Queiroz-Telles F, Salles MJ et al. Brazilian guidelines for the management of candidiasis - a joint meeting report of three medical societies: Sociedade Brasileira de Infectologia, Sociedade Paulista de Infectologia and Sociedade Brasileira de Medicina Tropical. Braz J Infect Dis. 2013;17(3):283-312.
54. Benson CA, Kaplan JE, Masur H, Pau A, Holmes KK. treating opportunistic infections among HIV infected adults and adolescents: recommendations from CDC, The National Institutes of Health, and the HIV Medicine Association/Infectious Diseases Society of America. Clin Infect Dis. 2005;40:S131-235.
55. Kaplan JE, Benson C, Holmes KH, Brooks JT, Pau A, Masur H; Centers for Disease Control and Prevention (CDC); National Institutes of Health; HIV Medicine Association of the Infectious Diseases Society of America. Guidelines for prevention and treatment of opportunistic infections in HIV-infected adults and adolescents: recommendations from CDC, the National Institutes of Health, and the HIV Medicine Association of the Infectious Diseases Society of America. MMWR Recomm Rep. 2009;58(RR-4):1-207.
56. Pappas PG, Rex JH, Sobel JD, Filler SG, Dismukes WE, Walsh TJ *et al.* Guidelines for treatment of candidiasis. Clin Infect Dis. 2004;38:161-89.
57. Charlier C, Hart E, Lefort A, Ribaud P, Dromer F, Denning DW *et al.* Fluconazole for the management of invasive candidiasis: where do we stand after 15 years? J Ant Chemoth. 2006;57:384-410.

10 Toxoplasmose

Elisabeth Lima Nicodemo
Carolina dos Santos Lázari
Isabelle Vera Vichr Nisida

SUMÁRIO

Introdução

A toxoplasmose, uma das infecções parasitárias humanas mais comuns, é uma zoonose de distribuição universal. Seu agente, o *Toxoplasma gondii*, é ubíquo e parasita várias espécies animais. O gato é o hospedeiro definitivo, isto é, alberga a fase de reprodução sexuada do parasita. Em muitas regiões, a soroprevalência é muito elevada em adultos, o que revela que a infecção é adquirida precocemente na população geral.

De modo geral, a infecção aguda é assintomática, caracterizada por sintomas autolimitados. Suas principais manifestações clínicas são linfadenite aguda não supurativa podendo, mais raramente, cursar com coriorretinite. A forma congênita pode decorrer da infecção aguda adquirida pela gestante suscetível durante a gravidez.

Para o diagnóstico laboratorial, os métodos sorológicos são preferenciais, uma vez que a presença de anticorpos da classe IgM contra o toxoplasma habitualmente corresponde à infecção aguda ou primária, podendo, entretanto, persistir durante meses no decurso da fase crônica.

Em indivíduos com deficiência da imunidade celular mediada por células T – causada, por exemplo, por tratamento com corticoesteroides, drogas citotóxicas ou imunobiológicos, ou ainda, os receptores de transplantes de órgãos ou pacientes com síndrome da imunodeficiência adquirida (aids) – pode ocorrer a reativação da infecção pelo toxoplasma, que, nessas circunstância, se exterioriza clinicamente como encefalite, miocardite ou doença disseminada, dependendo do tipo de imunossupressão envolvida.

Dentre os principais problemas médicos relacionados à toxoplasmose, é importante destacar o tratamento da coriorretinite e o diagnóstico e tratamento da doença na gravidez e no paciente imunodeprimido.

Histórico

Nicole e Manceaux descreveram, em 1908 na Tunísia, o parasita em um roedor de nome *Ctenodactyllus gundi*, termo do qual deriva a denominação *gondi* da espécie. Já o termo *Toxoplasma* provém do latim *toxon*, que significa arco, e *plasma*, que indica vida. No mesmo ano, Splendore descreveu o parasita em coelhos no Brasil. Posteriormente, na década de 1920, Janku, na Tchecoslováquia, encontrou o parasita na retina de uma criança com hidrocefalia. A clássica tétrade de Sabin, que caracteriza clinicamente a infecção congênita, foi descrita por Sabin e Feldman em 1941, os mesmos autores que disponibilizaram o primeiro teste sorológico em 1948. O ciclo do parasita, incluindo a participação do gato, só foi completamente elucidado em 1970 por Hutchinson.

Em 1968, foi descrito o primeiro caso de reativação e encefalite em um paciente com doença hematológica, que foi seguido por outros relatos em imunossuprimidos. Na década de 1980, com o início da pandemia de infecção pelo vírus da imunodeficiência humana (HIV) foram registrados casos de encefalite por toxoplasma, que passou a ser considerada condição definidora de aids.

Etiologia

A classificação científica do agente causador da toxoplasmose é a seguinte:

Ordem: *Eucoccidiida*
Família: *Sarcocystidae*
Gênero: *Toxoplasma*
Espécie: *T. gondii*

O *Toxoplasma gondii* é um protozoário do filo Apicomplexa, coccídeo, cujos hospedeiros definitivos são mamíferos felídeos, incluindo o gato doméstico, nos quais ocorre a reprodução sexuada do parasita. O homem e outros animais homeotérmicos são hospedeiros incidentais.

Como característica com uma todos os protozoários do mesmo filo, o *T. gondii* apresenta o complexo apical, formado por organelas filamentosas e anelares, que o prende à célula hospedeira e libera substâncias que fazem com que sua membrana se invagine, carreando-o para um vacúolo no citoplasma da célula infectada (Figura 1).

Genotipagem

São descritos três tipos principais de *T. gondii* com linhagem clonal de polimorfismo genético: tipos I, II e III. O tipo III é mais comum em animais.

A maior parte dos casos humanos é causada por cepas do tipo II, que, por essa razão, são mais frequentemente associadas à reativação da infecção crônica, especialmente em pacientes com aids e naqueles com toxoplasmose ocular. Por outro lado, enquanto na Europa e nos Estados Unidos a maioria das infecções se relaciona com o tipo II, nas Américas do Sul e Central os tipos I e III associam-se a maior patogenicidade em humanos[1,36]. Foram identificadas cepas sul-americanas atípicas e recombinantes com maior virulência, cuja infecção algumas vezes resulta em doença grave, mesmo em indivíduos imunocompetentes.

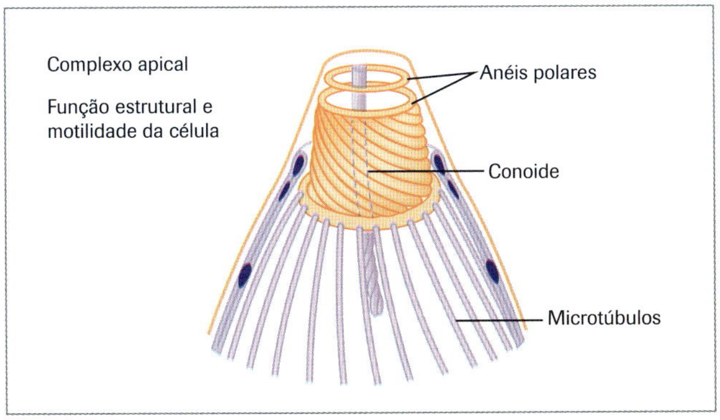

Figura 1. Complexo apical.

Morfologia e formas evolutivas

Existem três formas evolutivas do toxoplasma: os esporozoítos, presentes nos oocistos; os bradizoítos, formas de crescimento lento, localizadas nos cistos teciduais; e os taquizoítos, formas infectantes de multiplicação rápida.

Taquizoíto

O taquizoíto, que tem um aspecto característico de meia-lua, é a forma proliferativa capaz de infectar qualquer célula, em cujo citoplasma penetra ativamente e se multiplica por endodiogenia dentro do vacúolo parasitóforo, formando rosetas (Figuras 2 e 3). As células infectadas se rompem, liberando novos taquizoítos, que podem ser fagocitados ou podem invadir outras células.

Na fase aguda da infecção, ocorre intensa parasitemia e, assim, inúmeros taquizoítos chegam e se multiplicam rapidamente no compartimento intracelular do fígado, dos tecidos musculares, do sistema nervoso central, dos pulmões e de outros sítios. Os taquizoítos são pouco resistentes ao pH gástrico e à imunidade inata.

O complexo apical do taquizoíto apresenta uma estrutura denominada conoide, (em forma de cone), dois anéis polares, organelas secretoras, como roptrias e micronemas, além de microtúbulos e grânulos densos (Figura 4).

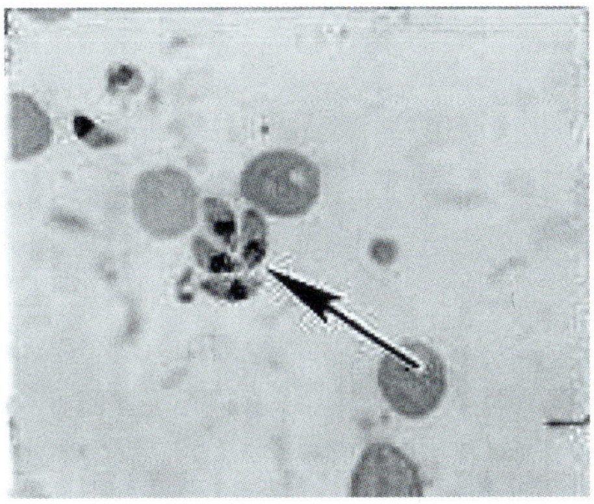

Figura 2. Taquizoíto, forma proliferativa do *T. gondii* com aspecto de meia-lua.

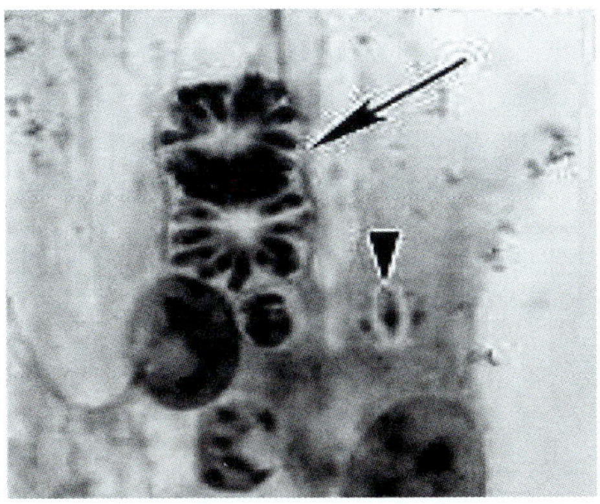

Figura 3. Conformação em rosetas dos taquizoítos.

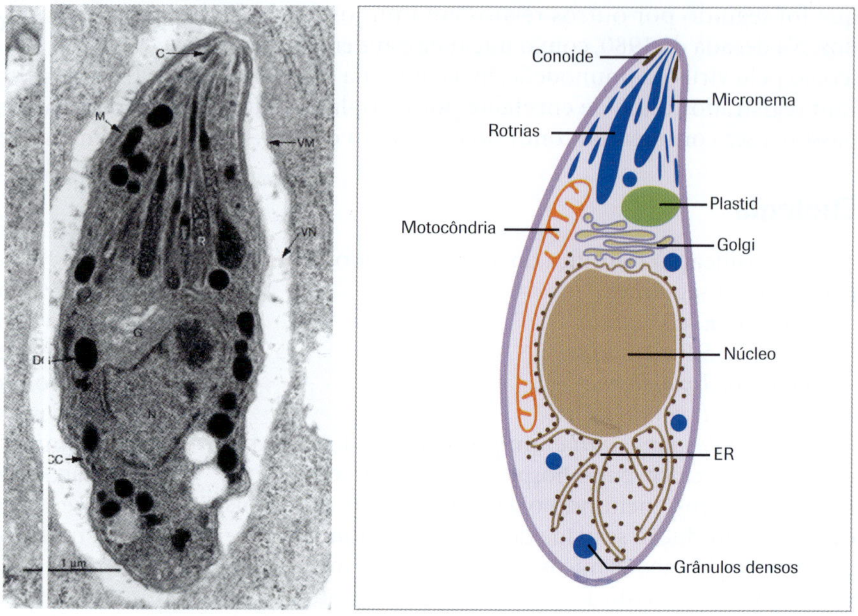

Figura 4. Ultraestrutura: complexo apical do taquizoíto.

Bradizoíto

O bradizoíto é a forma evolutiva de multiplicação lenta, que compõe cistos teciduais, mantendo a infecção latente. Tais estruturas são envoltas por uma parede glicoproteica espessa, contendo centenas de bradizoítos em seu interior. Além de conferir resistência ao pH do suco gástrico, o encistamento nos tecidos constitui um importante mecanismo de escape ao desenvolvimento da resposta imune do hospedeiro. Embora possam estar presentes virtualmente em qualquer tecido, os cistos teciduais são encontrados principalmente no interior de células musculoesqueléticas e miocárdicas, na retina e no sistema nervoso central, onde podem permanecer viáveis indefinidamente (Figura 5). Durante esse longo período de viabilidade, podem se romper espontaneamente, gerando novos cistos, ou ainda ser fonte de reativação, como na toxoplasmose ocular e nas encefalites do imunodeprimido.

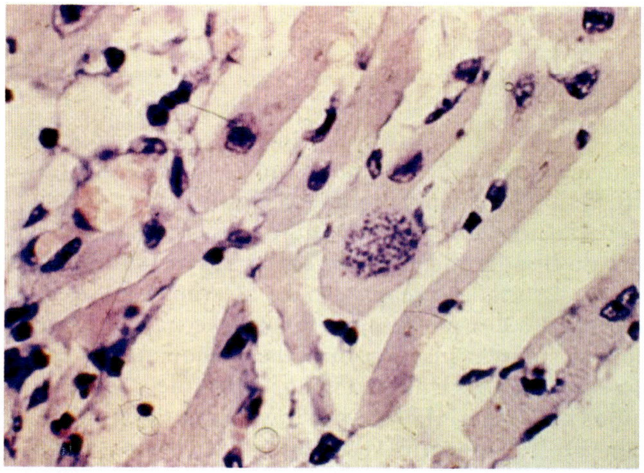

Figura 5. Cistos teciduais contendo bradizoítos em células musculares.
Fonte: Profa. Dra. Maria Irma Seixas Duarte.

Oocisto

O oocisto é a forma de resistência produzida nas células intestinais dos felídeos (Figura 6). Para que se torne infectante, é necessária a esporulação, um processo de divisão celular dependente da presença de oxigênio e de uma temperatura ideal, razão pela qual ocorre no ambiente externo, depois da eliminação dos oocistos nas fezes. Quando esporulado, contém dois esporocistos que, por sua vez, contêm quatro esporozoítos.

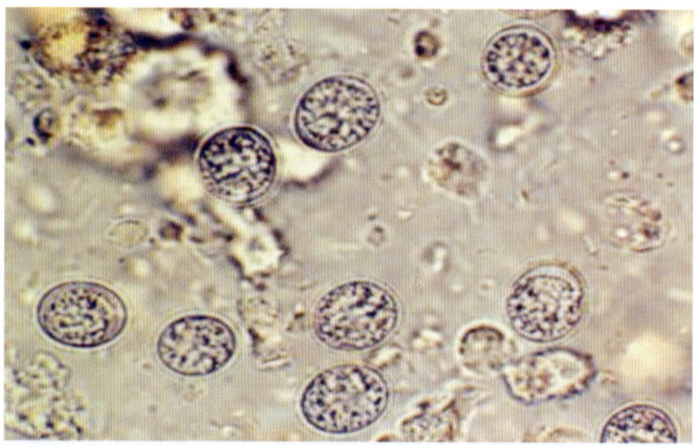

Figura 6. Oocistos imaturos.

Ciclo de vida e a resposta imune

Nos felídeos, ocorre o ciclo enteroepitelial do parasita, fase em que acontece sua reprodução sexuada. Desse modo, o gato doméstico (*Felis catus*) é o hospedeiro definitivo com maior importância epidemiológica para a disseminação do toxoplasma nos cenários em que se adquire a infecção humana.

A aquisição da infecção felina ocorre a partir da ingestão tanto de cistos teciduais contendo bradizoítos, quanto de oocistos esporulados. Ambos liberam os parasitas na luz intestinal do animal que se convertem em taquizoítos, penetram nas células epiteliais do intestino delgado e iniciam o desenvolvimento das formas sexuadas. Nos enterócitos, multiplicam-se por esquizogonia originando os merozoítos, que se diferenciam em gametas (microgametócitos e macrogametócitos). Em seguida, o microgameta, móvel e flagelado, fecunda o macrogameta, formando o oocisto. Os gametas fertilizados e ainda imaturos são eliminados para luz intestinal por ruptura da célula epitelial. Milhões de oocistos são eliminados nas fezes do gato por dia durante uma a três semanas. Para o oocisto se tornar infectante, é necessária a esporulação, que ocorre somente após sua eliminação no ambiente. As formas esporuladas persistem viáveis por meses no solo, resultando na infecção dos hospedeiros incidentais que os ingerem.

Dessa maneira, a fase assexuada do ciclo de vida do toxoplasma, que ocorre no hospedeiro intermediário, seja o homem, seja outro animal suscetível, inicia-se a partir da ingestão de água ou de alimentos contaminados com oocistos esporulados, ou de carne de animais contendo cistos teciduais. Ao atingirem a luz do tubo gastrintestinal, os esporozoítos que emergem dos oocistos ou os bradizoítos liberados dos cistos convertem-se em taquizoítos, que penetram e multiplicam-se rapidamente nas células do epitélio intestinal. A seguir, invadem os linfonodos mesentéricos e disseminam-se por via linfática e hematogênica. Assim, o taquizoíto passa a invadir as células dendríticas e os macrófagos que estão na lâmina própria da mucosa intestinal, além de outras células à distância, como por exemplo, os miócitos (Figura 7).

Uma vez disseminados por vários tecidos, os taquizoítos invadem as células e formam vacúolos parasitóforos, no interior dos quais se dividem por endodiogenia, um tipo de reprodução assexuada na qual duas células filhas são formadas dentro da célula-mãe, dividindo o núcleo e o citoplasma. Esse processo origina novos taquizoítos, os quais promoverão a lise da célula infectada e invadirão novas células.

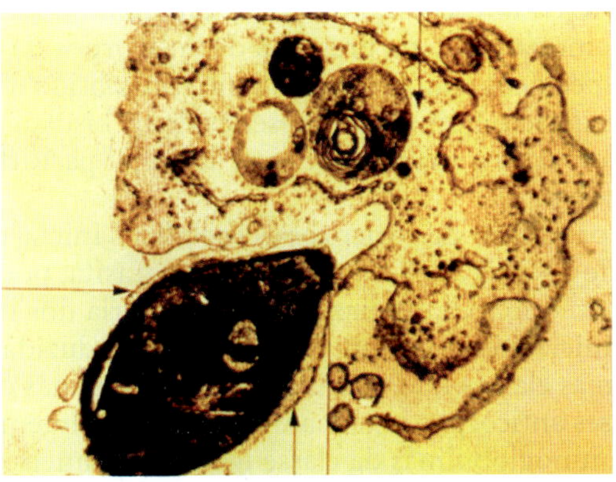

Figura 7. Taquizoíto invadindo um macrófago.

A rápida multiplicação dos taquizoítos resulta na liberação maciça de antígeno solúvel (STag), responsável pela ativação de receptores Toll-like (TLR). Tanto esses antígenos, quanto as células dendríticas infectadas, migram para os linfonodos, onde induzem a ativação policlonal de linfócitos B, que iniciam a produção de IgM específica antitoxoplasma.

Além da resposta humoral, a transição para resposta adaptativa compreende também o compartimento celular. O DNA do parasita é um potente ativador de TLR19, o que determina a produção de interleucina 12 (IL-12) pelas células dendríticas, que, por sua vez, estimula células *natural killer* (NK) a produzirem interferon-gama (IFN-gama). Em conjunto, essas citocinas ativam os macrófagos, induzem a proliferação de linfócitos T auxiliares (CD4+) e T citotóxicos (CD8+). Todo o processo se realimenta, uma vez que as células efetoras também secretam IFN-gama.

Embora no início da infecção a formação do vacúolo parasitóforo iniba os mecanismos oxidativos nos macrófagos, permitindo a intensa multiplicação dos taquizoítos em seu interior, com o desenvolvimento da resposta adaptativa e a ativação mediada por IFN-gama ocorre intensificação da produção de óxido nítrico, que contribui para a destruição dos parasitas intracelulares.

Todos esses mecanismos, humorais e celulares, precipitam a interrupção da proliferação dos taquizoítos presentes em todos os tecidos. Contudo, o tamanho do inóculo, a virulência do agente, os determinantes genéticos e o estado imunológico do hospedeiro podem afetar a eficiência desses mecanismos e, consequentemente, o curso da infecção.

Diante da resposta imunológica, o toxoplasma dispara seus mecanismos de proteção, convertendo-se em bradizoítos, que se protegem no interior de cistos teciduais, mais abundantes nos olhos, no sistema nervoso central, nos músculos esqueléticos e no miocárdio. Essas formas quiescentes serão responsáveis pela manutenção da infecção crônica latente. Quando sofrem ruptura, são fonte de reativação, particularmente nos indivíduos imunossuprimidos, mas também em imunocompetentes.

Epidemiologia

A toxoplasmose é uma zoonose de distribuição universal, já que o parasita é ubíquo, e a infecção humana depende tanto dos felídeos, que atuam como hospedeiros definitivos, quanto dos demais mamíferos e aves que constituem os intermediários. Embora possa se infectar ao ingerir frutas e vegetais contaminados com oocistos esporulados, ou mesmo pelo contato direto com as fezes do gato, a principal fonte de contágio para o ser humano é a ingestão de cistos teciduais presentes nos hospedeiros intermediários ao consumir carne crua ou malcozida. A transmissão pode, ainda, ocorrer por ingestão de leite não pasteurizado.

É importante destacar a transmissão vertical, que pode ocorrer quando a mulher suscetível se infecta durante a gravidez, podendo transmitir a infecção ao feto. A despeito da diminuição da incidência da infecção congênita, depois da introdução rotineira das medidas de rastreamento e profilaxia no cuidado pré-natal, sua potencial gravidade para o recém-nascido lhe confere grande relevância.

A transmissão por transfusão de sangue é teoricamente possível; existem ainda relatos de casos de transmissão por transplante de órgãos sólidos e de medula óssea, na situação particular da combinação de doador infectado e receptor suscetível. O acidente em laboratório é, adicionalmente, uma via eventual.

A taxa de prevalência da infecção varia dependendo da região geográfica e habitualmente correlaciona-se com os hábitos alimentares da população local. Nos Estados Unidos, um estudo mostrou cerca de 9% de soropositividade para toxoplasmose na faixa etária entre 12 e 49 anos[18]. Em outro estudo realizado nos Estados Unidos, a análise multivariada apontou, entre os fatores de risco para infecção, a ingestão de carne de carneiro ou bovina malcozida, e leite de cabra não pasteurizado[19,30]. No Brasil, a soroprevalência é muito variável, desde 20% em estudos envolvendo universitários até taxas tão altas quanto 77,5%.

Quadro clínico

Toxoplasmose adquirida em imunocompetentes

A maioria das infecções agudas pelo *T. gondii* em imunocompetentes evolui de forma assintomática ou oligossintomática (80 a 90%)[34]. No Brasil, existem evidências de que a proporção de casos sintomáticos seja mais elevada[17]. Desse modo, pode haver infecção latente comprovada pela detecção de anticorpos da classe IgG contra o toxoplasma, sem que, contudo, a infecção aguda tenha sido percebida.

Quando a infecção aguda ou primária é sintomática, a manifestação clínica mais comum é a linfadenomegalia aguda febril de múltiplas cadeias. No indivíduo imunocompetente, esse quadro habitualmente é febril, evolui de forma autolimitada e raramente cursa com disfunção visceral. O acometimento dos linfonodos caracteriza-se por sua hipertrofia, localizada ou generalizada, em cadeias periféricas como as cervicais, submandibulares, suboccipitais, retroauriculares, axilares e supraclaviculares, geralmente com dimensão de até 3 cm, móveis e fibroelásticos. Mais raramente, pode ser documentado o comprometimento de cadeias linfáticas profundas, mediastinais ou mesentéricas. A hepatoesplenomegalia é relativamente comum, assim como cefaleia, astenia e mialgia, de intensidade variável, além de febre e calafrios. O exantema é menos frequente do que nas demais doenças semelhantes à mononucleose infecciosa e, quando presente, caracteristicamente é maculopapular difuso não pruriginoso.

A maioria dos casos de toxoplasmose aguda em indivíduos imunocompetentes tem curso benigno e autolimitado, com duração de algumas semanas a meses (O'Connell et al.[29]). Nessa fase e nessa população, a doença visceral é rara, sendo relatados, todavia, casos de pneumonite com insuficiência respiratória aguda, pericardite, miocardite, polimiosite, hepatite ou encefalite. Tal gravidade é mais frequentemente associada a cepas silvestres do parasita.

A coriorretinite pode ocorrer no imunocompetente tanto na fase aguda quanto por reativação durante a infecção crônica. Quando relacionada à infecção recente, pode cursar em associação com linfadenomegalia, mas também pode se apresentar isoladamente, sem evidência clínica de doença sistêmica. Desse modo, pacientes com diagnóstico de infecção recente devem sempre ser submetidos a exame oftalmológico para avaliação do polo posterior, ainda que não tenham queixas visuais.

Diagnóstico

Exames laboratoriais inespecíficos

O hemograma é um exame útil na investigação dos quadros de adenomegalia aguda febril. Na toxoplasmose, pode ocorrer linfocitose absoluta ou relativa, com presença significativa (mais de 10%) de linfócitos atípicos, que correspondem a células mononucleares ativadas (linfócitos T CD4+, CD8+, NK) circulantes no sangue periférico. Pode haver elevação discreta a moderada das transaminases hepáticas, revelando algum grau de necrose hepatocelular, decorrente da presença e da multiplicação do toxoplasma no fígado. Marcadores de atividade inflamatória, como proteína C reativa (PCR) e velocidade de hemossedimentação (VHS) podem estar alterados.

Eventualmente, a solicitação de exames complementares de imagem pode ser pertinente, como radiografia de tórax, ultrassonografia abdominal ou tomografia de tórax, para a visualização de comprometimento de cadeias linfáticas intra-abdominais ou torácicas, especialmente quando há suspeita clínica de doença visceral, ou para o diagnóstico diferencial com doenças linfoproliferativas.

Diagnóstico laboratorial específico

Classicamente, o diagnóstico da toxoplasmose é feito por meio de técnicas sorológicas. De modo geral, a confirmação da infecção aguda por *Toxoplasma gondii* se dá pela demonstração da presença de anticorpos da classe IgM específicos contra o parasita no soro obtido do sangue periférico, enquanto a presença de IgG isoladamente corresponde à infecção crônica, na maior parte das vezes, inativa.

A produção de anticorpos específicos inicia-se por volta de 15 dias após a aquisição do parasita, podendo tardar até cerca de 40 dias em uma minoria dos indivíduos. Inicialmente, as imunoglobulinas produzidas pertencem às classes IgM e IgA. Entre 1 e 3 semanas depois que esses anticorpos se tornam detectáveis, surgem também imunoglobulinas da classe IgG. Nos primeiros meses de infecção, os plasmócitos produzem moléculas de

IgG que se ligam fracamente aos antígenos aos quais se dirigem, e por isso são classificadas como imunoglobulinas de baixa avidez. À medida que a infecção se torna crônica, a maturação progressiva da resposta imune adaptativa resulta em seleção de clones mais específicos de linfócitos B para células de memória, de maneira que as porções ligantes dos anticorpos se ligam mais fortemente aos epítopos a que se direcionam, o que propicia maior estabilidade dos imunocomplexos. Assim, em torno de 3 a 4 meses após a infecção aguda, a IgG de alta avidez torna-se preponderante e costuma permanecer positiva por toda a vida do indivíduo, embora possa sororreverter em alguns casos de imunodepressão grave.

Várias são as técnicas laboratoriais úteis para o diagnóstico de toxoplasmose. As mais difundidas atualmente baseiam-se em ensaios imunoenzimáticos. Sumariamente, tais ensaios utilizam uma base sólida a que estão adsorvidas proteínas altamente antigênicas do parasita e um conjugado composto por anticorpos anti-imunoglobulina humana marcados com enzimas, cuja interação com seus substratos produz cor ou fluorescência. Ao final das etapas do processo, as amostras de soro que contêm anticorpos específicos sofrem uma alteração de densidade óptica (DO) que, ao serem comparadas com um *cut-off* (CO) calculado a partir de controles negativos, produzem índices (DO/CO) superiores ao valor de referência estabelecido previamente como positivo.

Atualmente, existem técnicas automatizadas com princípios semelhantes, rotineiramente utilizadas em laboratórios de alta demanda, por permitirem processamento de um grande volume de amostras em um curto intervalo de tempo – por exemplo, a quimioluminescência, cujo sinal emitido pela reação imunoenzimática é uma radiação luminescente que pode ser captada pelos sensores do equipamento. Algumas são capazes de quantificar os anticorpos detectados, sobretudo os da classe IgG. Inúmeros são os *kits* comerciais disponíveis para esses testes e, uma vez que cada um deles apresenta uma composição de reagentes própria, além de métodos diferentes para os cálculos do CO e dos valores de referência, é fundamental que a comparação entre resultados de exames seja feita somente quando tenha sido empregada a mesma técnica nas amostras estudadas.

Quando comparadas entre si e com o teste padrão-ouro, as diferentes técnicas para detecção de IgM revelam sensibilidades relativas entre 90 e 100%, aproximadamente, e especificidades entre 75 e 95%. A utilização de técnicas progressivamente sensíveis para o diagnóstico de toxoplasmose provoca dois fenômenos que precisam ser compreendidos para a correta interpretação da sorologia: a ocorrência de resultados falso-positivos de IgM; e a persistência de IgM positiva residual por meses, ou até anos, depois do término da fase aguda.

Quando a IgM é detectada isoladamente, sobretudo em pacientes assintomáticos ou que apresentem os sintomas que suscitaram a hipótese de toxoplasmose por mais de uma semana, e, em especial, quando os índices de leitura têm valores baixos, é necessário suspeitar de resultado falso-positivo, que pode ocorrer por reatividade inespecífica de outros anticorpos presentes no soro. Nessa situação, recomenda-se a análise sorológica de outra amostra colhida entre 1 e 2 semanas depois da primeira, a fim de verificar a soroconversão de IgG e confirmar o diagnóstico.

Por outro lado, o resultado positivo de IgM, mesmo acompanhada por IgG, pode não significar infecção aguda, uma vez que pode se tratar de IgM inespecífica ou residual. Desse modo, a confirmação da infecção aguda deve ser feita por meio do teste de avidez de IgG, especialmente em indivíduos assintomáticos, e naqueles cuja infecção aguda pode resultar em morbidade importante, como os imunossuprimidos e as gestantes. Os testes de avidez são, de certa forma, simples. A amostra é processada utilizando um teste imunoenzimático comum, para a obtenção de um resultado para IgG. A seguir, a mesma amostra é processada com o mesmo *kit*; contudo, antes da leitura, recebe um tratamento com uma solução capaz de dissociar os complexos antígeno-anticorpo (habitualmente, ureia). Depois da leitura, o resultado obtido é comparado com o anterior, o que permite o cálculo da porcentagem de anticorpos que resistiram à dissociação e, portanto, são considerados de alta avidez. Para toxoplasmose, valores iguais ou superiores a 50 ou 60% de anticorpos de alta avidez são compatíveis com infecção crônica, ou seja, adquirida há mais de quatro meses, enquanto aqueles inferiores ou iguais a 30% correspondem à infecção aguda. Valores intermediários são de difícil interpretação, considerados inconclusivos para a determinação do tempo de evolução da infecção. A dosagem de IgA específica contra *T. gondii* já foi utilizada como ferramenta auxiliar, por se tratar de uma imunoglobulina de produção precoce, tanto quanto a IgM. Contudo, com os testes mais modernos, a IgA também persiste detectável por longos períodos, trazendo poucas informações adicionais para essa determinação.

Vale ressaltar que os testes de avidez têm algumas limitações. Em primeiro lugar, pela natureza da técnica utilizada, os resultados são poucos reprodutíveis, de modo que o acompanhamento sorológico com esses testes pode produzir oscilações inusitadas que dificultam a interpretação. Por outro lado, em até 5% das pessoas, o processo de seleção de linfócitos B e produção de imunoglobulinas mais específicas não ocorre naturalmente, resultando em IgG permanentemente de baixa avidez. Assim, testes com resultado baixo e persistente em amostras separadas por 3 a 4 meses de intervalo podem indicar essa condição, o que torna a avaliação da avidez inapropriada para a confirmação de infecção aguda. Há, ainda, evidências de que o tratamento pode interferir na velocidade com que a avidez de anticorpos se eleva, modificando as faixas de referência.

Na medida em que a confirmação da toxoplasmose aguda se tornou mais difícil por meio de métodos sorológicos, técnicas de pesquisa direta do parasita, não dependentes da dinâmica de produção de anticorpos, foram sendo desenvolvidas. Nesse contexto, as mais amplamente empregadas atualmente baseiam-se na detecção molecular do DNA do *T. gondii* em diversas matrizes biológicas, como sangue, liquor e líquido amniótico, conforme a suspeita diagnóstica. A reação em cadeia da polimerase (PCR) tem alta sensibilidade e especificidade em situações particulares; entretanto, não é utilizada rotineiramente para o diagnóstico de infecção aguda em pacientes imunocompetentes e não gestantes.

Diagnóstico diferencial

O diagnóstico diferencial das adenomegalias agudas febris inclui as seguintes afecções, além da toxoplasmose: a mononucleose infecciosa causada pelo vírus Epstein-Barr (EBV), a infecção aguda pelo citomegalovírus (CMV), a infecção aguda pelo vírus da imunodeficiência humana (HIV), a forma aguda da doença de Chagas, a sífilis secundária e outras possibilidades menos frequentes. Dentre as doenças não infecciosas, os linfomas podem ser eventualmente considerados no diagnóstico diferencial. Habitualmente é possível estabelecer o diagnóstico definitivo por meio de testes sorológicos.

Toxoplasmose ocular

A toxoplasmose é a causa mais comum de uveíte posterior. Sua aquisição pode ocorrer tanto durante o período fetal, por transmissão vertical, quanto pela exposição ao parasita ao longo da vida. Pode se manifestar ainda durante a fase aguda, mas também por reativação, anos depois da infecção primária. Não é uma doença exclusiva de imunodeprimidos, podendo ocorrer em qualquer indivíduo infectado, em todas as faixas etárias. São comuns os episódios de recorrência.

Vários fatores podem explicar as variações de gravidade, de apresentação clínica e da taxa de recorrência das lesões oculares, tais como a região geográfica, o estado imune do indivíduo, o genótipo do toxoplasma e a ocasião da exposição à infecção, ou seja, congênita ou após o nascimento.

O diagnóstico da coriorretinite toxoplasmótica é feito pelo exame oftalmológico, com base nas alterações morfológicas visualizadas na retina, as quais podem ser isoladas ou múltiplas, unilaterais ou bilaterais, e que possibilitam ao oftalmologista diferenciar lesões em atividade de lesões cicatriciais. A apresentação mais típica é uma coriorretinite focal necrosante. Histologicamente, existem cistos na retina, cuja reativação com multiplicação dos parasitas leva a uma resposta inflamatória importante, de padrão granulomatoso.

Os recursos laboratoriais disponíveis pouco contribuem para o diagnóstico da toxoplasmose ocular. Como a manifestação pode ocorrer tanto na infecção congênita quanto na adquirida posteriormente, a sorologia presta-se apenas para confirmar que o indivíduo está infectado aguda ou cronicamente pelo *T. gondii*, condição evidentemente imprescindível para a suspeita de toxoplasmose ocular. Não há correlação entre o teste de avidez e o acometimento do olho. Podem ser realizadas dosagens de IgG no humor aquoso que, ao serem comparadas aos títulos séricos, podem trazer evidências de produção local de anticorpos, corroborando o diagnóstico. Contudo, tal material é difícil de ser obtido e, quando o é, habitualmente é coletada quantidade muito pequena, o que pode inviabilizar as reações necessárias.

A sensibilidade da PCR é baixa no humor aquoso, podendo ser um pouco maior no humor vítreo, ainda mais difícil de se obter. Enfatiza-se que as manifestações clínicas são decorrentes principalmente da reação inflamatória causada pela presença do parasita, mesmo em sua forma latente, de modo que a quantidade de DNA pode ser pequena nas câmaras oculares. No HCFMUSP, o diagnóstico de toxoplasmose ocular frequentemente é clínico, baseado nas características da lesão na avaliação do fundo do olho, e confirmado por meio de prova terapêutica. O tratamento controla a infecção e a inflamação, mas não impede a recorrência.

Toxoplasmose em indivíduos imunodeprimidos

Por sua alta prevalência na população adulta, a maior parte dos casos de reativação de toxoplasmose em indivíduos com disfunção imunológica resulta da ruptura dos cistos teciduais, seguida de conversão dos bradizoítos e taquizoítos e intensa proliferação do parasita. Caracteristicamente, os pacientes com deficiência da resposta imune mediada por células T são os mais suscetíveis, particularmente os que exibem número reduzido de linfócitos T CD4+. Embora o sítio preferencial da reativação seja variável conforme o tipo de imunodisfunção envolvido, o SNC é o mais comum, sendo a encefalite necrotizante focal a manifestação clássica.

Nesse contexto, as pessoas com HIV em estágio avançado de imunodepressão são as mais propensas à reativação da toxoplasmose, nas quais quase a totalidade dos casos acomete o encéfalo. Outras condições imunossupressoras têm sido relatadas como potencialmente relacionadas à doença, a exemplo das neoplasias malignas, sobretudo hematológicas, como os linfomas; imunossupressão prolongada com costicosteroides; uso de imunobiológicos, como os anticorpos monoclonais anti-TNF; e transplante de órgãos sólidos. Nessas situações, os pacientes podem apresentar, além da neurotoxoplasmose, reativação em outros sítios, como miocardite, pneumonia, hepatite, linfadenite, coriorretinite, ou mesmo doença disseminada.

Em receptores de transplante de órgão sólido, embora possa haver reativação de cistos teciduais latentes, o principal fator de risco relatado é a combinação de doador positivo para IgG antitoxoplasma (isto é, cronicamente infectado) com receptor soronegativo (D+/R–). Infere-se, portanto, que a transmissão ocorre por transferência de cistos presentes no enxerto. Desse modo, as manifestações clínicas habitualmente ocorrem nos três primeiros meses após o transplante, período pelo qual se recomenda quimioprofilaxia com sulfametoxazol/trimetoprima. Particularmente, os receptores de coração em situação D+/R– têm um risco de desenvolver toxoplasmose sintomática entre 57 e 75%, na ausência de quimioprofilaxia, visto que o miocárdio carreia uma grande quantidade de cistos teciduais nos indivíduos cronicamente infectados. Evidentemente, a principal apresentação nesse grupo é a miocardite, que pode ser confundida com rejeição do órgão transplantado[37].

Em um estudo caso-controle recente, que avaliou 15.800 transplantes de órgão sólido realizados na Espanha, foram identificados 22 casos de toxoplasmose, uma incidência de 0,14%, sendo 12 em receptores de coração, seis de rim e quatro de fígado. Em comparação a 44 controles pareados, a soronegatividade de IgG antitoxoplasma antes do transplante mostrou-se o único fator de risco para o desenvolvimento de doença ativa, com razão de chance de 15,12 (IC95% 2,37-96,31). As infecções primárias corresponderam a 81,8% dos casos e a soroconversão foi a principal evidência para o diagnóstico[12].

No que diz respeito ao transplante alogênico de células-tronco hematopoiéticas, a reativação da toxoplasmose em indivíduos previamente infectados é mais importante. A doença estabelece-se por volta de dois meses após o transplante, sendo menos de 10% nos primeiros 30 dias e não mais que 20% depois de 100 dias. A encefalite e a pneumonite são as formas mais frequentes e existe maior tendência a disseminação em comparação a outras imunossupressões[9].

Para o diagnóstico da reativação da toxoplasmose no indivíduo imunossuprimido, a sorologia tem pouca utilidade, dado que a IgM raramente volta a aparecer e a presença isolada de anticorpos IgG não traz informações adicionais, podendo até mesmo ser negativa. Por outro lado, a PCR tem sensibilidade razoável e alta especificidade para doença reativada, podendo ser aplicada a diversas matrizes biológicas conforme o sítio acometido, até mesmo em material de biópsia. Contudo, a confiabilidade dos resultados só é possível quando o protocolo utilizado tenha sido especificamente validado, garantindo que a etapa de extração de DNA seja eficiente naquele material e que amplificação não seja impedida pela presença de inibidores particulares daquele meio. É fundamental a utilização, em todos os protocolos e materiais, de controles de amplificação, em geral genes conservados nas células humanas, como a beta-globina e beta-actina.

Toxoplasmose na infecção por HIV/aids

Em pessoas vivendo com HIV/aids, as formas de apresentação clínica da reativação da toxoplasmose são a encefalite e, mais raramente, a coriorretinite. A encefalite, além de corresponder à principal causa de lesão expansiva no sistema nervoso central (SNC) nessa população, constitui-se como condição definidora de aids. Ocorre em pacientes com imunodepressão avançada, ou seja, com contagem de linfócitos T CD4+ inferior a 200 células/mm^3, e particularmente naqueles cuja contagem é inferior a 100 células/mm^3.

A patogênese da encefalite necrotizante por toxoplasma resulta da reativação dos cistos teciduais cerebrais. Por essa razão, as lesões habitualmente são focais e múltiplas, situadas principalmente em gânglios da base. As manifestações clínicas, em geral, têm evolução subaguda, e apresentam-se como anormalidades neurológicas focais, variável conforme a localização das lesões. Tendo em vista que seus sítios preferenciais acometem a cápsula interna e os tratos corticoespinhais, o quadro clínico mais comum caracteriza-se por déficit motor em um dos hemicorpos, proporcionado ou não, contralateral às lesões maiores e com inflamação mais intensa. Contudo, como os focos de reativação tendem a ser múltiplos, outros sinais podem surgir isoladamente ou associados ao déficit motor, tais como sinais de comprometimento de nervos cranianos, disfunção cerebelar, síndromes extrapiramidais ou convulsão. Outras manifestações neurológicas podem ser relatadas como cefaleia, tontura e letargia. O déficit motor classicamente se caracteriza como uma síndrome do neurônio motor superior, isto é, com diminuição de força muscular, aumento do tônus com rigidez progressiva e hiper-reflexia profunda.

Na presença dessa suspeita clínica e epidemiológica de neurotoxoplasmose, está indicada avaliação radiológica por meio da tomografia computadorizada (TC) ou a ressonância magnética (RM) de crânio (Figuras 8, 9 e 10). Esta é mais sensível para a detecção de lesão única ou de pequena dimensão, ou de lesões em pequeno número, eventualmente não visualizadas na tomografia. O diagnóstico é feito presuntivamente com base nos achados de imagem compatíveis: lesões hipodensas com reforço anelar na fase contrastada do exame, com edema vasogênico perilesional, visualizadas, em geral, na junção córtico-medular, especialmente em gânglios da base e tálamo.

Diante do quadro clínico e com a avaliação radiológica sugestiva, o tratamento deve ser instituído sem a necessidade de punção ou biópsia do tecido nervoso, que deve ser reservada aos casos que não responderem ao tratamento. O principal diagnóstico diferencial é o linfoma primário do SNC, mas outras doenças oportunistas que acometem o SNC e são, igualmente, definidoras de aids também devem ser aventadas. Embora na meningoencefalite tuberculosa prepondere o componente meníngeo, o tuberculoma, especialmente no Brasil, pode ser lembrado no diagnóstico diferencial da neurotoxoplasmose. Outras condições diferenciais são a meningite criptocóccica com lesões focais de natureza vasculítica, a leucoencefalopatia multifocal progressiva (LEMP) e a encefalopatia do HIV que cursa com alterações de sinal na RM. Outros diagnósticos diferenciais menos prováveis são os abscessos bacterianos causados por *Staphylococcus aureus*, *Streptococcus* spp., *Nocardia* spp. e outros agentes mais raros, além da reativação da doença de Chagas no SNC em pacientes que tiverem antecedentes epidemiológicos correspondentes.

Com a disponibilidade e o aumento do acesso à terapia antirretroviral (TARV) eficaz, e com o uso de sulfametoxazol-trimetoprima para a profilaxia da pneumocistose, a incidência da neurotoxoplasmose e de outras condições definidoras tem diminuído; consequentemente, é notável a diminuição do número de mortes atribuídas à aids.

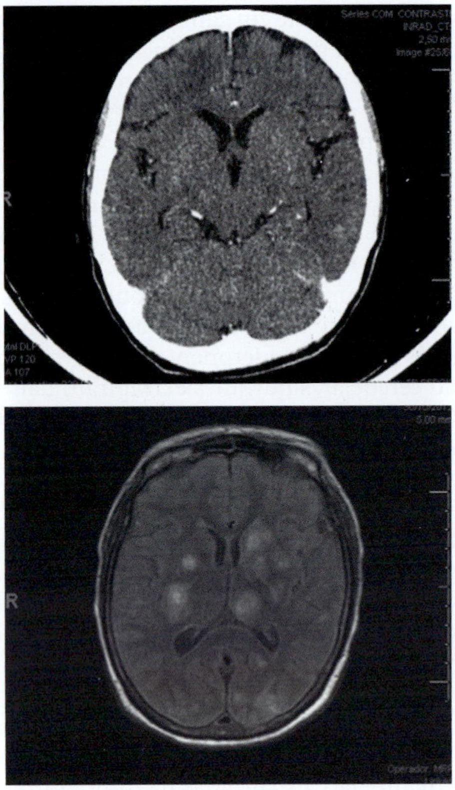

Figura 8. Ressonância magnética de crânio - lesões anelares.

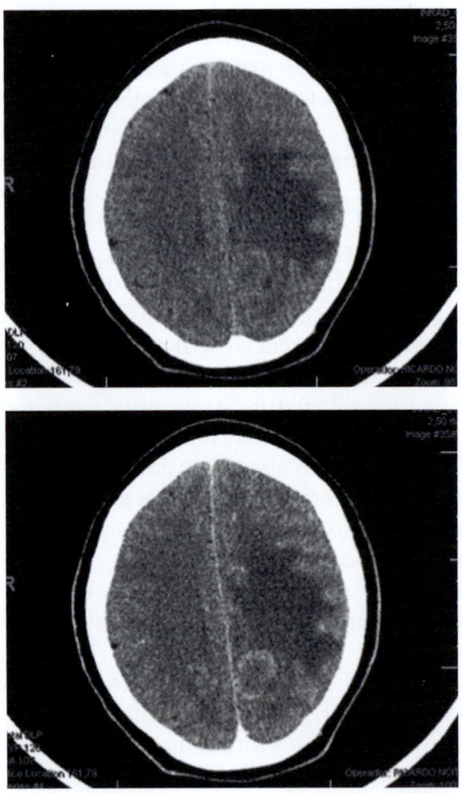

Figura 9. Tomografia computadorizada de crânio sem contraste e com contraste com lesões sugestivas de neurotoxoplasmose.

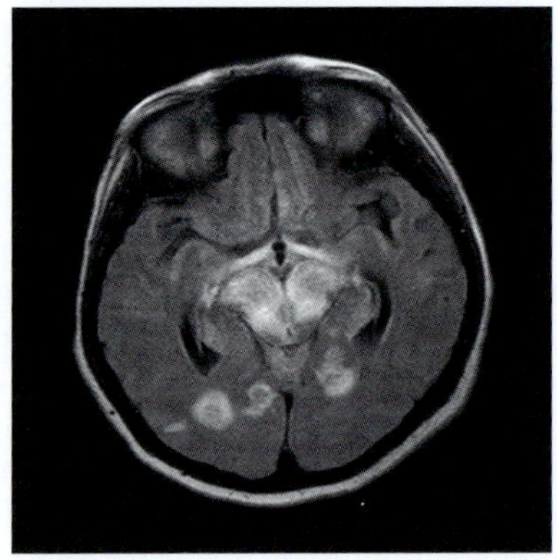

Figura 10. Ressonância magnética de crânio com lesões sugestivas de neurotoxoplasmose.

Para a confirmação etiológica do diagnóstico, a sorologia com detecção de IgG confirma a infecção prévia, mas não a reativação, enquanto a IgM tem pouca utilidade por não voltar a aparecer nesses indivíduos. Vale ressaltar que mesmo a IgG pode ser negativa quando a contagem de linfócitos T CD4+ for muito baixa. No entanto, a PCR tem boa sensibilidade e alta especificidade para doença reativada, tanto no sangue periférico quanto no liquor, sendo mais sensível neste último. É importante frisar que a sensibilidade cai rapidamente com a introdução do tratamento.

Síndrome inflamatória da reconstituição imune

Um dos objetivos principais da TARV é a reconstituição da resposta imune do indivíduo; entretanto, após 4 a 8 semanas de sua introdução e, especialmente em pacientes com imunodepressão grave (contagem de linfócitos T CD4+ < 100/mm^3), pode ocorrer exacerbação ou piora de manifestações clínicas por conta de processos infecciosos preexistentes.

Essas manifestações inflamatórias, que em geral são autolimitadas, podendo entretanto ser graves, constituem a síndrome inflamatória da reconstituição imune (SIRI). Foi relatada em infecções virais, bacterianas e fúngicas, além de neoplasias. Existem poucos relatos de SIRI relacionada à toxoplasmose do SNC, manifestando-se primordialmente pelo aumento do edema perilesional. O diagnóstico da SIRI é clínico, e deve ser excluída adesão inadequada à TARV, a possibilidade de diagnósticos alternativos ou adicionais e a falha do tratamento da infecção oportunista. Nas situações mais sintomáticas ou graves, esse quadro pode ser controlado com a administração de corticoesteroides.

Toxoplasmose congênita

A infecção primária por *Toxoplasma gondii* na gestante suscetível pode levar à transmissão vertical do protozoário ao concepto e à alteração no desfecho da gestação, como aborto, parto prematuro e/ou retardo do crescimento intrauterino. Quanto mais precoce a transmissão do agente ao feto, maior a gravidade da infecção sistêmica, incluindo o acometimento ocular e do sistema nervoso central. Trata-se da segunda infecção congênita mais prevalente depois da sífilis[6].

Prevalência de infeção congênita por *T. gondii* no mundo

Estima-se que um terço da população mundial já tenha sido acometido por essa zoonose. A soroprevalência da infecção por *T. gondii* em gestantes varia entre 14 a 77%[27] (Li et al., 2014). A taxa de infecção durante a gestação depende da prevalência da doença na população adulta, particularmente entre mulheres em idade fértil: quanto maior a prevalência de toxoplasmose, maior a chance de infecção aguda das gestantes e de transmissão congênita. Essa infecção ocorre em 14 mulheres a cada 1.000 gestações, resultando em transmissão vertical de 0,2 a 2% dos recém-nascidos por 1.000 nascimentos[10,33].

Em países como França, Polônia, Turquia e Brasil, a prevalência de toxoplasmose congênita é alta e por consequente foram implantados programas de triagem sorológica durante a gestação, o que não mostrou custo/efetividade em países como a Inglaterra e a Suécia[5,25].

Os fatores que influenciam a infecção da gestante e a transmissão congênita são:

- Prevalência e grau de exposição da população ao *T. gondii*.
- Virulência do genótipo.
- Grau de imunodepressão do hospedeiro.
- Idade gestacional em que ocorre a infecção da gestante.

Mecanismo de transmissão vertical e suscetibilidade

As gestantes suscetíveis à infecção primária por *T. gondii* são aquelas que não tiveram exposição ao parasita anterior à concepção, isto, são negativas para IgG específica. Aquelas que são imunodeprimidas, como as portadoras de infecção pelo HIV, receptoras de transplante de órgãos ou usuárias de drogas imunossupressoras, podem apresentar reativação da infecção latente, que também pode resultar em transmissão materno-fetal[2,3].

A infecção congênita relaciona-se aos genótipos I e II do *T. gondii*, sendo o genótipo II o mais frequente nas gestantes infectadas pelo HIV. Nestas, a transmissão vertical é mais provável quando a contagem de linfócitos T CD4 é inferior a 200 células/mm^3, embora possa ocorrer acima desse valor[3]. No Brasil, já foi descrita a reinfecção de gestante por um segundo genótipo, o que é um evento raro.

Como a população geral, a gestante suscetível se infecta por meio da ingestão de cistos de *T. gondii* presentes em carnes cruas (mesmo congeladas a menos de 20°C) ou malcozidas (p. ex., churrasco mal passado ou *carpaccio*) ou pela ingestão de oocistos presentes no solo, na água, alimentos contaminados, como frutas e verduras mal lavadas[33,43].

Risco de transmissão segundo a idade gestacional

A transmissão materno-fetal do *T. gondii* pode ocorrer durante toda a gestação. O risco de infecção fetal é mínimo quando a mãe se infecta oito semanas ou mais antes da concepção. Ocorre maior risco de infecção congênita quando a aquisição materna se deu por meio da ingestão de oocistos. Segundo Li et al.[21], em média 20% das gestantes com infecção primária por *T. gondii* transmitem a infecção ao feto, taxa que difere conforme o trimestre da aquisição, sendo 5, 13 e 32% para o primeiro, segundo e terceiro trimestres, respectivamente. Essa variabilidade relaciona-se à massa da placenta, visto que a placentite é condição indispensável para a transmissão paro o concepto, e instala-se mais intensamente e com maior quantidade de parasitas, evidentemente, nas placentas maiores e mais desenvolvidas. Além disso, a presença do trofoblasto placentário no primeiro trimestre impede a propagação do parasita nessa fase, enquanto no terceiro trimestre, o sua penetração na barreira placentária ocorre mais facilmente.

Embora menos provável no primeiro trimestre, a infecção fetal nesse período é mais grave, pois ocorre na ocasião da embriogênese, o que acarreta maior possibilidade de sintomas ao nascimento, inclusive as malformações. A imaturidade fetal, associada ao tropismo do parasita por tecido neural e ocular, resulta em maior prevalência de sequelas[21,43]. A apresentação clássica da toxoplasmose congênita sintomática é a tétrade de Sabin, caracterizada por hidrocefalia ou macrocefalia, coriorretinite, calcificações intracranianas e retardo do desenvolvimento neuropsicomotor. O genótipo do parasita também pode influenciar na gravidade da infecção fetal.

Quadro clínico na gestante

A infecção aguda na gestante, como em qualquer imunocompetente, é, em geral, assintomática ou oligossintomática. Quando ocorrem manifestações clínicas, são absolutamente iguais às descritas para a população geral, preponderantemente com linfadenomegalia aguda febril.

Quadro clínico no recém-nascido

A apresentação de toxoplasmose congênita depende da idade gestacional da infecção, da resposta imune da gestante e da virulência do patógeno. Quanto mais precoce a infecção fetal, maior a gravidade da doença, levando frequentemente ao abortamento no primeiro trimestre. Quando a infecção primária da gestante ocorre no segundo ou no terceiro trimestres, apenas 5 e 15% dos bebês, respectivamente, apresentam sinais da doença ao nascer. A forma clássica mais grave compõe-se de microcefalia ou anencefalia, calcificações intracranianas (vista na radiografia ou ultrassom), alterações neurológicas e coriorretinite ao nascimento. A coriorretinite é encontrada em 80% das crianças com diagnóstico subclínico de toxoplasmose congênita. Se não tratada, a criança pode apresentar sintomas visuais mais tardiamente, ou ainda retardo mental e alterações psicomotoras[25,31]. O acometimento ocular pode acontecer independentemente da idade gestacional quando da aquisição da infecção por *T. gondii.* Casos de coriorretinite grave são detectados após o diagnóstico de infecção na segunda metade da gestação e seu risco de recorrência persiste por vários anos.

A prevalência de infecção ocular sintomática na infecção congênita é maior no Brasil, chegando até 100% de alteração visual, quando comparada à observada em países da Europa e nos Estados Unidos[7]. A virulência do genótipo de *T. gondii* no Brasil pode ser uma explicação para tal achado[10,33,43]. Silveira et al.[38,39] descrevem a prevalência de 85% para as uveítes posteriores por toxoplasma em algumas regiões do Brasil.

Diagnóstico de infecção materna

A solicitação do exame sorológico tem grande importância para a detecção precoce da infecção pelo *T. gondii.* O diagnóstico da infecção materna é estabelecido quando a IgM está presente, juntamente com baixa avidez de IgG (< 30%). Todas as considerações sobre a possibilidade de resultado falsamente positivo para IgM, ou ainda de se tratar de IgM inespecífica ou residual, descritas anteriormente na seção "Diagnóstico laboratorial específico", são válidas para gestantes e devem ser minuciosamente avaliadas, uma vez que o diagnóstico definitivo de infecção aguda nessa população tem impacto na decisão terapêutica, e é associado a morbidade importante, quando não manejado adequadamente.

Além da avaliação sorológica da gestante, outros recursos podem contribuir para a confirmação do diagnóstico de toxoplasmose congênita:

- O ultrassom morfológico pode evidenciar sinais de comprometimento ocasionados pela infecção do concepto (microcefalia, calcificações no SNC).
- A pesquisa molecular do DNA de *T. gondii* por meio de PCR em amostra de líquido amniótico ou de sangue do recém-nascido.

Diante do diagnóstico confirmado de toxoplasmose aguda durante a gestação – seja por documentação da soroconversão, seja por presença de IgM associada a IgG de baixa avidez – a aminiocentese é recomendada e deve ser realizada a partir de 17 semanas de idade gestacional, quando a massa da placenta já é suficiente para que a multiplicação dos taquizoítos resulte em liberação de DNA no líquido amniótico, aumentando a sensibilidade do teste. Com o mesmo objetivo, devem-se aguardar pelo menos quatro semanas após a sorologia positiva. Nessas condições, a sensibilidade do teste varia de 70 a 92%, enquanto a especificidade é de 100%. Isso significa dizer que um resultado positivo confirma a infecção fetal, enquanto um negativo não a descarta. Contudo, o valor preditivo negativo é alto no primeiro trimestre, fase em que a transmissão é menos comum quando comparada aos trimestres subsequentes[4].

Sterkers et al.[40] avaliaram 344 mulheres que apresentaram soroconversão para toxpoplasmose durante a gestação, das quais obtiveram 344 amostras e líquido amniótico, 264 de placenta e 216 de sangue de cordão, que foram testadas utilizando a mesma PCR, com objetivo de avaliar a acurácia do teste para o diagnóstico de infecção congênita. A sensibilidade e o valor preditivo negativo no líquido amniótico foram de 86,3 e 97,2%, respectivamente, e tanto a especificidade quanto o valor preditivo positivo foram de 100%. Por sua vez, na placenta e no sangue de cordão, as sensibilidades foram de 79,5 e 21,2%, e as especificidades de 92 e 100%. Além disso, a análise dos resultados por meio de regressão logística permitiu a elaboração de curvas com alta acurácia para avaliar a probabilidade pré e pós-teste de transmissão vertical conforme a idade gestacional em que ocorreu a soroconversão materna.

A PCR no sangue periférico da mãe não contribui para a investigação da transmissão materno-fetal, visto que não há uma relação bem estabelecida entre a positividade do teste e a infecção do concepto, ao passo que o resultado negativo não exclui a possibilidade de infecção aguda e nem de transmissão. No líquido amniótico (LA), embora tenha alto valor preditivo positivo para infecção fetal, a PCR qualitativa não se correlaciona necessariamente à presença de malformações ou sequelas específicas no recém-nascido. Ainda assim, a busca do diagnóstico pré-natal de toxoplasmose congênita é fundamental, pois sua definição altera o manejo da gestante: uma vez confirmado o diagnóstico, é mandatória a utilização de drogas que passem a barreira placentária. Por outro lado, já existem evidências de que altas concentrações de parasitas no líquido amniótico se relacionam com sinais clínicos no feto ou no recém-nascido, de modo que é possível que a PCR quantitativa tenha utilidade para a avaliação prognóstica[35].

A Figura 11 ilustra como se deve interpretar os resultados da sorologia antitoxoplasma em gestantes.

A punção de líquido amniótico é contraindicada nas gestantes soropositivas para o HIV, por causa do risco de exposição fetal ao vírus. Uma vez que nessas mulheres a transmissão vertical do toxoplasma pode ocorrer mesmo no decorrer da infecção crônica, ou seja, sem que sejam detectáveis alterações sorológicas, seus filhos devem passar pela triagem neonatal tanto quanto os nascidos de mães que tiveram a infecção aguda confirmada[3].

Diagnóstico pós-natal

Duas estratégias podem ser utilizadas para a confirmação pós-natal da toxoplasmose congênita, recomendada especialmente para os casos em que o diagnóstico pré-natal não tenha sido obtido: a detecção do parasita em amostra de placenta ou de sangue de cordão, habitualmente por PCR; e a avaliação sorológica do recém-nascido com objetivo de demonstrar a presença de anticorpos de produção própria.

Para os testes sorológicos, recomenda-se a coleta de sangue de cordão e em seguida amostras de sangue do recém-nascido com um mês de idade e a cada 2 ou 3 meses. Essa abordagem permite observar a diminuição dos títulos de IgG materna, que costuma desaparecer entre 5 e 8 meses. Além disso, a detecção de IgM ou IgA nessas amostras confirma a infecção congênita, uma vez que essas imunoglobulinas não atravessam a barreira placentária. É importante ressaltar que a sensibilidade dos testes para IgM e IgA no bebê, ainda que infectado, não ultrapassa 70%, e pode ser ainda menor nos casos em que a mãe tenha sido tratada. Quanto mais precoce a transmissão, menor a sensibilidade, visto que essas imunoglobu-

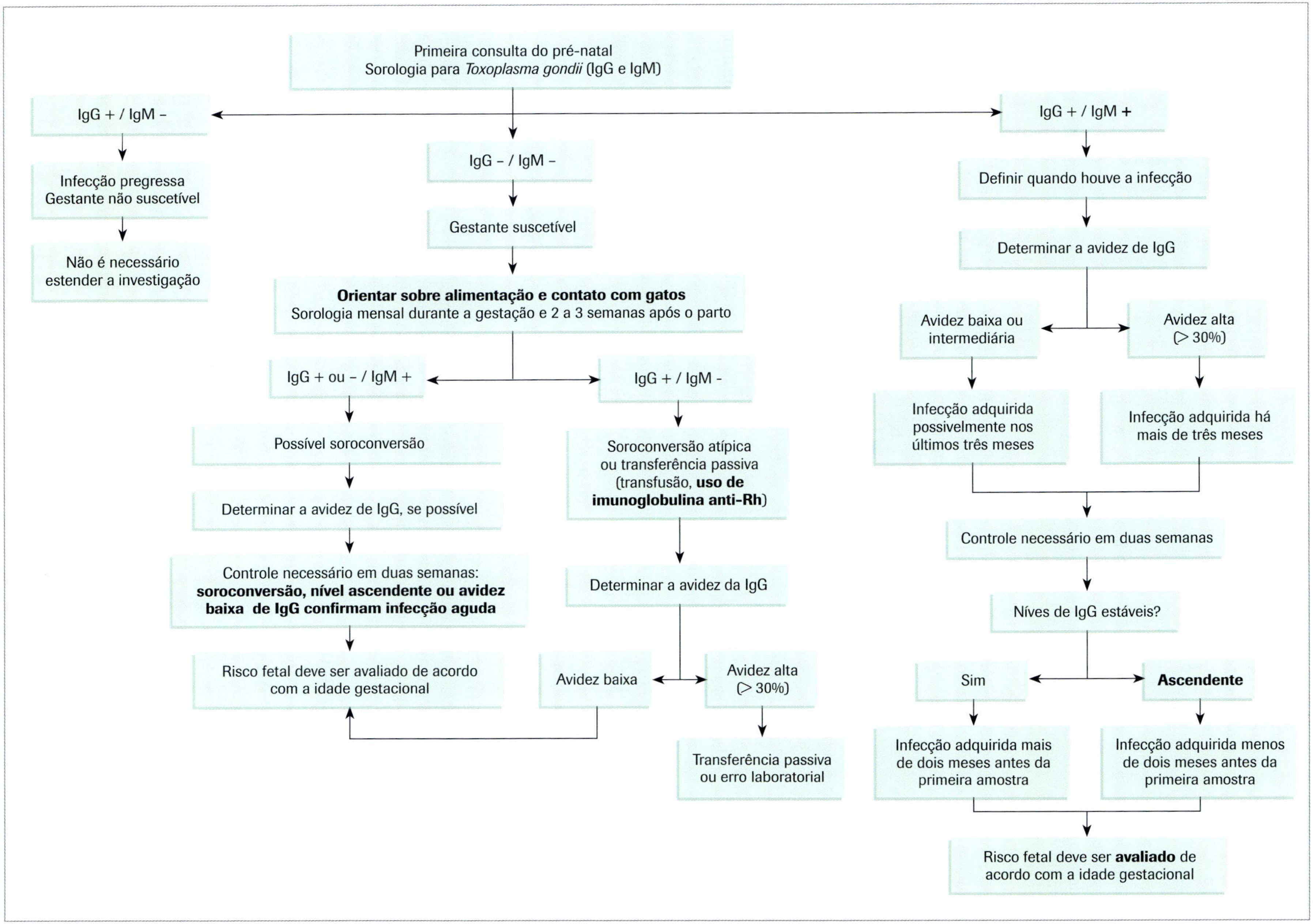

Figura 11. Interpretação da sorologia *anti-T. gondii* na gestante.
Fonte: Adaptado de: Robert-Gangneux e Dardé[35].

linas podem ter sido produzidas transitoriamente logo após a infecção e já estar ausentes ao nascimento.

A comparação de títulos de IgG entre mãe e bebê é de pouca utilidade para o diagnóstico de toxoplasmose congênita. Títulos ascendentes na criança trazem alguma evidência de infecção, contudo, a melhor abordagem é empregar técnicas capazes de discriminar anticorpos maternos de fetais ou próprios do recém-nascido, como *immunoblot* ou *Western blot*, embora sua sensibilidade seja limitada entre 50 e 60%[35].

Evidentemente, recomenda-se uma avaliação clínica completa do recém-nascido, particularmente do ponto de vista neurológico e oftalmológico. A ultrassonografia transfontanelar pode ser útil para visualização de calcificações no SNC, e pode ser complementada com TC em casos duvidosos ou que evidenciam alterações. A inspeção do fundo do olho é essencial ao nascimento, devendo ser repetida a cada 3 ou 4 meses.

Métodos de controle

Os programas educativos e a obrigatoriedade de realizar a sorologia no pré-natal em países como a França e a Áustria, diminuíram a taxa de transmissão congênita de 40% para 7 a 9% em 1.000 nascidos vivos. A prevenção secundária, definida como indicação de espiramicina na gestante com infecção pelo *T. gondii*, para controle da infecção placentária, reduziu a transmissão em 60%. A prevenção terciária, iniciando o tratamento após o diagnóstico precoce de infecção no recém-nascido, tem como objetivo prevenir ou diminuir as sequelas da doença. Não há necessidade de isolamento de pacientes infectados em berçários[5,20,25,33].

Medidas de prevenção para gestantes

Gestantes suscetíveis, ou seja, aquelas que não apresentam anticorpos para *T gondii*, deverão ser orientadas sobre a prevenção da infecção – principalmente quanto à alimentação e à exposição a gatos – e submetidas a sorologia periodicamente, pois geralmente a infecção é assintomática. Nessas gestantes, o seguimento mensal com pesquisa de anticorpos IgG e IgM é muito importante para detectar precocemente uma infecção.

Prevenção da infecção primária

A prevenção da toxoplasmose humana é baseada em evitar a ingestão de cistos ou oocistos, atentando-se para as seguintes medidas com relação a[5,20,25,33,43]:

- Animais: evitar contato com fezes de gatos; realizar a limpeza de cama de gatos diariamente com luvas, evitando exposição dos indivíduos suscetíveis como gestantes e imunodeprimidos; alimentar os animais com ração ou alimento bem cozido.
- Solo: evitar exposição à jardinagem e realizar o manuseio da terra somente com luvas.
- Alimentos: realizar a lavagem das mãos com sabão após o manuseio de alimentos como carnes cruas, verduras, frutas e utensílios de cozinha (tábuas e facas). Evitar a ingestão de alimentos durante seu preparo (maior chance de contaminação das bancadas durante a lavagem e cozimento inadequado). Recomenda-se a ingestão de carnes bem cozidas, visto que o oocisto só é inativado ao eclodir em temperatura abaixo de -13ºC ou acima de 67ºC. Ingerir leite de vaca ou cabra somente após fervura, e preferencialmente pasteurizado. As verduras e frutas consumidas cruas deverão ser bem lavadas e sem casca.
- Água: ingestão de água tratada e sem contaminação

Tratamento

Para o tratamento da toxoplasmose, utiliza-se a combinação de pirimetamina (100 mg em dose de ataque a cada 24 horas seguida de 25 a 50 mg/dia) e sulfadiazina (1 a 2 g, quatro vezes ao dia), além do ácido folínico (15 mg/dia) para se evitar os eventos adversos hematológicos, como a anemia ou a leucopenia.

Na fase aguda em paciente imunocompetente, assinalada apenas por linfadenopatia febril, o tratamento não é obrigatório, visto que o quadro costuma ter evolução benigna e ser autolimitado; pode ser indicado, entretanto, se os sintomas forem exuberantes ou persistentes. E nesse caso tem duração de 2 a 4 semanas.

Tratamento da toxoplasmose no imunodeprimido

Nos pacientes com variadas imunodeficiências não aids, a toxoplasmose cursa com alta letalidade e o tratamento é mandatório e mais longo, durando de 4 a 6 semanas após a resolução dos sinais e sintomas, podendo chegar a meses. Deve ser considerada terapia de manutenção para evitar recorrências.

Tratamento da toxoplasmose ocular

O tratamento da toxoplasmose ocular diminui as sequelas, controla a destruição da retina e o processo inflamatório, mas não impede a recorrência. Os corticoesteroides tópicos são frequentemente usados, e ocasionalmente pode ser necessária a administração intravítrea ou sistêmica, principalmente quando essas lesões envolvem o nervo óptico ou a mácula, ou quando há evidência de com vitreíte. Vários esquemas terapêuticos têm sido empregados, sendo preferencial a combinação de pirimetamina e sulfadiazina por 4 a 6 semanas, dependendo da resposta clínica.

Outra opção terapêutica com resultados semelhantes é o uso de sulfametoxazol (50 mg/kg/dia) associado a trimetoprima (10 mg/kg/dia). A clindamicina pode ser indicada para pacientes alérgicos a sulfas, mas aparentemente não atinge boas concentrações intraoculares; há relatos de administração intravítrea como terapia adjuvante.

Tratamento da neurotoxoplasmose na aids

Para os pacientes com aids, o tratamento da encefalite foi muito estudado e é bem estabelecido. A utilização da associação sulfadiazina e pirimetamina, além de ácido folínico, faz parte das recomendações brasileiras e internacionais. Outra possibilidade terapêutica alternativa é o sulfametoxazol-trimetoprima na dose de 25 mg/kg de sulfametoxazol, duas vezes ao dia, com a vantagem de poder ser administrado por via intravenosa ou oral.

Em casos de alergia ou intolerância a sulfas, recomenda-se o uso preferencial de clindamicina, 600 mg oral ou intravenosa a cada seis horas, associada a pirimetamina e ácido folínico nas doses habituais. Outra possibilidade relatada é a atovaquona combinada à pirimetamina ou azitromicina. Indica-se o uso de corti-costeroides nos casos de edema cerebral difuso, intenso efeito de massa ou hipertensão intracraniana, particularmente a dexametasona.

Deve-se lembrar que os eventos adversos ao uso de sulfamídicos são a farmacodermia, a mielotoxicidade, os depósitos de cristais de sulfadiazina no rim e a nefrotoxicidade.

Deve-se manter profilaxia secundária com sulfametoxazol-trimetoprima, ou com doses reduzidas de sulfadiazina e pirimetamina, depois do tratamento, enquanto não ocorrer a reconstituição imunológica resultante da TARV com consequente elevação sustentada da contagem de linfócitos CD4+ para acima de $200/mm^3$.

Tratamento da gestante e do recém-nascido

O objetivo do tratamento na gestante é diminuir a probabilidade de transmissão do *T. gondii* ao feto ou tratar o concepto durante a gestação e após o nascimento, quando há suspeita ou comprovação da infecção, com o objetivo de diminuir as sequelas.

Na gestante com infecção, mas sem comprovação de infecção fetal: espiramicina na dose de 1 g a cada oito horas até o final da gestação, sendo a única droga permitida durante o primeiro trimestre de gestação. A espiramicina apresenta baixa toxicidade e não atravessa a placenta, diminuindo a chance de transmissão materno fetal em até 60%.

Quando há comprovação ou forte suspeita de infecção fetal – PCR positiva no líquido amniótico e/ou alteração do ultrassom morfológico – inicia-se o esquema: pirimetamina (ataque 100 mg/dia por dois dias, e a seguir 50 mg/dia) combinado a sulfadiazina 75 mg/kg/dia, dividido em quatro doses (máximo 4 g/dia), a partir de 21 semanas e até o final da gestação. O ácido folínico é associado para diminuir os efeitos colaterais como anemia, plaquetopenia e/ou leucopenia na dose de 5 mg para cada 15 mg de pirimetamina (dose máxima de 50 mg/dia).

Na Figura 12 resumem-se as condutas diagnósticas e terapêuticas recomendadas para casos confirmados ou altamente prováveis de toxoplasmose adquirida na gestação.

O tratamento do recém-nascido

O tratamento do recém-nascido tem por objetivo prevenir ou diminuir as sequelas da doença. A terapia com sulfadiazina, pirimetamina e ácido folínico é indicada por um período de um ano, pois diminui o risco de novas lesões e de alterações neuro-oculares de 50% para 8%[7,24,25,30].

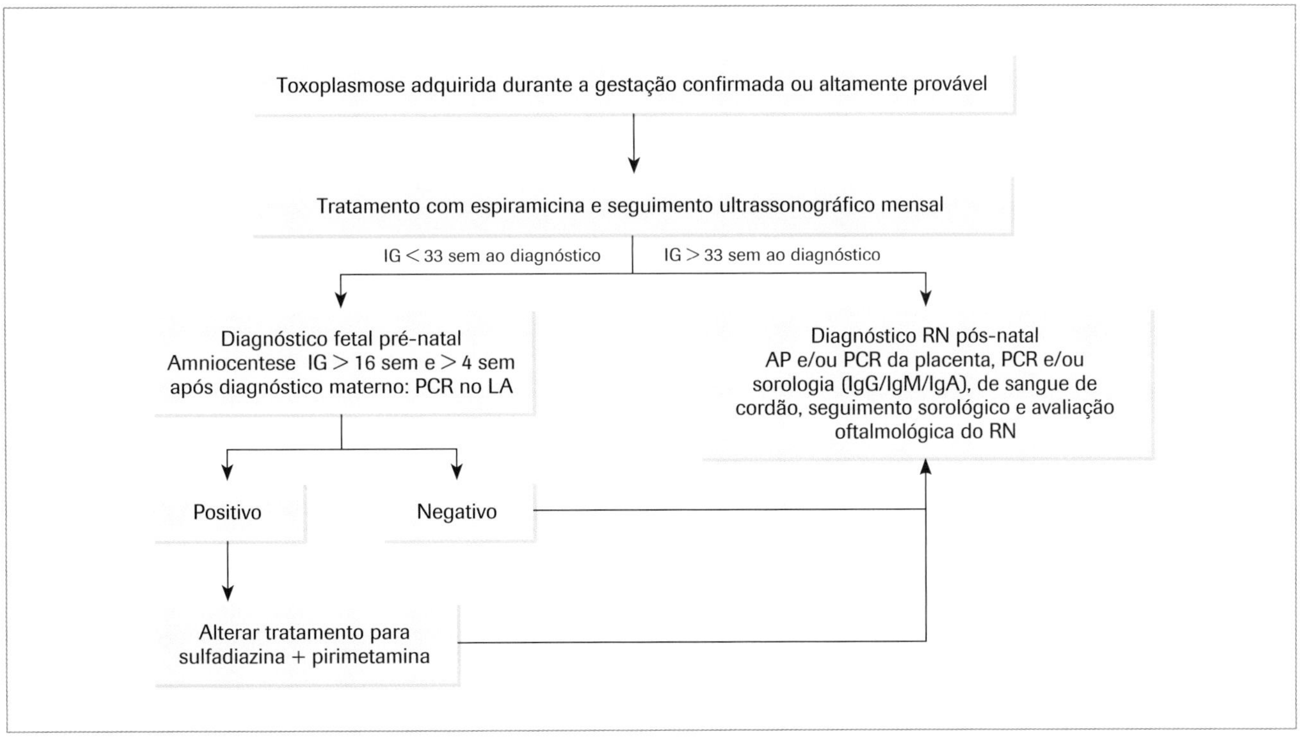

Figura 12. Conduta diagnóstica e terapêutica em casos confirmados ou altamente prováveis de toxoplasmose adquirida na gestação.

Fonte: Adaptado de: Robert-Gangneux e Dardé[35].

IG: idade gestacional; LA: líquido amniótico; RN: recém-nascido; AP: amostra de placenta.

A pirimetamina deve ser administrada em dose de ataque de 2 mg/kg/dia por três dias, seguida de 1 mg/kg/dia até dose máxima de 25 mg/dia e associada à sulfadiazina na dose de 100 a 200 mg/kg/dia, divididos a cada 4 ou 6 horas, além do ácido folínico, 10 a 25 mg/dia por 12 meses.

Segundo uma metanálise de Li et al.[21], o tratamento não alterou a taxa de transmissão vertical da infecção, porém vários autores defendem o tratamento para diminuição da incidência de sequelas no recém-nascido e de lesões de SNC e oculares precoces nas crianças e nos adultos jovens[33,38,39]. Demonstrou-se, no Brasil, o benefício do diagnóstico pré-natal e do tratamento da gestante e do recém-nascido para a diminuição das sequelas oculares e neurológicas em dois estudos longitudinais, nos quais a ocorrência de novas lesões oculares foi de 72% no grupo não tratado, porém de apenas 31% no grupo tratado[7].

Na gestante com HIV que apresente contagem de linfócitos T CD4 inferior a 200 células/mm³, deve ser avaliado o risco/benefício do uso profilático de sulfametoxazol-trimetoprima, conduta recomendada pela Organização Mundial da Saúde (OMS) para essas pacientes. Segundo revisão de Ford et al.[13], existe um risco presumido de 0,7% de alterações de tubo neural quando essa droga é prescrita no primeiro trimestre da gestação; ao fim do qual tal risco diminui.

Referências bibliográficas

1. Ajzenberg D, Cogne N, Paris L, Bessieres MH, Thulliez P, Filisetti D, et al. Genotype of 86 Toxoplasma gondii isolates associated with human congenital toxoplasmosis, and correlation with clinical findings. J Infect Dis. 2002;186:684-689.
2. Amato Neto V, Barone AA. Toxoplasmose. In: Amato Neto V, Gryschek RCB, Amato V S, Tuon FF, eds. Parasitologia: uma abordagem clínica. Rio de Janeiro: Elsevier; 2008. p. 150-65.
3. Bachmeyer C, Mouchnino G, Thulliez P, Blum L. Congenital toxoplasmosis from an HIV-infected woman as a result of reactivation. J Infect. 2006;52(2)e55-57.
4. Baquero-Artigao F, del Castillo Martín F, Fuentes Corripio I, Goncé Mellgren A, Fortuny Guasch C, de la Calle Fernández-Miranda M, et al. Guía de la Sociedad Española de Infectología Pediátrica para el diagnóstico y tratamiento de la toxoplasmosis congénita. An Pediatr (Barc). 2013;79(2):116.e1-116.e16.
5. Bénard A, Petersen E, Salamon R, Chêne G, Gilbert R, Salmi LR; European Toxo Prevention Study Group (EUROTOXO). Survey of European programmes for the epidemiological surveillance of congenital toxoplasmosis. EuroSurveill. 2008;13(15) pii:18834.
6. Bojar I, Szymanska J. Environmental exposure of pregnant women to infection with Toxoplasma gondii – state of the art. Ann Agric Environ Med. 2010;17:209-214.
7. Capobiango JD, Breganó RM, Navarro IT, Rezende Neto CP, Casella AM, et al. Congenital toxoplasmosis in a reference center of Paraná, Southern Brazil. Braz J Infect Dis. 2014;18(4):364-371.
8. Cook AJ, Gilbert RE, Buffolano W, Zufferey J, Petersen E, Jenum PA, et al. Sources of toxoplasma infection in pregnant women: European multicentre case-control study. European Research Network on Congenital Toxoplasmosis. BMJ. 2000;321:(7254):142-7.
9. Derouin F, Pelloux H. Prevention of toxoplasmosis in transplant patients. Clin Microbiol Infect. 2008;14(12):1089-101.
10. Dubey JP, Lago EG, Gennari SM, Su C, Jones JL. Toxoplasmosis in human and animals in Brazil: prevalence, high burden of disease, and epidemiology. Parasitology. 2012;139:1375-424.
11. Fekkar A, Ajzenberg D, Bodaghi B, Touafek F, Le Hoang P, Delmas J, et al. Direct genotyping of *Toxoplasma gondii* in ocular fluid samples from 20 patients with ocular toxoplasmosis: predominance of type II in France. J Clin Microbiol. 2011;49 (4):1513-7.
12. Fernàndez-Sabé N, Cervera C, Fariñas MC, Bodro M, Muñoz P, Gurguí M, et al. Risk factors, clinical features, and outcomes of toxoplasmosis in solid-organ transplant recipients: a matched case-control study. Clin Infect Dis. 2012;54(3):355-61.
13. Ford N, Shubber Z, Jao J, Abrams EJ, Frigati L, Mofenson L. Safety of cotrimoxazole in pregnancy: a systematic review and meta-analysis. J Acquir Immune Defic Syndr. 2014;66:512-21.
14. Gonzalez V, Combe A, David V, Malmquist NA, Delorme V, Leroy C, et al. Host cell entry by apicomplexa parasites requires actin polymerization in the host cell. Cell Host Microbe. 2009;5(3):259-72.
15. Granato CFH, Paulini-Jr I. Diagnóstico laboratorial da infecção por *Toxoplasma gondii*. In: Souza W, Belfort-Jr R. Toxoplasmose e Toxoplasma gondii. Rio de Janeiro: Fundação Oswaldo Cruz; 2014. v.1. 214 pp.
16. Centers for Disease Control and Prevention. Guidelines for prevention and treatment of opportunistic infections in HIV-infected adults and adolescents: recommendations from CDC, the National Institutes of Health, and the HIV Medicine Association of the Infectious Diseases Society of America. MMWR. 2009;58(RR-04):1-198. Available at: http://www.cdc.gov/mmwr/preview/mmwrhtml/rr5804a1.htm?s_cid=rr5804a1_e (acesso 6 set. 2015).
17. Jones JL, Dargelas V, Roberts J, Press C, Remington JS, Montoya JG. Risk factors for toxoplasmosis gondii infections in United States. Clin Infect Dis. 2009;49(6):878-84.
18. Jones JL, Kuszon-Moran D, Sanders-Lewis K, Wilson M. *Toxoplasma gondii* infections in United States, 1999 2004, decline from the prior decade. Am J Trop Med Hyg. 2007;77(3): 405-10.
19. Jones JL, Muccioli C, Belfort Jr R, Holland GN, Roberts JM, Silveira C. Recently acquiered *Toxoplasma gondii* in Brazil. Emerg Infect Dis. 2006;12:582-7.
20. Jones JL. Toxoplasmosis. In: Centers for Disease Control and Prevention. CDC Health Information for International Travel 2016. New York: Oxford University Press; 2016. Avaivlable at: http://wwwnc.cdc.gov/travel/yellowbook/2016/infectious-diseases-related-to-travel/toxoplasmosis (acesso 6 set. 2015).
21. Li XL, Wei HX, Zhang H, Peng HJ, Lindsay DS. A meta analysis on risks of adverse pregnancy outcomes in *Toxoplasma gondii* infection. PLoS One. 2014;(5):e97775.
22. Lopez A, Dietz VJ, Wilson M, Navin TR, Jones JL. Preventing congenital toxoplasmosis. MWR Recomm Rep. 2000;49(RR-2):57-75.
23. Weiss LM, Kim K, eds. *Toxoplasma gondii*. The Model Apicomplexan: Perspectives and Methods. 2nd ed. London: Elsevier; 2014.
24. McLeod R, Boyer K, Karrison T, Kasza K, Swisher C, Roizen N, et al.; Toxoplasmosis Study Group. Outcome of treatment for congenital toxoplasmosis, 1981-2004: the National Collaborative Chicago-Based, Congenital Toxoplasmosis Study. Clin Infect Dis. 2006;42:1383-94.
25. McLeod R, Kieffer F, Sautter M, Hosten T, Peloux H. Why prevent, diagnose and treat congenital toxoplasmosis? Mem Inst Oswaldo Cruz. 2009;104(2):320-44.
26. Montoya JG, Jordan R, Lingamneni S, Berry GJ, Remington JS. Toxoplasmic myocarditis and polymyositis in patients with acute acquired toxoplasmosis diagnosed during life. Clin Infeted Dis. 1997;24:676-83.
27. Montoya JG, Liesenfeld O. Toxoplasmosis. Lancet. 2004;363:1965-76.
28. Montoya JG, Boothroyd JC, Kovacs J. *Toxoplasma gondii*. In: Bennet JE, Dolin R, Blaser MJ. Mandell, Douglas, and Bennett's principles and practice of infectious diseases. 8th ed. Philadelphia: Elsevier Saunders; 2015. p. 3495-526.
29. O'Connell S, Guy EC, Dawson SJ, Francis JM, Joyson DH. Chronic active toxoplasmosi in a immnunocompetent patient. J Infect. 1993;27(3):305-10.
30. Pappas G, Roussos N, Falagas ME. Toxoplasmosis snapshots: global status of Toxoplasma gondii soroprevalence and implications for pregnancy and congental toxoplasmosis. Int J Parasitol. 2009;39(12):1385-94.
31. Phan L, Kasza K, Jalbrzikowski J, Noble AG, Latkany P, Kuo A, et al.; Toxoplasmosis Study Group. Longitudinal study of new eye lesions in treated congenital toxoplasmosis. Ophthalmology. 2008;115(3):553-559.
32. Phan L, Kasza K, Jalbrzikowski J, Noble AG, Latkany P, Kuo A, et al.; Toxoplasmosis Study Group. Longitudinal study of new eye lesions in children with toxoplasmosis who were not treated during the first year of life. Am J Ophthalmol. 2008;146(3):375-384.
33. Remington JS, McLeod R, Wilson CB, Desmonts G. Toxoplasmosis. In: Remington JS, Klein JO, Wilson CB, et al. Infectious diseases of the fetus and newborn infant. 7th ed. Philadelphia: Elsevier Saunders; 2011. p. 918-1041.
34. Remington JS. Toxoplasmosis in the adult. Bull N Y Acad Med. 1974;50:211-27.
35. Robert-Gangneux F, Dardé ML. Epidemiology of and diagnostic strategies for toxoplasmosis. Clin Microbiol Rev. 2012;25(2):264-96.
36. Saadatnia G, Golkar M. A review on human toxoplasmosis. Scand J Infect Dis. 2012;44:805-14.
37. Schwartz BS, Mawhorter SD; AST Infectious Diseases Community of Practice. Parasitic infections in solid organ transplantation. Am J Transp. 2013;13(s4):280-303.
38. Silveira C, Belfort R JR, Muccioli IC, Abreu MT, Martins MC, Victora C, et al. A follow-up study of Toxoplasma gondii infection in southern Brazil. Am J Ophthalmol. 2001;131:351-54.
39. Silveira C, Belfort R, Burnier M, Nussenblatt R. Acquired toxoplasmic infection as the cause of toxoplasmic retinochoroiditis in families. Am J Ophthalmol. 1988;106:362-4.
40. Sterkers Y, Pratlong F, Albaba S, Loubersac J, Picot MC, Pretet V, et al. Novel interpretation of molecular diagnosis of congenital toxoplasmosis according to gestational age at the time of maternal infection. J Clin Microbiol. 2012;50(12):3944-51.
41. Vallochi AL, Muccioli C, Martins MC, *et al.* The genotype of *Toxoplasma gondii* strains causing ocular toxoplasmosis in humans in Brazil. Am Ophtalmol. 2005;139:350-1.
42. Wallon M, Liou C, Garner P, Peyron F. Congenital toxoplasmosis: systematic review of evidence of efficacy of treatment in pregnancy. BMJ. 1999;318:1511-4.
43. Weiss LM, Dubey JP. Toxoplasmosis: A history of clinical observations. Int J Parasitol. 2009;39(8):895-901.

Acidentes por Animais Peçonhentos

Capítulo 11

Francisco Oscar de Siqueira França
Guilherme Carneiro Reckziegel
Carlos Roberto de Medeiros
Ceila Maria Sant'Ana Málaque
Marcelo Ribeiro Duarte
Ana Marisa Chudzinski-Tavassi
Marlene Zannin
Roberto Henrique Pinto Moraes
Luiz Alberto Benvenuti
Marisa Mazzoncini de Azevedo-Marques
Palmira Cupo
Pasesa Pascuala Quispe Torrez
Sylvia Evelyn Hering
Vidal Haddad Junior
João Luiz Costa Cardoso

SUMÁRIO

Introdução

A abordagem técnico-científica do ofidismo começa em nosso país com os trabalhos de Vital Brazil, em São Paulo, no antigo Instituto Serumtherápico, no qual, em 1901, foram produzidas as primeiras partidas de antiveneno para uso clínico. Vital Brazil desenvolveu estudos sobre as atividades dos venenos ofídicos brasileiros, além de ter dado início a um embrionário programa de vigilância epidemiológica, por meio da emissão do *Boletim para observações de accidentes ophidicos*. Ao demonstrar a necessidade de se produzir antivenenos específicos a partir de venenos das serpentes regionais – contrariando a posição de Calmette, que acreditava na existência de um soro universal –, Vital Brazil contribuía de forma original para o desenvolvimento da imunoterapia[1].

Em junho de 1986, o Ministério da Saúde instituiu o Programa de Controle de Acidentes por Animais Peçonhentos, que possibilitou a descentralização da distribuição de soros para emprego sem custos para o usuário. Passou-se a promover treinamento contínuo de profissionais de saúde e instituiu-se a notificação obrigatória dos acidentes, além da produção de um Manual de Controle de Acidentes por Animais Peçonhentos[1,2]. Apesar dessas importantes ações, cerca de 2.000 municípios ainda não recebem regularmente o soro e há deficiências na assistência prestada aos acidentados e em algumas atividades de vigilância epidemiológica[1].

Epidemiologia no Brasil

Historicamente, a vigilância de acidentes por animais peçonhentos no Brasil tem relação direta com os trabalhos coordenados por Vital Brazil, mineiro da cidade de Campanha, sul de Minas Gerais, ainda no século XIX. No início do século XX, foi introduzida, ainda por Vital Brazil, uma proposta de vigilância por intermédio da permuta de antivenenos por informações dos acidentes coletadas no *Boletim para Observação de Accidente Ophidico*, arcabouço dos sistemas de vigilância[3,4]. Atualmente, o sistema oficial de registros de acidentes por animais peçonhentos – Sistema de Informação de Agravos de Notificação (SINAN) – é de responsabilidade da Secretaria de Vigilância em Saúde (SVS), do Ministério da Saúde[2].

O SINAN, implantado em todo o país de forma gradual e inicialmente com adesão não obrigatória, foi aos poucos ganhando força, até se tornar a ferramenta principal e indispensável para atuação do "Programa Nacional de Controle de Acidentes por Animais Peçonhentos" (nome não oficial utilizado historicamente pelo grupo técnico de vigilância de acidentes por animais peçonhentos), do Ministério da Saúde. Poucos foram os registros de acidentes até o ano 2000 (cerca de 20 a 30 mil registros anuais, a grande maioria ocasionados por serpentes), com importante aumento desde então, com intensa sensibilização dos serviços de vigilância, chegando à marca de cerca de 160 mil registros em 2013, com ênfase para os acidentes escorpiônicos (49%).

No ano de 2010, com o advento da Portaria nº 2.472/GM/MS, de 31 de agosto de 2010 (revogada), os acidentes por animais peçonhentos entraram para a relação de doenças, agravos e eventos em saúde pública de notificação compulsória em todo o território nacional. Atualmente, a Portaria nº 1.271/GM/MS, de 6 de junho de 2014, define o agravo como sendo de notificação compulsória nacionalmente e como de notificação imediata (em até 24 horas pós-acidente) às Secretarias Municipais de Saúde (SMS).

Situação epidemiológica

Os dados aqui apresentados referem-se aos registros do SINAN em 2013[2].

Acidentes ofídicos

No ano de 2013, foram registrados no SINAN 27.335 acidentes ofídicos (17% do total de acidentes por animais peçonhentos), dos quais 107 evoluíram para óbito (44% do total de óbitos por animais peçonhentos). A maioria dos acidentes foi causada por serpentes do gênero/grupo *Bothrops* – jararacas (73%; 19.850), seguido por serpentes dos gêneros *Crotalus* – cascavéis (7%; 1.822) e *Lachesis* – surucucus-pico-de-jaca (3%; 912), da família Elapidae – gêneros *Micrurus* e *Leptomicrurus* – corais verdadeiras (1%; 241), serpentes não peçonhentas (5%; 1.324) e serpentes não identificadas (12%; 3.186).

De forma geral, os acidentes por serpentes peçonhentas (22.825) foram, na maioria, clinicamente leves (47%; 10.681) com 40% (9.175) do total de casos sendo moderados. A maior frequência de casos graves ocorreu nos acidentes elapídicos (22%; 54) e crotálicos (11%; 209). O número absoluto de óbitos foi maior nos acidentes botrópicos (67%; 72), seguido pelos crotálicos (15%; 16) e laquéticos (7%; 7), com nenhum registro de óbito por acidente elapídico.

A taxa de letalidade geral nos acidentes ofídicos peçonhentos foi de 0,42% (0,85% em atendimentos clínicos tardios: 6 horas ou mais pós-acidente), com ênfase para a letalidade em acidentes crotálicos (0,88%), particularmente em atendimentos tardios (6 horas ou mais pós-acidente), que foi de 3,27%.

É importante ressaltar que os acidentes ofídicos ocorreram, na maioria, na zona rural (79%), em indivíduos do sexo masculino (76%), na faixa etária de 20 a 49 anos (50%), com local de inoculação do veneno na região distal dos membros inferiores (pé, tornozelo, perna, joelho – 73%) e com ligação à atividade laboral do acidentado (55%). Quanto ao local de inoculação do veneno, o acidente elapídico apresentou particular frequência de registros na região das mãos (38%) e abaixo do joelho (51%). Os acidentes por serpentes peçonhentas foram mais frequentes nos meses de janeiro a abril (42%), com a ocorrência do botrópico prioritariamente nas regiões Norte (38%) e Sudeste (24%), do crotálico nas regiões Sudeste (39%) e Nordeste (30%), do elapídico nas regiões Nordeste (49%) e Sudeste (21%) e do laquético na região Norte (93%).

O diagnóstico dos acidentados é feito com base nos sinais e sintomas dos casos, associando-se com informações da história do acidente e/ou identificação física do animal; portanto, há possibilidade de erro no diagnóstico clínico dos acidentes causados por serpentes do gênero *Lachesis* (clínica semelhante à dos acidentes por *Bothrops*), e erro na identificação física de serpentes da família Elapidae (corais verdadeiras), levando a alterações nos dados apresentados. É provável que o número de acidentes por *Bothrops* seja maior do que o apresentado e que os acidentes elapídicos e laquético estejam superestimados.

Acidentes escorpiônicos

No ano de 2013, foram registrados no SINAN 78.297 acidentes por escorpiões (49% do total de acidentes por animais peçonhentos), dos quais 74 evoluíram para óbito (30% do total de óbitos por animais peçonhentos).

Na maioria, os acidentes foram clinicamente leves (85%; 66.912), com 9% (7.024) de casos moderados, 1% (851) de casos graves e 4% (3.510) de casos sem classificação de gravidade. A taxa de letalidade geral foi de 0,1%, porém, em acidentes escorpiônicos, a idade do acidentado apresenta especial importância. Embora a maioria dos acidentes tenha ocorrido com indivíduos de 20 a 49 anos (47%; 36.596), os óbitos foram mais frequentes em crianças com menos de 10 anos (38%; 28). À medida que a idade dos acidentados aumenta, a letalidade cai de forma importante: vítimas de até 4 anos, letalidade de 0,34%; vítimas de 5 a 9 anos, letalidade de 0,25%; vítimas de 10 a 14 anos, letalidade de 0,14%; e vítimas de 15 anos ou mais, letalidade de 0,06%. O risco de evolução para óbito em crianças de até 4 anos foi cerca de 6 vezes maior do que em vítimas com 15 anos ou mais[5].

Levando-se em consideração a característica dolorosa do acidente escorpiônico, a maioria das vítimas foi atendida nas primeiras horas após o acidente: 51% (40.318) em até 1 hora, com taxa de letalidade de 0,07%; e 25% (19.350) entre 1 e 3 horas pós-acidente, com taxa de letalidade de 0,12%.

É importante ressaltar que os acidentes escorpiônicos ocorreram, na maioria, na zona urbana (63%), com frequência semelhante entre homens (49%) e mulheres (51%), com local de inoculação do veneno na região das mãos (42%) e dos pés (31%) e, de forma geral, apenas 10% dos acidentes tiveram relação com a atividade laboral da vítima. As maiores frequências de acidentes foram encontradas nas regiões Nordeste (49%) e Sudeste (39%) do país, com frequência semelhante entre os meses do ano (leve aumento nos meses de setembro a dezembro – 46%).

Atualmente, o SINAN não apresenta mais informações acerca das espécies de escorpiões responsáveis pelos acidentes em razão do elevado grau de erro na identificação dos animais pelos profissionais de saúde no momento do atendimento, dificultando a investigação epidemiológica das ocorrências.

Acidentes araneídicos

No ano de 2013, foram registrados no SINAN 29.518 acidentes araneídicos (18% do total de acidentes por animais peçonhentos), dos quais 16 evoluíram para óbito (7% do total de óbitos por animais peçonhentos). Entre os acidentes por aranhas de importância em saúde, a maioria foi por aranhas do gênero *Loxosceles* – aranha-marrom (27%; 7.856), seguido pelos gêneros *Phoneutria* – aranha-armadeira (15%; 4.503) e *Latrodectus* – viúva-negra (0,5%; 141), por outras aranhas – sem importância em saúde (27%; 8.113) e por aranhas não identificadas (30%; 8.905).

De forma geral, os acidentes pelos 3 gêneros de aranhas de importância médica (12.500) foram, na maioria, clinicamente leves (76%; 9.457), com 22% (2.696) de casos moderados. A maior frequência de casos graves ocorreu nos acidentes loxoscélicos (1%; 92). Dos óbitos, 8 (50%) foram por loxoscelismo, 1 (6%) por foneutrismo e 7 (44%) por aranhas não identificadas (em investigação).

No acidente araneídico de maior relevância, o loxoscélico, a taxa de letalidade foi de 0,1%. Deve-se levar em consideração a característica do acidente loxoscélico, sendo este por compressão em situações rotineiras, como em atividades de lazer, limpeza doméstica, durante o sono e no ato de vestir roupas. Tais características, associadas ao fato da picada ser, geralmente, pouco dolorosa (ou indolor), levam ao atendimento clínico precoce – quando as vítimas presenciam o acidente (44% de atendimentos entre 1 e 3 horas pós-acidente) –, ou tardio – quando as vítimas não o percebem (37% de atendimentos clínicos com 12 ou mais horas do acidente).

As diversas características biológicas das aranhas levam a diferentes perfis epidemiológicos dos acidentes. O loxoscelismo foi mais frequente na zona urbana (66%), em indivíduos do sexo feminino (55%), na faixa etária de 20 a 49 anos (54%), com local da picada distribuído amplamente pelo corpo (coxas: 18%; pernas: 15%; pés: 15%; mãos: 15%; braços: 12%; tronco: 13%; demais áreas: 12%) e, em sua maioria, 9% dos acidentes apresentaram ligação à atividade laboral da vítima. As maiores frequências de acidentes ocorreram nas Regiões Sul (86%) e Sudeste (10%) do país, predominando nos meses de novembro a fevereiro (45%). Os acidentes fonêutricos foram mais frequentes na zona rural (59%), em indivíduos do sexo masculino (61%), na faixa etária de 20 a 49 anos (44%), com maior frequência de picadas nos pés (41%) e nas mãos (40%) e, de forma geral, apenas 14% dos acidentes tiveram relação com a atividade laboral do acidentado. As maiores frequências de acidentes ocorreram nas regiões Sul (56%) e Sudeste (38%), e nos meses de janeiro a abril (45%). Por fim, os acidentes latrodécticos foram mais frequentes na zona urbana (52%), em indivíduos com 20 a 49 anos (45%), do sexo masculino (53%), com picadas nas mãos (35%) e pés (33%) e apenas 13% dos acidentes apresentaram relação com a atividade laboral da vítima. As maiores frequências de acidentes ocorreram nas regiões Sudeste (39%) e Nordeste (33%), e nos meses de dezembro e janeiro (23%).

O desconhecimento, pelos profissionais de saúde, das diversas espécies de aranhas existentes no Brasil eleva o número de registros de acidentes por aranhas não identificadas, dificultando a investigação epidemiológica dos casos.

Acidentes por himenópteros (abelhas, vespas/marimbondos e formigas)

No ano de 2013, foram registrados no SINAN 12.977 acidentes por himenópteros (8% do total de acidentes por animais peçonhentos), dos quais 40 evoluíram para óbito (16% do total de óbitos por animais peçonhentos), todos causados por abelhas. A maioria dos acidentes foi causada por abelhas (83%; 10.784), seguido das vespas/marimbondos (15%; 1.880) e das formigas (2%; 313). De forma geral, os acidentes por himenópteros foram clinicamente leves (85%; 11.042), com destaque para os acidentes moderados por formigas (12%; 37) e abelhas (10%; 1.064), e casos graves por abelhas (1%; 101). Os acidentes por abelhas foram os mais relevantes frente ao número de casos (10.784) e óbitos (40), com taxa de letalidade de 0,4%.

É importante ressaltar que os acidentes por abelhas e vespas/marimbondos ocorreram, em sua maioria, na zona urbana (59%), em indivíduos do sexo masculino (63%), na faixa etária de 20 a 49 anos (49%) e em crianças de até 9 anos (20%), com local principal das ferroadas na região da cabeça (39%) e das mãos (13%), e 13% estavam associados à atividade laboral das vítimas. As maiores frequências de acidentes ocorreram nas regiões Sudeste (45%), Nordeste (24%) e Sul (22%), principalmente nos meses de dezembro a fevereiro (34%). Quanto aos acidentes por formigas, estes acometeram de forma semelhante homens (51%) e mulheres (49%), foram mais frequentes na zona urbana (73%), na faixa etária de 1 a 9 anos (52%) e os locais do corpo mais acometidos foram a região dos joelhos/pernas/tornozelos/pés (55%). De forma geral, apenas 5% dos acidentes tiveram relação com a atividade laboral da vítima. As maiores frequências de acidentes ocorreram nas regiões Sudeste (43%) e Sul (23%), principalmente nos meses de janeiro a março (38%).

A busca por atendimento clínico (momento de registro dos acidentes no SINAN) em acidentes por himenópteros está basicamente associada a quadros de reação local exacerbada, a pacientes alérgicos ou a situações que envolvem múltiplas picadas; portanto, é provável que o número real de acidentes por himenópteros seja significativamente maior do que o apresentado.

Acidentes por lepidópteros

No ano de 2013, foram registrados no SINAN 3.720 acidentes por lagartas (2% do total de acidentes por animais peçonhentos), dos quais 2 evoluíram para óbito (0,8% do total de óbitos por animais peçonhentos): 1 por lagarta do gênero *Lonomia* e 1 por lagarta não identificada (em investigação). A maioria dos acidentes foi por lagartas sem importância em saúde (55%; 2.032) e por lagartas não identificadas (34%; 1.280), com 11% (408) de acidentes por lagartas do gênero *Lonomia*: lagarta com maior potencial de gravidade, no Brasil.

Quanto aos acidentes por *Lonomia* (408), estes foram clinicamente leves (81%; 329), com 14% (59) de casos moderados, 3% (13) de casos graves e 2% (7) sem classificação de gravidade. A taxa de letalidade foi de 0,2%. A maioria dos acidentados recebeu atendimento clínico em até 1 hora (46%; 186) e entre 1 e 3 horas (28%; 113) pós-acidente.

É importante ressaltar que os acidentes lonômicos ocorreram com maior frequência em indivíduos do sexo masculino (58%), na faixa etária de 20 a 49 anos (42%), com local de inoculação do veneno na região das mãos (51%) e, de forma geral, apenas 18% dos acidentes tiveram relação com a atividade laboral da vítima. Os acidentes ocorreram com frequências semelhantes nas zonas urbanas (48%) e rurais (47%), com 2% de registros em zonas periurbanas e 3% em zonas não identificadas. As maiores frequências de acidentes lonômicos ocorreram nas regiões Sudeste (45%) e Sul (33%), principalmente nos meses de fevereiro a abril (50%).

O desconhecimento, pelos profissionais de saúde, das diversas espécies de lagartas existentes no Brasil eleva o número de registros de acidentes por lagartas não identificadas, dificultando a investigação epidemiológica dos casos.

Acidentes por animais aquáticos

Ainda que todo tipo de acidente por animal peçonhento seja de notificação compulsória no Brasil, esta prática ainda não se estabeleceu em alguns serviços de saúde quanto à grande diversidade de acidentes, levando a um elevado grau de subnotificação dos casos no SINAN, confirmados na literatura brasileira por trabalhos que relatam inúmeros acidentes por animais aquáticos peçonhentos não notificados ao SINAN[6-9].

Quanto aos dados do SINAN, no ano de 2013, foram registrados 692 acidentes por animais aquáticos, dos quais 68% (473) foram ocasionados por arraias, 16% (108) por águas-vivas/caravelas, 5% (36) por peixe niquim (*Thalassophryne* sp.), 3% (23) por peixes bagres e 8% (52) por outros animais aquáticos. Nenhum dos acidentes evoluiu para óbito. A maior frequência de registros de acidentes foi por arraias, provavelmente pela característica do acidente: lesão perfurocortante com dor intensa (relatada, muitas vezes, como insuportável), podendo evoluir com necrose local e possibilidade de sequela incapacitante, o que acaba por obrigar muitas das vítimas a procurar atendimento clínico (momento de registro do caso no sistema de vigilância). Muito dos acidentados por bagres, ouriços-do-mar, águas-vivas e outros animais aquáticos peçonhentos e/ou traumatizantes realizam apenas tratamentos caseiros, elevando o grau de subnotificação nos sistemas de vigilância da saúde.

As diversas características biológicas dos animais aquáticos levam a diferentes perfis epidemiológicos. Acidentados por águas-vivas/caravelas apresentaram lesões nas áreas corpóreas de maior extensão (20% no tronco, 19% nos braços e 18% nas pernas), com maior frequência de registros no sexo masculino (58%) e em indivíduos na faixa etária de 5 a 19 anos (69%), com 1% de casos relacionados à atividade laboral da vítima. As maiores frequências de acidentes ocorreram nas regiões Sul (83%) e Nordeste (14%) do país, principalmente nos meses de dezembro (11%), janeiro (54%) e fevereiro (18%). Quanto aos acidentes por arraia, as regiões dos pés (82%) e das pernas (8%) foram as mais acometidas, assim como os indivíduos de 20 a 49 anos (60%) e do sexo masculino (84%), com 10% de casos associados à atividade laboral da vítima. A maior frequência de acidentes foi registrada na região Norte (86%), principalmente nos meses de julho a outubro (49%). Lesões por bagres foram mais frequentes na região das mãos (39%) e dos pés (30%), em indivíduos na faixa etária de 20 a 49 anos (57%) e do sexo masculino (83%), com apenas 4% dos casos relacionados à atividade laboral. As maiores frequências de acidentes ocorreram nas regiões Sul (65%) e Nordeste (17%), principalmente nos meses de janeiro e fevereiro (65%). Por fim, acidentes por peixe niquim, assim como os causados por bagres, foram mais frequentes na região das mãos (47%) e dos pés (42%), em indivíduos de 20 a 49 anos (67%) e do sexo masculino (81%), com nenhum acidente relacionado à ocupação da vítima. Os acidentes foram registrados nas regiões Nordeste (94%) e Norte (6%), principalmente nos meses de janeiro a março (50%).

Embora a porcentagem de acidentes com animais aquáticos tenha sido baixa quanto à relação com as atividades laborais das vítimas, é importante ressaltar que os acidentes por arraias, bagres, niquim e outros peixes apresentam relação próxima com as atividades de pesca (amadora e profissional) e de lazer (mergulho, banhos em rios, lagos, mares)[10,11], devendo ser dada especial atenção a essa população de risco quanto à prevenção de acidentes e à importância do tratamento oportuno e de qualidade.

Serpentes de importância médica

A epidemiologia dos acidentes ofídicos aponta para um perfil que se mantém inalterado ao longo dos últimos 100 anos no Brasil, acometendo principalmente o trabalhador rural[12,13]. A baixa mecanização agrícola nos países em desenvolvimento é apontada como uma das causas da alta incidência do ofidismo no mundo[14]. No Brasil, a baixa utilização dos chamados equipamentos de proteção individual (EPI), seja por falta de recursos para sua aquisição e/ou manutenção, seja pelo desconforto causado sobretudo pelo calor, contribui certamente para este agravo. Pelo fato de serem animais com alto grau de sedentarismo caracterizados por baixa demanda energética, ampla resistência ao jejum prolongado[15] que pode, com frequência, se estender a vários meses[16], além do fato de serem noturnas em sua grande maioria e sinantrópicas em muitos casos, as serpentes são de difícil controle populacional[14,17]. Ademais, pelo menos nos gêneros *Bothrops* e *Lachesis*, uma notável camuflagem e/ou comportamento críptico podem ser verificados[15]. Contrariamente, todas as serpentes do gênero *Micrurus* e *Leptomicrurus* são aposemáticas (*Micrurus albicinctus* pode ser a única exceção), ou seja, seu corpo de cor avermelhada com anéis negros, brancos ou amarelados, ou corpo negro (em espécies amazônicas) com anéis brancos, vermelhos ou alaranjados, "alerta" os antagonistas ou predadores contra o perigo potencial de serem envenenados[18,19]. Além do comportamento fossório (viver enterrada), não dar bote e da baixa mobilidade de suas presas, o aposematismo é apontado como um importante fator, referente ao baixo número de acidentes ocasionados por esses gêneros. Embora não haja consenso na literatura, estudos experimentais em cascavéis norte-americanas admitem que, nos chamados "botes defensivos" – aqueles desferidos como forma de defesa, – algumas serpentes injetam maior quantidade de veneno em relação ao bote predatório[20,21].

No Brasil, são registradas 381[22] espécies de serpentes, das quais 61 (16%) são consideradas peçonhentas*.

Deste elenco, apenas as famílias *Viperidae* (jararacas, cascavéis e surucucu) e *Elapidae* (corais verdadeiras) congregam as espécies consideradas "peçonhentas", sendo, portanto, as serpentes de importância clínica. As serpentes destes grupos apresentam as características descritas a seguir.

Família Viperidae

Com quatro gêneros representados no Brasil, possuem fosseta loreal, dentição solenóglifa e escamas quilhadas.

1. *Bothrops* (26 espécies): *Bothrops alcatraz**, *B. alternatus*, *B. atrox*, *B. bilineatus*, *B. brazili*, *B. cotiara*, *B. diporus*, *B. erythromelas*, *B. fonsecai**, *B. insularis**, *B. itapetiningae*, *B. jararaca*, *B. jararacussu*, *B. leucurus*, *B. marajoensis*, *B. muriciensis**, *B. moojeni*, complexo *B. neuwiedi* (*B. lutzi*, *B. marmoratus*, *B. mattogrossensis*, *B. pauloensis* e *B. pubescens*), *B. otavioi**, *B. pirajai**, *B. taeniatus* (Figura 1).
2. *Crotalus* (uma espécie): *Crotalus durissus* (Figura 2) seis subespécies: *C.d. cascavella*, *C.d. collilineatus*, *C.d. dryinas*, *C.d. marajoensis***, *C.d. ruruima***, *C.d. terrificus*).
3. *Lachesis* (uma espécie): *Lachesis muta* (Figura 3).
4. *Bothrocophias*** (duas espécies): *Bothrocophias hyoprora* e *Bothrocophias microphthalmus**.

Bothrops e *Bothrocophias*

Esses gêneros apresentam fosseta loreal e cauda sem nenhum diferencial morfológico em comparação aos outros representantes da família. O gênero *Bothrops* englo-

*Serpentes com distribuição muito restrita no território brasileiro e com dados epidemiológicos específicos virtualmente ausentes no Brasil[23,24].
**Serpentes exclusivas da região amazônica.

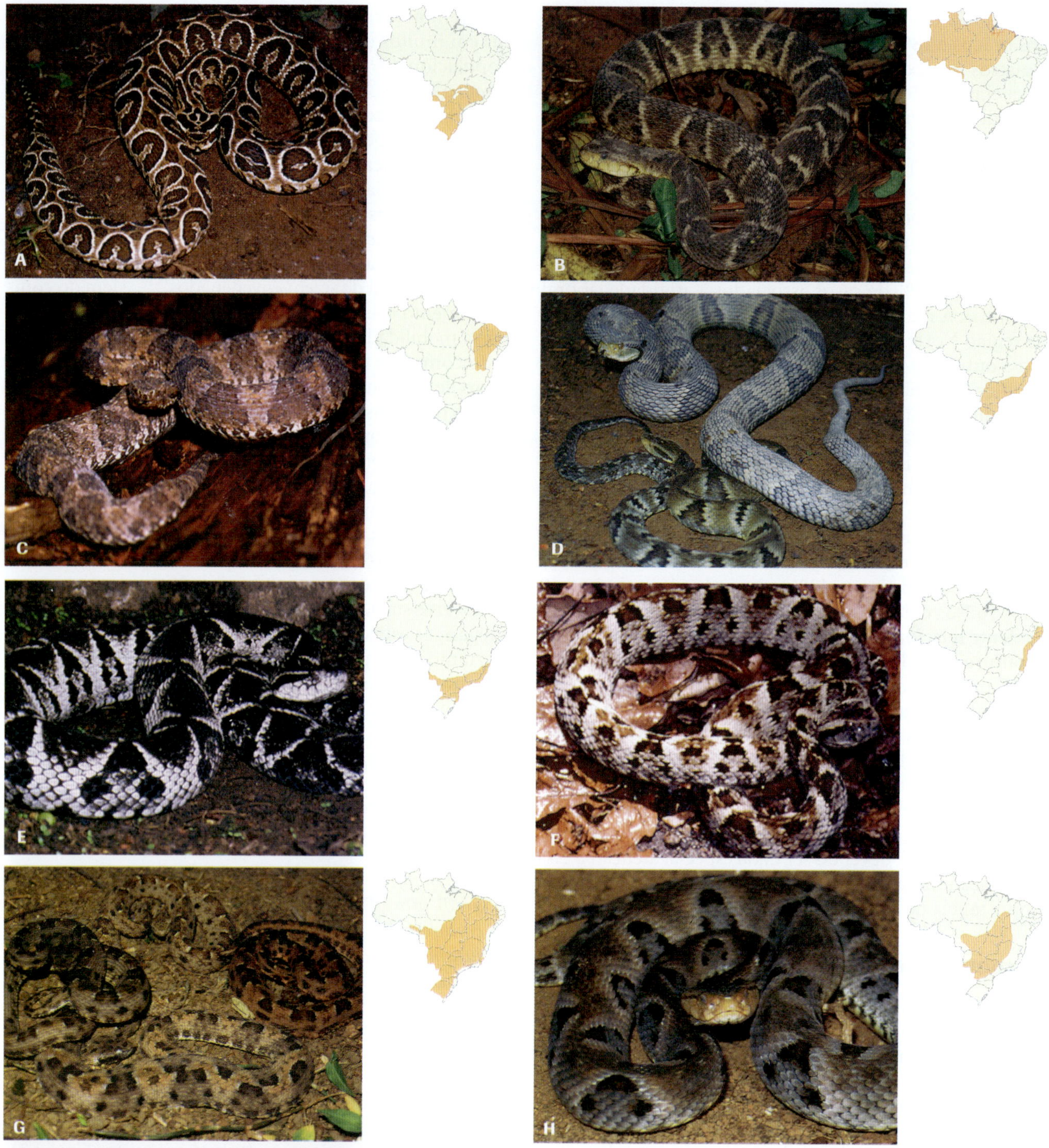

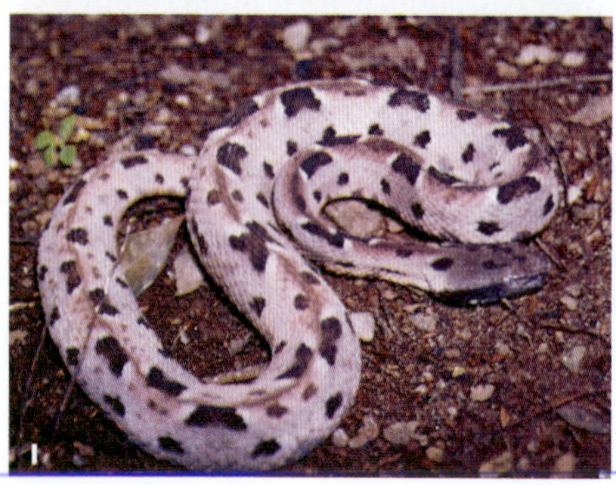

Figura 1. *Bothrops*. Espécies de maior importância epidemiológica nas cinco regiões brasileiras. A: B. Alternatus (Indianópolis, MG); B: *B. atrox* (São Gabriel da Cachoeira, AM); C: *B. erythromelas* (Alagoado, BA); D: *B. jararaca* macho (menor) e fêmea (maior) (Arujá, SP); E: *B. jararacussu* (Ilhabela, SP); F: *B. leucurus* (Porto Seguro, BA); G: Complexo neuwiedii – *Bothrops mattogrossensis* (Chapada dos Guimarães, MT); H: *B. moojeni* (Bocaina, SP); I: *B. pauloensis* (Araraquara, SP).

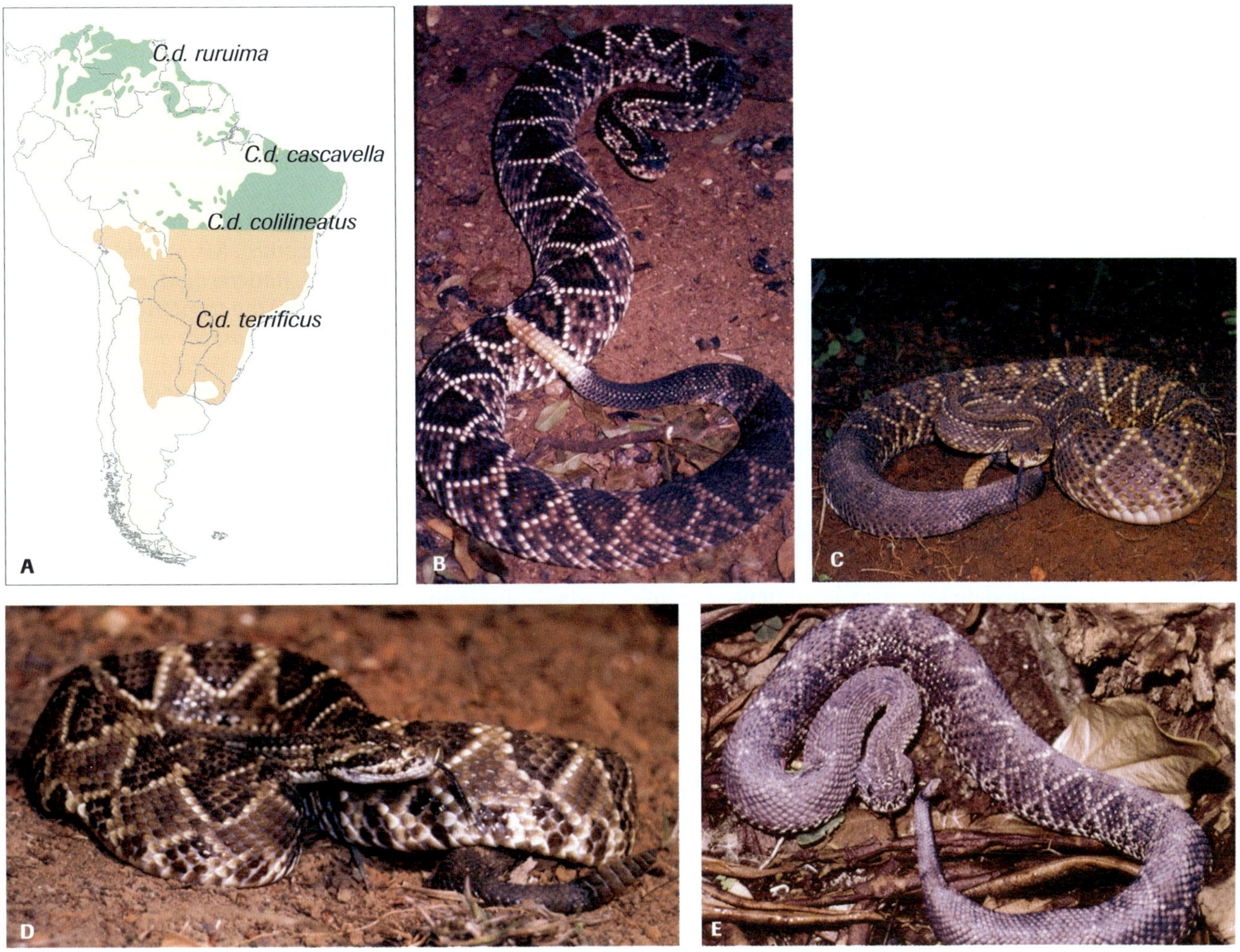

Figura 2. A: *Crotalus durissus*. Distribuição na América do Sul. B: *Crotalus d. cascavella* (estado da Bahia); C: *Crotalus d. terrificus* (São José dos Campos, SP); D: *Crotalus d. collilineatus* (Gaúcha do Norte, MT); E: *Crotalus d. ruruima* (Normandia, RR).

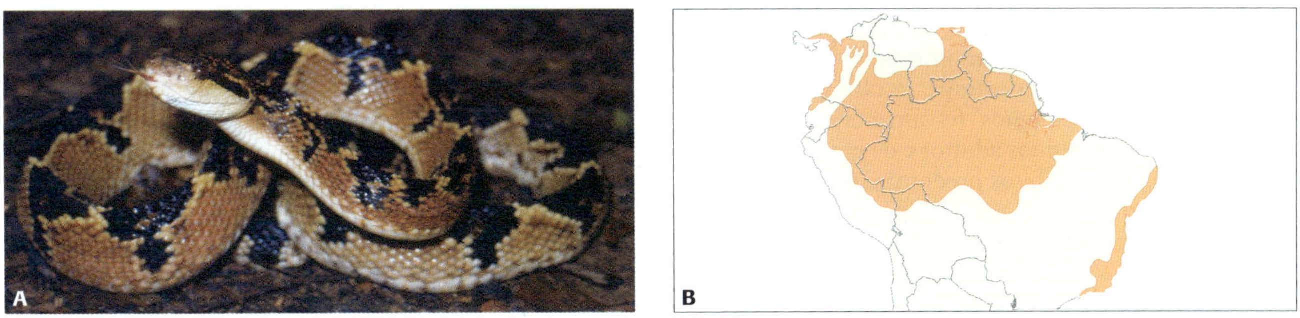

Figura 3. A: *Lachesis muta* (Brasnorte, MT). Distribuição na América do Sul. B: Distribuição no Brasil.

ba 26 espécies distribuídas por todo o território nacional, incluindo algumas ilhas costeiras. O gênero *Bothrocophias* engloba duas espécies amazônicas. Algumas espécies apresentam maior importância epidemiológica pela extensa distribuição geográfica, por exemplo, *Bothrops atrox* (jararaca do norte) na Amazônia, *B. erythromelas* (jararaca da seca) e *B. leucurus* no Nordeste, *B. moojeni* (caiçaca) nas regiões Centro-Oeste e parte do Sudeste, e *B. jararaca* (jararaca) na região Sudeste, parte da região Sul e Nordeste. Responsáveis por um número considerável de acidentes urbanos, as espécies *Bothrops atrox* e *B. jararaca* são serpentes de ampla flexibilidade no uso do habitat[25], ocorrendo tanto em ambientes preservados como em áreas altamente impactadas, por exemplo, nos remanescentes de mata no interior e entorno das cidades de Belém e Manaus (*B. atrox*) e Rio de Janeiro e São Paulo (*B. jararaca*)[25].

Espécies consideradas "exigentes", isto é, que apenas sobrevivem em áreas naturais relativamente preservadas (p. ex., *Bothrops bilineatus, Bothrops jararacussu* e *B. taeniatus*), em geral, acometem os que adentram as matas ou seus remanescentes (palmiteiros, castanheiros, madeireiros, extratores de látex, caçadores), ou vivem no mosaico entre a área natural e a cultura agrícola (p. ex., bananicultura e cacauicultura).

Na América do Sul, assim como no Brasil, as serpentes do gênero *Bothrops* são responsáveis por cerca de 90% dos envenenamentos ofídicos[13,26].

Crotalus

O gênero *Crotalus* – cascavel, boicininga, maracamboia – apresenta guizo ou chocalho, caracteristicamente, na cauda (Figura 2). De modo geral, habita áreas abertas, em locais secos e quentes, sendo os campos e cerrados seu habitat típico. No domínio da Mata Atlântica nordestina, as cascavéis podem ser excepcionalmente encontradas muito próximas ao mar, como é o caso de Salvador[27] e Ilha de Itaparica nas proximidades da cidade de Salvador, Estado da Bahia[28] e formações abertas (p. ex., savanas amazônicas) da região amazônica. Há apenas uma espécie no país (*Crotalus durissus*) com 6 subespécies com distinção problemática[29]. São responsáveis por aproximadamente 8 a 9% dos acidentes ofídicos no Brasil, com letalidade de 1,8%[4]. Em razão do contínuo desmatamento no território brasileiro, admite-se que possa haver, no futuro, um potencial incremento no número de acidentes crotálicos pela maior disponibilidade de áreas abertas. Entretanto, não há evidência de que isto esteja ocorrendo[30].

Lachesis

Podendo atingir até 4 metros de comprimento, são as maiores serpentes peçonhentas da América Latina[31]. As *Lachesis* são popularmente denominadas surucucu, surucucu-pico-de-jaca ou surucutinga. As últimas escamas da cauda em forma de "espinhos" (escamas eriçadas), melhor observáveis em indivíduos adultos e de grande porte, são características. Têm hábitos predominantemente noturnos e distribuem-se em florestas tropicais primárias, sendo encontradas, no Brasil, na Floresta Amazônica e em áreas restritas da Mata Atlântica (Figura 3). *Lachesis muta* é a única espécie que ocorre no Brasil.

No Brasil, o acidente laquético corresponde a 1,4% do total de envenenamentos por serpentes peçonhentas[13]. Na literatura, 21 registros foram documentados até o ano 2000[1,34-42]. O micro-habitat e o comportamento de *Lachesis muta*, em encontros ocasionais em culturas de cacau (*Theobroma cacao*), é descrito para o sul do estado da Bahia[43], bem como alguns casos clínicos[44].

Família Elapidae

Há dois gêneros representados no Brasil, com dentição proteróglifa, anéis pelo corpo e, na grande maioria das espécies, coloração avermelhada.

1. *Micrurus* (28 espécies): *Micrurus albicinctus*[#], *M. altirostris, M. annelatus*[#], *M. averyi*[#], *M. brasiliensis, M. corallinus, M. decoratus, M. filiformis, M. frontalis, M. hemprichii*[#], *M. ibiboboca, M. isozonus*[#], *M. langsdorfii*[#], *M. lemniscatus, M. mipartitus*[#], *M. nattereri*[#], *M. ornatissimus*[#], *M. pacaraimae*[#], *M. paraensis, M. potyguara, M. psyches*[#], *M. putumayensis*[#], *M. pyrrhocryptus, M. remotus*[#], *M. silviae, M. spixii, M. surinamensis, M. tricolor* (Figura 4).
2. *Leptomicrurus*[#] – serpentes raras (dados epidemiológicos virtualmente inexistentes no Brasil). Três espécies: *Leptomicrurus collaris, L. narducciі* e *L. scutiventris.*

As corais verdadeiras (Figura 4) estão distribuídas em todo o território nacional. Não apresentam fosseta loreal e possuem olhos pretos muito reduzidos em relação ao tamanho da cabeça. A grande maioria das espécies é dotada de anéis coloridos vermelhos, pretos, brancos ou amarelos. São animais de pequeno e médio porte, conhecidas popularmente como cobra coral, coral, coral verdadeira ou boicorá. O número reduzido de envenenamentos está relacionado à própria conspicuidade do animal, entre outros fatores (ver anteriormente). Dos acidentes ofídicos registrados no Brasil, os elapídicos representam menos de 0,5% do total[45].

Acidentes botrópicos

Mecanismos de ação do veneno

Os venenos de serpentes estão submetidos a grandes pressões evolutivas e apresentam uma mistura complexa de componentes altamente tóxicos[46]. Os venenos ofídicos apresentam uma série de funções adaptativas: imobilizar, paralisar, matar e liquefazer a presa[47]. Também têm papel na dissuasão de competidores e na defesa contra predadores.

As peçonhas de serpentes são, provavelmente, os mais complexos dos venenos. Contêm dezenas de componentes, sendo que mais de 90% do peso seco do veneno é constituído por proteínas e enzimas, como metaloproteinases, serinoproteases e fosfolipases, compreendendo grande variedade de enzimas, toxinas não enzimáticas e proteínas não tóxicas. As frações não proteicas são representadas por carboidratos, lipídios, metais (frequentemente na forma de glicoproteínas e enzimas metaloproteicas), aminas biogênicas, nucleotídeos e aminoácidos livres[48].

Os venenos botrópicos apresentam mecanismos de ação extremamente complexos, e muitas toxinas apresentam múltiplas atividades, como as metaloproteinases. Além disso, diferentes toxinas podem atuar de modo si-

[#]Serpentes exclusivamente amazônicas.

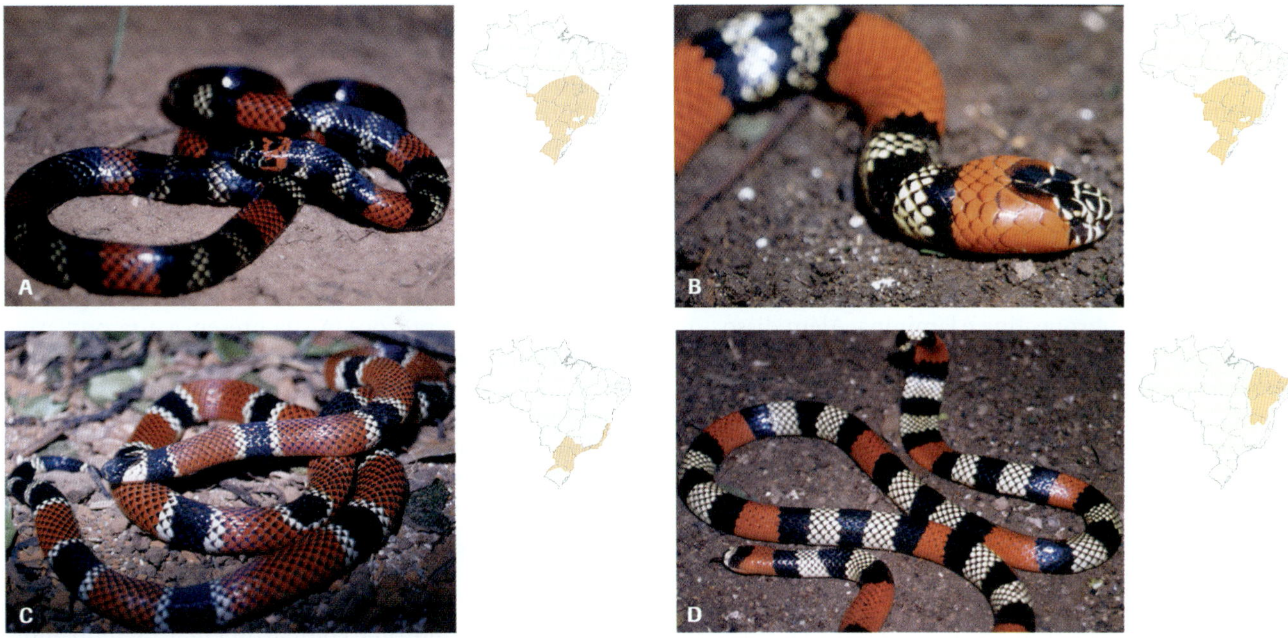

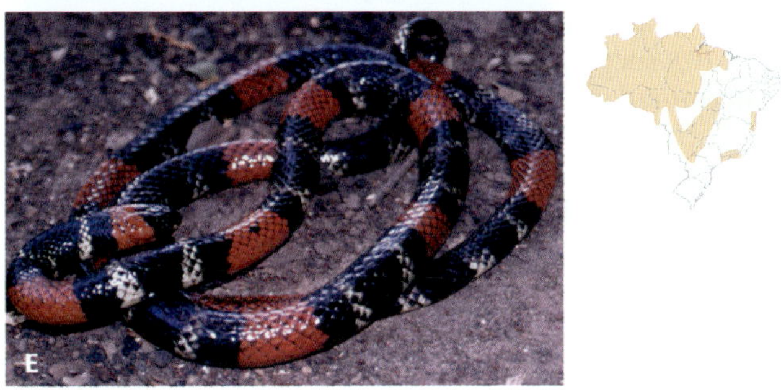

Figura 4. Espécies de maior importância epidemiológica nas cinco regiões brasileiras. A: *Micrurus altirostris* (Blumenau, SC) - complexo frontalis. B: *Micrurus frontalis* (Araguari, MG) - complexo frontalis. C: *Micrurus corallinus* (Blumenau, SC). D: *Micrurus ibiboboca* (Porto Seguro, BA). E: *Micrurus lemniscatus* (Anaurilândia, MS).

nérgico para induzir um efeito. Do ponto de vista didático, são descritas três atividades fisiopatológicas do veneno botrópico: proteolítica, mais bem definida como "inflamatória aguda", coagulante e hemorrágica[49,50].

Atividade proteolítica ou "inflamatória aguda local"

A atividade "inflamatória aguda local" é causada por um conjunto de frações do veneno responsáveis pelos fenômenos locais. São exemplos metaloproteinases e, com menor importância, fosfolipase A2, peptídios que agem sobre o sistema calicreína-cinina, aminas biogênicas do tipo histamina, esterases, proteases e lectinas. Há grande quantidade de isoformas dessas famílias de toxinas[51].

Estas frações têm também atividades indiretas, induzindo ou liberando potentes autacoides, como bradicinina, prostaglandinas, leucotrienos e prostaciclinas, que atuam de maneira complexa e inter-relacionada. Com a descoberta do envolvimento de citocinas no fenômeno inflamatório, abriu-se um novo campo de investigação para o esclarecimento do processo flogístico, observado nos acidentes ofídicos[51,52].

É necessário ressaltar a participação da atividade coagulante, desencadeando a formação de trombos na microvasculatura, com consequente hipóxia, agravamento do edema e necrose tecidual. A atividade hemorrágica pode ampliar o quadro inflamatório, por meio da sua atividade sobre o fator de necrose tumoral (FNT) pré-formado, liberando a citocina ativa que tem potente atividade inflamatória[53].

Atividade coagulante e sobre as plaquetas

O veneno botrópico possui capacidade de ativar fatores da coagulação sanguínea, ocasionando consumo de fibrinogênio e formação de fibrina intravascular, induzindo com frequência à incoagulabilidade sanguínea. A maioria das serpentes do gênero *Bothrops* possui, isolada ou simultaneamente, substâncias capazes de ativar fibrinogênio, protrombina e fator X. Nahas et al.[54] realizaram estudo comparativo com venenos de *Bothrops* sp e encontraram variações na intensidade da atividade coagulante em diferentes espécies e subespécies. Embora já tenha sido observado efeito anticoagulante *in vitro* em alguns venenos botrópicos, esse achado parece não apresentar maior importância no acidente humano.

São descritos fatores com atividade sobre a agregação e a aglutinação plaquetária, levando à trombocitopenia, que pode ocorrer nas primeiras horas do envenenamento e, eventualmente, persistir por dias.

Atividade hemorrágica

A hemorragia é atribuída, fundamentalmente, a componentes específicos, denominados hemorraginas, metaloproteinases que contêm zinco e são comuns na família *Viperidae.* As hemorraginas podem romper a integridade do endotélio vascular e têm atividade desintegrina. Degradam vários componentes da matriz extracelular, como colágeno tipo 4, fibronectina e laminina. Além disso, são potentes inibidoras da agregação plaquetária[55]. Têm como possíveis mecanismos de ação a digestão enzimática da lâmina basal da microvasculatura e a ruptura completa das células endoteliais ou formação de *gaps*. As clivagens específicas, em pontos-chave, desencadeariam mecanismos endógenos amplificadores e, atualmente, há clara evidência de ataque proteolítico à lâmina basal vascular. São conhecidos vários fatores hemorrágicos no veneno de *Bothrops jararaca*, tendo sido descritos fatores hemorrágicos no veneno de pelo menos duas outras espécies de *Bothrops: neuwiedi* e *moojeni*[56].

Kamiguti[57], em estudo de revisão sobre o papel das metaloproteinases em plaquetas, considera três mecanismos causais para a hemorragia: o primeiro seria a ação do veneno sobre a coagulação, o segundo, sobre o endotélio, degradando a matriz proteica, e o terceiro, a ação desintegrina sobre plaquetas.

Quadro clínico

Local

As marcas das presas no local da picada em geral são visualizadas, mas não raramente se observa uma única perfuração ou arranhaduras e, às vezes, nenhuma marca é visível. O sangramento no sítio de inoculação do veneno é observado com frequência, porém, sua presença nem sempre indica comprometimento sistêmico.

Após a picada, a região atingida pode evoluir com edema caracteristicamente tenso (ou firme), doloroso, apresentando, muitas vezes, tonalidade violácea em decorrência de sangramento subcutâneo (Figura 5). A equimose no local da picada pode acometer uma porção extensa do membro. O edema, inicialmente circunscrito, pode estender-se a todo o membro em até 24 horas (Figura 6). Em poucas horas, desenvolve-se linfadenomegalia regional com gânglios aumentados e dolorosos, podendo instalar-se equimose no trajeto dos vasos que drenam a região. Após 24 horas do acidente podem surgir, no local da picada, equimose progressiva, bolhas em quantidade e proporções variáveis, com conteúdo seroso, hemorrágico, necrótico ou mesmo purulento (Figura 7).

Sistêmico

Na maioria dos envenenamentos botrópicos ocorre uma coagulopatia de consumo, resultando em alteração dos testes de coagulação. Sangramentos como gengivorragia (Figura 8), hematúria microscópica e púrpuras podem ocorrer nos acidentes leves e moderados, sem repercussão hemodinâmica. Menos frequentemente, são descritos hematúria macroscópica (Figura 9), hemoptise, epistaxe, sangramento conjuntival, hipermenorragia e hematêmese[58].

Em casos graves, observa-se hemorragia intensa e/ou em regiões vitais, choque e insuficiência renal aguda (IRA)[59,60].

Raramente o paciente evolui com choque, porém, quando ocorre, é precoce. A sua presença está provavelmente relacionada à quantidade de veneno inoculada na vítima. Liberação de mediadores inflamatórios e/ou de substâncias vasoativas, sangramento sistêmico abundante e/ou sequestração de líquidos para o compartimento acometido podem ser responsáveis por esta manifestação.

Complicações locais

As principais complicações locais descritas são abscesso, necrose e síndrome compartimental, estando, muitas vezes, associadas a intervenções como torniquete (Figura 10), sucção, incisão local e uso de substâncias tópicas contaminadas.

Infecção local

Abscessos (Figura 11), celulite e erisipela podem ser observados na região picada. Há forte associação do agente causador da infecção com os microrganismos encontrados na cavidade oral da serpente, predominantemente os bacilos Gram-negativos (*M. morganii*, *E. coli*, *Providencia rettgeri*, *Enterobacter*). Anaeróbios (incluindo o *Clostridium* sp.) e cocos Gram-positivos também têm sido descritos, mas com menor frequência[61,62]. A incidência de abscessos nos acidentes botrópicos tem variado na literatura nacional entre 1 e 17,2%.

Os fenômenos flogísticos causados pelo envenenamento podem dificultar a avaliação da presença concomitante de infecção. Algumas características, entretanto, servem para orientar o diagnóstico de uma infecção secundária incipiente:

- Reativação dos sinais inflamatórios em paciente com quadro local estabilizado ou em regressão, com ressurgimento ou acentuação da dor.
- Reinício súbito de picos febris ou presença de febre alta.
- Acentuação do infartamento ganglionar regional.
- Presença de sinais de flutuação à palpação local.

Necrose

Sua incidência é variável, sendo relatada frequência de 1 a 20,6% (Figura 12). A intensidade e a extensão da necrose estão bastante relacionadas ao uso de torniquete e, provavelmente, à demora entre o acidente e o tratamento soroterápico[63]. Em casos extremos, pode ser necessária a amputação de parte do membro acometido (Figura 13).

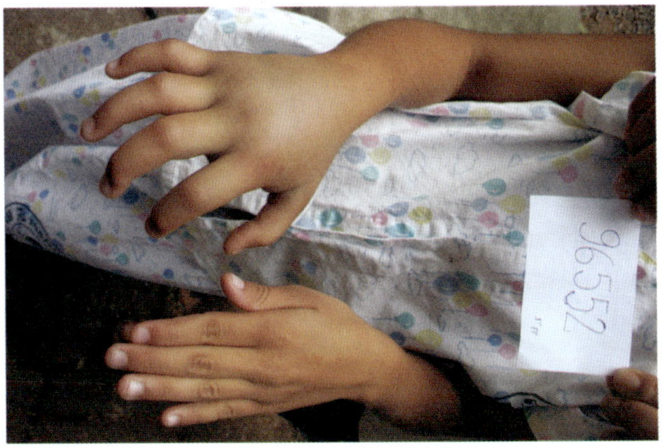

Figura 5. Edema e discreta equimose da mão no primeiro dia após acidente botrópico.
Foto: Pasesa Pascuala Quispe Torrez - Hospital Municipal de Santarém.

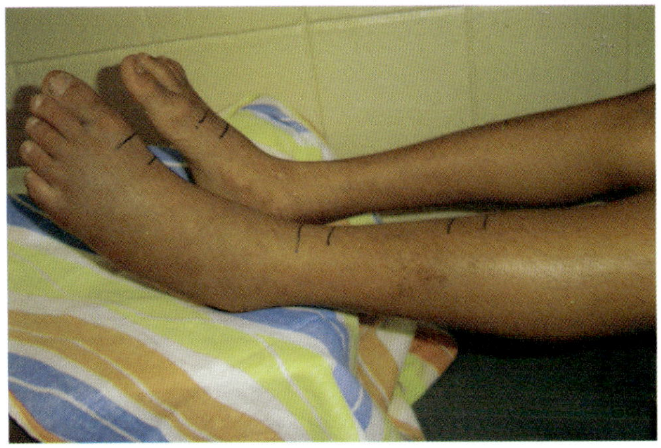

Figura 6. Edema e discreta equimose do pé no primeiro dia após acidente botrópico.
Foto: Pasesa Pascuala Quispe Torrez - Hospital Municipal de Santarém.

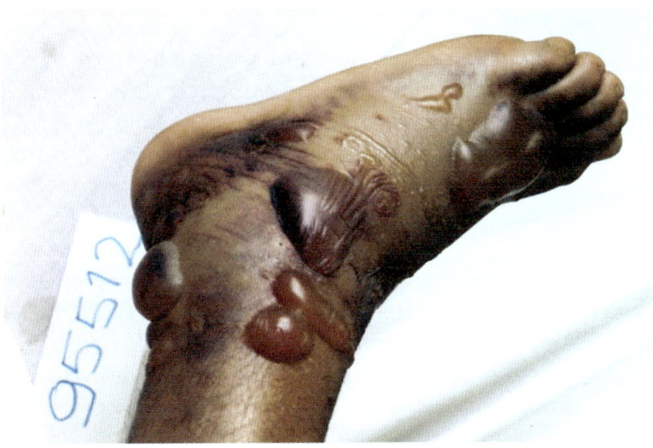

Figura 7. Bolhas e equimose no pé no segundo dia após acidente botrópico.
Foto: João Luiz Costa Cardoso - Hospital Vital Brazil.

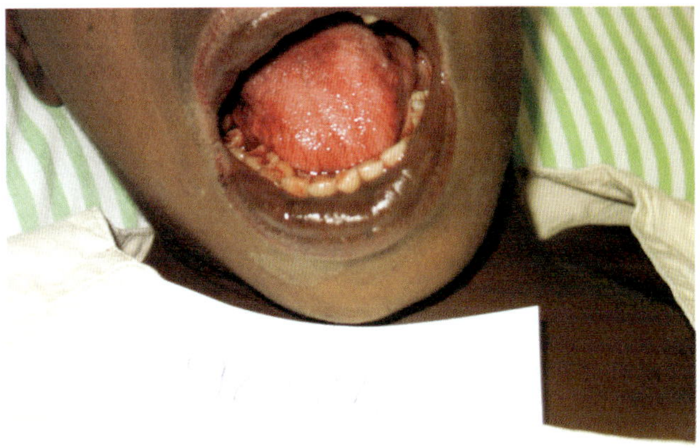

Figura 8. Gengivorragia em acidente botrópico.
Foto: José Yamin Risk - Hospital Vital Brazil.

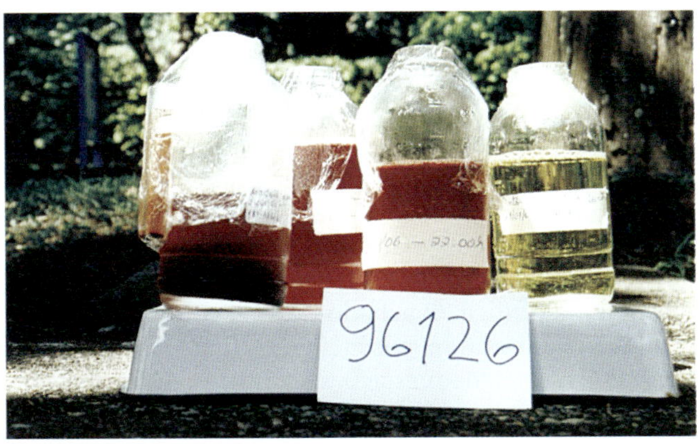

Figura 9. Hematúria macroscópica no primeiro dia após acidente botrópico.
Foto: João Luiz Costa Cardoso - Hospital Vital Brazil.

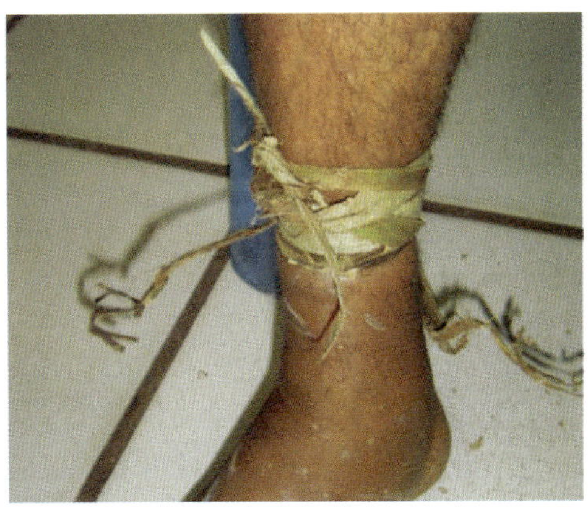

Figura 10. Uso inadvertido de torniquete no acidente botrópico
Foto: Pasesa Pascuala Quispe Torrez - Hospital Municipal de Santarém.

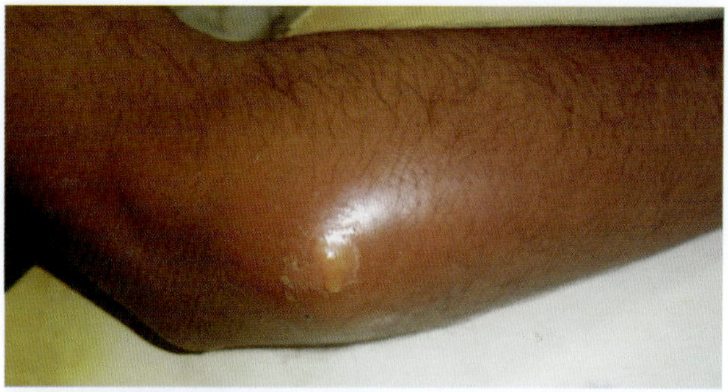

Figura 11. Abscesso com drenagem espontânea no quarto dia após acidente botrópico.
Foto: Pasesa Pascuala Quispe Torrez - Hospital Municipal de Santarém.

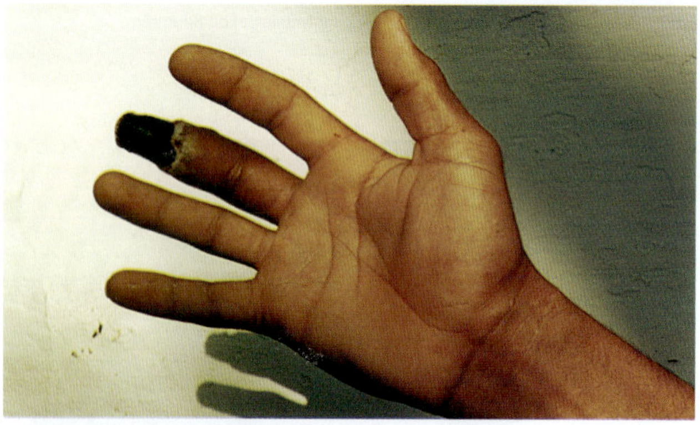

Figura 12. Necrose de falange distal no décimo dia após acidente botrópico.
Foto: João Luiz Costa Cardoso - Hospital Vital Brazil.

Síndrome compartimental

É complicação rara que ocorre, em geral, nas primeiras 24 horas após a picada e requer rápida intervenção. É definida como o aumento da pressão dentro de um compartimento fechado, por onde transcorrem músculos, nervos e vasos, podendo comprometer a circulação sanguínea regional e resultar em anormalidades da função neuromuscular. Na maioria dos casos, o diagnóstico pode ser feito com base nos sinais e nos sintomas clínicos: dor desproporcional ao edema, paresia e até paralisia dos músculos do compartimento, acentuação da dor à extensão passiva dos músculos envolvidos e hipoestesia, que pode evoluir para anestesia por comprometimento dos nervos que cursam através do compartimento, além de aumento acentuado da tensão à palpação dos envoltórios compartimentais. A palpação dos pulsos periféricos, a ausência de cianose e a visualização de extremidades coradas não excluem o diagnóstico de síndrome compartimental. A medida da pressão intracompartimental e a estimulação nervosa direta, embora não utilizadas de rotina, podem ser úteis na elucidação de casos duvidosos.

É importante observar, entretanto, que essa complicação é muito rara e que as características do edema no acidente

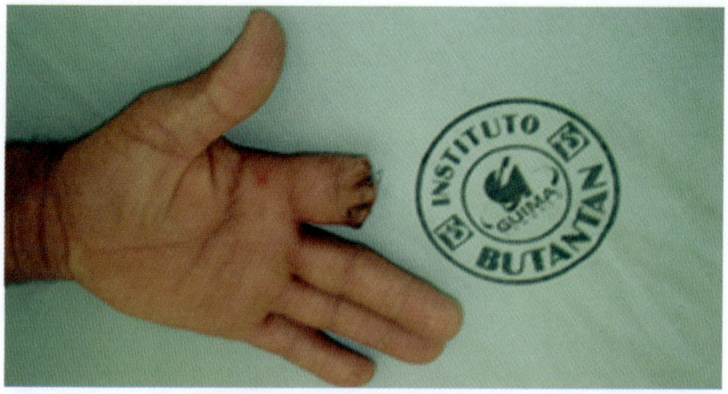

Figura 13. Amputação das falanges distal e medial do segundo dedo da mão no 13º dia após acidente botrópico.
Foto: Francisco Oscar de Siqueira França - Hospital Vital Brazil.

botrópico, muitas vezes extenso, volumoso e acompanhado de equimose, podem confundir os profissionais, levando a indicações desnecessárias da fasciotomia.

Déficit funcional

Lesões de nervos, tendões, músculos e ossos ocorrem direta ou indiretamente, em consequência de isquemia e necrose tecidual, podendo acarretar alterações de sensibilidade e motricidade no membro acometido.

Complicações sistêmicas

A IRA é uma complicação do acidente botrópico descrita em 0,5 a 13,8% dos pacientes. Sua patogênese é multifatorial, estando associada a coagulopatia de consumo, hipotensão, hemólise e a uma eventual ação nefrotóxica direta do veneno[60].

A maioria dos pacientes picados por serpentes do gênero *Bothrops*, que apresentam insuficiência renal aguda, tem como substrato anatomopatológico a necrose tubular aguda, sendo raramente observada necrose cortical e nefrite intersticial[63,64].

Exames laboratoriais

Testes de coagulação

O acidente botrópico pode provocar várias alterações hematológicas resultantes da ativação de fatores da coagulação, sendo classicamente observados consumo desses fatores e fibrinólise secundária[65], que podem ser avaliados por meio dos seguintes testes:

1. Tempo de coagulação (TC): é o teste mais importante, devendo ser realizado sempre que houver suspeita de acidente ofídico. O achado de TC prolongado ou incoagulável, mesmo na ausência de alterações locais evidentes ou outras manifestações sistêmicas, indica envenenamento e necessidade de administração de antiveneno. Deve ser utilizado de rotina no atendimento dos acidentes causados por viperídios em nosso país por ser de fácil execução, baixo custo e alta sensibilidade[66,67]. Pela técnica preconizada, os valores de TC podem ser: TC normal até

9 minutos, TC prolongado de 10 a 30 minutos, TC incoagulável acima de 30 minutos[68] (Figura 14).

2. Outros exames: tempo de protrombina (TP), tempo de tromboplastina parcial ativado (TTPA) e tempo de trombina (TT), dosagens de fibrinogênio, produtos de degradação do fibrinogênio/fibrina (PDF) e D-dímeros: as alterações na coagulabilidade sanguínea têm valor diagnóstico, mas não devem ser utilizadas como critério de gravidade nos acidentes.

3. Hemograma: podem ser observadas anemia discreta, leucocitose com neutrofilia e trombocitopenia na fase inicial.

4. Bioquímica: ureia, creatinina e eletrólitos encontram-se alterados nos pacientes que evoluem com comprometimento renal. Creatinoquinase (CPK), desidrogenase lática (DHL) e aspartato aminotransferase (AST) podem estar elevadas em pacientes com processo inflamatório acentuado ou em acidentes causados por serpentes de atividade miotóxica, como *B. jararacussu* e *B. moogeni*.

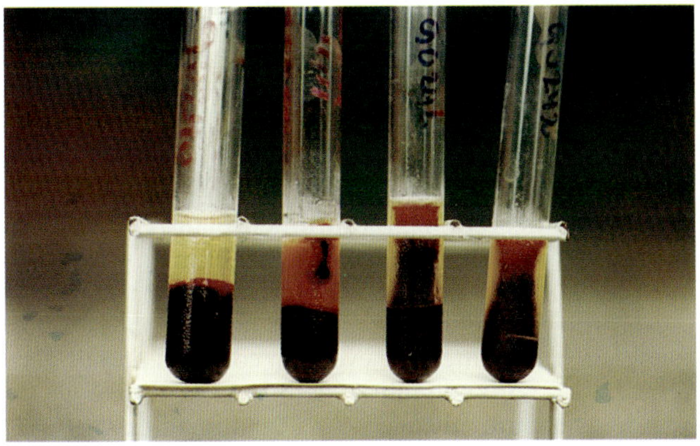

Figura 14. Tempo de coagulação.
Foto: João Luiz Costa Cardoso - Hospital Vital Brazil.

Anatomia patológica

As descrições das lesões anatomopatológicas produzidas pelo veneno botrópico são, em sua maioria, produto de trabalhos experimentais, haja vista a raridade de necrópsias de acidentes humanos fatais e a virtual ausência de indicação de procedimentos de biópsia.

As lesões no local de inoculação variam de intensidade, sendo descritos edema, hemorragia, trombose vascular, processo inflamatório agudo e necrose tissular (Figura 15A). Além da ação miotóxica e trombótica do veneno, grande importância tem sido dada à ação das hemorraginas, que induziriam hemorragia precoce (Figura 15B) pela destruição da membrana basal de células endoteliais da parede vascular[68]. Tal lesão da microcirçulação impediria a adequada regeneração muscular, que cicatrizaria com formação de tecido de granulação, contribuindo para a formação de sequelas locais.

As alterações do sistema de coagulação induzidas pelo veneno botrópico podem associar-se à coagulação intravascular disseminada que, ao lado da septicemia originária de eventual infecção local, constituem importantes complicações do envenenamento, podendo acarretar o óbito do paciente. Evidências de coagulação intravascular disseminada foram observadas em caso de óbito ocorrido 40 minutos após a picada de *B. jararacussu*, com trombos na microcirculação do coração, do pulmão e da pele (Figura 16A). Nesse caso, o óbito foi decorrente de edema e hemorragia pulmonar maciça (Figura 16B), e a precocidade do evento pode ter sido decorrente da inoculação intravascular da peçonha[69].

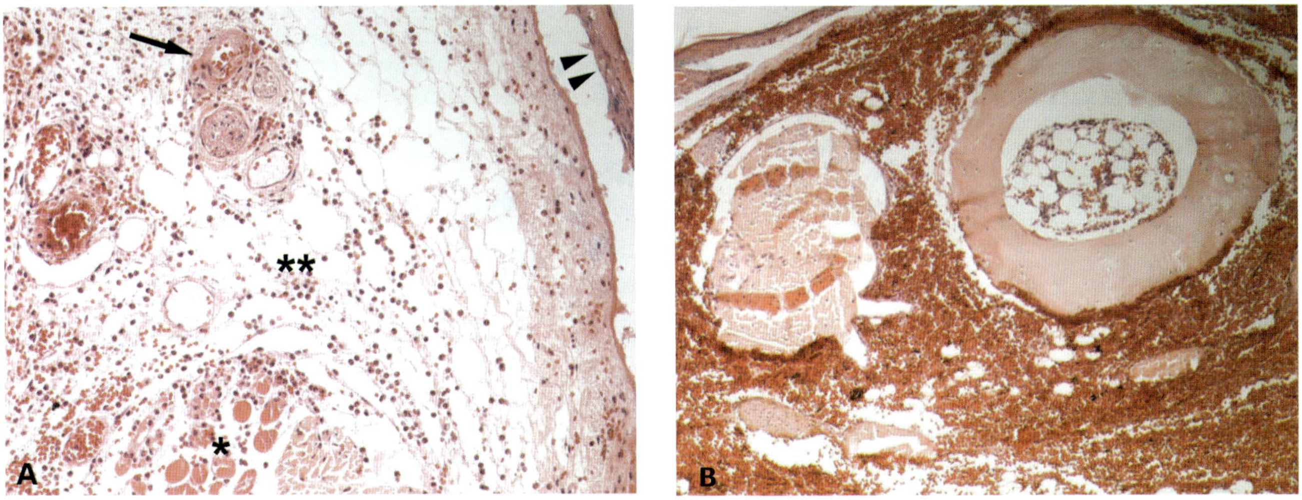

Figura 15. Lesões produzidas experimentalmente em modelo murino. (A) Necrose e destacamento da epiderme (cabeças de seta) com edema, infiltrado inflamatório neutrofílico na derme e subcutâneo (duplo asterisco) e necrose de tecido muscular esquelético (asterisco) e da parede de vaso sanguíneo (seta), 24 horas após injeção de 100 μg de veneno de *B. alternatus*. (B) Extensa hemorragia recente em tecidos moles da pata do animal, 2 horas após injeção de 100 μg de veneno de *B. alternatus*.

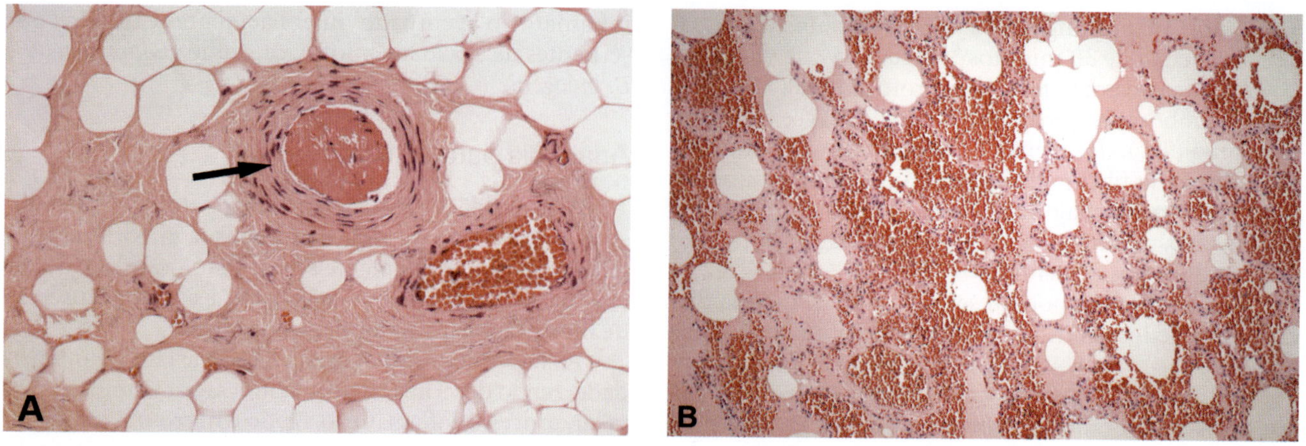

Figura 16. Lesões observadas em caso humano de óbito ocorrido 40 minutos após picada de *B. jararacussu*. A: Trombo de fibrina em arteríola do subcutâneo (seta), no local da picada. B: Edema e hemorragia alveolar pulmonar maciça, o que constituiu a causa terminal do óbito.

Tratamento

Específico

A administração do soro heterólogo deve ser feita o mais precocemente possível, por via intravenosa, em solução diluída em soro fisiológico ou glicosado. As doses a serem aplicadas variam de acordo com a gravidade presumida (Tabela 1).

O controle da eficácia do soro antibotrópico deve ser realizado pela determinação do TC 12 e 24 horas após o término da soroterapia. Se, decorridas as 12 horas, o TC permanecer incoagulável (acima de 30 minutos) ou se após 24 horas não estiver normalizado, recomenda-se dose adicional de duas ampolas de soro antibotrópico.

A presença do edema e sua extensão, mesmo quando achado isolado, é utilizada como critério de gravidade, em especial quando o paciente é avaliado nas primeiras horas do acidente.

Sendo a progressão do edema usual no acidente botrópico, pacientes admitidos tardiamente costumam apresentar edema extenso. Nesses casos, a utilização desse critério como única variável na avaliação deve ser feita de modo criterioso. Uma vez que a capacidade neutralizante do processo inflamatório pelo antiveneno é limitada, não é recomendada a administração de dose adicional de antiveneno aos pacientes com base apenas na progressão do edema.

Geral

Antibioticoterapia*:* os antimicrobianos que têm se mostrado mais eficientes são aqueles com atividade sobre bacilos Gram-negativos, Gram-negativos e anaeróbios, como cloranfenicol e amoxicilina associada a ácido clavulânico. Pacientes que evoluem com erisipela podem ser tratados com penicilina, definindo-se dose e via de acordo com a gravidade do caso. Celulite pode ser tratada inicialmente com cefalosporina de 1ª geração. Não é indicado o uso de antibiótico profilático[70].

Hidratação*:* é importante manter o paciente bem hidratado para permitir um fluxo renal adequado.

Profilaxia do tétano: tétano após picada de serpente, apesar de extremamente raro, tem sido relatado[26]. Recomenda-se, dessa forma, a profilaxia do tétano em todos os acidentes ofídicos.

Tabela 1. Classificação quanto à gravidade e ao tratamento do acidente botrópico

	Classificação		
	Leve	**Moderado**	**Grave**
Quadro clínico	- Edema local de até 2 segmentos e/ou - TC alterado apenas - Hemorragia sistêmica ausente ou discreta	- Edema de 3 a 4 segmentos - TC normal ou alterado - Hemorragia sistêmica ausente ou discreta	- Edema de 5 segmentos - TC normal ou alterado - Hemorragia grave e/ou hipotensão/choque e/ou insuficiência renal
Soroterapia (nº de ampolas) (SAB/SABC/SABL)	2-4	4-8	12
Via de administração		Intravenosa	

SAB = soro antibotrópico; SABC = soro antibotrópico-crotálico; SABL = soro antibotrópico-laquético.
O membro picado é dividido em 5 segmentos em relação ao membro superior: 1 = mão; 2 = 1/2 distal do antebraço; 3 = 1/2 proximal do antebraço; 4 = 1/2 distal do braço; 5 = 1/2 proximal do braço. Do mesmo modo divide-se o membro inferior em 5 segmentos.

Heparina e reposição de fatores de coagulação: a heparina não neutraliza os efeitos do veneno botrópico sobre a coagulação, portanto, não deve ser administrada com intuito de corrigir os distúrbios de coagulação decorrente do envenenamento. Da mesma forma, a reposição de fatores de coagulação (p. ex., plasma fresco) não se justifica, pois com a adição dos fatores de coagulação, que são substratos para o veneno, haverá aumento dos níveis de produtos de degradação, que também são anticoagulantes.

Debridamento cirúrgico: a presença de veneno no conteúdo de bolhas tem sido observada, sendo recomendável a aspiração do líquido dessas coleções, em condições adequadas de antissepsia. A necrose deve ser debridada quando a área necrótica estiver delimitada. Dependendo da sua extensão, pode ser necessário enxerto de pele e, mais raramente, amputação.

Fasciotomia: a descompressão cirúrgica (fasciotomia) deve ser realizada em todas as fáscias limitantes da expansão do compartimento. Sua indicação em situações em que não haja manifestações evidentes de síndrome compartimental determina riscos decorrentes da coagulopatia, presente com frequência considerável nesses acidentes (Figura 17).

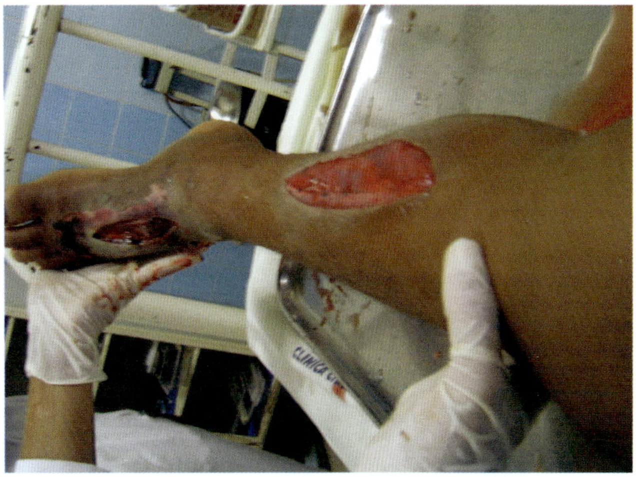

Figura 17. Fasciotomia após síndrome compartimental em acidente botrópico.
Foto: Pasesa Pascuala Quispe Torrez - Hospital Municipal de Santarém.

Acidentes laquéticos

Etiologia e epidemiologia

É um acidente incomum, mesmo nas florestas tropicais úmidas da região Amazônica e da Mata Atlântica, onde esta serpente é encontrada em nosso país. A *Lachesis* é a serpente peçonhenta de maior comprimento na América Latina. A real frequência do acidente laquético não é conhecida, porque na Amazônia, onde é notificada a maioria dos casos, a serpente causadora do acidente raramente é trazida. Na Amazônia, deve ser frequente o paciente ter sido picado por serpente do gênero *Bothrops*, mas relatar ao serviço de saúde ter sido picado por uma surucucu ou uma surucutinga (nomes populares da *Lachesis*). Esta comprovação pode ser confirmada pela detecção de veneno sérico específico de cada um destes gêneros no momento da admissão dos pacientes por meio de técnica imunoenzimática. Embora tenha uma extensa distribuição na Bacia Amazônica, na Mata Atlântica e na América Central, menos de 30 acidentes definitivamente causados por este gênero foram publicados até meados de 2008.

Mecanismos de ação do veneno

O veneno laquético apresenta atividades fisiopatológicas semelhantes às do veneno botrópico, ação inflamatória aguda local, coagulante, hemorrágica e neurotóxica. É relatada, ainda, atividade cininogenase no veneno de *L. muta* que poderia explicar, em parte, algumas alterações clínicas denominadas neurotóxicas[71,72]. Também é descrita atividade tipo trombina, isolada inicialmente por Silva et al.[73], que foi posteriormente sequenciada, sendo confirmada sua similaridade com a giroxina crotálica[74,75]. Além disso, é relatada atividade ativadora do plasminogênio em veneno de *L. muta muta*[76].

Foi isolada também uma fosfolipase A2 (LM-PLA_2) com atividade inibidora de ativação plaquetária, bem como com atividade miotóxica local[77,78]. Até o momento, foram isoladas duas metaloproteinases (LHF-I e LHF-II) com atividade hemorrágica no veneno de *L. muta muta* que, provavelmente, têm papel importante nas anormalidades hemorrágicas descritas nos acidentes laquéticos. Além disso, atribui-se também a estas metaloproteinases atividade inflamatória local, uma vez que foi demonstrada, em relação à LHF-II, atividade formadora de edema e degradação de componentes da matriz extracelular. No entanto, o edema induzido por veneno de *L. m. rhombeata,* experimentalmente, também é provocado por outros mediadores farmacológicos, como histamina, serotonina, metabólitos do ácido araquidônico e óxido nítrico[79-82].

Quadro clínico

Descrição clínica detalhada foi realizada por Silva Haad[34] em dois pacientes picados por *Lachesis muta muta*, na Colômbia. Do ponto de vista clínico, o acidente laquético apresenta aspectos bastante semelhantes aos do acidente botrópico. As manifestações do envenenamento laquético podem ser agrupadas em:

1. Quadro local: caracterizado por dor, edema e equimose na região da picada, que pode progredir para todo o membro acometido (Figura 18). Podem surgir vesículas e bolhas de conteúdo seroso ou sero-hemorrágico. As complicações locais descritas no acidente botrópico (infecção secundária, síndrome compartimental, necrose, amputação e déficit funcional do membro) também podem estar presentes.
2. Quadro hematológico: as manifestações hemorrágicas limitam-se ao local da picada na maioria dos casos. Entretanto, sangramento no local de venopunção, equi-

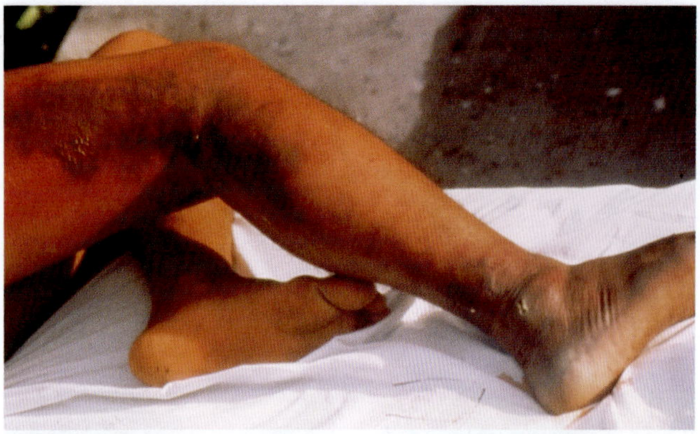

Figura 18. Acidente laquético; edema e equimose em todo o membro inferior.
Foto: Juan Silva Haad, Colômbia.

moses, epistaxes, gengivorragia, hematúria e sangramento digestivo têm sido descritos em alguns casos.

3. Quadro neurotóxico: de ocorrência variável, caracteriza-se pela instalação precoce de hipotensão arterial. Concomitantemente, descreve-se sudorese, náuseas e vômitos, cólicas abdominais, diarreia e bradicardia. A intensificação destas alterações pode levar a choque, bradicardia grave e óbito.

4. Complicações sistêmicas: são semelhantes às descritas nos acidentes botrópicos, ou seja, insuficiência renal aguda, hemorragia grave, choque e septicemia.

Exames laboratoriais

A presença de uma fração com atividade tipo trombina ocasiona consumo de fibrinogênio, com formação de fibrina instável e fibrinólise secundária de rápida instalação. Deste modo, indica-se a realização do tempo de coagulação (TC), teste importante tanto para auxiliar no diagnóstico, como para controle da terapêutica. O coagulograma pode evidenciar tempo de protrombina (TP) e tempo de tromboplastina parcial ativada (TTPA) alterados. Observa-se também elevação dos produtos da degradação do fibrinogênio/fibrina (PDF) e D-dímeros, com diminuição dos níveis de alfa-2-antiplasmina.

Outros exames podem apresentar alterações, como o hemograma, que pode cursar com leucocitose com neutrofilia, não tendo sido descrita plaquetopenia. Ureia e creatinina estão elevadas em pacientes que evoluem com comprometimento da função renal, e a urina 1 pode evidenciar hematúria.

Diagnóstico diferencial

Como a captura e a identificação da serpente causadora de acidente é raramente realizada, o diagnóstico diferencial entre acidente laquético e botrópico, na Amazônia, não é possível na maioria dos casos. Os fenômenos neurotóxicos, compatíveis com ativação do sistema nervoso autônomo parassimpático, seriam suficientemente precoces e intensos para a diferenciação com o acidente botrópico, orientando a terapêutica específica. Estas manifestações foram relatadas em menos da metade dos acidentes laquéticos até hoje descritos, e, nos acidentes botrópicos graves, também pode haver hipotensão, com ou sem sudorese, náusea, vômito, cólicas abdominais e diarreia. Evidentemente, este diagnóstico diferencial deve ser aventado somente em regiões onde são encontrados esses dois gêneros de serpentes: Amazônia e Mata Atlântica (aproximadamente do norte do Rio de Janeiro até a Paraíba). Estudo realizado por Pardal et al.[83], em Belém (PA), evidenciou que menos de 1% dos pacientes com alteração inflamatória no local da picada, com ou sem coagulopatia e/ou hemorragia, foram causados por *Lachesis*[83].

Tratamento

Específico

A gravidade de um acidente laquético é avaliada segundo os sinais locais e pela intensidade das manifestações vagais (bradicardia, hipotensão arterial, diarreia). É classificado como moderado ou grave, sendo preconizada pelo Ministério da Saúde a administração de 10 a 20 ampolas de soro antilaquético ou antibotrópico-laquético por via intravenosa[1]. Foi demonstrado experimentalmente que o soro antibotrópico não neutraliza a atividade coagulante de *L. muta*[37].

Geral

Pacientes que apresentam alterações compatíveis com manifestações neurotóxicas devem ser tratados de acordo com a manifestação clínica apresentada; na presença de bradicardia com instabilidade hemodinâmica, está indicado sulfato de atropina. Pacientes com hipotensão e/ou choque devem ser tratados com hidratação vigorosa e, se necessário, drogas vasoativas. O tratamento para as complicações locais não difere do descrito para o acidente botrópico: necrose deve ser abordada cirurgicamente quando necessário; infecção secundária com antibioticoterapia; e síndrome compartimental com fasciotomia. Nos pacientes que evoluem com insuficiência renal aguda, deve ser avaliada a indicação de diálise[1,34,35,37,83].

Acidentes crotálicos

Com cinco subespécies, as serpentes do gênero *Crotalus* distribuem-se de maneira irregular pelo país, de modo que varia a frequência com que os acidentes são registrados. As subespécies *Crotalus durissus terrificus* e *Crotalus durissus collilineatus,* no Sudeste, foram as mais estudadas sob o ponto de vista dos aspectos clínicos e laboratoriais dos acidentados. A maioria dos acidentes crotálicos atendidos no HCFMRP-USP se deve a essas subespécies, por sua identificação ou pela consideração da área geográfica de origem do paciente picado. Assim, essa informação deve ser levada em conta quando se pretende estender os conhecimentos até agora produzidos às outras subespécies de *Crotalus*[84].

Há referência a casos de envenenamentos em área na qual a *Crotalus durissus cascavella* é prevalente, sendo os dados clínicos e laboratoriais similares aos já existentes na literatura.

As subespécies amazônicas *Crotalus durissus ruruima* e *Crotalus durissus marajoensis* não foram ainda convenientemente estudadas nos envenenamentos humanos. Há referências sobre peculiaridades nas atividades farmacológicas do veneno da *Crotalus durissus ruruima*, com informações sobre o escasso poder neutralizante que os soros antivenenos atualmente produzidos exercem sobre ele[85].

O diagnóstico de certeza de acidentes ofídicos por serpentes venenosas é feito pelo reconhecimento do animal causador. Entretanto, o diagnóstico habitualmente realizado nos serviços de saúde é o presumível, que se baseia na observação dos sintomas e dos sinais presentes no acidentado, em consequência das atividades tóxicas desenvolvidas pela inoculação de determinado tipo de veneno. Daí decorre a importância do conhecimento da composição dos venenos e seus principais efeitos sobre o organismo humano, o que permite ao médico reconhecer o gênero do animal envolvido e selecionar o antídoto adequado, mesmo na sua ausência.

É do conhecimento atual que os sintomas e os sinais apresentados pelos pacientes com envenenamento por picada de *Crotalus durissus terrificus* são consequentes às atividades neurotóxica, miotóxica e coagulante do veneno.

A atividade neurotóxica do veneno das cascavéis e suas manifestações clínicas foram publicadas a partir de 1971 por Rosenfeld[49], e de 1972, por Vital Brazil[86].

A atividade coagulante de alguns venenos de serpentes estudados por Nahas et al., em 1964[87], demonstrou essa ação do veneno crotálico. Em 1986, Raw et al.[88] isolaram desse veneno uma enzima tipo trombina, que produz efeito coagulante sobre o plasma humano *in vitro* e, provavelmente, está implicada nos distúrbios da coagulação sanguínea observados em parte dos pacientes picados por cascavel. Referência sobre distúrbios da coagulação em pacientes com envenenamento crotálico foi feita por Amaral et al. a partir de 1988[89].

A atividade miotóxica do veneno crotálico foi relatada pela primeira vez em 1980 por Azevedo-Marques et al.[90] em pacientes com envenenamento, nos quais foram encontrados níveis séricos elevados de CPK (creatinofosfoquinase), DHL (desidrogenase lática) e aldolase. A partir de 1982, os mesmos autores apresentaram dados referentes a rabdomiólise sistêmica, necrose tubular aguda e mioglobinúria[91,92].

Epidemiologia

As estatísticas referentes ao período de 1990 a 1993 indicam, na distribuição dos acidentes ofídicos, o gênero *Crotalus* correspondendo a 7,7% dos aproximadamente 20.000 casos/ano notificados à Coordenação Nacional de Controle de Zoonoses e Animais Peçonhentos (CNCZAP), com letalidade de 1,8%, a maior entre os gêneros de serpentes[45].

Ações do veneno

O veneno crotálico é uma mistura complexa de proteínas e polipeptídios que interferem em vários processos fisiológicos, determinando efeitos variáveis nas diferentes espécies animais. As identificações bioquímica e farmacológica das frações que compõem o veneno, além dos estudos experimentais efetuados, têm sido fundamentais para a compreensão do quadro patológico apresentado pelos pacientes, apesar de os resultados experimentais não poderem ser simplesmente transpostos para os acidentes humanos.

Historicamente, o veneno das *Crotalus* do Brasil foi descrito como capaz de produzir, no homem, efeitos hemolítico e neurotóxico[49].

Ação hemolítica

O efeito hemolítico do veneno crotálico foi demonstrado apenas *in vitro*[93]. A positividade do teste de benzidina, na urina escura de pacientes picados por cascavel, foi erroneamente interpretada como consequência da excreção de hemoglobina. Relatos clínicos e experimentais sobre lesões renais produzidas pelo veneno crotálico, com encontro de cilindros de hemoglobina e meta-hemoglobina nos túbulos renais, também identificados apenas pelo teste da benzidina, reforçaram a interpretação da existência de efeito hemolítico. Entretanto, verificando que, em decorrência da atividade miotóxica do veneno há liberação de mioglobina para a circulação e posterior excreção urinária[22], escurecendo a urina e resultando teste de benzidina positivo, e considerando a inexistência de sinais indiretos que acompanhem a hemólise, como icterícia e anemia nos pacientes com envenenamento crotálico, foi questionada a existência de hemólise intravascular nos acidentes humanos. Em 1987, por meio da sequência de dosagens de haptoglobina, hemoglobina e bilirrubina no soro e pelo fato de não ser encontrada hemoglobina na urina de três pacientes adultos picados por cascavel, com quadro grave de envenenamento, Azevedo-Marques et al.[94] descartaram a existência de hemólise intravascular nos acidentes humanos. Em 1988, estudo realizado por Cupo et al.[95] em 10 crianças picadas por cascavel confirmou os achados de 1987, afastando definitivamente a hipótese de existência de ação hemolítica do veneno crotálico nos pacientes.

Ação neurotóxica

Várias neurotoxinas foram isoladas do veneno, como crotamina, giroxina e convulxina, cujos efeitos foram caracterizados de modo experimental[86,96,97] e não foram identificados nas manifestações dos envenenamentos humanos. Considera-se que a ação neurotóxica nos pacientes é fundamentalmente produzida pela crotoxina, também o componente responsável pela alta toxicidade do veneno. É uma neurotoxina pré-sináptica que atua nas terminações nervosas motoras, inibindo a liberação de acetilcolina pelos impulsos nervosos. Esta inibição é a principal responsável pelo bloqueio neuromuscular e, portanto, pelas paralisias motoras, inclusive respiratórias, observadas nos animais.

Ação miotóxica

Até a presente data, não está estabelecida, no envenenamento humano, a fração responsável pelas alterações morfológicas observadas no tecido muscular esquelético sistemicamente[98].

Por analogia a estudos experimentais[99], tem sido atribuída à crotoxina e mesmo à crotamina a capacidade de produzir lesões morfológicas em pontos distantes do local de inoculação do veneno.

Ação coagulante

É atribuída à presença de componente tipo trombina[87,88], com propriedades semelhantes às encontradas no gênero *Bothrops* e capacidade de prolongar o tempo de coagulação (TC) ou mesmo tornar o sangue incoagulável. Nesse processo, há consumo de fibrinogênio, que é transformado em fibrina, podendo levar à afibrinogenemia[65,100]. Os distúrbios da coagulação são encontrados em aproximadamente 40% dos acidentes humanos. Apesar de ser identificado no veneno da *C. d. terrificus* um fator agregador de plaquetas[96], não se verifica a ocorrência de trombocitopenia nos pacientes.

Quadro clínico

Manifestações locais

As marcas das presas podem ser encontradas com edema e eritema discretos ou sem qualquer alteração local. Na tentativa de extrair o veneno, procedimentos inadequados como cortes, escarificações, sucção ou garroteamento podem provocar edema acentuado e lesões cutâneas mais graves, levando a infecções. Não há dor, ou se existe, é de baixa intensidade. Há queixa de parestesia, que pode estar restrita à região da picada ou assumir um caráter regional.

Manifestações sistêmicas

Sintomas gerais como mal-estar, naúseas, cefaleia, prostração e sonolência podem aparecer precocemente. Vômitos, certo grau de agitação e variações da pressão arterial costumam acompanhar o estado de tensão emocional que, em geral, está presente[101].

As manifestações clínicas decorrentes da atividade neurotóxica do veneno apresentam-se nas primeiras 6 horas, geralmente nas 3 primeiras horas após a picada. A fácies miastênica, anteriormente descrita como fácies neurotóxica[49], permite o diagnóstico clínico do envenenamento. Há ptose palpebral, simétrica ou não, e flacidez da musculatura da face. A tentativa de abertura da fenda palpebral exige inclinação posterior da cabeça e contração da musculatura da fronte, enrugando a testa. Tal aspecto, associado à flacidez dos músculos mímicos, o que geralmente mantém a boca entreaberta, torna a fisionomia sugestiva de indivíduo alcoolizado, daí o nome popular de "cara de bêbado" atribuído a esses pacientes (Figuras 19 e 20).

Assinala-se que o envenenamento elapídico também pode apresentar fácies tipo miastênica. Há oftalmoplegia e dificuldades à acomodação, com queixas de visão turva ou de diplopia. Pode haver midríase, mesmo unilateral. Queixas menos frequentes, como dificuldade de deglutição, modificações no olfato e no paladar, podem ocorrer. As alterações descritas evidenciam o comprometimento do III, IV e VI pares de nervos cranianos e, apesar de serem assustadoras para os pacientes, regridem totalmente 3 ou 4 dias após o tratamento.

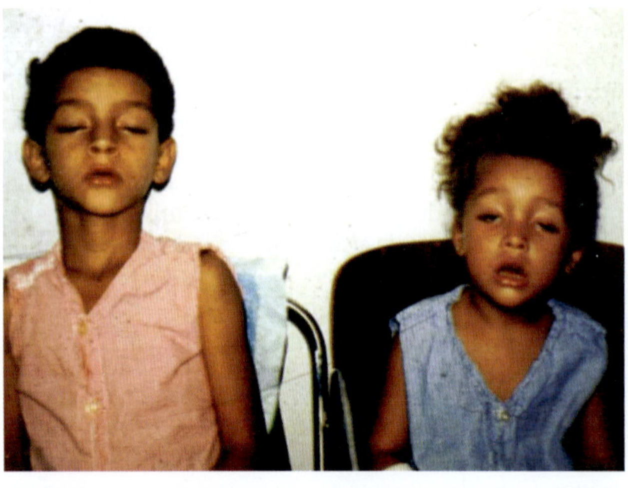

Figura 19. Acidente crotálico. Fácies miastênica: ptose palpebral, flacidez da musculatura da face.
Foto: P. Cupo.

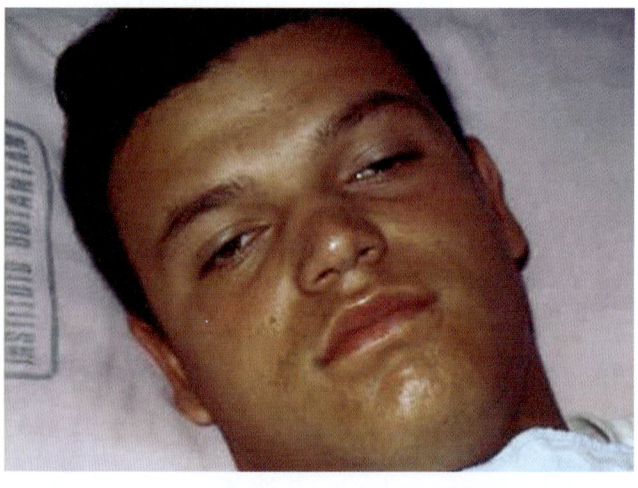

Figura 20. Acidente crotálico. Fácies miastênica: enrugamento da testa, ptose palpebral, flacidez da musculatura da face.
Foto: Marcelo Ribeiro Duarte.

As manifestações clínicas, decorrentes da atividade miotóxica do veneno, são as dores musculares generalizadas, de aparecimento precoce e mais intensas nos casos mais graves. A mialgia, se não for queixa espontânea, aparece à compressão de massas musculares. O escurecimento da urina pela mioglobinúria (Figura 21) é a manifestação clínica mais evidente da existência da rabdomiólise e também da gravidade do envenenamento. No início, a urina pode estar clara e assim permanecer, ou tornar-se avermelhada e progressivamente marrom com o passar do tempo, traduzindo a eliminação de quantidades variáveis de mioglobina oriunda do tecido muscular esquelético. Mesmo quando a urina é clara, se for realizado processo de concentração, a mioglobina será identificada. Quando não há dano renal e a diurese é mantida, a urina readquire sua coloração habitual em 1 ou 2 dias após o tratamento.

Decorrente da atividade coagulante do veneno, pode haver aumento do tempo de coagulação ou incoagulabilidade sanguínea, que pode ser traduzida por manutenção de sangramento em pontos de injeções ou mesmo em lesões da boca (gengivorragias).

Outras manifestações clínicas, como insuficiência respiratória aguda ou paralisias respiratórias parciais, fasciculações e paralisias de grupos musculares, têm sido relatadas raramente e interpretadas como decorrentes das atividades neurotóxica e miotóxica do veneno.

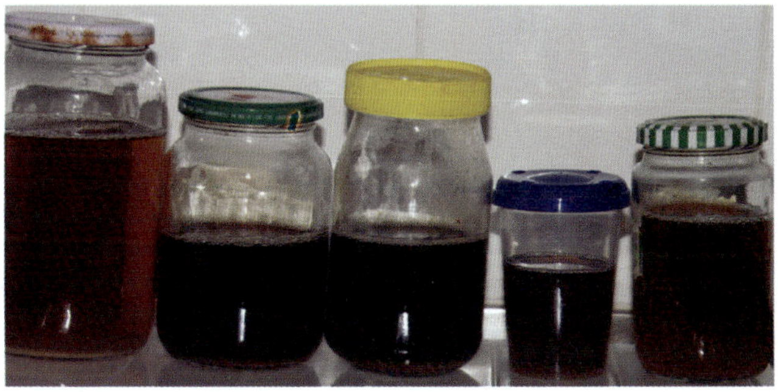

Figura 21. Acidente crotálico; variações na coloração da urina devidas à excreção de mioglobina.
Foto: Marcelo Ribeiro Duarte.

Classificação quanto à gravidade

Considerando a existência e a intensidade das manifestações clínicas, os acidentes crotálicos são classificados em leves, moderados e graves. O Quadro 1 foi elaborado com o objetivo de normatizar, o quanto possível, as manifestações clínicas e laboratoriais mais frequentes, com as orientações terapêuticas da soroterapia, levando em consideração a gravidade do envenenamento.

Na forma leve, há apenas sinais e sintomas neurotóxicos discretos que aparecem tardiamente. O quadro moderado apresenta-se com manifestações neurotóxicas mais intensas, fácies miastênica, mialgia espontânea discreta ou provocada ao exame. A urina pode apresentar coloração alterada. No quadro grave, a fácies miastênica está sempre presente, a mialgia é intensa e a urina, escura, podendo haver oligúria ou anúria. A alteração do TC pode estar presente em qualquer dos quadros, não sendo considerada como critério de gravidade.

Diagnóstico

Com a finalidade de condensar os dados relacionados à elaboração do diagnóstico dos envenenamentos pelas cascavéis, o Quadro 2 correlaciona as manifestações clínicas e laboratoriais ao tempo aproximado de seu aparecimento após a picada. Considera também as complicações mais graves que podem surgir durante a evolução do quadro[102].

Exames complementares

A quantidade de veneno circulante pode ser identificada por método de ELISA. O acidente crotálico é o úni-

Quadro 1. Acidente crotálico. Classificação quanto à gravidade e à soroterapia recomendada

Manifestações e tratamento	Classificação (avaliação inicial)		
	Leve	**Moderada**	**Grave**
Fácies miastênica	Ausente ou tardia	Discreta ou evidente	Evidente
Visão turva	Ausente ou tardia	Discreta ou evidente	Evidente
Mialgia	Ausente ou discreta	Discreta	Intensa
Urina vermelha ou marrom	Ausente	Pouco evidente ou ausente	Presente
Oligúria/anúria	Ausente	Ausente	Presente ou ausente
Tempo de coagulação (TC)	Normal ou alterado	Normal ou alterado	Normal ou alterado
Soroterapia (nº de ampolas) SAC/SABC	5	10	20
Via de administração	Intravenosa		

SAC = soro anticrotálico; SABC = soro antibotrópico crotálico.
Fonte: Brasil, Ministério da Saúde, 1998[1].

co, dentre os acidentes por serpentes venenosas no Brasil, no qual exames bioquímicos comuns podem sugerir ou confirmar o diagnóstico.

A liberação de enzimas do tecido muscular esquelético determina a elevação sérica de creatinoquinase (CK), desidrogenase láctica (DHL), aspartase aminotransferase (AST), transaminase glutâmico-pirúvica (TGP) e aldolase.

O aumento de CK é precoce, nas primeiras 2 horas, atingindo valores máximos nas 24 horas após a picada. O fracionamento de CK mostra elevação das isoenzimas MM e MB. A fração MB pode atingir valores compatíveis com infarto agudo do miocárdio; entretanto, esses valores são mantidos em percentuais de 4 a 8% de CK total, este sim geralmente bastante elevado. O comportamento da CK-MB é decorrente da agressão seletiva do veneno às fibras esqueléticas tipo I (ricas dessa isoenzima e de mioglobina), e não de agressão ao músculo cardíaco[103]. A AST acompanha tardiamente a dinâmica de elevação temporal da CK, enquanto a DHL eleva-se e decresce mais lentamente, atingindo valores máximos em 3 a 5 dias, diminuindo a seguir. Representa o marcador bioquímico mais tardio do envenenamento. Esse perfil enzimático é encontrado também na evolução dos envenenamentos crotálicos nas crianças[95].

A Tabela 2 mostra os valores séricos dessas enzimas, em unidades/L, nos dias seguintes à picada em paciente masculino de 20 anos.

No sangue ou na urina, a mioglobina pode ser quantificada[104] ou detectada por imunoeletroforese (Figura 22) ou por método de imunodifusão (Ouchterlony) contra soro antimioglobina humana (Figura 23). Se forem utilizadas tiras reagentes para uroanálise ou teste de benzidina, a identificação será de hemepigmento, podendo significar presença de mioglobina ou hemoglobina.

O hemograma costuma apresentar leucocitose discreta, à custa de segmentados, com desvio para a esquerda. As plaquetas geralmente são normais em número, podendo apresentar alteração na sua agregação. Os fatores da coagulação podem estar diminuídos, com alteração dos tempos de protrombina (TP), de tromboplastina parcial ativada (TTPA) e diminuição do fibrinogênio. Quando for realizado apenas o tempo de coagulação, valores acima de 10 minutos indicam anormalidade. As alterações da coagulação sanguínea foram observadas em aproximadamente 50% dos pacientes picados por *Crotalus durissus*[105]. Indicação adequada de soroterapia antiveneno específico quanto à dose e à administração deve normalizar o tempo de coagulação em aproximadamente 12 a 24 horas após o tratamento. Se isso não ocorrer, poderá ser indício de soroterapia insuficiente ou da existência de alguma outra patologia anterior do paciente.

Exames eletro e ecocardiográficos não apresentam anormalidades, mesmo transitórias, quando não há patologias associadas[103,104].

Quadro 2. Acidente crotálico – diagnóstico

Clínico		**Laboratorial**	
Manifestações	**Locais**	**Sistêmicas**	
Precoces (até 6 h)	Ausentes ou edema discreto Parestesia	Náuseas, vômitos, sudorese, secura de boca, sonolência, ptose palpebral, oftalmoplegia, diplopia, turvação visual, gengivorragia, mialgia	TC normal ou ↑ ↑ CPK; ↑ DHL; ↑ AST ↑ miglobina sérica Mioglobinúria (urina vermelha/marrom) mionecrose
Tardias	Ausentes	Oligúria, anúria	↑↑ Creatinina, ureia ↑↑ Ac. úrico, potássio
Complicações	Ausentes	IRA (NTA) I. resp. aguda (raramente)	NTA hipercatabólica

IRA = insuficiência respiratória aguda; NTA = necrose tubular aguda; CPK = creatinofosfoquinase; DHL = desidrogenase láctica; AST = aspartase aminotransferase.

Tabela 2. Valores séricos de CK, CKMB, AST, E DHL em dias subsequentes à picada

Dias após a picada	**CK**	**CKMB**	**DHL**	**AST**
	***24-195 U/L**	***até 25,0 U/L**	***230 a 460 U/L**	***até 40 U/L**
1	611.406	23.336	9.520	441
2	503.700	12.500	26.480	1.410
3	291.924	5.989	29.476	3.050
4	99.506	2.006	35.980	3.410
5	24.408	603	22.200	5.120
8	3.374	96	18.720	390
15		35	3.640	

*Faixa normal de valores séricos. CK = creatinoquinase; CKMB = fração MB de CK; DHL = desidrogenase sérica; AST = aspartase aminotransferase.

Determinações seriadas mostraram valores normais de troponina I no soro de crianças com envenenamento crotálico[104], reforçando comprovações anteriores da inexistência de agressões à musculatura cardíaca nesses envenenamentos.

Dosagens séricas de bilirrubinas e provas de função hepática não se mostram habitualmente alteradas na avaliação inicial, assim como os eletrólitos e os nitrogenados sanguíneos, a menos que já esteja em andamento quadro de insuficiência renal aguda.

O exame de urina apresenta proteinúria de intensidade variável. O sedimento é normal quando não há patologia renal prévia e, se há hematúria, é necessário averiguar se foi realizada sondagem vesical.

Aspectos anatomopatológicos

As biópsias musculares, após consentimento dos pacientes, sempre foram realizadas em pontos distantes do local da picada, no membro contralateral.

A distribuição heterogênea das lesões encontradas em diferentes partes do mesmo músculo sugeria ação preferencial do veneno sobre algum tipo de fibra muscular esquelética. Os valores elevados de dosagens seriadas de CK e DHL e suas isoenzimas no soro também sugeriam agressão preferencial às fibras esqueléticas do tipo oxidativo, tipo I, que contêm maior proporção de isoenzimas (CK-MB e LD_1) e mioglobina[90,92,105,106]. Sob a ação do veneno, essas fibras liberam seu conteúdo para a circulação, elevando esses valores e produzindo perfil bioquímico semelhante ao encontrado no infarto agudo do miocárdio (IAM), cujas fibras também possuem quantidades elevadas dessas enzimas.

As biópsias musculares demonstram, à microscopia ótica, fibras musculares necróticas intercaladas com fibras aparentemente normais. A microscopia eletrônica revela focos de mionecrose com desintegração miofibrilar, desorganização e lise de miofilamentos, perda de estriações transversais, dilatação do retículo sarcoplasmático, formação de bandas de contração e edema mitocondrial, ao lado de fibras intactas no mesmo músculo (Figuras 24 e 25)[92,107].

Estudo histoenzimológico, realizado em biópsias musculares de pacientes com perfil enzimático semelhante a IAM e sem comprometimento cardíaco, demonstrou, pela atividade fibrilar da adenosina trifosfatase em pH 9,4, após pré-incubação a pH 4,2, que fibras do tipo I realmente mostravam alterações degenerativas tipo miocitólise-necrose (Figuras 26 e 27)[98].

Trabalho experimental realizado em camundongos demonstrou que a crotoxina induziu lesões musculares sistêmicas e seletivas em músculos ou grupos musculares

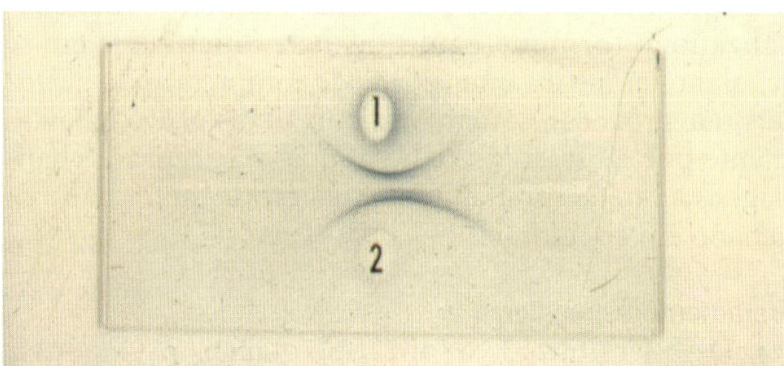

Figura 22. Paciente J.B.S.; imunoeletroforese de soro (1) e urina (2) contra soro antimioglobina humana, 24 horas após acidente crotálico, anodo E.

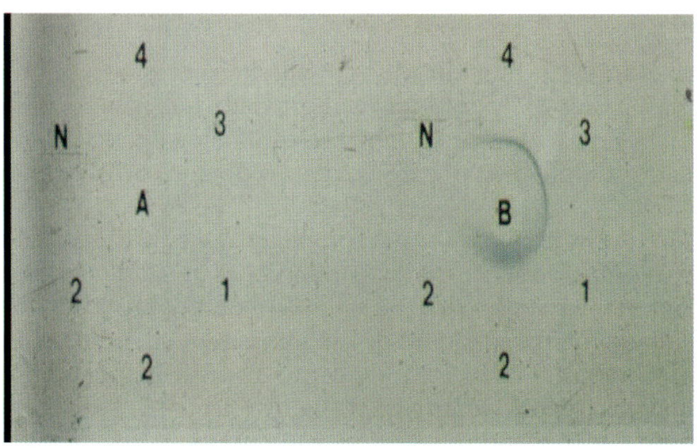

Figura 23. Imunodifusão (Ouchterlony) de amostras de urina contra soro anti-hemoglobina (A) e antimioglobina humana (B). Amostras 1, 2, 3 e 4 de pacientes picados por cascavel, N urina controle. Há excreção de mioglobina nos pacientes picados (B). Não há excreção de hemoglobina em nenhuma amostra (A).

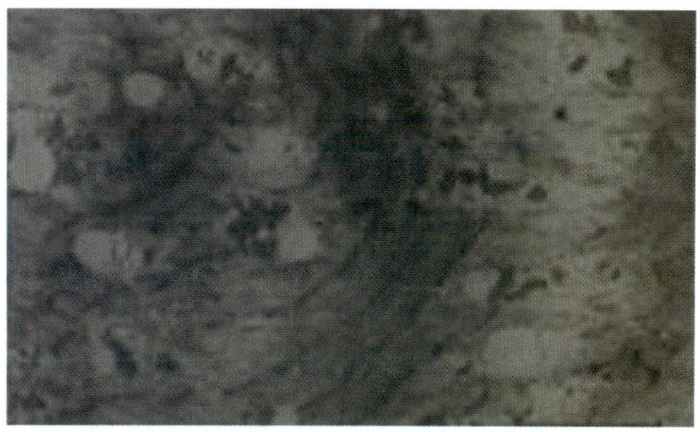

Figura 24. Músculo estriado. Microscopia eletrônica.

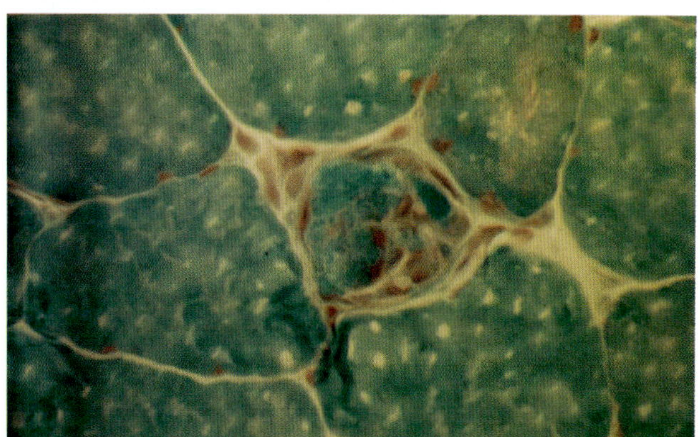

Figura 25. Músculo estriado. Tricrômica de Gomori modificado: fibras necróticas com miofagocitose.

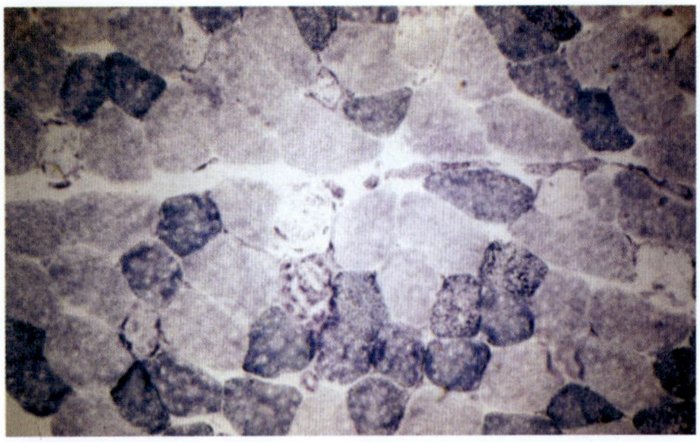

Figura 26. Músculo estriado; NADH2 TR diaforase (célula tipo I escura). Células com atividade enzimática ao redor de fibras lesadas.

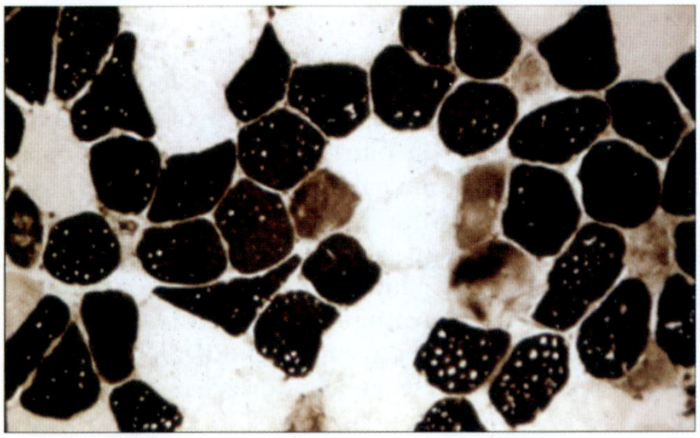

Figura 27. Músculo estriado; adenosina trifosfatase (ATP-A) pH 9,4. Célula tipo I escura. Fibras tipo I lesadas.

compostos predominantemente por fibras oxidativas tipo I e IIa[99]. Entretanto, até a presente data, não se conhece, no homem, a explicação para essa ação preferencial do veneno crotálico sobre as fibras musculares de tipo I.

Tratamento

O tratamento fundamental consiste na aplicação do soro antiveneno específico, por via venosa, em dose adequada, o mais rapidamente possível. A evolução favorável deste tipo de envenenamento está diretamente relacionada à precocidade na instalação da soroterapia e, portanto, à neutralização do maior volume possível do veneno que está na circulação. Estudos clínicos têm demonstrado, pelo método de ELISA, que o veneno crotálico e a crotoxina não são mais detectados no plasma 1 hora após a aplicação do antiveneno[108], reafirmando a importância da precocidade na aplicação da soroterapia e a eficiência do tratamento pelo antiveneno.

Medidas gerais

O tratamento de manifestações como náuseas e vômitos pode ser realizado com antieméticos habituais. É importante tranquilizar o paciente em relação à regressão dos fenômenos neurotóxicos, principalmente aqueles relacionados à visão.

É de fundamental importância manter um estado de hidratação adequado, com fluxo urinário da ordem de 30 a 40 mL/hora nos adultos e de 1 a 2 mL/kg/hora nas crianças, para prevenir alterações renais. Se necessário, fazer uso de diuréticos para manter o fluxo urinário. Pode ser utilizado um diurético osmótico, como manitol a 20%, por via venosa, 100 mL no adulto e 5 mL/kg na criança, ou um diurético de alça tipo furosemida, por via venosa, 40 mg/dose no adulto e 1 mg/kg/dose na criança. A manutenção de boa diurese é importante para evitar a precipitação intratubular de mioglobina, liberada pelo tecido muscular. Ainda na tentativa de proteger os néfrons, uma vez que a urina ácida potencializa o efeito nefrotóxico do pigmento, é aconselhável manter a urina alcalina em pH ao redor de 7,5, podendo-se utilizar o bicarbonato de sódio, com controle da gasometria sanguínea.

Tratamento local

Como não há efeito inflamatório, não há recomendações específicas para o local da picada. Recomenda-se lavar com água e sabão ou soro fisiológico, sem provocar traumatismos locais, na tentativa de extrair parte do veneno. Não é indicado o uso de torniquete ou enfaixamento do membro atingido para tentar manter o veneno localizado: o torniquete porque, pela dificuldade em se regular o tempo e a intensidade de compressão do garrote, pode provocar isquemia da porção distal, e o enfaixamento por causa do risco de choque ao se retirar as bandagens, com a entrada rápida de grande quantidade de veneno em circulação.

Tratamento específico

Deve ser utilizado o soro anticrotálico (SAC) por via venosa, sem necessidade de diluição, em gotejamento contínuo, sob estreita vigilância da equipe médica. A dose do SAC deve atender aos critérios de classificação da gravidade (Quadro 1).

Testes de sensibilidade antes da soroterapia específica, como ainda realizados em alguns serviços, não são mais indicados, pois já está demonstrado que não são preditivos e não apresentam boa sensibilidade ou especificidade, além de retardar a aplicação do soro antiveneno (SAV)[109].

O uso prévio à soroterapia heteróloga de drogas capazes de bloquear efeitos histamínicos tem sido introduzido em vários serviços[110], visando a proteger o paciente contra possíveis reações de hipersensibilidade imediatas que podem ocorrer pela aplicação do antiveneno. Os esquemas podem variar, mas o objetivo principal a ser atingido é impedir que a histamina ocupe seus receptores. Daí a utilização de drogas antagonistas dos receptores H1 e H2. A associação de corticosteroide pode auxiliar nessa proteção pela diminuição da produção de leucotrienos, potentes mediadores da anafilaxia.

No HCFMRP-USP, o esquema utilizado há muitos anos, para adultos e crianças, consta de administração endovenosa, 20 minutos antes da soroterapia específica, dos seguintes medicamentos:

- Antagonistas dos receptores H1 da histamina: maleato de dextroclorfeniramina 0,08 mg/kg na criança e 5 mg no adulto, ou prometazina 0,6 mg/kg na criança e 25 mg no adulto.
- Antagonistas dos receptores H2 da histamina: cimetidina 10 mg/kg na criança e 300 mg no adulto, ou ranitidina 2 mg/kg na criança e 100 mg no adulto.
- Hidrocortisona: 10 mg/kg na criança e 500 mg no adulto.

Apesar da pré-medicação, ainda podem ocorrer reações de hipersensibilidade, devendo estar preparados, para uso imediato, se necessário: oxigênio, solução aquosa milesimal de adrenalina, aminofilina, soluções salinas e material de intubação. A infusão do antiveneno deve ser sempre realizada sob a vigilância contínua da equipe médica e de enfermagem.

Complicações

As complicações do acidente crotálico são a insuficiência renal aguda (IRA), frequente nos casos graves tratados tardiamente ou de maneira inadequada, e a insuficiência respiratória aguda, secundária à paralisia muscular, transitória e encontrada raramente[111]. Estudos clínicos têm identificado a IRA como a causa mais frequente de morte desses pacientes[98,112,113].

Insuficiência renal aguda (IRA)

A suspeita da existência de IRA geralmente é levantada quando, após a picada, o paciente desenvolve oligúria ou anúria. Como em pequeno número de casos a IRA pode se instalar sem que ocorra oligúria (IRA de fluxo mantido ou de alto débito), o diagnóstico é realizado pela elevação progressiva dos níveis séricos de ureia e creatinina. Quando for possível sua realização, valores do *clearance* de creatinina menores que 60 mL/min/1,73 m^2, nas primeiras 72 horas após a picada, podem definir a existência de IRA[113]. Em publicação de 1992[114], os autores analisaram fatores que podem ser utilizados como preditivos de IRA.

A coloração escura da urina em virtude da excreção da mioglobina não é parâmetro válido para suspeitar-se de IRA. A participação de mecanismos relacionados tanto à presença da mioglobina nos túbulos renais, sua dissociação e o papel da parte heme de sua molécula, como ao papel do veneno ou de suas frações na IRA, tem sido objeto de investigações experimentais mais do que de comprovações clínicas[60,115].

Frequentemente, a IRA no envenenamento crotálico é do tipo hipercatabólica, caracterizada pela rápida elevação dos níveis sanguíneos dos compostos nitrogenados e do potássio, em consequência da rabdomiólise sistêmica. Assim como em situações de rabdomiólise, ocasionadas por outras etiologias, como nas síndromes de esmagamento, os critérios utilizados para a caracterização de IRA hipercatabólica são: elevação de 60 mg ou mais nos níveis séricos da ureia em 24 horas, e/ou elevação de 2 mg ou mais no valor da creatinina.

Além da hiperpotassemia na fase oligúrica da IRA, podem ser encontrados níveis elevados de fosfato, valores baixos de cálcio e acidose metabólica. A existência de hipocalcemia e hiperfosfatemia, durante a fase de oligúria, e de hipercalcemia, durante a fase diurética da IRA, constitui distúrbios relacionados, na literatura, à existência de rabdomiólise. Entretanto, como não havia no Brasil referência a lesões musculares no envenenamento por cascavel, em 1976, relatos de Azevedo-Marques et al. sobre distúrbios na regulação da calcemia em pacientes em IRA após acidente crotálico foram erroneamente interpretados[116]. A partir de 1980[90], o mesmo grupo de autores publicou valores séricos elevados de enzimas de origem muscular e, a partir de 1982[91], identificaram a rabdomiólise e a mioglobinúria no decurso da IRA em pacientes com envenenamento por cascavel.

O diagnóstico de IRA hipercatabólica orienta para a instalação precoce de método dialítico, sendo frequentemente necessário em adultos, para maior eficiência, o uso de hemodiálise. Quando não for do tipo hipercatabólico, a terapêutica da IRA é semelhante à utilizada em outras etiologias.

Inicialmente, manter balanço hídrico adequado, calculado todos os dias, evitando-se a hiper-hidratação e suas consequências, como sobrecarga cardiopulmonar ou hiponatremia dilucional com seus efeitos sobre o sistema nervoso central. Corrigir alterações eletrolíticas séricas, em especial a hiperpotassemia, pelo risco de parada cardíaca. Manter controle sobre o equilíbrio ácido-básico, não só corrigindo a acidose, mas também a prevenindo, por meio de aporte calórico diário adequado. A este respeito, é importante assinalar que o paciente em geral encontra-se anorético e nauseado, pela própria situação metabólica que atravessa, não aceitando com facilidade dieta por via oral, tornando necessária a administração de cerca de 800 calorias/dia, por via parenteral, por meio de solução glicosada, principalmente acrescida de infusões intercaladas de glicose hipertônica. A dieta via oral, quando tolerada, deve ser hipoproteica, contendo menos de 0,5 g de proteína de alto valor biológico por quilo de peso, no adulto, e baixo teor de potássio. Se houver indicação de hemodiálise, a dieta deve ser modificada, aumentando-se o conteúdo proteico.

As indicações para métodos dialíticos são diferentes entre crianças e adultos. A diálise peritoneal é a mais utilizada nas crianças. Quando há intenso catabolismo, a hemodiálise, precocemente instalada, deve ser o método de escolha. Níveis elevados de ureia e creatinina, níveis séricos de potássio por volta de 7 mEq/L e retenção hídrica, com manifestações cardiorrespiratórias ou de hiponatremia, são critérios suficientes, mesmo isoladamente, para iniciar a hemodiálise[117].

O substrato anatomopatológico geralmente encontrado em biópsias renais ou necrópsias desses pacientes é a necrose tubular aguda (NTA). A patogênese dessa lesão ainda não se encontra estabelecida. Consideram-se fatores como o estado tóxico sistêmico, os graus variáveis de desidratação do paciente, a mioglobinúria e, como já aventado há tempos, a possível ação nefrotóxica direta do veneno crotálico[59,118].

Insuficiência respiratória aguda

Secundária à paralisia parcial transitória da musculatura torácica, é encontrada muito raramente[111] e deve ser abordada com recursos adequados à sua intensidade.

Prognóstico

Está relacionado à gravidade do envenenamento e ao tempo decorrido entre o acidente e a administração adequada da soroterapia específica. Nos acidentes leves e moderados, geralmente há regressão dos sintomas e sinais dentro de uma semana. Nos pacientes graves que cursam com IRA hipercatabólica, o prognóstico é reservado e depende da rapidez e da qualidade do tratamento instituído, sobretudo da hemodiálise[119].

Acidentes elapídicos

Definição, etiologia e epidemiologia

As serpentes pertencentes à família *Elapidae*, existentes nas Américas, são conhecidas popularmente no Brasil como corais verdadeiras. São responsáveis por menos de 1% dos acidentes causados por serpentes peçonhentas no Brasil. São notificados, em nosso país, aproximadamente 200 acidentes por ano, não tendo sido relatada evolução para óbito entre 2000 e 2006. O diagnóstico etiológico é confirmado com a identificação de que o acidente foi causado por uma coral verdadeira.

Mecanismo de ação do veneno

Embora tenham sido isoladas frações com outras atividades, nos acidentes relatados são observadas somente alterações compatíveis com a ação neurotóxica.

Ação neurotóxica

As neurotoxinas elapídicas são proteínas básicas de baixo peso molecular e apresentam rápida difusão pelos tecidos. Todos os elapídios brasileiros apresentam neurotoxinas pós-sinápticas que têm grande afinidade com os sítios receptores de acetilcolina na placa motora terminal, com efeitos semelhantes aos do curare. Algumas *Micrurus* encerram ainda atividade pré-sináptica, que ocasiona inibição na liberação da acetilcolina, como a *M. corallinus*[96,120,121].

Quadro clínico e diagnóstico

No local da picada, o paciente pode referir dor e parestesia. Edema leve pode ser observado, mas não há equimose. Os sintomas, quando ocorrem, costumam ser precoces, em virtude da rápida absorção do veneno, mas também podem ocorrer somente horas após o acidente. A ptose palpebral, geralmente bilateral, é o primeiro sinal de neurotoxicidade associada ou não à turvação visual, que pode evoluir para diplopia. Oftalmoplegia, anisocoria, paralisia da musculatura velopalatina, da mastigação, da deglutição, sialorreia e diminuição do reflexo do vômito também podem ser observados, com frequência variável. Em raros casos, tem-se observado diminuição generalizada da força muscular, que pode progressivamente acometer a musculatura intercostal e diafragmática, com consequente comprometimento da mecânica respiratória, evoluindo para apneia.

Nos pacientes com insuficiência respiratória aguda, pode haver hipoxemia e acidose metabólica[1,122,123].

Estudos experimentais em animais têm evidenciado elevação de CK, caracterizando atividade miotóxica. Também em animais de experimentação, já foi observada atividade hemorrágica e hipotensora, após administração de venenos de espécies de *Micrurus* que, até o momento, não foram confirmadas em acidentes humanos[124-127].

Tratamento

Específico (ver Soroterapia)

O esquema de dose proposto indica a utilização de 10 ampolas de soro antielapídico, considerando todos os acidentes deste grupo como potencialmente graves[1].

Nos pacientes com insuficiência respiratória aguda, tem sido recomendada a utilização de anticolinesterásicos, do tipo neostigmina, na tentativa de reverter os fenômenos neuroparalíticos, na dose de 0,05 mg/kg em crianças e uma ampola (0,5 mg) no adulto, por via endovenosa. Esta deve ser precedida da injeção de 0,6 mg de atropina EV, para prevenir os efeitos muscarínicos da acetilcolina, principalmente a bradicardia e a hipersecreção. Em geral, a resposta é rápida, com melhora evidente do quadro em poucos minutos. Neste caso, recomenda-se dose de manutenção de 0,05 a 0,1 mg/kg EV a cada 4 horas, sempre precedida da administração de atropina. Dependendo da resposta do paciente, pode haver espaçamento maior entre as doses, até que ocorra a recuperação do quadro[128,129].

Nos casos de insuficiência respiratória, também deve ser instituída a ventilação mecânica[130-133].

Acidentes por serpentes das famílias *Boidae, Colubridae* e *Dipsadidae*

São serpentes com dentição opistóglifa ou áglifa (sem dentes especializados na inoculação de secreções). Embora sejam consideradas serpentes "não peçonhentas", muitas espécies com dentição opistóglifa são capazes de inocular secreções por possuírem presas sulcadas ligadas a uma glândula denominada Duvernoy[84].

No Brasil, as serpentes áglifas apresentam dentição sem sulcos e não são consideradas peçonhentas.

No entanto, as serpentes brasileiras com dentição áglifa causam acidentes por mordedura, podendo ocasionar dor local, infecção secundária por inoculação da fauna microbiológica da cavidade oral e, eventualmente, causar um processo inflamatório local pela presença da saliva do animal no local da mordida. Destacam-se neste grupo as serpentes da família *Boidae* por terem, em geral, grande porte e a capacidade de envolver o corpo da vítima com sua poderosa musculatura.

Na casuística do HVB, cerca de 40% dos atendimentos por acidentes por serpentes são devidos às serpentes destes grupos (Figura 28).

Família *Boidae*

Inclui os gêneros *Eunectes* (sucuris) (Figura 29A), *Epicrates* (salamantas), *Boa* (jiboias) e *Corallus* (veadeiras, papagaio), que são serpentes com dentição áglifa. Essas serpentes causam trauma mecânico que pode evoluir com dor, edema local e, ocasionalmente, infecção secundária (Figura 29B). Nesses acidentes, o tratamento é sintomático, não havendo soroterapia específica[1].

Família *Colubridae* e *Dipsadidae*

Compreende espécies áglifas ou opistóglifas, estas últimas podendo causar acidentes com repercussão clínica para algumas espécies. Entre estas, destacam-se os gêneros *Philodryas* ("cobra verde") (Figura 30), *Clelia* sp. ("muçurana") e *Boiruna maculata*, que podem causar quadro local sugestivo de acidente botrópico, com presença de edema e hemorragia subcutânea, não apresentando, porém, alteração na coagulação sanguínea[1,134-138].

Embora esses acidentes possam ocasionar quadros dolorosos com edema e hemorragia local acentuada quando o veneno é inoculado, não há soroterapia específica

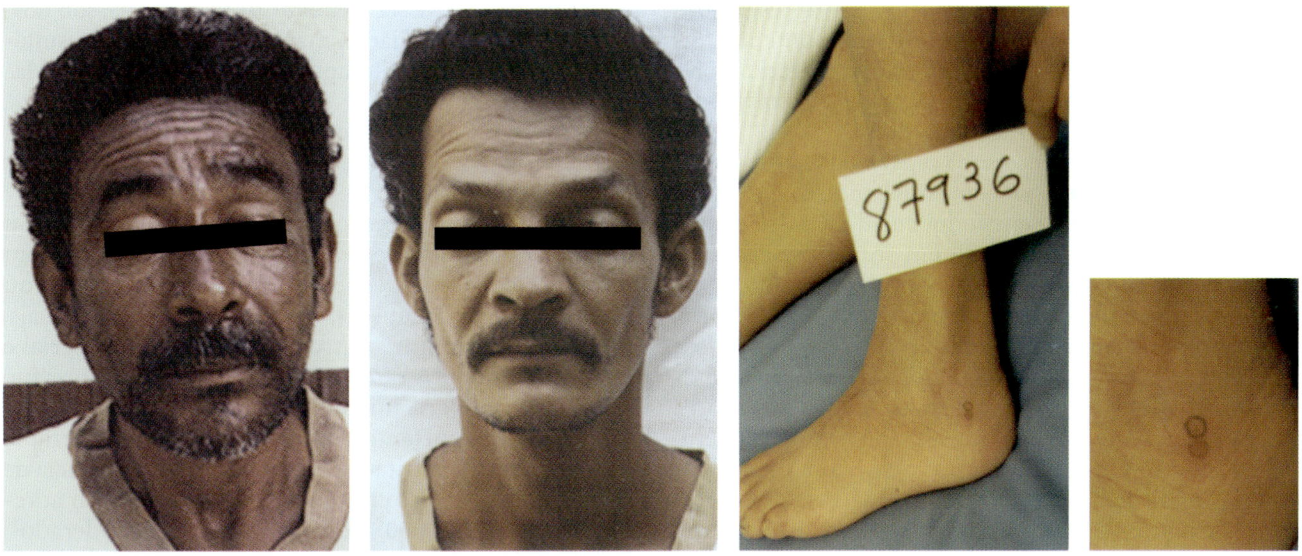

Figura 28. Acidente elapídico. Fácies miastênica e local da picada.

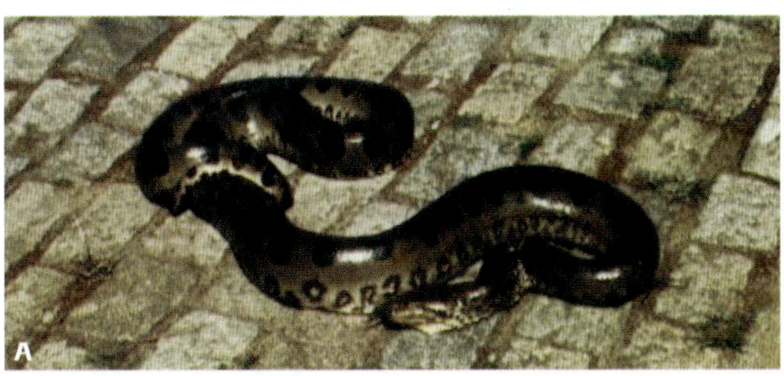

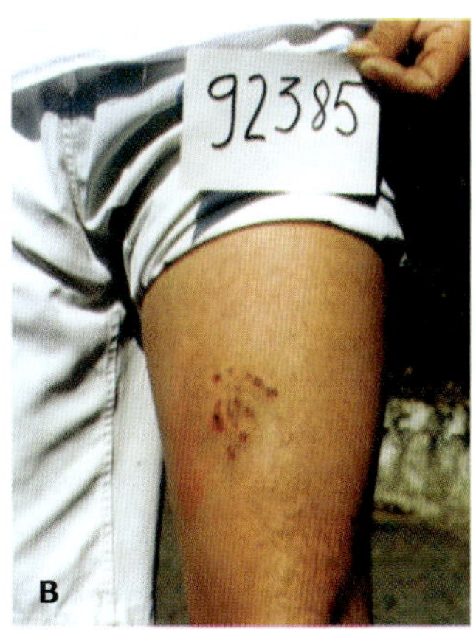

Figura 29. A: E. murinus (sucuri) causadora do acidente; B: ferimento traumático por acidente por sucuri.

para seu tratamento (Figura 31). Pode ocorrer infecção secundária no local da picada. O tratamento deve ser realizado com limpeza local com antissépticos, analgésicos, anti-inflamatórios (p. ex., corticosteroides) e profilaxia do tétano. Até 2008, não havia registro definitivo e comprovado de evolução fatal causado por estas serpentes.

Medidas iniciais e soroterapia nos acidentes ofídicos

1. Manter o paciente em repouso.
2. Proceder à limpeza do local picado; não está indicado o uso de substâncias tópicas.
3. Se necessário, indicar analgesia e/ou sedação, evitando-se drogas de ação depressora do SNC e ácido aceltilsalicílico.
4. São contraindicadas manobras mecânicas como garroteamento, sucção ou incisão da região da picada.
5. Monitorar sinais vitais e volume urinário.
6. Remover o paciente para um centro de tratamento para aplicação do antiveneno.

Os antivenenos ofídicos brasileiros são apresentados na forma líquida, em ampolas com 10 mL, contendo fração Fab'2 de imunoglobulinas heterólogas, digeridas pela pepsina. Mantidos em geladeira, de 4 a 8°C, têm validade de 3 anos. Não devem ser congelados.

Deve-se administrar o soro específico (antibotrópico, anticrotálico, antilaquético, antielapídico), pois propicia neutralização do veneno inoculado. Usa-se o antiveneno diluído de 1:5 a 1:10 em soluções salina ou glicosada, infundido de 30 a 60 minutos[1,130,139-141].

O soro antiofídico deve ser aplicado em dose única, por via venosa, tanto para adultos como crianças. A dose de soro a ser administrada é definida na avaliação da gravidade, na admissão no serviço de saúde. Nos raros casos em que o paciente foi classificado como leve ou moderado à admissão e evoluiu posteriormente com manifestação sistêmica definidora de quadro grave, ele deve receber dose adicional de soro, compatível com esse quadro.

Na prevenção das reações precoces, recomenda-se administração parenteral de anti-histamínicos bloqueadores de H1 (prometazina ou difenidramina) 15 minutos antes da soroterapia. Se houver possibilidade de usar bloqueadores H1, por via endovenosa, como a clorfeniramina, a soroterapia pode ser iniciada 5 minutos após a administração do anti-histamínico. Alguns autores também recomendam bloqueadores H2, como a ranitidina. Corticosteroides, como a dexametasona, por via endovenosa, podem ser associados, embora não haja estudos conclusivos sobre seu efeito aditivo ou sinérgico no controle das reações de hipersensibilidade imediata. Estudo ainda não publicado demonstrou que, no tratamento de acidentes por *Bothrops*, a associação de corticosteroides à soroterapia reduziu a intensidade do edema local, quando comparado a pacientes que receberam somente soroterapia, fortalecendo a utilização desse fármaco associado à soroterapia.

O teste de sensibilidade é prática abolida, pois apresenta baixo valor preditivo para a ocorrência de reações imediatas[1,109,142,143].

O paciente deve ser atendido, de preferência, sob hospitalização para avaliação mais apropriada dos resultados imediatos da soroterapia e da evolução clínica e laboratorial[1].

As reações adversas decorrem da presença de proteínas heterólogas, de natureza equina, e podem ser de dois tipos:

1. Reações precoces: ocorrem durante a infusão ou nas primeiras horas após a administração do soro, com manifestações variáveis como sensação de calor e/ou prurido, urticária, náuseas, vômitos, cólicas abdominais, broncoespasmo, entre outros[1,140]. Hipotensão arterial e choque são eventos raros. A pré-medicação não previne totalmente o aparecimento de manifestações alérgicas ao antiveneno, portanto, a administração da soroterapia deve ocorrer sob estrita vigilância médica. Na vigência de reação adversa, interromper a infusão e administrar adrenalina aquosa 1:1.000. Nos quadros leves e moderados,

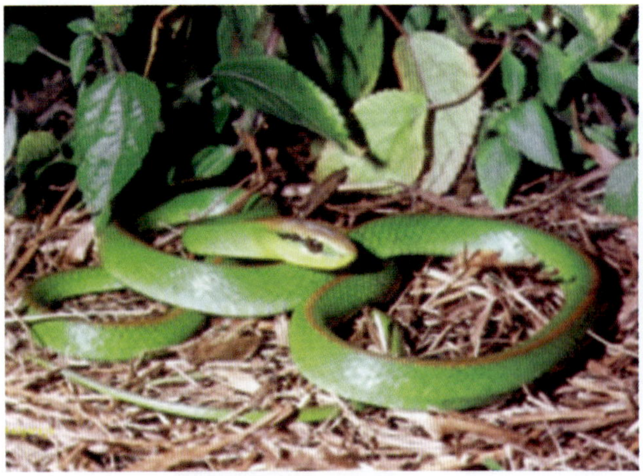

■ **Figura 30.** *Philodryas olfersii*: "cobra-cipó" ou "cobra-verde".

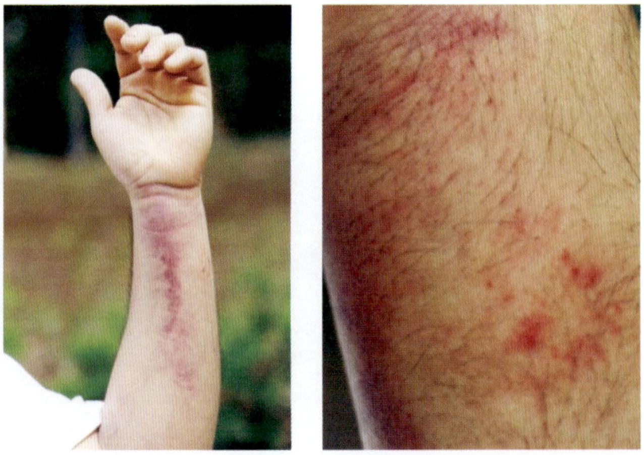

■ **Figura 31.** Acidente por *Philodryas olfersii*: local da picada com edema e equimose.

adrenalina intramuscular (IM), na face ântero-lateral da coxa (músculo vasto lateral), podendo ser repetida. A inalação de fenoterol, associado ou não à aminofilina, por via endovenosa, é útil no manejo do broncoespasmo. Drogas como corticosteroides e anti-histamínicos têm papel secundário no tratamento destas reações. São mais frequentes vômitos e urticária. A reação de hipersensibilidade imediata deve ser tratada de acordo com o quadro observado. Superado o quadro alérgico, retomar com cautela a soroterapia[1,133,144]. A frequência de reações imediatas oscila entre 5 e 30%, sendo menor com a utilização do antiveneno diluído[140].

2. Reações tardias: trata-se da doença do soro, que se manifesta entre 1 e 3 semanas após soroterapia, caracterizada por febre, prurido ou urticária generalizados e, mais raramente, por artralgias, linfadenopatia, edema periarticular e proteinúria. Respondem bem ao uso de corticosteroides sistêmicos e analgésicos e são observadas em cerca de 1% dos pacientes tratados, com bom prognóstico[1,49,130,140,141,144].

Acidentes aracnídicos

Entre os aracnídeos, são considerados de importância médica no Brasil os escorpiões do gênero *Tityus* e as aranhas dos gêneros *Loxosceles*, *Phoneutria* e *Latrodectus*.

Acidente escorpiônico

Os escorpiões são encontrados em todo o território nacional. Entre os 15 gêneros encontrados no Brasil, o *Tityus* é considerado de importância médica.

Dados epidemiológicos

Os registros de acidentes escorpiônicos no Brasil têm aumentado nos últimos anos. Em 2006, foram relatados cerca de 38.000 acidentes, com predomínio nos estados de Minas Gerais, Bahia, São Paulo e Pernambuco, ocorrendo com maior frequência entre adultos. A letalidade observada de 2001 a 2006 foi de 0,16%. Entretanto, ela varia de acordo com a faixa etária atingida: é maior em crianças, especialmente na faixa etária de 1 a 4 anos, na qual alcançou 1% (Figura 32). Quanto à gravidade dos acidentes, a maioria é leve (86,1%), sendo os moderados 12,2% e os graves 1,7%[131]. As principais espécies relacionadas aos acidentes no Brasil são: *T. serrulatus* (Figura 33) e *T. bahiensis* na região Sudeste, *T. stigmurus* no Nordeste, *T. obscurus* e *T. metuendus* na região Norte.

Etiologia e mecanismo de ação do veneno

Os escorpiões são encontrados em todas as zonas tropicais do mundo. Têm hábitos noturnos, escondendo-se durante o dia sob pedras e troncos ou enterrando-se na areia e no solo de florestas. Em áreas urbanas, vivem próximo de habitações em que o lixo doméstico e o entulho proporcionam condições para seu desenvolvimento. Na extremidade da cauda, possuem um ferrão, por meio do qual o veneno é inoculado.

O veneno escorpiônico ativa canais de sódio, promovendo despolarização das terminações nervosas sensitivas, motoras e do sistema nervoso autônomo, com liberação maciça de neurotransmissores adrenérgicos e colinérgicos, responsáveis pelas manifestações sistêmicas observadas no envenenamento.

Quadro clínico

O escorpionismo cursa, em geral, com alterações na região da picada. Entretanto, alguns pacientes, especialmente crianças, podem evoluir com manifestações sistêmicas decorrentes da ativação do sistema nervoso autônomo, com liberação de mediadores adrenérgicos e colinérgicos.

1. História clínica: imediatamente após a picada o paciente refere dor local, de intensidade variável, às ve-

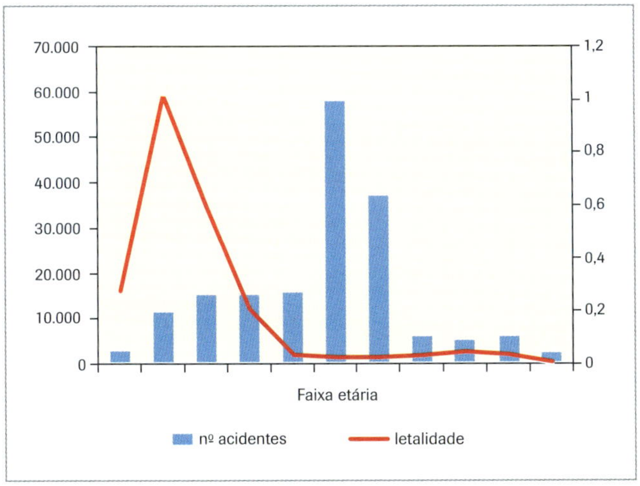

Figura 32. Escorpionismo no Brasil no período de 2001 a 2006: número de casos registrados e letalidade segundo a faixa etária.

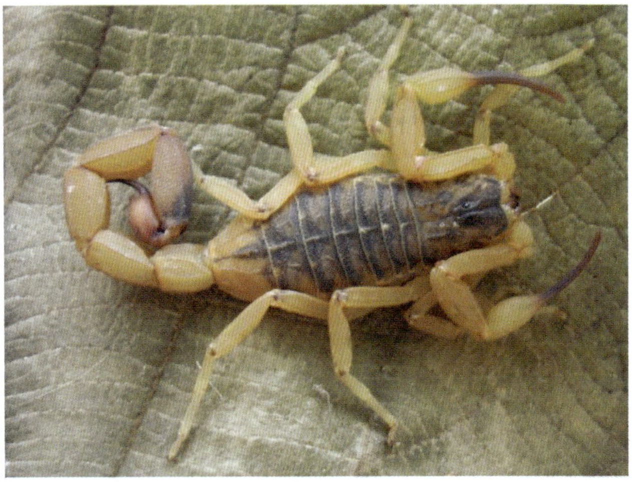

Figura 33. Tityus serrulatus.
Foto: Denise Candido.

zes, insuportável. Pode ocorrer, eventualmente, apenas sensação de parestesia local. Pacientes que evoluem com manifestações sistêmicas apresentam náuseas, vômitos, sudorese e dispneia, iniciados de forma precoce.

2. Exame clínico: em pacientes que apresentam apenas o quadro local, além da dor relatada, podem ser observados eritema e sudorese na região da picada. Naqueles que evoluem com alterações sistêmicas, pode haver palidez, sudorese, taquipneia, taquicardia, hipertensão arterial, agitação e, em casos mais graves, arritmia cardíaca, má perfusão periférica, sinais e sintomas de insuficiência cardíaca e de edema agudo de pulmão.

Em acidentes descritos na região oeste do Pará, as manifestações decorrentes da ativação do sistema nervoso autônomo não são tão frequentes, sendo relatadas mais comumente alterações neurológicas como sensação de "choque elétrico" pelo corpo, mioclonia, dismetria, disartria e ataxia da marcha, compatíveis com disfunção cerebelar aguda associada a manifestações neuromusculares reversíveis[145].

O acidente escorpiônico é classificado como leve, moderado ou grave, de acordo com as manifestações observadas (Quadro 3).

A intensidade e a frequência dos vômitos são um sinal premonitório sensível da gravidade do envenenamento[1,50].

Exames complementares

O diagnóstico é baseado nas informações epidemiológicas e no quadro clínico. Em acidentes em que haja manifestações sistêmicas, observam-se alterações laboratoriais como:

- Hemograma: leucocitose com neutrofilia.
- Bioquímica: hiperglicemia, hiperamilasemia, hipopotassemia; em casos graves, CKMb e troponina I podem estar aumentadas.
- ECG: arritmias como taquicardia ou bradicardia sinusal, extrassístoles ventriculares, alterações similares às encontradas no infarto agudo do miocárdio, bloqueio de condução atrioventricular ou intraventricular.
- Radiografia de tórax: aumento da área cardíaca, congestão pulmonar.
- Ecocardiograma: nas formas graves, pode-se observar hipocinesia transitória do septo interventricular e da parede posterior do ventrículo esquerdo[133,146].

Testes de coagulação não apresentam alterações, pois o veneno não atua sobre a coagulação.

Anatomia patológica

Necrópsias de pacientes que faleceram após acidente escorpiônico evidenciam pulmões volumosos, com edema alveolar difuso e áreas de hemorragia (Figura 34A). No coração, à microscopia, nota-se edema intersticial, miocitólise e degeneração das fibras cardíacas, podendo ocorrer necrose coagulativa multifocal, com bandas de contração (Figura 34B) e, eventualmente, discreto infiltrado inflamatório neutrofílico reparador. Essas lesões também são observadas no efeito tóxico associado a quantidades anormalmente altas de catecolaminas circulantes, tanto em animais de experimentação quanto em humanos, o que reforça a ideia de o veneno escorpiônico agir mediante liberação maciça dessas substâncias[147,148].

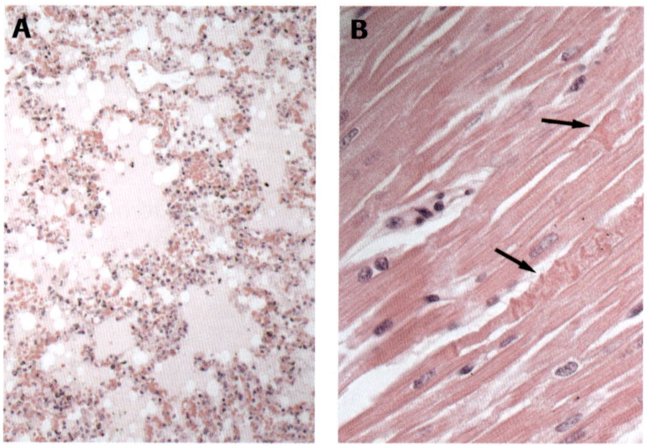

Figura 34. Lesões anatomopatológicas observadas na necropsia de criança de 4 anos de idade, vítima de acidente escorpiônico. A: congestão e acentuado edema alveolar pulmonar; B: focos de necrose coagulativa de cardiomiócitos, com formação de bandas de contração (setas).

Quadro 3. Classificação quanto à gravidade dos acidentes por escorpiões e tratamento

Classificação	Manifestações clínicas	Tratamento geral	Tratamento específico
Leve	Dor, eritema, sudorese local, piloereção	Observação clínica Anestésico local e/ou analgésico	-
Moderado	Quadro local e uma ou mais manifestações como: náuseas, vômitos, sudorese e sialorreia discretos, agitação, taquipneia e taquicardia	Internação hospitalar Anestésico local e/ou analgésico	2-3 ampolas de SAAr ou SAEs
Grave	Além das manifestações acima: vômitos profusos e incoercíveis, sudorese profusa, sialorreia intensa, prostração, convulsão, coma bradicardia, insuficiência cardíaca, edema agudo de pulmão, choque	Internação em unidade de terapia intensiva	4-6 ampolas de SAAr ou SAEs

SAAr = soro antiaracnídico. SAEs = soro antiescorpiônico.
Fonte: Manual de diagnóstico e tratamento de acidentes por animais peçonhentos, Ministério da Saúde, 1998.

Tratamento

Na maioria das vezes, o tratamento é sintomático, visando ao controle da dor. Mais raramente, a administração do antiveneno específico (soro antiescorpiônico ou soro antiaracnídico) deve ser realizada.

1. Tratamento específico: o antiveneno, administrado por via endovenosa, está indicado para pacientes com manifestações sistêmicas (casos moderados e graves), e as doses devem ser de acordo com a gravidade estimada do acidente (Quadro 3).

2. Tratamento geral: para os acidentes que apresentem apenas alterações locais (casos leves), devem ser tomadas medidas sintomáticas. Nos casos em que houver dor intensa, recomenda-se utilizar infiltração local ou bloqueio com anestésico, do tipo lidocaína 2%, sem vasoconstritor (2 a 4 mL/dose) que, em caso de recorrência da dor, pode ser repetido. Ocasionalmente, faz-se necessária a associação de analgésicos opioides (p. ex., tramadol, meperidina ou morfina).

Nos casos em que a dor for de menor intensidade, analgésicos como dipirona ou paracetamol e compressas mornas no local são suficientes.

Pacientes que evoluem com manifestações sistêmicas devem ser internados preferencialmente em unidade de terapia intensiva. Na presença de insuficiência cardíaca/edema agudo de pulmão, deve-se realizar hidratação cuidadosa, administrar diurético e oxigênio, associando dobutamina nos casos graves. Avaliar a necessida de de ventilação mecânica. Na presença de bradicardia com instabilidade hemodinâmica, usar atropina. Em caso de hipotensão ou choque não relacionados à hipovolemia, administrar dopamina/dobutamina[1,132].

Acidentes por aranhas

Constituindo-se também um agravo de notificação compulsória no Brasil, em 2006 foram registrados aproximadamente 19.200 acidentes araneídicos. Entre as aranhas, são consideradas de importância médica: *Phoneutria* (armadeira), *Loxosceles* (aranha marrom) e *Latrodectus* (viúva negra).

Acidentes causados por *Phoneutria*

Dados epidemiológicos

Em 2006, foram notificados cerca de 2.700 acidentes (14% dos acidentes araneídicos), sendo a maioria registrada nas regiões Sul e Sudeste do Brasil. Os acidentes em geral ocorrem no manuseio de verduras e frutas (especialmente bananas), durante limpeza de quintais e jardins e ao calçar, atingindo com maior frequência as mãos e os pés. A letalidade é baixa: de 2001 a 2006, foram registrados 2 óbitos[131].

Etiologia e mecanismo de ação do veneno

A aranha *Phoneutria* (Figura 35) é conhecida como "aranha-armadeira", pois, quando ameaçada, assume posição característica de "defesa armada", elevando os pares de patas anteriores. Possui coloração marrom-acinzentada e pode atingir até 15 cm de envergadura. Tem hábito noturno, podendo ser encontrada debaixo de troncos caídos, pilhas de madeira, entulhos e em cachos de banana; também se esconde dentro de calçados.

A principal fração tóxica do veneno da *Phoneutria* é a phoneutriatoxina 2 (PhTx2). Ela ativa os canais de sódio e retarda sua inativação, promovendo a despolarização de terminações nervosas sensitivas no local da inoculação do veneno e, mais raramente, do sistema nervoso autônomo, com liberação de neurotransmissores (catecolaminas e acetilcolina) relacionados ao quadro sistêmico; também há despolarização de fibras musculares esqueléticas[132].

Quadro clínico

As manifestações clínicas do foneutrismo são semelhantes às descritas para o escorpionismo; o quadro pode se apresentar apenas com alterações locais na região da picada e, mais raramente, com manifestações sistêmicas, em especial quando ocorre em crianças.

1. História clínica: logo após a picada, há dor local, que varia de intensidade. As manifestações sistêmicas, quando ocorrem, são precoces.

2. Exame clínico: além da queixa de dor, o local atingido pela picada pode apresentar edema, eritema e sudorese. Em caso de envenenamento sistêmico, são observados vômitos, palidez, sudorese, taquipneia, taquicardia, câibras, priapismo, arritmia cardíaca, sinais e sintomas de insuficiência cardíaca e edema agudo de pulmão.

Quanto à gravidade, esses acidentes são classificados como leve (apenas manifestações locais), moderado ou grave, quando sinais e sintomas sistêmicos estão presentes (Quadro 4)[1,132].

Exames complementares

O diagnóstico é clínico. Em alguns casos com manifestações sistêmicas, foram descritas leucocitose com neutrofilia, hiperglicemia e acidose metabólica.

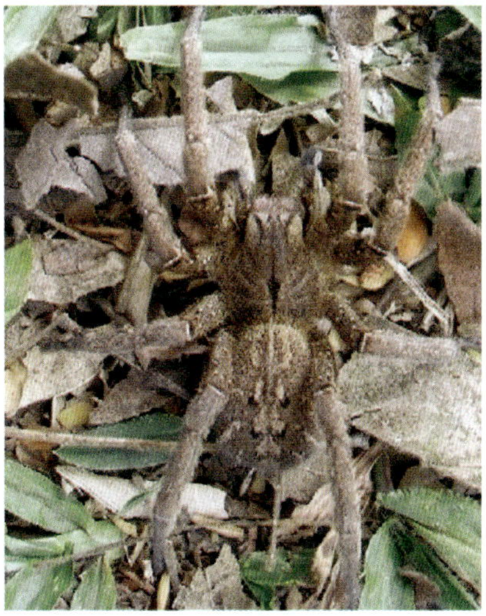

Figura 35. Exemplar de Phoneutria.
Foto: Denise Candido.

Tratamento

Nos casos leves, nos quais os sinais e os sintomas são restritos à região da picada, a conduta é a analgesia e/ou a anestesia local, da mesma forma já descrita para o escorpionismo. Para os casos moderados em crianças e todos os graves, o antiveneno (soro antiaracnídico) deve ser administrado (Quadro 4)[1,50].

Acidentes por *Loxosceles*

Dados epidemiológicos

Os acidentes por *Loxosceles* são responsáveis por aproximadamente 40% dos acidentes araneídicos no Brasil. Os registros são mais frequentes na região Sul do país, em especial na região metropolitana de Curitiba (Paraná)[131]. Os acidentes estão relacionados sobretudo aos atos de vestir e dormir, atingindo com maior frequência coxas, nádegas, tronco e braço[149,150].

Etiologia e mecanismo de ação do veneno

A *Loxosceles*, conhecida popularmente como aranha marrom, é pequena, de aproximadamente 3 a 4 cm, de coloração marrom (Figura 36). É encontrada sob telhas, tijolos e madeiras; no interior de domicílios, fica em porões, atrás de móveis e em cantos escuros. Não é agressiva e causa acidente quando comprimida contra o corpo[132].

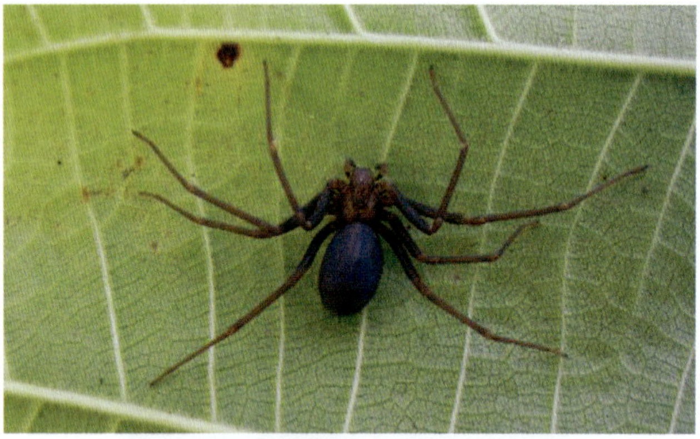

Figura 36. *Loxosceles* gaucho.
Fonte: Denise Candido.

O principal componente do veneno tem atividade esfingomielinase-D, que ativa o sistema complemento, as células endotelial e epitelial e as plaquetas, liberando mediadores inflamatórios responsáveis pela lesão cutânea. O veneno contém ainda enzimas hidrolíticas que degradam moléculas constituintes da membrana basal. A hemólise é decorrente da ação esfingomielinase-D sobre metaloproteinases endógenas que, ativadas, agem sobre proteínas da membrana de hemácias, tornando-as suscetíveis à ação do complemento[151].

Quadro clínico

O loxoscelismo pode se apresentar de duas formas: cutânea, quando evolui com lesão na região da picada, ou cutâneo-hemolítica, que, associada à lesão dermatológica, provoca hemólise intravascular.

As manifestações cutâneas evoluem gradualmente nas primeiras 24 horas do acidente.

1. História clínica: pelo fato de a picada ser pouco dolorosa, em geral ela não é percebida ou valorizada. Muitas vezes, os acidentes ocorrem ao dormir ou ao vestir roupas, quando há a compressão do animal contra o corpo. Quando percebida, a aranha em geral é desprezada e não apresentada para identificação. Os sintomas no local da picada em geral são referidos algumas horas após o acidente, em período variável de 4 a 8 horas. A região da picada evolui com dor e o paciente observa mudança de coloração da pele, que, no início, é eritematosa e, posteriormente, pode tornar-se equimótica, mesclada com áreas de palidez ("placa marmórea") (Figura 37). Algumas manifestações sistêmicas são relatadas já nas primeiras 24 horas do acidente: mal-estar, febre, náuseas e exantema cutâneo. Pacientes que evoluem com hemólise podem referir alteração na cor da urina (hemoglobinúria) e icterícia.
2. Exame clínico: inicialmente, no ponto de inoculação, surge uma pápula branca. Algumas horas depois, observa-se, no local da picada, lesão equimótica com áreas de palidez, dolorosa à palpação, com halo eritematoso; bolhas e/ou vesículas podem ser observadas. Algumas lesões se apresentam com mais eritema e pouca equimose. Posteriormente, a região atingida pode evoluir com necrose de extensão e profundidade variável, cuja crosta se delimita por volta da 2ª semana do acidente. Exantema (morbiliforme ou escarla-

Quadro 4. Classificação quanto à gravidade nos acidentes por aranhas do gênero *Phoneutria* e tratamento

Classificação	Manifestações clínicas	Tratamento geral	Tratamento específico
Leve	Quadro local apenas: dor, edema, eritema, sudorese	Observação clínica Anestésico local e/ou analgésico	-
Moderada	Quadro local associado a: sudorese, vômitos ocasionais, agitação, hipertensão arterial	Internação hospitalar Anestésico local e/ou analgésico	2-4 ampolas de SAAr
Grave	Além das manifestações acima: sudorese profusa, priapismo, vômitos frequentes, arritmia, choque, edema agudo de pulmão	Internação em unidade de terapia intensiva	5-10 ampolas de SAAr

SAAr = Soro antiaracnídico.
Fonte: Manual de diagnóstico e tratamento de acidentes por animais peçonhentos, Ministério da Saúde, 1998.

tiforme) acompanhado de prurido pode ser observado nas primeiras 72 horas. Mais raramente, o paciente apresenta icterícia, decorrente de quadro hemolítico.

Como complicação, podem ocorrer infecção secundária, especialmente na fase em que há crosta necrótica, e cicatrizes, às vezes desfigurantes. Pacientes que apresentam hemólise podem evoluir com insuficiência renal aguda (IRA) e, mais raramente, coagulação intravascular disseminada (CIVD)[149].

No diagnóstico diferencial, devem-se considerar infecções (abscesso e fasciite necrotizante), vasculite e pioderma gangrenoso na fase inicial e, na fase de úlcera, leishmaniose cutânea[132].

Exames complementares

1. Forma cutânea: leucocitose com neutrofilia e, nos casos em que a lesão for mais profunda, pode-se observar aumento sérico de enzimas musculares, como CK.

2. Forma cutâneo-hemolítica: dependendo do grau de hemólise, observa-se anemia de intensidade variável; há leucocitose com neutrofilia, reticulocitose, aumento de DHL, bilirrubina total com predomínio de bilirrubina indireta e diminuição da haptoglobina livre. Alterações da função renal e dos testes de coagulação e plaquetopenia podem ocorrer, especialmente quando houver hemólise maciça[152].

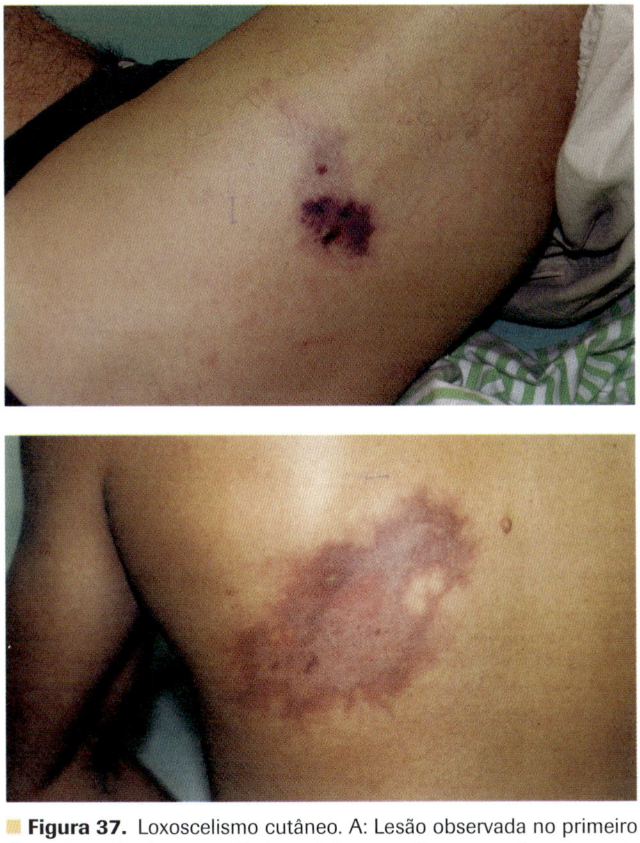

Figura 37. Loxoscelismo cutâneo. A: Lesão observada no primeiro dia após a picada em região lateral da coxa. Observa-se área de equimose e palidez (placa marmórea). B: Lesão equimótica observada no segundo dia após a picada em região infra-escapular direita.

Anatomia patológica

Estudo histopatológico realizado em coelho, 4 horas após injeção de veneno de *L. intermedia* por via intradérmica, mostrou edema e hemorragia na derme e subcutâneo, degeneração da parede vascular com trombose e acúmulo de neutrófilos intra e perivasculares. Posteriormente, houve maciça infiltração neutrofílica na derme e no tecido subcutâneo, necrose dos vasos, trombose, hemorragia e mionecrose[153].

A ação necrótica e pró-inflamatória do veneno puderam também ser documentadas em um caso de acidente humano, no qual a biópsia da pele acometida, realizada 7 dias após a picada, revelou infiltrado inflamatório neutrofílico na derme, com agressão e necrose da epiderme, que começava a destacar-se (Figura 38A). O infiltrado neutrofílico atingia também a hipoderme, que exibia necrose, grupos de neutrófilos degenerados e necrose com trombose recente de pequenos vasos sanguíneos (Figura 38B)[132].

São raríssimos os estudos anatomopatológicos de casos humanos fatais de envenenamento por aranhas *Loxosceles*. Necrópsia de paciente que faleceu 31 horas após acidente com essa aranha revelou edema pulmonar e alterações congestivas e hemorrágicas na maioria dos órgãos, especialmente nos rins, nos quais havia numerosos focos hemorrágicos, com presença de sangue e cilindros hemáticos no interior dos túbulos, que evidenciavam alterações celulares degenerativas[154].

Tratamento

Tratamento específico: na forma cutânea, o antiveneno (soro antiaracnídico ou soro antiloxoscélico) está indicado na fase inicial do envenenamento. Quanto maior

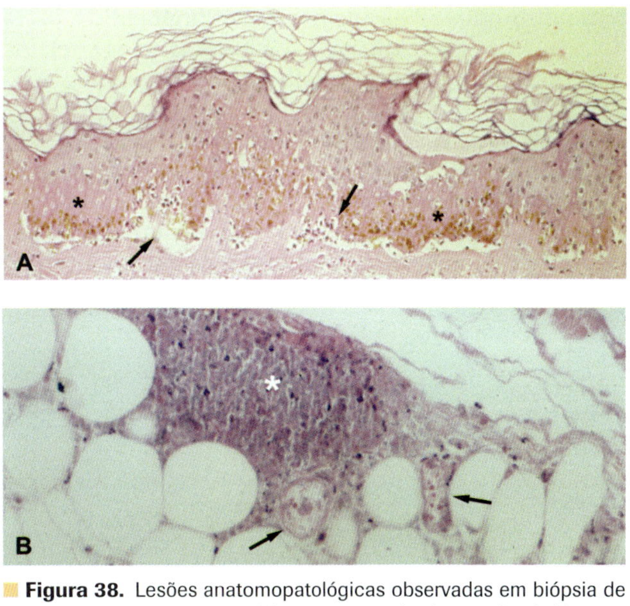

Figura 38. Lesões anatomopatológicas observadas em biópsia de pele, realizada 7 dias após acidente com aranha *Loxosceles*. A: Necrose coagulativa das camadas inferiores da epiderme (asteriscos), com focos de destacamento da derme e infiltrado inflamatório neutrofílico (setas); B: Necrose focal da hipoderme, comprometendo vasos da microcirculação (setas) e formação de microabscesso (asterisco).

o tempo decorrido após o acidente, menor a eficácia da soroterapia na redução da necrose. Entretanto, não há consenso quanto ao tempo máximo após a picada para administração do antiveneno. Em alguns serviços, sua utilização tem sido feita até 3 dias após o acidente[132].

Na presença de hemólise – quadro classificado como forma cutâneo-hemolítica –, o antiveneno é indicado independentemente do tempo decorrido do acidente (Quadro 5).

Tratamento geral

1. Corticosteroide: prednisona 1 mg/kg/dia, na 1ª semana do acidente (5 a 7 dias).
2. Analgésico: especialmente na 1ª semana, quando o quadro álgico for mais intenso. Pode ser administrado dipirona ou paracetamol.
3. Anti-histamínico: para os casos de exantema cutâneo pruriginoso.
4. Antibiótico: apenas quando houver infecção secundária, que pode ocorrer na fase de crosta necrótica (em geral, a partir do final da 2ª semana do acidente). São indicados antibióticos com espectro para microrganismos usuais da flora da pele, como cefalexina.
5. Debridamento cirúrgico: deve ser realizado quando a necrose estiver delimitada, o que costuma ocorrer a partir do final da 2ª semana. Quando houver perda tecidual importante, avaliar a necessidade de enxerto ou correção de cicatrizes.
6. Diálise e concentrado de hemácias: podem ser necessários na forma hemolítica.

Acidente por *Latrodectus*

Dados epidemiológicos

Os acidentes são raros no Brasil. De 2001 a 2006, foram notificados 389 acidentes, correspondendo a 0,4% dos acidentes araneídicos. Os escassos estudos e relatos sobre latrodectismo provêm da região Nordeste[131].

Etiologia e mecanismo de ação do veneno

A *Latrodectus*, também conhecida como viúva negra, é uma aranha pequena: a fêmea adulta atinge 3 cm de envergadura. Faz teias irregulares, sendo encontradas no peridomicílio e também no interior de residências, em frestas e ambientes escuros. A espécie *L. curacaviensis* possui coloração negra e vermelho vivo (Figura 39), enquanto a *L. geometricus* é esverdeada ou acinzentada com manchas alaranjadas. Apresenta no ventre do abdome um desenho em forma de ampulheta de cor vermelha ou laranja. Essas aranhas não são agressivas, causando acidentes quando comprimidas contra o corpo[132].

A principal toxina do veneno é a alfalatrotoxina que, ao se ligar a receptores neuronais específicos nas terminações pré-sinápticas, promove aumento de Ca^{++} intracelular e liberação maciça de neurotransmissores como norepinefrina, acetilcolina e ácido gama-aminobutírico (GABA)[155].

Quadro clínico

Após a picada, pode ocorrer dor local, que aumenta de intensidade 1 a 3 horas após, às vezes persistindo até por 48 horas. Edema, pápula eritematosa e sudorese são observados.

Em alguns acidentes, ocorrem manifestações sistêmicas como sudorese, tremores, dor em membros inferiores, dor abdominal, articular e generalizada, ansiedade, agitação, hipertensão arterial, taquicardia, bradicardia, taquipneia, dispneia, contraturas musculares, náuseas, vômitos, priapismo e retenção urinária[1,132].

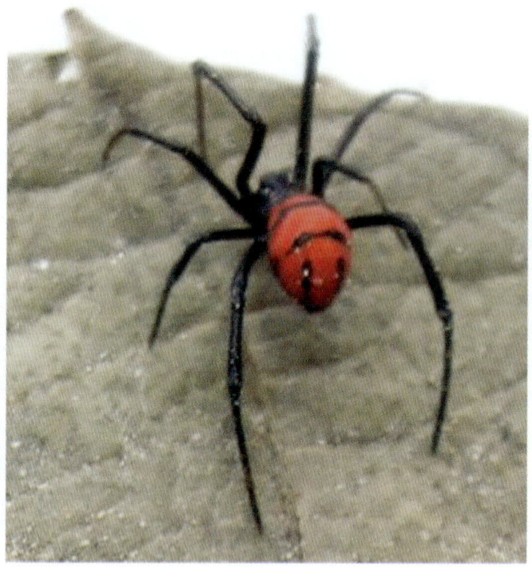

Figura 39. *Latrodectus curacaviensis.*
Foto: Denise Candido.

Quadro 5. Loxoscelismo: classificação dos acidentes quanto à forma clínica e tratamento geral e específico

Loxoscelismo#	Manifestações clínicas	Tratamento geral	Tratamento específico
Cutâneo	Quadro local: edema, eritema, dor, equimose, palidez cutânea, bolha, vesícula, necrose Quadro geral: febre, mal-estar, exantema	Corticosteroide (prednisona 1 mg/kg/d) de 3-7 dias Analgésicos, anti-histamínico, debridamento cirúrgico	5 ampolas*
Cutâneo-hemolítico	Além dos acima referidos, icterícia, anemia, alterações laboratoriais indicativas de hemólise, insuficiência renal aguda	Corticosteroide (prednisona 1 mg/kg/dia) Hidratação parenteral Correção de distúrbio hidroeletrolítico	10 ampolas*

#Com ou sem identificação da aranha; *Soro antiloxoscélico (SALox) ou soro antiaracnídico (SAAr) – 1 ampola = 5 mL.

Exames complementares

No Brasil, não há na literatura descrição de exames laboratoriais nesses acidentes.

Tratamento

1. Específico: o soro específico não está sendo produzido regularmente no Brasil e seria indicado nos casos diagnosticados como moderados ou graves (Quadro 6).
2. Geral: conforme os sintomas apresentados, analgésicos (dipirona, paracetamol, opioides), relaxantes musculares, sedativos e ansiolíticos (p. ex., diazepam, clorpromazina) podem ser necessários.

Acidentes por himenópteros

A ordem *Hymenoptera* compreende mais de 115.000 espécies conhecidas[156]. Os insetos desta ordem possuem, dentre outras características, dois pares de asas membranosas, as posteriores sempre menores que as anteriores, aparelho bucal do tipo mastigador, exceto em algumas espécies que apresentam o lábio e as maxilas alongadas funcionando como uma língua, e ainda, em sua maioria, reprodução por haplodiploidia arrenótica, na qual as fêmeas são diploides e originadas de ovos fecundados, enquanto os machos são haploides e originados de ovos não fecundados.

Quadro 6. Classificação dos acidentes por Latrodectus quanto à gravidade e ao tratamento

Classificação	Manifestações clínicas	Tratamento
Leve	Dor local, edema local discreto, sudorese local, dor nos membros inferiores, parestesia em membros, tremores e contraturas	Sintomático: analgésicos, observação clínica
Moderado	Além dos acima referidos, dor abdominal, sudorese generalizada, ansiedade/agitação, mialgia, dificuldade de deambulação, cefaleia e tontura, hipertermia	Sintomático: analgésicos, relaxante muscular e sedativos Específico: SALatr 1 amp IM
Grave	Todos os acima referidos e: taqui/bradicardia, hipertensão arterial, taquipneia/dispneia, náuseas e vômitos, priapismo, retenção urinária, fácies latrodectísmica	Sintomático: analgésicos, relaxante muscular, sedativos Específico: SALatr 1 a 2 amp IM

SALatr = soro antilatrodectus.
Fonte: Manual de diagnóstico e tratamento de acidentes por animais peçonhentos, Ministério da Saúde, 1998.

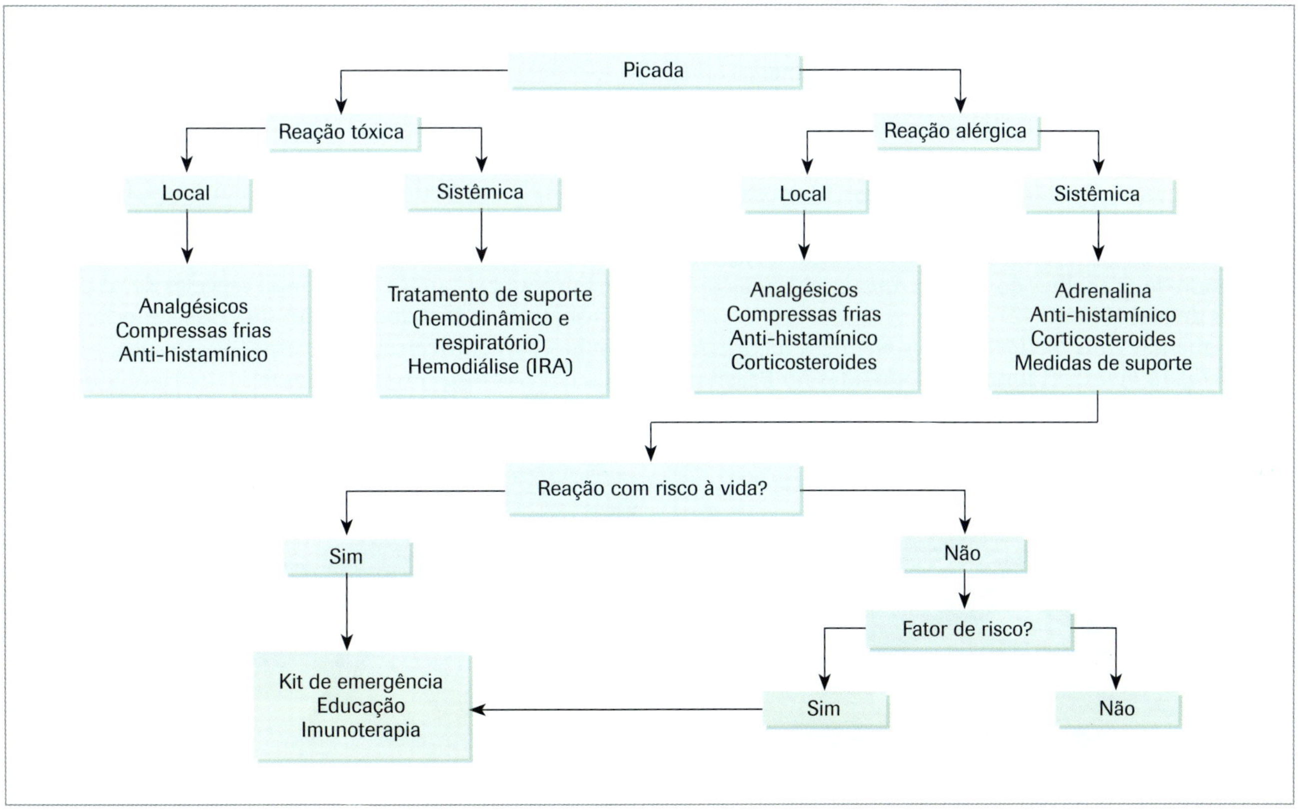

Figura 40. Abordagem do acidente por himenópteros.

Os himenópteros capazes de causar acidentes de importância médica se encontram na divisão *Aculeata*, que agrupa os insetos com ferrões verdadeiros, ou seja, possuidores de um aparelho inoculador de veneno, derivado de um ovopositor modificado (o que explica o motivo de apenas as fêmeas ferroarem). Pertencem a este grupo os insetos comumente conhecidos como vespas e abelhas. Esses insetos são potencialmente perigosos, podendo causar acidentes graves e morte, tanto por choque anafilático, em decorrência de uma única picada em pacientes com hipersensibilidade aos seus venenos, como também por envenenamentos maciços decorrentes de múltiplas picadas[157].

Embora a maioria das espécies de *Aculeados* seja solitária[158], as espécies que possuem hábitos sociais são tidas como mais perigosas, por exibirem elevado poder de defesa de suas colônias e pela possibilidade de atacarem em enxames. O aparelho inoculador de veneno desses animais faz parte do mecanismo de defesa de suas colônias. Há diferenças de opiniões entre os taxonomistas quanto à divisão dos himenópteros nas diversas superfamílias, famílias e subfamílias. Sendo assim, busca-se utilizar aquelas de maior aceitação na literatura especializada.

Abelhas

As abelhas são insetos conhecidos pela sua organização social desenvolvida e produção de mel. Embora existam cerca de 10 mil espécies reunidas em diversas famílias, é na família *Apidae*, dividida nas subfamílias *Meliponinae*, *Bombinae* e *Apinae*, que se encontram as espécies de maior interesse médico.

As abelhas da subfamília *Meliponinae*, chamadas também de abelhas sem ferrão por terem aguilhão reduzido, não causam acidentes por picadas, mas por mordeduras, sem inoculação de veneno. Na subfamília *Bombinae*, encontram-se as abelhas do gênero *Bombus*, insetos robustos e com grande pilosidade, conhecidos como mamangavas (Figura 41). Finalmente, na subfamília *Apinae*, encontram-se as abelhas do gênero *Apis*, conhecidas produtoras de mel (Figura 42).

As abelhas *Apis mellifera* (*Apis mellifera mellifera* e *Apis mellifera ligustica*) foram introduzidas no Brasil no século XIX por imigrantes europeus que se instalaram nas regiões Sul e Sudeste[159]. Provavelmente por serem provenientes da Europa e não adaptadas ao clima tropical, estas abelhas ficaram, em grande parte, restritas aos apiários, não formando uma população natural expressiva.

Em 1956, as abelhas africanas (*Apis mellifera scutellata*) foram trazidas ao Brasil, especificamente à região de Rio Claro no interior paulista, em razão do interesse dos apicultores em melhorar a produção de mel e cera. Embora fossem mais produtivas e resistentes ao clima e às doenças, as abelhas africanas apresentavam maior agressividade (ou defensividade de suas colônias), quando comparadas às abelhas europeias. Entretanto, um acidente na manipulação, ocorrido em 1957, permitiu enxameações de 26 colmeias[160]. O que se seguiu foi uma expansão biogeográfica de enormes proporções: as abelhas africanas passaram rapidamente a expandir sua população, tanto em número quanto em distribuição geográfica, formando "ondas" de colonização em direção ao Norte, invadindo, no início, as regiões centrais e norte do Brasil, de climas mais quentes, atingindo em seguida outros países da América Latina, até chegarem ao sul dos Estados Unidos[161].

Durante esse processo de expansão, as abelhas africanas passaram por processos evolutivos que incluíram a hibridização com as espécies europeias preexistentes, resultando nas chamadas "abelhas africanizadas", que, retendo muitas das características agressivas encontradas na abelha africana pura, passaram a ser responsáveis por um grande número de acidentes no continente americano. Atualmente, a quase totalidade das abelhas no país apresenta graus variáveis de hibridização.

Vespas

As vespas formam um grupo extremamente diverso, com ampla distribuição ao redor do mundo. Elas podem ser diferenciadas das abelhas pelos hábitos alimentares distintos e pela escassa pilosidade que lhes reveste o corpo. Embora existam de 20 a 25 mil espécies de vespas, tradicionalmente distribuídas em diversas superfamílias e famílias, somente cerca de 800 espécies são sociais ou subsociais[158]. As espécies de vespas verdadeiramente sociais

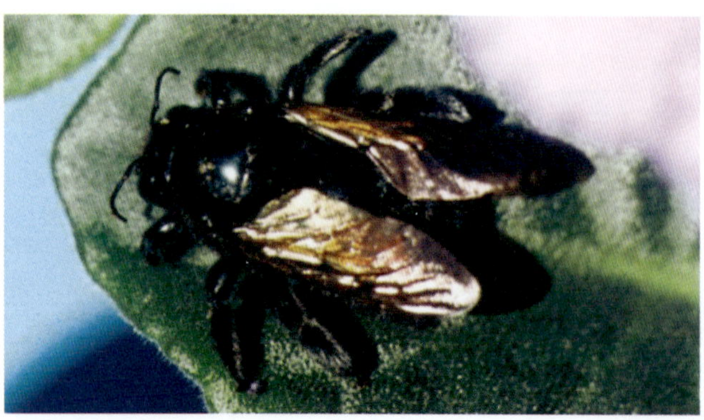

Figura 41. Gênero *Bombus*: mamangavas.

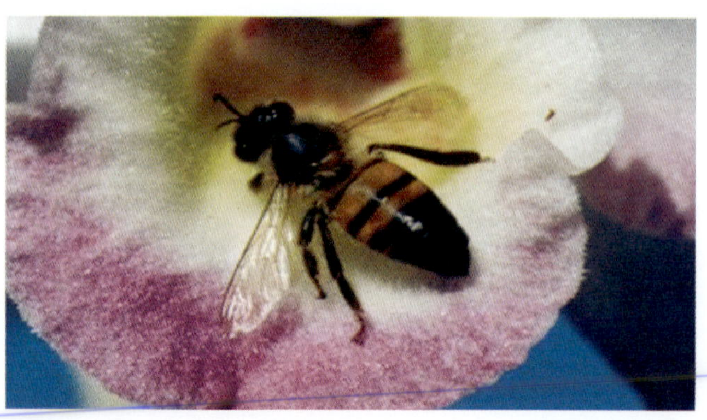

Figura 42. Gênero *Apis*: abelhas.

pertencem à família *Vespidae*, divididas nas subfamílias *Stenogastrinae*, *Vespinae* e *Polistinae*.

Embora existam relatos recentes de colonização, na América do Sul, de espécies da subfamília *Vespinae*, que possuem distribuição preferencial em regiões de clima temperado do hemisfério norte, as vespas sociais encontradas no Brasil são todas pertencentes à subfamília *Polistinae*, em particular às tribos *Polistini* (somente um gênero, com 38 espécies descritas), *Mischocyttarini* (também somente um gênero, com 170 espécies descritas) e *Epiponini* (com 21 gêneros e mais de 200 espécies descritas no Brasil)[162].

As espécies de vespas brasileiras possuem tamanhos e graus de agressividade variáveis. Os polistíneos, representados por várias espécies do gênero *Polistes*, são vespas grandes, muito comuns, de coloração avermelhada, às vezes com manchas amareladas ou negras, comumente chamados "marimbondos caboclos" (Figura 43). Só atacam quando molestados, embora sejam capazes de ferroar uma mesma vítima várias vezes. O "caboclo verdadeiro" é o *Polistes canadensis*, que no Norte do Brasil é chamado "caba-piranga"; *Polistes carnifex*, *Polistes versicolor* e *Polistes lanio lanio* são outras espécies próximas. A subespécie *Polistes canadensis cavapyta* é conhecida no sul do país por "cavapitã", "caba-vespa" e "pitan-vermelha"[163].

Por outro lado, as temidas "caçunungas" (*Agelaia vicina*) são vespas de porte pequeno, de cerca de 1 cm de comprimento, coloração escura com algumas faixas amareladas na cabeça, tórax e abdome, extremamente agressivas e atacam à simples aproximação. São conhecidos casos fatais em pessoas atacadas por enxames dessa espécie[163]. Já as "camoatins" (*Polybia occidentalis scutellaris*) atacam quando os ninhos são esbarrados ou danificados, e outras espécies, como a "enxu-i" (gênero *Protopolybia*), só atacam quanto tocadas ou em grande proximidade.

Do ponto de vista médico, as picadas de todas as espécies de vespas são similares, exceto quando se consideram as reações alérgicas de hipersensibilidade, que podem ser espécie-específicas[164].

Dados epidemiológicos

Os dados sobre a incidência dos acidentes por himenópteros são muito escassos e incompletos. De 1993 a 1998, o Centro de Vigilância Epidemiológica de São Paulo registrou 2.462 acidentes provocados por abelhas no estado, com 7 óbitos (letalidade de 0,28%), sendo que cerca de 15% dos casos foram considerados moderados ou graves[165]. Por outro lado, de 2001 a 2006, foram notificados 20.746 acidentes por abelhas ao SINAN, 61 deles fatais. Sem dúvida, existem problemas de subnotificação em relação a esses dados. O que se sabe, no entanto, é que os casos fatais provocados por ataques maciços de abelhas têm aumentado desde a década de 1960, fato este atribuído à introdução das abelhas africanas no Brasil, em 1956.

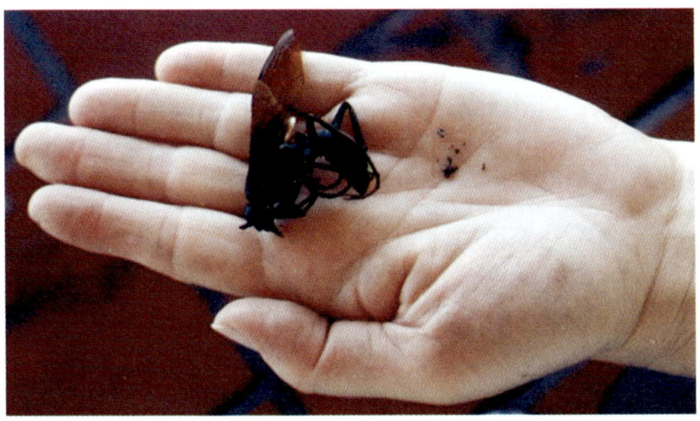

Figura 43. Gênero *Polistes*: vespas.

Essas observações estão diretamente relacionadas à rápida expansão das abelhas africanizadas pelo continente americano e ao seu grau maior de agressividade, quando comparadas às espécies europeias anteriormente presentes no Brasil. Estima-se que a letalidade causada por abelhas africanizadas, na América Latina, desde 1957, esteja entre 700 e 1.000 óbitos[166].

Por outro lado, casos fatais resultantes de reações alérgicas anafiláticas desencadeadas por picadas de himenópteros são conhecidos desde a Antiguidade: inscrições no túmulo do faraó Menes, do Egito, descrevem a sua morte em decorrência da ferroada de uma vespa em 2621 a.C.[167].

Estatísticas norte-americanas documentam aproximadamente 40 óbitos por ano em decorrência de anafilaxia por picada de insetos[168], podendo ser este número ainda maior, pois foram encontrados níveis sanguíneos elevados de IgE específica para veneno de himenóptero em uma parcela de pacientes que tiveram morte súbita de causa desconhecida[169]. Na Europa, estima-se que este número seja em torno de 100[170]. Estudos epidemiológicos têm apontado prevalência de 0,15 a 3,3% de reações alérgicas sistêmicas e de 15 a 25% de sensibilização aos diferentes venenos de himenópteros na população geral em diversas partes do mundo[171].

Infelizmente não há disposição de estudos epidemiológicos desta ordem no Brasil, mas acredita-se que, pelas características geográficas e climáticas do país, essas reações sejam frequentes.

Etiologia e fisiopatologia

Composições dos venenos

O aparelho inoculador dos himenópteros sociais exerce um papel essencial no mecanismo de defesa de suas colônias. A picada consiste na injeção de veneno pela fêmea da espécie, por meio de um ovopositor modificado, e causa dor e desconforto físico a seus agressores ou intrusos, percebidos como ameaça à integridade de seus ninhos. Esses venenos são misturas complexas de aminas biogênicas, peptídios e enzimas, com diversas atividades farmacológicas e alergênicas[172]. O Quadro 7 mostra os principais componentes dos venenos de abelhas e vespas.

Abelhas

A composição e o modo de ação dos venenos das abelhas melíferas têm sido muito estudados desde a década

Quadro 7. Principais componentes dos venenos de abelhas e vespas

Abelhas	Vespas
Fosfolipase	Fosfolipase
Hialuronidase	Hialuronidase
Fosfatase ácida	Fosfatase ácida
Melitina	Mastoparanos
Apamina	Peptídios quimiotáticos
Peptídeo degranulador de mastócito	Cininas
Aminas biogênicas	

Fonte: adaptado de Habermann[170]

de 1950[172,173]. A toxicidade desses venenos é atribuída a três tipos fundamentais de componentes proteicos: enzimas, grandes peptídios e pequenas moléculas. Os componentes dos venenos das abelhas africanizadas e das abelhas europeias são essencialmente os mesmos, existindo alto grau de semelhança entre as atividades alergênicas[174], embora, dentro de uma mesma raça, o peso seco de vários de seus componentes possa variar de uma colônia para outra.

Enzimas

1. Fosfolipases: a fosfolipase A2 encontrada no veneno de abelhas é a mais ativa das fosfolipases conhecidas. Seu mecanismo de ação está relacionado à destruição de fosfolípides de membrana, convertendo-os da forma cilíndrica para a forma cônica, levando à ruptura do arranjo nas membranas com consequente formação de "poros" e lise celular.

2. Hialuronidase: hidrolisa o ácido hialurônico, polímero que exerce função de "cimento" intercelular, acelerando a difusão do veneno através dos tecidos, conhecido como "fator propagador".

Grandes peptídios

1. Melitina: representa 50% do peso seco do veneno e é a toxina mais ativa do veneno de abelhas. A melitina tem ação sinérgica com a fosfolipase A2 sobre fosfolipídios de membranas, resultando no comprometimento da integridade da membrana celular e da membrana mitocondrial, comprometendo a fosforilação oxidativa e a cadeia respiratória, ocasionando dano tecidual[172]. Esta atividade é exercida sobre diversos grupos celulares, como hemácias, células musculares, hepatócitos, fibroblastos, mastócitos e leucócitos. A lise de membranas celulares pode levar à liberação de produtos de degradação do ácido araquidônico.

2. Apamina: constitui apenas 2% do peso seco do veneno, sendo a menor neurotoxina conhecida. Foi comprovada, experimentalmente, ação no sistema nervoso central e periférico, bloqueando a transmissão de determinados impulsos inibitórios. Seu papel no envenenamento humano é, no entanto, desconhecido.

3. Peptídio degranulador de mastócitos (PDM): é o principal responsável pela liberação de mediadores de mastócitos e basófilos, como histamina, serotonina, derivados do ácido araquidônico e fatores que atuam sobre plaquetas e eosinófilos. É responsável pelo quadro de intoxicação histamínica observada nas fases iniciais do acidente.

Pequenas moléculas

1. Peptídios (secarpina, tertiapina, procamina): têm sido encontrados no veneno de abelhas e parecem destituídos de toxicidade em mamíferos. Investigações indicam provável papel desses peptídios com atividade para repelir outros animais, particularmente artrópodes e insetos, o que poderia levar ao desenvolvimento de inseticidas seletivos.

2. Aminas biogênicas: histamina, serotonina, dopamina e noradrenalina têm sido identificadas no veneno de abelhas. A pequena quantidade de histamina encontrada no veneno tem papel insignificante para explicar seus efeitos no envenenamento, quando comparada com a capacidade de liberação desta amina bioativa pelo PDM e pela associação da melitina com a fosfolipase A2. A histamina ocasiona vasodilatação e aumento da permeabilidade capilar, podendo também, quando em níveis elevados, ativar a liberação de adrenalina, explicando o quadro clínico compatível com intoxicação adrenérgica observado no início do envenenamento.

Vespas

A maioria dos estudos a respeito das composições e atividades dos venenos das vespas se restringe às espécies da subfamília *Vespinae*, de clima temperado, e a algumas espécies do gênero *Polistes*. Por outro lado, as espécies brasileiras são tipicamente neotropicais, sendo seus venenos diferentes daqueles encontrados nas espécies de clima temperado[175]. Embora exista uma analogia entre a composição dos venenos de abelhas e de vespas (Quadro 7), tem sido demonstrado um reduzido grau de reação imunológica e de sensibilização cruzada entre eles[176]. Já entre os venenos das vespas, têm sido observadas reação imunológica e sensibilização cruzada entre as espécies da subfamília *Vespinae* (*yellow jackets* e *hornets*) e, em menor grau, entre estas e as espécies do gênero *Polistes*[177,178]. Essas considerações são importantes, pois limitam o uso terapêutico de extratos importados de veneno de vespas para o tratamento de pacientes com hipersensibilidade no Brasil.

Além de enzimas como fosfolipases, hialuronidase e fosfatase ácida, os venenos de vespídios possuem uma série de peptídios hidrofóbicos, como componentes peptidérgicos. Os mais importantes desses componentes são os mastoparanos, que causam degranulação dos mastócitos para liberação de histaminas. Agem também estimulando a liberação de catecolaminas e ácidos adenílicos pelas células cromafins suprarrenais. Alguns mastoparanos causam hemólise e liberação de serotonina das plaquetas, além de atividade miotóxica[179].

Os peptídios citotrópicos, conhecidos como peptídios quimiotáticos, são o segundo grupo de componentes peptídicos em importância no veneno de vespídeos. Possuem atividade quimiotática para leucócitos polimorfonucleares e monócitos, sendo que alguns desses peptídios também causam liberação de histamina dos mastócitos.

As cininas de vespas, derivadas da bradicinina, estão relacionadas com a ocorrência da dor[180].

Mecanismos fisiopatológicos

Aqui, serão considerados os mecanismos fisiopatológicos envolvidos nos quadros de intoxicação e de hipersensibilidade provocados pelos venenos.

Toxicidade

Nos quadros de envenenamento por múltiplas picadas de himenópteros, os mecanismos fisiopatológicos e as alterações orgânicas observadas são aquelas produzidas pela ação tóxica dos componentes dos venenos. Nos indivíduos vítimas de múltiplas picadas de abelhas (acima de 100 ou 200 picadas), observam-se hemólise intravascular, insuficiência respiratória, necrose hepática, rabdomiólise (acompanhada de mioglobinemia e mioglobinúria), insuficiência renal, hipertensão arterial, lesão miocárdica e alterações da coagulação sanguínea[181].

Geralmente, o quadro de envenenamento inicia-se poucos minutos após as picadas, embora haja registro na literatura de um paciente que só apresentou os primeiros sintomas de envenenamento 18 horas após ter sofrido mais de 100 picadas de abelhas. A hipertensão arterial inicialmente observada é atribuída à liberação de catecolaminas endógenas pelos componentes do veneno.

A hemólise e a rabdomiólise observadas são atribuídas à ação sinérgica da fosfolipase A2 e da melitina sobre a membrana das hemácias e fibras musculares. A rabdomiólise, em particular, é observada tanto clínica como experimentalmente[182]. A deposição de pigmentos de hemoglobina e mioglobina nos túbulos renais é apontada como um dos fatores relacionados com o desenvolvimento da insuficiência renal. As lesões renais também podem ser causadas pela ação tóxica direta do veneno ou por mecanismos indiretos da ação do veneno, diminuindo a perfusão renal.

São raras as descrições de necrópsias de pacientes vítimas de múltiplas picadas de abelhas. Contudo, foram documentadas as alterações anatomopatológicas em dois casos humanos, vítimas fatais de 200 a 800 picadas de abelhas[181]. As alterações renais foram proeminentes, com acentuada necrose tubular aguda, estando os túbulos repletos de cilindros granulosos e eosinofílicos (Figura 44), correspondendo à provável mioglobinúria e hemoglobinúria maciças. No caso em que a necrópsia foi completa, com análise de vários órgãos, detectou-se dano alveolar difuso pulmonar, com extenso edema e hemorragia alveolar e formação de membranas hialinas (Figura 45), além de focos de necrose hepatocitária, miocárdica e cutânea no local das picadas.

Os venenos das vespas guardam algumas similaridades com o das abelhas, embora algumas toxinas lhes sejam particulares (mastoparanos) e algumas enzimas sejam diferentes. O quadro clínico resultante de múltiplas picadas de vespas lembra os provocados pelas abelhas, mas com a diferença de que um número menor de picadas pode resultar em quadros graves. Hemólise intravascular, rabdomiólise, alterações hepáticas, trombocitopenia, coagulopatias, insuficiência renal e anormalidades cardíacas têm sido observadas nesses acidentes[181,183].

Hipersensibilidade

A alergia aos venenos de *Hymenoptera* é um fenômeno imunológico. Ela ocorre quando, em uma primeira picada, a exposição a determinados alérgenos presentes no veneno induz uma resposta imunológica no indivíduo denominada sensibilização. Após a sensibilização, o indivíduo permanece assintomático até que ocorra uma nova picada. Quando esta ocorre, os alérgenos do veneno reagem com anticorpos específicos induzindo uma resposta inflamatória,

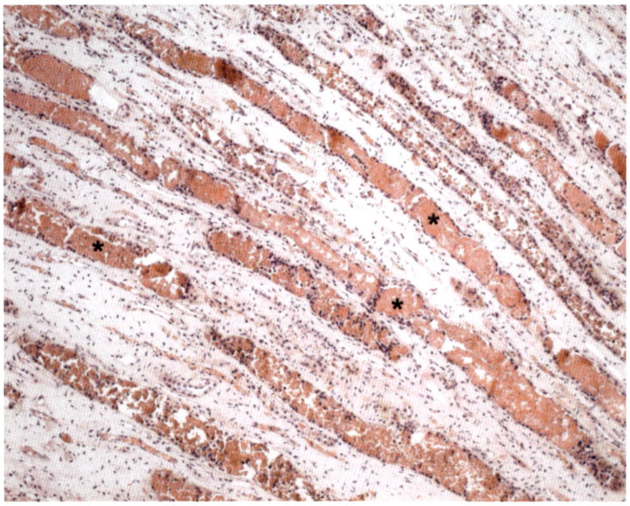

Figura 44. Histologia de fragmento renal obtido em necrópsia evidenciando necrose tubular aguda, com cilindros granulosos e eosinofílicos, por provável mioglobinúria e hemoglobinúria maciças.

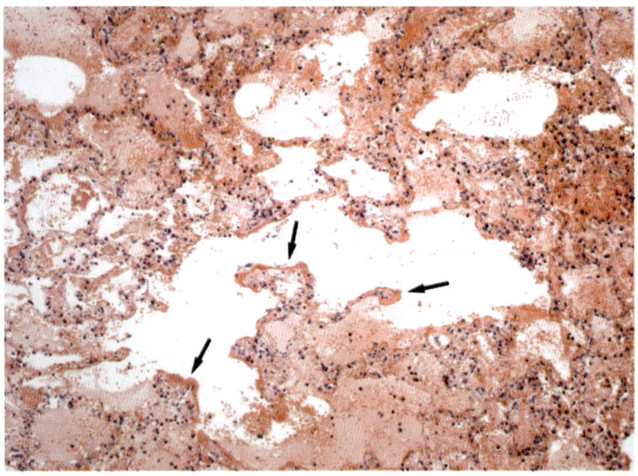

Figura 45. Histologia de fragmento pulmonar obtido em necrópsia demonstrando extenso edema, hemorragia alveolar e formação de membranas hialinas.

responsável pelos sinais e sintomas encontrados na reação alérgica.

Os indicadores da inflamação alérgica nos seres humanos são a ativação dependente de IgE de mastócitos e basófilos e a eosinofilia tecidual no qual as citocinas têm um papel fundamental. À luz dos conhecimentos atuais, existem dois subconjuntos de linfócitos T auxiliares CD4+ distintos com base no perfil de citocinas produzidas[184]. Após a ativação, células auxiliares Th1 produzem interferon gama (IFN-gama) e interleucina 2 (IL-2), mas não IL-4 ou IL-5, enquanto as células Th2 produzem principalmente IL-4, IL-13 e IL-5, mas não IL-2 ou IFN-gama. Ambos os subconjuntos produzem IL-3 e fator estimulador do crescimento de colônias de granulócito-macrófago (GM-CSF). A IL-4 e a IL13 são fatores relevantes para as células B produzirem IgE. Esse processo é inibido pelo IFN-gama. A IL-5 é importante fator de crescimento seletivo para a diferenciação terminal, a ativação e a manutenção dos eosinófilos nos tecidos[185].

No processo de sensibilização, células apresentadoras de antígenos (APC), representadas principalmente pelas células dendríticas, capturam o antígeno, promovem o seu processamento e o apresentam, em associação com moléculas de classe II do complexo principal de histocompatibilidade (MHC), à população de linfócitos T auxiliares CD4+ (Th2). Os linfócitos Th2 tornam-se ativados e induzem a proliferação e a diferenciação de linfócitos B, por meio do contato celular e da liberação de citocinas (principalmente IL4), em plasmócitos produtores de imunoglobulina E (IgE) específica para o antígeno. A porção Fc da IgE produzida pelos plasmócitos se liga aos receptores de alta afinidade (FcεRI) presentes na superfície celular de mastócitos e basófilos. Quando há a exposição subsequente ao antígeno, a interação deste com a IgE ligada induz a ativação das células e a liberação de mediadores, alguns dos quais são acumulados nos grânulos citoplasmáticos dos mastócitos e dos basófilos, resultando na inflamação alérgica. Esta forma de alergia ao veneno é chamada de reação de hipersensibilidade do tipo I ou de hipersensibilidade imediata. São descritos, ainda, fenômenos de hipersensibilidade do tipo III, como a reação de Arthus e a doença do soro, desencadeados por venenos de himenópteros.

Os constituintes alergênicos principais do veneno dos himenópteros são as proteínas com atividades enzimáticas[186]. Entre os componentes do veneno de abelhas, o maior alérgeno parece ser a fosfolipase A_2[187], e raramente a hialuronidase. A melitina, apesar de ser a maior proteína contida no veneno, é fracamente antigênica. Os pequenos peptídios, inclusive a apamina, parecem ser totalmente desprovidos de antigenicidade.

O veneno das vespas contém uma proteína de função desconhecida denominada antígeno 5, que é um importante alérgeno, não encontrado no veneno das abelhas[188].

Quadro clínico

Classicamente, as manifestações clínicas decorrentes de picadas por himenópteros são classificadas em reações tóxicas, atribuídas à ação farmacológica dos componentes do veneno, e em reações alérgicas, nas quais mecanismos alérgicos de hipersensibilidade estão envolvidos.

Reações tóxicas

As reações tóxicas podem ser divididas em locais e sistêmicas. As reações tóxicas locais, também chamadas de reações habituais, caracterizam-se pela presença de dor, eritema e edema, não muito intensos, que surgem no sítio da picada e persistem por algumas horas. Já as reações tóxicas sistêmicas são decorrentes de múltiplas picadas, em geral acima de 100 no caso dos acidentes provocados pelas abelhas, e produto de alterações devidas à toxicidade do veneno, mesmo em indivíduos não previamente sensibilizados. Entretanto, em crianças, acidentes com poucas dezenas de picadas podem apresentar toxicidade sistêmica. Estima-se que um acidente com mais de 500 picadas de abelhas seja potencialmente letal pelos efeitos tóxicos do veneno. Dos poucos relatos presentes na literatura referentes a múltiplas picadas de himenópteros, a maioria está relacionada com os acidentes provocados por abelhas.

O quadro clínico inicia-se com uma intoxicação histamínica caracterizada por sensação de prurido, rubor e calor generalizados, podendo surgir pápulas e placas urticariformes disseminadas pelo corpo. Seguem-se hipotensão, taquicardia, cefaleia, náuseas e/ou vômitos, cólicas abdominais e broncoespasmo. Pode haver evolução para choque e insuficiência respiratória aguda.

A rabdomiólise instala-se precocemente, em geral nas primeiras horas após o acidente, provocando dores generalizadas e intensas. A hemólise é também de instalação rápida e tem intensidades variáveis, sendo responsável pelo quadro de anemia e icterícia. Tanto a destruição de células musculares como de hemácias levam à deposição de pigmentos de mioglobina e hemoglobina na urina, provocando coloração escura (cor de "chá") (Figura 46). Dependendo da intensidade da lise celular, o quadro pode evoluir com oligúria e insuficiência renal aguda (IRA), cujos mecanismos incluem rabdomiólise, hemólise e hipotensão, não podendo ser descartada possível ação nefrotóxica do veneno.

Intoxicação adrenérgica tem sido observada, sendo caracterizada por taquicardia, sudorese e hipertermia. Outras alterações menos frequentes incluem necrose hepática, trombocitopenia, lesão miocárdica, coagulopatias, convulsões e arritmias cardíacas. O óbito nos casos de intoxicação pelo veneno deve-se, principalmente, às complicações decorrentes de insuficiência renal e respiratória[181].

Os achados clínicos resultantes de múltiplas picadas de vespas assemelham-se aos encontrados nos acidentes provocados por abelhas, sendo necessário, no entanto, um menor número de picadas para produzir o quadro de envenenamento sistêmico com risco de morte. Hemólise intravascular, rabdomiólise, alterações hepáticas, trombocitopenia, coagulopatia, insuficiência renal aguda e anormalidades cardiovasculares também têm sido descritas nos acidentes com vespas[181].

Reações alérgicas

As reações alérgicas também são divididas em locais e sistêmicas. As reações alérgicas locais são caracterizadas pela formação de um processo inflamatório acentuado nas áreas contíguas ao sítio da picada, com a formação de edema em geral maior que 10 cm de diâmetro, que progride por até 48 horas e persiste por alguns dias. Eventualmente, pode ocorrer a formação de uma bolha com conteúdo seroso no sítio da picada (Figura 47). Embora nem sempre se possa afirmar que essas reações sejam mediadas por mecanismos alérgicos ou se devam à ação farmacológica do veneno, com a liberação de mediadores inflamatórios por mecanismos não imunológicos, em muitos pacientes que apresentam este tipo de reação local extensa, os testes alérgicos cutâneos com extrato de veneno são positivos, sugerindo mecanismo alérgico mediado por IgE.

As reações alérgicas sistêmicas, ou anafiláticas, são classificadas, segundo Mueller[189] e modificadas por Müller[190], em quatro graus, levando-se em consideração a intensidade da sintomatologia (Quadro 8).

Esses sintomas surgem em torno de 15 minutos após a picada e há uma tendência de serem mais graves quanto mais precoce for o seu aparecimento. Raramente aparecem horas após o acidente.

As reações de graus I e II, que incluem angioedema, prurido e urticária, são consideradas sem risco de morte, enquanto nas reações de graus III e IV, compreendendo edema de glote, crise de broncoespasmo e choque anafilático, há risco de morte. Essas considerações são importantes na indicação de tratamento com imunoterapia específica.

Reações tardias ou raras, como vasculites, nefroses, neurites, encefalites e reações do tipo doença do soro, têm sido descritas com relação temporal com picadas de himenópteros[191]. Algumas vezes, essas reações foram precedidas de reações anafiláticas. Os sintomas começaram alguns dias ou semanas após o acidente.

A doença do soro é caracterizada por urticária, artralgias e febre, podendo ocorrer de 7 a 10 dias após a picada do inseto[192].

Diagnóstico e exames complementares

O diagnóstico dos acidentes provocados por insetos himenópteros é feito basicamente por meio da história clínica. Embora nem sempre o paciente consiga identificar o inseto agressor, no caso das abelhas do gênero *Apis*, em particular, o diagnóstico entomológico pode ser facilitado pela presença de aguilhões ou ferrões na pele da vítima. Algumas vespas, no entanto, também podem deixar os ferrões.

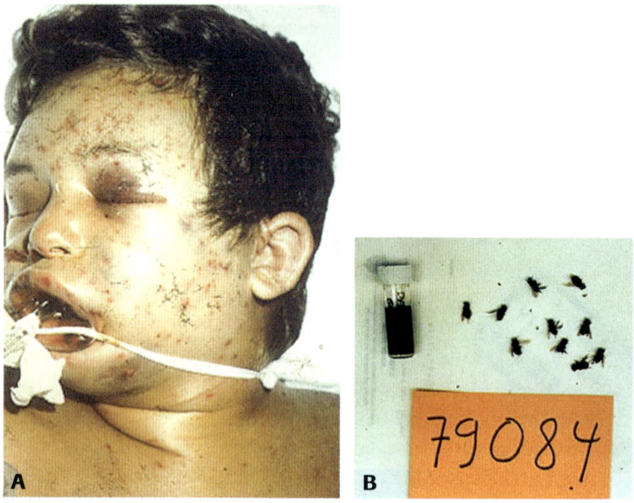

Figura 46. A: Paciente picado por heminóptero. B: Urina "escura" por pigmentúria.

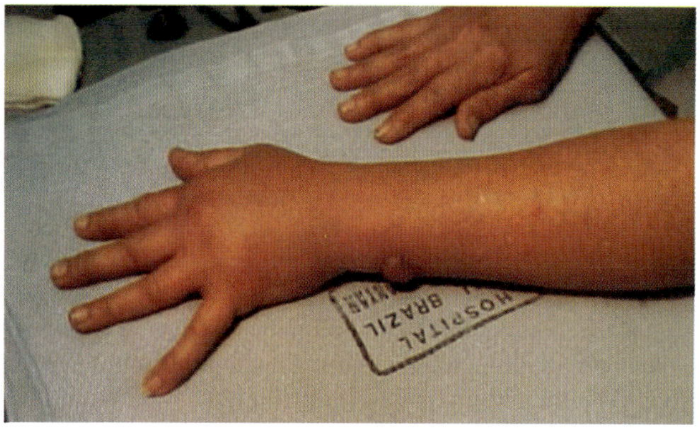

Figura 47. Bolha com conteúdo seroso, após picada de himenóptero.

Quadro 8. Classificação das reações alérgicas sistêmicas à picada de himenóptero

Grau	Sintomatologia
I	Urticária generalizada, prurido, mal-estar, ansiedade
II	Um dos sintomas anteriores, com dois ou mais dos seguintes: angioedema (isoladamente também define grau II), broncoconstrição leve, náuseas, vômitos, diarreia, dor abdominal, vertigens
III	Um dos sintomas anteriores, com dois ou mais dos seguintes: dispneia, sibilos, estridor (isoladamente qualquer um desses três define grau III), disfagia, disartria, rouquidão, fraqueza, confusão mental, sensação de morte iminente
IV	Um dos sintomas anteriores, com dois ou mais dos seguintes: queda da pressão arterial, colapso, perda da consciência, incontinência (urinária, fecal), cianose

Fonte: baseada em Müller[187,188].

As alterações laboratoriais observadas incluem (Quadro 9): queda do hematócrito e da hemoglobina em decorrência da hemólise, que também contribui para a elevação do DHL, leucocitose, hiperglicemia, acidose metabólica, hiperpotassemia, elevação da ureia e da creatinina, elevação das enzimas hepáticas (ALT e AST), por conta da necrose hepática, e das enzimas musculares séricas (CK-mm, aldolase, DHL, AST), por conta da rabdomiólise.

Já o diagnóstico das reações alérgicas é estabelecido também por meio da história clínica, na qual o paciente refere edema intenso no sítio da picada (reação local extensa), ou sintomatologia sugestiva de reação alérgica sistêmica (Quadro 8), o que é confirmado pela detecção de anticorpos IgE veneno-específicos pelos testes alérgicos cutâneos imediatos (*prick-test* e intradérmico) e pela dosagem sérica dos anticorpos IgE específicos ao veneno (RAST – *radioallergosorbent test*). Os testes alérgicos cutâneos geralmente são os de escolha. O RAST tem menor sensibilidade, sendo positivo em somente 80% dos pacientes com testes cutâneos positivos[193].

Deve-se lembrar que existe uma dicotomia entre a sensibilidade clínica, definida por uma reação alérgica após uma picada, e a presença de IgE veneno-específica, o mediador imunológico da reação alérgica. Várias pesquisas empregando picadas intencionais têm demonstrado que apenas 50 a 60% dos pacientes que tiveram reações sistêmicas anteriores e testes cutâneos positivos ao veneno reagem novamente após uma nova picada[194,195]. Portanto, os testes cutâneos e o RAST apresentam limitado valor preditivo.

Tratamento

Enquanto a maioria das espécies de vespas pode ferroar várias vezes, nas abelhas (gênero *Apis*) ocorre o desprendimento do aparelho inoculador, incluindo todo o conteúdo distal do seguimento abdominal, levando o inseto à morte poucos instantes após a picada. Dessa forma, o ferrão, incluindo o saco de veneno, fica preso na pele da vítima, assegurando que a maior quantidade possível de veneno seja injetada. Este aparelho inoculador está envolvido por músculos ligados a um gânglio nervoso, que movem o aguilhão alternadamente após atingir a superfície[196].

Quadro 9. Principais alterações laboratoriais nos envenenamentos por múltiplas picadas de abelha

Exames laboratoriais	Alteração observada
Hemograma	↓ Hematócrito Leucocitose Plaquetopenia
Função renal	↑ Ureia e creatinina
Função hepática	↑ AST e ALT
Enzimas musculares	↑ CK-mm, aldolase, DHL
Glicose	Hiperglicemia
Eletrólitos	↑ K
Gasometria	Acidose metabólica

Tem sido preconizada a retirada cuidadosa do ferrão para não se comprimir o saco de veneno e, dessa forma, injetar mais veneno na vítima. Entretanto, estudos têm demonstrado que todo o conteúdo da glândula de veneno é liberado dentro de 2 minutos após a picada[197], sendo fundamental que os ferrões sejam removidos o mais brevemente possível; é irrelevante a forma utilizada para a sua retirada[196].

As reações tóxicas locais, ou normais, em que se observa apenas dor, eritema e edema não muito intenso no sítio da picada não requerem tratamento na maioria das vezes, a não ser a aplicação de compressas frias no local e o uso de analgésicos, além da retirada do ferrão, quando presente.

As reações locais extensas devem ser tratadas com o uso de anti-inflamatórios não hormonais e anti-histamínicos. Se o edema for muito extenso, por exemplo, quando se estende além de duas articulações de uma extremidade, deve ser considerado o uso de corticosteroides sistêmicos, como a prednisona[186] (na experiência dos autores, 40 mg/dia por 3 a 5 dias, em adultos). Eventualmente, essas reações locais extensas podem ser confundidas com celulites. Entretanto, as celulites raramente se desenvolvem após as picadas de himenópteros[198]. A presença de linfangite ascendente e linfadenopatia tornam o diagnóstico de celulite mais provável do que inflamação alérgica.

Pacientes com reações locais extensas em que o sítio da picada é na boca ou no pescoço devem permanecer sob cuidadosa observação, pela possibilidade de evoluírem com obstrução de vias aéreas superiores.

Nas reações tóxicas sistêmicas decorrentes de múltiplas picadas, o prognóstico costuma ser grave em adultos que receberam mais de 500 picadas de abelhas[181] e em crianças, idosos e portadores de doenças cardiopulmonares que receberam relativamente poucas picadas. Já que complicações importantes como hemólise intravascular, rabdomiólise, necrose tubular aguda e colapsos respiratório e cardiovascular podem ocorrer, a terapêutica apropriada deve ser instituída o mais precocemente possível. A nefropatia decorrente da deposição de pigmentos (mioglobina e hemoglobina) pode ter seu curso alterado com hidratação e com o uso precoce de bicarbonato e manitol[199]. A diálise deve ser utilizada caso se desenvolva a insuficiência renal aguda. Em pacientes com quadro clínico grave após um grande número de picadas, a exsanguíneo-transfusão ou a plasmaférese devem ser consideradas. O uso empírico de altas doses de anti-histamínicos e corticosteroides tem se mostrado benéfico para o combate da intoxicação histamínica e dos efeitos inflamatórios do envenenamento[182]. Até o momento, não está estabelecido o tratamento específico com antiveneno para estes pacientes.

Já as reações alérgicas sistêmicas devem ser abordadas de acordo com o grau de gravidade, utilizando-se adrenalina, corticosteroides, anti-histamínicos e medidas de suporte cardiorrespiratórias, não diferindo o tratamento daquele recomendado para as reações anafiláticas de outras causas[190].

Pacientes que tenham experimentado reações alérgicas sistêmicas devem ser orientados quanto a medidas preventivas visando a minimizar a exposição a novas picadas e quanto à necessidade de tratamento imediato de uma possível nova reação sistêmica. Essas medidas incluem evitar os locais em que existam concentrações desses insetos, o uso de cosméticos, perfumes, *sprays* para cabelos e roupas coloridas, além de utilizar sapatos, calças e camisas com mangas compridas.

As reações sistêmicas fatais geralmente acontecem minutos após a picada, e a droga de eleição para o tratamento da anafilaxia é a adrenalina 1:1.000 injetada por via subcutânea. Infelizmente, não se dispõe, em nosso meio, de produtos como o ANA-KIT® (Hollister-Stierl) ou o Epi-Pen® (Center Laboratorie), que possuem seringas contendo adrenalina e um sistema que permite ao paciente se autoinjetar a droga de forma rápida e precisa[190].

Por fim, a imunoterapia (IT), com extratos de venenos purificados, tem se mostrado altamente eficaz para a maioria dos pacientes alérgicos a venenos de himenópteros, na profilaxia e na prevenção de reações a picadas usubsequentes[200].

A IT consiste na administração de extratos purificados de venenos, por via subcutânea, em quantidades pequenas e crescentes. Como resultado desse tratamento, os níveis de IgE específica diminuem e os títulos de IgG muitas vezes aumentam.

Os seus mecanismos de ação ainda não estão totalmente esclarecidos: os anticorpos IgG induzidos pela IT podem atuar como bloqueadores dos alérgenos; é possível que a IT possa atuar reduzindo o recrutamento e a ativação de células inflamatórias ou diminuindo a capacidade de liberação de mediadores; pode ainda atuar pela modificação da resposta das células T ao estímulo alergênico, estando associada a uma alteração na produção IL-4/IFN-gama, como consequência do bloqueio das respostas Th2 ou aumento das Th1[185].

A IT somente deve ser prescrita a pacientes com quadros alérgicos comprovadamente mediados por IgE. A indicação é absoluta para pacientes em qualquer faixa etária, com história de reação sistêmica com risco de morte (graus III e IV). Crianças que apresentaram reações sistêmicas leves, sem risco de morte (angioedema e urticárias leves), têm baixa frequência de reações a novas picadas (10 a 20%), quase sempre com o mesmo grau leve de intensidade, não sendo recomendada a IT para estes pacientes[201]. Já para os adultos que apresentaram reações sistêmicas leves, a IT tem sido recomendada nos EUA, mas não na Europa, dependendo do risco de exposição. Reações locais extensas não constituem indicação para a IT[202].

Vários estudos sugerem que a IT com veneno de himenópteros possa ser interrompida depois de 3 a 5 anos na maioria dos pacientes. Contudo, a decisão de interrompê-la deve ser individualizada[202].

Embora a IT tenha alta eficácia e seja bem tolerada pela maioria dos pacientes, é uma prática não isenta de riscos, podendo ocorrer reações, por vezes graves, durante a sua administração. Deve, assim, ser conduzida por especialista em alergologia altamente treinado, e em local onde estejam disponíveis os meios necessários para tratamento de reações anafiláticas. A seleção inapropriada dos pacientes, dos extratos alergênicos ou do esquema de administração pode conduzir a resultados terapêuticos insatisfatórios e submeter os pacientes a riscos desnecessários[203].

Acidentes por lepidópteros

Lepidópteros de importância médica

Mais de 150.000 espécies de lepidópteros foram descritas até os dias atuais. Calcula-se, ainda, que existam no planeta outras 100.000 desconhecidas. A região neotropical, a maior em diversidade de lepidópteros, abriga cerca de 35% das espécies descritas[204]. São insetos conhecidos, na fase alada, pelos nomes populares de mariposas e borboletas, e têm como principal característica as asas recobertas por escamas (*lepis, idos* = escama; *pteron* = asa). Quase todas as espécies de mariposas e borboletas são inofensivas para o homem, exceto as espécies do gênero *Hylesia*, por causarem dermatites. Microscópicas cerdas do abdome das fêmeas de *Hylesia* spp. desprendem-se das mariposas, entrando em contato com a pele humana, causando dermatites papulopruriginosas (Figura 48). No entanto, os acidentes por lepidópteros de maior importância médica são decorrentes do contato com larvas de mariposas do gênero *Lonomia*.

Os principais agravos causados por lepidópteros em humanos são desencadeados por estruturas do tegumento das larvas (lagartas) e são conhecidos como "queimaduras de taturanas". Esses contatos recebem o nome de erucismo[205] e são basicamente dermatológicos. Espécies do gênero *Lonomia* são particularmente importantes porque, além de causar erucismo, podem provocar distúrbios hemorrágicos que variam de brandos até gravíssimos, podendo levar o acidentado à morte. Aspectos mais detalhados do envenenamento por lonomias serão comentados na sequência deste capítulo.

Há, ainda, lagartas que, mesmo apresentando estruturas puntiformes, não desenvolvem sistemas de produção de toxinas e tampouco têm a capacidade de perfurar a pele humana. Entre as várias famílias da ordem Lepidoptera, poucas possuem representantes com capacidade de causar mal à saúde.

Os acidentes por lepidópteros são muito frequentes, particularmente os causados por sua forma larvária, e são, em geral, denominados erucismo. Os acidentes causados pela forma adulta, alada, destes insetos (mariposas, borboletas) são muito mais raros e são conhecidos como lepidopterismo.

Classificação dos lepidópteros venenosos

Gêneros e espécies de duas famílias têm importância médica na região neotropical:

1. Ordem Lepidoptera:
   - Família *Megalopygidae.*
   - Principais gêneros e espécies: *Megalopyge lanata, Megalopyge albicolis* e *Podalia* sp (Figura 49).
2. Ordem Lepidoptera:
   - Família *Saturniidae.*
   - Subfamília *Hemileucinae.*
   - Principais gêneros e espécies: *Automeris* sp.; *Dirphia* sp.; *Hylesia* sp. e *Lonomia* (*L. obliqua e L. achelous*) (Figura 50).

Lagartas de outras famílias também podem causar erucismo, porém, o número de acidentes é baixo e de pouca gravidade. São espécies da família *Limacodidae*, gênero *Sibine* sp. (lagarta lesma) (Figura 51).

Alguns *Arctiidae* têm cerdas que se desprendem facilmente do tegumento, causando irritações na pele por contato mecânico. Nesta família, exemplares de *Premolis semirufa* (Pararama) (Figura 52) são responsáveis por uma moléstia de nome pararamose. Bastante conhecida entre seringueiros do Norte do Brasil, a pararamose teve seu auge na época em que o cultivo da planta (*Hevea brasiliensis*) e a exploração do látex tinham alto valor comercial. As lagartas se alimentavam das folhas de *H. brasiliensis* e os seringueiros, na lida para a extração do látex, tinham cons-

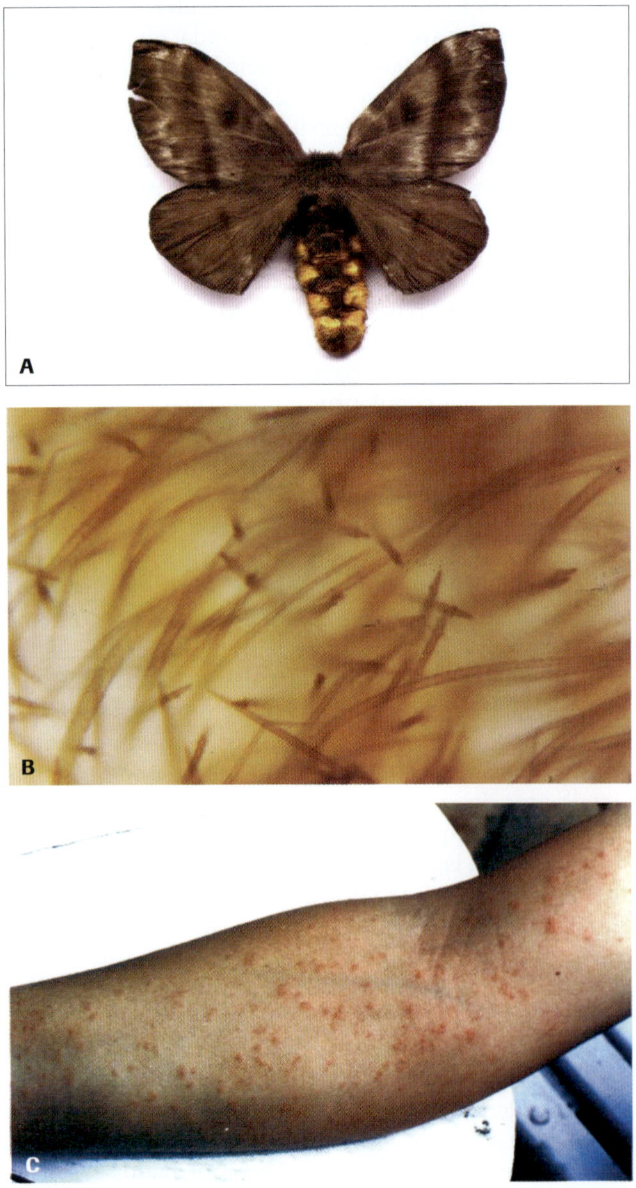

Figura 48. A: *Hylesia* sp.; **B:** cerdas de *Hylesia* sp.; **C:** dermatite por *Hylesia* sp.

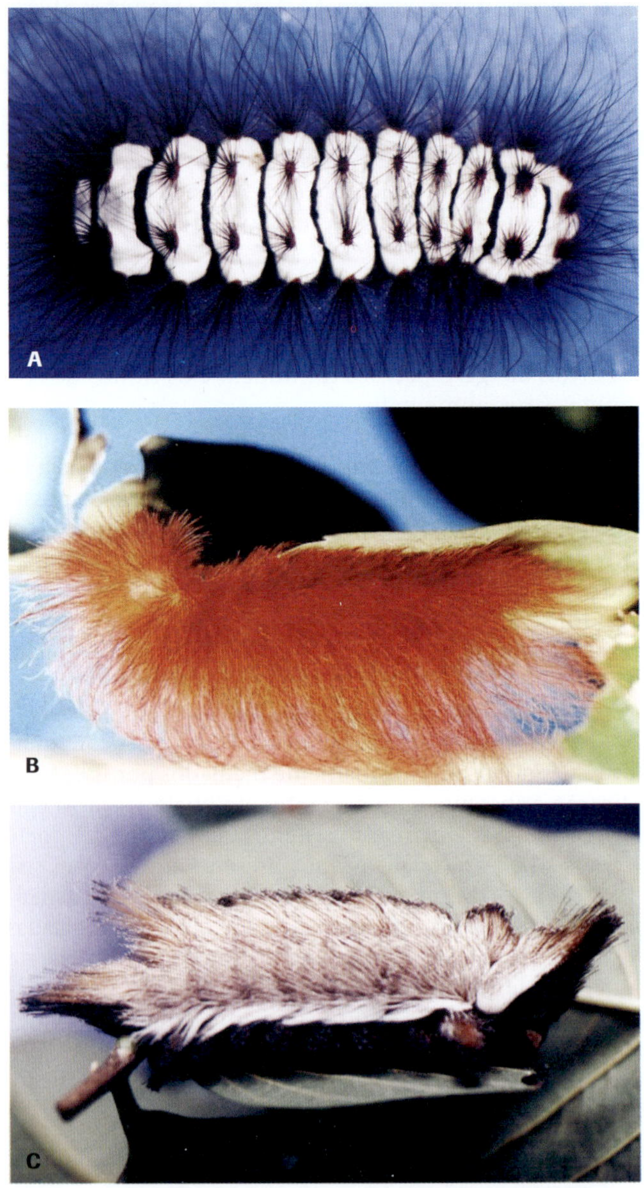

Figura 49. A: *Megalopyge lanata*; B: *M. albicolis*; C: *Podalia* sp.

tantes contatos com as cerdas que atingiam sobretudo os dedos das mãos, causando problemas reumatológicos deformantes, tornando o indivíduo inapto para o trabalho[206]. Atualmente, são raros os casos de pararamose.

Lagartas inofensivas, que não possuem estruturas de inoculação de veneno, estão representadas por espécies da família *Sphingidae*. Por causa do aspecto grotesco, repugnante ou mesmo assustador – que lhes confere proteção contra seus inimigos naturais –, essas lagartas têm colorido exuberante, dimensão expressiva (10 cm) e desenhos variados (Figura 53). Algumas lagartas de mariposas e borboletas, apesar de possuírem cerdas, não produzem toxinas. Neste caso, as cerdas são irritantes para pessoas mais sensíveis. O exemplo mais comum é a lagarta de *Phobetrom* sp., conhecida popularmente como lagarta-aranha (Figura 54).

Morfologia, biologia e hábitos das lagartas venenosas

Os acidentes com taturanas ocorrem quando as cerdas dorsolaterais perfuram a pele humana[207]. Isso é comum no manuseio de plantas, nos "escorregões" em declives nas matas – ocasião em que, na tentativa de se apoiar, o acidentado "abraça" um tronco de árvore, por exemplo –, ou ainda, quando apoia as mãos para o descanso. É ne-

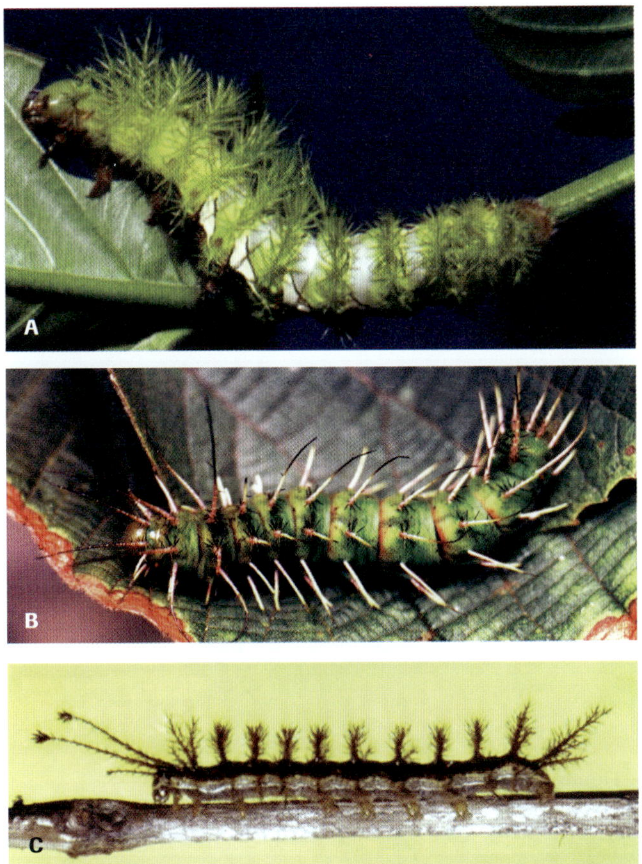
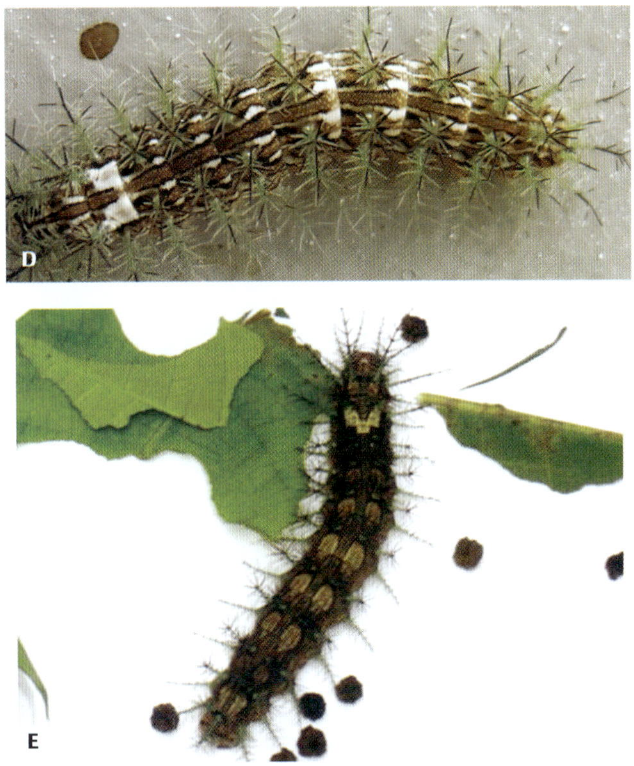

Figura 50. A: *Automeris* sp.; B: *Dirphia* sp.; C: *Hylesia* sp.; D: *Lonomia obliqua*; E: *Lonomia achelous*.

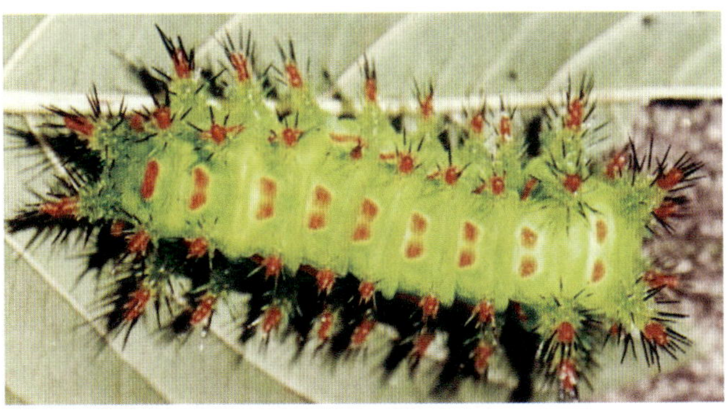

Figura 51. *Sibine* sp.

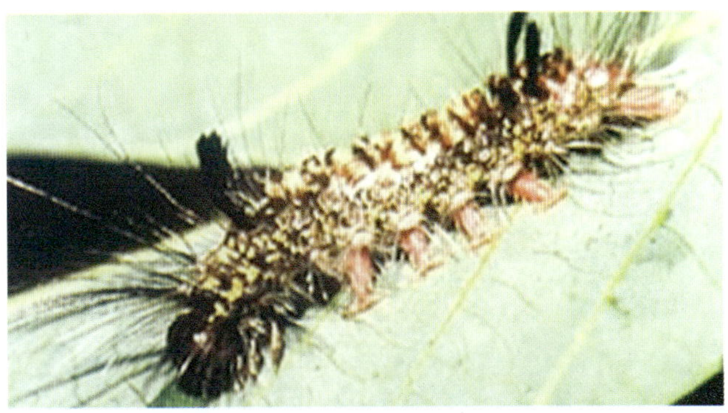

Figura 52. *Premolis semirufa*.

cessário ocorrer uma compressão sobre as cerdas, que são as verdadeiras estruturas causadoras dos acidentes. As cerdas se originam de células tricógenas da epiderme e têm aspecto, inserção e posição diferentes. Nas lagartas venenosas, essas estruturas são quitinosas, pontiagudas e possuem glândulas, onde a toxina é produzida (Figura 55).

Nos megalopigídeos, as estruturas inoculadoras são compostas por um conjunto de cerdas semelhantes a espinhos, inseridas em verrugas. Cada cerda contém uma única glândula basal, inserida no tegumento. Também originadas da mesma verruga, há outras cerdas maiores, semelhantes a pelos (Figura 56), que não perfuram a pele e são desprovidas de glândulas[208]. O aspecto característico dessas estruturas torna essas lagartas conhecidas por nomes populares, como taturana-cachorrinho, taturana-gatinho e taturana-de-flanela. Convencionou-se chamar as lagartas megalopigídeas de lagartas cabeludas.

Nos saturnídeos, as estruturas inoculadoras de veneno são diferentes do grupo anterior. Semelhantes a pequenas árvores, tais estruturas são compostas por um eixo central com ramificações laterais que recebem o nome de *scolus* (Figura 57). Segundo Barth[209], as glândulas produtoras de toxina estão no ápice de cada espinho. Os *scolli* estão dispostos em todos os segmentos da lagarta, em posição dorsolateral. Para o leitor que desejar se aprofundar na identificação de lagartas, é imprescindível o estudo da quetotaxia (forma e posição das cerdas) – para tal, recomenda-se os trabalhos de Stehr[210] e Costa[206]. Os lepidópteros se desenvolvem por holometabolia (desenvolvimento completo), composto pelas fases de ovo, lagarta (larva), pupa (crisálida) e imago (adulto alado macho ou fêmea). Nos venenosos, a fase de lagarta é a que oferece perigo. As pequenas taturanas, quando eclodem, já possuem cerdas que vão se modificando em forma e número durante o ciclo biológico.

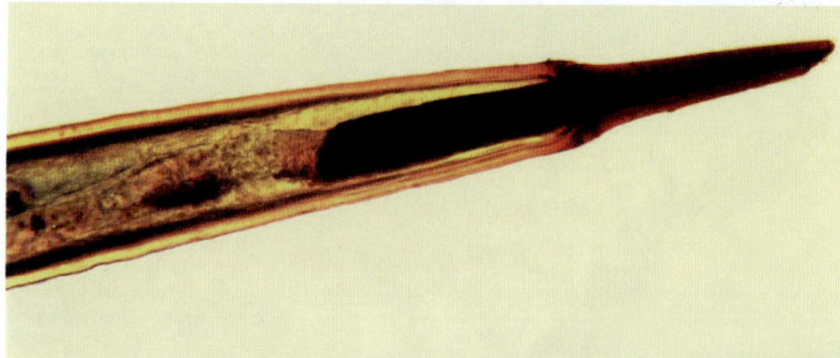

Figura 55. Cerda venenosa.

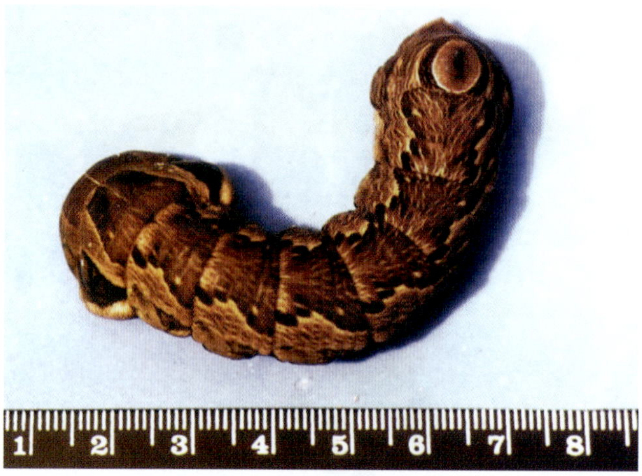

Figura 53. Lagarta mimética de *Sphyngidae*.

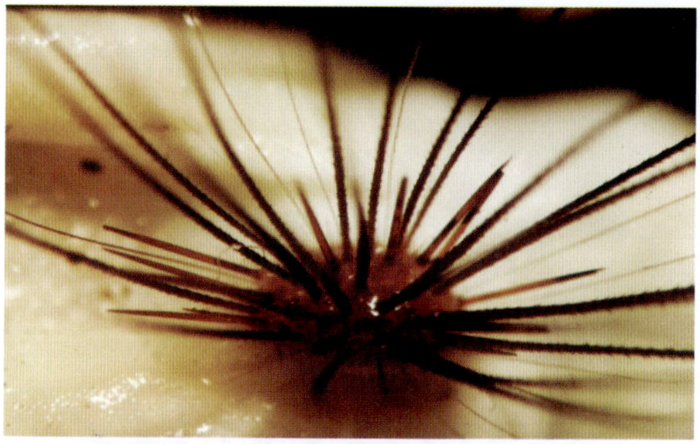

Figura 56. Cerda de megalopigídeo.

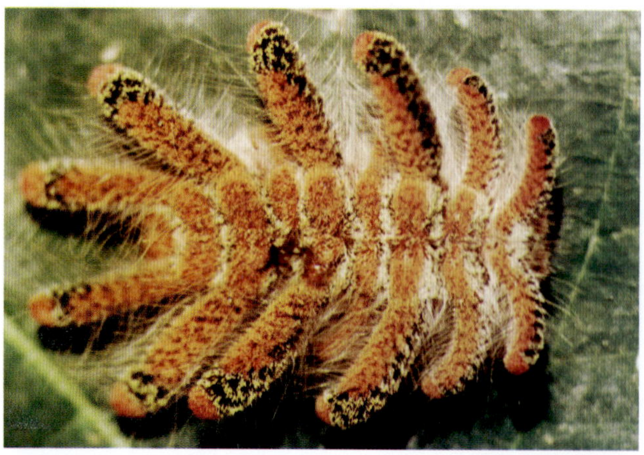

Figura 54. *Phobetron* sp.

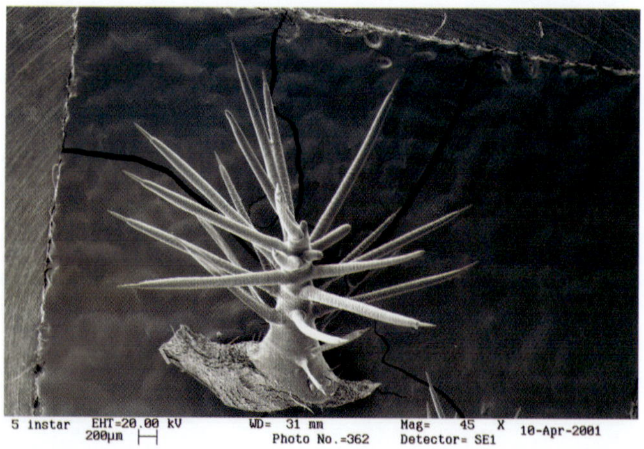

Figura 57. *Scolus* (cerda de saturnídeo).

Lagartas de lepidópteros venenosos são polífagas e habitam tanto áreas rurais como urbanas, podendo ser atualmente consideradas como animais sinantrópicos[211].

Dada a importância das lonomias na saúde pública, por conta dos acidentes hemorrágicos que estas lagartas causam, torna-se necessária maior atenção quanto a sua identificação, seus hábitos e sua distribuição geográfica.

Principais características de *Lonomia obliqua*

As lagartas de *L. obliqua* eclodem após 18 dias de desenvolvimento embrionário. Seu primeiro alimento são as cascas dos próprios ovos; em seguida, iniciam os repastos das folhas das plantas hospedeiras – que podem ser plantas de matas (cedro, aroeira etc.) ou frutíferas comestíveis (abacateiro, ameixeira etc.) –, alimentando-se intensamente à noite. Durante o dia, "descansam" nos troncos. O período larval é de 85 dias, em que as lagartas trocam de pele (ecdises) por 6 vezes. O final do período larval é caracterizado por dificuldade de locomoção dos exemplares, curvamento do corpo, perda das cerdas e início do crescimento do cremáster (estrutura pontiaguda caudal). Neste momento, o inseto está na fase de pré-pupa. Na fase de pupa, não se alimentam; permanecem imóveis na base das árvores cobertas pelo húmus por cerca de 30 dias, transformando-se em mariposas macho ou fêmea. Os alados, após emergirem, esticam as asas e tornam-se prontos para a cópula, que ocorrerá em poucos dias. As fêmeas fecundadas fazem as posturas de centenas de ovos, reiniciando o ciclo biológico. As mariposas de lonomias são efêmeras; não se alimentam porque o aparelho bucal é atrofiado e vivem em média 15 dias.

Os acidentes com lonomias ocorrem com lagartas de 5º e 6º instares. Nestes estágios, as lagartas permanecem, durante o dia, nos troncos das árvores, próximas ao solo, ocasião em que há maior chance de contatos com humanos. O soro antilonômico, único fármaco capaz de reverter os efeitos hemorrágicos do veneno de lonomias, é produzido no Instituto Butantan, a partir das cerdas das lagartas de 5º e 6º instares. O reconhecimento das lagartas nestes instares é possível graças às seguintes características: hábito gregário (Figura 58), comprimento de aproximadamente 7 cm, tegumento marrom, cerdas verde-musgo e manchas dorsais em semicírculos, destacando-se uma maior branca, próxima à cabeça, semelhante a uma letra "V" ou "U" ou mesmo semelhante a um "rosto" (Figura 59).

Distribuição geográfica de *Lonomia* sp. e outras lagartas venenosas

Em relação ao gênero *Lonomia*, são conhecidas 11 espécies, com distribuição neotropical. A lista completa das espécies americanas está contida em Lemaire[212].

No Brasil, a *L. obliqua* pode ser encontrada no Sul e no Sudeste, enquanto a *L. achelous* habita a região Norte. Em 1994, registrou-se a presença de *L. achelous* também em Minas Gerais. Nesse mesmo ano, ocorreram acidentes hemorrágicos por contato com lagartas em Goiás e Maranhão, porém, as espécies de *Lonomia* não puderam ser identificadas.

Os gêneros *Automeris*, *Dirphia* e *Hylesia* abrigam várias espécies venenosas e estão presentes também na região neotropical.

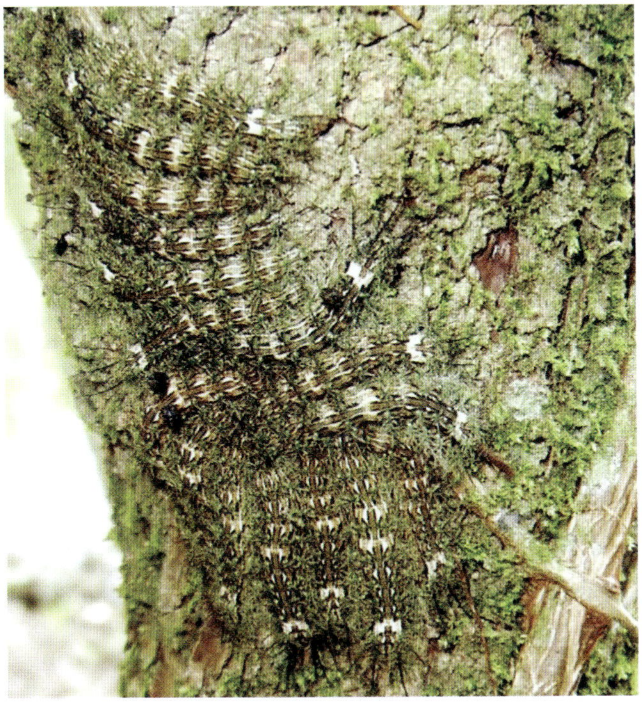

Figura 58. Gregarismo.

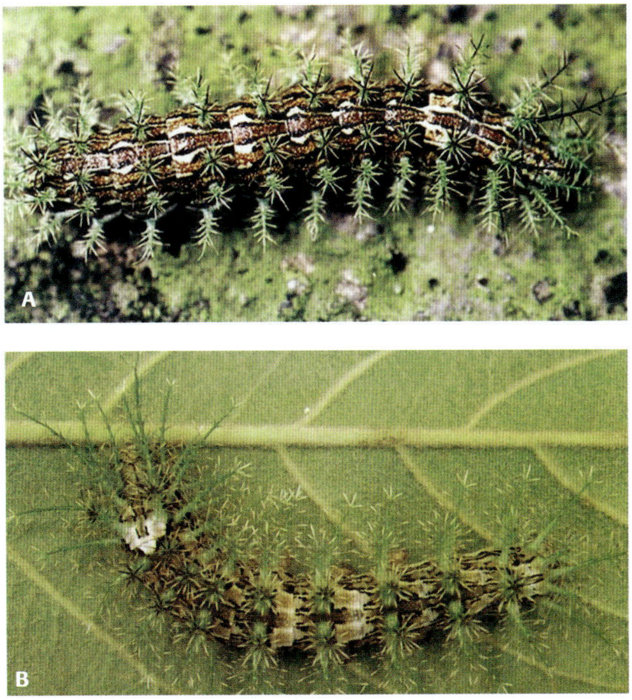

Figura 59. A: *Lonomia obliqua*; B: *Lonomia* sp.

Embora megalopigídeos, arctídeos e limacodídeos apresentem ocorrência mundial, sua maior ocorrência se dá na região neotropical. No Brasil, são encontrados em todo o território nacional.

Epidemiologia

Os dados acerca da frequência desses acidentes são muito fragmentários e, com a possível exceção dos acidentes por *Lonomia*, que por sua potencial gravidade devem ser notificados com maior frequência, provavelmente a maioria dos pacientes não procura atendimento em serviços de saúde, ou se o faz, raramente este acidente é notificado.

Cardoso relata que, em 568 casos atendidos no Hospital Vital Brazil, somente em 52 (menos de 10%) o animal causador do acidente foi identificado, tendo havido predomínio da família *Megalopygidae*[205].

Será dado destaque aos acidentes por *Lonomia* em decorrência da maior importância deste gênero em termos de morbidade e letalidade, sendo descritos vários aspectos que culminaram com a produção de soro específico e o esclarecimento do mecanismo de ação do veneno e de toxinas presentes nas espécies *Lonomia obliqua* e *Lonomia aquelous.*

Acidentes por *Lonomia*

Nas últimas décadas do século XX, o aparecimento de pacientes com síndrome hemorrágica após contato com lagartas e, às vezes, seguido de graves hemorragias, exemplificadas por sangramento intracerebral e hematúria com insuficiência renal, mudou o padrão dos envenenamentos humanos, envolvendo o contato com este gênero de inseto. O acidente provocado pelo contato com lagartas do gênero *Lonomia* é atualmente reconhecido como um agravo de saúde pública com potencial risco de morte em regiões da América do Sul.

Em 1912, Alvarenga[213] descreveu o primeiro caso de hemorragia grave atribuído ao contato com as lagartas. Naquela época, o médico mineiro descreveu o caso de um agricultor que teve contato com várias lagartas e, após 24 horas do acidente, começou a apresentar saliva sanguinolenta e hematúria macroscópica. Até o 4º dia após o incidente, o agricultor continuava com hematúria franca e, depois de 10 dias de observação, foi considerado recuperado. A imprensa leiga[214] relatou um caso semelhante no estado do Pará com um menino de 14 anos, após contato acidental com lagartas.

Uma síndrome hemorrágica produzida por contato com lagartas do gênero *Lonomia* foi descrita em 1969, na Venezuela, por Arocha-Piñango[215]. Estas lagartas foram classificadas por Lemaiere[216] como *Lonomia achelous.* Ao longo de 40 anos, de 1960 a 2000, foram relatados 34 casos de acidente em humanos nesse país[216-218].

No Norte do Brasil, foram relatados três casos de síndrome hemorrágica causados por contato com lagartas de "mariposas parasitas de seringueiras". Os pacientes apresentaram alterações na coagulação sanguínea e na fibrinólise. Um estudo retrospectivo de 5 anos (1978-1982), realizado do sudeste do Amapá ao oeste da Ilha de Marajó, constatou a ocorrência de 36 casos, com mortalidade de 38%. As lagartas que causaram esses acidentes eram as mesmas da Venezuela: *Lonomia achelous.* A frequência de tais acidentes é comum entre os coletores de látex, e sua gravidade potencial caracteriza-os como um risco de trabalho[219,220].

A partir de 1989, esses acidentes começaram a ser relatados no Sul do Brasil, nas áreas rurais dos estados de Santa Catarina e Rio Grande do Sul. As lagartas responsáveis por tais acidentes foram classificadas por Lemaire[212] como *Lonomia obliqua walker*, espécie diferente daquela da Venezuela e do Norte do Brasil, mas que provocava quadro semelhante de incoagulabilidade sanguínea acompanhada ou não por manifestações hemorrágicas.

No Rio Grande do Sul, 1.839 casos de acidente provocados por lagartas do gênero *Lonomia*, com 13 mortes, foram registrados no Centro de Informações Toxicológicas desse estado, no período de 1989 a 2005[221,222]. Em Santa Catarina, de janeiro de 1990 a dezembro de 2007, foram registrados aproximadamente 2.200 acidentes provocados pelo contato com *Lonomia obliqua*; deste total, 40 pacientes (1,8%) desenvolveram insuficiência renal aguda. Seis óbitos foram oficialmente registrados no período de 1990 a 1995, e as complicações responsáveis por esses óbitos foram insuficiência renal aguda e hemorragia intracraniana[223-225]. Os acidentes ocorrem em todo o estado de Santa Catarina, do extremo oeste ao sul, embora sua maior incidência ainda ocorra na região oeste. No estado do Paraná, no período de 1989 a 2004, foram registrados 337 casos com 9 óbitos[226,227].

Nos últimos anos, foram registrados acidentes por *Lonomia* nos estados de São Paulo, Rio de Janeiro, Minas Gerais, Mato Grosso, Goiás e Maranhão[223,228,229]. Acidentes hemorrágicos causados por *Lonomia* também foram relatados na Argentina, no Uruguai, no Peru, na Colômbia e nas Guianas[1,230-233].

Até esta data, apenas as espécies *Lonomia obliqua* e *L. achelous* foram descritas como responsáveis por acidentes graves, levando à síndrome hemorrágica[218,224-226].

Os acidentes provocados pelo contato com lagartas ocorrem com maior frequência no verão. Aspectos climáticos, relacionados ao calor e às chuvas, têm sido considerados determinantes para a proliferação destas lagartas nessa época do ano. Assim, o predomínio de acidentes nos meses quentes estaria relacionado ao início da estação quente e chuvosa, ideal para a eclosão dos ovos e para o desenvolvimento das lagartas. A explosão populacional desses insetos, a partir da década passada, na região Sul do Brasil, segundo Lorini[234], pode estar relacionada ao desmatamento e à destruição dos inimigos naturais, consequência do uso extensivo e intensivo de agrotóxicos. O contato com a lagarta pode ser considerado um risco ocupacional principalmente na zona rural, com repercussões de ordem social e econômica. Os acidentes são comuns em árvores frutíferas situadas próximas às residências rurais.

Diferente dos acidentes ofídicos, em que 70,8% das picadas ocorrem nos membros inferiores[230], os acidentes provocados pelo contato com lagartas ocorrem predominantemente nos membros superiores (88%)[224,235]. Ao subir em árvores para colher frutas ou ao amarrar animais em troncos, o indivíduo encosta as mãos e os braços nas lagartas que, muitas vezes, encontram-se dispostas em grupos, formando os chamados "ninhos de taturana".

Nos envenenamentos por *Lonomia obliqua*, observam-se alterações hemostáticas nos acidentes provocados por lagartas com tamanho superior a 4 cm, aproximadamente. Assim, o tamanho ou o estágio larval das lagartas parece ser um importante aspecto na evolução clínica dos pacientes. Além disso, a extensão anatômica do contato, a quantidade de lagartas e a intensidade do contato (esmagando-as ou não) também parecem contribuir para a gravidade dos acidentes[236].

Fisiopatologia

Embora não exista consenso em relação a sua origem, atribui-se o quadro clínico a liberação de secreções presentes no interior das espículas das larvas na região intradérmica e/ou subcutânea dos pacientes.

Há poucos estudos na literatura sobre a composição e as atividades dos venenos de lepidópteros, excetuando-se os venenos de *Lonomia aquelous* e *Lonomia obliqua*, descritos a seguir.

Os envenenamentos ocorrem quando as cerdas das lagartas acidentalmente entram em contato com a pele humana. Essas toxinas, ao serem absorvidas, afetam sobretudo o sistema de coagulação.

O veneno das duas espécies de *Lonomia* envolvidas em acidentes com humanos, *Lonomia obliqua walker* e *Lonomia achelous cramer*, causam efeitos similares, mas os mecanismos pelos quais esses efeitos adversos aparecem são diferentes: o veneno da *L. obliqua* apresenta atividade pró-coagulante, enquanto o veneno da *L. achelous* apresenta ambas as atividades pró-coagulante e anticoagulante. As principais atividades tóxicas identificadas no veneno da *L. achelous* são Lonomin II, que tem atividade fibrinolítica direta, e Lonomin V, que degrada o fator XIII da coagulação. No extrato das cerdas da *L. obliqua*, duas toxinas pró-coagulantes foram identificadas: um ativador de fator X, denominado Losac (*L. obliqua Stuart-factor activator*) e um ativador de protrombina, denominado Lopap (*L. obliqua prothrombin activator protease*). O Lopap mostrou ser um importante fator na síndrome hemorrágica causada pelo contato com a lagarta *L. obliqua*[236]. Além dos fatores pró-coagulantes da hemolinfa, também foi purificada uma proteína fibrinogenolítica, denominada lonofibrase. Esta enzima cliva preferencialmente a cadeia A do fibrinogênio, e menos a cadeia B[237]. Entretanto, tem sido demonstrado que a hidrólise do fibrinogênio não parece ser a causa da síndrome hemorrágica, pois esta tende a ocorrer *in vitro*, na presença de altas concentrações do veneno bruto de *L. obliqua*.

Gouveia et al.[238] descreveram duas hialuronidases no veneno da *L. obliqua*. As enzimas foram chamadas lonoglyases. Provavelmente, as hialuronidases contribuem para os efeitos locais discretos do veneno e podem, ainda, facilitar a passagem do veneno através da derme.

Uma das principais manifestações do envenenamento por *L. obliqua* é a coagulopatia de consumo, decorrente da grave depleção dos fatores de coagulação, com ativação secundária da fibrinólise, seguida de sangramentos de pele, mucosas e vísceras, como mencionado previamente.

A síndrome hemorrágica observada em paciente exposto ao contato com *L. obliqua* resulta de um quadro semelhante ao da CIVD. O primeiro estudo clínico envolvendo grande número de pacientes com contato acidental por *L. obliqua* foi relatado por Zannin et al.[224]. Os parâmetros plasmáticos de coagulação e fibrinólise, medidos em 105 pacientes, demonstraram que os testes globais de coagulação – tempo de coagulação (TC), tempo de protrombina/atividade da protrombina (TP/AP), tempo de tromboplastina parcial ativada (TTPA) e tempo de trombina (TT) – apresentavam-se prolongados ou incoaguláveis na maioria dos casos e foram correlacionados à intensa redução de fibrinogênio. A redução nos níveis de fator de Von Willebrand (FWv), proteína S, ativador do plasminogênio tecidual (t-PA) e uroquinase não foram detectados. Os níveis de fator V, VIII e pré-calicreína (PK) estavam reduzidos, o que pode ser atribuído ao consumo durante a ativação da coagulação. No entanto, não houve redução dos fatores XII, II e X. Isso indica provavelmente que a coagulopatia de consumo, associada a esse tipo de envenenamento, é diferente daquela observada na CIVD associada a outras condições clínicas, nas quais esses fatores estão marcadamente reduzidos[239,240]. A ativação da fase de coagulação por contato é pouco provável, uma vez que os níveis de fator XII estão normais, apesar de os níveis de PK estarem reduzidos. É possível que a PK esteja diretamente ativada no plasma por alguns componentes do veneno. Leve redução do fator XIII foi observada, demonstrando contraste com os envenenamentos causados por *L. achelous*, em que houve relato de drástica redução do fator XIII em razão de um fator de degradação de fator XIII presente na hemolinfa[241]. Alta produção dos marcadores da ativação da coagulação F1+2 (fragmento 1+2 de protrombina) e TAT (complexo trombina antitrombina), semelhantes aos casos de CIVD, confirmam a geração de trombina nos pacientes envenenados por *L. obliqua*. A contagem plaquetária foi normal na maioria dos pacientes, mesmo com evidências de formação de trombina demonstrada pela elevação de F1+2 e TAT.

Com relação aos níveis de inibidores da coagulação, a proteína C apresentava-se reduzida e não houve consumo significativo de antitrombina (AT), apesar da grande produção de trombina e TAT, particularmente naqueles pacientes com coagulopatia grave. Proteínas envolvidas no mecanismo fibrinolítico, como plasminogênio, inibidor do ativador de plasminogênio (PAI) e alfa-2-antiplasmina (alfa-2-AP), estavam diminuídas no plasma dos pacientes, enquanto níveis de D-dímero apresentavam-se extremamente altos. D-dímero é gerado pela ação da plasmina sobre a fibrina polimerizada, em vez da degradação da molécula solúvel de fibrinogênio, que gera outro tipo de produto de degradação de fibrinogênio (PDF). Desse modo, o aumento abrupto de D-dímero, em pacientes envenenados por *L. obliqua*, sugere que a fibrinólise observada seja secundária à formação intravascular de fibrina.

Em suma, o veneno da *L. obliqua* induz em pacientes uma forma especial de CIVD com coagulopatia de consumo, depleção de certos fatores de coagulação e de inibidores e fibrinólise secundária. O tratamento dos pacientes está fundamentado na administração do soro antilonômico, forma efetiva de reverter distúrbios hemostáticos e sangramentos. Arocha-Piñango et al.[215] sugeriram que a síndrome hemorrágica resultante do contato com a lagarta *L. achelous* é primeiramente causada pela ativação da fibrinólise e discreta CIVD.

Quadro clínico

O contato com as lagartas com cerdas geralmente causa dor imediata, que pode ser intensa de acordo com o contato: compressão das cerdas do animal sobre o corpo ou contato simultâneo com várias lagartas. A dor progride proximalmente, sendo comum a extensão até a raiz do membro acometido e o infartamento ganglionar. Em geral, é descrita como sendo em queimação e raramente há manifestação sistêmica associada. Em poucas horas, pode haver eritema e edema no local do contato, com trajeto longitudinal (por causa da forma do animal) e que muitas vezes irradia-se para áreas vizinhas. A dor pode ser intensa e costuma durar até 1 a 2 dias. Ocasionalmente, pode evoluir com presença de equimose no local do contato. Muito raramente, podem surgir bolhas, evoluir com infecção secundária e/ou necrose local superficial.

O contato com taturanas da espécie *Premoris semirufa*, popularmente conhecidas como pararamas e encontradas no Brasil na região Amazônica, causa um quadro inflamatório nas articulações interfalângicas das mãos, que pode evoluir para anquilose. Esta espécie é encontrada em seringais e causa acidentes nos indivíduos que, ao coletar o látex, entram em contato com as cerdas destes insetos[206].

O contato da superfície cutânea com mariposas do gênero *Hylesia* ou com suas escamas – que se desprendem de seu corpo durante o voo e caem, por exemplo, sobre roupas e camas – pode causar prurido e lesões maculopapulosas que, em geral, podem durar 1 a 2 semanas[205].

Síndrome hemorrágica por Lonomia

O contato com as cerdas das lagartas da espécie *Lonomia obliqua* provoca no local uma reação imediata, caracterizada por dor em queimação, hiperemia e prurido. Mais raramente, podem ser verificados edema local leve e bolhas, que podem ser acompanhados por cefaleia, mal-estar geral, náuseas, vômitos, dores abdominais e mialgia. O envenenamento é caracterizado por alterações da coagulação sanguínea, com ou sem sangramentos em feridas recentes, mucosas (gengivorragia ou epistaxe) e hematêmese, que podem ocorrer algumas horas após o contato. Se não tratado precocemente, o paciente pode desenvolver hematomas, hematúria, insuficiência renal aguda, hemorragias abdominal, pulmonar, glandular ou intracerebral, que podem culminar em óbito. As principais complicações são hemorragia intracerebral e insuficiência renal aguda, que podem ser letais[1,221,224,228,242]. O quadro clínico provocado pelo contato com lagartas da espécie *Lonomia achelous*, descrito na Venezuela por Arocha-Piñango[243], e no Norte do Brasil por Fraiha et al.[219], apresenta características semelhantes (Figuras 60 a 63).

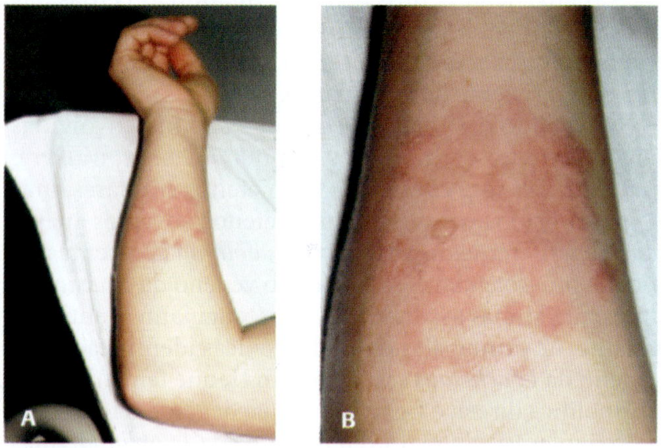

Figura 60. Bolhas no local do contato com *Lonomia obliqua* em paciente atendido 8 horas após o acidente.

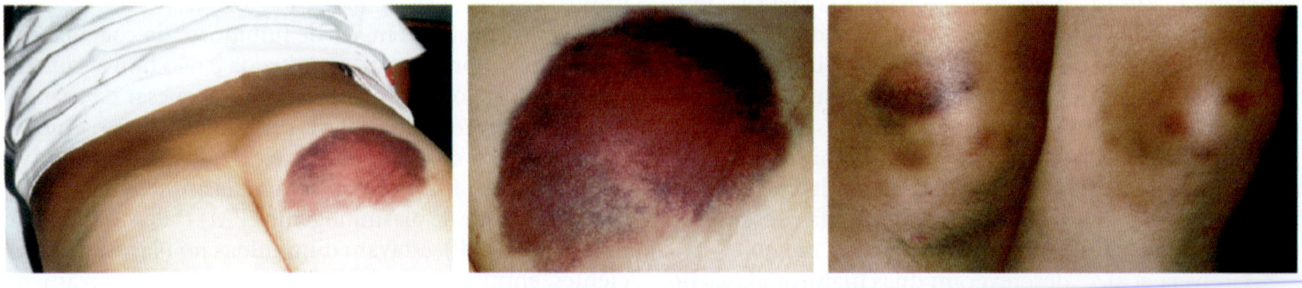

Figura 61. Equimoses em paciente atendido 5 dias após contato na mão com *Lonomia obliqua*.

Diagnóstico/exames complementares

Considerando que o contato com lagartas do gênero *Lonomia* não provoca alterações da coagulação em 100% dos pacientes, a confirmação do diagnóstico de síndrome hemorrágica é feita por meio da investigação laboratorial com os testes globais da coagulação. Estudos demonstram que as alterações graves na hemostasia, com intensa redução dos níveis de fibrinogênio neste tipo de acidente, podem ocorrer nas primeiras 6 horas após o contato[236]. Os parâmetros laboratoriais mais sensíveis para o diagnóstico são os níveis de fibrinogênio, seguidos por tempo de protrombina, tempo de tromboplastina parcial ativada e tempo de coagulação. Pacientes com alterações nos testes de coagulação devem ser internados para receber tratamento específico com o soro antilonômico – SALon. As complicações mais graves do acidente lonômico são IRA e hemorragia intracerebral, tratados tardiamente ou de forma inadequada. Assim, o monitoramento da função renal, por meio de exames laboratoriais e controle rigoroso da diurese, é importante para o diagnóstico precoce. Achado laboratorial, como elevação dos níveis de bilirrubina indireta, indica hemólise intravascular em alguns pacientes. No entanto, nestes pacientes, não foi estudada a ocorrência de outra patologia associada. Por outro lado, Seibert et al.[244] mostraram que o veneno da *L. obliqua* causa hemólise intravascular em ratos. Vale ressaltar que a investigação laboratorial dos parâmetros globais da coagulação e da função renal nesse tipo de acidente são importantes para o diagnóstico e para o monitoramento do tratamento dos pacientes.

Tratamento

O tratamento inicial dos acidentes por lagartas consiste em se lavar com água fria e, a seguir, aplicar bolsa de água fria ou com gelo na região afetada[206].

Se a dor permanecer intensa, recomenda-se a infiltração do local afetado com anestésicos como a lidocaína a 2%, sem vasoconstritor, comumente 4 mL por infiltração. Se não houver contraindicação, esse procedimento pode ser repetido mais 2 vezes, totalizando 12 mL de lidocaína 2%, administrados por via subcutânea ou troncular, se o contato ocorreu com os dedos dos pés ou das mãos[206].

Analgésicos também podem ser utilizados, como a dipirona e o paracetamol.

O tratamento dos acidentes por pararama é sintomático e, nos quadros articulares, tem sido recomendado o uso de corticosteroides. Nos acidentes por *Hylesia*, recomenda-se o uso de anti-histamínicos[206].

Já o acidente lonômico, a exemplo dos outros acidentes por animais peçonhentos, deve ser considerado emergência médica, pois o tratamento tem como base a neutralização das toxinas circulantes por meio de soro antiveneno específico e soro antilonômico (SALon); a precocidade é um fator fundamental para a evolução favorável do paciente[224,245,246]. O soro antilonômico é comprado e distribuído aos estados pelo Programa Nacional de Animais Peçonhentos do Ministério da Saúde.

A quantidade (nº de ampolas) de soro antilonômico indicada deve ser estabelecida de acordo com a gravidade do acidente. A dose administrada deve ser a mesma em adultos e crianças, considerando que o tratamento objetiva neutralizar a maior quantidade de veneno circulante, independentemente do peso do paciente. A via de administração recomendada é a intravenosa (IV), e deve-se aplicar o soro puro ou diluído na proporção de 1:2 a 1:5 em solução fisiológica; a infusão deve ser feita em 30 a 60 minutos, sob estrita vigilância médica e da enfermagem.

Com base nas alterações laboratoriais e manifestações clínicas, o envenenamento lonômico pode ser classificado em leve, moderado e grave.

1. Leve: presença de quadro local (dor em queimação, eritema, edema discreto e bolhas), exames de coagulação normais (TC, TAP e TTPA) e ausência de sangramento. Tratamento sintomático.
2. Moderado: presença ou ausência de sintomas locais, exames da coagulação prolongados ou incoaguláveis, ausência ou presença de sangramento leve (gengivorragia, equimose). Tratamento sintomático e específico com 5 ampolas de SALon.

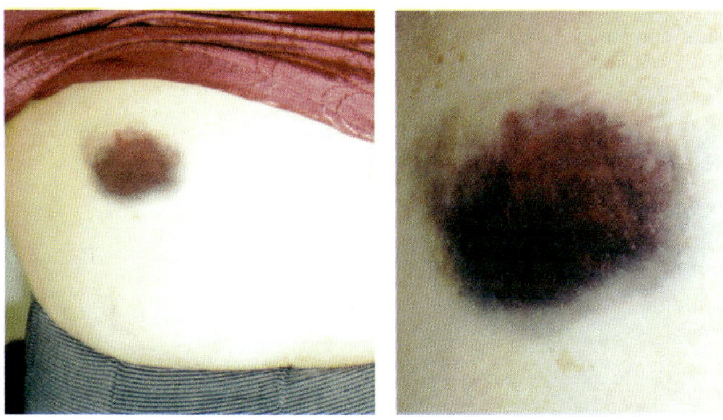

Figura 62. Equimose em paciente atendida 76 horas após contato na mão com *Lonomia obliqua*.

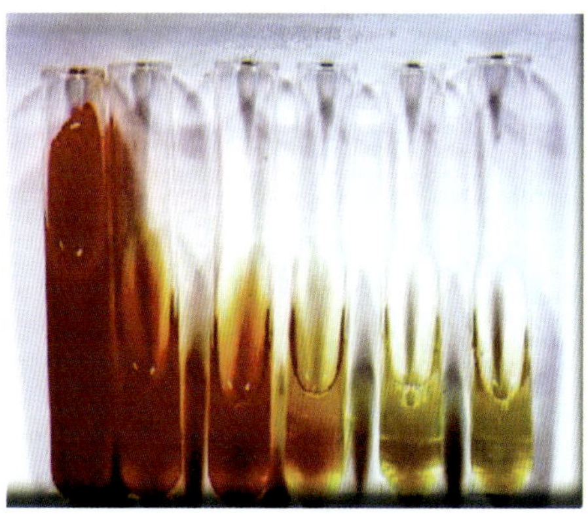

Figura 63. Hematúria 24 horas após contato, em paciente de 39 anos que esmagou com o antebraço aproximadamente 30 lagartas de 7 cm.

3. Grave: presença ou ausência de sintomas locais, exames da coagulação prolongados ou incoaguláveis, manifestações hemorrágicas em vísceras (hematêmese, sangramento pulmonar, hemorragia intracraniana) e/ou alterações hemodinâmicas. Tratamento sintomático, suportivo e específico com 10 ampolas de SALon. O esquema resumido pode ser verificado a seguir. Casos graves podem evoluir com insuficiência renal, hemorragia intracraniana, hipotensão, falência de múltiplos órgãos e choque.

A hidratação adequada, nas primeiras 24 horas, é importante para a prevenção da IRA, e os pacientes devem ser mantidos em repouso para evitar traumas mecânicos. Os exames de função renal e coagulação devem ser reavaliados 24 horas após a administração do SAlon.

O diagnóstico precoce e o tratamento adequado com o soro, particularmente nas primeiras 6 a 12 horas após o contato, podem prevenir a ocorrência de coagulopatia grave, hemorragias e complicações em grande número de pacientes.

O prognóstico pode ser mais reservado nos acidentes com elevado número de lagartas, em contatos com esmagamento, nos pacientes com patologias prévias como hipertensão arterial e úlcera péptica, dentre outras causas, assim como nos casos de traumatismos mecânicos pós-contato.

Agentes antifibrinolíticos não são recomendados nos envenenamentos por *L. obliqua*, uma vez que este veneno apresenta como principal propriedade a atividade pró-coagulante.

Na prevenção desses acidentes, é fundamental observar a presença desses insetos e nunca tocar em suas cerdas, particularmente ao manusear folhas e ao tocar em troncos de árvores, locais em que as taturanas são comumente encontradas.

Acidentes por animais aquáticos brasileiros

Até recentemente, os estudos sobre acidentes causados por animais aquáticos eram esparsos e insuficientes para se obter medidas diagnósticas e terapêuticas efetivas. Hoje, sabe-se que este tipo de agravo é comum no Brasil (cerca de 1 em cada 1.000 atendimentos nos pronto-socorros de cidades costeiras)[132,247-250] e existem protocolos que utilizam condutas terapêuticas capazes de orientar equipes de saúde em situações de urgência.

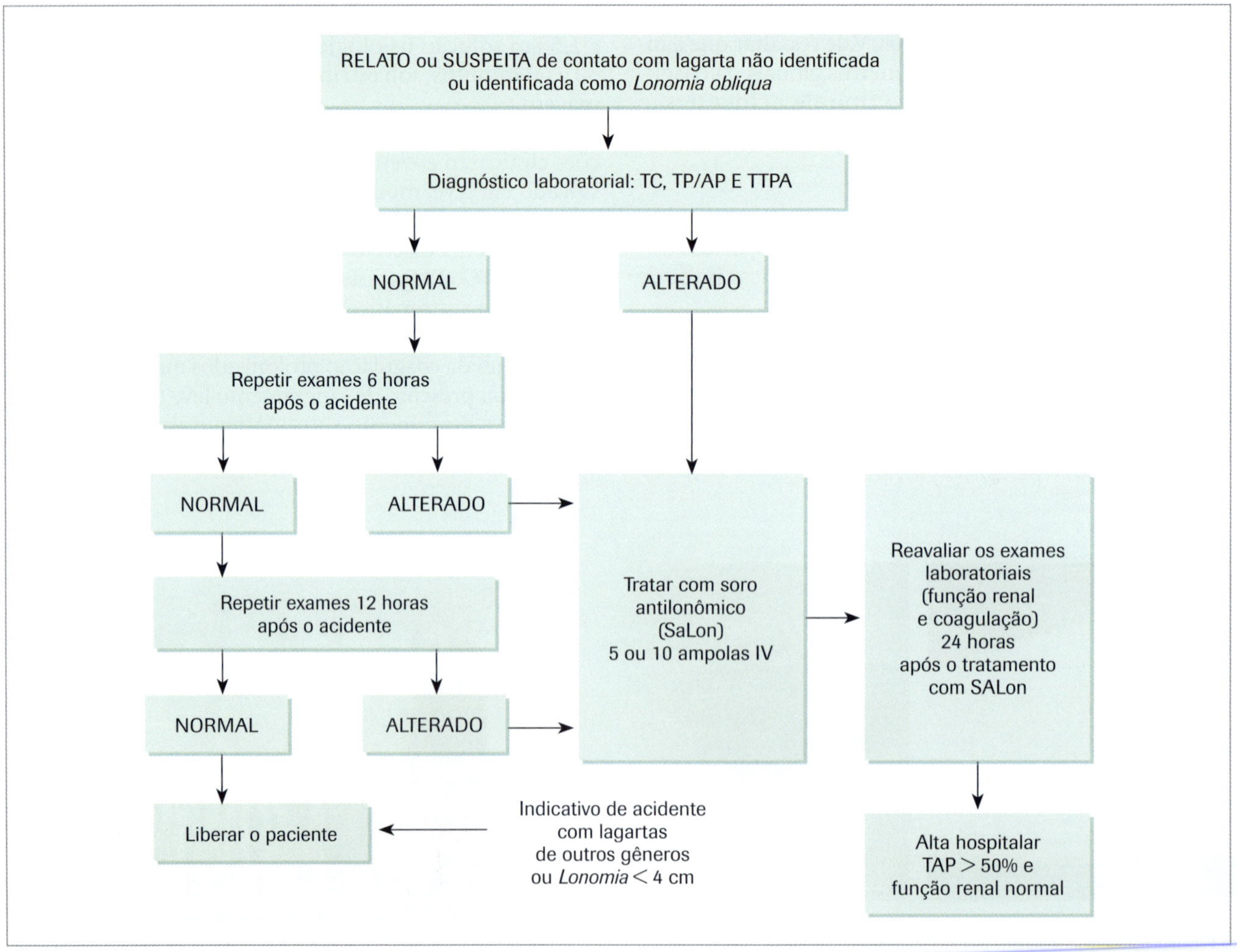

Figura 64. Diagnóstico e tratamento - acidentes por *Lonomia*.

Epidemiologia

Em cerca de 1.500 pacientes acidentados por animais aquáticos em Ubatuba, cidade litorânea do estado de São Paulo, observou-se uma maioria vitimada por ouriços-do-mar (50%), cnidários – águas-vivas e caravelas – (25%) e peixes venenosos e traumatizantes de várias espécies (25%)[132,247]. Em cerca de 750 acidentes provocados por animais fluviais nos rios Piracicaba, Tietê, Paraná, Paraguai, Araguaia e Negro, quase todos foram causados por peixes venenosos e traumatizantes[132,247].

Etiologia e fisiopatologia

Os ferimentos e envenenamentos podem ser provocados por diversos animais: cnidários possuem células microscópicas injetoras de peçonha (os cnidócitos); ouriços-do-mar apresentam espículas corporais pontiagudas; peixes também podem ter espículas no corpo, ferrões, dentes afiados e outras estruturas vulnerantes. Alguns destes peixes apresentam células produtoras de toxinas na pele e recobrindo os ferrões, raios de nadadeiras e outras estruturas corpóreas, sendo capazes de causar envenenamentos.

Quadro clínico

Os cnidários (águas-vivas, caravelas, anêmonas e corais) são animais que apresentam tentáculos e corpo gelatinoso. Os cnidócitos, as células de defesa, apresentam em seu interior nematocistos. Estas organelas podem injetar uma peçonha de ação neurotóxica e cardiotóxica, além de causar quadros alérgicos de intensidade variável (Figuras 65, 66 e 67). Um paciente que se acidenta com um cnidário apresenta dor intensa no local, por vezes irradiada para a raiz do membro, e uma dermatite linear urticariforme que reproduz o formato dos tentáculos. A maioria dos acidentes no Brasil apresenta efeitos locais, mas é preciso atentar para a possibilidade de manifestações sistêmicas, como fenômenos alérgicos de gravidade variável (incluindo choque anafilático) e toxicidade direta muscular, que pode levar a arritmias cardíacas e edema agudo de pulmão[132].

Ouriços-do-mar são animais comuns no litoral brasileiro. A maioria dos acidentes não causa envenenamento, e sim trauma (Figura 68). A frequência é elevada, correspondendo a cerca de 50% dos acidentes atendidos em pronto-socorros nas cidades litorâneas. Quando ocorre inoculação de peçonha, existe um processo de irritação

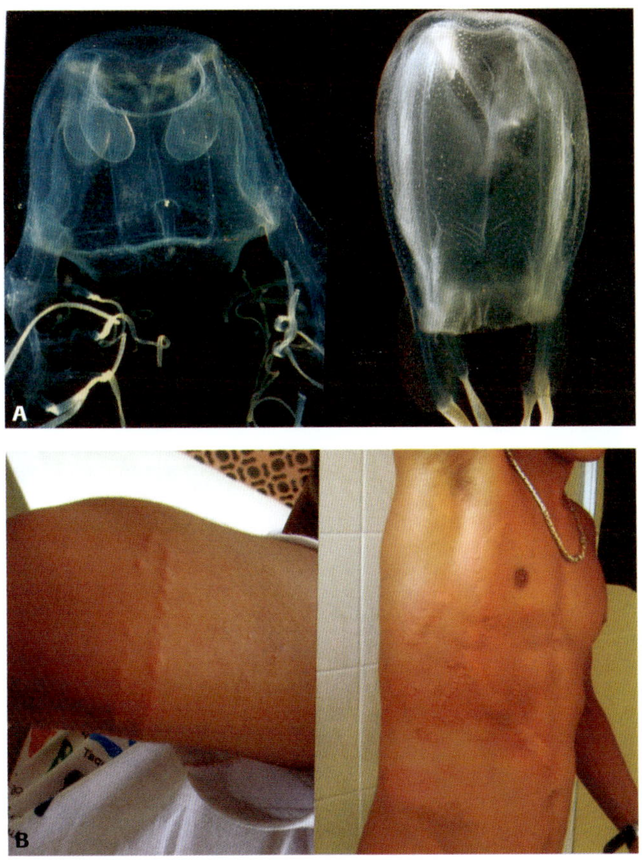

Figura 65. A: água-viva (*Tamoya haplonema*). B: esta espécie de cubomedusa está associada a acidentes potencialmente graves.

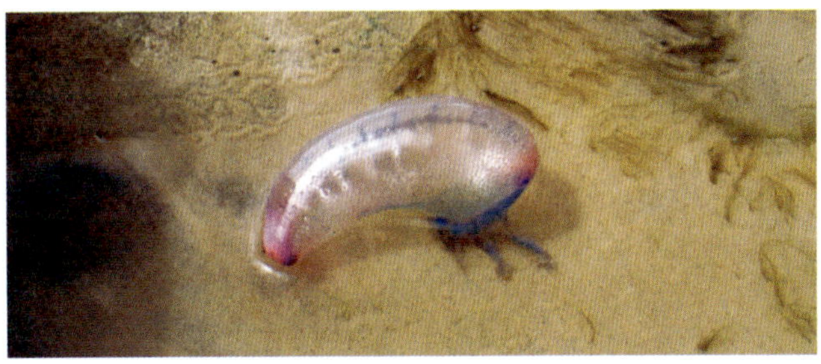

Figura 66. As caravelas são cnidários comuns na costa brasileira que podem provocar acidentes importantes e com potencial de comprometimento sistêmico.

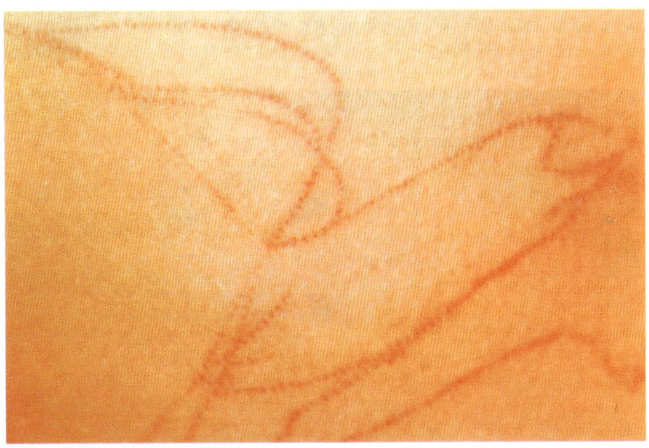

Figura 67. Acidente típico por cnidário com presença de linhas entrecruzadas nos pontos de contato com os tentáculos do animal.

cutânea evidenciado por dor, eritema, edema, pápulas, vesículas, ocasional necrose, cardiotoxicidade e neurotoxicidade. Quando as espículas não são retiradas, é possível que se desenvolvam granulomas de corpo estranho, manifestados por nódulos de superfície hiperqueratósica, cuja resolução é cirúrgica[251].

Existem diversas espécies de peixes peçonhentos no Brasil[252,253]. Os acidentes por bagres (família *Ariidae*) são os mais comuns (Figura 69), mas ocorrem acidentes por arraias (vários gêneros), peixes-escorpião (*Scorpaena* sp.), peixes-sapo (*Thalassophryne* sp.), moreias (*Gimnothorax* sp.) e outros. Os bagres marinhos e fluviais (mandis) são os peixes que mais provocam acidentes, apresentando três ferrões peçonhentos serrilhados localizados nas nadadeiras dorsal e peitorais.[132,247,249,253,254] Na sequência, observam-se acidentes por arraias marinhas e fluviais[255] (Figura 70) e, por fim, por peixes-escorpião,[167] apenas em ambiente marinho. A gravidade é inversamente proporcional à frequência. Outro fator a ser considerado é a elevada frequência de lesões causadas por peixes traumatogênicos, especialmente em pescadores amadores e profissionais. Estes peixes possuem raios de nadadeiras, espículas, dentes e outras estruturas vulnerantes capazes de provocar perfurações e lacerações, ferimentos que têm grande potencial de desenvolver infecções fúngicas e bacterianas.

Tratamento

A dor provocada pelos acidentes por cnidários pode ser controlada por compressas de água marinha gelada ou *cold-packs* recobertos aplicados na pele, alternadas com compressas de vinagre. Lembrar que a água doce dispara, por osmose, nematócistos íntegros aderidos à pele e aumenta o envenenamento. Se forem observadas arritmias cardíacas ou fenômenos respiratórios importantes, existe indicação de atendimento de urgência, pois pode haver choque cardiogênico (raro)[256]. O uso de verapamil EV é indicado na presença de arritmias cardíacas (Quadro 10).

A retirada imediata das espículas em ambiente hospitalar é a conduta correta para acidentes por ouriços-do-mar. Deve-se escarificar superficialmente o ponto de entrada com agulha hipodérmica de grosso calibre e utiliza-se outra agulha ou uma pinça fina para retirada das espículas[257]. Este acidente pode causar tétano.

Não existe no Brasil soro antiveneno para nenhum tipo de peçonha de peixe. Assim, só é possível o tratamento sintomático dos acidentes. A medida mais efetiva é a imersão do ponto comprometido em água quente, mas tolerável, por 30 a 90 minutos (a peçonha parece ser termolábil e a água quente promove vasodilatação em áreas isquemiadas)[258]. Existe possibilidade de retenção de fragmentos de espículas ou ferrões e infecções bacterianas (Figuras 69 e 70).

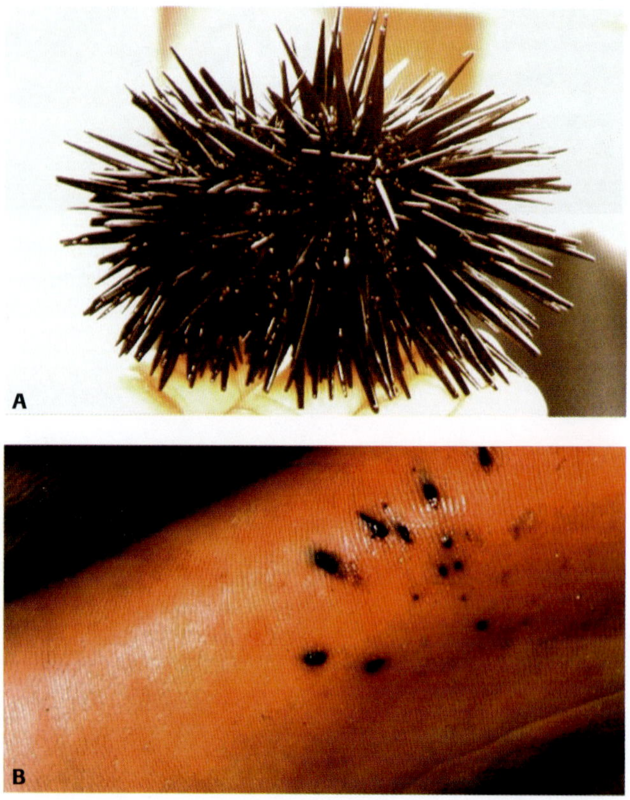

Figura 68. Ouriço-do-mar (A) e acidente em banhista (B). Notar as espículas enegrecidas penetrando a pele.

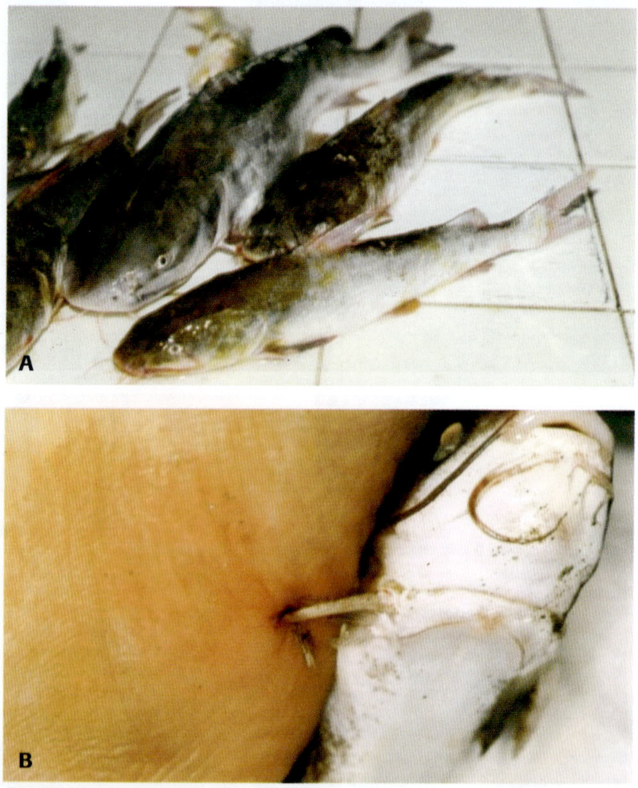

Figura 69. Bagres marinhos (A) e um acidente típico em banhista (B). Bagres pequenos são atirados nas praias por pescadores causando ferimentos nos banhistas.

Considerações finais

Os protocolos clínicos oficiais para o diagnóstico e o tratamento de acidentes por animais peçonhentos encontram-se no "Manual de Diagnóstico e Tratamento de Acidentes por Animais Peçonhentos" (endereço eletrônico: http://bvsms.saude.gov.br/bvs/publicacoes/funasa/manu_peconhentos.pdf), do Ministério da Saúde, em processo de revisão. Este manual disponibiliza informações básicas quanto à identificação dos animais peçonhentos de maior relevância no Brasil, além de informações mais detalhadas quanto ao diagnóstico e ao tratamento (sintomático e específico – soroterapia) e dicas de prevenção de acidentes.

A Associação Brasileira de Centros de Informação e Assistência Toxicológica (Abracit) fornece orientação especializada acerca de diagnóstico e condutas nos acidentes por animais peçonhentos. O site www.abracit.org.br

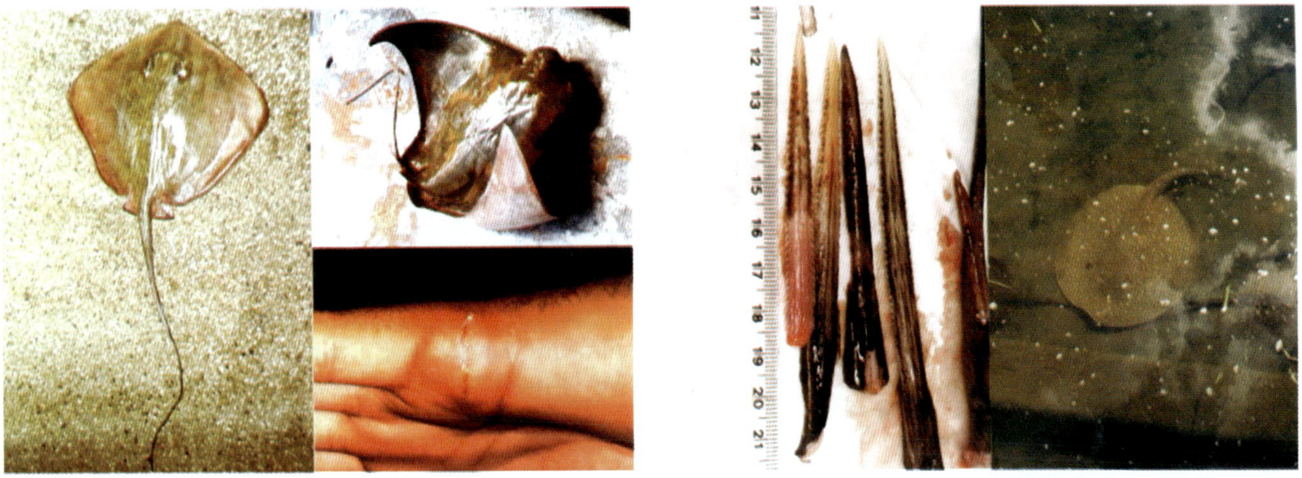

Figura 70. Arraia marinha (família *Dasyatidae*) e acidente em pescador com perfuração do pé, edema e eritema. O principal sintoma é a dor.

Quadro 10. Identificação e tratamento de acidentados por animais aquáticos no Brasil (adaptada de Haddad Jr.[50])

	Ferimentos puntiformes		**Erupção cutânea**		**Ferimentos lacerados**	
Ferrão**	Espículas presentes no local*	Espículas raramente presentes**	Placas urticariformes, edema, eritema, vesículas, necrose**	Eczema*	Bordas cianóticas (1) ou pálidas (2) Fragmentos de ferrão**	Lacerações simples*
Bagres marinhos e fluviais	Ouriços-do-mar	Peixes-escorpião (mangangá), Peixes-sapo (niquim)	Águas-vivas Caravelas, corais, anêmonas	Esponjas, vermes marinhos, pepinos-do-mar	Arraias marinhas e fluviais (1), Bagres marinhos e fluviais (2) (ocasionalmente ferimentos puntiformes)	Cações, barracudas, moreias, pintados, piranhas, traíras, outros peixes
1	1	1	2	2	1	3

1 - Imersão em água quente (testar com a mão) por 30 a 90 minutos (cerca de 50°C)
Infiltração anestésica local
Retirar espículas ou fragmentos de ferrão ou epitélio glandular
Exame radiológico: persistência de sintomas em fases tardias
Fazer profilaxia do tétano
2 - Lavar o local ou fazer compressas com água do mar gelada
Aplicar vinagre (lavar o local e fazer compressas de vinagre)
Analgesia (dipirona 1 ampola IM)
3 - Lavagem intensiva e exploração cirúrgica
Antibioticoterapia
Prevenção do tétano

**Dor intensa; *Dor moderada.
Em todos os casos (especialmente nos ferimentos lacerados), avaliar antibioticoterapia: cefalexina 2,0 mg/dia por 10 dias; amoxicilina e clavulinato de potássio 1,5 mg/dia por 10 dias.

contém o endereço de todos os centros. Presentes na maioria dos Estados brasileiros, também podem ser localizados por meio do endereço da Rede Nacional de Centros de Informação e Assistência Toxicológica (Renaciat), Centro de Informações e Assistência Toxicológica: www.anvisa.gov.br/toxicologia/centros.htm.

O Hospital Vital Brazil do Instituto Butantan da Secretaria da Saúde do Estado de São Paulo é especializado no atendimento de acidentes por animais peçonhentos, prestando assistência e orientação telefônica, ininterruptamente.

A assistência clínica e, se necessário, soroterápica à vítima de acidente por animal peçonhento é fornecida gratuitamente no Sistema Único de Saúde (SUS). O Ministério da Saúde realiza aquisição anual de antivenenos de quatro laboratórios públicos oficiais brasileiros e distribui mensalmente, após análise criteriosa da situação de saúde, a todas as Unidades Federadas, as quais suprem estrategicamente os pontos de atendimento. Atualmente, existem cerca de 2.800 pontos de atendimento clínico e soroterápico de referência no Brasil, definidos e estruturados pelas Secretarias Estaduais e Municipais de Saúde com base em critérios clínico-epidemiológicos e geográficos, podendo ser alterados conforme a necessidade. Os endereços e telefones de cada ponto de referência podem ser acessados no site do Ministério da Saúde – Portal da Saúde (www.saude.gov.br – tópico: "Portal de A a Z"), na página "Acidentes por Animais Peçonhentos" (http://portalsaude.saude.gov.br/index.php?option=com_content&view=article&id=10778&Itemid=618 – tópico: "Lista dos hospitais para soroterapia, por estado").

Os dados epidemiológicos do Estado de São Paulo e orientações gerais sobre a clínica e o tratamento dos acidentes por animais peçonhentos pode ser acessada no site www.cve.saude.sp.gov.br/htm/zoo/peco_dados.html.

As unidades de Saúde do Estado de São Paulo que dispõem de soro podem ser conhecidas no site www.cve.saude.sp.gov.br/htm/imuni/posto_soro19.htm.

Os dados epidemiológicos do Brasil, constantes do SINAN, podem ser acessados no site do Ministério da Saúde (http://dtr2004.saude.gov.br/sinanweb/ – tópico: "Tabulação de dados") (Figura 71).

Acidentes ofídicos

As serpentes brasileiras de importância médica pertencem a duas famílias:

- *Viperidae*: com 3 gêneros – a) *Bothrops* e *Bothrocophias* ("grupo *Bothrops*" – jararacas), b) *Crotalus* (cascavéis) e c) *Lachesis* (surucucus-pico-de-jaca);
- *Elapidae*, gêneros *Micrurus* e *Leptomicrurus* (corais verdadeiras).

As serpentes pertencentes à família *Viperidae* são facilmente identificáveis pela presença da fosseta loreal, órgão termossensível localizado entre os olhos e as narinas.

O grupo *Bothrops* (jararacas) contém a maior diversidade de serpentes de interesse médico no Brasil, ocupando praticamente todos os biomas terrestres, sendo também o maior responsável pelos acidentes ofídicos notificados no país.

Além da presença da fosseta loreal, as cascavéis (gênero *Crotalus*) são dotadas de um guizo ou chocalho na

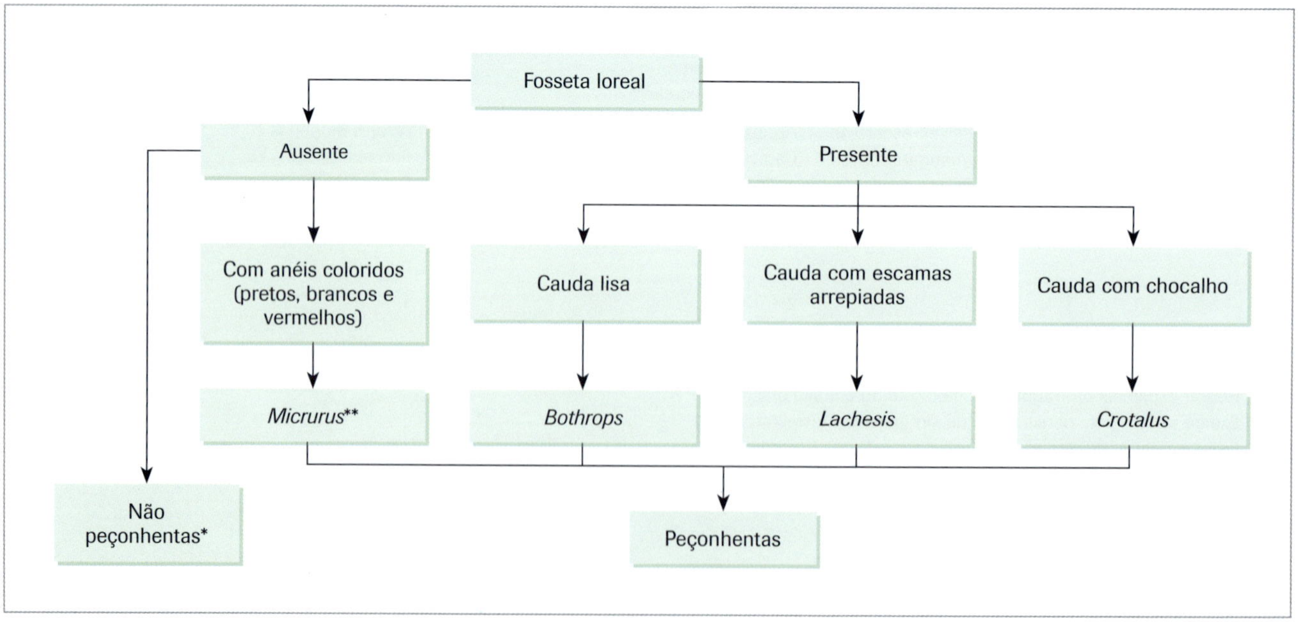

Figura 71. Distinção entre serpentes peçonhentas e não peçonhentas.

*As falsas corais podem apresentar o mesmo padrão de coloração das corais verdadeiras, sendo distinguíveis pela ausência de dente inoculador.

**Na Amazônia, ocorrem corais verdadeiras desprovidas de anéis vermelhos.

extremidade da cauda. Embora não ocorra na faixa litorânea do Sul e do Sudeste, pode ocorrer na faixa litorânea do Nordeste brasileiro.

Na família *Elapidae* (corais verdadeiras), não há fosseta loreal, sendo que as espécies de interesse médico possuem anéis vermelhos com inúmeras variações de largura, bem como na intercalação e na disposição dos anéis de outras cores ao longo do corpo. Algumas espécies amazônicas do gênero *Leptomicrurus* possuem corpo predominantemente negro.

A diferenciação externa com as "falsas corais", isto é, aquelas não venenosas, é o formato rombo da cabeça, tamanho proporcionalmente reduzido dos olhos em relação ao tamanho da cabeça, e cauda curta e relativamente grossa.

O gênero *Lachesis* (surucucus-pico-de-jaca, as maiores serpentes peçonhentas da América Latina) ocorre na região amazônica e em uma estreita faixa costeira a partir do norte do Estado do Rio de Janeiro.

Não existe evidência clínica de efeitos sistêmicos nos acidentes humanos ocasionados por *Philodryas* spp. e outros dipsadídeos no Brasil, exceto ações locais, sendo contraindicada a utilização de soroterapia.

Acidente botrópico

As serpentes botrópicas têm fosseta loreal e cauda que se afunila progressivamente, sendo encontradas em todo o território nacional.

O acidente botrópico representa, aproximadamente, 87% dos acidentes por serpentes peçonhentas no Brasil.

O veneno botrópico tem atividade inflamatória aguda local, coagulante e hemorrágica.

As complicações locais mais frequentes são infecção secundária, necrose, síndrome compartimental, déficit funcional e amputação.

As complicações sistêmicas mais frequentes são insuficiência renal aguda, hemorragia grave, choque e sepse.

A soroterapia antibotrópica, na dose adequada, por via endovenosa, associada à hidratação vigorosa, à prevenção e ao tratamento precoce das complicações locais e sistêmicas são fundamentais para a diminuição da morbidade e da letalidade neste acidente.

Acidente laquético

Acidente raro, mesmo em seu hábitat, nas florestas tropicais da região amazônica e da Mata Atlântica.

Há superposição na distribuição de *Lachesis* e algumas espécies de serpentes do gênero *Bothrops*.

O veneno laquético tem atividade inflamatória aguda local, coagulante e hemorrágica, atividades também presentes no veneno botrópico.

Do ponto de vista clínico, não é possível diferenciar o acidente botrópico do acidente laquético.

Idealmente, nos locais em que estes dois gêneros de serpentes estão presentes, seria mais adequada a utilização do soro antibotrópico-laquético, embora, muito provavelmente, a grande maioria dos acidentes que evolui com sinais inflamatórios locais, acompanhados ou não de hemorragia e coagulopatia, seja causado por serpentes do gênero *Bothrops*.

Acidente crotálico

O acidente crotálico representa, anualmente, cerca de 8% dos acidentes por serpentes peçonhentas no Brasil.

O veneno crotálico tem atividade neurotóxica, miotóxica e coagulante.

O quadro clínico se inicia, em geral, com visão borrada e ptose palpebral.

A rabdomiólise pode ocasionar mialgia generalizada e resulta em mioglobinúria, com escurecimento progressivo da cor da urina.

Até 40% dos acidentes crotálicos têm alteração da coagulação sanguínea.

A administração precoce do soro anticrotálico, na dose apropriada, acompanhada de hidratação vigorosa, inicialmente por via endovenosa, é fundamental para diminuir o risco da evolução para a insuficiência renal aguda.

O acidente crotálico raramente evolui para insuficiência respiratória aguda, e a causa maior de óbito, neste acidente, é a insuficiência renal aguda, com suas complicações.

Acidente elapídico

O acidente elapídico (gêneros *Micrurus* e *Leptomicrurus*), representado pelas corais verdadeiras, é raramente observado no Brasil, embora diversas espécies possam ser encontradas em todo o território nacional.

Os acidentes observados no Brasil em seres humanos ocasionam, principalmente, alterações neuroparalíticas, decorrentes de sua atividade neurotóxica pós-sináptica.

Na literatura brasileira, não foram descritas, até o momento, coagulopatias, hemorragias, edema local acentuado, rabdomiólise e hemólise.

O tratamento com soro antielapídico deve ser sempre realizado em todo paciente vítima de acidente por coral verdadeira que apresente qualquer evidência clínica de neurotoxicidade, sendo as manifestações mais precoces, em geral, a visão turva (borramento visual) e a ptose palpebral.

Nos acidentes elapídicos que evoluem com insuficiência respiratória aguda, recomenda-se, além de ventilação mecânica, o uso de anticolinesterásicos de ação rápida, precedido pelo uso de atropina, em doses dependentes do peso do paciente.

Acidente por serpentes das famílias *Boidae* e *Colubridae*

A maioria das serpentes do Brasil não é peçonhenta ou é considerada "não peçonhenta". Acidentes por serpentes não peçonhentas são muito comuns no Brasil e não apresentam maior gravidade. Os casos podem levar a quadros de hemorragia e edema local, sendo tratados sintomaticamente e, se necessário, indicada profilaxia do tétano. Pode ser definida a alta do paciente imediatamente, a depender da gravidade das lesões.

Os acidentes por serpentes áglifas ou opistóglifas não devem receber soroterapia antiofídica, tendo em vista a inexistência de soros específicos produzidos em nosso país. Seu uso pode causar reações de hipersensibilidade e ocasiona gasto desnecessário de soros, custeados pelo serviço público.

Medidas iniciais e soroterapia nos acidentes ofídicos

O diagnóstico do acidente ofídico é eminentemente clínico: o conhecimento das atividades básicas dos venenos facilita o entendimento do quadro clínico decorrente do envenenamento por cada um desses gêneros de serpente, facilitando o diagnóstico etiológico.

O tratamento com o soro antiveneno, sempre por via endovenosa, é específico para cada gênero de serpente, devendo ser instituído o mais precocemente possível, sendo a dose, tanto para adultos quanto para crianças, dependente do grau de gravidade estabelecido à admissão do paciente.

Durante a soroterapia heteróloga, os pacientes devem ser observados rigorosamente, pois há possibilidade de reações do tipo hipersensibilidade imediata ao soro heterólogo. É importante lembrar da profilaxia antitetânica.

O tratamento dos acidentes por serpentes peçonhentas, com manifestações clínicas, envolve cuidados gerais como hidratação adequada, manutenção das condições hemodinâmicas, da função renal e do equilíbrio hidroeletrolítico e ácido-básico, além de suporte respiratório (ventilação mecânica), quando necessário.

Identificar precocemente e tratar as complicações dos acidentes é fundamental para diminuir a morbidade e a letalidade. No acidente botrópico e laquético, são descritas a insuficiência renal aguda, a hemorragia grave, o choque e a infecção que, quase sempre, se inicia no local da picada. No acidente crotálico, são descritas a insuficiência renal aguda e, muito raramente, a insuficiência respiratória aguda; no acidente elapídico, a insuficiência respiratória aguda.

Acidentes aracnídicos

Acidente escorpiônico

Em geral, a dor é a principal manifestação. Deve-se atentar aos acidentes em crianças, nas quais são mais frequentes quadros de maior gravidade, com manifestações sistêmicas. Estas, quando ocorrem, são precoces, geralmente até 3 horas após o acidente.

A intensidade e a frequência dos vômitos é um sinal premonitório sensível da gravidade do envenenamento.

O antiveneno específico (soro antiescorpiônico ou soro antiaracnídico) é indicado somente para casos com manifestações sistêmicas (clinicamente classificados como moderados ou graves); nos quadros em que há apenas sinais e sintomas locais, além de compressas mornas no local do acidente, deve-se associar analgésico por via oral, realizar bloqueio ou infiltração com anestésico (sem vasoconstritor) se a dor for mais intensa ou não ocorrer melhora com a conduta anterior. Eventualmente, associar analgésico opioide, se necessário.

Acidentes por aranhas (araneídicos)

Acidente por aranha armadeira (Phoneutria)

Nos acidentes por armadeira, a dor é a principal queixa e ocorre imediatamente após a picada.

Em casos em que haja apenas sintomas locais, a conduta é semelhante à descrita para os acidentes escorpiônicos e direcionada para o alívio da dor. Se necessário, fazer bloqueio ou infiltração com anestésico (sem vasoconstritor) e, eventualmente, associar analgésico opioide.

Acidente por aranha marrom (Loxosceles)

Muitas vezes, a picada não é percebida ou valorizada, pois é pouco dolorosa. As regiões do corpo mais atingidas são: coxa, nádega, tronco e braço.

Os sinais e os sintomas locais têm início algumas horas após o acidente. Manifestações sistêmicas como febre, mal-estar, náuseas e exantema cutâneo podem ser observadas nas primeiras 24 horas do acidente. Alguns pacientes evoluem com hemólise, sendo esta mais frequentemente subclínica.

Dependendo da fase da lesão cutânea, fazer diagnóstico diferencial com abscesso, fasciite necrotizante, vasculite, pioderma gangrenoso e leishmaniose cutânea.

Acidente por Latrodectus

Os acidentes são raros, com casos registrados prioritariamente nas regiões Sudeste (39%) e Nordeste (33%).

A picada se dá, em geral, quando a aranha é comprimida junto ao corpo.

Há dor local, que pode generalizar-se, às vezes fazendo-se acompanhar de manifestações sistêmicas como tremores, sudorese generalizada, ansiedade, agitação e contraturas musculares.

Soroterapia nos acidentes por aranhas

O soro antiaracnídico produzido no Brasil deve ser administrado precocemente, por via endovenosa, mas somente nos acidentes moderados ou graves por aranhas dos gêneros *Loxosceles* (aranha marrom) e *Phoneutria* (aranha armadeira).

O soro antiaracnídico produzido no Brasil não apresenta efeito na neutralização de venenos de outras aranhas e seu uso ocasiona gastos desnecessários de soros, custeados pelo serviço público.

Acidente por himenópteros (abelhas, vespas, marimbondos, formigas)

A apresentação clínica dos acidentes provocados pelas abelhas e vespas depende do número de picadas, ou seja, da quantidade de veneno inoculada, e da presença de sensibilização alérgica. Nas reações locais não alérgicas, observa-se a formação de uma pápula, acompanhada de dor, irritação, prurido e eritema no local da picada, geralmente de resolução espontânea após poucas horas, mas que podem ser particularmente preocupantes quando no pescoço ou na boca, pois o edema local pode causar obstrução respiratória. Essas reações não são IgE-mediadas, mas devidas à ação inflamatória do veneno.

As reações tóxicas sistêmicas se devem a múltiplas picadas (geralmente mais de 100) e ocorrem pelo acúmulo de toxinas causando envenenamento sistêmico. As manifestações clínicas incluem: edema, náuseas, vômitos, dor abdominal, cefaleia, confusão mental, torpor, convulsões, hipotensão arterial, taquipneia, dispneia, insuficiência respiratória, rabdomiólise, hemólise, alterações hepáticas, oligúria e insuficiência renal. O quadro geralmente é de instalação rápida, mas que pode ser retardada, com o paciente permanecendo por várias horas sem sintomatologia sistêmica e com os exames laboratoriais normais.

As reações de hipersensibilidade IgE-mediadas ocorrem em indivíduos alérgicos ao veneno, mesmo após uma única picada. A manifestação alérgica local compreende um edema de maiores proporções, geralmente maior do que 10 cm de diâmetro, com duração de vários dias. As manifestações alérgicas sistêmicas variam desde quadros restritos à pele, com prurido e urticária, até quadros clássicos de anafilaxia.

Ainda não se dispõe do soro antiveneno de abelha para uso clínico. Portanto, o tratamento dos casos de envenenamento por múltiplas picadas compreende, basicamente, medidas sintomáticas e de suporte. O tratamento dos quadros alérgicos anafiláticos não difere dos de outras etiologias. Pacientes que tiveram reações alérgicas sistêmicas com risco de morte, em geral, têm indicação de imunoterapia específica.

Acidente por lepidópteros (taturanas, mariposas)

Os acidentes por lepidópteros são muito frequentes, sendo comuns os acidentes causados pela forma larvária (taturanas, lagartas urticantes, pupas), geralmente denominados erucismo.

O contato com as cerdas das lagartas provoca uma reação imediata no local, caracterizada por dor em queimação e hiperemia.

Os acidentes causados pela fase alada (adulta), conhecidos popularmente como mariposas e borboletas, são muito mais raros e conhecidos como lepidopterismo.

Taturanas do gênero *Hylesia* podem causar dermatites. Nos acidentes por *Hylesia*, recomenda-se o uso de anti-histamínicos.

Premoris semirufa, popularmente conhecidas como pararamas, identificadas na região Amazônica, causam quadro inflamatório nas articulações interfalângicas das mãos que pode evoluir para anquilose. Essa espécie é encontrada em seringais e causa acidentes nos indivíduos que, ao coletar o látex, entram em contato com as cerdas desses insetos. O tratamento dos acidentes por pararama é sintomático; nos quadros articulares, tem sido recomendado o uso de corticosteroides.

Os acidentes por *Lonomia* têm maior importância em termos de morbidade e letalidade, tendo sido produzido soro específico para seu tratamento e esclarecidos vários mecanismos de ação do veneno e de toxinas presentes nas espécies *Lonomia obliqua* e *Lonomia aquelous*.

O tratamento inicial dos acidentes por lagartas consiste em lavar o local do contato com as cerdas com água fria e, a seguir, aplicar bolsa de água fria ou com gelo na região afetada, além de analgésicos, como a dipirona e o paracetamol.

Se a dor permanecer intensa, recomenda-se a infiltração do local afetado com lidocaína a 2%, sem vasoconstritor, comumente 4 mL por infiltração, por via subcutânea ou troncular, se o contato ocorreu com os dedos dos pés ou das mãos.

A infiltração pode ser repetida mais 2 vezes, com intervalo de 1 hora entre cada aplicação.

Já o acidente lonômico deve ser tratado quando houver coagulopatia e/ou sangramento, com o soro antilonômico (SALon) com a maior precocidade possível.

Acidente por animais aquáticos brasileiros

Cerca de 350 pacientes que sofreram acidentes por animais aquáticos foram observados em Ubatuba, no Estado de São Paulo, e estes foram causados principalmente por ouriços-do-mar (50%), cnidários (25%) e peixes venenosos e traumatizantes de várias espécies (25%).

O envenenamento por cnidários (águas-vivas e caravelas) causa dor intensa instantânea e dermatite linear urticariforme que reproduz o formato dos tentáculos.

Os acidentes por ouriços-do-mar são traumatizantes e nem sempre apresentam envenenamento, mas a falta de retirada das espículas causa granulomas de corpo estranho manifestados por nódulos hiperqueratósicos, cuja solução é cirúrgica.

Os acidentes por bagres (família *Ariidae)* são os agravos causados por peixes peçonhentos mais comuns, mas podem-se observar acidentes por arraias (vários gêneros), peixes-escorpião (*Scorpaena* sp.), peixes-sapo (*Thalassophryne* sp.), moreias (*Gimnothorax* sp.) e outros. A gravidade dos acidentes é inversamente proporcional à frequência.

No Brasil, a maioria dos acidentes por cnidários é controlada por analgesia (dipirona, 1 ampola IM), compressas de água marinha gelada ou cubos de gelo recobertos aplicados na pele e compressas de vinagre. A água doce dispara nematocistos íntegros por osmose e aumenta o envenenamento.

Em acidentes por ouriços-do-mar sem veneno, a retirada imediata das espículas é obrigatória, sob anestesia local. Nos acidentes por peixes peçonhentos, o ideal é a imersão do ponto comprometido em água quente, mas tolerável, por 30 a 90 minutos (a água quente interfere na atividade das peçonhas de peixes – que são termolábeis – e promove vasodilatação em áreas isquemiadas).

Referências bibliográficas

1. Brasil. Manual de diagnóstico e tratamento de acidentes por animais peçonhentos. Brasília: Ministério da Saúde. Fundação Nacional da Saúde, 1998, 131p. Disponível em: http://portal.saude.gov.br/portal/saude/visualizar_texto.cfm?idtxt=21182-34k
2. Brasil, Ministério da Saúde. Secretaria de Vigilância em Saúde. Sistema de Informação de Agravos de Notificação (Sinan): http://dtr2004.saude.gov.br/sinanweb/tabnet/dh?sinan/animaisp/bases/animaisbr.def.
3. Vital Brazil O. Prefácio. In: Cardoso JLC, França FOS, Wen FH, Málaque CMS, Haddad Jr. V. Animais Peçonhentos no Brasil: Biologia, Clínica e Terapêutica dos Acidentes. 2.ed. São Paulo: Sarvier, 2009. p.6-21.
4. Amaral A. Campanhas anti-ophidicas. Memórias do Instituto Butantan. 1930;5:195-232.
5. Reckziegel GC. Análise do escorpionismo no Brasil no período de 2000 a 2010. [dissertação]. Brasília: Faculdade de Ciências da Saúde, Programa de Pós-graduação em Saúde Coletiva. Universidade de Brasília, 2013.
6. Haddad Jr. V, Pardal PPO, Cardoso JLC, Martins IA. The venomous toadfish Thalassophryne nattereri (niquim or miquim): Report of 43 injuries provoked in fishermen of Salinópolis (Pará state) and Aracaju (Sergipe state), Brazil. Rev Inst Med trop S Paulo. 2003;45(4):221-3.
7. Resgalla Jr. C, Rosseto AL, Haddad Jr. V. Report of an outbreak of stings caused by Olindias sambaquiensis Muller, 1861 (Cnidaria: hydrozoa) in Southern Brazil. Braz J Oceanogr [online]. 2011;59(4):391-6.
8. Haddad Jr. V, Virga S, Bechara A, Silveira FL, Morandini AC. An outbreak of Portuguese man-of-war (Physalia physalis - Linnaeus, 1758) envenoming in Southeastern Brazil. Rev Soc Bras Med Trop [online]. 2013;46(5):641-4.
9. Marques AC, Haddad Jr. V, Rodrigo L, Marques-da-Silva E, Morandini AC. Jellyfish (Chrysaora lactea, Cnidaria, Semaeostomeae) aggregations in southern Brazil and consequences of stings in humans. Lat Am J Aquat Res. 2014;42(5):1194-9.
10. Garrone Neto D, Haddad Jr. V. Arraias em rios da Região Sudeste do Brasil: locais de ocorrência e impactos sobre a população. Rev Soc Bras Med Trop [online]. 2010;43(1):82-8.
11. Garrone Neto D, Cordeiro RC, Haddad Jr. V. Acidentes do trabalho em pescadores artesanais da região do Médio Rio Araguaia, Tocantins, Brasil. Cad Saúde Pública. 2005;21(3):795-803.
12. Bochner R, Struchiner CJ. Epidemiologia dos acidentes ofídicos nos últimos 100 anos no Brasil: uma revisão. Cad Saúde Pública. 2003;19(1):7-16.
13. Brasil, Ministério da Saúde. FUNASA, 2004. Manual de diagnóstico e tratamento dos acidentes por animais peçonhentos. Brasília: Ministério da Saúde, 2004. 131p.
14. Chippaux J-P. Venins de serpent et envenimations. Paris: IRD Éditions, 2002. 288 p.,il.
15. Greene H. Snakes: the evolution of mystery in nature. Berkeley: University of California Press, 1997. p.351.
16. Duarte MR, Laporta-Ferreira IL. Fat body, lipids, and protein changes after induced long-term fasting in the pitviper, Bothrops jararaca (Wied, 1824) (Serpentes, Viperidae) in captivity. Zoologischer Anzeiger. 1993;230(3/4):111-21.
17. Rodda GH, Yoshio S, Chiszar D, Tanaka H. Snake management. In: Rodda GH, Sawai Y, Chiszar D, Tanaka H (eds.). Problem snake management: the habu and the treesnake. Ithaca: Comstock. 1999. 534p.,il.
18. Brodie III ED. Differential avoidance of coral snake banded patterns by free-ranging avian predators in Costa Rica. Evolution. 1993;47:227-35.
19. Buasso CM, Leynaud GC, Cruz FB. Predation on snakes of Argentina: effects of coloration and ring pattern on coral and false coral snakes. Stud Neotr Fauna Environ. 2006;41:183-8.
20. Hayes WK, Herbert SS, Rehling GC, Gennaro JF. Factors that influence venom expenditure in viperids and other snake species during predatory and defensive contexts. In: Schuett GW, Höggren M, Douglas ME, Greene HW. Biology of the Vipers. Utah: Eagle Mountain, 2002. p.207-33.
21. LaDuc T. Does a quick offense equal a quick defense? Kinematic comparisons of predatory and defensive strikes in the Western diamond-backed rattlesnake (Crotalus atrox). In: Schuett GW, Höggren M, Douglas ME, Greene HW. Biology of the vipers. Utah: Eagle Mountain, 2002. p.267-78.
22. Bérnils RS, Costa HC (org.). Brazilian reptiles: list of species. Version 2012. Disponível em: www.sbherpetologia.org.br/. Sociedade Brasileira de Herpetologia. Acesso em: 20/3/2015.
23. Torrez PQ, Duarte MR, França, FOS, Figueiredo L, Abati P, Campos LR et al. First report of an accident with the speckled forest pit viper (Bothriopsis taeniata) in Brazil. Revista da Sociedade Brasileira de Medicina Tropical. 2009;42:342-4.
24. Bernarde PS. Serpentes peçonhentas e acidentes ofídicos no Brasil. São Paulo: Anolisbooks, 2014. 224p.:il.
25. Sazima I. Natural history of the jararaca pitviper, Bothrops jararaca, in southeastern BrazilIn: Campbell JA, Brodie Jr. ED (eds.). Biology of the pitvipers. Tyler, Texas: Selva, 1992. p.199-216.
26. WHO. Progress in the characterization of venoms and standardization of antivenoms. Geneva: WHO Scient Public, 1981.
27. Wucherer O. On the ophidians of the province of Bahia, Brazil (Part I.). Proceedings of the Zoological Society of London. 1861;113-6.
28. Cardoso JLC, Duarte MR. March 1563: the first reported case of a snakebite in Brazil. Memórias do Instituto Butantan. 2003;60:137.
29. Vanzolini PE, Calleffo MEV. A taxonomic bibliography of the South American Snakes of the Crotalus durissus complex (Serpentes, Viperidae). Anais da Academia Brasileira de Ciências. 2002;74(1):37-83.
30. Duarte MR, Menezes FA. Is the population of Crotalus durissus (Serpentes, Viperidae) expanding in Brazil? Journal of Venomous Animals and Toxins including Tropical Diseases. 2013;19:30. Disponível em: www.jvat.org/content/19/1/30. Acesso em: 24/3/2015.
31. Campbell JA, Lamar WW. The venomous reptiles of the western hemisphere. Ithaca: Comstock, 2004. 2 vols.
32. Zamudio KR, Greene HW. Phylogeography of the bushmaster (Lachesis muta; Viperidae): implications for neotropical biogeography, systematics, and conservation. Biol Jour Linn Soc. 1997;62:421-42.
33. Fernandes DS, Franco FL, Fernandes R. Systematic revision of the genus Lachesis Daudin, 1803 (Serpentes, Viperidae). Herpetologica. 2004;60:245-60.
34. Silva Haad J. Accidentes humanos por las serpientes de los Generos Bothrops y Lachesis. Mem Inst Butantan. 1980/1981;44-45:403-23.
35. Bolaños R, Rojas O, Ulloa Flores CE. Biomedical aspects of 4 cases of snake bites by Lachesis muta (Ophidia: Viperidae) in Costa Rica. Rev Biol Trop. 1982;30(1):53-8.
36. Otero RP, Tobón GSJ, Gómez LFG. Bites from the bushmaster (Lachesis muta) in Antioquia and Choco, Colombia, report of five accidents. Toxicon. 1993;31(2):158-9.
37. Bard R, de Lima JC, de Sa Neto RP, de Oliveira SG, dos Santos MC. Inefficacy of bothropic antivenin in the neutralization of the coagulation activity of Lachesis muta muta venom. Report of a case and experimental confirmation. Rev Inst Med Trop Sao Paulo. 1994;36(1):77-81.
38. Junio AMC, Alencar VP, Costa FG, Cabral B, Dias EPF, Arruda Junior ER. Acidentes ofídicos por surucucu (Lachesis muta rhombeata). Relato de dois casos atendidos no HU. Ciência, Cultura, Saúde. 1994; XIII(3):11-4.
39. Torres JR, Torres MA, Arroyo-Parejo MA. Coagulation disorders in bushmaster envenomation. Lancet. 1995;346(8972):449-50.
40. Mellor NH, Arvin JC. A bushmaster bite during a birding expedition in lowland southeastern Peru. Wilderness Environ Med. 1996;7(3):236-40.
41. Jorge MT, Sano-Martins IS, Tomy SC, Castro SC, Ferrari RA, Ribeiro LA et al. Snakebite by the bushmaster (Lachesis muta) in Brazil: case report and review of the literature. Toxicon. 1997;35(4):545-54.
42. Hardy DL, Silva-Haad J. A review of venom toxinology and epidemiology of envenomig of the bushmaster (Lachesis) with report of a fatal bite. Bull Chicago Herp Soc. 1998;33(6):113-23.
43. Argôlo AJS. Lachesis muta rhombeata Wied, 1825 (Serpentes, Viperidae): defensive behavior and snakebite risk. Herpetological Review. 2003;34(3):210-1.
44. Souza RCG, Nogueira APB, Lima T, Cardoso JLC. The enigma of the North margin of the Amazon River: proven Lachesis bites in Brazil, report of two cases, general considerations about the Genus and bibliographic review. Bull Chicago Herp Soc. 2007;42(7):105-15.
45. Araújo FAA, Santalúcia M, Cabral RF. Epidemiologia dos acidentes por animais peçonhentos. In: Cardoso JLC, França FOS, Wen FH, Málaque CMS, Haddad Jr. V (eds.). Animais peçonhentos no Brasil: biologia, clínica e terapêutica dos acidentes. São Paulo: Sarvier, 2003. p.6-12.
46. Kochva E. The origin of snakes and evolution of the venom apparatus. Toxicon. 1987;25:65-106.
47. Calvete JJ, Marcinkiewicz C, Monleón D, Esteve V, Celda B, Juárez P et al. Snake venom disintegrins: evolution of structure and function. Toxicon. 2005;45:1063-74.
48. Warrell DA. Snake bites. Lancet. 2010;375(9708):77-88.
49. Rosenfeld G. Symptomatology, pathology, and treatment of snake bites in South America. In: Bucherl W, Buckley EE, Deulofeu V (eds.). Venomous animals and their venoms. New York: Academic Press, 1971. p.345-841.
50. França FOS, Malaque CMS. Acidente botrópico. In: Cardoso JL, França FOS, Wen FH, Málaque CMS, Haddad Jr. V. Animais peçonhentos no Brasil: biologia, clínica e terapêutica dos acidentes. São Paulo: Sarvier/Fapesp, 2003. p.72-86.
51. Serrano SMT, Shannon JD, Wang D, Camargo ACM, Fox JW. A multifaceted analysis of viperid snake venoms by two-dimensional gel electroporesis: an approach to understanding venom proteomics. Proteomics. 2005;5:501-10.
52. Junqueira-de-Azevedo I, Ho PL. A surve of gene expression and diversity in the venom glands of the pitviper snake Bothrops insularis through the generation of expressed sequence tags (ESTs). Gene. 2002;299:279-91.
53. Moura-da-Silva AM, Laing GD, Paine MJ, Dennison JM, Politi V, Crampton JM et al. Processing of pro-tumor necrosis factor-alpha by venom metalloproteinases: a hypothesis explaining local tissue damage following snake bite. Eur J Immunol. 1996;26(9):2000-5.
54. Nahas L, Kamiguti AS, Barros MAR. Thrombin-like and factor X-activator components of Bothrops snake venoms. Thromb and Haemost. 1979;41(2):314-28.
55. Lomonte B. Tissue damage and inflammation induced by snake venoms. Göteborg: Tryckt & Bunden, 1994.
56. Assakura MT, Reichl AP, Mandelbaum FR. Comparison of immunological, biochemical and biophysical properties of three hemorrhagic factors isolated from the venom of Bothrops jararaca (jararaca). Toxicon. 1986;24(9):943-6.
57. Kamiguti AS. Platelets as targets of snake venom metalloproteinases. Toxicon. 2005;45:1041-9.
58. Kamiguti AS1, Cardoso JL, Theakston RD, Sano-Martins IS, Hutton RA, Rugman FP et al. Coagulopathy and haemorrhage in human victims of Bothrops jararaca envenoming in Brazil. Toxicon. 1991;29(8):961-72.

59. Amaral CF, de Rezende NA, da Silva OA, Ribeiro MM, Magalhães RA, dos Reis RJ et al. Acute kidney failure secondary to ophidian bothropic and crotalid accidents. Analysis of 63 cases. Rev Inst Med Trop Sao Paulo. 1986;28(4):220-7.
60. Sgrignolli LR, Mendes GEF, Carlos CP, Burdmann EA. Acute kidney injury caused by bothrops snake venom. Nephron Clin Pract. 2011;119:131-7.
61. de Andrade JG, Pinto RN, de Andrade AL, Martelli CM, Zicker F. Estudo bacteriológico de abscessos causados por picadas de serpentes do gênero Bothrops. Rev Inst Med Trop São Paulo. 1989;31:363-7.
62. Jorge MT, Ribeiro LA, da Silva ML, Kusano EJ, de Mendonca JS. Microbiological studies of abscesses complicating Bothrops snakebite in humans: a prospective study. Toxicon. 1994;32(6):743-8.
63. Nicoleti AF, Medeiros CR, Duarte MR, França FO. Compararison of Bothropoides jararaca bites with and without envenoming treated at the Vital Brazil Hospital of the Butantan Institute, State of São Paulo, Brazil. Rev Soc Bras Med Trip. 2010;43(6):657-61.
64. Burdmann EA, Cardoso JLC, Barcelos MAF. Insuficiência renal aguda por acidente ofídico. Rev Soc Bras Med Trop. 1987;20(Supl):56.
65. Kamiguti AS, Cardoso JL. Haemostatic changes caused by the venoms of South American snakes. Toxicon. 1989;27(9):955-63.
66. Fan HW, França FOS, Cardoso JLC. Correlation between blood coagulability and the fibrinogen concentration in patients bitten by Bothrops snakes. Toxicon. 1993;31:126.
67. Sano-Martins IS, Fan HW, Castro SC, Tomy SC, França FOS, Jorge MT et al. Reliability of the simple 20 minute whole blood clotting test (WBCT20) as an indicator of low plasma fibrinogen concentration in patients envenomed by Bothrops snakes. Butantan Institute Antivenom Study Group. Toxicon. 1994;32(9):1045-50.
68. Moreira L, Borkow G, Ovadia M, Gutiérrez JM. Pathological changes induced by BaH1, a hemorrhagic proteinase isolated from Bothrops asper (Terciopelo) snake venom, on mouse capillary blood vessels. Toxicon. 1994;32(8):976-87.
69. Benvenuti LA, França FOS, Bárbaro KC, Nunes JR, Cardoso JLC. Pulmonary haemorrhage causing rapid death after Bothrops jararacussu snakebite: a case report. Toxicon. 2003;42:331-4.
70. Jorge MT, Malaque C, Ribeiro LA, Fan HW, Cardoso JLC, Nishioka AS et al. Failure of chloramphenicol prophylaxis to reduce the frequency of abscess formation as a complication of envenoming by Bothrops snakes in Brazil: a double-blind randomized controlled trial. Toxicon. 2004;98(9):529-34.
71. Diniz MR, Oliveira EB. Purification and properties of a kininogenin from the venom of Lachesis muta (bushmaster). Toxicon. 1992;30(3):247-58.
72. Giovanni-De-Simone S, Aguiar AS, Gimenez AR, Novellino K, Moura RS. Purification, properties, and N-terminal amino acid sequence of a kallikrein-like enzyme from the venom of Lachesis muta rhombeata (Bushmaster). J Protein Chem. 1997;16(8):809-18.
73. Silva LM, Diniz CR, Magalhaes A. Purification and partial characterization of an arginine ester hydrolase from the venom of the bushmaster snake, Lachesis muta noctivaga. Toxicon. 1985;23(4):707-18.
74. Magalhaes A, Da Fonseca BC, Diniz CR, Gilroy J, Richardson M. The complete amino acid sequence of a thrombin-like enzyme/gyroxin analogue from venom of the bushmaster snake (Lachesis muta muta). FEBS Lett. 1993;329(1-2):116-20.
75. Aguiar AS, Alves CR, Melgarejo A, Giovanni-de-Simone S. Purification and partial characterization of a thrombin-like/gyroxin enzyme from bushmaster (Lachesis muta rhombeata) venom. Toxicon. 1996;34(5):555-65.
76. Sanchez EF, Santos CI, Magalhaes A, Diniz CR, Figueiredo S, Gilroy J et al. Isolation of a proteinase with plasminogen-activating activity from Lachesis muta muta (bushmaster) snake venom. Arch Biochem Biophys. 2000;378(1):131-41.
77. Fuly AL, Machado OL, Alves EW, Carlini CR. Mechanism of inhibitory action on platelet activation of a phospholipase A2 isolated from Lachesis muta (Bushmaster) snake venom. Thromb Haemost. 1997;78(5):1372-80.
78. Fuly AL, Calil-Elias S, Zingali RB, Guimaraes JA, Melo PA. Myotoxic activity of an acidic phospholipase A2 isolated from Lachesis muta (Bushmaster) snake venom. Toxicon. 2000;38(7):961-72.
79. Sanchez EF, Magalhaes A, Diniz CR. Purification of a hemorrhagic factor (LHF-I) from the venom of the bushmaster snake, Lachesis muta muta. Toxicon. 1987;25(6):611-9.
80. Sanchez EF, Cordeiro MN, De Oliveira EB, Juliano L, Prado ES, Diniz CR. Proteolytic specificity of two hemorrhagic factors, LHF-I and LHF-II, isolated from the venom of the bushmaster snake (Lachesis muta muta). Toxicon. 1995;33(8):1061-9.
81. Sanchez EF, Costa MI, Chavez-Olortegui C, Assakura MT, Mandelbaum FR, Diniz CR. Characterization of a hemorrhagic factor, LHF-I, isolated from the bushmaster snake (Lachesis muta muta) venom. Toxicon. 1995;33(12):1653-67.
82. Rucavado A, Flores-Sanchez E, Franceschi A, Magalhaes A, Gutierrez JM. Characterization of the local tissue damage induced by LHF-II, a metalloproteinase with weak hemorrhagic activity isolated from Lachesis muta muta snake venom. Toxicon. 1999;37(9):1297-312.
83. Pardal PP, Souza SM, Monteiro MR, Fan HW, Cardoso JL, França FOS et al. Clinical trial of two antivenoms for the treatment of Bothrops and Lachesis bites in the north eastern Amazon region of razil. Trans R Soc Trop Med Hyg. 2004;98(1):28-42.
84. Melgarejo AR. Serpentes peçonhentas do Brasil. In: Cardoso JLC (ed.). Animais peçonhentos no Brasil. Biologia, clínica e terapêutica dos acidentes. São Paulo: Sarvier, 2003. p.33-61.
85. Dos Santos MC, Ferreira LC, da Silva WD, Furtado MF. Caracterización de las atividades biológicas de los venenos "amarillo"y "blanco" de Crotalus durissus ruruima comparados com el veneno de Crotalus durissus terrificus. Poder neutralizante de los antivenenos frente a los venenos de C. d. Ruruima. Toxicon. 1993;31(11):1459-69.
86. Vital-Brazil O. Neurotoxins from the South American Rattlesnake venoms. J Formosan Med Assoc. 1972;71:394-8.
87. Nahas L, Denson KWE, MacFarlane RG. A study of the coagulant action of eight snake venoms. Thrombos Diathes Haemorrh. 1964;12:355.
88. Raw I, Rocha MC, Esteves MI, Kamiguti AS. Isolation and characterization of a thrombin-like enzyme from the venom of Crotalus durissus terrificus. Braz J Med Biol Res. 1986;19(3):333-8.
89. Amaral CFS, Rezende NA, Pedrosa PMG, da Silva OA, Pedroso ERP. Afibrinogenemia secundária a acidente ofídico crotálico (Crotalus durissus terrificus). Rev Inst Med Trop São Paulo. 1988;30:288-92.
90. Azevedo-Marques MM, Kimachi T, Coimbra TM et al. Níveis de CPK, DHL e aldolase no sangue de pacientes após acidente ofídico. In: XVI Congresso da Sociedade Brasileira de Medicina Tropical Natal, editor, 1980.
91. Azevedo-Marques MM, Cupo P, Coimbra TM et al. Rabdomiólise e necrose tubular aguda (NTA) mioglobinúria após acidente crotálico. XI Congresso Brasileiro de Nefrologia, Guaraparí, Anais 1982:111.
92. Azevedo-Marques MM, Cupo P, Coimbra TM, Hering SE, Rossi MA, Laure CJ. Myonecrosis, myoglobinuria and acute renal failure induced by South American rattlesnake Crotalus durissus terrificus envenomation in Brazil. Toxicon. 1985;23(4):631-6.
93. Kelen EMA, Rosenfeld G, Nudel F. Hemolytic activity of animal venomous. II Variation in relation on erythrocyte species. Mem Inst Butantan. 1960-1962;30:133-42.
94. Azevedo-Marques MM, Hering SE, Cupo P. Evidence that Crotalus durissus terrificus (South American rattlesnake) envenomation in humans causes myolysis rather than hemolysis. Toxicon. 1987;25(11):1163-8.
95. Cupo P, Azevedo-Marques MM, Hering SE. Clinical and laboratory features of South American rattlesnake Crotalus durissus terrificus envenomation in children. Trans R Soc Trop Med Hyg. 1988;82(6):924-9.
96. Vital-Brazil O. Venenos ofídicos neurotóxicos. Rev Assoc Med Brasil. 1980;26:212-8.
97. Prado-Franceschi J, Tavares DQ, Hertel R, Lobo de Araujo A. Effects of convulxin, a toxin from rattlesnake venom, on platelets and leukocytes of anesthetized rabbits. Toxicon. 1981;19(5):661-6.
98. Cupo P, Mello-de-Oliveira JA, Hering SE, Azevedo-Marques MM. Myopathology of human striated muscle in Crotalus envenomation: A clinical and histoenzymological study. In: Wegman RJ, Wegman MA (eds.). Recent advances in cellular and molecular biology. Leuven: Peeters Press, 1992. p.45-50.
99. Salvini TF, Amaral AC, Miyabara EH, Turri JA, Danella PM, Selistre de Araujo HS. Systemic skeletal muscle necrosis induced by crotoxin. Toxicon. 2001;39(8):1141-9.
100. Kamiguti AS, Sano-Martins IS. South American snake venoms affecting haemostasis. J Toxicol - Toxin Reviews. 1995;14:359-74.
101. Cupo P, Azevedo-Marques MM, Hering SE. Acidente crotálico na infância: aspectos clínicos, laboratoriais, epidemiológicos e abordagem terapêutica. Rev Soc Bras Med Trop. 1991;24:87-96.
102. Azevedo-Marques MM, Cupo P, Hering SE. Acidentes por animais peçonhentos: serpentes peçonhentas. Medicina. 2003;36(2,4):480-9.
103. Cupo P, Azevedo-Marques MM, Hering SE. Acute myocardial infarction-like enzyme profile in human victims of Crotalus durissus terrificus envenoming. Trans R Soc Trop Med Hyg. 1990;84(3):447-51.
104. Cupo P, Azevedo-Marques MM, Hering SE. Absence of myocardial involvement in chindren victims of Crotalus durissus terrificus envenoming. Toxicon. 2003;42:741-5.
105. Jorge MT, Pereira JR, Benfatti W. Comportamento de enzimas e alterações anátomo-patológicas do músculo esquelético em pacientes picados por serpentes do gênero Crotalus. Rev Soc Bras Med Trop. 1986;19(Supl):27.
106. Magalhães RA, Ribeiro MM, de Rezende NA, Amaral CF. Rhabdomyolysis secondary to a crotalid bite Crotalus durissus terrificus. Rev Inst Med Trop Sao Paulo. 1986;28(4):228-33.
107. Rossi MA, Peres LC, de Paola F, Cupo P, Hering SE, Azevedo-Marques MM. Electron-microscopic study of systemic myonecrosis due to poisoning by tropical rattlesnake Crotalus durissus terrificus in humans. Arch Pathol Lab Med. 1989;113(2):169-73.
108. Amaral CF, Campolina D, Dias MB, Bueno CM, Chavez-Olortegui C, Penaforte CL et al. Time factor in the detection of circulating whole venom and crotoxin and efficacy of antivenom therapy in patients envenomed by Crotalus durissus. Toxicon. 1997;35(5):699-704.
109. Cupo P, Azevedo-Marques MM, de Menezes JB, Hering SE. Immediate hypersensitivity reactions after intravenous use of antivenin sera: prognostic value of intradermal sensitivity tests. Rev Inst Med Trop Sao Paulo. 1991;33(2):115-22.
110. Bucaretchi F1, Herrera SR, Hyslop S, Baracat EC, Vieira RJ. Snakebites by Crotalus durissus ssp in children in Campinas, São Paulo, Brazil. Rev Inst Med Trop S. Paulo. 2002;44(3):133-8.
111. Amaral CF, Magalhaes RA, de Rezende NA. Respiratory involvement secondary to crotalid ophidian bite (Crotalus durissus). Rev Inst Med Trop Sao Paulo. 1991;33(4):251-5.

112. Ribeiro LA, Albuquerque MJ, de Campos VA, Katz G, Takaoka NY, Lebrão ML et al. Deaths caused by venomous snakes in the State of São Paulo: Evaluation of 43 cases from 1988 to 1993. Rev Assoc Med Bras. 1998;44:312-8.
113. Pinho MDF, Zanetta DMT, Burdmann EA. Acute renal failure after Crotalus durissus snakebite: A prospective survey on 100 patients. Kidney International. 2005;67:659-67.
114. Silveira PVP, Nishioka AS. South America rattlesnake bite in a Brazilian teaching hospital. Clinical and epidemiological study of 87 cases with analysis of factors predictive of renal failure. Trans R Soc Trop Med Hyg. 1992;86:562-4.
115. Monteiro HAS, Silva IMSC, Martins AMC, Fonteles MC. Action of Crotalus durissus terrificus venom and crotoxion on the isolated rat kidney. Braz J Med Biol Res. 2001;34:1347-52.
116. Azevedo-Marques MM, Kimachi T, Coimbra T. Insuficiência renal aguda: distúrbios na regulação da calcemia. Rev Ass Med Brasil. 1976;22:374-7.
117. Amorim MF, Mello RF. Intermediate nephrosis from snake poisoning in man. Am J Path. 1954;30:479-99.
118. Amorim MF, Mello RF. Nefrose do nefron intermediário no envenenamento crotálico humano. Estudo anátomo-patológico. Mem Inst Butantan. 1952;24:281-316.
119. Azevedo-Marques MM, Cupo P, Hering SE. Acidente crotálico. In: Cardoso JLC (ed.). Animais peçonhentos no Brasil: biologia, clínica e terapêutica dos acidentes. São Paulo: Sarvier, 2003. p.91-8.
120. Vital Brazil O, Fontana MD. Ações pré-juncionais e pós-juncionais da peçonha da cobra coral Micrurus corallinus na junção neuromuscular. Mem Inst Butantan. 1984;47/48:13-26.
121. Vital Brazil O. Coral snake venoms: mode of action and pathophysiology of experimental envenomation (1). Rev Inst Med Trop Sao Paulo. 1987;29(3):119-26.
122. Vital Brazil O. Sinais e sintomas neurotóxicos do envenenamento ofídico: ação central ou periférica da peçonha das serpentes. Rev Ass Med Brasil. 1990;36:63-5.
123. Fan HW, França FOS. Acidente elapídico. In: Schvartsman S (ed.). Plantas venenosas e animais peçonhentos. São Paulo: Sarvier, 1992. p.167-70.
124. Moussatché H, Yates A, Meléndez T, Mendoza J. Preliminary report on the fractionation of the venom of Micrurus nigrocinctus and the pharmacological properties of the fractions. Abstracts of the 5th International Symposium on Animal, Plant and Microbial Toxins. 1976; 60.
125. Gutierrez JM, Rojas G, da Silva Junior NJ, Nunez J. Experimental myonecrosis induced by the venoms of South American Micrurus (coral snakes). Toxicon. 1992;30(10):1299-302.
126. Francis BR, Williams ES, Sebart C, Kaiser II. Proteins isolated from the venom of the common tiger snake (Notechis scutatus scutatus) promote hypotension and hemorrhage. Toxicon. 1993;31:447-58.
127. Francis BR, da Silva Junior NJ, Seebart C, Casais e Silva LL, Schmidt JJ, Kaiser, II. Toxins isolated from the venom of the Brazilian coral snake (Micrurus frontalis frontalis) include hemorrhagic type phospholipases A2 and postsynaptic neurotoxins. Toxicon. 1997;35(8):1193-203.
128. Watt G, Theakston RD, Hayes CG, Yambao ML, Sangalang R, Ranoa CP et al. Positive response to edrophonium in patients with neurotoxic envenoming by cobras (Naja naja philippinensis). A placebo-controlled study. N Engl J Med. 1986;315(23):1444-8.
129. Warrell DA, Looareesuwan S, White NJ, Theakston RD, Warrell MJ, Kosakarn W et al. Severe neurotoxic envenoming by the Malayan krait Bungarus candidus (Linnaeus): response to antivenom and anticholinesterase. Br Med J (Clin Res Ed). 1983;286(6366):678-80.
130. Reid HA, Theikston RDG. The management of snake bite. Bull WHO. 1983;61:885.
131. Brasil. Sistema de Informação de Agravos de Notificação (Sinan). Brasília: Ministério da Saúde. Disponível em: http://dtr2004.saude.gov.br/sinanweb/novo/.
132. Cardoso JLC, França FOS, Fan HW, Malaque CMS, Haddad Jr. V. Animais peçonhentos no Brasil: biologia, clínica e terapêutica dos acidentes. São Paulo: Savier/Fapesp, 2003. p.150-9.
133. Amaral CF, Lopes JA, Magalhaes RA, Rezende NA. Electrocardiographic, enzymatic and echocardiographic evidence of myocardial damage after Tityus serrulatus scorpion poisoning. Am J Cardiol. 1991;67:655-7.
134. Silva MV, Buononato MA. Relato clínico de envenenamento humano por Phylodrias olfersii. Mem Inst Butantan. 1984;47/48:121-6.
135. Pinto RN, da Silva Junior NJ, Aird SD. Human envenomation by the South American opisthoglyph Clelia clelia plumbea (Wied). Toxicon. 1991;29(12):1512-6.
136. Assakura MT, Salomao MG, Puorto G, Mandelbaum FR. Hemorrhagic, fibrinogenolytic and edema-forming activities of the venom of the colubrid snake Philodryas olfersii (green snake). Toxicon. 1992;30(4):427-38.
137. Ribeiro LA, Puorto G, Jorge MT. Acidente por serpentes do gênero Philodryas: avaliação de 132 casos. Rev Soc Bras Med Trop. 1994;27(supl1):87.
138. de Medeiros CR, Hess PL, Nicoleti AF, Sueiro LR, Duarte MR, de Almeida-Santos SM et al. Bites by the colubrid snake Philodryas patagoniensis: a clinical and epidemiological study of 297 cases. Toxicon. 2010;56(6):1018-24.
139. Rosenfeld G. Acidentes por animais peçonhentos. In: Mattos AG. Emergências em pediatria. 2. ed. São Paulo: Savier, 1967. p.383-93.
140. World Health Organization (WHO). Progress in the characterization of venoms and standartization of antivenoms. Geneva: WHO Scient Public, 1981.
141. Cardoso JL, Fan HW, França FO, Jorge MT, Leite RP, Nishioka SA et al. Randomized comparative trial of three antivenoms in the treatment of envenoming by lance-headed Vipers (Bothrops jararaca) in São Paulo, Brazil. Q Med J. 1993;86:315-25.
142. Bucaretchi F, Douglas JL, Fonseca MR, Zambrone FA, Vieira RJ. Envenenamento ofídico em crianças: frequência de reações precoces ao antiveneno em pacientes que receberam pré-tratamento com antagonistas H1 e H2 da histamina e hidrocortisona. Rev Inst Med Trop São Paulo. 1994;36(5):451-7.
143. Fan HW. Soroterapia. In: Cardoso JLC, França FOS, Fan HW, Malaque CMS, Haddad Jr. V. (eds.). Animais peçonhentos no Brasil: biologia, clínica e terapêutica dos acidentes. São Paulo: Sarvier/Fapesp, 2003. p.380-9.
144. Bochner BS, Lichtenstein LM. Anaphylaxis. N Engl J Med. 1991;324:1785-90.
145. Torrez PP, Quiroga MM, Abati PA, Mascheretti M, Costa WS, Campos LP et al. Acute cerebellar dysfunction with neuromuscular manifestations after scorpionism presumably caused by Tityus obscurus in Santarém, Pará/Brazil. Toxicon. 2015;96:68-73.
146. Hering SE, Jurca M, Vichi FL, Azevedo-Marques MM, Cupo P. 'Reversible cardiomyopathy' in patients with severe scorpion envenoming by Tityus serrulatus: evolution of enzymatic, electrocardiographic and echocardiographic alterations. Ann Trop Paediatr. 1993;13:173-82.
147. Cupo P, Jurca M, Azevedo-Marques MM, Oliveira JS, Hering SE. Severe scorpion envenomation in Brazil. Clinical, laboratory and anatomopathological aspects. Rev Inst Med Trop São Paulo. 1994;36:67-76.
148. Benvenuti LA, Douetts KV, Cardoso JL. Myocardial necrosis after envenomation by the scorpion Tityus serrulatus. Trans R Soc Trop Med Hyg. 2002;96:275-6.
149. Malaque CM, Santoro ML, Cardoso JL, Conde MR, Novaes CT, Risk JY et al. Clinical picture and laboratorial evaluation in human loxocelism. Toxicon. 2011;58(8):664-71.
150. Malaque CM, Castro-Valencia JE, Cardoso JL, Francca FO, Barbaro KC, Fan HW. Clinical and epidemiological features of definitive and presumed loxoscelism in São Paulo, Brazil. Rev Inst Med Trop São Paulo. 2002;44:139-43.
151. Tambourgi DV, Morgan BP, de Andrade RM, Magnoli FC, van Den Berg CW. Loxosceles intermedia spider envenomation induces activation of an endogenous metalloproteinase, resulting in cleavage of glycophorins from the erythrocyte surface and facilitating complement-mediated lysis. Blood. 2000;95: 683-91.
152. Malaque CM, Santoro ML, Cardoso JL, Conde MR, Novaes CT, Risk JY et al. Clinical picture and laboratorial evaluation in human loxoscelism. Toxicon. 2011;58(8):664-71.
153. Ospedal KZ, Appel MH, Fillus Neto J, Mangili OC, Sanches Veiga S, Gremski W. Histopathological findings in rabbits after experimental acute exposure to the Loxosceles intermedia (brown spider) venom. Int J Exp Pathol. 2002;83:287-94.
154. Pizzi T. Estúdio histopatológico del aracnidismo necrótico por Loxosceles laeta. Bol Chile Parasit. 1975;30:34-6.
155. Ushkaryov YA, Volynski KE, Ashton AC. The multiple actions of black widow spider toxins and their selective use in neurosecretion studies. Toxicon. 2004;43:527-42.
156. Daly HV, Doyen JT, Purcell AH. Introduction to insect biology and diversity. Oxford: Oxford University Press, 1998.
157. Medeiros CR, França FOS. Acidentes por abelhas e vespas. In: Cardoso JLC, França FOS, Wen FH, Málaque CMS, Hadad Jr. V (eds.). Animais peçonhentos no Brasil: biologia, clínica e terapêutica dos acidentes. São Paulo: Sarvier, 2003.
158. Spradbery JP. Wasps: an account of the biology and natural history of solitary and social wasps. Seattle: University of Washington Press, 1973.
159. Kerr WE. The history of the introduction of African bees to Brazil. S Afr Bee J. 1967;39:3-5.
160. Sort AC, Gonçalves LS. A africanização das abelhas "Apis mellifera" nas Américas. In: Barraviera B (ed.). Venenos: aspectos clínicos e terapêuticos dos acidentes por animais peçonhentos. Rio de Janeiro: EPUB, 1999.
161. Rienderer TE, Oldroyd BP, Sheppard WS. Africanized bees in US. Scientific American. 1993;269(6):52-8.
162. Carpenter JM, Marques OM. Contribuição ao estudo dos vespídeos do Brasil (Insecta, Hymenoptera, Vespoidea, Vespidae) [CD-ROM]. Universidade Federal da Bahia, 2001.
163. Carrera M. Insetos de interesse médico e veterinário. Curitiba: Ed. da UFPR, 1991.
164. Vetter RS, Visscher PK. Bites and stings of medically important venomous arthropds. J Dermatol. 1998;57:481-96.
165. Brasil. Incidência, óbitos e letalidade dos acidentes por Himenópteros (abelhas, vespas e marimbondos): Centro de Vigilância Epidemiológica. Estado de São Paulo, 2001. Disponível em: www.cve.saude.sp.gov.
166. Taylor OR Jr. Health problems associated with African bees. Ann Intern Med. 1986;104(2):267-8.
167. Cohen SG. The pharaoh and the wasp. Allergy Proc. 1989;10(2):149-51.
168. Golden DB, Marsh DG, Kagey-Sobotka A, Freidhoff L, Szklo M, Valentine MD et al. Epidemiology of insect venom sensitivity. Jama. 1989;262(2):240-4.
169. Schwartz HJ, Sutheimer C, Gauerke MB, Yunginger JW. Hymenoptera venom-specific IgE antibodies in post-mortem sera from victims of sudden, unexpected death. Clin Allergy. 1988;18(5):461-8.
170. Muller UR. Hymenoptera venom hypersensitivity: an update. Clin Exp Allergy. 1998;28(1):4-6.
171. Charpin D, Birnbaum J, Vervloet D. Epidemiology of hymenoptera allergy. Clin Exp Allergy. 1994;24(11):1010-5.
172. Habermann E. Bee and wasp venoms. Science. 1972;177:314-22.
173. Dotimas EM, Hider RC. Honeybee venom. Bee World. 1987;67:51-70.

174. Nelson DR, Collins AM, Hellmich RL, Jones RT, Helm RM, Squillace DL et al. Biochemical and immunochemical comparison of Africanized and European honeybee venoms. J Allergy Clin Immunol. 1990;85(1 Pt 1):80-5.
175. Palma MS. Venenos de Hymenoptera sociais: coleta, composição, bioquímica e farmacologia. Revista da SBAI. 1992;15(4):126-8.
176. Reisman RE, Muller UR, Wypych JI, Lazell MI. Studies of coexisting honeybee and vespid-venom sensitivity. J Allergy Clin Immunol. 1984;73(2):246-52.
177. Reisman RE, Wypych JI, Mueller UR, Grant JA. Comparison of the allergenicity and antigenicity of Polistes venom and other vespid venoms. J Allergy Clin Immunol. 1982;70(4):281-7.
178. Hoffman DR. Allergens in Hymenoptera venom. XVI: Studies of the structures and cross-reactivities of vespid venom phospholipases. J Allergy Clin Immunol. 1986;78(2):337-43.
179. Rocha T, Souza BM, Palma MS, Cruz-Höfling MA. Myotoxic effects of mastoparan from Polybia paulista (Hymenoptera, Epiponini) wasp venom in mice skeletal muscle. Toxicon. 2007;50:589-99.
180. Palma MS, Raga MRB. Venenos de "Himenoptera" sociais: coleta, composição, bioquímica e mecanismos de ação. In: Barraviera B (ed.). Venenos: aspectos clínicos e terapêuticos dos acidentes por animais peçonhentos. Rio de Janeiro: EPUB, 1999.
181. Franca FO, Benvenuti LA, Fan HW, Dos Santos DR, Hain SH, Picchi-Martins FR et al. Severe and fatal mass attacks by 'killer' bees (Africanized honey bees—Apis mellifera scutellata) in Brazil: clinicopathological studies with measurement of serum venom concentrations. Q J Med. 1994;87(5):269-82.
182. Azevedo-Marques MM, Ferreira DB, Costa RS. Rhabdomyonecrosis experimentally induced in Wistar rats by Africanized bee venom. Toxicon. 1992;30: 344-8.
183. Pramanik S, Banerjee S. Wasp stings with multisystem dysfunction. Indian Pediatrics. 2007;44:788-90.
184. Mosmann TR, Coffman RL. TH1 and TH2 cells: different patterns of lymphokine secretion lead to different functional properties. Annu Rev Immunol. 1989;7:145-73.
185. Haugaard L. Immunologic effect of immunotherapy. Allergy. 1999;54 Suppl 58:56-8.
186. Valentine MD, King TP. Insect allergens. In: Baumgarten A, Richards FF (eds.). Handbook series in clinical laboratory sciences. Section F: Immunology. Boca Raton: CRC Press, 1979. p.71-9.
187. Sobotka AK, Franklin RM, Adkinson NF Jr., Valentine M, Baer H, Lichtenstein LM. Allergy to insect stings. II. Phospholipase A: the major allergen in honeybee venom. J Allergy Clin Immunol. 1976;57(1):29-40.
188. Valentine MD. Allergy to stinging insects. Ann Allergy. 1993;70(6):427-32.
189. Mueller HL. Diagnosis and treatment of insect sensitivity. J Asthma Res. 1966;3(4):331-3.
190. Muller UR. Insect sting allergy. Clinical picture, diagnosis and treatment. New York: Gustav Fischer, 1990.
191. Light WC, Reisman RE, Shimizu M, Arbesman CE. Unusual reactions following insect stings. Clinical features and immunologic analysis. J Allergy Clin Immunol. 1977;59(5):391-7.
192. Reisman RE, Livingston A. Late-onset allergic reactions, including serum sickness, after insect stings. J Allergy Clin Immunol. 1989;84(3):331-7.
193. Portnoy JM, Moffitt JE, Golden DB, Bernstein IL, Berger WE, Dykewicz MS et al. Stinging insect hypersensitivity: a practice parameter. J Allergy Clin Immunol. 1999;103(5 Pt 1):963-80.
194. Blaauw PJ, Smithuis LO. The evaluation of the common diagnostic methods of hypersensitivity for bee and yellow jacket venom by means of an in-hospital insect sting. J Allergy Clin Immunol. 1985;75(5):556-62.
195. Parker JL, Santrach PJ, Dahlberg MJ, Yunginger JW. Evaluation of Hymenoptera-sting sensitivity with deliberate sting challenges: inadequacy of present diagnostic methods. J Allergy Clin Immunol. 1982;69(2):200-7.
196. Visscher PK, Vetter RS, Camazine S. Removing bee stings. Lancet. 1996;348(9023):301-2.
197. Schumacher MJ, Tveten MS, Egen NB. Rate and quantity of delivery of venom from honeybee stings. J Allergy Clin Immunol. 1994;93(5):831-5.
198. Reisman RE. Insect stings. N Engl J Med. 1994;331(8):523-7.
199. Better OS, Stein JH. Early management of shock and prophylaxis of acute renal failure in traumatic rhabdomyolysis. N Engl J Med. 1990;322(12):825-9.
200. Valentine MD. Insect venom allergy: diagnosis and treatment. J Allergy Clin Immunol. 1984;73(3):299-304.
201. Valentine MD, Schuberth KC, Kagey-Sobotka A, Graft DF, Kwiterovich KA, Szklo M et al. The value of immunotherapy with venom in children with allergy to insect stings. N Engl J Med. 1990;323(23):1601-3.
202. WHO. Imunoterapia com alérgenos: vacinas terapêuticas para doenças alérgicas. Informe da Organização Mundial da Saúde. Rev Bras de Alergia e Imunopatologia. 2000;23(1):5-55.
203. WHO. Current status of allergen immunotherapy. Lancet. 1989;4:259-61.
204. Costa C, Ide S, Simonka CE. Insetos imaturos. Metamorfose e identificação. Ribeirão Preto: Holos, 2006.
205. Haddad Jr. V, Cardoso JLC. Erucismo e lepidopterisro In: Cardoso JLC, França FOS, Fan HW, Malaque CMS, Haddad Jr. V. Animais peçonhentos no Brasil: biologia, clínica e terapêutica dos acidentes. São Paulo: Sarvier, 2003. p.220-3.
206. Costa RM. Pararamose. In: Cardoso JLC, França FOS, Fan HW, Malaque CMS, Haddad Jr. V. Animais peçonhentos no Brasil: biologia, clínica e terapêutica dos acidentes. São Paulo: Sarvier, 2003. p.233-6.
207. Moraes RHP. Lepidópteros de importância médica. In: Cardoso JLC, França FOS, Fan HW, Malaque CMS, Haddad Jr. V. Animais peçonhentos no Brasil: biologia, clínica e terapêutica dos acidentes. São Paulo: Sarvier, 2003. p.211-9.
208. Barth R. Estudos histológicos nas células glandulares dos insetos peçonhentos. II Os órgãos urticantes da lagarta de Megalopyge albicolis superba Edwards (Lepidóptera, Megalopygidae). Memórias do Instituto Oswaldo Cruz. 1954;52(1):125-39.
209. Barth R. Estudos histológicos das células glandulares dos insetos peçonhentos. I. Os órgãos urticantes da lagarta de Automeris incisa Walker (Lepidoptera, Hemileucidae). Memórias do Instituto Oswaldo Cruz. 1954;52(1):93-108.
210. Stehr FW. Imature insects. Dubuque (Iowa): Kendall/Hunt. Publishing Company, 1987.
211. Moraes RHP. Manejo de lagartas urticantes em áreas urbanas. In: Pinto AS, Rossi MM, Salmeron E. Manejo de pragas urbanas. Ribeirão Preto: CP2, 2007. p.105-7.
212. Lemaire C. The Saturnidae of America. Hemileucinae. Goecke & Evers, Keltern, 2002. 1388p.
213. Alvarenga Z. A taturana. In: VII Congresso Brasileiro de Medicina Cirúrgica. Anais. Belo Horizonte 1912; II:132-5.
214. Editorial. Lagartas urticantes. Chácaras e Quintais. 1952; 85:75.
215. Arocha-Piñango CL, Layrisse M. Fibrinolysis produced by contact with a caterpillar. Lancet. 1969;I(7599):810-2.
216. Lemaiere C. Revision du genre Lonomia Walker (Lepidoptera, Attacidae). Ann Soc Entomol Fr. 1972;8(4):767-861.
217. Arocha-Piñango CL. Fibrinolytic and procoagulant agents from a saturnidae mothcaterpillar. Hemostasis and animal venoms. 1988;223-39.
218. Arocha-Piñango CL, Bosch NB, Torres A, Goldstein C, Nouel A, Arguello A et al. Six new cases of a caterpillarinduced bleeding syndrome. Thromb Haemost. 1992;67:402-7.
219. Fraiha H, Ballarini AJ, Leão RNQ, Costa Jr D, Dias LB. Síndrome hemorrágica por contato com larvas de mariposa (Lepdoptera, Saturnidae). Instituto Evandro Chagas. Belém: Fundação SESP, 1986. v. 2, p.811-20.
220. Fraiha Neto H, Costa Junior D, Leao RNQ. Acidentes por contato com larvas de Lonomia. In: Leao RNQ (coord.). Doenças infecciosas e parasitárias: enfoque amazônico. Belém: Cejup: UEPA: Instituto Evandro Chagas, 1997. p.800-4.
221. Abella HB, Ramos CJ, Marques MG, Boff GJ, Torres JB, Nicolella ADR. Acidentes por larvas de lepidópteros do gênero Lonomia no Rio Grande do Sul. Rev Bras Toxicol. 1999;12(2)supl.:81-173.
222. Gavioli IL, Nicolella A. Medicamento controlado: o personagem clandestino das intoxicações. In: Rio Grande do Sul. Secretaria da Saúde. Centro de Informação Toxicológica. Toxicovigilância-Toxicologia Clínica: dados e indicadores selecionados, Rio Grande do Sul-2006. Porto Alegre: CIT/RS, 2007. p.31-40.
223. CIT/SC. Centro de Informações Toxicológicas de Santa Catarina. Sistema de Automação do CIT/SC (SACIT): Sacit Análises. [computer program]. Florianópolis. 2007.
224. Zannin M, Lourenço DM, Motta G, Dalla Costa LR, Grando M, Gamborgi GP et al. Blood coagulation and fibrinolytic factors in 105 patients with hemorrhagic syndrome caused by accidental contact with Lonomia obliqua caterpillar in Santa Catarina, Southern Brazil. Thromb Haemost. 2003;89:355-64.
225. Gamborgi GP, Metcalf EB, Barros EJ. Acute renal failure provoked by toxin from caterpillars of the species Lonomia obliqua. Toxicon. 2006;47(1):68-74.
226. Rublo GBG. Vigilância epidemiológica da distribuição da lagarta Lonomia obliqua Walker, 1955, no Estado do Paraná, Brasil. Cad Saúde Pública. 2001;17(4): 1036.
227. SESA/PR. Secretaria de Estado da Saúde do Paraná. Vigilância em Saúde. Ambiental. Divisão de Zoonoses e Animais Peçonhentos. [homepage na Internet]. Curitiba, 2005 [Acesso em: ago. 2008]. Disponível em: www.saude.pr.gov.br/modules/conteudo/conteudo.php?conteudo=1444.
228. Burdmann EA, Antunes I, Saldanha LB, Abdulkader RCMR. Severe acute renal failure induced by the venom of Lonomia caterpillars. Clin Nephrol. 1996;46: 337-9.
229. Fan HW, Cardoso JLC, Olmos RD, Almeida FJ, Viana RP, Martinez APP. Hemorrhagic syndrome and acute renal failure in a pregnant woman after contact with Lonomia caterpillars: a case report. Rev Inst Med Trop São Paulo. 1998; 40(2):1-5.
230. Roodt AR, Salomón OD, Orduna TA. Accidentes por lepidópteros con especial referencia a Lonomia sp Medicina (B.Aires). 2000;60(6):964-72.
231. Pineda D, Amarillo A, Becerra J, Montenegro G. Síndrome hemorrágico por contacto conorugas del género Lonomia (Saturniidae) en Casanare, Colombia: informe de dos casos. Biomédica (Bogotá). 2001;21(4):328-32.
232. Cárdenas P, Arbelbide J, Nucifora E, Otaso JC, Barrera L. Coagulopatía grave por Lonomia. Hematología (B. Aires). 2002;26(2):36-41.
233. CIT/SC. Centro de Informações Toxicológicas de Santa Catarina. Sistema SACIT. Sacit Análise: Dados estatísticos. [Programa de Computador]. Florianópolis, 2008.
234. Lorini I. Aspectos biológicos e habitat de Lonomia obliqua Walker, 1855 (Lepidoptera, Saturniidae). In: 14º Congresso Brasileiro de Entomologia; Piracicaba. Resumos. Piracicaba, 1993. p.740.
235. Zannin M. Avaliação dos parâmetros de coagulação e fibrinólise no plasma de pacientes acidentados por contato com lagartas da espécie Lonomia obliqua. (Tese Doutoramento em Ciências Médicas). São Paulo: Escola Paulista de Medicina, Unifesp, 2002.
236. Carrijo-Carvalho LC, Chudzinski-Tavassi AM, The venom of the Lonomia caterpillar: an overview. Toxicon. 2007;49:741-57.

237. Pinto AFM, Dobrovolsky R, Veiga ABG, Guimarães JA. Lonofibrase, a novel alpha-fibrinogenase from Lonomia oblique caterpillars. Thromb Res. 2004;113:147-54.
238. Gouveia AICB, Silveira RB, Nader HB, Dietrich CP, Gremski W, Veiga SS. Identification and partial characterisation of hyaluronidases in Lonomia obliqua venom. Toxicon. 2005;45:403-10.
239. Spero JA, Lewis JH, Hasiba U. Disseminated intravascular coagulation. Findings in 346 patients. Thromb Haemost. 1980;43(1):28-33.
240. Wada H, Sakuragawa N, Mori Y, Takagi M, Nakasaki T, Shimura M et al. Hemostatic molecular markers before the onset of disseminated intravascular coagulation. Am J Hematol. 1999;60(4):273-8.
241. Guerrero BAG, Arocha-Piñango CL, San Juan AG. Lonomia achelous caterpillar venom (LACV) selectively inactivates blood clotting factor XIII. Thromb Res. 1997;87(1):83-93.
242. Kelen EMA, Picarelli ZP, Duarte AC. Hemorrhagic syndrome induced by contact with caterpillars of the genus Lonomia (Saturnidae, Hemileucinae). J Toxinol Toxin Rev. 1995;14(3):283-308.
243. Arocha-Piñango CL. Fibrinolisis producida por contacto con orugas: comunicación preliminar. Acta Cient Venez. 1967;18:136-9.
244. Seibert CS, Shinohara EMG, Sano-Martins IS. In vitro hemolytic activity of Lonomia oblique caterpillar bristle extract on human and Wistar rat erythrocytes. Toxicon. 2003;41:831-9.
245. Rocha-Campos AC, Gonçalves LR, Higasshi HG, Yamagushi IK, Fernandes I, Oliveira JE et al. Specific heterologous F(ab')2 antibodies revert blood incoagulability resulting from envenoming by Lonomia obliqua caterpillars. Am J Trop Med Hyg. 2001;64(5-6):283-9.
246. Caovilla JJ, Barros EJG. Efficacy of two different doses of antilonomic serum in the resolutions of hemorrhagic syndrome resulting from envenoming by Lonomia obliqua caterpillars: a randomized controlled trial. Toxicon. 2004;43:811-8.
247. Haddad Jr V. Atlas de animais aquáticos perigosos do Brasil: guia médico de identificação e tratamento de acidentes. São Paulo: Roca, 2000.
248. Haddad Jr. V, Silveira FL, Cardoso JLC, Morandini, AC. A report of 49 cases of cnidarian envenoming from southeastern Brazilian coastal waters. Toxicon. 2002;1445-50.
249. Haddad Jr V. Animais aquáticos de importância médica. Revista da Sociedade Brasileira de Medicina Tropical. 2003;591-7.
250. Halstead BW. Venomous marine animals of Brazil. Mem Inst Butantan. 1966; 33:1-26.
251. Haddad Jr. V, Novaes SPMS, Miot HA, Zuccon A. Accidents caused by sea urchins – the efficacy of precocious removal of the spines in the prevention of complications. An Bras Derm. 2001;76:677-81.
252. Haddad Jr. V, Pardal PPO, Cardoso JLC, Martins IA. The venomous toadfish Thalassophryne nattereri (niquim or miquim): report of 43 injuries provoked in fishermen of Salinópolis (Pará State) and Aracaju (Sergipe State). Rev Inst Med Trop São Paulo. 2003;45(4):221-3.
253. Haddad Jr. V, Martins IA. Frequency and gravity of human envenomations caused by marine catfish (suborder Siluroidei): a clinical and epidemiological study. Toxicon. 2006;838-43.
254. Haddad Jr. V, Fávero Jr. EL, Ribeiro FAH, Ancheschi BC, Castro GIP, Martins RC et al. Trauma and envenoming caused by stingrays and other fish in a fishing community in Pontal do Paranapanema, state of São Paulo, Brazil: epidemiology, clinical aspects, and therapeutic and preventive measures. Rev Soc Bras Med Trop. 2012;45:238-42.
255. Haddad Jr. V, Garrone Neto D, Paula Neto JB, Marques FPL, Barbaro KC. Freshwater stingrays: study of epidemiologic, clinic and therapeutic aspects based in 84 envenomings in humans and some enzimatic activities of the venom. Toxicon. 2004;287-94.
256. Haddad Jr. V, Virga R, Bechara A, Silveira FL, Morandini AC. An outbreak of Portuguese man-of-war (Physalia physalis – Linnaeus, 1758) envenoming in Southeastern Brazil. Rev Soc Bras Med Trop. 2013;46:641-4.
257. Haddad Jr. V. Observation of initial clinical manifestations and repercussions from the treatment of 314 human injuries caused by black sea urchins (Echinometra lucunter) on the southeastern Brazilian coast. Revista da Sociedade Brasileira de Medicina Tropical. 2012;45:390-2.
258. Haddad Jr. V, Cardoso JLC, Garrone Neto D. Injuries by marine and freshwater stingrays: history, clinical aspects of the envenomations and current status of a neglected problem in Brazil. The Journal of Venomous Animals and Toxins Including Tropical Diseases. 2013;19:16.
259. Azevedo-Marques MM, Cupo P, Hering SE. Detecção precoce da mioglobina no acidente crotálico humano. Rev Soc Bras Med Trop. 1986;19(Suppl):29.
260. Baldasso E, Souza TB, Boff GB, Marques MG, Abella HB, Nicolella AR. Relato de três casos de óbito após contato com Lonomia sp. Rev Bras Toxicol. 1999;12(2) supl.:81-173.
261. Bucaretchi F, Hyslop S, Vieira RJ, Toledo AS, Madureira PR, De Capitani EM. Bites by coral snakes (Micrurus spp.) in Campinas, State of São Paulo, Southeastern Brazil. Rev Inst Med Trop S Paulo. 2006;48(3):141-5.
262. Coelho LK, Silva E, Espósito C, Zanin M. Clinical features and treatment of Elapidae bites: reporto f three cases. Human Exp Toxicol. 1992;11(2):135-7.
263. Cupo P, Hering SE. Cardiac troponin I release after severe scorpion envenoming by Tityus serrulatus. Toxicon. 2002;40:823-30.
264. Duarte AC, Crusius PS, Pires CAL et al. Insuficiência renal aguda nos acidentes com Lonomia obliqua. Nefrol Latinoam. 1994;1(1):38-40.
265. Duarte ACL, Crusius PS, Pires CAL, Schilling MA, Fan HW. Intracerebral haemorrhage after contact with Lonomia caterpillars. Lancet. 1996;348:1033.
266. Haddad Jr. V, Martins IA, Makyama HM. Injuries caused by scorpionfishes (Scorpaena plumieri Bloch, 1789 and Scorpaena brasiliensis Cuvier, 1829) in the Southwestern Atlantic Ocean (Brazilian coast): epidemiologic, clinic and therapeutic aspects of 23 stings in humans. Toxicon. 2003;79-83.
267. Kouyoumdjian JA, Polizelli C, Lobo SMA. Acidentes ofídicos causados por Bothrops moojeni na região de São José do Rio Preto – São Paulo. Arq Bras Med. 1990;64:167-71.
268. Lema T. Os répteis do Rio Grande do Sul: atuais e fósseis – biogeografia – ofidismo. Porto Alegre: EDIPUCRS, 2002. 264p.,il.
269. Prado-Franceschi J, Hyslopy S. South American colubrid envenomations. Journal of Toxicology-Toxin Reviews. 2002;21(1/2):117-58.
270. Puorto G, França FOS. Serpentes não peçonhentas e aspectos clínicos dos acidentes. In: Cardoso JLC, França FOS, Wen FH, Málaque CMS, Haddad Jr. V (eds.). Animais peçonhentos no Brasil: biologia, clínica e terapêutica dos acidentes. São Paulo: Sarvier, 2003. p.108-14.
271. Ramos CLJ, Marques MGB, Boff GSJ, Silva KRLM, Abella HB. Ocorrência de acidentes por lagartas do gênero Lonomia nas cidades do estado do Rio Grande do Sul. In: 1º Congresso Panamericano de Centros de Informação e Controle Toxicológico; Porto Alegre. Anais. Porto Alegre: Sociedade de Toxicologia Aplicada, 2001. p.34, 117.
272. Salomão MG, Albolea ABP, Almeida-Santos SM. Colubrid snakebite: a public health problem in Brazil. Herpetological Review. 2003;34(4):307-12.
273. Sano-Martins IS, Santoro ML. Distúrbios hemostáticos em envenenamentos por animais peçonhentos no Brasil. In: Cardoso JLC (ed.). Animais peçonhentos no Brasil: biologia, clínica e terapêutica dos acidentes. São Paulo: Sarvier, 2003. p.289-309.
274. Torrez PP, Quiroga MM, Said R, Abati PA, França FO. Tetanus after envenomations caused by freshwater stingrays. Toxicon. 2015;97:32-5.
275. Vital Brazil O, Vieira RJ. Neostigmine in the treatment of snake accidents caused by Micrurus frontalis: report of two cases. Rev Inst Med Trop S Paulo. 1996;38(1)61-7.
276. Zannin M, Lourenço DM, Moritz P, Costa LRD, Gamborgi G, Silva E et al. Efficacy of a specific antivenom to reverse the hemostatic disorder induced by contact with caterpillars of the genus lonomia. In: XVIIth Congress of the International Society on Thrombosis and Haemostasis, Washington. August. 1999; 14-21:620 (nº 1952).

Malária 12

Melissa Mascheretti Siciliano
Maria Irma Seixas Duarte
Marcelo Urbano Ferreira
Tânia S.S. Chaves
Marcos Boulos

SUMÁRIO

Histórico e epidemiologia

A erradicação mundial da malária é discutida desde as décadas de 1950 e 1960. A doença já ocupou papel de destaque como responsável por cifras extraordinárias de casos e de mortes no mundo inteiro, especialmente nas regiões tropicais e subtropicais como Ásia, África e Américas Central e do Sul. Até o início da década de 1990, ocorriam entre 300 e 500 milhões de novos casos da doença, com 1 a 2 milhões de casos na África sub-Saariana, sobretudo em crianças menores de 5 anos de idade e gestantes[1].

A última década assistiu a uma enorme expansão no financiamento e na cobertura de programas de controle da malária nos países endêmicos. Isto levou a uma redução em larga escala na incidência de casos e de óbitos pela doença. Dados da Organização Munidal da Saúde (OMS) mostram que, atualmente, 97 países apresentam transmissão ativa da malára (Figura 1). A OMS estima que 3,3 bilhões de pessoas vivem sob o risco de serem infectadas ou na condição da doença estar em desenvolvimento[2].

Em 2013, ocorreram 198 milhões de casos de malária (IC 124-283.000.000), com 584.000 mortes (IC 367.000-755.000) em todo o mundo. Significa que a cada 50 segundos uma pessoa vai a óbito por malária no planeta. Os números apontam para redução na taxa de incidência e mortalidade de casos por malária, de 30 para 47%, desde 2000, respectivamente. A África sub-Saariana persiste como a região mais afetada, onde 90% de todas as mortes ocorrem em crianças menores de 5 anos de idade, o que representam 78% de todas as mortes na região[2].

Acredita-se que aproximadamente 3,3 milhões de mortes por malária foram prevenidas entre 2001 e 2012[2]. Apesar da redução no número de casos e óbitos por malária, a doença persiste como importante problema de saúde pública e como a doença parasitária com maior incidência no mundo.

Existem diversas classificações da endemia malária, e seu uso depende do contexto geográfico[3]. As classificações mais utilizadas são: segundo a estratificação epidemiológica de risco; segundo a intensidade da transmissão; segundo a estabilidade.

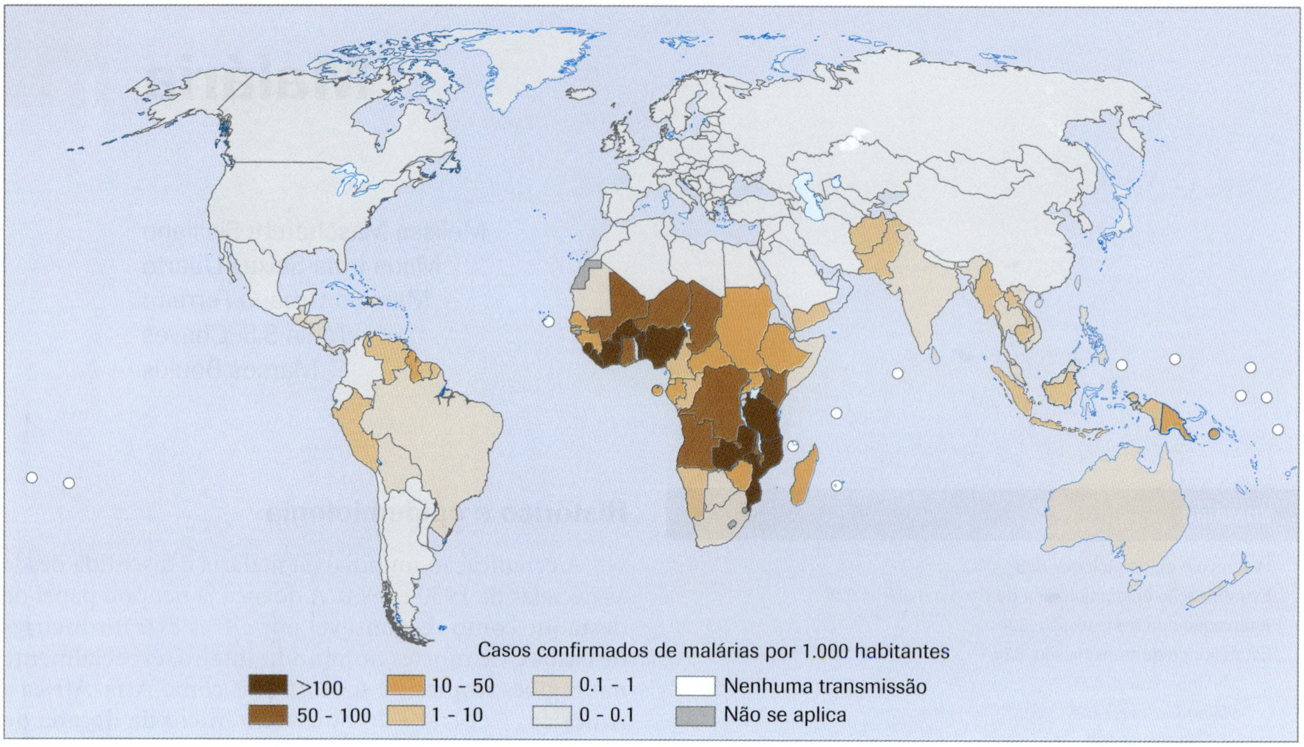

Figura 1. Países com transmissão contínua de malária.
Fonte: Organização Mundial da Saúde, 2013[24].

Estratificação epidemiológica de risco à malária

A estratificação epidemiológica de risco à malária consiste no estudo da destruição da Incidência Parasitária Anual (IPA), identificando as áreas em baixo, médio, alto risco ou sem risco (Tabela 1) (OPAS, 1992). Essa estratificação permite a focalização das áreas para as intervenções. O IPA é o indicador usado para definição de intervenções (IPA: número de casos de malária numa localidade determinada durante 1 ano/população da localidade nesse mesmo ano × 1.000)[3].

Intensidade da transmissão

A classificação segundo a intensidade da transmissão é usada desde a década de 1950. Essa classificação é baseada no percentual de esplenomegalia existente nas crianças entre 2 e 9 anos, especificamente, e entre os adultos que moram numa área determinada (WHO, 1950). As áreas são classificadas em:

- Malária holoendêmica: quando mais de 75% das crianças entre 2 e 9 anos têm o baço palpável e a esplenomegalia nos adultos é baixa.
- Malária hiperendêmica: quando entre 50 e 75% das crianças têm o baço aumentado e o índice esplênico nos adultos também é elevado.
- Malária mesoendêmica: quando entre 11 e 50% das crianças entre 2 e 9 anos têm esplenomegalia.
- Malária hipoendêmica: quando menos de 10% das crianças têm esplenomegalia.

Essa classificação é mais usada nos países africanos com elevada endemicidade. Os poucos trabalhos realizados na região das Américas mostram que não é uma classificação válida para os países do continente, no qual a maior parte das áreas pode ser classificada como meso ou hipoendêmicas.

Estabilidade da transmissão

Esta classificação foi proposta por MacDonald em 1957. Ele categoriza as áreas segundo a estabilidade da transmissão. O desenvolvimento de imunidade é o fator estabilizador mais importante numa população.

Malária estável

Nessas áreas, a transmissão é intensa e as pessoas estão expostas permanentemente a picadas infectivas do

Tabela 1. Classificação de risco

Risco	Brasil
Alto risco	IPA ≥ 50
Médio risco	IPA ≥ 10 e < 50
Baixo risco	IPA ≥ 0,1 e < 10
Sem risco	IPA = 0

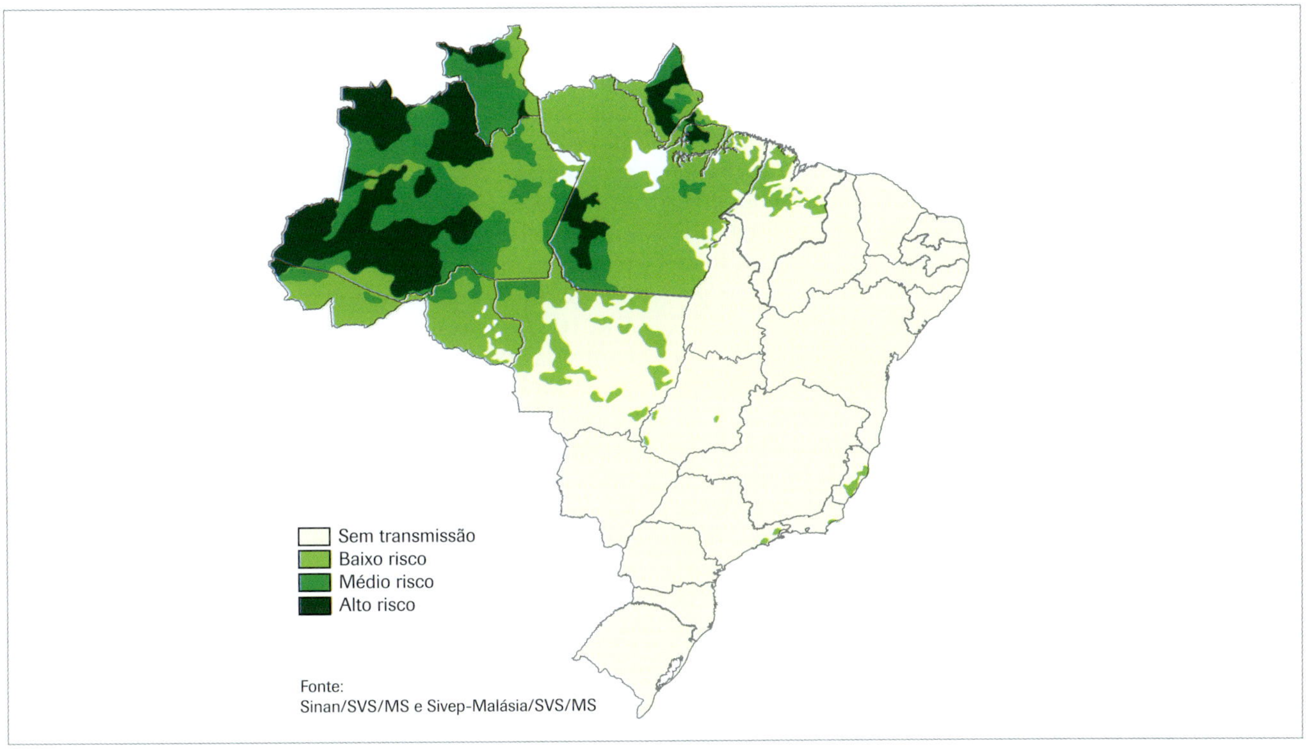

Figura 2. Mapa de risco da malária por município de infecção, Amazônia Legal, 2013.
Baixo risco: IPA < 10; médio risco IPA 10-49; alto risco IPA ≥ 50. (IPA: incidência parasitária anual)
Fonte: Sistema de Informação de Vigilância Epidemiológica-Malária/ Secretaria de Vigilância em Saúde/ Ministério da Saúde (Sivep-Malária/SVS/MS); e Sistema de Informação de Agravos de Notificação/ Secretaria de Vigilância em Saúde/ Ministério da Saúde (Sinan/SVS/MS).

vetor, de tal forma que desenvolvem imunidade contra a doença. As crianças com menos de 6 meses estão protegidas pela transferência passiva dos anticorpos maternos, mas essa proteção é perdida aos 6 meses; crianças com menos de 2 anos possuem um risco muito alto de adoecer e morrer por malária. Após essa idade, começam a desenvolver imunidade e, na vida adulta, as pessoas são frequentemente portadores assintomáticos ou oligossintomáticos do parasita.

Malária instável

Nessas áreas, a intensidade da transmissão não é tão alta e a incidência da doença varia com as estações e os anos. Assim, o desenvolvimento da imunidade é muito variável na população com apresentação de surtos e epidemias quando as condições ecológicas são propícias. Há lugares em que se apresentam ciclos com períodos de 5 a 8 anos, e frequentemente as crianças escapam à infecção, sendo, em muitos lugares, uma doença ocupacional, dependendo dos determinantes locais.

No Brasil, a malária ocorre predominantemente na zona rural da região da Amazônia Legal, composta pelos estados do Acre, Amazonas, Amapá, Mato Grosso, Pará, Rondônia, Roraima, parte do Maranhão e Tocantins (Figura 2). No período de 2000 a 2011, 99,7% dos casos de malária foram notificados na Região Amazônica, considerada área endêmica no país.

Nos últimos 12 anos, foi notificada uma média de 422.858 casos por ano. Entre 2000 e 2002, houve redução do número de casos notificados. Contudo, no período de 2002 a 2005, a malária apresentou tendência de aumento até chegar a 607.782 casos em 2005, o que representou um incremento de 73,7% em relação ao número de casos de 2002 (Figura 3)[4].

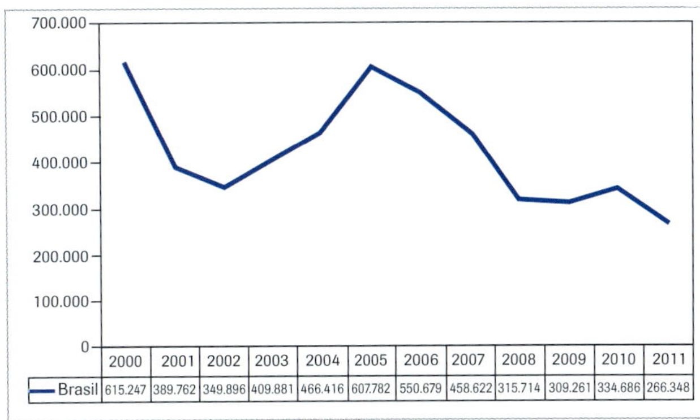

	2000	2001	2002	2003	2004	2005	2006	2007	2008	2009	2010	2011
Brasil	615.247	389.762	349.896	409.881	466.416	607782	550.679	458.622	315.714	309.261	334.686	266.348

Figura 3. Casos de malária notificados no Brasil entre 2000 e 2011.
Fonte: Sistema de Informação do Programa Nacional de Controle da Malária/Ministério da Saúde (Sismal/MS) (2000 a 2002); Sistema de Informação de Vigilância Epidemiológica-Malária/ Secretaria de Vigilância em Saúde/Ministério da Saúde (Sivep-Malária/ SVS/MS) (2003 a 2011) para a Região Amazônica; e Sistema de Informação de Agravos de Notificações/Secretaria de Vigilância em Saúde/Ministério da Saúde (Sivep-Malária/ SVS/MS) para a Região Extra-Amazônica (2003 a 2011).

O aumento dos casos deveu-se, principalmente, a intensa e desordenada ocupação das periferias das grandes cidades da Região Amazônica. O desmatamento para extração de madeira, criação de gado, agricultura e assentamentos, atividades não autorizadas pelos órgãos competentes, contribuiu para o aumento da transmissão da doença[5,6]. Outro fator colaborador foi o aumento dos criadouros do mosquito vetor da malária, em função da atividade de piscicultura desordenada, com a construção de tanques artificiais em quintais de domicílios ou nas periferias de diversas cidades da região[4].

A partir de 2006, essa tendência mudou, tendo sido observada uma redução média de 56.866 casos a cada ano (ver Figura 3). A redução no período de 2000 a 2011 foi de 56,7% dos casos, o que representou uma diminuição total de 348.899 mil casos; no ano de 2011, ela foi de 20,4% em relação a 2010[4]. Entre os fatores que contribuíram para este cenário da malária em nosso país, está a mudança da política nacional de terapêutica da doença, quando em 2005 a mefloquina utilizada para tratamento da malária por *Plasmodium falciparum* foi substituída pelas drogas antimaláricas associadas aos derivados da artemisinina (artemeter e lumefantrina). Outro fator que se soma a esta nova realidade da incidência da malária no Brasil foi a ampliação da rede diagnóstica, a distribuição de mosquiteiros impregnados com permetrina e o fortalecimento nas ações de vigilância e controle vetorial.

A região extra-amazônica não é endêmica para malária, entretanto, tem sido observada a ocorrência de surtos de autoctonia em pequenos focos residuais, sendo os estados do Paraná, São Paulo e Espírito Santo responsáveis por aproximadamente 88% dos casos confirmados[4].

A transmissão natural da malária humana ocorre pela picada do mosquito infectado. Os vetores são insetos da ordem Diptera, da família Culicidae, do gênero *Anopheles* e, apesar da grande variedade de espécies, somente pequena parcela apresenta importância na transmissão ao homem. As fêmeas hematófagas da espécie *An. darlingi* representam o principal vetor nas Américas. No Brasil, as principais espécies envolvidas são: *An. darlingi* (ampla distribuição geográfica, predominante na região amazônica), *An. albitarsis, An. aquasalis, An. kertezia bellator* e *An. kertezia cruzi*, todos com atividade crepuscular e noturna.

O conhecimento das características do vetor, como longevidade, densidade, criadouros, suscetibilidade à infecção, antropofilia, endofilia e endofagia, é fundamental para o direcionamento das ações de controle da doença[7,8]. Outra via de transmissão pouco habitual é a malária induzida, resultado do contato com sangue infectado, como o uso compartilhado de agulha contaminada ou hemotransfusão. A malária congênita, ou perinatal, refere-se ao diagnóstico do plasmódio em recém-nascidos de até 7 dias, ou mais tardiamente quando excluídas transmissões vetorial ou transfusional. A prevalência e os mecanismos de transmissão placentária são pouco conhecidos; acredita-se que possam ocorrer por meio da mistura do sangue materno com o fetal, intraútero ou durante o trabalho de parto[9,10].

Agente etiológico[11-17]

Cinco espécies do gênero *Plasmodium* são reconhecidas como agentes etiológicos da malária humana: *P. malariae, P. vivax, P. falciparum, P. ovale* e *P. knowlesi* (a quinta malária). No Brasil, as espécies encontradas são: *P. malariae, P. vivax* e *P. falciparum*; para estas, propõem-se atualmente, com base em critérios biológicos, moleculares e epidemiológicos, a existência de diversas variantes. Por exemplo, duas variantes de *P. vivax* conhecidas como VK210 (*P. vivax* clássico) e VK247 frequentemente encontradas em áreas endêmicas.

A espécie *P. knowlesi* era reconhecida como o agente causador da doença entre macacos do gênero *Macaca fasciculares*, até que em 1999 foi observado um número de casos de malária em humanos na Ilha de Borneo, estado de Sarawak, na Malásia. O diagnóstico microscópico inicial foi de *Plasmodium malariae*, entretanto, nem os achados laboratoriais nem clínicos eram compatíveis com a infecção pelo *Plasmodium malariae*. Nos achados genéticos (PCR) encontrados, o DNA de *Plasmodium* sp era diferente das quatro espécies até então conhecidas[18].

Desde então, o *P. knowlesi* passou a ser reconhecido como uma nova espécie de *Plasmodium* sp, responsável pela quinta malária humana. As infecções por *P. knowlesi* são potencialmente graves, em razão do ciclo assexual do parasita ocorrer a cada 24 horas, o que favorece uma expansão rápida da carga parasitária ocasionando formas graves com êxito letal.

Deve-se destacar que esta espécie não é encontrada somente na Malásia, mas em outros países do Sudeste asiático como Tailândia, Vietnã, Miamar, floresta da Singapura, nas ilhas das Filipinas e nas fronteiras do Camboja com a Tailândia. Isto é importante especialmente para os viajantes que cada vez mais se deslocam para essa região[19].

Aspectos biológicos

Os plasmódios humanos são capazes de infectar somente seres humanos e algumas poucas espécies de macacos. No entanto, todos os plasmódios apresentam um ciclo vital semelhante, que inclui um hospedeiro vertebrado e um mosquito (ver Figura 3). A forma infectante para o hospedeiro invertebrado é o esporozoíto, que se aloja nas glândulas salivares de mosquitos fêmeas do gênero *Anopheles*. Os esporozoítos são injetados na corrente sanguínea dos seres humanos e demais hospedeiros vertebrados durante o repasto sanguíneo e, em menos de 30 minutos, são capazes de invadir os hepatócitos. Recentemente, mostrou-se que a proteína circunsporozoíta, um antígeno majoritário de superfície que reveste os esporozoítos, apresenta um motivo de adesão capaz de reconhecer moléculas sulfatadas na membrana dos hepatócitos, permitindo o reconhecimento da célula hospedeira e sua posterior invasão.

Os primeiros estágios intra-hepáticos são estruturas arredondadas uninucleares conhecidas como criptozoítos. Logo esses estágios sofrem várias etapas de divisão nuclear, resultando na formação de uma célula multinucleada conhecida como esquizonte. Ao final de um período de 8 a 15 dias (dependendo da espécie de plasmódio), o hepatócito parasitado rompe-se, liberando dezenas de milhares de merozoítos (Figura 4).

O termo esquizogonia refere-se ao processo de reprodução assexuada que resulta na formação de uma célula multinucleada (esquizonte), que, por sua vez, dará origem aos merozoítos. A esquizogonia que ocorre em hepatócitos é conhecida como tecidual, pré-eritrocitária ou exoeritrocitária, para distingui-la dos ciclos esquizogônicos que posteriormente ocorrem nas hemácias. Na infecção por *P. vivax* e *P. ovale*, alguns esporozoítos dão origem, ao invadir os hepatócitos, a formas latentes conhecidas como hipnozoítos (Figura 4). Alguns meses depois da infecção primária, os hipnozoítos podem reativar-se, resultando em recaídas da infecção humana presente nessas espécies. As recaídas de infecção por *P. vivax* podem ocorrer em número e intervalo de tempo variado e não são claros os fatores do parasita ou do hospedeiro que determinam essas características.

Os merozoítos produzidos ao final da esquizogonia tecidual invadem as hemácias. As espécies de plasmódios diferem quanto a suas preferências por hemácias. O *P. vivax* invade exclusivamente reticulócitos, e somente é ca-

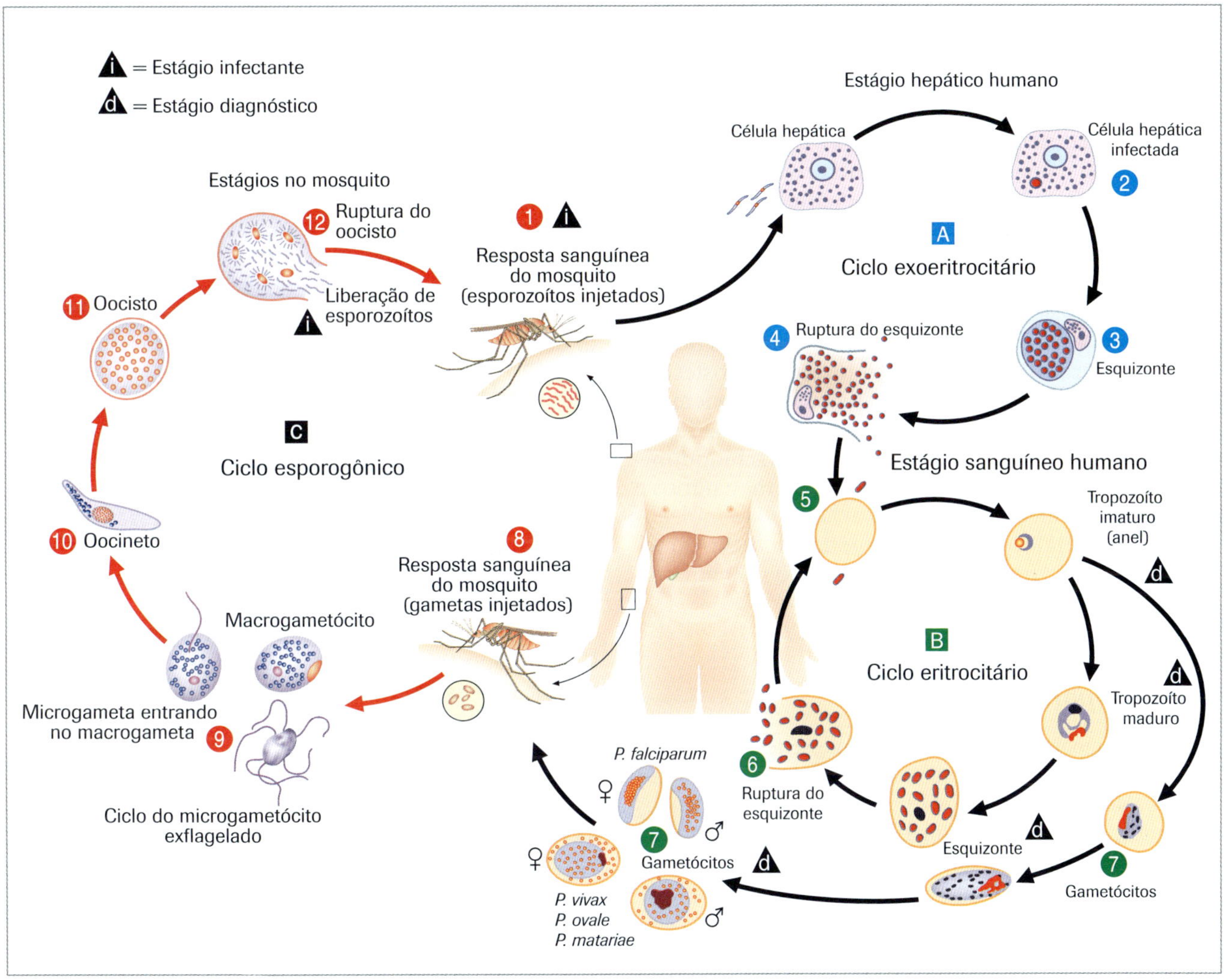

Figura 4. Ciclo evolutivo. O ciclo parasitário da malária envolve dois hospedeiros. Durante o repasto sanguíneo, a fêmea do mosquito *Anopheles* inocula os esporozoítos no hospedeiro humano. (1) Os esporozoítos infectam as células hepáticas (2) e amadurecem, transformando-se em esquizontes (3), que rompem e liberam merozoítos (4). Na infecção pelo *P. vivax* e *P. ovale*, a forma latente [hipnozoíto] pode persistir no fígado e causar recaídas quando invadir a corrente sanguínea semanas ou até mesmo anos depois. Depois da replicação inicial hepática (esquizogonia eritrocitária A), os parasitas passam por multiplicação assexuada nos eritrócitos (esquizogonia eritrocitária B). Os merozoítos infectam os eritrócitos sanguíneos (5). O estágio de anel do trofozoíto amadurece tornando-se esquizonte, cuja ruptura libera os merozoítos (6). Alguns parasitas se diferenciam para formas sexuadas eritrocitárias (gametócitos) (7). A fase sanguínea do parasita é responsável pela manifestação clínica da doença. Os gametócitos masculinos (microgametócitos) e femininos (macrogametócitos) são ingeridos pela fêmea do mosquito *Anopheles* durante o repasto sanguíneo (8). A multiplicação parasitária dentro do mosquito é conhecida como ciclo esporogônico (C). No estômago do mosquito, os microgametas penetram nos macrogametas, gerando os zigotos (9). O zigoto toma uma forma alongada e móvel (oocinetos) (10) e invade a parede da porção média do aparelho digestivo do mosquito, onde se desenvolve em oocistos (11). O oocisto cresce, rompe e libera esporozoítos (12) que seguem para a glândula salivar do mosquito. A inoculação dos esporozoítos (1) para o novo hospedeiro humano perpetua o ciclo da malária.

paz de invadir hemácias que expressam o grupo sanguíneo Duffy, que serve como ligante para uma molécula que os merozoítos expressam em sua superfície. Já o *P. falciparum* invade hemácias de todas as idades, ainda que apresente preferência por hemácias jovens.

Além disso, podem utilizar diversos receptores presentes na superfície dos eritrócitos para evadi-los. Glicoforina A é provavelmente o principal receptor, mas hemácias que expressam formas variantes ou defeituosas de glicoforina A não são refratárias à infecção. Na superfície do merozoíto, diversas moléculas são capazes de exercer o papel de ligante de receptores eritrocitários; a molécula parasitária provavelmente mais relevante nessa função é conhecida como EBA-175 (antígeno de ligação a eritrócitos com massa molecular de 175 kDa).

Os primeiros estágios intraeritrocitários são os chamados trofozoítos. No interior das hemácias, ocorre nova etapa de multiplicação esquizogônica. Os esquizontes eritrocitários maduros apresentam entre 6 e 32 núcleos, que darão origem a igual número de merozoítos. Esses merozoítos são liberados na corrente sanguínea no momento em que as hemácias parasitadas se rompem; nesse momento, ocorrem os picos febris periódicos característicos da malária. O intervalo entre os picos febris é determinado pela duração da esquizogonia eritrocitária em cada espécie. Os merozoítos liberados invadem novas hemácias, podem transformar-se em trofozoítos e, posteriormente, em esquizontes, ou alternativamente, podem diferenciar-se em formas de reprodução sexuada, os gametócitos. Não se conhecem os estímulos bioquímicos que levam à formação de gametócitos masculinos e femininos em infecções naturais, mas diversas moléculas, além de condições de estresse, podem induzir gametocitogênese *in vitro*. Os gametócitos são o estágio do plasmódio infectante para os mosquitos vetores.

Bases biológicas da virulência de *P. falciparum*[11-17]

Os principais motivos que tornam essencial para o clínico a distinção entre as cinco espécies de plasmódios humanos são as diferenças entre os esquemas terapêuticos utilizados, que variam conforme a espécie do plasmódio, o padrão de resistência aos antimaláricos, a presença ou não de hipnozoítos e a capacidade do *P. falciparum* de levar a uma doença grave, rapidamente progressiva e letal.

Duas das características do *P. falciparum* mencionadas estão associadas à maior virulência dessa espécie: a capacidade de produzir grande número de merozoítos ao final da esquizogonia hepática e a capacidade desses merozoítos invadirem hemácias de todas as idades. No entanto, o principal fator de virulência do *P. falciparum* está na capacidade de adesão das hemácias parasitadas por estágios maduros ao endotélio de pequenos vasos sanguíneos, particularmente de vênulas pós-capilares (fenômeno conhecido como citoaderência), bem como de adesão a hemácias não parasitadas (formando estruturas conhecidas como rosetas).

Os fenômenos de citoaderência e formação de rosetas estão ligados à produção de moléculas que são exportadas para a membrana das hemácias parasitadas, formando as protuberâncias em sua superfície conhecidas como *knobs*. A Figura 5 mostra aspectos essenciais da composição dos *knobs* e de suas interações com o endotélio vascular.

A principal molécula do parasita envolvida na aderência a receptores endoteliais é uma proteína variável de alta massa molecular conhecida como *PfEMP-1* (proteína da membrana do eritrócito 1), que é codificada pela família de genes *var*. Esses genes estão presentes em múltiplas cópias, predominantemente nas regiões subteloméricas de diferentes cromossomos do parasita. Os mecanismos moleculares que geram diversidade clonal na *PfEMP-1* começaram recentemente a ser elucidados.

O aspecto mais interessante é que, no *P. falciparum*, não parecem ocorrer os rearranjos gênicos que geram variação antigênica no exemplo clássico dos tripanossomas africanos. Em trofozoítos jovens, encontram-se simultaneamente transcritos de diversos genes *var* distintos, enquanto cada trofozoíto maduro expressa somente uma variante da *PfEMP-1*.

Atualmente, os mecanismos que regulam a transcrição desses genes em diferentes estágios de desenvolvimento do parasita encontram-se sob intensa investigação. A *PfEMP-1* pode ligar-se a diversos receptores presentes no endotélio vascular, como moléculas sulfatadas (sulfato de condroitina A [CSA], sulfato de heparina), CD36 e moléculas de adesão como ICAM-1,VCAM-1 e PECAM-1, entre outras. Não se identificaram antígenos análogos à *PfEMP-1* nas demais espécies de plasmódios humanos.

Discutem-se intensamente as consequências fisiopatológicas dos fenômenos de citoaderência e formação de rosetas, e suas relações com a malária grave. Duas hipóteses principais, não completamente contraditórias, vêm sendo propostas. Em primeiro lugar, as hemácias parasitadas aderidas ao endotélio e aquelas formando rosetas resultariam na obstrução de pequenos vasos, com consequente hipóxia tecidual.

A segunda hipótese enfatiza o papel deletério de citocinas pró-inflamatórias, cuja produção seria estimulada por moléculas do parasita liberadas localmente ao final da esquizogonia eritrocitária. A expressão de várias moléculas de adesão que servem de receptor para *PfEMP-1* no endotélio vascular é estimulada por citocinas pró-inflamatórias, em especial pelo fator de necrose tumoral (TNF-alfa). É importante ressaltar que muitas das complicações clínicas que caracterizam a malária grave por *P. falciparum*, e que muito raramente ocorrem em infecções pelos demais plasmódios humanos, são consequências diretas ou indiretas dos fenômenos de citoaderência e possivelmente da formação de rosetas.

Resposta imune e fisiopatogenia

A resposta imune na malária caracteriza-se por ser espécie-específica. Apesar de compartilharem antígenos estruturais, espécies distintas de plasmódios que infectam a espécie humana apresentam diferenças importantes nos antígenos das várias formas evolutivas, de modo que a resposta imune direcionada aos parasitas de uma espécie não resulta em proteção contra a infecção por outra espécie. Assim, por exemplo, um indivíduo que contrai infecção pelo *P. vivax* não apresenta maior resistência à infecção por *P. falciparum*. Os esporozoítos na fase exoeritrocítica do ciclo do agente invadem um pequeno número de hepatócitos e não causam lesão significativa, mesmo na presença de imunidade celular competente.

Os esporozoítos ligam-se aos receptores para as proteínas séricas trombospondina e properdina localizadas na superfície basolateral dos hepatócitos. Os merozoítos do *P. falciparum* aderem a resíduos siálicos da superfície das hemácias por meio de uma molécula semelhante à lecitina. Nas hemácias, os merozoítos multiplicam-se dentro de um vacúolo digestivo, promovendo a hidrólise de hemoglobina, tendo o produto final composto pela formação do pigmento malárico. Durante a fase eritrocítica, existe um mecanismo comum de lesão induzido por todos os plasmódios, na dependência de sua velocidade de crescimento, da ruptura das hemácias parasitadas, de sua eliminação e da liberação do pigmento malárico. Recentemente, tem sido descrita uma possível toxina produzida pelo parasita (glicosilfosfatidilinositol – GPI) que, por meio de atividade pró-inflamatória, exerceria efeito regulador nas células do hospedeiro atuando nos macrófagos e induzindo a produção de TNF e IL-1. Essas citocinas levariam ao aumento da expressão de óxido nítrico sintase (iNOS) com produção de óxido nítrico (ON) nos tecidos. O GPI também aumentaria a expressão de molécula de adesão intercelular (ICAM-1) e a molécula de adesão vascular (VCAM-1) em sinergia com o IFN-gama.

A ativação das citocinas e dos fatores descritos determinariam o processo inflamatório e as alterações bioquímicas e funcionais vistas na parasitose. Na malária por *P. falciparum*, as alterações são mais proeminentes, devendo-se considerar a produção de prostaglandinas (D2, E2, F2) pelo hospedeiro e provavelmente deficiência do efeito de contrarregulação exercido pela IL-10 sobre a produção de TNF e IL-1. Na primoinfecção malárica, os exoantígenos solúveis resultantes da ruptura dos eritrócitos parasitados induzem a liberação de pequena quantidade de TNF-alfa pelos macrófagos em repouso. Os exoantígenos ligam-se também aos linfócitos T CD4+, iniciando-se a resposta imune do tipo celular, e induzem a produção de pequena quantidade de TNF-alfa e mínimos sintomas clínicos. Na reinfecção, as células T CD4+ produzem grande quantidade de IFN-gama que atua sinergicamente com as endotoxinas dos parasitas, resultando em aumento expressivo de TNF-alfa e as alterações histopatológicas vistas na malária cerebral e no choque séptico.

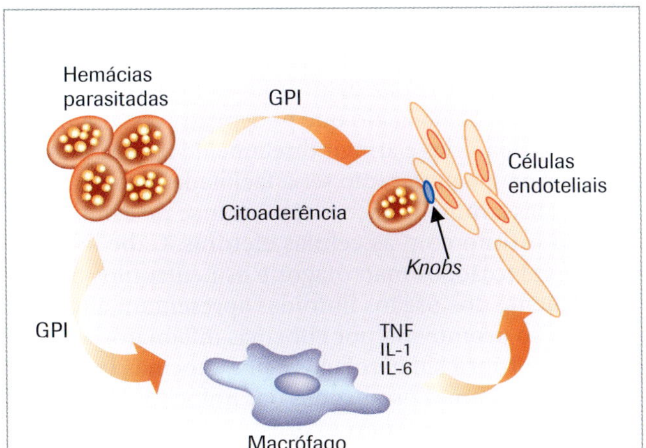

Figura 5. *Knobs.*

Outro aspecto da resposta imune na malária é que a imunidade é estágio-específica. A infecção por parasitas do gênero *Plasmodium* leva ao aparecimento de resposta imune específica contra os antígenos parasitários e também a complicações decorrentes da estimulação do sistema imune, o qual é especialmente relevante para a obtenção de vacinas. Assim, a resposta imune estimulada por imunização com antígenos de esporozoítas não age contra formas merozoítas e, portanto, não impede a infecção de hemácias por essas formas.

Um terceiro aspecto da resposta imune ao *Plasmodium* é que a imunidade gerada por uma infecção é fraca e de curta duração. Uma consequência prática é que o indivíduo, seja ele de área endêmica ou não, tratado ou não tratado, está sujeito a desenvolver malária tantas vezes quanto for infectado. Entretanto, indivíduos que residem em área endêmica e que sofrem sucessivas infecções acabam por desenvolver diferentes graus de imunidade e apresentam quadros clínicos menos severos e de curso distinto dos encontrados em pacientes recém-chegados à área endêmica.

Uma das razões da baixa imunidade ao *Plasmodium* é o intenso polimorfismo dos antígenos do parasita. Isso significa que, em uma determinada região endêmica, coexistem várias subpopulações ou "clones" da mesma espécie, cada um apresentando, para uma mesma molécula de proteína, variações na sequência de aminoácidos e, consequentemente, conferindo-lhe distinta antigenicidade. Cada mosquito infectado alberga apenas alguns dos clones existentes na região, que serão transmitidos. Além disso, a inoculação dos parasitas pelo vetor é, em geral, oligoclonal em razão de diferenças de desenvolvimento no inseto dos diferentes clones. Portanto, a imunidade gerada em uma infecção não será suficientemente eficaz contra uma infecção subsequente por parasitas que apresentem polimorfismo em moléculas relevantes, por exemplo, para a invasão de hemácias. Só após múltiplas infecções os residentes de uma área endêmica adquirem imunidade aos "clones" da região.

Outra razão é a variação antigênica. Na variação antigênica, ao longo da infecção de um mesmo indivíduo, são expressas variantes codificadas por genes distintos da mesma molécula de proteína. Não se trata de mutações.

No genoma do parasita, já se encontram os genes que serão expressos ao longo dos sucessivos ciclos de reinfecção e divisão celular no mesmo hospedeiro. Como consequência dessas variações, por exemplo, anticorpos dirigidos a um determinante antigênico importante de uma proteína podem não reconhecer a(s) molécula(s) variante(s).

Outras possíveis causas da baixa eficiência da resposta imune são a ativação mitogênica policlonal exercida por moléculas do parasita e a resposta imune dirigida a uma grande variedade de sequências repetitivas nos antígenos do parasita que não estão diretamente envolvidos na indução de anticorpos protetores (antígenos "cortina de fumaça"). Ainda, antígenos parasitários são liberados pelas hemácias infectadas quando estas se rompem e reagem com anticorpos, tornando-os menos disponíveis para exercer funções ligadas à eliminação ou ao bloqueio do parasita.

Resistência inata

Portadores de hemoglobinopatias como hemoglobina S (anemia falciforme) e hemoglobina fetal (talassemia ou anemia do Mediterrâneo) são relativamente resistentes à malária. O parasita não sobrevive bem nas hemácias que possuem a hemoglobina alterada. Indivíduos que são grupo sanguíneo Duffy negativos são resistentes à malária por *P. vivax*.

Resistência mediada por mecanismos imunoespecíficos

Os mecanismos efetores descritos a seguir participam do controle do parasitismo e variam de acordo com o estágio de desenvolvimento do parasita.

Mecanismos atuantes sobre esporozoítas e no ciclo pré-eritrocitário

Esporozoítas estão presentes no sangue por um tempo aproximado de apenas 45 minutos antes de penetrarem nos hepatócitos. Anticorpos antiesporozoítas são encontrados no soro de indivíduos que sofreram múltiplas infecções em área endêmica. Os anticorpos antiesporozoítas são T-dependentes e dirigidos principalmente contra uma proteína majoritária presente na superfície – a proteína circunsporozoíta (CSP – *circumsporozoite protein*). Esta proteína contém pelo menos uma sequência que facilita a invasão, capaz de se ligar a proteoglicanas na superfície de hepatócitos.

Os anticorpos anti-CSP reagem com a superfície externa do parasita formando uma capa que leva à sua imobilização e à perda da capacidade infectante, bloqueando a adesão do parasita ao hepatócito, e os parasitas opsonizados serão posteriormente eliminados por células fagocitárias. Entretanto, na imunidade aos estágios pré-eritrocíticos, também participam mecanismos efetores mediados por linfócitos T. Células T CD8 com atividade citotóxica (CTL) são capazes de destruir hepatócitos infectados, e são encontradas em humanos e em animais infectados ou imunizados.

Os epítopos apresentados pelos hepatócitos no contexto de moléculas MHC-classe I são epítopos de moléculas do esporozoíta (CSP e outras) e de antígenos peculiares aos estágios intra-hepáticos. Células T CD4 ativadas produtoras de citocinas, sobretudo IFN-gama e TNF-alfa, também podem participar indiretamente da destruição intracelular dos parasitas.

Mecanismos atuantes sobre os estágios do ciclo eritrocitário

Merozoítas

Anticorpos dirigidos contra antígenos de superfície de merozoítas são capazes de bloquear a sua penetração em hemácias e/ou de levar à sua eliminação posterior por fagocitose. Não existem evidências de que o complemento esteja envolvido nesse processo. Vários antígenos de superfície de merozoítas foram identificados e clonados, e os respectivos anticorpos obtidos por imunização são protetores. Um desses antígenos é o MSP1– *merozoite surface protein* 1 – do *P. falciparum*, que foi muito estudado e cuja molécula apresenta polimorfismo antigênico importante na espécie.

Hemácias parasitadas

Dentro das hemácias, o parasita sintetiza grande quantidade de moléculas que podem ser transportadas por microvesículas e expressas na membrana plasmática ou serem liberadas no exterior da célula. A presença de antígenos parasitários na membrana das hemácias torna essas células vulneráveis aos mecanismos de reconhecimento e destruição das células e/ou dos parasitas no seu interior por células fagocitárias como macrófagos e neutrófilos. Anticorpos ligam-se aos antígenos expressos ou aderidos à superfície de hemácias e facilitam sua fagocitose e subsequente destruição por macrófagos e polimorfonucleares. Mesmo na ausência de fagocitose, a adesão entre essas células e as hemácias parasitadas revestidas por anticorpo, proporcionada pela ligação da porção Fc com os receptores para Fc presentes nas células fagocitárias, é capaz de promover a liberação de radicais tóxicos de oxigênio que podem atravessar a membrana das hemácias e atingir diretamente os parasitas em seu interior. Essa interação seria facilitada quando as hemácias passam pelo baço e têm chance de estabelecer contato íntimo com as células efetoras. Cabe lembrar que, na infecção, os macrófagos e os neutrófilos no microambiente dos órgãos linfoides apresentam alto grau de ativação promovido por citocinas inflamatórias geradas pelos próprios macrófagos e por citocinas (em especial por IFN-gama) produzidas por linfócitos T CD4 ativados. As hemácias não expressam MHC classe I e, portanto, mecanismos dependentes de seu reconhecimento, como linfócitos T CD8 citotóxicos, não agem contra hemácias parasitadas.

Mecanismos atuantes sobre o estágio de gametócitos

Anticorpos contra antígenos particulares de gametócitos foram encontrados em pacientes infectados, mas aparentemente não exercem função protetora no hospedeiro vertebrado. Entretanto, quando ingeridos pelo inseto, podem alterar ou bloquear o desenvolvimento do ciclo do parasita.

Aspectos da resposta imune relacionados à doença da infecção na malária

Ativação policlonal e imunossupressão

A infecção pelo plasmódio leva à redução das respostas de anticorpos a antígenos não relacionados; a resposta celular costuma estar preservada. Teoricamente, haveria uma menor capacidade de controlar infecções causadas por microrganismos extracelulares. Por outro lado, existe um grande aumento da produção de anticorpos do tipo IgM e IgG, porém com baixa reatividade contra antígenos do parasita, em virtude da capacidade de algumas moléculas do parasita de estimularem não especificamente e de maneira policlonal populações de linfócitos B.

Anemia na malária

A anemia na malária é intensa e não pode ser explicada apenas pela destruição das hemácias parasitadas. Mesmo com uma infecção grave por *P. falciparum*, apenas 1 a 2% das hemácias estão parasitadas. Na realidade, hemácias não parasitadas também são mais rapidamente eliminadas. Um dos mecanismos é a adesão de antígenos do parasita liberados para a circulação à superfície de quaisquer hemácias, parasitadas ou não, tornando-as suscetíveis à eliminação por anticorpos e fagocitose. Além desse mecanismo, as hemácias do paciente com malária apresentam vida média reduzida e aumento de seu clareamento pelo baço; esses aspectos estão relacionados ao aparecimento mais precoce na membrana celular de fosfatidilserina, que é um marcador de senescência, e à deposição de C3b, que favorece a eliminação das células. Além de destruição acelerada, existe um retardo na hematopoiese na medula óssea, possivelmente em razão da produção de altos níveis de TNF-alfa.

Áreas de isquemia podem ocorrer em diversos órgãos, como mostrado a seguir.

Trato gastrointestinal, pulmão, fígado, rim e cérebro

A causa primária da isquemia focal em vários órgãos é a agregação de hemácias parasitadas e não parasitadas nas vênulas pós-capilares. Esse tipo de complicação acontece sabidamente na malária por *P. falciparum*. Hemácias parasitadas apresentam rigidez muito maior, o que dificulta a sua passagem pelos microcapilares. Além disso, expressam moléculas na superfície (EMP – *erythrocyte membrane proteins*) que interagem com moléculas de adesão presentes na superfície de células endoteliais, principalmente CD-36, ICAM-1 e VCAM-1.

As células endoteliais, por sua vez, têm expressão aumentada dessas moléculas em virtude da ação de TNF-alfa. As hemácias parasitadas muitas vezes se apresentam com protuberâncias na sua membrana plasmática – os *knobs*; nessas regiões, localiza-se maior densidade de proteínas envolvidas com adesão de hemácias ao endotélio. Entretanto, a presença de *knobs* não é essencial para que ocorra a adesão. A formação de agregados de hemácias no interior dos vasos leva à formação de microtrombos e à diminuição da circulação local. A redução na tensão de O_2 leva ao aumento de produção de ácido lático, o que agrava a lesão tecidual e o bloqueio da circulação. Essa sequência de eventos pode levar, no trato digestivo, a áreas focais de lesão da mucosa por onde pode haver invasão bacteriana com consequente sepse. No rim, pode ocorrer necrose tubular aguda que leva à insuficiência renal aguda. Em pacientes de áreas endêmicas com malária recorrente, é possível encontrar glomerulonefrite crônica associada à presença de complexo antígeno-anticorpo depositado na membrana basal, particularmente na infecção pelo *P. malariae*.

Malária cerebral

O quadro de malária cerebral é observado na malária grave por *P. falciparum*, ainda não totalmente compreendido na sua patologia. Está associado ao sequestro de hemácias parasitadas nos vasos cerebrais por adesão ao endotélio e à produção da citocina TNF-alfa que favorece essa adesão e agrava a lesão tecidual resultante da isquemia. Originalmente, os resultados experimentais obtidos indicavam TNF-alfa como o principal mediador da malária cerebral. Entretanto, ensaios clínicos de tratamento de pacientes com malária cerebral com anticorpos anti-TNF ou com análogos competidores foram decepcionantes e não resultaram em melhora significante. Na malária cerebral, ocorre citoaderência das hemácias entre si por meio de antígenos dos plasmódios expressos na superfície e com as células endoteliais dos pequenos vasos.

Haveria bloqueio mecânico da circulação vascular com hipóxia tecidual localizada e comprometimento da nutrição dos astrócitos, alimentadores dos neurônios, resultando em coma e óbito. Embora a citoaderência ocorra em vários órgãos, é mais severa no sistema nervoso central (SNC), em virtude de sua dependência de níveis adequados de glicose sanguínea. Embora não se tenha descrito a capacidade de citoaderência do *P. vivax*, existem relatos na literatura de casos de malária cerebral relacionadas a esse agente[20,21].

Hipoglicemia

A hipoglicemia causada pela malária grave geralmente surge no início do quadro. Ocorre por uma somatória de fatores que incluem aumento do consumo de glicose pelas hemácias parasitadas, falta de ingestão e inibição da gliconeogênese hepática pela ação de TNF-alfa. Pode ser agravada em gestantes e em pacientes em uso de quinino, que estimula a secreção de insulina[22].

Quadro clínico

Na abordagem dos aspectos clínicos da malária, algumas considerações merecem ser destacadas. O período de incubação varia conforme a espécie de plasmódio; na infecção pelo *P. falciparum*, varia de 7 a 11 dias, no *P. vivax*, de 10 a 14 dias, e no *P. malariae*, de 14 a 28 dias. Na infecção induzida por transfusão de sangue ou hemoderivados, o período de incubação pode variar de 10 horas a 60 dias e, na malária congênita, de 3 a 8 semanas[23]. O quadro clínico clássico da malária aguda caracteriza-se pelo paroxismo secundário ao rompimento das hemácias parasitadas ao final do ciclo eritrocitário, e o intervalo de tempo entre eles é variável: na infecção por *P. falciparum* e *P. vivax*, se repete a cada 48 horas (febre terçã), e por *P. malariae*, a cada 72 horas (febre quartã). Entretanto, a regularidade só é válida no caso de a infecção se originar de uma só camada de parasitas que terminam sincronicamente sua esquizogonia. Indivíduos que vivem em áreas hiperendêmicas e recebem múltiplas picadas de mosquitos infectados habitualmente apresentam mais de um ciclo de esquizogonia não simultânea com paroxismos em intervalos menores que 48 horas.

A evolução clínica, em especial as complicações relacionadas à doença, varia conforme características do agente (espécie envolvida) e do hospedeiro (grau de imunidade). A maior parte dos estudos em malária refere-se àquela causada pelo *P. falciparum* com maior risco de evolução para gravidade, com complicações severas e até evolução a óbito.

Malária no indivíduo não imune

O ataque agudo da malária se caracteriza por um conjunto de paroxismos febris que apresentam três períodos: frio, calor e suor. Na maioria dos pacientes com malária, os sintomas começam repentinamente com período de frio, que, na maioria das vezes, dura de 15 a 60 minutos. Os sintomas estão relacionados ao brusco aumento de temperatura do corpo e se caracterizam pela sensação de frio intenso e calafrios marcados por tremores generalizados. Podem acompanhar cefaleia, náuseas e vômitos. O pulso está fino e acelerado, a pele, seca, e os lábios, cianóticos. O período de calor dura de 2 a 6 horas e se inicia quando terminam os calafrios. O paciente começa a sentir calor que pode se tornar "insuportável", a face fica hiperemiada, o pulso cheio e a pele seca e quente. Existe uma intensificação da cefaleia e persistência das náuseas e dos vômitos. Nesse período, o paciente pode apresentar delírio e/ou convulsões, principalmente em crianças. Segue o período de sudorese intensa com duração de 2 a 4 horas.

A febre cede rapidamente, com melhora do desconforto. Após cessar o suor, o paciente experimenta um período de melhora importante, podendo permanecer com sintomas inespecíficos e cefaleia leve. A duração total do paroxismo é de 6 a 12 horas. Como já referido anteriormente, o paroxismo palúdico ocorre em períodos regulares na dependência da espécie de plasmódio infectante.

Os primeiros "ataques" no indivíduo não imune podem não se apresentar como o paroxismo típico, pois a esquizogonia não é síncrona até que o sistema imune do hospedeiro comece a "reconhecer" as diferentes formas parasitárias. Em geral, o indivíduo apresenta como sintoma único febre contínua, subcontínua, remitente ou intermitente com remissões. É importante ter em mente que, nesses pacientes, a malária tem maior possibilidade de evoluir com complicações, e que, quando os paroxismos ocorrem em sua forma típica, ou seja, quando ocorrer sincronismo na esquizogonia, o paciente pode já apresentar complicações clínicas.

Malária grave

Crianças, gestantes e primoinfectados apresentam risco elevado de evoluir para formas graves de malária. As formas graves e de urgência, com raras exceções, são observadas nas infecções por *P. falciparum*. O paciente apresenta febre persistente, podendo não ser muito elevada, e não apresenta calafrios nem sudorese. A cefaleia é intensa, o vômito frequente e ocorre delírio. Geralmente, mais de 2% das hemácias encontram-se parasitadas, ocorrendo intensa anemia. Se o paciente não for tratado de forma adequada, poderá evoluir rapidamente para forma grave da doença, com acentuação dos sinais e sintomas, surgindo as complicações. Nesse estágio, pode ocorrer comprometimento renal, pulmonar, cerebral, hepático, anemia ou trombocitopenia.

Para fins epidemiológicos, malária é definida como grave na presença de um ou mais dos critérios listados na presença de parasitemia assexuada para *Plasmodium falciparum* (Quadro 1).

Malária na criança

Em crianças maiores de 5 anos de idade, a malária habitualmente tem a mesma evolução que em adultos, porém nem sempre se observam os sinais característicos do paroxismo palúdico, levando, com frequência, a erro diagnóstico. Entretanto, em regiões endêmicas, a infecção causada pelo *P. falciparum* é responsável por alta taxa de morbidade e mortalidade em crianças em idade pré-escolar.

Os lactentes geralmente não apresentam paroxismos típicos. Tornam-se flácidos e sonolentos, perdem o apetite, apresentam frio e até vômitos e convulsões; a temperatura varia entre 38,5 e 40°C, e a febre pode ser contínua, remitente, intermitente ou irregular; posteriormente podem surgir dores abdominais e diarreia. A despeito de não ser achado comum, pode surgir hepatomegalia e esplenomegalia. Nas evoluções mais graves, surge icterícia e anemia. A despeito da malária grave quase sempre ser causada pelo *P. falciparum*, a infecção por *P. vivax* pode também ter evolução grave em crianças (alta taxa de reticulócitos)[23].

Quadro 1. Critérios clínicos e laboratoriais de gravidade para malária por *P. falciparum*[24]

Critérios clínicos	Critérios laboratoriais
Alteração do nível de consciência	Acidose (bicarbonato < 15mmol/L)
Glasgow < 11 para adultos	Hiperparasitemia > 10%
Blantyre < 3 para crianças	Hipoglicemia (<40 mg/dL)
	Anemia grave
	Adultos: hemoglobina < 7 g/dL ou hematócrito < 20%
	Crianças (< 12 anos): hemoglobina ≤ 5 g/dL ou hematócrito ≤ 15%
	Insuficiência renal aguda
	Creatinina > 3 mg/dL ou ureia > 20 mmol/dL
	Hiperbilirrubinemia > 3 mg/dL em parasitemia > 100.000 mcL
Prostração: necessidade de ajuda para sentar, andar	
Vários episódios de convulsão: mais que 2 episódios em 24 h	
Icterícia	
Sangramento	
Choque	
Edema pulmonar: congestão revelada na radiografia de tórax, saturação de O_2 < 92%	

Fonte: Adaptado do Guia de tratamento de malária da Organização Mundial de Saúde, 2015.[24]

Malária na gestante

As alterações da gravidez e da malária influenciam tanto a mãe quanto o concepto. A mortalidade por malária em gestantes é de aproximadamente 50%, representando maior risco de morte quando comparado com a população geral. Podem apresentar parasitemia 10 vezes mais elevada, especialmente a primoinfectada, favorecendo a evolução grave.

Na malária materna, a anemia e a hipoglicemia são as complicações mais frequentes, e a infecção placentária está relacionada ao retardo de crescimento intraútero, baixo peso ao nascimento e prematuridade[22]. Na primeira metade da gestação, observa-se taxa de aborto de até 30%. Entre os fatores que produziriam a imunossupressão estão os níveis aumentados de esteroides suprarrenais, gonadotrofina corioplacentária e alfafetoproteína. A apresentação clínica da doença não difere na gestante, porém, há maior predisposição para toxemia gravídica como pré-eclâmpsia e eclâmpsia.

Malária no indivíduo semi-imune

O espectro clínico da infecção pelo plasmódio pode variar desde quadros típicos de paroxismo à infecção assintomática. Na resposta imune adquirida, carga parasitária, virulência, fatores relacionados ao hospedeiro e fatores genéticos capazes de modular, de diferentes formas, são responsáveis pela expressão clínica da doença em cada indivíduo. Desse modo, identificam-se níveis intermediários da doença que não se encaixam na dicotomia das categorias das infecções "sintomáticas" *versus* "assintomática".

Isso significa dizer que, em áreas endêmicas, com altos índices de transmissão, indivíduos que apresentaram episódios anteriores de malária podem não ter apresentação clínica típica de malária, com febre, calafrio e sudorese[25]. Alguns pacientes apresentam sintomas prodrômicos inespecíficos, como cefaleia, dores musculares, astenia, anorexia, febre de pequena intensidade e, ocasionalmente, náuseas e vômitos. Tais sintomas são inespecíficos e surgem em inúmeras outras doenças infecciosas, dificultando a suspeição da doença.

Síndrome da esplenomegalia tropical (baço hiper-reativo da malária)

Esta síndrome, observada nas regiões endêmicas, caracteriza-se pela presença de marcada esplenomegalia crônica, sem outros sinais e sintomas clínicos sugestivos de malária. Como mecanismo patogenético, sugere-se a existência de defeito nas células supressoras, originando a ativação policlonal de linfócitos B que, por sua vez, também poderia ser induzida por mitógeno associado ao parasita. Na investigação laboratorial, caracteristicamente há ausência de parasitas no sangue periférico e níveis séricos elevados de anticorpos antimaláricos da classe IgM e IgG. O diagnóstico é de exclusão, devendo-se afastar outras causas de esplenomegalia crônica. Apresenta boa resposta a quimioprofilaxia antimalárica prolongada com cloroquina.

Diagnóstico

O diagnóstico adequado e precoce de malária é uma das principais estratégias para o controle e a diminuição do risco de morte. Frente a um caso suspeito de malária, deve-se ter a linha de raciocínio descrita a seguir.

Investigação epidemiológica

- O paciente provém de região de transmissão de malária?
- Ocorre malária, mesmo esporadicamente, na região da qual o paciente procede?
- Realizou medidas de prevenção contra a doença?
- Fez uso de medicação contra malária como profilaxia?
- Foi submetido a transfusão de sangue ou derivados nos últimos dois meses?
- O paciente é usuário de drogas ilícitas por via parenteral?

Em todas essas eventualidades, em ordem decrescente de importância, o paciente pode ter adquirido malária, existindo, portanto, epidemiologia positiva para sua ocorrência.

Avaliação clínica

- O paciente está febril?
- Apresenta sinais clínicos e/ou laboratoriais de gravidade?

A presença de febre, mesmo isoladamente, pode ser o sintoma inicial da malária, sobretudo no paciente primoinfectado. É óbvio que a presença do paroxismo palúdico típico ou da tríade malárica (calafrios, calor e suor) é bastante sugestiva do diagnóstico de malária quando associada à epidemiologia compatível. É imprescindível avaliar a presença de complicações.

Especial atenção deve ser dada a primoinfectados, gestantes, crianças menores de 5 anos de idade, infecção causada pelo *P. falciparum* e portadores de condições especiais (especialmente imunodeprimidos e esplenectomizados), pelo risco elevado de evolução para doença grave.

Avaliação laboratorial

Feita a suspeição epidemiológica e clínica, é necessário confirmar o diagnóstico por meio de exames laboratoriais.

Inespecífico

Poucas são as alterações observadas aos exames complementares na malária não complicada. Em alguns casos, o hemograma pode apresentar-se com anemia e/ou trombocitopenia discreta, leucometria normal ou alterada. A concentração sérica das enzimas hepáticas (aminotransferases) pode estar normal ou discretamente elevada. Nos casos graves, de comprometimento sistêmico múltiplo, as alterações laboratoriais dependem do órgão (sistema) envolvido.

Por exemplo, na presença de insuficiência renal, observa-se elevação dos níveis de ureia e creatinina séricas, e alterações eletrolíticas com hiperpotassemia. Na insuficiência respiratória, a gasometria arterial mostra diminuição da pressão parcial de oxigênio e bicarbonato, a radiografia de tórax pode evidenciar infiltrado difuso. Na disfunção hepática, a concentração sérica de aminotransferases está elevada ou normal, enquanto as bilirrubinas se elevam na dependência da intensidade de hemólise e do comprometimento hepático. A concentração plasmática de albumina tende a decrescer pelo hipercatabolismo encontrado nos casos mais graves. As alterações laboratoriais devem ser monitoradas para uma adequada condução do caso.

Específico direto

Consiste na observação/identificação direta do parasita ou de anticorpos no sangue periférico.

Os métodos diagnóstico padrão-ouro são a gota espessa (GE) e o esfregaço. São métodos de realização simples, que necessitam apenas de lâmina na qual se coloca uma gota de sangue, geralmente por punção digital, corando-se por *Giemsa* (Leishman), e os parasitas corados, nas suas diferentes formas, podem ser observados com objetivo de imersão. A realização dessa técnica depende da presença de técnico treinado, sendo esta a sua maior limitação (observador-dependente). Esse método possibilita a identificação da espécie e do estágio do plasmódio envolvido na infecção, bem como a carga parasitária (parasitemia).

O método QBC (*quantitative buffy coat)* realizado por meio de punção digital com capilar, que utiliza coloração com acridina *orange* e visualização em microscopia de fluorescência, tem se mostrado mais sensível que a GE, entretanto não permite identificação da espécie. O custo elevado é a maior limitação desse teste.

Específico indireto

Consiste na demonstração da presença de anticorpos específicos contra plasmódio no soro de indivíduos para diagnóstico de infecção ou, mais frequentemente, para inquéritos sorológicos, ou ainda com intuito de triagem de doadores de sangue. A presença de anticorpos específicos não se correlaciona com infecção em atividade, já que estes podem permanecer no soro do paciente até vários anos após a infecção, principalmente em indivíduos semi-imunes.

A tentativa de demonstrar infecção aguda por anticorpos da classe IgM não tem tido a mesma correlação que em outras infecções. Essa técnica tem pequeno valor prático em decorrência do tempo necessário para sua realização e o custo elevado. Dentre as provas sorológicas mais empregadas, destacam-se a de imunofluorescência indireta (IFI), a imunoenzimática, a de aglutinação e a de precipitação. O diagnóstico molecular pela reação da polimerase em cadeia (PCR) apresenta elevada sensibilidade e especificidade para detecção de plasmódio. Realizada em laboratórios de alta complexidade, tem sido particularmente utilizada para inquéritos epidemiológicos, identificação de portadores assintomáticos, avaliação de padrão de resistência antimalárica, identificação de reinfecção, recaídas e recrudescência[22].

Diagnóstico diferencial

As doenças que mais comumente podem ser confundidas com o paroxismo da malária em sua forma típica são aquelas acompanhadas de bacteremia, como septicemias, pielonefrite aguda, febre tifoide, entre outras. Outras doenças infecciosas e parasitárias que cursam com febre de início agudo podem confundir o diagnóstico de malária, por exemplo, influenza, toxoplasmose aguda, dengue, outras arboviroses, doença de Chagas aguda, especialmente nas áreas endêmicas e no Brasil, sobretudo na Amazônia, onde não é incomum a coexistência da malária com outras doenças endêmicas[26].

Na forma de complicações, o diagnóstico diferencial depende do órgão ou sistema acometido; por exemplo, quando a icterícia está presente, a malária pode ser confundida com hepatite viral, febre amarela, leptospirose ictero-hemorrágica, encefalites, septicemias e colangites, entre outros.

O diagnóstico diferencial mais difícil e também o que merece maior cuidado é o de febre alta contínua, frequente no paciente não imune com malária, sendo aqui destacadas todas as infecções, especialmente em viajantes que retornam de áreas com elevada transmissão da doença, nos quais se faz imperativa a pesquisa de malária.

Tratamento[24,27-30]

O tratamento de malária habitualmente é bastante eficaz, desde que iniciado de modo precoce e utilizado de maneira correta[25]. O objetivo imediato do tratamento da malária é abolir o ciclo de reprodução sanguínea do parasita responsável pelas manifestações clínicas agudas da doença e pelas eventuais complicações. O tratamento também possibilita a erradicação das formas latentes no ciclo tecidual, evitando as recaídas tardias. Outro importante objetivo do tratamento adequado e oportuno é a eliminação de gametócitos, permitindo a interrupção da transmissão dessa parasitose em áreas endêmicas. A decisão de como tratar o paciente com malária deve ser precedida de informações sobre os seguintes aspectos: idade do paciente, presença de comorbidade, história prévia de malária, espécie de plasmódio, gravidade da doença e suscetibilidade aos antimaláricos convencionais.

Idealmente, devem-se utilizar medicamentos que atuem nas diferentes fases do ciclo e, quando indicado, a associação de medicamentos. Dentre as drogas antimaláricas, aquelas com ação esquizonticida sanguínea agem nas formas eritrocíticas do parasita promovendo a cura clínica. As drogas de ação esquizonticidas teciduais atuam nas formas exoeritrocíticas (ou pré-eritrocíticas), impedindo a invasão das hemácias, sendo fundamentais para a obtenção da cura radical. São empregados fundamentalmente para infecções por *P. vivax* e *P. ovale*.

As drogas de ação gametocitocida se propõem a eliminar os gametócitos, forma sexuada do parasita, com o objetivo de interromper o ciclo de transmissão da doença. Até a presente data, não existem medicamentos eficazes que atuem sobre os esporozoítos, únicos que seriam capazes de evitar a infecção humana, uma vez que atuariam na forma infectante para o homem, na forma inicial do ciclo biológico do plasmódio.

No Brasil, o Ministério da Saúde, por meio do Programa Nacional de Controle da Malária, adota uma política nacional de tratamento da malária, orienta a terapêutica e disponibiliza os medicamentos antimaláricos gratuitamente nas unidades de referência para diagnóstico e tratamento da malária no país. Para este capítulo, será descrito o tratamento da malária utilizado no Brasil.

A classificação das principais drogas com ação antimaláricas, suas formulações e mecanismos de ação é apresentada no Quadro 2.

Malária por *Plasmodium vivax* e *Plasmodium ovale*

Para esses tipos de infecção, o tratamento deve utilizar a combinação de medicamentos que atuem tanto na fase eritrocítica como na pré-eritrocítica, os hipnozoítos (forma hepática latente). As 4-aminoquinoleínas (cloroquina e amodiaquina) continuam sendo as drogas de escolha para tratar a fase eritrocítica, embora a resistência de *P. vivax* à cloroquina já tenha sido descrita em regiões como Oceania, Indonésia e alguns países da América do Sul.

Habitualmente, é sensível a outras drogas antimaláricas, sendo mais sensível aos derivados de artemisinina que o *P. falciparum*. A dose de cloroquina empregada é de 25 mg de base/kg de peso dividida em 4 tomadas: 10 mg/kg no início, 5 mg/kg 6, 24 e 48 horas após. Operacionalmente, tem sido empregado 10 mg/kg do primeiro dia e 7,5 mg/kg 24 e 48 horas após, sem prejuízo. A dose total não deve ultrapassar 1.500 mg de base. A drágea das apresentações comerciais de cloroquina ou amodiaquina contém 150 mg de substância base.

A cloroquina, quando usada por via oral, deve ser administrada preferencialmente durante as refeições, com baixa toxicidade. Os 4-aminoquinoleínicos também agem como gametocidas do *P. vivax*. São raros os efeitos colaterais graves relacionados à cloroquina, entretanto, podem ser observados sinais e sintomas leves como cefaleia, náusea, sintomas gastrintestinais, embaçamento visual e prurido acompanhado de *rash* cutâneo.

A ingestão de dose única de 1.500 a 2.000 mg pode causar envenenamento agudo e morte em poucas horas. Os sintomas de envenenamento incluem cefaleia, náuseas, diarreia, tontura, fraqueza muscular e visão turva. O principal efeito da superdosagem é a toxicidade cardiovascular, manifestada com hipotensão arterial, arritmias cardíacas e parada cardíaca irreversível.

A cloroquina é uma droga considerada isenta de riscos quando utilizada para tratamento durante a gravidez e em crianças de qualquer idade. Não há relatos de níveis tóxicos da droga no leite materno, que contraindiquem a sua administração para nutrizes. Em indivíduos com hipersensibilidade conhecida à cloroquina e portadores

Quadro 2. Classificação das drogas antimaláricas, formulação e mecanismo de ação

Categoria	Composto	Formulação	Mecanismo de ação	Ação no ciclo parasitário
4-aminoquinolinas	Cloroquina Amodiaquina*	250 mg sal (~150 mg base) 200 mg base (dicloridrato) 153,1 mg base (cloridrato)	Digestão de produtos da hemoglobina	Esquizonticida sanguíneo
8-aminoquinolinas	Primaquina	15 mg base adulto 5 mg base infantil	Inibe a respiração mitocondrial do parasita	Esquizonticida tissular, gamecitocida
Quinolinometanóis	Quinina Mefloquina Halofantrina* Lumefantrina**	500 mg sal (~325 mg base) 250 mg base 250 mg cloridrato (~233 mg base) 120 mg	Digestão de produtos da hemoglobina	Esquizonticida sanguíneo
Lactona sesquiterpênica	Artemisinina	250 mg	Metabolismo das proteínas	Esquizonticida sanguíneo
Éter de lactona sesquiterpênica	Artesunato Artemeter	50 mg ou 250 mg 40 mg ou 50 mg (80 mg ampola intramuscular)	Metabolismo das proteínas	Esquizonticida sanguíneo
Derivados de naftaceno	Tetraciclina Doxiciclina	250 mg (~231 mg base) 100 mg de sal	Síntese das proteínas	Esquizonticida sanguíneo
Lincosaminas	Clindamicina Lincomicina	300 mg base	Síntese das proteínas	Esquizonticida sanguíneo

*Não disponível no Brasil.
**Disponível apenas em combinação fixa com artemeter 20 mg e lumefantrina 120 mg (Coartem).

de psoríase, o uso injetável não está recomendado, em decorrência dos seus eventos adversos graves.

Com o objetivo de promover cura radical e evitar recaída, associam-se medicamentos que atuam na fase exoeritrocítica e pertencem aos grupos dos 8-aminoquinoleínicos, cujo único representante disponível no Brasil é a primaquina. A primaquina possui apresentação em comprimidos de 5 mg (uso infantil) e de 15 mg (uso adulto) de base como difosfato de primaquina.

A dose recomendada de primaquina é de 0,25 mg de base/kg/dia durante 14 dias (esquema longo), iniciando juntamente com a cloroquina. Na região amazônica brasileira, a primaquina é utilizada na dose de 0,5 mg de base/kg/dia, durante 7 dias consecutivos (esquema curto), a fim de aumentar a adesão ao tratamento. Em caso de pacientes com mais de 70 kg de peso, a dose de primaquina pode ser ajustada, calculando-se a dose total de 3,2 mg/kg de peso, que pode ser atingida num período maior de dias (Tabela 2).

Se o paciente tiver mais de 70 kg, ajustar a dose de primaquina (Tabela 3)

É necessário destacar que, a despeito do esquema completo de cloroquina e primaquina, a malária por *P. vivax* pode apresentar falha terapêutica, ocasionando as recaídas, em que a frequência varia geograficamente, em 8 a 80%. Em caso de segunda recaída, de acordo com a recomendação nacional, usar o esquema profilático com cloroquina semanal, com atenção para avaliar se o paciente tomou a dose ajustada ao seu peso e se não houve abandono do tratamento (Tabela 4).

Em virtude do risco de causar hemólise, a primaquina deve ser contraindicada em pacientes com deficiência de fosfato desidrogenase (G-6-PD), gestantes e crianças com menos de 6 meses. Efeitos colaterais como anorexia, náusea, vômito e dores abdominais podem estar relacionados à droga, e menos comumente à toxicidade de medula óssea. No caso de gestantes e menores de 6 meses de idade cujo tratamento é realizado apenas com cloroquina, sem associação com a primaquina, a prevenção de recaídas pode ser realizada por meio da administração de 300 mg de base de cloroquina em dose única semanal até que a primaquina possa ser administrada.

Malária por *Plasmodium malariae*

O tratamento da malária por *P. malariae* se reduz ao emprego de medicamentos que atuem nas formas eritrocíticas, já que não existe forma exoeritrocítica secundária na malária por essa espécie. O medicamento por excelência para tratar malária por *P. malariae* é a cloroquina, nas mesmas doses preconizadas para malária por *P. vivax*. Mais recentemente, foi descrita resistência do *P. malariae* à cloroquina em um estudo conduzido na Indonésia.

Malária por *Plasmodium knowlesi*

Como descrito anteriormente, a incidência da malária por *Plasmodium knowlesi* é observada no Sudeste asiático. Entretanto, com as facilidades de deslocamento da população humana e o crescente aumento de viagens para o Sudeste asiático, não se pode descartar as formas importadas da malária causadas pelo *Plasmodium knowlesi* em viajantes que retornam desta região com febre.

Em geral, os estágios sanguíneos desta espécie são sensíveis à cloroquina e aos antimaláricos em combinação terapêutica com os derivados da artemisinina. Outros antimaláricos como quinino, mefloquina, atova-

Tabela 2. Tratamento das infecções por *P. vivax* ou *P. ovale* com cloroquina em 3 dias e primaquina em 14 dias (esquema longo)

Idade/peso	Número de comprimidos por medicamento por dia						
	1º dia		2º dia		3º dia		4º ao 14º dias
	Cloroquina	Primaquina INFANTIL	Cloroquina	Primaquina INFANTIL	Cloroquina	Primaquina INFANTIL	Primaquina INFANTIL
6-11 meses 5-9 kg	1/2	1/2	1/4	1/2	1/4	1/2	1/4
1-3 anos 10-14 kg	1	1	1/2	1/2	1/2	1/2	1/2
4-8 anos 15-24 kg	1	1	1	1	1	1	1
Idade/peso	**Cloroquina**	**Primaquina ADULTO**	**Cloroquina**	**Primaquina ADULTO**	**Cloroquina**	**Primaquina ADULTO**	**Primaquina ADULTO**
9-11 anos 25-34 kg	2	1/2	2	1/2	2	1/2	1/2
12-14 anos 35-49 kg	3	1	2	1	2	1	1/2
≥ 15 anos ≥ 50 kg	4	1	3	1	3	1	1

- Cloroquina: comprimidos de 150 mg (primaquina infantil: comprimidos de 5 mg; e primaquina adulto: comprimidos de 15 mg).
- Sempre dar preferência ao peso para a escolha da dose.
- Todos os medicamentos devem ser administrados em dose única diária.
- Administrar os medicamentos preferencialmente às refeições.
- Não administrar primaquina para gestantes ou crianças menores de 6 meses (nesses casos usar o Tabela 8).
- Se surgir icterícia, suspender a primaquina.
- Se o paciente tiver mais de 70 kg, ajustar a dose de primaquina (Tabela 3).

Tabela 3. Ajuste da dose e tempo de administração da primaquina para pacientes com peso igual ou superior a 70 kg

Faixa de peso (kg)	Dose total de primaquina (mg)	Tempo de administração (dias)	
		Esquema longo (15 mg/dia)	Esquema curto (30 mg/dia)
70-79	240	16	8
80-89	272	18	9
90-99	304	20	10
100-109	336	22	11
110-120	368	24	12

Tabela 4. Esquema recomendado para prevenção das recaídas frequentes por *P. vivax* ou *P. ovale* com cloroquina semanal em 12 semanas

Idade/peso	Número de comprimidos por semana Cloroquina
< 6 meses 1-4 kg	1/4
6-11 meses 5-9 kg	1/4
1-3 anos 10-14 kg	1/2
4-8 anos 15-24 kg	3/4
9-11 anos 25-34 kg	1
12-14 anos 35-49 kg	1 e 1/2
≥ 15 anos ≥ 50 kg	2

- Cloroquina: comprimidos de 150 mg.
- Para utilizar esse esquema deve-se ter certeza que o paciente aderiu corretamente ao tratamento convencional.
- Sempre dar preferência ao peso para a escolha da dose.
- Recomendar ao paciente não se esquecer de tomar todas as doses.

quone, proguanil, artemeter e lumefantina podem ser utilizados para tratamento desta espécie de *plasmodium*. Para as formas graves causadas por esta espécie, o artesunato também pode ser utilizado.

Malária por *Plasmodium falciparum*

Diante de um caso de malária por *P. falciparum*, deve-se atentar para os sinais clínicos e laboratoriais de gravidade e a possibilidade de rápida progressão da doença, principalmente em primoinfectados, gestantes e crianças.

Desde 2006, a Organização Mundial da Saúde (OMS) recomenda a utilização de combinação de drogas para o tratamento de malária por *P. falciparum* a fim de obter melhor desempenho terapêutico e evitar o aparecimento de resistência. O conceito da terapia antimalárica combinada (TAC) baseia-se na utilização simultânea de duas ou mais drogas esquizonticidas, com modelos independentes de ação, a fim de melhorar a eficácia terapêutica e retardar o desenvolvimento de resistência aos componentes da combinação. Pelo fato de o *P. falciparum* não apresentar formas latentes hepáticas, torna-se desnecessário o emprego de medicamentos que atuem nessa fase.

Com intuito didático e para melhor uniformizar esse item, ele será subdividido em dois subitens: malária por *P. falciparum* não complicada e malária por *P. falciparum* grave.

Malária por *P. falciparum* não complicada

Caracteriza-se por ausência de sinal clínico ou laboratorial de gravidade (ver Quadro 2). Duas são as alternativas utilizadas para tratar malária por *P. falciparum* não complicada:

1. Esquema de primeira escolha: artemeter + lumefantrina em comprimidos que contêm combinação fixa com artemeter 20 mg e lumefantrina 120 mg, disponível em quatro tipos de embalagem individuais de acordo com peso ou idade do paciente, administrados a cada 12 horas, durante 3 dias (Tabela 5). Ressalta-se que a segunda dose pode ser administrada em intervalo de 8 a 12 horas. Recomenda-se a ingestão da droga junto com alimentos e deve ser contraindicado em crianças menores de 6 meses de idade e gestantes durante o 1º trimestre de gravidez. Pode ser utilizada em gestantes no 2º e no 3º trimestre de gravidez.
2. Esquema de segunda escolha: sulfato de quinino, na dose de 30 mg de sal/kg/dia em 2 tomadas diárias durante 3 dias, associada a doxiciclina ou tetraciclina, na dose de 3,3 mg/kg/dia, também em 2 tomadas diárias durante 5 dias, a partir do 1º dia de uso do quinino. No 6º dia do tratamento, a primaquina deve ser empregada na dose única de 45 mg para adultos como gametocitocida (Tabela 6).

Estudos recentes com essa associação demonstraram eficácia inferior a 90%, passando a ser adotado como segunda linha de escolha no Brasil. Em caso de impossibilidade do uso de doxiciclina e tetraciclina (gestantes e menores de 8 anos de idade), utiliza-se a clindamicina 20 mg/kg/dia, 4 vezes/dia, durante 5 dias.

Malária por *P. falciparum* grave

Caracterizada pela presença de um ou mais sinais clínicos ou laboratoriais de gravidade (Quadro 1). Na malária por *P. falciparum* grave, a morte pode ocorrer nas primeiras horas de internação, se não for tratada. A mortalidade da doença em indivíduos tratados de forma adequada é de aproximadamente 15 a 20%. Portanto, o principal objetivo da terapia nesse grupo de pacientes é prevenir a morte. A terapia antimalárica deve ser instituída o mais precocemente possível. Ao lado da necessidade de rápida negativação da parasitemia, é fundamental controlar as complicações, pois não raramente o paciente pode evoluir de modo desfavorável, a despeito da ausência de parasitas circulantes.

Duas classes de drogas são disponíveis para terapia parenteral, o quinino e os derivados de artemisinina (artesunato, artemeter e artemotil). Estudos controlados randomizados que comparam artesunato e quinino endovenoso demonstraram redução do risco de morte em até 34,7% nos pacientes tratados com artesunato, sugerindo a utilização do artesunato como o tratamento de escolha para malária grave por *P. falciparum* em adultos[31,32].

O artesunato endovenoso deve ser iniciado na dose de 2,4 mg/kg de peso na admissão (tempo 0), 12 e 24 horas após a primeira dose, e manter uma dose diária até o 3º dia. Eventualmente, pode ser mantido por mais de 3 dias em casos graves, entretanto, não existem recomendações específicas para essas situações[27]. Sua formulação em pó deve ser diluída em bicarbonato de sódio a 5% (distribuído com o produto), e essa diluição, por sua vez,

Tabela 5. Tratamento das infecções por *Plasmodium falciparum* com a combinação fixa de artemeter+lumefantrina em 3 dias

Idade/peso	Número de comprimidos							
	1º dia			2º dia		3º dia	
	Manhã		Noite	Manhã	Noite	Manhã	Noite
	Artemeter + Lumefantrina	Primaquina comp 15 mg		Artemeter + Lumefantrina			
6 m - 2 anos **5-14 kg**	1	1/2	1	1	1	1	1
3 -8 anos **15-24 kg**	2	1	2	2	2	2	2
9 -14 anos **25-34 kg**	3	1 e 1/2	3	3	3	3	3
≥ 15 anos **≥ 35 kg**	4	3	4	4	4	4	4

- Comprimido: 20 mg de artemeter e 120 mg de lumefantrina; primaquina: comprimidos de 15 mg.
- Cada tratamento vem em uma cartela individual, em quatro tipos de embalagem, de acordo com o peso ou idade das pessoas.
- Sempre dar preferência ao peso para a escolha da dose.
- No primeiro dia, a segunda dose pode ser administrada em intervalo de 8 a 12 horas.
- Para crianças pequenas, esmagar o comprimido para facilitar a administração, podendo ingerir o comprimido com água ou leite.
- Recomenda-se administrar o comprimido junto com alimentos.
- Não administrar a gestantes durante o primeiro trimestre de gravidez, nem crianças menores de 6 meses (nesse caso, usar a Tabela 8).
- A dose de primaquina não é necessária quando o paciente não reside, ou permanece, em área de transmissão.

Tabela 6. Esquema de segunda escolha, recomendado para o tratamento das infecções por *Plasmodium falciparum* com quinina em 3 dias, doxiciclina em 5 dias e primaquina no 6º dia

	Número de comprimidos por medicamento por dia			
	1º, 2º e 3º dias		4º e 5º dias	6º dia
Idade/peso	Quinina	Doxiciclina	Doxiciclina	Primaquina
8-10 anos 22-29 kg	1 e 1/2	1	1	1
11-14 anos 30-49 kg	2 e 1/2	1 e 1/2	1 e 1/2	2
≥ 15 anos ≥ 50 kg	4	2	2	2

- Sulfato de quinina: comprimidos de 500 mg do sal, doxiciclina: comprimidos de 100 mg do sal e primaquina: comprimidos de 15 mg.
- A dose diária de quinina e da doxiciclina devem ser divididas em duas tomadas de 12/12 horas.
- Sempre dar preferência ao peso para a escolha da dose.
- A doxiciclina não deve ser dada a gestantes ou crianças menores de 8 anos.
- A primaquina não deve ser dada a gestantes ou crianças menores de 6 meses.
- Não administrar a gestantes, nem crianças menores de 6 meses (nesses casos, usar a Tabela 8).

deve ser diluída em 5 mL de dextrose a 5% para a administração endovenosa. Recomenda-se preparo na hora da administração, sem armazenamento posterior. Não é necessário ajuste da dose para insuficiência hepática ou renal. Na indisponibilidade de artesunato endovenoso, o artemeter pode ser utilizado como opção terapêutica, administrado por via intramuscular na dose de ataque de 3,2 mg/kg na admissão, e 1,6 mg/kg/dia do 2º ao 5º dia. A eficácia do artemeter intramuscular pode ser limitada por sua absorção variável[28]. O quinino também pode ser uma alternativa terapêutica, indicado por via venosa, na dose de ataque de 20 mg de sal/kg na admissão e 10 mg de sal a cada 8 horas. Deve ser diluído em solução salina ou glicosada e administrado em bomba de infusão, não excedendo a velocidade de 5 mg de sal/kg/hora, pelo risco de hipotensão letal. Em pacientes com insuficiência renal ou hepática, a dose deve ser reduzida em 1/3 após 48 horas. Esses tratamentos devem ser associados a uma droga de ação lenta, como a clindamicina (20 mg/kg/dia) ou a doxiciclina por 5 a 7 dias para assegurar a cura radical. Deve ser iniciado quando o paciente apresentar melhora clínica ou tolerância à medicação oral.

A terapia antimalárica endovenosa em gestantes deve ser iniciada em dose plena o mais breve possível, uma vez que a mortalidade nesse grupo é de aproximadamente 50%. O artesunato é a droga de escolha para gestantes no 2º e 3º trimestre. O quinino é a droga de escolha para gestantes no 1º trimestre, até que tenham trabalhos que demonstrem a segurança dos derivados de artemisinina.

Quando não se dispõe de esquizonticidas sanguíneos rápidos ou de boas drogas para tratar a malária grave, pode-se utilizar como método de exceção a exsanguíneotransfusão (hemoférese). Simultaneamente ao tratamento etiológico, é preciso monitorar e cuidar das complicações existentes, se possível em unidades de tratamento intensivo, até que se extinga o processo de hipercatabolismo da malária, com o paciente retornando a seu estado de normalidade.

Malária por *P. vivax* e *P. falciparum* (malária mista)

Os tratamentos recomendados para malária por *P. falciparum* não complicada também são efetivos contra as formas eritrocitárias do *P. vivax*. Com o objetivo de eliminar as formas hepáticas latentes (hipnozoítos) deste, deve-se associar a primaquina na dose preconizada para infecção pelo *P. vivax* (Tabela 7).

Prevenção e controle

As medidas de prevenção da malária podem ser aplicadas em diversos contextos distintos. Podem-se imaginar duas situações principais: aquela em que se encontra um viajante que permanecerá por um curto período em área endêmica e aquela de uma comunidade que vive em uma área de transmissão contínua. Embora os alvos de intervenção sejam essencialmente os mesmos (combate ao vetor e ao parasita), a aplicabilidade de algumas medidas (como o uso de repelentes ou quimioprofilaxia) depende da duração prevista para a exposição. O uso do DDT como inseticida de ação residual, em ciclos semestrais de borrifação, foi uma das medidas básicas que permitiram o controle da malária na maior parte do território nacional. Ponto polêmico refere-se ao uso de quimioprofilaxia contra a malária. Entre os profissionais de saúde pública no Brasil, é atualmente consenso que seu uso é muito raramente indicado para indivíduos que vão expor-se à malária por curtos períodos na Amazônia brasileira, diante da falta de uma droga de alta eficácia e isenta de efeitos colaterais. No entanto, os viajantes que se dirigem a áreas rurais da África e do Sudeste asiático, por exemplo, devem procurar orientação em serviços especializados, que levará em conta o risco de adquirir malária de acordo com o estilo de viagem e as destinações previstas, bem como o perfil de resistência dos parasitas locais às drogas disponíveis.

Tabela 7. Tratamento das infecções mistas por *Plasmodium falciparum* ou *Plasmodium vivax* ou *Plasmodium ovale*

Idade/peso	Esquema para *P. falciparum*	Número de comprimidos por dia			
		Primaquina			
	1º ao 3º dias	4º dia	5º dia	6º dia	7º ao 10º dias
		Infantil	Infantil	Infantil	Infantil
6-11 meses 5-9 kg	Artemeter+ lumefantrina (Tabela 3)	1	1	1	1/2
1-3 anos 10-14 kg		2	1	1	1
4-8 anos 15-24 kg		2	2	2	2
Idade/peso	ou	**4º dia**	**5º dia**	**6º dia**	**7º ao 10º dias**
		Adulto	**Adulto**	**Adulto**	**Adulto**
9-11 anos 25-34 kg	Artesunato + mefloquina (Tabela 4)	1	1	1	1
12-14 anos 35-49 kg		2	2	2	1
≥ 15 anos ≥ 50 kg		2	2	2	2

* Se infecção mista com *P. malariae*, administrar apenas o esquema de *P. falciparum*.
- Primaquina infantil: comprimidos de 5 mg, Primaquina adulto: comprimidos de 15 mg.
- Sempre dar preferência ao peso para a escolha da dose.
- Para crianças menores de 6 meses e gestantes no 1° trimestre tratar apenas malária por *P. falciparum* segundo a Tabela 8.
- Não administrar primaquina para gestantes.
- Administrar os medicamentos preferencialmente às refeições.
- Se surgir icterícia, suspender a primaquina.
- Se o paciente tiver mais de 70 kg, ajustar a dose de primaquina (Tabela 3).

Tabela 8. Esquema recomendado para tratamento das infecções não complicadas por Plasmodium falciparum no primeiro trimestre de gestação e crianças com menos de 6 meses, com quinina em 3 dias e clindamicina em 5 dias

Idade/peso	Número de comprimidos ou dose por dia		
	1°, 2° e 3° dias		4° e 5° dias
	Quinina	Clindamicina	Clindamicina
< 6 meses* **1-4 kg**	1/4 (manhã) 1/4 (noite)	1/4 (manhã) 1/4 (noite)	1/4 (manhã) 1/4 (noite)
Gestantes 12-14 anos **30-49 kg**	1 e 1/2 (manhã) 1 (noite)	1/2 (6 em 6 horas)	1/2 (6 em 6 horas)
Gestantes ≤ 15 anos **≥ 50 kg**	2 (manhã) 2 (noite)	1 (6 em 6 horas)	1 (6 em 6 horas)

* A clindamicina não deve ser usada para crianças com menos de um mês. Nesse caso, administrar quinina na dose de 10 mg de sal/kg a cada 8 horas, até completar um tratamento de 7 dias.
- Sulfato de quinina: comprimidos de 500 mg do sal; clindamicina: comprimidos de 300 mg.
- Sempre dar preferência ao peso para a escolha da dose.

Perspectivas de vacinação na malária

As vacinas que estão sendo desenvolvidas para malária utilizam sistemas de expressão virais nos quais podem ser expressos múltiplos antígenos de estágios pré-eritrocitários e eritrocitários de *P. falciparum*. Na maioria das vacinas até agora testadas, os epítopos escolhidos são estimuladores de linfócitos B e sua eficácia protetora é bastante baixa.

Com o progressivo reconhecimento da importância das respostas citotóxicas mediadas por T CD8 (CTL) na proteção, a pesquisa concentrou-se em identificar epítopos indutores de CTL com capacidade de serem apresentados pelo maior número possível de alelos de HLA. A ideia é incorporá-los em uma vacina capaz de induzir resposta de linfócitos T citotóxicos. Com o surgimento recente de vacinas de DNA, conseguiu-se induzir CTL específicas para antígenos de esporozoítas em humanos imunizados, mas não se sabe ainda o grau de proteção induzida. A vacina ideal deve conter epítopos estimuladores de resposta B e de linfócitos T CD4 e T CD8 para antígenos de esporozoítas e merozoítas.

Referências bibliográficas

1. Gilles HM, Warrel DA. Bruce-Chwatt's essential malariology. Londres: Edward Arnold, 1993.
2. World Health Organization (WHO). Global Malaria Programme. World malaria report summary 2014. Geneva; 2014 [Cited 2015 June). Available from: www.who.int/malaria/publications/world_malaria_report_2014/en/index.html.
3. Mutis MCS, Albuquerque BC, Martínez-Espinosa F. Malária In: Coura JR (ed.). Dinâmica das doenças infecciosas e parasitárias. 2.ed. Rio de Janeiro: Guanabara Koogan, 2013.
4. Brasil. Ministério da Saúde. Secretaria de Vigilância em Saúde. Situação epidemiológica da malária no Brasil, 2000 a 2011. Bol Epidemiol. 2013;44(1):1-16.
5. Oliveira-Ferreira J, Lacerda MVG, Brasil P, Ladislau JLB, Tauil PL, Daniel-Ribeiro CT. Malaria in Brazil: an overview. Malaria Journal. 2010;9:115.
6. Tauil PL, Daniel-Ribeiro CT. Some aspects of epidemiology and control of malaria in Brazil. Res Rev Parasitol. 1998;58:163-7.
7. Consoli RAGB, Lourenço de Oliveira R. Principais mosquitos de importância sanitária no Brasil. Rio de Janeiro: Fiocruz, 1994.
8. Tauil PL. Malária: epidemiologia (97.2). In: Veronesi-Focaccia. Tratado de infectologia. 4.ed. São Paulo: Atheneu, 2009. p.1742-7.
9. Mwangoka GW, Kimera SI, Mboera LE. Congenital Plasmodium falciparum infection in neonates in Muheza District, Tanzania. Malar J. 2008;3;7:117.
10. Ekanem AD, Anah MU, Udo JJ. The prevalence of congenital malaria among neonates with suspected sepsis in Calabar, Nigeria. Trop Doct. 2008;38(2):73-6.
11. Attaran A, Maharaj R. DDT for malaria control should not be banned. British Medical Journal. 2000;321:1403-4.
12. Bruce MC, Donnelly CA, Alpers MP, Galinski MR, Barnwell JW, Walliker D et al. Cross-species interactions between malaria parasites in humans. Science. 2000;287:845-8.
13. Bruce MC, Galinski MR, Barnwell JW, Donnelly CA, Walmsley M, Alpers MP et al. Genetic diversity and dynamics of Plasmodium falciparum and P. vivax populations in multiply infected children with asymptomatic malaria infections in Papua New Guinea. Parasitology. 2000;121:257-72.
14. Chitnis CE, Blackman MJ. Host cell invasion by malaria parasites. Parasitology Today. 2000;16:411-5.
15. Clark IA, Schofield L. Pathogenesis of malaria. Parasitology Today. 2000;16:451-4.
16. Dyer M, Day KP. Commitment to gametocytogenesis in Plasmodium falciparum. Parasitology Today. 2000;16:102-7.
17. Wahlgren M, Treutiger CJ, Gysin J. Cytoadherence and rosetting in the pathogenesis of severe malaria. In: Wahlgren M, Perlmann P (ed.). Malaria: molecular and clinical aspects. Amsterdam: Harwood Academic Press, 1999. p.289-327.
18. Singh B, Kim Sung L, Matusop A, Radhakrishnan A, Shamsul SS, Cox-Singh J et al. A large focus of naturally acquired Plasmodium knowlesi infections in human beings. Lancet. 2004;363(9414):1017-24.
19. Muller Mattia, Schlagenhauf P. Plasmodium knowlesi in travelers. International Journal of Infectious Diseases. 2014;22:55-64.
20. Ozen M, Gungor S, Atambay M, Daldal N. Cerebral malaria owing to Plasmodium vivax: case report. Ann Trop Paediatr. 2006;26(2):141-4.
21. Thapa R, Patra V, Kundu R. Plasmodium vivax cerebral malaria. Indian Pediatr. 2007;44(6):433-4.
22. Mutis MCS, Espinosa FEM, Albuquerque BC, Coura JR. In: Coura JR. Dinâmica das doenças infecciosas e parasitárias. Rio de Janeiro: Guanabara Koogan, 2005.
23. Marques HH, Vallada MG, Sakane PT, Boulos M. Congenital malaria. Case reports and a brief review of literature. J Pediatr. 1996;72(2):103-5.
24. World Health Organization (WHO). Guidelines for the treatment of malaria. 3.ed. Geneva: WHO, 2015. Available from: www.who.int/malaria/publications/atoz/9789241549127/en/2015.
25. Silva-Nunes M, Ferreira UM. Clinical spectrum of uncomplicated malaria in semi-immune Amazonians: beyond the "symptomatic" vs. "asymptomatic" dichotomy. Mem Inst Oswaldo Cruz. 2007;102(3):341-7.
26. Magalhães BM, Siqueira AM, Alexandre MA, Souza MS, Gimaque JB, Bastos MS et al. P. vivax malaria and dengue fever co-infection: a cross-sectional study in the Brazilian Amazon. PLoS Negl Trop Dis. 2014;8(10):e3239.
27. Brasil. Ministério da Saúde. Secretaria de Vigilância em Saúde. Departamento de Vigilância Epidemiológica. Guia prático de tratamento de malária no Brasil. Brasília: Ministério da Saúde, 2010. Disponível em: www.bvms.saude.gov.br/bvs/publicações/guia_pratico_malaria.pdf.
28. Brasil. Ministério da Saúde. Secretaria de Vigilância em Saúde. Departamento de Vigilância Epidemiológica. Doenças Infecciosas e Parasitárias: guia de bolso/Ministério da Saúde, Secretaria de Vigilância em Saúde. 6.ed. rev. Brasília: Ministério da Saúde, 2010. p.286-302.
29. Rosenthal PJ. Artesunate for the treatment of severe falciparum malaria. N Engl J Med. 2008;358(17):1829-36.
30. Mascheretti M, Boulos M. Tratamento da malária (97.5). In: Veronesi-Focaccia. Tratado de infectologia. 4.ed. São Paulo: Atheneu, 2009. p.1773-85.
31. Jones KL, Donegan S, Lalloo DG. Artesunate versus quinine for treating severe malaria. Cochrane Database Syst Rev. 2007;4.
32. Dondorp A, Nosten F, Stepniewska K, Day N, White N. Artesunate versus quinine for treatment of severe falciparum malaria: a randomised trial. Lancet. 2005;366:717-25.
33. Chen N, Auliff A, Rieckmann K, Gatton M, Cheng Q. Relapses of Plasmodium vivax infection result from clonal hypnozoites activated at predetermined intervals. J Infect Dis. 2007;195(7):934-41.
34. Hien TT, Davis TM, Chuong LV, Ilett KF, Sinh DX, Phu NH et al. Comparative pharmacokinetics of intramuscular artesunate and artemether in patients with severe falciparum malaria. Antimicrob Agents Chemother. 2004;48:4234-9.
35. Kochar DK, Saxena V, Singh N, Kochar SK, Kumar SV, Das A. Plasmodium vivax malaria. Emerg Infect Dis. 2005;11(1):132-4.
36. Mohapatra MK, Padhiary KN, Mishra DP, Sethy G. Atypical manifestations of Plasmodium vivax malaria. Indian J Malariol. 2002;39(1-2):18-25.

13 Dengue e Febre Amarela

Evaldo Stanislau Affonso de Araújo
Marcos Boulos

SUMÁRIO

Introdução e definições

As febres hemorrágicas virais (FHV) são doenças caracterizadas por uma síndrome multissistêmica, com dano aos vasos sanguíneos e aos mecanismos de autorregulação corpórea, podendo se exteriorizar por manifestações hemorrágicas brandas ou até letais. São causadas por vírus RNA envelopados que dependem de reservatórios animais para sobreviver e se restringem às áreas geográficas de seus hospedeiros – sendo o homem um hospedeiro acidental. Com poucas exceções, não existem terapias específicas para essas doenças.

Quatro famílias principais desencadeiam as FHV: arenavírus, filovírus, bunyavírus e flavivírus[1]. A família *Flaviviridae* é composta de três gêneros, *Flavivirus, Pestivirus* e *Hepacivirus.* O gênero *Flavivirus*, além de ser o maior, contém patógenos de grande relevância médica, entre eles os vírus da dengue e da febre amarela (Figura 1). O nome *Flavivirus* deriva do latim *flavus*, que significa amarelo, uma referência à icterícia associada à febre amarela.

Os *Flavivirus* são pequenos vírus constituídos de uma fita única de RNA processada pelas células hospedeiras – que cedem parte de sua membrana lipídica aos vírions – a partir de receptores da superfície identificados pela proteína do envelope viral[2] (Figura 2). São transmitidos por artrópodes, e os sintomas das doenças variam desde brandos até formas letais de doença – como encefalites e formas hemorrágicas. O vírus da dengue é o maior causador de letalidade entre os componentes do gênero *Flavivirus.* A metade da população mundial sofre o risco de adquirir dengue. A Organização Mundial da Saúde (OMS) estima que, anualmente, ocorram mais de 50 milhões de casos de dengue, sendo cerca de 500.000 casos de forma hemorrágica e 200.000 casos de febre amarela, com aproximadamente 30.000 mortes[2].

Febre amarela

A febre amarela é a FHV "original", apesar do grande interesse recentemente despertado pela FHV causada pelo Ebola. No entanto, a febre amarela acomete, de forma igualmente dramática, 1.000 vezes mais indivíduos que o Ebola[3]. O comprometimento hepático e a icterícia – universalmente presente – são características de destaque da febre amarela em relação às demais FHV[3]. Por necessitar de um inseto como vetor, é considerada uma "arbovirose" (do inglês *arthropod borne virus*[4]).

Aspectos históricos e epidemiológicos

A febre amarela já estava presente na África há 3.000 anos quando chegou à América. A descrição mais preco-

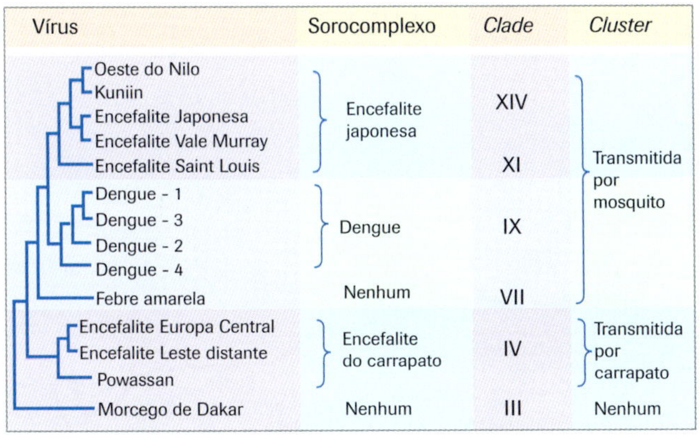

Figura 1. Classificação dos *Flavivirus* de acordo com sorocomplexos, *clades* e *clusters*.
Fonte: Nature Reviews[2].

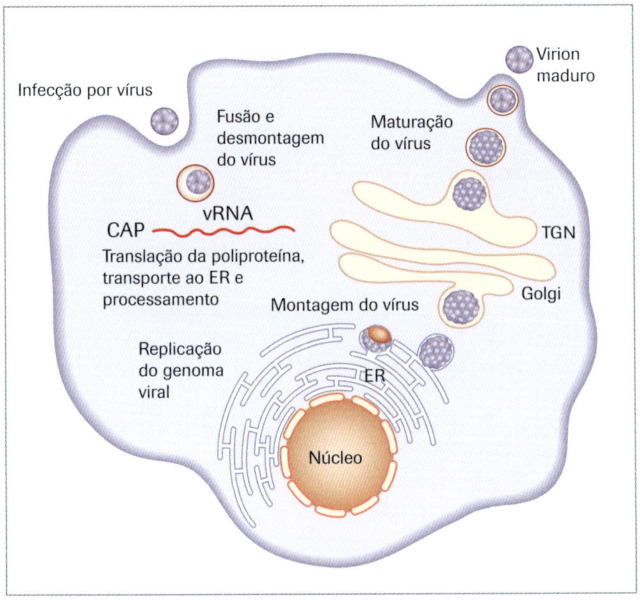

Figura 2. Ciclo de vida dos *Flavivirus*. Processamento citoplasmático a partir da ligação a receptores na membrana da proteína do envelope.
Fonte: Nature Reviews[2].

ce de um caso é de manuscritos Maias de 1648[3]. Disseminou-se nos séculos XVIII e XIX a partir da colonização das Américas e da África. Em 1900, com a descoberta de que a doença necessitava de um vetor e, na década de 1930, com a descoberta de uma vacina, a relevância médica e o temor da doença diminuíram; no entanto, até hoje, em regiões tropicais da África e da América do Sul, a doença se mantém de forma endêmica ou epidêmica[3]. A África é responsável por mais de 90% dos casos na atualidade[4], e o Brasil, por 25% dos casos da América do Sul[5].

Aspectos epidemiológicos e transmissão no Brasil

A febre amarela possui um ciclo simples, tipo vetor-hospedeiro, sendo o homem um hospedeiro acidental. A febre amarela possui duas formas aquisitivas distintas, a forma urbana e a forma silvestre ou rural.

A forma urbana, adquirida nas cidades, ainda ocorre na África. Está erradicada das Américas desde 1954[4] e do Brasil, desde 1942[6]. A última grande epidemia urbana no Brasil ocorreu em 1929[4]. O vetor dessa forma é, sobretudo, o *Aedes aegypti* – o mesmo vetor da dengue. O mosquito estava erradicado no Brasil desde 1955; no entanto, foi reintroduzido na década de 1970 e, desde 1981, vem desencadeando surtos epidêmicos de dengue, tornando-se endêmico em diversas regiões[6]. É preocupante que a coleta de espécimes do mosquito, em 13 estados brasileiros, revelou que ele é altamente suscetível a infecções pelo vírus da febre amarela, em particular em cidades de alta disseminação da dengue, como Rio de Janeiro e Boa Vista. Dessa forma, há um risco potencial de urbanização da febre amarela no Brasil se as medidas de vigilância e contenção apropriadas não forem mantidas – também demonstrado em modelos matemáticos para o Estado de São Paulo[7]. Tal risco é acrescido pela descrição de variantes virais distintas no Brasil[5].

No ciclo silvestre, os mosquitos *Haemagogus* e *Sabethes* desempenham o papel de vetor e reservatório do vírus, enquanto os macacos são, a exemplo do homem, hospedeiros amplificadores da infestação. O mosquito apresenta hábitos diurnos, é facilmente infectado pelo vírus e habita as copas das árvores. Dessa forma, possui as condições ideais para atuar como reservatório da infecção, acometendo o homem, que adentra a floresta por trabalho ou lazer sem vacinação pregressa. O risco de infecção é maior quanto maior a prevalência dos vetores infectados pelo vírus da febre amarela. Nas Figuras 3 e 4, estão demonstrados os dados de prevalência de infestação e risco no mundo e no Brasil.

A mortalidade global por febre amarela é de 5 a 10%; no entanto, oscila entre 40 e 60% no Brasil[4]. Além disso, a notificação permanece baixa, sobretudo se comparada à elevada letalidade. A Figura 5 apresenta os dados de letalidade, e a Figura 6 demonstra os dados de casos *versus* vacinação disponibilizados pelo Ministério da Saúde até o início do ano 2000. É evidente que a vacinação representou um impacto positivo para a redução de casos; contudo, ainda existem novos diagnósticos, o que deve ser considerado inadmissível para uma doença que possui uma vacina eficaz.

Aspectos de fisiopatologia e patologia da febre amarela

O vírus da febre amarela segue um padrão "viscerotrópico". Na sua replicação, utiliza, prioritariamente, o fígado, além dos rins, baço e coração, alvos da consequente lesão. Eventualmente, há um tropismo neurológico, sobretudo em crianças, levando ao quadro de encefalite. No fígado, uma característica da lesão induzida pelo vírus da febre amarela é a apoptose dos hepatócitos da região situada entre o espaço porta e a veia centrolobular, caracterizando a necrose "mediozonal". Além do escasso infiltrado inflamatório, a degeneração eosinofílica – que configura os corpúsculos de Councilman na zona 2

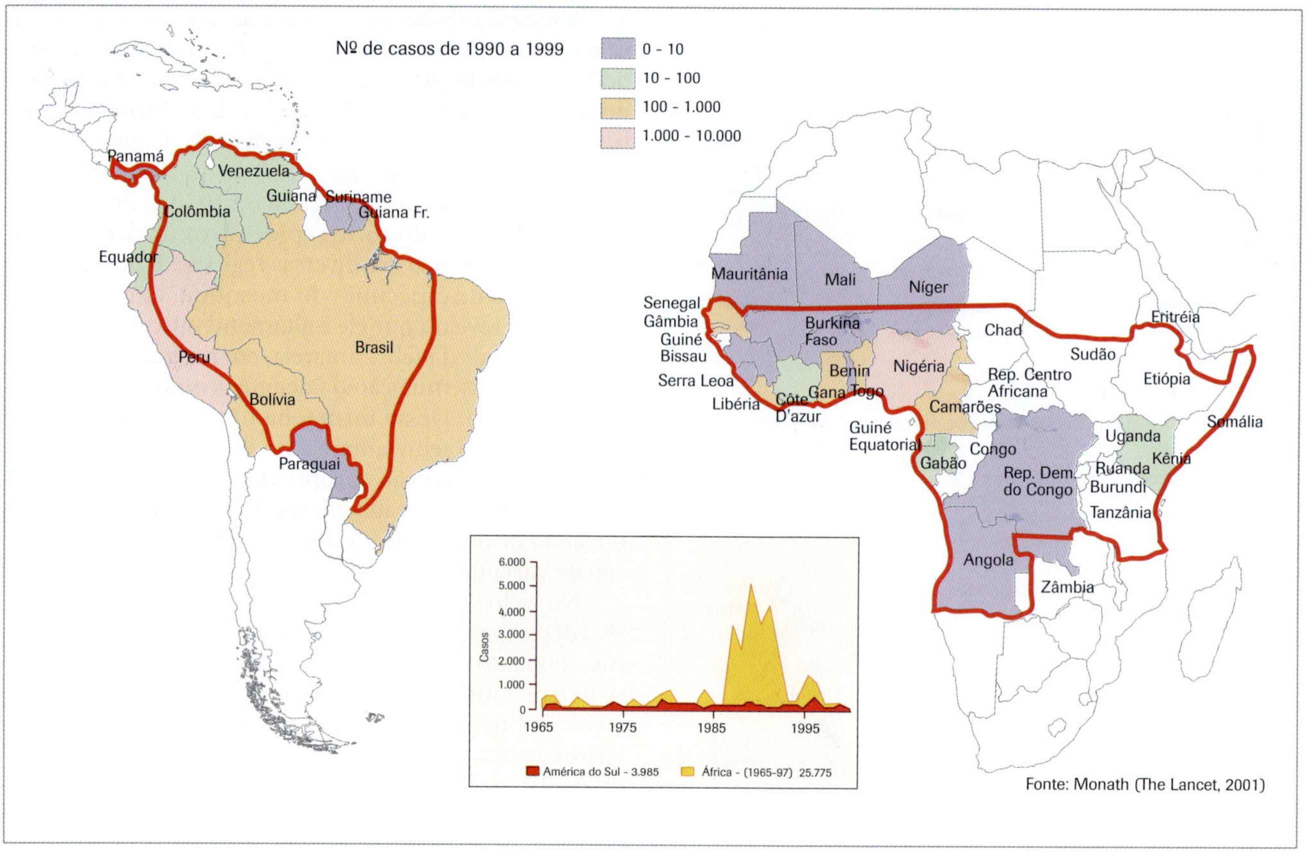

Figura 3. Regiões endêmicas de febre amarela.

Fonte: Manual de Vigilância Epidemiológica Febre Amarela, SVS, Ministério da Saúde (www.saude.gov.br, acesso em 20 janeiro de 2007).

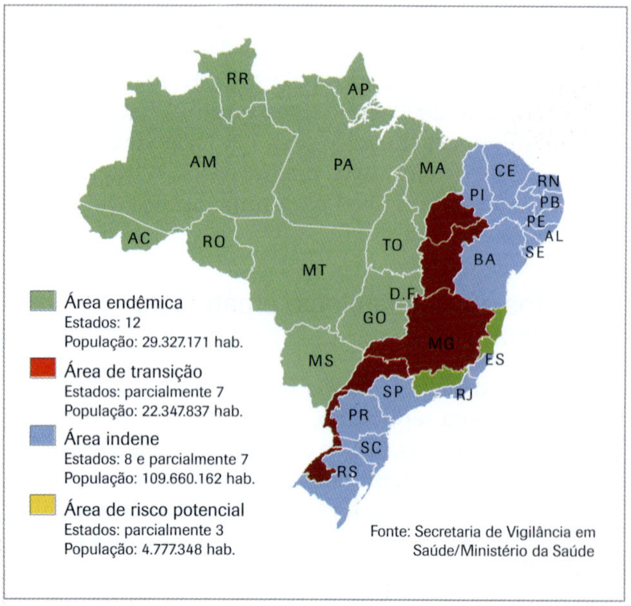

Figura 4. Áreas de risco para febre amarela silvestre no Brasil em 2003.

Fonte: Manual de Vigilância Epidemiológica Febre Amarela, SVS, Ministério da Saúde (www.saude.gov.br, acesso em 20 janeiro de 2007).

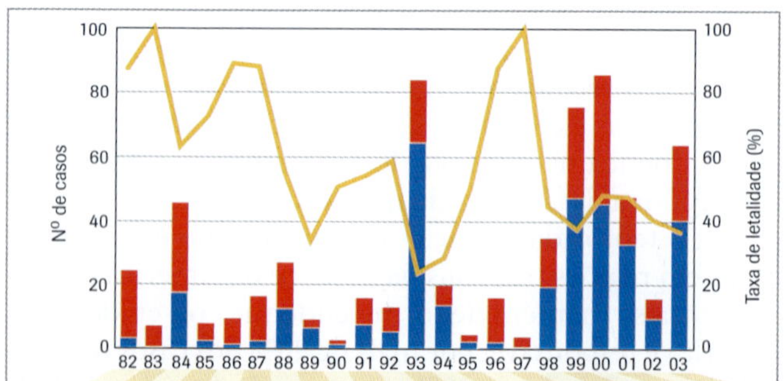

	82	83	84	85	86	87	88	89	90	91	92	93	94	95	96	97	98	99	00	01	02	03
TAXA	87,5	100	62,4	71,4	88,9	87,5	53,9	33,3	50	53,3	58,3	22,9	27,8	50	86,7	100	44,1	37,3	47,1	46,9	40	35,9
ÓBITO	21	6	28	5	8	14	14	3	1	8	7	19	6	2	13	3	15	28	40	15	6	23
CURA	3	0	17	2	1	2	12	6	1	7	5	64	13	2	2	0	19	47	45	32	9	40

Fonte: SVS/MS

Figura 5. Taxa de letalidade, óbitos e cura por febre amarela silvestre no Brasil, de 1982 a 2003.

Fonte: Manual de Vigilância Epidemiológica Febre Amarela, SVS, Ministério da Saúde (www.saude.gov.br, acesso em 20 janeiro de 2007).

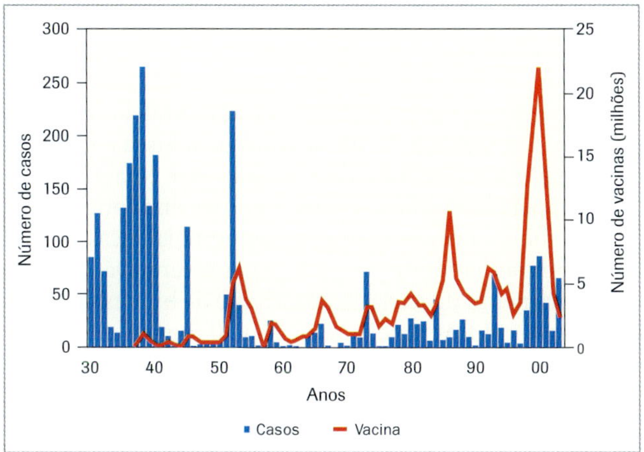

Figura 6. Número de casos *versus* vacinação contra a febre amarela no Brasil, de 1930 a 2003.
Fonte: Manual de Vigilância Epidemiológica Febre Amarela, SVS, Ministério da Saúde (www.saude.gov.br, acesso em 20 de janeiro de 2007).

do ácino de Rappaport – e a esteatose microgoticular, são características da febre amarela, diferenciando-a das hepatites virais agudas, as quais caracterizam-se por intensas alterações inflamatórias lobulares, associadas à balonização hepatocitária e proeminente apoptose, com disrupção das traves de hepatócitos e colapso da trama reticulínica (Figura 7).

A arquitetura hepática se mostra preservada, e a recuperação ocorre sem a formação de fibrose[3]. As lesões glomerulares, provavelmente, são responsáveis pela acentuada albuminúria, assim como o descontrole das citocinas inflamatórias liberadas pelos macrófagos do fígado e do baço. As células T citotóxicas levam à desregulação vascular, com hipotensão, choque e injúria celular, liberando radicais livres de oxigênio e lesando o endotélio vascular, o que acarreta microtrombos e coagulação intravascular disseminada (CIVD), agravando a hipóxia tissular, a oligúria e o choque.

As alterações se iniciam em concomitância com a fase de clareamento viral mediado pelo sistema imune do hospedeiro, embora pouco se saiba sobre os mecanismos celulares de defesa[3]. Por outro lado, nas primeiras semanas da infecção, surgem anticorpos da classe IgM. A imunidade humoral, assim estabelecida, além da ação neutralizante, confere proteção às futuras reexposições ao vírus.

Aspectos clínicos e história natural

Todo paciente oriundo (ou residente) de uma área de risco há até 15 dias, sem vacina ou com histórico vacinal desconhecido e que apresente um quadro febril inicial há até 7 dias, deve ser considerado um caso suspeito de febre amarela.

A febre amarela possui apresentações clínicas que variam desde formas assintomáticas ou oligossintomáticas (65% dos casos) até formas fulminantes (5% dos casos), sendo os 30% restantes variações entre esses extremos[8]. As Figuras 8 e 9 apresentam, de forma esquemática, os padrões clínicos e os sintomas mais frequentes na febre amarela. As principais apresentações encontram-se resumidas no Quadro 1. Como se observa na Figura 7, a maioria dos infectados apresenta uma manifestação oligossintomática ou assintomática (o que potencializa a subnotificação). Portanto, não é verdade que a febre amarela é sempre uma doença grave. Contudo, a letalidade é extremamente elevada em indivíduos que desenvolvem a forma fulminante.

O diagnóstico clínico não é tão complexo para pacientes não vacinados e expostos a uma zona endêmica da doença. Um dado muito importante e que auxilia na diagnose da febre amarela é que o período de incubação da doença é curto, de 3 a 7 dias. Assim, diante de um paciente com febre e sintomas gerais (astenia, cefaleia e mialgia), que esteve em uma região de risco há poucos dias, deve-se considerar a possibilidade de febre amarela. Vale ressaltar que as formas mais frustras ocorrem em indivíduos

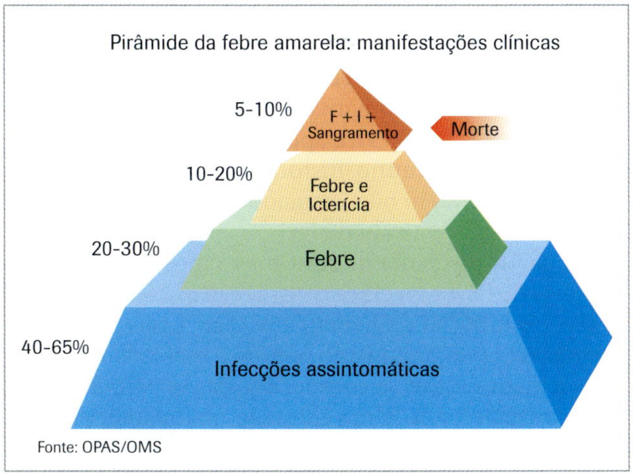

Figura 7. Aspectos clínicos da febre amarela.
Fonte: Manual de Vigilância Epidemiológica Febre Amarela, SVS, Ministério da Saúde (www.saude.gov.br, acesso em 20 de janeiro de 2007).

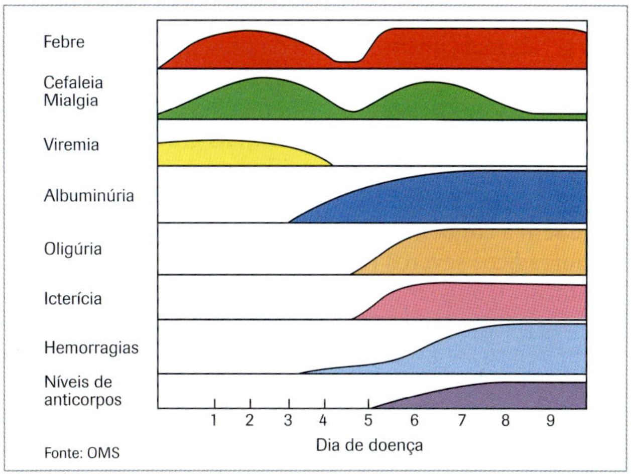

Figura 8. Tempo de permanência dos sintomas de febre amarela.
Fonte: Manual de Vigilância Epidemiológica Febre Amarela, SVS, Ministério da Saúde (www.saude.gov.br, acesso em 20 de janeiro de 2007).

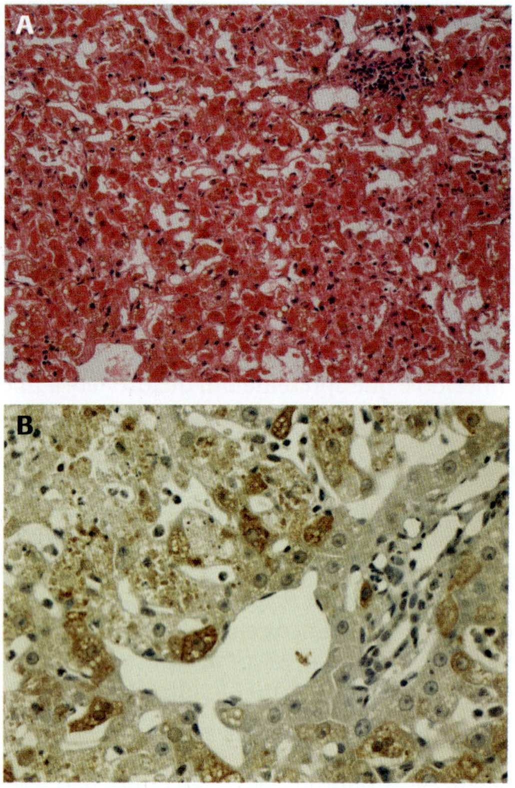

Figura 9. (A) Fígado evidenciando as alterações clássicas da febre amarela caracterizadas por necrose médio-zonal (na diagonal do canto superior esquerdo ao canto inferior direito), com inúmeros corpos de Councilman e esteatose microgoticular. No canto superior direito, há um espaço-porta e, no inferior esquerdo, um ramo venoso centro-lobular (cortesia do Instituto Adolfo Lutz em São Paulo, na pessoa da bióloga Sueli Nonogaki e do dr. Iberê Cauduro Soares). (B) Hepatócitos evidenciando antígenos virais da febre amarela, corados em marrom pelo método imuno-histoquímico (cortesia do Instituto Adolfo Lutz em São Paulo, na pessoa da bióloga Sueli Nonogaki e do dr. Iberê Cauduro Soares).

com algum grau de proteção humoral, crianças nascidas de mães vacinadas ou índios com imunidade materna. Nos demais, em geral, ocorrem formas mais complexas. Assim, quando os sintomas são mais exuberantes, sobretudo em casos de início súbito de febre e icterícia, e sintomas gerais mais intensos, além da presença de fenômenos hemorrágicos (epistaxe, vômitos com sangue) concomitantes à hepatomegalia, a suspeita é reforçada e deve-se considerar a presença de formas mais graves. Essa sintomatologia presente em intensidade máxima e acompanhada de dores abdominais, sinal de Faget (presença de febre sem a concomitância de taquiesfigmia), fenômenos hemorrágicos severos (melena, hematêmese, petéquias e equimoses), oligoanúria e comprometimento do sistema nervoso central (agitação ou sonolência, confusão e coma) fazem pensar na forma fulminante de febre amarela. Nas formas graves, pelo menos um dos componentes da tríade que caracteriza a disfunção hepatorrenal (icterícia, oligoanúria e hematêmese) está presente, enquanto, na forma fulminante, todos os componentes dessa tríade são universais. O sinal de Faget está presente em todos os pacientes com formas graves ou fulminantes, embora não seja específico para febre amarela.

O início das manifestações nas formas graves se dá de forma abrupta, com febre elevada, cefaleia intensa e mialgia. Em seguida, há um quadro de náusea e vômitos. Pode haver um período de remissão por 24 a 48 horas, seguido pela intensificação dos sintomas dispépticos, com hematêmese e outras manifestações hemorrágicas, em geral, acompanhadas de plaquetopenia severa. Dá-se ainda o aparecimento de icterícia decorrente de bilirrubina conjugada em valores superiores a 20 a 30 mg/mL e elevação das transaminases – que quanto maior, mais se relacionam ao mau prognóstico. Por volta do 7º dia de doença, há presença da insuficiência renal e pode ocorrer encefalopatia, sinal de mau prognóstico. Se superada tal fase, ocorre uma recuperação lenta, progressiva e plena, sem sequelas. O Quadro 1 resume a evolução clínica da febre amarela, e o Quadro 2, as fases evolutivas.

Os diagnósticos diferenciais mais importantes são realizados com outras causas de febres hemorrágicas, como dengue, hantavirose, febre purpúrica brasileira e febre maculosa brasileira. Habitualmente, essas doenças não cursam com icterícia, o que é relevante para diferenciá-las. Outro diagnóstico diferencial é a leptospirose. Embora apresente elevação de CPK, icterícia e disfunção renal oligúrica, a presença de hipopotassemia e a elevação discreta de transaminases, além da elevação modesta de transaminases, permite o diagnóstico diferencial. As infecções bacterianas graves também fazem parte do diagnóstico; nesse caso, o isolamento de bactérias em espécimes clínicos auxilia na diagnose. As hepatites virais agudas cursam com elevação importante de ALT e bilirrubinas. Na febre amarela, os níveis de AST, por conta do comprometimento muscular e cardíaco, podem ser superiores aos de ALT. O perfil sorológico para hepatites virais deve ser solicitado. A malária grave deve ser diferenciada, baseando-se no período de incubação e de exposição, além da realização da pesquisa direta do *Plasmodium*.

Diagnóstico laboratorial

Diante de um caso suspeito, faz-se necessária a confirmação diagnóstica. No caso confirmado, além da presença de sintomas compatíveis, é realizado o diagnóstico específico da infecção viral, por meio da detecção do vírus (isolamento, imuno-histoquímica ou PCR) ou dos anticorpos (IgM em não vacinados ou elevação, em pelo menos 4 vezes, do título de IgG).

A partir do 5º dia de sintomas, é possível realizar a pesquisa de IgM específica contra o vírus, pela técnica de ELISA ou inibição da hemaglutinação. Esses anticorpos permanecem no organismo por até 3 meses; no entanto, em vacinados, deve-se comparar o título primário com o de convalescença. Uma elevação maior que 4 vezes é compatível com infecção recente. No caso de óbito, deve-se procurar o RNA viral, por técnicas de RT-PCR no soro ou no fígado, ou os antígenos no tecido hepático.

Quadro 1. Padrões clínico-evolutivos da febre amarela[4]

Forma clínica	Evolução (dias)	Principais manifestações	Grupos mais acometidos
Leve	até 2	Febre e cefaleia	Crianças com anticorpos maternos (IgG)
Moderada	2–3	Sintomas anteriores e mais mialgias, artralgias, náuseas, vômitos e astenia	Pessoas com imunidade para outros *Flavivirus**
Grave	3–5	Sintomas anteriores e icterícia, hematêmese ou oligúria	Agricultor, pescador, caçador, lenhador, turista e outros grupos suscetíveis com imunidade cruzada para *Flavivirus*
Maligna	≥ 6	Todos os sintomas clássicos	Mesmo grupo sem imunidade cruzada para outros *Flavivirus*

*A resposta sorológica para um dado vírus desse gênero apresenta, no indivíduo infectado, certa imunidade cruzada, que é parcial e se supõe conferir algum grau de proteção contra infecções provocadas por outros *Flavivirus*.

Quadro 2. Fases clínicas da febre amarela

Períodos	Forma de apresentação	Quadro clínico	Duração média
Infeccioso ou congestivo	Leve ou frusta	Febre discreta e cefaleia. Às vezes, tontura e mal-estar de evolução fugaz	Algumas horas a 2 dias
	Moderada	Febre alta e cefaleia de início abrupto, náuseas, vômitos, calafrios, mialgias, prostração, congestão conjuntival, icterícia leve e sinal de Faget (pulso lento e temperatura elevada)	De 2 a 4 dias
Remissão			Poucas horas a 2 dias
Toxêmico	Grave	Exacerbação dos sintomas descritos nas formas anteriores; dor epigástrica, diarreia e vômitos com aspecto de "borra de café"; oligúria e anúria; sintomas de insuficiência hepática evidenciados pela icterícia, melena, hematêmese; outras manifestações hemorrágicas (epistaxes, gengivorragias, otorragias, sangramentos nos locais de punção venosa)	De 3 a 8 dias

Também é possível inocular cobaias ou culturas celulares e, após 5 a 7 dias, pesquisar a replicação viral por imunofluorescência indireta ou fixação de complemento. Em relação aos exames inespecíficos, mencionados anteriormente, destaca-se a proteinúria maciça como um achado muito sugestivo da doença. Além disso, devem-se solicitar exames para avaliação hematológica e da coagulação (hemograma, TAP, TTPA e fibrinogênio), exames para avaliação renal, hepática e metabólica (Na, K, creatinina, ureia, ALT, AST, bilirrubinas, CPK, gasometria e urina I) e exames microbiológicos (hemocultura).

Tratamento

Não há uma terapia específica para a febre amarela. O uso da ribavirina não se revelou satisfatório[3]. Para as formas graves, o tratamento deve ser realizado com medidas intensivas, com suporte clínico e reposição das perdas hematológicas e hídricas, preservando a função renal e o equilíbrio hemodinâmico. Considerando a disfunção hepática severa, o suporte nutricional específico e a manutenção da reserva glicêmica devem ser observados com atenção. A disfunção renal pode levar à indicação precoce por hemodiálise. Deve-se evitar o uso de anti-inflamatórios e outros medicamentos que possam deteriorar a função renal e aumentar os riscos de hemorragias.

É importante que, nos casos suspeitos com formas moderadas, os pacientes sejam hospitalizados e monitorados cuidadosamente, diante do risco de progressão. Nos casos graves e fulminantes, os pacientes devem ser internados na UTI.

Prevenção

A febre amarela é uma doença de notificação compulsória no Brasil. Assim, diante de uma suspeita, é obrigatório notificar o caso às autoridades sanitárias, que desencadeiam uma investigação epidemiológica, a qual deve resultar na vacinação de bloqueio, ou seja, identificar pessoas suscetíveis que, uma vez vacinadas, deixam de ser potenciais amplificadores de uma epidemia ou surto da forma urbana da doença. Dessa forma, a vacina é a medida mais eficaz para a prevenção da febre amarela, uma vez que o combate aos vetores silvestres é inviável e que, na área urbana, a dengue tem mostrado que o *Aedes* é um mosquito de difícil erradicação.

A OMS autoriza a fabricação da vacina em apenas 3 centros: Aventis Pasteur (França), Instituto Pasteur (Senegal) e BioManguinhos (Brasil). A vacina brasileira difere das demais, porque utiliza a cepa 17DD, enquanto os demais usam a cepa 17D-204[4]. Como mencionado, a vacina é fabricada a partir de um vírus vivo atenuado. Dessa forma, portadores de imunodeficiências não devem, salvo situações individualizadas, ser vacinados. Além disso, a vacinação em menores de 6 meses de vida é contraindicada, pelo risco de evolução para encefalite viral. As gestantes também possuem uma contraindicação relativa à vacinação, pelo risco de transmissão ao concepto. Por fim, indivíduos com alergia à proteína do ovo não devem ser imunizados, pelo risco de reações alérgicas graves.

A proteção conferida por uma dose de vacina persiste por 10 anos. Dez dias após a vacinação, 90% dos indivíduos possuem títulos protetores de anticorpos, e 30 dias após, o nível de proteção é de 99% dos indivíduos. Habitualmente, após a aplicação, não se reportam efeitos adversos. Quando ocorrem, são transitórios e inespecíficos – febre, mal-estar e mialgia. No entanto, em indivíduos muito jovens ou idosos, foram relatadas reações fatais, associadas à encefalite viral[3]. A vacina é recomendada a todos os moradores de regiões endêmicas ou que viajam para elas. A OMS disponibiliza, em seu site, recomendações para viajantes, com uma lista dos países para os quais a vacinação contra febre amarela é recomendada.

Embora seja uma vacina utilizada há mais de 6 décadas, especula-se que há um potencial para mutações e combinações entre cepas selvagens e vacinais ou outros *Flavivirus*, podendo advir manifestações clínicas graves e desconhecidas[9,10]. Portanto, recomenda-se o uso de vacinas igualmente eficazes e fabricadas a partir de cepas inativadas.

Prognóstico

O prognóstico da febre amarela é bom para a maioria dos pacientes. Entretanto, em pacientes acometidos pelas formas malignas/fulminantes (5 a 10% dos casos), a letalidade é extremamente alta, o que reforça a importância da prevenção.

Dengue

A dengue se assemelha em diversos aspectos à febre amarela. No tocante aos aspectos históricos, compartilharam as mesmas rotas de disseminação a partir da África, quando seu vetor, o *Aedes*, difundiu-se pelas rotas de comércio e colonização, a partir do século XVII. Embora a origem do vírus seja menos clara, é provável que tenha se originado na Ásia e, posteriormente, tenha ido para a África. Entretanto, em relação aos ciclos de transmissão, embora exista um ciclo silvestre da dengue, diferentemente da febre amarela, esse tipo de situação é desprovido de relevância para a perpetuação da dengue, visto que o vírus da dengue encontrou no meio urbano e no homem as condições ideais para a sua perpetuação em grandes cidades tropicais[11].

Aspectos históricos e epidemiológicos

As primeiras epidemias de dengue descritas nas Américas remontam ao ano de 1635. Apesar de acometer milhares de pessoas, as epidemias caracterizavam-se por episódios de dengue clássica, autolimitadas e com o desaparecimento do vírus após alguns meses. Casos graves ou mortes eram raros. Esse aspecto era decorrente do predomínio de apenas um sorotipo viral, ou seja, após o período de doença, estabelecia-se a imunidade contra o sorotipo prevalente e a doença desaparecia por falta de hospedeiros suscetíveis[11]. A partir do século XX, com a descoberta de que a febre amarela era transmitida pelo *Aedes* e as decorrentes campanhas de combate, houve, por conseguinte, uma sensível redução e, até mesmo, o desaparecimento das epidemias de dengue[11].

O cenário de relativo equilíbrio e calmaria se alterou a partir de 1970. As causas para o ressurgimento da dengue não são completamente conhecidas. Certamente, a explosão demográfica e a ocupação desordenada dos centros urbanos em países tropicais contribuíram muito para isso. As facilidades de transporte global também foram decisivas para que um mosquito altamente domesticado, disseminado nos países tropicais, e um vírus, que causa elevada e duradoura viremia, pudessem se difundir pelos distintos continentes, como exemplificado na Figura 10. O fato é que a doença e os distintos sorotipos virais têm atingido novas regiões, aumentando o risco de dengue grave. Nos anos 2000, a dengue representou uma das principais ameaças aos países tropicais e em desenvolvimento. Estima-se que 50 a 100 milhões de novas infecções ocorram a cada ano, com 500.000 casos de dengue grave, que, por sua vez, acarreta 1 a 5% de óbitos, na dependência da especialização dos médicos e das condições de assistência[11].

O principal vetor da dengue, como mencionado, é o *Aedes aegypti*, um pequeno mosquito de hábitos urbanos e peculiares que faz um ciclo mosquito-homem-mosquito. Assim, o mosquito infectado transmite o vírus da dengue ao homem, que infecta novos mosquitos, e assim sucessivamente. O pequeno mosquito branco e negro possui hábitos domésticos e coloca seus ovos em água limpa. Os ovos do mosquito representam uma relevante forma de resistência à erradicação, visto que podem perdurar por até 1 ano e com elevada resistência ao ressecamento ambiental[12]. Embora tenham sido observados relatos de voos de longo alcance dos mosquitos adultos, habitualmente, o *Aedes* possui um alcance de voo pequeno, em torno de 100 metros[12]. Assim, a disseminação do mosquito se dá por meio de ovos e larvas transportados por contêiner e por outros meios de transporte de cargas em grandes distâncias. O mosquito adulto habita o interior das residências e se alimenta de dia, sobretudo no nascer do dia e logo após o entardecer. A fêmea do mosquito é ávida pelo sangue humano, podendo, em uma mesma alimentação, picar diversas pessoas em um domicílio, fato que facilita a concomitância de casos em uma família. Além disso, a simples picada, sem necessariamente ocorrer a sucção de sangue, possibilita a transmissão do vírus[13]. Dessa forma, a eficiência do vetor é extremamente elevada. Pelo fato de o *Aedes aegypti* viver nas residências humanas e peridomicílio, com até 80% dos criadouros estando em coleções d'água dentro das casas, o controle da infestação pelos serviços de saúde é extremamente difícil.

Na figura 10, é possível avaliar a enorme dispersão dos sorotipos de dengue e da infestação pelos *Aedes aegypti* e *Aedes albopictus* nas Américas, com destaque para o

Brasil, com praticamente todos os Estados com possibilidade de ter transmissão da doença; e na figura seguinte o vertiginoso aumento da doença em nosso meio.

Epidemiologia no Brasil

No Brasil, a situação tem se revelado igualmente preocupante. A partir da década de 1980, nosso país contribui com aproximadamente 70% dos casos de dengue das Américas[14]. Em nosso meio, observou-se um padrão inicialmente epidêmico e localizado, entre 1986 e 1993, seguido de um padrão epidêmico e endêmico, a partir de 1994[14]. Atualmente, todos os sorotipos virais 1, 2, 3 e 4 circulam em nosso meio. Tais fatos são relevantes não apenas para o aumento dos casos, mas também para a maior gravidade por dengue, pois é reconhecido que a infecção por um segundo sorotipo é de risco aumentado para doença grave, como demonstra a Figura 11, do Ministério da Saúde do Brasil. Além disso, a Figura 12 demonstra claramente o papel da introdução de novos sorotipos na ocorrência de doença grave e a consequente necessidade de hospitalização.

Fisiopatogenia e fisiopatologia

Os vírus da dengue entram nas células de vertebrados (primatas) por endocitose e fagocitose e sofrem replicação no citoplasma celular, após um período de latência de 12 a 16 horas. Nos lipossomos, ocorre tradução do RNA em poliproteínas virais. A maturação dos vírions ocorre em organelas intracelulares, com os vírus brotando a partir do complexo de Golgi ou do retículo endoplasmático. A liberação das partículas virais ocorre após a clivagem da proteína estrutural M e posterior ligação do vírus ao receptor de membrana da célula a ser infectada. Em uma infecção secundária com diferente sorotipo de dengue, a entrada do vírus ocorre tanto pela via primária do receptor quanto pela fagocitose dependente de anticorpos. No último caso, receptores Fc I e II também participam da penetração viral. Estudos imunopatológicos sugerem que muitos tecidos podem ser envolvidos. Antígenos virais são expressos no fígado, no linfonodo, no baço e na medula óssea[15]. No entanto, conhecem-se poucos detalhes do mecanismo molecular da infecção primária ou secundária, assim como os eventos de progressão para dengue hemorrágica[16].

Para a proteção e a cura da infecção por dengue, a resposta humoral é importante. Para a destruição dos vírus, os anticorpos atuam como mediadores do fenômeno de citotoxicidade, por meio de seus receptores para a porção Fc de imunoglobulinas.

A formação de complexos antígenos anticorpos, a liberação de histamina por basófilos, mediada por IgE, e a ativação do complemento (via alternativa e clássica) le-

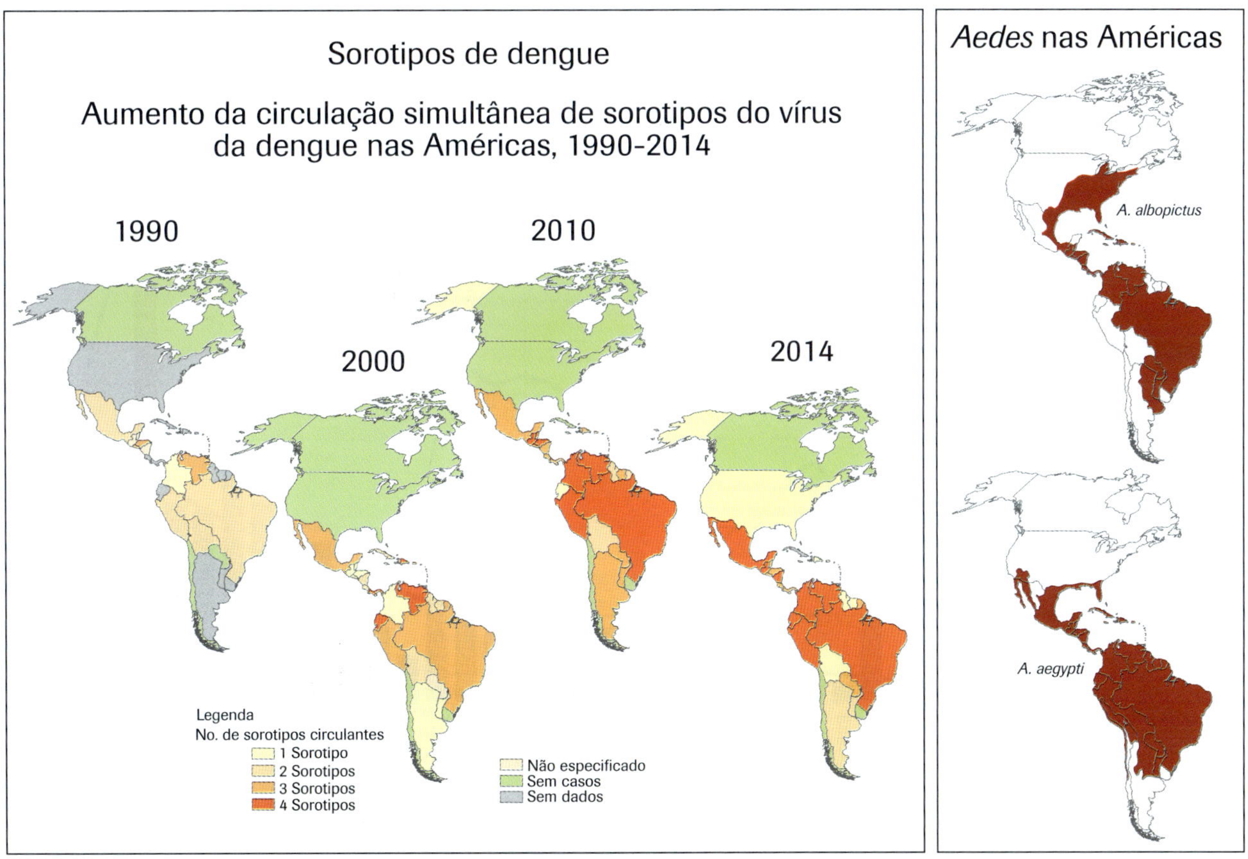

Figura 10. Sorotipos de dengue.

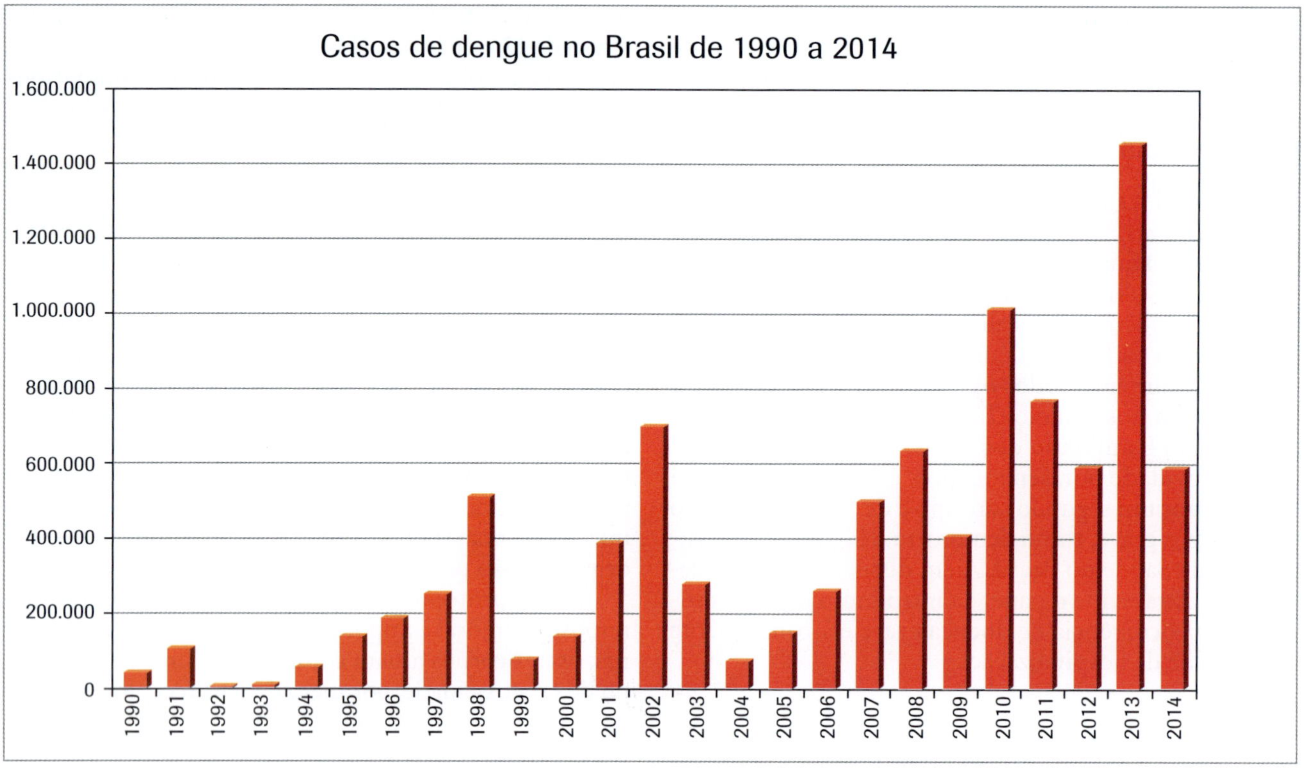

Figura 11. Casos de dengue no Brasil de 1990 a 2014.

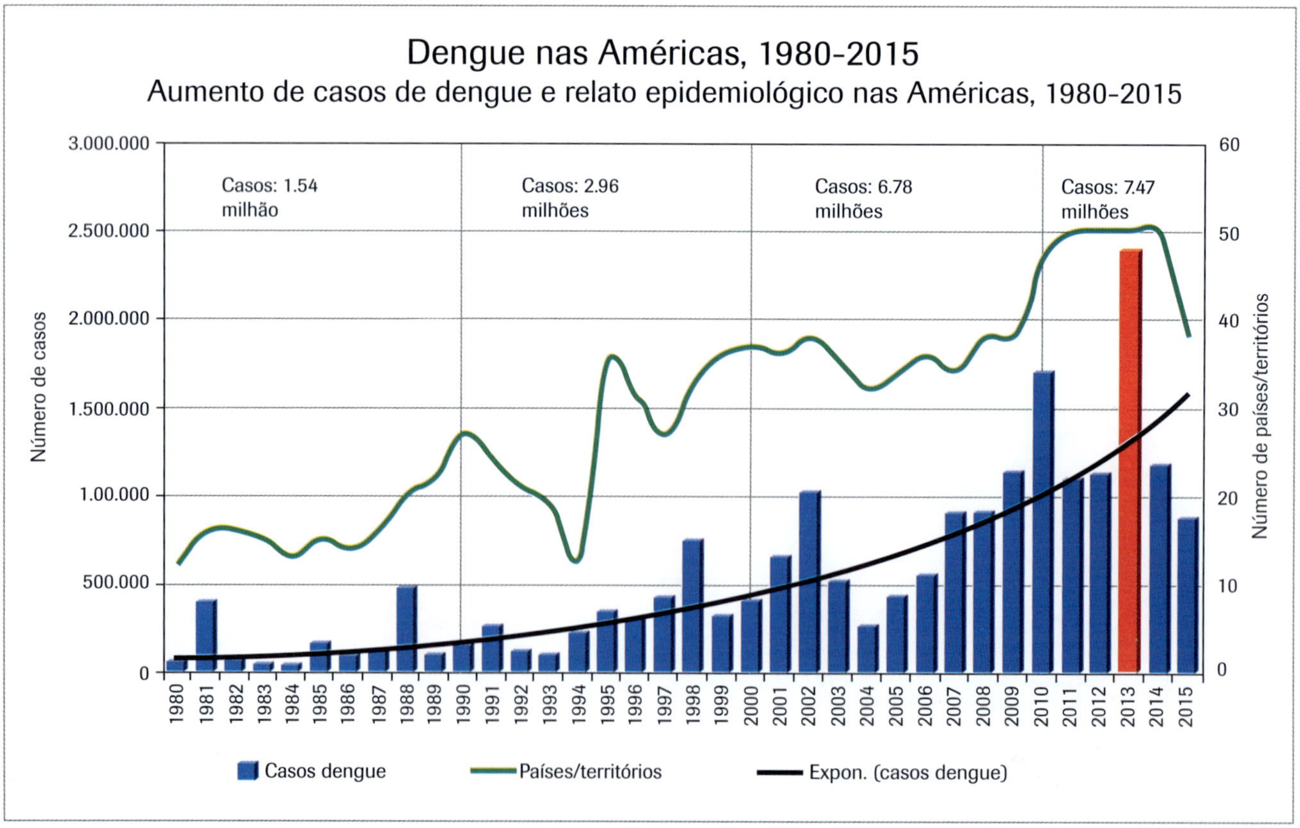

Figura 12. Dengue nas Américas, 1980 a 2015.

vam ao aumento da permeabilidade vascular, edema e desenvolvimento da diátese hemorrágica.

A resposta imune celular tem sido estudada por meio da análise de culturas de leucócitos infectados *in vitro* com o vírus da dengue. O macrófago é reconhecido como a célula-alvo para o vírus, sendo difícil a detecção dos antígenos virais em outros tipos celulares.

No sangue periférico de pacientes com dengue, foi observada uma resposta predominantemente do tipo Th1, nos casos de febre da dengue, e do tipo Th2, nos casos de febre hemorrágica grau IV[17].

As mialgias são parcialmente correlacionadas à multiplicação dos vírus no tecido muscular.

As manifestações mais severas da dengue, FHD/SCD, caracterizam-se pela teoria sequencial, ou seja, a memória imune pregressa (ou aquisição transplacentária de IgG) amplifica a resposta a um novo sorotipo ao qual o paciente se exponha. A resposta exacerbada medeia a liberação de citocinas, que resultam na vasodilatação e perda proteica intensas. Essa teoria não é suficiente, mas explica casos em que ocorre a FHD/SCD na primoinfecção.

Patologia

As alterações anatomopatológicas em casos humanos são limitadas, em virtude da natureza geralmente benigna da doença. As alterações mais significativas são descritas principalmente em casos de dengue hemorrágica e síndrome do choque da dengue. Em necrópsias, são observadas hemorragias cutâneas no trato gastrintestinal, no septo interventricular, no pericárdio, no espaço subaracnóideo e nas superfícies viscerais.

Em relação ao fígado, os hepatócitos apresentam graus variáveis de comprometimento, com esteatose, apoptose, necrose mediozonal e hemorragia. Observa-se hiperplasia e hipertrofia das células de Kupffer. Nos sinusoides, são visualizadas células mononucleadas inflamatórias e células com citoplasma acidófilo e vacuolizado com núcleos picnóticos, fragmentados ou ausentes, reproduzindo as características dos corpúsculos de Councilman. Os aspectos histológicos observados no fígado lembram aqueles encontrados na febre amarela[18].

Entretanto, embora a necrose mediozonal seja o aspecto clássico da dengue (Figura 13), o quadro histológico hepático é variado e, mesmo em pacientes autopsiados por dengue hemorrágica, também são descritas as possibilidades de necrose não zonal e até histologia próxima ao normal[19].

No baço e nos linfonodos, há proliferação linfoplasmocitária com grande atividade celular e necrose de centros germinativos. Observou-se também redução da polpa branca esplênica com linfocitólise e fagocitose dessas células.

Halsted[20], ao analisar biópsias de medula óssea 4 dias após o surgimento de febre, relatou diminuição do número de megacariócitos, diminuição da eritropoiese e ausência total de granulocitopoiese. Em torno de 7 a 10 dias, observou um retorno progressivo da celularidade normal.

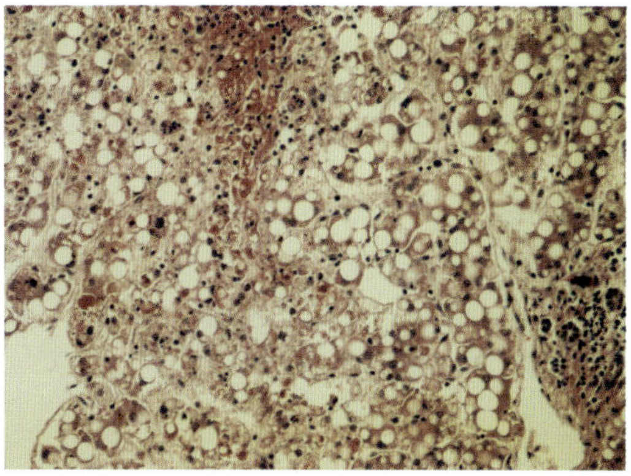

Figura 13. No canto inferior esquerdo vê-se um ramo venoso centro-lobular, e no inferior direito um espaço porta. A faixa central evidencia necrose (apoptose) médio-zonal clássica da dengue hemorrágica.
Fonte: Cortesia da bióloga Sueli Nonogaki e do Dr. Iberê Cauduro Soares, do Instituto Adolfo Lutz em São Paulo.

No sistema nervoso, ocorrem focos de hemorragia e, raramente, quadros de encefalite, com nódulos microgliais.

Nos rins, Boonpucknavig et al.[21] evidenciaram glomerulonefrite, provavelmente em decorrência do depósito de imunocomplexos na membrana basal glomerular.

Aspectos clínicos e diagnósticos

A dengue é uma doença de notificação compulsória. De acordo com o Ministério da Saúde, no Brasil, a definição de casos deve seguir algumas definições clínico-laboratoriais[22].

Classificação da dengue

Caso de dengue

Caracteriza-se por pacientes com doença febril aguda, com duração máxima de 7 dias, acompanhada de, pelo menos, 2 dos seguintes sintomas: cefaleia, dor retro-orbitária, mialgia, artralgia, prostração e exantema, confirmados laboratorialmente ou por critério clínico-epidemiológico.

É importante ressaltar que os pacientes com DC podem apresentar manifestações hemorrágicas e apresentações atípicas.

Caso de dengue com sinais de alarme

Refere-se aos casos de dengue que também apresentem sinais de complicação podendo ainda evoluir com sinais de choque. A Figura 14 mostra esquematicamente o diferencial clínico entre eles. Na Figura 15, classifica-se a dengue pelo tipo de comprometimento e sinais de gravidade que permitem priorizar e agilizar o tratamento.

Em regiões endêmicas, o quadro inespecífico é, habitualmente, confundido com outras doenças virais. Contudo, fora de áreas endêmicas, em pacientes que passaram por uma área endêmica ou de epidemia e que apresentem início súbito de doença exantemática febril, mialgia intensa e dor retro-orbitária, deve-se considerar

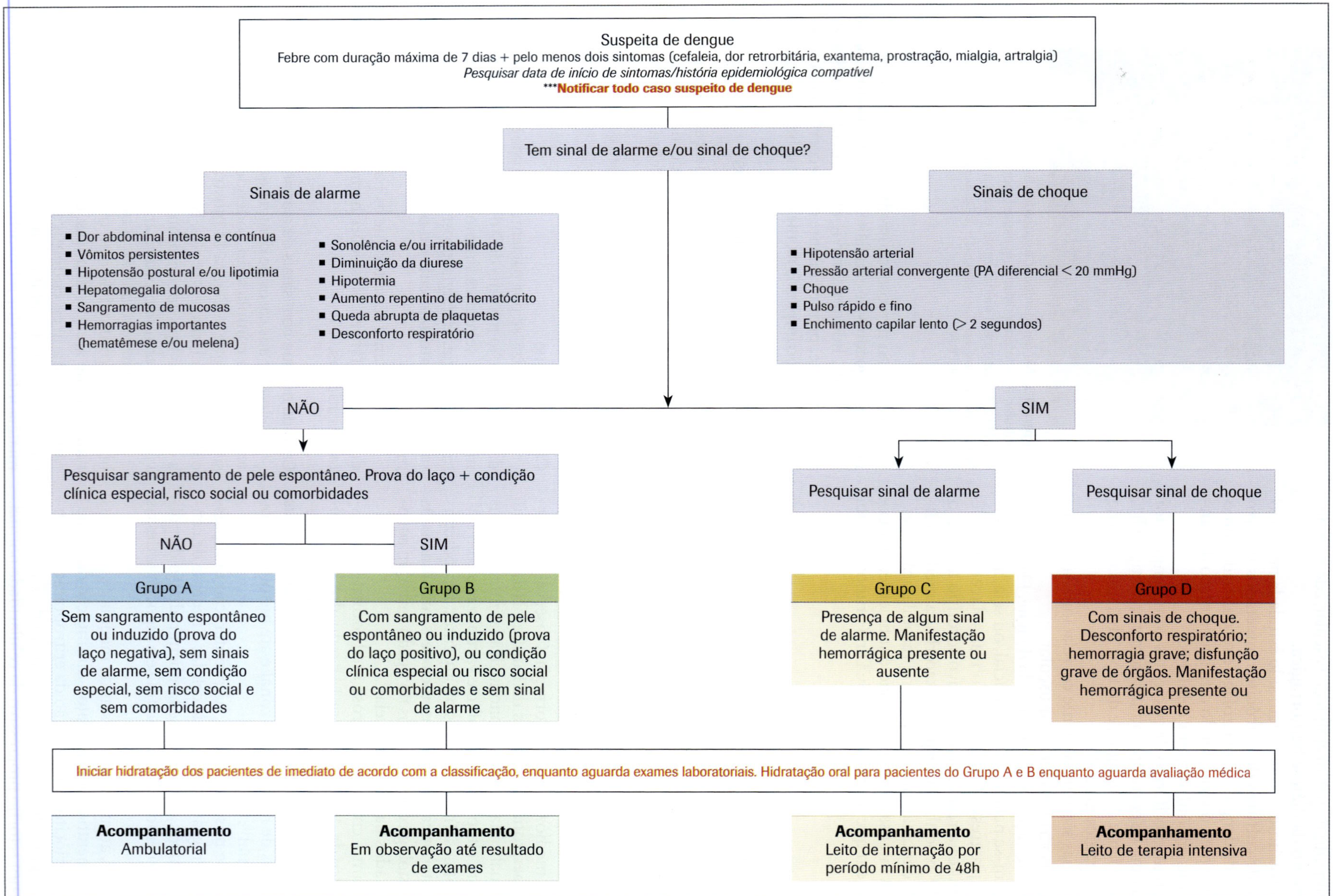

Figura 14.
Fonte: SAS/MS

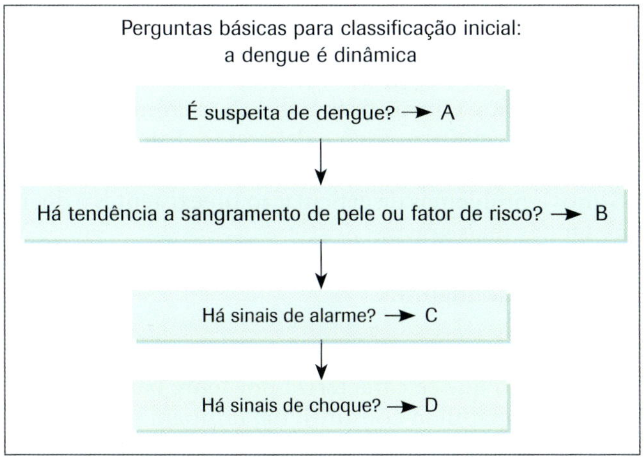

Figura 15. Perguntas básicas para classificação da dengue.

essa possibilidade diagnóstica. A febre é elevada, pode apresentar melhora discreta e recidivar após 1 dia, mas, habitualmente, persiste por até 7 dias. Concomitantemente, até 50% dos pacientes apresentam um eritema cutâneo, em geral, tênue e difuso, que desaparece em até 5 dias, eventualmente com descamação. Uma característica importante e que pode causar confusão no diagnóstico é a presença de prurido cutâneo associado. Por vezes, na ausência de febre, os pacientes são erroneamente diagnosticados como portadores de quadros alérgicos. A dor muscular está universalmente presente nos pacientes sintomáticos, porém a intensidade é variável. A típica dor retro-orbitária nem sempre está presente para reforçar a suspeita clínica. Além das alterações descritas, há um quadro de lassidão intensa. Tal sensação, descrita por uma impossibilidade de realizar as tarefas rotineiras e até depressão, pode perdurar por até 6 meses após o quadro agudo. É importante que o paciente seja orientado sobre isso, para que saiba lidar com tal situação e, de forma gradual, retome os hábitos rotineiros.

Mesmo na dengue sem complicações, pequenas manifestações hemorrágicas podem estar presentes. Assim, sangramentos gengivais, epistaxe, metrorragia e petéquias ou equimoses podem ser observados. O monitoramento clínico e da contagem de plaquetas possibilitam ao médico assistente diferenciar as formas mais graves e tranquilizar o paciente.

Na prática, um paciente gravemente enfermo, com febre, mialgia e astenia intensas, linfocitose atípica e plaquetopenia – ou contagem no limite inferior ao normal – deve ser considerado suspeito de dengue. Se outros sintomas clássicos estiverem presentes, o diagnóstico clínico, em um contexto epidemiológico condizente com a doença, se torna simples. A dengue é autolimitada e benigna. Grande parte dos infectados nem chega a desenvolver sintomas.

O advento de novos sorotipos do vírus da dengue em circulação em uma região, aliado a um enorme contingente de outros expostos, criou as condições para o aparecimento das complicações, como discutido anteriormente. Do ponto de vista clínico, esse quadro se traduz por sintomas semelhantes ao da dengue clássica que, em poucas horas, evoluem para manifestações mais graves e choque. Os sinais de alerta para a progressão para complicações são dor abdominal intensa e contínua, vômitos persistentes, hepatomegalia dolorosa, derrames cavitários, sangramentos importantes (petéquias e equimoses difusas, hemorragia digestiva e hematúria), hipotensão arterial e ortostática, diurese reduzida, letargia ou agitação, sinais de hipofluxo periférico (pulso rápido e fraco, extremidades frias e com cianose), lipotimia, sudorese, hipotermia e elevação repentina do hematócrito. A prova do laço positiva auxilia no diagnóstico de fragilidade capilar e pode ser útil na tomada de decisões e no diagnóstico precoce. O quadro com complicações é mais comum em crianças ou idosos, mas pode ocorrer em qualquer idade.

Do ponto de vista laboratorial, as alterações são semelhantes às da dengue clássica, porém, a contagem de plaquetas é menor – abaixo de 100.000/mm^3 – e há sinais de hemoconcentração, com elevação do hematócrito (aumento maior ou igual a 10%).

O diagnóstico diferencial da dengue se faz com chikungunya, zika, gripe, rubéola, sarampo e outras infecções virais ou bacterianas. Uma maneira simples de diferenciar sintomas inespecíficos de uma virose respiratória é a presença dos sintomas respiratórios (tosse, coriza etc.), ausentes na dengue. A história vacinal e epidemiológica, além da sazonalidade, podem auxiliar na diferenciação de outras doenças virais exantemáticas. Na forma com complicações, o diagnóstico diferencial deve ser realizado com outras doenças virais ou bacterianas graves que desencadeiem choque, como a meningococcemia. Pode-se considerar leptospirose, febre amarela, malária, hepatite infecciosa e outras febres hemorrágicas transmitidas por mosquitos ou carrapatos. Os exames microbiológicos, sorológicos e parasitológicos, além da história epidemiológica, são relevantes para a elucidação desse diagnóstico diferencial.

Diagnóstico

O laboratório é muito útil no manuseio do caso suspeito de dengue. A presença de linfócitos atípicos é comum, assim como a elevação transitória dos níveis de transaminases, que podem chegar a até 1.000 U/L. Baixa contagem de plaquetas (< 100.000/mm^3), também é muito frequente. Em pacientes com dengue, o hemograma é muito útil para definir a conduta terapêutica e se o caso deve ser hospitalizado, como será observado adiante.

Diagnóstico laboratorial específico

A confirmação do diagnóstico ocorre pela identificação de anticorpos específicos ou isolamento viral – ou de seu RNA. Em um contexto epidêmico, a necessidade de confirmação etiológica dos quadros clínicos típicos torna-se secundária. A sorologia deve ser solicitada nas situações endêmicas ou na suspeita de FHD/SCD. O teste MAC-ELISA tem sido o mais utilizado nos últimos anos, para identificar os anticorpos contra a dengue. Após 5 dias de sintomas, é possível identificar os anticorpos IgM, que podem perdurar por até 90 dias. Em uma segunda infecção, os títulos de IgM costumam ser mais modestos que em uma primeira exposição. A identificação de anticorpos IgG é mais tardia. Além disso, esse anticorpo é mais inespecífico, com a possibilidade de múltiplas reações cruzadas. Em regiões de alta prevalência de infecção, é difícil diagnosticar uma nova exposição por outro sorotipo, com IgM ausente e IgG presente por exposições prévias. O isolamento viral ou a pesquisa de seu RNA deve ser solicitada antes dos 5 dias de evolução, período da viremia.

Para consolidar o diagnóstico nos primeiros dias da doença, tem-se a alternativa da pesquisa do antígeno NS1, que é uma proteína presente, durante a fase inicial da infecção, em altas concentrações no soro de pacientes infectados com o vírus da dengue, podendo ser detectado do 1º ao 7º dia após o aparecimento dos sintomas.

Diagnóstico diferencial

Importante destacar duas outras doenças transmitidas por *Aedes* que recentemente apareceram no Brasil: chikungunya e zika.

Chikungunya

Doença em expansão no mundo, com similaridades com a dengue e que, caracteristicamente, pode evoluir em 3 fases: aguda, subaguda e crônica.

A doença aguda é mais comumente caracterizada por febre de início súbito (tipicamente maior que 39°C) e dor articular intensa. Outros sinais e sintomas podem incluir cefaleia, dor difusa nas costas, mialgia, náusea, vômito, poliartrite, erupção cutânea e conjuntivite. A fase aguda dura de 3 a 10 dias.

Após os primeiros 10 dias, a maioria dos pacientes sentirá uma melhora na saúde geral e na dor articular. No entanto, após este período, uma recaída dos sinais pode ocorrer, com alguns pacientes reclamando de vários sintomas reumáticos, incluindo poliartrite distal, exacerbação da dor em articulações e ossos previamente feridos e tenossinovite hipertrófica subaguda nos punhos e tornozelos. Isso é muito comum entre 2 e 3 meses após o início da doença. Alguns pacientes também podem desenvolver distúrbios vasculares periféricos, como a síndrome de Raynaud. Além dos sintomas físicos, a maioria dos pacientes reclama de sintomas depressivos, cansaço geral e fraqueza.

A doença crônica é definida por sintomas que persistem por mais de 3 meses. A frequência de pessoas relatando sintomas persistentes varia substancialmente por estudo e pela quantidade de tempo decorrido entre o seu início e o tratamento. O sintoma persistente mais comum é a artralgia inflamatória nas mesmas articulações afetadas durante os estágios agudos. Geralmente, não há mudança significante em testes laboratoriais e nas radiografias das áreas afetadas, mas alguns indivíduos desenvolvem artropatia/artrite semelhante à artrite reumatoide ou artrite psoriática. Outros sintomas da fase crônica da doença podem incluir cansaço e depressão. Fatores de risco para a não recuperação são: idade avançada (maiores de 65 anos), problemas de articulação preexistentes e doenças agudas mais graves.

O Quadro 3 mostra fatores necessários para a vigilância de chikungunya.

Zika

Infecção que se caracteriza por febre baixa, exantema maculopapular, conjuntivite; também transmitida por *Aedes* e que tem tido dispersão grande durante o ano de 2015.

O Quadro 5 mostra o diferencial clínico entre dengue, chikungunya, zika e sarampo.

Tratamento

A terapia dos casos mais graves requer hospitalização com reposição de volume, combate ao choque e reposição de fatores de coagulação, além do suporte clínico. Na dengue clássica, a terapia deve ser realizada com medicação sintomática e repouso. O uso de salicilatos é contraindicado, pelos riscos de potencialização da hemorragia e do aparecimento da síndrome de Reye. O uso de paracetamol ou dipirona, além de outros sintomáticos, é suficiente para o controle dos sintomas álgicos e da febre.

Pacientes com dengue clássica leve e hemograma normal devem ser acompanhados ambulatorialmente. Se o hemograma apresentar alterações leves (elevação do hematócrito acima de 10%, plaquetas entre 50 e 100.000/mm^3 e leucócitos abaixo de 1.000/mm^3), o paciente deve ser acompanhado em regime ambulatorial, com reavaliação diária e orientação sobre sinais de alerta. Pacientes com alterações moderadas (hematócrito com elevação de 10% e plaquetas abaixo de 50.000/mm^3) ou FHD/SCD devem ser hospitalizados em leito de observação, com reavaliação contínua e hidratação vigorosa. Pacientes com menos de 50.000 plaquetas/mm^3 e manifestações hemorrágicas viscerais, sobretudo no SNC, devem receber transfusão de plaquetas. Os casos mais graves, evidentemente, devem ser tratados em regime intensivo (UTI).

Quadro 3. Vigilângia do chikungunya (SVS/MS)
▪ **Caso suspeito:** paciente com febre de início súbito maior de 38,5°C.
▪ Artralgia ou artrite intensa com início agudo, não explicada por outras condições. – Obs: A artralgia pode começar após 3 dias, portanto febre isolada proveniente de áreas de transmissão também deve ser considerada
▪ Ser residente ou ter visitado áreas endêmicas ou epidêmicas até duas semanas antes do início dos sintomas
Fonte: http//www.cve.saude.sp.gov.br/htm/zoo/informes/IF160614_CHIKUNGUNYA.pdf

Quadro 4. Comparação entre chikungunya e dengue

Características clínicas e laboratoriais	Infecção pelo vírus de chikungunya	Infecção pelo vírus da dengue
Febre (> 102ºF ou 39ºC)	+++	++
Mialgias	+	++
Artralgias	+++	+/-
Cefaleia	++	++**
Erupção cutânea	++	+
Discrasias hemorrágicas	+/-	++
Choques	-	+
Leucopenia	++	+++
Neutropenia	+	+++
Linfopenia	+++	++
Hematócrito elevado	-	++
Trombocitopenia	+	+++

Fonte: modificada de Staples, Breiman; Powers, 2009.
Frequência média dos sintomas de estudos, em que as duas doenças foram diretamente comparadas entre pacientes que procuravam ajuda; +++ : 70-100% dos pacientes; ++ : 40-69%; + : 10-39%; +/- : < 10%; - : 0%.
**Geralmente retro-orbital.

Quadro 5. Dengue, chikungunya, zika e sarampo: presença e frequência dos principais sinais/sintomas

Características principais	Dengue	Chikungunya	Zika	Sarampo
Febre	+++++	++++	+	++++
Exantema maculopapular	++	++	++++	+++++
Hiperemia conjuntival	+	+	++++	+++++
Mialgia/artralgia	+++	+++++	++	Ausente
Edema	Ausente	++++	+++	Ausente
Dor retro-orbital	+++++	+	++	Ausente
Linfadenopatia	+	++	+	+
Tosse/coriza	Ausente	Ausente	Ausente	+++
Hemorragia	++	Ausente	Ausente	Ausente
Hepatomegalia	++	+++	Ausente	+
Leucopenia/trombocitopenia	+++	+++	Ausente	+++

Obs.: considerar este quadro apenas para auxiliar no diagnóstico clínico em conjunto com as outras características clínicas, epidemiológicas e laboratoriais.
Fonte: adaptado de Haltead et al. Departamento do Serviço de Saúde do Estado de Yap/Micronésia.

O Ministério da Saúde disponibiliza, em seu site, fluxos e roteiros atualizados para o estabelecimento de rotinas assistenciais e organização de serviço para assistência nas epidemias. O acesso é recomendável para um detalhamento do tema.

Prevenção

A prevenção da febre amarela foi discutida previamente. Cumpre destacar a necessidade de controlar o vetor, o que deve ser realizado de forma sistemática e continuada, com envolvimento da população. O combate aos depósitos de água limpa e criadores de ovos e larvas é uma medida mais eficaz que o combate ao inseto adulto. Métodos naturais, predadores, aliados aos larvicidas, e inseticidas também são estratégias possíveis. No interior dos domicílios, deve-se ter o cuidado de fechar janelas, utilizar inseticidas e não permitir o acúmulo de água limpa e potenciais criadouros do mosquito.

Infelizmente, ainda inexiste uma vacina que confira imunidade contra todos os sorotipos virais de forma simultânea. Portanto, o controle ambiental é a medida mais eficaz a ser adotada.

Prognóstico

A dengue é uma doença autolimitada e não deixa sequelas. Quando diagnosticada de forma precoce e monitorada de modo adequado, a dengue tem baixa letalidade. Os sinais de alerta devem ser prontamente reconhecidos, visto que casos mais graves tratados de modo rápido e eficaz resultam em mortalidade em torno de 1%.

Considerações finais

O clínico deve estar atento à possibilidade de realizar o diagnóstico de uma febre hemorrágica viral. Certamente, a dengue é a doença com a qual há maior possibilidade de vivência clínica, essencialmente em suas formas mais corriqueiras (dengue clássica). Entretanto, como exercício diagnóstico, a dengue e a febre amarela compartilham sintomas com diversas outras patologias de severidade variável. Nesse sentido, a noção dos conhecimentos epidemiológicos da febre amarela, uma doença evitada por uma vacina, e da endemicidade e extrema adaptação do vetor da dengue nos domicílios das áreas tropicais, são informações muito relevantes.

A intervenção médica terapêutica, embora inespecífica, é, em ambas as situações, essencial para assegurar um melhor prognóstico, sobretudo nas formas graves. Para a dengue, o pronto diagnóstico e o correto manuseio resultam em baixíssima mortalidade. Entretanto, o sofrimento associado às formas mais brandas ainda é elevado. Na febre amarela, infelizmente, as formas graves cursam com alta mortalidade. Nesse sentido, a judiciosa vacinação tem um papel primordial.

Por fim, há que se destacar o risco potencial da urbanização da febre amarela, se houver uma desatenção das autoridades sanitárias. Assim, a erradicação ou o controle máximo de vetores é uma tarefa essencial no manuseio da dengue.

Referências bibliográficas

1. Centers for Disease Control and Prevention (CDC). Viral hemorrhagic fevers fact sheet. Disponível em: www.cdc.gov. Acesso em: 20/1/2007.
2. Mukhopadhyay S, Kuhn RJ, Rossmann MG. A structural perspective of the flavivirus life cycle. Nat Rev. 2005;3:13-22.
3. Monath TP. Yellow fever: an update. Lancet. 2001;1:11-20.
4. Vasconcelos PFC. Febre amarela. Rev Soc Bras Med Trop. 2003;36(2):275-93.
5. Vasconcelos PF, Bryant JE, da Rosa TP, Tesh RB, Rodrigues SG, Barrett AD. Genetic divergence and dispersal of yellow fever virus, Brazil. Emerg Infect Dis. 2004;10:1578-84.
6. Oliveira RL, Vazeille M, Filippis AMB, Failloux AB. *Aedes aegypti* in Brazil: genetically differentiated populations with high susceptibility to dengue and yellow fever viruses. Trans R Soc Trop Med Hyg. 2004;98:43-54.
7. Massad E, Burattini MN, Coutinho FAB, Lopez LF. Dengue and the risk of urban yellow fever reintroduction in São Paulo State, Brazil. Rev Saúde Púb. 2003;37:477-84.
8. Brasil. Ministério da Saúde. Manual de vigilância epidemiológica febre amarela, SVS. Brasília: Ministério da Saúde. Disponível em: www.saude.gov.br. Acesso em: 20/1/2007.
9. Seligman SJ, Gould EA. Live flavivirus vaccines: reasons for caution. Lancet. 2004;363:2073-5.
10. Pugachev KV, Guirakhoo F, Monath TP. New developments in flavivirus vaccines with special attention to yellow fever. Cur Op Infect Dis. 2005;18:387-94.
11. Gubler DJ. The changing epidemiology of yellow fever and dengue, 1990 to 2003: full circle? Comp Immunol Microbiol Infect Dis. 2004;27:319-30.
12. Pan-American Health Organization. Dengue and dengue hemorrhagic fever in the Americas: guidelines for prevention and control. Scientific Publication. 1994;548.
13. Gubler DJ. Dengue and dengue hemorrhagic fever. Clin Microbiol Rev. 1998;11:480-96.
14. Siqueira JB, Martelli CMT, Coelho GE, Simplicio AC, Hatch DL. Dengue and dengue hemorrhagic fever, Brazil, 1981-2002. Emerg Infect Dis 2005; 11:48-53.
15. Rothman AL, Ennis AF. Immunopathogenesis of dengue hemorraghic fever. Virol. 1999;257: 1.
16. Rosen L. Disease exacerbation caused by sequential dengue infections: myth or reality? Rev Infect Dis. 1989;11(4):840.
17. Chatuverdi UC, Etbishbishi EA, Agarwal R, Raghupathy R, Nagar R, Tandon R et al. Sequential Production of citokines by dengue virus indected human peripheral blood leukocyte cultures. J Med Virol. 1999;59:335.
18. Couvelard A, Marianneau P, Bedel C, Drouet MT, Vachon F, Hénin D et al. Report of a fatal case of dengue infection with hepatitis: demonstration of dengue antigens in hepatocitos and liver apoptosis. Human Pathol. 1999;30(9):1106.
19. Huerre MR, Lan NT, Marianneau P, Hue NB, Khun H, Hung NT et al. Liver histopathology and biological correlates in five cases of fatal dengue fever in Vietnamese children. Virchows Archives. 2001;438(2):107-15.
20. Halsted SB. Pathogenesis of dengue: challenges to molecular biology. Science. 1988;239:476.
21. Boonpucknavig V, Bhamarapravati N, Boonpucknavig S, Futakul P, Tanpaichitr P. Glomerularchanges in dengue hemorrhagic fever. Arch Pathol Lab Med. 1976;100:206.
22. Brasil. Ministério da Saúde. Dengue: roteiro para capacitação de profissionais médicos no diagnóstico e tratamento. Vários autores. Brasília: Ministério da Saúde, 2005.
23. Gluber DJ, Clark GG. Dengue/Dengue hemorrhagic fever: the emergence of a global health problem. Emerg Infect Dis. 1995;1:55-7.
24. Souza VAUF, Fernandes S, Araújo ESA, Tateno AF, Oliveira OM, Oliveira RR et al. Use of immunoglobulin G avidity test to discriminate between primary and secondary dengue virus infections. J Clin Microbiol. 2004;42:1782-4.

Diarreias Infecciosas e Cólera 14

Maria Cláudia Stockler de Almeida
Karim Yaqub Ibrahim
Ângela de Carvalho Freitas
Marcelo Litvoc

SUMÁRIO

Definição

As diarreias infecciosas ou gastroenterites são quadros de inflamação intestinal aguda que se exteriorizam clinicamente com diarreia, cólicas abdominais, náuseas e perda de apetite. Diversas podem ser as causas infecciosas de gastroenterites, dentre as quais as mais frequentes em adultos estão relacionadas a infecções virais e bacterianas (Quadro 1). O principal risco para o paciente com diarreia infecciosa é a desidratação[1].

Mecanismos de transmissão

As diarreias infecciosas podem ser adquiridas por:

- Ingestão de alimentos contaminados – por manipulação e armazenamento inadequados de alimentos, utilização de excretas humanas ou de animais não tratadas como fertilizantes, uso de água contaminada para o preparo de alimentos ou contaminação dos alimentos com fezes durante o abate de animais. Deve-se considerar que, atualmente, grande parte das refeições são realizadas fora de casa, o que pode contribuir para maior contaminação dos alimentos.
- Ingestão de água contaminada – a água potável em algumas regiões pode estar contaminada. Com o consumo frequente de água clorada e filtrada, a possibilidade de contaminação da água potável é muito pequena. A água utilizada para recreação em piscinas, água de rios e mar e a água empregada na higiene pessoal (banho) podem também ser implicadas, desde que não tratadas.
- Transmissão pessoa a pessoa – a transmissão se dá por contato inter-humano próximo, em especial nos extremos de idade, tais como crianças em creches e escolas e idosos institucionalizados. Em hospitais, 1 a 2% dos pacientes apresentam diarreia. *Clostridium difficile* é o principal agente por conta da capacidade de seus esporos permanecerem no meio ambiente hospitalar, da vulnerabilidade dos pacientes e pelo uso de antimicrobianos que predispõem a infecção por essa bactéria[2].

Classificação

Em relação ao dano causado pelo agente, é possível classificar as diarreias infecciosas nas formas descritas a seguir.

Diarreias não inflamatórias

Esse tipo de diarreia é causado por toxinas de bactérias, vírus e alguns parasitas. Há acometimento apenas do intestino delgado com diminuição de sua capacidade absortiva e consequente aumento na eliminação de fluidos e eletrólitos, determinando diarreia aquosa de grande volume. Nesse caso não há acometimento ou lesão de mucosas. Sintomas gerais como febre, mal-estar e inapetência estão ausentes. Geralmente ocorre dor periumbilical, evacuação de fezes aquosas em grande quantidade e distensão abdominal (Quadro 2).

Quadro 1. Principais agentes etiológicos de diarreias infecciosas

Vírus	Bactérias	Parasitas (protozoários ou helmintos)
Rotavírus	*Campylobacter jejuni*	*Cyclospora cayetanensis*
Adenovírus entéricos	*Shigella* spp.	*Cryptosporidium* spp.
Calicivírus (Norovírus)	*Salmonella enterica*	*Giardia lamblia*
	E. coli (STEC, ETEC, EHEC)	*Entamoeba histolytica*
	Clostridium difficile	*Isospora belli*
	Yersinia enterocolitica	*Microsporidia*
	Vibrio cholerae	*Strongyloides* spp.

STEC: *E. coli* produtora de toxina Shiga, ETEC: *E. coli* enterotoxigênica, EHEC: *E. coli* êntero-hemorrágica.

Quadro 2. Agentes etiológicos relacionados a diarreias não inflamatórias

Vírus	Bactérias	Protozoários
Rotavírus A-C	*S. aureus*	*Giardia lamblia*
Calicivírus (Norovírus)	*Clostridium perfringens*	*Cryptosporidium* spp.
Adenovírus (tipos entéricos)	*Vibrio cholerae*	
Enterovírus (Echovírus)	*E. coli (ETEC e EHEC)*	
	B. cereus	

ETEC: *E. coli* enterotoxigênica, EHEC: *E. coli* êntero-hemorrágica.

Diarreias inflamatórias

São causadas por agentes invasivos que infectam e destroem a mucosa, em especial na região do cólon. Geralmente causadas por bactérias como *Shigella* spp. e *E. coli* invasiva. Nesses casos relata-se a presença de muco e sangue nas fezes e o quadro usualmente é acompanhado de outros sintomas, como cólicas abdominais, tenesmo, urgência, febre e mal-estar (Quadro 3).

Diarreias invasivas

Essas diarreias são causadas por agentes que penetram a mucosa intestinal e são capazes de causar infecção sistêmica (Quadro 4).

Quadro clínico

O quadro clínico observado nas diarreias infecciosas pode variar dependendo da fisiopatologia da síndrome diarreica. Assim, por exemplo, os sintomas desencadeados por ação de toxinas presentes nos alimentos geralmente surgem dentro de poucas horas após sua ingestão. Os sintomas consequentes à ação patogênica de bactérias contaminantes de alimentos, por sua vez, costumam aparecer dentro de dias após do consumo.

Quadro 3. Agentes etiológicos relacionados a diarreias inflamatórias

Bactérias	Protozoários
Shigella spp.	*Entamoeba histolytica*
E. coli	
Salmonella enterica	
Yersinia enterocolitica	
Campylobacter jejuni	
V. parahaemoliticus	
Clostridium difficile	

Quadro 4. Agentes etiológicos relacionados a diarreias invasivas

Bactérias	Helmintos
Salmonella typhi	*Strongyloides stercoralis*
Campylobacter jejuni	
Yersinia enterocolitica	

Quando a infecção ocorre em adultos saudáveis, normalmente os quadros são autolimitados e não apresentam maiores complicações. Entretanto, nos extremos de idade, ou quando pessoas imunocomprometidas são acometidas, pode haver desidratação grave, além de outras complicações ou até mesmo óbito. Embora habitualmente benignas em adultos saudáveis, as diarreias infecciosas podem ser acompanhadas de febre alta, o que gera grande desconforto, absenteísmo ao trabalho e, em caso de viajantes, interrupção de planos (Quadro 5).

As diarreias podem ainda ser classificadas como agudas, quando apresentam duração inferior a 14 dias, ou protraídas, quando perduram por mais de 14 dias.

Gastroenterites agudas causadas por bactérias

Os principais agentes são *Salmonella enterica, Campylobacter jejuni, Shuigella* spp., *E. coli, Vibrio* spp. e *Yersi-*

Quadro 5. Síntese dos achados clínicos observados nas diarreias infecciosas

Diarreias não inflamatórias	Diarreias inflamatórias ou invasivas
Diarreia aquosa volumosa	Diarreia de menor volume
Náuseas e vômitos	Fezes disentéricas (presença de muco e sangue)
Cólica abdominal generalizada	Tenesmo, cólica localizada na porção inferior do abdome
Febre baixa ou ausente	Presença de febre

nia enterocolitica. São descritas a seguir, de forma mais detalhada, as características das diarreias infecciosas causadas por esses agentes.

Campylobacter jejuni

É um bacilo gram-negativo em formato de bastonete curvo, em espiral ou em S e que cresce em microaerofilia. Cerca de 10% dos casos podem ser causados por *Campylobacter coli,* porém na prática é difícil distinguir as diferentes espécies.

Epidemiologia

Trata-se de uma zoonose. É uma bactéria encontrada no trato intestinal de animais manipulados para a produção de alimentos, bem como em animais domésticos, incluindo as aves. A doença ocorre após ingestão de alimentos ou água contaminados, tais como leite não pasteurizado, carne bovina ou de aves cruas ou parcialmente cozidas. Pode haver infecção por contato direto com animais domésticos, em especial filhotes. O pico de infecção humana ocorre na infância, seguido da faixa etária de adolescentes.

Sintomas

O período de incubação é de 1 a 7 dias (média de 3 dias). Em torno de dois terços dos pacientes apresentam um período prodrômico curto (de até 24 horas), com sintomas gerais como febre, cefaleia e mal-estar, seguidos de febre alta (40ºC), dor abdominal e diarreia com presença de muco e sangue, com frequência de até dez evacuações por dia. Casos com vômitos e diarreia intensa tendem a ser mais prolongados e requer internação hospitalar. Tenesmo ocorre em 25% dos pacientes. Um terço dos pacientes apresenta sintomas gerais por período mais prolongado e dor abdominal no quadrante inferior direito do abdome, porém não apresenta diarreia. Poucos pacientes apresentam quadros de colite mais grave, com presença de diarreia sanguinolenta, podendo ser confundido com apendicite aguda. A hemocultura é positiva em menos de 1% dos casos. Casos não tratados têm duração de 4 a 10 dias.

Complicações

A síndrome de Guillain-Barré pode ocorrer em decorrência da infecção por *Campylobacter* spp., em geral entre 1 a 4 semanas após o início do quadro diarreico. Cerca de 20 a 40% dos casos dessa síndrome ocorrem após infecção por *Campylobacter* spp.

Casos que desenvolvem quadros mais prolongados de diarreia (superior a 7 dias) podem estar associados com síndrome do cólon irritável pós-diarreia infecciosa.

Tratamento

O tratamento com antimicrobianos apenas reduz a duração dos sintomas em poucos dias. Dessa forma, deve ser reservado apenas para casos com curso mais prolongado ou aos pacientes nos extremos de idade ou imunocomprometidos. Macrolídeos ou fluoroquinolonas podem ser empregados por um período de 3 a 5 dias. Os pacientes imunocomprometidos devem ser tratados por 14 dias[3]. Sabe-se ainda que o tratamento antimicrobiano reduz o tempo de estado de portador.

Salmonella enterica (não *typhi*)

Salmonella enterica possui sorogrupos (A, B, C1, C2, D, E) relacionados ao antígeno O. É um bacilo gram-negativo anaeróbio facultativo.

Epidemiologia

A *Salmonella enterica* está difusamente disseminada no trato gastrintestinal dos homens, mamíferos selvagens e domesticados, aves e répteis. A infecção ocorre após ingestão de alimentos contaminados, em especial aves, ovos e leite, ou após contato direto com animais domésticos. Grande parte das carnes de aves e bovinas são contaminadas por *Salmonella enterica.* As aves são capazes de transmitir a bactéria verticalmente para seus ovos e tais bactérias, por sua vez, têm a capacidade de sobreviver no meio ambiente por mais de um ano.

Sintomas

O período de incubação é de 1 a 4 dias (média de 2 dias). Pacientes de maior risco são os em extremos de idade e pacientes com deficiência da imunidade celular, deficiência das células do sistema retículo-endotelial e hipocloridria. Em particular, pacientes infectados pelo HIV ou com aids apresentam maior risco de evoluir para o quadro de sepse após infecção por salmonelas. Deve-se ainda destacar os pacientes com esquistossomose hepatoesplênica com hipertensão portal, pelo risco de desenvolverem bacteremias prolongadas e recorrentes por *Salmonella enterica.*

Os sintomas mais característicos das infecções por salmonela são febre, cólica abdominal, náuseas, vômitos e diarreia com presença de muco. A diarreia, quando não tratada, pode se prolongar por 4 a 10 dias. Nos pacientes imunocomprometidos, tende a ser ainda mais prolongada. Quadros de bacteremia podem ser diagnosticados em 2 a 4% dos casos, sendo que em crianças com menos de 12 meses de idade, adultos com mais de 50 anos e pacientes imunocomprometidos a frequência pode ser ainda maior.

Complicações

Nos pacientes com idade igual ou superior a 50 anos, observa-se que 10 a 33% daqueles com bacteremia podem evoluir com complicações, como arterite, incluindo arterite de grandes vasos.

Tratamento

O tratamento específico para pacientes imunocompetentes não é indicado, pois o uso de antimicrobianos não altera a duração dos sintomas e, ainda, pode prolongar a duração do estado de portador do agente infeccioso.

Crianças com menos de 12 meses de idade, adultos com mais de 50 anos e pacientes com maior risco de bacteremia (febre elevada, diarreia prolongada) devem ser tratados com fluoroquinolona ou sulfametoxazol/trimetoprima por 3 a 7 dias. Os pacientes imunocomprometidos (em particular, os com diagnóstico de aids) devem ser tratados por 7 a 14 dias. No caso de diagnóstico de bacteremia, pacientes imunocompetentes devem ser tratados com medicação intravenosa ou por via oral, por 7 a 14 dias. Pacientes com aids devem ser tratados por seis semanas. No caso de infecção endovascular, o tratamento deve ser mantido por 6 a 8 semanas e geralmente há necessidade de intervenção cirúrgica.

Shigella spp.

Bacilo gram-negativo, a *Shigella* pode ser classificada em quatro espécies (*S. dysenteriae* – grupo A, *S. flexneri* – grupo B, *S. boydii* – grupo C e *S. sonnei* – grupo D).

Epidemiologia

É uma bactéria muito adaptada ao hospedeiro. Acomete humanos e alguns primatas. Inóculo ingerido de 10 a 100 organismos é suficiente para estabelecer a infecção. São particularmente resistentes à acidez gástrica. A taxa de ataque é elevada em lactantes e crianças nos países em desenvolvimento. A taxa de ataque em contactantes domiciliares é de 20%, e a transmissão se dá pelo contato direto de pessoa a pessoa ou pela contaminação de água e alimentos.

Sintomas

O período de incubação é de 1 a 7 dias (média de 3 dias). Os sintomas mais característicos são febre, dor abdominal, tenesmo e diarreia com muco e sangue. De 5 a 10% das crianças com menos de 15 anos apresentam convulsão. Se não tratada com antimicrobianos, a duração do quadro diarreico pode se estender por até 7 dias.

Complicações

Em 3 a 4% dos pacientes pode ocorrer leucocitose com reação leucemoide (mais 50.000 leucócitos/mL). Bacteremia ocorre em 4% dos casos, mais frequentemente em crianças com menos de 5 anos de idade.

Sintomas extraintestinais incluem cefaleia, convulsão e síndrome hemolítico-urêmica (*S. dysenteriae* tipo 1). Podem ocorrer megacólon tóxico ou hiponatremia. Artrite reacional ocorre em 1% dos casos, em geral com início de 1 a 2 semanas após a infecção (*S. flexneri*).

Tratamento

O tratamento é feito com a combinação sulfametoxazol/trimetoprima ou com fluoroquinolona por 3 a 5 dias. Seu emprego reduz a duração dos sintomas e a duração do estado de portador. Em crianças com menos de 5 anos, pode-se usar azitromicina ou ceftriaxona. Em pacientes imunocomprometidos, o tratamento deve ser mais prolongado, devendo ser mantido por até 7 a 10 dias.

Escherichia coli

Trata-se de um bacilo gram-negativo, presente na flora do trato gastrintestinal do homem. Algumas de suas cepas, capazes de produzir a toxina Shiga, podem causar diarreia.

Epidemiologia

Em 1982, um surto de diarreia causado por ingestão de carne bovina foi descrito nos EUA, no qual foi identificada uma cepa de *Escherichia coli* designada como ênterohemorrágica (*E. coli* EHEC), que provocou diarreia aguda sanguinolenta. Um novo sorotipo, O157:H7, foi isolado como contaminante da carne diferente dos sorotipos presentes na flora humana. Desde então, vários surtos causados por EHEC foram descritos. Diferentemente de outras *E. coli* enteropatogênicas, as EHEC têm maior capacidade de produzir a toxina Shiga, e logo passaram a ser designadas como STEC (*Shiga toxin-producing E. coli*). Outras cepas, além da O157:H7 também foram, posteriormente, identificadas como produtoras da toxina Shiga.

Trata-se de uma zoonose de ruminantes (bovinos, ovinos, caprinos e veado). Cerca de 10% de bovinos saudáveis excretam a bactéria nas fezes. Toda a carne de um abatedouro pode ser facilmente contaminada por fezes infectadas. Inóculo ingerido de 10 a 100 organismos é suficiente para infectar humanos. A transmissão dá-se pela ingestão de pequena quantidade de carne crua ou mal cozida contaminada. Leite não pasteurizado, alimentos e a água podem ser contaminados por fezes de animais infectados.

A STEC é resistente ao meio ácido e pode ser transmitida de pessoa para pessoa, uma vez que um pequeno número de bactérias é suficiente para determinar a infecção.

Sintomas

O período de incubação é de 1 a 9 dias (em média, 3 a 4 dias). Frequentemente causa diarreia sanguinolenta, relatada por mais de 90% dos pacientes. Cerca de um terço a metade dos pacientes apresentam colite, com diarreia sanguinolenta, e dois terços dos pacientes apresentam sangue visível nas fezes no quadro inicial. Geralmente, não há febre, porém a dor abdominal é bastante comum.

Complicações

A complicação mais característica é a síndrome hemolítico-urêmica (SHU). Em crianças com menos de 10 anos, o risco de ocorrer SHU é de 15%, que se inicia normalmente entre 5 a 10 dias após o início da diarreia. A trombocitopenia é a primeira alteração laboratorial a ser observada, embora a redução do número de plaquetas possa ocorrer em pacientes que não desenvolvam SHU.

Infecção por STEC é uma das principais causas de insuficiência renal aguda em crianças. Estima-se que 70% das SHU pós-diarreia aguda seja causada por STEC, sendo que destas, 80% correspondem à infecção pela cepa O157:H7.

Em 2011 ocorreu um surto de casos de diarreia aguda no norte da Alemanha em que se observou SHU. O surto foi causado por *E. coli* O104:H4 que adquiriu o gene produtor de toxina Shiga presente em vegetais importados.

Tratamento

O tratamento específico com antibioticoterapia não tem efeito comprovado em reduzir o tempo de duração da diarreia. Estudos em animais e em crianças sugerem aumento de toxina Shiga e aumento do risco de SHU com uso de antibiótico. Não se deve usar antiespasmódico, por estar associado com maior frequência de SHU[4-6].

O tratamento de suporte com hidratação vigorosa, no entanto, é sempre benéfico e diminui o risco de evolução para SHU. No Quadro 6 são resumidas as opções para o tratamento antimicrobiano das diarreias infecciosas.

Cólera

A cólera é uma infecção intestinal aguda causada pela toxina da bactéria *Vibrio cholerae*. Embora conhecida desde a antiguidade, sua descrição mais detalhada deu-se em 1817, por Thomas Sydeham. John Snow, em 1849, foi capaz de reduzir a transmissão da doença em Londres ao restringir o acesso a fontes de água contaminadas, mesmo sem conhecer seu agente causal. Somente em 1883 Robert Koch relacionou o vibrião colérico como causador da doença[7].

Etiologia e fisiopatologia

O *Vibrio cholerae* é um bacilo gram-negativo com forma encurvada (Figura 1). Possui reservatório ambiental no meio aquático, simbioticamente relacionado a algas e crustáceos planctônicos. Embora haja mais de duas centenas de sorogrupos identificados, somente os sorogrupos O1 e O139 associam-se a manifestações clínicas e aos surtos pandêmicos. O inóculo necessário para infecção humana depende do veículo de transmissão, sendo maior quando se trata de alimentos, se comparado à ingestão de água contaminada. Situações de redução da acidez gástrica (gastrectomia, uso de antiácidos) favorecem a infecção. A fisiopatologia da cólera depende da ação da toxina colérica sobre a mucosa do intestino delgado. Essa enterotoxina bloqueia a absorção de sódio e cloro nas microvilosidades intestinais, determinando, consequentemente, diarreia aquosa volumosa com concentrações de eletrólitos semelhante às do plasma. Esse quadro pode provocar desidratação aguda grave e levar o paciente à morte. Deve-se ressaltar que o vibrião não invade a parede intestinal.

Epidemiologia

A cólera é endêmica em mais de 50 países, sendo a maioria deles na África e no sudeste Asiático, e suas pandemias podem ser causadas por dois biótipos distintos do *Vibrio cholerae* O1, denominados clássico e El Tor[8]. Em 1991 o vibrião adentrou a América do Sul. A partir de 1998, houve um aumento dos casos de cólera nas regiões norte e nordeste do Brasil. Tal situação persistiu com registro de cerca de 700 casos no ano 2000, oriundos especialmente de alguns estados, como Pernambuco, Alagoas, Sergipe e Bahia. Em São Paulo, o último caso diagnosticado ocorreu em 1999, importado da Bahia. Entre os anos de 2000 e 2008, observou-se redução significativa no número de casos e óbitos por cólera no Brasil, sendo regis-

Quadro 6. Principais antimicrobianos empregados no tratamento das diarreias infecciosas

Antimicrobianos
Quinolonas ▪ Norfloxacina (400 mg VO, a cada 12 h) ▪ Ciprofloxacina (500 mg VO, a cada 12 h) ▪ Levofloxacina (500 mg VO, uma vez ao dia) ▪ Ofloxacina (400 mg VO, a cada 12 h) ▪ Moxifloxacina (400 mg VO, a cada 12 h)
Macrolídeos ▪ Azitromicina (500 mg VO, uma vez ao dia)
Derivado da rifamicina ▪ Rifaximina (400 mg VO, a cada 12 h)
Sulfametozaxol + trimetoprima (800 mg + 160 mg VO, a cada 12 h)

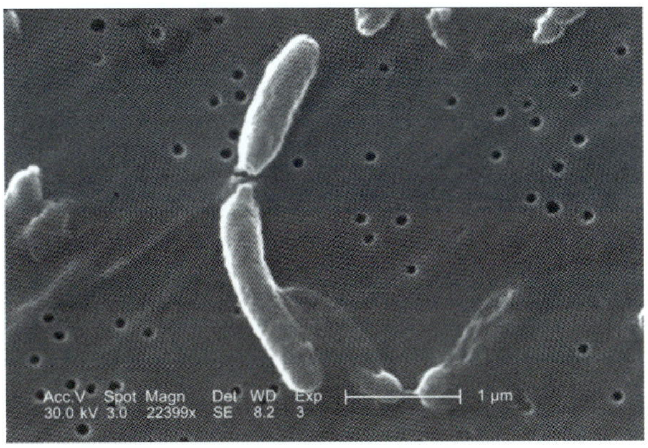

Figura 1. Microscopia eletrônica – *Vibrio cholerae.*
Fonte: CDC Jane Carr, 2005. Public Health Image Library.

trados, nesse período, 766 casos e 20 óbitos. Embora desde 2006 não tenha havido registros de novos casos humanos, em 2007 foi detectada a circulação ambiental do vibrião no município de Ipojuca, em Pernambuco.

Sintomas

A doença caracteriza-se pela ocorrência de diarreia aquosa, que varia de intensidade desde quadros leves, que não podem ser diferenciados de diarreias causadas por outros agentes, até situações em que se verificam os quadros mais característicos e graves. Estes apresentam início súbito e se exteriorizam como diarreia volumosa e aquosa, com fezes com aspecto de água de arroz, sem sangue ou muco, acompanhada de vômitos e cólicas abdominais. A evolução para desidratação grave pode ocorrer em questão de horas. O paciente apresenta-se inquieto e ansioso, com sede intensa e anúria. No exame físico, são observados sinais de desidratação, tais como taquicardia, pulso fino, mucosa ressecada, diminuição do turgor da pele e olhos encovados. Raramente há febre. Os ruídos hidroaéreos mostram-se aumentados. Muito raramente, pode ocorrer apenas distensão abdominal. A duração dos sintomas pode ser de até 2 a 3 semanas.

Diagnóstico

O diagnóstico de cólera deve ser suspeitado na avaliação diferencial de quadros diarreicos agudos, levando-se em conta a procedência do paciente e a informação acerca da ocorrência de transmissão da doença na região. Diante do risco de desidratação grave, deve-se atentar para a investigação de distúrbios hidroeletrolíticos, do equilíbrio ácido-básico e da função renal. A confirmação laboratorial da infecção pode ser obtida com a pesquisa direta do *V. cholerae* em microscopia de campo escuro, na qual se observam os movimentos flagelares dos vibriões, e pelo isolamento do agente em cultura, empregando-se meios específicos (ágar TCBS) (Figura 2). Tal investigação diagnóstica somente é realizada em laboratórios de referência (p. ex., o Instituto Adolfo Lutz, em São Paulo). Trata-se de uma doença de notificação compulsória, quando confirmada.

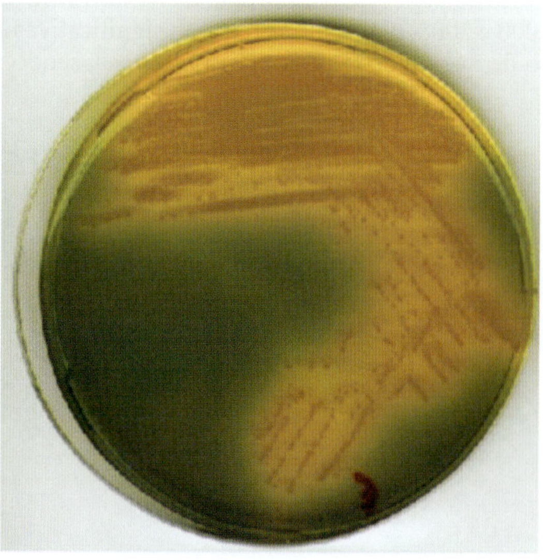

Figura 2. Ágar TCBS.
Fonte: www.merck.de.

Complicações

Dentre as principais complicações da doença, devem ser ressaltados a insuficiência renal aguda, a acidose metabólica grave e o edema pulmonar. Em gestantes, a infecção pelo *V. cholerae* geralmente é mais grave, com evolução para óbito fetal em até 50% dos casos, principalmente quando incide no final da gestação.

Tratamento

O tratamento visa, principalmente, garantir a reposição adequada e oportuna de fluidos e eletrólitos, a correção da acidose metabólica e a reposição de potássio e glicose, quando indicada. Na fase de reidratação, o paciente deve apresentar melhora em até 4 horas de tratamento. Após esse período, dá-se início à fase de manutenção, com reposição de fluidos e eletrólitos de acordo com as perdas subsequentes.

O uso de antibioticoterapia diminui o volume e a duração da diarreia, porém não está associado a menor mortalidade. Entre as opções terapêuticas antimicrobianas, podem ser citadas: tetraciclina, 500 mg a cada 6 horas por 3 dias; doxiciclina, 300 mg em dose única; furazolidona, 100 mg a cada 6 horas por 3 dias; eritromicina, 300 mg a cada 6 horas por 3 dias, ou, em gestantes ou crianças, a combinação sulfametoxazol/trimetoprima 400/800 mg a cada 12 horas por 3 dias. As gestantes devem usar apenas eritromicina ou furazolidona. Antiespasmódicos, antidiarreicos e corticosteroides não devem ser utilizados.

Prevenção

A prevenção da cólera é feita por meio de melhorias das condições sanitárias e disponibilização de água potável. É preciso garantir o preparo adequado dos alimentos, com higienização das mãos de quem os prepara. Além disso, deve-se realizar fervura dos alimentos. A água de uso recreacional (piscinas, lagoas) também pode ser uma fonte de transmissão.

A OMS recomenda duas possíveis vacinas contra cólera em países de alta endemicidade, além das medidas de melhoria de condições sanitárias: a CVD 103-HgR V. cholera O1 (Orochol® e Mutachol®, Swiss Serum and Vaccine Institute, Berna), utilizada em dose única, em pessoas com mais de 2 anos de idade, com eficácia de 60 a 100% e *booster* recomendado a cada 6 meses, e a bivalente O1 e O139 Shanchol® (Shantha Biotechnics-Sanofi), utilizada em duas doses com intervalo de 14 dias, em pessoas com mais de um ano, com eficácia de 65% e manutenção da proteção por 5 anos[8,9].

Quadro 7. Principais antimicrobianos utilizados no tratamento das diarreias infecciosas, de acordo com o agente isolado

Bactérias	
Agente	**Tratamento**
C. jejuni	▪ Eritromicina (500 mg, VO, a cada 12 h, 3 a 5 dias) ▪ Ciprofloxacina (500 mg, VO, a cada 12 h, 3 a 5 dias)
Salmonella não *typhi*	▪ Sulfametozaxol + trimetoprima (800 mg + 160 mg VO, a cada 12 h, 3 a 5 dias) ▪ Ciprofloxacina (500 mg, VO, a cada 12 h, 3 a 5 dias)
Salmonella typhi	▪ Ciprofloxacina (400 mg, IV, a cada 12 h, 10 a 14 dias) ▪ Ceftriaxona (1g, IV, a cada 12 h, 10 a 14 dias)
Shigella	▪ Sulfametozaxol + trimetoprima (800 mg + 160 mg VO, a cada 12 h, 3 a 5 dias) ▪ Ciprofloxacina (500 mg, VO, a cada 12 h, 3 a 5 dias)
E. coli	▪ Ciprofloxacina (500 mg, VO, a cada 12 h, 3 a 5 dias) ▪ Deve-se evitar o uso de antibióticos na suspeita de *E. coli* produtora da toxina Shiga em crianças, pois há maior risco de SHU
Yersinia enterocolitica	▪ Sulfametozaxol + trimetoprima (800 mg + 160 mg VO 12/12h, 3 a 5 dias) ▪ Ciprofloxacina (500 mg VO, a cada 12 h, 3 a 5 dias)
Vibrio cholerae	▪ Doxiciclina (300 mg, VO, em dose única) ▪ Ciprofloxacina (1 g, VO, em dose única)
Clostridium difficile	▪ Metronidazol (500 mg, VO, a cada 8 h, 10 dias)

VO: via oral; IV: intravenosa; SHU: síndrome hemolítico-urêmica

Quadro 8. Principais diagnósticos diferenciais das diarreias infecciosas

Causas não infecciosas de diarreia
Contaminação química da água por ▪ Cobre ▪ Etilenoglicol ▪ Benzeno
Doenças inflamatórias do intestino ▪ Retocolite ulcerativa ▪ Doença de Crohn
Endocrinopatias ▪ Hipertireoidismo ▪ Insuficiência adrenal
Isquemia (abdome agudo vascular)
Síndrome de má absorção
Síndrome do cólon irritável
Uso de agentes colinérgicos
Uso de medicamentos provocadores de diarreia

Diagnósticos diferenciais

O Quadro 8 resume os principais diagnósticos diferenciais das diarreias infecciosas.

Considerações finais

A diarreia é uma queixa bastante frequente entre os pacientes que procuram serviços de pronto-atendimento. Em sua história clínica, devem ser ressaltados antecedente de viagens nos últimos 30 dias, uso de antimicrobianos e/ou internação hospitalar nos últimos 30 dias e fatores de risco para maior gravidade, tais como os extremos de idade e a ocorrência de condição concomitante de imunossupressão (HIV/aids, uso de imunomoduladores, transplante, entre outros).

O exame clínico deve buscar sinais de peritonite, como presença de sinal de descompressão brusca no exame do abdome, entre outros, com o intuito de fazer diagnóstico diferencial com abdome agudo inflamatório decorrente de peritonite, diverticulite, entre outros.

Na grande maioria dos casos de diarreias infecciosas, não se realiza o diagnóstico etiológico do quadro e os pacientes, em geral, são tratados sintomaticamente. O emprego de antimicrobianos pode reduzir a duração dos sintomas das diarreias inflamatórias.

Referências bibliográficas

1. Thielman NM, Guerrant RL. Acute infectious diarrhea. N Engl J Med. 2004;350:38-47.
2. Muto CA, Pokrywka M, Shutt K, Mendelsohn AB, Nouri K, Posey K, et al. A large outbreak of *Clostridium difficile*-associated disease with an unexpected proportion of deaths and colectomies at a teaching hospital following increased fluoroquinolone use. Infect Control Hosp Epidemiol. 2005;26:273-280.
3. Dryden MS, Gabb RJE, Wright SK. Empirical treatment of severe acute community-acquired gastroenteritis with ciprofloxacin. Clin Infect Dis. 1996;22:1019-25.
4. Banatvala N, Griffin PM, Greene KD, Barret TJ, Bibb WF, Green JH, et al. The United States national prospective hemolytic uremic syndrome study: Microbiologic, serologic, clinical, and epidemiologic findings. J Infect Dis. 2001;183:1063-70.
5. Dundas S, Todd WTA, Stewart AI, Murdoch PS, Chaudhuri AKR, Hutchinson SJ. The central Scotland *Escherichia coli* O157:H7 outbreak: Risk factors for the hemolytic uremic syndrome and death among hospitalized patients. Clin Infect Dis. 2001;33:923-31.
6. Safdar N, Said A, Gangnon RE, Maki DG. Risk of hemolytic uremic syndrome after antibiotic treatment of *Escherichia coli* O157:H7 enteritis. JAMA. 2002;288:996-1001.
7. Mandell GL, Bennett JE, Dolin R. Mandell, Douglas, and Bennett's principles and practice of infectious diseases. 7th ed. Philadelphia: Churchill Livingstone; 2010. p. 2777-85.
8. World Health Organization. Immunization, Vaccines and Biologicals. Cholera. Available: http://www.who.int/immunization/diseases/cholera/en/ (acesso 17 jul. 2015).
9. Bhattacharya SK, Sur D, Ali M, et al. 5-year efficacy of a bivalent killed whole-cell oral cholera vaccine in Kolkata, India: a cluster-randomised, double-blind, placebo-controlled trial. Lancet Infect Dis. 2013;13:1050-6.

15 Febre Tifoide e Outras Febres Entéricas

Karim Yaqub Ibrahim
Maria Cláudia Stockler de Almeida
Rinaldo Focaccia Siciliano
Fátima Mitiko Tengan

SUMÁRIO

Introdução

O termo *Salmonella* é derivado de Salmon, nome do patologista que isolou a *S. choleraesuis* do intestino de porco. Alguns sorotipos de *Salmonella*, como a *S. typhi*, *S. paratyphi* e *S. sendai*, são altamente adaptados ao homem e não possuem nenhum outro hospedeiro natural conhecido, enquanto outros, como a *S. typhimurium*, possuem vários hospedeiros naturais, podendo infectar diversos hospedeiros animais e humanos. Alguns sorotipos, como *dublin* e *arizonae*, são mais adaptados às espécies animais e ocasionalmente infectam humanos.

Antes do século XIX, tifo e febre tifoide eram confundidos, apesar da proposição de vários critérios clínicos para diferenciá-los. Em 1829, Louis estabeleceu critérios para distinguir a febre tifoide de outras febres, baseando-se na patologia do linfonodo intestinal e do baço. Ele também descreveu as roséolas tíficas, a perfuração intestinal e a hemorragia, relacionadas a essa doença. Em 1850, William Jenner descreveu a febre tifoide considerando as evidências de alargamento das placas de Peyer e dos linfonodos mesentéricos. Em 1869, Wilson propôs o termo febre entérica como uma alternativa para febre tifoide, baseando-se no sítio anatômico da infecção. Embora o termo febre entérica seja mais adequado, o uso do termo tifoide persiste até os dias de hoje.

Definição

A febre tifoide é uma doença aguda, causada pela *Salmonella typhi*, subespécie *enterica* sorotipo *typhi* (*S. typhi*), que é um patógeno especificamente humano. Caracteriza-se por ser uma infecção generalizada do sistema fagocítico-mononuclear e do tecido linfoide intestinal, acompanhada de febre e bacteriemias sustentadas.

Etiologia

A *Salmonella typhi* é uma bactéria com morfologia de bacilo Gram-negativo, flagelado, não encapsulado, não formador de esporo, anaeróbico facultativo que fermenta glicose, reduz nitrato a nitrito e sintetiza um flagelo peritríquio quando móvel, pertencente à família *Enterobacteriaceae*. A *S. typhi* é bastante resistente ao frio e ao congelamento, resistindo também ao calor de 60°C por 1 hora. É pouco resistente à luz solar. Conserva sua vitalidade em meio úmido e sombrio e na água. É bastante sensível ao hipoclorito, motivo pelo qual a cloração da água é suficiente para sua eliminação. Possui alta infectividade, baixa patogenicidade e alta virulência, o que explica a existência de portadores que desempenham importante papel na manutenção e na disseminação da doença na população[1-3].

Distingue-se das outras salmonelas por sua estrutura antigênica, possuindo três tipos de antígenos de interesse para o diagnóstico: um antígeno O (oligossacarídeo somático), presente em todas as espécies de salmonela, de natureza glicidolipídica, identificando-se com a endotoxina O, termoestável e essencial à virulência. Para a *S. typhi*, o antígeno somático específico de grupo é o "O9". Além deste, deve-se apontar a existência do antígeno H (proteína flagelar), de natureza proteica. A composição e a ordem dos aminoácidos da flagelina determinam a especificidade flagelar. No caso da *S. typhi*, o antígeno flagelar é o "d", proteína termolábil. Algumas apresentam um envoltório com antígeno Vi e um complexo macromolecular lipopolissacarídico, denominado endotoxina, que forma a porção exterior da parede celular (Figura 1). A endotoxina é composta de três camadas: uma externa (O-oligossacarídica); uma intermediária (R-*core*); e uma basal (lipídio A). Cada um desses antígenos determina a formação de anticorpos aglutinadores específicos: anti-O, anti-H e anti-Vi[1,2].

Dados epidemiológicos

A *S. typhi* é comum em várias partes do mundo, especialmente nas regiões tropicais e temperadas do extremo Oriente, Oriente Médio, Europa Oriental, América do Sul e Central e África (Figura 2). O número estimado de casos de febre tifoide no mundo é de 21 milhões de casos novos por ano. A mortalidade anual por essa enfermidade, estimada em mais 190.000 óbitos, elevou-se em 39% entre 1990 e 2010[4]. A incidência na América do Sul é de 150 casos por 100.000 habitantes por ano.

No período de 2000 a 2014, foram confirmados 5.450 casos de febre tifoide no Brasil, dos quais 117 evoluíram a óbito. Os anos em que se observou maior incidência foram os de 2002 (864 casos), 2003 (869 casos) e 2006 (601 casos). No período avaliado, ocorreram 2.606 casos (47,8%) de febre tifoide na região Norte; 2.442 (44,8%) na região Nordeste; 267 (4,9%) na região Sudeste; 101 (1,9%) na região Sul; e 34 (0,6%) na região Centro-Oeste. Na região Norte, 38% ocorreram ao Estado do Pará e 32% ao Acre. Na região Nordeste, 40% foram notificados no Estado do Maranhão. No Sudeste, o Estado de São Paulo apresentou 46% dos casos, e na região Sul, Santa Catarina apresentou 77% dos casos. Predominaram pacientes do sexo masculino (51%), na faixa etária entre 20 e 49 anos (46%)[5]. A doença persiste de forma endêmica no Brasil, com superposição de epidemias, especialmente nas regiões Norte e Nordeste. Isso pode ser explicado pela precariedade das condições sanitárias nessas regiões, nas quais menos de 50% da população dispõe de algum tipo de abastecimento de água[5]. No Estado de São Paulo, o coeficiente de incidência diminuiu de 5,1 por 100.000 habitantes em 1960 para 0,01 por 100.000 habitantes no ano de 2010[6] (Figura 3).

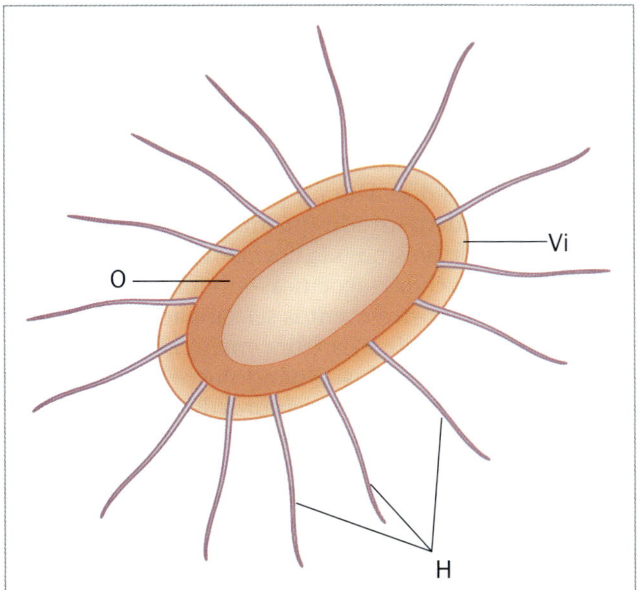

Figura 1. Diagrama esquemático de uma *Salmonella typhi*, mostrando as localizações dos antígenos H (flagelar), (O) somático e Vi (envelope K).

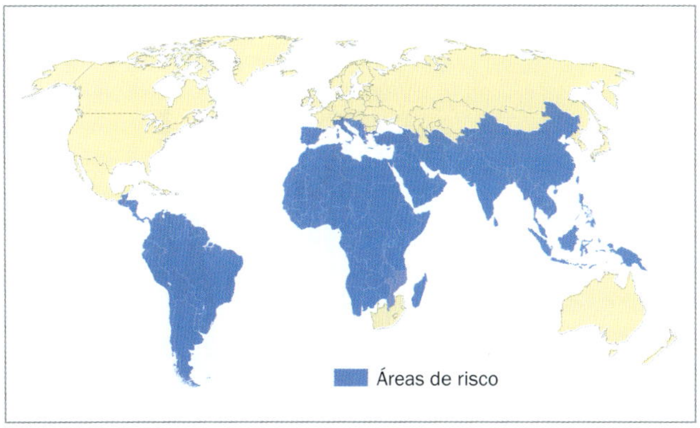

Figura 2. Distribuição geográfica da *Salmonella typhi*.

A *S. typhi* coloniza somente o homem e, portanto, a doença só pode ser adquirida pelo contato com uma pessoa doente ou portadora crônica da infecção. A transmissão se dá de duas maneiras: a via direta ocorre pelo contato direto com as mãos do paciente ou pelos objetos de uso pessoal do doente, como suas vestes e roupas de cama, onde se juntam as más condições ambientais e a promiscuidade. Por sua vez, a via indireta, principal via de contaminação, guarda estreita relação com os depósitos de água, sua distribuição e utilização. Os alimentos de diversas naturezas podem ser contaminados e, com isso, veicular a transmissão de salmonelas; dentre eles, destacam-se os legumes irrigados com águas contaminadas, enlatados e frutos do mar (como ostras, crustáceos, moluscos), o leite e seus derivados e produtos congelados não pasteurizados. Carnes e ovos mal conservados são reservatórios e fontes de infecção, quando acidentalmente contaminados por água, moscas ou por conta de manipulação por portadores sãos. Os sorvetes podem ser veículos para a bactéria, pois o congelamento não destrói a salmonela[1,2]. Embora a transmissão direta pessoa-pessoa seja pouco frequente, a transmissão anal-oral foi relatada[1,2]. Ocasionalmente, profissionais da área de saúde podem adquirir a doença de pacientes infectados como resultado de higiene precária das mãos ou manipulação de material de laboratório[1,2].

Fisiopatologia

Nada é conhecido sobre a relação entre cepas de *S. typhi* e infectividade, exceto que as cepas que não possu-

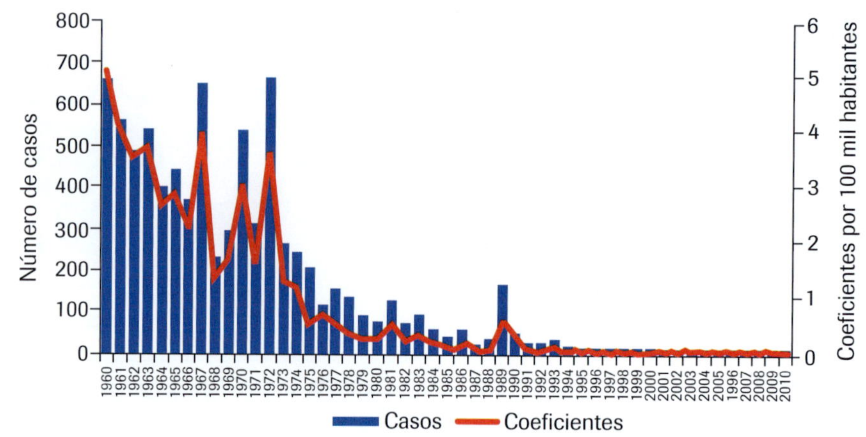

Figura 3 Febre tifoide – casos confirmados e coeficientes de incidência (por 100 mil habitantes), Estado de São Paulo, 1960 a 2010.
Fonte: DDTHA/CVE.
População: IBGE (para cálculo dos coeficientes).

em o antígeno Vi são menos virulentas. A acidez gástrica representa a barreira inicial para a colonização pela salmonela. Dessa forma, condições que determinam elevação do pH gástrico aumentam a suscetibilidade à infecção[1,2,7,8].

As salmonelas necessitam evadir-se de fatores antimicrobianos secretados na luz intestinal, incluindo peptídios antimicrobianos, sais biliares e a imunoglobulina A secretora, e atravessar a barreira protetora de muco antes de encontrar as células epiteliais intestinais. As salmonelas expressam uma série de fímbrias distintas, que contribuem para sua firme aderência às vilosidades intestinais. Pouco depois, a bactéria adere à superfície apical do epitélio, quando ocorrem profundos rearranjos citoesqueléticos na célula hospedeira, rompendo a borda em escova epitelial e induzindo a formação de ondulações na membrana, que se estende e engloba a bactéria aderida, formando grandes vesículas (Figura 4).

Após atravessar o epitélio intestinal, as salmonelas encontram outro obstáculo da imunidade inata: os macrófagos da submucosa. Sorotipos de salmonela que causam infecções sistêmicas entram nos macrófagos aparentemente por macropinocitose e, subsequentemente, ativam os mecanismos de virulência que permitem evasão das funções microbicidas do fagócito, permitindo sobrevida e replicação no meio intracelular. A *S. typhi* também modifica sua superfície por meio da síntese da cápsula Vi, uma estrutura polissacarídica que confere resistência à fagocitose pelos neutrófilos e à destruição pelo complemento, promovendo sua sobrevida nos macrófagos humanos. A resistência a óxido nítrico (NO) e compostos nitrogenados relacionados resulta em parte da síntese bacteriana de homocisteína, um antagonista do NO. Além disso, as salmonelas produzem pelo menos uma superóxido-dismutase, que inativa radicais livres de oxigênio. A reparação da estrutura danificada do ácido nucleico pelos radicais de oxigênio reativo parece também ser importante para a multiplicação da salmonela nos macrófagos[1,2,7]. A migração de fagócitos infectados, atravessando o ducto torácico e caindo na circulação geral, marca o fim do período de incubação, que pode durar de 3 a 60 dias, mas normalmente é de 7 a 14 dias. Durante esta fase bacteriêmica, os organismos podem invadir qualquer órgão; na maioria dos tecidos, os organismos são liberados novamente e multiplicam-se nas células fagocíticas-mononucleares[1,2,7].

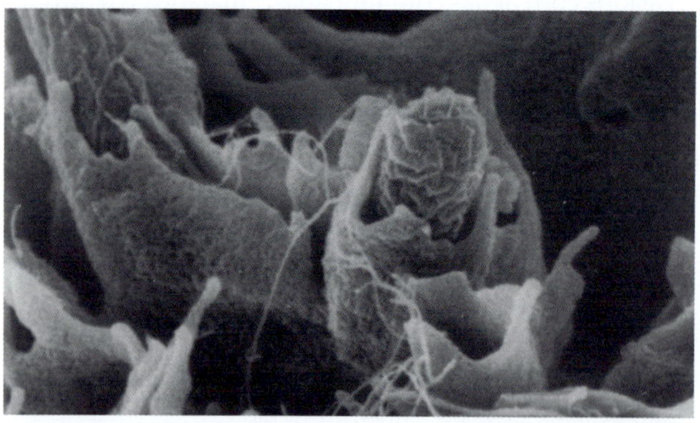

Figura 4. Eletromicrografia mostrando *Salmonella typhimurium* entrando na célula HEp-2 através de endocitose bactéria-mediada. Ondulações das membranas na superfície celular, abraçando e englobando a bactéria.
Fonte: Ohl ME, Miller SI. Salmonella: A model for bacterial pathogenesis. Annu Rev Med. 2001;52: 259–74.

A Figura 5 mostra eventos selecionados na patogênese da gastroenterite e da febre entérica, com os genes de virulência associados. Quando ocorrem infecções invasivas pela *Salmonella*, receptores do sistema imunológico inato reconhecem as regiões conservadas da estrutura bacteriana, isto é, ocorre a ativação de TLR-4 por lipossacárides, de TLR-5 pela flagelina bacteriana e TLR-2 por lipoproteínas bacterianas. A ativação desses receptores nos fagócitos e epitélios leva à síntese de citocinas, que coordenam a resposta inflamatória e a resposta antígeno-específica subsequente. A ativação de macrófagos e a eficiente destruição da salmonela estão associadas à produção de interferon-alfa, IL-12 e fator de necrose tu-

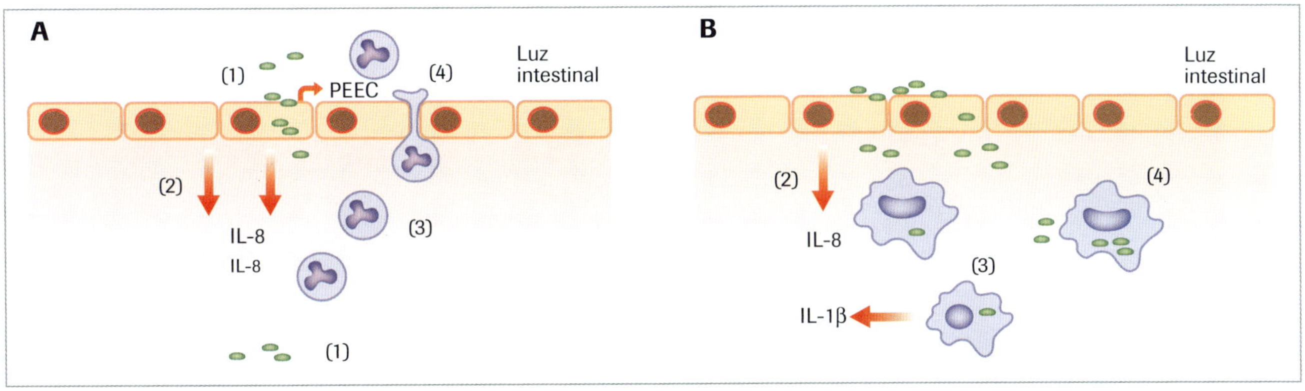

Figura 5. Comparação dos eventos que ocorrem na luz e tecidos intestinais que podem determinar se a infecção pela *Salmonella* será limitada ao intestino (A) ou sistêmica (B). A: (1) Exposição ao ambiente da luz intestinal estimula a expressão de SPI-1 e induz a liberação de flagelina. (2) Flagelina é translocada através do epitélio e liberada na superfície basolateral, onde se liga a um receptor não-identificado e induz a secreção da interleucina-8 (IL8). (3) IL-8 recruta neutrófilos para o local de infecção. (4) Proteinoquinase C (PKC) é ativada e induz secreção de substâncias (PEECs) que recrutam mais neutrófilos para a superfície apical da célula epitelial. PEECs orientam a transmigração dos novos neutrófilos recrutados para a luz intestinal. B: (1) A exposição ao meio da luz intestinal estimula a expressão de SPI-1 e induz a secreção de flagelina. A expressão de Vi também promove a secreção de proteínas SPI-1 efetoras e liberação de flagelina. (2) A *Salmonella* invasiva atravessa o epitélio intestinal. A interação com as células epiteliais e a invasão destas pela *Salmonella* induz a secreção de IL-6. As bactérias invasoras são capturadas pelos macrófagos do tecido intestinal. *Salmonellas* expressando SPI-1 induzem morte rápida caspase-dependente de macrófagos infectados, resultando na liberação de IL-1. A liberação de citocinas pró-inflamatórias recruta monócitos do sangue e outras células inflamatórias para o local da infecção. (4) As bactérias invasoras são disseminadas pelo organismo. Esse evento pode ocorrer dentro de células CD18+ que foram recrutadas para o local da infecção.
Fonte: House D, Bishop A, Parry C, Dougan G, Wain J. Typhoid fever: pathogenesis and disease. Curr Opin Infect Dis. 2001; 573-8.

moral alfa. Embora o sistema imunológico inato seja capaz de suprimir a replicação inicial da salmonela, a resolução da infecção e a imunidade contra a reinfecção requer resposta do tipo Th1 pelas células TCD4+ e produção de anticorpos específicos pelas células B. A importância da imunidade celular no controle da infecção pela *Salmonella* em humanos fica aparente pela extrema suscetibilidade de indivíduos com infecção pelo vírus da imunodeficiência humana (HIV), doenças linfoproliferativas ou imussuprimidos após transplante de órgãos[1,2].

Patologia

O achado histológico básico encontrado na febre tifoide é a infiltração de tecidos por macrófagos que contêm bactérias, eritrócitos e linfócitos degenerados. Os agregados desses macrófagos são chamados de nódulos tifoides. Em geral, são encontrados no intestino, nos linfonodos mesentéricos, no baço, no fígado e na medula óssea (Figura 6), mas podem ser encontrados também em rins, testículos e glândulas parótidas[1].

No intestino, ocorrem alterações hiperplásicas que se iniciam na primeira semana de doença e envolvem, sobretudo, as placas de Peyer e os folículos linfoides do ceco, mas podem envolver qualquer tecido linfoide do intestino. Quase todas as células infiltradas são mononucleares. Desenvolve-se necrose da mucosa, normalmente depois de 7 a 10 dias de doença clínica. As úlceras seguem a conformação e a distribuição dos folículos linfoides, sendo mais encontrados no íleo, podendo perfurar na cavidade peritoneal. Os sinusoides dos linfonodos mesentéricos ficam alargados e distendidos, apresentando grandes coleções de macrófagos e células reticuloendoteliais; são de consistência amolecida, edemaciados e frequentemente contêm áreas de necrose focal. O baço torna-se aumentado, vermelho, amolecido e congesto; microscopicamente, a polpa vermelha fica congesta e contém nódulos tifoides. O fígado também aumenta de tamanho; a hipertrofia e a hiperplasia das células de Küpffer contribuem para a formação de nódulos tifoides. Necrose hepática focal e edema de hepatócitos podem ser observados com frequência. A vesícula biliar fica pouco hiperemiada e pode, em raras ocasiões, evidenciar colecistite. Há relatos de lesões atribuídas a fatores tóxicos em outros órgãos, como coração, pulmões, músculos esqueléticos, sistema nervoso central, rins e ossos[1].

Aspectos clínicos e diagnósticos

O período de incubação é, em média, de 2 semanas, variando de 5 a 21 dias, dependendo do inóculo ingerido e do estado de saúde e imunidade do indivíduo. Com finalidade didática, o quadro clínico da febre tifoide será dividido em períodos ou septenários, como se segue.

O período inicial ou primeiro septenário (período de bacteriemia), em geral, é insidioso. O paciente queixa-se de fraqueza geral, que se acentua a cada dia, mal-estar, insônia, cefaleia frontal persistente, anorexia, desconforto abdominal, diarreia ou obstipação, eventualmente vômitos e febre. Esta apresenta exacerbações vespertinas, seguindo, em geral, uma curva progressivamente ascendente durante os primeiros 4 a 5 dias, para depois permanecer elevada, quase sempre acima de 38°C, com ou sem pequenas remissões matinais. Observa-se dissociação pulso-temperatura (sinal de Faget), isto é, tendência à bradicardia, com temperaturas elevadas. Dicrotismo

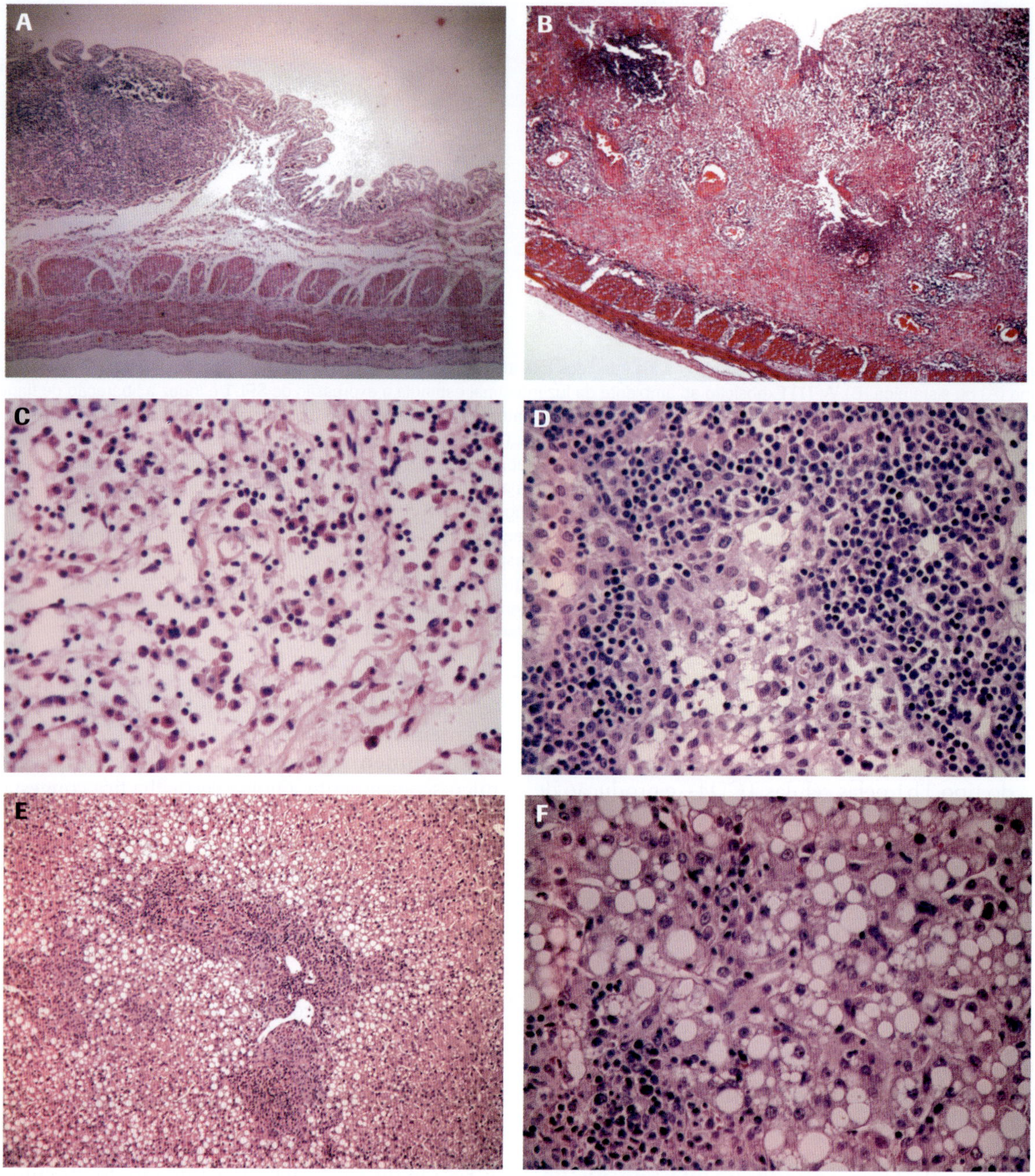

Figura 6. Febre tifoide. A: Intestino – segmento de intestino apresentando transição entre área de espessamento de placa de Peyer e área de parede intestinal preservada. HE 40X. B: Extensa área de ulceração de mucosa intestinal associada a processo inflamatório intenso e necrose. HE 40X. C: Infiltrado inflamatório mononuclear permeado por células macrofágicas plasmocitoides-*like*. HE 400X. D: Linfonodo com expansão dos seios por aglomerado de células macrofágicas, por vezes plasmocitoides-*like*. HE 400X. E: Tecido hepático demonstrando focos de células macrofágicas, por vezes plasmocitoides-*like* com áreas de necrose, localizadas tanto em espaços-porta C no parênquima (nódulo tifóidico). Hepatócitos com esteatose macro e microgoticular. HE100X. F: Fígado exibindo esteatose macro e microgoticular e aglomerado de células macrofágicas, linfócitos, plasmócitos e células de Mallory. HE 400X. Fonte: imagens gentilmente cedidas pela Profa. Dra. Maria Irma Seixas Duarte e Dra. Roosecelis Araujo Brasil do Laboratório da Disciplina de Patologia de Moléstias Transmissíveis da FMUSP.

do pulso também é observado. O abatimento e a febre prosseguem, a cefaleia aumenta e o sensório turva-se paulatinamente. A perturbação sensorial, leve ou acentuada, é ocorrência comum e chama a atenção do clínico[9]. Nessa fase, a hemocultura tem alta positividade.

No período de estado ou segundo septenário, todos os sinais e sintomas estão exacerbados. O paciente apresenta febre contínua e em platô, podendo ser acompanhada por delírio e um torpor muito expressivo. A esplenomegalia dolorosa, juntamente com a febre e o torpor, constituem os principais sinais e sintomas desse período. Embora a diarreia ocorra com frequência, a obstipação intestinal pode predominar em alguns pacientes. O meteorismo abdominal pode manifestar-se discretamente, sob a forma de ligeiro abaulamento do ventre, gargarejante à palpação, ou acentuado, com timpanismo generalizado. O fígado é palpável no rebordo costal e a esplenomegalia está presente ao exame clínico em cerca de 70% dos casos, como elemento precoce e de grande valor na suspeita da moléstia. As roséolas tíficas de duração efêmera, que surgem em pequeno número ao cabo da 2ª semana, são vistas mais comumente nos ombros, na face anterior do tórax e no abdome, e raramente afetam extremidades. São máculas ou pápulas eritematosas de cerca de 1 a 5 mm de diâmetro e que tipicamente desaparecem à compressão, podendo, na evolução, tornar-se hemorrágicas. Não estão presentes em todos os casos e são de verificação difícil ou impossível em pacientes de pele escura ou negra. Esse período corresponde à vasculite da pele por células mononucleares, hiperplasia das placas de Peyer no íleo, nódulos tifoídicos no baço e no fígado[9].

O estado tifoso, do qual se origina o nome da doença, caracteriza-se mais acentuadamente no curso da 3ª semana ou terceiro septenário, período mais grave da infecção, quando predominam a adinamia, a indiferença, a obnubilação, a fisionomia aparvalhada, os tremores, os sobressaltos musculares e o delírio contínuo. Quando se instala o estado tifoso completo, expressão clínica de suma gravidade, há retenção ou emissão descontrolada de urina, evacuações repetidas no leito de fezes fétidas, líquidas ou semilíquidas, esverdeadas, com aspecto de "purê de ervilhas". A diarreia, no entanto, não é constante e não chega a ser referida na anamnese nem em toda evolução clínica, em mais da metade dos casos[9].

Inexistindo qualquer complicação, durante a 4ª semana ou quarto septenário, decai progressivamente o estado toxêmico, diminui o torpor, desanuvia-se o sensório, desaparece a sonolência, declina lentamente a temperatura, renasce o apetite e se inicia o período de convalescença. Ocorrem, nesse período, quadros carenciais, queda de cabelos, edema, adinamia e descamação cutânea. Com o uso de antibioticoterapia específica, essas alterações tornaram-se bem pouco frequentes[9].

No entanto, complicações graves podem ocorrer[1,2,10-16] (Quadro 1). As hemorragias e as perfurações intestinais são as principais complicações digestivas da febre tifoide. Ocorrem sangramentos nas ulcerações do íleo, que podem se exteriorizar clinicamente como melena ou presença de sangue vivo nas fezes. A perfuração intestinal ocorre em 1% dos doentes, constituindo a mais grave das complicações da febre tifoide. Ocorre em razão do processo necrótico das placas de Peyer, quase sempre se situando na região final do íleo, próximo, portanto, da válvula ileocecal. As perfurações do apêndice, do ceco ou de outra porção do intestino grosso são muito mais raras. Os primeiros sinais de hemorragia ou perfuração podem ser uma queda brusca de temperatura e aumento da frequência cardíaca.

As reagudizações que ocorrem em período mais precoce são chamadas recrudescências (após apirexia por 1 a 2 dias), e as que ocorrem mais tardiamente são recaídas e estão relacionadas ao estado imunitário do hospedeiro[1,9]. O estado de portador crônico, definido como a persistência da *Salmonella* nas fezes ou urina por períodos maiores que 1 ano, incide em 1 a 4% de pacientes com infecção pela *S. typhi*. A frequência do portador crônico é maior em mulheres e em pessoas com anormalidades biliares ou infecção concomitante por *Schistosoma*[9].

Quadro 1. Complicações potencialmente encontráveis na febre tifoide

Sistemas	Complicações
Gastrintestinal	Sangramento e perfuração intestinal
Respiratório	Pneumonia, abscesso pulmonar
Digestivo	Colecistite aguda, pancreatite, parotidite, hepatite tifóidica (hepatomegalia dolorosa, icterícia e elevação de transaminases)
Neurológico	Meningite, encefalite, neuropatia periférica
Urinário	Glomerulonefrite por deposição de antígenos, com proteinúria, hematúria e, às vezes, insuficiência renal aguda
Cardiovascular	Depressão miocárdica
Outros	Iridociclite, coriorretinite, osteíte, otite média, prostatite, artrite, piodermites, miosite

Diagnóstico diferencial

Várias doenças podem confundir-se, na prática, com a febre tifoide (Quadro 2).

Diagnóstico

Toda febre que se prolonga por mais de 4 ou 5 dias, sem nenhum sinal de localização, sem nenhum diagnóstico de maior probabilidade, sem outros sintomas, apoiada sobretudo por dados epidemiológicos, deve ser encarada como suspeita de febre tifoide, e o recurso laboratorial deve ser utilizado.

Exames inespecíficos

Nos primeiros dias, o hemograma pode revelar leucocitose e, em seguida, leucopenia com neutropenia, desvio à esquerda, ausência de eosinófilos (anaeosinofilia) e presença de granulações tóxicas, com linfocitose relativa. A anemia é de gravidade variável. As plaquetas estão frequentemente diminuídas e sinais de coagulação intravascular disseminada podem estar presentes. Os testes de função hepática podem mostrar elevação das aminotransferases.

Exames específicos

Culturas

A hemocultura positiva é o alicerce mais seguro que o laboratório pode oferecer à certeza diagnóstica. Sobretudo na 1ª semana, é elevada a cifra de casos positivos, chegando a mais de 90%. É erro prescindir desse recurso diagnóstico em qualquer época da evolução febril. A per-

Quadro 2. Patologias que fazem diagnóstico diferencial com a febre tifoide

Patologia	Observações
Febres paratifoides A e B	Quadro clínico mais benigno e de duração mais curta que o da febre tifoide O isolamento do agente causal por hemocultura ou a positividade de aglutininas contra o agente etiológico são fundamentais para o diagnóstico diferencial
Septicemias	Período de incubação menor, evolução mais rápida da febre e aparecimento precoce de focos metastáticos A confirmação diagnóstica é realizada pelo isolamento do agente causal
Malária	Antecedentes epidemiológicos que podem ser comuns à febre tifoide, bem como a presença de febre irregular na sua fase inicial, entram como diferencial dessa doença A confirmação diagnóstica é feita pela detecção do parasita
Esquistossomose aguda	Antecedentes epidemiológicos podem ser comuns, bem como a presença de febre persistente. Leucocitose com eosinofilia é característica
Febre maculosa	Antecedente epidemiológico Exantema maculopapular que aparece 3 a 5 dias após o aparecimento da febre. O exantema começa nos punhos e tornozelos e o envolvimento da palma e da planta dos pés é característico O diagnóstico laboratorial pode ser obtido por meio do isolamento de *R. rickettsii* no sangue

sistência da positividade da hemocultura em fases avançadas condiz, em geral, com a maior gravidade dos casos (Quadro 3).

A mielocultura é um excelente método de confirmação laboratorial, superando os índices de positividade da hemocultura. Depois da 3ª ou da 4ª semana, a cultura da medula óssea é até 10 vezes mais frequentemente positiva do que a cultura de sangue, e pode ser utilizada quando um diagnóstico bacteriológico é crucial ou em pacientes que fizeram uso prévio de antibioticoterapia. Diferentemente da hemocultura, sua positividade não é reduzida por até 5 dias de terapêutica antimicrobiana. O maior inconveniente reside na técnica de punção medular, o que a torna pouco utilizada na prática. Entretanto, é pesquisa a ser lembrada em casos nos quais persiste a incerteza diagnóstica.

As culturas de urina e de fezes são positivas em menor frequência, mas devem ser obtidas para aumentar as possibilidades de diagnóstico. A coprocultura apresenta positividade a partir da 3ª semana de doença. É muito útil para detectar os portadores doentes ou sãos, não sendo útil para diagnóstico precoce. A bilecultura é mais utilizada para o diagnóstico de portadores[17,18].

Testes sorológicos

Vários testes sorológicos[19], incluindo o clássico teste de Widal, foram desenvolvidos para auxiliar no diagnóstico da febre tifoide. Nenhum desses testes é suficientemente sensível, específico ou rápido para uso clínico na doença aguda.

A reação de Widal é uma reação de soroaglutinação, que se baseia na pesquisa qualitativa e quantitativa dos anticorpos específicos (aglutinação anti-O, anti-H e anti-Vi). As aglutininas anti-Vi aparecem tardiamente no soro, a partir da convalescença, possuindo grande importância na identificação dos portadores de febre tifoide[20]. Outros testes para detecção de anticorpos, de antígenos, sondas de DNA e de PCR estão sendo desenvolvidos, mas não estão comercialmente disponíveis até o momento[1,21].

Tratamento

Antibioticoterapia

O cloranfenicol tem sido o tratamento de escolha para a febre tifoide desde sua introdução em 1948 e permanece como padrão ao qual os antibióticos mais novos devem ser comparados. O cloranfenicol é administrado por via oral, em uma dose de 50 a 100 mg/kg/dia, divididos em 4 doses por período de 14 dias. O tratamento com o cloranfenicol reduz a mortalidade na febre tifoide de aproximadamente 20 para 1%, e a duração da febre de 14 a 28 dias para 3 a 5 dias. Entretanto, o surgimento de resistência ao cloranfenicol mediada por plasmídeos em 1970 e em surtos na América Latina e na Ásia propiciou o uso de amoxicilina (1 g por via oral, a cada 6 horas) e cotrimoxazol (associação sulfametoxazol-trimetoprim), na dose padrão para adulto de 160 mg de trimetoprim e 800 mg de sulfametoxazol, 2 vezes ao dia) como alternativas para o tratamento de febre tifoide[1,2,22,23].

Em áreas com alta prevalência de infecção por salmonela multirresistente (subcontinente indiano, sudeste asiático e África), todos os pacientes suspeitos de

Quadro 3. Positividade de culturas de acordo com a semana da doença

Material	Positividade de acordo com a semana da doença			
	1ª semana	2ª semana	3ª semana	4ª semana
Sangue	90%	50%	30%	↓
Medula óssea	> 90%	> 80%	70%	↓
Urina	negativa	positiva	positiva	positiva
Fezes	negativa	negativa	positiva	positiva

terem febre tifoide devem ser tratados com uma quinolona (ciprofloxacino 500 mg VO a cada 12 horas ou 400 mg EV a cada 12 horas) ou uma cefalosporina de 3ª geração (ceftriaxona 2 g/dia EV por 10 a 14 dias), tratamento este considerado equivalente ao cloranfenicol, para cepas sensíveis de *S. typhi*. Taxas de resposta excelentes foram descritas com ceftriaxona, quando administrada por 5 a 7 dias, mas a taxa de recaídas permanece indefinida. As quinolonas são altamente eficientes contra salmonela *in vitro*, penetrando eficazmente nos macrófagos, alcançando altas concentrações no intestino e na luz biliar e, por isso, possuem vantagens adicionais sobre todos os antimicrobianos no tratamento da febre tifoide, permanecendo como agente de escolha para o tratamento de cepas multirresistentes[1,2,22,23]. Na Índia, onde foram encontrados os primeiros casos de MDR, após as recomendações de se realizar o teste de sensibilidade, observa-se a diminuição das taxas de *S. typhi* resistentes às drogas de primeira linha. Inicialmente, usam-se quinolonas e, se resistentes, cefalosporinas. A azitromicina, mesmo que não apresente 100% de sensibilidade, pode ser utilizada, uma vez que o teste de sensibilidade ainda não é bem padronizado[24].

Pacientes com recaídas de febre tifoide devem ser tratados da mesma forma que o primeiro episódio. Portadores crônicos (excreção fecal ou urinária assintomática por 1 ano ou mais) devem receber altas doses de ampicilina ou amoxicilina, 100 mg/kg/dia, associada a probenecida, 30 mg/kg/dia. Amoxicilina e sulfametoxazol-trimetoprim são eficazes na erradicação do portador crônico, com taxas de cura superiores a 80% após 6 semanas de terapêutica. Resultados similares foram obtidos com o uso de ciprofloxacino ou norfloxacino por 4 a 6 semanas, incluindo a erradicação do estado de portador em um pequeno número de pacientes com cálculos biliares. Entretanto, pacientes com cálculos ou colecistite podem necessitar de colecistectomia para erradicar o estado de portador. O cloranfenicol não previne nem trata eficazmente o estado de portador crônico[1,2,22].

Uso de corticosteroides

A dexametasona, 3 mg/kg EV, seguida de 8 doses de 1 mg/kg a cada 6 horas, deve ser considerada para o tratamento de febre tifoide grave, com alteração do estado mental ou choque. O tratamento com esteroide, com duração superior a 48 horas, pode aumentar a taxa de recaídas. Deve-se ter cautela com essa terapêutica, pois sinais e sintomas de perfuração são mascarados pelos esteroides[1,2,22,23].

Prognóstico

Na era pré-antibiótica, a letalidade por febre tifoide situava-se em torno de 10 a 25%; após o cloranfenicol se tornar disponível, essa taxa foi reduzida para cerca de 4%. Após o tratamento com cloranfenicol ou outra droga eficaz, a maioria dos pacientes torna-se afebril em 4 a 7 dias. Na era pré-antibiótica, cerca de 10% dos pacientes que se recuperavam tinham recaída, e a antibioticoterapia não reduziu essa taxa.

Sangramento ou perfuração intestinal ocorre em cerca de 5% dos pacientes e não pode ser prevenida, mesmo com adequado tratamento. Dessa forma, sangramento ou perfuração são detectados ocasionalmente durante o tratamento, após o período de defervescência. A disponibilidade de bons meios de sustentação na ocorrência de complicações, como perfuração e/ou hemorragias intestinais, também têm contribuído para o melhor prognóstico dessa doença, embora 1 a 3% dos pacientes tornem-se portadores crônicos após a recuperação[1,2,22].

Controle e prevenção

As medidas descritas a seguir devem ser tomadas no controle do paciente, dos comunicantes e do meio ambiente.

1. Notificação do caso: todo caso suspeito ou em situações de surto deve ser imediatamente notificado ao Serviço de Vigilância Epidemiológica Municipal, Regional ou Central, para que sejam desencadeadas as medidas de controle.
2. Cuidados com o doente: ele deve ser mantido em condições tais que garantam o isolamento entérico até o final do tratamento, quando ainda se deve pesquisar possível condição de portador. Para tanto, devem-se realizar 3 coproculturas em dias consecutivos, 30 dias após o início dos sintomas e pelo menos 7 dias após a suspensão do uso do antibiótico.
3. Vacinação de grupos de risco: a vacinação de rotina contra a febre tifoide é indicada apenas a grupos populacionais de risco elevado para a doença em função de suas atividades profissionais ou a indivíduos que, por motivo de viagem, pretendem ingressar em áreas de alta endemicidade.
4. Cuidados com os comunicantes do caso: os comunicantes devem ser mantidos sob vigilância, avaliando-se o surgimento de manifestações clínicas durante o período de incubação da doença (até 3 semanas da possível contaminação)[23].

Referências bibliográficas

1. Pegues DA, Ohl ME, Miller SI. Salmonella species including Salmonella typhi. In: Mandell GL, Nennett JE, Dolin R (eds.). Principles of infectious diseases. 6.ed. Philadelphia: Churchill Livingstone, 2005. p.2636-54.
2. Guerrant RL, Walker PF, Weller PF (eds.). Tropical infectious diseases. Principles & practice. Philadelphia: Churchill Livingstone, 1999.
3. Fierer J, Guiney DG. Diverse virulence traits underlying different clinical outcomes of Salmonella infection. J Clin Invest. 2001;107(7):775-80.
4. Eduardo MBP, Bassit NP. Epidemiologia da febre tifoide no estado de São Paulo. Boletim Epidemiológico. 2011;1(1). Disponível em: www.cve.saude.sp.gov.br/boletim/txt/bol01_ftifoide.htm.
5. Brasil. Ministério da Saúde. Secretaria de Vigilância Epidemiológica. Disponível em: www.saude.gov/svs.
6. Secretaria de Estado da Saúde de São Paulo. www.cve.saude.sp.gov.br/htm/hidrica/
7. House D, Bishop A, Parry C, Dougan G, Wain J. Typhoid fever: pathogenesis and disease. Curr Opin Infect Dis. 2001;573-8.
8. Raffatellu M, Chessa D, Wilson RP, Tukel C, Akcelik M, Baumler AJ. Capsule-mediated immune evasion: a new hypothesis explaining aspects of typhoid fever pathogenesis. Infect Immun. 2006;19-27.
9. Barreto Neto LP. Febre tifoide. In: Veronesi R (ed.). Doenças infecciosas e parasitárias. 2.ed. Rio de Janeiro: Guanabara Koogan, 1960. p.421-34.

10. Stoner MC, Forsythe R, Mills AS, Ivatury RR, Broderick TJ. Intestinal perforation secondary to Salmonella typhi: case report and review of the literature. Am Surg. 2000;219-22.
11. Huang DB, DuPont HL. Problem pathogens: extra-intestinal complications of Salmonella enterica serotype Typhi infection. Lancet Infect Dis. 2005;341-8.
12. Hanel RA, Araujo JC, Antoniuk A, da Silva Ditzel LF, Flenik Martins LT, Linhares MN. Multiple brain abscesses caused by Salmonella typhi: case report. Surg Neurol. 2000;86-90.
13. Karim M, Islam N. Salmonella meningitis: report of three cases in adults and literature review. Infection. 2002;104-8.
14. Khan GQ, Kadri SM, Hassan G, Shahid IT, Gazanfar A, Kak M et al. Salmonella typhi endocarditis: a case report. J Clin Pathol. 2003;801-2.
15. Singh NP, Manchanda V, Gomber S, Kothari A, Talwar V. Typhoidal focal suppurative lymphatic abscess. Ann Trop Paediatr. 2002;183-6.
16. Shakespeare WA, Davie D, Tonnerre C, Rubin MA, Strong M, Petti CA. Nalidixic acid-resistant Salmonella enterica serotype Typhi presenting as a primary psoas abscess: case report and review of the literature. J Clin Microbiol. 2005;996-8.
17. Gilman RH, Terminel M, Levine MM, Hernandez-Mendoza P, Hornick RB. Relative efficacy of blood, urine, rectal swab, bone-marrow, and rose-spot cultures for recovery of Salmonella typhi in typhoid fever. Lancet. 1975;1211-3.
18. Hoffman SL, Punjabi NH, Rockhill RC, Sutomo A, Rivai AR, Pulungsih SP. Duodenal string-capsule culture compared with bone-marrow, blood, and rectal-swab cultures for diagnosing typhoid and paratyphoid fever. J Infect Dis. 1984; 157-61.
19. Isomaki O, Vuento R, Granfors K. Serological diagnosis of Salmonella infections by enzyme immunoassay. Lancet. 1989;1411-4.
20. Olopoenia LA, King AL. Widal agglutination test – 100 years later: still plagued by controversy. Postgrad Med J. 2000;80-4.
21. Rubin FA, McWhirter PD, Punjabi NH, Lane E, Sudarmono P, Pulungsih SP et al. Use of a DNA probe to detect Salmonella typhi in the blood of patients with Salmonella typhi endocarditis: a case report. J Clin Pathol. 2003;56(10):801-2.
22. Parry CM, Hien TT, Dougan G, White NJ, Farrar JJ. Typhoid fever. N Engl J Med. 2002;1770-82.
23. Secretaria de Estado da Saúde de São Paulo. Manual das doenças transmitidas por alimentos e água. Salmonella typhi/febre tifoide. Disponível em: www.cve.saude.sp.gov.br/htm/hidrica/IF_510FT.html.
24. Zaki SA, Karande S. Multidrug-resistant typhoid fever: a review. J Infect Dev Ctries. 2011;5(5):324-37.

Tuberculose 16

Marcelo Nóbrega Litvoc
Álvaro C. Furtado
Hermes Ryoiti Higashino
Max Igor Banks Ferreira Lopes

SUMÁRIO

Introdução

A tuberculose é uma das principais doenças infecto-contagiosas do planeta e uma importante questão de saúde pública mundial. O agente etiológico é o *Mycobacterium tuberculosis*, um bacilo álcool-ácido resistente (BAAR) identificado em 1882 por Robert Koch. Mesmo antes da identificação do agente etiológico, a tuberculose é descrita desde a antiguidade, ganhando importância fundamental na Europa durante o início do século XIX (conhecida como "peste branca"), dizimando cerca de 25% da população europeia. Durante a colonização da América, houve um aumento dos casos, suscitando dúvidas em relação à existência da tuberculose na América pré-colombiana.

Diversos países em todos os continentes apresentaram fases diferentes de uma epidemia global, com padrões cronológicos peculiares, ressaltando-se sempre a importância das condições socioeconômicas e a estrutura do sistema de saúde como fatores determinantes para a disseminação e o controle da doença.

Epidemiologia

A tuberculose é uma doença de transmissão respiratória, pela inalação de partículas infectantes na forma aerossolisada no meio ambiente, principalmente em contatos íntimos prolongados (moradia e trabalho). Portanto, as formas pulmonares bacilíferas (presença do BAAR no escarro) e laríngeas são as principais formas envolvidas na transmissão interpessoal. Segundo o critério de Rose[1], considera-se significativo para contágio o tempo cumulativo de 200 horas com um paciente com baciloscopia positiva e 400 horas com um paciente com baciloscopia negativa e cultura positiva. O contágio por outras formas não é comum. Pode-se dividir as formas clínicas em pulmonares e extrapulmonares, com maior importância das formas pulmonares bacilíferas, pelo risco epidemiológico.

A incidência da doença guarda relação direta com o baixo índice de desenvolvimento humano de cada país e condições socioeconômicas desfavoráveis, destacando-se negativamente países da África sub-Saariana, Ásia, Caribe e América Latina. De acordo com dados da Organização Mundial da Saúde (OMS) do ano de 2013, países como a Namíbia apresentaram incidência de 683 casos por 100.000 habitantes; a Índia teve 176 casos por 100.000 habitantes; Bolívia teve 127 casos por 100.000 habitantes; e Estados Unidos teve 3,6 casos por 100.000 habitantes[2] (Figura 1).

De acordo com a OMS, o Brasil apresenta incidência de 46 casos por 100.000 habitantes, com variação entre 41 e 52 casos por 100.000 habitantes[2]. Há uma importante variação regional da incidência, com os Estados do Rio de Janeiro e Amazonas respondendo pelas maiores taxas de incidência e mortalidade. Também se observa importante diferença na incidência entre gêneros e etnia, sendo a incidência maior no sexo masculino e na etnia amarelos.

Segundo o Ministério da Saúde, no ano de 2014, foram notificados 75.120 casos de tuberculose no Brasil[3]. Em torno de 83% das formas clínicas diagnosticadas são formas pulmonares, enquanto 17% são formas extrapulmonares, destacando-se, entre estas, as formas pleural e ganglionar como as duas mais prevalentes. No Estado de São Paulo, segundo dados do Centro de Vigilância Epidemiológica, no ano de 2010, foram notificados 16.170 casos[4].

O Hospital das Clínicas da Faculdade de Medicina da Universidade de São Paulo (HCFMUSP) notificou, em to-

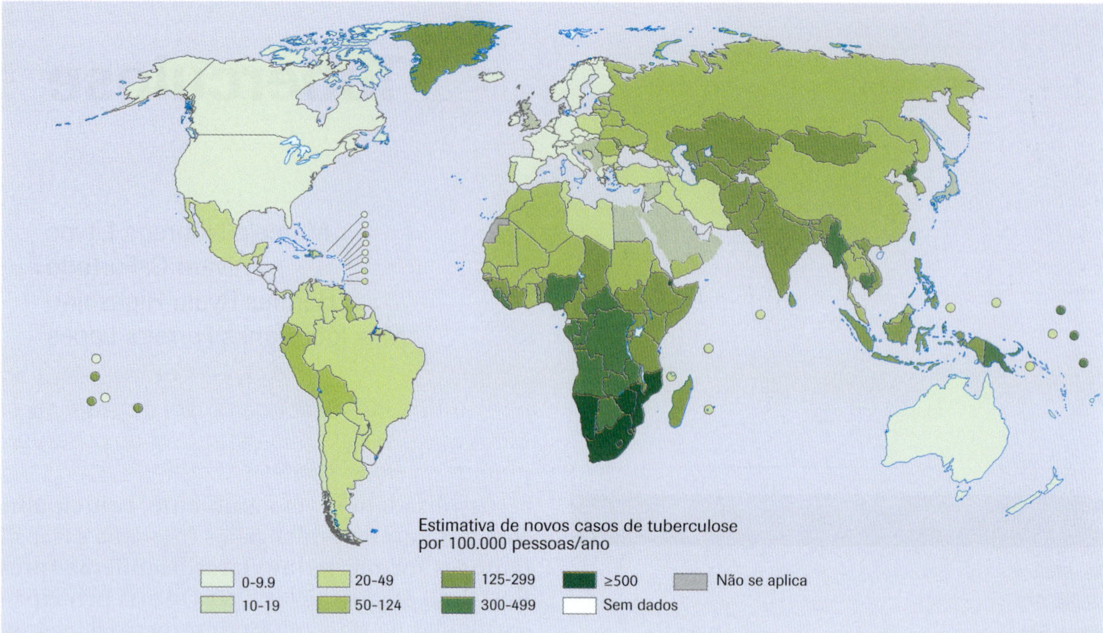

Figura 1. Taxas estimadas da incidência de tuberculose, 2013.
Fonte: WHO[2].

dos os diferentes institutos, 2.447 casos no período de 2010-2015, dos quais 57% eram formas pulmonares e 43% eram extrapulmonares[5]. Tal diferença no perfil de atendimento deve-se ao fato de ser um hospital universitário de referência, com grande número de pacientes imunodeprimidos.

Todo caso de tuberculose deve ser imediatamente notificado ao serviço de vigilância epidemiológica, independentemente do critério utilizado para a confirmação (microbiológico, histológico, radiológico ou clínico). Os casos de infecção latente por *Mycobacterium tuberculosis* também devem ser notificados no Estado de São Paulo[6].

Da mesma forma, em todo caso diagnosticado de tuberculose, independentemente da forma e critério adotados, deve ser obrigatoriamente oferecido o teste anti-HIV, uma vez que a prevalência da tuberculose e a infecção pelo vírus HIV+ são significativamente maiores do que na população soronegativa.

Microbiologia

O bacilo pertence ao complexo *tuberculosis*, ao qual pertencem outras espécies, como o *Mycobacterium bovis, Mycobacterium microti, Mycobacterium africanum* e *Mycobacterium canetti*, além de duas subespécies: *Mycobacterium caprae* e *Mycobacterium pinnipedii*, da família Mycobacteriaceae. A bactéria é um aeróbio estrito, com multiplicação lenta e cápsula com alto teor lipídico. A evidência do BAAR após a coloração pela técnica de Ziehl-Nielsen não é suficiente para a correta identificação da espécie. Deve-se confirmar a etiologia pelo crescimento em meio de Lowenstein Jensen ou meio líquido, que permite a correta identificação da espécie como *Mycobacterium tuberculosis* ou outras micobactérias não *tuberculosis*.

Fisiopatologia

Após a inalação de partículas infectantes do BAAR, determina-se o complexo primário pulmonar (complexo de Ghon), geralmente em campo médio pulmonar do hemitórax direito. Há uma disseminação linfática regional (complexo de Ranke), seguida de distribuição por via hematogênica. O processo geralmente é autolimitado, evidenciado somente pela conversão da prova tuberculínica (PPD) em torno de 4 a 6 semanas, determinando o quadro de latência em torno de 95% dos casos (infecção latente por *Mycobacterium tuberculosis*)[7] (Figura 2).

Cerca de 5% dos indivíduos em contato com o BAAR podem evoluir para doença ativa em cerca de 2 anos (tuberculose pós-primária), muitas vezes com apresentações clínicas graves em indivíduos muito jovens ou imunodeprimidos. Os outros indivíduos (cerca de 95%) poderão desenvolver doença ativa anos ou décadas após o primeiro contato (tuberculose pós-primária), em cerca de 5 a 10% dos casos. O principal mecanismo fisiopatológico destes casos é a reativação da infecção latente pelo *M. tuberculosis*. Diversas condições imunossupressoras podem favorecer esta progressão. Há sempre a possibilidade de reinfecção por outra cepa de micobactéria, fato comprovado somente por meio de testes de tipagem molecular ou investigação de surtos bem documentados[8].

Formas clínicas

Forma pulmonar

As formas pulmonares da tuberculose são as manifestações clínicas mais prevalentes em países com alta

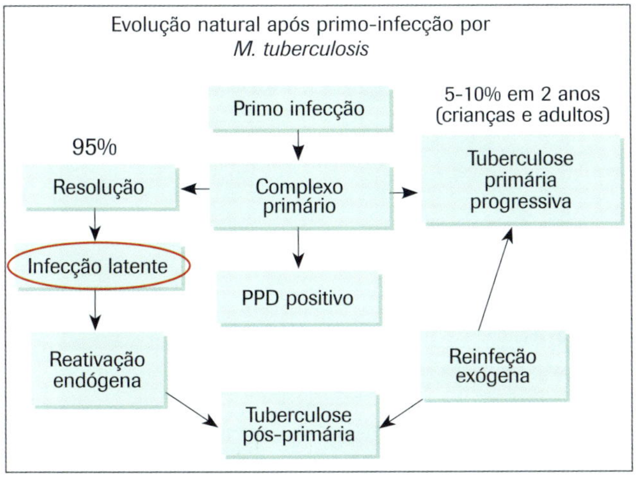

Figura 2. Possibilidades evolutivas após contato com *M. tuberculosis*.
Fonte: adaptado de Grange JM. Immunophysiology and immunopathology of tuberculosis. In: Davies PDO, ed. Clinical tuberculosis. London: Chapman & Hall, 1998.

endemicidade, tanto nas formas primárias como nas pós-primárias. A forma primária pulmonar isolada geralmente ocorre em curto período após a formação do complexo primário (até 2 anos), geralmente em crianças, adolescentes ou adultos jovens. A febre é um achado frequente (cerca de 70% dos casos), acompanhado de tosse produtiva, perda ponderal e dor pleurítica.

A forma pós-primária é a apresentação mais comum, geralmente em adultos, ocorrendo por reativação de uma infecção latente ocorrida há anos ou décadas, na maioria das vezes de forma assintomática. Cerca de 85% dos casos de reativação estão restritos somente aos pulmões (Figura 3). Classicamente os principais sintomas são:

- Tosse crônica com expectoração mucopurulenta. O sintomático respiratório é definido pela persistência da tosse produtiva por mais de 3 semanas.
- Fenômenos hemoptoicos, desde laivos sanguinolentos presentes no escarro até hemoptises maciças.
- Febre predominantemente vespertina diária acompanhada de sudorese noturna.
- Perda ponderal.

A depender da extensão do processo, o paciente pode apresentar dor pleurítica e dispneia progressiva[6,8].

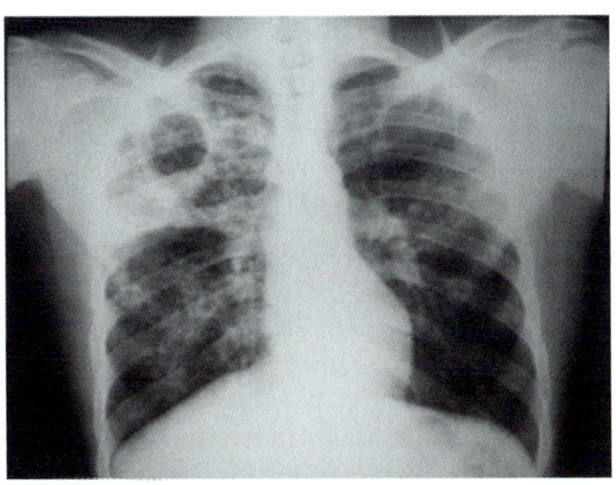

Figura 3. Radiografia demonstrando tuberculose pós-primária.

Amostras de escarro representativas do trato respiratório inferior são fundamentais para o diagnóstico, devendo-se realizar pesquisa e cultura de BAAR de três amostras iniciais. Testes moleculares como *real time* PCR ou o teste rápido molecular (GenXpert) também podem ser solicitados. Na impossibilidade da coleta do escarro ou resultados iniciais negativos, indica-se a realização de broncoscopia com lavado broncoalveolar e biópsia transbrônquica. Outra possibilidade diagnóstica é a biópsia transparietal guiada por tomografia computadorizada (TC).

A radiografia de tórax é o exame de imagem inicial, porém a TC tem auxiliado cada vez mais na elucidação diagnóstica. Alterações sugestivas de tuberculose pulmonar em atividade, como cavitações ou infiltrados apicais, podem ser evidenciadas em radiografias de tórax. A TC de tórax diferencia melhor as lesões radiológicas, destacando-se o achado de nódulos centrolobulares com padrão de "árvore em brotamento", bastante sugestivo de doença micobacteriana em atividade[9,10] (Figuras 4 a 8).

Formas extrapulmonares

As formas extrapulmonares de tuberculose envolvem uma gama enorme de órgãos e sistemas, com graus diferentes de gravidade conforme a resposta do hospedeiro em relação à micobactéria. Assumindo o trato respirató-

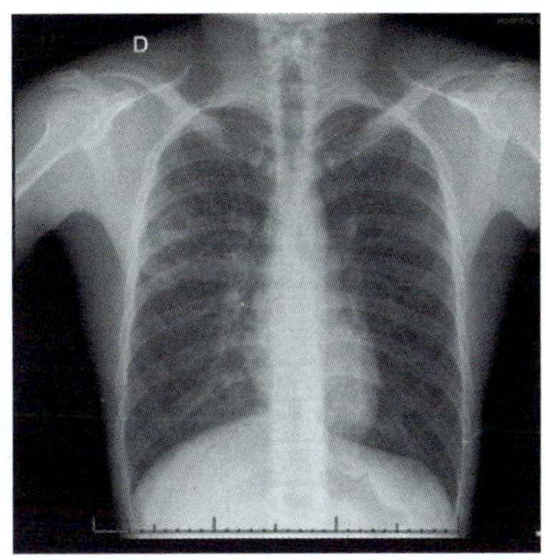

Figura 4. Lesão cavitária apical direita.

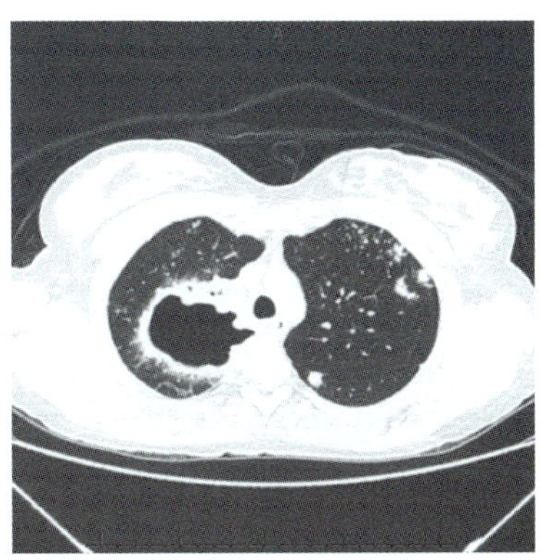

Figura 5. Lesão cavitária extensa em ápice direito.

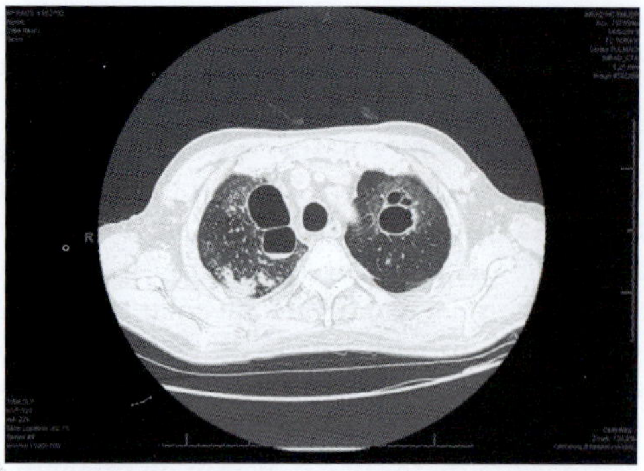

Figura 6. TC de tórax: lesões cavitárias bilaterais.

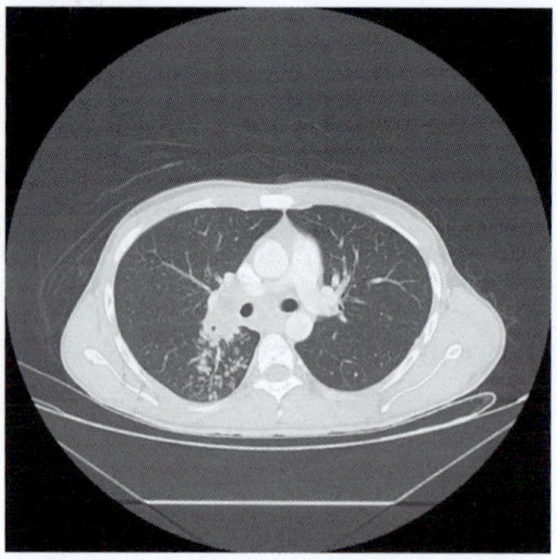

Figura 7. TC de tórax: nódulos centrolobulares (árvore em brotamento).

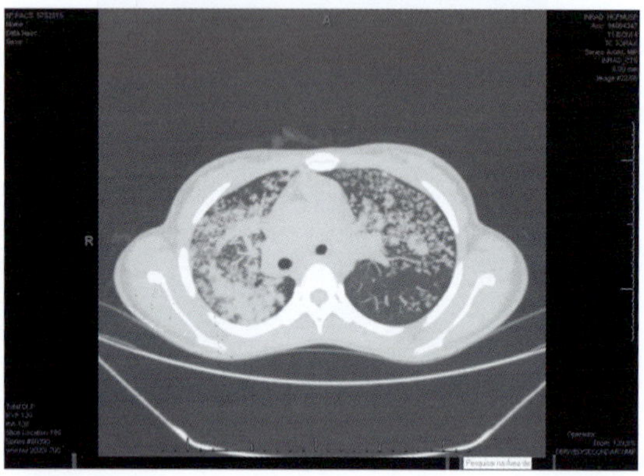

Figura 8. TC de tórax: comprometimento pulmonar extenso.

rio inferior como a principal porta de entrada, a disseminação por contiguidade, linfática e hematogênica é responsável pelas manifestações apresentadas.

Forma disseminada

A forma disseminada envolve pelo menos dois órgãos não contíguos envolvidos. Classicamente, a manifestação radiológica pulmonar mais comum é o padrão miliar (infiltrado intersticial com micronódulos homogêneos difusos distribuídos por todos os campos pulmonares), refletindo a forma hematogênica de disseminação (Figura 9)[11]. As formas disseminadas são mais esperadas em indivíduos imunodeprimidos após o primeiro contato com a micobactéria ou nas formas de reativação após fatores de imunodepressão (Quadro 1).

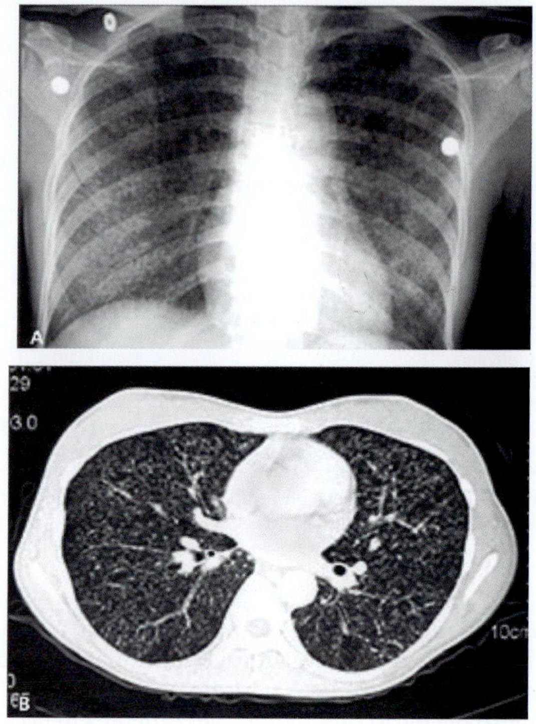

Figura 9. Tuberculose miliar. (A) Radiografia de tórax. (B) TC de tórax.
Fonte: Baum's Text Pulm Dis. J Bras Pneumol 2004;30:S 3-85.

Nas formas disseminadas, há uma maior predileção pelo sistema monocítico-fagocitário, com comprometimento linfonodal difuso, hepatoesplenomegalia e infiltração medular. A radiografia de tórax pode apresentar o padrão miliar, confirmado com mais facilidade pela TC de tórax. Nesta forma clínica, espera-se baixa positividade na pesquisa do BAAR no escarro[10].

Forma pleural

A forma pleural é a principal forma de tuberculose extrapulmonar, acometendo sobretudo adolescentes e adultos jovens. A disseminação ocorre na maioria das vezes por contiguidade a partir de algum foco subpleural, pela via linfática ou como extensão do comprometimento pulmonar. Quando se apresenta na forma isolada, somente com comprometimento pleural, muitas vezes não há perda ponderal significativa ou febre.

O sintoma mais importante é a dor pleurítica acompanhada de tosse seca e desconforto respiratório, dependendo da extensão do processo. O acometimento unilateral é o padrão mais comum da tuberculose pleural (Figuras 10 e 11). Caracteristicamente, o líquido pleural é um exsudato com celularidade aumentada, muitas vezes amarelo-citrino, predominantemente linfocítico, com baixa positividade da pesquisa direta e cultura do BAAR. A análise da adenosina deaminase (ADA) correlaciona a etiologia micobacteriana com valores acima de 40 UI, excetuando a presença de empiema[6].

Quadro 1. Fatores de imunodepressão

Fatores de imunodepressão
Extremos de idade
Desnutrição
Etilismo
Insuficiência renal crônica
Uso de corticosteroides por tempo prolongado
Neoplasias
Infecção pelo vírus HIV
Transplantes de órgãos sólidos ou medula óssea
Uso de imunobiológicos

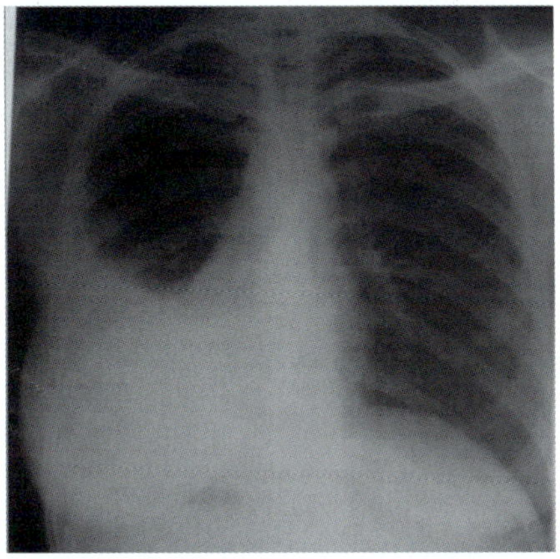

Figura 10. Radiografia de tórax: tuberculose pleural.

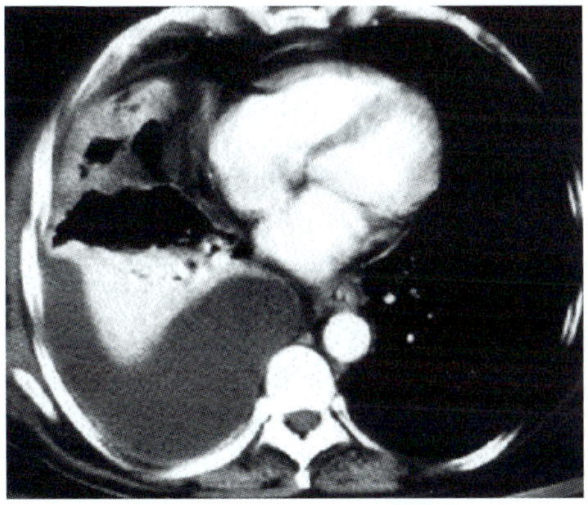

Figura 11. TC de tórax: tuberculose pleural.

Forma ganglionar

A forma ganglionar é a segunda forma de tuberculose extrapulmonar mais frequente, principalmente em adolescentes e adultos jovens. A disseminação ocorre geralmente por via linfática, acometendo sobretudo as cadeias cervicais, apresentando-se móveis à palpação, indolores e assumindo formas coalescentes de aspecto "pseudotumoral" (Figura 12). Entretanto, qualquer cadeia ganglionar pode ser afetada (submandibular, supraclavicular, axilar, inguinal, paratraqueal, mesentéricas etc.). Define-se o processo como um quadro crônico, geralmente com mais de 4 semanas de linfadenomegalia febril. Na evolução da história natural, muitas vezes observa-se fistulização do(s) linfonodo(s)[12]. O material fistulizado pode ser enviado para pesquisa e cultura micobacteriana, além da amplificação do material genético para *Mycobacterium tuberculosis* (*real time* PCR). Caso não ocorra fistulização do linfonodo, deve-se proceder preferencialmente à biópsia do material, com envio do material para análise anatomopatológica, pesquisas e culturas micobacteriana, além do PCR[13].

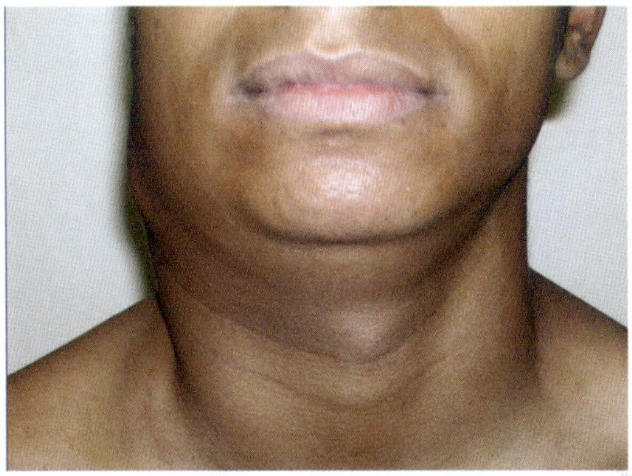

Figura 12. Tuberculose ganglionar.

Forma osteoarticular

A tuberculose óssea pode acometer vários ossos do esqueleto humano, porém há dois padrões clássicos.

Em crianças, a forma habitual de disseminação é por via hematogênica, envolvendo preferencialmente epífises de ossos longos como o úmero e o fêmur. A doença pode manifestar-se com ou sem alterações pulmonares/sistêmicas.

Em adultos, o local preferencial é a coluna vertebral, geralmente na transição toracolombar. Os corpos vertebrais apresentam lesões destrutivas, muitas vezes poupando os discos intervertebrais, com abscessos paravertebrais, chamados "abscessos frios" (Figura 13). A via de disseminação pode ser hematogênica, linfática ou por contiguidade dos corpos vertebrais com a pleura em mediastino posterior.

O quadro clínico em adultos é quase sempre insidioso, muitas vezes sem comprometimento sistêmico ou pulmonar. A queixa mais comum é lombalgia, evoluindo com sintomas neurológicos de compressão (parestesia, paraparesia) até quadros de paraplegia crural completa, a depender da extensão do processo[11].

Forma abdominal

A tuberculose abdominal pode ser dividida topograficamente em 3 formas:

- Tuberculose intestinal.
- Tuberculose peritoneal.
- Tuberculose hepatobiliar.

A tuberculose intestinal já foi um evento mais comum, com a contaminação por *M. bovis* relacionada à ingesta de leite não pasteurizado. Atualmente, constitui evento bem mais raro em relação à *M. tuberculosis*. O sítio mais acometido é o íleo terminal, determinando mui-

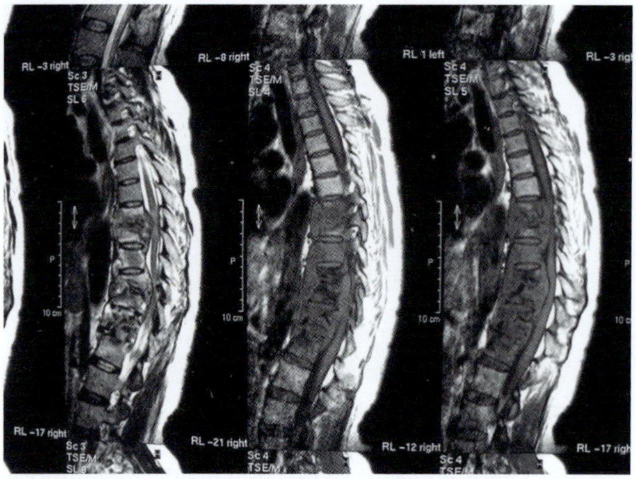

Figura 13. Ressonância magnética: tuberculose óssea.

tas vezes estreitamento do lúmen intestinal e linfadenomegalia satélite. Clinicamente, o paciente apresenta alterações intestinais (em geral, diarreia crônica com produtos patológicos) e quadro consumptivo febril. A disseminação da doença pode ser por via linfática ou hematogênica, porém, em pacientes com quadros pulmonares fortemente bacilíferos, a deglutição do escarro pode determinar a disseminação em íleo terminal, onde há uma estase maior do conteúdo intestinal e grande número de placas de Peyer[14,15].

A peritonite tuberculosa é, muitas vezes, uma forma associada com comprometimento intestinal e/ou formas disseminadas. O líquido ascítico apresenta uma pleiocitose moderada, com predomínio linfocítico, proteína elevada e glicose baixa. A determinação do ADA, utilizando-se o *cut-off* de 39, possui boa especificidade para o diagnóstico[16].

As formas hepatobiliar[17] e hepatoesplênica também ocorrem nas formas disseminadas.

Neurotuberculose

As formas neurológicas de tuberculose sempre são graves, apresentando alta letalidade mesmo com a correta instituição do tratamento. A concomitância com manifestações pulmonares e/ou disseminadas é bastante comum.

As manifestações clínicas são diversas, podendo-se dividir em formas meningoencefálicas crônicas (com ou sem comprometimento de pares cranianos) e tuberculomas (lesões expansivas com efeito de massa). Há sempre uma maior predileção pela base de crânio, acometendo os núcleos dos nervos cranianos (III, IV, VI e VII pares). Os achados clínicos mais comuns são cefaleia crônica, síndrome consumptiva, febre, alterações comportamentais, crises convulsivas e sinais localizatórios, dependendo do local das lesões[18].

Há uma grande dificuldade no estabelecimento da etiologia do processo, uma vez que a sensibilidade dos testes microbiológicos é muito baixa e demorada (cultura), assim como a alta morbidade relacionada à abordagem cirúrgica das lesões (quando ocorrem). O líquido cefalorraquidiano (LCR), principalmente nas formas meningoencefálicas, mostra uma pleiocitose moderada, com distribuição equitativa entre neutrófilos e linfomonócitos; a proteinorraquia é bastante elevada em contraste com a glicorraquia, quase sempre muito baixa[19]. A dosagem de ADA no LCR tem valor duvidoso para o diagnóstico da neurotuberculose, porém, valores menores que 4 tendem a tornar o diagnóstico menos provável[20].

Tuberculose genitourinária

A tuberculose genitourinária é uma manifestação cada vez menos comum entre as formas extrapulmonares. A via hematogênica explica a disseminação do bacilo durante a infecção primária, podendo ocorrer reativação do bacilo latente após anos ou décadas. O rim é o órgão mais acometido, com extensão a órgãos contíguos como ureter e bexiga. No trato genital, o epidídimo e a tuba uterina são os órgãos primariamente afetados, respectivamente, em homens e mulheres.

Geralmente unilateral nos rins, as lesões podem determinar ulcerações e deformidades caliciais, cuja cicatrização pode resultar em fibrose e estenose infundibular, mesmo com o tratamento antituberculoso (Figura 14). O ureter, com lesões estenosantes ou ulceradas, é envolvido na junção ureterovesical ou pelveureteral, mais frequentemente (Figura 15). Por vezes, ocorre a exclusão renal, diagnosticada muitas vezes durante atos cirúrgicos. A bexiga perde sua complacência e ocorre aumento da trabeculação mucosa.

Clinicamente, manifesta-se de forma insidiosa, muitas vezes sem perda ponderal ou febre. Sintomas urinários prolongados, como disúria, hematúria (macro ou microscópica), polaciúria, cistite recorrente e dor suprapúbica, devem ser investigados na ausência de outra causa. No epidídimo, observa-se edema e dor local, algumas vezes com fistulização cutânea[21,22].

Tuberculose ocular

Todo o globo ocular pode ser acometido pelo *M. tuberculosis*, na maioria das vezes por disseminação hematogênica. Também são descritas formas de tuberculose ocular como resultado de uma reação de hipersensibili-

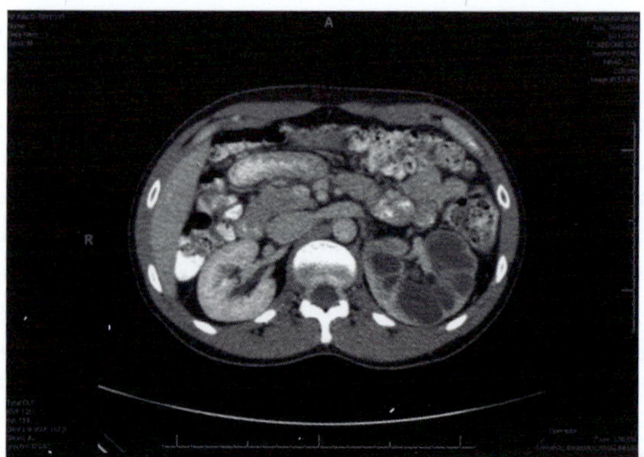

Figura 14. TC de abdome: tuberculose renal esquerda.

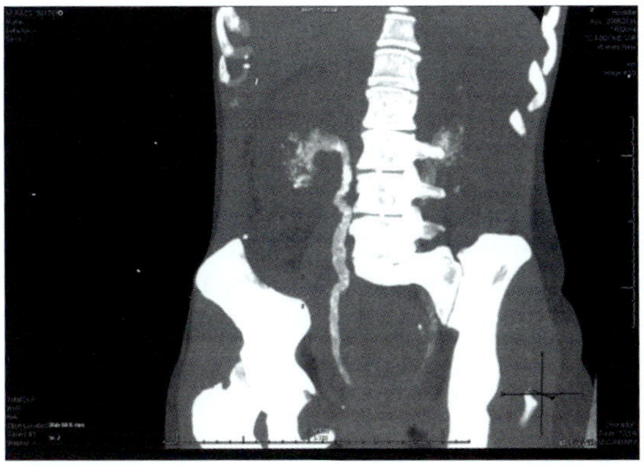

Figura 15. TC de abdome: tuberculose de ureter direito.

dade. Mais raramente, são detectados casos de inoculação ocular a partir do escarro ou por contiguidade, por acometimento de tecidos próximos[11].

Pode-se apresentar como uma conjuntivite flictenular ou acometer pálpebras e aparelho lacrimal. Entretanto, pela grande presença de vasos, a manifestação mais comum é do trato uveal (íris, corpo ciliar e coroide).

O diagnóstico diferencial entre as uveítes não infecciosas e infecciosas é muito difícil, uma vez que a coleta de material para pesquisa etiológica é limitada. Tal fato leva o diagnóstico de possível etiologia tuberculosa a ser feito geralmente por exclusão. O teste de Mantoux forte reator (> 15 mm) corrobora com o diagnóstico, porém não o define. As queixas mais comuns são vermelhidão ocular, sensação de corpo estranho e baixa acuidade visual.

Tuberculose cutânea

A tuberculose cutânea pode ocorrer a partir da inoculação externa, lesões linfonodais ou articulares/ósseas subjacentes à pele ou de forma hematogênica. A classificação das formas clínicas é controversa, apresentando-se na maioria das vezes como lesões ulceradas, orificiais (próximas à mucosa), liquenoides ou como paniculite (eritema indurado de Bazin). O paciente raramente apresenta sintomas sistêmicos, como perda ponderal e febre. As lesões são paucibacilares ou, na maioria das vezes, sem evidência de BAAR. A presença de lesões granulomatosas, acompanhada de reação de Mantoux forte reatora, sugerem a etiologia tuberculosa. Vale lembrar que outras micobactérias não tuberculosas também podem determinar quadros semelhantes, ressaltando a importância do envio do material para cultura e o papel dos novos métodos de tipagem molecular[11].

Diagnóstico diferencial

Existe um grande número de diagnósticos diferenciais possíveis, tanto dos quadros predominantemente pulmonares, extrapulmonares e multissistêmicos. Com relação ao quadro pulmonar, vale lembrar de doenças infecciosas, como paracoccidioidomicose (forma pulmonar crônica), histoplasmose, criptococose pulmonar, abscesso pulmonar bacteriano e outras micobactérias não *tuberculosis* (p. ex., *M. kansasi*). A sarcoidose é um dos principais diferenciais não infecciosos, destacando a presença de linfonodos peri-hilares. Granulomatose de Wegener e neoplasias pulmonares, com ou sem acometimento pleural, também são possibilidades diagnósticas.

Dependendo da localização, são incluídos como diferenciais: linfoma (linfadenomegalia crônica), pneumonia bacteriana com derrame pleural, paracoccidioidomicose (forma juvenil aguda), osteomielite vertebral bacteriana e histoplasmose disseminada, dentre outros.

Exames complementares

Exames inespecíficos

Os exames laboratoriais inespecíficos pouco ajudam no diagnóstico da tuberculose. O hemograma pode evidenciar anemia decorrente de doença crônica, sem alterações leucocitárias específicas. No caso de comprometimento medular, geralmente observa-se a queda de produção das três séries (pancitopenia). Dependendo dos órgãos acometidos, espera-se elevação discreta de parâmetros laboratoriais, como o aumento de enzimas canaliculares na tuberculose com comprometimento hepático. As provas inflamatórias geralmente estão elevadas em todas as formas clínicas, como a velocidade de hemossedimentação (VHS) e a proteína C reativa (PCR).

Exames específicos

O principal método diagnóstico, para todas as formas clínicas da tuberculose, é o microbiológico, envolvendo a pesquisa pelo método de Ziehl-Nielsen e a cultura do material em meio sólido de Lowenstein Jensen ou em meio líquido, muitas vezes com detecção automatizada. Qualquer material além do escarro (linfonodo, fragmento cerebral, osso, pleura etc.) deve ser encaminhado para a pesquisa direta e cultura, sendo este último o padrão-ouro diagnóstico, pela maior sensibilidade do método, possibilidade de identificação da micobactéria e realização do perfil de sensibilidade. O tempo necessário para a cultura em meio sólido pode levar de 2 a 4 semanas para amostras com pesquisa de BAAR positiva *versus* 4 a 8 semanas para amostras com pesquisa de BAAR negativa. Já os meios líquidos apontam crescimento de micobactéria muito mais rapidamente, em geral entre 10 e 14 dias[23].

Pacientes imunodeprimidos que apresentam micobacteremia possuem maior chance de positividade do exame.

O diagnóstico histológico, a partir de qualquer fragmento tecidual, é bastante útil no diagnóstico. Evidencia-se a presença do BAAR ou então a reação granulomatosa, muitas vezes com necrose caseosa, sugestiva da reação do hospedeiro frente à micobactéria. Vale lembrar que outras doenças infecciosas e não infecciosas podem determinar a formação de granulomas muito semelhantes. A realização de exame imuno-histoquímico, assim como exames moleculares *in situ*, podem auxiliar no diagnóstico[12].

Exames radiológicos são fundamentais para o diagnóstico de todas as formas de tuberculose. Alterações sugestivas podem ser evidenciadas em exames ultrassonográficos, tomográficos e de ressonância magnética, podendo ser utilizadas em diversas formas, como a tuberculose óssea, renal, intestinal etc.

A reação de Mantoux (PPD) é utilizada para evidenciar contato com a micobactéria, não evidenciando necessariamente doença em atividade. Há um grande número de condições que determinam resultados falsos-negativos e falsos-positivos do teste. Deve-se aplicar o derivado proteico na face volar do antebraço esquerdo, procedendo-se à leitura do maior diâmetro da induração (não o eritema) determinada em 48 e 72 horas após a aplicação. Considera-se reator o resultado acima de 10 mm em indivíduos imunocompetentes. Em indivíduos imunodeprimidos, considera-se reator valores acima de 5 mm. Em indivíduos com baixa probabilidade pré-teste e crianças com < 15 anos de idade, valoriza-se resultados acima de 15 mm.

Métodos de biologia molecular (PCR) em fragmentos de tecido ou líquidos orgânicos são utilizados na tentativa de aumentar a sensibilidade diagnóstica e diminuir o tempo de execução do exame. Problemas com o custo do exame e padronização de técnicas são limitações relacionadas ao método.

Recentemente, os testes rápidos moleculares (TRM) como o GenXpert disponibilizam metodologia automatizada para amplificação do material genético da *Mycobacterium tuberculosis* em amostras de escarro, além da detecção genotípica da resistência à droga rifampicina. O novo método molecular possui maior sensibilidade e especificidade para formas bacilíferas de tuberculose, em comparação com pacientes com baciloscopia negativa e cultura de escarro positiva[24]. Estudos recentes têm utilizado a nova metodologia para outras amostras, como LCR, líquido peritoneal e fragmentos de biópsias.

Novos métodos imunológicos, denominados IGRA (*interferon-gamma release assay*) comercialmente conhecidos como Quantiferon-TB e Elispot, podem constituir importante ferramenta no diagnóstico da infecção latente por micobactéria em substituição ao teste cutâneo, o PPD. Tais metodologias estão baseadas na detecção de interferon-gama liberado por linfócitos T ativados após estimulação com proteínas específicas da *Mycobacterium tuberculosis*, como a ESAT-6 e CFP-10. Quando o ensaio imunoenzimático detecta a produção de interferon-gama acima de 0,35, pode ser correlacionado com o diagnóstico de infecção latente por *Mycobacterium tuberculosis*. As vantagens dos novos métodos estão relacionadas com a maior especificidade para o complexo *Tuberculosis*, a simplicidade da coleta única de uma amostra de sangue sem retornos para leitura, o fato de ser um método automatizado e não sofrer interferência da vacinação com a BCG. Como desvantagens, vale citar o custo elevado e a maior chance de resultados indeterminados em pacientes linfopênicos[25,26].

A discordância de resultados entre a prova cutânea e os IGRA, evidenciada na literatura mais recente, traz muitas dúvidas no manejo clínico das infecções latentes da infecção por *Mycobacterium tuberculosis*[27].

Tratamento

O tratamento da tuberculose deve considerar as diferentes populações bacilares (intra e extracelular), a multiplicação lenta do microrganismo, as formas latentes do bacilo e a possibilidade de emergência de resistência. O perfil epidemiológico local também é importante na seleção do esquema terapêutico.

A primeira droga utilizada com sucesso na terapia antituberculosa foi a estreptomicina, na década de 1940, constituindo importante avanço terapêutico. Com o desenvolvimento de cepas resistentes, optou-se pela combinação de drogas com ação em sítios e populações diferentes, diminuindo o surgimento de resistência. Desde 2009, o Brasil adotou a terapia combinada com quatro drogas, adicionando o etambutol na primeira fase ao esquema anterior, com a combinação rifampicina, isoniazida e pirazinamida.

Para todas as formas de tuberculose em indivíduos acima de 10 anos, exceto a neurotuberculose, preconiza-se o uso da combinação de rifampicina, isoniazida, pirazinamida e etambutol nos 2 primeiros meses (fase de indução), seguida da combinação rifampicina e isoniazida por 4 meses restantes, completando 6 meses de tratamento (Tabela 1). Nas formas neurológicas, a segunda fase de tratamento é estendida por 7 meses, completando 8 meses de tratamento (Tabela 2). Deve-se utilizar corticosteroide nos 2 primeiros meses de tratamento para formas neurológicas e pericárdicas. Indivíduos diabéticos também devem ter o tratamento estendido para 9 meses, segundo o Ministério da Saúde[6].

Formas graves, disseminadas e com padrão lento de resposta terapêutica podem requerer maior tempo de tratamento, conforme a evolução clínica. Vale destacar as formas osteoarticulares, intestinais e urinárias como exemplos de manifestações de difícil manejo.

Nos casos de suspeita de resistência, é fundamental obter amostras de cultura para envio de testes de sensibilidade aos fármacos de primeira linha e drogas alternativas para tratamento. Define-se monorresistência como a resistência isolada a qualquer droga tuberculostática. A polirresistência inclui o comprometimento de mais de duas drogas, exceto rifampicina e isoniazida. A resistência multidrogra (TBMDR) inclui justamente a resistência às duas drogas mais importantes do esquema: rifampicina e isoniazida (Figura 16)[2].

Desde 2006, a OMS lança um alerta a respeito da tuberculose extensivamente resistente (*extensively drug-resistant tuberculosis* – TBXDR/XDR-TB) a partir de um surto altamente letal ocorrido na província sul-africana de Kwazulu-Natal. Além da resistência a rifampicina e isoniazida, inclui-se também a resistência a qualquer fluoroquinolona (levofloxacino, moxifloxacino, ofloxacino) e alguma droga injetável (capreomicina, canamicina e amicacina) (Figura 17)[2].

Tabela 1. Esquema preconizado pelo Ministério da Saúde para adultos

Regime	Fármacos	Faixa de peso	Unidade/dose	Meses
2 RHZE Fase intensiva	RHZE 150/75/400/275 comprimido em dose fixa combinada	20 a 35 kg	2 comprimidos	2
		36 a 50 kg	3 comprimidos	
		> 50 kg	4 comprimidos	
4 RH Fase de manutenção	RH Comprimido ou cápsula 300/200 ou 150/100	20 a 35 kg	1 comprimido ou cápsula 300/200 mg	4
		36 a 50 kg	1 comprimido ou cápsula 300/200 mg + 1 comprimido ou cápsula 150/100 mg	
		> 50 kg	2 comprimidos ou cápsulas 300/200 mg	

Obs.: O esquema com RHZE pode ser administrado nas doses habituais para gestantes e está recomendado o uso de piridoxina (50 mg/dia) durante a gestação pela toxicicidade neurológica (devido à isoniazida) no recém-nascido.

Tabela 2. Esquema preconizado pelo Ministério da Saúde para neurotuberculose

Regime	Fármacos	Faixa de peso	Unidade/dose	Meses
2 RHZE Fase intensiva	RHZE 150/75/400/275 comprimido em dose fixa combinada	20 a 35 kg	2 comprimidos	2
		36 a 50 kg	3 comprimidos	
		> 50 kg	4 comprimidos	
7 RH Fase de manutenção	RH Comprimido ou cápsula 300/200 ou 150/100	20 a 35 kg	1 comprimido ou cápsula 300/200 mg	7
		36 a 50 kg	1 comprimido ou cápsula 300/200 mg + 1 comprimido ou cápsula 150/100 mg	
		> 50 kg	2 comprimidos ou cápsulas 300/200 mg	

Obs.: 1. Nos casos de concomitância entre tuberculose meningoencefálica e qualquer outra localização, usar o esquema para a forma meningoencefálica. 2. Na meningoencefalite tuberculosa deve ser associado corticosteroide ao esquema antiTB: prednisona oral (1-2 mg/kg/dia) por quatro semanas ou dexametasona intravenoso nos casos graves (0,3 a 0,4 mh/kg/dia), por 4 a 8 semanas, com redução gradual da dose nas quatro semanas subsequentes. 3. A fisioterapia na tuberculose meningoencefálica deverá ser iniciada o mais cedo possível.

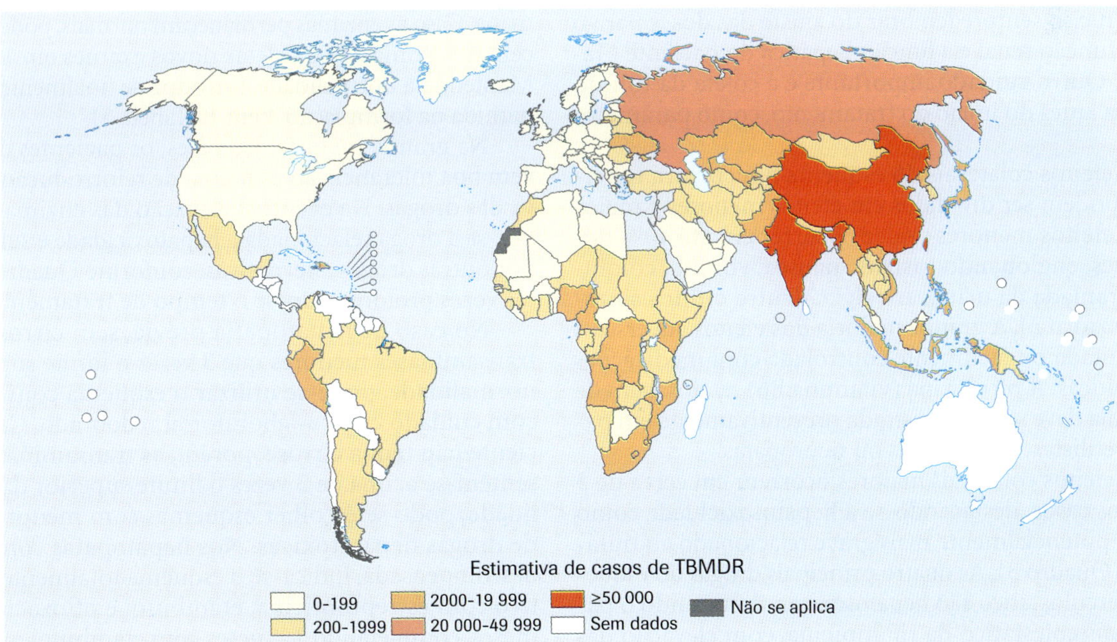

Figura 16.
Fonte: WHO[2].

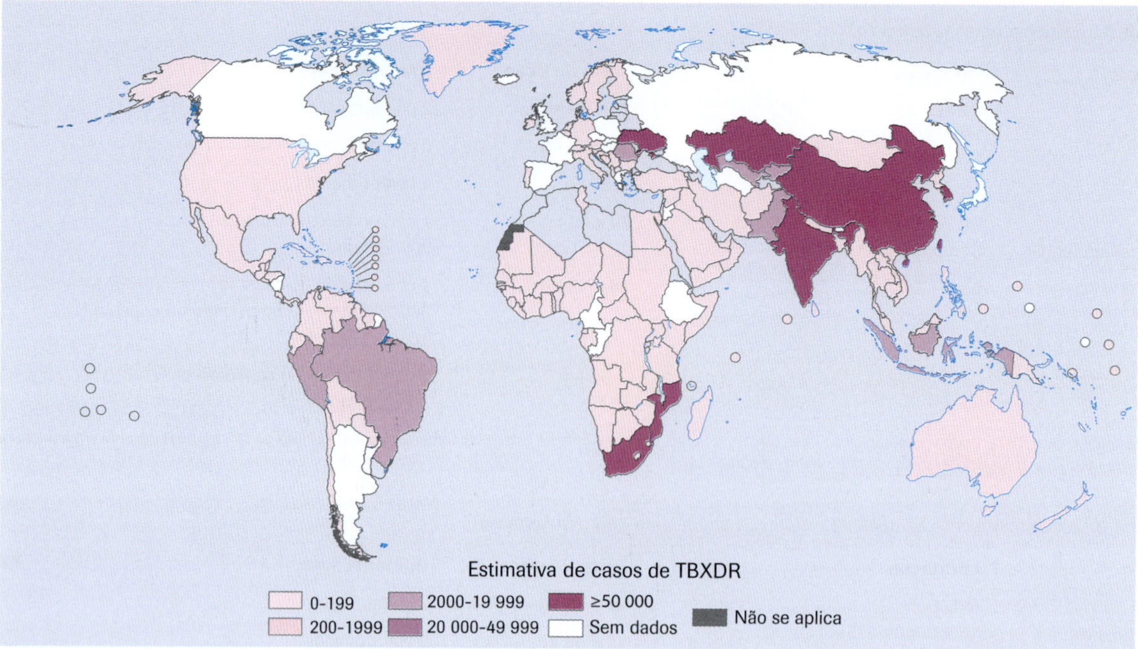

Figura 17.
Fonte: WHO[2].

No Brasil, o esquema para a TBMDR **é** dividido em três fases, completando 18 meses de tratamento. As drogas utilizadas são: estreptomicina, levofloxacino, terizidona, pirazinamida e etambutol (Tabela 3). Outras drogas, como o ácido paraminossalicílico, etionamida, linezolida, imipeném e amoxicilina/ácido clavulânico, podem compor esquemas especiais em centros de tratamento especializado. Uma nova droga denominada bedaquilina, aprovada em 2012 pelo FDA, tem sido utilizada pela OMS como alternativa à resistência multidroga.

É preciso sempre lembrar do ajuste das doses para o peso, a função renal e a função hepática do paciente (Tabela 4). Outro cuidado importante é a coleta da função hepática antes do início do tratamento, como parâmetro basal.

Os efeitos colaterais do esquema básico para tuberculose podem ser divididos em efeitos menores e maiores. Os efeitos menores podem ocorrer em até 40% dos pacientes, englobando gastrite, náusea, vômito, coloração alaranjada da urina, artralgia, dentre muitos sintomas (Quadro 2). A grande maioria dos efeitos adversos é autolimitada ou facilmente controlada com medicações sintomáticas. A piridoxina (vitamina B6) na dosagem de 50 mg/dia deve ser administrada preventivamente em pacientes etilistas, desnutridos ou neuropatas.

Os efeitos colaterais maiores ocorrem em cerca de 3 a 8% dos casos, destacando-se a hepatotoxicidade como o efeito potencialmente mais grave relacionado ao tratamento (Quadro 3). As quatro principais drogas do esquema tuberculostático são hepatotóxicas, destacando o padrão mais colestático da rifampicina, com elevação das bilirrubinas às custas da fração direta. Sugere-se coletar função hepática com 15 dias após o início do uso, devendo ser repetido mensal ou bimestral, caso o paciente não apresente sintomatologia.

Caso o paciente apresente icterícia, o esquema deve ser suspenso imediatamente. Laboratorialmente, tolera-se o aumento de 3 a 5 vezes o limite superior da ALT e AST, respectivamente, no paciente sintomático (náusea, vômito, dor abdominal) e assintomático. Uma vez suspenso o esquema, aguarda-se a normalização das transaminases. De acordo com o Ministério da Saúde, deve-se introduzir as drogas rifampicina e etambutol, coletando novos exames em 1 semana. Caso as enzimas permaneçam normais, pode-se acrescentar a isoniazida e coletar novos exames em 1 semana. Mantendo a normalidade, introduz-se finalmente a pirazinamida na formulação 4 em 1 (Tabela 5).

Na grande maioria das vezes, os pacientes desenvolvem boa tolerância ao esquema de reintrodução gradativa das drogas. Na eventual elevação das enzimas, identifica-se a droga relacionada à hepatoxicidade e substitui-se por outras drogas alternativas, conforme Quadro 4, muitas vezes prolongando-se o tempo de tratamento.

No caso de hepatopatia prévia, sem cirrose e com transaminases menores que 3 vezes o limite superior da normalidade, pode-se utilizar o esquema convencional com cuidado clínico-laboratorial redobrado. Caso o paciente não tenha cirrose, porém, as transaminases apresentem-se acima de 3 vezes o limite superior da normalidade, pode-se escolher esquemas com menor número de drogas hepatotóxicas. Nos hepatopatas com cirrose descompensada, indica-se o esquema totalmente alternativo com estreptomicina, etambutol e ofloxacino por 3 meses, completando 12 meses com etambutol e ofloxacino (Tabela 5). O ofloxacino pode ser substituído por levofloxacino ou moxifloxacino.

Tabela 3. Esquema para TBMDR do Ministério da Saúde

Regime	Fármaco	Doses por faixa de peso				Meses
		até 20 kg	21 a 35 kg	36 a 50 kg	> 50 kg	
2 S5ELZT Fase intensiva 1ª etapa	Estreptomicina	20 mg/kg/dia	500 mg/dia	750 mg/dia a 1.000 mg/dia	1.000 mg/dia	2
	Etambutol	25 mg/kg/dia	400 mg/dia a 800 mg/dia	800 mg/dia a 1.200 mg/dia	1.200 mg/dia	
	Levofloxacina	35 mg/kg/dia	250 mg/dia a 500 mg/dia	500 mg/dia a 750 mg/dia	750 mg/dia	
	Pirazinamida	35 mg/kg/dia	1.000 mg/dia	1.500 mg/dia	1.500 mg/dia	
	Terizidona	20 mg/kg/dia	500 mg/dia	750 mg/dia	750 mg/dia a 1.000 mg/dia	
4 S3ELZT Fase intensiva 2ª etapa	Estreptomicina	20 mg/kg/dia	500 mg/dia	750 mg/dia a 1.000 mg/dia	1.000 mg/dia	4
	Etambutol	25 mg/kg/dia	400 mg/dia a 800 mg/dia	800 mg/dia a 1.200 mg/dia	1.200 mg/dia	
	Levofloxacina	10 mg/kg/dia	250 mg/dia a 500 mg/dia	500 mg/dia a 750 mg/dia	750 mg/dia	
	Pirazinamida	35 mg/kg/dia	1.000 mg/dia	1.500 mg/dia	1.500 mg/dia	
	Terizidona	20 mg/kg/dia	500 mg/dia	750 mg/dia	750 mg/dia a 1.000 mg/dia	
12 ELT Fase de manutenção	Etambutol	25 mg/kg/dia	400 mg/dia a 800 mg/dia	800 mg/dia a 1.200 mg/dia	1.200 mg/dia	12
	Levofloxacina	10 mg/kg/dia	250 mg/dia a 500 mg/dia	500 mg/dia a 750 mg/dia	750 mg/dia	
	Terizidona	20 mg/kg/dia	500 mg/dia	750 mg/dia	750mg/dia a 1.000 mg/dia	

Tabela 4. Ajuste das drogas pelo *clearance* de creatinina preconizado pelo Ministério da Saúde

Medicamento	Método	*Clearance* de creatinina		
		> 50-90	10-50	< 10
Rifampicina	Nenhum	100%	100%	100%
Isoniazida	Dosagem	100%	75-100%	50%
Pirazinamida	Tempo	24h	24h	48-72 h
Etambutol	Dosagem	100%	50-100%	25-50%
Estreptomicina	Tempo	24h	24-72h	72-96h

Quadro 2. Efeitos colaterais menores segundo o Ministério da Saúde

Efeito adverso	Provável(eis) fármaco(s) responsável(is)	Conduta
Náusea, vômito, dor abdominal	Rifampicina Isoniazida Pirazinamida Etambutol	Reformular o horário da administração da medicação (duas horas após o café da manhã ou com o café da manhã); considerar o uso de medicação sintomática; e avaliar a função hepática
Suor/urina	Rifampicina	Orientar
Prurido ou exantema leve	Isoniazida Rifampicina	Medicar com anti-histamínico
Dor articular	Pirazinamida Isoniazida	Medicar com analgésicos ou anti-inflamatórios não hormonais
Neuropatia periférica	Isoniazida (comum) Etambutol (incomum)	Medicar com piridoxina (vitamina B6) na dosagem de 50 mg/dia
Hiperuricemia sem sintomas	Pirazinamida	Orientar dieta hipopurínica
Hiperuricemia com artralgia	Pirazinamida Etambutol	Orientar dieta hipopurínica e medicar com alopurinol e colchicina, se necessário
Cefaleia, ansiedade, euforia, insônia	Isoniazida	Orientar

Quadro 3. Efeitos colaterais maiores

Efeito adverso	Provável(eis) fármaco(s) responsável(is)	Conduta
Exantema ou hipersensibilidade de moderada a grave	Rifampicina Isoniazida Pirazinamida Etambutol Estreptomicina	Suspender o tratamento; reintroduzir os medicamentos um a um após a resolução do quadro; substituir o esquema nos casos reincidentes ou graves, por esquemas especiais sem a medicação causadora do efeito
Psicose, crise convulsiva, encefalopatia tóxica ou coma	Isoniazida	Suspender a isoniazida e reiniciar esquema especial sem a referida medicação
Neurite óptica	Etambutol	Suspender o etambutol e reiniciar esquema especial sem a referida medicação É dose-dependente, e quando detectada precocemente, reversível. Raramente desenvolve toxicidade ocular durante os dois primeiros meses com as doses recomendadas
Hepatotoxicidade	Pirazinamida Isoniazida Rifampicina	Suspender o tratamento; aguardar a melhora dos sintomas e redução dos valores das enzimas hepáticas; reintroduzir um a um após avaliação da função hepática; considerar a continuidade do EB ou EE substituto, conforme o caso
Hipoacusia vertigem, nistagmo	Estreptomicina	Suspender a estreptomicina e reiniciar esquema especial sem a referida medicação
Trombocitopenia, leucopenia, eosinofilia, anemia hemolítica, agranulocitose, vasculite	Rifampicina	Suspender a rifampicina e reiniciar esquema especial sem a referida medicação
Nefrite intersticial	Rifampicina	Suspender a rifampicina e reiniciar esquema especial sem a referida medicação
Rabdomiólise com mioglobinúria e insuficiência renal	Pirazinamida	Suspender a pirazinamida e reiniciar esquema especial sem a referida medicação

Tabela 5. Hepatopatia - Ministério da Saúde

Com doença hepática prévia - hepatite viral aguda - hepatopatia crônica: viral, autoimune e criptogênica - hepatopatia alcoólica: esteatose hepática, hepatite alcoólica	Sem cirrose	TGO/TGP > 3 x LSN	2 SRE/7RE 2 SHE/10 HE 3SEO/9 EO
		TGO/TGP > 3 x LSN	Esquema básico
	Com cirrose	3 SEO/9 EO	
Sem doença hepática prévia (hepatotoxicidade após o início do tratamento)	TGO/TGP 5 x LSN (ou 3 x LSN com sintomas)	Reintrodução RE → H → Z	Reintrodução do esquema básico ou substituto
	Icterícia		
	Persistência de TGO/TGP 5 x LSN por quatro semanas ou casos graves de TB		3 SEO/9 EO

Quadro 4. Substituição das medicações - Ministério da Saúde

Intolerância medicamentosa	Esquema
Rifampicina	2HZES/10HE
Isoniazida	2HZES/4RE
Pirazinamida	2HS/7RE
Etambutol	2RHZ/4RH

Profilaxia

A profilaxia pode ser realizada com o uso da vacina BCG ou com o uso de medicamentos antituberculosos.

A vacinação com BCG é rotineiramente utilizada em recém-nascidos, especialmente nos países de maior prevalência. Tem proteção variável e não duradoura, com objetivo principal de evitar apresentações graves como a neurotuberculose e formas disseminadas. A revacinação em pré-escolares e profissionais de saúde não é indicada, por falta de evidência de proteção adicional.

Pode-se dividir a profilaxia medicamentosa em primária e secundária. A profilaxia primária é indicada para indivíduos em situação de risco para infecção, sem contato prévio com a micobactéria, por exemplo, o recém-nascido que habita um domicílio com pacientes bacilíferos. Ele não deve ser vacinado, optando-se pela introdução da isoniazida, na dose de 10 mg/kg/dia. No 3º mês, deve-se realizar o PPD; caso seja reator, prolonga-se a terapia até o 6º mês. Caso seja não reator, interrompe-se a profilaxia e indica-se a vacina com BCG[6].

A profilaxia secundária, mais conhecida como tratamento da infecção latente por *M. tuberculosis*, só pode ser indicada após ser afastada a possibilidade de doença ativa. Geralmente, o diagnóstico é feito por PPD, lesão radiológica cicatricial sugestiva de contato prévio, evidência de convívio intenso com paciente bacilífero, tuberculose prévia não tratada e os novos métodos imunoenzimáticos (IGRA).

As indicações mais aceitas pela literatura são: conversão tuberculínica documentada em período inferior a 2 anos ou condição imunodepressora que facilite a progressão da infecção latente para doença ativa. Contactantes de pacientes bacilíferos domiciliares e do trabalho devem ser investigados para formas ativas da doença e infecção latente. A droga de escolha é a isoniazida na dose de 10 mg/kg/dia (dose máxima de 300 mg/dia) por um período de pelo menos 6 meses. Outros esquemas com rifampicina monoterapia, rifampicina + isoniazida por 3 meses ou rifapentina + isoniazida semanalmente são possibilidades terapêuticas.

Em adultos, os valores de corte de interpretação são > 10 mm em indivíduos imunocompetentes, e > 5 mm em indivíduos imunodeprimidos ou contactantes.

Referências bibliográficas

1. Rose CE, Zerbe GO, Lantz SO, Bailey WC. Establishing priority during investigation of tuberculosis contacts. Am Rev Respir Dis 2015;119(4):603–9.
2. World Health Organization (WHO). Global tuberculosis report 2014. World Health Organization; Disponível em: www.who.int/tb/publications/global_report/en/. Acessado em 15 de junho de 2015.
3. Brasil. Ministério da Saude. Secretaria de Vigilância em Saúde. Detectar, tratar e curar: desafios e estratégias brasileiras frente à tuberculose [Internet]. Boletim Epidemiológico. Brasília: Ministério da Saude, 2015. Disponível em: http://portalsaude.saude.gov.br/images/pdf/2015/marco/27/2015-007---BE-Tuberculose---para-substitui----o-no-site.pdf.
4. Centro de Vigilância Epidemiológica Prof. Alexandre Vranjac. Alguns aspectos epidemiológicos do controle da tuberculose no Estado de São Paulo. Boletim Epidemiológico CVE [Internet], 2012. Disponível em: www.cve.saude.sp.gov.br/boletim/pdf/bol1112.pdf.
5. Núcleo de Vigilância Epidemilógica do HCFMUSP (NUVE).
6. Castelo Filho A, Kritski AL, Barreto ÂW, Lemos ACM, Netto AR, Guimarães CA et al. II Consenso Brasileiro de Tuberculose: Diretrizes Brasileiras para Tuberculose 2004. J Bras Pneumol [Internet]. Sociedade Brasileira de Pneumologia e Tisiologia; 2004;30:S57-86.
7. Zumla A, Raviglione M, Hafner R, von Reyn CF. Tuberculosis. N Engl J Med. 2013;368(8):745-55.
8. Sharma SK, Mohan A. Tuberculosis: from an incurable scourge to a curable disease – journey over a millennium. Indian J Med Res. 2013;137(3):455-93.
9. Goo JM, Im JG. CT of tuberculosis and nontuberculous mycobacterial infections. Radiologic Clinics of North America. 2002; 73-87.
10. Jeong YJ, Lee KS. Pulmonary tuberculosis: up-to-date imaging and management. AJR Am J Roentgenol. 2008;191(3):834-44.
11. Schlossberg D. Tuberculosis and nontuberculosis mycobacterial infections. 5.ed. McGraw-Hill Professional, 2005.
12. Mandell GL, Bennett JE DR (ed.). Mandell, Douglas, and Bennett's. Principles and practice of infectious diseases. 6.ed. Philadelphia: Elsevier Churchill Livingstone, 2005.
13. Fontanilla J-M, Barnes A, von Reyn CF. Current diagnosis and management of peripheral tuberculous lymphadenitis. Clin Infect Dis. 2011;53(6):555-62.
14. Giouleme O, Paschos P, Katsaros M, Papalexi F, Karabatsou S, Masmanidou M et al. Intestinal tuberculosis: a diagnostic challenge--case report and review of the literature. Eur J Gastroenterol Hepatol. 2011;23(11):1074-7.
15. Newport M. Tuberculosis and nontuberculosis mycobacterial infections. The Lancet Infectious Diseases. 2007; 189.
16. Riquelme A, Calvo M, Salech F, Valderrama S, Pattillo A, Arellano M et al. Value of adenosine deaminase (ADA) in ascitic fluid for the diagnosis of tuberculous peritonitis: a meta-analysis. J Clin Gastroenterol. 2006;40(8):705-10.
17. Bandyopadhyay S, Maity PK. Hepatobiliary tuberculosis. J Assoc Physicians India. 2013;61(6):404-7.
18. Rodrigues MG, da Rocha AJ, Masruha MR, Minett TSC. Neurotuberculosis: an overview. Cent Nerv Syst Agents Med Chem. 2011;11(4):246-60.
19. Thwaites GE, Chau TTH, Stepniewska K, Phu NH, Chuong LV, Sinh DX et al. Diagnosis of adult tuberculous meningitis by use of clinical and laboratory features. Lancet. 2002;360:1287-92.
20. Tuon FF, Higashino HR, Lopes MIBF, Litvoc MN, Atomiya AN, Antonangelo L et al. Adenosine deaminase and tuberculous meningitis--a systematic review with meta-analysis. Scand J Infect Dis. 2010;42(3):198-207.
21. Datta B, Datta C, Halder B, Pahari DK. Genito-urinary tuberculosis in 67 cases: experience from a tertiary core centre in India. J Indian Med Assoc. 2014;112(1):22-5.
22. Singh JP, Priyadarshi V, Kundu AK, Vijay MK, Bera MK, Pal DK. Genito-urinary tuberculosis revisited-13 years' experience of a single centre. Indian J Tuberc. 2013;60(1):15-22.
23. Ryu YJ. Diagnosis of pulmonary tuberculosis: recent advances and diagnostic algorithms. Tuberc Respir Dis (Seoul). 2015;78(2):64-71.
24. Lawn SD, Mwaba P, Bates M, Piatek A, Alexander H, Marais BJ et al. Advances in tuberculosis diagnostics: the Xpert MTB/RIF assay and future prospects for a point-of-care test. Lancet Infect Dis. 2013;13(4):349-61.
25. Aggarwal AN, Agarwal R, Gupta D, Dhooria S, Behera D. Interferon-gamma release assays for diagnosis of pleural tuberculosis: a systematic review and meta-analysis. J Clin Microbiol. 2015;53(8):2451-9.
26. Getahun H, Matteelli A, Chaisson RE, Raviglione M. Latent Mycobacterium tuberculosis infection. N Engl J Med. 2015;372(22):2127-35.
27. Salgame P, Geadas C, Collins L, Jones-López E, Ellner JJ. Latent tuberculosis infection – Revisiting and revising concepts. Tuberculosis (Edinb). 2015;95(4):373-84.

17 Infecção Hospitalar

Anna Sara Levin
Maura Salaroli de Oliveira
Antonio Alci Barone

SUMÁRIO

Definição

Define-se infecção hospitalar (IH) como aquela adquirida dentro do ambiente do hospital. Na prática, denominam-se desse modo as infecções que se manifestam após 48 horas da admissão do paciente no hospital.

É importante observar que essas infecções podem ocorrer não somente em pacientes, mas também em funcionários, isto é, trabalhadores da área da saúde, e mesmo em visitantes. Por outro lado, infecções adquiridas na comunidade podem se manifestar após a internação no hospital; por exemplo, uma criança em período de incubação de varicela pode manifestar a doença até 3 semanas após a internação, sem que esta seja uma IH. Por outro lado, um paciente que recebe transfusão de sangue ou derivados dentro do hospital e, 6 meses após, apresenta hepatite por vírus B, está apresentando uma IH. Outro exemplo importante é o da infecção no sítio cirúrgico, que pode acontecer até 30 dias depois do ato cirúrgico ou até 3 meses após a colocação de implantes, e que será detectada após a alta hospitalar, geralmente no retorno ambulatorial do paciente.

Como hoje existe uma tendência ao tratamento de pacientes fora do ambiente hospitalar, em hospitais-dia e mesmo na residência do enfermo (*home care*, assistência domiciliar), aquelas infecções classicamente consideradas hospitalares estão ocorrendo nesses ambientes; surge a denominação infecção relacionada à assistência à saúde (IRAS). Este capítulo refere-se à IH, mas estão agrupadas às IRAS.

As IH podem ser classificadas em exógenas e endógenas, com base em seu modo de aquisição. As infecções exógenas são adquiridas a partir de microrganismos externos ao paciente. É o caso das infecções por instrumentos contaminados, inoculadas por meio de cateteres pelas mãos dos trabalhadores da saúde, lotes de medicamentos ou soros contaminados etc. Em geral, são responsáveis por surtos e são de controle e prevenção mais fáceis. Acredita-se que correspondem a menos de 30% das IH. Já as infecções endógenas são causadas por microrganismos que já colonizam previamente o indivíduo, isto é, a partir da sua própria microbiota. Estas IH estão associadas à própria condição básica do paciente; em geral, são mais graves e de controle e prevenção muito difíceis. Estão relacionadas à própria evolução dos procedimentos diagnósticos e terapêuticos e têm como principais fatores de risco a idade avançada, o tempo de internação prolongado, as doenças de base – como diabete e obesidade –, os procedimentos invasivos, os cateteres, a ventilação mecânica, as cirurgias, os fatores imunossupressores – como quimioterapia, transplante de órgãos ou tecidos –, o uso de antimicrobianos, entre outros. Estima-se que representem 70% das IH.

Modos de transmissão

Consideram-se seis formas de transmissão de microrganismos para pacientes durante a assistência à sua saúde.

1. Por contato direto: ocorre pelo contato direto entre pessoas. Um exemplo seria a transmissão direta de escabiose de um paciente para outro durante a internação.
2. Por contato indireto: ocorre por objetos ou pelas mãos de profissionais de saúde, que portam microrganismos adquiridos de um paciente para outro. É provavelmente a forma mais frequente de transmissão de microrganismos no ambiente hospitalar, e a medida mais importante para o seu controle é a lavagem ou higienização adequada das mãos.

3. Por fonte comum: ocorre quando um objeto, produto ou medicamento contaminado é utilizado por um ou mais pacientes. É relativamente rara, mas é responsável por surtos de infecção hospitalar.

4. Por gotículas: ocorre por meio da produção de gotículas por um paciente, que atingem outro paciente. As gotículas têm alcance de apenas 1 metro. Assim, deve haver pequena distância entre pacientes para que ocorra este tipo de transmissão. Como exemplo, pode-se citar a transmissão de gripe e meningite meningocócica.

5. Por aerossóis: ocorre em três doenças conhecidas: tuberculose, sarampo e varicela. O paciente infectado expele gotículas que, após ressecamento, transformam-se em núcleos de gotículas com dimensão menor que 5 mcm. Estes núcleos podem percorrer longas distâncias e permanecer em suspensão no ar por longos períodos, até serem inalados por outras pessoas.

6. Por vetores: ocorre raramente. Como exemplo, pode-se citar a aquisição hospitalar de dengue.

Síndromes mais importantes e prevenção

As síndromes mais importantes envolvendo infecções de origem hospitalar, não só pela frequência como também pela gravidade, do ponto de vista da morbimortalidade, são:

- Infecções do trato urinário.
- Infecções das vias respiratórias.
- Infecções da corrente sanguínea.
- Infecções do sítio cirúrgico.

Grande parte dessas infecções decorre de procedimentos invasivos e está relacionada com a colocação de dispositivos que impedem o funcionamento eficiente dos mecanismos de defesa do hospedeiro contra as agressões representadas pela sua microbiota endógena ou pela microbiota ambiental.

Para detecção das infecções hospitalares, utiliza-se vigilância por busca ativa, de forma contínua e sistemática e com critérios de infecção bem definidos. A partir da coleta destes dados, são gerados indicadores, como a densidade de infecção de corrente sanguínea associada a cateter venoso central, a densidade de pneumonia associada a ventilação mecânica, a densidade de uso dos dispositivos, a taxa de infecção de sítio cirúrgico, entre outros. A análise destes indicadores permite o diagnóstico da situação, a identificação de surtos e norteia o planejamento de ações de prevenção.

No Estado de São Paulo, desde 2004, há um sistema de vigilância das IH. Os indicadores dos hospitais são agrupados e avaliados anualmente, fornecendo dados que guiam as ações de prevenção das IH em nível municipal e estadual.

A prevenção das IH tem ganhado destaque recentemente. A Organização Mundial da Saúde (OMS) lançou a Aliança Mundial para Segurança do Paciente e identificou processos que poderiam contribuir com essa estratégia em 2004. O objetivo principal da iniciativa é evitar danos ao paciente e, dessa forma, reduzir as consequências negativas de um atendimento realizado de forma insegura. Vale destacar que a prevenção das IH é uma das seis metas internacionais.

A medida isolada mais simples, mais eficaz e de maior importância na prevenção e no controle da disseminação de infecções é a higienização das mãos. As mãos devem ser lavadas com água e sabão ou higienizadas com solução alcoólica em diversas situações, como: antes e após contato com paciente; antes de manipular dispositivos invasivos; ao mudar de um sítio corporal contaminado para outro limpo durante o cuidado no mesmo paciente; após contato com objetos inanimados e superfícies imediatamente próximas ao paciente; antes e após a remoção de luvas. Apesar de isoladamente ser a maneira mais eficaz para reduzir infecções, é evidente a dificuldade em conseguir dos profissionais de saúde a adesão ao cumprimento dessa medida básica (em torno de 40%; nos melhores cenários, em torno de 70%) e diversas estratégias para melhorar esta adesão têm sido estudadas.

Além da higienização das mãos, há medidas de prevenção bem estabelecidas para prevenir cada uma das síndromes mais prevalentes, descritas de maneira sucinta a seguir.

Para prevenção das infecções do trato urinário, devem-se enfatizar cuidados na instalação e na manutenção de cateteres uretrovesicais. A instalação deve ser realizada por profissional competente, com técnica estéril e uso de antissépticos. Os cateteres urinários devem ser mantidos em sistema fechado sob fixação adequada para cada sexo, atentando para não ocorrer refluxo.

Para prevenção das infecções respiratórias, destacam-se as seguintes medidas: a cabeceira da cama do paciente deve ser elevada a 30 a 45°; a pressão do *cuff* deve ser mantida adequada conforme medição diária, com intuito de evitar refluxo e aspiração do conteúdo gástrico; a posição da sonda de alimentação deve sempre ser verificada antes de infusão da dieta; e a aspiração das secreções respiratórias deve ser realizada com técnica adequada e sempre que houver necessidade. Para pacientes em pós-operatório, deve-se estimular a respiração profunda e a deambulação o mais precocemente possível. Também é necessário atentar para os cuidados com equipamentos de terapia respiratória, que são considerados artigos semicríticos (contato direto ou indireto com mucosas) e, portanto, devem ser submetidos à desinfecção de alto nível ou esterilização.

Entre os cuidados para prevenção das infecções de corrente sanguínea, destacam-se, durante a inserção: o uso de campos estéreis ampliados, que cubram todo o paciente; a realização de degermação do local de inserção seguido de antissepsia com solução alcoólica; e a paramentação do profissional com gorro, máscaras, luvas e avental e mangas longas estéreis. Na manutenção destes cateteres, é fundamental manter curativo limpo e seco e, nas trocas, utilizar antisséptico alcoólico. Realizar a desinfecção do *hub* (ou conexão) com álcool 70% antes de qualquer procedimento (p. ex., administrar medicação).

Já no que diz respeito às infecções do sítio cirúrgico, os cuidados se iniciam com o pré-operatório do paciente, que deve ser internado o mais próximo possível do momento da cirurgia. O paciente deve ser orientado a cessar tabagismo pelo menos por 30 dias antes da cirurgia e as doenças de base devem ser compensadas. A preparação do paciente no perioperatório envolve a remoção de pelos (tricotomia), que deve ser realizada com tricotomizador elétrico pelo cirurgião e ter a menor extensão possível. A seguir, deve-se proceder a degermação e antissepsia da pele com antisséptico alcoólico. Levar em consideração a preparação da equipe cirúrgica, o preparo e a manutenção da sala de cirurgia, os princípios básicos da profilaxia antimicrobiana e os cuidados com a ferida operatória nas 24 horas após o procedimento.

Nos últimos anos, têm-se enfatizado a importância da educação continuada para prevenção das infecções hospitalares. Por exemplo, um estudo realizado em uma unidade de terapia intensiva (UTI) do HCFMUSP avaliou o impacto da implantação de um programa de medidas educativas na prevenção de infecção de corrente sanguínea. Esta UTI apresentava alta taxa de infecção da corrente sanguínea relacionada a cateter venoso central e, assim, foi elaborada uma intervenção que consistia num pacote de medidas educativas, entre as quais se destacavam aulas para os profissionais de saúde e colocação de etiquetas no cateter e cartazes na unidade incentivando boas práticas no cuidado do cateter. Houve redução significativa na taxa de infecção de corrente sanguínea relacionada a cateter, de 20 para 11 infecções por 1.000 cateteres-dia após a intervenção.

Comissões de controle de infecção hospitalar: justificativa, funções e legislação

Há uma legislação específica sobre implantação e funcionamento da Comissão, Serviço e Programa de Controle de Infecção Hospitalar (CIH), que está contida em uma Lei e uma Portaria que estão apresentadas na íntegra ao final deste capítulo. São a Lei n. 9.431 (6/1/1997) e a Portaria n. 2.616 (12/.5/1998).

Além destas, há um roteiro de inspeção para este assunto, que é um instrumento de auditoria interna e externa dos hospitais nesta área.

Lei n. 9.431, de 6/1/1997

Em resumo, esta Lei determina que:

1. Todos os hospitais do país são obrigados a manter um Programa de Controle de IH (PCIH).
2. PCIH é o conjunto de ações desenvolvidas deliberada e sistematicamente para redução máxima da incidência e gravidade das IH.
3. Para isso, devem constituir uma Comissão de Controle de Infecção Hospitalar (CCIH).

Portaria n. 2.616, de 12/5/1998

Em resumo, esta Portaria determina que:

1. Deve ser constituída uma equipe que se divide em duas partes:

A. Comissão de Controle de Infecção Hospitalar (CCIH):

- trata do poder "legislativo";
- faz reuniões periódicas;
- define os rumos, portanto, deve elaborar um PCIH para a instituição com base em suas características, necessidades e prioridades;
- tem como membros, no mínimo:

a. presidente;
b. representante do serviço médico;
c. representante do serviço de enfermagem;
d. representante do serviço de farmácia;
e. representante do laboratório de microbiologia;
f. representante da administração;

- todo hospital deve ter uma CCIH própria.

B. Serviço de Controle de Infecção Hospitalar (SCIH):

- trata-se do poder "executivo";
- é formado de uma equipe composta por 2 profissionais (nível superior) para cada 200 leitos ou fração;
- um desses profissionais deve ser, de preferência, da enfermagem;
- profissionais de enfermagem devem cumprir 6 horas diárias;
- outros profissionais devem cumprir 4 horas diárias;
- a cada 10 leitos críticos, devem ser acrescidas 10 horas semanais de trabalho (é considerado um leito crítico aquele em UTI, berçário de alto risco, unidade de queimados, de transplantes, de oncologia ou leitos de síndrome de imunodeficiência do adulto);
- em hospitais com menos de 50 leitos, podem ser feitos consórcios, com uma equipe prestando serviços para mais de um hospital;
- o serviço tem como funções:

a. elaborar, junto com a CCIH, um PCIH;
b. implantar o PCIH;
c. fazer vigilância das IH;
d. estabelecer e implantar normas e rotinas referentes aos procedimentos e atos relevantes para o controle e prevenção das IH;
e. realizar a capacitação dos profissionais da instituição nas áreas relevantes para o controle e a prevenção das IH;
f. estabelecer um programa de uso racional de antimicrobianos, germicidas e materiais relevantes para controle e prevenção das IH;
g. avaliar dados da vigilância e propor medidas de controle;
h. investigar e controlar surtos;
i. elaborar relatórios e fazer a divulgação das informações relevantes para controle e prevenção de IH, para o corpo clínico, de enfermagem e diretoria;
j. cooperar com órgão gestor do SUS;
k. notificar doenças de notificação compulsória.

Saúde ocupacional

Um dos problemas importantes no controle das infecções hospitalares se refere à aquisição de infecções pelos profissionais da saúde. As duas principais vias são por meio de exposição a sangue e a outros fluidos corporais, e por aerossóis, como no caso da tuberculose.

Estima-se que o risco de adquirir uma infecção após um acidente percutâneo com sangue contaminado seja: 0,3% para o HIV; 3 a 10% para o vírus da hepatite C; e 30% ou mais para o vírus da hepatite B.

Acidentes perfurocortantes com material biológico entre profissionais de saúde não são raros. Uma tese defendida por Mariusa Basso, em 1999, relatou os resultados de uma avaliação por questionário realizado com 1.096 profissionais no Complexo Hospital das Clínicas de São Paulo: 21,5% relataram acidente no último ano e 4,9%, no último mês.

Os tipos de acidentes relatados foram:

- 80,5% perfurocortantes.
- 79,7% por sangue.
- 83,1% nas mãos.
- 74,1% por agulha.
- Mais comuns: cirurgia, punção de veia.

Como base da prevenção de acidentes com material biológico, foram elaboradas precauções padrão ou básicas. Considera-se que todos os pacientes sejam potenciais portadores de infecções transmitidas pelo sangue e outros fluidos corporais. Assim, deve-se sempre utilizar luvas em situações de exposição a estes fluidos. As luvas não devem ser estéreis e devem ser descartadas após cada uso. Em situações de risco para respingos, utiliza-se avental, também não estéril, e máscara e óculos de proteção se houver risco de exposição de olhos e mucosas. Outras medidas importantes são:

1. Não reencapar agulhas após o uso, pois esta é uma situação de grande risco de acidentes.
2. Descartar agulhas e outros materiais perfurocortantes em recipiente adequado, de paredes rígidas, e impermeável.
3. Não desconectar agulhas das seringas. Deve-se descartá-las acopladas, em recipiente apropriado.
4. Não dobrar agulhas.

É fundamental também haver vacinação universal, para todos os profissionais da saúde, contra a hepatite B.

Além disso, é necessário haver um programa para atendimento pós-exposição a sangue e outros fluidos corporais, uma vez que há medidas eficazes para diminuir a transmissão pós-exposição de hepatite B (por meio de imunobiológicos) e do HIV (por meio do uso de agentes antirretrovirais) se o atendimento for precoce.

Outra doença de importante transmissão hospitalar para profissionais de saúde é a tuberculose. Considera-se que as formas contagiosas são a pulmonar e a laríngea.

A transmissão ocorre pela inalação de aerossois, que são produtos do dessecamento de gotículas expelidas pelos pacientes. Estas partículas, menores de 5 mcm, ficam em suspensão no ar por longos períodos e podem se disseminar por grandes distâncias, não ficando restritas apenas ao ambiente próximo ao paciente.

Como proteção contra a disseminação da tuberculose no hospital, as seguintes medidas são importantes:

1. Diagnóstico precoce de casos suspeitos: considere a possibilidade de tuberculose em todo e qualquer paciente que apresentar tosse por 3 semanas ou mais. Para todos esses pacientes, deve ser solicitada a pesquisa direta de micobactérias no escarro. Assim, será possível a identificação e o tratamento precoce dos pacientes; esta medida é considerada a mais importante no controle da disseminação da tuberculose.
2. Utilização de isolamento em quarto privativo, de pacientes com tuberculose, enquanto estes forem bacilíferos. Estes quartos devem ter pressão negativa em relação às outras áreas do hospital e ter 12 trocas de ar por hora. Além disso, o ar expelido destes quartos não deve ser recirculado, e, se o for, deverá sofrer filtragem de alta eficiência (por meio de filtro HEPA).
3. Máscara N95 para a equipe: os profissionais e visitantes dos pacientes bacilíferos deverão utilizar uma máscara especial denominada N95, que filtra 95% das partículas com 0,3 mcm ou mais.
4. Máscara comum para o paciente:
   - O paciente, quando estiver fora do seu quarto, por exemplo, para realizar exames, deverá utilizar uma máscara cirúrgica comum.
   - O paciente deverá ser retirado do isolamento descrito quando apresentar três pesquisas seguidas de escarro negativas, coletadas em dias diferentes.

Conhecimento e prática

A implantação do PCIH apresenta um problema que merece atenção. Enquanto a Comissão e o Serviço elaboram o programa e detêm o conhecimento sobre prevenção, quem lida com o paciente é o profissional à beira do leito, que nem sempre tem o conhecimento das práticas para a prevenção ou acredita na sua importância.

O CIH é uma área multidisciplinar que envolve:

- Profissionais que atuam diretamente com os pacientes.
- Serviços de apoio.
- Laboratório.
- Amplo respaldo da administração.

A falha de um põe em risco o trabalho de todos.

Há, portanto, dois desafios: o de levar a informação a quem de fato lida diretamente com os pacientes, por meio de cursos, seminários e treinamentos; e transformar em atitudes a informação adquirida pelos profissionais atuantes.

Atualmente, discutem-se formas de avaliar o comportamento e a criação de indicadores de comportamento em IH.

Embora este assunto ainda não seja bem estudado, não há, até o momento, uma série bem estabelecida de indicadores de comportamento. Sugere-se que:

- Sejam simples.
- Sejam factíveis.
- Permitam comparabilidade.

Os seus objetivos são:

- Avaliar problemas pontuais.
- Avaliar o efeito de intervenções.

Como exemplo, apresenta-se uma avaliação realizada em uma UTI no Hospital das Clínicas de São Paulo, em 2001.

Foi aplicado um questionário a 53 profissionais de diferentes categorias:

- Auxiliar de enfermagem: 23 (43%).
- Enfermeiros: 11 (21%).
- Fisioterapeutas: 9 (17%).
- Médicos: 8 (15%).
- Outros: 2.

Este questionário avaliou os seguintes pontos:

1. A lavagem das mãos deve ser feita antes e depois do contato com o paciente (51 de 53 respostas foram corretas, sendo 100% entre médicos, enfermeiros e fisioterapeutas, e 95% entre auxiliares de enfermagem).
2. Não vou transmitir germes multirresistentes se, antes e depois do contato com o paciente, lavar as mãos (63% foram respostas corretas, sendo 72% entre enfermeiros, 60% entre auxiliares, 75% entre médicos e 44% entre fisioterapeutas).
3. Sei que posso transmitir bactérias multirresistentes se não lavar as mãos (88% foram respostas corretas, sendo 100% entre enfermeiros, médicos e fisioterapeutas, e 83% entre auxiliares).
4. Mesmo se eu usar luvas, preciso lavar as mãos (94% foram respostas corretas, sendo 100% entre enfermeiros, médicos e fisioterapeutas, e 91% entre auxiliares).
5. Os profissionais de saúde podem portar germes multirresistentes nas mãos (86% foram respostas corretas, sendo 100% entre enfermeiros, médicos e fisioterapeutas, e 78% entre auxiliares).

Em seguida, na mesma unidade, foi realizada uma avaliação das práticas desses profissionais, observando 500 atos médicos ou de enfermagem com os pacientes, nos três turnos de trabalho (manhã, tarde e noite). A Tabela 1 lista as situações observadas e em que a proporção dos contatos com os pacientes foi realizada a lavagem das mãos antes e depois do procedimento.

Em resumo, foi realizada a lavagem das mãos antes de 20% dos contatos, e em 30% após. Essa proporção variou de acordo com a categoria profissional, conforme mostra a Tabela 2.

Tabela 1. Frequência de adesão a higiene das mãos por tipo de contato

Tipo de contato (%)	Antes (%)	Depois (%)
Breve (26)	8	16
Secreções (29)	24	32
Objetos contaminados (10)	23	40
Traqueostomia (6,4)	16	33
Coleta de exame (5,8)	24	38
Cateter vascular (4,4)	40	27
Banho (4,4)	9	33
Excreções (3,2)	7	7
Ferida ou curativo (3,2)	32	43

Tabela 2. Frequência de adesão a higiene das mãos por categoria profissional antes e após o contato com o paciente

Categoria	Antes (%)	Depois (%)
Auxiliar de enfermagem	18	24
Enfermeiros	18	36
Fisioterapeutas	32	50
Médicos	12	23
Outros	8,3	8,3

O uso adequado de luvas foi feito em 68,6%. Não se utilizaram luvas quando era indicado em 11,3% e utilizaram-se luvas de modo não indicado em 20,1% das ocasiões observadas.

Assim, ficou muito claro o bom nível de informações dos profissionais sobre a importância das mãos na transmissão de germes e da lavagem destas, porém evidencia-se grande dissociação entre o conhecimento teórico e a prática diária. Esta questão talvez seja o maior desafio na área, e as estratégias para minimizá-la devem ser a base dos Programas de CIH.

Considerações finais

As infecções hospitalares acarretam aumento significativo na morbimortalidade dos pacientes, além de aumentar custos e tempo de internação.

Assim, o principal objetivo da Comissão e Serviço de Controle de Infecção Hospitalar está na redução máxima da incidência destas infecções. Para tal, os profissionais envolvidos no controle de infecção desenvolvem uma série de atividades, entre as quais se destacam: a vigilância epidemiológica das IH; a avaliação periódica e o suporte técnico para áreas de apoio como lavanderia, nutrição e farmácia; a elaboração de normas e estratégias de implementação dessas atividades para prevenção das infecções hospitalares e ocupacionais, além da promoção do uso racional de antimicrobianos.

Referências bibliográficas

1. Corrêa L, Andrade AS, Fernandes MVL. Precauções e isolamento. 2. ed. São Paulo: Associação Paulista de Estudos e Controle de Infecção Hospitalar; 2012.
2. Feijó RF, Coutinho AP. Prevenção das infecções hospitalares do trato respiratório 2.ed. São Paulo: APECIH, 2005.
3. Graziano KU, Manrique EI, Fernandes AT (eds.). Controle de infecção na prática odontológica. São Paulo: APEICH, 2000.
4. Grinbaum RS (ed.). Prevenção da infecção de sítio cirúrgico. 2.ed. São Paulo: APECIH, 2001.
5. Grinbaum RS, Sader H, Medeiros ESA, Salomão R (eds.). Enterococo resistente aos glicopeptídeos. São Paulo: APEICH, 1999.
6. Levin AS, Dias MBGS, Oliveira MS, Lobo RD. Guia de utilização de anti-infecciosos e recomendações para a prevenção de infecções hospitalares. 3.ed. São Paulo: Hospital das Clínicas FMUSP, 2007-2008.
7. Levy CE (ed.). Manual de microbiologia clínica aplicada ao controle de infecção hospitalar. São Paulo: APECIH, 1998.
8. Lobo RD, Levin AS, Gomes LM, Cursino R, Park M, Figueiredo VB, Taniguchi L, Polido CG, Costa SF et al. Impact of an educational program and policy changes on decreasing catheter-associated bloodstream infections in a medical intensive care unit in Brazil. Am J Infect Control. 2005; 33(2):83-7.
9. Mangini C (ed.). Prevenção de infecção do trato urinário hospitalar. São Paulo: APECIH, 2000.

10. Basso M. Acidentes ocupacionais com sangue e outros fluidos corpóreos em profissionais de saúde. [Dissertação]. São Paulo: Escola de Enfermagem da Universidade de São Paulo; 1999.
11. Molina E (ed.). Limpeza, desinfecção de artigos e áreas hospitalares e anti-sepsia. São Paulo: APEICH, 1999.
12. Nicoletti C, Carrara D, Richtmann R. Infecção associada ao uso de cateteres vasculares. 3.ed. São Paulo: APECIH, 2005.
13. Padoveze MC, Del Monte MCC (eds.). Esterilização de artigos em unidades de saúde. 2.ed. São Paulo: APECIH, 2003.
14. Pereira CR (ed.). Epidemiologia aplicada ao controle de infecções em hospitais e serviços correlatos. São Paulo: APECIH, 2000.
15. Pereira CR (ed.). Orientações para o controle de infecções em pessoal da área da saúde. Sao Paulo: APEICH, 1998.
16. Richtmann R (ed.). Diagnóstico e prevenção de infecção hospitalar em neonatologia. São Paulo SP: APECIH, 2002
17. Varkulja G, Correa L. Melhorando o uso de antimicrobianos nos hospitais. 2.ed. São Paulo: APECIH, 2007.

Apêndice: Leis e Portarias completas

Lei nº 9.431 de 6 de janeiro de 1997

Dispõe sobre a obrigatoriedade da manutenção de programa de controle de infecções hospitalares pelos hospitais do País.

O PRESIDENTE DA REPÚBLICA

Faço saber que o Congresso Nacional decreta e eu sanciono a seguinte Lei:

Art. 1º Os hospitais do País são obrigados a manter Programa de Controle de Infecções Hospitalares - PCIH.

§ 1° Considera-se programa de controle de infecções hospitalares, para os efeitos desta Lei, o conjunto de ações desenvolvidas deliberada e sistematicamente com vistas à redução máxima possível da incidência e da gravidade das infecções hospitalares.

§ 2° Para os mesmos efeitos, entende-se por infecção hospitalar, também denominada institucional ou nosocomial, qualquer infecção adquirida após a internação de um paciente em hospital e que se manifeste durante a internação ou mesmo após a alta, quando puder ser relacionada com a hospitalização.

Art. 2° Objetivando a adequada execução de seu programa de controle de infecções hospitalares, os hospitais deverão constituir:

I - Comissão de Controle de Infecções Hospitalares;

II - (VETADO)

Art. 3° (VETADO)

Art. 4° (VETADO)

Art. 5° (VETADO)

Art. 6° (VETADO)

Art. 7° (VETADO)

Art. 8° (VETADO)

Art. 9° Aos que infringirem as disposições desta Lei aplicam-se as penalidades previstas na Lei n° 6.437, de 20 de agosto de 1977.

Art. 10. (VETADO)

Art. 11. Esta Lei entra em vigor na data de sua publicação.

Art. 12. Revogam-se as disposições em contrário.

Brasília, 6 de janeiro de 1997; 176º da Independência e 109º da República.

FERNANDO HENRIQUE CARDOSO

Portaria nº 2.616/MS/GM, de 12 de maio de 1998

O Ministro de Estado da Saúde, Interino, no uso das atribuições que lhe confere o art. 87, inciso II da Constituição, e

Considerando as determinações da lei nº 9.431, de 6 de janeiro de 1997, que dispõe sobre a obrigatoriedade da manutenção pelos hospitais do país, de programa de controle de infecções hospitalares;

Considerando que as infecções hospitalares constituem risco significativo à saúde dos usuários dos hospitais, e sua prevenção e controle envolvem medidas de qualificação de assistência hospitalar, de vigilância sanitária e outras, tomadas no âmbito do Estado, do Município e de cada hospital, atinentes ao seu funcionamento;

Considerando que o Capítulo I art. 5º e inciso III da Lei nº 8.080 de 19 de setembro de 1990 estabelece como objetivo e atribuição do Sistema Único de Saúde (SUS), "a assistência às pessoas por intermédio de ações de promoção, proteção e recuperação da Saúde com a realização integrada das ações assistenciais e das atividades preventivas";

Considerando que no exercício da atividade fiscalizadora os órgãos estaduais de saúde deverão observar, entre outros requisitos e condições, a adoção, pela instituição prestadora de serviços, de meios de proteção capazes de evitar efeitos nocivos à saúde dos agentes, clientes, pacientes e dos circunstantes (Decreto nº 77.052, de 19 de janeiro de 1976, art. 2º, inciso IV);

Considerando os avanços técnico-científicos, os resultados do Estudo Brasileiro da Magnitude das Infecções Hospitalares, Avaliação da Qualidade das Ações de Controle de Infecção Hospitalar, o reconhecimento mundial destas ações como as que implementam a melhoria da qualidade da assistência à Saúde, reduzem esforços, problemas, complicações e recursos;

Considerando a necessidade de informações e instrução oficialmente constituída para respaldar a formação técnico-profissional, resolve:

Art. 1º Expedir, na forma dos anexos I, II, III, IV e V, diretrizes e normas para a prevenção e o controle das infecções hospitalares.

Art. 2º As ações mínimas necessárias, a serem desenvolvidas, deliberada e sistematicamente, com vistas à redução máxima possível da incidência e da gravidade das infecções dos hospitais, compõem o Programa de Controle de Infecções Hospitalares.

Art. 3º A Secretaria de Políticas de Saúde, do Ministério da Saúde, prestará cooperação técnica às Secretarias Estaduais e Municipais de Saúde, a fim de orientá-las sobre o exato cumprimento e interpretação das normas aprovadas por esta Portaria.

Art. 4º As Secretarias Estaduais e Municipais de Saúde poderão adequar as normas conforme prevê a Constituição da República Federativa do Brasil de 1988.

Art. 5º A inobservância ou o descumprimento das normas aprovadas por esta Portaria sujeitará o infrator ao processo e às penalidades na Lei nº 6.437, de 20 de agosto de 1977, ou outra que a substitua, com encaminhamento dos casos ou ocorrências ao Ministério Público e órgãos de defesa do consumidor para aplicação da legislação pertinente (Lei nº 8.078/90 ou outra que a substitua).

Art. 6º Este regulamento deve ser adotado em todo território nacional, pelas pessoas jurídicas e físicas, de direito público e privado envolvidas nas atividades hospitalares de assistência à saúde.

Art. 7º Esta Portaria entrará em vigor na data de sua publicação.

Art. 8º Fica revogada a Portaria nº 930, de 27 de agosto de 1992.

BARJAS NEGRI

Programa de Controle de Infecção Hospitalar

ANEXO I

ORGANIZAÇÃO

1. O Programa de Controle de Infecções Hospitalares (PCIH) é um conjunto de ações desenvolvidas deliberada e sistematicamente, com vistas à redução máxima possível da incidência e da gravidade das infecções hospitalares.

1. Para a adequada execução do PCIH, os hospitais deverão constituir Comissão de Controle de Infecção Hospitalar (CCIH), órgão de assessoria à autoridade máxima da instituição e de execução das ações de controle de infecção hospitalar.

1.1. A CCIH deverá ser composta por profissionais da área de saúde, de nível superior, formalmente designados.

2.2 Os membros da CCIH serão de dois tipos: consultores e executores.

2.2.1. O presidente ou coordenador da CCIH será qualquer um dos membros da mesma, indicado pela direção do hospital.

2.3. Os membros consultores serão representantes, dos seguintes serviços:

2.3.1. Serviço médico;

2.3.2. Serviço de enfermagem;

2.3.3. Serviço de farmácia;

2.3.4. Laboratório de microbiologia;

2.3.5. Administração.

2.4. Os hospitais com número de leitos igual ou inferior a 70 (setenta) atendem os números 2.3.1. e 2.3.2.

2.5. Os membros executores da CCIH representam o Serviço de Controle de Infecção Hospitalar e, portanto, são encarregados da execução das ações programadas de controle de infecção hospitalar;

2.5.1. Os membros executores serão, no mínimo, 2 (dois) técnicos de nível superior da área de saúde para cada 200 (duzentos) leitos ou fração deste número com carga horária diária, mínima de 6 (seis) horas para o enfermeiro e 4 (quatro) horas para os demais profissionais.

2.5.1.1. Um dos membros executores deve ser, preferencialmente, um enfermeiro.

2.5.1.2. A carga horária diária, dos membros executores, deverá ser calculada na base da proporcionalidade de leitos indicados no número 2.5.1.

2.5.1.3. Nos hospitais com leitos destinados a pacientes críticos, a CCIH deverá ser acrescida de outros profissionais de nível superior da área de saúde. Os membros executores terão acrescidas 2 (duas) horas semanais de trabalho para cada 10 (dez) leitos ou fração;

2.5.1.3.1. Para fins desta Portaria, consideram-se pacientes críticos:

2.5.1.3.1.1. pacientes de terapia intensiva (adulto, pediátrico e neonatal);

2.5.1.3.1.2. pacientes de berçário de alto risco;

2.5.1.3.1.3. pacientes queimados;

2.5.1.3.1.4. pacientes submetidos a transplantes de órgãos;

2.5.1.3.1.5. pacientes hemato-oncológicos;

2.5.1.3.1.6. pacientes com Síndrome da Imunodeficiência Adquirida.

2.5.1.4. Admite-se, no caso do número 2.5.1.3., o aumento do número de profissionais executores na CCIH, ou a relativa adequação de carga horária de trabalho da equipe original expressa no número 2.5.1;

2.5.1.5. Em hospitais com regime exclusivo de internação tipo paciente-dia, deve-se atender aos números 2.1, 2.2 e 2.3, e com relação ao número 2.5.1., a carga de trabalho dos profissionais será de 2 (duas) horas diárias para o enfermeiro e 1 (uma) hora para os demais profissionais, independente do número de leitos da instituição.

2.5.1.6. Os hospitais poderão consorciar-se no sentido da utilização recíproca de recursos técnicos, materiais e humanos, com vistas à implantação e manutenção do Programa de Controle da Infecção Hospitalar.

2.5.1.7. Os hospitais consorciados deverão constituir CCIH própria, conforme os números 2 e 2.1, com relação aos membros consultores, e prover todos os recursos necessários à sua atuação.

2.5.1.8. O consórcio deve ser formalizado entre os hospitais componentes. Os membros executores, no consórcio, devem atender aos números 2.5.1, 2.5.1.1, 2.5.1.2, 2.5.1.3 e 2.5.1.4.

COMPETÊNCIAS

3. A CCIH do hospital deverá:

3.1. elaborar, implementar, manter e avaliar programa de controle de infecção hospitalar, adequado às características e necessidades da instituição, contemplando, no mínimo, ações relativas a:

3.1.1. implantação de um Sistema de Vigilância Epidemiológica das Infecções Hospitalares, de acordo com o Anexo III;

3.1.2. adequação, implementação e supervisão das normas e rotinas técnico-operacionais, visando à prevenção e controle das infecções hospitalares;

3.1.3. capacitação do quadro de funcionários e profissionais da instituição, no que diz respeito à prevenção e controle das infecções hospitalares;

3.1.4. uso racional de antimicrobianos, germicidas e materiais médico-hospitalares;

3.2. avaliar, periódica e sistematicamente, as informações providas pelo Sistema de Vigilância Epidemiológica das infecções hospitalares e aprovar as medidas de controle propostas pelos membros executores da CCIH;

3.3. realizar investigação epidemiológica de casos e surtos, sempre que indicado, e implantar medidas imediatas de controle;

3.4. elaborar e divulgar, regularmente, relatórios e comunicar, periodicamente, à autoridade máxima de instituição e às chefias de todos os setores do hospital, a situação do controle das infecções hospitalares, promovendo seu amplo debate na comunidade hospitalar;

3.5. elaborar, implementar e supervisionar a aplicação de normas e rotinas técnico-operacionais, visando limitar a disseminação de agentes presentes nas infecções em curso no hospital, por meio de medidas de precaução e de isolamento;

3.6. adequar, implementar e supervisionar a aplicação de normas e rotinas técnico-operacionais, visando à prevenção e ao tratamento das infecções hospitalares;

3.7. definir, em cooperação com a Comissão de Farmácia e Terapêutica, política de utilização de antimicrobianos, germicidas e materiais médico-hospitalares para a instituição;

3.8. cooperar com o setor de treinamento ou responsabilizar-se pelo treinamento, com vistas a obter capacitação adequada do quadro de funcionários e profissionais, no que diz respeito ao controle das infecções hospitalares;

3.9. elaborar regimento interno para a Comissão de Controle de Infecção Hospitalar;

3.10. cooperar com a ação do órgão de gestão do SUS, bem como fornecer, prontamente, as informações epidemiológicas solicitadas pelas autoridades competentes;

3.11. notificar, na ausência de um núcleo de epidemiologia, ao organismo de gestão do SUS, os casos diagnosticados ou suspeitos de outras doenças sob vigilância epidemiológica (notificação compulsória), atendidos em qualquer dos serviços ou unidades do hospital, e atuar cooperativamente com os serviços de saúde coletiva;

3.12. notificar ao Serviço de Vigilância Epidemiológica e Sanitária do organismo de gestão do SUS, os casos e surtos diagnosticados ou suspeitos de infecções associadas à utilização e/ou produtos industrializados.

4. Caberá à autoridade máxima de instituição:

4.1. constituir formalmente a CCIH;

4.2. nomear os componentes da CCIH por meio de ato próprio;

4.3. propiciar a infra-estrutura necessária à correta operacionalização da CCIH;

4.4. aprovar e fazer respeitar o regimento interno da CCIH;

4.5. garantir a participação do Presidente da CCIH nos órgãos colegiados deliberativos e formuladores de política da instituição, como, por exemplo, os conselhos técnicos, independente da natureza da entidade mantenedora da instituição de saúde;

4.6. garantir o cumprimento das recomendações formuladas pela Coordenação Municipal, Estadual/Distrital de Controle de Infecção Hospitalar;

4.7. Informar o órgão oficial municipal ou estadual quanto à composição da CCIH, e às alterações que venham a ocorrer;

4.8. fomentar a educação e o treinamento de todo o pessoal hospitalar.

5. À Coordenação de Controle de Infecção Hospitalar, do Ministério da Saúde, compete:

5.1. definir diretrizes de ações de controle de infecção hospitalar;

5.2. apoiar a descentralização das ações de prevenção e controle de infecção hospitalar;

5.3. coordenar as ações nacionais de prevenção e controle de infecção hospitalar;

5.4. estabelecer normas gerais para a prevenção e controle das infecções hospitalares;

5.5. estabelecer critérios, parâmetros e métodos para o controle de infecção hospitalar;

5.6. promover a articulação com órgãos formadores, com vistas à difusão do conteúdo de conhecimentos do controle de infecção hospitalar;

5.7. cooperar com a capacitação dos profissionais de saúde para o controle de infecção hospitalar;

5.8. identificar serviços municipais, estaduais e hospitalares para o estabelecimento de padrões técnicos de referência nacional;

5.9. prestar cooperação técnica, política e financeira aos Estados e aos Municípios, para aperfeiçoamento da sua atuação em prevenção e controle de infecção hospitalar;

5.10. acompanhar e avaliar as ações implementadas, respeitadas as competências estaduais/distrital e municipais de atuação, na prevenção e controle das infecções hospitalares;

5.11. estabelecer sistema nacional de informações sobre infecção hospitalar na área de vigilância epidemiológica;

5.12. estabelecer sistema de avaliação e divulgação nacional dos indicadores da magnitude e gravidade das infecções hospitalares e da qualidade das ações de seu controle;

5.13. planejar ações estratégicas em cooperação técnica com os Estados, Distrito Federal e os Municípios;

5.14. acompanhar, avaliar e divulgar os indicadores epidemiológicos de infecção hospitalar.

6. Às Coordenações Estaduais e Distrital de Controle de Infecção Hospitalar, compete:

6.1. definir diretrizes de ação estadual/distrital, baseadas na política nacional de controle de infecção hospitalar;

6.2. estabelecer normas, em caráter suplementar, para a prevenção e controle de infecção hospitalar;

6.3. descentralizar as ações de prevenção e controle de infecção hospitalar dos Municípios;

6.4. prestar apoio técnico, financeiro e político aos municípios, executando, supletivamente, ações e serviços de saúde, caso necessário;

6.5. coordenar, acompanhar, controlar e avaliar as ações de prevenção e controle de infecção hospitalar do Estado e Distrito Federal;

6.6. acompanhar, avaliar e divulgar os indicadores epidemiológicos de infecção hospitalar;

6.7. informar, sistematicamente, à Coordenação de Controle de Infecção Hospitalar, do Ministério da Saúde, a partir da rede distrital, municipal e hospitalar, os indicadores de infecção hospitalar estabelecidos.

7. Às Coordenações Municipais de Controle de Infecção Hospitalar, compete:

7.1. coordenar as ações de prevenção e controle de infecção hospitalar na rede hospitalar do Município;

7.2. participar do planejamento, da programação e da organização da rede regionalizada e hierarquizada do SUS, em articulação com a Coordenação Estadual de controle de infecção hospitalar;

7.3. colaborar e acompanhar os hospitais na execução das ações de controle de infecção hospitalar;

7.4. prestar apoio técnico à CCIH dos hospitais;

7.5. informar, sistematicamente, à Coordenação Estadual de controle de infecção hospitalar do seu Estado, a partir da rede hospitalar, os indicadores de infecção hospitalar estabelecidos.

Programa de Controle de Infecção Hospitalar

ANEXO II CONCEITOS E CRITÉRIOS DIAGNÓSTICOS DAS INFECÇÕES HOSPITALARES

1. Conceitos básicos.

1.1. Infecção comunitária (IC):

1.1.1. é aquela constatada ou em incubação no ato de admissão do paciente, desde que não relacionada com internação anterior no mesmo hospital.

1.1.2. São também comunitárias:

1.1.2.1. a infecção que está associada com complicação ou extensão da infecção já presente na admissão, a menos que haja troca de microorganismos com sinais ou sintomas fortemente sugestivos da aquisição de nova infecção;

1.1.2.2. a infecção em recém-nascido, cuja aquisição por via transplacentária é conhecida ou foi comprovada e que tornou-se evidente logo após o nascimento (exemplo: herpes simples, toxoplasmose, rubéola, citomegalovirose, sífilis e aids);

1.1.2.3. As infecções de recém-nascidos associadas com bolsa rota superior a 24 (vinte e quatro) horas.

1.2. Infecção hospitalar (IH):

1.2.1. é aquela adquirida após a admissão do paciente e que se manifeste durante a internação ou após a alta, quando puder ser relacionada com a internação ou procedimentos hospitalares.

2. Critérios para diagnóstico de infecção hospitalar, previamente estabelecidos e descritos.

2.1. Princípios:

2.1.1. o diagnóstico das infecções hospitalares deverá valorizar informações oriundas de:

2.1.1.1. evidência clínica, derivada da observação direta do paciente ou da análise de seu prontuário;

2.1.1.2. resultados de exames de laboratório, ressaltando-se os exames microbiológicos, a pesquisa de antígenos, anticorpos e métodos de visualização realizados.

2.1.1.3. evidências de estudos com métodos de imagem;

2.1.1.4. endoscopia;

2.1.1.5. biópsia e outros.

2.2. Critérios gerais:

2.2.1. quando, na mesma topografia em foi diagnosticada infecção comunitária, for isolado um germe diferente, seguido do agravamento das condições clínicas do paciente, o caso deverá ser considerado como infecção hospitalar;

2.2.2. quando se desconhecer o período de incubação do microorganismo e não houver evidência clínica e/ ou dado laboratorial de infecção no momento da internação, convenciona-se infecção hospitalar toda manifestação clínica de infecção que se apresentar a partir de 72 (setenta e duas) horas após a admissão;

2.2.3. são também convencionadas infecções hospitalares aquelas manifestadas antes de 72 (setenta e duas) horas da internação, quando associadas a procedimentos diagnósticos e/ ou terapêuticos, realizados durante este período;

2.2.4. as infecções no recém-nascido são hospitalares, com exceção das transmitidas de forma transplacentária e aquelas associadas a bolsa rota superior a 24 (vinte e quatro) horas;

2.2.5. os pacientes provenientes de outro hospital que se internam com infecção são considerados portadores de infecção hospitalar do hospital de origem. Neste casos, a Coordenação Estadual/Distrital/Municipal e/ou o hospital de origem deverão ser informados para computar o episódio como infecção hospitalar naquele hospital.

3. Classificação das cirurgias por potencial de contaminação da incisão cirúrgica

3.1. as infecções pós-cirúrgica devem ser analisadas conforme o potencial de contaminação da ferida cirúrgica, entendido como o número de microorganismos presentes no tecido a ser operado;

3.2. a classificação das cirurgias deverá ser feita no final do ato cirúrgico, pelo cirurgião, de acordo com as seguintes indicações:

3.2.1. Cirurgias Limpas - são aquelas realizadas em tecidos estéreis ou passíveis de descontaminação, na ausência de processo infeccioso e inflamatório local ou falhas técnicas grosseiras, cirurgias eletivas com cicatrização de primeira intenção e sem drenagem aberta. Cirurgias em que não ocorrem penetrações nos tratos digestivo, respiratório ou urinário;

3.2.2. Cirurgias Potencialmente Contaminadas - são aquelas realizadas em tecidos colonizados por flora microbiana pouco numerosa ou em tecidos de difícil descontaminação, na ausência de processo infeccioso e inflamatório e com falhas técnicas discretas no transoperatório. Cirurgias com drenagem aberta enquadram-se nesta categoria. Ocorre penetração nos tratos digestivo, respiratório ou urinário sem contaminação significativa.

3.2.3. Cirurgias Contaminadas - são aquelas realizadas em tecidos recentemente traumatizados e abertos, colonizados por flora bacteriana abundante, cuja descontaminação seja difícil ou impossível, bem como todas aquelas em que tenham ocorrido falhas técnicas grosseiras, na ausência de supuração local. Na presença de inflamação aguda na incisão e cicatrização de segunda intenção, ou grande contaminação a partir do tubo digestivo. Obstrução biliar ou urinária também se incluem nesta categoria.

3.2.4. Cirurgias Infectadas - são todas as intervenções cirúrgicas realizadas em qualquer tecido ou órgão, em presença de processo infeccioso (supuração local) e/ou tecido necrótico.

ANEXO III

VIGILÂNCIA EPIDEMIOLÓGICA E INDICADORES EPIDEMIOLÓGICOS DAS INFECÇÕES HOSPITALARES.

1. Vigilância Epidemiológica das infecções hospitalares é a observação ativa, sistemática e contínua de sua ocorrência e de sua distribuição entre pacientes, hospitalizados ou não, e dos eventos e condições que afetam o risco de sua ocorrência, com vistas à execução oportuna das ações de prevenção e controle.

2. A CCIH deverá escolher o método de Vigilância Epidemiológica mais adequado às características do hospital, à estrutura de pessoal e à natureza do risco da assistência, com base em critérios de magnitude, gravidade, redutibilidade das taxas ou custo;

2.1. São indicados os métodos prospectivos, retrospectivos e transversais, visando determinar taxas de incidência ou prevalência.

3. São recomendados os métodos de busca ativos de coleta de dados para Vigilância Epidemiológica das infecções hospitalares.

4. Todas as alterações de comportamento epidemiológico deverão ser objeto de investigação epidemiológica específica.

5. Os indicadores mais importantes a serem obtidos e analisados periodicamente no hospital e, especialmente, nos serviços de Berçário de Alto Risco, UTI (adulto/pediátrica/neonatal) Queimados, são;

5.1. Taxa de Infecção Hospitalar, calculada tomando como numerador o número de episódios de infecção hospitalar no período considerado e como denominador o total de saídas (altas, óbitos e transferências) ou entradas no mesmo período;

5.2. Taxa de Pacientes com Infecção Hospitalar, calculada tomando como numerador o número de doentes que apresentaram infecção hospitalar no período considerado, e como denominador o total de saídas (altas, óbitos e transferências) ou entradas no período;

5.3. Distribuição Percentual das Infecções Hospitalares por localização topográfica no paciente, calculada tendo como numerador o número de episódios de infecção hospitalar em cada topografia, no período considerado e como denominador o número total de episódios de infecção hospitalar ocorridos no período;

5.4. Taxa de Infecções Hospitalares por Procedimento, calculada tendo como numerador o número de pacientes submetidos a um procedimento de risco que desenvolveram infecção hospitalar e como denominador o total de pacientes submetidos a este tipo de procedimento.

Exemplos:

Taxa de infecção do sítio cirúrgico, de acordo com o potencial de contaminação.

Taxa de infecção urinária após cateterismo vesical.

Taxa de pneumonia após uso de respirador.

5.5. Recomenda-se que os indicadores epidemiológicos dos números 5.1. e 5.2. sejam calculados utilizando-se no denominador o total de pacientes/dia, no período.

5.5.1. O número de pacientes/ dia é obtido somando-se os dias totais de permanência de todos os pacientes no período considerado.

5.6. Recomenda-se que o indicador do número 5.4 pode ser calculado utilizando-se como denominador o número total de procedimentos dia.

5.6.1. O número de pacientes/ dia é obtido somando-se o total de dias de permanência do procedimento realizado no período considerado.

5.7. Outros procedimentos de risco poderão ser avaliados, sempre que a ocorrência respectiva o indicar, da mesma forma que é de utilidade o levantamento das taxas de infecção do sítio cirúrgico, por cirurgião e por especialidade.

5.8. Freqüência das Infecções Hospitalares por Microorganismos ou por etiologias calculada tendo como numerador o número de episódios de infecção hospitalar por microorganismos e como denominador o número de episódios de infecções hospitalares que ocorreram no período considerado.

5.9. Coeficiente de Sensibilidade aos Antimicrobianos, calculado tendo como numerador o número de cepas bacterianas de um determinado microorganismos sensível a determinado antimicrobiano e como denominador o número total de cepas testadas do mesmo agente com antibiograma realizado a partir das espécimes encontradas.

5.10. Indicadores de uso de antimicrobianos.

5.10.1. Percentual de pacientes que usaram antimicrobianos (uso profilático ou terapêutico) no período considerado. Pode ser especificado por clínica de internação. É calculado tendo como numerador o total de pacientes em uso de antimicrobiano e como denominador o número total de pacientes no período.

5.10.2. Freqüência com que cada antimicrobiano é empregado em relação aos demais. É calculada tendo como numerador o total de tratamentos iniciados com determinado antimicrobiano no período, e como denominador o total de tratamentos com antimicrobianos iniciados no mesmo período.

5.11. Taxa de letalidade associada a infecção hospitalar é calculada tendo como numerador o número de óbitos ocorridos de pacientes com infecção hospitalar no período considerado, e como denominador o número de pacientes que desenvolveram infecção hospitalar no período.

5.12. Consideram-se obrigatórias as informações relativas aos indicadores epidemiológicos 5.1, 5.2, 5.3 e 5.11., no mínimo com relação aos serviços de Berçário de alto risco, UTI (adulto/pediátrica/neonatal) e queimados

6. Relatórios e Notificações

6.1. A CCIH deverá elaborar periodicamente um relatório com os indicadores epidemiológicos interpretados e analisados. Esse relatório deverá ser divulgado a todos os serviços e à direção, promovendo-se seu debate na comunidade hospitalar.

6.2. O relatório deverá conter informações sobre o nível endêmico das infecções hospitalares sob vigilância e as alterações de comportamento epidemiológicos detectadas, bem como as medidas de controle adotadas e os resultados obtidos.

6.3. É desejável que cada cirurgião receba, anualmente, relatório com as taxas de infecção em cirurgias limpas referentes às suas atividades, e a taxa média de infecção de cirurgias limpas entre pacientes de outros cirurgiões de mesma especialidade ou equivalente.

6.4. O relatório da vigilância epidemiológica e os relatórios de investigações epidemiológicas deverão ser enviados às Coordenações Estaduais/Distrital/Municipais e à Coordenação de Controle de Infecção Hospitalar do Ministério da Saúde, conforme as normas específicas das referidas Coordenações.

Programa de Controle de Infecção Hospitalar
ANEXO IV
LAVAGEM DAS MÃOS

1. Lavagem das mãos é a fricção manual vigorosa de toda a superfície das mãos e punhos, utilizando-se sabão/detergente, seguida de enxágue abundante em água corrente.

2. A lavagem das mãos é, isoladamente, a ação mais importante para a prevenção e controle das infecções hospitalares.

3. O uso de luvas não dispensa a lavagem das mãos antes e após contatos que envolvam mucosas, sangue ou outros fluidos corpóreos, secreções ou excreções.

4. A lavagem das mãos deve ser realizada tantas vezes quanto necessário, durante a assistência a um único paciente, sempre que envolver contato com diversos sítios corporais, entre cada uma das atividades.

4.1. A lavagem e anti-sepsia cirúrgica das mãos é realizada sempre antes dos procedimentos cirúrgicos.

5. A decisão para a lavagem das mãos com uso de anti-séptico deve considerar o tipo de contato, o grau de contaminação, as condições do paciente e o procedimento a ser realizado.

5.1. A Lavagem das mãos com anti-séptico é recomendada em: realização de procedimentos invasivos; prestação de cuidados a pacientes críticos; contato direto com feridas e/ou dispositivos invasivos, tais como cateteres e drenos.

6. Devem ser empregadas medidas e recursos com o objetivo de incorporar a prática da lavagem das mãos em todos os níveis da assistência hospitalar.

6.1. A distribuição e a localização de unidades ou pias para lavagem das mãos, de forma a atender à necessidade nas diversas áreas hospitalares, além da presença dos produtos, é fundamental para a obrigatoriedade da prática.

Programa de Controle de Infecção Hospitalar
ANEXO V
RECOMENDAÇÕES GERAIS

1. A utilização dos anti-sépticos, desinfetantes e esterilizantes seguirá as determinações da Portaria nº 15, de 23 de agosto de 1988, da Secretaria de Vigilância Sanitária (SVS)/ do Ministério da Saúde e o Processamento de Artigos e Superfícies em Estabelecimentos de Saúde/MS, 2º edição, 1994, ou outras que as complementem ou substituam.

1.1. Não são recomendadas, para a finalidade de anti-sepsia, as formulações contendo mercuriais orgânicos, acetona, quaternário de amônio, líquido de Dakin, éter e clorofórmio.

2. As Normas de limpeza, desinfecção e esterilização são aquelas definidas pela publicação do Ministério da Saúde, Processamento de Artigos e Superfícies em Estabelecimentos de Saúde, 2º edição, 1994 - princípios ativos liberados conforme os definidos pela Portaria nº 15, SVS, de 23 de agosto de 1988, ou outras que a complementem ou substituam.

3. As normas de procedimentos na área de Microbiologia são aquelas definidas pela publicação do Ministério da Saúde - Manual de Procedimentos Básicos em Microbiologia Clínica para o Controle de Infecção Hospitalar, 1ª edição, 1991 ou outras que as complementem o substituam.

4. As normas para lavanderia são aquelas definidas pela publicação do Ministério da Saúde - Manual de Lavanderia Hospitalar, 1º edição, 1986, ou outras que as complementem ou substituam.

5. A Farmácia Hospitalar seguirá as orientações contidas na publicação do Ministério da Saúde - Guia Básico para a Farmácia Hospitalar, 1ª edição, 1994, ou outras que as complementem ou substituam.

(Of. nº 31/98).

Parasitoses Intestinais 18

Ronaldo César Borges Gryschek
Pedro Paulo Chieffi
Fabiana Martins de Paula

SUMÁRIO

Introdução

As parasitoses intestinais continuam a provocar alterações expressivas em contingentes populacionais nos países em desenvolvimento, bem como nos bolsões de miséria dos países desenvolvidos. A Organização Mundial da Saúde (OMS) estima que existam no mundo cerca de um bilhão de indivíduos infectados por *Ascaris lumbricoides*, 900 milhões por ancilostomídeos, 400 milhões por *Entamoeba histolytica* e 200 milhões por *Giardia lamblia*. Embora em áreas metropolitanas, como o município de São Paulo, a prevalência de parasitoses intestinais tenha diminuído consideravelmente nos últimos anos, o impacto dessas infecções, seja na saúde individual ou na coletiva, ainda é significativo, envolvendo também perdas econômicas não desprezíveis. Algumas dessas parasitoses têm importância adicional no contexto das imunodepressões, tanto motivadas pela infecção por HIV e HTLV, como também no âmbito dos transplantes de órgãos, da oncologia e de determinadas terapêuticas anti-inflamatórias.

Dessa forma, o conhecimento básico e a habilidade para diagnosticá-las e tratá-las se impõem ao médico moderno.

Enteroprotozooses

Giardíase

Também conhecida como lamblíase ou giardose, é uma infecção causada pelo protozoário flagelado *Giardia lamblia*, atualmente denominado *G. duodenalis* ou *Giardia intestinalis.* Essa infecção é adquirida pela ingestão de água ou alimentos contaminados por cistos. Tem distribuição universal e é, atualmente, uma das enteroparasitoses mais diagnosticadas ao redor do mundo. Muitos casos passam despercebidos por serem assintomáticos, porém cerca de 50% dos indivíduos contaminados apresentam quadro clínico caracterizado com frequência por diarreia líquida, volumosa, com três a cinco episódios ao dia, com muco, sem sangue, às vezes acompanhada de desconforto abdominal ou dor abdominal em cólica, raramente com náuseas, vômitos e febrícula. A infecção parece ser, com frequência, mais sintomática quando acomete crianças. Os sintomas podem regredir sem tratamento específico após algumas semanas ou persistir sob a forma de diarreia crônica com síndrome de má absorção e emagrecimento. Quadros atípicos podem manifestar-se com dor epigástrica simulando úlcera péptica ou quadro de cólica biliar. A patogenia da infecção ainda não é bem compreendida, mas a reação inflamatória desencadeada pela presença do parasita parece estar envolvida na gênese de algumas alterações clínicas, lembrando que o potencial invasivo de *G. duodenalis* é praticamente nulo.

O diagnóstico faz-se por meio do exame de fezes, diferindo a técnica conforme a consistência das fezes. Nas fezes líquidas, predominam as formas trofozoítas; o exame a fresco, com fezes coradas por lugol ou hematoxilina férrica, é a técnica mais adequada para essa situação. Nas fezes formadas predominam os cistos, muito resistentes às condições ambientais; assim, as técnicas de fixação e concentração são úteis para melhorar a sensibilidade do exame; as mais empregadas são a de Faust e a de Ritchie. Como a eliminação de parasitas nas fezes é intermitente, para o correto diagnóstico é imprescindível o exame de três amostras de fezes colhidas com intervalo de uma semana.

Atualmente, os compostos imidazólicos são as drogas de primeira escolha no tratamento da giardíase. Emprega-se o tinidazol na dose de 2,0 g por via oral, dose única para adultos, e 50 mg/kg, também dose única via oral, para crianças. Convém lembrar que a suspensão oral de tinidazol tem sabor desagradável, sendo pouco tolerada pelas crianças. O metronidazol deve ser utilizado na posologia de 250 mg, três vezes ao dia por via oral, durante 7 a 10 dias, para adultos e na dose de 15 mg/kg/dia, divididos em três doses por via oral, durante igual período, para crianças. Outros compostos imidazólicos são disponíveis com a mesma eficácia dos demais, podendo ser administrados na mesma dose do tinidazol, como nimozarol, secnidazol e ornidazol. O controle de cura deve ser realizado por exames coproparasitológicos colhidos 7, 14 e 21 dias após o tratamento. O emprego do albendazol, na dose de 400 mg por dia, durante cinco dias, também mostrou-se eficaz. Deve-se atentar para o fato de que determinados pacientes permanecem infectados com *G. duodenalis*, às vezes por longos períodos de tempo, apesar de adequadamente tratados. Os motivos são ainda pouco conhecidos, mas aventa-se a possibilidade de, ao menos em uma parte dos casos, tratar-se de pacientes com deficiência de IgA secretora no tubo digestivo. Resistência de determinadas cepas de *Giardia* aos medicamentos também pode ser fator contribuinte para a ineficácia terapêutica em alguns casos.

Criptosporidíase

Trata-se de infecção determinada mais frequentemente por coccídios do gênero *Cryptosporidium* spp., parasitas intracelulares causadores de quadros de diarreia autolimitada, em indivíduos imunocompetentes, e diarreia crônica em 10 a 30% dos pacientes com síndrome da imunodeficiência adquirida (aids) e contagem de linfócitos T CD4+ inferior a 200 células/mm^3. Pode haver infecção assintomática. A maior parte dos casos em seres humanos deve-se a *C. hominis*, espécie considerada antroponótica, e a *C. parvum*, que pode apresentar caráter zoonótico. Há, até o momento, 16 espécies identificadas e algumas delas, inicialmente entendidas como parasitas de animais (bovinos, ovinos, aves e répteis), têm sido identificadas como causadoras de doença humana, sobretudo nos indivíduos infectados por HIV. Na vigência do comprometimento imunológico importante, pode ocorrer enterite com diarreia líquida de grande volume, conhecida como diarreia coleriforme, acompanhada de dor abdominal, vômitos, desidratação intensa, má absorção e, consequentemente, consumpção.

A transmissão, à semelhança de outras parasitoses intestinais, processa-se por via fecal-oral. A criptosporidíase pode causar surtos de doença diarreica, às vezes comprometendo grande número de pessoas, em situações de contaminação de reservatórios de água para distribuição a grandes contingentes populacionais. Também tem destaque a transmissão de *Cryptosporidium* spp. por alimentos contaminados. Essa via de transmissão tem explicado surtos da infecção em países desenvolvidos, por meio da importação de alimentos contaminados (sobretudo alguns tipos de frutas) de países onde a infecção é endêmica. O diagnóstico é realizado pela concentração dos oocistos eliminados pelas fezes, utilizando-se a técnica de Ritchie e corando-se a preparação obtida pelo método de Kinyon ou com o emprego do dimetilsulfóxido. Outras técnicas de coloração, como a safranina e a auramina, também podem ser utilizadas. Anticorpos monoclonais acoplados a uma substância fluorescente também constituem ferramenta adequada ao diagnóstico, empregando-se a técnica de imunofluorescência direta para a leitura da reação. As técnicas de biologia molecular, principalmente as que envolvem o uso de PCR, tiveram grande impulso nos últimos 15 anos e, além de utilidade diagnóstica, são empregadas em estudos epidemiológicos envolvendo populações humanas e animais, além de amostras ambientais; é por meio delas que as espécies podem ser identificadas.

As drogas para tratamento específico disponíveis, todas com atividade precária, sobretudo nos pacientes intensamente imunodeprimidos, incluem: espiramicina na dose de 3,0 g/dia por via oral durante duas semanas, com dose de manutenção de 1,0 g/dia; paromomicina na dose oral de 2,0 g/dia, durante duas semanas, com dose de manutenção de 1,0 g/dia; e, por fim, pode-se empregar a roxitromicina na dose de 500 mg, duas vezes ao dia, por via oral, durante quatro semanas. O emprego mais recente da nitazoxanida nessa situação revelou-se relativamente eficaz, mas apenas em indivíduos infectados por HIV com contagens de linfócitos T CD4+ acima de 200 células/mm^3. Além dessas drogas antiparasitárias, o colostro bovino hiperimune foi utilizado como tentativa de tratamento de casos graves em pacientes com aids na era anterior à terapêutica antirretroviral de alta potência, com resultados pouco convincentes.

No tratamento específico da criptosporidíase em pacientes imunodeprimidos, obtêm-se resultados mais satisfatórios quando consegue-se melhora da imunidade celular por meio do uso de drogas antirretrovirais concomitantemente. É observada situação semelhante em pacientes imunodeprimidos que apresentam isosporíase ou microsporidíase.

Ciclosporidíase

Infecção determinada por *Cyclospora cayetanensis*, agente intracelular, potencialmente causador de quadros diarreicos em imunocompetentes e de diarreia crônica em indivíduos com comprometimento da imunidade celular, sobretudo pacientes com aids e com contagem de linfócitos T CD4+ inferior a 100 células/mm^3. Na prática clínica, as características da doença diarreica por *C. cayetanensis* são indistinguíveis daquelas causadas por *Cryptosporidium* spp. O diagnóstico faz-se da mesma maneira que o da criptosporidíase, sendo que a diferença entre os dois patógenos relaciona-se às dimensões dos oocistos: os do *Cryptosporidium* medem 4 a 6 µm, e os da *Cyclospora*, entre 8 e 10 µm. Os oocistos de ambos os patógenos apresentam, ainda, diferenças morfológicas após esporulação em solução de dicromato de potássio a 2% e, no caso de *C. cayetanensis*, os oocistos, quando expostos à luz ultravioleta, revelam fluorescência natural. A exemplo daquilo que ocorre com a criptosporidíase, a ciclosporidíase deve ser também considerada no contexto da "diarreia dos viajantes", sobretudo quando houver história de deslocamento para áreas consideradas endêmicas para essa protozoose, principalmente em áreas de clima tropical ou subtropical.

O tratamento em imunocompetentes com quadros sintomáticos é feito com a associação de sulfametoxazol (800 mg) e trimetoprima (160 mg) por via oral, duas vezes ao dia, por sete dias; já o esquema para imunodeprimidos é de sulfametoxazol (800 mg) e trimetoprima (160 mg), quatro vezes ao dia, durante dez dias, seguido de dose de manutenção de 800 mg de sulfametoxazol e 160 mg de trimetoprima, três vezes por semana até que seja obtida melhora da imunidade celular, pelo controle da carga viral do retrovírus por meio do uso de drogas antirretrovirais adequadas.

Isosporíase

A infecção pelo coccídeo *Isospora belli* pode causar doença diarreica em indivíduos imunocompetentes, embora sua presença no tubo digestivo destes seja mais frequentemente assintomática. É nos imunodeprimidos, sobretudo pela presença de infecção por HIV, que essa infecção parasitária assume maior importância clínica, causando quadros diarreicos extremamente graves em pacientes com imunidade celular comprometida, nos quais o número de linfócitos T CD4+ é menor do que 100/mm^3.

O modo de transmissão é fecal-oral. Após período de incubação, que varia de 3 a 14 dias, inicia-se, nos casos sintomáticos, diarreia aquosa, volumosa, não sanguinolenta, às vezes com muco, acompanhada de dores abdominais do tipo cólica, vômitos, mal-estar, anorexia, febrícula e emagrecimento.

O diagnóstico é realizado pela identificação de oocistos nas fezes, por intermédio dos métodos de Sheather (flutuação em solução saturada de açúcar), Ritchie ou mesmo de sedimentação espontânea.

A primeira escolha consiste no emprego do sulfametoxazol associado a trimetoprima nas doses de 50 e 10 mg/kg/dia, respectivamente, durante quatro semanas, com dose de manutenção para evitar recaídas nos indivíduos imunodeprimidos de 25 mg/kg/dia de sulfa por mais quatro semanas. Outra combinação utilizada é de sulfadiazina na dose de 100 mg/kg/dia com 25 mg/kg/dia de pirimetamina durante 6 a 8 semanas. As taxas de recidiva após suspensão do tratamento específico em pacientes com aids nos quais não se obtém resgate da função imunocelular pela terapêutica antirretroviral são de cerca de 50%.

Microsporidíase

Infecção reconhecida predominantemente em indivíduos imunocomprometidos por HIV determinada por parasitas intestinais, intracelulares obrigatórios, pertencentes a vários gêneros e espécies, sendo mais comuns as espécies *Enterocytozoon bieneusi* e *Encephalitozoon intestinalis*. O quadro clínico consiste em enterite com diarreia líquida, sem febre e emagrecimento acentuado em decorrência de má absorção; a contagem de linfócitos T CD4+ em geral é inferior a 100 células/mm^3. Até recentemente, o diagnóstico baseava-se exclusivamente na análise de fragmentos de biópsia intestinal por meio de microscopia eletrônica. Contudo, hoje é possível contar com técnica de coloração tricrômica modificada por Weber, além de métodos de biologia molecular. O tratamento recomendado é feito com albendazol na dose de 400 a 800 mg, duas vezes ao dia, por via oral, durante período superior a três semanas, quando a infecção for causada por *Encephalitozoon intestinalis*. Já nos casos de infecção por *Enterocytozoon bieneusi*, a resposta ao albendazol é insatisfatória na maioria das vezes; nesses casos, a fumagilina parece ter atividade antiparasitária, havendo boas perspectivas de que tenha utilidade terapêutica.

Amebíase

Trata-se de protozoose com distribuição mundial causada por *Entamoeba histolytica/E. dispar*, cuja transmissão ocorre por intermédio da ingestão de água ou alimentos contaminados por cistos de protozoário presentes nas fezes de indivíduos infectados sintomáticos ou, de forma mais importante, nos não sintomáticos. Outra modalidade de transmissão, claramente reconhecida na atualidade, é aquela que envolve o contato sexual oroanal.

As apresentações clínicas variam desde formas assintomáticas a formas intestinais e extraintestinais. As formas intestinais são, mais comumente, oligossintomáticas, com discretas manifestações clínicas de náuseas, flatulência, cólicas abdominais leves e alterações do ritmo intestinal. A forma disentérica, denominada retocolite amebiana aguda, manifesta-se por quadro disentérico agudo, com muco e sangue nas fezes, cólicas abdominais intensas, tenesmo, náuseas, vômitos e cefaleia, com cerca de 30% dos casos apresentando febre baixa. Raramente ocorre enterorragia como na disenteria por *Shigella* ou complicações como perfuração intestinal e megacólon tóxico. A amebíase intestinal crônica pode suceder a forma disentérica, sendo caracterizada por períodos de diarreia recorrente, com muco nas fezes, dor abdominal e perda de peso, intercalados por períodos assintomáticos. A forma pseudotumoral, denominada ameboma, localiza-se quase sempre na parede do reto, sigmoide ou ceco. Em geral, esses tumores são pequenos, mas podem atingir grandes dimensões, com consequente obstrução intestinal; a suspeita dá-se pela presença de cistos de *E. histolytica* nas fezes, com ou sem diarreia.

As formas extraintestinais atingem sobretudo o fígado, sob a forma de pequenos focos de necrose parenquimatosa que, após coalescerem, dão origem a abscesso único, localizado com mais frequência no lobo hepático direito, em posição posterior. Esse abscesso é caracteristicamente espesso e de coloração achocolatada; a sintomatologia sistêmica é importante, constituindo-se por sinais de toxemia com febre alta e calafrios, além da referência de desconforto doloroso no hipocôndrio direito. Focos de necrose amebiana podem se estender pelo diafragma em direção à pleura e pulmão direitos em 10 a 20% dos casos; mais raramente podem atingir o saco pericárdico, ocasionando pericardite constritiva, com tamponamento cardíaco. A ruptura da parede do abscesso hepático pode originar também peritonite amebiana. Amebíase cerebral manifesta-se por grave quadro de meningoencefalite com sinais de localização, proveniente de disseminação hematogênica não é comum. A amebíase cutânea, situação na qual feridas preexistentes são contaminadas com o protozoário, tornando-se crônicas, é rara.

O diagnóstico é obtido por meio da detecção de formas trofozoítas em fezes disentéricas ou de cistos nas fezes formadas; os métodos de concentração de Faust e Ritchie aumentam a sensibilidade do exame. Nos casos de necrose amebiana do fígado, utiliza-se exame sorológico, com sensibilidade próxima de 100%; os métodos disponíveis são ELISA, fixação do complemento e hemaglutinação indireta. O exame parasitológico de fezes não consegue diferenciar cistos e trofozoítos de *E. histolytica* daqueles de *E. dispar*, considerada uma espécie não patogênica. A diferenciação entre as duas espécies exige a utilização de anticorpos monoclonais ou técnicas de biologia molecular.

A amebíase assintomática pode ser tratada com as dicloroacetamidas: etofamida 500 mg, duas vezes ao dia por três dias ou teclosan 500 mg, três vezes ao dia, em um único dia; opcionalmente, pode-se utilizar componentes nitrimidazólicos – o metronidazol 750 mg três vezes ao dia, por dez dias ou o tinidazol, na dose para adultos de 2,0 g/dia de 2 a 5 dias e na dose para crianças de 50 mg/kg/dia, durante dois dias. Quanto aos quadros disentéricos ou de necrose amebiana extraintestinal, recomenda-se sempre o uso dos nitrimidazólicos: metronidazol, na dose de 750 mg, três vezes ao dia, durante dez dias, ou 20 a 40 mg/kg/dia durante dez dias, para crianças. Nos casos de abscessos amebianos hepáticos ou pulmonares, a medicação deve ser administrada pela via intravenosa. A posologia para o tinidazol é de 2,0 g/dia, por 5 a 7 dias em adultos, e de 50 mg/kg/dia, durante 2 a 5 dias para crianças. Após completado o esquema, deve-se administrar uma das dicloroacetamidas, no esquema recomendado para a amebíase assintomática, para erradicar possíveis formas remanescentes do lúmen intestinal.

O emprego da nitazoxanida, na dose de 500 mg, duas vezes ao dia, por três dias, tem sido recomendado por alguns autores no tratamento da amebíase; todavia, esse composto não apresenta eficácia superior àquela obtida com o uso dos derivados nitroimidazólicos. Além do tratamento específico, no caso da necrose amebiana do fígado, ainda podem ser necessários drenagem cirúrgica ou aspirações repetidas por agulha, guiadas pelo ultrassom, ou a colocação de dreno do tipo *pig tail*, bem como eventual tratamento antimicrobiano para infecções bacterianas secundárias, em geral causadas por enterobactérias.

Deve-se sempre proceder o controle de cura, por meio do exame parasitológico de fezes com 7, 14, 21 e 28 dias após o tratamento.

Balantidíase

Trata-se da infecção pelo maior protozoário ciliado, *Balantidium coli*, parasita de suínos, cuja incidência na espécie humana é, atualmente, rara. As infecções em crianças podem se apresentar com quadros de síndrome disentérica de extrema gravidade. O diagnóstico é facilmente estabelecido pelo encontro de formas trofozoíticas muito características nas fezes. O tratamento é realizado com tetraciclina na dose de 30 a 50 mg/kg/dia, por via oral, durante dez dias ou com metronidazol, na dose de 20 mg/kg/dia por via oral, durante sete dias.

Blastocistose

A infecção humana por *Blastocystis hominis*, bastante comum, foi considerada desprovida de relevância clínica. Entretanto, atualmente atribui-se papel patogênico a esse parasita, em especial quando é encontrado em grande quantidade no exame parasitológico de fezes, podendo estar relacionado com quadros de urticária crônica e com a síndrome do intestino irritável. O impacto dessa infecção em pacientes imunocomprometidos não está ainda bem determinado, embora haja relatos de doença diarreica importante em pacientes com aids. O diagnóstico é efetuado com a visualização das formas vacuolizadas do parasita que possuem diâmetro de 10 a 15 μm, corados pelo lugol, hematoxilina férrica ou tionina. O tratamento, quando recomendado, é feito pelo uso de metronidazol 750 mg, três vezes ao dia, durante dez dias.

Dientamebíase

O parasita *Dientamoeba fragilis*, frequentemente estudado no grupo das amebas é, na realidade, um flagelado. Não apresenta o estágio de cisto, sendo binucleado. Vive no intestino grosso, sendo raramente descrito fagocitando hemácias. Ocasionalmente, pode ser mononucleado, ou com até quatro núcleos, embora esteja presente em mais de 80% das vezes como um protozoário binucleado.

Apresenta dimensões entre 3 a 18 μm de comprimento. A ocorrência de doença diarreica é relatada em 15 a 20% dos portadores de *D. fragilis*. O quadro clínico é caracterizado por dor abdominal, fezes amolecidas mucoides ou mesmo hemorrágicas, flatulência, fraqueza, fadiga, náuseas, vômitos e emagrecimento.

A transmissão desse parasita ainda é discutível, mas pode estar relacionada com a transmissão de outros parasitas intestinais, como ovos de nematódeos (p. ex., *Enterobius vermicularis*) ou transmissão direta entre homens, como em homens que têm relação sexual com outros homens, conforme descrito em estudo de coorte.

O tratamento dos casos sintomáticos pode ser realizado com tetraciclina, na dose de 250 mg, quatro vezes ao dia, durante sete dias, ou com metronidazol, na dose de 750 mg, três vezes ao dia, durante dez dias. Iodoquinol e paromomicina, drogas adequadas ao tratamento da dientamebíase, não estão disponíveis no mercado brasileiro.

Outros protozoários

Diversas outras espécies de protozoários podem ser identificadas em exames parasitológicos de fezes, porém não são patogênicas, apenas comensais. Entre essas, destacam-se: *Entamoeba coli, Entamoeba hartmanni, Endolimax nana, Iodamoeba butschlii, Chilomastix mesnilli* e *Trichomonas hominis.* Assim, o encontro dessas espécies em exames de fezes não indica tratamento específico, mas pode sinalizar para hábitos de higiene alimentar inadequados, além de constituir indicador de saneamento precário do meio.

Helmintíases intestinais

Ancilostomíase

Trata-se de infecção causada por um conjunto de helmintos pertencentes à família Ancylostomatidae, classificados em duas subfamílias distintas, Ancylostominae e Bunostominae. A subfamília Ancylostominae contém parasitas que possuem cápsula bucal com dentículos, abrangendo as seguintes espécies de interesse médico: *Ancylostoma duodenale*, parasita habitual do intestino delgado do ser humano e que raramente parasita outros animais; *Ancylostoma ceylanicum*, espécie parasita de seres humanos na Ásia e rara no Brasil; *Ancylostoma brasiliense*, parasita habitual de cães e gatos que, ao infectar seres humanos, dá origem a migrações cutâneas conhecidas como síndrome de larva *migrans* cutânea; e *Ancylostoma caninum*, parasita de cães que, além de ocasionar a síndrome de larva *migrans* cutânea em seres humanos, pode, raramente, causar migrações no intestino delgado, dando origem a uma enterite eosinofílica. Já a subfamília Bunostominae contém parasitas possuidores de aparato bucal com placas cortantes, sendo apenas uma a espécie de interesse médico, *Necator americanus.*

O hábitat de *A. duodenale* e de *N. americanus* é representado pelo duodeno, pelo jejuno e pela porção proximal do íleo de seres humanos; os parasitas fixam-se com firmeza à mucosa intestinal, por meio de seus dentes ou placas cortantes, dilacerando o epitélio, causando úlceras e hemorragias, sugando constantemente seus hospedeiros e se reproduzindo sexuadamente. As fêmeas depositam ovos embrionados, que eclodirão no meio ambiente, liberando larvas que se tornarão infectantes no solo após cerca de duas semanas, quando se transformam em larvas de terceiro estádio. A transmissão para um novo hospedeiro ocorre pela penetração ativa das larvas através da pele intacta, causando eritema local e prurido; as larvas atingem a corrente sanguínea, as veias cavas, as câmaras cardíacas direitas e os pulmões. A seguir, as larvas alcançam os alvéolos e a árvore brônquica, sendo eliminadas pelo escarro ou deglutidas. Nos pulmões, a passagem larvária pode determinar a chamada síndrome de Loeffler, uma pneumonite eosinofílica caracterizada clinicamente por tosse, escarro hemoptoico, broncoespasmos, febre baixa e, às vezes, sinais de insuficiência respiratória, com infiltrados pulmonares à radiografia de tórax e eosinofilia no hemograma. No duodeno, ocorre maturação dos vermes, que se fixam à mucosa, reiniciando o ciclo.

Em conjunto, esses parasitas determinam quadro clínico semelhante, denominado popularmente de opilação ou amarelão, caracterizado por anemia progressiva e distúrbios intestinais. A espoliação sanguínea por *A. duodenale* é três vezes mais intensa que por *N. americanus*, determinando anemia ferropriva, cujos sintomas incluem palidez, astenia, cefaleia, palpitações, edema ou mesmo *cor pulmonale,* nos casos graves. Os sintomas digestivos mais frequentes são diarreia, dores abdominais, anorexia, náuseas e vômitos; nos casos graves, especialmente em lactantes, pode ocorrer melena.

No Brasil, há predominância de *N. americanus* sobre *A. duadenale*; esta última espécie, contudo, é encontrada em diversas regiões em que a população sofreu grande influência de migrações de europeus da área do mediterrâneo ou de asiáticos.

O diagnóstico é facilmente determinado pelo exame do material fecal, em especial quando se empregam técnicas de flutuação, como o método de Willis, uma vez que os ovos de ancilostomídeos são de baixo peso. A utilização de técnicas parasitológicas quantitativas, como o método de Stoll, têm valor diagnóstico, uma vez que somente deve-se considerar como de origem ancilostomótica uma anemia hipocrômica e microcítica quando o paciente elimina mais de 10.000 ovos por grama de fezes.

O tratamento da ancilostomíase pode ser efetuado pelo uso do albendazol na dose de 400 mg, por via oral em dose única ou com o mebendazol, na dose de 100 mg, duas vezes ao dia, durante três dias, ou ainda 500 mg, em dose única. Deve-se sempre realizar controle de cura com exames parasitológicos após 7, 14 e 21 dias após o término do tratamento.

Estrongiloidíase

É a geo-helmintíase causada por *Strongyloides stercoralis*, adquirida pela penetração ativa de larvas filarioides (L3) pela pele do hospedeiro, à semelhança do que ocorre com os ancilostomídeos. As larvas L3, após passagem pelos pulmões, são deglutidas e terminam sua maturação, dando origem a fêmeas adultas, partenogenéticas que, inseridas na mucosa ou submucosa do duodeno, começam a pôr ovos. Logo após a postura, os ovos eclodem liberando larvas rabditoides (L1), que são eliminadas com as fezes. No solo, estas se transformam em vermes adultos (machos e fêmeas) de vida livre, que, por meio de reprodução sexuada, dão origem a larvas rabditoides que maturam, originando larvas L3, que são infectantes.

Uma característica muito importante do ciclo biológico de *S. stercoralis* é a ocorrência de autoinfecção. Por esse mecanismo, larvas L1 transformam-se em larvas L3 ainda na luz intestinal do hospedeiro, as quais penetram através da mucosa colônica ou da pele da região perianal. Dessa forma, mesmo sem reexposições ao solo que contenha larvas infectantes, o parasitismo é mantido por tempo indefinido. Quando ocorre aceleração dessa autoinfecção, a intensidade do parasitismo aumenta, com consequências clínicas descritas a seguir.

Após a fase de invasão, podem ocorrer manifestações pulmonares que caracterizam a síndrome de Loeffler. O quadro clínico decorrente da presença das fêmeas adultas na intimidade da mucosa ou na submucosa do intestino delgado pode ser dividido em formas habituais, com escassa sintomatologia ou com característica epigastralgia que reflete processo inflamatório instalado no duodeno. Nas formas de hiperinfecção, quando a população de parasitas aumenta no tubo digestivo, ocorre acentuação dos sintomas e são frequentes os quadros diarreicos que poderão resultar em síndrome de má absorção.

Quando os vermes, sobretudo as larvas, atingem órgãos e tecidos que não fazem parte do ciclo habitual do parasita, fala-se em estrongiloidíase disseminada. Trata-se de situação clínica de extrema gravidade, frequentemente associada a infecção por enterobactérias que atingem a circulação sanguínea, seja por meio de translocação ou carreadas pelas larvas do parasita. Apresenta elevados índices de letalidade, sobretudo se houver retardo no diagnóstico e no tratamento específico. O aumento na quantidade de parasitas no tubo digestivo e a eventual presença de larvas em sítios distantes estão associados às imunodepressões do setor celular, verificadas em doenças diversas como diabete com cetoacidose, colagenoses e neoplasias linfáticas e ao uso de corticosteroides. Os corticosteroides parecem ter a propriedade de acelerar o ciclo de autoinfecção, por estimular diretamente as mudas das larvas, por similaridade química com os hormônios ecdiesteroides ou ecdizonas, levando ao acúmulo de larvas filarioides em grande quantidade.

É digna de nota a maior gravidade e resistência ao tratamento dessa helmintíase em indivíduos infectados com HTLV-1 (vírus da leucemia de células T humanas). Já no contexto da aids, a estrongiloidíase disseminada não tem a importância que se imaginou nos anos iniciais da pandemia da retrovirose. Nos casos de estrongiloidíase disseminada relatados em pacientes com aids, observa-se, em boa parte deles, o emprego de corticosteroides como adjuvantes no tratamento de algumas infecções oportunistas. Dessa forma, pode-se cogitar que os esteroides estejam envolvidos na patogenia da estrongiloidíase grave mais do que a imunodepressão consequente à infecção viral.

O diagnóstico deve levar em conta que os indivíduos parasitados por esse nematódeo, ao invés de eliminarem ovos, eliminam larvas em suas fezes. Os métodos utilizados são de Baemann-Moraes e de Rugai. A utilização da cultura em placa de ágar aumenta a sensibilidade do diagnóstico parasitológico, mas trata-se de método mais trabalhoso e demorado em relação às técnicas tradicionalmente utilizadas. Deve-se lembrar que os indivíduos infectados podem eliminar larvas também no escarro. Os métodos sorológicos têm utilidade diagnóstica em regiões onde a estrongiloidíase não é endêmica.

O tratamento das formas não graves pode ser feito com ivermectina, na dose única de 200 μg/kg, cambendazol, em dose única, por via oral, de 5 mg/kg, ou com 25 mg/kg de tiabendazol, durante dois dias, repetindo-se o tratamento dez dias depois. Já o tratamento da hiperinfecção pode ser feito com ivermectina na dose de 200 μg/kg/dia, por via oral, durante dois dias ou mais, dependendo da evolução, ou com o tiabendazol na dose de 25 mg/kg duas vezes ao dia, por 5 a 7 dias.

Ascaridíase

É a helmintíase causada por nematoide da família Ascarididae denominada *Ascaris lumbricoides*, vulgarmente referido como lombriga. A transmissão ocorre com a ingestão de ovos larvados após permanecerem por período mínimo de 10 a 15 dias no solo, carreados por mãos sujas de terra ou material fecal, ou ainda por alimentos e água contaminados com fezes. Os ovos ingeridos liberam larvas infectantes no intestino delgado, que atravessam a mucosa intestinal, alcançam a veia porta, passam pelo fígado, atingindo, por fim, os alvéolos pulmonares e a árvore traqueobrônquica, de onde são eliminadas no escarro ou deglutidas. No tubo digestivo, tornam-se vermes adultos e se reproduzem, liberando ovos nas fezes.

Especialmente em crianças, a passagem larvária pelo fígado pode ocasionar hepatomegalia e pelos pulmões, a síndrome de Loeffler (pneumonite eosinofílica). Hepatite ascaridiana e abscesso ascaridiano do fígado são, hoje, ocorrências raras. Também na ascaridíase intestinal, a infecção pode ser sintomática ou não. Os sintomas gastrintestinais incluem náuseas, vômitos, cólicas abdominais e meteorismo. Em casos de parasitismo intenso, podem ocorrer as chamadas complicações cirúrgicas: abdome agudo obstrutivo, apendicite, obstrução do colédoco, obstrução da ampola de Vater ou do canal de Wirsung, com consequente pancreatite. Também pode ocorrer migração dos vermes para o estômago, com vômito subsequente e aspiração desses para a árvore traqueobrônquica. Este evento é mais comum em crianças e pode ser induzido por alterações no ambiente luminal em função, por exemplo, de drogas anti-helmínticas de ação lenta, como o mebendazol.

O diagnóstico é facilitado pela eliminação diária de grande número de ovos pela fêmea do parasita, até 200.000 ovos/fêmea/dia, permitindo que a identificação dos ovos seja feita por qualquer técnica, em praticamente qualquer amostra.

As opções terapêuticas envolvem o levamizol na dose de 150 mg por via oral em dose única para adultos, e para crianças na dose única de 80 mg; essa droga deve ser entendida como de escolha, pois, ao provocar paralisia espástica no verme, impede sua migração e complicações dela decorrentes. Outras possibilidades terapêuticas são albendazol, na dose de 400 mg, por via oral, em dose única, e mebendazol, 100 mg, duas vezes ao dia, por três dias, ou 500 mg em dose única. Alternativamente, a ivermectina na dose de 200 µg/kg de peso, em dose única, tem sido avaliada com bons resultados.

Quadros de oclusão intestinal, parcial ou total, devem ser submetidos à passagem de sonda nasoenteral para administração de hexaidrato de piperazina, na dose de 50 mg/kg, sem exceder 3 g, juntamente com 50 mL de óleo mineral, na tentativa de, ao promover paralisia flácida dos vermes, facilitar sua eliminação; caso essa medida não seja eficaz, deve-se proceder ao tratamento cirúrgico com a retirada manual de todos os parasitas.

Enterobíase

Também conhecido por oxiuríase, é uma helmintíase intestinal causada pelo *Enterobius vermicularis*, nematoides filiformes transmitidos por ingestão ou inalação de ovos infectantes. Ao chegarem ao duodeno, os ovos eclodem em larvas, que completam seu desenvolvimento no intestino grosso, onde as fêmeas, após serem fecundadas, se enchem de ovos e migram até a mucosa anal e perianal, morrendo por dessecação e liberando os ovos. Os sintomas são relacionados à migração das fêmeas, principalmente na mucosa anorretal, promovendo intenso prurido e desconforto locais, mais comuns à noite. Em meninas, pode haver vulvovaginite pela presença de fêmeas na genitália, condição de difícil tratamento.

O diagnóstico deve levar em consideração a peculiaridade biológica do parasita, que, em geral, não elimina os ovos nas fezes, e sim os deposita na mucosa perianal. Assim, o diagnóstico é feito mediante esfregaço anal ou *swab*, que consiste em justapor uma fita adesiva na mucosa anal e depois transferi-la para uma lâmina para análise ao microscópio óptico.

O tratamento de escolha deve ser feito com mebendazol em dose única de 100 mg, ou albendazol, na dose única de 400 mg. O pamoato de pirvínio, em dose oral única de 10 mg/kg pode ser utilizado em gestantes, uma vez que não é absorvido. Deve-se lembrar da conveniência de tratar todos os moradores do domicílio do paciente diagnosticado, mesmo que estes sejam assintomáticos, levando-se em conta a fácil disseminação da helmintíase nesse ambiente.

Tricuríase

Também designada por tricurose, é a infecção promovida por *Trichuris trichiura*, nematoide que em geral só determina quadros clínicos nos casos de parasitismo muito intenso. O ciclo biológico é simples. Após a ingestão dos ovos, ocorre liberação das larvas no intestino grosso, onde evoluem para vermes adultos, que se alimentam de sangue. A infecção é assintomática na maioria dos adultos. A sintomatologia mais exuberante ocorre especialmente em crianças desnutridas e de baixa idade, e é representada por irritabilidade, insônia, anorexia, diarreia prolongada, por vezes disenteria, enterorragia e, eventualmente, prolapso retal em crianças de baixa idade.

O diagnóstico pode ser obtido pelo exame parasitológico das fezes, preferencialmente por meio da utilização de técnicas de concentração e do método de Kato-Katz. O fármaco mais adequado à terapêutica da tricuríase, oxipirantel, não está mais disponível comercialmente no Brasil. Assim, albendazol em dose única de 400 mg ou mebendazol na dose de 100 mg, duas vezes ao dia por três dias ou dose única de 500 mg são as drogas de escolha.

Teníases

São parasitoses intestinais causadas por platelmintos da classe Cestoda e família Taeniidae, com dois representantes: *Taenia solium* e *Taenia saginata*. No Brasil, a infecção humana por *T. saginata* é mais frequente. Ambas causam quadro clínico intestinal semelhante, sendo a diferença clínica primordial a da ocorrência da cisticercose humana, relacionada exclusivamente com a infecção pelas larvas de *T. solium*. Outras diferenças são que *T. solium* é transmitida pela ingestão da carne suína contaminada com as formas larvárias, *Cysticercus cellulosae*, atingindo no máximo 3 a 5 m de comprimento, além de terem seus proglotes eliminados nas fezes apenas passivamente. Por outro lado *T. saginata* é transmitida pela ingestão de carne bovina contaminada pelas larvas denominadas *Cisticercus bovis*, apresentando, em seu maior comprimento, até 8 m, podendo eliminar ativamente seus proglotes durante as evacuações ou fora delas.

A infecção ocorre, em geral, por um único verme adulto, que, na maioria das vezes, passa despercebido, eventualmente com sintomas pouco intensos e por vezes incaracterísticos, de dor abdominal em cólica ou em queimação, cefaleia, diarreia, flatulência, irritabilidade e astenia. Esses sinais sistêmicos incaracterísticos são atribuídos, por alguns autores, à absorção pela mucosa intestinal de substâncias derivadas do verme, as quais atingem a circulação sistêmica.

Quanto ao diagnóstico, os ovos das duas espécies de *Taenia* são indistinguíveis, sendo que o encontro de ovos no exame de fezes permite apenas o diagnóstico do gênero. Contudo, como a identificação da espécie é importante para se estabelecer o risco de aquisição da cisticercose, utiliza-se a técnica de tamisação ou peneiragem das fezes para recuperação e identificação de proglotes e, consequentemente, da espécie de *Taenia*, pela análise das ramificações uterinas.

O tratamento é o mesmo qualquer que seja a *Taenia*, e faz-se pela administração de praziquantel na dose única de 10 mg/kg ou clorossalicilamida nas doses de 2 g para adultos de 1 g para crianças, em ambos os casos em dose única. O controle de cura deve ser feito 90 dias após o tratamento por meio de pesquisa de proglotes nas fezes.

Himenolepíase

Trata-se de infecção por platelmintos da família Hymenolepididae, contendo um parasita habitual do ser humano, *Hymenolepis nana*, conhecido por "tênia anã" e um excepcional, *Hymenolepis diminuta*. Esses vermes vivem frequentemente na porção terminal do íleo, em grande número. A transmissão ocorre por ingestão de ovos embrionados eliminados nas fezes de indivíduos parasitados no caso de *H. nana*. Como os ovos sobrevivem poucos dias no meio ambiente, a transmissão está relacionada ao fecalismo com ausência de medidas de higiene pessoal. Infecção por *H. diminuta* é habitualmente adquirida quando seres humanos ingerem, de forma acidental, insetos nos quais a larva cisticercoide se desenvolveu.

As manifestações clínicas ocorrem quando o parasitismo é muito intenso, correspondendo à eliminação de mais de 15.000 ovos/g de fezes. Após a ingestão dos ovos de *H. nana*, há liberação das larvas cisticercoides, que invadem a mucosa intestinal, evoluindo para vermes adultos, que ficam repletos de ovos. Do ponto de vista clínico, podem estar presentes diarreia, dor abdominal, principalmente em quadrante inferior direito do abdome, meteorismo, anorexia, perda de peso e cefaleia. É incomum a ocorrência da himenolepíase em adultos, sendo mais frequente em crianças com menos de 8 anos de idade.

O diagnóstico é facilmente realizado pela identificação dos ovos no exame de fezes, e o tratamento é simples e eficaz com praziquantel em dose única de 25 mg/kg/dia, repetindo-se dez dias após. O controle de cura deve ser feito 7, 14 e 21 dias depois do fim do tratamento.

Difilobotríase

Seres humanos podem ser infectados por diversas espécies de cestódios do gênero *Diphyllobothrium*, conhecidos como "tênia do peixe", ao se alimentarem com peixes salmonídeos (p. ex., salmão, robalo), crus ou mal cozidos, nos quais se encontra a forma larvária do parasita, denominada plerocercoide. As espécies que parasitam com mais frequência seres humanos são *D. latum* e *D. pacificum*. Diferentemente do que ocorre nas teníases, é comum o parasitismo por mais de um exemplar do verme no mesmo hospedeiro.

Embora não existam focos autóctones de difilobotríase no Brasil, houve, há alguns anos, um surto de infecção por esse cestódio em decorrência da importação de salmão do Chile, onde essa parasitose é endêmica. A infecção humana tende a ter sintomas mais acentuados em relação ao que se observa nas teníases, com dores abdominais, meteorismo e náuseas. Em especial quando ocorre infecção por *D. latum*, pode manifestar-se anemia megaloblástica, em razão de depleção de vitamina B12 pelo cestódio, que impede a absorção da vitamina e compete com o hospedeiro por ela.

O diagnóstico é facilmente realizado pelo encontro de ovos e/ou proglotes nas fezes. A droga de escolha para o tratamento é o praziquantel (10 mg/kg, dose única); se houver anemia, deve-se administrar vitamina B12.

Referências bibliográficas

1. Amato Neto V, Correa LL. Exame parasitológico de fezes. 5 ed. São Paulo: Sarvier; 1991.
2. Amato Neto VL, Lopes GC, Mendonça JS, Baldy JLS. Antibióticos na prática médica. 4 ed. São Paulo: Roca; 1994.
3. Arena JP, Liu KK, Paress PS, Culley DF, Mrozik H, Schaeffer JM. The mechanism of action of avermectins in *Caenorhabditis elegans:* correlation between activation of glutamate-sensitive chloride current, membrane binding, and biological activity. J Parasitol. 1995;81:286-94.
4. Bronsdon MA. Rapid dimetylsulfoxide modified acid-fast stain of *Cryptosporidium* oocysts in stool specimens. J Clin Microbiol. 1984;19:952-3.
5. Bundy DAR. This wormy world. Then and now. Parasit Today. 1997;13:407-8.
6. Chan MS. The global burden of intestinal nematode infections. Fifty years on. Parasit Today. 1997;13:438-43.
7. Chieffi PP, Waldman EA, Torres DMA, Shimara GV, Mizumoto R, Silva LC, et al. Enteroparasitoses no município de Guarulhos, SP, Brasil. 1. Prevalência de infecção entre escolares residentes no bairro de Taboão, em junho de 1984. Rev Inst Adolfo Lutz. 1988;48:75-80.
8. Chieffi PP, Gryschek RCB, Amato Neto V. Parasitoses intestinais: diagnóstico e tratamento. 1 ed. São Paulo: Lemos Editorial; 2001.
9. Craig P; Ito A. Intestinal cestodes. Curr Opin Infect Dis. 2007; 20:524-32.
10. 10. Enriquez FJ, Ditrich O, Palting JD, Smith K. Simple diagnosis of *Encephalitozoon sp.* microsporidial infections by using a panspecific antiexospore monoclonal antibody. J Clin Microbiol. 1997;35:724-9.
11. Evangelopoulos A, Spanakos G, Patsoula E, Vakalis N. Anested, multiplex, PCR assay for the simultaneous detection and differentiation of *Entamoeba histolytica* and *Entamoeba dispar* in faeces. Ann Trop Med Parasit. 2000;94:233-440.
12. Fardet L, Généreau T, Cabane J, Kettaneh A. Severe strongyloidiasis in corticoid--treated patients. Clin Microbiol Infect. 2006;12:945-7.
13. Ferreira UM, Ferreira CS, Monteiro CA. Tendência secular das parasitoses intestinais na infância na cidade de São Paulo (1984-1996). Rev Saúde Públ. 2000;34 (supl 6):73-82.
14. Gann PH, Neva FA, Gam AA. A randomized trial of single and two-dose ivermectin versus thiabendazole for treatment of strongyloidiasis. J Infect Dis. 1994;169:1076-9.
15. Garcia LS, Shum AC, Bruchner DA. Evaluation of a new monoclonal antibody combination reagent for direct fluorescence detection of *Giardia* cysts and *Cryptosporidium* oocysts in human fecal specimens. J Clin Microbiol. 1992;30:3255-7.
16. Goodgame RW. Diagnosis and treatment of gastrointestinal protozoal infections. Curr Opin Infect Dis. 1996;9:346-52.
17. Haque R, Nevile L, Hahn P, Petri W. Rapid diagnosis of *Entamoeba* infections by using *Entamoeba* and *Entamoeba histolytica* stool antigen detection kits. J Clin Microbial. 1995;33:2558-61.
18. Kamath KR, Murugasu RA. Comparative study of four methods for detecting *Giardia lamblia* in children with diarrheal disease and malabsorption. Gastroenterology. 1974;66:16-21.
19. Katzwinkel-Wladararsch S, Loscher T, Rinder H. Direct amplification and differentiation of pathogenic and nonpathogenic *Entamoeba histolytica* DNA from stool specimens. Ant J Trap Med Hvg. 1994;51:115-8.
20. Keiser PB, Nutman TB. *Strongyloides stercoralis* in the immunocompromised Population. Clin Microbiol Rev. 2004;17:208-17.
21. Lemos CPA, Lima DMC, Silva LC, Chieffi PP. Parasitological diagnosis of schistosomiasis mansoni: concomitant utilization of Kato-Katz method and hatching test. Rev Inst Med Trop S Paulo. 1995;37:471-2.
22. Liu LX, Weller PF. Antiparasitic drugs. N Engl J Med. 1996;334:1178-84.

23. Lindsay DS, Dubey JP, Blaggbum BL. Biology of *Isospora* spp. from humans, nonhuman primates, and domestic animals. Clin Aficrobiol Rev. 1997;10:19-34.
24. Ma P, Soave R. Three-step stool examination for cryptosporidiosis in 10 homosexual men with protacted watery diarrhea. J Infect Dis. 1993;14:824-8.
25. Machado MT, Machado TMS, Yoshikae RM, Schmidt ALA, Faria RCA, Paschoalotti MA, et al. Ascariasis in the subdistrict of Cavacos, municipality of Alterosa (MG), Brazil: effect of mass treatment with albendazole on the intensity of infection. Rev Inst Afed Trop S Paulo. 1996;38:265-71.
26. Marshall MM, Naumovitz D, Ortega L, Sterling CR. Waterborne protozoan pathogens. Clin Microbiol Rev. 1997;10:67-85.
27. Monteiro CA, Chieffi PP, Benício MHA, Dias RMDS, Torres DMAGV, Mangini ACS. Estudo das condições de saúde das crianças do município de São Paulo (Brasil), 1984/1985. VII. Parasitoses intestinais. Rev Saúde Publ. 1988;22:8-15.
28. Neva FA. Biology and immunology os human strongyloidiasis. J Infect Dis. 1986;153:397-405.
29. Ombrouck C, Ciceron L, Biligui S, Brown S, Marechal P, van Gool T, et al. Specific PCR assay for direct detection of intestinal microsporidia *Enterocytozoon bieneusi* and *Encephalitozoon intestinalis* in fecal specimens from human immunodeficience virus-infected patients. J Clin Microbiol. 1997;35:652-5.
30. Organización Mundial de la Salud. Modelo de información sobre prescripción de medicamentos: medicamentos utilizados en las enfermidades parasitarias. Genebra: OMS; 1991. 133p.
31. Pape JW, Verdier RI, Boncy M, Boncy J, Johnson Jr WD. *Cyclospora* infection in adults infected with HIV: clinical manifestations, treatment, and prophylaxis. Am J Intern Med. 1994;121:654-7.
32. Pearson RD. Agents active against parasites and *Pneumocystis carinii*. In: Mandell GL, Bennett JE, Dolin R. Principles and practice of infectious diseases. 5. ed. Philadelphia: Churchill Livingstone, 2000. p. 505-39.
33. Pengsaa K, Sirivicheyakul C, Pojjaroen Anant C, Nimnual S, Wisetsing P. Albendazole treatment for *Giardia intestinalis* infections in school children. Southeast Asian J Trap Med Public Health. 1999;30:78-83.
34. Sato Y, Kobayshi J, Toma H, Shiroma Y. Efficacy of stool examination for detection of *Strongyloides* infection. Am J Trop Med Hyg. 1995;53:248-50.
35. Schär F, Trostdorf U, Giardina F, Khieu V, Muth S, Marti H, et al. *Strongyloides stercoralis*: global distribution and risk factors. PLoS Negl Trop Dis. 2013;7(7):e2288.
36. Siddiqui AA, Berk SL. Diagnosis of *Strongyloides stercoralis* infection. Clin Infect Dis. 2001;33:1040-7.
37. Stensvold R, Nielsen HV, Mølbak K, Smith HV. Pursuing the clinical significance of *Blastocystis* – diagnostic limitations. Trends Parasitol. 2009;25:23-9.
38. Uip DE, Lima AL, Amato VS, Boulos M, Amato Neto V, Bem DD. Roxithromycin treatment for diarrhoea caused *by Cryptosporidium spp. in* patients with AIDS. J Antimicrob Chemother. 1998;41(suppl. B):93-7.
39. Upcroft P, Upcroft JA. Drug targets and mechanisms of resistance in the anaerobic protozoa. Clin Microbiol Rev. 2001;14:150-64.
40. Waldman EA, Chieffi PP. Enteroparasitoses no Estado de São Paulo: questão de saúde pública. Rev Inst Adolfo Lutz. 1989;49:93-9.
41. Weber R, Bryan RT, Owen RL, Wilcox CM, Gorelkin L, Visvesvara GS. Improved light-microscopial detection of microsporidia spores in stool and duodenal aspirates. The enteric opportunistic infections working group. N Engl J Med. 1992;326:161-6.
42. White Jr AC, Chappell CL, Kimball KT, Flanigan TP, Goodgame RSV. Paromomycin for cryptosporidiosis in Aids: a prospective double blind trial. J Infect Dis. 1994;170:419-24.
43. Wolfe MS. Giardiasis. Clin Microbiol Rev. 1992;5:93-100.
44. World Health Organization. World Health Report 1997. Genebra: WHO; 1997.
45. Zinner SH, Mayer KH. Sulfonamides and trimethoprinm. In: Mandell GL, Bennett JE, Dolin R. Principles and practice of infectious diseases. 5. ed. Philadelphia: Churchill Livingstone; 2000. p. 394-404.

19 Meningites e Meningoencefalites Agudas

Hélio Rodrigues Gomes
Marcello Mihailenko Chaves Magri
Marcelo Calderaro

SUMÁRIO

Introdução

O sistema nervoso central (SNC) eventualmente pode ser infectado por vários agentes, incluindo vírus, bactérias, fungos, protozoários e helmintos. As infecções do SNC podem se apresentar de forma aguda, subaguda ou crônica, dependendo do agente etiológico, da sua virulência, do local da infecção e da imunidade do hospedeiro.

A suscetibilidade é geral na população, entretanto o grupo etário mais vulnerável são as crianças menores de cinco anos, com ênfase para as menores de um ano, e adultos maiores de cinquenta anos, bem como os pacientes imunodeprimidos e viajantes para áreas de risco.

As meningites bacterianas e virais são as mais importantes e frequentes do ponto de vista da saúde pública, devido a sua morbidade, magnitude, capacidade de ocasionar surtos, e potencial gravidade dos casos. No Brasil, a meningite é considerada uma doença endêmica. Desse modo, casos da doença são esperados ao longo de todo o ano, com a ocorrência de surtos e epidemias ocasionais, sendo mais comum a ocorrência das meningites bacterianas no inverno e das virais no verão. A meningite faz parte da Lista Nacional de Doenças de Notificação Compulsória, de acordo com a Portaria n. 5, de 21 de fevereiro de 2006.

As meningites são definidas como processo inflamatório das leptomeninges, sendo caracterizadas pelo desenvolvimento de pelo menos três síndromes clínicas:

- Síndrome de irritação meníngea: caracterizada pela presença de sinais clínicos de irritação meníngea e identificada pelo aumento do número de células no líquido cefalorraquidiano (LCR).
- Sepse/síndrome infecciosa: caracterizada pelos critérios de definição de sepse.
- Síndrome de hipertensão intracraniana: exterioriza-se clinicamente com cefaleia, náuseas, vômitos e presença variável de papiledema.

Quanto ao início dos sintomas, as meningites podem ser divididas em agudas, quando os sintomas ocorrem em até sete dias, subagudas (de 7 a 28 dias) e crônicas (mais de quatro semanas). Os pacientes com meningite aguda na maioria das vezes apresentam-se com febre, dor de cabeça, meningismo e estado mental alterado. A apresentação pode também variar, dependendo do micro-organismo que causa a meningite. Os agentes etiológicos mais comuns de meningite aguda são os vírus (na maioria das vezes enterovírus, os herpes vírus, principalmente o vírus herpes simplex, vírus respiratórios, como os adenovírus e, também, o HIV) e bactérias (p. ex., *Streptococcus pneumoniae*, *Neisseria meningitidis*, *Haemophilus influenzae* e *Listeria monocytogenes*).

Espécies de *Staphylococcus*, *Enterococcus* e bacilos Gram-negativos podem estar relacionadas a meningites associadas a procedimentos neurocirúrgicos, traumas, fístulas liquóricas e endocardites, entre outros. Os protozoários (p. ex., *Naegleria* spp. e *Angiostrongylus cantonensis*) são agentes pouco frequentes. Em contraste, pacientes com meningite subaguda ou crônica apresentam história clínica com duração de semanas ou meses, até mesmo anos. Esses pacientes também podem apresentar febre, dor de cabeça, meningismo e alteração do sensório (como em pacientes com meningite aguda), mas a história é mais arrastada. Os principais agentes etiológicos são as micobactérias (especialmente *Mycobacterium tuberculosis*), espiroquetas (*Treponema pallidum* e *Borrelia burgdorferi*) e fungos (p. ex., *Candida* spp., *Cryptococcus neoformans*, *Histoplasma capsulatum* e, mais raramente, *Coccidioides* spp.).

A encefalite está relacionada a uma inflamação do parênquima cerebral associada a evidências clínicas de disfunção cerebral. Os pacientes frequentemente podem apresentar-se com a tríade de febre, dor de cabeça e alteração do nível de consciência, alterações de comportamento ou presença de sinais localizatórios, como convulsões e sinais neurológicos focais. Uma vez que o córtex cerebral é difusamente envolvido, os pacientes podem apresentar rebaixamento do nível de consciência, torpor e coma.

As síndromes podem também coexistir na forma de meningoencefalite. Na maioria dos casos a etiologia é viral – incluindo os herpes vírus como herpes simples, vírus varicela zóster, citomegalovírus e herpes vírus humano 6; arboviroses causadas pelos vírus da febre do Nilo Ocidental ou pelos vírus das encefalites equina oriental, St. Louis, Califórnia, encefalite japonesa; e, ainda, o vírus da imunodeficiência humana; o vírus da raiva; e os enterovírus – embora muitas vezes esteja relacionada a infecções por bactérias e micobactérias. O Quadro 1 resume os principais agentes etiológicos infecciosos das encefalites e meningites linfomonocitárias.

As meningites podem ser caracterizadas segundo o predomínio de celularidade encontrada no LCR:

- Predomínio de neutrófilos: esse tipo de aumento de celularidade é mais característico das etiologias bacterianas. As meningites virais podem, nas fases iniciais, apresentar aumento do número de neutrófilos no LCR.
- Predomínio linfomonocitário: essa situação é comum em meningites causadas por agentes virais, micobactérias e fungos. Os pacientes com meningite bacteriana, que utilizaram antibioticoterapia por via oral, podem também apresentar-se com pleocitose, predominantemente à custa de linfócitos e monócitos.

Quadro 1. Principais agentes de meningite viral e outros diagnósticos diferenciais

Vírus	Enterovírus (poliovírus, echovírus, coxsackie vírus A e B, enterovírus 8-71) Herpes vírus (HSV-1, HSV-2, vírus varicela-zóster, vírus Epstein-Barr, citomegalovírus, HHV-6 e HHV-7) Paramixovírus (vírus do sarampo, vírus da caxumba) Buniavírus (vírus da encefalite da Califórnia) Togavírus (vírus da rubéola, vírus da encefalite equina oriental, vírus da encefalite da Venezuela) Flavivírus (vírus da encefalite de Saint Louis, vírus da encefalite La Crosse, vírus Rocio, vírus da dengue, vírus do oeste do Nilo) Reovírus (vírus da febre do Colorado) Arenavírus (vírus da coriomeningite linfocitária) Rhabdovírus (vírus da raiva) Retrovírus (HIV)
Helmintos	*Angiostrongylus cantonensis* *Gnathostoma spinigerum* *Baylisascaris procyonis* *Strongyloides stercoralis* *Taenia solium* (cisticercose)
Protozoários	*Naegleria fowleri* *Balamuthia* spp. *Acanthamoeba* spp. *Trypanosoma cruzi* *Toxoplasma gondii*
Bactérias	Meningite bacteriana parcialmente tratada *Listeria monocytogenes* *Brucella* spp. *Rickettsia rickettsii* *Ehrlichia* spp. *Mycoplasma pneumoniae* *Borrelia burgdorferi* *Treponema pallidum* *Leptospira* spp. *Mycobacterium tuberculosis* *Nocardia* spp.
Fungos	*Cryptococcus neoformans* e *Cryptococcus gattii* *Coccidioides immitis* *Paracoccidiodes* spp. *Histoplasma capsulatum* *Candida* spp. *Aspergillus* spp.

Epidemiologia

No Brasil, de 2010 a 2013, foram notificados cerca de 80 mil casos de meningite, com coeficiente de incidência de 9,6 a 11,2/100.000 habitantes e letalidade de 8,5 a 9,9%.

As meningites virais ocorrem em qualquer faixa etária, destacando-se as crianças com idade inferior a cinco anos. No Brasil, na maioria dos casos, não se identifica o agente etiológico. Entre 2010 e 2013, registraram-se no país cerca de 35.000 casos virais com coeficiente de incidência de 4,3 a 5,1/100.000 habitantes e letalidade inferior a 1,5%. Nesse grupo, estão incluídos os três tipos de poliovírus, 28 cepas de echovírus, 23 cepas do vírus coxsackie A, seis do vírus coxsackie B e cinco outros enterovírus (Quadro 1). O comportamento é sazonal, ocorrendo mais frequentemente no verão e na primavera, mas podem ocorrer em todas as estações do ano.

A neurotuberculose com acometimento das meninges apresenta evolução subaguda/crônica e pode estar relacionada a sequelas importantes. Entre as formas clínicas de acometimento do SNC, a meningoencefalite, com ou sem tuberculomas, é a mais grave, com aproximadamente 300 a 400 casos notificados anualmente e letalidade de 20 a 21% no Brasil, acometendo principalmente crianças menores de cinco anos, idosos e imunodeprimidos.

A neurocriptococose, assim como a tuberculose, apresenta uma evolução subaguda, exibe pleocitose, predominantemente à custa de elementos linfomonocitários, podendo acometer principalmente pacientes com aids e imunodeprimidos, embora possa ocorrer também em imunocompetentes.

As meningites bacterianas permanecem como um importante desafio em saúde pública, ainda com altas taxas de morbimortalidade e sequelas, principalmente nos países em desenvolvimento, apesar de várias estratégias atuais de prevenção. A estimativa mundial é que ocorram anualmente mais de um milhão de casos e cerca de 200 mil óbitos relacionados às meningites bacterianas. Entre os agentes etiológicos destacam-se *Streptococcus pneumoniae, Neisseria meningitidis, Haemophilus influenzae* e *Listeria monocytogenes.*

A doença meningocócica é causada por uma bactéria diplococo gram-negativa que ocorre em todos os continentes, destacando-se os países mais pobres e com menos recursos e estratégias menos eficientes de imunização e tratamento. A doença pode ser causada por diversos sorogrupos de meningococo, classificados de acordo com o antígeno polissacarídio da cápsula da bactéria. Os mais frequentes envolvidos são os sorogrupos A, B, C, W135 e Y. As alterações climáticas influenciam a dinâmica da transmissão da doença meningocócica e as epidemias são mais frequentes durante o inverno, nas regiões temperadas, e nas estações secas, em regiões tropicais. Além disso, a capacidade potencial de provocar epidemias é diferenciada entre os sorogrupos.

Os sorogrupos A e C têm a maior taxa de ataque, podendo chegar até 500 casos em cada 100.000 habitantes. *N. meningitidis* pode estar relacionada a surtos e é causa frequente de meningite em crianças e adultos jovens, apresentando letalidade variável entre 3 e 13%. Nos EUA, a maioria dos casos de doença meningocócica invasiva é causada pelos meningococos dos sorogrupos B, C e Y. Ainda nesse país, um estudo de vigilância conduzido entre 1992 e 1996 implicou o sorogrupo C em 35% dos casos, o sorogrupo B em 32%, e o sorogrupo Y em 26%. Em contraste, o sorogrupo B foi responsável por 75% dos isolados na Itália. A África subsaariana é de grande importância em termos da ocorrência de casos. Os sorogrupos mais prevalentes nessa região são A, B, C, embora outros sorogrupos como Y, W135, X e Z tenham sido também descritos. No Brasil, os sorogrupos C e B são os mais prevalentes. Aqui, registraram-se 10.478 casos de doença meningocócica entre 2010 e 2013, com coeficiente de incidência de 1,1 a 1,5/100.000 habitantes e letalidade de 20,5 a 21,3%.

Os fatores relacionados ao risco de adoecer não estão totalmente esclarecidos, contudo o contato próximo com pessoas infectadas é um fator importante para o aparecimento de casos secundários (Tabela 1). Estima-se que o risco de adoecimento entre os contactantes próximos seja maior do que o existente na população em geral, chegando a ser até 1.000 vezes maior em pessoas que dividem o domicílio com o doente, o que justifica a adoção de medidas preventivas específicas direcionadas a esse grupo.

A meningite pneumocócica é responsável por cerca de 1.100 a 1.200 casos por ano, com letalidade média de 26,7 a 30%. É causada por bactéria gram-positiva com característica morfológica esférica (cocos), disposta aos pares. É alfa-hemolítica e não agrupável, possuindo mais de 90 sorotipos capsulares. Hoje a prevenção da doença pneumocócica faz parte da estratégia do programa nacional de imunizações. Alguns fatores predisponentes estão associados a maior suscetibilidade à doença pneumocócica invasiva, tais como asplenia, tabagismo, infecções virais prévias e deficiências do sistema complemento, estas por determinarem falha do fenômeno de opsonização.

A meningite por *Haemophilus influenzae* apresentou queda expressiva nos coeficientes de incidência nos últimos anos, graças à implantação de estratégias de vacinação.

Em geral, a transmissão das meningites/meningoencefalites ocorre pelo contato interpessoal, sendo que, no caso da etiologia bacteriana, a fonte de infecção/reservatório principal é o homem, e a transmissão inter-humana se dá por via respiratória, a partir da inalação de gotículas e secreções da nasofaringe. Há necessidade de contato íntimo (principalmente residentes do mesmo domicilio, dormitório ou alojamento, comunicantes de creche ou escola) ou contato direto com as secreções respiratórias do paciente-fonte. A transmissão fecal-oral, por sua vez, é de grande importância em infecções por enterovírus. O período de transmissibilidade é variável, dependendo da etiologia. No caso da doença meningocócica, a transmissibilidade pode estar relacionada à persistência do meningococo na nasofaringe. Em geral, isso ocorre até 24 horas após o início da antibioticoterapia, porém aproximadamente 10% da população geral pode ser constituída de portadores assintomáticos de meningococo na faringe. Quanto ao período de incubação, também é variável, de acordo com o agente etiológico, e pode ser de 2 a 10 dias, em média de 3 a 4 dias.

De acordo com a faixa etária, a etiologia das meningites bacterianas pode se distribuir da seguinte maneira:

- Período neonatal – recém-nascidos até três meses de idade: *Escherichia coli*, *Streptococcus agalactiae* (comum no canal de parto), *Listeria monocytogenes*, *Klebsiella* spp. e *Streptococcus pneumoniae*.

Tabela 1. Alterações quimiocitológicas do LCR nos principais tipos de meningite

Agente	Pressão de abertura (mmH_2O) | 80-200*	Contagem de leucócitos (células/µL) | 0-5 linfócitos*	Glicose (mg/dL) | 2/3 dos valores plasmáticos*	Proteína (mg/dL) | Lombar 15-40**	Microbiologia
Meningite bacteriana	200-300	100-100.000; > 80% PMNs	< 40	> 100	Flora presente em 60% e cultura positiva em 80%
Meningite viral	90-200	50-500; linfócitos	Normal ou diminuída	Normal ou pouco elevada	PCR
Meningite tuberculosa	180-300	100-500; linfócitos	< 40	> 100	BAAR+, cultura, ADA, PCR
Meningite criptocócica	180-300	10-200; linfócitos	Normal ou diminuída	50-200	Tinta da China+, antígeno+, cultura

*Valores de normalidade; **valor de normalidade em punção lombar; PCR: reação em cadeia por polimerase; PMN: polimorfonucleares.

- Quatro meses até cinco anos de idade: *Haemophilus influenzae* tipo B (para não vacinados), *Neisseria meningitidis* e *Streptococcus pneumoniae*.
- Adultos: *Neisseria meningitidis* e *Streptococcus pneumoniae*.
- Após os 50 anos de idade: *Streptococcus pneumoniae*, *Neisseria meningitidis* e *Listeria monocytogenes*.

Fisiopatogenia

A forma de agressão ao sistema nervoso é variável para cada agente etiológico. Dada sua importância epidemiológica e implicações terapêuticas, serão discutidos a seguir aspectos relacionados à fisiopatogenia das meningites bacterianas agudas.

O SNC apresenta vários mecanismos de proteção contra a invasão de micro-organismos, dos quais participam principalmente a barreira hematoencefálica (BHE) e, externamente, as leptomeninges. A BHE é caracterizada por uma interposição entre o sistema circulatório e o SNC, sendo composta por células endoteliais da microcirculação dos vasos cerebrais, que possuem junções intercelulares fortemente unidas (*tight junctions*).

Portanto, a integridade dos mecanismos de proteção é fundamental para a saúde do SNC. Existem várias condições predisponentes relacionadas à infecção bacteriana, dentre elas destacam-se:

- Porta de entrada/solução de continuidade, como na vigência de fraturas de crânio, tumores, infecções próximas (otites médias, mastoidites e sinusites), defeitos congênitos de fechamento do tubo neural, derivações liquóricas e uso de cateteres de derivação liquórica ventrículo-peritoneal.
- Em infecções causadas por punções liquóricas com agulhas contaminadas ou sem assepsia e após procedimentos neurocirúrgicos.
- Por via hematogênica como, por exemplo, na infecção pelo meningococo ou pneumococo.

A bacteremia costuma se desenvolver a partir de uma porta de entrada da pele, pulmão, coração, trato gastrintestinal ou geniturinário. A colonização da orofaringe na maioria das vezes é assintomática e costuma ser uma importante fonte de infecção. A mucosa nasofaríngea é o único reservatório natural do meningococo, que é transferido de pessoa a pessoa. Qualquer alteração da integridade do epitélio ciliado nasofaríngeo pode ser o gatilho para a colonização e o desenvolvimento da doença.

A adesão das bactérias à mucosa respiratória dá-se principalmente através dos *pili* bacterianos, que atravessam a cápsula de polissacarídios e promovem a ligação dos receptores de superfície bacteriana com as células da mucosa nasofaríngea, seguida, posteriormente, pelo fenômeno de endocitose. As bactérias provavelmente se distribuem no SNC pelas paredes dos seios venosos. A partir desse ponto, penetram via dura-máter, alcançando o espaço subaracnóideo, onde estão sujeitas ao sistema imunológico local. A habilidade das bactérias de atingir o espaço subaracnóideo e as meninges depende de fatores bacterianos e da imunidade do hospedeiro.

As principais estratégias utilizadas para adentrar o SNC são a passagem pelas *tight junctions*, a lesão direta das células endoteliais ou o transporte de micro-organismos no interior de leucócitos (mecanismo conhecido como "cavalo de Troia"). Como exemplo, pneumococos, hemófilos e meningococos produzem proteases capazes de clivar a IgA secretora e seus polissacárides capsulares impedem a ativação do sistema complemento, permitindo a invasão e infecção. Após ultrapassarem a BHE, as bactérias encontram um ambiente favorável à multiplicação, induzindo a secreção de citocinas (IL-1, IL-6 e TNF-alfa) e a inflamação. Como resultado, pode ocorrer ativação do endotélio cerebral, aumentando a adesão de leucócitos e a diapedese. A lesão da microcirculação e o processo inflamatório das meninges facilitam o edema cerebral vasogênico, causando hipertensão intracraniana. Além disso, o metabolismo celular está diminuído, produzindo disfunção cerebral, isquemia e anaerobiose, resultando em lesão neuronal por edema citotóxico.

Quadro clínico

A meningite bacteriana tem início abrupto e pode ser precedida de sintomas de infecção respiratória alta. Apresenta geralmente evolução rápida, podendo levar o paciente a óbito em menos de 24 a 48 horas, quando não tratada precocemente. As manifestações iniciais da meningite são acompanhadas de sintomas como: a tríade clássica de febre alta (77 a 95%), frequentemente maior que 38°C, rigidez de nuca (88%) e alteração do nível de consciência (78%). Sintomas inespecíficos, como prostração, cefaleia (79 a 94%), vômitos, inapetência e mialgia, também podem ocorrer.

A tríade clássica (febre, rigidez do pescoço, estado mental alterado) ou achados do exame físico (rigidez de nuca, sinal de Kernig, Brudzinski e Lasègue) estão ausentes em muitos pacientes com meningite bacteriana. Em uma revisão de 2004, de 696 casos de meningite bacteriana adquirida na comunidade, apenas 44% apresentaram a tríade clínica, embora quase todos os pacientes (95%) tenham apresentado pelo menos dois dos sintomas. Em crianças com menos de um ano de idade, as manifestações clínicas da meningite podem ser mais inespecíficas, exteriorizando-se como febre, irritação, choro constante e abaulamento de fontanelas, na ausência de rigidez de nuca. Os idosos, especialmente com comorbidades, podem apresentar quadros mais insidiosos, letargia ou obnubilação, sem febre e com sinais variáveis de inflamação meníngea. No entanto, praticamente todos os pacientes têm, pelo menos, um dos sinais da tríade clássica (sensibilidade de 99 a 100%). Obviamente a ausência da tríade exclui a presença de meningite bacteriana.

Os pacientes com meningite por *Listeria* têm uma maior tendência a ter convulsões e déficits neurológicos focais no início do curso da infecção e alguns podem apresentar sinais de rombencefalite (ataxia, paralisia dos nervos cranianos e/ou nistagmo).

Na meningite por meningococo ou hemófilo, é comum o aparecimento de exantema petequial, com lesões que rapidamente aumentam de número e de tamanho. Em duas grandes séries de pacientes com meningite bacteriana adquirida na comunidade, erupção cutânea esteva presente em até um quarto dos pacientes, sendo a meningite meningocócica a etiologia mais comum nesses casos. Se não for rapidamente tratada com antibióticos, a doença pode evoluir com confusão mental e coma. A meningococcemia é a forma mais grave de apresentação da infecção pela *N. meningitidis* e suas manifestações iniciais são semelhantes àquelas de quando existe comprometimento meníngeo, excluindo-se a rigidez de nuca. Os pacientes podem apresentar sinais de encefalite, como alteração do nível de consciência, agitação psicomotora, crises convulsivas e sinais focais. Alguns pacientes podem evoluir com alterações respiratórias, hemodinâmicas, choque séptico e sinas de vasculite sistêmica (p. ex., petéquias, sufusões hemorrágicas, CIVD).

A doença pneumocócica está frequentemente relacionada a otite, pneumonia e eventualmente sinusite.

Investigação diagnóstica

Todo paciente com suspeita clínica de meningite e meningoencefalite tem indicação absoluta de punção liquórica. Os pacientes imunodeprimidos e aqueles que apresentam sinais clínicos de comprometimento do parênquima cerebral, como convulsões, sinais de projeção motora, comprometimento do nível de consciência ou confusão mental, nos quais há possibilidade de haver lesões com efeito de massa/pseudotumoral e abscessos, têm indicação de serem submetidos a exames neurorradiológicos (tomografia ou ressonância magnética), previamente à punção liquórica, pelo risco de herniação. Ressalte-se, contudo, que a necessidade eventual de realizar um exame de imagem, precedendo a punção liquórica, não deve retardar o início do tratamento.

A amostra de liquor (LCR) deve ser encaminhada rapidamente para análise quimiocitológica e microbiológica, pois disso depende o diagnóstico etiológico, o que pode guiar a introdução da terapêutica de forma precoce. São importantes no exame do LCR a contagem global do número de células, a avaliação do tipo de célula encontrada, a determinação das concentrações de proteínas, glicose e de lactato, além dos exames específicos para o diagnóstico etiológico, que incluem os exames diretos, a semeadura em meios de cultura e os exames imunológicos e moleculares.

O exame do LCR nas meningites caracteriza-se, de modo geral, por apresentar maior quantidade de células que nas encefalites, em virtude da descamação da meninge inflamada diretamente no espaço liquórico. As alterações bioquímicas dependem do agente etiológico e da extensão do processo infeccioso.

No caso das meningites, aquelas causadas por bactérias caracterizam-se, habitualmente, por apresentar um aumento maior do número absoluto de leucócitos que as meningites virais (Tabela 1). Estas últimas mostram predomínio liquórico de células mononucleares, enquanto nas bacterianas o predomínio é de polimorfonucleares (PMN). Alguns casos de meningites virais podem cursar, sobretudo nas primeiras 24 horas, com predomínio de PMN. Meningites bacterianas parcialmente tratadas, ou em pacientes que fizeram uso prévio de antibiótico, podem apresentar percentual elevado de células linfomonocitárias. Portanto, o predomínio isolado de neutrófilos não deve ser utilizado como diferencial absoluto entre meningites agudas bacterianas e virais, mas o valor preditivo negativo para o predomínio de PMN é alto, da ordem de 97%. O encontro de hemácias é característico nas encefalites pelo herpes vírus 1 (HSV-1) e pelo vírus da varicela zóster (VZV).

Nas meningites bacterianas ocorre uma quebra importante da BHE para permitir a entrada dos PMN no espaço liquórico. Essa quebra da BHE é acompanhada da passagem de uma grande concentração de proteínas séricas para o espaço subaracnóideo. Por essa razão, o exame do LCR nas meningites bacterianas caracteriza-se pela acentuada hiperproteinorraquia, o que não ocorre, de forma intensa, nas meningites virais, pois nesse caso a quebra da BHE é menos intensa ou inexiste.

A glicorraquia corresponde a dois terços da glicemia, sendo, portanto, necessária a determinação da glicemia concomitante para sua interpretação. As meningites bacterianas caracterizam-se pela importante hipoglicorraquia, em virtude do consumo da glicose na glicogenólise dos PMN. Nos processos virais, de predomínio linfocítico, a concentração de glicose no LCR tende a ser normal, uma vez que não existe consumo celular. A hipoglicorraquia apresenta especificidade de 97% no diagnóstico de meningite bacteriana, mas sensibilidade de 70%, devido a sua dependência da glicemia. Alguns autores demonstram que quanto menor a relação glicorraquia/glicemia, maior o valor preditivo desse achado para o diagnóstico de meningite bacteriana.

O nível de lactato no LCR não depende do lactato sérico e é um indicador do metabolismo anaeróbio da glicose e da acidose tecidual no sistema nervoso. As meningites bacterianas apresentam aumento importante da concentração de lactato no LCR, enquanto nos quadros virais ou bacterianos parcialmente tratados, a concentração liquórica de lactato tende a ser normal. A determinação do lactato é mais sensível (89 a 100%) e específica (96 a 100%) na distinção entre as meningites bacterianas e virais, mesmo considerando as bacterianas previamente tratadas.

O exame bacterioscópico direto e o crescimento em cultura do patógeno são considerados padrão-ouro para o diagnóstico etiológico das meningites, porém apresentam sensibilidades baixas, em torno de 50 e 65%, respectivamente. A pesquisa de antígeno bacteriano, por meio da prova do látex, apresenta melhor sensibilidade (entre 75 e 95%) e alta especificidade (entre 85 e 98%). Sua rapidez e fácil execução permitem a realização do teste tão logo a amostra de LCR seja obtida. Com o emprego da prova do látex pode-se confirmar o diagnóstico etiológico das meningites por meningococo A, B, C, Y, W135, pneumococo, hemófilo e estreptococo do tipo B.

Culturas do sedimento do liquor devem ser processadas sistematicamente e costumam ser positivas em cerca de 70 a 90% das amostras, em período geralmente inferior a 48 horas. No entanto, muitas vezes, em função da pequena quantidade de bactérias ou de suas características particulares, as culturas podem evidenciar crescimento mais tardio. É norma considerar as culturas como estéreis apenas após prazo de observação de quatro dias (96 horas). O diagnóstico etiológico pode ainda ser obtido por meio de hemoculturas, cuja coleta é, portanto, sempre recomendada.

A utilização de exames de biologia molecular tem permitido o diagnóstico de meningites bacterianas de forma sistematizada e rápida. Os custos de tais testes vêm se reduzindo, sobretudo se for considerada a economia que pode ser obtida evitando-se internações e tratamentos desnecessários. As taxas de sensibilidade do PCR em tempo real (RTPCR) no LCR são de 100% para o *N. meningitidis*, 97,8% para o *S. pneumoniae*, e 66,7% para *H. influenzae*. A sensibilidade do RTPCR sofre menos influência da utilização prévia de antibioticoterapia, se comparada à da cultura.

A pesquisa imunológica de anticorpos pode ser útil nas fases mais subagudas e crônicas dos quadros virais, quando há aumento do percentual de gamaglobulinas no LCR. Porém, são os exames moleculares que possibilitam melhor sensibilidade e especificidade no diagnóstico etiológico desses processos (Figura 1).

A Tabela 2 indica a sensibilidade e a especificidade do exame de PCR nas infecções do SNC causadas pelos diferentes vírus.

Falso-negativos ocorrem quando há presença de hemácias na amostra ou erros no seu armazenamento e processamento. Nas fases mais adiantadas da infecção, quando existe a produção intratecal de anticorpos, a reação de PCR tende a tornar-se negativa (Figura 1). A reação de PCR tem sensibilidade baixa para as infecções pelos vírus do sarampo, rubéola e VZV, pois a patogenia das encefalites causadas por esses agentes está relacionada à autoimunidade. A presença de reação de PCR positiva para herpes vírus 6 (HHV-6) pode não ter qualquer relação com doença atual, expressando apenas o genoma viral incorporado às células.

Os exames neurorradiológicos constituem excelente recurso no diagnóstico das meningoencefalites virais, mas não substituem o exame do liquor, sobretudo no que diz respeito à especificidade. É clássico o comprometimento do lobo temporal na meningoencefalite pelo herpes simples tipo 1 (HSV-1), que pode ser visualizado tanto pela tomografia computadorizada de crânio, quanto pela ressonância magnética de encéfalo. A ressonância pode ser útil no diagnóstico da encefalite causada pelo citomegalovírus (CMV), que geralmente apresenta realce periventricular ou comprometimento subependimário. Os exames neurorradiológicos podem mostrar ainda lesões de comprometimento vascular, como na encefalite por VZV.

A despeito de todo o avanço tecnológico para o diagnóstico das encefalites, atualmente é possível identificar o agente em apenas cerca de 40% dos casos. O restante corresponde a casos relacionados a vírus menos conhecidos, ou a encefalites de origem autoimune.

Diagnóstico diferencial

O diagnóstico diferencial da meningite bacteriana deve ser feito com afecções causadas por outros agentes infecciosos como meningite tuberculosa, fúngica ou viral, tétano, doenças supurativas cervicais ou, ainda, com quadros de hemorragia subaracnóidea e processos expansivos intracranianos, entre outras. No caso das meningoencefalites virais, os diagnósticos diferenciais são ainda mais amplos, contemplando patologias que causem confusão mental, sinais focais, crises epilépticas e alteração de nível de consciência.

Complicações

Complicações neurológicas estão presentes a qualquer momento da evolução das meningites. O infarto cerebral pode ocorrer em até 35% dos pacientes, a depender do agente etiológico; crises convulsivas em até 30%, e déficits neurológicos focais em até 35%. Perda auditiva pode ser uma complicação tardia, sobretudo em crianças. Particularmente alguns agentes estão mais comumen-

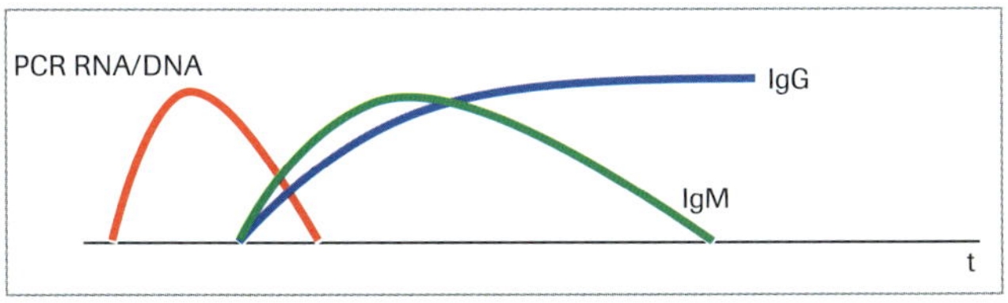

Figura 1. Positividade da reação de PCR e o aparecimento de anticorpos de classe IgG e IgM com relação ao tempo (t) das meningites agudas virais.
Fonte: Modificada de Studahl et al.[21].

Tabela 2. Taxas de sensibilidade e especificidade da reação de PCR para o herpes vírus do tipo 1 (HSV1), o citomegalovírus (CMV) e o vírus Epstein-Barr

	Sensibilidade (%)	Especificidade (%)
HSV1	98	100
CMV	79	95
EBV	98	100
Enterovírus	65-75	100
Arbovírus	65	90

te relacionados a algumas complicações, tais como crises epilépticas nas meningites por *Listeria*, infartos cerebrais nas infecções pneumocócicas e complicações da sepse (necrose de extremidades, choque etc.) em casos de meningococcemia. Outras complicações incluem hemorragias, ventriculite e abscessos cerebrais.

A despeito de todo o avanço no diagnóstico e tratamento, a letalidade das meningites ainda se mostra em torno de 20%.

Tratamento

A suspeita clínica de meningite bacteriana deve ser considerada como uma emergência médica e deve ser rapidamente tratada e diagnosticada. O atraso na conduta relaciona-se fortemente a maior morbidade e letalidade. O atraso no início da antibioticoterapia em mais de 6 ou 8 horas está associado com letalidade de 45 e 75%, respectivamente.

Na meningite bacteriana os pacientes devem sempre ser considerados como candidatos a internação em unidades de terapia intensiva. Mesmo em pacientes estáveis e com nível de consciência preservado, deve-se fazer rigorosa monitorização clínica, diante da alta possibilidade de evolução desfavorável. O tratamento deve ser iniciado rigorosa e imediatamente após a suspeita diagnóstica (Quadro 2).

A terapia inicial deve ser realizada com cefalosporinas de terceira geração, como cefotaxima ou ceftriaxona, em função de seu espectro de atividade antimicrobiana e penetração no SNC. Se a bactéria for sensível a penicilina (CIM < 0,1 μg/mL), o tratamento pode ser alterado para esse antimicrobiano, sendo, porém, possível continuar o tratamento com a cefalosporina de terceira geração, dada a excelente eficácia e conveniência posológica dessa droga. Os esquemas terapêuticos mais indicados para meningites causadas por diferentes agentes etiológicos estão resumidos no Quadro 3. Alternativas podem

Quadro 2. Principais esquemas terapêuticos empíricos para meningite bacteriana aguda, conforme a faixa etária do paciente

Idade ou fatores predisponentes	Bactérias mais frequentes	Esquema de antibióticos sugerido
Crianças com idade inferior a 1 mês	*Streptococcus* do grupo B, *Escherichia coli*, *Listeria monocytogenes*	Ampicillina e cefotaxima ou aminoglicosídeo (gentamicina ou amicacina)
Crianças de 2 meses a 3-5 anos	*Streptococcus pneumoniae*, *Neisseria meningitidis*, *Haemophilus influenzae* tipo B	Ceftriaxona ou cloranfenicol, como alternativa
Entre 3-5 anos a 50 anos	*Neisseria meningitidis*, *Streptococcus pneumoniae*	Ceftriaxona ou penicilina ou cloranfenicol e ampicilina, como alternativa, se suspeita de *Listeria monocytogenes*
Adultos maiores de 50 anos	*Streptococcus pneumoniae*, *Neisseria meningitidis*, *Listeria monocytogenes*	Ceftriaxona e ampicilina, se suspeita de *Listeria monocytogenes*
Fístula liquórica	*Streptococcus pneumoniae*	Ceftriaxona
Traumatismo cranioencefálico, neurocirurgia ou derivação liquórica	*Staphylococcus aureus* ou coagulase negativo e bacilos Gram-negativos	Vancomicina e ceftazidima, cefepima ou meropenem, dependendo da epidemiologia hospitalar local

Quadro 3. Antibioticoterapia específica recomendada segundo o agente etiológico da meningite

Bactérias	Esquema proposto
Streptococcus do grupo D	Penicilina por 14 dias e aminoglicosídeo por período igual ou superior a 3 dias ou ampicilina por 14 dias e aminoglicosídeo por tempo igual ou superior a 3 dias
Listeria monocytogenes	Ampicilina por 14 a 21 dias e aminoglicosídeo por período igual ou superior a 3 dias
Bacilos Gram-negativos fermentadores	Cefotaxima por 21 dias
Enterobactérias	Ceftriaxona ou cefotaxima por 14 a 21 dias
Bacilos Gram-negativos não fermentadores	Cefalosporina antipseudomonas/carbapenem
N. meningitidis	Dependendo do perfil de sensibilidade: penicilina G cristalina ou ampicilina ou ceftriaxona por 7 dias
Hemophilus influenzae	Ceftriaxona ou cloranfenicol por 7 a 10 dias
S. pneumoniae	Dependendo do perfil de sensibilidade: penicilina G cristalina ou ceftriaxona ou vancomicina por 14 dias
S. aureus	MSSA: oxacilina; MRSA: vancomicina por 21 dias

MRSA, *Staphylococcus aureus* resistente à meticilina; MSSA, *Staphylococcus aureus* suscetível a meticilina. Adaptado de: *Guia de utilização de anti-infecciosos e recomendações para a prevenção de infecções relacionadas à assistência à saúde 2015-2017*[10].
Fonte: adaptado de Levin et al. Guia de utilização de anti-infecciosos do HCFMUSP, 2015-2017.

ser utilizadas, como o uso de ampicilina e cloranfenicol. Na doença pneumocócica, as cefalosporinas de terceira geração são os agentes de escolha.

Os pacientes com suspeita clínica de doença meningocócica devem permanecer em isolamento respiratório nas primeiras 24 horas após o início da antibioticoterapia. Nos pacientes tratados com penicilinas e ampicilina, deve-se adicionalmente administrar rifampicina para erradicar a bactéria da orofaringe.

Em pacientes com idade superior a 50 anos, etilistas, hepatopatas, asplênicos ou imunodeprimidos, agentes etiológicos bacterianos variados podem estar implicados na etiologia das meningites, devendo-se considerar, portanto, cobertura também para *Listeria monocytogenes, Haemophilus influenzae* e bacilos gram-negativos. Nesses casos, deve-se utilizar ampicilina para *Listeria* e cefalosporina de terceira geração para os demais micro-organismos. O Quadro 2 mostra os principais esquemas terapêuticos utilizados para as meningites agudas no HCFMUSP.

A antibioticoterapia pode levar a um aumento inicial da liberação de endotoxinas e, consequentemente, aumentar a resposta inflamatória. Estudos evidenciaram que a administração de dexametasona levou a redução da letalidade em adultos com meningite pneumocócica, redução da sequela auditiva em crianças com meningite por hemófilo, não havendo, todavia, evidências significativas de sua utilidade na meningite meningocócica. Quando recomendada, a dose de dexametasona para adultos é de 10 mg a cada seis horas por quatro dias, e de 0,15 mg/kg a cada seis horas para as crianças. Como raramente se tem o agente etiológico nas primeiras horas da chegada do paciente, recomenda-se rotineiramente o uso do corticoide antes da administração do antibiótico. A retirada do corticoide pode ser posteriormente realizada, dependendo do diagnóstico etiológico definitivo.

Os quadros de meningite viral são em geral benignos, autolimitados, não sendo necessário nesses casos qualquer tratamento específico. Contudo, a meningoencefalite hérpetica (HSV-1, HSV-2 em neonatos, VZV) é considerada uma emergência médica e os pacientes com tal diagnóstico devem sempre ser internados para receber tratamento intravenoso com aciclovir, na dose de 10 mg/kg, a cada oito horas, por 14 a 21 dias. Nas encefalites por CMV, utiliza-se ganciclovir intravenoso, em dose de 5 mg/kg, a cada 12 horas, por 3 a 6 semanas dependendo da resposta clínica, do estado de imunidade do paciente e da resposta antigênica observada.

Profilaxia

Deve-se indicar profilaxia para erradicar o estado de portador nas meningites meningocócicas e por *H. influenzae*. Nas meningites por *H. influenzae*, a profilaxia para contactantes está indicada quando no domicílio do paciente existirem crianças com idades inferiores a quatro anos, não vacinadas, ou para profissionais que trabalhem com crianças menores de dois anos não vacinadas.

Nas meningites meningocócicas, a profilaxia é indicada para todos os contactantes íntimos, definidos como sendo os:

- Residentes no mesmo domicílio, com permanência maior que quatro horas por dia no local na semana precedente.
- Contactantes por períodos maiores que oito horas consecutivas nos últimos sete dias.
- Pessoas que mantiveram contato íntimo, como beijo na boca, nos últimos sete dias.
- Contactantes em creches, incluindo adultos.
- Contactantes em comunidades fechadas e salas de aula, quando dois ou mais casos ocorreram em seis meses.
- Profissionais de saúde que entraram em contato sem equipamento de proteção individual (EPI) adequado com pacientes suspeitos em procedimentos de intubação orotraqueal e aspiração orotraqueal.
- Profissionais de saúde que tiveram contato por tempo prolongado.

A droga de escolha para contactantes de meningite por meningococo é a rifampicina por via oral, durante dois dias, na dose de 600 mg a cada 12 horas em adultos e de 10 mg/kg a cada 12 horas para crianças. Outras opções são a ciprofloxacina e a ceftriaxona.

No Brasil as vacinas para *H. influenzae, N. meningitidis* e *S. pneumoniae* fazem parte do Programa Nacional de Imunização do Ministério da Saúde.

Referências bibliográficas

1. Attia J, Hatala R, Cook DJ, Wong JG. The rational clinical examination. Does this adult patient have acute meningitis? JAMA. 1999;282(2):175-81.
2. Brasil, Ministério da Saúde. Meningites. Available at: http://portalsaude.saude.gov.br/index.php/o-ministerio/principal/secretarias/svs/meningites (acesso 7 set. 2015).
3. Brouwer MC, Thwaites GE, Tunkel AR, van de Beek D. Dilemmas in the diagnosis of acute community-acquired bacterial meningitis. Lancet. 2012;380:1684.
4. Cabeça HL, Gomes HR, Machado LR, Livramento JA. Dosage of lactate in the cerebrospinal fluid in infectious diseases of the central nervous system. Arq Neuro-Psiquiatr. 2001;59(4):843-8.
5. de Gans J, van de Beek D; European Dexamethasone in Adulthood Bacterial Meningitis Study Investigators. Dexamethasone in adults with bacterial meningitis. N Engl J Med. 2002;347(20):1549-56.
6. Durand ML, Calderwood SB, Weber DJ, Miller SI, Southwick FS, Caviness VS, et al. Acute bacterial meningitis in adults. A review of 493 episodes. N Engl J Med. 1993;328(1):21-8.
7. Fitch MT, van de Beek D. Emergency diagnosis and treatment of adult meningitis. Lancet Infect Dis. 2007;7:191.
8. Glaser CA, Honarmand S, Anderson LJ, Schnurr DP, Forghani B, Cossen CK, et al. Beyond viruses: clinical profiles and etiologies associated with encephalitis. Clin Infect Dis. 2006;43(12):1565-77.
9. Glimåker M, Johansson B, Grindborg Ö, Bottai M, Lindquist L, Sjölin J. Adult bacterial meningitis: earlier treatment and improved outcome following guideline revision promoting prompt lumbar puncture. Clin Infect Dis. 2015;60(8):1162-9.
10. Grupo e Subcomissões de Controle de Infecção Hospitalar do Hospital das Clínicas FMUSP. Guia de utilização de anti-infecciosos e recomendações para a prevenção de infecções relacionadas à assistência à saúde 2015-2017. São Paulo: Fundação Faculdade de Medicina; 2014.
11. Heckenberg SGB, Brouwer MC, van der Ende A, van de Beek D. Adjunctive dexamethasone in adults with meningococcal meningitis. Neurology. 2012;79(15):1563-9.
12. Jubelt B, Mihai C, Li TM, Veerapaneni P. Rhombencephalitis/brainstem encephalitis. Curr Neurol Neurosci Rep. 2011;11(6):543-52.
13. Moragas M, Martínez-Yélamos S, Majós C, Fernández-Viladrich P, Rubio F, Arbizu T. Rhombencephalitis: a series of 97 patients. Medicine (Baltimore). 2011;90(4):256-61.
14. Pace D, Pollard AJ. Meningococcal disease: clinical presentation and sequelae. Vaccine. 2012;30 Suppl 2:B3.

15. Proulx N, Fréchette D, Toye B, Chan J, Kravcik S. Delays in the administration of antibiotics are associated with mortality from adult acute bacterial meningitis. QJM. 2005;98(4):291-8.
16. Sakushima K, Hayashino Y, Kawaguchi T, Jackson JL, Fukuhara S. Diagnostic accuracy of cerebrospinal fluid lactate for differentiating bacterial meningitis from aseptic meningitis: a meta-analysis. J Infect. 2011;62(4):255-62.
17. Scheld WM, Koedel U, Nathan B, Pfister HW. Pathophysiology of bacterial meningitis: mechanism(s) of neuronal injury. J Infect Dis. 2002;186 Suppl 2:S225-33.
18. Shakera OG, Abdelhamid N. Detection of enteroviruses in pediatric patients with aseptic meningitis. Clin Neurol Neurosurg. 2015;129:67-71.
19. Singh TD, Fugate JE, Rabinstein AA. The spectrum of acute encephalitis: causes, management, and predictors of outcome. Neurology. 2015;84(4):359-66.
20. Steigbigel NH. Computed tomography of the head before a lumbar puncture in suspected meningitis – is it helpful? N Engl J Med. 2001;345(24):1768-70.
21. Studahl M, Lindquist L, Eriksson BM, Gunther G, Bengner M, et al. Acute viral infections of the central nervous system in immunocompetent adults: diagnosis and management. Drugs. 2013;73:131-58.
22. Tamune H, Takeya H, Suzuki W, Tagashira Y, Kuki T, Honda H, Nakamura M. Cerebrospinal fluid/blood glucose ratio as an indicator for bacterial meningitis. Am J Emerg Med. 2014;32:263-6.
23. Thomas KE, Hasbun R, Jekel J, Quagliarello VJ. The diagnostic accuracy of Kernig's sign, Brudzinski's sign, and nuchal rigidity in adults with suspected meningitis. Clin Infect Dis. 2002;35(1):46-52.
24. Tunkel AR, Hartman BJ, Kaplan SL, Kaufman BA, Roos KL, Scheld WM, Whitley RJ. Practice guidelines for the management of bacterial meningitis. Clin Infect Dis. 2004;39(9):1267-84.
25. Tunkel AR. Approach to the patient with central nervous system infection. In: Mandell GL, Bennett JE, Dolin R. Mandell, Douglas, and Bennett's principles and practice of infectious diseases. vol 1. 7th ed. Philadelphia: Churchill Livingstone; 2010. p. 1183.
26. Van de Beek D, de Gans J, Spanjaard L, Weisfelt M, Reitsma JB, Vermeulen M. Clinical features and prognostic factors in adults with bacterial meningitis. N Engl J Med. 2004;351(18):1849-59.
27. Venkatesan A, Geocadin RG. Diagnosis and management of acute encephalitis: A practical approach. Neurol Clin Pract. 2014;4(3):206-15.
28. Venkatesan A, Tunkel AR, Bloch KC, Lauring AS, Sejvar J, Bitnun A, et al.; International Encephalitis Consortium. Case definitions, diagnostic algorithms, and priorities in encephalitis: consensus statement of the international encephalitis consortium. Clin Infect Dis. 2013;57(8):1114-28.

Medicina de Viagem 20

Melissa Mascheretti
Lígia Camera Pierrotti
Tânia S. Souza Chaves

SUMÁRIO

Introdução

A medicina de viagem (MV) surgiu nos países europeus e na América do Norte em resposta ao crescente deslocamento dos indivíduos dessas regiões para áreas consideradas tropicais. Para alguns autores, a MV é considerada uma especialidade emergente, graças às interfaces e ações de parcerias com diversas áreas da saúde e especialidades médicas, como medicina preventiva, doenças infecciosas e medicina tropical, entre outras, o que caracteriza a MV como uma área de atuação médica com caráter interdisciplinar[1] (Figura 1).

Sua prática fundamenta-se na redução de riscos de adoecimento individual e coletivo, uma vez que a MV tem como objetivo a prevenção de agravos à saúde do viajante durante seus deslocamentos e participa de ações de controle para evitar a importação e a exportação de doenças[1,3-7].

Segundo a Organização Mundial do Turismo, as chegadas de turistas internacionais aumentaram de 25 milhões globalmente em 1950, para 278 milhões em 1980, 527 milhões em 1995, e 1,133 bilhão em 2014. No período de 2010 a 2030, estima-se um aumento de 3,3% ao ano nas chegadas de turistas internacionais em todo o mundo, com previsão de atingir 1,8 bilhão até 2030 (Figura 2). As regiões da Ásia e do Pacífico registraram o maior crescimento nas chegadas internacionais com aumento de 7%, seguidas pela África com 6% e as Américas com 5%[8].

Estes números são importantes para o profissional que se dedica à MV por várias razões, por exemplo, o fato de que os pacientes estão viajando não somente por mo-

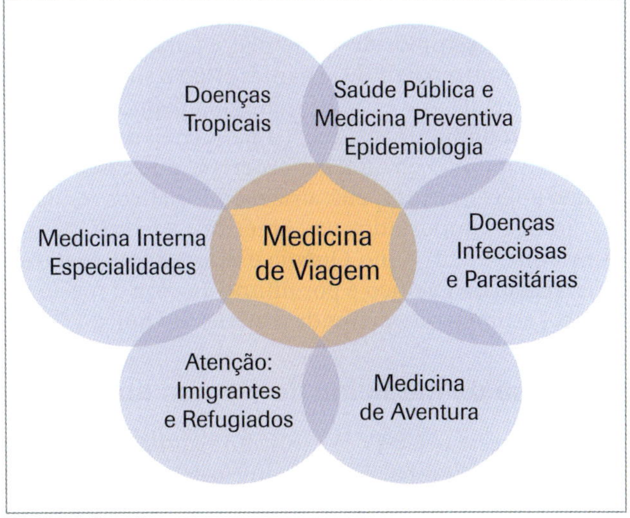

Figura 1. Diagrama da interface da medicina de viagem com outras especialidades médicas[2].

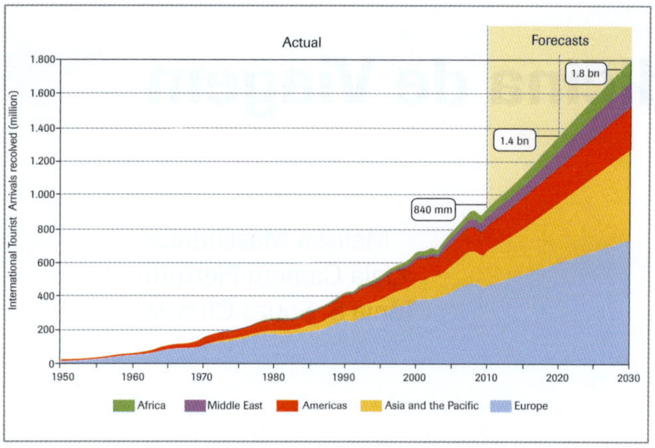

Figura 2. Destinos do turismo internacional, 1950 a 2030[8].

tivo de lazer ou trabalho, mas por outras razões, como ajuda humanitária, tratamentos médicos e odontológicos de excelente qualidade técnica e baixo custo, visita a amigos e familiares[9].

Outras razões da importância sobre o conhecimento do fenômeno do deslocamento populacional é o fato de que os pacientes que viajam podem desenvolver condições relacionadas à viagem e podem contribuir para exacerbar condições preexistentes; além disso, a prevenção, que é o cerne da MV, contribui para a redução dos riscos de aquisição para doenças infecciosas ou não e, consequentemente, colabora para redução das taxas de morbimortalidade[9].

A população de viajantes representa risco para introdução de novos patógenos que podem ameaçar a saúde pública de uma nação, uma vez que estes patógenos podem ser não só introduzidos, mas facilmente disseminados pelos viajantes, o que pode ser um caos para o sistema de saúde de uma região e até mesmo de um país. Isto foi constatado no final do século XX e início do século XXI, quando a comunidade científica acompanhou em tempo real a evolução de surtos, epidemias e pandemias em que a saúde pública mundial sofreu com agravos inusitados.

Alguns exemplos de epidemias e pandemias que se disseminaram a partir de viajantes estão a síndrome respiratória aguda grave (SARS), causada pelo coronavírus que afligiu o mundo em 2003; a pandemia de Influenza A (H1N1)pdm09 em 2009; a ocorrência de casos de sarampo em países europeus, africanos e asiáticos resultando em casos importados nas Américas; a febre Chikungunya que ressurgiu no Quênia e disseminou-se para a Ásia, região do Pacífico e por último assolou a região do Caribe, acometendo países da América do Sul[1,3,10-20].

Histórico da medicina de viagem no mundo

O interesse pela MV já existia há algumas décadas no século XX, na Europa, América do Norte e Austrália[4]. Em 1967, o *Yellow Book*, guia realizado pelo Centro de Controle e Prevenção de Doenças dos EUA (CDC), já publicava informações sobre imunizações para viagens internacionais[21].

Em 1989, a Organização Mundial da Saúde (OMS) editou a primeira versão do guia *International Travel and Health (IT&H)*, com informações sobre o certificado internacional de vacinação e o aconselhamento de saúde em viagens internacionais[22]. A MV nasceu na Primeira Conferência Internacional sobre Medicina de Viagem, que ocorreu em Zurique, Suíça, em 1988. Três anos depois, em 1991, por ocasião da segunda conferência em Atlanta, nos EUA, foi criada a Sociedade Internacional de Medicina de Viagem (ISTM), consolidando a MV como nova área de atuação médica[1].

A partir de 1994, a ISTM passou a editar o periódico bimestral especializado em MV (*Journal of Travel Medicine*) como forma de divulgar as pesquisas no campo de MV. Por ocasião das conferências internacionais, a ISTM promoveu a certificação internacional de profissionais em conhecimentos específicos no aconselhamento pré-viagem e consultorias[4,7].

Em 1995, três membros da Sociedade Internacional de Medicina de Viagem (ISTM), em parceria com o CDC, propuseram a criação de um sistema de vigilância e monitoração de agravos em viajantes, o GeoSentinel. Os dados do GeoSentinel são alimentados por clínicas especializadas em MV e em doenças tropicais afiliadas à rede. Até dezembro de 2011, um total de 54 serviços especializados em 24 países, distribuídos nos seis continentes, incluindo 17 (31%) centros nos EUA, estavam cadastrados na rede[23,24].

Em 2002, o Departamento de Saúde do Reino Unido reconheceu a disciplina de MV como nova estratégia para o combate de doenças infecciosas[3]. Em 2006, a Sociedade Internacional de Doenças Infecciosas publicou diretrizes com temas específicos sobre MV[7,25].

O aumento dos viajantes e das demandas consequentes aos deslocamentos humanos também foi observado pelos profissionais na América Latina. Em 2004, foi criada a *Sociedad Latinoamericana de Medicina del Viajero* (SLAMVI), o que ratificou a importância e facilitou a organização pelos praticantes desta nova área de atuação médica em regiões em desenvolvimento (Figura 3).

Evolução da medicina de viagem no Brasil

A melhoria das condições de vida favoreceu o aumento da posse de bens de consumo entre os brasileiros, incluindo neste rol as viagens[26]. Segundo a Fundação do Instituto de Pesquisas Econômicas (FIPE), houve um crescimento de 18,5% no número de viagens entre os brasileiros no período de 2007 a 2011[26]. A MV surgiu no Brasil no final da década de 1990, coincidentemente com o momento de reformas socioeconômicas e com as melhorias das condições de vida dos brasileiros.

O primeiro serviço brasileiro especializado no atendimento de viajantes surgiu em 1997 – o Centro de Informação em Saúde para Viajantes (CIVES) – criado pelo Depar-

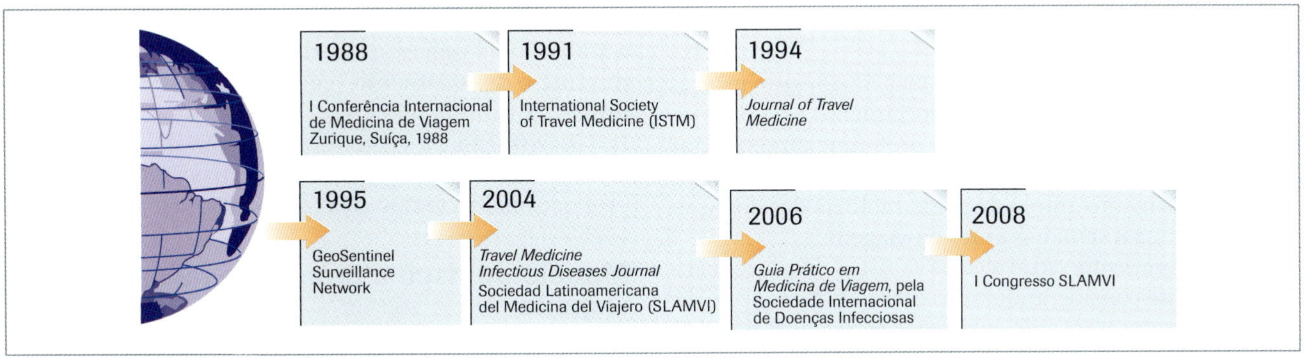

Figura 3. Evolução da medicina de viagem no mundo[2].

tamento de Medicina Preventiva da Faculdade de Medicina da Universidade Federal do Rio de Janeiro (FMUFRJ)[4].

O primeiro serviço de atenção à saúde do viajante criado na cidade de São Paulo foi o Núcleo de Medicina do Viajante (NMV), no Instituto de Infectologia Emilio Ribas, da Secretaria de Estado da Saúde de São Paulo, em maio de 2000. Em fevereiro de 2001, foi criado o Ambulatório dos Viajantes da Divisão de Clínica de Moléstias Infecciosas e Parasitárias, do Hospital das Clínicas da Faculdade de Medicina da Universidade de São Paulo (FMUSP)[27,28].

Posteriormente, outros serviços de atenção ao viajante surgiram no Brasil, com a característica de serem ligados às escolas médicas das universidades brasileiras, como o Serviço de Medicina de Viagem da Universidade Federal de Pernambuco (2003), o ambulatório dos viajantes da Faculdade de Medicina de Ribeirão Preto da USP (2005), o ambulatório dos viajantes da Universidade Federal de São Paulo (2007), a Unidade Sentinela Centro de Referência em Medicina de Viagem, no Hospital das Clínicas da Faculdade de Medicina da Universidade Federal de Goiás (2008) e, mais recentemente, o Centro de Atendimento aos Viajantes, em parceria com o Hospital das Clínicas da Universidade Federal de Minas Gerais (2011), e o Centro de Atenção à Saúde do Viajante, vinculado à Secretaria Municipal de Saúde da cidade de Belo Horizonte (2012)[2]. Todos estes serviços têm desenvolvido ações de assistência aos viajantes, com orientação pré-viagem e investigação diagnóstica de agravos no retorno. Além dos serviços públicos de atenção ao viajante, surgiram também alguns serviços privados.

Outros fatos marcaram a trajetória da MV no Brasil: a Carta de São Paulo (2008), documento que manifestou a importância e a urgência da construção de uma política nacional de atenção direcionada à saúde do viajante no Brasil; a criação da Sociedade Brasileira de Medicina de Viagem (SBMV), por ocasião do I Simpósio da referida Sociedade na cidade de São Paulo (2008); e a edição do *Guia para profissionais de saúde sobre prevenção de malária em viajantes*, pelo Programa de Controle Nacional de Malária, do Ministério da Saúde do Brasil[2,28,29].

Em continuidade ao fortalecimento da MV no Brasil, aconteceu, em 2009, o II Simpósio da Sociedade Brasileira de Medicina de Viagem, no Instituto de Infectologia Emilio Ribas, e em 2010 a Secretaria de Saúde do Estado de São Paulo aprovou a resolução para criação do Comitê dos Viajantes pelo Centro de Vigilância Epidemiológica "Alexandre Vranjac"[2] (Figura 4).

Avaliação do viajante

A atenção à saúde do viajante habitualmente é realizada em três momentos: antes, durante ou após a viagem, cada uma delas com sua particularidade. Neste capítulo, a ênfase será na orientação pré-viagem.

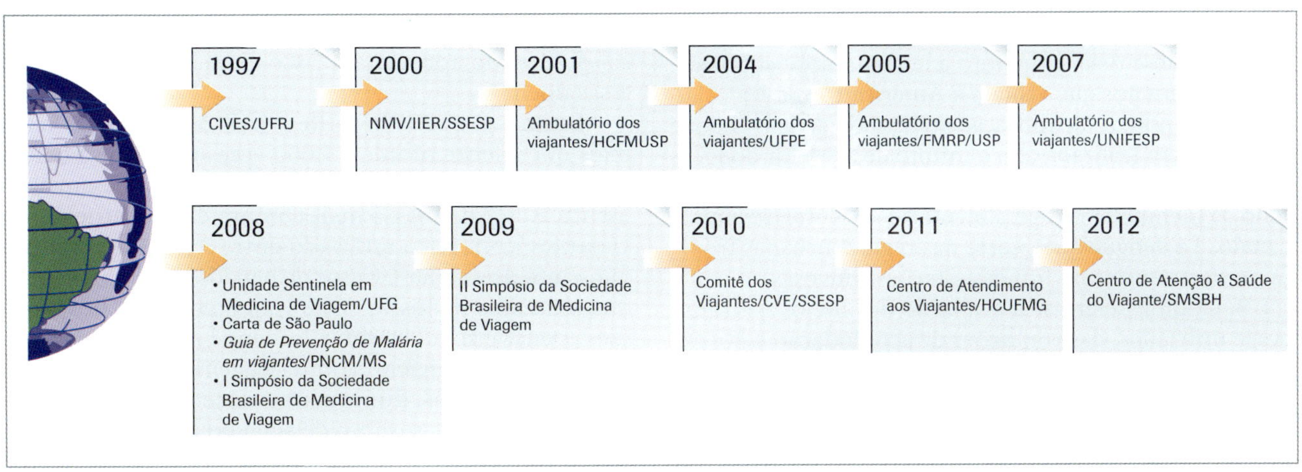

Figura 4. Evolução da medicina de viagem no Brasil[2].

Orientação pré-viagem

A consulta de orientação pré-viagem consiste na avaliação e no manejo do risco de adoecimento e da promoção da saúde. Deve ser realizada preferencialmente por profissional com experiência em doenças infecciosas e com conhecimento amplo da epidemiologia das doenças, idealmente 4 a 8 semanas antes da viagem.

Nesse momento, são avaliados os riscos de adoecimento do viajante considerando-se as características de saúde prévia, como presença de condições especiais e situação vacinal, e as condições da viagem, como informações detalhadas sobre o itinerário, meio de transporte, época do ano, duração, objetivo da viagem e hospedagem. A partir destas informações, podem ser realizadas orientações gerais e específicas a fim de minimizar os riscos de agravo e adoecimento do indivíduo relacionados à viagem[5].

Avaliação do risco

A avaliação do risco é a base para as tomadas de decisões sobre as medidas de prevenção que serão orientadas durante a consulta pré-viagem. O risco é definido como a ameaça de um evento que pode afetar a saúde do viajante, capaz de interferir na viagem ou demandar a utilização de serviços de saúde[30]. A avaliação do risco envolve a coleta do maior número de informações obtidas durante a consulta pré-viagem, que podem ser sintetizadas nas cinco perguntas (questões) clássicas de uma anamnese:

1. Quem? Questão referente ao viajante, a partir de informações sobre as condições de saúde do indivíduo, o uso de medicações, história de alergia e histórico vacinal. Essas informações podem, eventualmente, levar a contraindicar intervenções médicas, como vacinação e uso de medicações profiláticas.

2. Onde? Os riscos variam de acordo com a área geográfica visitada. Esta pergunta se refere ao destino a partir do detalhamento do itinerário da viagem, com informações sobre os lugares a serem visitados (área rural ou urbana). Por exemplo, a malária por *Plasmodium falciparum* é mais observada nos viajantes que se destinam à África subsaariana. Já a malária por *Plasmodium vivax* e a diarreia dos viajantes representam maior risco aos viajantes com destino à Ásia, enquanto a leishmaniose cutânea é mais comum nos que visitam a América Latina[31,32]

3. Quando? A identificação do período do ano em que a viagem será realizada tem o intuito de prevenir doenças sazonais (como a doença meningocócica no cinturão africano da meningite, que geralmente ocorre entre dezembro e maio, e a dengue que ocorre nas regiões urbanas tropicais e subtropicais no fim das estações chuvosas).

4. Como? Refere-se à avaliação dos meios de transporte utilizados, das condições de acomodação e hospedagem que serão utilizados pelos viajantes (hospedagem em hotéis, albergues, acampamentos e casa de amigos ou familiares).

5. Por quê? Questão que se refere ao objetivo da viagem, como trabalho, lazer, atividades de ajuda humanitária, estudo, tratamentos médicos ou odontológicos, visita a amigos ou familiares, e às atividades a serem praticadas durante o deslocamento (construção de estradas, evangelização, caminhadas etc.).

6. Duração da viagem? A duração da viagem é informação indispensável, pois a aquisição de doenças é proporcional ao tempo de exposição aos fatores de riscos.

Manejo do risco e promoção da saúde do viajante

Após a avaliação do risco, são recomendadas as medidas gerais e específicas na consulta de orientação pré-viagem. A promoção da saúde e a tomada de decisões das medidas de prevenção resultam de uma acurada avaliação do risco fundamentada no binômio viagem-viajante, realizada durante a consulta de orientação pré-viagem[2] (Figura 5).

O Quadro 1 apresenta um panorama sobre as principais doenças e quais as atividades de maior risco de exposição a elas relacionadas. Vale ressaltar que a epidemiologia das doenças endêmicas é dinâmica, e o profissional que orienta o viajante deve buscar informações atualizadas[5].

A seguir serão descritos os principais riscos e estratégias de prevenção em relação às doenças infecciosas abordados em uma consulta de orientação pré-viagem: os riscos de adoecimento por exposição à água e alimentos contaminados, diarreia do viajante, vacinação, prevenção de malária, doenças sexualmente transmissíveis (DST) e agravos não infecciosos mais comuns observados em viajantes.

Orientação quanto à exposição à água e alimentos contaminados

Hepatite A, poliomielite, febre tifoide, cólera, doença de Chagas, parasitoses intestinais e diarreia dos viajantes são algumas das doenças transmitidas por meio do consumo de água e alimentos contaminados. Indivíduos que se deslocam para regiões com condições precárias de higiene e saneamento, especialmente aqueles que terão convívio com população local, mochileiros ou aqueles que visitam amigos e parentes residentes do local do destino apresentam risco elevado de exposição a essas doenças.

Estima-se que as hepatites virais ocorram 100 vezes mais que a febre tifoide e 1.000 vezes mais que a cólera em viajantes que se deslocam para áreas em desenvolvimento. A hepatite A é a mais comum das hepatites entre viajantes, com risco estimado entre 3 e 6/1.000 indivíduos/mês de estadia[34]. Casos de hepatite A também já foram descritos inclusive entre viajantes que se hospedaram apenas em hotéis em países endêmicos.

Medidas de higiene, como lavagem de mãos e cuidado com alimentos, diminuem o risco de adoecimento. Recomenda-se o consumo de água potável ou esterilizada por meio da fervura ou o uso de desinfetante (à base de cloro ou iodo), evitar sucos e gelo produzidos com

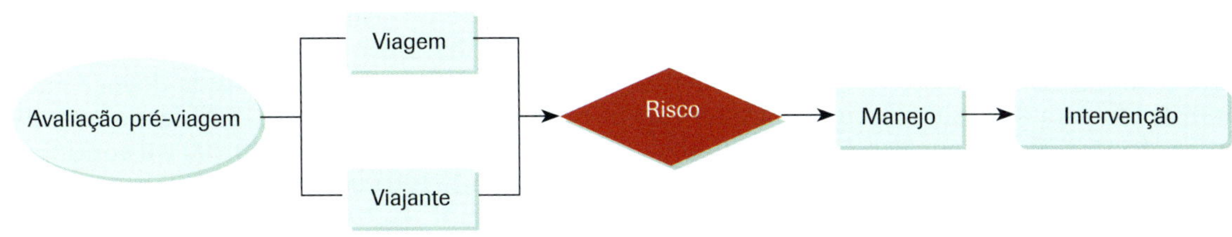

Figura 5. Diagrama de orientação pré-viagem[2].

Quadro 1. Condições de exposição e doenças endêmicas relacionadas[33]

Exposição	Doença
Área urbana	Dengue, febre de Chikungunya e febre por Zika vírus
Contato com água limpa (*rafting*, nadar)	Esquistossomose, leptospirose, hepatite A
Rios, estuários	Helmintíase, esquistossomose, oncocercose, leptospirose
Floresta tropical	Malária, filariose, febre hemorrágica viral
Cavernas	Histoplasmose, raiva, leptospirose
Parques ecológicos (África)	Tripanossomíase africana, malária
Safáris	Riquetsioses (febre do carrapato), malária
Consumo de carne ou peixe crus	Hepatite A, toxoplasmose, parasitoses intestinais, gastroenterites
Consumo de água e alimento contaminados	Salmonelose, hepatites A e E, gastroenterites, parasitoses intestinais, doença de Chagas aguda
Consumo de produtos não pasteurizados	Salmonelose, brucelose, gastroenterite
Exposição sexual	HIV, hepatites B e C, sífilis, gonorreia, HPV e outras doenças sexualmente transmissíveis (DST)
Viagem em grupo, exposição a pessoas doentes, ambientes fechados com aglomeração	Doença meningocócica, *Influenza*, tuberculose
Exposição a vetores (mosquito, carrapato)	Malária, dengue, febre de Chikungunya, febre por Zika vírus, febre amarela, outras arboviroses (febre de Mayaro), riquetsioses, filariose, encefalite japonesa, Crimean-Congo, doença de Lyme, leishmanioses, tripanossomíase africana, doença de Chagas, oncocercose, tularemia

água de fonte desconhecida e evitar o consumo de alimentos crus, carnes mal passadas, leite não pasteurizado, alimentos preparados em más condições de higiene e frutos do mar crus ou não frescos.

Algumas doenças causadas por exposição à água e alimentos contaminados podem ser prevenidas por meio de vacinas, como hepatite A, poliomielite e febre tifoide. Eliminada das Américas até março de 2014, a poliomielite ainda é endêmica em três países: Nigéria, Paquistão e Afeganistão. Países do Corno da África (Somália, Etiópia e Kênia) e da África ocidental (Camarões, Guiné Equatorial, República Centro-Africana) permanecem com o risco de importação do poliovírus[35].

Viajantes que se deslocam para áreas endêmicas, com convívio íntimo com a população local e que permanecerão por mais de 30 dias devem estar protegidos. Uma dose de reforço com a vacina oral contra a poliomielite (VOP) deve ser oferecida aos que tiverem recebido esquema com três doses prévias. A OMS recomenda aos viajantes que não receberam nenhum esquema vacinal prévio contra poliomielite que façam o esquema primário antes da partida para as regiões onde há transmissão ativa da doença[35]. Informações adicionais sobre esquema vacinal podem ser obtidas no capítulo sobre Imunização.

Diarreia do viajante

Cerca de 20 a 70% de todos os viajantes apresentam diarreia durante as viagens, principalmente aqueles que se deslocam para regiões com condições precárias de higiene e saneamento básico. A diarreia do viajante ocorre em geral nas duas primeiras semanas de viagem, apresenta curso benigno e autolimitado, com duração média de 4 dias. A diarreia do viajante é definida por 3 ou mais dejeções de fezes líquidas em 24 horas, na presença de pelo menos um dos sintomas: náuseas, vômitos, dor abdominal, tenesmo, febre, urgência, presença de sangue ou muco nas fezes.

Aproximadamente 85% dos casos são de etiologia bacteriana, representada por *Escherichia coli* enterotoxigênica, *Campylobacter* sp, *Salmonella* sp e *Shiguella* spp. Entre as demais causas de diarreia do viajante encontram-se as de etiologia viral e parasitária. Steffen et al. demonstraram que a diarreia do viajante pode ser responsável por mudanças de planos, perda de atividades programadas e gastos com medicações[36]. Comorbidades preexistentes, como diabetes melito, cardiopatias e distúrbios gastrointestinais, podem ser fatores de risco para complicações.

Mesmo adotando as medidas de prevenção, o viajante que apresentar diarreia durante a viagem deve ser orientado a ingerir líquidos para hidratação, preferir alimentos com pouca gordura e condimentos e procurar o serviço de saúde quando apresentar sintomas sistêmicos, como febre e sangue ou muco nas fezes. O tratamento autoadministrado para diarreia infecciosa pode ser um recurso utilizado aos viajantes que têm restrições ao acesso à assistência médica.

Os antimicrobianos mais indicados nessas situações são as quinolonas e a rifaximina (esta última não disponível no mercado nacional até a presente data). Entretanto, algumas regiões do sudeste asiático são reconhecidas pela resistência bacteriana às quinolonas, podendo ser utilizada a azitromicina como alternativa terapêutica[37].

Orientações quanto à exposição a vetores

São inúmeras as doenças transmitidas por picada de insetos e carrapatos contaminados. Destacam-se atualmente a malária, a dengue, a febre Chikungunya, a febre por Zika vírus e a febre amarela como as de maior importância entre os viajantes. Outras doenças endêmicas com menor prevalência entre viajantes são: riquetsioses, febre do oeste do Nilo, encefalite de St. Louis, leishmaniose, filariose, tripanossomíases, encefalite japonesa e encefalite por picada de carrapato.

Evitar exposição nos períodos de maior atividade dos vetores e adoção de medidas de proteção contra picada de mosquito pode ser eficaz na diminuição de transmissão dessas doenças. Recomenda-se o uso de roupas compridas e claras, uso de repelentes nas áreas expostas, dormir em ambientes fechados ou telados, usar mosquiteiro impregnado com inseticida e evitar áreas de infestação de carrapatos.

No mercado nacional e internacional, existem diversos produtos de ação repelente contra insetos, produtos químicos, botânicos e alternativos. Os produtos químicos à base dietil-3-metil-benzamida (DEET) possuem comprovada eficácia e devem ser reaplicados com a frequência indicada pelo produto. Repelentes com concentrações que variam de 7 a 12% devem ser reaplicados com intervalos não superiores há 2 horas. Já existem disponíveis em algumas redes de distribuição no país novos produtos com concentrações mais elevadas (DEET 20%, 35% e 50%) que permitem reaplicações com intervalos maiores, podendo ser aplicados com intervalos de até 5 horas para os produtos com concentração de 50%. Os produtos com concentrações de DEET acima de 30%, por serem reaplicados com intervalos de tempo maiores, têm maior adesão do viajante[38,39].

Doença endêmica nas regiões tropicais e subtropicais da Ásia, da África e das Américas Central e do Sul, a malária é a principal causa de febre no retorno em viajantes procedentes da África subsaariana e América Central[31]. De acordo com a OMS, 125 milhões de viajantes visitam áreas com risco de transmissão de malária[40]. Cerca de 10 a 30 mil casos da doença são notificados todos os anos na Europa, em viajantes que se deslocaram para regiões endêmicas; desses, 1 a 4% podem evoluir a óbito por infecção causada pelo *Plasmodium falciparum*[41-43].

Estudo publicado em 2005 avaliou a taxa de ataque de malária em viajantes para diferentes regiões com risco de transmissão. A África Ocidental apresentou a maior taxa de ataque, com 302 casos da doença para 100.000 viajantes; seguida pelo Sudeste Africano com 49/100.000, Sudeste Asiático com 5,4/100.000 e o continente americano, com 1/ 100.000[44].

No Brasil, 99,7% dos casos concentram-se em áreas rurais da Amazônia Legal, entretanto, nos últimos anos, observa-se a urbanização da transmissão da malária, especialmente em Manaus, no Amazonas, Porto Velho, em Rondônia, Alto Juruá e Cruzeiro do Sul, no Acre[45]. O vetor da doença, mosquito do gênero *Anopheles*, possui hábitos noturnos, com maior atividade do entardecer ao amanhecer.

Segundo a OMS, a prevenção de malária deve incluir quatro pontos fundamentais: conhecimento do risco de transmissão da doença na área visitada, medidas de proteção contra picada do mosquito, quimioprofilaxia e/ou tratamento autoadministrado e acesso precoce ao diagnóstico e tratamento da doença[40].

Conhecer os indicadores de transmissão da doença na região a ser visitada, como a incidência parasitária anual (IPA), a proporção de casos de malária por *Plasmodium falciparum*, a existência de transmissão rural e/ou urbana e a disponibilidade de diagnóstico e tratamento no destino, são de suma importância para estimar o risco do viajante de adquirir a doença.

A quimioprofilaxia (QPX) consiste no uso de drogas antimaláricas em doses subterapêuticas, a fim de reduzir as formas clínicas graves e a mortalidade de malária por *P. falciparum*[29,42]. Atualmente, existem 3 drogas recomendadas para o uso de QPX: doxiciclina (vibramicina), mefloquina (lariam) e a combinação atovaquone/proguanil (malarone). As duas primeiras apresentam ação esquizonticida sanguínea, e a última possui ação esquizonticida sanguínea e tecidual. Vale ressaltar, entretanto, que nenhuma dessas drogas apresenta ação contra esporozoítos ou hipnozoítos (formas latentes hepáticas), não prevenindo, portanto, infecção pelo *Plasmodium* sp ou recaídas por *P. vivax* e *P. ovale*.

A QPX deve ser indicada quando o viajante apresentar risco de ter doença grave por *P. falciparum*. Inúmeros fatores devem ser avaliados conjuntamente, como:

- Epidemiologia da transmissão da malária no destino: exposição à malária, transmissão rural e/ou urbana, predomínio de *P. falciparum*, resistência antimalárica, tempo de viagem maior que o período de incubação da doença.
- Acesso a serviço de saúde em 24 horas do início dos sintomas.
- Contraindicações relativas e absolutas aos antimaláricos, disponibilidade e custo das drogas no mercado.
- Viajante especial e/ou portador de comorbidades.

No Brasil, em virtude do predomínio de *P. vivax* e da ampla rede de diagnóstico e tratamento de malária na região amazônica, o risco de doença grave entre os viajantes é menor, estando a QPX indicada nas situações descritas anteriormente[29]. Uma vez indicada QPX, o viajante deve ser orientado de forma clara e objetiva sobre o esquema a ser seguido, a importância da adesão e os possíveis eventos adversos relacionados à droga antimalárica.

Deve-se também reforçar a necessidade de manutenção do esquema antimalárico após a saída da área de transmissão. No caso da recomendação da QPX com doxiciclina e mefloquina a medicação deve ser iniciada uma semana antes da viagem, mantida durante toda a viagem e por mais quatro semanas após o retorno. Por fim, deve-se salientar que, embora os antimaláricos possam reduzir acentuadamente o risco de apresentar as formas graves da doença, nenhuma das drogas antimaláricas utilizadas garante total proteção, devendo-se procurar atenção médica ao menor sintoma sugestivo de doença para investigação diagnóstica. O acesso ao diagnóstico e ao tratamento precoces também são estratégias de prevenção de doença grave e morte por malária. Consiste em reconhecer previamente se, no destino visitado, o viajante terá acesso ao atendimento de saúde em menos de 24 horas.

O tratamento autoadministrado é uma estratégia muito utilizada em países como a Suíça, a Alemanha e a Áustria, e é combinado ao uso do teste rápido de diagnóstico realizado pelo próprio viajante. Apesar das vantagens do tratamento autoadministrado sobre a QPX, como menor chance de eventos adversos e baixo custo, ainda são poucos os viajantes (1,4%) que utilizam esta intervenção para prevenir as formas graves de malária[46,47].

O uso do teste rápido de diagnóstico pode ser um obstáculo para esta estratégia. Pode haver dificuldade de interpretação do resultado pelo próprio viajante. Os autores com experiência nesta estratégia recomendam que o viajante procure assistência médica nas primeiras 24 horas entre o diagnóstico e o uso do tratamento autoadministrado[47].

A vacina contra febre amarela deve ser indicada a todos os viajantes que se deslocam para áreas de transmissão da doença e que não apresentem contraindicação absoluta (informações adicionais disponíveis no capítulo sobre Imunização).

Orientações quanto aos acidentes por animais

Viajantes jovens que realizarão atividades de ecoturismo ou turismo de aventura apresentam especial risco para acidentes com animais. Na literatura, já foram descritos óbitos em viajante decorrentes de ataques por animais selvagens, como serpentes peçonhentas, tigres, leões, crocodilos, elefantes, hipopótamos, búfalos, porcos selvagens, hienas, ursos, tubarões, rinocerontes, entre outros. O estudo de Durrheim et al. demonstrou, nos últimos 10 anos, raros ataques a turistas em parques da África do Sul, totalizando 14 acidentes não fatais e 7 óbitos[48].

Em situações de contato com animais selvagens, como visitas a parques ecológicos, o viajante deve adotar medidas de precaução que minimizem o risco de acidentes, como postura de defesa quando estiver próximo a mamíferos, manter-se em segurança dentro do veículo, nunca se aproximar de animais que pareçam doentes, machucados ou que tenham comportamento agressivo, não se aproximar de fêmeas que estejam em presença de filhotes e estar acompanhado de guia local experiente ao embarcar ou desembarcar de veículos nos parques[48].

O risco de acidente por serpente ou escorpião em viajante que não realiza trilhas é pequeno. Viajantes que realizam atividades ao ar livre devem ser orientados com relação ao risco e adotar medidas de prevenção contra picadas (Quadro 2). Caso ocorra o acidente, devem procurar o serviço de saúde o mais breve possível e avaliar a indicação de soroterapia específica[49].

A raiva é uma antropozoonose causada pelos rabdovírus do gênero *Lyssavirus*, transmitida por mamíferos ao homem por meio da inoculação do vírus contido na saliva do animal infectado. A raiva apresenta dois ciclos de transmissão: urbano, transmitido predominantemente por animais domésticos como cães e gatos, e silvestre, transmitido por morcegos e macacos. Outras espécies animais podem estar implicadas na transmissão da doença, como animais silvestres, tigres, raposas e cavalos[50]. Informações da OMS confirmam a distribuição da raiva animal em todos os continentes, incluindo a Austrália[51].

Segundo dados da Organização Pan-Americana de Saúde na América Latina, a disponibilidade de estratégias de controle da doença permitiu a redução do número de casos em humanos em 91% nos últimos 20 anos e, atualmente, o Haiti e a Bolívia são os países que apresentam maior número de casos de raiva em humanos e em cães[51]. Expatriados, viajantes de longa permanência e crianças representam grupo de maior risco de exposição à raiva quando comparado ao risco de indivíduos adultos que realizam viagens a turismo.

Indivíduos que viajam para áreas de risco da doença devem evitar contato com animais e, caso ocorra acidente por mordedura, arranhadura ou lambedura em mucosas, devem procurar assistência médica a fim de realizarem profilaxia pós-exposição. A vacinação pré-exposição está indicada em situações específicas de risco elevado da doença, sobretudo em estadias prolongadas em regiões rurais[35].

Orientações quanto à exposição sexual

A despeito do esforço mundial para o controle das doenças sexualmente transmissíveis (DST), estas representam um importante problema de saúde pública. Um estudo sobre o comportamento sexual realizado na Inglaterra evidenciou que 14% dos homens e 7% das mulheres que viajaram para fora do país realizaram atividade sexual com novo parceiro[53].

Viajantes que se deslocam para regiões com altas taxas de prevalência de HIV e outras DST apresentam elevado risco de adoecer, particularmente após exposição sexual com profissionais do sexo. Aconselhamento pré-viagem de prevenção de DST, como o uso apropriado e coerente de preservativo e vacinação contra hepatite B, deve ser fortemente recomendado a todo viajante[54,55]. Avaliação médica pós-viagem está indicada aos indivíduos

Quadro 2. Precauções para evitar picada de serpentes, aranhas e escorpiões[52]
Não colocar as mãos ou pés em locais que não possam ser observados com clareza, como tocas, buracos ou galhos de árvores
Não manipular pedra ou tronco de árvore caso esteja com os membros desprotegidos
Não colocar o saco de dormir próximo a rochas ou cavernas
Observar o local antes de sentar ao ar livre
Utilizar proteção mecânica, como calça comprida, bota e perneira em caminhadas
Não mexer com cobras
Não tentar matar cobra se não houver material adequado para isso
Não confiar na identificação da espécie da serpente fornecida por nativos não especializados
Não entrar em pânico

que tenham realizado atividade sexual desprotegida durante a viagem, independentemente de apresentarem sintomas ou não[56].

Orientações quanto às doenças transmitidas por via respiratória

As infecções do trato respiratório estão entre as 5 principais causas de adoecimento entre os viajantes, ao lado da diarreia e da malária[57,58]. Podem ter importante repercussão no que diz respeito ao controle de doenças no âmbito da saúde pública, uma vez que podem ser importadas e rapidamente disseminadas, a exemplo do sarampo, da síndrome respiratória aguda grave (SARS), da doença meningocócica e, menos comumente, de legionelose, histoplasmose, coccidioidomicose e febre Q. Existe uma grande variação de dados na literatura sobre a incidência das infecções do trato respiratório entre viajantes, com taxas de incidência que variam de 4 a 42%[31,59,60].

Grupos de maior risco para aquisição de doenças respiratórias incluem os indivíduos nos extremos de idade e os portadores de condições especiais, como doença pulmonar obstrutiva crônica (DPOC) e cardiopatia crônica. A transmissão das infecções respiratórias ocorre pela disseminação do agente por meio do contato direto pessoa a pessoa, a partir de gotículas e aerossóis.

As gotículas (> 5 µ de diâmetro) são propelidas a curtas distâncias por tosse, espirro ou fala (< 1 m) e depositadas na conjuntiva ou mucosa do hospedeiro, sendo necessário haver proximidade com o caso fonte, como ocorre na transmissão da doença meningocócica. Os aerossóis (< 5 µ) podem carrear patógenos que podem ser amplamente dispersados e permanecer viáveis por várias horas, podendo ser inalados e facilmente passar através da membrana dos bronquíolos.

Os agentes transmitidos a partir dos aerossóis estão representados por *M. tuberculosis*, Influenza, sarampo e varicela. Ambientes fechados, o uso contínuo de espaços restritos de lazer e o confinamento em quartos fechados em cruzeiros favorecem a transmissão respiratória de agentes entre passageiros e tripulantes. Da mesma forma, os mecanismos de transmissão aérea desempenham papel importante para o aumento do risco das infecções respiratórias entre os passageiros no interior de aeronave.

Infecções respiratórias associadas a surtos entre viajantes

Influenza

A gripe representa a mais importante infecção respiratória causada pelo vírus Influenza tipos A e B. O vírus é responsável por epidemias recorrentes, em razão da emergência e da disseminação de novos tipos virais; o exemplo mais recente foi a pandemia de 2009 por um novo vírus Influenza, uma combinação de vírus suíno, aviário e humano, identificado em humanos em abril de 2009 na Califórnia (EUA). Houve registro de casos no México desde março do referido ano. A disseminação da doença ocorreu rapidamente de pessoa a pessoa e a facilidade das viagens contribuiu para dispersão da doença em mais de dois continentes, fato decisivo para que, em 11 de junho de 2009, a OMS declarasse a situação como pandemia causada por um novo vírus Influenza A (H1N1)pdm09.

No mundo, até 1º de agosto de 2010, foram confirmados laboratorialmente casos de Influenza A(H1N1) pdm09 em mais de 214 países e territórios, incluindo pelo menos 18.449 óbitos. A pandemia pelo vírus Influenza A (H1N1)pdm09 merece este destaque pelo impacto que teve na reestrututação dos serviços de saúde, nas estratégias de prevenção e na receita econômica mundial.

A Influenza é uma doença febril autolimitada e se caracteriza por elevada morbidade, podendo ser letal entre os mais jovens e os mais idosos. A presença de tosse se deve ao envolvimento da traqueia e dos brônquios, sendo a principal manifestação clínica. A febre evolui em 3 a 5 dias, mas a tosse seca pode persistir por período mais prolongado. A pneumonia é a complicação mais comumente observada, sobretudo entre os pacientes portadores de doença pulmonar ou cardíaca.

Entre viajantes, a doença pode ser adquirida a partir de casos esporádicos e como *clusters* originados em cruzeiros, aeronaves ou em grupos de turismo. Uma taxa de ataque de 33% da doença foi encontrada entre tripulantes não vacinados de voos comerciais em um período de 7 meses[61]. Um dos exemplos mais bem documentados de Influenza transmitida a bordo de aeronave foi reportado por Moser et al., em 1979[62]. Após a decolagem da aeronave, um passageiro do Alaska sofreu angina e houve necessidade imediata de retorno ao solo, ocasião em que os passageiros permaneceram na aeronave por cerca de 3 horas, tempo em que houve desligamento do sistema de ventilação da cabine. Em 72 horas, 72% dos passageiros e 40% dos tripulantes contraíram a gripe.

Desde então, recomenda-se manter a ventilação da cabine da aeronave de forma adequada em escalas superiores a 30 minutos[62]. A prevenção da Influenza pode ser feita a partir de medidas simples, como a higiene das mãos, até a recomendação da vacinação realizada anualmente.

Atenção cuidadosa deve ser direcionada para os viajantes especiais nos extremos de idade e para aqueles portadores de condições preexistentes, como os imunodeprimidos, nos quais a doença pode apresentar um caráter de maior gravidade e a indicação da vacina é patente. Os indivíduos que se deslocam do hemisfério sul para o hemisfério norte durante o inverno devem ser orientados sobre a possibilidade de vacinação no local de destino, uma vez que a constituição da vacina é diferente nos hemisférios.

Legionelose

Doença causada pela bactéria de vida livre *Legionella pneumophila*, transmitida por via respiratória, multiplica-se em sistemas de água formando biofilmes em colunas de esfriamento, encontrada na água dos sistemas de refrigeração, quando são mantidos de forma inadequada, e banheiros[30]. Habitualmente, acomete grandes grupos de indivíduos e tem sido descrita em surtos entre viajantes, em cruzeiros e hotéis. Em 1987, foi criado o Grupo de Trabalho Europeu em Infecção por Legionella (EWGLINET), do qual participam 29 países. A rede identificou 1.360 casos da doença, sendo 22% relacionados à viagem na Europa, sendo a Espanha o país de maior incidência da doença. A doença pode apresentar taxa de mortalidade de até 20% quando a antibioticoterapia é retardada[57].

Doença meningocócica

Foi documentado o risco de doença meningocócica em viajantes peregrinos que se destinam a Meca e Medina na Arábia Saudita por ocasião do Hajj. De cerca de 1,3 milhão de peregrinos, mais de 330 indivíduos (25/100.000) no Oriente Médio, na Europa e na América do Norte desenvolveram a infecção associada ao Hajj na Arábia Saudita em 2000, com mais de 70 mortes.

Em razão deste fato e do elevado risco da doença meningocócica entre os peregrinos, o governo da Arábia Saudita determinou como obrigatória a vacina antimeningocócica contra os sorogrupos A, C, Y e W135 a partir de 2002. *Neisseria meningitidis* A e W135 são os principais sorogrupos envolvidos em surtos na região do cinturão africano da meningite. A taxa de ataque é de 500 a 800 vezes maior entre os familiares de casos do que entre a população geral, entretanto, o risco estimado de aquisição da doença em viajantes que se deslocam para essa região é de 0,4/100.000 habitantes por mês[63].

Segundo o CDC, a doença meningocócica associada à viagem aérea é definida como todo caso de doença meningocócica manifestada em até 14 dias da viagem aérea, em voo com duração de pelo menos 8 horas, considerando o tempo desde a decolagem da aeronave, aterrissagem e tempo de estacionamento da aeronave em solo[63]. Até o presente momento, não há relato de doença meningocócica secundária entre comunicantes de viagem aérea, porém, passageiros localizados próximos ao caso índice por tempo prolongado podem apresentar risco elevado de desenvolver a doença, e nestes, indica-se a quimioprofilaxia.

Quadro 3. Agentes etiológicos mais comuns das infecções do trato respiratório superior[57]

	Viral	Bacteriana
Coriza	*Rhinovirus*	
	Parainfluenza	
	Influenza virus	
	Vírus sincicial respiratório	
	Enterovirus	
	Coronavirus	
	Metapneumovirus	
	Sarampo	
Laringite	*Influenza A e B*	*Corynebacterium diphtheriae*
	Parainfluenza	*Haemophilus influenzae*
	Rhinovirus	*Branhamella catarrhalis*
	Adenovírus	
Faringite	*Rhinovirus*	*Streptococcus pyogenes*
	Adenovírus	*Streptococcus* b hemolítico
	Coronavirus	*Corynebacterium diphtheriae*
	Enterovirus	*Mycoplasma pneumoniae*
	Influenza	*Chlamydia pneumoniae*
	Parainfluenza	
	Vírus sincicial respiratório	
	Epstein-Barr, Herpes simplex, HIV	

A vacina contra meningococo deve ser recomendada também a todos os viajantes que se deslocam para áreas hiperendêmicas da doença, como é o caso do conhecido cinturão africano das meningites – Benin, Burquina Faso, Camarões, Chade, República Africana Central, Costa do Marfim, Eritreia, Etiópia, Gâmbia, Guiné, Guiné-Bissau, Mali, Níger, Nigéria, Senegal e Sudão (informações adicionais no capítulo sobre Imunizações).

Sarampo

Apesar de a implementação do plano de eliminação do sarampo ter reduzido o número de casos no mundo, ocorreram surtos recentes da doença em países como Reino Unido, Alemanha, Itália e Holanda que constituem uma ameaça para a eliminação, além da circulação endêmica do vírus em países da África, Ásia e Oceania. Durante o período de novembro de 2012 a outubro de 2013, a União Europeia registrou 12.096 casos de sarampo, com 8 casos de encefalite e 3 óbitos. No Brasil, há evidências da interrupção da transmissão autóctone do vírus do sarampo desde o ano 2000. Entretanto, desde 2001, todos os casos registrados em nosso país foram relacionados à importação da doença.

É uma doença viral altamente contagiosa, com taxa de ataque de aproximadamente 80% sendo descrita entre viajantes. Nos EUA, em 1982, foram identificados 7 casos de sarampo secundários ao contato com caso índice no saguão do portão de embarque[60]. No mesmo ano, foi registrado outro relato de um passageiro que transmitiu a doença a dois outros viajantes que se encontravam no mesmo voo da Venezuela para Miami (EUA)[60].

Os viajantes que se deslocam para áreas de transmissão da doença, na ausência de história prévia da doença ou ausência de comprovação vacinal, devem ser orientados a receber uma dose da vacina contra sarampo, a fim de minimizar o risco de adoecimento e de reintrodução do vírus em área onde a doença está controlada.

Orientações para prevenção de agravos não infecciosos

Orientações para exposição solar e de extremos de temperatura

Mudanças abruptas das condições climáticas, como exposição a elevadas temperaturas e umidade, podem resultar em desidratação, queimaduras e insolação. Atividades esportivas praticadas sob exposição solar exigem maiores cuidados. Recomenda-se o uso de roupas de tecidos apropriados para enfrentar temperaturas baixas e óculos escuros para evitar exposição aos raios de ultravioleta. Os colírios podem ser recomendados para prevenir irritação ocular em condições de clima seco.

Recomenda-se o uso de bloqueador solar com fator de proteção mínimo 15 que seja aplicado antes do início da exposição e reaplicado a intervalos de 2 horas. É importante manter a hidratação bebendo água, chá e bebidas com sais minerais; a adição de sal a comidas ajuda a prevenir a desidratação e repor a perda de eletrólitos em casos de exposição solar e sudorese intensa.

Orientações para prevenção de cinetose

Cinetose ou *motion sickness* é um conjunto de sinais e sintomas desencadeados pelo movimento, durante viagens de automóveis, ônibus, marítimas e em brinquedos de parques de diversão. Caracteriza-se pela presença de palidez, cansaço, sudorese, aumento da frequência cardíaca e respiratória, cefaleia, irritabilidade, náuseas e vômitos. Os principais medicamentos utilizados para o controle da cinetose são os antagonistas H1 (prometazina e cinarizina) e a escopolamina, que têm ação de antagonizar os efeitos da acetilcolina nos receptores muscarínicos, reduzindo a excitabilidade dos receptores labirínticos. O uso de escopolamina transdérmica é uma boa opção para viagens de navio ou viagens terrestres diárias, e deve ser evitada em crianças e idosos. Essa medicação é contraindicada para pessoas com glaucoma ou obstrução urinária.

Orientações para exposição à altitude

O chamado "mal das montanhas" pode acometer viajantes que se destinam às regiões de altitudes elevadas. É causada pela rarefação de oxigênio que ocorre nessas altitudes e pode apresentar manifestações respiratórias, cardíacas, digestivas e neurológicas. A falta de oxigênio no sangue e nos tecidos ocorre porque, à medida que a altitude aumenta, a pressão atmosférica diminui e a concentração de moléculas de ar por unidade de volume também diminui, incluindo a concentração de oxigênio disponível.

A resposta de cada indivíduo frente aos efeitos da altitude é imprevisível, mas alguns fatores como a velocidade de ascensão, a altitude alcançada e a altitude em que o viajante dormirá contribuem para o desenvolvimento do "mal da montanha". Rara em altitudes inferiores a 2.400 metros, o "mal da montanha" pode ser evitado realizando-se ascensão gradual para subidas superiores a 3.000 metros (até 600 m/dia), mantendo a hidratação, uma dieta leve e sono regular. Geralmente, os sintomas desaparecem em 1 a 2 dias e, na ausência de melhora ou na progressão para as formas mais graves, deve ser iniciada a descida imediatamente.

O treinamento físico regular não evita os sintomas, e viagens prévias sem sintomas não garantem a proteção do viajante em uma próxima ocasião. Viajantes portadores de doenças cardíacas, pulmonares ou hematológicas devem ser avaliados quanto à segurança para viajar em locais de altitude elevada. Algumas medicações podem ser úteis na prevenção e no tratamento dos sintomas, mas não dispensam as demais medidas de prevenção já mencionadas. O uso dessas drogas deve ser prescrito por médicos após avaliação individual[64]. A acetazolamida age como inibidor da anidrase carbônica, aumentando a excreção urinária de bicarbonato e acidificando o sangue, o que causa aumento da ventilação e consequente aumento do nível de oxigênio arterial. Medidas terapêuticas complementares em casos graves incluem oxigenioterapia e administração de nifedipina (para o edema pulmonar) e dexametasona (para o edema cerebral).

Orientações para minimizar o desconforto associado às mudanças de fuso horário

O *jet-lag* é a sensação de exaustão física e desorientação provocada quando o indivíduo é submetido a rápidas mudanças de fusos horários, principalmente quando a diferença de horário entre o ponto de partida e o destino é superior a 4 horas. Os sintomas mais comuns são: sonolência, fadiga, falta de atenção, irritabilidade, distúrbios do sono e alterações do hábito intestinal. A cada hora de diferença, é necessário, em média, 1 dia para a adaptação completa.

Viagens para o leste causam pior *jet-lag* em virtude do encurtamento do dia, com menor tempo ao qual o corpo fica exposto à luz natural. Entre as recomendações para minimizar os sintomas, o viajante pode iniciar a adaptação ao novo ritmo circadiano alguns dias antes da viagem, dormindo e acordando mais cedo que o habitual, não consumindo bebidas alcoólicas e ingerindo grande quantidade de líquidos nesse período.

Ao chegar ao destino, o viajante deve se expor à luz solar, caminhar e se alimentar de acordo com o horário local. O *jet-lag* também pode ser controlado com o uso de agentes hipnóticos de curta duração, como os benzodiazepínicos orais, sob prescrição médica, indicados nas primeiras noites no local do destino para aliviar o distúrbio do sono e a sensação de fadiga. A melatonina é um hormônio pineal com atividade no controle do ritmo circadiano, comercializado como suplemento alimentar. O uso da melatonina exógena na prevenção ou na redução dos efeitos do *jet-lag* tem sido investigado por diversos autores, com resultados conflitantes.

Alguns estudos aparentemente mostram benefício da melatonina em reduzir os distúrbios do sono e a sensação de fadiga durante o dia[65,66]. Entretanto, uma recente metanálise dos efeitos da melatonina nos distúrbios do sono incluindo os casos de *jet-lag* não demonstrou benefício da substância exógena[67]. O tempo de uso e a dosagem efetiva ainda não estão bem estabelecidos, e os efeitos adversos, particularmente quando associados ao uso prolongado, são desconhecidos.

Orientações para prevenção do tromboembolismo venoso

A doença pode acometer indivíduos que realizam viagens prolongadas por via aérea ou terrestre, com duração entre 6 e 10 horas ou mais. Os riscos de trombose venosa profunda (TVP) e tromboembolismo pulmonar (TEP) estão relacionados a condições preexistentes, como doença cardiovascular, neoplasias, antecedente de TVP, cirurgia recente, uso de anticoncepcionais, gestação, obesidade e idade superior a 40 anos.

Estudos prospectivos envolvendo avaliação por ultrassonografia de passageiros de viagens aéreas com duração superior a 4 horas evidenciaram incidência de 2,2 a 4% de TVP[68]. A incidência de TEP entre passageiros que viajavam mais do que 5.000 ou 10.000 km foi de 1,5 caso e 4,8 casos por 1 milhão de viajantes, respectivamente, muito maior que a incidência de 0,01 caso por 1 milhão de viajantes que percorriam distâncias menores do que 5.000 km[69]. Na maioria das vezes, a TVP é assintomática e pode aparecer durante ou após a viagem, em geral até o 3º dia. Em 90% das vezes, a TVP é unilateral, acometendo mais comumente as panturrilhas. Quando, no entanto, são acometidas as veias da coxa, existe maior risco de TEP.

A embolia pulmonar causa dispneia de início súbito, dor torácica e, nos casos mais graves, hipotensão arterial e morte súbita. As medidas gerais de prevenção devem ser orientadas para todos os viajantes, como: não utilizar roupas e sapatos apertados, ingerir líquidos, evitar medicamentos que causem sonolência e uso de bebidas alcoólicas, realizar exercícios com as pernas e caminhar sempre que for possível e seguro[68]. A decisão de profilaxia adicional deve levar em conta o risco individual da doença[68].

Até o momento não existem evidências suficientes na literatura médica suportando o uso rotineiro de medidas profiláticas para prevenção de TVP e TEP em viajantes. Se profilaxia adicional for indicada, as opções são o uso de meias de compressão com 15 a 30 mmHg de pressão no nível do tornozelo, ou uso de heparina de baixo peso molecular em dose única profilática, administrada 2 a 4 horas antes da partida. O uso de aspirina não é eficaz para prevenção de TVP nessa situação[70].

Imunização do viajante

A imunização do viajante tem como objetivo prevenir doenças por meio de vacinas no âmbito individual e minimizar o risco de disseminação internacional de doenças no âmbito coletivo. As vacinas recomendadas para os viajantes compreendem as vacinas de rotina de acordo com a faixa etária e as vacinas específicas para viagem seguindo as recomendações da OMS[14]. Informações adicionais sobre as vacinas podem ser obtidas no capítulo sobre Imunização.

Rotina

- Tuberculose (BCG).
- Difteria, tétano e coqueluche.
- Hepatite B.
- *Haemophilus influenzae* tipo b.
- Poliomielite.
- Rotavírus.
- Sarampo, caxumba e rubéola.

Recomendadas

- Hepatite A.
- Febre tifoide.
- Varicela.
- Influenza.
- Pneumococo.
- Cólera.
- Meningococo.
- Raiva.
- Encefalite japonesa.

Obrigatórias

- Febre amarela.
- Meningococo.
- Poliomielite.

Fontes de informação em medicina de viagem

O profissional de saúde necessita de constante atualização, com informações sobre epidemias, surtos e doenças que estejam ocorrendo em todo o mundo. A internet é uma ferramenta indispensável para a prática da MV na consulta de orientação pré-viagem, pois atualiza o médico sobre surtos e epidemias que acontecem no mundo e são divulgados em diversos endereços eletrônicos[2]. O Quadro 4 lista alguns dos endereços eletrônicos com recomendações importantes em MV.

Considerações finais

A medicina de viagem (MV) surgiu em resposta ao crescente e rápido deslocamento populacional em todo o mundo. A MV ocupa importante papel no controle da importação e exportação de doenças, e a população de viajantes pode ser considerada como fator para introdução de novos agentes com repercussão em saúde pública, a exemplo da pandemia do vírus Influenza A (H1N1)pdm 09, que rapidamente se disseminou nos cinco continentes.

Apesar da MV ser praticada há mais de 15 anos no país, ainda são poucos os serviços públicos disponíveis, com o agravante de serem pouco divulgados e estarem localizados predominantemente na região sudeste do país e, ainda assim, nas grandes capitais como São Paulo, Rio de Janeiro e Belo Horizonte. Disseminar a informação sobre esta nova área de atuação médica é atualmente um dos maiores desafios.

Uma das estratégias para aumentar a massa crítica de profissionais com conhecimento em MV no país é a inclusão do tema nas grades curriculares de escolas médicas e de assuntos relacionados à MV pelas sociedades científicas. No Brasil, as Sociedades de Medicina de Viagem, de Medicina Tropical e a de Infectologia, a exemplo do que ocorre de forma dinâmica com a Sociedade Internacional de Medicina de Viagem e Sociedad Latinoamericana del Viajero, promovem cursos em medicina de viagem por ocasião de seus eventos científicos.

Estudos evidenciam que apenas 35 a 50% dos viajantes da América do Norte e da Europa procuram atendimento pré-viagem[71,72], e somente 10 a 20% dos atendimentos pré-viagem são realizados em clínicas especializadas em MV[73]. Pode-se perceber que, mesmo nestes países, a MV ainda é um campo pouco explorado e necessita de mais divulgação e percepção da importância desta nova prática, mesmo entre os profissionais de saúde. A conscientização dos riscos de adoecimento associados à viagem é bastante variável, e não parece estar necessariamente vinculada ao grau de instrução ou nível socioeconômico do viajante.

Contextualizar a prática de MV em países em desenvolvimento, onde existem outras áreas com prioridade de políticas de saúde pública e desmistificar que o viajante é sempre um sujeito com boas condições de vida e que viaja a lazer, ainda representam um grande desafio para os praticantes de MV.

Referências bibliográficas

1. Gautret P, Freedman DO. Travel medicine, a speciality on the move. Clin Microbiol Infect. 2010;16(3):201-2.
2. Chaves TSS. A participação de um serviço público na atenção e implementação de ações à saúde do viajante no Brasil [tese de doutorado]. São Paulo: Faculdade de Medicina, Universidade de São Paulo, 2014.
3. Zuckerman JN. Travel medicine. BMJ. 2002;325:260-4.
4. Igreja RP. Travel medicine: a new field of work for the specialist in infectious and parasitic diseases. Rev Soc Bras Med Trop. 2003;36(4):539-40.
5. Mascheretti M, Pierrotti LC, Chaves TSS. Medicina de viagem. In: Martins MA, Carrilho FJ, Alves VAF, Castilho EA, Cerri GG, Wen CL (eds.). Clínica médica. Barueri: Manole, 2009. v.7. p.696-705.
6. Schlagenhauf P, Santos-O'Connor F, Parola P. The practice of travel medicine in Europe. Clin Microbiol Infect. 2010;16(3):203-8.
7. LaRocque RC, Jentes ES. Health recommendations for international travel: a review of the evidence base of travel medicine. Curr Opin Infect Dis. 2011;24(5):403-9.
8. World Tourism Organization (UNWTO). UNWTO Tourism Highligths, 2015, edition. New York: UNWTO; 2015 [Cited 2015 June 30]. Available from: www.unwto.org/facts/eng/barometer.htm.
9. Kozarsky PE, Keystone JS. Introduction to travel medicine. In: Keystone JS, Kozarsky PE, Freedman DO, Northdurft HD, Connor BA (eds.). Travel medicine. New York: Mosby, 2013. p.1-3.
10. Beltrame A, Angheben A, Bisoffi Z, Monteiro G, Marocco S, Calleri G et al. Imported Chikungunya infection in Italy. Report of 17 consecutive cases in travellers. Emerg Infect Dis. 2007;13:1264-6.
11. Bottieau E, Van Esbroeck M, Cnops L, Clerinx J, Van Gompel A. Chikungunya infection confirmed in a Belgian traveller returning from Phuket (Thailand). Euro Surveill. 2009;14(25):pii:19248.

Quadro 4. Principais endereços eletrônicos de busca de informações em medicina de viagem

Organizações oficiais de saúde	Endereços eletrônicos
Centers for Diseases Control and Prevention (CDC, EUA)	www.cdc.gov/travel
CDC *Yellow book*	www.cdc.gov/travel/contentYellowBook.aspx
Green Book (OMS)	www.who.int/ith/
Reino Unido – UK National Travel Health Network and Centre	www.nathnac.org
ProMedmail	www.promedmail.org
PAHO EID Bulletins	www.paho.org.English/AD/DPC/CD/eid-eer-ew.htm
TropNetEurop	www.tropnet.net/about/about_index.html
Travax (site pago)	www.travax.com
Fit for travel	www.fit-for-travel.de/
International Society of Travel Medicine	www.ist.org
Malaria Foundation International	www.malaria.org
MARA	www.mara.org.za
Agência Nacional de Vigilância Sanitária (Anvisa)	www.anvisa.gov.br/viajante/
Centro de Vigilância Epidemiológica (São Paulo)	www.cve.saude.sp.gov.br
Ministério da Saúde do Brasil	http://portalsaude.saude.gov.br/portalsaude/
Sociedad Latinoamericana del Viajero	www.slamviweb.org/es/
Sociedade Brasileira de Medicina de Viagem	www.sbmviagem.org.br

12. Staples JE, Breiman RF, Powers AM. Chikungunya fever: an epidemiological review of a re-emerging infectious disease. Clin Infect Dis. 2009;49:942-8.
13. Pistone T, Ezzedine K, Schuffenecker I, Receveur MC, Malvy D. An imported case of Chikungunya fever from Madagascar: use of the sentinel traveller for detecting emerging arboviral infections in tropical and european countries. Travel Med Infect Dis. 2009;7:52-4.
14. Tappe D, Schmidt-Chanasit J, Günther S, Schulze MH, Stich A. Chikungunya and dengue virus antibodies in a traveller with severe arthralgia returning from India. J Clin Virol. 2010;49(3):148-50.
15. Chaves TSS, Pellini ACG, Mascheretti M, Jahnel MT, Ribeiro AF, Rodrigues SG et al. Travelers as sentinels for Chikungunya fever, Brazil. Emerg Infect Dis. 2012;18(3):529-30.
16. Albuquerque IG, Marandino R, Mendonça AP, Nogueira RM, Vasconcelos PF, Guerra LR et al. Chikungunya virus infection: report of the first case diagnosed in Rio de Janeiro, Brazil. Rev Soc Bras Med Trop. 2012;45(1):128-9.
17. World Health Organization (WHO). Global Alert and Response (GAR). Chikungunya in the French part of the Caribbean isle of Saint Martin. Diseases Outbreak News, 10 Dec 2013 [Cited 2014 Jan]. Available from: www.who.int/csr/don/2013_12_10a/en/.
18. Pan American Health Organization (PAHO). Chikungunya. Washington, DC; 2013 [Cited 2015 Jun]. Available from: www.paho.org/hq/index.php?option=com_content&view=article&id=9053&Itemid=39843.
19. Staples JE, Fisher M. Chikungunya virus in the Americas – what a vectorborne pathogen can do. N Engl J Med. 2014;371:887-89.
20. Alfaro-Toloza P, Cloet-Huerda DE, Rodriguez-Morales AJ. Chikungunya, the emerging migratory rheumatism. Lancet ID. 2015;15(5):510-2.
21. Centers for Disease Control and Prevention (CDC). Travelers' health. Health information for international travel 2014. Atlanta; 2014 [Cited 2014 Apr 8]. Available from: http://wwwnc.cdc.gov/travel/page/yellowbook-home-2014.
22. World Health Organization (WHO). Weekly Epidemiological Record. International travel and health. Vaccination certificate requirements and health advice for international travel. Geneva: WHO, 1989.
23. Freedman DO, Koxarsky PE, Weld LH, Cetron MS, GeoSentinel Study Group. GeoSentinel: the global emerging infections sentinel network of the International Society of Travel Medicine. J Travel Med. 1999;6:94-8.
24. Centers for Disease Control and Prevention (CDC). Surveillance for travel-related disease – GeoSentinel Surveillance System, United States, 1997-2011. Morb Mortal Wkly Rep. 2013;62(3):1-23.
25. Hill DR, Ericsson CD, Pearson RD, Keystone JS, Freedman DO, Kozarky PE et al. The practice of travel medicine: guidelines by infectious diseases Society of America. Clin Infect Dis. 2006;43:1499-539.
26. Brasil. Ministério do Turismo. Turismo no Brasil 2011-2014. Brasília; 2011[Citado 31 jul. 2011]. Disponível em: www.turismo.gov.br/export/sites/default/turismo/o_ministerio/publicacoes/downloads_publicacoes/Turismo_no_Brasil_2011_-_2014_sem_margem_corte.pdf.
27. Chinwa LS, Mascheretti M, Chaves T do S, Lopes MH. Travelers' vaccinations: experience from the Travelers' clinic of Hospital das Clínicas. Rev Soc Med Trop. 2008;41(5):474-8.
28. Chaves T do S, Mascheretti M, Alves JR, Boulos M, Lopes MH. Travel medicine in the State of São Paulo, Brazil. Travel Med Infect Dis. 2012;10(5-6):283-4.
29. Brasil. Ministério da Saúde. Secretaria de Vigilância em Saúde. Diretoria Técnica de Gestão. Guia para profissionais de saúde sobre prevenção da malária em viajantes. Brasília; 2008 [Citado 10 out. 2013]. Disponível em: www.saude.gov.br/bvs.
30. Noble LM, Willcox A, Behrens RH. Travel clinic consultation and risk assessment. Infect Dis Clin North Am. 2012;26(3):575-93.
31. Freedman DO, Weld LH, Kozarsky PE, Fisk T, Robins R, von Sonnenburg F et al. Spectrum of disease and relation to place of exposure among ill returned travelers. N Engl J Med. 2006;354(2):119-30. Erratum in: N Engl J Med. 2006;355(9):967.
32. Herman JS, Hill DR. Advising the traveler. Medicine. 2010;38(1):56-9.
33. Clerinx JC, Gompel AV. Post-travel screening. In: Keystone JS, Kozarsky PE, Freedman DO, Northdurft HD, Connor BA (eds.). Travel medicine. Mosby Elsevier, 2013. p.467-74.
34. Khuroo MS. Viral hepatitis in international travellers: risks and prevention. Int J Antimicrob Agents. 2003;21(2):143-52.
35. World Health Organization (WHO). International travel and health. Chapter 6: Vaccine-Preventable Diseases and Vaccines. Geneva: WHO, 2012. Disponível em www.who.org. Acessado em: 2/7/2015.
36. Rendi-Wagner P, Kollaritsch H. Drug prophylaxis for traveler's diarrhea. Clin Infect Dis. 2002;34:628-33.
37. Hoge CW, Gambet JM, Srijan A, Pitarangsi C, Echeverria P. Trends in antibiotics resistance among diarrhea pathogens isolated in Thailand over 15 years. Clin Infect Dis. 1998;26:341-5.
38. Moore SJ, Davies CR, Hill N, Cameron MM. Are mosquitoes diverted from repellent-using individuals to non-users? Results of a field study in Bolivia. Trop Med Int Health. 2007;12:532-9.
39. Moore SJ, Darling ST, Sihuincha M, Padilla N, Devine GJ. A low-cost repellent for malaria vectors in the Americas: results of two field trials in Guatemala and Peru. Malar J. 2007;6:101.
40. World Health Organization (WHO). International travel and health. Geneva: WHO, 2012. Disponível em: www.who.org Acessado em: 2/7/2015.
41. Muentener P, Schlagenhauf P, Steffen R. Imported malaria (1985±95): trends and perspectives. Bull WHO. 1999;77:560-6.
42. Schlagenhauf P, Adamcova M, Regep L, Schaerer MT, Rhein HG. The position of mefloquine as a 21st century malaria chemoprophylaxis. Malaria J. 2010;9:357-72.
43. Schwartz E. Prophylaxis of malaria. Mediterr J Hematol Infect Dis. 2012; 4(1):e2012045.
44. Askling HH, Nilsson J, Tegnell A, Janzon R, Ekdahl K. Malaria risk in travelers. Emerg Infect Dis. 2005;11(3):436-41.
45. Brasil. Ministério da Saúde. Secretaria de Vigilância em Saúde. Situação epidemiológica da malária no Brasil, 2000 a 2011. Bol Epidemiol. 2013;44(1):1-16.
46. Nothdurft HD, Jelinek T, Pechel SM, Hess F, Maiwald H, Marschang A et al. Stand-by treatment of suspected malaria in travellers. Trop Med Parasitol. 1995;46(3): 161-3.
47. Genton B, D'Acremont V. Malaria prevention in travelers. Infect Dis Clin North Am. 2012;26(3):637-54.
48. Durrheim DN, Leggat PA. Risk to tourists posed by wild mammals in South Africa. J Travel Med. 1999;6:172-9.
49. Chippaux JP, Goyffon M. Snakes and scorpions: what are the risks for the traveler? Article in French. Med Trop (Mars). 1997;57:519-21.
50. Brasil. Ministério da Saúde. Secretaria de Vigilância em Saúde. Departamento de Vigilância Epidemiológica. Guia de vigilância em saúde.1ª. ed. Brasília: Ministério da Saúde, 2014. Versão eletrônica. Acessado em: 3/7/2015.
51. Schneider MC, Belotto A, Adé MP, Unidad de Salud Pública Veterinaria OPS, Leanes LF, Correa E. Epidemiologic situation of human rabies in Latin America in 2004. Centro Panamericano de Fiebre Aftosa (PANAFTOSA), OPS. Tamayo.
52. Ismail M, Memish ZA. Venomous snakes of Saudi Arabia and the Middle East: a keynote for travellers. Int J Antimicrob Agents. 2003;21:164-9.
53. Mercer CH, Fenton KA, Wellings K, Copas AJ, Erens B, Johnson AM. Sex partner acquisition while overseas: results from a British national probability survey. Sex Transm Infect. 2007;83:517-22.
54. Memish ZA, Osoba AO. International travel and sexually transmitted diseases. Travel Med Infect Dis. 2006;4:86-93.
55. Hamlyn E, Peer A, Easterbrook P. Sexual health and HIV in travellers and expatriates. Occup Med (Lond). 2007;57:313-21.
56. Hynes NA. Sexually transmitted diseases in travelers. Curr Infect Dis Rep. 2005;7:132-7.
57. Matteelli A, Saleri N, Ryan ET. Respiratory diseases. In: Keystone JS, Kozarsky PE, Freedman DO, Northdurft HD, Connor BA (eds.). Travel medicine. Mosby Elsevier, 2013. p.511-22.
58. Steffen R, Rickenbach M, Wilhelm V. Health problems after travel to developing countries. J Infect Dis. 1987;156:84-91.
59. Denny FM Jr., Kallings I. Respiratory tract infections. In: Dupont HL, Steffen RS (eds.). Textbook of travel medicine. 2.ed. Hamilton/London: BC Decker, 2001. p.269-79.
60. Mangili A, Gendreau MA. Transmission of infectious diseases during commercial air travel. Lancet. 2005;365:989-96.
61. Leder K, Newman D. Respiratory infections during air travel. Intern Med J. 2005;35:50-5.
62. Moser MR, Bender TR, Margolis HS, Noble GR, Kendal AP, Ritter DG. An outbreak of influenza aboard a commercial airliner. Am J Epidemiol. 1979;110:1-6.
63. Centers for Disease Control and Prevention (CDC). Exposure to patients with meningococcal disease on aircrafts – United States, 1999-2001. MMWR Morb Mortal Wkly Rep. 2001;50:485-9.
64. Murdoch DR. Prevention and treatment of high-altitude illness in travelers. Curr Infect Dis Rep. 2004;6:43-9.
65. Herxheimer A, Petrie KJ. Melatonin for the prevention and treatment of jet lag. Cochrane Database Syst Rev. 2002;2:CD001520.
66. Chase JE, Gidal BE. Melatonin: therapeutic use in sleep disorders. Ann Pharmacother. 1997;31:1218-26.
67. Buscemi N, Vandermeer B, Hooton N, Pandya R, Tjosvold L, Hartling L et al. Efficacy and safety of exogenous melatonin for secondary sleep disorders and sleep disorders accompanying sleep restriction: meta-analysis. BMJ. 2006;332:385-93.
68. Geerts WH, Pineo GF, Heit JA, Bergqvist D, Lassen MR, Colwell CW et al. Prevention of venous thromboembolism: the seventh ACCP Conference on Antithrombotic and Thrombolytic Therapy. Chest. 2004;126(3 Suppl):338S-400S.
69. Lapostolle F, Surget V, Borron SW, Desmaizières M, Sordelet D, Lapandry C et al. Severe pulmonary embolism associated with air travel. N Engl J Med. 2001;345:779-83.
70. Cesarone MR, Belcaro G, Nicolaides AN, Incandela L, De S, Geroulakos G et al. Venous thrombosis from air travel: the LONFLIT3 study – prevention with aspirin vs low-molecular-weight heparin (LMWH) in high-risk subjects: a randomized trial. Angiology. 2002;53:1-6.
71. Van Herck K, Van Damme P, Castelli F, Zuckerman J, Nothdurft H, Dahlgren AL et al. Knowledge, attitudes and practices in travel-related infectious diseases: the European airport survey. J Travel Med. 2004;11:3-8.
72. Hamer DH, Connor BA. Travel health knowledge, attitudes and practices among United States travelers. J Travel Med. 2004;11:23-6.
73. Committee to Advice on Tropical Medicine and Travel. Guidelines for the practice of travel medicine: an Advisory Committee Statement. Can Commun Dis Rep. 1999;25:1-6.

21 Leptospirose

Antonio Carlos Nicodemo
Julio Croda

SUMÁRIO

Definição

A leptospirose é uma doença infecciosa causada por espiroquetas patogênicas do gênero *Leptospira*. É uma antropozoonose transmitida ao homem principalmente pelo contato com água ou solo contaminado com urina de ratos infectados. No homem, pode determinar manifestações clínicas variadas, desde infecções assintomáticas até a forma grave, conhecida como síndrome de Weil.

Histórico

A leptospirose foi primeiramente descrita em 1886, por Weil[1], em pacientes que apresentavam icterícia, nefrite e fenômenos hemorrágicos. Daí deriva a denominação síndrome de Weil, atribuída aos casos graves da doença e que apresentam icterícia, insuficiência renal e fenômenos hemorrágicos. Stimson et al., em 1907, foram os primeiros pesquisadores a visualizar o microrganismo em um corte de tecido renal humano. Inada et al., em 1915, inocularam, em cobaia, sangue de um indivíduo com icterícia e febre e evidenciaram a presença de um espiroquetídio em tecido hepático do animal, denominando-o *Spirochaeta icterohaemorrhagiae*. Em 1918, Noguchi et al. classificaram o agente em um novo gênero, *Leptospira* (do grego lepto = delgado, *spira* = novelo), denominando a espécie patogênica de *Leptospira icterohaemorrhagiae* e incluindo também neste gênero, por similaridades morfológicas, a *Spirochaeta biflexa*. Em 1922, Wadsworth relatou o primeiro caso de leptospirose humana decorrente de exposição ao rato[2].

Microbiologia

As leptospiras são bactérias helicoidais móveis, constituídas por um corpo citoplasmático, um axóstilo enrolado em espiral e uma membrana envolvente que recobre ambas as estruturas. Variam de 6 a 25 mcm de comprimento por cerca de 0,25 mcm de diâmetro. Possuem dois endoflagelos que são inseridos subterminalmente. São aeróbias ou microaerófilas obrigatórias, compartilham características de bactérias Gram-positivas e Gram-negativas e, quando coradas, são facilmente visualizadas em microscopia de campo escuro ou de contraste de fase[2] (Figura 1).

As leptospiras são cultiváveis em meios artificiais. Os mais utilizados são os meios de Korthoff, Fletcher ou de Stuart, que contêm soro de coelho, ou o meio Ellinghausen-McCullough-Jonhson-Harris (EMJH), que contém albumina e ácidos graxos no lugar do soro de coelho. A temperatura ótima de incubação é entre 28 e 30°C. As leptospiras também podem ser isoladas por inoculação em *hamster* ou cobaia.

Taxonomia

Pertencem à família Spirochaetales, ordem Leptospiraceae, gênero *Leptospira*, que compreende duas espécies: *interrogans* e *biflexa*. A espécie patogênica para o homem é a *interrogans*, e a de vida saprofítica ou aquática, não patogênica, é a *biflexa*.

As espécies *interrogans* e *biflexa* são subdivididas em sorotipos ou sorovares com base nas suas características antigênicas. Os sorotipos antigenicamente re-

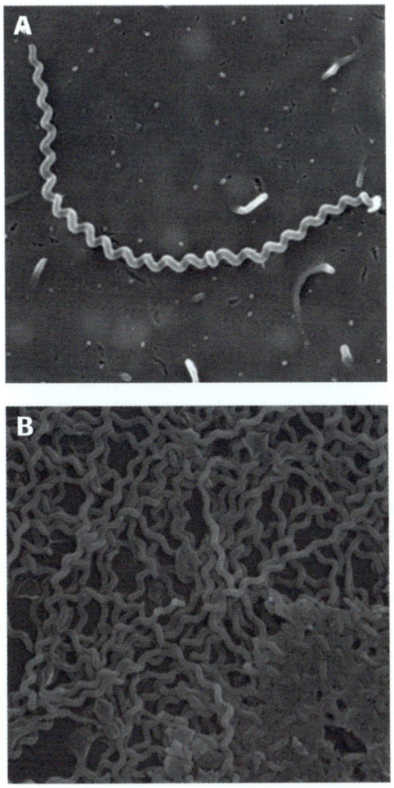

Figura 1. Agente etiológico. Microscopia eletrônica de varredura da *Leptospira* spp. Em célula MDCK (A) e em meio de cultura formando biofilme (7000X) (B).

Fonte: Cortesia de Claúdio Pereira Figueira e Paula Ristow.

lacionados formam um sorogrupo. A base taxonômica é o sorotipo ou sorovar, uma vez que as leptospiras possuem antígenos específicos relativamente estáveis que são conhecidos pela capacidade de aglutinar antissoros homólogos específicos. A espécie *interrogans* compreende mais de 250 sorotipos, transmitidos a humanos principalmente pelo contato com coleções de água contaminada com urina de ratos infectados (*Rattus rattus* e *Rattus norvegicus*).

Com o desenvolvimento das técnicas de hibridização do DNA e da análise da homologia do DNA-DNA, a classificação das leptospiras vem sofrendo modificações. Por essas técnicas, o gênero foi dividido em 17 espécies, definidas por, no mínimo, 70% de homologia no DNA relacionado, com no máximo 5% de divergência (bases não pareadas). Destas, 14 espécies são consideradas patogênicas (*L. interrogans, L. alexanderi, L. fainei, L. inadai, L. kirschneri, L. meyeri, L. borgpetersenii, L. wellii, L. noguchii, L. santarosai, genomospecies* 1, *genomospecies* 4 e *genomospecies* 5) e 3 espécies não patogênicas (*genomospecies* 3, *L. biflexa e L. wolbachii*). Essa classificação coexiste com a classificação antiga, baseada na capacidade de aglutinar antissoros homólogos específicos[3].

Atualmente, a técnica para tipagem baseada no polimorfismo de lócus de regiões repetitivas por meio da reação de polimerase em cadeia (PCR) tem se mostrado útil. MALDI-TOF espectrometria de massa também pode ser uma ferramenta útil na detecção e identificação de leptospiras patogênicas

Genoma

As primeiras publicações referentes ao sequenciamento do genoma da leptospira ocorreram em 2003 e 2004. Na China, em 2003, Ren et al. sequenciaram o genoma da *L. interrogans* sorovar *lai*, cepa 56601, relacionada a epidemias em ambiente rural[4]. No Brasil, em 2004, Nascimento et al., em trabalho com a colaboração de vários centros de pesquisa, sequenciaram o genoma da *L. interrogans* sorovar *copenhageni* cepa FIOCRUZ L1-130, relacionada a epidemias urbanas[5]. Bulach et al. sequenciaram o genoma *de Leptospira borgpeterseni*[6] e Picardeau et al. sequenciaram o genoma de leptospira não patogênica (*Leptospira biflexa*)[7].

O genoma da leptospira consiste em dois cromossomos circulares, com aproximadamente 4,3 Mb e 350 Kb, e são altamente conservados entre os sorovares. O genoma dos sorovares *lai* e *copenhageni* contém aproximadamente 4.786 e 3.728 janelas de aberturas preditas (ORF), respectivamente. Possuem 3.340 ORF similares, 99% de homologia do DNA relacionado. Os sorovares *lai* e *copenhageni* contêm 118 e 64 ORF únicas, respectivamente, a maioria codificando ORF hipotéticas[4,5].

Epidemiologia

As leptospiras são capazes de infectar animais domésticos e selvagens, produzindo desde infecções inaparentes até doença fatal. Frequentemente, os animais infectados com leptospiras apresentam um estado de portador crônico e leptospirúria por meses ou anos, sendo este o principal fator implicado na transmissão ao homem. Os ratos (*Rattus rattus* e *Rattus norvegicus*) são os principais reservatórios, eliminando leptospiras pela urina por longos períodos. O homem geralmente se infecta quando entra em contato com água ou solo contaminados com urina de animais infectados. As leptospiras penetram por meio de solução de continuidade da pele ou pelas mucosas, mesmo íntegras. Algumas formas de transmissão mais raras têm sido descritas, como transplacentária, acidentes em laboratório e mordedura de rato (Figura 2).

Nos países desenvolvidos, a transmissão está mais relacionada a profissões de risco e também pode ocorrer durante atividades recreacionais ou esportivas[8].

No Brasil, nas últimas décadas, com a urbanização e a mudança do padrão de ocupação dos espaços urbanos, foi evidenciada uma expansão da doença para zonas urbanas, causando epidemias cíclicas durante o período de chuvas. A doença acomete principalmente a população mais pobre que reside em favelas e locais sem saneamento básico. A faixa etária mais atingida é a do adulto jovem, entre 20 e 40 anos, principalmente do sexo masculino. A letalidade relacionada à doença situa-se entre 10 e 15%.

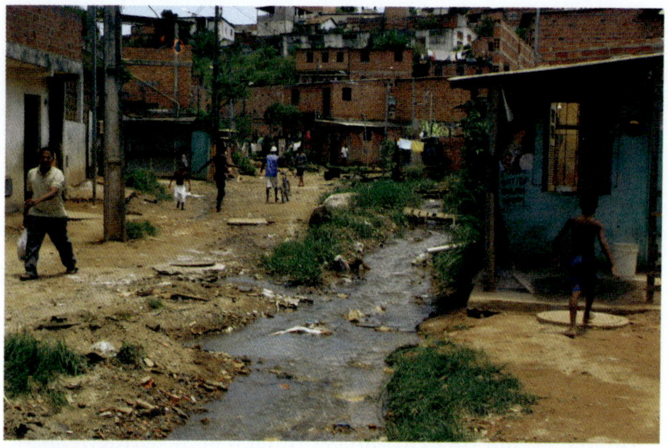

Figura 2. Rua Luan Braga - Estrada Velha de Campinas de Pirajá - Salvador/BA.

Fonte: Edson Ruiz/AG. A Tarde em 17/11/2005.

Patogenia

A infecção por leptospiras patogênicas produz espectro de doença bastante variado, desde formas subclínicas até formas severas potencialmente letais, como a síndrome de Weil. Os aspectos clínicos e a progressão da doença em humanos são bem conhecidos, porém o mecanismo da patogênese em nível celular e molecular permanece ainda pouco entendido.

A via de aquisição da infecção ocorre pela invasão do patógeno através de pequenas lesões na pele, como abrasões ou microcortes. As membranas mucosas também podem servir de via de entrada. As leptospiras patogênicas têm como um dos fatores de virulência a capacidade de resistir à atividade bactericida do soro normal e, na ausência de anticorpos específicos, não são fagocitadas e destruídas pelos neutrófilos polimorfonucleares ou pelos macrófagos[9-12]. Já as leptospiras não patogênicas são rapidamente destruídas, via sistema complemento, e clareadas da circulação pelo sistema reticuloendotelial, por meio da fagocitose.

Embora a leptospira não seja um clássico patógeno intracelular, alguns estudos têm mostrado que leptospiras patogênicas podem sobreviver, pelo menos temporariamente, dentro de células fagocíticas e não fagocíticas.

A disseminação ocorre por via hematogênica, e a motilidade parece ser fator preponderante para esta rápida disseminação. Dos 4.768 genes identificados pelo sequenciamento do genoma, pelo menos 50 estão relacionados com a motilidade[5].

A adesão aos tecidos do hospedeiro parece ser um pré-requisito para a progressão da infecção. Várias proteínas da leptospira são descritas como tendo capacidade *in vitro* de interagir com múltiplos componentes do hospedeiro[13]. Essas proteínas são capazes de interagir com moléculas da matriz extracelular (MEC), uma complexa rede de macromoléculas que sobretudo suportam e conectam células e tecidos. A MEC é constituída por duas principais classes de macromoléculas: cadeias de polissacárides dos glicosaminoglicanos e proteínas como colágenos, elastina, fibronectina e laminina[14] (Figura 3).

A membrana da leptospira apresenta características de bactérias Gram-positivas e Gram-negativas; na membrana externa, contém várias lipoproteínas relacionadas com adesão a componentes da MEC. Membros da família Lig de genes de *L. interrogans* codificam várias proteínas da membrana externa, como LigA, LigB, dentre outras. As proteínas Lig estão presentes somente em espécies patogênicas e são expressas durante a infecção. Choy et al. descreveu as proteínas LigA e LigB como capazes de se ligar a proteínas da MEC e interagir com fibronectina, laminina e colágeno[15].

A adesão a proteínas da MEC indica a existência de múltiplas moléculas de adesão, e a ligação a proteínas da MEC inicia o processo de invasão/colonização.

Com o advento dos sistemas de mutagênese, a manipulação genética de *Leptospira interrogans* permitiu a identificação de alguns fatores envolvidos com a virulência. A maioria deles parece exercer um efeito não essencial na patogênese da doença aguda.

Lipopolissacarídios (LPS) de leptospira são considerados menos tóxicos que os lipopolissacarídios de bactérias Gram-negativas, principalmente por diferenças bioquímicas, físicas e de propriedades biológicas. Entre essas propriedades, está a ativação de macrófagos via receptores Toll-*like* (TLR) tipo 2, em vez da ativação do TLR tipo 4, como na infecção por bactérias Gram-negativas[16,17].

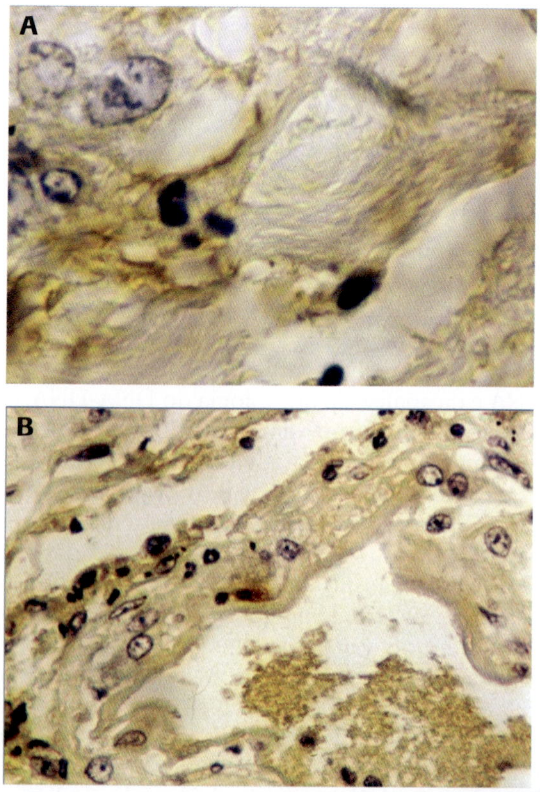

Figura 3. (A) Antígeno filamentar de leptospira acolado ao endotélio de capilar septal - IH-ABC. 1.000x. (B) Antígeno granular de leptospira em célula endotelial de capilar pulmonar humano - IH-ABC 600x.

Fonte: Cortesia do Dr. Antonio Carlos Nicodemo.

A ativação de TLR2 por LipL32 libera NFK e citocinas pró-inflamatórias, incluindo IL-1, IL-6, IL-8 e TNF-alfa. A indução de TNF-alfa e outras citocinas pró-inflamatórias desencadeia a resposta inflamatória local e sistêmica, resultando em dano capilar e tecidual. Todavia, os conhecimentos dos mecanismos de virulência da leptospira e os relacionados à resposta do hospedeiro ainda são limitados e dependentes de mais estudos para a sua compreensão.

Patologia

No fígado, ocorre lesão de membrana celular, e os achados de destrabeculação de hepatócitos são produzidos por lesão real da membrana celular. Existe colestase, mais acentuada na região centrolobular[18]. A microscopia eletrônica revela alterações nos microvilos dos colangíolos, dilatação da cisterna de Golgi e do retículo endoplasmático, ao lado de aumento de lisossomas. Todo o conjunto sugere alterações no aparelho excretor de bile. Existem evidências experimentais de indução de apoptose de hepatócitos durante a infecção (Figura 4).

No trato digestivo, a capilaropatia exterioriza-se pelo aparecimento de sufusões hemorrágicas e edema da mucosa gástrica e/ou do intestino delgado, dando origem com frequência a extensas hemorragias gastrointestinais.

Nos rins, as principais alterações são nefrite intersticial e necrose tubular aguda, resultantes da migração das leptospiras pelos rins e deposição de antígenos em glomérulos e túbulos. Verifica-se a presença de uma glomerulonefrite leve e nefrite intersticial representada por acúmulo de mononucleares, particularmente linfócitos e histiócitos, acompanhado de edema, vasodilatação com congestão e tumefação endotelial. A necrose epitelial é representada por grupos de túbulos, principalmente distais, dilatados e revestidos por células epiteliais baixas e de citoplasma basófilo. Na luz, por vezes, observam-se cilindros hialinos. A insuficiência renal aguda (IRA) resultante das lesões tubulares cursa, em grande parte das vezes, com poliúria e hipopotassemia. Esta parece decorrer da secreção ativa de potássio pelos túbulos contornados distais em resposta à sobrecarga de sódio resultante da reabsorção deficiente nos túbulos contornados proximais[19,20] (Figura 5).

Substâncias extraídas de leptospiras apresentam atividade antilinfocitária e citotóxica para células em culturas. A atividade citotóxica é exercida pela porção lipídica da glicolipoproteína (GLP), que produz lesões na membrana celular levando a extravasamento e morte celular. A GLP é capaz de inibir a atividade da enzima Na-K-ATPase de células epiteliais de túbulos renais de coelhos de forma dose-dependente, aumentando sua afinidade pelo sódio, mas não pelo potássio. Esta característica pode explicar, em parte, as alterações eletrolíticas observadas nos pacientes com IRA.

Nos pulmões, são descritas pneumonite hemorrágica com capilarite septal, com presença da síndrome da angústia respiratória. A pneumonite hemorrágica é, hoje, a principal causa de óbito na doença[21] (Figura 6).

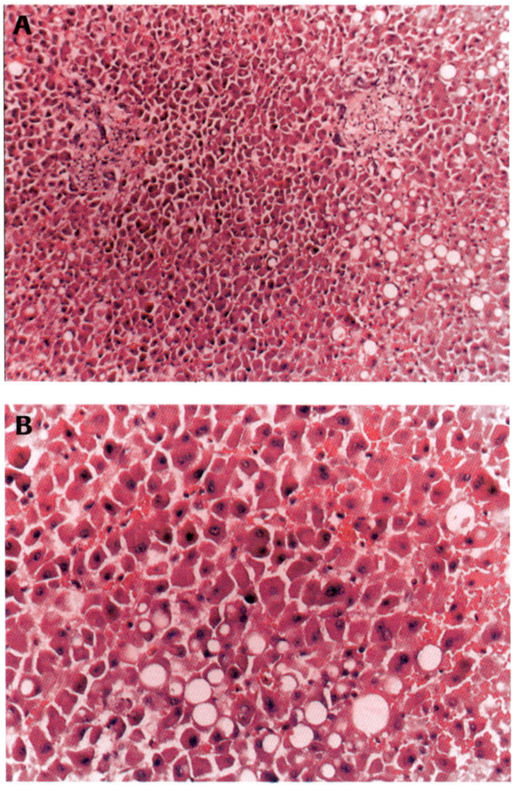

Figura 4. Fígado evidenciando o padrão clássico de destrabeculação hepatocitária (A). Em maior aumento, evidência de degeneração e esteatose de hepatócitos (B).

Fonte: Cortesia da Dra. Maria Irma Seixas Duarte.

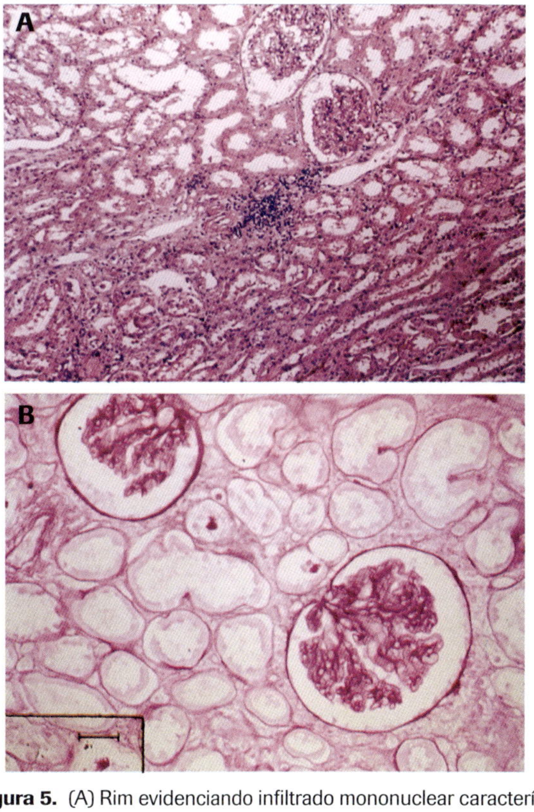

Figura 5. (A) Rim evidenciando infiltrado mononuclear característico da nefrite intersticial. (B) Rim evidenciando necrose tubular aguda.

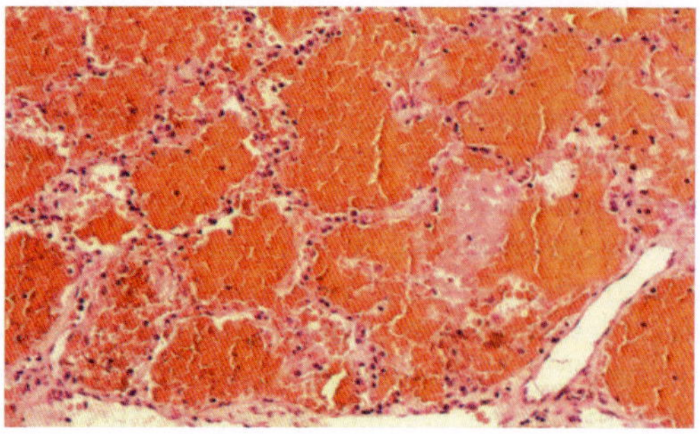

Figura 6. Luzes alveolares totalmente preenchidas por hemácias e rotura de septos alveolares. HE. 150x.
Fonte: Cortesia do Dr. Antonio Carlos Nicodemo.

Em estudo microscópico, imuno-histoquímico e ultraestrutural de biópsias pulmonares *post mortem* e de plaquetas na leptospirose humana, Nicodemo et al. concluíram que a trombocitopenia verificada em 11 de 12 pacientes estudados não apresentava relação com coagulação intravascular disseminada (CIVD) e parece ser determinada pela ativação, adesão e agregação de plaquetas ao endotélio vascular estimulado, com a presença de substância amorfa eletrondensa entre as células endoteliais e as plaquetas aderidas[21,22]. Em estudo experimental de pulmão infectado, Nally et al. demonstraram a presença de IgM, IgG, IgA e C3 complemento ao longo da membrana basal alveolar[23]. Croda et al. verificaram deposição de imunoglobulina e complemento na superfície alveolar em 18 de 30 pacientes que foram a óbito por hemorragia pulmonar[24] (Figura 7).

No coração, observa-se miocardite intersticial e arterite coronariana; na musculatura estriada, ocorre necrose hialina e infiltração hemorrágica[25]. Outros órgãos ou tecidos também são afetados, como leptomeninges e músculos estriados.

Quadro clínico

A maioria das infecções é assintomática ou autolimitada. Todavia, uma pequena parte dos pacientes (5 a 15%) pode progredir para formas graves, como a síndrome de Weil (icterícia, insuficiência renal e fenômenos hemorrágicos) e síndrome da hemorragia pulmonar. O período de incubação é variável, em geral de 7 a 14 dias, com extremos de 1 a 30 dias[1]. A leptospirose pode apresentar uma evolução bifásica. O primeiro período é o de leptospiremia, que dura de 4 a 7 dias. Segue-se um período de defervescência, de 1 a 2 dias, seguido de período de recrudescência da febre e dos sintomas, que pode durar de 4 a 30 dias, correspondendo ao segundo período ou fase imune da leptospirose. Este modelo bifásico comumente não é observado nas formas mais graves da doença.

Forma anictérica

A doença tem início abrupto com febre, acompanhada de calafrios, cefaleia e mialgia, principalmente nos músculos

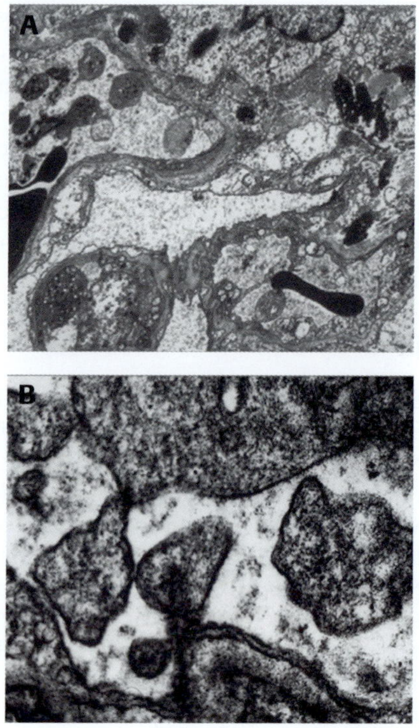

Figura 7. (A) Plaquetas na luz de capilares septais de pulmão humano e aderidas a células endoteliais x7.260. (B) Substância amorfa elétron-densa interposta entre a membrana das plaquetas e da célula endotelial x 66000.
Fonte: Cortesia do Dr. Antonio Carlos Nicodemo.

da panturrilha, podendo acometer outros grupos musculares. A rigidez de nuca pode refletir acometimento meníngeo. Anorexia, náuseas, vômitos, diarreia, prostração, dores articulares e hiperemia ou hemorragia conjuntival são frequentemente observados nestes pacientes. Na pele, pode ocorrer exantema maculopapular eritematoso, urticariforme, petequial ou hemorrágico. Outros sintomas menos frequentes podem ocorrer, como adenopatia cervical, parotidite, orquite, epididimite, prostatite e outros, ainda mais raros.

De 1 a 2 dias depois da defervescência, começa a fase imune, quando os anticorpos específicos começam a ser detectados no soro. A principal manifestação clínica na fase imune das formas anictéricas é a meningite do tipo linfocitária benigna, caracterizada por cefaleia intensa, vômitos e sinais de irritação meníngea. As manifestações clínicas são semelhantes àquelas que ocorrem nas meningites virais. Diversas manifestações neurológicas têm sido mais raramente descritas, como encefalite, paralisias focais, espasticidade, nistagmo, convulsões, distúrbios visuais de origem central, neurite periférica, paralisia de nervos cranianos, radiculite, síndrome de Guillain-Barré e mielite. Hemorragia cerebral, meníngea ou pulmonar pode ocasionalmente ocorrer na ausência de icterícia ou insuficiência renal.

O acometimento ocular caracterizado por uveíte pode surgir da 3ª semana até 1 ano após o desaparecimento da sintomatologia, variando, em média, de 4 a 8 meses. Caracteriza-se clinicamente por irite, iridociclite e, ocasionalmente, coriorretinite, podendo ser uni ou bilateral, autolimitada, com ou sem episódios recorrentes, ou, ainda, como processo crônico. As alterações oculares costumam desaparecer espontaneamente.

Forma ictérica ou "síndrome de Weil"

Nesta forma da doença, é preciso associar o quadro clínico anteriormente descrito com disfunção hepática demonstrada pela presença de icterícia, combinada ou não com IRA, presença de fenômenos hemorrágicos, alterações cardíacas, hemodinâmicas, pulmonares e da consciência. A taxa de letalidade nesses casos pode passar de 10% na síndrome de Weil e ser muito mais elevada na hemorragia pulmonar.

A icterícia ocorre de 3 a 7 dias após o início da doença. Seu início é abrupto e, algumas vezes, se caracteriza por coloração amarelo-avermelhada, a "icterícia rubínica". A icterícia pode ser intensa e, com frequência, os níveis de bilirrubinas são superiores a 15 mg%. A urina é escura e geralmente não se observa acolia fecal (Tabela 1).

O comprometimento renal na leptospirose caracteriza-se por elevação de ureia e creatinina, aumento da fração de excreção de sódio e alterações variáveis no exame de urina, como leucocitúria, hematúria, proteinúria e cristalúria. Oligúria ocorre com frequência variável. A IRA pode ser agravada por alterações hemodinâmicas, como desidratação e hipotensão arterial. É interessante observar que a acidose metabólica ocorre mais comumente nos pacientes oligúricos. Alcalose respiratória pode ocorrer na vigência de IRA. Diferentemente de outras formas de IRA, na leptospirose, os níveis de potássio plasmático estão normais ou diminuídos, raramente elevados. Tal fenômeno é explicado pelo achado de alta fração de excreção de potássio que acompanha a fração de excreção de sódio. A recuperação da filtração glomerular e da função tubular não necessariamente ocorre ao mesmo tempo, e parece que os casos com IRA mais grave apresentam uma recuperação da capacidade de concentração urinária mais demorada[26].

Tabela 1. Principais manifestações clínicas descritas em séries de casos no Brasil

Sinais e sintomas	%
Febre	93-94
Icterícia	83-93
Mialgia	81-95
Vômitos	77-94
Cefaleia	75
Oligúria	17-37
Sufusão conjuntival	29
Diarreia	28
Hemoptise	13-20
Outras diáteses hemorrágicas	20-22
Insuficiência respiratória	15
Alteração no nível de consciência	8-20

O envolvimento cardíaco ocorre na forma de uma miocardite aguda. As manifestações mais comuns são alterações eletrocardiográficas e arritmia cardíaca e, menos frequentemente, podem ocorrer insuficiência cardíaca e choque. O choque determinado pela doença tem padrão hemodinâmico similar ao choque séptico, com queda da resistência vascular sistêmica e aumento do índice cardíaco. Não raramente, pode haver associação de vários mecanismos, produzindo choque misto. As alterações hemodinâmicas na leptospirose são semelhantes às observadas na sepse, caracterizadas por diminuição da resistência vascular sistêmica, diminuição da pressão arterial, aumento do índice cardíaco e da resistência vascular renal.

Os fenômenos hemorrágicos são frequentes na síndrome de Weil, podendo ocorrer na pele, mucosas ou órgãos internos. As hemorragias pulmonares podem variar desde leves, com presença de escarros hemoptoicos, até hemorragias maciças com hemoptises asfixiantes. Também em graus variados de intensidade, podem ocorrer hemorragias gastrintestinais, como melena, hematêmese ou enterorragia. O comprometimento pulmonar é demonstrado no exame radiológico pela presença de infiltrado pulmonar difuso ou localizado, uni ou bilateral, porém sem um padrão típico de expressão radiológica. A insuficiência respiratória é atribuída às alterações da difusão do oxigênio através da membrana alveolocapilar decorrente do edema e extravasamento de sangue no interstício pulmonar, no interior de alvéolos, assim como pelo aumento do *shunt* arteriovenoso pulmonar.

Diagnóstico

O diagnóstico deve ser feito com base em elementos de ordem epidemiológica, associados a manifestações clínicas sugestivas e confirmação laboratorial. Considera-se caso confirmado de leptospirose quando há:

- Isolamento da leptospira em algum espécime clínico;
- Aumento de 4 vezes o título inicial ou título único maior ou igual a 1:800 pela reação de soroaglutinação microscópica; ou
- Detecção de anticorpos da classe IgM pela reação de ELISA.

O isolamento da leptospira no sangue, urina ou líquido cefalorraquidiano (LCR) pode ser feito em meios de cultura apropriados, como o meio semissólido de Fletcher ou líquido de Stuart, ambos contendo soro de coelho, ou, ainda, o meio EMJH, contendo albumina e ácidos graxos. A cultura só pode ser considerada negativa após 6 a 8 semanas de crescimento em meio e condições apropriadas, todavia, possui baixa sensibilidade mesmo quando coletada nos primeiros dias de sintomas.

Na prática, a maioria dos casos de leptospirose é diagnosticada por sorologia. Os anticorpos da classe IgM são detectáveis no sangue após 5 a 7 dias do início dos sintomas e podem persistir por semanas ou meses após a cura. Os testes mais utilizados são ELISA-IgM e microaglutinação (MAT). A MAT é o padrão-ouro, entretanto, poucos laboratórios no Brasil estão aptos a realizar esse exame, principalmente por requerer laboratório bem estruturado e treinamento técnico especializado.

A PCR tem se mostrado útil no diagnóstico de leptospirose, principalmente em grandes centros de pesquisas. Os principais fatores limitantes são o custo, a falta de padronização e a necessidade de tecnologia apropriada[16,27].

Dentre os exames laboratoriais inespecíficos, podem ser citados o leucograma, em que o mais característico é a presença de neutrofilia e de desvio à esquerda. A leucocitose, em geral, está presente em graus variados, podendo, em alguns casos, ser observada leucopenia ou mesmo a contagem normal de leucócitos. A plaquetopenia é muito frequente na síndrome de Weil que ocorre em nosso meio, e a intensidade é variável, desde discreta até grave. A anemia pode ser de grau leve a moderado, podendo também ser consequente ao quadro hemorrágico[17,22].

As enzimas hepáticas (amininotransferases) estão pouco alteradas, em geral, em níveis inferiores a 200 UI. A fosfatase alcalina, a gamaglutamiltranspeptidase e a creatinofosfoquinase encontram-se elevadas, em graus variáveis. A hiperbilirrubinemia pode ser intensa, à custa da fração direta.

O comprometimento renal se revela pela elevação dos níveis plasmáticos da ureia e creatinina. A fração de excreção de sódio se eleva, e a depuração da creatinina cai nos casos que evoluem com IRA. O potássio, mesmo na presença de IRA, apresenta nível sérico normal ou diminuído. As alterações mais comuns do exame de urina são leucocitúria, proteinúria e cilindrúria, constituindo achados inespecíficos e de ocorrência variável.

O LCR encontra-se frequentemente alterado. A pressão liquórica geralmente é normal, e o aspecto do LCR é límpido; nos casos com icterícia, é xantocrômico. A pleiocitose geralmente não ultrapassa 500 células/mm^3 por conta de linfócitos, embora, numa menor porcentagem de casos, possa haver predomínio de polimorfonucleares, principalmente no início da fase imune da doença. As proteínas se elevam pouco, e a glicorraquia costuma ser normal.

No coagulograma realizado na fase aguda, pode haver alongamento do tempo de protrombina, o qual geralmente se normaliza com a administração de vitamina K. Não ocorre coagulação intravascular *stricto sensu* na leptospirose humana.

A gasometria arterial geralmente revela alcalose respiratória e acidose metabólica; nos casos mais graves, ocorre hipoxemia e acidose mista. O estudo radiológico do tórax pode ser normal ou mostrar infiltrado intersticial e/ou parenquimatoso localizado ou difuso, uni ou bilateral. Mais raramente, pode ocorrer derrame pleural. Não existe um padrão radiológico típico do comprometimento pulmonar na leptospirose (Figura 8).

O eletrocardiograma (ECG) pode expressar o comprometimento do miocárdio na doença, como alterações da repolarização ventricular, do ritmo cardíaco, bloqueios ou sobrecarga das câmaras (Tabela 2).

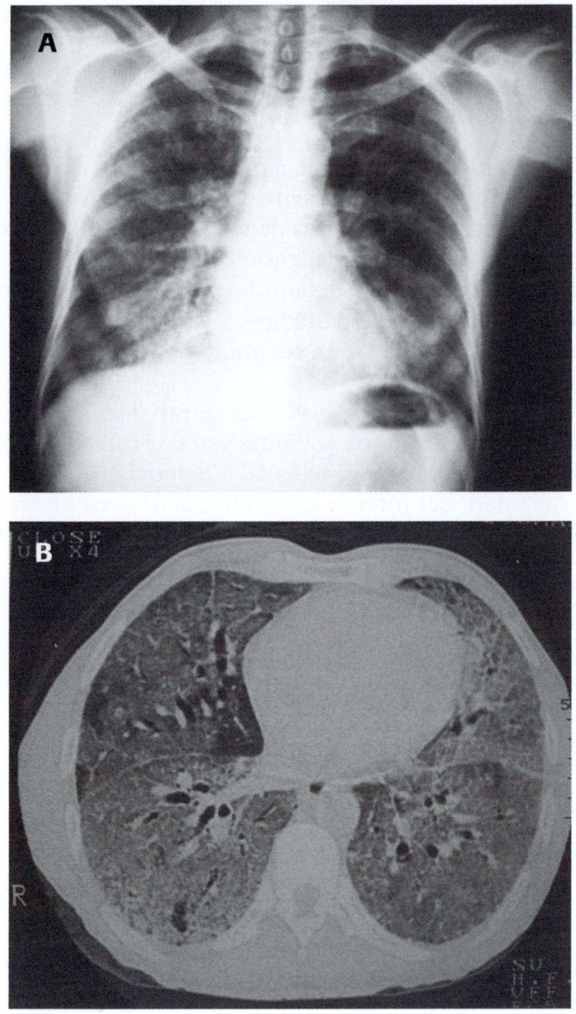

Figura 8. Radiografia e tomografia de tórax de paciente com leptospirose grave e hemorragia pulmonar.
Fonte: Cortesia do Dr. Amaro Nunes Duarte.

Diagnóstico diferencial

Na forma anictérica, a leptospirose pode ser confundida com doenças como gripe, dengue e outras doenças virais, geralmente benignas e autolimitadas, que cursam com cefaleia, febre e dores musculares.

O comprometimento meníngeo pode se expressar de forma clínica e laboratorial bastante parecida com as meningites linfomonocitárias benignas.

Na forma ictérica ou síndrome de Weil, o diagnóstico diferencial deve ser feito principalmente com sepse por bactérias Gram-negativas ou Gram-positivas, hepatite alcoólica, infecção bacteriana aguda em hepatopatas crônicos, forma ictérica da febre tifoide, malária por *P. falciparum*, febre amarela, hepatites virais graves, colangites e colecistite, além da dengue hemorrágica. Vale lembrar que têm sido relatados alguns casos com comprometimento pulmonar com pneumonite hemorrágica, sem icterícia e com evolução para insuficiência respiratória grave, muito similar à síndrome hemorrágica pelo hantavírus.

Tabela 2. Alterações laboratoriais mais freqüentes

Leucograma	Normal ou leucocitose com desvio à esquerda
Plaquetas	Diminuídas (< 100 mil/mm3 nas formas graves)
Bilirrubina total e frações	Aumentada principalmente à custa da fração direta
AST (TGO)/ALT (TGP)	Aumentadas, porém geralmente inferiores a 500 UI/mL
Fosfatase alcalina/gamaglutamil transpeptidase	Levemente aumentadas, porém em níveis inferiores aos encontrados nas síndromes colestáticas obstrutivas
CPK	Aumentada ou mesmo normal
Uréia/Creatinina	Aumentadas
Tempo de protrombina	Aumentado, porém com boa reposta após administração de vitamina K
Urina tipo I	Leucocitúria, proteinúria e cilindrúria

Tratamento

De modo geral, a leptospirose é uma doença autolimitada. As formas leves e moderadas podem requerer tratamento sintomático, hidratação e antibioticoterapia. Nas formas graves, a terapêutica de suporte é de suma importância e compreende a reposição volêmica e a correção dos distúrbios hidroeletrolíticos. Quando a insuficiência renal não for revertida, deve-se submeter o paciente à diálise. A instituição de diálise precoce em pacientes com hemorragia pulmonar reduz a taxa de mortalidade.

Vários estudos suportam o uso de antibioticoterapia nas formas graves da doença. Estudo duplo-cego, randomizado e controlado com placebo demonstrou que a administração da doxiciclina na dose de 100 mg, 2 vezes/dia, foi benéfica em encurtar o curso da leptospirose quando administrada logo no começo das manifestações clínicas, ou seja, nos 3 primeiros dias da doença. Em estudo bem conduzido que utilizou a penicilina G cristalina na dose de 6 milhões de unidades/dia, durante 7 dias, Watt et al. demonstraram diminuição da febre e melhora da função renal, mesmo quando a penicilina foi administrada tardiamente[28]. Alguns estudos demonstraram equivalência entre a penicilina G cristalina e a ceftriaxona no tratamento da forma grave da doença[29,30] (Tabela 3).

Atualmente, o tratamento da insuficiência respiratória constitui o aspecto de maior impacto na redução na letalidade das formas graves. O paciente deve ter a pressão parcial de oxigênio (pO_2) monitorada e mantida acima de 80 mmHg. Para tanto, devem-se utilizar todas as técnicas terapêuticas para o tratamento da insuficiência respiratória. Nestas situações, preconiza-se ventilação com volume corrente < 6 ml/kg e pressão expiratória final positiva elevada. Deve-se ter o cuidado de evitar a reposição hídrica em excesso, para não agravar o quadro de insuficiência respiratória instalada. A monitoração hemodinâmica pode ser de valor para auxiliar no adequado controle da reposição volêmica[31].

Prevenção

Evitar que o homem entre em contato com água ou coleções de água contaminadas constitui a base das medidas profiláticas. Desta forma, diversas providências devem ser adotadas para controlar os animais portadores, em especial roedores e animais domésticos. Entretanto, medidas de saneamento básico são fundamentais, como redes de esgoto adequadas, retificação e canalização de córregos e coleta e destino adequado do lixo. Campanhas educacionais podem ser implementadas com orientação da população quanto à utilização de medidas protetoras, como o uso de botas de borracha e luvas durante a limpeza do domicílio e peridomicílio ou nos períodos imediatos após as enchentes, na manipulação do lixo e em outras situações de risco. Recomenda-se também orientar a população para evitar atividades recreacionais em

Tabela 3. Agentes microbianos recomendados para o tratamento e a quimioprofilaxia da leptospirose

Indicação	Antibiótico	Dose
Quimioprofilaxia primária	Doxaciclina	200 mg VO 1 vez por semana
Quimioprofilaxia secundária	Doxaciclina	100 mg VO 2 vezes por dia
Tratamento das formas leves	Doxaciclina Amoxacilina	100 mg VO 2 vezes por dia 500 mg VO de 08/08 horas
Tratamento das formas moderadas e graves	Penicilina G Ceftriaxone Ampicilina	1,5 M EV de 06/06 horas 1 g EV 1 vez por dia 0,5-1 g EV de 06/06 horas

locais com possibilidade de contaminação, como natação em lagos e pequenos rios, e que se utilize calçado adequado em locais de pescarias.

Para indivíduos que vão atuar em áreas de risco, pode-se recomendar a administração de antibiótico profilático. Os grupos mais propensos a receber esse tipo de profilaxia são os militares, que vão atuar em áreas de risco por um tempo limitado. A doxiciclina é o antibiótico mais recomendado, pois tem se mostrado eficaz na proteção de indivíduos expostos. Recomenda-se dose de 200 mg/dia, via oral, em intervalos semanais.

Em relação à profilaxia secundária, os estudos são limitados. O antibiótico profilático está indicado após contato com água de enchentes ou após exposições de risco. Nesses casos, recomenda-se o uso de doxiciclina na dose de 100 mg, 2 vezes/dia, durante 7 dias.

Vacinas

As vacinas disponíveis para humanos são baseadas em extrato bruto da bactéria e só protegem contra os sorotipos contidos nesta. Essas vacinas não produzem imunidade duradoura nem imunidade cruzada contra sorotipos não incluídos na preparação, portanto, para ser eficiente, a vacina precisa ter agrupados os sorotipos mais prevalentes em cada região geográfica.

Genes que codificam proteínas da membrana externa foram identificados como "candidatos" para o desenvolvimento de vacinas. Várias proteínas recombinantes têm sido testadas como candidatas para vacinas, mas somente algumas delas são capazes de conferir proteção parcial contra cepas patogênicas.

Referências bibliográficas

1. Weil A. Ueber eine eigenthümliche, mit Milztumor, Icterus und Nephritis einhergehende akute Infektionskrankheit. Deutsche Archive für Klinische Medizin. 1886;39:209-32.
2. Faine S, Adler B, Bolin C, Perolat P. Leptospira and leptospirosis. 2.ed. Melbourne: MediSci, 1999.
3. Levett PN. Leptospirosis. Clin Microbiol Rev. 2001;14(2):296-326.
4. Ren SX, Fu G, Jiang XG, Zeng R, Miao YG, Xu H et al. Unique physiological and pathogenic features of Leptospira interrogans revealed by whole-genome sequencing. Nature. 2003;422(6934):888-93.
5. Nascimento AL, Ko AI, Martins EA, Monteiro-Vitorello CB, Ho PL, Haake DA et al. Comparative genomics of two Leptospira interrogans serovars reveals 19 novel insights into physiology and pathogenesis. J Bacteriol. 2004;186(7):2164-72.
6. Bulach DM, Zuerner RL, Wilson P, Seemann T, McGrath A, Cullen PA et al. Genome reduction in Leptospira borgpetersenii reflects limited transmission potential. Proc Natl Acad Sci U S A. 2006;103(39):14560-5.
7. Picardeau M, Bulach DM, Bouchier C, Zuerner RL, Zidane N, Wilson PJ et al. Genome sequence of the saprophyte Leptospira biflexa provides insights into the evolution of Leptospira and the pathogenesis of leptospirosis. PLoS One. 2008;3(2):e1607.
8. Sejvar J, Bancroft E, Winthrop K, Bettinger J, Bajani M, Bragg S et al. Leptospirosis in "Eco-Challenge" athletes, Malaysian Borneo, 2000. Emerg Infect Dis. 2003;9(6):702-7.
9. Zhang ZF. Role of macrophages and complement in protecting white mice against Leptospira icterohemorrhagiae infection. Zhonghua Liu Xing Bing Xue Za Zhi. 1986;7(3):153-6.
10. Tu V, Adler B, Faine S. The role of macrophages in the protection of mice against leptospirosis: in vitro and in vivo studies. Pathology. 1982;14(4):463-8.
11. Isogai E, Kitagawa H, Isogai H, Kurebayashi Y, Ito N. Phagocytosis as a defense mechanism against infection with leptospiras. Zentralbl Bakteriol Mikrobiol Hyg [A]. 1986;261(1):65-74.
12. Wang B, Sullivan JA, Sullivan GW, Mandell GL. Role of specific antibody in interaction of leptospires with human monocytes and monocyte-derived macrophages. Infect Immun. 1984;46(3):809-13.
13. Adler B. Pathogenesis of leptospirosis: cellular and molecular aspects. Vet Microbiol. 2014;172:353-8.
14. Vieira ML, Fernandes LG, Domingos RF, Oliveira R, Siqueira GH, Souza NM et al. Leptospiral extracellular matrix adhesins as mediators of pathogen-host interactions. FEMS Microbiol Lett. 2014;352(2):129-39.
15. Choy HA, Kelley MM, Croda J, Matsunaga J, Babbitt JT, Ko AI et al. The multifunctional LigB adhesin binds homeostatic proteins with potential roles in cutaneous infection by pathogenic Leptospira interrogans. PLoS One. 2011;6(2):e16879.
16. Fonseca C de A, Teixeira MM, Romero EC, Tengan FM, Silva MV, Shikanai-Yasuda MA. Leptospira DNA detection for the diagnosis of human leptospirosis. J Infect. 2006;52(1):15-22.
17. Nicodemo AC, Medeiros N, Del Negro G, Amato Neto V. Alterações hematológicas na Leptospirose. Rev Med Trop São Paulo. 1989;31(2):71-8.
18. Alves VA, Gayotto LC, De Brito T, Santos RT, Wakamatsu A, Vianna MR et al. Leptospiral antigens in the liver of experimentally infected guinea pig and their relation to the morphogenesis of liver damage. Exp Toxicol Pathol. 1992;44(7):425-34.
19. De Brito T, Freymuller E, Hoshino S, Penna DO. Pathology of the kidney and liver in the experimental leptospirosis of the guinea-pig. A light and electron microscopy study. Virchows Arch Pathol Anat Physiol Klin Med. 1966;341(1):64-78.
20. Alves VA, Gayotto LC, Yasuda PH, Wakamatsu A, Kanamura CT, De Brito T. Leptospiral antigens (L. interrogans serogroup ictero-haemorrhagiae) in the kidney of experimentally infected guinea pigs and their relation to the pathogenesis of the renal injury. Exp Pathol. 1991;42(2):81-93.
21. Nicodemo AC, Duarte MI, Alves VA, Takakura CF, Santos RT, Nicodemo EL. Lung lesions in human leptospirosis: microscopic, immunohistochemical, and ultrastructural features related to thrombocytopenia. Am J Trop Med Hyg. 1997;56(2):181-7.
22. Nicodemo AC, Del Negro G, Amato Neto V. Thrombocytopenia and leptospirosis. Rev Inst Med Trop Sao Paulo. 1990;32(4):252-9.
23. Nally JE, Chantranuwat C, Wu XY, Fishbein MC, Pereira MM, Da Silva JJ et al. Alveolar septal deposition of immunoglobulin and complement parallels pulmonary hemorrhage in a guinea pig model of severe pulmonary leptospirosis. Am J Pathol. 2004;164(3):1115-27.
24. Croda J, Neto AN, Brasil RA, Pagliari C, Nicodemo AC, Duarte MI. Leptospirosis pulmonary haemorrhage syndrome is associated with linear deposition of immunoglobulin and complement on the alveolar surface. Clin Microbiol Infect. 2010;16(6):593-9.
25. de Brito T, Morais CF, Yasuda PH, Lancellotti CP, Hoshino-Shimizu S, Yamashiro E et al. Cardiovascular involvement in human and experimental leptospirosis: pathologic findings and immunohistochemical detection of leptospiral antigen. Ann Trop Med Parasitol. 1987;81(3):207-14.
26. Daher E, Zanetta DM, Cavalcante MB, Abdulkader RC. Risk factors for death and changing patterns in leptospirosis acute renal failure. Am J Trop Med Hyg. 1999;61(4):630-4.
27. Ooteman MC, Vago AR, Koury MC. Evaluation of MAT, IgM ELISA and PCR methods for the diagnosis of human leptospirosis. J Microbiol Methods. 2006;65(2):247-57.
28. Watt G, Padre LP, Tuazon ML, Calubaquib C, Santiago E, Ranoa CP et al. Placebo-controlled trial of intravenous penicillin for severe and late leptospirosis. Lancet. 1988;1(8583):433-5.
29. Raptis L, Pappas G, Akritidis N. Use of ceftriaxone in patients with severe leptospirosis. Int J Antimicrob Agents. 2006;28(3):259-61.
30. Panaphut T, Domrongkitchaiporn S, Vibhagool A, Thinkamrop B, Susaengrat W. Ceftriaxone compared with sodium penicillin g for treatment of severe leptospirosis. Clin Infect Dis. 2003;36(12):1507-13.
31. Amato MB, Barbas CS, Medeiros DM, Magaldi RB, Schettino GP, Lorenzi- Filho G et al. Effect of a protective-ventilation strategy on mortality in the acute respiratory distress syndrome. N Engl J Med. 1998;338(6):347-54.

22

Infecção pelo Vírus da Imunodeficiência Humana (HIV) e Síndrome da Imunodeficiência Adquirida (Aids)

Aluísio Augusto Cotrim Segurado
Angela Carvalho Freitas
Angela Naomi Atomiya
Celia Torrens Wünsch
Christina Terra Gallafrio Novaes
Hermes Ryoiti Higashino
Jose Ernesto Vidal Bermudez
Lucas Chaves Netto
Margarete Paganotti Vicentine
Maria Ivete Castro Boulos
Max Igor Banks Ferreira Lopes
Ricardo de Paula Vasconcelos
Sigrid De Sousa dos Santos
Valéria Antakly de Mello
Vivian Helena Iida Avelino-Silva

SUMÁRIO

Epidemiologia

Os primeiros indícios da epidemia mundial da síndrome da imunodeficiência adquirida (Aids) datam de 1981. Em junho desse ano foi publicada uma série de cinco casos de pneumonia por *Pneumocytis jirovecii* em homens homossexuais anteriormente saudáveis[1].

Em julho do mesmo ano foi publicada uma série de casos de sarcoma de Kaposi e pneumonia por *Pneumocytis jirovecii* em pacientes homossexuais masculinos previamente hígidos de Nova York e de Los Angeles[2]. Posteriormente, observou-se sua origem infecciosa (vírus da imunodeficiência humana – HIV) e provável transmissão sexual. Foram então descritos casos em mulheres, usuários de drogas endovenosas, receptores de hemoderivados e posteriormente em crianças, evidenciando a transmissão perinatal.

A primeira definição de caso de Aids foi publicada em setembro de 1982, baseada na presença de doenças oportunistas, quando ainda não se dispunha de teste que identificasse a infecção por HIV, viabilizado apenas em 1985[3].

Em 1993, os Centers for Disease Control and Prevention (CDC) dos Estados Unidos expandiram a definição de caso de Aids, incluindo as pessoas infectadas pelo HIV com contagem de células CD4+ menor que 200 células/mm^3 no sangue e ampliando a lista preexistente de doenças indicativas de Aids, com inclusão de tuberculose pulmonar, pneumonia bacteriana recorrente e câncer invasivo do colo uterino[4].

Apesar de os primeiros casos de aids terem sido inicialmente relatados em 1981, o HIV foi detectado em sangue coletado em 1959 de um homem adulto na República Democrática do Congo[5]. Há indícios também de existência prévia de casos de aids nos anos 1960 e 1970 na Europa, nos Estados Unidos e no Haiti[6].

Desde o início da epidemia, mais de 78 milhões de indivíduos foram infectados por HIV, 39 milhões dos quais faleceram em decorrência da doença. Hoje há cerca de 35 milhões de pessoas vivendo com HIV/aids (entre 33,2 e 37,2 milhões de pessoas)[7].

O número de pessoas recentemente infectadas por HIV vem diminuindo progressivamente na maior parte do mundo, com declínio de 38% dos casos novos no período de 2001 a 2013. Também vem diminuindo o número de mortes associadas à aids; em 2013 a letalidade atribuída à doença foi 35% da observada em 2005. Esse panorama vem acompanhado de uma maior cobertura do tratamento antirretroviral, que hoje está estimada em 63% da população infectada por HIV (Figura 1)[8].

No entanto, ainda há populações altamente vulneráveis à infecção, como adolescentes femininas na África subsaariana, que correspondem a 15% das novas infecções em mulheres. A infecção por HIV também mantém taxas de incidência elevadas e crescentes em homens que fazem sexo com homens, independentemente da região do mundo e das condições socioeconômicas do país de origem[9].

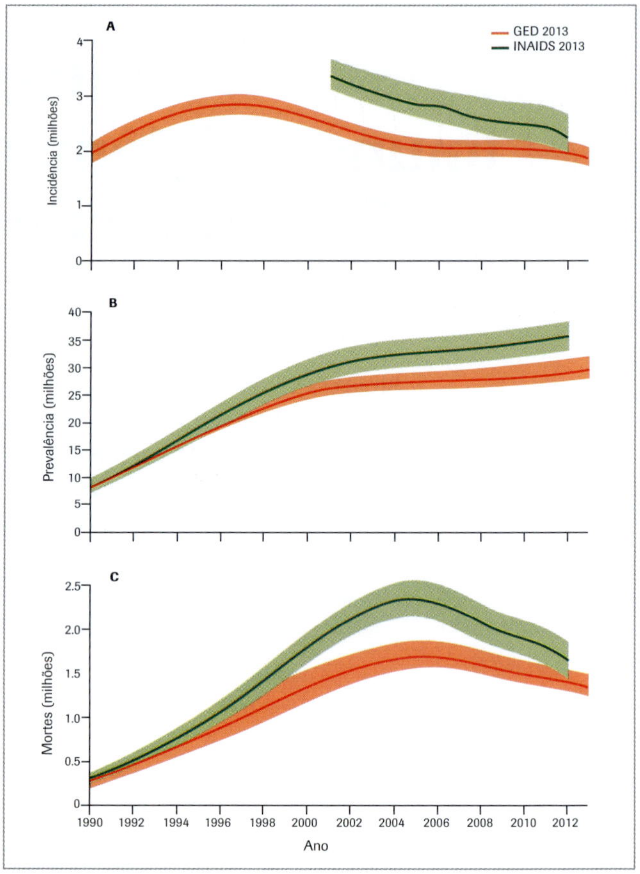

Figura 1. Incidência, prevalência e mortalidade mundial da infecção por HIV, de 1990 a 2013. (A) Incidência global. (B) Prevalência. (C) Mortes.

Fonte: modificado de Murray et al.[8].

Aids no Brasil

A infecção por HIV passou a ser de notificação compulsória no Brasil a partir da publicação da Portaria n. 1.271, de 6 de junho de 2014. Anteriormente eram notificados os pacientes com doença definidora de aids ou com imunodepressão caracterizada pela contagem de linfócitos T CD4 abaixo de 350 células/mm^3.[10]

O número estimado de pessoas vivendo com HIV/aids no Brasil é de 734 mil pessoas, correspondendo à prevalência geral de 0,4%. Na população entre 15 e 49 anos, a prevalência é de 0,6%, sendo 0,7% em homens e 0,4% em mulheres. A taxa de detecção voltou a apresentar tendência de crescimento em homens, e de queda em mulheres, com razão de sexos (homem/mulher) de 1,8 em 2013[11].

Diferentemente da tendência mundial de diminuição do número de pessoas recentemente infectadas por HIV, a taxa de detecção de novas infecções no Brasil mostra estabilidade nos últimos dez anos, com média de 20,5 casos a cada 100 mil habitantes. Essa tendência é decorrente de importantes diferenças regionais: a região Sul tem mantido elevada taxa de 31,1 casos a cada 100 mil habitantes; a região Sudeste tem mantido significativa tendência à queda, com 18,7 casos por 100 mil habitantes em 2013; as outras regiões mantêm tendência de crescimento, atingindo taxa de 26,1 casos por 100 mil habitantes na região Norte; 20,3 casos por 100 mil habitantes na região Centro-Oeste, e 16 casos por 100 mil habitantes na região Nordeste[11].

O início da epidemia da aids no Brasil afetou particularmente homens que fazem sexo com homens (HSH). Após período de heterossexualização da infecção, observa-se novamente tendência de aumento da proporção de casos em homens que fazem sexo com homens. A proporção de casos de usuários de drogas injetáveis vem diminuindo ao longo dos anos, com tendência significativa de queda nos últimos dez anos. A transmissão vertical do HIV, avaliada pela taxa de detecção de aids em menores de 5 anos, vem mostrando tendência à diminuição no Brasil como um todo, perfazendo 35,7% de queda nos últimos dez anos[11].

O coeficiente de mortalidade por aids no Brasil vem mostrando significativa tendência à queda nos últimos dez anos, diminuindo de 6,1 óbitos por 100 mil habitantes em 2004 para 5,7 óbitos por 100 mil habitantes em 2013[11]. Com a ampliação do acesso à terapia antirretroviral de alta potência, o perfil de mortalidade dos pacientes com infecção por HIV também vem se modificando ao longo das últimas décadas, havendo aumento proporcional de doenças não definidoras de aids como causa básica de morte, particularmente de infecções bacterianas, doenças cardiovasculares, doenças do fígado e neoplasias não definidoras de aids[12,13].

A cascata de cuidado contínuo (Figura 2) de pessoas vivendo com HIV/aids no Brasil mostra que das 734 mil pessoas infectadas, aproximadamente 48% fazem uso regular de terapia antirretroviral[11].

Prevenção da infecção por HIV

Profilaxia pós-exposição sexual

O risco de transmissão do HIV após um contato sexual desprotegido, seja por violência sexual ou acidental,

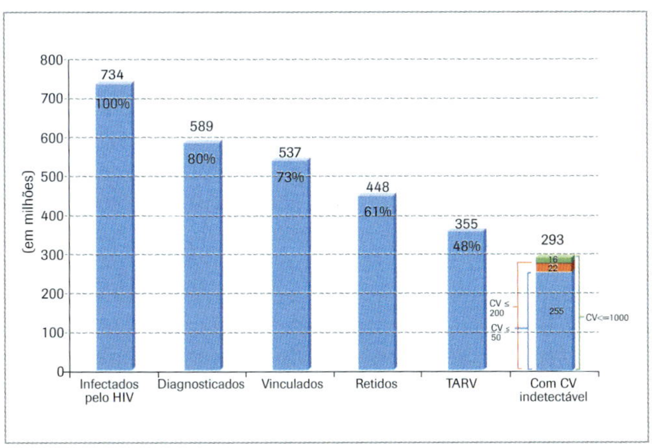

Figura 2. Cascata de cuidado contínuo.
Fonte: MS/SVS/Departamento de DST, aids e hepatites virais/casos identificados no Sinam até 30/06/2013 e no SIM e Siclom até 31/12/2013.

pode ser reduzido com o uso da profilaxia pós-exposição sexual (PEP, do inglês *post exposure prophylaxis*). Essa estratégia foi regulamentada pelo Ministério da Saúde em 2010[14].

A PEP consiste no uso de esquema antirretroviral que deve ser iniciado até 72 horas após a exposição e manter-se por 28 dias.

Na avaliação inicial de um caso de exposição sexual, deve-se considerar o tipo de exposição e o parceiro envolvido, indicando-se ou não a profilaxia, conforme critérios indicados no Quadro 1.

Nos casos de parceiro com sorologia desconhecida, deve-se estimular a testagem mediante realização de teste rápido no intuito de interromper a PEP, caso esse exame resulte não reagente. O paciente exposto também deve ser testado no primeiro atendimento para descartar infecção por HIV prévia à exposição atual.

Uma vez iniciada a PEP, o paciente deve ser encaminhado para aconselhamento e acompanhamento sorológico até 6 meses após a exposição.

O esquema antirretroviral preferencial para a PEP compõe-se de tenofovir + lamivudina + zidovudina. Essa escolha apresenta menor risco de eventos adversos gastrointestinais e de interações farmacológicas desfavoráveis. Em pacientes com contraindicação ao tenofovir, este deve ser substituído por lopinavir/ritonavir.

Exposição ocupacional

Profissionais da saúde podem se expor ao risco de se infectar com materiais biológicos que contêm HIV. Para redução desse risco adotam-se precauções-padrão (precauções universais) que, se utilizadas de maneira correta, são capazes de bloquear a transmissão.

Em casos de exposição ocupacional acidental, recomenda-se a profilaxia pós-exposição para reduzir a probabilidade de estabelecimento da infecção. A indicação de profilaxia para um profissional da saúde acidentado deve considerar a situação do paciente-fonte e o tipo de exposição ocorrida[14]. Sempre que possível, recomenda-se a testagem para HIV do paciente-fonte, interrompendo-se a profilaxia se o teste resultar negativo.

Quanto ao tipo de exposição, são consideradas de maior risco as percutâneas causadas por agulhas com lúmen, estimando-se a probabilidade de transmissão em cerca de 0,3%. Exposições mucosas apresentam risco baixo, de aproximadamente 0,03%. O conhecimento do material biológico envolvido também é importante, uma vez que somente sangue, sêmen, leite materno e líquidos corporais como pleural, sinovial, amniótico e liquor apresentam risco significativo.

Quando indicada, a profilaxia deve ser iniciada até 72 horas após a exposição e ser mantida por 28 dias. Em casos de exposição percutânea, recomenda-se como primeira escolha a associação tenofovir, lamivudina e zidovudina. Para exposições envolvendo mucosas, usa-se esquema duplo com lamivudina e zidovudina.

Quadro 1. Recomendações para profilaxia pós-exposição sexual

	Maior risco				**Menor risco**
	***Status* sorológico do parceiro** / **Tipo de exposição**	**Anal receptiva**	**Anal ou vaginal insertiva**	**Vaginal recepttiva**	**Oral receptiva com ejaculação**
Menor risco	Parceiro sabidamente HIV positivo	Recomendar	Recomendar	Recomendar	Considerar
	Parceiro de sorologia desconhecida, mas de população de alta prevalência	Recomendar	Considerar	Considerar	Considerar
	Parceiro de sorologia desconhecida e população de baixa prevalência	Considerar	Não recomendar	Não recomendar	Não recomendar

Fonte: Suplemento III – Tratamento e Prevenção - Recomendações para terapia antirretroviral em adultos infectados pelo HIV – Outubro/2010[14].

Recomenda-se a testagem para HIV do exposto para investigar infecção por HIV prévia à exposição acidental. Nos casos em que a profilaxia foi indicada, o profissional acidentado deve ser encaminhado para acompanhamento sorológico em 1, 3 e 6 meses após a exposição.

O momento do atendimento de um profissional de saúde que sofreu um acidente com material biológico é adequado para o reforço das precauções-padrão e práticas seguras de trabalho, assim como atualização da carteira vacinal.

Prevenção do HIV na comunidade

Os primeiros 30 anos da epidemia do HIV foram marcados por um formidável ganho no conhecimento da patogenia e do tratamento do vírus, porém com aumento nas estratégias disponíveis para a prevenção do HIV que se mantiveram restritas basicamente às campanhas de conscientização, redução de danos aos usuários de drogas intravenosas, incentivo à testagem e ao uso de preservativos.

Novas estratégias e pesquisas sobre prevenção

Felizmente, novos estudos nos últimos anos demonstraram a eficácia de estratégias adicionais, tais como a circuncisão masculina, o tratamento como prevenção e a profilaxia pré-exposição, que serão discutidos em detalhe neste capítulo. Outras estratégias estudadas, tais como os microbicidas e as vacinas, não mostraram até o momento benefício suficiente para utilização em ampla escala; entretanto, forneceram informações importantes para o aprimoramento de estratégias futuras. Finalmente, estudos recentes relacionados ao desenvolvimento da vacina contra o HIV mostram que essa estratégia ganhou novas direções e permanece como uma medida almejada e potencialmente definitiva de prevenção.

Circuncisão masculina

A circuncisão masculina, ou excisão cirúrgica do prepúcio, havia sido associada em estudos observacionais à redução do risco de aquisição do HIV em homens heterossexuais desde 1986[15-18].

O efeito biológico presumido da circuncisão ocorreria de forma direta, através da queratinização da glande, da redução da superfície de tegumento e do volume de células suscetíveis à entrada do vírus, ou de forma indireta, através da redução da aquisição de outras doenças sexualmente transmissíveis, que facilitam a aquisição do HIV. A relação causal entre a circuncisão masculina e a redução do risco de infecção por HIV foi comprovada em estudos randomizados realizados mais recentemente na África[19-21], nos quais a intervenção apresentou eficácia de cerca de 60% na redução do risco de aquisição do HIV em homens heterossexuais, mantida por até 72 meses após a intervenção[22]. Não foi observada redução direta da transmissão do HIV do homem soropositivo para a mulher soronegativa com a circuncisão. Por motivos culturais e financeiros, a implementação da circuncisão como estratégia de prevenção em ampla escala encontra barreiras importantes. Adicionalmente, essa estratégia possui maior impacto potencial em regiões de transmissão predominantemente heterossexual do HIV, como é o caso da maior parte dos países do continente africano ao sul do deserto do Saara. Estima-se que a implementação da circuncisão masculina em diversos países da África poderia reduzir, após 10 anos, a prevalência do HIV em homens em 60% e, consequentemente, reduzir a prevalência em mulheres em 30 a 40%[23].

Tratamento como prevenção

O tratamento como prevenção caracteriza-se pela introdução de tratamento antirretroviral para o paciente soropositivo como forma de reduzir o risco de transmissão para o parceiro soronegativo[24]. Esse tratamento é altamente eficaz, reduzindo em cerca de 96% o risco de transmissão viral vinculada entre os componentes do casal sorodiscordante; evidentemente, o parceiro soronegativo permanece vulnerável à aquisição do HIV a partir de outros parceiros sexuais. Essa forma de profilaxia reduz o risco de transmissão do HIV através da redução da concentração de partículas virais nas secreções genitais, decorrente da supressão da replicação viral com o tratamento.

No passado, o tratamento como prevenção foi considerado uma recomendação de introdução "precoce" de antirretrovirais, uma vez que pacientes com parceiros sorodiscordantes teriam indicação de receber antirretrovirais em detrimento de contagens de linfócitos T CD4+ acima do limiar de recomendação de início de tratamento. Com a modificação dos critérios de indicação de tratamento que estendeu a indicação de medicação para todos os indivíduos que vivem com HIV, o tratamento como prevenção deixou de ser uma indicação especial.

Profilaxia pré-exposição (PrEP)

Diversos estudos[25-27] demonstraram a eficácia e segurança no uso da associação de tenofovir à entricitabina e de tenofovir em monoterapia como profilaxia pré-exposição sexual (PrEP, do inglês *pre exposure prophylaxis*).

Essa estratégia consiste no uso contínuo de medicação antirretroviral por indivíduos soronegativos com alto risco de infecção pelo HIV. Se a adesão for adequada, essa medida tem potencial para reduzir o risco de infecção em até 99%. Os eventos adversos registrados consistiram em sintomas leves gastrointestinais no início da medicação. O uso dessa estratégia não acarretou aumento do número de infecções por vírus resistentes.

A PrEP não é um substituto do preservativo. Sua recomendação deve ocorrer em associação aos métodos tradicionais de prevenção, tais como: distribuição de preservativos, aconselhamento para redução de risco, testagem periódica para HIV e outras doenças sexualmente transmissíveis, tratamento do paciente e parceiros nos casos positivos.

No início de 2015, somente os EUA, Canadá, Reino Unido e Quênia haviam regulamentado o uso de antirretrovirais para essa finalidade. Diversos países, incluindo o Brasil, por orientação da Organização Mundial da Saúde, estão desenvolvendo estudos para avaliar a implantação da estratégia adaptada à realidade local, dirigida a populações com alto risco de infecção pelo HIV.

As pesquisas no campo da PrEP avaliam ainda a adequação de novas drogas antirretrovirais, por exemplo os inibidores de integrase, e novas posologias para facilitar a adesão ao esquema proposto.

O conceito da PrEP sexual originou-se do conhecimento de que a eficácia da profilaxia pós-exposição é inversamente proporcional ao tempo entre exposição e início da profilaxia; a máxima eficácia seria então obtida com a medicação presente no organismo no momento da exposição[28,29]. Na Tabela 1 encontram-se resumidos os resultados dos cinco grandes ensaios clínicos randomizados, realizados em populações distintas, que demonstraram a eficácia do uso de PrEP[25-27,30,31]. Desde 2012, a coformulação de tenofovir e entricitabina foi aprovada para PrEP nos Estados Unidos[32]. Porém, os resultados dos ensaios clínicos de PrEP não são homogêneos. A aparente discrepância entre os resultados é, em grande parte, explicada pela adesão ao medicamento, sendo a eficácia da PrEP proporcional à adesão e bastante variável entre os participantes dos diferentes estudos. A PrEP foi ineficaz em estudos nos quais a adesão à medicação foi muito baixa (Voice e FEM-PrEP) e mostrou eficácia estimada em 95% entre participantes que relatavam alto risco de aquisição do HIV e apresentavam níveis plasmáticos detectáveis da medicação (iPrEX). Além disso, chama a atenção a eficácia inferior[26,27] ou ausente[30,31] da PrEP entre mulheres. Dois fatores principais possivelmente contribuem para esses resultados. Em primeiro lugar, a penetração do princípio ativo da PrEP (tenofovir e emtricitabina) após ingestão oral é 100 vezes maior na mucosa retal, quando comparada à mucosa vaginal[33]. Dessa forma, entre as mulheres parece ser necessária uma adesão mais rigorosa a fim de atingir eficácia, enquanto entre homens que fazem sexo com homens (HSH) o uso de apenas 4 ou mais comprimidos por semana foi suficiente para reduzir a zero a incidência de infecções por HIV[34]. Adicionalmente, as mulheres incluídas nos estudos de PrEP apresentaram adesão particularmente baixa à medicação, possivelmen-

Tabela 1. Ensaios clínicos que avaliaram PrEP

Estudo	População	Desenho	Resultado
Grant, 2010 (iPrEx)[25]	2.499 HSH e mulheres transexuais	Ensaio clínico randomizado, duplo-cego, placebo *versus* TDF/FTC	Eficácia 44%
Van Damme, 2012 (FEM-PrEP)[30]	2.120 mulheres	Ensaio clínico randomizado, duplo-cego, placebo *versus* TDF/FTC	Eficácia 6% (NS)
Thigpen, 2012 (TDF2)[27]	1.219 homens e mulheres heterossexuais	Ensaio clínico randomizado, duplo-cego, placebo *versus* TDF/FTC	Eficácia geral 62% ▪ Homens: 80% ▪ Mulheres: 49%
Baeten, 2012 (Partners PrEP)[26]	4.747 casais sorodiscordantes	Ensaio clínico randomizado, duplo-cego, TDF *versus* TDF/FTC *versus* placebo	TDF: eficácia 67% ▪ Homens: 71% ▪ Mulheres: 63% TDF/FTC: eficácia 75% ▪ Homens: 84% ▪ Mulheres: 66%
Marrazzo, 2015 (VOICE)[31]	5.029 mulheres	Ensaio clínico randomizado, duplo-cego, TDF *versus* TDF/FTC *versus* TFV gel vaginal *versus* placebo	TDF: eficácia -49% (NS) TDF/FTC: eficácia -4.4% (NS) TFV gel: eficácia 14.5% (NS)

TDF/FTC: tenofovir e emtricitabina; NS: não significativa; TFV: tenofovir.

te em razão de fatores sociais e culturais, que representam barreiras importantes para a instituição de medidas de prevenção nessa população.

A implementação da PrEP como medida de saúde pública ainda encontra obstáculos. Por um lado, fatores relacionados à infraestrutura e recursos financeiros necessários para a implementação e gerenciamento dessa estratégia necessitam de adequado planejamento, levando em consideração a economia de recursos prevista em virtude das infecções potencialmente evitadas com o uso da PrEP. Mas há também na comunidade médica questionamentos em relação à segurança e a outras consequências do uso da PrEP, tais como o desenvolvimento de resistência viral e o estímulo a práticas sexuais de maior risco.

A PrEP foi bem tolerada e associada a eventos adversos leves nos estudos publicados, principalmente náusea e dispepsia nas primeiras semanas de uso. Além disso, foram descritos eventos adversos relacionados a toxicidade renal e redução de densidade mineral óssea, porém esses eventos foram raros, reversíveis e não associados a qualquer evento clinicamente significante, tais como fraturas ósseas. Entretanto, não há estudos com acompanhamento a longo prazo ou em subpopulações de risco aumentado para a ocorrência de eventos adversos, tais como idosos e pacientes com múltiplas comorbidades.

A indução de resistência pelo uso da PrEP viral foi muito rara entre os estudos publicados, ocorrendo em apenas 3,7% dos participantes que se tornaram soropositivos no decorrer do estudo. É importante ressaltar que a resistência ocorreu quase exclusivamente entre participantes que foram incluídos na vigência de infecção aguda por HIV não detectada pelos métodos de testagem utilizados nos estudos[35].

Nessa situação, o uso de terapia antirretroviral dupla na vigência de elevadas cargas virais favoreceu o desenvolvimentos de resistência, sobretudo através da mutação M184V. Dessa forma, o potencial desenvolvimento de resistência não constitui uma limitação ao uso da PrEP, desde que a infecção aguda seja descartada antes do início da terapia mediante utilização de métodos diagnósticos apropriados.

Por fim, a PrEP não deve ser um substituto do preservativo, e muitos profissionais demonstram preocupação com a possibilidade de induzir aumento das práticas sexuais de risco em virtude da sensação de segurança e invulnerabilidade potencialmente proporcionada pelo uso da PrEP. Essa hipótese foi explorada em dois estudos abertos de uso da PrEP. No estudo iPrEX OLE, não foram observadas modificações nas práticas sexuais de risco após a introdução da PrEP entre HSH e mulheres transexuais[34]. Já a fase aberta do estudo Partners PrEP, realizado entre parceiros soronegativos de pacientes soropositivos, mostrou que não houve indução de práticas sexuais de risco entre o participante e seu parceiro fixo, porém houve um discreto incremento na ocorrência de relações desprotegidas com outros parceiros[36].

Uma preocupação adicional frequentemente levantada por profissionais de saúde relaciona-se à incoerência do uso da PrEP por um período indefinido de tempo por um indivíduo absolutamente hígido. Entretanto, o uso da PrEP não deve ser estabelecido de forma imutável, assim como as práticas de risco não ocorrem de forma homogênea ao longo da vida de cada indivíduo. A necessidade de uso da PrEP deve ser ponderada em decisão conjunta com o paciente, de acordo com os períodos de maior risco, nos quais o benefício da PrEP e a adesão à medicação são potencializados[34,37].

Microbicidas

O uso vaginal de gel contendo tenofovir a 1% foi avaliado em dois estudos randomizados para prevenção do HIV[31,38]. A exemplo da PrEP oral, os resultados foram discrepantes com eficácia variando de 15% (não significativa) a 54%, conforme adesão à medicação. No estudo FACTS 001, apresentado na última Conferência sobre Retrovírus e Infecções Oportunistas (CROI, em Seattle, EUA, em 2015) e ainda não publicado, o uso de gel vaginal de tenofovir 1% também não apresentou eficácia na redução da transmissão do HIV (razão de incidência 1,0; IC 95%; 0,7 a 1,4). Nesse estudo, a adesão foi inversamente correlacionada ao risco de aquisição do HIV, ressaltando a importância desse fator na escolha de qualquer estratégia de prevenção.

Vacinas

Uma vacina capaz de bloquear a infecção por HIV vem sendo avidamente buscada desde o início da epidemia. Infelizmente, somente um ensaio clínico[39] mostrou eficácia de 31% para prevenção da infecção por HIV conferida pela vacinação. Em 2013, os resultados do estudo HVTN 505[40] foram recebidos com grande decepção pela ausência de eficácia da intervenção. Em ambos os casos, as vacinas eram compostas por antígenos do envelope viral.

Análises secundárias[41] identificaram que anticorpos contra as regiões V1/V2 da gp70 foram correlatos de proteção em participantes do estudo RV144, e estavam presentes em baixo título e baixa frequência nos participantes do estudo HVTN 505. Outros estudos sobre correlatos de proteção da vacina do estudo RV144 encontram-se em andamento. Duas estratégias vêm sendo exploradas no desenvolvimento de novas vacinas contra o HIV: a indução de anticorpos neutralizantes potentes, que permitiriam o bloqueio da infecção, e a eliminação do vírus após sua entrada, através da indução de anticorpos e imunidade celular. O desenvolvimento de anticorpos potentes tem sido aperfeiçoado através da compreensão dos mecanismos de evolução natural de anticorpos neutralizantes em pessoas que vivem com HIV[42] na presença de replicação viral. Técnicas para a seleção e amplificação da resposta humoral poderão auxiliar no desenvolvimento dessas estratégias. Já a eliminação do vírus após sua entrada vem sendo estudada através da vacina baseada em um vetor de citomegalovírus (CMV), que não gerou proteção esterilizante em primatas não humanos, mas propiciou um melhor controle sobre o vírus entre os animais vacinados[43,44].

O grande desafio de vacinas candidatas encontra-se na capacidade de gerar resposta contra uma enorme diversidade viral do HIV, com velocidade suficiente para evitar o estabelecimento de infecção latente.

Conclusão

Importantes avanços foram realizados na área da prevenção do HIV, particularmente no desenvolvimento da profilaxia medicamentosa, que permitiu o acréscimo de novas opções ao arsenal de prevenção.

As estratégias de prevenção do HIV disponíveis para uso no momento possuem a característica comum de apresentar eficácia de acordo com a adesão ao método; apesar dos avanços técnicos, a avaliação clínica e a orientação continuam sendo elementos fundamentais para a escolha e uso adequado de cada estratégia, baseados na seleção individualizada da melhor opção de prevenção.

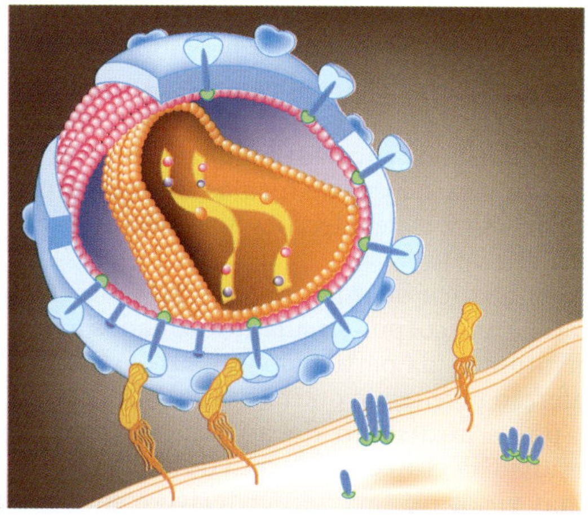

Figura 3. Representação esquemática da partícula de HIV.

Aspectos virológicos de interesse para o clínico

Do ponto de vista taxonômico, o vírus da imunodeficiência humana (HIV) classifica-se entre os retrovírus, no gênero *Lentivirus*[45]. Duas variantes genômicas desse agente são atualmente conhecidas: HIV-1 e HIV-2. Ambas são capazes de infectar o hospedeiro humano e nele provocar doença, induzindo lenta e progressivamente uma síndrome da imunodeficiência e degeneração do sistema nervoso central (SNC). A análise filogenética das variantes virais demonstra que ambas são relacionadas a variantes do vírus da imunodeficiência dos símios, o SIV, das quais se acredita que tenham se originado.

A partícula viral de HIV é esférica e possui aproximadamente 100 nanômetros de diâmetro. De sua superfície, projetam-se espículas compostas de glicoproteínas, responsáveis pela interação do vírion com receptores localizados na membrana celular das células-alvo da infecção. No interior da partícula, localiza-se o material genético viral, composto de duas fitas simples de RNA (Figura 3). O genoma viral, com cerca de 9.000 pares de bases, compreende vários segmentos gênicos, responsáveis pela codificação de proteínas estruturais do *core* e do envoltório, das enzimas imprescindíveis ao cilo replicativo, como a transcriptase reversa, a integrase e a protease viral, e, ainda, das proteínas reguladoras, todas elas com estruturas moleculares hoje bem conhecidas[46]. Algumas dessas proteínas, em especial as codificadas pelos genes *gag* e *env*, em função de sua alta imunogenicidade, induzem nos hospedeiros infectados a produção de anticorpos a elas relacionados, que poderão ser pesquisados em testes sorológicos com finalidade diagnóstica.

A infecção humana por HIV inicia-se pela invasão das células-alvo, após interação de glicoproteínas do envelope viral com moléculas da superfície celular. Após interiorização da partícula, sucedem-se as várias etapas do ciclo replicativo, esquematizadas na Figura 4. Ocorrem assim, sucessivamente, a liberação citoplasmática do RNA viral, a síntese da molécula de DNA complementar (DNAc) por transcrição reversa, a translocação nuclear do DNAc e a integração deste ao genoma da célula do hospedeiro. A partir desse instante, o DNA proviral passa a fazer parte da célula eucariótica e pode, uma vez estimulado por ativação celular, expressar as proteínas virais, possibilitando a montagem de novos vírions e sua consequente liberação da célula por mecanismo de brotamento.

Um outro aspecto virológico, importante no estudo da infecção pelo HIV-1, diz respeito à sua variabilidade genotípica. Mutantes virais são continuamente gerados por falhas de transcrição reversa ou mesmo por recombinação genética *in vivo*. Tal diversidade varia em intensidade nas diversas regiões do mundo afetadas pela epidemia da infecção. Os vírus HIV-1 são divididos em quatro grupos: M, N, O e P. Atualmente, são conhecidos nove subtipos do HIV-1 e dezenas de formas que resultam da recombinação genética de dois ou mais subtipos (CRF ou URF, do inglês, *circulating recombinant forms* e *unique recombinant forms*)[47]. O subtipo C é responsável por até 60% de todas as infecções por HIV no mundo e corresponde ao mais prevalente no continente africano.

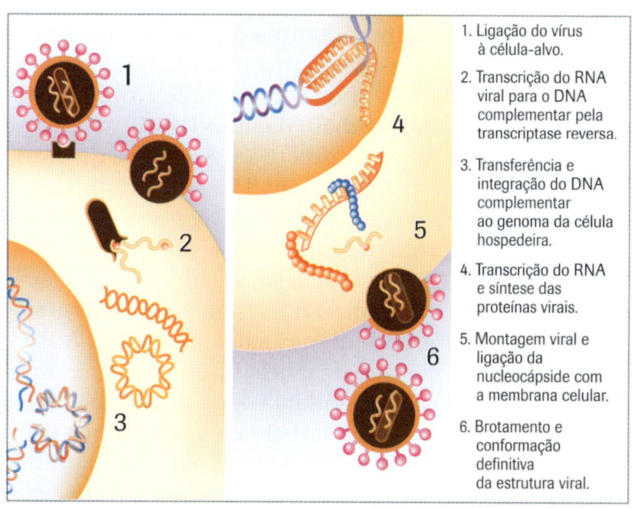

Figura 4. Representação esquemática do ciclo replicativo do HIV.

No Brasil, apesar de o subtipo viral B ser predominante, verifica-se participação também dos subtipos F e C, este último principalmente no Sul do país[48]. A maior diversidade genotípica de HIV que se conhece ocorre no continente africano, onde circulam simultaneamente diferentes subtipos virais, além de formas recombinantes. As implicações clínicas de infecções por diferentes subtipos são desconhecidas.

O diagnóstico de infecção pelo HIV baseia-se na detecção de anticorpos circulantes voltados a diferentes constituintes da partícula viral. Em se tratando de uma infecção perene, em que não se verifica clareamento viral após a aquisição do agente, a detecção de soropositividade, isto é, a presença de anticorpos contra proteínas virais no sangue periférico é sinônimo de infecção atual. Os algoritmos diagnósticos convencionais, até recentemente recomendados pelo Ministério da Saúde[49], exigiam inicialmente a realização de um teste sorológico de triagem, empregando um ensaio imunoenzimático (Elisa), capaz de detectar anticorpos anti-HIV-1 e anti-HIV-2, em virtude de sua alta sensibilidade, especificidade e facilidade de automação. Em caso de sororreatividade ou de resultado inconclusivo, a amostra de sangue deveria ser submetida a novo imunoensaio, em paralelo ao teste sorológico de imunofluorescência indireta para HIV-1 ou teste de *imunoblot* para HIV. O segundo imunoensaio deveria ter princípio metodológico e/ou substrato antigênico distinto do utilizado na etapa de triagem. Outra possibilidade seria submeter a amostra diretamente ao teste sorológico confirmatório para que pudesse ser definitivamente estabelecido o diagnóstico de soropositividade ao HIV. Para tanto, recomendava-se utilizar a técnica de *Western blot*, capaz de identificar anticorpos voltados a diferentes proteínas virais. Nesse algoritmo, considera-se soropositivo o indivíduo que exibir reatividade a no mínimo duas proteínas virais, dentre as derivadas do *core* (p24) ou do envoltório viral (gp160/120 ou gp41). Mais recentemente, o Ministério da Saúde aprovou algoritmo diagnóstico baseado em testes rápidos, que buscam anticorpos anti-HIV em fluidos biológicos, por técnicas imunocromatográficas[50]. Essa tecnologia é vantajosa por sua praticidade (podem ser testadas amostras não apenas de sangue colhido por punção digital, como também de fluido oral), acurácia, simplicidade e rapidez de execução. Ademais, quando a amostra se mostra reagente em dois testes rápidos de substratos antigênicos distintos, não há necessidade de se realizar teste sorológico confirmatório. Independentemente do teste empregado, deve-se salientar que a detecção dos anticorpos anti-HIV circulantes somente é possível cerca de 2 a 3 semanas após a infecção. Antes disso, ou seja, no período de janela imunológica, a confirmação da infecção depende da detecção do material genético viral no sangue, por meio da pesquisa por reação em cadeia da polimerase de RNA viral livre ou de DNA proviral integrado em células mononucleares periféricas.

Patogenia

A transmissão sexual do HIV-1 pode ocorrer por exposição das mucosas do trato genital e gastrointestinal a sêmen, fluido pré-seminal, secreção cervicovaginal ou sangue contaminados[51]. Há controvérsias sobre a existência de transmissão direta do vírus livre de célula a célula por transcitose[52,53]. As doenças sexualmente transmissíveis aumentam a concentração do HIV-1 nas secreções mucosas, elevando o risco de transmissão do vírus[54].

Modelos animais sugerem que a transmissão sexual do vírus resulte em infecção de número restrito de linfócitos T CD4+, macrófagos e células dendríticas da lâmina própria[55].

A gp120 do HIV tem a capacidade de se ligar à molécula CD4, a receptores de quimiocinas e a lectinas. Os receptores de quimiocinas são expressos na superfície de linfócitos T, macrófagos e células dendríticas. As lectinas permitem que o HIV infecte outros tipos celulares que não expressam o receptor CD4, como espermatócitos, astrócitos, oligodendrócitos e células epiteliais. A gp120 é altamente glicosilada, possibilitando escape da resposta imune[50].

Os vírus transmitidos por via sexual têm maior tropismo pelo correceptor de entrada na célula CCR5 da linhagem macrofágica[21].

No entanto, novas infecções são estabelecidas por variantes virais que utilizam preferencialmente o receptor CCR5, independentemente da forma de transmissão. Vírus com tropismo para o correceptor CXCR4 surgem em estágios tardios da infecção[55].

A célula de Langerhans, célula dendrítica diferenciada presente nas mucosas e nas submucosas, tem papel fundamental nos estágios precoces da infecção pelo HIV-1. O vírus pode infectá-la ou aderir a receptores de sua superfície (CD4, moléculas MHC de classes I e II, CCR5, DC-SIGN, ICAM-1, receptor de Fc e de complemento). Assim, a célula de Langerhans pode apresentar o HIV-1 para linfócitos T CD4+ da lâmina própria da mucosa ou de linfonodos periféricos, culminando com ativação e infecção desses linfócitos[56]. Dessa forma, ocorre amplificação do inóculo, previamente à disseminação da infecção. Estudos experimentais demonstraram que nos 2 primeiros dias após a infecção ter sido adquirida pela via sexual, o HIV pode ser encontrado na espessura da mucosa genital em células dendríticas. No terceiro dia, localiza-se em linfonodos regionais em linfócitos T CD4+ e a partir do quinto dia já pode ser detectado na circulação sistêmica, o que determina a disseminação hematogência da infecção. A cinética das fases inicias da infecção justifica a necessidade de a estratégia de profilaxia pós-exposição com antirretrovirais ser iniciada nas primeiras 72 horas após a infecção[14].

A destruição e a disfunção de linfócitos T CD4+, que se estabelecem na infecção por HIV, são responsáveis pela maioria das complicações clínicas da aids, possibilitando o surgimento de infecções oportunistas e neoplasias. No entanto, é importante apontar que a infecção por HIV afeta todas as funções do sistema imune do hospedeiro, com prejuízo funcional tanto de linfócitos T como de linfócitos B, células apresentadoras de antígeno, células *natural killer* (NK) e neutrófilos.

O curso da infecção pelo HIV é tipicamente dividido em três fases: a infecção primária ou fase aguda da doença, a fase de latência clínica ou crônica e a doença clinicamente manifesta ou aids. Essa evolução decorre de uma complexa interação entre o vírus e os vários componentes do sistema imune do hospedeiro (Figura 5).

O HIV-1 apresenta intensa replicação na fase aguda da doença, havendo controle parcial da replicação viral na fase crônica, quando a carga viral atinge seu *set point*. Desse modo, os linfócitos T CD4+ são maciçamente destruídos durante a infecção aguda, sobretudo os linfócitos $CCR5^+$ de memória produtores de IL-17 do tecido linfoide associado à mucosa (MALT)[57]. Embora haja diminuição da ação direta do vírus durante a fase crônica da infecção, com apenas 0,01 a 1% dos linfócitos T CD4+ infectados em sangue periférico e em linfonodos, há uma progressiva e desproporcional depleção dessa população celular. Isso sugere que o efeito citopático direto do HIV não seja a única causa da depleção de linfócitos T CD4[58,59]. Sabe-se que a intensidade em que a viremia se estabiliza após a fase aguda (*set point* viral) tem importância prognóstica. Os indivíduos que apresentam *set point* viral baixo possuem menor risco de progressão na história natural da infecção para o adoecimento (aids). Dentre esses, destacam-se os denominados controladores de elite (indivíduos infectados que mantêm viremia inferior a 50 cópias/mL por mais de 1 ano, mesmo sem receber antirretrovirais)[60].

A destruição dos linfócitos T CD4+ na infecção crônica resulta de interação entre o vírus e o sistema imune que afeta os mecanismos de homeostasia celular, havendo destruição de linfócitos T CD4+ de memória específicos contra o HIV e limitação da produção de linfócitos T CD4+ *naïve*[61]. Os linfócitos T CD4+ são destruídos por citotoxicidade celular dependente de anticorpos, autoimunidade, efeito citopático viral, formação de sincícios aglutinando células infectadas e não infectadas, e por apoptose[62].

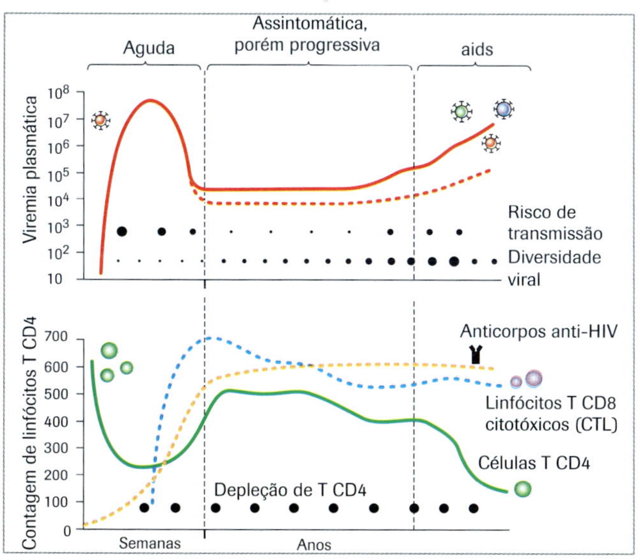

Figura 5. Evolução da infecção por HIV.
Fonte: modificada de Simon et al.

Dentre os efeitos citopáticos diretos do HIV, tem-se: lesão da membrana plasmática (partículas e proteínas virais), alteração de permeabilidade da membrana plasmática (Vpu), herniação da carioteca e aumento de permeabilidade da membrana mitocondrial (Vpr)[63].

Há inúmeras evidências da importância da apoptose na destruição de linfócitos T CD4+ durante a fase crônica da infecção pelo HIV: os linfócitos ativados expressam mais as proteínas Fas e Fas-L; a protease do HIV inativa a proteína celular antiapoptótica Bcl-2; a proteína Tat diminui a expressão da proteína Bcl-2 e aumenta a expressão de proteínas pró-apoptóticas em células infectadas e em células vizinhas; as proteínas Nef e Vpu também induzem à apoptose celular em células infectadas e em células vizinhas; a proteína Vpr prolonga a fase G2 celular; e a ligação da gp120 aos receptores de quimiocinas pode induzir células não infectadas à apoptose[63].

Além do aumento da destruição de linfócitos T CD4+, a ação supressora da proteína Tat e a infecção de células do estroma da medula óssea pelo HIV diminuem a produção de novos linfócitos T CD4+[64].

Os linfócitos T CD4+ estão também funcionalmente alterados pela infecção pelo HIV, havendo diminuição da produção de interleucina 2, diminuição da diferenciação celular e tendência dos linfócitos se diferenciarem no fenótipo Th0, gerando citocinas produzidas pelos clones Th1 (interleucina-2, fator de necrose tumoral-beta e interferon-gama) e pelos clones Th2 (interleucina-4, interleucina-5, interleucina-10 e interleucina-13)[63].

O HIV causa destruição de linfócitos T CD8+ por citotoxicidade direta, observando-se infecção produtiva nessa população celular, além de expressão de receptor CD4 na superfície celular de linfócitos ativados[65].

A apoptose se mostra igualmente importante, uma vez que o aumento da expressão de Fas-L na superfície de linfócitos T CD4+ os leva a interagir com receptores Fas dos linfócitos T CD8+, e as glicoproteínas do envelope viral interagem como receptor de quimiocina CXCR4 de linfócitos T CD8 não infectados, induzindo à apoptose[55]. Do mesmo modo, os linfócitos T CD8+ apresentam redução de sua ação citotóxica, havendo menor produção de perforinas, expressão de Fas-L e indução de apoptose de células infectadas. Há uma imunodesregulação, com diminuição das atividades citotóxica e supressora, além de expansão e desaparecimento de clones específicos[66]. No entanto, a resposta celular mediada pelos linfócitos T CD8+ citotóxicos (CTL) é fundamental para o controle da replicação do HIV-1 e da progressão da doença, marcando a passagem da fase de infecção aguda para a de latência clínica. Esse controle somente não é definitivo em razão da emergência de mutações de escape[67].

A infecção por HIV leva à redução do número e à alteração da função de células dendríticas, com diminuição de sua produção de interferon-alfa e de sua capacidade de estimular os linfócitos T a iniciar uma resposta imune[68].

Além disso, a disfunção de linfócitos T CD4+ também diminui a capacidade de as células dendríticas ativarem os linfócitos T CD8+[69].

Células da linhagem macrofágica são ricas em receptores de quimiocinas, sendo infectadas pelo HIV-1, principalmente por meio do receptor CCR5, embora outros receptores como CCR3, CCR2b e CXCR4 também possam ser utilizados. Apresentam ampla distribuição tecidual, estando presentes em alvéolos, peritônio, placenta e micróglia, e desempenham várias funções imunológicas como apresentação de antígenos, ativação de linfócitos T e B, produção de citocinas, fagocitose e quimiotaxia. As células infectadas apresentam deficiência de migração, fagocitose e de mecanismos de lise de parasitas intracelulares, além de desregulação na produção de citocinas e quimiocinas[70].

A infecção por HIV está associada à hipergamaglobulinemia e hiperativação inespecífica de linfócitos B, embora sua habilidade de responder a antígenos esteja reduzida. Essa disfunção provavelmente é responsável pelo aumento de infecções bacterianas observado em fases avançadas da aids em adultos e pela morbidade e mortalidade de infecções bacterianas em crianças infectadas pelo HIV[71]. Paradoxalmente, anticorpos neutralizantes específicos contra o HIV participam do controle da viremia da fase aguda da infecção e exercem pressão seletiva sobre as quasispécies virais[67]. O HIV altera de forma precoce a proliferação e a diferenciação de linfócitos B, diminuindo sua resposta a antígenos novos e de memória. Induz alterações fenotípicas, como o aparecimento de subpopulações de linfócitos B com baixa expressão de CD21, com capacidade reduzida de proliferação e alta produção de imunoglobulinas. A diminuição da capacidade proliferativa dos linfócitos B deve-se à reduzida expressão de receptores de IL-2 de alta afinidade (CD25) e a hiporresponsividade ao CD40L. Como o linfócito T CD4+ amplifica a resposta imune humoral, sua deficiência também acarreta disfunção de linfócitos B[72]. A imunidade inata também é acometida na infecção pelo HIV. As células *natural killers* (NK) apresentam diminuição numérica e deficiência em sua citotoxicidade direta e dependente de anticorpos, com menor capacidade de secretar interferon-gama e quimiocinas[68]. Os neutrófilos apresentam menor capacidade fagocítica, estresse oxidativo, degranulação, lise de bactérias intracelulares, produção de interleucina-8 e expressão de seus receptores na superfície celular[73].

Os receptores para frações do complemento na superfície de linfócitos T, linfócitos B, monócitos, macrófagos e células dendríticas foliculares facilitam a infecção pelo HIV. O vírus opsonizado também tem maior facilidade de interação com linfócitos B do sangue periférico. Com a ativação do complemento, há liberação das anafilotoxinas (C3a, C4a e C5a). A fração C5a ativa monócitos e macrófagos, tornando-os mais suscetíveis ao HIV, provavelmente em razão da secreção de citocinas como TNF e IL-6[71].

Quadro clínico

As manifestações clínicas da infecção por HIV podem ser divididas em três fases: infecção aguda, fase de latência clínica e síndrome da imunodeficiência adquirida (aids). A duração de cada fase é consequência da evolução virológica e imunológica após a infecção por HIV (Figura 5).

Infecção aguda

Durante os dez primeiros dias após a infecção, ocorre o período chamado de eclipse, no qual não é possível detectar o vírus com nenhum método atualmente disponível. Estabelece-se a infecção primária e o agente se dissemina para vários órgãos-alvo a partir de partículas virais livres e linfócitos T infectados. Os órgãos infectados incluem trato gastrointestinal, medula óssea, linfonodos, baço e sistema nervoso central. Observa-se um pico de viremia resultante de altas taxas de replicação viral[55].

Os sintomas de infecção aguda iniciam-se após período de incubação de 2 a 3 semanas e estão presentes em 40 a 90% dos casos[61,67,74].

O quadro clínico, na maioria das vezes, é caracterizado por sintomas inespecíficos como febre e anorexia, semelhante a outras infecções virais e com pouca repercussão no estado geral (Tabela 2). Os sintomas duram em média 2 semanas, mas podem persistir por até 10 semanas. A sintomatologia reflete a resposta imune celular e está relacionada à magnitude da produção de citocinas para o controle da replicação viral no hospedeiro[74,75].

Exantema maculopapular acometendo principalmente tronco, face, palmas das mãos e plantas dos pés é um

Tabela 2. Principais sinais e sintomas clínicos da infecção aguda pelo vírus HIV

Sinal e sintomas	Frequências
Febre	53 a 90%
Perda de peso/anorexia	46 a 76%
Fadiga	26 a 90%
Alterações gástricas	31 a 68%
Rash cutâneo	9 a 80%
Cefaleia	32 a 70%
Linfadenopatia	7 a 75%
Faringite	15 a 70%
Mialgia ou artralgia	18 a 70%
Meningite asséptica	24%
Úlceras orais	10 a 20%
Leucopenia	40%

Fonte: Adaptado de Richey LE[74].

sinal característico da infecção aguda por HIV[76]. Podem ocorrer, ainda, lesões ulceradas e aftosas na boca, no esôfago e na região genital. Manifestações neurológicas variam de cefaleia inespecífica até quadros raros de meningoencefalite, meningite, síndrome de Guillain-Barré, radiculopatia, neuropatia periférica, paralisia facial, neurite braquial e alterações comportamentais[63]. Outras manifestações clínicas raras relacionadas à infecção aguda por HIV foram descritas: glomerulonefrite *lupus-like*[77], linfoistiocitose hemofagocítica[78], linfoma de Burkitt[79] e candidíase esofágica[69,80].

O diagnóstico diferencial da infecção aguda por HIV deve ser feito com os quadros mononucleose-símile, como infecções agudas por vírus Epstein-Barr, citomegalovírus, toxoplasmose, doença de Chagas, sífilis secundária, rubéola e farmacodermia.

Fase de latência clínica

Corresponde ao período de controle parcial da replicação viral pelos linfócitos T CD8 citotóxicos. Nessa fase, observa-se uma oscilação do nível de linfócitos T CD4+ e da carga viral, com depleção lenta e progressiva das células T CD4+, até atingir a fase de imunodeficiência estabelecida.

A fase de latência clínica é variável, com duração média de 7 a 10 anos após a infecção primária. Alguns fatores influenciam na progressão mais precoce para aids: presença de manifestação clínica de infecção aguda, menor número de linfócitos T CD4+ antes da estabilização na fase de latência (*set point*) e soroconversão tardia durante a fase da infecção primária[72].

Nessa fase de evolução, o paciente em geral é assintomático, mas eventualmente pode apresentar linfadenomegalia generalizada. Nesse período, os linfócitos T CD4 encontram-se acima de 350 células/mm^3 e as doenças comuns à população em geral são as que mais acometem os pacientes.

Síndrome da imunodeficiência adquirida (aids)

Caracteriza-se por deterioração imunológica que predispõe à manifestação de doenças secundárias à imunodeficiência. O paciente pode apresentar infecções por agentes oportunistas, doenças neoplásicas e quadros clínicos causados pela infecção crônica por HIV.

Classificação da infecção por HIV

Em 1982, os *Centers for Disease Control and Prevention* (CDC) dos Estados Unidos desenvolveram uma classificação baseada em sintomatologia e aferição de células T CD4+. Posteriormente, essa classificação foi revisada com inserção de novos dados baseados na aquisição de informações atualizadas, sendo a última revisão de 1993[81] (Tabela 3).

A categoria A compreende os pacientes assintomáticos, com infecção aguda por HIV ou linfadenomegalia generalizada progressiva. Na categoria B, encontram-se pacientes com manifestações que representam deterioração gradual de imunidade, antes da imunodeficiência grave estabelecida (Quadro 2). As manifestações de categoria C são aquelas consequentes à imunodeficiência avançada, consideradas doenças definidoras de aids (DDA).

Tabela 3. Definição de casos de aids para adultos e adolescentes infectados pelo HIV-CDC,1993

	Sintomatologia			
Número de T CD4+		A	B	C
	> 500	A1	B1	C1
	200 a 500	A2	B2	C2
	< 200	A3	B3	C3

Consideram-se com aids todos os classificados como A3, B3, C1, C2 ou C3.

O Ministério da Saúde do Brasil (MS) adotou a relação de doenças definidoras de aids desenvolvida pelos CDC e modificada com o objetivo de adequá-la ao perfil de morbidade do país[82] (Quadro 3). Em 1992, foi introduzido no Brasil um critério simplificado para a definição de casos, que não depende de exames complementares sofisticados, denominado Critério Rio de Janeiro/Caracas[16] (Quadro 4). Atualmente, ambos os critérios são utilizados de forma não excludente. É importante notar que, para a utilização de ambos, é necessário que o paciente tenha evidência laboratorial da infecção pelo HIV. Deve-se levar em conta que os pacientes, uma vez classificados em determinada categoria, não retrocedem a outra, mesmo na vigência de melhora clínica.

Apesar dos avanços da terapia antirretroviral, as doenças oportunistas e as manifestações secundárias à infecção crônica por HIV ainda são responsáveis pelas altas taxas de mortalidade em pacientes infectados por HIV, que se manteve acima de 6 a cada 100 mil habitantes no Brasil de 1998 a 2011, quando passa a ser de 5,6 a cada 100 mil[11].

Quadro 2. Exemplos de manifestações de classificação B - CDC, 1993
Angiomatose bacilar
Candidíase oral
Candidíase vulvovaginal de repetição ou de difícil resposta ao tratamento
Aftas orais
Displasia cervical
Carcinoma cervical *in situ*
Febre (> 38,5°C) persistente
Diarreia por mais de 1 mês
Perda de peso (> 10%)
Leucoplasia pilosa oral
Herpes-zóster (mais que um dermátomo ou mais que um episódio)
Púrpura trombocitopênica idiopática
Listeriose
Neuropatia periférica pelo HIV

Quadro 3. Critério CDC adaptado de definição de aids em indivíduos com 13 anos de idade ou mais
Câncer cervical invasivo
Candidíase esofágica
Candidíase de traqueia, brônquios ou pulmões
Citomegalovirose em qualquer local que não seja fígado, baço e linfonodos
Criptococose extrapulmonar
Criptosporidiose intestinal crônica (> 1 mês)
Herpes simples mucocutâneo por mais de 1 mês
Histoplasmose disseminada
Isosporidiose intestinal crônica (mais de 1 mês)
Leucoencefalopatia multifocal progressiva
Linfoma não Hodgkin de células B
Linfoma maligno de células grandes ou pequenas não clivadas (tipo Burkitt ou não Burkitt)
Linfoma maligno imunoblástico sem outra especificação
Linfoma primário de sistema nervoso central
Pneumonia por *P. jiroveci*
Micobacteriose disseminada em qualquer órgão que não seja pulmão, pelo ou linfonodos (exceto tuberculose ou hanseníase)
Reativação de doença de Chagas (meningoencefalite e/ou miocardite)
Sarcoma de Kaposi
Sepse recorrente por bactérias do gênero *Salmonella* (não tifoide)
Tuberculose extrapulmonar ou disseminada
Neurotoxoplasmose

As doenças oportunistas e as manifestações secundárias ao próprio HIV podem comprometer qualquer órgão ou sistema. Os principais sistemas acometidos são os pulmões, o sistema nervoso central, o trato gastrointestinal e os órgãos do sistema reticuloendotelial.

As manifestações pulmonares em pacientes infectados por HIV podem ser decorrentes tanto de agentes oportunistas e neoplasias, como dos mesmos agentes que acometem indivíduos não infectados pelo HIV, por exemplo, *S. pneumoniae* (Quadro 5). Assim, é fundamental o conhecimento da contagem de células CD4, além dos antecedentes patológicos do paciente. Além disso, é importante notar que as medicações antirretrovirais também podem ocasionar eventos adversos com manifestação pulmonar[83](Quadro 6).

As manifestações neurológicas em pacientes infectados por HIV podem ser divididas em meningoencefalites, encefalites, meningites, alterações cognitivas e alterações periféricas. Podem ser decorrentes de agentes infecciosos oportunistas, neoplasias ou do próprio HIV (Quadro 7).

As manifestações gastrointestinais podem acometer o tubo digestivo ou vísceras relacionadas ao sistema gastrointestinal, como sistema hepatobiliar e pâncreas. Podem ser causadas por agentes infecciosos oportunistas, neoplasias ou pelo próprio HIV (Quadro 8). Disfagia, odinofagia, náusea, vômitos, diarreia aguda ou crônica, enterorragias, dor abdominal ou obstipação intestinal podem ser manifestações de alterações gastrointestinais, dependendo da localização da doença e sua etiologia.

As alterações hematológicas na infecção por HIV podem se apresentar por citopenias isoladas (anemia, leucopenia, plaquetopenia) ou combinadas. Podem ser decorrentes da infecção pelo próprio HIV ou secundárias a infecções oportunistas ou toxicidade medicamentosa (Quadro 9).

Principais doenças oportunistas

Pneumocistose

Causada pelo *Pneumocystis jiroveci* (inicialmente conhecido como *Pneumocystis carinii*), agente considerado um protozoário até a década de 1980, quando análises filogenéticas determinaram tratar-se de um fungo primitivo relacionado ao grupo das leveduras.

A infecção inicial dá-se, geralmente, ainda na infância, sendo encontrado marcador sorológico em até 80% das crianças nos dois primeiros anos de vida[84]. Suas manifestações ocorrem principalmente como reativação em paciente imunossuprimido, tendo sido descrito em pacientes portadores de HIV em 1981[85].

A principal apresentação clínica é o acometimento pulmonar com evolução subaguda, dispneia de início insidioso, tosse seca e desconforto torácico que pioram progressivamente e, na ausência de tratamento, evoluem para insuficiência respiratória aguda grave. A febre pode ou não estar presente.

Ao exame físico, o paciente apresenta-se taquidispneico. A ausculta pulmonar é normal ou apresenta raros estertores. A alteração laboratorial mais frequente é a hipoxemia, com alargamento do gradiente alveoloarterial. A elevação da enzima desidrogenase láctica também é outro achado característico, refletindo a lesão pulmonar. Os achados radiológicos característicos incluem infiltrado intersticial difuso, bilateral, simétrico ao raio X de tórax e infiltrado pulmonar com aspecto de vidro fosco difuso, bilateral à tomografia computadorizada (Figura 6). Achados atípicos podem ser encontrados, tais como condensação lobar, infiltrado micronodular ou nodular, cavitação, pneumatocele, linfonodos mediastinais e derrame pleural. Pneumotórax é uma complicação comum.

Manifestações extrapulmonares são raras e ocorrem principalmente em pacientes que fazem profilaxia com pentamidina inalatória ou em fase avançada de imunodepressão. Podem acometer olhos, pele, esôfago, pleura, coração, fígado, rins, baço, gânglios, entre outros[86].

O diagnóstico etiológico de pneumocistose deve ser feito inicialmente com a pesquisa direta (coloração azul de toluidina, Grocott-Gomori ou outras). Apesar da baixa quantidade de escarro geralmente presente nesse contexto, a pesquisa direta realizada após a indução com inalação de solução salina a 3% apresenta uma sensibilidade de até 90%[87].

Quadro 4. Critério Rio de Janeiro/Caracas para definição de aids em indivíduos com 13 anos de idade ou mais

Sinais/sintomas/doenças	Descrição	Pontuação
Anemia e/ou	Hematócrito < 30% em homens e 25% em mulheres; ou hemoglobina < 11 g/dL em homens e 10 em mulheres	2
Linfopenia e/ou plaquetopenia	Contagem absoluta de linfócitos < 1.000 células/mm³ Plaquetas < 100.000 células/mm³	2
Astenia	Duração maior ou igual a 1 mês, excluída a tuberculose como causa básica	2
Caquexia	Perda de peso involuntária superior a 10% do peso habitual, excluída a tuberculose como causa básica	2
Dermatite persistente	Lesões eczematosas localizadas ou generalizadas, de evolução crônica; lesões papulovesiculares disseminadas sem etiologia definida ou micoses superficiais de evolução crônica resistentes ao tratamento	2
Diarreia	Duração maior ou igual a 1 mês, constante ou intermitente	2
Febre	Temperatura maior ou igual a 38°C, constante ou intermitente, por mais de 1 mês, excluída a tuberculose como causa básica	2
Linfadenomegalia	Maior ou igual a 1 cm, acometendo 2 ou mais sítios extrainguinais, por mais de 1 mês	2
Tosse	Tosse persistente associada ou não a qualquer pneumonia (exceto tuberculose) ou pneumonite	2
Candidíase oral ou leucoplasia pilosa	–	5
Disfunção do SNC	Confusão mental, demência, diminuição do nível de consciência, convulsões, encefalite, meningites de qualquer etiologia conhecida (exceto *C. neoformans*) ou desconhecida, mielites e/ou testes cerebelares anormais, excluídas as disfunções originadas por causas externas	5
Herpes-zóster em menores de 60 anos de idade	–	5
Tuberculose pulmonar, pleural ou ganglionar de uma única região	Diagnóstico radiológico específico, histológico ou citológico, microbiológico ou detecção de antígeno em material obtido do tecido ou fluido do órgão afetado	5
Outras formas de tuberculose		10
Sarcoma de Kaposi	Diagnóstico definitivo ou presuntivo	10

Considera-se como caso de aids, para fins epidemiológicos, todo indivíduo que apresentar um somatório de pelo menos 10 pontos.

Quadro 5. Principais causas de manifestação pulmonar em pacientes vivendo com HIV/aids

Bacterianas	*Streptococcus pneumoniae* *Haemophilus influenzae* Bacilos Gram-negativos (*Pseudomonas aeruginosa, Klebsiella pneumoniae*) *Staphylococcus aureus*
Fúngicas	*Pneumocystis jiroveci* *Cryptococcus neoformans* *Histoplasma capsulatum* *Candida* sp *Aspergillus* sp
Micobactérias	*Mycobacterium tuberculosis* *Mycobacterium kansasii* Complexo *Mycobacterium avium*
Vírus	Citomegalovírus *Herpes simplex*
Parasitárias	*Toxoplasma gondii* *Strongyloides stercoralis*
Neoplásicas	Sarcoma de Kaposi Linfomas

Quadro 6. Manifestações pulmonares relacionadas aos antirretrovirais

Manifestação	Medicação	Quadro clínico
Toxicidade mitocondrial	Todos os antirretrovirais da classe de análogos de nucleosídeo	Taquipneia/dispneia, sem alteração ao exame físico pulmonar, exame laboratorial com elevação do lactato, DHL, TGO e TGP
Risco de infecção bacteriana	Enfurvitida (T-20)	Semelhante a qualquer infecção bacteriana
Reação de hipersensibilidade	Abacavir	Dispneia, tosse, faringite, febre, mialgia e exantema cutâneo
Síndrome de reconstituição imune Doenças oportunistas	Todos os antirretrovirais	Exacerbação de manifestações pulmonares associadas a doenças oportunistas

Quadro 7. Principais causas de alterações neurológicas em pacientes vivendo com HIV/aids

Bacterianas	*S. pneumoniae*	*Treponema pallidum*
Fúngicas	*Cryptococcus neoformans*	*Histoplasma capsulatum*
Micobactérias	*Micobacterium tuberculosis*	
Vírus	Vírus JC (leucoencefalopatia multifocal progressiva)	
	CMV	*Herpes simplex*
	Vírus da varicela-zóster	HIV (Complexo Demência Aids)
Parasitárias	*Toxoplasma gondii*	*Trypanossoma cruzi*
Neoplasias	Linfoma primário do SNC	

Quadro 8. Causas de manifestação gastrintestinal em pacientes vivendo com HIV/aids

Bacterianas	*Salmonella* sp *Campylobacter* sp	*Shigella* *Clostridium difficile*
Protozoários/helmintos	*Criptosporidium* sp *Microsporidium* sp *Entamoeba histolytica*	*Isospora belli* Giárdia *Strongyloides stercoralis*
Fúngicas	*Candida albicans* *Histoplasma capsulatum*	*Candida* sp
Micobactérias	*Mycobacterium tuberculosis* Complexo *Mycobaterium avium* intracelular	
Vírus	Citomegalovírus HIV (enteropatia relacionada ao HIV)	*Herpes simplex*
Parasitárias	*Toxoplasma gondii*	*Leishmania*
Neoplasias	Linfoma	Sarcoma de Kaposi

Quadro 9. Causas de alteração hematológica em pacientes vivendo com HIV/aids

Etiologia	Agente
Infecciosa	*Cytomegalovirus*
	Parvovirus B19
	Mycobacterium tuberculosis
	Complexo *Mycobacterium avium*
	Histoplasma capsulatum
	Cryptococcus neoformans
	Pneumocystis jiroveci
	Leishmania chagasi
Principais medicamentos	Zidovudina
	Estavudina
	Ganciclovir/valganciclovir
	Sulfametoxazol-trimetoprim
	Dapsona
	Sulfadiazina
	Pirimetamina
	Flucitosina
	Anfotericina B
Neoplasias	Linfomas

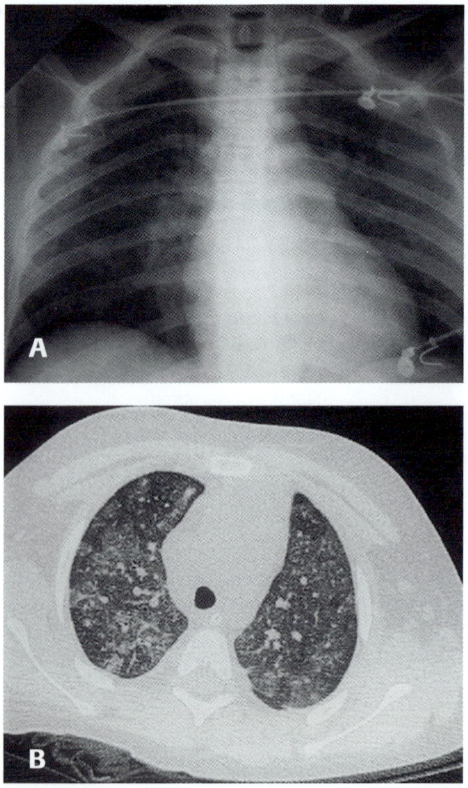

Figura 6. Raio X de tórax (A) e tomografia computadorizada de pneumocistose (B).

Nas situações de forte suspeita clínica em que a pesquisa direta for negativa, pode-se indicar broncoscopia com pesquisa em lavado broncoalveolar (LBA), que apresenta sensibilidade superior aos 90%[88]. Apesar de o uso da biópsia transbrônquica aliada à pesquisa no LBA ter sensibilidade de até 100%[89], esse método acrescenta pouco em termos de positividade e deve ser indicado com cautela em razão dos riscos envolvidos no procedimento, como pneumotórax e sangramento. O uso da técnica molecular de PCR, principalmente no LBA, tem se mostrado um novo aliado na investigação diagnóstica com alta sensibilidade, comparável ou ainda maior que o uso da pesquisa direta[90,91]. É importante salientar que um estudo tomográfico sem evidência de vidro fosco afasta a hipótese de pneumocistose pulmonar[92].

O tratamento de escolha é feito com sulfametoxazol--trimetoprim (SMX/TMP). Drogas de segunda linha em caso de hipersensibilidade ou intolerância são a associação de clindamicina com primaquina ou pentamidina isoladamente (Tabela 4)[93].

Em casos de hipoxemia grave – $pO_2 < 70$ mmHg ou P (A-a) $O_2 > 35$ mmHg – é indicada a associação de corticosteroides com o objetivo de evitar a exacerbação de sintomas respiratórios após o início do tratamento[94]. Em casos de insuficiência respiratória moderada ou grave, o suporte ventilatório, principalmente através do uso de ventilação não invasiva (CPAP ou BiPAP), pode ser necessário até melhora clínica.

Ao término do tratamento de ataque, a profilaxia secundária (tratamento de manutenção) deve ser instituída e só poderá ser suspensa quando o paciente alcançar recuperação imunológica com contagem de CD4 > 200 células/mm^3 por no mínimo 3 meses (Tabela 5). Em razão da alta incidência de pneumocistose em pacientes com CD4 < 200 e à elevada letalidade, a profilaxia primária é indicada para todos os pacientes com CD4 < 200 células/mm^3 (Tabela 6)[93].

Neurotoxoplasmose

Manifesta-se geralmente em indivíduos com linfócitos T $CD4^+ < 200$ células/mm^3 de forma subaguda, quase exclusivamente pela reativação de cistos teciduais que se encontravam quiescentes no SNC.

A prevalência de anticorpos antitoxoplasma varia bastante de acordo com a localização geográfica, desde 11% de prevalência nos EUA até 50 a 80% em alguns países europeus, latino-americanos ou africanos. A infecção primária ocorre após ingestão de carne malpassada contendo cistos ou pela ingestão de oocistos espalhados por fezes de gatos e esporulados no ambiente, processo que leva pelo menos 24 horas. Nos Estados Unidos, a ingestão de ostras e mexilhões crus foi recentemente descrita como novo fator de risco para infecção aguda. Entretanto, até 50% dos indivíduos com infecção primária não apresentam fator de risco identificável.

Na era pré-HAART, a incidência anual da toxoplasmose do SNC era de aproximadamente 33% nos pacientes com imunodeficiência avançada, sorologia positiva para *T. gondii* e sem profilaxia para a doença.

Quadro clínico

Nos pacientes com aids, a apresentação clínica mais comum é a de encefalite focal com cefaleia, confusão mental, sinais localizatórios (paresia ou plegia, alterações de pares cranianos, comprometimento da fala) e febre. Os pacientes podem apresentar também manifestações não focais incluindo cefaleia e sintomas psiquiátricos.

Na ausência de tratamento, a progressão da doença resulta em convulsões, rebaixamento do nível de consciência e coma. Coriorretinite, pneumonia e envolvimento de outros órgãos podem ocorrer menos frequentemente.

Diagnóstico

A maioria de pacientes apresenta anticorpos IgG antitoxoplasma, demonstrando que se trata de reativação de infecção crônica, mas a ausência de anticorpos não exclui o diagnóstico. A IgM antitoxoplasma geralmente está ausente e títulos de anticorpos não são úteis para o diagnóstico.

Os exames de imagem por tomografia computadorizada ou ressonância nuclear magnética evidenciam lesões com realce anelar após injeção de contraste localizadas preferencialmente nos gânglios da base. As lesões geralmente são múltiplas e frequentemente há edema perilesional. Em decorrência de edema acentuado, podem ocorrer apagamento de ventrículos ou desvio de linha média (Figura 7).

A toxoplasmose também pode se apresentar como lesão única ou como encefalite difusa sem evidência de lesões focais aos exames de imagem. Esta última apresentação tende a ser rapidamente progressiva e fatal.

O liquor está formalmente contraindicado na presença de edema importante com efeito de massa ou desvio de linha média.

O exame quimiocitológico de liquor mostra pleocitose e hiperproteinorraquia discretas e glicorraquia preservada. A pesquisa de *T. gondii* pelo método de PCR no líquor pode auxiliar no diagnóstico, uma vez que a especificidade é próxima de 100%, porém, possui baixa sensibilidade (~50%), principalmente após instituição de tratamento antitoxoplasma.

O diagnóstico usualmente é estabelecido em pacientes com achados clínicos e radiológicos compatíveis associados a resposta clínica e radiológica após 10 a 14 dias de tratamento antiparasitário. Ausência de resposta (deterioração clínica ou radiológica na primeira semana de tratamento ou ausência de melhora clínica em 10 a 14 dias de tratamento) sugere diagnósticos alternativos, havendo indicação de biópsia cerebral estereotáxica.

Tratamento

O tratamento de escolha consiste na associação de sulfadiazina, pirimetamina e ácido folínico (Tabela 4). A pirimetamina alcança o parênquima cerebral mesmo na ausência de inflamação. O ácido folínico reduz a proba-

Tabela 4. Tratamento de doenças oportunistas

Agente	Primeira opção	Terapia alternativa
Pneumocistose*	SMX/TMP (75-100 mg/kg/dia SMX e 15-20 mg/kg/dia TMP) EV 6/6 h ou 8/8 h; VO após melhora clínica Duração do tratamento: 21 dias	▪ Pentamidina 4 mg/kg/dia EV ▪ Dapsona 100 mg VO 1 x/dia + TMP 15 mg/kg/dia (dividir em 8/8 h) ▪ Primaquina 15-30 mg (base) VO 1 x/dia + clindamicina 600 mg EV 6/6 h
Neurotoxoplasmose†	Sulfadiazina VO 1 g, 6/6h (< 60 kg) ou 1,5 g, 6/6h (> 60 kg) + pirimetamina 200 mg VO no primeiro dia e 50 mg/dia (< 60 kg) a 75 mg/dia (≥ 60 kg) nos dias subsequentes + ácido folínico 10-25 mg/d (até 50 mg 2x/dia) Duração do tratamento: pelo menos 6 semanas	▪ Clindamicina 600 mg VO ou EV 6/6 h + pirimetamina e ácido folínico ▪ SMX/TMP (25 mg/kg SMX e 5 mg/kg TMP) EV ou VO 12/12 h ▪ Azitromicina 900 a 1.200 mg VO 1 x/dia + pirimetamina e ácido folínico
MAC	Claritromicina 500 mg VO 2x/dia + etambutol 15 mg/kg/dia 1x/dia Associação de terceira droga em caso de forma grave da doença: rifampicina 600 mg/dia Duração do tratamento: a princípio, por tempo indeterminado até que haja recuperação imunológica com introdução de HAART	▪ Azitromicina 500-600 mg VO 1 x/dia + etambutol 15 mg/kg/dia 1x/dia Associação de outras drogas em casos de maior gravidade: ciprofloxacina 500-750 mg VO 2 x/dia ou levofloxacina 500 mg VO 1 x/dia ou amicacina 10-15 mg/kg EV 1 x/dia
Neurocriptococose	Fase de ataque: anfotericina B 0,7 a 1 mg/kg/dia EV 1x/dia + 5-flucitosina 100 mg/kg/dia dividida de 6/6 h por, pelo menos, 2 semanas. Considerar o prolongamento do tempo de indução em pacientes comatosos ou com deterioração clínica, PIC persistentemente elevada, cultura liquórica positiva após as duas semanas de terapia. Fase de consolidação: fluconazol 400-800 mg/dia por, pelo menos 8 semanas	Fase ataque: ▪ Anfotericina B 0,7-1,0 mg/kg EV 1x/dia + fluconazol 800 mg EV ou VO 1x/dia ▪ Anfotericina B 0,7-1 mg/kg/dia EV 1 x/dia ▪ Anfotericina B complexo lipídico 5 mg/kg EV 1x/dia + flucitosina 25 mg/kg VO 6/6 h ▪ Anfotericina B lipossomal 3-4 mg/kg EV 1x/dia + fluconazol 800 mg EV ou VO 1x/dia ▪ Anfotericina B lipossomal 3-4 mg/kg EV 1 x/dia ▪ Fluconazol 400-800 mg EV ou VO 1x/dia + flucitosina 25 mg/kg VO 6/6 h ▪ Fluconazol 800-1200 mg EV ou VO 1x/dia por pelo menos 2 semanas (4-6 semanas) até negativação da cultura no liquor ▪ Itraconazol 200 mg VO 2 x/dia (para casos de intolerância ou falha a fluconazol)
Histoplasmose	**Fase aguda:** Anfotericina B 0,7 a 1 mg/kg/dia (totalizando cerca de 35 mg/kg) no mínimo 2 semanas. Prolongar para seis semanas em pacientes com lesão no sistema nervoso central **Fase de consolidação (por pelo menos 12 meses):** Itraconazol 200 mg VO 2x/dia. Após 12 meses de consolidação, deve-se considerar mudança para a fase de manutenção (profi laxia secundária) em pacientes com cura clínica e sem sinais radiológicos e sorológicos de doença ativa	**Fase aguda:** ▪ Anfotericina B complexo lipídico 3 mg/kg, 1 x/dia, por 2 semanas, transicionando-se a seguir para itraconazol 400 mg EV 1 x/dia ▪ Anfotericina B lipossomal 3 mg/kg EV 1x/dia Duração: mínimo duas semanas, até melhora clínica **Fase de consolidação:** ▪ Itraconazol 200 mg VO 2 x/dia ou fluconazol 800 mg VO 1 x/dia **Formas menos graves:** ▪ Ataque e consolidação: itraconazol 200 mg VO 3x/dia por 3 dias, a seguir 200 mg VO 2x/dia por 12 meses
CMV	Retinite Ganciclovir 5 mg/kg EV 12/12h por 14 a 21 dias Valganciclovir 900 mg VO 12/12h por 14 a 21 dias Outras formas de CMV Ganciclovir 5 mg/kg EV 12/12h por 14 a 21 dias	Retinite ▪ Foscarnet 90 mg/kg EV 12/12h por 14 a 21 dias ou 60 mg EV 8/8 h ▪ Implante intraocular de ganciclovir + ganciclovir 5 mg/kg EV 12/12h por 14 a 21 dias
Doença de Chagas	Benzonidazol 5-8 mg/kg/dia dividido em 12/12 h por 30 a 60 dias	Nifurtimox 10 mg/kg/dia

*Indicação de corticosteroide: $PaO_2 < 70$ mmHg ou P(A-a) $O_2 > 35$ mmHg. Iniciar prednisona 40 mg 2x/dia o mais precoce possível por 5 dias, 40 mg/dia por mais 5 dias e 20 mg/dia até o término do tratamento. Pode-se usar metilprednisolona na dose de 75% equivalente.
†Dexametasona é indicada em casos de edema ou efeito de massa importante secundário à lesão. Deve ser suspensa logo que possível. Anticonvulsivantes devem ser administrados quando houver convulsões.
Fonte: Adaptado de Naidoo et al.[105] e Arribas et al.[111].

Tabela 5. Profilaxia secundária de infecções oportunistas

Agente	Primeira opção	Alternativas	Critérios de suspensão
Pneumocistose	▪ SMX/TMP (800 mg SMX e 160 mg TMP) VO 1x/dia ▪ SMX/TMP (400 mg SMX e 80 mg TMP) VO 1x/d ▪ Sulfametoxazol + trimetoprima (800/160 mg) 3x/semana	▪ Pentamidina 300 mg inalatória com nebulizador Respigard II, 1x/mês ou ▪ Dapsona 50 mg VO 2x/dia ou 100 mg VO 1x/dia ou ▪ Dapsona 50 mg VO 1x/dia +(pirimetamina 50 mg + ácido folínico 25 mg) VO 1x/semana ou ▪ Atovaquona 1500 mg VO 1x/dia ou ▪ Atovaquona 1500 mg + pirimetamina 25 mg + ácido folínico 10 mg VO 1x/dia	Boa resposta à TARV com manutenção de LT-CD4+ > 200 células/mm³ por mais de 3 meses
Neurotoxoplasmose	Peso < 60 kg: sulfadiazina 500 mg 4x/dia + pirimetamina 25 mg 1x/dia + ácido folínico 10 mg 1x/dia • Peso > 60 kg: sulfadiazina 1.000 mg 4x/dia + pirimetamina 50 mg/dia + ácido folínico 10 mg 1x/dia	▪ Clindamicina 600 mg 3x/dia + pirimetamina 25-50 mg 1x/dia + ácido folínico 10 mg 1x/dia ▪ TMP-SMX DS 1 tablet BID ou ▪ Atovaquona 750-1500 mg VO 2x/dia + pirimetamina 25 mg + ácido folínico 10 mg VO 1x/dia ou ▪ Atovaquona 750-1500 mg VO 2x/dia + sulfadiazina 2000-4000 mg VO (divididos em 2-4 doses diárias) ou ▪ Atovaquona 750-1500 mg VO 2x/dia com alimentos * As doses de pirimetamina e de ácido folínico são idênticas às empregadas no tratamento como primeira opção	Boa resposta à TARV com manutenção de LT-CD4+ > 200 células/mm³ por mais de 6 meses
MAC	Claritromicina 500 mg VO 2x/dia a + etambutol 15 mg/kg 1x/dia	Azitromicina 500-600 mg VO 1x/dia + etambutol 15 mg/kg 1x/d	Após um ano de tratamento para MAC, na ausência de sintomas e LT-CD4+ > 100 células/mm³, estável por mais de seis meses. Reintroduzir se LT-CD4+ < 100 células/mm³
Criptococose	Fluconazol 200 mg VO 1x/dia	▪ Itraconazol 200 mg VO 2x/dia ▪ Anfotericina B desoxicolato 1 mg/kg 1x/semana	Término do tratamento da criptococose e boa resposta à TARV com manutenção de LT-CD4+ > 200 células/mm³ por mais de seis meses
Histoplasmose	Itraconazol 200 mg VO 1x/dia	▪ Voriconazol 400 mg VO 2x/dia por 1 dia, a seguir 200 mg 2x/dia ou ▪ Fluconazol 800 mg VO 1x/dia	Considerar suspensão após período mínimo de um ano de tratamento de consolidação, ausência de sintomas e LT-CD4+ > 150 células/mm³ estável por mais de seis meses
CMV	Ganciclovir 5 mg/kg EV 1x/dia Duração: indeterminada. Considerar suspensão se elevação sustentada de LT CD4+ até 100-150/mm³ por no mínimo 6 meses	Foscarnet 90-120 mg/kg EV 1x/dia	Boa resposta à TARV cm manutenção de LT-CD4+ > 100-150 células/mm³ por mais de 6 meses

Fonte: Adaptado de Naidoo et al.[105] e Arribas et al.[111].

bilidade de toxicidade hematológica associada à pirimetamina.

Pirimetamina associada à clindamicina e ao ácido folínico é o esquema alternativo preferencial para pacientes que não toleram sulfadiazina ou não respondem ao tratamento inicial. Estudos sugerem que a associação sulfametoxazol-trimetoprim (SMX-TMP) é eficaz no tratamento da encefalite por toxoplasma e mais bem tolerada que sulfadiazina-pirimetamina. SMX-TMP pode ser considerada uma opção para os pacientes em que a sulfadiazina-pirimetamina não pode ser utilizada. O sulfametoxazol-trimetoprim mostra menor atividade *in vitro* e a experiência de uso dessa droga no tratamento da encefalite por toxoplasma é limitada em países desenvolvidos.

O tratamento de ataque deve ser mantido por no mínimo 6 semanas, se houver melhora clínica e radiológica. Tratamentos com maior duração podem ser necessários em pacientes com comprometimento extenso do SNC e se ocorrer resposta incompleta (parcial) na sexta semana de tratamento.

Corticosteroides, como dexametasona, devem ser administrados apenas se houver indicação clínica, para me-

Tabela 6. Profilaxia de infecções oportunistas

Agente	Indicação	Primeira escolha	Terapia alternativa	Critérios de suspensão
Pneumocistose	LT-CD4+ < 200/mm^3 (ou < 14%) ou presença de candidíase oral ou febre indeterminada com mais de duas semanas de duração ou doença definidora de aids	▪ SMX/TMP (800 mg SMX e 160 mg TMP) VO 1x/dia ▪ SMX/TMP (400 mg SMX e 80 mg TMP) VO 1x/dia ▪ SMX/TMP (800/160 mg) VO 3x/semana	▪ Dapsona 100 mg/dia ▪ Pentamidina 300 mg inalatória com nebulizador Respigard 1x/mês ▪ Dapsona 50 mg VO 2x/dia ou 100 mg VO 1x/dia ▪ Dapsona 50 mg VO 1x/dia + pirimetamina 50 mg VO 1x/semana + ácido folínico 25 mg VO 1x/semana	Boa resposta à TARV com manutenção de LT-CD4+ > 200/mm^3 por mais de 3 meses Reintroduzir profilaxia se LT-CD4+ < 200/mm^3
Neurotoxoplasmose	Pacientes com IgG positiva para Toxoplasma e LTCD4+ < 100/mm^3	SMX/TMP (800 mg SMX e 160 mg TMP) VO 1x/dia	▪ Dapsona 50 mg VO 1x/dia + pirimetamina 50 mg 1x/semana + ácido folínico 10 mg VO 3x/semana ▪ Clindamicina 600 mg 3x/dia + pirimetamina 25-50 mg/dia + ácido folínico 10 mg 3x/semana	Boa resposta à TARV com manutenção de LT-CD4+ > 200 células/mm^3 por mais de 3 meses Reintroduzir profilaxia se LT-CD4+ < 100/mm^3
Tuberculose	PT > 5 mm ou história de contato com paciente bacilífero ou radiografia de tórax com cicatriz de TB sem tratamento prévio	Isoniazida 5 mg/kg/dia (dose máxima 300 mg/dia) A associação com piridoxina 50 mg/dia pode reduzir o risco de neuropatia		Duração: 6 meses
MAC	LT-CD4+ < 50/mm^3	Azitromicina 1.200 mg VO 1x/semana	Claritromicina 500 mg VO 2x/dia	Boa resposta à TARV com manutenção de LT-CD4+ > 100 células/mm^3 por mais de 3 meses Reintroduzir profilaxia se LT-CD4+ < 50/mm^3
Criptococose	Não se indica profilaxia primária para criptococose e histoplasmose. Evitar situações de risco, como entrar em cavernas ou expor-se a fezes de pássaros e morcegos			
Histoplasmose	Não se indica profilaxia primária. Recomenda-se diagnóstico precoce de retinopatia mediante fundoscopia rotineira em PVHA com LT-CD4+ < 50/mm^3			
CMV	Não se indica profilaxia primária			

Fonte: Adaptado de Naidoo et al.[105] e Arribas et al.[111].

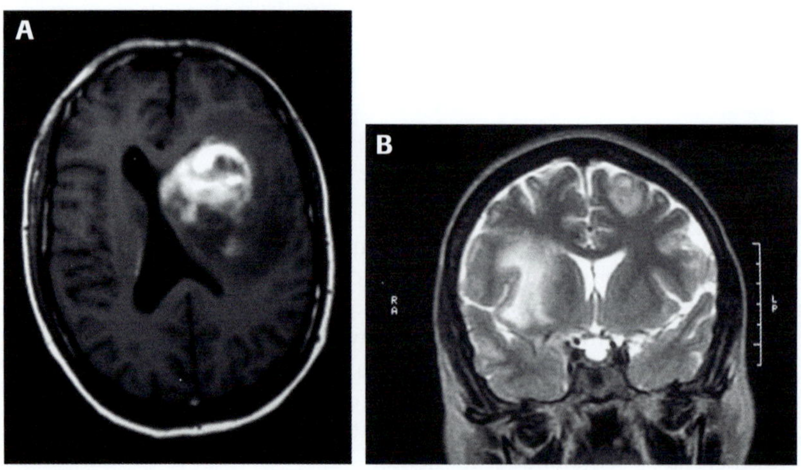

Figura 7. Imagem de neurotoxoplasmose.

lhorar o efeito de massa associado a lesões focais ou o edema cerebral difuso. Quando indicados, os corticosteroides devem ser suspensos assim que possível em razão do efeito imunossupressor e do risco de ocorrência de outras infecções oportunistas como tuberculose e doença por citomegalovírus.

Pacientes tratados com corticosteroides devem ser observados com cuidado principalmente em relação à resposta ao tratamento, pois linfomas primários do SNC podem responder clínica e radiologicamente ao uso isolado de corticosteroides.

Anticonvulsivantes devem ser prescritos aos pacientes com história de convulsões e devem ser mantidos no mínimo durante o tratamento de ataque.

Profilaxia secundária (terapia de manutenção)

Após tratamento inicial, deve ser mantido tratamento de manutenção (profilaxia secundária) até que ocorra reconstituição imune como consequência da terapia antirretroviral (TARV) (Tabela 5).

A associação pirimetamina-sulfadiazina-ácido folínico é altamente eficaz como tratamento supressor em pacientes com encefalite por toxoplasmose e é também protetora contra pneumocistose. Embora a sulfadiazina seja recomendada em quatro doses diárias, um estudo farmacocinético sugere bioequivalência entre esse esquema e outro em que a mesma dose total é dividida em duas doses diárias.

Pirimetamina associada à clindamicina é usada em pacientes que não toleram sulfa na dose de 600 mg de clindamicina a cada 8 horas. A atovaquona com ou sem pirimetamina ou sulfadiazina também é ativa contra toxoplasmose e pneumocistose, mas seu custo é significativamente mais alto. Um estudo pequeno e não controlado sugere que o cotrimoxazol poderia ser usado na profilaxia, porém não há dados a longo prazo para embasar essa recomendação, podendo seu uso ser considerado apenas em situações especiais em que os esquemas recomendados não podem ser utilizados.

A suspensão da profilaxia secundária pode ser proposta quando o paciente em tratamento antirretroviral (ARV) contínuo apresentar elevação de linfócitos CD4+ acima de 200 células/mm³ durante mais de 6 meses.

A profilaxia (tratamento de prevenção) deve ser reintroduzida se ocorrer queda de CD4.

Profilaxia primária

Em razão da elevada morbidade e letalidade da neurotoxoplasmose, a profilaxia primária é indicada para todos os pacientes com infecção por HIV com CD4 inferior a 100 células/mm³ e sorologia positiva para toxoplasmose. Sulfametoxasol-trimetoprim (SMX-TMP), 800/160 mg, 1 comprimido ao dia, é o esquema de escolha, ativo também contra *Pneumocystis jirovecii*. Sulfametoxasol-trimetoprim, 800/160 mg, três vezes por semana, é uma alternativa.

Dapsona-pirimetamina-ácido folínico, também efetivo contra pneumocistose, é um esquema alternativo recomendado para pacientes que não toleram SMX-TMP. A atovaquona com ou sem pirimetamina/ácido folínico é ativa contra pneumocistose e também pode ser considerada.

A profilaxia primária pode ser suspensa em pacientes em uso de TARV com CD4 > 200 células/mm³ durante mais de 3 meses. Deve ser reinstituída se ocorrer queda de CD4 a < 100 a 200 células/mm³ (Tabela 6).

Prevenção da exposição

Pacientes com infecção por HIV devem ser testados quanto à presença de anticorpos contra *Toxoplasma* a fim de detectar infecção latente por *T. gondii*. Devem ser aconselhados em relação às fontes de infecção por *Toxoplasma*, especialmente se forem soronegativos para *Toxoplasma*.

Para minimizar o risco de adquirir toxoplasmose, os pacientes devem ser orientados a não ingerir carne crua ou mal cozida de cordeiro, boi, porco ou veado. Essas carnes devem ser cozidas até que percam a coloração rosa em seu interior. Ostras, mexilhões e moluscos não devem ser ingeridos crus.

Após contato com carne crua, jardinagem ou contato com o solo, as mãos devem ser lavadas cuidadosamente. Lavar muito bem frutas e vegetais crus antes de ingeri-los.

Pacientes sem evidência de infecção pregressa que possuem gatos devem delegar a tarefa de limpeza diária das caixas de dejetos a alguém sem infeção por HIV e não gestante. Caso seja inevitável fazer esse serviço, lavar as mãos imediatamente após a tarefa.

Pacientes com infecção por HIV devem ser orientados a manter seus gatos em casa e a não adotar ou manipular gatos de rua. Os gatos devem receber apenas ração comercial ou comida caseira bem cozida. Não alimentá-los com carne crua ou malcozida[93].

Tuberculose e HIV

Apesar da disponibilidade de tratamento eficaz, a tuberculose (TB) continua a ser um importante problema de saúde pública e a segunda causa de mortalidade por doença infecciosa no mundo[95]. Estima-se que dos 13 milhões de casos novos de TB no mundo em 2013, cerca de 13% são coinfectados com o vírus HIV[95]. No Brasil, foram notificados 71.230 casos novos em 2012, com uma porcentagem de coinfecção com o vírus HIV de 9,7%[96]. Essa associação pode ser explicada pela relação sinérgica entre a micobactéria e o vírus: o HIV induz à imunossupressão e facilita a progressão da infecção por TB para doença ativa e, consequentemente, para morte[97]; da mesma forma, a infecção por TB parece acelerar a progressão da infecção pelo HIV[98].

A TB pode se manifestar em qualquer estágio da infecção pelo HIV, mas o espectro de manifestações clínicas é influenciado pelo grau de imunossupressão do paciente[99].

Sintomas constitucionais como astenia, febre, sudorese noturna, anorexia e perda ponderal podem estar presentes em qualquer fase da infecção pelo HIV[100].

Nos pacientes com contagem de linfócitos CD4 ≥ 350 células/mm^3, a apresentação clínica é semelhante àquela de indivíduos sem infecção pelo HIV, mais comumente com doença pulmonar localizada. Tosse produtiva prolongada (≥ 3 semanas) e alteração radiológica com infiltrados pulmonares apicais com ou sem cavitação são típicos dessa forma de TB. As formas extrapulmonares são mais frequentes na coinfecção HIV/TB do que nos pacientes imunocompetentes, mas as manifestações clínicas são semelhantes[100].

À medida que progride o grau de imunossupressão causada pela infecção pelo HIV, também se modificam as manifestações da TB. Indivíduos com doença avançada pelo HIV tendem a apresentar maior acometimento pulmonar de lobo médio/inferior com infiltrados micronodulares ou de distribuição miliar, comumente acompanhados de acometimento linfonodal intratorácico, com menor frequência de lesões cavitadas (Figura 8). Nos pacientes com contagem de CD4 < 200 células/mm^3, as manifestações extrapulmonares tornam-se ainda mais frequentes, inclusive com risco de doença disseminada pela TB[99,100].

As manifestações extrapulmonares podem ocorrer em praticamente qualquer órgão ou sistema, e as manifestações clínicas irão variar conforme o local acometido. Pode haver acometimento do sistema nervoso central (Figura 8E), evoluindo com quadro de meningoencefalite, geralmente de evolução subaguda em até 10% dos pacientes com coinfecção com HIV.

O acometimento de órgãos do sistema reticuloendotelial com comprometimento ganglionar, hepático, esplênico e de medula óssea pode ocasionar quadros de dor abdominal, icterícia obstrutiva, hepatoesplenomegalia e citopenias. Derrame pleural, pericárdico e ascite também podem ser encontrados (Figuras 8A, B, C e D). Nos casos de doença disseminada, deve-se atentar para o risco de evolução para sepse em razão da própria infecção pela micobactéria[93].

O manejo diagnóstico da TB ativa nos pacientes coinfectados com HIV segue os mesmos princípios dos pacientes sem infecção pelo HIV. O diagnóstico de certeza de TB é estabelecido com o crescimento e identificação de *Mycobacterium tuberculosis* na cultura do material clínico suspeito de infecção. É importante lembrar que a identificação correta do agente infeccioso é de extrema importância para a instituição do tratamento adequado, especialmente nas populações de pacientes imunodeprimidos, em que o diagnóstico diferencial pode contemplar diversos outros patógenos – p. ex., complexo *Mycobacterium avium-intracellulare* (MAC), histoplasmose disseminada etc. Dessa forma, todo material clínico coletado deve ser enviado para cultura em meio específico para micobactérias e teste de sensibilidade na suspeita de tuberculose. Entretanto, considerando-se o tempo lento de crescimento da *M. tuberculosis*, a decisão de iniciar o tratamento específico contra tuberculose deve ser tomada, em muitas situações, de acordo com a suspeita clínica e achados radiológicos ou de exames complementares (ou seja, o resultado da cultura não deve atrasar o início da terapêutica se houver forte suspeita diagnóstica).

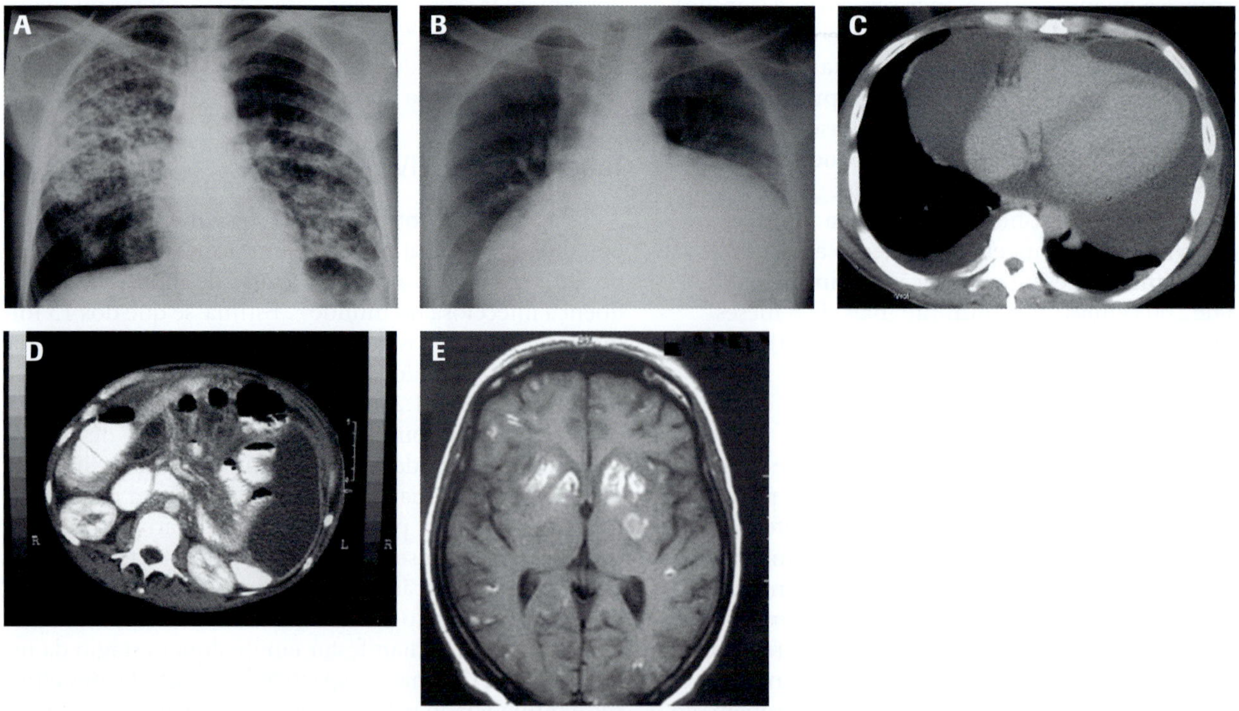

Figura 8. Alterações radiológicas de tuberculose. (A) raio X de tórax - tuberculose pulmonar; (B) raio X de tórax - tuberculose pericárdica; (C) tomografia computadorizada - tuberculose pericárdica; (D) tomografia computadorizada - tuberculose peritoneal; (E) tomografia computadorizada de crânio - meningoencefalite (tuberculomas).

No caso da TB pulmonar, além da cultura, deve-se solicitar a pesquisa direta de bacilos álcool-ácido resistentes (BAAR) nos espécimes respiratórios (escarro, secreção traqueal, lavado broncoalveolar). A pesquisa direta de BAAR no escarro tem sensibilidade variável de 40 a 80% e é menor nos pacientes com HIV avançado, em razão da menor frequência de lesões cavitadas "bacilíferas"[101]. A utilização de métodos diagnósticos com testes de amplificação de ácido nucleico (p. ex., reação da cadeia da polimerase - PCR) tem boa sensibilidade (cerca de 89%) e auxilia na rápida identificação da espécie de micobactéria[102]. Nos últimos anos, tornou-se disponível um teste molecular automatizado para diagnóstico de TB e identificação de gene de resistência à rifampicina com sensibilidade variando de 98 a 100% nas amostras com baciloscopia positiva e 57 a 78% nas amostras com baciloscopia negativa e especificidade de 90,9 a 100% no diagnóstico de TB pulmonar[103].

Na TB extrapulmonar, muitas vezes o diagnóstico pode ser difícil, considerando-se a dificuldade de se obter amostra apropriada, muitas vezes necessitando de procedimentos mais invasivos. A pesquisa direta, cultura e mesmo os testes de amplificação de ácidos nucleicos têm menor sensibilidade na TB extrapulmonar. O exame histopatológico (punção aspirativa de agulha fina ou biópsia, p. ex.) pode auxiliar no diagnóstico, e os achados variam de acordo com o grau de imunodeficiência: pacientes com contagem de CD4 mais elevada apresentarão os achados típicos de infiltrado inflamatório crônico granulomatoso, enquanto pacientes com imunodepressão mais avançada podem não apresentar granulomas ou apenas um esboço granulomatoso. Muitas vezes, no caso da TB extrapulmonar, o diagnóstico será presumptivo, baseando-se nos achados clínicos, epidemiológicos, radiológicos e laboratoriais e na resposta à instituição da terapia antituberculosa[93]. No caso da TB disseminada e nos pacientes com HIV avançado, a realização de hemocultura em meio específico para tuberculose pode auxiliar no diagnóstico, uma vez que esses pacientes podem apresentar episódios de micobacteremia[104].

Recomenda-se a investigação de todos os pacientes portadores do vírus do HIV para detecção de tuberculose latente, uma vez que o risco de reativação da TB é vinte vezes maior que na população em geral. O diagnóstico da TB latente pode ser feito através da realização do teste tuberculínico (PPD), uso de ensaios de liberação de interferon-gama, ou através de achados de cicatriz radiológica de tuberculose/evidência epidemiológica de contato com tuberculose (p. ex., contato domiciliar de paciente com TB bacilífera)[93]. No Brasil, o teste mais disponível é o PPD, que deve ser repetido nos pacientes não reatores após 6 meses do início da terapia antirretroviral e anualmente até viragem do exame (resultados acima de 5 mm são considerados reatores na população com HIV). É importante ressaltar que é sempre necessário descartar quadro de TB ativa para o diagnóstico de TB latente. As recomendações de tratamento da TB latente, conforme o Ministério da Saúde, estão descritas no Quadro 10[50].

Quadro 10. Recomendações de tratamento da tuberculose latente em pacientes com infecção por HIV

1. Pacientes assintomáticos com radiografia de tórax normal e: ▪ PPD ≥ 5 mm ▪ Contatos intradomiciliares ou institucionais com pacientes bacilíferos, independentemente do PPD ▪ Com registro documental PPD ≥ 5 mm anterior, não tendo sido submetido a tratamento ou quimioprofilaxia na ocasião
2. Pacientes assintomáticos com radiografia de tórax com presença de cicatriz radiológica de TB, sem tratamento anterior para TB, independentemente do resultado da PPD
Esquema terapêutico: isoniazida 5-10 mg/kg (máx. 300 mg/dia) por 6 meses
Obs.: Deve ser **obrigatoriamente** descartada TB ativa por meio da pesquisa de sintomas, realização de exames de baciloscopia/cultura escarro e de exames radiológicos (Rx tórax, TC tórax etc.) antes da instituição do tratamento para TB latente

O tratamento da TB em pacientes coinfectados pelo HIV deve ser realizado com associação de múltiplas drogas anti-TB e tem boa resposta terapêutica (90 a 95%)[93]. Idealmente, deve-se buscar a confirmação diagnóstica com identificação do *M. tuberculosis*, mas a espera do resultado de exame não deve atrasar a instituição da terapia em pacientes com forte suspeita diagnóstica de TB. Pacientes com baciloscopia positiva no escarro devem primeiro iniciar o tratamento para TB e se posteriormente houver crescimento de outra micobactéria (p. ex., MAC), esse tratamento deverá ser ajustado.

Nos pacientes que nunca realizaram terapia antirretroviral com diagnóstico de TB, o esquema recomendado é o básico para tratamento de TB, com associação de rifampicina, isoniazida, pirazinamida e etambutol (Tabela 7)[50]. Todo paciente com coinfecção HIV-TB deverá iniciar também o tratamento antirretroviral, mas considerando as potenciais interações medicamentosas, risco de efeitos adversos das medicações e o risco de síndrome de reconstituição imune (ver a seguir), o momento do início da TARV deve ser bem avaliado[50].

Ensaios clínicos randomizados com pacientes com CD4 < 500 células/mm^3 demonstraram que aguardar o término do tratamento da TB para início da TARV está associado com risco de morte aumentado em duas vezes. Outros ensaios clínicos controlados e randomizados avaliaram o momento de início da TARV em pacientes com coinfecção HIV-TB e mostraram que pacientes imunossuprimidos graves com CD4 < 50 células/mm^3 têm benefício em iniciar a TARV precocemente nas primeiras 2 semanas de tratamento para TB, enquanto pacientes com CD4 mais elevados podem aguardar até a oitava semana de tratamento da TB para início da TARV[105]. A partir desses estudos, o Ministério da Saúde recomenda o início da terapia antirretroviral na segunda semana de tratamento de TB, se CD4 < 200 células/mm^3 ou sinais de imuno-

Tabela 7. Tratamento da tuberculose em adultos/adolescentes (> 10 anos)

	Medicações	Peso	Nº de comprimidos	Duração
2 RHZE fase intensiva	R/H/Z/E 150/75/400/275mg Comprimido em dose fixa combinada	20-35kg 36-50kg > 50kg	02 03 04	2 meses
4 RH fase de manutenção	R/H 150/75mg Comprimido em dose fixa combinada	20-35kg 36-50kg > 50kg	02 03 04	4 meses*

R: Rifampicina; H: Isoniazida; Z: Pirazinamida; E: Etambutol.
*07 meses se neurotuberculose.
Fonte: Recomendações para o manejo da coinfecção TB-HIV em serviços de atenção especializada a pessoas vivendo com HIV/AIDS - Ministério da Saúde. Secretaria Executiva, Brasília, 2013.

deficiência avançada; e na oitava semana de tratamento para TB, se CD4 > 200 células/mm³ e ausência de sinais de imunodeficiência[50].

Como já mencionado, as interações farmacológicas entre as medicações anti-TB, especialmente a rifampicina, e os medicamentos utilizados na terapia antirretroviral são significativas e devem ser levadas em conta na escolha do tratamento tanto da TB quanto do HIV. Pela eficiência já comprovada e pela facilidade posológica no uso do comprimido combinado, as recomendações do Ministério da Saúde dão preferência ao uso do esquema básico com rifampicina no tratamento da TB, sempre que possível. Nos casos em que o tratamento para o HIV necessita do uso de esquemas com inibidor de protease associado a ritonavir, a recomendação passa a ser a troca da rifampicina por esquemas com rifabutina. As recomendações de tratamento da TB segundo o Ministério da Saúde estão descritas na Tabela 8 (no caso de tuberculose ativa)[50].

Com o início da TARV, especialmente nos pacientes com coinfecção pela TB, existe o risco de uma complicação decorrente da recuperação da resposta imune denominada síndrome inflamatória da reconstituição imune (SIRI)[106,107]. Essa síndrome ocorre em geral nos primeiros 3 meses após o início da TARV em pacientes em tratamento para TB. Caracteriza-se por aparente piora clínica da TB preexistente, com surgimento ou agravamento de sinais e sintomas (p. ex., surgimento de linfonodomegalia com sinais flogísticos e fistulização) e piora de sinais radiológicos. A SIRI ocorre na recuperação de resposta imune a antígenos da TB e não constitui falha terapêutica. Seu tratamento ainda é controverso. O uso de corticosteroides pode ser considerado em situações em que há manifestações mais graves. Não se recomenda suspender a TARV ou o tratamento anti-TB na presença de SIRI[107].

Outra manifestação da SIRI associada à TB ocorre por "desmascaramento" após início da terapia antirretroviral. Nessa situação, o paciente muitas vezes é oligossintomático ao diagnóstico de HIV e apenas após o início da TARV e recuperação da resposta imune, apresenta sinais e sintomas da infecção pela TB[106].

A SIRI é um diagnóstico de exclusão, de modo que se deve descartar baixa adesão ao tratamento, resistência aos medicamentos anti-TB ou presença de outra doença oportunista que possa justificar os novos sinais/sintomas.

Complexo *Mycobacterium avium-intracellulare* (MAC)

Apesar da distribuição pelo ambiente de forma ubíqua, a infecção pelas micobactérias do complexo *avium-intracellulare* (MAC) nos pacientes com infecção pelo vírus HIV é muito menos prevalente no Brasil que a in-

Tabela 8. Tratamento da tuberculose em adultos/adolescentes (> 10 anos) com rifabutina

	Medicações	Dose por faixa de peso		
		20-35 kg	**36-50 kg**	**> 50 kg**
Fase intensiva (2 meses)	Rifabutina 150 mg	1 cápsula	1 cápsula	1 cápsula
	Isoniazida 100 mg	2 comprimidos	2-3 comprimidos	3 comprimidos
	Pirazinamida 500 mg	2 comprimidos	2-3 comprimidos	3 comprimidos
	Etambutol 400 mg	1-2 comprimidos	2-3 comprimidos	3 comprimidos
Fase de manutenção (4 meses*)	Rifabutina 150 mg	1 cápsula	1 cápsula	1 cápsula
	Isoniazida 100 mg	2 comprimidos	2-3 comprimidos	3 comprimidos

Isoniazida - 10 mg/kg/dia, dose máxima de 300 mg/dia; pirazinamida - 35 mg/kg/dia, dose máxima de 1.500 mg/dia; etambutol - 25mg/kg/dia, dose máxima de 1.200 mg/dia.
*7 meses se NeuroTB.
Fonte: Recomendações para o manejo da coinfecção TB-HIV em serviços de atenção especializada a pessoas vivendo com HIV/AIDS - Ministério da Saúde. Secretaria Executiva. Brasília: Ministério da Saúde, 2013.

fecção pelo *M. tuberculosis*. Entretanto, é a mais comum dentre as infecções causadas pelas micobactérias não *tuberculosis*. Em estudo realizado no estado de São Paulo pelo Instituto Adolfo Lutz, avaliando 1.248 pacientes com isolamento de micobactéria não *tuberculosis* em amostra clínica no período de 1991 a 1997, o MAC foi o principal agente isolado (64,9%), dos quais 597 pacientes com MAC eram coinfectados com HIV[108]. Com a introdução da TARV de alta potência, a incidência da doença pelo MAC vem caindo progressivamente.

As principais vias de aquisição são por inalação, inoculação direta ou ingestão. A transmissão pessoa-pessoa de MAC parece ser extremamente rara. A principal espécie relacionada à infecção nos pacientes com HIV é o *Mycobacterium avium* (> 95% casos de doença disseminada), ocorrendo principalmente nas situações de imunodepressão grave (CD4 < 50 células/mm^3)[93].

A doença pelo MAC nos pacientes com HIV avançado apresenta-se como doença disseminada[109]. Febre persistente, sudorese noturna, perda ponderal, inapetência, astenia e diarreia acompanhada de dor abdominal são sintomas associados com a doença pelo MAC. Exames laboratoriais inespecíficos podem mostrar alterações hematológicas com anemia, leucopenia ou plaquetopenia e alterações de enzimas hepáticas. Acometimento do fígado, baço, linfonodos intra-abdominais, mediastinais ou cervicais é comum[109]. Pericardite, derrame pleural, úlceras genitais e lesões cutâneas também já foram descritas (Figura 9). O acometimento do parênquima pulmonar é incomum nos pacientes com coinfecção HIV-MAC, mas esses pacientes podem apresentar colonização do trato respiratório. As alterações radiológicas refletem o acometimento sistêmico da doença e podem ser semelhantes aos achados dos quadros de TB extrapulmonar (Figura 10).

O diagnóstico da doença disseminada pelo MAC é baseado no isolamento em cultura para micobactérias de MAC em espécime clínico (p. ex., cultura de linfonodo, mielocultura etc.). Ressalta-se a importância da coleta de hemocultura para micobactérias na suspeita de doença disseminada por MAC. Exames radiológicos como tomografia computadorizada e exame anatomopatológico podem auxiliar o diagnóstico, mas não são específicos.

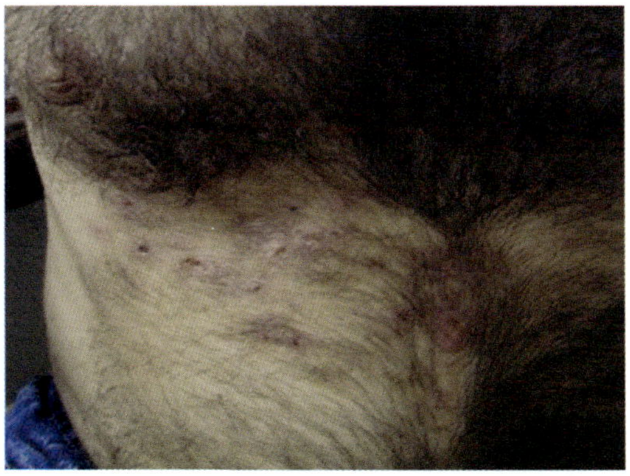

Figura 9. Lesão cutânea por MAC.

O tratamento da infecção disseminada pelo MAC é realizado com associação de macrolídeo (claritromicina ou azitromicina) e etambutol (Quadro 11). Deve ser mantido por pelo menos 12 meses até a resolução dos sintomas e com pelo menos 6 meses de recuperação imunológica com CD4 > 100 células/mm^3.[93]

A profilaxia deve ser instituída nos pacientes com HIV com contagem de CD4 < 50 células/mm^3 (primária) ou nos pacientes com doença prévia por MAC com CD4 < 100 células/mm^3 (secundária). Os principais esquemas utilizados são descritos no Quadro 11[93].

Criptococose

Infecção fúngica causada por *Cryptococcus neoformans* que acomete, em geral, pacientes com linfócitos T CD4+ < 100 células/mm^3. A doença pode atingir qualquer parte do organismo, porém o acometimento do SNC é o mais comum e mais grave em pacientes infectados por HIV. O quadro geralmente é subagudo, caracterizado por febre e cefaleia intermitente, que se torna cada vez mais frequente. Contudo, pode se apresentar de forma aguda ou crônica. Apenas 30% dos pacientes apresentam rigidez de nuca e fotofobia. Manifestações de encefalite tais como letargia, alterações cognitivas e comportamentais podem acompanhar as queixas meningíticas.

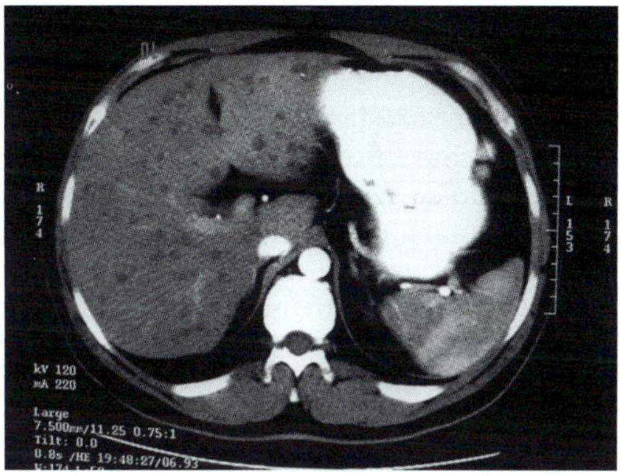

Figura 10. Alteração tomográfica indicativa de MAC.

Quadro 11. Esquemas de tratamento e profilaxia para doença por MAC

Tratamento da doença pelo MAC
Combinação de pelo menos duas drogas (macrolídeo + etambutol): 1. Claritromicina 500 mg 12/12 h + etambutol 15 mg/kg/dia OU 2. Azitromicina 500 mg 1x/dia + etambutol 15 mg/kg/dia
Profilaxia da doença pelo MAC
Para todos os pacientes com CD4 < 50 céls/mm^3 ou para os pacientes com infecção prévia por MAC e CD4 < 100 célulass/mm^3 1. Azitromicina 1.200 mg 1x/semana OU 2. Claritromicina 500 mg 12/12h OU 3. Azitromicina 600 mg 2x/semana

A punção liquórica revela elevação da pressão intracraniana, hiperproteinorraquia com celularidade pouco alterada ou normal e glicorraquia pouco diminuída ou normal. No esfregaço direto com tinta-da-china, é possível observar formas fúngicas em até 80% dos casos. Quando esse exame se mostrar negativo em pacientes infectados por HIV com manifestações de meningite ou meningoencefalite, a pesquisa de antígeno criptocócico é mandatória. Recomenda-se a prova de látex ou, preferencialmente, o ensaio de fluxo lateral, teste imunocromatográfico recentemente disponível. Lesões compatíveis com a presença do fungo no SNC (p. ex., dilatação dos espaços perivasculares de Virchow-Robin ou pseudocistos mucinosos) podem ser mais evidenciadas na ressonância nuclear magnética (RNM) de crânio.

A criptococose pode cursar com comprometimento extrameníngeo, associado ou não ao acometimento do SNC. A lesão pulmonar caracteriza-se por tosse seca e dispneia, e o espectro de manifestações radiológicas é amplo, incluindo lesões micronodulares e padrão intersticial. Doença disseminada com acometimento de pele, suprarrenal, próstata e/ou medula óssea também pode ser observada. A hemocultura e a pesquisa de antígeno criptocócico no sangue podem auxiliar no diagnóstico das formas extrameníngeas.

O tratamento da criptococose do SNC compreende três fases: indução, consolidação e manutenção. O tratamento de escolha na indução consiste em anfotericina B, na dose de 0,7 a 1 mg/kg/dia, e 5-flucitosina, 100 mg/kg/dia (Tabela 4) durante pelo menos 2 semanas. Quando a 5-flucitosina não estiver disponível, a associação de fluconazol, 800 mg/dia, é a alternativa. A consolidação é feita com fluconazol, 400 a 800 mg/dia, durante 8 semanas. Em casos de elevação sintomática da pressão intracraniana, indica-se punções liquóricas de alívio, diariamente, até obter pressões normais durante pelo menos 3 dias consecutivos. A persistência de pressão elevada pode indicar a necessidade de procedimentos neurocirúrgicos. Finalmente, a manutenção ou profilaxia secundária deve ser instituída, usualmente com fluconazol, 200 mg/dia, durante pelo menos 1 ano (Tabela 5). A interrupção da manutenção poderá ser cogitada em caso de recuperação imunológica, com CD4 > 100 células/mm^3 durante pelo menos 6 meses. O uso de profilaxia primária para pacientes com CD4 < 50 células/mm^3 não é indicado rotineiramente. Recomenda-se que pacientes com CD4 < 100 células/mm^3, assintomáticos e em programação para início de terapia antirretroviral realizem pesquisa de antígeno criptocócico em soro. Se o resultado for positivo, após excluir doença neurológica, os pacientes podem receber fluconazol, visando evitar formas mais graves da doença.

Histoplasmose

Doença fúngica causada por *Histoplasma capsulatum*. A infecção ocorre por inalação de microconídios e posterior reativação. A doença geralmente se manifesta em pacientes com linfócitos T CD4+ < 100 células/mm^3. A manifestação clínica mais comum é a forma disseminada, comprometendo pulmões, medula óssea, fígado, baço, gânglios, trato digestivo, pele e, raramente, SNC.

O quadro clínico é subagudo, caracterizado por febre, astenia, perda de peso e adinamia. No comprometimento pulmonar, tosse, dor torácica e dispneia podem estar presentes. Ao exame físico, são encontradas alterações na ausculta pulmonar, hepatoesplenomegalia, adenomegalias e podem ser observadas lesões papulocrostosas na pele.

Infiltrados micronodulares são evidenciados no raio X e na tomografia computadorizada de tórax. Achados laboratoriais clássicos são pancitopenia e importante elevação de desidrogenase lática. O diagnóstico é feito pela identificação de *H. capsulatum* através de pesquisa direta e cultura no sangue periférico, medula óssea, raspado da pele, secreção pulmonar ou outros materiais obtidos do órgão acometido (Figura 11). A detecção de antígeno no sangue ou na urina possui alta sensibilidade nas formas disseminadas. Testes sorológicos também podem ser utilizados para auxiliar o diagnóstico.

O tratamento é feito à base de anfotericina B (Tabela 4). O tratamento de manutenção deve ser realizado com itraconazol (Tabela 5) e não há dados suficientes que

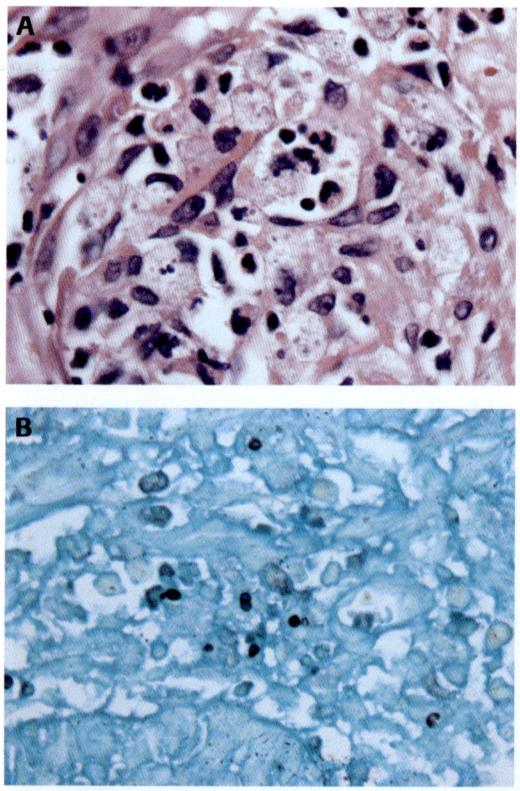

Figura 11. A: Biópsia de pele mostrando a infecção por *H. capsulatum*. **B:** Coloração histoquímica mostrando a parede celular do fungo corada pela prata em preto.
Fonte: cortesia da dra. Fabíola del Carlo Bernardt – Departamento de Patologia.

permitam a suspensão da terapia de manutenção. A profilaxia primária não é indicada rotineiramente, sendo reservada para indivíduos com T CD4+ < 150 células/mm^3 residentes em áreas endêmicas[93].

Citomegalovírus (CMV)

Doença causada pela reativação do vírus CMV, geralmente em pacientes com imunodepressão avançada, com T CD4+ < 50 células/mm^3. Pode acometer qualquer órgão, sendo mais comum a ocorrência de lesões oculares (retinite), em tubo digestivo (úlceras esofágicas, gástricas e colites), medula óssea, SNC e pulmões.

A coriorretinite pode ser assintomática quando acomete a periferia da retina, sendo um achado ao exame do fundo de olho, ou cursar com manifestações clínicas: borramento visual, escotomas, alteração do campo visual, descolamento de retina e até cegueira. Ao exame do fundo de olho, é observada lesão característica de retinite necrotizante, com aspecto amarelo-esbranquiçado, com ou sem hemorragia intrarretiniana. Pode ser encontrado descolamento de retina.

A lesão esofágica é responsável por disfagia, perda de peso, febre e desconforto retroesternal e é caracterizada por lesões ulceradas rasas, grandes (> 10 cm^2), únicas ou múltiplas e localizadas principalmente nas porções média e distal do esôfago[110] e pode ser encontrada concomitantemente com outros agentes (*Candida* e herpes simples).

A colite por CMV caracteriza-se por febre, perda de peso, anorexia, diarreia e dor abdominal. A diarreia pode ser sanguinolenta e a perfuração intestinal pode ser uma complicação da doença. O diagnóstico é feito por endoscopia ou colonoscopia com visualização de úlceras na mucosa e biópsia de lesão com evidências de corpúsculos de inclusão característicos de CMV. O uso de reação de imunoistoquímica específica para CMV ou PCR no tecido auxilia o diagnóstico.

O acometimento hematológico é caracterizado por pancitopenia, febre, perda de peso e adinamia. Mielograma com pesquisa de PCR na medula óssea positiva em vigência do quadro clínico compatível confirma o diagnóstico.

A pneumonite por CMV em pacientes infectados por HIV é incomum. Cursa com tosse seca, dispneia progressiva e hipoxemia. O raio X de tórax evidencia infiltrado intersticial difuso. O diagnóstico é feito por biópsia transbrônquica com evidência de alteração histológica específica.

O comprometimento neurológico pode se manifestar com encefalite, ventriculoencefalite, mielite e/ou polirradiculopatia. A evolução geralmente é subaguda, mas pode ser aguda. A encefalite pode se manifestar como demência e é semelhante à encefalopatia por HIV cursando com alteração de raciocínio, letargia e confusão mental. Exame liquórico na encefalite costuma mostrar pleocitose linfocítica, glicorraquia normal ou pouco diminuída, proteinorraquia normal ou pouco aumentada.

A evolução geralmente é rápida, com média de sobrevivência de apenas 42 dias[111]. Os achados radiológicos (TC e RNM) são variáveis e evidenciam realce periventricular, principalmente em estudos de ressonância magnética[112].

A ventriculoencefalite apresenta evolução mais aguda, com déficits neurológicos focais, acometendo frequentemente pares cranianos. Exames de imagem evidenciam realce periventricular.

A polirradiculopatia por CMV apresenta quadro semelhante ao da síndrome de Guillain-Barré, caracterizada por perda progressiva de força nos membros inferiores, hiporreflexia ou arreflexia e alteração de controle esfincteriano. Exame de liquor na polirradiculopatia pode revelar pleocitose com predomínio neutrofílico, hipoglicorraquia e elevação de proteína, imitando os achados da meningite bacteriana aguda.

O diagnóstico de comprometimento neurológico por CMV é confirmado através da análise positiva de PCR para CMV no liquor, com sensibilidade variando entre 62 e 100% e especificidade entre 89 e 100%[113].

O tratamento de reativação de CMV é feito com ganciclovir (Tabela 4). Em caso de retinite por CMV, o emprego de terapia intraocular adjuvante depende da topografia da lesão retiniana e deve ser avaliado pelo oftalmologista.

A terapia de manutenção (profilaxia secundária) é indicada para retinite por CMV, deve ser feita com ganciclovir ou foscarnet (Tabela 5) e mantida até elevação de CD4 > 100 células/mm^3 por pelo menos 6 meses após avaliação oftalmológica excluindo lesões ativas[93].

Recidiva foi relatada em 3% dos pacientes cuja profilaxia secundária foi suspensa após reconstituição imune, e nenhuma aferição de CD4 é suficientemente segura (recidivas foram descritas em pacientes com aferição de CD4 de até 1.250 células/mm^3). Portanto, todos os pacientes com histórico de retinite cuja profilaxia secundária foi suspensa devem ser submetidos à avaliação oftalmológica periódica.

O uso de profilaxia secundária para esofagite/colite não é indicado rotineiramente, sendo em geral reservado para as recidivas. Não há comprovação de benefício da profilaxia secundária para pneumonite por CMV.

Leucoencefalopatia multifocal progressiva (LEMP)

A leucoencefalopatia multifocal progressiva (LEMP) é uma infecção oportunista do SNC causada pelo vírus JC. Caracteriza-se por desmielinização focal e geralmente ocorre em pacientes com linfócitos T CD4+ < 200 células/mm^3.

As manifestações clínicas incluem hemiparesia, ataxia, afasia, alterações visuais, perturbações cognitivas e convulsões. O início é insidioso com progressão em semanas. Ao exame de imagem, TC ou RNM, observam-se lesões na substância branca com o aspecto característico de "dedo de luva". A RNM mostra geralmente mais de uma imagem hipointensa em T1 ou hiperintensa em T2 e Flair. As lesões não costumam apresentar realce após contraste nem ter efeito expansivo. A localização supratentorial é mais frequente, mas o acometimento do cerebelo e/ou tronco pode estar presente. A confirmação diagnóstica requer quadro clínico e imagens compatíveis associados à presença do vírus JC no líquor, detectada por PCR em 70 a 90% dos pacientes sem tratamento ARV. O diagnóstico também pode ser confirmado mediante biópsia cerebral que demonstre a presença do vírus associado à lesão desmielinizante e oligodendrócitos com núcleo de aspecto aumentado e inclusões intranucleares basófilas. Não existe terapia antiviral específica que seja eficaz para o controle do vírus JC. A restauração imune obtida com a HAART parece ser a única forma de controle da doença; no entanto, há relatos da piora neurológica "paradoxal" após o início de HAART, atribuída à síndrome de reconstituição imune[93].

Reativação de doença de Chagas

Com o controle do *Triatoma infestans*, seu principal vetor, a incidência da doença de Chagas reduziu-se significativamente no Brasil após a década de 1990. No entanto, permanecem ainda aqueles com a infecção crônica ocorrida em décadas passadas, e outros migrantes de países da América Latina, onde a prevalência da doença ainda é bastante alta[114-116].

É causada pelo protozoário *Trypanosoma cruzi*, com quadro clínico dividido em fases aguda e crônica, sendo esta última geralmente assintomática ou podendo causar cardiomiopatia ou alterações esofágicas e colônicas (megaesôfago e megacólon).

Em pacientes infectados por HIV, pode ocorrer a reativação na fase crônica, com acometimento do SNC ou cardíaco. A lesão do SNC é caracterizada por meningoencefalite multifocal que cursa com cefaleia, déficits focais, convulsão, rebaixamento de nível de consciência e coma. A evolução é relativamente rápida e, ao exame de imagem, há lesões focais com realce de contraste e edema perilesional (Figura 12). É um diagnóstico diferencial de neurotoxoplasmose. O diagnóstico é feito por meio da identificação de *T. cruzi* no sangue e no líquor ou pela biópsia com identificação de amastigota.

O tratamento é realizado com benzonidazol, 5 a 8 mg/kg/dia (Tabela 4).

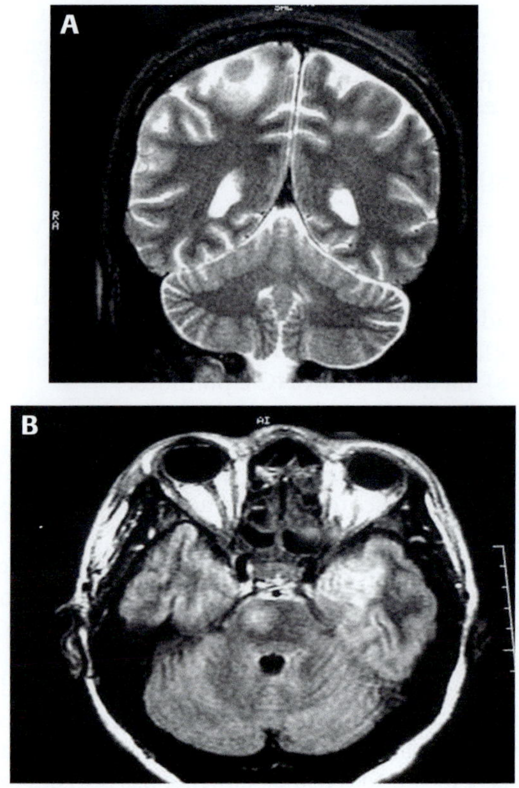

Figura 12. Alteração em ressonância nuclear magnética - reativação de doença de Chagas.

Sarcoma de Kaposi

O sarcoma de Kaposi é causado pelo herpes-vírus 8 (HHV-8), também conhecido como herpes-vírus associado a sarcoma de Kaposi (KSHV), um vírus DNA. É uma neoplasia angioproliferativa multifocal, afetando principalmente tecidos mucocutâneos, mas com potencial à visceralização acometendo em especial pulmões, trato gastrointestinal e tecido linfático[117].

O vírus é de transmissão inter-humana, ainda não completamente definida, e tem maior prevalência nos homens. Nas pessoas que vivem com HIV e aids (PVHA), afeta quase exclusivamente os homens que fazem sexo com homens (HSH), em geral com contagens CD4 inferior a 200 células/mm^3[118]. É endêmico na região Mediterrânea e na Europa Oriental e em alguns países da África Subsaariana. O HHV-8 já foi associado também a outras neoplasias, como a doença multicêntrica de Castleman[117].

Antes do tratamento antirretroviral de alta potência (HAART), era a neoplasia mais comum entre as PVHA, mas desde então sua prevalência está em declínio[119].

As manifestações clínicas nas PVHA são variáveis, mas geralmente a neoplasia tem comportamento agressivo e apresenta mais de uma lesão em pele ou mucosa, geralmente indolor, de aspecto macular a nodular e coloração violácea em decorrência da hipervascularização da lesão. Quando nas vias aéreas, pode manifestar-se com sintomas respiratórios e escarros hemoptoicos podendo evoluir para insuficiência respiratória. No trato gastrointestinal, podem produzir ulcerações e sangramentos.

As imagens endoscópicas apresentam as mesmas características de nodulações violáceas. O raio X de tórax, na forma respiratória, pode revelar infiltrado reticulonodular, aumento do mediastino e derrame pleural. A tomografia computadorizada pode evidenciar lesão nodular com captação de contraste.

O diagnóstico pode ser feito clinicamente, mas se houver dúvida com relação aos diferenciais (por exemplo: bartonelose, micose fungoide, leishmaniose), pode ser confirmado através de biópsia das lesões de pele ou mucosa[120].

O estadiamento leva em consideração a extensão das lesões e órgãos acometidos. T0S0 indica ausência de sintomas constitucionais, acometimento da pele, com ou sem linfonodos, com ou sem lesão oral pequena. T1 é o estadiamento se houver lesão oral extensa, ulcerações ou comprometimento de outros órgãos. S1 indica presença de outras doenças oportunistas ou relacionadas ao HIV ou ocorrência de sintomas constitucionais tipo B (sudorese, febre, perda ponderal maior que 10% ou diarreia há mais de 2 semanas) ou algum grau de dependência (índice de Karnofski < 70)[120].

O tratamento se inicia promovendo a recomposição do sistema imunológico, com suspensão de potenciais imunossupressores (terapias com interferon ou corticosteroides, por exemplo) e com início ou ajuste de TARV, que é responsável por remissão completa em até 80% dos casos T0S0. Se o estadiamento da doença for S1 ou T1, é indicada também quimioterapia sistêmica, que também pode ser recomendada se o paciente apresentar dores ou lesões cutâneas muito extensas. Utilizam-se antraciclinas lipossômicas (doxorrubicina, daunorrubicina) ou, alternativamente, paclitaxel ou etoposídeo oral. Todos os tumores são radiossensíveis e a radioterapia pode contribuir para a remissão. Podem ser utilizados outros tratamentos locais, como crioterapia, vimblastina e ácido retinoico[120].

Apesar de o HHV-8 mostrar resposta a alguns antivirais, como foscarnet, ganciclovir, cidofovir e adefovir, os estudos ainda mostram resultados contraditórios quanto ao uso no sarcoma de Kaposi[117].

Avaliação inicial e acompanhamento do paciente com infecção por HIV/aids

O seguimento de pacientes portadores de HIV deve visar inicialmente à manutenção do paciente no serviço de saúde. É preciso tentar estabelecer vínculos desde as primeiras consultas e o apoio psicossocial é fundamental.

Estudos mostram que pacientes acima de 50 anos, mulheres e homens que fazem sexo com homens (HSH) tendem a estabelecer vínculo e aderir ao serviço. Também tendem a permanecer no serviço de saúde os pacientes com CD4 muito baixo[121,122]. Isso evidencia o desafio de manter o acompanhamento regular de jovens, adolescentes, usuários de drogas e pacientes não HSH[50,123,124].

Com o paciente mantendo visitas regulares, é possível rastrear, prevenir e tratar doenças associadas ao HIV, distúrbios cardiovasculares, transtornos psiquiátricos, neoplasias, entre outros agravos. Dentre os rastreamentos infecciosos, anualmente será importante a triagem de tuberculose através de prova tuberculínica, de sífilis através de VDRL, de hepatite C através de sorologia e, para os pacientes com CD4 abaixo de 50, controle de fundoscopia para diagnóstico precoce de reativação de CMV e toxoplasma. Dentre os rastreamentos neoplásicos, colpocitológico anual para mulheres e citologia retal anual em pacientes HSH e mulheres com antecedentes de coito anal; mamografia anual para mulheres acima de 40 anos; e controles de função hepática em pacientes com coinfecção por vírus de hepatites B ou C[50].

É necessário orientar o paciente quanto às práticas sexuais mais seguras para prevenção de transmissão e aquisição de HIV e outras doenças sexualmente transmissíveis (DST) e estimulá-lo a trazer o parceiro sexual para testagem e aconselhamento. Em mulheres, é importante investigar se há desejo reprodutivo para escolha ou revisão de medicamentos e encaminhamento para planejamento familiar[50,125].

Durante as avaliações, o paciente deve ser encaminhado para receber imunizações de acordo com sua idade, comorbidades e grau de imunodepressão[105]. Se houver necessidade, o paciente deve ser encaminhado para avaliação e orientação nutricional.

A frequência das consultas depende inicialmente do estadiamento da infecção por HIV e das condições clínicas do paciente. Quanto mais sintomas e quanto maior a imunodepressão, mais próximas devem ser as avaliações médicas, no sentido de identificar e tratar possíveis doenças associadas ao HIV.

Na primeira consulta deve-se solicitar hemograma, contagem de LT-CD4+ e carga viral do HIV, avaliação hepática e renal (AST, ALT, creatinina, ureia, sódio, potássio, exame básico de urina), parasitológico de fezes, testes não treponêmicos (VDRL ou RPR), triagem de hepatites virais (anti-HAV, anti-HCV, HBs Ag, anti-HBcT e anti-HBs), sorologias para toxoplasmose, HTLV-1 e -2 e Chagas, além de dosagem de colesterol e triglicérides, glicemia de jejum, prova tuberculínica (PPD) e radiografia de tórax[105].

Após início ou troca de antirretroviral (ARV), a reavaliação deverá ocorrer em 7 a 15 dias para verificar tolerância, eventos adversos e adesão ao tratamento. Consultas mensais, nesse momento inicial, têm o objetivo de observar o paciente durante sua adaptação à TARV. Pacientes clinicamente estáveis, em uso regular de medicação podem ser reavaliados a intervalos de 3 a 6 meses. A coleta de carga viral deve ser indicada antes do início ou troca de TARV, de 2 a 3 meses após esses eventos. Para pacientes estáveis, com boa adesão e controle da replicação viral, coletas semestrais são suficientes para monitorar o tratamento. A aferição de linfócitos CD4 também pode ser feita semestralmente em pacientes com resultados acima de 200 células/mm[350].

Outros exames e respectivas frequências serão indicados de acordo com o paciente e perfil de toxicidade dos medicamentos utilizados[105].

Tratamento de HIV/aids

A terapêutica específica para o tratamento de HIV/aids teve início em 1987, com a aprovação pelo governo norte-americano do primeiro inibidor da transcriptase reversa análogo de nucleosídeo (ITRN), a zidovudina (AZT). Porém, a eficácia da terapia era limitada na maioria dos pacientes, mesmo naqueles que faziam o uso combinado de dois ITRN. Desde 1996, a partir do desenvolvimento da classe dos inibidores de protease (IP) e do uso combinado de pelo menos três medicamentos (terapia de alta eficácia – HAART – do inglês, *highly active antiretroviral therapy*), inicia-se uma nova fase no tratamento de HIV/aids em que é possível o controle mais efetivo da replicação viral com consequências dramáticas sobre o perfil de morbidade e mortalidade da infeção por HIV.

A utilização adequada de tratamento antirretroviral de alta potência (HAART) permite, a partir do controle da replicação viral, melhora clínica e imunológica e limitação da progressão da doença. A euforia curativa inicial deu lugar a previsões mais conservadoras de controle da doença com uso persistente da medicação. A necessidade do uso prolongado e regular da medicação aumentou a procura por medicamentos com posologia mais cômoda.

Uma nova classe de medicamento, os inibidores de transcriptase reversa não análogos de nucleosídeos (ITRNN), representada a princípio por efavirenz e nevirapina, contribuiu para simplificar a terapêutica. Posteriormente, verificou-se a melhora da farmacocinética dos inibidores da protease (IP) com o uso concomitante de ritonavir, um IP que por se tratar de forte inibidor do complexo enzimático P450 hepático, aumenta o tempo de exposição ao outro IP mediante manutenção de concentrações séricas mais constantes e elevadas e meia-vida mais longa. O uso de ritonavir associado a outro IP permitiu posologia mais cômoda com redução do número de cápsulas *e* comprimidos e da frequência de ingestão além da eliminação de algumas interações com alimentos. Desde 2000, passou a prevalecer o uso combinado de IP com ritonavir[126].

Até o momento, não há perspectivas concretas de tratamento curativo para a infecção por HIV. A cura esterilizante (com eliminação de todas as células infectadas, mantendo carga viral abaixo de 1 cópia/mL) só foi descrita até o momento uma vez com o "paciente de Berlim"[127] em condições excepcionais.

A cura funcional (uma espécie de "remissão", com manutenção de vida saudável sem TARV e carga viral abaixo de 50 cópias/mL) parece mais promissora: os controladores de elite, uma classe de pacientes com HLA específico ou alterações características no cromossomo 6, mantêm uma espécie de cura funcional espontânea; esse modelo tentou ser copiado em pacientes com infecção de aquisição recente e TARV instituída agressiva e rapidamente[128]. Mas mesmo nesse caso os efeitos de uma inflamação crônica e não curada, apesar de melhores que nos pacientes não controladores de elite, persistiram. Em razão de uma replicação viral residual, da penetração limitada dos ARV em alguns tecidos, da presença de reservatórios de infecção latente em algumas células e da persistente ativação imunológica, as perspectivas de tratamento de HIV/aids permanecem em prol do tratamento antirretroviral precoce e permanente.

Com isso, dois importantes problemas precisam ser contornados: eventos adversos de médio/longo prazo e resistência viral ao tratamento.

Em relação aos eventos adversos, destacam-se importantes alterações lipídicas séricas (dislipidemia) e alterações do contorno corporal decorrentes da redistribuição de gordura (lipodistrofia). Essas alterações, inicialmente atribuídas aos IP, mais tarde passam a ser reconhecidas como complicações associadas ao uso de alguns ITRN: atualmente, atribui-se a lipodistrofia (perda de gordura sobretudo em face e membros) principalmente aos ITRN, e o acúmulo lipídico (sobretudo em região dorsocervical, abdome e mamas) aos IP. Novas opções terapêuticas iniciais planejam reduzir esses eventos.

Já o manejo da resistência viral aos medicamentos disponíveis ainda é um desafio. Como a adesão do paciente a pelo menos 80% das tomadas de doses é fator determinante para reduzir a emergência de resistência, sua constante avaliação auxilia nesse quesito. Da mesma forma, certificar-se de que o paciente não possua síndromes disabsortivas colabora com a manutenção de níveis séricos adequados dos medicamentos. Esquemas com posologia mais complexa podem levar à falha terapêutica e com ela à presença de resistência. Nesse contexto, o desenvolvimento e a validação de testes para detecção de resistência (como genotipagem e fenotipagem) auxiliaram o direcionamento da terapêutica de resgate.

Para o futuro espera-se melhores opções terapêuticas para resgate, medicamentos com perfil de toxicidade mais favorável e posologia mais cômoda. Outra perspectiva ainda é a descoberta de uma vacina com potencial de uso tanto em prevenção como tratamento[50,123].

Princípios do tratamento antirretroviral

Levando-se em consideração que a cura, seja ela esterilizante ou funcional, ainda não é possível, os atuais objetivos do tratamento visam melhorar a qualidade de vida, aumentar a sobrevida e reduzir a transmissão viral.

O tratamento ideal, nessas condições, deve suprimir a replicação viral ao máximo, sem promover resistência aos medicamentos. Deve melhorar ou prevenir a imunodepressão. Deve diminuir o risco de progressão da doença e de condições associadas à presença da aids, como doenças neurológicas, psiquiátricas, cardiovasculares, ósseas, neoplasias, entre outros. Deve aumentar a sobrevida e a qualidade de vida. E deve reduzir a transmissão tanto vertical quanto horizontal do vírus. Pelo conjunto desses motivos, tem-se tornado tendência mundial adiantar a terapêutica antirretroviral, principalmente em pacientes com exposição de risco frequente[24,50,125,129-131].

No tratamento inicial, um esquema eficaz e de posologia simples é a principal preocupação, de forma a garantir a adesão do paciente ao tratamento.

No Brasil, estão liberadas combinações de medicamentos em número menor de comprimidos, tanto para esquemas iniciais quanto para esquemas de resgate, e o início precoce de TARV é estimulado. O Ministério da Saúde garante por lei acesso universal e gratuito a qualquer medicamento utilizado para o controle do HIV. Para coordenar o programa, existe uma estrutura técnica administrativa vinculada ao Ministério da Saúde, que entre outras atividades edita as recomendações de TARV, reunindo-se periodicamente para padronizar normas nacionais. Em 2013, liberou o novo Protocolo Clínico e Diretrizes Terapêuticas para Manejo da Infecção pelo HIV em Adultos[50,132].

Testes na avaliação inicial e no acompanhamento

Na avaliação inicial, e sempre que necessário, antes de definir TARV, alguns exames devem ser solicitados: hemograma completo, avaliação hepática e renal, glicemia de jejum, perfil lipídico, contagem de CD4, carga viral, sorologias de Chagas, HTLV, toxoplasma, CMV, sífilis e hepatites A, B e C, urinálise, parasitológico de fezes, radiografia de tórax e prova tuberculínica.

Os principais exames voltados especificamente para o controle evolutivo da doença e da progressão imunológica são a contagem de linfócitos T CD4+ e a carga viral do HIV. Ambos são importantes para a decisão de início da TARV e para o seguimento posterior do paciente.

A contagem de linfócitos T CD4+ é o principal exame para avaliar a resposta imunológica. É um importante preditor de progressão da doença, e seu valor mais baixo (nadir) tem valor prognóstico. Valores acima de 500 células/mm^3 são indicativos de bom prognóstico. Existe uma variação normal nos resultados do exame de até 30%, de tal sorte que se recomenda, sempre que houver dúvida em um resultado ou que este implique mudança de terapêutica, que o exame seja repetido. Deve ser realizado a princípio no intervalo de 6 meses para pacientes estáveis clinicamente. Valores abaixo de 350 células/mm^3 já indicam aumento de infecções menos graves, e quando são encontrados resultados inferiores a 200 células/mm^3, algumas profilaxias devem ser indicadas, dependendo também da história clínica do paciente (Tabelas 5 e 6).

O exame de carga viral (CV) do HIV tem utilidade complementar à contagem de T CD4+ na avaliação preliminar de início de tratamento. Após o início do tratamento, esse exame deve ser repetido em 2 a 8 semanas, esperando-se redução de carga viral de 90 a 99% (correspondente à queda de 1 a 2 log). Cargas virais indetectáveis (ou abaixo dos limites de detecção dos testes) sustentadas durante o tratamento são sinais de bom prognóstico e indicam boa resposta à TARV. Em pacientes estáveis com quantificação de carga viral abaixo do limite de detecção, pode ser repetida a cada 6 meses. Como o objetivo do tratamento é a supressão da replicação viral, carga viral acima dos limites de detecção após 24 semanas de tratamento indicam avaliação de adesão aos medicamentos. A resistência primária aos ARV também pode ser cogitada. Variações de CV de até três vezes o número absoluto ou 0,5 log têm pouco significado laboratorial e indicam novo controle antes da tomada de decisões.

Além dos exames principais, marcadores de progressão, os pacientes devem ser triados para outras doenças sexualmente transmissíveis anualmente ou conforme necessidade individual: sorologias para hepatite B (se o paciente não for imune) e C, VDRL e HTLV. O rastreamento de tuberculose através de prova tuberculínica anual também colabora para reduzir a incidência dessa doença na população que vive com HIV. Para pacientes com CD4 abaixo de 50 células/mm^3, exame do fundo de olho para investigar CMV e toxoplasma ocular auxilia na redução *de* morbidade favorecendo diagnóstico e tratamento precoce. O rastreamento anual de HPV e neoplasia cervical e retal deve ser feito em exame ginecológico e proctológico.

Outros exames de rastreamento oncológico devem ser realizados na população de idade mais avançada. Digna de nota é a mamografia anual em mulheres acima de 40 anos de idade. Também é importante o rastreamento de neoplasias no fígado de portadores de hepatite ou cirrose hepática.

Avaliações de função renal, enzimas hepáticas, hemograma e outras devem ter sua frequência definida de acordo com a presença de comorbidades e uso de medicamentos que tenham como efeito colateral nefro, hepato ou mielotoxicidades. Já a avaliação de risco cardiovascular pode ser realizada bianualmente para pacientes com baixo risco, e a cada 6 a 12 meses em pacientes de moderado a alto risco. A densitometria óssea deve ser realizada em pacientes de alto risco para fratura, incluindo mulheres após a menopausa e homens acima de 50 anos[50].

Subgrupos especiais de pacientes

Há pacientes em situações que, por suas particularidades, demandam avaliação e terapêutica diferenciadas.

Infecção aguda pelo HIV

Apesar de frequentemente ocorrerem manifestações agudas da infecção por HIV, *é* incomum o diagnóstico nessa fase, pois o quadro clínico se assemelha a diversas outras infecções. Talvez em parte por esse motivo, até o momento não existe consenso sobre a necessidade de tratamento nesta fase da infecção.

As diretrizes brasileiras[50] aconselham fortemente a estimular a terapêutica de todos os pacientes portadores de HIV, independentemente da fase da doença, mas não cita especificamente essa população de pacientes, assim como as diretrizes de tratamento da Organização Mundial da Saúde[125]. Os consensos dos EUA[131] e o Europeu[129] estimulam o tratamento da infecção aguda, enquanto o consenso britânico[130] orienta iniciar o tratamento nessa situação se houver doença oportunista, contagem de CD4 abaixo de 350 células/mm^3 ou encefalopatia associada à infecção por HIV.

As principais vantagens são em saúde pública, visto que a fase de aquisição mais recente da doença é a com maior risco de transmissão por via sexual[24]. Para o paciente, há redução de sintomas e a progressão mais lenta da doença, consequentemente com menor comprometimento do sistema imune e menor incidência de comprometimento neurológico. Também existe um pequeno grupo de pacientes do estudo Visconti[128] que mostrou supressão viral sustentada mesmo após interrupção do tratamento que havia sido introduzido nessa fase, mas os estudos a respeito do caso ainda são preliminares e controversos, e não há indicação de interrupção de tratamento, uma vez que tenha sido instituído.

Além disso, há de se pesar o risco de toxicidade relacionada ao uso prolongado dos antirretrovirais e à emergência de resistência aos medicamentos na possibilidade de falha de adesão ou de resistência viral primária[133].

Usuários de drogas intravenosas

Pacientes com antecedentes de uso de drogas intravenosas apresentam elevada prevalência de coinfecções como hepatite B, hepatite C e HTLV que, uma vez presentes, interferem no momento de início de tratamento e na escolha dos medicamentos. Observa-se também elevada frequência de alterações psiquiátricas nessa população, o que contribui para dificultar a adesão ao tratamento. Recomenda-se que esses pacientes sejam acompanhados por equipe interdisciplinar com experiência[50,125].

Gestantes

O tratamento de gestantes difere do tratamento geral, uma vez que implica também na prevenção da transmissão maternoinfantil.

Crianças e adolescentes

O tratamento de crianças e adolescentes segue também diretrizes diferentes e não será abordado neste capítulo. As diretrizes de tratamento estão disponíveis no documento "Protocolo Clínico e Diretrizes Terapêuticas para Manejo da Infecção pelo HIV em Crianças e Adolescentes" editado pelo Ministério da Saúde do Brasil no ano de 2014[50].

Tuberculosos

O principal desafio no tratamento da tuberculose é a interação farmacológica da rifampicina, que interage de forma importante com grande número de antirretrovirais, especialmente com os IP, limitando as opções terapêuticas. Nos pacientes com diagnóstico concomitante de HIV e tuberculose, o tratamento da tuberculose é prioritário e deve ser iniciado cerca de 2 semanas antes do tratamento do HIV, a fim de permitir melhor definição de possíveis causas de toxicidade e intolerância medicamentosas.

Segundo as recomendações brasileiras de terapia antirretroviral, o tratamento ideal para o HIV em uso de rifampicina consiste na associação do efavirenz a dois ITRN. Na impossibilidade desse esquema por causa da presença de mutações de resistência ou efeitos colaterais que impedem o uso do efavirenz, algumas alternativas são propostas. A mais indicada é o uso de rifabutina em vez de rifampicina para o tratamento de tuberculose, o que reduz as interações com os IP e, por isso, permite manter a TARV original do paciente. Outra opção é a substituição do esquema antirretroviral por dois ITRN associados a raltegravir para manter o esquema básico contra a tuberculose. A alternativa menos viável é a combinação de lopinavir + ritonavir com aumento de 50% da dose para associar ao esquema básico de tratamento da tuberculose uma alternativa já descrita em alguns estudos e utilizada em países de baixa renda. Contudo, em razão da maior incidência de hepatotoxicidade e intolerância gástrica, esse não é um esquema recomendado pelo fabricante nem pelo Ministério da Saúde, devendo ser usado com extrema cautela e intensa observação[50].

Idosos

Além de um número maior de idosos com novas infecções por HIV, também se observa o envelhecimento dos portadores de HIV/aids. As recomendações gerais de tratamento para essa população são similares às de adultos jovens, mas em virtude do aumento de comorbidades nessa população e do maior risco de toxicidades medicamentosas, as opções terapêuticas devem ser cuidadosamente ponderadas. A polifarmácia tem se tornado um grande fardo nesse grupo de pacientes, principalmente em razão do tratamento de condições não associadas diretamente ao HIV, às interações medicamentosas mais frequentes e ao maior número de efeitos colaterais das medicações. Além de comprometerem a qualidade de vida, esses fatores podem influenciar a adesão do paciente ao tratamento, e a equipe deve estar apta a detectar e tratar essas falhas[133].

A abordagem multidisciplinar nesse grupo é importante. Recomenda-se que estejam disponíveis auxílio psicológico, avaliação de estado nutricional, orientação para prevenção de quedas (principalmente em razão da maior incidência de osteoporose e osteomalácia), acompanhamento oftalmológico, entre outros cuidados de saúde recomendados para a faixa etária[50].

Interrupção terapêutica

Na perspectiva atual não existe a possibilidade de eliminar o HIV do organismo; portanto, o tratamento, quando indicado, deve ser mantido por toda a vida.

Mesmo quando não há esquema terapêutico claro a ser proposto para pacientes em falha virológica, os estudos apontam para uma evolução desfavorável com maior risco de progressão da doença e de morte em casos de interrupção terapêutica. Por isso também é uma estratégia não recomendada pelo Ministério da Saúde[50].

Classificação dos antirretrovirais

Atualmente, existem pouco mais de 30 drogas antirretrovirais licenciadas pelo Food and Drug Administration (Tabela 9), seja na forma isolada ou em associação.

Entre os medicamentos disponíveis, encontram-se seis diferentes mecanismos de ação (Figura 13)[131,71]:

1. Antagonista do receptor de quimiocina CCR5: medicamento que age fora da célula, bloqueando a entrada do HIV por sua ligação nos correceptores de quimiocina presentes nos macrófagos (CCR5) ou linfócitos T

Tabela 9. Antirretrovirais disponíveis e posologia (consenso EUA, Brasil e Mandel)

Nome genérico	Sigla	Nome comercial	Apresentação	Posologia	Observações
Inibidores da transcriptase reversa análogos de nucleosídeos/nucleotídeos (ITRN)					
Abacavir	ABC	Ziagenavir®	Comp. de 300 mg	300 mg 12/12 h	Sem restrições alimentares
Didanosina-EC (*Enteric Coated*, revestimento de liberação entérica)	DDI	Videx®	Cáps. de liberação entérica – 250 mg e 400 mg	Peso > 60 kg: 400 mg 1x/dia Peso < 60 kg: 250 mg 1x/dia Administrar 30 minutos antes ou 2 horas após alimentação	Sem restrições alimentares Não precisa ser dissolvido nem mastigado
Emtricitabina	FTC	Emtriva®	Comp. de 200 mg	200 mg 1 x/dia	Sem restrições alimentares **Não disponível no Brasil**
Estavudina	d4T	Zeritavir®	Cáps. de 30 e 40 mg	40 mg 12/12 h Peso < 60 kg: 30 mg 12/12h	Sem restrições alimentares
Lamivudina	3TC	Epivir®	Comp. de 150 mg	150 mg 12/12 h ou 300 mg 1x/dia Peso < 50 kg: 2 mg/kg 12/12 h	Sem restrições alimentares
Tenofovir	TDF	Viread®	Comp. de 300 mg	300 mg 1 x/dia	Administrar de preferência com alimentos
Zidovudina	AZT ou ZDV	Retrovir®	Cáps. de 100 mg	300 mg 12/12h	Sem restrições alimentares
Combinação de inibidores da transcriptase reversa análogos de nucleosídeos/nucleotídeos					
Zidovudina + lamivudina em associação	AZT + 3TC	Biovir®, Combivir®	Comp. AZT de 300mg + 3TC de 150 mg	1 comp. 12/12h	Sem restrições alimentares
Zidovudina + lamivudina + abacavir em associação	AZT + 3TC + ABC	Trizivir	Comp. AZT de 300 mg + 3TC de 150 mg + ABC de 300 mg	1 comp. 12/12 h	Sem restrições alimentares **Não disponível no Brasil**
Lamivudina + abacavir em associação	ABC + 3TC	Epzicom®, Kivexa®	Comp. 3TC de 300 mg + ABC 600 mg	1 comp. 1x/dia	Sem restrições alimentares **Não disponível no Brasil**
Tenofovir + emtricitabina em associação	TDF + FTC	Truvada®	Comp. TDF de 300 mg + FTC de 200 mg	1 comp. 1x/dia	Sem restrições alimentares **Não disponível no Brasil**
Tenofovir + lamivudina em associação	TDF + 3TC	"2 em 1", produzida pela Farmanguinhos, Fiocruz	Comp. TDF de 300 mg + 3TC de 300 mg	1 comp. 1x/dia	Sem restrições alimentares
Inibidores da transcriptase reversa não análogos de nucleosídeos (ITRNN)					
Nevirapina	NVP	Viramune®	Comp. de 200 mg ou XR de 400 mg (não disponível no Brasil)	Iniciar 200 mg/dia por 14 dias, e após 200 mg 12/12 h ou comp. XD 1x/dia após o período de introdução	Sem restrições alimentares
Efavirenz	EFZ	Stocrin®	Comp. de 600 mg	600 mg 1x/dia	Administrar com ou sem alimentos, evitando somente refeições muito gordurosas
Etravirina	ETV	Intelence®	Comp. de 100 mg e 200 mg	200 mg 12/12h	Administrar com alimento
Rilpivirina	RPV	Edurant®	Comp. de 25 mg	25 mg 1x/dia	Administrar com alimento **Não disponível no Brasil**

continua

Tabela 9. Antirretrovirais disponíveis e posologia (consenso EUA, Brasil e Mandel) (*Continuação*)

Nome genérico	Sigla	Nome comercial	Apresentação	Posologia	Observações
Inibidores da protease					
Amprenavir	APV	Agenerase®	Cáps. de 150 mg	8 cáps. APV (1.200 mg) 12/12 h ou 4 cáps. APV (600 mg) 12/12 h + RTV 100 mg 12/12 h	Administrar com ou sem alimentos, evitando somente refeições muito gordurosas
Atazanavir	ATV	Reyataz®	Comp. de 150, 200 e 300 mg	400 mg ATV 1x/dia ou 300 mg ATV + 100 mg RTV 1x/dia	Administrar com alimentos
Darunavir	DRV	Prezista®	Comp. de 300 e 600 mg	600 mg DRV 12/12 h + 100 mg RTV 12/12 h	Administrar com alimentos
Indinavir	IDV	Crixivan®	Cáps. de 400 mg	800 mg 8/8 h ou associado ao RTV: 800 mg 12/12 h + 100 mg ou 200 mg RTV 12/12 h	Administrar 1 hora antes ou 2 horas após alimentação associado ao RTV: com ou sem alimento
Fosamprenavir	FPV	Lexiva®	Cáps. de 700 mg	FPV 1.400 mg 12/12 h + 100 mg RTV 12/12 h ou FPV 1.400 mg + 200 mg RTV 1x/dia	Sem restrições alimentares Associado ao RTV: administrar com alimentos
Lopinavir/ritonavir	LPV/r	Kaletra®	Cáps. de133/33 mg ou comp. de 200/50 mg	400/100 mg 12/12 h ou 800/200 mg 1 x/dia	Sem restrições alimentares
Nelfinavir	NFV	Viracept®	Comp. de 250 mg 1.250 mg 12/12 h	750 mg 8/8 h	Administrar com alimentos **Não disponível no Brasil, distribuição descontinuada**
Ritonavir	RTV	Norvir®	Cáps. ou comp. de 100 mg	Como IP único 600 mg 12/12 h ou como *booster* 100 mg associado com outro IP	Administrar, preferencialmente, com alimento Não é mais utilizado como IP único isoladamente
Saquinavir	SQV	Invirase® ou Fortovase®	Cáps. de 200 mg ou comp. de 500 mg	Invirase 400 mg 12/12 h + RTV 400 mg 12/12h ou Fortovase 1.000 mg 12/12 h + RTV 100 mg 12/12h	Quando associado ao RTV, não é necessário administrar com alimentos
Tipranavir	TPV	Aptivus®	Cáps. de 250 mg	TPV 500 mg 12/12 h + RTV 200 mg 12/12 h	Administrar com alimentos gordurosos
Inibidores da fusão					
Enfuvirtida	T20	Fuzeon®	Seringa de 90 mg	90 mg 12/12 h	Sem restrições alimentares
Inibidores da integrase					
Raltegravir	RAL	Isentress®	Comp. de 400 mg	400 mg 12/12h	Absorção do ARV reduzida com uso de produtos contendo cátions polivalentes como alumínio, cálcio, magnésio, produtos com ferro Sem restrições alimentares
Dolutegravir	DTG	Tivicay®	Comp. de 50 mg	50 mg 1x/dia ou 50 mg 12/12 h se junto com NVP, EFV, TPV ou HIV com resistência a inibidores de Integrase	Absorção do ARV reduzida com uso de produtos contendo cátions polivalentes como alumínio, cálcio, magnésio, produtos com ferro. Sem restrições alimentares

continua

Tabela 9. Antirretrovirais disponíveis e posologia (consenso EUA, Brasil e Mandel) *(Continuação)*

Nome genérico	Sigla	Nome comercial	Apresentação	Posologia	Observações
Eviltegravir	EVG	Vitekta®	Comp. de 85 mg e 150 mg	85 mg 1x/dia com ATVr ou LPVr 150 mg 1x/dia com DRVr ou FAPVr	Absorção do ARV reduzida com uso de produtos contendo cátions polivalentes como alumínio, cálcio, magnésio, produtos com ferro Administrar com alimento **Não disponível no Brasil**
Inibidores de correceptores					
Maraviroque	MVC	Celsentry®	Comp. revestidos de 150 e 300 mg	*150 mg 12/12 h se uso de inibidores CYP3A, p. ex., IPs (exceto TPV/r, com ou sem indutores de CYP3A), *300mg 12/12 h se uso ITRNs, T20, TPV/r, NVP, RAL, drogas não forte indutoras ou inibidoras de CYP3A quando administradas com *600 mg 12/12 h se uso de indutores CYP3A (sem inibidor CYP3A): EFV, ETV	Sem restrições alimentares
Combinação de antirretrovirais em dose única					
Tenofovir + lamivudina + efavirenz em associação	TDF + 3TC + EFV	"3 em 1", produzida pela Farmanguinhos, Fiocruz	Comp. TDF de 300 + 3TC 300 + EFV 600	1 comp. 1x/dia	Administrar com ou sem alimentos, evitando somente refeições muito gordurosas
Tenofovir + emtricitabina + efavirenz em associação	TDF + FTC + EFV	Atripla®	Comp. TDF de 300 mg + FTC 200 mg + EFV 600 mg	1 comp. 1x/dia	Administrar ao deitar, com ou sem alimentos, evitando somente refeições muito gordurosas **Não disponível no Brasil**
Dolutegravir + abacavir + lamivudina	DTG + ABC + 3TC	Triumeq®	Comp. DTG de 50 mg + ABC 600 mg + 3TC 300 mg	1 comp. 1x/dia	Sem restrições alimentares **Não disponível no Brasil**
Rilpivirine + emtricitabine + tenofovir	RPV + FTC + TDF	Eviplera®	Comp. RPV de 25 mg FTC 200 mg TDF 245 mg	1 comp. 1x/dia	Com alimento **Não disponível no Brasil**

(CXCR4). Atualmente está disponível apenas o antagonista de CCR5 (Maraviroque®). Antes da utilização desse medicamento, impõe-se o teste de tropismo viral, pois apenas as células com receptores CCR5 são bloqueadas por esse composto, não sendo indicado seu uso em caso da detecção de cepas HIV com tropismo pelo correceptor CXCR4.

2. **Inibidor de fusão (IF):** a ligação sequencial da gp120 ao CD4 e correceptor altera a conformação estável da gp41, uma glicoproteína transmembrana implicada na fusão do vírus à célula hospedeira. O domínio de fusão hidrofóbica do gp41, agora livre, insere na membrana da célula-alvo duas estruturas triméricas e em dupla espiral, denominado heptarrepetição 1 (HR1) e heptarrepetição 2 (HR2). Em seguida, um mecanismo de deslizamento das estruturas HR1-HR2 uma sobre a outra forma um pacote de seis hélices que conduz à aproximação das duas membranas e fusão. A enfuvirtida é um peptídeo sintético que mimetiza a sequência de aminoácidos HR2. A droga liga-se competitivamente à região HR1 da GP41, previne a interação HR1-HR2 e a aproximação necessária para fusão do envelope viral à membrana citoplasmática celular, impedindo a entrada do HIV na célula.

3. **Inibidores da transcriptase reversa análogos nucleosídeos/nucleotídeos (ITRN):** bloqueiam o processo de transcrição reversa do ARN viral em ADN por meio de sua similaridade com as bases purínicas e pirimidínicas (timidina, adenina, citidina e guanidina). Uma vez incorporados ao ADN viral, impedem a elongação do ADN por não permitirem a incorporação de novas bases. Para serem ativos, esses medicamentos precisam ser fosforilados três vezes no meio intracelular. Há medicamentos já sintetizados com a primeira fosforilação presente, que por isso são chamados de análogos de nucleotídeos.

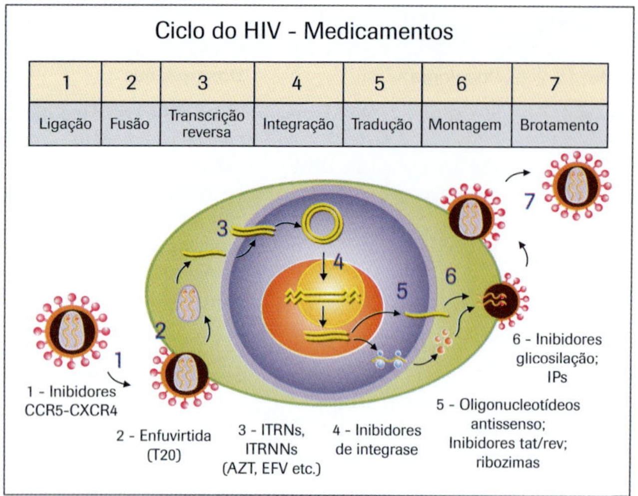

Figura 13. Local de ação dos medicamentos retrovirais.

4. **Inibidores da transcriptase reversa não análogos nucleosídeos (ITRNN)**: bloqueiam o processo de transcrição reversa de forma não competitiva, ligando-se diretamente à enzima transcriptase reversa. São ativas em seu estado nativo e não requerem fosforilação.

5. **Inibidores da integrase (II)**: inibem a atividade catalítica da integrase do HIV, uma enzima responsável pela inserção ou integração covalente do genoma do HIV no genoma da célula hospedeira.

6. **Inibidores da protease (IP)**: ligam-se à enzima protease, responsável pela clivagem de longos polipeptídeos virais produzidos nas células infectadas em fragmentos menores de proteínas virais maduras e funcionais.

7. Adicionalmente, outras duas drogas, ritonavir e cobicistate, são utilizadas somente para otimizar o perfil farmacocinético de alguns ARV (inibidores da protease e eviltegravir). Ritonavir é um potente inibidor do citocromo CYP3A4 e é utilizado em combinações com outros IP para aumentar a exposição a esse segundo agente. O cobicistate (Tybost®) é um inibidor do citocromo CYP3A. Pode ser utilizado isoladamente para aumentar a exposição sistêmica do atazanavir ou darunavir (somente em regime de dose única) em combinação com outros agentes ARV. O cobicistate também pode ser encontrado em associação (elvitegravir/cobicistate/entricitabina/tenofovir ou Stribild®).

Quando iniciar o tratamento

A terapia antirretroviral disponível no momento não erradica a infecção pelo HIV, mas reduz o risco de progressão da doença e diminui a morbidade e mortalidade das pessoas vivendo com HIV/aids (PVHA). Fortes evidências demonstram benefício da TARV em indivíduos HIV sintomáticos e em indivíduos assintomáticos com contagem de LT-CD4+ inferior a 350 células/mm³.

Entende-se como paciente HIV sintomático aquele com manifestações clínicas atribuídas diretamente ao HIV ou condições clínicas indicativas de imunodeficiência moderada ou avançada (Quadro 12)[50].

Ao longo dos anos, os critérios para terapia antirretroviral se modificaram, com tendência ao início do tratamento com aferições de LT-CD4+ cada vez mais elevadas.

Estudos observacionais e de intervenção justificam o estabelecimento de novos critérios para o início da TARV, com recomendação de início mais precoce, objetivando o controle da inflamação e imunoativação acarretada pelo HIV e a redução da transmissão sexual (Quadro 13). Entretanto, a força e a evidência da recomendação para início de TARV variam de acordo com a contagem de LT-CD4+ em diversos consensos disponíveis.

Terapia precoce

No passado, somente a instalação de imunodeficiência foi associada ao risco de complicações da doença, e os objetivos da TARV visavam à redução da morbidade e da mortalidade associadas ao HIV, em outras palavras, à redução da incidência de infecções oportunistas e óbito relacionado à aids.

Quadro 12. Definição de indivíduos sintomáticos para indicação de ARV[105]

1. Manifestações atribuídas diretamente ao HIV:
   - Nefropatia – pode ocorrer com qualquer nível de LT-CD4+, acometimento glomerular com proteinúria intensa e hipoalbuminemia, habitualmente sem hipertensão arterial ou edema.
   - Alterações neurológicas – as alterações neurocognitivas variam de leve em uma fase inicial da demência associada ao HIV (perda da memória, lentificação psicomotora e déficit de atenção), evoluindo para déficits mais graves em fases mais avançadas (distúrbios da marcha, tremor e perda da habilidade motora fina).
   - Cardiomiopatia.
2. Manifestações de imunodeficiência moderada:
   - Perda de peso inexplicada (> 10% do peso).
   - Diarreia crônica por mais de um mês.
   - Febre persistente inexplicada por mais de um mês (> 37,6°C, intermitente ou constante).
   - Candidíase oral persistente.
   - Candidíase vulvovaginal persistente, frequente ou não responsiva à terapia.
   - Leucoplasia pilosa oral.
   - Tuberculose pulmonar.
   - Infecções bacterianas graves (p. ex.: pneumonia, empiema, meningite, piomiosite, infecções osteoarticulares, bacteremia, doença inflamatória pélvica grave).
   - Estomatite, gengivite ou periodontite aguda necrosante.
   - Anemia inexplicada (< 8 g/dL), neutropenia (< 500 céls/µL) e/ou trombocitopenia crônica (< 50.000 céls/µL).
   - Angiomatose bacilar.
   - Displasia cervical (moderada ou grave)/carcinoma cervical in situ.
   - Herpes-zóster (≥ 2 episódios ou ≥ 2 dermátomos).
   - Listeriose.
   - Neuropatia periférica.
   - Púrpura trombocitopênica idiopática.

continua

Quadro 12. Definição de indivíduos sintomáticos para indicação de ARV[105](*Continuação*)

3. Manifestações de imunodeficiência avançada (doenças definidoras de aids):
   - Síndrome consumptiva associada ao HIV (perda involuntária de mais de 10% do peso habitual) associada à diarreia crônica (dois ou mais episódios por dia com duração ≥ 1 mês) ou fadiga crônica e febre ≥ 1 mês.
   - Pneumonia por *Pneumocystis jirovecii*.
   - Pneumonia bacteriana recorrente (dois ou mais episódios em um ano).
   - Herpes simples com úlceras mucocutâneas (duração > 1 mês) ou visceral em qualquer localização.
   - Candidíase esofágica ou de traqueia, brônquios ou pulmões.
   - Tuberculose extrapulmonar.
   - Sarcoma de Kaposi.
   - Doença por citomegalovírus (retinite ou outros órgãos, exceto fígado, baço ou linfonodos).
   - Neurotoxoplasmose.
   - Encefalopatia pelo HIV.
   - Criptococose extrapulmonar.
   - Infecção disseminada por micobactérias não *M. tuberculosis*.
   - Leucoencefalopatia multifocal progressiva.
   - Criptosporidiose intestinal crônica (duração > 1 mês).
   - Isosporíase intestinal crônica (duração > 1 mês).
   - Micoses disseminadas (histoplasmose, coccidiomicose).
   - Septicemia recorrente por *Salmonella* não typhi.
   - Linfoma não Hodgkin de células B ou primário do sistema nervoso central.
   - Carcinoma cervical invasivo.
   - Reativação de doença de Chagas (meningoencefalite e/ou miocardite).
   - Leishmaniose atípica disseminada.
   - Nefropatia ou cardiomiopatia sintomática associada ao HIV.

Entretanto, diversos estudos observacionais (ART Cohort Collaboration, NA-Accord, HIV-Causal) evidenciaram menor risco de progressão para aids ou morte nos pacientes que receberam TARV precocemente (CD4 < 500 células/mm^3) quando comparados àqueles cujo tratamento foi instituído mais tardiamente (CD4 < 350 células/mm^3)[134-136]. Verificou-se ainda que a instituição de tratamento precoce aumenta a probabilidade de alcançar níveis elevados de LT-CD4+[137].

Há evidências de que indivíduos em uso de TARV que mantêm contagens de LT-CD4+ acima de 500 células/mm^3 e carga viral indetectável atingem expectativa de vida semelhante à da população geral.

Por outro lado, a capacidade de restaurar e expandir as células LTCD4+ é menor em pacientes que iniciam tratamento mais tardiamente.

HIV e inflamação

Após a infecção inicial, o HIV determina uma contínua ativação imune, com níveis aumentados de citocinas pró-inflamatórias (TNF-alfa, IL-1, IL-6, PCR, dímero D), aumento da produção e destruição de LTCD4+ e de linfócitos B que têm efeitos deletérios ao paciente.

Dessa forma, a infecção pelo HIV não tratada ou viremia pelo HIV acarreta prejuízos em todos os estágios da infecção e está associada ao desenvolvimento de complicações não definidoras de aids, por efeitos diretos do vírus em órgãos-alvo específicos (como nefropatia, cardiomiopatia e perda das funções neurocognitivas) ou efeitos indiretos associados à inflamação (tais como doenças cardiovasculares, alterações hepáticas, ósseas e neoplasias).

Essas complicações se assemelham a processos degenerativos típicos do envelhecimento, e o início mais precoce da TARV está inversamente relacionado ao desenvolvimento dessas condições[138].

A TARV iniciada tardiamente pode não ser suficiente para reparar os danos associados à replicação viral durante estágios precoces da infecção.

Tratamento ARV como prevenção (redução da transmissão sexual HIV)

A última diretriz de tratamento brasileira (2013) incluiu a possibilidade de iniciar terapia ARV independente da contagem de CD4, ampliando o acesso ao tratamento ARV mais precoce.

Quadro 13. Recomendações para o início de terapia antirretroviral[105]

1. Todas as pessoas vivendo com HIV/aids (PVHA), independentemente da contagem de CD4: ▪ Na perspectiva de redução da transmissibilidade do HIV (considerando a motivação da PVHA): ESTIMULAR o início imediato de TARV	
2. Sintomáticos (incluindo tuberculose ativa), independentemente da contagem CD4: ▪ INICIAR TARV	
3. Assintomáticos:	
CD4 ≤ 500 células/mm^3	INICIAR TARV
CD4 > 500 células/mm^3	▪ INICIAR TARV na coinfecção HIV/HBV, com indicação de tratamento da hepatite B ▪ CONSIDERAR TARV nas seguintes situações: - Neoplasias não definidoras de AIDS com indicação de quimioterapia ou radioterapia - Doença cardiovascular estabelecida ou risco cardiovascular elevado (> 20% segundo escore de Framingham) - Coinfecção HIV-HCV. - Carga viral do HIV acima de 100.000 cópias/mm^3.
Sem contagem de CD4 disponível: ▪ Na impossibilidade de se obter contagem de CD4, NÃO SE DEVE ADIAR o início do tratamento.	
4. Gestantes: ▪ INICIAR TARV	

A possibilidade de tratamento deve ser estimulada e discutida com o paciente, mas em nenhuma situação deverá haver nenhum tipo de coerção para o início da TARV.

Uma carga viral do HIV elevada constitui o maior fator de risco para a transmissão do HIV. Um estudo internacional intervencionista (HPTN052) envolvendo 9 países e 1.763 casais heterossexuais sorodiscordantes (com CD4 entre 350 e 550 células/mm^3) demonstrou 96% de redução da transmissão sexual do HIV em pacientes com tratamento ARV efetivo[24].

Excetuando-se algumas situações, dados científicos quanto à indicação de tratamento para pacientes assintomáticos com CD4 > 500 células/mm^3 até o momento não são conclusivos e são baseados em estudos observacionais (Quadro 13).

A terapia ARV deve ser oferecida com esclarecimento aos pacientes quanto aos benefícios, possíveis efeitos adversos e implicações dessa estratégia, considerando-se sempre a motivação, preparo para iniciar o tratamento e a capacidade em aderir de modo sustentado ao tratamento ARV. Deve-se enfatizar que a TARV, uma vez iniciada, não deverá ser interrompida.

Escolha dos medicamentos no tratamento inicial

O tratamento antirretroviral atual conhecido como HAART é composto pelo uso combinado de pelo menos três medicamentos diferentes. Em razão da grande experiência clínica no uso dos inibidores da transcriptase reversa análogos de nucleosídeos (ITRN), sua boa tolerabilidade, baixa interação e toxicicidade, normalmente são utilizadas duas drogas dessa classe na composição dos esquemas antirretrovirais, associadas a um ITRNN ou IP (hoje quase que invariavelmente potencializado com o ritonavir). No Brasil, a diretriz de tratamento de HIV/aids define e classifica os esquemas com ITRNN como preferenciais para início do tratamento e sugere drogas preferenciais e alternativas para início de tratamento (Quadro 14). Também aponta as associações medicamentosas não recomendadas, visto que podem ser antagônicas, potencializar toxicidades ou gerar interações medicamentosas indesejáveis (Quadro 15). Nas recomendações atuais, foi mantida a contraindicação da utilização de esquemas com três ITRN em terapia inicial.

As combinações de ITRN preferenciais são o tenofovir associado à lamivudina. Esquemas de dois ITRN associados ao efavirenz são recomendados preferencialmente para início de tratamento. A associação tenofovir-lamivudina-efavirenz está disponível em um único comprimido que deve ser tomado em dose única diária, facilitando a adesão. No caso de indicação de uso de IP, as opções principais são o lopinavir/ritonavir (coformulação) ou o atazanavir associado ao ritonavir.

Quadro 14. Esquemas para terapia inicial segundo as diretrizes brasileiras[105]

Preferencial: 2 ITRN + 1 ITRNN TDF + 3TC + EFV	Alternativo: 2 ITRN + 1 IP TDF + 3TC + LPVr
Para casos em que o TDF seja contraindicado, substituir por: 1ª opção: AZT 2ª opção: ABC 3ª opção: DDI Para casos em que o EFV seja contraindicado, substituir por nevirapina	Alternativas ao uso de LPVr: 1ª opção: ATVr 2ª opção: FAPVr

ITRN: inibidor da transcriptase reversa análogo de nucleosídeo/nucleotídeo; AZT: zidovudina; DDI: didanosina; 3TC: lamivudina; TDF: tenofovir; ITRNN: inibidor da transcriptase reversa não análogo de nucleosídeo; EFZ: efavirenz; NVP: nevirapina; IP: inibidor da protease; LPV: lopinavir; ATV: atazanavir; FAPV: fosamprenavir; r: ritonavir como adjuvante farmacológico (*booster*).

Quadro 15. Combinações de medicamentos antirretrovirais não recomendadas[105]

Monoterapia
Terapia dupla (exceto acidente ocupacional)
AZT + D4T (associação com antagonismo)
D4T + DDI ou efavirenz na gestação
DDI + TDF (aumento da concentração de DDI com pancreatite e acidose láctica e também falta de resposta imunológica ou queda de CD4)
NVP para início de TARV em mulheres com CD4 > 250 células/mm^3 ou homens com CD4 > 400 células/mm^3 (aumento da hepatotoxicidade)
Associações de indinavir + saquinavir
Associações de atazanavir + indinavir (efeitos aditivos de hiperbilirrubinemia e icterícia)
Amprenavir, saquinavir, tipranavir, darunavir não associados a ritonavir
Etravirina + IP não associados a ritonavir
Dois ou mais ITRNN
Três ITRN, exceto AZT + 3TC + ABC e AZT + 3TC + TDF em situações especiais

AZT: zidovudina; D4T: estavudina; DDI: didanosina; ITRNN: inibidor da transcriptase reversa não análogo de nucleosídeo; 3TC: lamivudina.

Adesão ao tratamento

Segundo a Organização Mundial da Saúde, a adesão é a medida da adoção de comportamentos que correspondem às recomendações acordadas com o profissional da saúde[139].

A adesão ao tratamento se destaca entre os maiores desafios da atenção às PVHA, uma vez que para uma resposta adequada à TARV é necessária a manutenção regular da ingestão da medicação, conforme a posologia adequada à manutenção de níveis séricos que bloqueiem a replicação viral.

Maior adesão (> 95%) correlaciona-se com a aquisição de máximo benefício terapêutico (melhor resposta imunológica e virológica sustentada)[140-141].

A adesão envolve um conceito amplo e não se restringe apenas à tomada de ARV na dose e frequência prescritas. É um processo multifatorial que envolve uma série de ações, como estabelecimento de vínculo com a equipe de saúde, acesso à informação, aos insumos de prevenção, acompanhamento clínico-laboratorial e adequação aos hábitos e necessidades individuais[142].

A adesão compreendida de modo integral traduz-se, além do aspecto medicamentoso, em decisões compartilhadas e corresponsabilizadas entre a pessoa que vive com HIV e a equipe de saúde, na autonomia para o autocuidado e protagonismo das PVHA nas decisões relacionadas à própria saúde.

No início do tratamento, é essencial que o paciente tenha consciência do impacto da terapêutica em sua vida, assim como os principais eventos adversos esperados. Fatores como uso de álcool, substâncias ilícitas, depressão e ausência de suporte social, entre outros, devem ser abordados antes do início do tratamento. Da mesma forma, a mudança do esquema ARV e o momento de retorno após episódio de abandono do tratamento são outros dois momentos que merecem atenção e cuidado especial da equipe multidisciplinar na abordagem do paciente. Nesses usuários deve-se avaliar as dificuldades no entendimento e aceitação do tratamento com aplicação de estratégias que facilitem a adesão de acordo com as suas necessidades.

Tratamento de resgate

Objetivo

Chama-se tratamento de resgate todo tratamento iniciado após a caracterização da não efetividade de um tratamento anterior. Essa caracterização comumente se dá pela detecção de replicação viral acima de valores preestabelecidos em pacientes que estejam em tratamento corrente. Existem divergências em todo o mundo em relação a quais os valores aceitáveis de replicação viral para definir falha, porém a maior parte dos consensos define esse limite em 50 cópias/mL após período de 24 semanas de tratamento[131].

O objetivo primário do tratamento de resgate é o de novamente controlar a replicação viral de forma mais intensa e duradoura possível.

Testes de resistência

Há duas metodologias utilizadas para a detecção da resistência aos medicamentos antirretrovirais: a genotipagem e a fenotipagem. No Brasil o exame de genotipa-

Quadro 16. Fatores associados à adesão[105]

Fatores que facilitam a adesão	Fatores que dificultam a adesão
Fatores relacionados ao ARV	
▪ Regime ARV simplificados: como doses fixas combinadas em um mesmo comprimido	▪ Complexidade do regime terapêutico (quantidade de drogas e doses) ▪ Efeitos adversos ao medicamento
Fatores relacionados ao paciente	
▪ Conhecimento e compreeensão sobre a enfermidade e o tratamento ▪ Vínculo com os profissionais e o serviço de saúde	▪ Não aceitação da soropositividade, discriminação, estigma ▪ Crenças negativas e informações inadequadas referentes ao tratamento e à doença ▪ Baixa escolaridade ▪ Faixa etária do paciente (criança, adolescente e idoso) ▪ Abuso de álcool e outras drogas, transtornos mentais (ansiedade e depressão) ▪ Dificuldade de adequação à rotina diária do tratamento (horários de acordar, das refeições, do trabalho e de ingestão da medicação) ▪ Precariedade ou ausência de suporte social afetivo e/ou material ▪ Dificuldade de transporte, acesso ao serviço e aos medicamentos
Fatores relacionados aos serviços de saúde	
▪ Acolhimento do paciente e capacitação adequada da equipe multidisciplinar ▪ Acesso facilitado aos ARV (funcionamento e localização da unidade dispensadora de medicamentos) ▪ Parceria com organizações da sociedade civil (ações de apoio e solidariedade como grupo de adesão e grupos temáticos para troca de experiências em HIV/aids)	▪ Relação insatisfatória do usuário com o profissional de saúde e serviços ▪ Falta de recursos humanos na equipe ▪ Falta de material educativo

gem é a metodologia disponível e correntemente utilizada tanto no sistema público[50] quanto suplementar e privado. A fenotipagem somente é realizada em poucos laboratórios no mundo e comercialmente disponível nos Estados Unidos. Também existe disponível a realização da fenotipagem virtual, que nada mais é do que um exame de genotipagem no qual a interpretação é realizada como se fosse um exame de fenotipagem. Nesse exame, é feita a comparação das mutações encontradas no paciente avaliado com um perfil semelhante de mutações encontradas em um banco de dados, onde são cadastrados pacientes que realizaram previamente em paralelo teste de resistência genotípico e fenotípico.

A genotipagem é uma metodologia de sequenciamento de partes do genoma do HIV do paciente seguida de comparação dessa sequência com o RNA de um vírus-padrão com sensibilidade plena a todos agentes antirretrovirais[143]. Os pontos de divergência, quando levam à vantagem replicativa do vírus na presença de medicamentos antirretrovirais, são chamados de mutações. Somente a detecção de mutações é incapaz de definir a utilidade ou não de determinado medicamento antirretroviral. Para tanto foram então desenvolvidos algoritmos que tentam orientar a potencial atividade de cada droga antirretroviral mediante o vírus testado. A maior utilidade desses testes está em estabelecer quais medicamentos não devem ser utilizados.

A fenotipagem é a comparação direta da capacidade replicativa do vírus do paciente em relação a um vírus de referência mediante concentrações seriadas dos antirretrovirais[143]. A resistência à atividade do medicamento é expressa como *fold change*, que é o número de vezes que se deve concentrar o antirretroviral para que este tenha a mesma atividade encontrada em um vírus selvagem sem mutações de resistência.

Os testes de resistência hoje são indicados na falha virológica para ajudar a guiar a terapia de resgate, assim como antes de se iniciar qualquer tratamento antirretroviral. Nesse caso, para se detectar a resistência transmitida. Geralmente estão indicados para pacientes com replicação viral acima de 1.000 cópias/mL[50] e não são recomendados por limitações técnicas naqueles com menos de 500 cópias/mL[131].

Escolha dos medicamentos no resgate

A escolha dos medicamentos para o resgate passa pela compreensão dos fatores associados à falha terapêutica. Entre eles, o mais importante é a adesão ao esquema antirretroviral. Falhas na adesão às tomadas do tratamento independentemente da causa são as principais causas para detecção da replicação viral e para a seleção de vírus resistentes[144].

Outros aspectos importantes a serem levantados na seleção de medicamentos para o resgate diz respeito a quais antirretrovirais o paciente já fez uso e um entendimento das razões para sua interrupção (geralmente por falha ou intolerância). É importante sempre lembrar que os pacientes podem ter problemas absortivos com certos antirretrovirais, além da possibilidade de interação medicamentosa ou alimentar. Independentemente do motivo, um medicamento que já foi usado e não permitiu ao paciente o controle da replicação viral deve ser avaliado com cuidado antes de se optar por sua reintrodução. A quantidade de vírus no sangue no momento da falha, assim como o estado imunológico caracterizado pela contagem de CD4 são fatores importantes também para a escolha do melhor esquema para resgate. Pacientes com maior replicação viral (geralmente acima de 10.000 cópias/mL) e pior reserva imunológica (contagem de CD4 menor que 200 células/mL) tendem a ter menor chance de supressão da replicação viral com esquemas de resgate e, portanto, devem receber número maior de antirretrovirais com potencial de atividade (pelo menos três medicamentos plenamente ativos)[145-147].

Testes de resistência são úteis para a escolha dessas drogas e permitem evitar o uso de medicamentos aos quais há menor suscetibilidade, conforme indicado pelos algoritmos de interpretação. Além disso, deve-se levar em conta todos os dados descritos anteriormente, assim como aspectos relacionados à capacidade e ao potencial de adesão do paciente ao esquema proposto[143]. Neste segundo item é importante avaliar detalhadamente a possibilidade de interação entre os medicamentos utilizados, a posologia, as restrições alimentares, o estilo de vida do paciente etc.

Para a definição do tratamento de resgate é essencial que se escolha pelo menos dois medicamentos com atividade antiviral plena e preferencialmente de classes terapêuticas diferentes das usadas anteriormente. Muitos consensos sugerem que idealmente se busque três antirretrovirais com atividade plena. Geralmente, um maior número de medicamentos ativos é necessário naqueles pacientes com maior número de mutações aos inibidores de protease, mínima atividade dos análogos de nucleosídeos, alta carga viral e baixa contagem de CD4[50,144]. A alta complexidade para definição do melhor esquema antirretroviral e acompanhamento de pacientes que apresentaram falha é tarefa de grande complexidade que deve ser realizada preferencialmente por um profissional habilitado com bastante experiência no manejo da falha e do resgate.

Infecção por HIV/aids em gestantes

Atualmente, há cerca de 18 milhões de mulheres vivendo com HIV/aids, a maioria de aquisição heterossexual e em idade reprodutiva.

Cerca de 90% das gestantes HIV+ estão concentradas em 21 países da África Subsaariana. Globalmente, a infecção pelo HIV e suas complicações permanecem como segunda causa de morte em mulheres em idade reprodutiva. A maioria dessas mortes pode ser prevenida com a implementação de um pré-natal de qualidade, prevenção e tratamento das coinfecções comuns (tuberculose, malária, pneumonia) e tratamento da infecção do HIV com antirretrovirais[148,149].

No Brasil, a estimativa é de 734 mil pessoas vivendo com HIV/aids, com uma prevalência de 0,4% em mulheres na faixa etária entre 15 e 49 anos, e em torno de 12.000 casos/ano em gestantes. No ano de 2013, a taxa de detecção de gestantes com HIV no Brasil foi de 2,5 para cada 1.000 nascidos vivos, e aproximadamente 60% dos casos esperados foram notificados no Sistema de Informações de Agravos de Notificação (Sinan)[11].

As medidas de profilaxia da transmissão vertical do HIV podem reduzir o risco de transmissão para menos de 1%. Para tanto, o passo inicial é diagnosticar a infecção por HIV nas gestantes. Considerando o risco de aquisição nesse período, deve-se repetir o teste negativo no último trimestre, e a gestantes e puérperas que chegam ao hospital sem testes realizados, deve-se oferecer o teste rápido para identificação do seu *status* sorológico e tomada de condutas de prevenção, caso seja positivo[150].

Os conhecimentos atuais atestam que a gestação não modifica nem acelera o curso da doença por HIV[151,152]. Até o momento, não foi evidenciada alteração congênita relacionada ao HIV[153].

Tanto a infecção por HIV como a gravidez podem afetar a apresentação clínica ou laboratorial, a resposta terapêutica e a transmissão vertical de algumas infecções como malária e doenças sexualmente transmissíveis. Gestantes coinfectadas com malária desenvolvem mais facilmente doença clínica e infecção placentária, com maior densidade parasitária e parasitemia detectáveis do que gestantes não infectadas.

Na assistência à gestante com HIV/aids, deve-se levar em consideração que as relações de gênero, as condições de vida e o contexto social que facilitaram a transmissão sexual do HIV não desaparecem depois do diagnóstico[154]. A atuação interdisciplinar dos profissionais de serviços de saúde reforça a assistência e o apoio para promoção de qualidade de vida e saúde integral (Quadro 17).

Transmissão vertical

A transmissão vertical (TV) é a principal causa da infecção por HIV em crianças. Na ausência de qualquer intervenção, o risco da TV é da ordem de 26%, 65% dos quais durante o trabalho de parto e o parto, 35% intraútero, especialmente nas últimas semanas de gestação. O aleitamento materno traz risco adicional de TV de 7 a 22%[155]. Vários fatores, de origem materna ou obstétrica, interferem no risco de transmissão vertical. Os primeiros estão relacionados primordialmente à carga viral de HIV, estágio da doença e tipo de aleitamento. Os de origem obstétrica estão relacionados à via de parto e ao tempo da ruptura de membranas[156].

Quadro 17. Objetivos da abordagem inicial da gestante vivendo com HIV/aids

- Proporcionar acolhimento, atendimento e acompanhamento
- Esclarecer sobre a evolução e a transmissão da doença
- Informar sobre riscos e benefícios do uso dos antirretrovirais
- Reforçar a importância da adesão ao acompanhamento
- Propor a participação nas decisões
- Apoio da equipe interdisciplinar

Quadro 18. Manejo clínico-laboratorial das gestantes com HIV/aids de acordo com a idade gestacional

Primeira consulta	Exames de avaliação da infecção por HIV, exames de perfil obstétrico, *Coombs* indireto, tipagem sanguínea, urina tipo 1, urocultura, bacterioscopia de secreção vaginal, pesquisa de clamídia e gonococo em secreção cervical, citologia oncótica do colo de útero, sorologias para sífilis, toxoplasmose, hepatites B e C, rubéola, CMV, glicemia de jejum e teste de sobrecarga de glicose (TTG), se necessário
24-28 semanas	Repetir sorologias para sífilis e toxoplasmose, se negativas, glicemia de jejum e TTG
34 semanas	Carga viral para HIV para determinar via de parto
35-37 semanas	*Swab* vaginal/retal para *Estrepto* grupo B
38 semanas	Cesárea eletiva, quando indicada

Os procedimentos invasivos, tanto para a mãe como para o feto, como episiotomia e monitorização fetal com escalpes, são fatores agravantes da transmissão fetal[157].

Manejo clínico-laboratorial da gestante com HIV/aids

As abordagens clínica e laboratorial iniciais da gestante infectada por HIV compreendem exame físico completo, exames laboratoriais relacionados ao pré-natal e à infecção por HIV e profilaxia para a transmissão vertical (TV) (Quadros 17 e 18). Preconiza-se também a realização de genotipagem, quando possível de ser realizada.

O acompanhamento deve ser mensal ou, no máximo, a cada 2 meses, de acordo com a situação clinicolaboratorial. Espera-se que a partir da 34ª semana de gestação, a CV para o HIV seja inferior a 1.000 cópias/mm³. Gestantes em uso de nevirapina devem ser acompanhadas com dosagens de enzimas hepáticas a cada 15 dias durante as primeiras 18 semanas de tratamento.

Terapia antirretroviral na gestação

Em 1994, a publicação dos resultados do Protocolo 076 do *AIDS Clinical Trial Group* (PACTG 076) mostrou redução de TV de 67,5% com o uso de AZT durante gestação, trabalho de parto e intraparto nos recém-nascidos que receberam AZT por 6 semanas e que foram alimentados exclusivamente com fórmula infantil[158]. As taxas de TV podem ser reduzidas a menos de 1%, na presença da terapia antirretroviral materna, via de parto adequada, profilaxia do recém-nascido e suspensão do aleitamento materno. De acordo com o Protocolo Clínico e Diretrizes Terapêuticas para o manejo da infecção pelo HIV em adultos do Ministério da Saúde em 2013, com o objetivo de reduzir a transmissão vertical do HIV, toda gestante infectada receba terapia antirretroviral, independentemente da presença de sintomas ou da contagem de LT-CD4+[50]. Recomenda-se incluir o AZT em todos os esquemas oferecidos à gestante, exceto em situações especiais, como resistência comprovada ou eventos adversos.

Gestantes com aids devem iniciar o tratamento de imediato, independentemente da idade gestacional. Gestantes com infecção pelo HIV devem iniciar a terapia antirretroviral (TARV) a partir da 14ª semana de gestação, e recomenda-se também a manutenção da TARV após o parto, independentemente do nível de LT-CD4+ no momento do início. Nas mulheres vivendo com HIV/aids em uso de TARV e que engravidam, esse deve ser mantido inalterado desde que seja eficaz e não contenha drogas contraindicadas na gestação.

Antirretrovirais indicados para uso na gestação

Considerando as alterações fisiológicas que ocorrem durante a gestação e as diferenças de farmacocinética da maioria dos antirretrovirais estudados, a concentração deste grupo de drogas pode ser significativamente diminuída na gestação, sendo de maior relevância a que ocorre com os inibidores da protease[159]. A escassez de estudos de fase 1 e de longo tempo sobre carcinogênese e teratogênese de drogas expõe a gestante e seu concepto a riscos imprevisíveis[160].

Alguns estudos relacionam taxa de prematuridade com uso de IP nos esquemas oferecidos a gestantes[161].

Os esquemas antirretrovirais utilizados na gestação estão indicados nos Quadros 19 e 20.

A combinação de AZT (300 mg) com 3TC (150 mg) associada a lopinavir/ritonavir a cada 12 horas é considerada de alta eficácia e escolha preferencial para gestantes.

AZT (300 mg) + 3TC (150 mg) = 1 comprimido a cada 12 horas
+
Lopinavir/ritonavir (200 mg/50 mg) = 2 comprimidos a cada 12 horas

A combinação de AZT (300 mg) com 3TC (150 mg) associada a NVP (200 mg) apresenta posologia com menor número de comprimidos (dois comprimidos a cada 12 horas), o que geralmente é bem tolerado. Esse esquema só deve ser utilizado em gestantes com CD4 < 250 células/mm³ para evitar risco de toxicidade hepática. Deve ser iniciado com um comprimido/dia por 2 semanas e, a partir daí, manter a dose de 1 comprimido a cada 12 horas, se não apresentar reação de hipersensibilidade.

Quadro 19. Esquemas combinados utilizados na gestação

1ª escolha	AZT + 3TC + Lopinavir-ritonavir
Contraindicação de AZT ou coinfectada com VHB	TDF + 3TC + Lopinavir-ritonavir
Contraindicação de IP e CD4 menor 250 células/mm³	AZT + 3TC + Nevirapina

Quadro 20. Drogas contraindicadas na gestação

Efavirenz (EFZ)	Má formação congênita (alterações do tubo neural) **Classe D** (FDA)

Uso do tenofovir (TDF = comprimido de 300 mg) em gestantes

Em gestantes que apresentam anemia (Hb menor que 10 g/dL), o AZT pode ser substituído pelo TDF, e para gestantes coinfectadas pelo vírus da hepatite B (VHB), esta é a combinação ideal para tratamento, lembrando que o AZT de uso endovenoso deve ser mantido durante e intratrabalho de parto e uso V.O para o recém-nascido (RN) (Tabela 10), e lembrando também que a profilaxia do RN deve ser iniciada o mais precocemente possível. Não se indica a profilaxia para RN após 48 horas de vida, pela baixa eficácia após esse período.

Profilaxias

A indicação de profilaxias primárias e secundárias é feita de acordo com os mesmos critérios utilizados para não gestantes.

Antibioticoprofilaxia: deve ser realizada com cefalosporina (cefazolina – 2 g, endovenosa, dose única) após clampeamento do cordão, manipulação excessiva ou ruptura de membranas por tempo prolongado[156].

Imunizações

As recomendações quanto à imunização de gestantes estão indicadas no Quadro 21.

Critérios de escolha para via de parto

Recomenda-se a cesárea eletiva, sem trabalho de parto e sem ruptura de membranas, para gestantes com carga viral maior que 1.000 cópias/mL realizada a partir da 34ª semana, ou carga viral desconhecida[162].

Nas gestantes que apresentam carga viral menor que 1.000 cópias/mL realizada a partir da 34ª semana, a via de parto indicada é obstétrica. Discute-se o risco-benefício da cesárea nessas situações. A cesárea eletiva, quando indicada, deve ser realizada com 38 semanas de gestação, e o AZT-EV deve ser administrado desde 3 horas antes do procedimento cirúrgico[162].

Sugere-se a prescrição e o fornecimento do AZT endovenoso para a gestante na 30ª semana, visando garantir a profilaxia, caso essa apresente trabalho de parto prematuro e/ou o parto ocorra em serviço sem condições adequadas para fornecer essa medicação.

Aleitamento materno

O aleitamento materno é contraindicado em RN de mães com HIV/aids, pois traz risco adicional à transmissão vertical de 7 a 22%[155].

No puerpério, a inibição da lactação deve ser realizada por enfaixamento com ataduras ou induzida farmacologicamente com cabergolina, 2 comprimidos de 0,5 mg em dose única.

Transtornos psiquiátricos em pessoas vivendo com HIV

A infecção pelo HIV, além de ter se tornado uma doença crônica e provocar as conhecidas complicações clínicas, apresenta repercussões psíquicas significativas por diversas razões.

As manifestações físicas como a lipodistrofia, o acometimento do SNC, assim como as modificações no plano social do paciente, rotinas de consultas e exames, introdução dos antirretrovirais, alterações na vida relacional e de trabalho constituem elementos importantes para um aumento do sofrimento psíquico. O conhecimento de sua soropositividade, frequentemente traumático, coloca o indivíduo diretamente em contato com fatores internos muitas vezes inaceitáveis por ele mesmo e pela sociedade, entre os quais o uso e abuso de drogas ilícitas, desejo e comportamento sexual. Pensamentos de culpa e punição por atos "indevidos" e socialmente inaceitáveis se tornam muito frequentes.

A infecção pelo HIV pode causar, desencadear ou exacerbar transtornos psiquiátricos, assim como a presença desses transtornos conduz a maior risco de infecção pelo HIV e piora o prognóstico de indivíduos já infectados. Portanto, é necessário e importante o diagnóstico e encaminhamento à assistência especializada multidisciplinar em saúde mental. O adequado tratamento dos transtornos psiquiátricos em pessoas vivendo com HIV leva a:

- Melhora da qualidade de vida propiciando retorno ao trabalho, melhora dos relacionamentos e maior independência.
- Melhor adesão ao tratamento com maior frequência às consultas e adequado uso dos medicamentos antirretrovirais.
- Menor risco de transmissão do HIV. Indivíduos com melhora de sintomas psiquiátricos aderem mais a medidas de prevenção[163].

Quadro 21. Imunização da gestante com HIV/aids
Dupla adulto (dT)
Antipneumocócica
Contra hepatite B
Contra *Influenza*
Contra coqueluche (tríplice acelular-dTpa após 27ª semana gestacional)

Tabela 10. Quimioprofilaxia da infecção pelo HIV em recém-nascidos expostos: protocolo clínico e diretrizes terapêuticas para manejo da infecção pelo HIV em crianças e adolescentes.

Cenários	Indicação	ARV	Posologia	Duração Total
Cenário 1	Uso de ARV no pré-natal e periparto documentada <1.000. cp/mL no 3º trimestre	AZT (VO)	▪ RN com ≥ 35 semanas de idade gestacional: 4 mg/kg/dose de 12/12 h	4 semanas
			▪ RN com 30-35 semanas de idade gestacional: 2 mg/kg/dose, de 12/12 h por 14 dias e 3 mg/kg/dose de 12/12 h a partir do 15º dia	4 semanas
			▪ RN com < 30 semanas de idade gestacional: 2 mg/kg/dose, de 12/12 h	4 semanas
	Não utilização de ARV durante a gestação, com RN com > 35 semanas de idade gestacional ou sem uso de AZT periparto		4 mg/kg/dose de 12/12 h	4 semanas
Cenário 2	Uso de ARV na gestação, RN com 30-35 semanas de idade gestacional, carga viral desconhecida ou maior ou igual a 1.000 cópias/mL no 3º trimestre	AZT (VO)	▪ RN com ≥ 35 semanas de idade gestacional: 4 mg/kg/dose de 12/12 h	4 semanas
			▪ RN com 30-35 semanas de idade gestacional: 2 mg/kg/dose, de 12/12 h por 14 dias e 3 mg/kg/dose de 12/12 h a partir do 15º dia	4 semanas
			▪ RN com < 30 semanas de idade gestacional: 2 mg/kg/dose, de 12/12 h	4 semanas
		NVP (VO)	▪ Peso de nascimento > 2kg: 12 mg/dose (1,2 mL) ▪ Peso de nascimento 1,5 a 2 kg: 8 mg/dose (0,8 mL) ▪ Peso de nascimento < 1,5 kg: não usar NVP	1ª dose: primeiras 48 horas de vida 2ª dose: 48 horas após a 1ª dose 3ª dose: 96 horas após 2ª dose

Os transtornos mentais mais frequentemente encontrados nessa população são:

- Transtorno neurocognitivo associado ao HIV.
- Transtornos de humor e transtornos de ansiedade.
- Dependência de substâncias psicoativas.
- Reações de ajustamento.

Transtornos neurocognitivos associados ao HIV

O HIV invade o sistema nervoso central desde o início de infecção, cruzando a barreira hematoencefálica através de macrófagos infectados. Uma vez no SNC, o HIV infecta células da glia, que, por sua vez, secretam neurotoxinas que causam dano e morte neuronal. A extensão desse dano é proporcional ao declínio cognitivo que o paciente apresentará. A neuroinflamação que ocorre desde o início da infecção leva aos transtornos neurocognitivos associados ao HIV e também pode contribuir para o desenvolvimento de transtornos psiquiátricos nessa população[164].

Apesar do tratamento antirretroviral de alta potência diminuir drasticamente a carga viral plasmática a níveis indetectáveis, sua ação não é a mesma no SNC em razão da diferença de penetração dos medicamentos através da barreira hematoencefálica. A carga viral persiste no SNC em 41% dos pacientes que recebem HAART; 26% daqueles com carga viral plasmática indetectável apresentam carga viral detectável no SNC[165], sendo a prevalência do comprometimento cognitivo desses pacientes em torno de 20%[166].

A classificação atual dos transtornos neurocognitivos associados ao HIV divide-os em:

- Transtorno neurocognitivo assintomático: O paciente apresenta alteração leve em pelo menos dois domínios cognitivos no exame neuropsicológico, mas não apresenta alteração funcional.
- Transtorno neurocognitivo leve (transtorno cognitivo-motor menor): o paciente apresenta alteração leve em pelo menos dois domínios cognitivos no exame neuropsicológico e também um leve comprometimento funcional.
- Demência associada ao HIV: o paciente apresenta alteração cognitiva moderada a grave, em dois ou mais domínios no exame neuropsicológico e alteração funcional moderada a grave com dificuldade importante para trabalhar e até cuidar de si próprio.

O diagnóstico deve ser realizado através da anamnese e aplicação de testes neuropsicológicos que avaliem as funções executivas, atenção, memória verbal, aprendizado, fluência verbal, memória visual, orientação espacial e velocidade motora fina.

Devem ser excluídas doenças que possam causar alterações cognitivas a exemplo de: depressão maior, trauma craniencefálico, deficiência mental, dependência de substâncias psicoativas, infecções oportunistas no sistema nervoso central, outras doenças neurológicas que causem alterações cognitivas e aterosclerose[167].

Como instrumento de triagem a International HIV *Dementia Scale* pode ser aplicada para identificar os indivíduos que deverão ser submetidos ao exame neuropsicológico que, além de não estar sempre disponível, ser longo e cansativo, exige profissionais especializados para aplicá-lo e interpretá-lo adequadamente. Essa escala é composta de três itens que são, respectivamente: memória de fixação, velocidade motora e velocidade psicomotora. Cada item pode receber uma pontuação de 0 a 4, sendo a pontuação máxima igual a 12. Quando o paciente pontua menos que 10, é indicado seu encaminhamento para a realização do exame neuropsicológico[168].

Transtornos do humor e transtornos ansiosos

Sintomas depressivos e o diagnóstico de depressão maior são muito frequentes nos portadores do HIV, sendo sua prevalência de 22 a 45%[169].

Além das dificuldades enfrentadas pelas pessoas que vivem com HIV, fatores como o suporte social e a presença em algum momento da vida de sintomas relacionados à aids (categorias B e C dos CDC) estão associados à presença de episódios depressivos, particularmente em mulheres soropositivas[170]. Pode-se dizer que uma pessoa recebe suporte social quando ela se sente amada e cuidada por terceiros, quando tem seu valor reconhecido e quando pertence a uma rede social com a qual se comunica e troca obrigações[171].

Os episódios depressivos se caracterizam por uma série de sintomas psíquicos e físicos que comprometem a vida e o funcionamento do indivíduo acometido de forma significativa. Fazem parte dos sintomas depressivos a perda do prazer, alteração do sono (aumento ou diminuição) e do apetite (aumento ou diminuição), ideias de ruína, culpa, de menos-valia, de suicídio, fadiga e mialgia, diminuição da memória e da atenção, diminuição da libido e a presença de um humor depressivo durante a maior parte do tempo (DSM V)[172].

A depressão é muitas vezes subdiagnosticada nessa população, pois os sintomas depressivos podem ser interpretados como uma "reação normal ao adoecer" ou confundidos com sintomas somáticos da própria doença orgânica, como a insônia, a fadiga, a inapetência e a mialgia. Logo, na avaliação do paciente, os sintomas afetivos e cognitivos da depressão devem ter um valor diagnóstico maior que os sintomas somáticos e neurovegetativos. São bons discriminadores certos sintomas como a sensação de fracasso, a perda do interesse social, a sensação de estar sendo punido, a ideação suicida, a indecisão e episódios de choro muito frequentes. Em pacientes internados com aids, verificou-se que a melhor forma de avaliação foi considerar os sintomas somáticos e neurovegetativos como provenientes de um quadro depressivo, apenas quando não forem etiologicamente explicados por uma doença orgânica[173].

Escalas e entrevistas diagnósticas para avaliar a presença de depressão podem ser utilizadas na avaliação desses pacientes. A escala hospitalar de ansiedade e depressão foi especificamente formulada para ser aplicada em indivíduos portadores de doenças clínicas, pois exclui os sintomas somáticos e pode ser utilizada para quantificar sintomas depressivos e ansiosos. Porém, para a realização do diagnóstico de episódio depressivo maior, o Prime-MD, versão do paciente, é mais indicado e tem sido aplicado como rastreamento de depressão em indivíduos soropositivos[174].

Sintomas de estresse emocional e depressão influenciam negativamente a evolução da infecção pelo HIV. A literatura evidencia que eventos estressantes ocasionam uma diminuição quantitativa de células *natural killer* e de linfócitos T citotóxicos em pacientes soropositivos. Além disso, sintomas depressivos, pouco suporte social, cortisol sérico aumentado e negação da doença estiveram associados à progressão mais rápida para aids e à maior mortalidade em homossexuais masculinos não usuários de HAART[175].

O tratamento da depressão em pessoas que vivem com HIV é realizado com antidepressivos e psicoterapia. Grande parte dos antidepressivos pode ser utilizada em associação aos antirretrovirais e geralmente são bem tolerados. Deve-se, porém, prestar maior atenção aos efeitos colaterais e às possíveis interações medicamentosas (Quadro 22).

Os antidepressivos são divididos em algumas classes, sendo as principais os tricíclicos, os inibidores de recaptação de serotonina e os inibidores da recaptação de serotonina e noradrenalina. A maioria dos ensaios clínicos de antidepressivos em portadores do HIV foi realizada com inibidores da recaptação da serotonina, mais particularmente a fluoxetina. Esses antidepressivos se mostraram bem tolerados e eficazes. Atenção especial deve ser dada ao uso da fluoxetina e da fuvoxamina, pois ambas são potentes inibidores, respectivamente, da porção 2D6 e 3A4 do complexo enzimático P450, podendo ocasionar aumento do nível sérico de antirretrovirais e potencialização de seus efeitos colaterais. Apesar de não existir contraindicação ao uso dessas medicações, é preferível iniciar o tratamento com sertralina ou citalopram/escitalopram. Os antidepressivos tricíclicos também foram estudados em indivíduos soropositivos mostrando eficácia, porém menor tolerância aos efeitos colaterais. Sintomas como boca seca, obstipação intestinal, hipotensão postural, visão borrada e sonolência podem ser pouco toleradas, por exemplo, por pacientes que porventura já apresentem efeitos colaterais significativos ao tratamento antirretroviral. Também não existe nenhuma contraindicação específica ao uso desses medicamentos. A mirtazapina e a bupropiona, dois antidepressivos não classificáveis nos grupos descritos anteriormente, também foram estudados em portadores do HIV mostrando-se eficazes e bem tolerados. Em linhas gerais, é aconselhável iniciar o antidepressivo com doses mais baixas e aumentá-las lentamente, além de monitorar cuidadosamente os efeitos colaterais[174,176]. O tratamento psicoterápico para depressão deve estar sempre associado ao medicamentoso; as técnicas mais estudadas e apropriadas aos pacientes HIV+ são: cognitivo-comportamental, interpessoal, psicoterapia de apoio e abordagem do suporte social[174,176].

A prevalência de transtorno afetivo bipolar em pessoas vivendo com HIV também é bem maior que na população em geral. Um estudo brasileiro realizado em Fortaleza avaliou 196 pacientes HIV+ que realizavam tratamento ambulatorial e encontrou uma prevalência de 8,1% do diagnóstico de transtorno bipolar (quatro vezes maior que na população em geral, que é por volta de 2%). Desses indivíduos, 61% apresentavam abuso de substâncias como comorbidade[177]; hipersexualidade, episódios de mania com sintomas psicóticos, impulsividade e ausência de crítica colocam essas pessoas em risco para a infecção pelo HIV, o que explica a alta prevalência do transtorno afetivo bipolar nessa população. Portanto, antes de iniciar o tratamento com antidepressivos, é muito

Quadro 22. Interações de antidepressivos e antirretrovirais

Antidepressivos	Interações com antirretrovirais
Nortriptilina	Lopinavir-ritonavir e ritonavir aumentam o nível sérico de nortriptilina
Imipramina	Lopinavir-ritonavir e ritonavir aumentam o nível sérico de imipramina
Amitriptilina	Lopinavir-ritonavir e ritonavir aumentam o nível sérico de amitriptilina
Clomipramina	Lopinavir-ritonavir e ritonavir aumentam o nível sérico de clomipramina
Fluoxetina	Amprenavir, efavirenz, indinavir, lopinavir-ritonavir, nelfinavir, ritonavir e saquinavir têm seu nível sérico aumentado pela fluoxetina. Nevirapina diminui o nível sérico de fluoxetina
Sertralina	Lopinavir-ritonavir e ritonavir aumentam o nível sérico de sertralina
Citalopram	Lopinavir-ritonavir e ritonavir aumentam o nível sérico de citalopram
Paroxetina	Lopinavir-ritonavir e ritonavir aumentam o nível sérico de paroxetina
Fluvoxamina	Amprenavir, efavirenz, indinavir, lopinavir-ritonavir e saquinavir têm seu nível sérico aumentado pela fluvoxamina. Nevirapina diminui o nível sérico de fluvoxamina
Venlafaxina	Lopinavir-ritonavir e ritonavir aumentam o nível sérico de venlafaxina
Mirtazapina	Sem interação conhecida
Nefazodona	Indinavir e efavirenz têm seu nível sérico aumentado pela nefazodona
Bupropiona	Sem interação conhecida

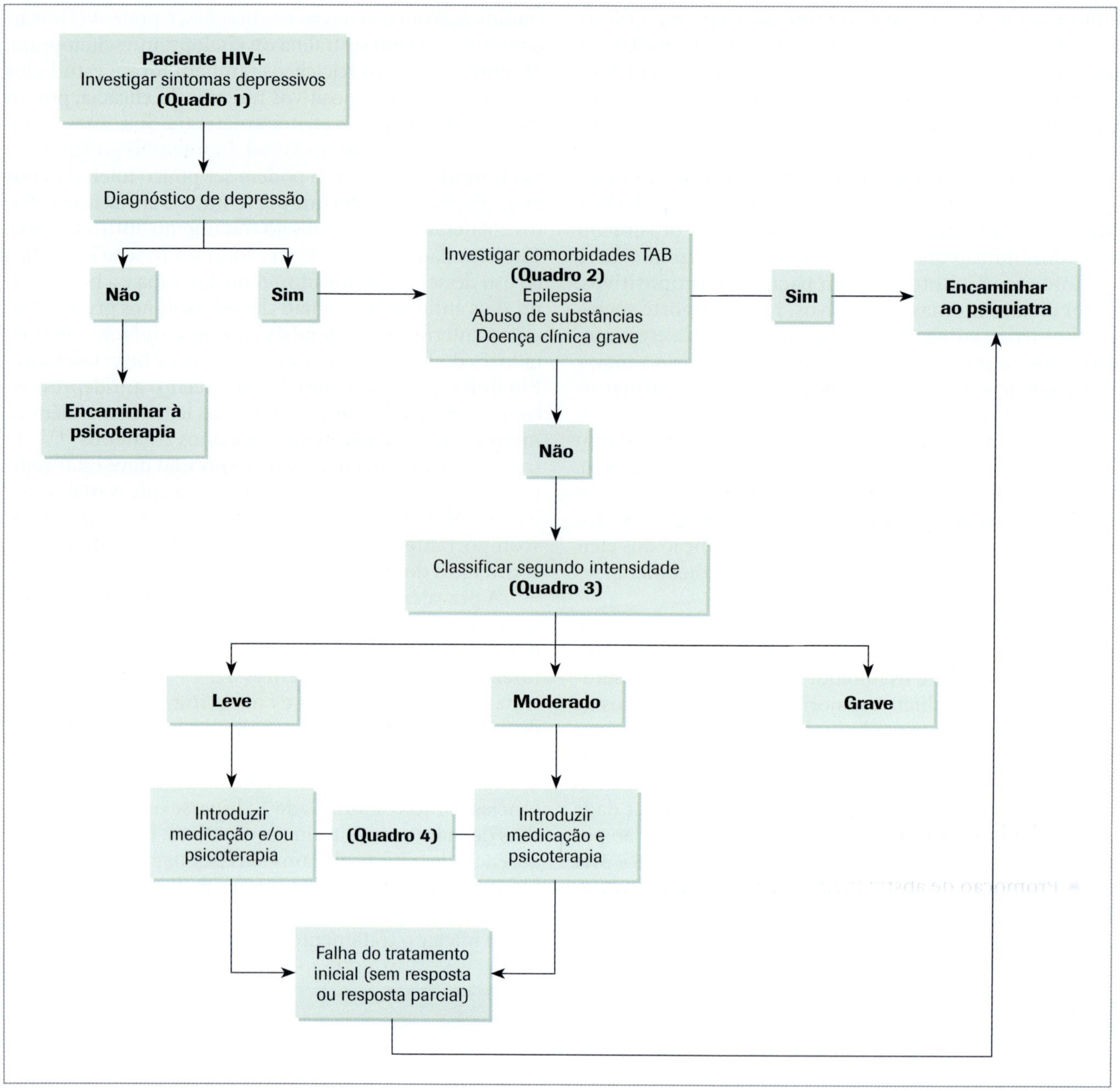

Figura 14. Algoritmo para diagnóstico e abordagem inicial de depressão em pacientes com HIV/aids.
Fonte: Guia de Investigação, Prevenção e Manejo das Comorbidades Associadas ao HIV (2013).

importante investigar antecedentes de episódios de hipomania ou mania em indivíduos soropositivos e deprimidos, e é sempre indicado o encaminhamento ao psiquiatra, caso exista algum indício de possível transtorno bipolar, já que, isoladamente, o uso de antidepressivos pode levar a uma piora do quadro psicopatológico e da evolução da doença em si[177].

Os transtornos de ansiedade também são bastante prevalentes em pessoas vivendo com HIV e ocorrem geralmente após o diagnóstico. Um estudo encontrou uma prevalência de 16% do transtorno de ansiedade generalizada e 10% do transtorno de pânico em indivíduos soropositivos[178]. Outra pesquisa avaliou a presença do transtorno de estresse pós-traumático nessa população, encontrando uma prevalência ao longo da vida de 54%. Essa alta prevalência pode ser explicada por todos os fatores de estresse associados ao viver com o HIV, especialmente a vivência do preconceito e exclusão social, que ainda é bastante presente, apesar dos avanços terapêuticos importantes para o controle da replicação viral e evolução da doença[179].

Transtornos associados ao uso de substâncias psicoativas

A identificação e o diagnóstico dos transtornos associados ao uso de substâncias psicoativas nos portadores de HIV são de grande relevância, já que esses pacientes apresentam não somente um maior risco de transmissão do HIV, como também se colocam com maior frequência em situações de risco para a própria saúde. Além disso, esses indivíduos enfrentam dificuldades para aderir ao tratamento antirretroviral, o que leva a uma pior evolução da doença e maior mortalidade[180].

A prevalência do abuso e dependência de substâncias psicoativas na população varia de acordo com a população estudada, podendo chegar até 75% em grupos nos quais a principal forma de transmissão do HIV foi através do uso de drogas injetáveis[181].

A síndrome de dependência pode ser definida como um conjunto de fenômenos comportamentais, cognitivos e fisiológicos tipicamente associados a um desejo de consumir uma substância e dificuldade de controlar o consumo. Para a realização do diagnóstico, o indivíduo deve apresentar pelo menos três dos critérios descritos a seguir:

- Forte desejo de consumir a substância.
- Dificuldade para controlar o início, o término e a quantidade da substância consumida.
- Sintomas de abstinência ou uso da substância para evitá-los.
- Desenvolvimento de tolerância à droga, sendo necessário gradual aumento da dose consumida para obter o mesmo efeito.
- Abandono de outros interesses ou prazeres em prol do uso da substância.
- Persistência do uso, apesar das consequências danosas (DSM V).

Uma vez realizado o diagnóstico, o paciente deve ser encaminhado para um tratamento específico, que é geralmente dividido nas seguintes etapas:

- Promoção de abstinência: esta fase do tratamento tem como objetivo conscientizar e instrumentalizar o paciente para que este permaneça abstinente. Ele deve frequentar psicoterapia individual, psicoterapia de grupo e grupos de autoajuda, como os Alcoólicos Anônimos. Não deve mais ter contato com usuários ou traficantes e deve evitar situações de risco. Uma rede de suporte social e apoio deve ser criada para ajudar o paciente durante esse período. Se necessário, uma internação pode ser benéfica em alguns casos.
- Prevenção de recaídas: nesta fase, o paciente deve identificar situações de risco e, ao enfrentá-las, substituir o comportamento de busca pela droga por um outro, direcionado a atingir uma melhor qualidade de vida. Um novo círculo de contatos sociais livre de drogas deve ser criado gradativamente. O paciente deve continuar a frequentar sessões de psicoterapia de grupo e grupos de autoajuda.
- Tratamento de comorbidades: as comorbidades médicas e psiquiátricas devem ser adequadamente tratadas desde o início do tratamento[180].

Uma especial atenção deve ser dada aos dependentes de drogas injetáveis que necessitem usar medicamentos injetáveis diariamente, como o T20. O preparo da medicação na seringa e a sua aplicação podem funcionar como gatilhos para uma recaída pela associação com o ritual do uso da substância psicoativa.

Reações de ajustamento

Uma reação de ajustamento é uma resposta psicológica a um fator de estresse identificável resultando no desenvolvimento de uma reação emocional e comportamental mais intensa que o esperado e/ou que causa um significativo comprometimento funcional (DSM IV-TR).

As pessoas que vivem com HIV enfrentam diversas situações de estresse emocional que podem funcionar como fatores desencadeantes para reações de ajustamento como também para episódios de depressão maior. O impacto do diagnóstico, o adoecimento físico, as modificações corporais secundárias à lipodistrofia, a necessidade de uso diário de medicamentos com efeitos colaterais, a revelação do diagnóstico, o início de um relacionamento amoroso, o preconceito e exclusão social no ambiente de trabalho e a dependência financeira da previdência social são alguns fatores de estresse que as pessoas que vivem com HIV enfrentam com frequência. Como cada indivíduo reagirá a cada situação dependerá dos seus mecanismos psicológicos de enfrentamento, do significado da doença em sua vida e de sua situação social.

O tratamento dos transtornos de ajustamento deve ser realizado através de psicoterapia individual breve (focal) ou de grupo.

Além dos tratamentos específicos para os episódios depressivos e reações de ajustamento, fazem-se necessárias ações de prevenção do sofrimento psíquico a exemplo de grupos abertos para discussão de temas livres ou específicos, como também oficinas de socialização e atendimento psicológico pontual disponível em plantões psicológicos. Pelo fato de a infecção pelo HIV estar vinculada a um contexto biológico, psicológico, social e cultural, é essencial a ocorrência de reuniões profissionais interdisciplinares para discussão de temas e casos clínicos, tornando, dessa forma, a atenção à saúde mental cada vez mais integrada ao tratamento e cuidado global das pessoas que vivem com HIV/aids.

Considerações finais

Diferentemente da tendência mundial de diminuição do número de pessoas recentemente infectadas por HIV, no Brasil a taxa de detecção de novas infecções mostra estabilidade nos últimos dez anos.

Há que se aumentar a disponibilidade de preservativos, o acesso ao teste do HIV, em especial em gestantes, garantir acesso à profilaxia da transmissão vertical e investir em programas de promoção de práticas sexuais mais seguras dirigidos a diferentes públicos (adolescentes, mulheres, homens que fazem sexo com homens, profissionais do sexo).

Dentre as novas tecnologias para reduzir a transmissão, destacam-se o início precoce de tratamento dos indivíduos infectados, a profilaxia pós-exposição sexual ou ocupacional.

O acesso universal ao tratamento antirretroviral, o surgimento de novas opções terapêuticas e o arsenal de cuidados para as PVHA modificaram a morbidade e a mortalidade por HIV/aids, permitindo expectativa de vida com qualidade por tempo indeterminado. O compromisso do paciente com o tratamento, a escolha do esquema inicial e a identificação do momento mais adequado para iniciá-lo são determinantes, na maioria dos casos, do desfecho a ser obtido.

A abordagem dos pacientes com HIV/aids deve incluir medidas de tratamento e ações de prevenção, com respeito e garantia aos direitos essenciais. A disponibilidade de assistência por equipe interdisciplinar é importante, pois são frequentes o sofrimento mental, as coinfecções e comorbidades em geral.

Persiste o desafio de tratar os indivíduos particularmente vulneráveis que não se beneficiam dos recursos terapêuticos disponíveis e buscam os serviços de saúde apenas para atendimento de intercorrências associadas à infecção por HIV/aids não controlada.

Referências bibliográficas

1. CDC. Pneumocystis pneumonia - Los Angeles. MMWR Morb Mortal Wkly Rep 1981 Jun; 30(21):250–2.
2. Centers for Disease Control and Prevention. Kaposi's sarcoma and Pneumocystis pneumonia among homosexual men - New York City and California. MMWR Morb Mortal Wkly Rep 1981 Jul; 30(25):305–8.
3. Centers for Disease Control and Prevention. Update on acquired immune deficiency syndrome (Aids). MMWR Morb Mortal Wkly Rep 1982 Sep; 31(37):507–8, 513–4.
4. Schneider E, Whitmore S, Glynn KM, Dominguez K, Mitsch A, McKenna MT. Revised surveillance case definitions for HIV infection among adults, adolescents, and children aged < 18 months and for HIV infection and Aids among children aged 18 months to < 13 years. MMWR Recomm Rep 2008 Dec; 57(RR-10):1–12.
5. Zhu T, Korber BT, Nahmias AJ, Hooper E, Sharp PM, Ho DD. An African HIV-1 sequence from 1959 and implications for the origin of the epidemic. Nature 1998 Feb; 391(6667):594–7.
6. Korber B, Muldoon M, Theiler J, Gao F, Gupta R, Lapedes A et al. Timing the ancestor of the HIV-1 pandemic strains. Science 2000 Jun; 288(5472):1789–96.
7. UNAIDS. The gap report. Disponível em: http://www.unaids.org/sites/default/files/en/media/unaids/contentassets/documents/unaidspublication/2014/UNAIDS_Gap_report_en.pdf; acessado em 2 de setembro de 2015.
8. Murray CJL, Ortblad KF, Guinovart C, Lim SS, Wolock TM, Roberts DA et al. Global, regional, and national incidence and mortality for HIV, tuberculosis, and malaria during 1990–2013: a systematic analysis for the Global Burden of Disease Study 2013. Lancet 2014 Jul 21; 384(9947):1005–70. Disponível em: http://www.pubmedcentral.nih.gov/articlerender.fcgi?artid=4202387&tool=pmcentrez&rendertype=abstract; acessado em 2 de setembro de 2015.
9. Beyrer C, Baral SD, van Griensven F, Goodreau SM, Chariyalertsak S, Wirtz AL et al. Global epidemiology of HIV infection in men who have sex with men. Lancet England 2012 Jul; 380(9839):367–77.
10. Ministério da Saúde. Define a Lista Nacional de Notificação Compulsória de doenças, agravos e eventos de saúde pública nos serviços de saúde públicos e privados em todo o território nacional, nos termos do anexo, e dá outras providências. Portaria n. 1.271, de 6 de junho de 2014. Disponível em: http://bvsms.saude.gov.br/bvs/saudelegis/gm/2014/prt1271_06_06_2014.html; acessado em 2 de setembro de 2015.
11. Ministério da Saúde, Secretaria de Vigilância em Saúde, Departamento de DST A e HV. Boletim epidemiológico HIV Aids 2014. Disponível em: http://www.aids.gov.br/sites/default/files/anexos/publicacao/2014/56677/boletim_2014_final_pdf_15565.pdf; acessado em 2 de setembro de 2015.
12. Rezende ELLF, Vasconcelos AMN, Pereira MG. Causes of death among people living with HIV/Aids in Brazil. Braz J Infect Dis 2010; 14(6):558–63.
13. Domingues C-SB, Waldman EA. Causes of death among people living with Aids in the pre- and post-HAART Eras in the city of Sao Paulo, Brazil. PLoS One 2014; 9(12):e114661.
14. Ministério da Saúde, Secretaria de Vigilância em Saúde Departamento de DST A e HV. Recomendações para terapia antirretroviral em adultos infectados pelo HIV - 2008. Suplemento III: Tratamento e prevenção. Disponível em: http://www.aids.gov.br/sites/default/files/publicacao/2007/suplemento_consenso_adulto_01_24_01_2011_web_pdf_13627.pdf; acessado em 2 de setembro de 2015.
15. Fink AJ. A possible explanation for heterosexual male infection with AIDS. The New England Journal of Medicine 1986; 1167.
16. Bongaarts J, Reining P, Way P, Conant F. The relationship between male circumcision and HIV infection in African populations. Aids 1989 Jun; 3(6):373–7.
17. Caldwell JC, Caldwell P. The African Aids epidemic. Sci Am 1996 Mar; 274(3):62–3,66–8.
18. Moses S, Bradley JE, Nagelkerke NJ, Ronald AR, Ndinya-Achola JO, Plummer FA. Geographical patterns of male circumcision practices in Africa: association with HIV seroprevalence. Int J Epidemiol 1990 Sep; 19(3):693–7.
19. Bailey RC, Moses S, Parker CB, Agot K, Maclean I, Krieger JN et al. Male circumcision for HIV prevention in young men in Kisumu, Kenya: a randomised controlled trial. Lancet 2007 Feb; 369(9562):643–56.
20. Gray RH, Kigozi G, Serwadda D, Makumbi F, Watya S, Nalugoda F et al. Male circumcision for HIV prevention in men in Rakai, Uganda: a randomised trial. Lancet 2007 Feb; 369(9562):657–66.
21. Auvert B, Taljaard D, Lagarde E, Sobngwi-Tambekou J, Sitta R, Puren A. Randomized, controlled intervention trial of male circumcision for reduction of HIV infection risk: the ANRS 1265 Trial. PLoS Med 2005 Nov; 2(11):e298.
22. Mehta SD, Moses S, Agot K, Odoyo-June E, Li H, Maclean I et al. The long-term efficacy of medical male circumcision against HIV acquisition. Aids 2013 Nov; 27(18):2899–907.
23. Male circumcision for HIV prevention in high HIV prevalence settings: what can mathematical modelling contribute to informed decision making? PLoS Med 2009 Sep; 6(9):e1000109.
24. Cohen MS, Chen YQ, McCauley M, Gamble T, Hosseinipour MC, Kumarasamy N et al. Prevention of HIV-1 infection with early antiretroviral therapy. N Engl J Med 2011 Aug 11; 365(6):493–505. Disponível em: http://www.pubmedcentral.nih.gov/articlerender.fcgi?artid=3200068&tool=pmcentrez&rendertype=abstract; acessado em 2 de setembro de 2015.
25. Grant RM, Lama JR, Anderson PL, McMahan V, Liu AY, Vargas L et al. Preexposure chemoprophylaxis for HIV prevention in men who have sex with men. N Engl J Med 2010 Dec; 363(27):2587–99.
26. Baeten JM, Donnell D, Ndase P, Mugo NR, Campbell JD, Wangisi J et al. Antiretroviral prophylaxis for HIV prevention in heterosexual men and women. N Engl J Med 2012 Aug; 367(5):399–410.
27. Thigpen MC, Kebaabetswe PM, Paxton LA, Smith DK, Rose CE, Segolodi TM et al. Antiretroviral preexposure prophylaxis for heterosexual HIV transmission in Botswana. N Engl J Med 2012 Aug; 367(5):423–34.
28. Tsai CC, Emau P, Follis KE, Beck TW, Benveniste RE, Bischofberger N et al. Effectiveness of postinoculation (R)-9-(2-phosphonylmethoxypropyl) adenine treatment for prevention of persistent simian immunodeficiency virus SIVmne infection depends critically on timing of initiation and duration of treatment. J Virol 1998 May; 72(5):4265–73.
29. Otten RA, Smith DK, Adams DR, Pullium JK, Jackson E, Kim CN et al. Efficacy of postexposure prophylaxis after intravaginal exposure of pig-tailed macaques to a human-derived retrovirus (human immunodeficiency virus type 2). J Virol 2000 Oct; 74(20):9771–5.
30. Van Damme L, Corneli A, Ahmed K, Agot K, Lombaard J, Kapiga S et al. Preexposure prophylaxis for HIV infection among African women. N Engl J Med 2012 Aug; 367(5):411–22.
31. Marrazzo JM, Ramjee G, Richardson BA, Gomez K, Mgodi N, Nair G et al. Tenofovir-based preexposure prophylaxis for HIV infection among African women. N Engl J Med 2015 Feb; 372(6):509–18.
32. Commissioner O of the Press Announcements, Office of the Commissioner. FDA approves first drug for reducing the risk of sexually acquired HIV infection.; Disponível em: http://www.fda.gov/NewsEvents/Newsroom/PressAnnouncements/ucm312210.htm; acessado em 2 de setembro de 2015.
33. Patterson KB, Prince HA, Kraft E, Jenkins AJ, Shaheen NJ, Rooney JF et al. Penetration of tenofovir and emtricitabine in mucosal tissues: implications for prevention of HIV-1 transmission. Sci Transl Med 2011 Dec; 3(112):112re4.
34. Grant RM, Anderson PL, McMahan V, Liu A, Amico KR, Mehrotra M et al. Uptake of pre-exposure prophylaxis, sexual practices, and HIV incidence in men and transgender women who have sex with men: a cohort study. Lancet Infect Dis 2014 Sep; 14(9):820–9.
35. Lehman DA, Baeten JM, McCoy CO, Weis JF, Peterson D, Mbara G et al. Risk of drug resistance among persons acquiring HIV within a randomized clinical trial of single- or dual-agent preexposure prophylaxis. J Infect Dis. United States 2015 Apr; 211(8):1211–8.
36. Mugwanya KK, Donnell D, Celum C, Thomas KK, Ndase P, Mugo N et al. Sexual behaviour of heterosexual men and women receiving antiretroviral pre-exposure prophylaxis for HIV prevention: a longitudinal analysis. Lancet Infect Dis 2013 Dec; 13(12):1021–8.
37. Buchbinder SP, Glidden D V, Liu AY, McMahan V, Guanira J V, Mayer KH et al. HIV pre-exposure prophylaxis in men who have sex with men and transgender women: a secondary analysis of a phase 3 randomised controlled efficacy trial. Lancet Infect Dis 2014 Jun; 14(6):468–75.
38. Abdool Karim Q, Abdool Karim SS, Frohlich JA, Grobler AC, Baxter C, Mansoor LE et al. Effectiveness and safety of tenofovir gel, an antiretroviral microbicide, for the prevention of HIV infection in women. Science 2010 Sep; 329(5996):1168–74.
39. Rerks-Ngarm S, Pitisuttithum P, Nitayaphan S, Kaewkungwal J, Chiu J, Paris R et al. Vaccination with Alvac and Aidsvax to prevent HIV-1 infection in Thailand. N Engl J Med 2009 Dec; 361(23):2209–20.

40. Hammer SM, Sobieszczyk ME, Janes H, Karuna ST, Mulligan MJ, Grove D et al. Efficacy trial of a DNA/rAd5 HIV-1 preventive vaccine. N Engl J Med 2013 Nov; 369(22):2083–92.
41. Haynes BF, Gilbert PB, McElrath MJ, Zolla-Pazner S, Tomaras GD, Alam SM et al. Immune-correlates analysis of an HIV-1 vaccine efficacy trial. N Engl J Med 2012 Apr; 366(14):1275–86.
42. Liao H-X, Lynch R, Zhou T, Gao F, Alam SM, Boyd SD et al. Co-evolution of a broadly neutralizing HIV-1 antibody and founder virus. Nature 2013 Apr; 496(7446):469–76.
43. Hansen SG, Sacha JB, Hughes CM, Ford JC, Burwitz BJ, Scholz I et al. Cytomegalovirus vectors violate CD8+ T cell epitope recognition paradigms. Science 2013 May; 340(6135):1237874.
44. Hansen SG, Piatak MJ, Ventura AB, Hughes CM, Gilbride RM, Ford JC et al. Immune clearance of highly pathogenic SIV infection. Nature 2013 Oct; 502(7469):100–4.
45. Marks G, Crepaz N, Senterfitt JW, Janssen RS. Meta-analysis of high-risk sexual behavior in persons aware and unaware they are infected with HIV in the United States: implications for HIV prevention programs. J Acquir Immune Defic Syndr 2005 Aug 1; 39(4):446–53. Disponível em: http://www.ncbi.nlm.nih.gov/pubmed/16010168; acessado em 2 de setembro de 2015.
46. Public Health Service guidelines for counseling and antibody testing to prevent HIV infection and Aids. MMWR Morb Mortal Wkly Rep 1987 Aug 14; 36(31):509–15. Disponível em: http://www.ncbi.nlm.nih.gov/pubmed/3112540; acessado em 2 de setembro de 2015.
47. Peeters M, D'Arc M, Delaporte E. Origin and diversity of human retroviruses. AIDS Rev 2014; 16(1):23–34.
48. Centers for Disease Control and Prevention. Recommendations for HIV testing services for inpatients and outpatients in acute-care hospital settings. Jama 1993 Apr 28; 269(16):2071–2. Disponível em: http://www.ncbi.nlm.nih.gov/pubmed/8385714; acessado em 2 de setembro de 2015.
49. Anderson TJ, Atkins D, Baker-Cirac C, Bayer R, Palomo FKB, Bolan GA et al. Revised Guidelines for HIV Counseling, Testing, and Referral. Disponível em: http://www.cdc.gov/mmwr/preview/mmwrhtml/rr5019a1.htm; acessado em 2 de setembro de 2015.
50. Ministério da Saúde, Secretaria de Vigilância em Saúde Departamento de DST A e HV. Protocolo clínico e diretrizes terapêuticas para manejo da infecção pelo HIV em adultos. Disponível em: http://www.aids.gov.br/sites/default/files/anexos/publicacao/2014/55939/08_05_2014_protocolo_pediatrico_pdf_36225.pdf; acessado em 2 de setembro de 2015.
51. Centers for Disease Control and Prevention. U.S. Public Health Service recommendations for human immunodeficiency virus counseling and voluntary testing for pregnant women. MMWR 1994; 43:1–15. Disponível em: http://www.cdc.gov/mmwr/preview/mmwrhtml/00038277.htm; acessado em 2 de setembro de 2015.
52. Centers for Disease Control and Prevention. Revised recommendations for HIV screening of pregnant women. MMWR Recomm Rep 2001 Nov 9; 50(RR-19):63–85; quiz CE1–19a2–CE6-19a2. Disponível em: http://www.ncbi.nlm.nih.gov/pubmed/11718473; acessado em 2 de setembro de 2015.
53. Advancing HIV prevention: new strategies for a changing epidemic - United States, 2003. MMWR Morb Mortal Wkly Rep 2003 Apr 18; 52(15):329–32. Disponível em: http://www.ncbi.nlm.nih.gov/pubmed/12733863; acessado em 2 de setembro de 2015.
54. Branson BM, Handsfield HH, Lampe MA, Janssen RS, Taylor AW, Lyss SB et al. Revised recommendations for HIV testing of adults, adolescents, and pregnant women in health-care settings. MMWR Recomm Rep 2006 Sep 22; 55(RR-14):1–17; quiz CE1–4. Disponível em: http://www.ncbi.nlm.nih.gov/pubmed/16988643; acessado em 2 de setembro de 2015.
55. Simon V, Ho DD, Abdool Karim Q. HIV/Aids epidemiology, pathogenesis, prevention, and treatment. Lancet 2006 Aug; 368(9534):489–504.
56. Global HIV Prevention Working Group. New approaches to HIV prevention accelerating research and ensuring future access. Disponível em: http://web.worldbank.org/archive/website01063/WEB/IMAGES/NEW_APPR.PDF; acessado em 2 de setembro de 2015.
57. Moir S, Chun T-W, Fauci AS. Pathogenic mechanisms of HIV disease. Annu Rev Pathol 2011; 6:223–48.
58. Knipe DM, Howley PM (eds.). Fields' virology. Volume 1. 5. ed. Philadelphia: Lippincott Williams & Wilkins, 2007.
59. Brindeiro RM, Diaz RS, Sabino EC, Dantas MC, Morgado MG, Pires IL et al. Brazilian Network for HIV Drug Resistance Surveillance (HIV-BResNet): a survey of chronically infected individuals. Aids 2003; 17(7):1063-9.
60. O'Connell KA, Bailey JR, Blankson JN. Elucidating the elite: mechanisms of control in HIV-1 infection. Trends Pharmacol Sci 2009 Dec; 30(12):631–7.
61. Douek DC, Picker LJ, Koup RA. T cell dynamics in HIV-1 infection. Annu Rev Immunol 2003; 21:265–304.
62. Ministério da Saúde, Agência Nacional de Vigilância Sanitária. Portaria n. 59, de 28 de janeiro de 2003. Dispõe sobre a sub-rede de laboratórios do Programa Nacional de DST e Aids. Disponível em: http://pegasus.fmrp.usp.br/projeto/legislacao/Portaria 59 de 28 01 03.pdf; acessado em 2 de setembro de 2015.
63. Alimonti JB, Ball TB, Fowke KR. Mechanisms of CD4+ T lymphocyte cell death in human immunodeficiency virus infection and AIDS. J Gen Virol 2003 Jul; 84(Pt 7):1649–61.
64. DeVange Panteleeff D, Emery S, Richardson BA, Rousseau C, Benki S, Bodrug S et al. Validation of performance of the gen-probe human immunodeficiency virus type 1 viral load assay with genital swabs and breast milk samples. J Clin Microbiol 2002 Nov; 40(11):3929–37. Disponível em: http://www.pubmedcentral.nih.gov/articlerender.fcgi?artid=139629&tool=pmcentrez&rendertype=abstract; acessado em 2 de setembro de 2015.
65. Bobardt MD, Chatterji U, Selvarajah S, Van der Schueren B, David G, Kahn B et al. Cell-free human immunodeficiency virus type 1 transcytosis through primary genital epithelial cells. J Virol 2007 Jan; 81(1):395–405. Disponível em: http://www.pubmedcentral.nih.gov/articlerender.fcgi?artid=1797244&tool=pmcentrez&rendertype=abstract; acessado em 2 de setembro de 2015.
66. McClelland RS, Baeten JM. Reducing HIV-1 transmission through prevention strategies targeting HIV-1-seropositive individuals. J Antimicrob Chemother 2006 Feb; 57(2):163–6. Disponível em: http://www.ncbi.nlm.nih.gov/pubmed/16332729; acessado em 2 de setembro de 2015.
67. Derdeyn CA, Silvestri G. Viral and host factors in the pathogenesis of HIV infection. Curr Opin Immunol 2005 Aug; 17(4):366–73.
68. Lore K, Larsson M. The role of dendritic cells in the pathogenesis of HIV-1 infection. APMIS Jan; 111(7-8):776–88. Disponível em: http://www.ncbi.nlm.nih.gov/pubmed/12974779; acessado em 2 de setembro de 2015.
69. Lieberman J, Shankar P, Manjunath N, Andersson J. Dressed to kill? A review of why antiviral CD8 T lymphocytes fail to prevent progressive immunodeficiency in HIV-1 infection. Blood 2001 Sep; 98(6):1667–77.
70. Starr-Spires LD, Collman RG. HIV-1 entry and entry inhibitors as therapeutic agents. Clin Lab Med 2002 Sep; 22(3):681–701. Disponível em: http://www.ncbi.nlm.nih.gov/pubmed/12244592; acessado em 2 de setembro de 2015.
71. Mandell GL, Bennett JE DR (ed.). Mandell, Douglas, and Bennett's principles and practice of infectious diseases. 8. ed. Philadelphia: Saunders, 2015.
72. Moir S, Ogwaro KM, Malaspina A, Vasquez J, Donoghue ET, Hallahan CW et al. Perturbations in B cell responsiveness to CD4+ T cell help in HIV-infected individuals. Proc Natl Acad Sci U S A 2003 May; 100(10):6057–62.
73. Lekkerkerker AN, van Kooyk Y, Geijtenbeek TBH. Viral piracy: HIV-1 targets dendritic cells for transmission. Curr HIV Res 2006 Apr; 4(2):169–76. Disponível em: http://www.ncbi.nlm.nih.gov/pubmed/16611055; acessado em 2 de setembro de 2015.
74. Richey LE, Halperin J. Acute human immunodeficiency virus infection. Am J Med Sci 2013 Feb; 345(2):136–42.
75. Stacey AR, Norris PJ, Qin L, Haygreen EA, Taylor E, Heitman J et al. Induction of a striking systemic cytokine cascade prior to peak viremia in acute human immunodeficiency virus type 1 infection, in contrast to more modest and delayed responses in acute hepatitis B and C virus infections. J Virol 2009 Apr; 83(8):3719–33.
76. Lapins J, Gaines H, Lindback S, Lidbrink P, Emtestam L. Skin and mucosal characteristics of symptomatic primary HIV-1 infection. Aids Patient Care STDS 1997 Apr; 11(2):67–70.
77. Gallo RC. Human retroviruses after 20 years: a perspective from the past and prospects for their future control. Immunol Rev 2002 Jul; 185:236–65.
78. Saha K, Zhang J, Zerhouni B. Evidence of productively infected CD8+ T cells in patients with AIDS: implications for HIV-1 pathogenesis. J Acquir Immune Defic Syndr 2001 Mar; 26(3):199–207.
79. Piazza P, Fan Z, Rinaldo CRJ. CD8+ T-cell immunity to HIV infection. Clin Lab Med 2002 Sep; 22(3):773–97.
80. Kedzierska K, Crowe SM. The role of monocytes and macrophages in the pathogenesis of HIV-1 infection. Curr Med Chem 2002 Nov; 9(21):1893–903.
81. Kottilil S, Chun T-W, Moir S, Liu S, McLaughlin M, Hallahan CW et al. Innate immunity in human immunodeficiency virus infection: effect of viremia on natural killer cell function. J Infect Dis 2003 Apr; 187(7):1038–45.
82. Meddows-Taylor S, Kuhn L, Meyers TM, Sherman G, Tiemessen CT. Defective neutrophil degranulation induced by interleukin-8 and complement 5a and down-regulation of associated receptors in children vertically infected with human immunodeficiency virus type 1. Clin Diagn Lab Immunol 2001 Jan; 8(1):21–30.
83. Stoiber H, Speth C, Dierich MP. Role of complement in the control of HIV dynamics and pathogenesis. Vaccine 2003 Jun; 21 Suppl 2:S77–82.
84. Vargas SL, Hughes WT, Santolaya ME, Ulloa A V, Ponce CA, Cabrera CE et al. Search for primary infection by Pneumocystis carinii in a cohort of normal, healthy infants. Clin Infect Dis 2001 Mar; 32(6):855–61.
85. Masur H, Michelis MA, Greene JB, Onorato I, Stouwe RA, Holzman RS et al. An outbreak of community-acquired Pneumocystis carinii pneumonia: initial manifestation of cellular immune dysfunction. N Engl J Med 1981 Dec; 305(24):1431–8.
86. Ng VL, Yajko DM, Hadley WK. Extrapulmonary pneumocystosis. Clin Microbiol Rev 1997 Jul; 10(3):401–18.
87. Kroe DM, Kirsch CM, Jensen WA. Diagnostic strategies for Pneumocystis carinii pneumonia. Semin Respir Infect 1997 Jun; 12(2):70–8.
88. Genta, RM. WP (ed.). Parasitic infections of the compromised host. New York: Marcel Dekker, 1989.
89. Leoung GS. Pneumocystosis and HIV. Disponível em: http://hivinsite.ucsf.edu/InSite?page=kb-00&doc=kb-05-02-01; acessado em 2 de setembro de 2015.
90. Robberts FJL, Liebowitz LD, Chalkley LJ. Polymerase chain reaction detection of Pneumocystis jiroveci: evaluation of 9 assays. Diagn Microbiol Infect Dis 2007 Aug; 58(4):385–92.
91. Caliendo AM, Hewitt PL, Allega JM, Keen A, Ruoff KL, Ferraro MJ. Performance of a PCR assay for detection of Pneumocystis carinii from respiratory specimens. J Clin Microbiol 1998 Apr; 36(4):979–82.
92. Gruden JF, Huang L, Turner J, Webb WR, Merrifield C, Stansell JD et al. High-resolution CT in the evaluation of clinically suspected Pneumocystis carinii pneumonia in Aids patients with normal, equivocal, or nonspecific radiographic findings. AJR Am J Roentgenol 1997 Oct; 169(4):967–75.

93. Centers for Disease Control and Prevention, National Institutes of Health, HIV Medicine Association. Panel on Opportunistic Infections in HIV-Infected Adults and Adolescents. Guidelines for the prevention and treatment of opportunistic infections in HIV-infected adults and adolescents: recommendations from the Centers for Disease Control and Prevention, the National Institutes of Health, and the HIV Medicine Association. Disponível em: http://aidsinfo.nih.gov/contentfiles/lvguidelines/adult_oi.pdf; acessado em 2 de setembro de 2015.
94. National Institutes of Health. Consensus statement on the use of corticosteroids as adjunctive therapy for pneumocystis pneumonia in the acquired immunodeficiency syndrome. The National Institutes of Health-University of California Expert Panel for Corticosteroids as Adjunctive Therapy. N Engl J Med 1990 Nov; 323(21):1500–4.
95. World Health Organization. Global Tuberculosis Report 2014. Geneve: WHO, 2014.
96. Ministério da Saúde, Secretaria de Vigilância em Saúde. Panorama da tuberculose no Brasil: Indicadores epidemiológicos e operacionais. Brasília: Ministério da Saúde, 2014.
97. Pawlowski A, Jansson M, Skold M, Rottenberg ME, Kallenius G. Tuberculosis and HIV co-infection. PLoS Pathog 2012 Feb; 8(2):e1002464.
98. Dierberg KL, Chaisson RE. Human immunodeficiency virus–associated tuberculosis. Clin Chest Med 2013 Jun; 34(2):217–28.
99. Jones BE, Young SMM, Antoniskis D, Davidson PT, Kramer F, Barnes PF. Relationship of the manifestations of tuberculosis to CD4 cell counts in patients with human immunodeficiency virus infection. Am Rev Respir Dis 1993 Nov; 148(5):1292–7.
100. Sterling TR, Pham PA, Chaisson RE. HIV infection—related tuberculosis: clinical manifestations and treatment. Clin Infect Dis 2010 May; 50(3):S223–30.
101. Johnson JL, Vjecha MJ, Okwera A, Hatanga E, Byekwaso F, Wolski K et al. Impact of human immunodeficiency virus type-1 infection on the initial bacteriologic and radiographic manifestations of pulmonary tuberculosis in Uganda. Makerere University-Case Western Reserve University Research Collaboration. Int J Tuberc Lung Dis 1998 May; 2(5):397–404.
102. Kivihya-Ndugga L, van Cleeff M, Juma E, Kimwomi J, Githui W, Oskam L et al. Comparison of PCR with the routine procedure for diagnosis of tuberculosis in a population with high prevalences of tuberculosis and human immunodeficiency virus. J Clin Microbiol 2004 Mar; 42(3):1012–5.
103. Steingart KR, Schiller I, Horne DJ, Pai M, Boehme CC, Dendukuri N. Xpert® MTB/RIF assay for pulmonary tuberculosis and rifampicin resistance in adults. Cochrane Database Syst Rev 2014; 1:CD009593.
104. Barber TW, Craven DE, McCabe WR. Bacteremia due to Mycobacterium tuberculosis in patients with human immunodeficiency virus infection. A report of 9 cases and a review of the literature. Medicine 1990 Nov; 69(6):375–83.
105. Naidoo K, Baxter C, Abdool Karim SS. When to start antiretroviral therapy during tuberculosis treatment? Curr Opin Infect Dis 2013 Feb; 26(1):35–42.
106. Meintjes G, Rabie H, Wilkinson RJ, Cotton MF. Tuberculosis-associated immune reconstitution inflammatory syndrome and unmasking of tuberculosis by antiretroviral therapy. Clin Chest Med 2009 Dec; 30(4):797–810.
107. Leone S, Nicastri E, Giglio S, Narciso P, Ippolito G, Acone N. Immune reconstitution inflammatory syndrome associated with Mycobacterium tuberculosis infection: a systematic review. Int J Infect Dis 2010 Apr; 14(4):e283–91.
108. Ueki SYM, Martins MC, Telles MA da S, Virgilio MC, Giampaglia CMS, Chimara E et al. Nontuberculous mycobacteria: species diversity in São Paulo state, Brazil. J Bras Patol Med Lab 2005 Feb; 41(1):1–8.
109. Horsburgh CR, Gettings J, Alexander LN, Lennox JL. Disseminated Mycobacterium avium complex disease among patients infected with human immunodeficiency virus, 1985–2000. Clin Infect Dis 2001 Dec; 33(11):1938–43.
110. Wilcox CM, Diehl DL, Cello JP, Margaretten W, Jacobson MA. Cytomegalovirus esophagitis in patients with AIDS. A clinical, endoscopic, and pathologic correlation. Ann Intern Med 1990 Oct; 113(8):589–93.
111. Arribas JR, Storch GA, Clifford DB, Tselis AC. Cytomegalovirus encephalitis. Ann Intern Med 1996 Oct; 125(7):577–87.
112. Portegies P, Solod L, Cinque P, Chaudhuri A, Begovac J, Everall I et al. Guidelines for the diagnosis and management of neurological complications of HIV infection. Eur J Neurol 2004 May; 11(5):297–304.
113. Cinque P, Cleator GM, Weber T, Monteyne P, Sindic C, Gerna G et al. Diagnosis and clinical management of neurological disorders caused by cytomegalovirus in AIDS patients. European Union Concerted Action on Virus Meningitis and Encephalitis. J Neurovirol 1998 Feb; 4(1):120–32.
114. Ostermayer AL, Passos ADC, Silveira AC, Ferreira AW, Macedo V, Prata AR. [The national survey of seroprevalence for evaluation of the control of Chagas disease in Brazil (2001-2008)]. Rev Soc Bras Med Trop 2011; 44(2):108–21.
115. Coura JR, Dias JCP. Epidemiology, control and surveillance of Chagas disease: 100 years after its discovery. Mem Inst Oswaldo Cruz 2009 Jul; 104:31–40.
116. Dias JCP. Doença de Chagas: sucessos e desafios. Cad Saude Publica (Escola Nacional de Saúde Pública, Fundação Oswaldo Cruz) 2006 Oct; 22(10):2020–2021. Disponível em: http://www.scielosp.org/scielo.php?script=sci_arttext&pid=S0102-311X2006001000001; acessado em 2 de setembro de 2015.
117. Schwartz RA, Micali G, Nasca MR, Scuderi L. Kaposi sarcoma: a continuing conundrum. J Am Acad Dermatol 2008 Aug; 59(2):178–9.
118. Szajerka T, Jablecki J. Kaposi's sarcoma revisited. Aids Rev 2007; 9(4):230–6.
119. Grinsztejn B, Luz PM, Pacheco AG, Santos DVG, Velasque L, Moreira RI et al. Changing mortality profile among HIV-infected patients in Rio de Janeiro, Brazil: shifting from Aids to non-Aids related conditions in the HAART era. PLoS One 2013; 8(4):e59768.
120. Lynen L, Zolfo M, Huyst V, Louis F, Barnardt P, Van de Velde A et al. Management of Kaposi's sarcoma in resource-limited settings in the era of HAART. Aids Rev 2005; 7(1):13–21.
121. Yehia BR, Fleishman JA, Metlay JP, Korthuis PT, Agwu AL, Berry SA et al. Comparing different measures of retention in outpatient HIV care. Aids 2012 Jun; 26(9):1131–9.
122. Fleishman JA, Yehia BR, Moore RD, Korthuis PT, Gebo KA. Establishment, retention, and loss to follow-up in outpatient HIV care. J Acquir Immune Defic Syndr 2012 Jul; 60(3):249–59.
123. World Health Organization. Global update on HIV treatment 2013: results, impact and opportunities: WHO report in partnership with Unicef and Unaids. Disponível em: http://apps.who.int/iris/bitstream/10665/85326/1/9789241505734_eng.pdf; acessado em 2 de setembro de 2015.
124. Rich ML, Miller AC, Niyigena P, Franke MF, Niyonzima JB, Socci A et al. Excellent clinical outcomes and high retention in care among adults in a community-based HIV treatment program in rural Rwanda. J Acquir Immune Defic Syndr 2012 Mar 1; 59(3):e35–42. Disponível em: http://www.ncbi.nlm.nih.gov/pubmed/22156912; acessado em 2 de setembro de 2015.
125. World Health Organization. Consolidated guidelines on the use of antiretroviral drugs for treating and preventing HIV infection: recommendations for a public health approach - June 2013. Disponível em: http://apps.who.int/iris/bitstream/10665/85321/1/9789241505727_eng.pdf; acessado em 2 de setembro de 2015.
126. Arts EJ, Hazuda DJ. HIV-1 antiretroviral drug therapy. Cold Spring Harb Perspect Med 2012 Apr; 2(4):a007161.
127. Hutter G, Nowak D, Mossner M, Ganepola S, Mussig A, Allers K et al. Long-term control of HIV by CCR5 Delta32/Delta32 stem-cell transplantation. N Engl J Med 2009 Feb; 360(7):692–8.
128. Saez-Cirion A, Bacchus C, Hocqueloux L, Avettand-Fenoel V, Girault I, Lecuroux C et al. Post-treatment HIV-1 controllers with a long-term virological remission after the interruption of early initiated antiretroviral therapy ANRS Visconti Study. PLoS Pathog 2013 Mar; 9(3):e1003211.
129. European Aids Clinical Society. EACS Guidelines Version 7.1, November 2014. Disponível em: http://www.eacsociety.org/files/guidelines-7.1-english.pdf; acessado em 2 de setembro de 2015.
130. Williams I, Churchill D, Anderson J, Boffito M, Bower M, Cairns G, et al. British HIV Association guidelines for the treatment of HIV-1-positive adults with antiretroviral therapy 2012 (Updated November 2013. All changed text is cast in yellow highlight.). HIV Med 2014 Jan; 15(1):1–85.
131. Adolescents. DP on AG for A and. Guidelines for the use of antiretroviral agents in HIV-1-infected adults and adolescents. Disponível em: https://aidsinfo.nih.gov/contentfiles/lvguidelines/adultandadolescentgl.pdf; acessado em 2 de setembro de 2015.
132. Teixeira PR, Vitoria MA, Barcarolo J. Antiretroviral treatment in resource-poor settings: the Brazilian experience. Aids 2004 Jun; 18(3):S5–7.
133. Krentz HB, Cosman I, Lee K, Ming JM, Gill MJ. Pill burden in HIV infection: 20 years of experience. Antivir Ther 2012; 17(5):833–40.
134. Sterne JC, May M, Costagliola D, de Wolf F, Phillips AN, Harris R et al. Timing of initiation of antiretroviral therapy in AIDS-free HIV-1-infected patients: a collaborative analysis of 18 HIV cohort studies. Lancet 2009 Apr 18; 373(9672):1352–63. Disponível em: http://www.pubmedcentral.nih.gov/articlerender.fcgi?artid=2670965&tool=pmcentrez&rendertype=abstract; acessado em 2 de setembro de 2015.
135. Cain LE, Logan R, Robins JM, Sterne JAC, Sabin C, Bansi L et al. When to initiate combined antiretroviral therapy to reduce mortality and Aids-defining illness in HIV-infected persons in developed countries: an observational study. Ann Intern Med 2011 Apr; 154(8):509–15.
136. Kitahata MM, Gange SJ, Abraham AG, Merriman B, Saag MS, Justice AC et al. Effect of early versus deferred antiretroviral therapy for HIV on survival. N Engl J Med 2009 Apr; 360(18):1815–26.
137. Moore RD, Keruly JC. CD4+ cell count 6 years after commencement of highly active antiretroviral therapy in persons with sustained virologic suppression. Clin Infect Dis 2007 Feb; 44(3):441–6.
138. Baker J V, Neuhaus J, Duprez D, Kuller LH, Tracy R, Belloso WH. Changes in inflammatory and coagulation biomarkers: a randomized comparison of immediate versus deferred antiretroviral therapy in patients with HIV infection. J Acquir Immune Defic Syndr 2011 Jan; 56(1):36–43. Disponível em: http://www.pubmedcentral.nih.gov. Acessado em 2 de setembro de 2015.
139. World Health Organization. Adherence to long-term therapies: evidence for action. Disponível em: http://whqlibdoc.who.int/publications/2003/9241545992.pdf; acessado em 2 de setembro de 2015.
140. Gross R, Yip B, Lo Re V 3rd, Wood E, Alexander CS, Harrigan P, et al. A simple, dynamic measure of antiretroviral therapy adherence predicts failure to maintain HIV-1 suppression. J Infect Dis 2006 Oct; 194(8):1108–14.
141. Bangsberg DR, Kroetz DL, Deeks SG. Adherence-resistance relationships to combination HIV antiretroviral therapy. Curr HIV/AIDS Rep 2007 May; 4(2):65–72.
142. Ministério da Saúde, Secretaria de Vigilância em Saúde. Manual de adesão ao tratamento para pessoas vivendo com HIV e Aids. Disponível em: http://bvsms.saude.gov.br/bvs/publicacoes/manual_adesao_tratamento_hiv.pdf; acessado em 2 de setembro de 2015.

143. Tang MW, Shafer RW. HIV-1 antiretroviral resistance: scientific principles and clinical applications. Drugs 2012 Jun 18; 72(9):e1–25. Disponível em: http://www.pubmedcentral.nih.gov. Acessado em 2 de setembro de 2015.
144. Cossarini F, Spagnuolo V, Gianotti N, Carbone A, Lazzarin A, Castagna A. Management of HIV infection after triple class failure. New Microbiol 2013 Jan; 36(1):23–39. Disponível em: http://www.ncbi.nlm.nih.gov/pubmed/23435813; acessado em 2 de setembro de 2015.
145. Clotet B, Bellos N, Molina J-M, Cooper D, Goffard J-C, Lazzarin A et al. Efficacy and safety of darunavir-ritonavir at week 48 in treatment-experienced patients with HIV-1 infection in POWER 1 and 2: a pooled subgroup analysis of data from two randomised trials. Lancet 2007 Apr 7; 369(9568):1169–78. Disponível em: http://www.ncbi.nlm.nih.gov/pubmed/17416261; acessado em 2 de setembro de 2015.
146. Taiwo B, Murphy RL, Katlama C. Novel antiretroviral combinations in treatment-experienced patients with HIV infection: rationale and results. Drugs 2010 Sep 10; 70(13):1629–42. Disponível em: http://www.ncbi.nlm.nih.gov/pubmed/20731472; acessado em 2 de setembro de 2015.
147. Cahn P, Molina J, Towner W, Peeters M, Vingerhoets J, Beets G et al. The impact of baseline characteristics on virologic response to etravirine: 48-week pooled analysis of DUET-1 and DUET-2 . HIV Therapy 2008; 4(5):605-10.
148. Havlir DV, Kendall MA, Ive P, Kumwenda J, Swindells S, Qasba SS et al. Timing of antiretroviral therapy for HIV-1 infection and tuberculosis. N Engl J Med 2011 Oct 20; 365(16):1482–91. Disponível em: http://www.pubmedcentral.nih.gov/articlerender.fcgi?artid=3327101&tool=pmcentrez&rendertype=abstract; acessado em 2 de setembro de 2015.
149. Lathrop E, Jamieson DJ, Danel I. HIV and maternal mortality. Int J Gynaecol Obstet 2014 Nov; 127(2):213–5.
150. Donnelly M, Davies JK. Contemporary management of human immunodeficiency virus in pregnancy. Obstet Gynecol Clin North Am 2014 Dec; 41(4):547–71.
151. Alliegro MB, Dorrucci M, Phillips AN, Pezzotti P, Boros S, Zaccarelli M et al. Incidence and consequences of pregnancy in women with known duration of HIV infection. Italian Seroconversion Study Group. Arch Intern Med 1997 Dec; 157(22):2585–90.
152. Lambert JS, Watts DH, Mofenson L, Stiehm ER, Harris DR, Bethel J et al. Risk factors for preterm birth, low birth weight, and intrauterine growth retardation in infants born to HIV-infected pregnant women receiving zidovudine. Pediatric AIDS Clinical Trials Group 185 Team. Aids 2000 Jul; 14(10):1389–99.
153. Watts DH. Management of human immunodeficiency virus infection in pregnancy. N Engl J Med 2002 Jun; 346(24):1879–91.
154. Paiva V, Latorre M do R, Gravato N, Lacerda R, Ayres JR, Segurado A et al. [Sexuality of women living with HIV/Aids in Sao Paulo]. Cad Saude Publica 2002; 18(6):1609–20.
155. Dunn DT, Newell ML, Ades AE, Peckham CS. Risk of human immunodeficiency virus type 1 transmission through breastfeeding. Lancet 1992 Sep; 340(8819):585–8.
156. Ministério da Saúde, Secretaria de Vigilância em Saúde, Departamento de DST A e HV. Recomendações para profilaxia da transmissão vertical do HIV e terapia antirretroviral em gestantes 2010. Disponível em: http://www.aids.gov.br/sites/default/files/consenso_gestantes_2010_vf.pdf; acessado em 2 de setembro de 2015.
157. World Health Organization. Sexual and reproductive health of women living with HIV/Aids: guidelines on care, treatment and support for women living with HIV/Aids and their children in resource-constrained settings. Disponível em: http://www.who.int/hiv/pub/guidelines/sexualreproductivehealth.pdf; acessado em 2 de setembro de 2015.
158. Connor EM, Sperling RS, Gelber R, Kiselev P, Scott G, O'Sullivan MJ et al. Reduction of maternal-infant transmission of human immunodeficiency virus type 1 with zidovudine treatment. Pediatric Aids Clinical Trials Group Protocol 076 Study Group. N Engl J Med 1994 Nov; 331(18):1173–80.
159. Mirochnick M, Capparelli E. Pharmacokinetics of antiretrovirals in pregnant women. Clin Pharmacokinet 2004; 43(15):1071–87.
160. Health P, Task S. July 8, 2008. Drugs 2008.
161. Cotter AM, Garcia AG, Duthely ML, Luke B, O'Sullivan MJ. Is antiretroviral therapy during pregnancy associated with an increased risk of preterm delivery, low birth weight, or stillbirth? J Infect Dis 2006 May; 193(9):1195–201.
162. Committee on Obstetric Practice. ACOG committee opinion scheduled Cesarean delivery and the prevention of vertical transmission of HIV infection. Number 234, May 2000 (replaces number 219, August 1999). Int J Gynaecol Obstet 2001 Jun; 73(3):279–81.
163. Treismam GJAA. The psychiatry of AIDS: A guide to diagnosis and treatment. Baltimore: The John Hopkins University Press, 2004.
164. Atkinson JH, Higgins JA, Vigil O, Dubrow R, Remien RH, Steward WT et al. Psychiatric context of acute/early HIV infection. The NIMH Multisite Acute HIV Infection Study: IV. AIDS Behav 2009 Dec; 13(6):1061–7.
165. Letendre S, Grant I, Ellis RJ, Capparelli E, Group H. Darunavir concentrations in CSF exceed the median inhibitory concentration. 49th ICAAC, September 12-15 2009, San Francisco.
166. Heaton RK, Franklin DR, Ellis RJ, McCutchan JA, Letendre SL, LeBlanc S et al. HIV-associated neurocognitive disorders before and during the era of combination antiretroviral therapy: Differences in rates, nature, and predictors. J Neurovirol 2011; 17(1):3–16.
167. Heaton RK, Franklin DR, Deutsch R, Letendre S, Ellis RJ, Casaletto K et al. Neurocognitive change in the era of HIV combination antiretroviral therapy: the longitudinal CHARTER study. Clin Infect Dis 2015 Feb 1; 60(3):473–80. Disponível em: http://www.ncbi.nlm.nih.gov/pubmed/25362201; acessado em 2 de setembro de 2015.
168. Sacktor NC, Wong M, Nakasujja N, Skolasky RL, Selnes OA, Musisi S et al. The International HIV Dementia Scale: a new rapid screening test for HIV dementia. Aids 2005 Sep; 19(13):1367–74.
169. Penzak SR, Reddy YS, Grimsley SR. Depression in patients with HIV infection. Am J Health Syst Pharm 2000 Feb; 57(4):376–9.
170. Mello VA de, Malbergier A. Depression in women infected with HIV. Rev Bras Psiquiatr 2006 Mar; 28(1):10–7.
171. Dimsdale JE. Social support: a lifeline in stormy times. Psychosom Med 1995; 57(1). Disponível em: http://journals.lww.com/psychosomaticmedicine/Fulltext/1995/01000/Social_Support__A_Lifeline_in_Stormy_Times.1.aspx; acessado em 2 de setembro de 2015.
172. American Psychiatric Association. Manual diagnóstico e estatístico de transtornos mentais - DSM V. 5. ed. Porto Alegre: Artmed, 2014.
173. Cockram A, Judd FK, Mijch A, Norman T. The evaluation of depression in inpatients with HIV disease. Aust N Z J Psychiatry 1999 Jun; 33(3):344–52.
174. Basu S, Chwastiak LA, Bruce RD. Clinical management of depression and anxiety in HIV-infected adults. Aids 2005; 2057–67.
175. Leserman J. HIV disease progression: depression, stress, and possible mechanisms. Biol Psychiatry 2003 Aug; 54(3):295–306.
176. Ferrando SJ, Freyberg Z. Treatment of depression in HIV positive individuals: a critical review. Int Rev Psychiatry 2008 Feb; 20(1):61–71.
177. De Sousa Gurgel W, da Silva Carneiro AH, Barreto Reboucas D, Negreiros de Matos KJ, do Menino Jesus Silva Leitao T, de Matos e Souza FG. Prevalence of bipolar disorder in a HIV-infected outpatient population. AIDS Care 2013; 25(12):1499–503.
178. Martin L, Kagee A. Lifetime and HIV-related PTSD among persons recently diagnosed with HIV. AIDS Behav 2011 Jan; 15(1):125–31.
179. Tsao JCI, Dobalian A, Moreau C, Dobalian K. Stability of anxiety and depression in a national sample of adults with human immunodeficiency virus. J Nerv Ment Dis 2004 Feb; 192(2):111–8.
180. Angelino AF, Treisman GJ. Management of psychiatric disorders in patients infected with human immunodeficiency virus. Clin Infect Dis 2001 Sep; 33(6):847–56.
181. Lyketsos CG, Hanson A, Fishman M, McHugh PR, Treisman GJ. Screening for psychiatric morbidity in a medical outpatient clinic for HIV infection: the need for a psychiatric presence. Int J Psychiatry Med 1994; 24(2):103–13.

23 Imunizações

Amanda Nazareth Lara
Ana Marli Christovam Sartori
Karim Yaqub Ibrahim
Karina Takesaki Miyaji
Marta Heloisa Lopes
Vanessa Infante

SUMÁRIO

Introdução

O objetivo da imunização é a prevenção de doenças. A imunização pode ser ativa, obtida por meio do uso de vacinas, e passiva, pela administração de anticorpos.

"Vacinas são proteínas, polissacarídeos ou ácidos nucleicos de patógenos que, apresentados ao sistema imune por agentes vivos atenuados ou vetores, seja como entidades únicas ou como parte de compostos complexos, são capazes de induzir resposta específica que inativa, destrói ou suprime o patógeno"[1].

A imunização passiva pode ser heteróloga, conferida por anticorpos obtidos do plasma de animais previamente vacinados, geralmente de equinos (soros), ou homóloga, conferida por anticorpos obtidos do plasma de seres humanos (imunoglobulinas humanas). A imunoglobulina, por ser de origem humana, é menos reatogênica do que os soros obtidos de equinos.

"O impacto da vacinação na saúde pública só é comparável à água potável. Nenhuma outra modalidade de intervenção, nem mesmo os antibióticos, teve tamanho efeito na redução da mortalidade e no crescimento populacional"[1].

O Programa Nacional de Imunizações (PNI)

Os programas de imunização visam ao controle, à eliminação e/ou à erradicação das doenças imunopreveníveis. O Programa Nacional de Imunizações (PNI) foi implantado em 1973 e tem um histórico de sucessos, como a campanha de erradicação da varíola (1966 a 1973), a eliminação da poliomielite (1989), o controle do sarampo e a redução da morbidade e da mortalidade infantil por doenças imunopreveníveis, como a difteria, o tétano neonatal e acidental, a coqueluche e, mais recentemente, as meningites bacterianas. Desde 2004, o PNI passou a adotar, em todo o território nacional, calendário de vacinação que abrange a criança, o adolescente, o adulto e o idoso (Quadros 1 e 2). No calendário de imunização de rotina, atualmente, o PNI/MS recomenda 17 vacinas para 18 doenças imunopreveníveis, sendo um calendário bastante complexo e um dos mais completos do mundo[2].

A imunização de rotina das crianças no 1º ano de vida tem alcançado altas coberturas vacinais em todo o país. As campanhas anuais de vacinação de *influenza*, para idosos, crianças pequenas, gestantes e pacientes com doenças crônicas também têm sido bem-sucedidas. Entretanto, as vacinas recomendadas para a imunização rotineira de adolescentes e adultos jovens ainda são subutilizadas, com baixas coberturas nessas faixas etárias.

Além do calendário básico de vacinação da criança, do adolescente e do adulto, o PNI também disponibiliza, por meio dos Centros de Referência em Imunobiológicos Especiais (CRIE), vacinação para determinados grupos, como o de imunodeprimidos, pessoas com condições mórbidas que predispõem a determinadas patologias imunopreveníveis, profissionais de saúde, entre outros. Esses imunobiológicos são dispensados de acordo com as normas estabelecidas no Manual de Imunobiológicos Especiais elaborado pelo PNI, Ministério da Saúde do Brasil[3].

Os seguintes imunobiológicos estão disponíveis nos CRIE:

- Vacina inativada de poliomielite (VIP).
- Vacina de hepatite B (HB) e imunoglobulina humana anti-hepatite B (IGHAHB).
- Vacina de hepatite A (HA).
- Vacina de varicela (VZ) e imunoglobulina humana antivaricela zóster (IGHVZ).
- Imunoglobulina humana antirrábica (IGHR).
- Vacina de *influenza* inativada (INF).
- Vacina de pneumococo (polissacarídica 23-valente e conjugada 10 valente).
- Vacina de *Haemophilus influenzae* tipo b (Hib).
- Vacina tríplice acelular infantil (DTPa) e tríplice acelular do adulto (dTpa).
- Vacina dupla infantil – difteria e tétano (DT).
- Imunoglobulina humana antitetânica (IGHAT).
- Vacina conjugada meningococo C (MncC).

Resposta imune às vacinas

A proteção inicial conferida pela maioria das vacinas existentes está baseada nos mecanismos dependentes de anticorpos e na qualidade dessa resposta. Por outro lado, a duração da proteção se baseia na resposta montada pelas células de memória, sendo que a persistência da produção de anticorpos é crucial para combater rapidamente as infecções invasivas. Os títulos de anticorpos induzidos pela imunização têm sido frequentemente utilizados na avaliação de vacinas. No entanto, a capacidade do antígeno vacinal induzir proteção é um desafio complexo que vai além da resposta de anticorpos.

A vacinação depende de duas propriedades da resposta imune adquirida: especificidade e memória.

1. Especificidade: os anticorpos IgG séricos antígeno-específicos são produzidos pelos linfócitos B que se diferenciam em células plasmáticas produtoras de anticorpos. A ativação da célula B é iniciada em órgãos linfoides secundários, pelas células apresentadoras de antígenos. No caso de antígenos proteicos, há a participação concomitante de células T (resposta imune T dependente). As células B ativadas proliferam gerando os folículos secundários chamados de centros germinativos. Nessas estruturas, ocorre a diferenciação de células B em subgrupos com maior ou menor afinidade antigênica. A afinidade da maturação dos anticorpos é fundamental para indução da proteção. No caso de antígenos polissacarídeos, não há participação de células T (resposta imune T independente) e não há formação de centros germinativos[4,5].

2. Memória: a memória imunológica é clinicamente definida pela rápida indução de respostas intensificadas, com maior afinidade, depois de dose de reforço vacinal. A proteção sustentada mediada por anticorpo é conferida pela memória imune, a qual é mediada pelas IgG de células plasmáticas de vida longa e células de memória[4,6]. As células plasmáticas de vida longa são geradas no centro germinativo em resposta aos antígenos dependentes de células T e são primariamente encontradas na medula óssea[7]. O tempo máximo de vida útil das células plasmáticas da medula óssea ainda é controverso. As células B de memória que sobrevivem na ausência de antígenos podem ser induzidas para se proliferar e se diferenciar por meio da exposição recorrente a antígenos de patógeno específico, ou exposição a patógenos com antígenos de reação cruzada, ou ainda exposição a antígenos de patógenos persistentes, como no caso das infecções crônicas ou latentes.

Quadro 1. Calendário de vacinação da criança do Programa Nacional de Imunizações, 2015

Grupo-alvo	Idade	BCG	Hepatite B	Pentavalente (DTP/Hib/HepB)	Polio (VIP/VOP)	Pneumo conj. 10v	Rotavírus humano	Meningo C conj.	Febre amarela	Hepatite A	Tríplice viral (SCR)	Tetra viral (SCRV)	Influenza
Crianças até 7 anos	Ao nascer	Dose única	1 dose										
	2 meses			1ª dose	1ª dose (VIP)	1ª dose	1ª dose						
	3 meses							1ª dose					
	4 meses			2ª dose	2ª dose (VIP)	2ª dose	2ª dose						
	5 meses							2ª dose					
	6 meses			3ª dose	3ª dose (VOP)	3ª dose							6 meses – 5 anos: Dose anual (campanha)
	9 meses								Dose inicial				
	12 meses					Reforço				1 dose	1 dose		
	15 meses			1º reforço (com DTP)	1º reforço (VOP)			Reforço				1 dose	
	4 anos			2º reforço (com DTP)	2º reforço (VOP)				Reforço				

DTP/Hib/HepB: vacina combinada de difteria, tétano, coqueluche, *Haemophilus influenzae* b e hepatite B; DTP: vacina tríplice bacteriana (difteria, tétano e coqueluche); VIP: vacina inativada de poliomielite; VOP: vacina viva atenuada de poliomielite de uso oral; SCR: vacina de sarampo, caxumba e rubéola; SCRV: vacina de sarampo, caxumba, rubéola e varicela.
Fonte: Ministério da Saúde/Secretaria de Vigilância em Saúde. Disponível em: http://portalsaude.saude.gov.br/index.php/o-ministerio/principal/leia-mais-o-ministerio/197-secretaria-svs/13600-calendario-nacional-de-vacinacao. Acessado em: 10/5/2015.

Quadro 2. Calendário de vacinação de crianças > 7 anos, adolescentes e adultos, do Programa Nacional de Imunizações, 2015

Grupo-alvo	Idade	Hepatite B	Dupla adulto (dT)	Polio	Febre amarela	Tríplice viral (SCR)	HPV	Tríplice adulto (dTpa)	Influenza
Crianças > 7 anos e adolescentes	7-19 anos	3 doses (não vacinados previamente)	3 doses (não vacinados previamente) + reforço a cada 10 anos	3 doses VOP (não vacinados previamente)	1 dose (não vacinados previamente) + 1 reforço após 10 anos	2 doses (não vacinados previamente)	2 doses (meninas) Em 2015: 9-11 anos. A partir 2016: aos 9 anos		
Adultos	20-59 anos	3 doses (não vacinados previamente)	3 doses (não vacinados previamente) + reforço a cada 10 anos		1 dose (não vacinados previamente) + 1 reforço após 10 anos	1 dose (não vacinados previamente)			
Idosos	≥ 60 anos	3 doses (não vacinados previamente)	3 doses (não vacinados previamente) + reforço a cada 10 anos		1 dose (não vacinados previamente) + 1 reforço após 10 anos				Dose anual (campanhas)
Gestantes		3 doses (não vacinados previamente)	2 doses (não vacinados previamente)					1 dose a partir da 27ª semana de gestação	Dose anual (campanhas). Qualquer idade gestacional e até 45 dias após o parto

dT: vacina dupla adulto (difteria e tétano); VOP: vacina viva atenuada de poliomielite de uso oral; SCR: vacina de sarampo, caxumba e rubéola; HPV: vacina de papilomavírus humano; dTpa: vacina de difteria, tétano e coqueluche de adultos.
Fonte: Ministério da Saúde/Secretaria de Vigilância em Saúde. Disponível em: http://portalsaude.saude.gov.br/index.php/o-ministerio/principal/leia-mais-o-ministerio/197-secretaria-svs/13600-calendario-nacional-de-vacinacao. Acessado em: 10/05/2015.

As reações nos centros germinativos, além da presença das células T CD4+, dependem de fatores como dose e natureza do antígeno: doses maiores tendem a favorecer uma rápida proliferação de células efetoras de vida curta, enquanto doses menores de antígenos preferencialmente sustentam a indução de memória imune[8-11]. Por esse motivo, esquemas rápidos de vacinação incluindo várias doses em espaços curtos de tempo exigem uma dose de reforço tardia para manutenção da resposta imune, por causa do tempo necessário para o amadurecimento da afinidade e subsequente reativação de células B de memória, com intensificação de afinidade antígeno-específica[12].

1. Resposta T-dependente a antígenos proteicos: a maioria das vacinas de proteínas e de vírus vivos atenuados, rotineiramente utilizadas, induz resposta de células T e memória imunológica. A resposta T auxiliar e, ocasionalmente, a citotóxica, podem ser medidas após a imunização com vacinas inativadas ou de subunidades (hepatite B, coqueluche, difteria, tétano e influenza), bem como vacinas vivas atenuadas (sarampo, caxumba, rubéola, varicela e BCG). No entanto, a importância relativa dos mecanismos efetores mediados pelas células T na proteção é geralmente desconhecida[13].

2. Resposta T-independente a antígenos polissacarídeos: as vacinas constituídas por antígenos polissacarídeos são geralmente conhecidas por estimularem resposta T independente caracterizada pela indução de títulos moderados de anticorpos de baixa afinidade e ausência de memória imune[1].

Conceitos e princípios gerais em imunizações

Adjuvantes

Adjuvante é uma substância que pode ser coadministrada com o antígeno vacinal para acelerar, prolongar ou intensificar a resposta imunológica ao antígeno. Os adjuvantes podem: potencializar antígenos fracamente imunogênicos; permitir redução da dose de antígeno necessária para obter resposta imune adequada; capacitar a liberação da vacina na mucosa (alguns adjuvantes aumentam a resposta Th2, que intensifica a secreção de IgA neutralizadora de vírus e de anticorpos IgE nas superfícies da mucosa); aumentar o benefício das vacinas em idosos ou imunodeprimidos.

Vacinas combinadas

Vacinas combinadas incorporam em um único produto diferentes antígenos para prevenir diferentes doenças (p. ex., vacina tríplice bacteriana, DTP, tríplice viral e SCR) ou para prevenir infecção por diferentes cepas (sorotipos) de um agente infeccioso, causadoras da mesma doença (p. ex., vacinas pneumocócicas).

O uso de vacinas combinadas reduz o número de injeções e de visitas ao serviço de saúde para completar o esquema de vacinação, aumentando a adesão à vacinação e as coberturas vacinais. Elas também facilitam a introdução de novas vacinas nos calendários de vacinação[14]. Por outro lado, são potenciais desvantagens das vacinas combinadas:

- Eventos adversos podem ser mais frequentes após vacinas combinadas, em comparação aos mesmos antígenos administrados simultaneamente (p. ex., maior frequência de convulsões febris após a administração da primeira dose da vacina tetra viral em comparação à administração simultânea das vacinas tríplice viral e de varicela em diferentes sítios anatômicos em crianças de 12 meses[15].
- Redução de imunogenicidade de um ou mais componentes (p. ex., redução dos títulos de anticorpos anti-*Haemophilus* com o uso de vacinas combinadas contendo DTP acelular e Hib).
- Administração de doses extras de algum dos componentes para garantir o número de doses necessárias de outros componentes (p. ex., com o uso da vacina pentavalente, DTP/Hib/HepB, no calendário de imunização infantil, a criança recebe 4 doses da vacina de hepatite B, uma vez que a primeira dose dessa vacina B é administrada ao nascimento. Nesse caso, a quarta dose da vacina de hepatite B pode ser considerada não necessária, porém, não há risco aumentado associado à sua administração)[14].

Diferentes vacinas não devem nunca ser misturadas em uma mesma seringa para administração, a menos que tenham sido licenciadas para esse uso[14].

Vacinas conjugadas

Algumas bactérias, como *Haemophilus influenzae b*, *Streptococcus pneumoniae* e *Neisseria meningitidis*, possuem cápsula polissacarídica que protege a bactéria de lise mediada por complemento, opsonização e fagocitose. Anticorpos antipolissacarídeos protegem da infecção pelo sorotipo homólogo. No entanto, a resposta imune aos polissacarídeos é independente de células T e, consequentemente, esses antígenos estimulam produção de anticorpos de baixa afinidade e curta duração, não induzem memória imunológica e não induzem proteção em crianças menores de 2 anos, que têm a maior carga de doença por essas bactérias. A resposta imune ao polissacarídeo pode ser modificada por conjugação (ligação) do polissacarídeo a proteínas carreadoras por meio de ligação covalente. Este glicoconjugado estimula resposta imune dependente de células T, resultando em produção de anticorpos de maior avidez e memória imunológica. Crianças menores de 2 anos respondem bem a vacinas conjugadas[16].

Eventos adversos pós-vacinação (EAPV)

As vacinas modernas são eficazes e seguras, porém, eventos adversos pós-vacinação (EAPV) foram relatados com todas as vacinas. Evento adverso é qualquer evento indesejável que ocorra após a administração de uma vacina. Podem ser locais (dor, eritema e edema) ou sistêmicos (febre, cefaleia, mialgia). Na maioria dos casos, são leves e de curta duração. Eventos adversos graves são raros. Muitos dos eventos adversos são meramente associações temporais, não se devendo à aplicação das vacinas. O estabelecimento de relação causal dos EAPV exige estudos epidemiológicos comparando a incidência do evento em indivíduos vacinados e não vacinados[14,17].

EAPV podem ser esperados ou inesperados, considerando a natureza e as características do imunobiológico e o conhecimento acumulado com o seu uso. EAPV esperados incluem desde febre e dor no local de aplicação até eventos mais graves, como convulsões febris e episódio hipotônico-hiporresponsivo após administração de vacinas contendo antígenos de coqueluche (pentavalente, DTP). EAPV inesperados são aqueles não identificados anteriormente, como os casos de doença viscerotrópica associados à vacina de febre amarela, relatados em 2001, muito embora a vacina estivesse em uso desde 1937[18,19].

Reações alérgicas às vacinas podem ser locais ou sistêmicas, leves ou graves. Reações anafiláticas, embora raras, têm início imediato (nos primeiros minutos após a administração), sendo necessário rápido reconhecimento e início de tratamento e, portanto, os vacinadores devem estar preparados para seu manuseio. Equipamentos para entubação e ventilação devem estar disponíveis para uso imediato, se necessário. Se apresentar algum sinal de anafilaxia – eritema e/ou edema facial, prurido, urticária, edema de boca ou garganta, dificuldade para respirar, chiado, hipotensão – o paciente deve ser reclinado, com as pernas elevadas e ser iniciado tratamento medicamentoso. Abertura das vias aéreas e administração de oxigênio podem ser necessárias[14]. As reações alérgicas podem ser causadas pelo antígeno vacinal, proteínas residuais, antibióticos, estabilizantes, conservantes ou outros componentes das vacinas. Pessoas com alergia grave a ovo não devem receber vacinas de febre amarela e *influenza*.

Síncopes (síndrome vasovagal) podem ocorrer após vacinação, sendo mais frequentes em adolescentes e adultos jovens. Geralmente, ocorrem nos primeiros 15 minutos após a administração da vacina. Adolescentes e adultos jovens devem estar sentados ou deitados para a vacinação[14].

No Brasil, todos os EAPV graves e/ou inusitados devem ser imediatamente notificados ao Sistema Nacional de Vigilância de Eventos Adversos Pós-vacinação e investigados[17].

Falha vacinal

É definida como a ocorrência de doença em pessoa com vacinação comprovada, conforme recomendações estabelecidas, e considerando o período de incubação e o tempo necessário para a produção de anticorpos após a imunização[17]. Pode ser primária, quando o vacinado não produziu resposta imune suficiente para a proteção contra a doença, ou secundária, quando a resposta imune inicial à vacinação é adequada, porém ocorre redução da proteção com o decorrer do tempo.

Falha vacinal pode ocorrer por fatores relacionados ao hospedeiro: idade, interferência de anticorpos maternos, imunodeficiência, interferência de outros agentes infecciosos (p. ex., infecções intestinais podem interferir na resposta imune às vacinas vivas orais), vacinação durante o período de incubação da doença; e por fatores relacionados às vacinas: as vacinas não são 100% eficazes, pode haver cobertura incompleta de cepas ou sorotipos circulantes (p. ex., vacinas pneumocócicas e de HPV), interferência antigênica ou interações entre vacinas coadministradas, e fatores relacionados a produção (p. ex., variação de lotes, falhas na qualidade do produto) e conservação[17].

Proteção de rebanho

Além da proteção direta conferida pela vacinação ao indivíduo vacinado, quando uma determinada parcela da população é imunizada, ocorre redução da transmissão do agente infeccioso na população, com consequente diminuição da incidência da doença em toda a população, resultando em proteção indireta dos não vacinados (efeito indireto ou proteção de rebanho)[20,21].

Idade ideal para vacinação e intervalos entre doses

A resposta ótima à vacinação depende de vários fatores, como o tipo de antígeno, a idade e o *status* imune do vacinado. As recomendações de idade ideal de vacinação levam em consideração o risco da doença e suas complicações conforme a idade, a capacidade de resposta imune à vacina e a possível interferência dos anticorpos maternos[14].

A idade e o intervalo entre doses recomendados para a vacinação visam a alcançar a melhor proteção no menor intervalo de tempo, além de minimizar potenciais riscos. Intervalos entre doses maiores que os recomendados não comprometem os títulos de anticorpos ao final do esquema de vacinação, embora a proteção possa não ser alcançada até ser completado o total de doses recomendadas. Assim, esquemas interrompidos não precisam ser reiniciados, apenas completados a partir da dose em que foram interrompidos (a vacina oral de febre tifoide é exceção). Por outro lado, intervalos muito curtos e doses administradas em idades menores que as preconizadas resultam em resposta imune inadequada. Doses administradas 5 ou mais dias antes da idade ou dos intervalos preconizados devem ser consideradas inválidas e repetidas na idade apropriada, sendo que o intervalo entre a dose inválida e a próxima dose deve respeitar o intervalo mínimo recomendado[14].

Administração simultânea de vacinas

A administração simultânea consiste na administração de duas ou mais vacinas no mesmo momento, em diferentes regiões anatômicas. A administração simultânea reduz o número de visitas necessárias ao serviço de saúde e é crítica para garantir a imunização adequada com todas as vacinas recomendadas no menor intervalo de tempo possível. Não há um limite exato para o número de vacinas que podem ser administradas em uma única visita, devendo ser evitada a administração de grande número de vacinas parenterais no mesmo dia, especialmente em crianças pequenas[14].

Em geral, a administração simultânea das vacinas utilizadas nos calendários de rotina resulta em frequências de soroconversão e de eventos adversos semelhantes às observadas com as vacinas administradas separadamente[14]. Há poucas exceções. Em um ensaio clínico randomizado envolvendo crianças de 12 meses de idade, a administração simultânea das vacinas de febre amarela e tríplice viral (SCR) resultou em redução dos títulos de anticorpos específicos para rubéola, caxumba e febre amarela, quando comparado à administração das mesmas vacinas com intervalo de 30 dias. Os títulos de anticorpos antissarampo foram semelhantes nos dois grupos[22]. Assim, a vacina de febre amarela não deve ser administrada simultaneamente às vacinas dupla viral (SR), tríplice viral (SCR), tetra viral (SCRV) e varicela, devendo ser respeitado intervalo de 30 dias entre elas[23].

Administração não simultânea de vacinas

Não há evidências de interferência das vacinas inativadas com a resposta a outras vacinas inativadas ou vivas atenuadas e, portanto, vacinas inativadas podem ser administradas simultaneamente ou com qualquer intervalo antes ou após qualquer outra vacina[14]. A resposta imune às vacinas vivas atenuadas pode ser comprometida se administradas com intervalo menor de 28 dias após a administração de outra vacina viva atenuada. Para diminuir o risco de interferência, quando não administradas simultaneamente, as vacinas vivas de uso injetável ou intranasal devem ser administradas com intervalos de 4 semanas ou mais. Se administradas em intervalos menores, a segunda vacina deve ser considerada inválida e repetida[14]. As vacinas orais de poliomielite e rotavírus podem ser administradas simultaneamente ou com intervalo de 14 dias ou mais entre elas. Vacinas vivas orais (rotavírus, poliomielite e febre tifoide) podem ser administradas simultaneamente ou com qualquer intervalo antes ou após vacinas vivas injetáveis ou intranasais[14].

Administração de vacinas e produtos contendo anticorpos

Derivados do sangue (sangue total, papa de hemácias, plaquetas, plasma, imunoglobulina normal ou hiperimune de tétano, hepatite B, raiva ou varicela) podem inibir a resposta imune às vacinas de sarampo e rubéola durante 3 meses ou mais. Produtos derivados de sangue têm altas concentrações de anticorpos antivaricela e anticaxumba[14].

Vacinas vivas atenuadas não devem ser administradas nas 4 semanas que antecedem e até 90 dias após o uso de produtos derivados do sangue[23]. Vacinas administradas dentro desse intervalo devem ser consideradas doses inválidas e administradas considerando o intervalo recomendado entre a administração de vacinas vivas e derivados de sangue e, também, o intervalo mínimo recomendado entre duas doses da vacina[14]. O intervalo de tempo mínimo recomendado entre a administração dos derivados de sangue e as vacinas vivas atenuadas depende do produto e da dose, sendo recomendado: 3 meses (para imunoglobulinas antitetânica e anti-hepatite B); 4 meses (imunoglobulina antirrábica); 5 meses (imunoglobulina antivaricela); 6 meses (papa de hemácias ou sangue total); 7 meses (plaquetas ou plasma); e 8, 10 e 11 meses (imunoglobulina endovenosa, nas doses de 300 a 400 mg/kg, 1.000 mg/kg e 2 g/kg, respectivamente)[14].

A administração de derivados de sangue após a administração de vacinas vivas pode resultar na interferência com a resposta imune. Em geral, a replicação do vírus vacinal e o estímulo à resposta imune ocorrem em 1 a 2 semanas após a vacinação. Se o intervalo entre a vacinação e a administração subsequente de produtos contendo anticorpos for inferior a 14 dias, a vacinação deve ser repetida após intervalo recomendado, a menos que teste sorológico demonstre resposta adequada[14].

O anticorpo monoclonal humanizado antivírus sincicial respiratório (palivizumabe) não interfere com a resposta às vacinas vivas atenuadas ou inativadas[14].

Vacinas inativadas podem ser administradas simultaneamente ou a qualquer intervalo antes ou após a administração de derivados do sangue. Em situação de profilaxia pós-exposição, algumas vacinas e o produto contendo anticorpos devem ser administradas na dose padrão recomendada, em diferentes sítios anatômicos (p. ex., hepatite B e varicela)[14].

Precauções e contraindicações à vacinação

Precauções geralmente são temporárias e indicam condições que podem comprometer a resposta às vacinas ou podem aumentar o risco de eventos adversos. A presença de doença febril aguda moderada ou grave constitui precaução para a administração de todas as vacinas, que deve ser postergada. Essa precaução visa a evitar confusão ou sobreposição das manifestações da doença subjacente e possíveis eventos adversos pós-vacinação. Entretanto, postergar a vacinação de indivíduos com doenças leves constitui oportunidade perdida de vacinação. Em geral, todas as vacinas podem ser administradas para pessoas com diarreia, infecções de vias aéreas superiores com ou sem febre, em uso de antibióticos ou que apresentaram reações leves à dose anterior da vacina[14]. Há, ainda, situações em que o benefício da vacinação ultrapassa o risco de eventos adversos e a vacina deve ser administrada mesmo na presença de precauções, como em situações de alto risco de exposição (p. ex., vacina de febre amarela em situações de surtos ou epizootias).

As contraindicações geralmente indicam uma condição que aumenta o risco de eventos adversos graves e a vacina não deve ser administrada. A única contraindicação aplicável a todos as vacinas é reação de hipersensibilidade grave (anafilaxia) após dose anterior ou a qualquer componente da vacina[23]. Em geral, as vacinas vivas atenuadas não devem ser administradas a gestantes e pessoas com imunodeficiência congênita ou adquirida, portadores de neoplasia maligna, em tratamento com corticosteroides em dose imunossupressora (dose superior a 2 mg/kg/dia, ou superior a 20 mg/dia, de prednisona ou equivalente, por mais de 14 dias), quimioterapia ou radioterapia[23].

Uso de antitérmico profilático

O uso profilático de antitérmicos no momento da vacinação infantil está associado à redução dos títulos de anticorpos pós-vacinação[24,25]. Assim, uso profilático de antitérmicos é recomendado apenas para crianças com história pessoal e familiar de convulsão e para aquelas que apresentaram febre > 39,5°C ou choro incontrolável após dose anterior de vacina contendo componente coqueluche (pentavalente, DTP ou DTPa)[23].

Pessoas com antecedente de vacinação desconhecido ou incerto

Em geral, apenas documentos escritos devem ser aceitos como comprovantes de vacinação. Entretanto, a perda de cartão de vacinas é frequente. Se o registro não é localizado, a pessoa deve ser considerada suscetível e iniciada vacinação adequada para a idade. Teste sorológico é adequado para alguns antígenos (p. ex., hepatite A), porém pode não ser sensível para detectar resposta imune à vacinação (p. ex., hepatite B em teste realizado mais do que 3 a 6 meses após a última dose da vacina)[14]. Em virtude da atual situação epidemiológica de controle do sarampo e rubéola, a vacina tríplice viral (SCR) deve ser comprovada por documento escrito[26].

A reatogenicidade da vacina deve ser considerada na avaliação de riscos e benefícios de doses extras. Pela baixa reatogenicidade, doses extras de vacina de hepatite B podem ser administradas. Entretanto, administração de vacinas contendo toxoide tetânico (pentavalente, DTP, dT) em intervalos mais curtos que o recomendado pode aumentar o risco de reações e, consequentemente, a revacinação exige avaliação cautelosa[14].

Vacina de tuberculose (BCG)

A vacina BCG é constituída de *Micobacterium bovis* atenuados por Calmette e Guérin em inúmeras passagens em cultura durante 13 anos (1909 a 1921). Todas as cepas de BCG atualmente disponíveis são descendentes do isolado original, porém passagens posteriores em diferentes condições laboratoriais resultaram em diferenças genotípicas e fenotípicas entre as cepas[27].

A BCG é disponível liofilizada e, quando reconstituída, contém bacilos vivos e mortos. A quantidade de bacilos vivos por dose é variável de acordo com a cepa. A vacina deve ser administrada por via intradérmica, na dose de 0,1 mL (0,05 mL para recém-nascidos), na região deltoide do braço direito. A administração correta resulta em poucos efeitos adversos. Enduração, eritema e pequena úlcera aparecem no local da aplicação 6 a 8 semanas após a vacinação. A presença de cicatriz típica é usada como marcador de vacinação prévia, mas não é marcador de proteção contra tuberculose.

A BCG confere proteção contra doenças causadas por micobactérias, incluindo hanseníase e tuberculose. Embora seja a mais antiga das vacinas atualmente em uso e extensamente utilizada, seu efeito protetor é bastante controverso. A vacina confere proteção consistente contra doença grave em crianças. Uma metanálise dos estudos de vacinação na infância estimou proteção para meningite e doença disseminada de 86%, com base em ensaios clínicos, e de 75% com base em estudos caso-controle[27].

Há grande controvérsia sobre o efeito protetor da BCG contra tuberculose pulmonar. Tanto os ensaios clínicos como os estudos observacionais mostraram resultados bastante contraditórios, com estimativas de eficácia variando de 0 a 80%. Há evidências de que a variação é decorrente de diferenças biológicas, e não apenas de questões metodológicas. Não há evidências de que a cepa vacinal seja determinante para a eficácia da vacina. Estudos usando as mesmas cepas vacinais tiveram resultados discrepantes em diferentes regiões. Por outro lado, em outros estudos, diferentes cepas tiveram eficácia semelhante. Exposição a micobactérias ambientais pode resultar em algum grau de proteção heteróloga para a tuberculose, comparável à proteção induzida pela BCG, e pode ser responsável, pelo menos em parte, pelas diferenças observadas na efetividade da BCG. Em geral, os melhores resultados com a BCG foram obtidos em estudos conduzidos em regiões temperadas (norte da Europa e América do Norte), onde a exposição às micobactérias ambientais é menor. Em populações de regiões quentes e úmidas (próximo ao Equador), em especial em áreas rurais, onde há maior exposição à micobactérias ambientais, a eficácia da BCG foi baixa ou nenhuma[27]. Estudo que tentou determinar fatores associados a essas diferenças mostrou que a produção de citocinas e quimiocinas na resposta ao PPD, em recém-nascidos, 3 meses após a administração da BCG, foram afetadas pelo local geográfico, estação do ano de nascimento e o tempo de vacinação, mas não houve associação com a concentração de zinco ou o *status* inflamatório[28].

A BCG não protege contra a infecção por *M. tuberculosis*, nem contra a multiplicação pulmonar da micobactéria, porém os dados de proteção contra doença grave sugerem que a vacina limita a disseminação hematogênica do bacilo durante a infecção primária. A BCG também não protege contra a reativação de infecção latente e, portanto, não tem impacto na transmissão da micobactéria[27].

A duração da proteção após vacinação no período neonatal não é bem conhecida, mas parece ser maior no período imediatamente após a vacinação, declinando com o tempo, até alcançar níveis não significativos após 15 a 20 anos.

Os eventos adversos mais frequentes são úlceras no local de aplicação, geralmente decorrentes de aplicação incorreta (subcutânea, em vez de intradérmica). Pode ocorrer linfadenite satélite que, raramente, pode ser fistulizante. As reações locais também são dependentes da cepa e da quantidade de bacilos vivos por dose. Doença disseminada por BCG é rara, podendo ocorrer em crianças com imunodepressão celular congênita ou adquirida. Crianças vivendo com HIV/aids apresentam um risco maior de doença disseminada por BCG em comparação às crianças soronegativas para HIV[29,30]. Estudos demonstraram que a infecção pelo HIV prejudica gravemente a resposta celular T específica a BCG nas crianças[31].

A Organização Mundial da Saúde (OMS) recomenda a administração da BCG em dose única, logo após o nascimento, para todas as crianças em países com alta incidência de tuberculose ativa[27]. No Brasil, a vacina BCG é recomendada para todas as crianças no período neonatal, em dose única. Revacinação não é recomendada, uma vez que não há evidências de que a segunda dose da vacina tenha efeito protetor. Em dois estudos conduzidos no Brasil (um caso-controle, em Recife, e um ensaio clínico randomizado, em Salvador e Manaus), a revacinação de crianças em idade escolar não conferiu nenhuma proteção adicional[32,33].

Contraindicações: crianças com imunodeficiência celular (incluindo infecção por HIV sintomática) não devem receber a vacina. A vacinação deve ser postergada em crianças com < 2 kg.

Efeitos da vacina BCG no teste tuberculínico: mais de 90% dos vacinados apresentam teste tuberculínico positivo (> 10 mm), 8 a 12 semanas após a administração da BCG. A reatividade ao PPD diminui rapidamente nas crianças imunizadas no período neonatal. Entre indivíduos vacinados mais tardiamente, a reatividade diminui mais lentamente. Portanto, a menos que a vacinação seja recente, reações > 10 mm não devem ser atribuídas ao BCG.

Não há relação entre reatividade ao teste tuberculínico e imunidade, portanto, reação positiva ao PPD após imunização não é indicadora da eficácia protetora da vacina.

Vacina de hepatite B

A vacina atualmente disponível é constituída de antígeno de superfície do vírus da hepatite B (AgHBs) recombinante purificado. O esquema habitual de vacinação para indivíduos imunocompetentes consiste em três doses (0, 1 a 2 e 6 meses). Esquema de vacinação com três doses resulta em títulos protetores de anticorpos anti-HBs (> 10 mUI/mL) em > 95% das crianças, adolescentes e adultos jovens saudáveis.

Falha vacinal primária é associada a idade > 40 anos, sexo masculino, tabagismo, obesidade, administração em nádegas, doença renal ou hepática crônica, imunodepressão, incluindo HIV/aids, e resistência relacionada a HLA classe II.

Pessoas saudáveis que apresentaram soroconversão após o esquema básico completo têm memória imunológica de células B e respondem com altos títulos de anticorpos anti-HBs em curto espaço de tempo após exposição ao antígeno, não necessitando de doses de reforço da vacina, mesmo que os títulos de anticorpos anti-HBs caiam para títulos < 10 mUI/mL.

A imunogenicidade e a eficácia da vacina hepatite B em pacientes imunodeprimidos, incluindo pessoas que vivem com HIV/aids, assim como nos renais crônicos, são menores do que nos indivíduos saudáveis[34]. Por esse motivo, são recomendadas, para esses pacientes, 4 doses de vacina hepatite B, com o dobro da dose habitual e avaliação sorológica pós-vacinação.

Teste sorológico pós-vacinação, que deve ser realizado de 1 a 3 meses após a última dose, é recomendado apenas para indivíduos com alto risco de exposição/infecção pelo VHB (como os profissionais de saúde) e para aqueles nos quais é observada resposta subótima[35].

Pessoas com títulos de anticorpos anti-HBs < 10 UI/mL, medidos 30 a 90 dias após a última dose do esquema básico de vacinação, são considerados não respondedores. Revacinação com 3 doses adicionais é seguida de níveis de anticorpos protetores em 30 a 50% dos não respondedores ao esquema inicial. Se o indivíduo não responder ao segundo esquema de vacinação, é considerado verdadeiro não respondedor. Não há evidências de que doses adicionais sejam capazes de induzir resposta humoral em pessoas saudáveis que não responderam após 2 esquemas vacinais completos (6 doses)[35].

A vacina hepatite B deve ser administrada por via intramuscular (IM), no músculo vasto lateral da coxa em crianças menores de 2 anos de idade, e no deltoide em adultos e crianças maiores. Excepcionalmente, em pessoas com doenças hemorrágicas, a via subcutânea pode ser utilizada.

A vacina hepatite B pode ser combinada a outros imunógenos. No Brasil, a vacina hepatite B combinada com as vacinas de difteria, coqueluche, tétano e *Haemophilus influenzae* b (vacina pentavalente) está disponível na rede pública para crianças menores de 7 de anos de idade.

As reações adversas mais frequentes são dor, eritema e edema no local da aplicação, em geral leves e de curta duração. Eventos adversos sistêmicos, como mialgia e febre, são raros, mas podem ocorrer nas primeiras 24 horas após a vacinação.

O PNI brasileiro recomenda a vacinação universal para hepatite B para todas as faixas etárias. A primeira dose da vacina hepatite B aplicada nas primeiras 12 a 24 horas de vida resulta em alta eficácia na prevenção da infecção transmitida verticalmente[36]. Desde 2011, a vacina hepatite B faz parte do calendário brasileiro de vacinação de gestantes não previamente vacinadas. Esta vacina também está disponível nos Centros de Referência para Imunobiológicos Especiais (CRIE), para indivíduos suscetíveis, com alto risco de aquisição do VHB.

Imunoglobulina hiperimune de hepatite B (IGHHB ou HBIg)

A imunoglobulina humana anti-hepatite B (IGHHB), obtida de plasma de doadores submetidos recentemente à imunização ativa para hepatite B, contém altos títulos de anticorpos específicos (anti-HBs) e é usada na profilaxia pós-exposição. Deve ser administrada na dose de 0,5 mL para recém-nascidos ou 0,06 mL/kg de peso corporal, até o máximo de 5 mL, para as demais idades. A IGHHB deve ser aplicada por via intramuscular, inclusive na região glútea. Quando administrada simultaneamente à vacina hepatite B, a aplicação deve ser feita em diferente grupo muscular.

Pós-exposição perinatal

A IGHHB deve ser feita preferencialmente nas primeiras 12 a 24 horas de vida para recém-nascidos de qualquer peso ou idade gestacional, filhos de mães AgHBs positivas. Embora a vacinação isolada nas primeiras 12 horas após o nascimento seja altamente eficaz na prevenção da transmissão vertical do VHB, a adição de IGHHB confere proteção adicional[36].

Pós-exposição sexual

1. Vítimas de agressão sexual: a IGHHB e a vacina hepatite B devem ser administradas para pessoas presumidamente suscetíveis (não vacinadas) expostas, por agressão sexual, a indivíduos sabida ou potencialmente infectados pelo VHB. O uso rotineiro de IGHHB não é recomendado, exceto se a vítima for suscetível e o agressor AgHBs positivo ou pertencente a grupo de risco (p. ex., usuários de droga). Quando indicada, a IGHHB deve ser aplicada o mais precocemente possível, até no máximo 14 dias após a exposição.
2. Comunicantes sexuais de casos agudos de hepatite B: a IGHHB e a vacina hepatite B estão indicadas para pessoas suscetíveis com exposição sexual a pacientes com hepatite B aguda.

Pós-exposição ocupacional

Ver Quadro 3.

Vacinas de coqueluche

As vacinas de coqueluche são disponibilizadas em combinação com os toxoides diftérico e tetânico (vacina

Quadro 3. Recomendações para profilaxia de hepatite B após exposição ocupacional a material biológico

Situações vacinal e sorológica do profissional de saúde exposto	Paciente-fonte		
	AgHBs positivo	**AgHBs negativo**	**AgHBs desconhecido ou não testado**
Não vacinado	IGHHB + iniciar vacinação	Iniciar vacinação	Iniciar vacinação*
Com vacinação incompleta (< 3 doses)	IGHHB + completar vacinação	Completar vacinação	Completar vacinação*
Previamente vacinado (3 doses)			
Com resposta vacinal conhecida e adequada (antiHBs ≥ 10 UI/mL)	Nenhuma medida específica	Nenhuma medida específica	Nenhuma medida específica
Sem resposta vacinal após 3 doses (antiHBs < 10 UI/mL)	IGHHB + 1ª dose da vacina ou IGHHB (2x)**	Iniciar nova série de vacina (3 doses)	Iniciar nova série de vacina (3 doses)*
Sem resposta vacinal após 6 doses (antiHBs < 10 UI/mL)	IGHHB (2x)**	Nenhuma medida específica	IGHHB (2x)**
Com resposta vacinal desconhecida	Testar o profissional de saúde: ■ Se resposta vacinal adequada: nenhuma medida específica ■ Se resposta vacinal inadequada: IGHHB + 1ª dose da vacina contra hepatite B	Testar o profissional de saúde: ■ Se resposta vacinal adequada: nenhuma medida específica ■ Se resposta vacinal inadequada: iniciar nova série de vacina (3 doses)	Testar o profissional de saúde: ■ Se resposta vacinal adequada: nenhuma medida específica ■ Se resposta vacinal inadequada**: iniciar nova série de vacina (3 doses)

Tanto a vacina quanto a imunoglobulina hiperimune específica para hepatite B (IGHHB) devem ser aplicadas dentro de até 7 dias após o acidente, mas, idealmente, nas primeiras 24 horas após o acidente.
* Uso associado de IGHHB está indicado se o paciente-fonte tiver alto risco para hepatite B, como usuários de drogas injetáveis, pacientes em programas de diálise, contatos domiciliares e sexuais de portadores de AgHBs, pessoas com vários parceiros sexuais e relações sexuais desprotegidas, história prévia de doenças sexualmente transmissíveis, pacientes provenientes de áreas geográficas de alta endemicidade para hepatite B, pacientes provenientes de prisões e de instituições de atendimento a pacientes com deficiência mental.
Pós-exposição ocupacional:
** IGHHB (2x) = 2 doses de imunoglobulina humana específica para hepatite B com intervalo de 1 mês entre as doses. Esta opção deve ser indicada para aqueles que já fizeram 2 séries de 3 doses da vacina, mas não apresentaram resposta vacinal, ou apresentem alergia grave à vacina. Obs.: para profissionais soronegativos que só realizaram teste sorológico mais de 6 meses após o esquema de vacinação, uma dose adicional de vacina deve ser administrada e seguida de retestagem 4 a 8 semanas após. Se a sorologia for positiva, o profissional será considerado imune; se for negativa, deverá completar o esquema com mais 2 doses de vacina.

tríplice bacteriana, DTP). Também podem ser combinadas com a vacina de *Haemophilus influenzae* tipo b (vacina tetravalente, DTP/Hib) e com a vacina de hepatite B (vacina pentavalente, DTP/Hib/HepB).

Vacinas de coqueluche de células inteiras (wP)

As vacinas de coqueluche de células inteiras ou vacinas celulares, disponíveis desde a década de 1940, são compostas por suspensão de bactérias inteiras inativadas por calor e agentes químicos. Os métodos de produção variam de acordo com o produtor, resultando em vacinas bastante heterogêneas. Todas contêm sais de alumínio como adjuvante[37]. São administradas em esquema de três doses (aos 2, 4 e 6 meses de idade) e dois reforços (aos 15 meses e 5 a 6 anos de idade).

A eficácia das vacinas de células inteiras pode variar conforme a definição de caso de coqueluche ou vacina utilizada, situando-se em torno de 80%[37]. A principal prova da efetividade das vacinas de células inteiras foi a re-emergência da doença, nas décadas de 1970-1980, em países onde houve redução significativa da cobertura vacinal por causa da elevada frequência de eventos adversos. Surtos e epidemias de coqueluche, com aumento de hospitalizações e de óbitos, foram relatados na Inglaterra e no Japão, em consequência de recusa à vacinação[38]. Com o passar do tempo após a vacinação, há uma redução da proteção, cuja duração conferida pelas vacinas de células inteiras é estimada entre 4 e 12 anos[37].

O componente coqueluche é o principal responsável pelos eventos adversos (EA) associados a essas vacinas. EA locais (dor, edema e eritema) e sistêmicos leves (febre baixa e irritabilidade) são os mais frequentes (um EA a cada 2 a 10 doses administradas). Choro persistente e convulsões são menos frequentes (< 1 em 100), e síndrome hipotônico-hiporresponsiva e reações de hipersensibilidade são raras (< 1 em 1.000-2.000)[37]. Como as reações locais tendem a aumentar com a idade e com o aumento do número de doses prévias, as vacinas de células inteiras são recomendadas apenas para crianças < 7 anos, não devendo ser utilizadas em crianças mais velhas, adolescentes e adultos.

Embora bastante reatogênicas, as vacinas de células inteiras são consideradas seguras e mais eficazes que as vacinas acelulares[39]. A OMS preconiza que a vacina de coqueluche de células inteiras permaneça como a vacina de escolha em países onde é bem aceita pela população[40]. Por outro lado, em países onde a reatogenicidade das vacinas for um impedimento para alcançar altas coberturas vacinais, as vacinas acelulares podem aumentar a aceitação da vacinação[40].

Vacinas de coqueluche acelulares de uso pediátrico (aP)

A elevada frequência de eventos adversos associados à vacina de células inteiras levou à busca de novas vacinas menos reatogênicas. Na década de 1980, foram desenvolvidas vacinas compostas por antígenos purificados da *Bordetella pertussis*. A primeira vacina acelular continha apenas toxoide *pertussis* (PT). Outros antígenos de superfície – fito-hemaglutinina (FHA), pertactina (PRN) e fimbrias (FIM, tipo 2 e 3), identificados como importantes fatores de virulência da bactéria – foram incorporados às novas vacinas. Na década de 1990, as vacinas acelulares foram licenciadas para uso em crianças. Atualmente, estão disponíveis vacinas acelulares com um (PT), dois (PT+FHA), três (PT+FHA+PRN) ou cinco componentes (PT+FHA+PRN+FIM 2,3). Em geral, pelo menos dois antígenos são necessários para conferir proteção adequada. As vacinas acelulares diferem entre si, não só quanto ao número e à concentração dos componentes antigênicos, mas também quanto aos métodos de purificação e detoxificação e ao uso de adjuvantes e preservativos[37]. Os mesmos eventos adversos observados com as vacinas de células inteiras podem ocorrer após as vacinas acelulares, porém são menos frequentes.

Há evidências recentes sugerindo que as vacinas acelulares têm menor eficácia inicial, perda da imunidade mais rápida e menor impacto na infecção e transmissão da bactéria, quando comparadas às vacinas de células inteiras[39,40]. No caso de substituição das vacinas de células inteiras pelas vacinas acelulares na imunização infantil, deve ser garantido maior número de doses (> 2 doses de reforço), o que tem implicações financeiras, considerando o maior custo por dose das vacinas acelulares[40].

Vacinas acelulares de coqueluche para uso em adolescentes e adultos (ap)

A duração da proteção após vacinação ou infecção natural por *B. pertussis* é de cerca de 4 a 12 anos. Muitos adolescentes e adultos são suscetíveis à infecção, constituindo a principal fonte de infecção para crianças pequenas não vacinadas[41]. Várias estratégias de vacinação têm sido propostas com o objetivo de prevenir doença grave e óbitos de crianças com menos de 6 meses de idade: vacinação de gestantes (no terceiro trimestre de gestação) e puérperas; vacinação de adolescentes e adultos; "*cocooning*", que consiste em proteger os recém-nascidos indiretamente, por meio da vacinação dos pais, avós, cuidadores e todos aqueles que têm contato com a criança[42].

As vacinas acelulares de coqueluche para uso em adolescentes e adultos (dTpa) contêm antígenos purificados da *B. pertussis* em quantidades reduzidas em comparação às vacinas pediátricas. Há dois produtos disponíveis, ambos combinados aos toxoides diftérico e tetânico. Uma dessas vacinas (Boostrix, produzida pela GlaxoSmithKline) é constituída de três antígenos bacterianos (toxoide *pertussis* – PT, hemaglutinina filamentosa – FHA e pertactina – PRN), enquanto a outra (Adacel, produzida pela Sanofi Pasteur) é constituída de cinco componentes (PT, FHA, PRN, e fímbrias-2 e 3). Embora com diferentes formulações, ambas as vacinas induzem altos títulos de anticorpos e são bastante seguras, apresentando perfil de reatogenicidade semelhante à vacina dupla adulto (dT).

A duração da proteção após a vacinação de adolescentes e adultos ainda não é conhecida[42].

A dTpa já faz parte da rotina de vacinação de adolescentes e adultos, em substituição a um reforço de dT, em vários países desenvolvidos. Desde 2011, vários países também adotaram uma dose de dTpa para a vacinação de gestantes[43]. Em estudo realizado na Inglaterra, a vacinação de gestantes teve efetividade de 91% (IC 95%, 84-95%) na proteção de crianças menores de 3 meses[44].

Profissionais de saúde tem risco aumentado de desenvolver a doença em comparação à população geral. A transmissão da *B. pertussis* em serviços de saúde, com surtos envolvendo pacientes e profissionais, é bem documentada. A vacinação de profissionais da saúde, em especial daqueles que têm contato com crianças pequenas, é um pequeno componente das medidas para prevenir a morbimortalidade infantil, porém importante em alguns cenários[37].

No Brasil, em novembro de 2014, a vacina dTpa foi incluída no calendário de imunização da gestante do PNI (uma dose a partir da 27ª semana de gestação, em todas as gestações) e de profissionais da saúde que têm contato com crianças pequenas (anestesistas, ginecologistas, neonatalogistas, obstetras, pediatras, enfermeiros e técnicos de enfermagem que atendam recém-nascidos em maternidades e unidades neonatais), que devem receber uma dose da vacina a cada 10 anos, em substituição à vacina dupla adulto (dT)[45].

Vacinas de difteria e tétano

Uma grande proporção de adultos em muitos países desenvolvidos e em desenvolvimento é, atualmente, suscetível à difteria. A imunidade induzida pela vacina é perdida se não forem administrados reforços periódicos e se não ocorrer exposição ao *Corynebacterium diphtheriae* toxigênico. A vacina dupla adulto (dT) contém os toxoides diftérico e tetânico. Em pessoas não vacinadas anteriormente, um esquema completo de 3 doses é necessário para alcançar nível adequado de proteção para tétano e difteria. São recomendados reforços com uma dose de dT a cada 10 anos. Em pessoas vacinadas na infância e cuja última dose foi há > 10 anos, uma dose da vacina é suficiente para alcançar títulos de anticorpos protetores para ambas as doenças. O uso de doses adicionais pode aumentar a reatogenicidade sem proporcionar vantagem adicional.

A formulação infantil (dupla infantil, DT) contém o dobro da dose de toxoide diftérico em relação à formulação do adulto (dT). Não deve ser aplicada em crianças ≥ 7 anos de idade, pelo risco aumentado de eventos adversos. Atualmente, só é recomendada para crianças < 7 anos de idade que desenvolvem reação de hipersensibilidade após aplicação de qualquer vacina contendo componente coqueluche – pentavalente (DTP/Hib/HepB), DTP de células inteiras ou DTP acelular.

Imunoglobulina hiperimune de tétano

A imunoglobulina hiperimune antitetânica é constituída por imunoglobulinas da classe IgG que neutralizam a toxina tetânica, sendo obtida a partir do plasma de doadores recentemente vacinados com dT, e apresenta altos títulos séricos de antitoxinas específicas.

1. Uso profilático: em indivíduos com ferimentos potencialmente tetanogênicos e sem imunização ativa prévia adequada, incluindo recém-nascidos em situações de risco para tétano (p. ex., parto domiciliar), cujas mães não tenham sido vacinadas de forma adequada ou tenham vacinação desconhecida (Quadro 4). Independentemente de peso ou idade, a dose indicada para profilaxia do tétano é de 250 UI, por via intramuscular.

Vacinas de *Haemophilus influenzae* tipo b (Hib)

Todas as vacinas Hib atualmente disponíveis são constituídas do polissacarídeo capsular (polirribosil-ribitol-fosfato, PRP) conjugado a proteínas carreadoras[46]. Diferem entre si principalmente quanto à proteína carreadora e ao método de conjugação. Estão disponíveis no mercado vacinas com o PRP conjugado ao toxoide tetânico (PRP-T), a um mutante não tóxico da toxina diftérica (PRP-CRM197) e à proteína da membrana externa do meningococo B (PRP-OMC)[46]. Além de elevada eficácia (95 a 100%) na proteção de doença invasiva, as vacinas previnem a colonização de nasofaringe pela bactéria, resultando em redução da transmissão do *H. influenzae* b e consequente proteção indireta de crianças não vacinadas. Todas as vacinas são eficazes e podem ser substituídas entre si.

Eventos adversos locais (dor, eritema e enduração) são comuns (até 20 a 25% dos vacinados), leves e de curta duração (até 3 dias). Febre ocorre em até 2% dos vacinados[46].

A introdução da vacina Hib nos programas nacionais de imunização, a partir da década de 1990, resultou em enorme impacto na saúde pública, com redução de > 90% nos casos de doenças invasivas por Hib[46]. Em alguns países, cerca de 10 anos após o início da vacinação, foi observado pequeno aumento do número de casos da doença, que tem sido atribuído a:

- Falhas vacinais decorrentes do uso da vacina Hib combinada com DTPa. Há evidências de que a vacina DTPa/Hib induz menor resposta de anticorpos quando comparada à vacina Hib combinada com vacinas de coqueluche de células inteiras (DTP/Hib) ou com as vacinas DTPa e Hib administradas simultaneamente.
- Uso de esquemas de vacinação acelerados, com menor intervalo (4 semanas) entre as doses.
- Redução da proteção com o passar do tempo após vacinação, em virtude da redução dos reforços naturais por diminuição da circulação do Hib. Só a memória imunológica parece não ser suficiente para proteger algumas crianças vacinadas de doença invasiva[47].

Quadro 4. Profilaxia de tétano após ferimentos

Tipo de ferimento	Imunização prévia		
	Incompleta (< 3 doses) ou não conhecida		Completa (≥ 3 doses)
	Vacina dT	Imunoglobulina antitetânica	Vacina dT
Limpo e superficial	Sim	Não	Se última dose há > 10 anos
Contaminado, puntiforme ou queimadura	Sim	Sim	Se última dose há > 5 anos

Em decorrência desses fatos, alguns países, como o Reino Unido, introduziram uma dose de reforço da vacina Hib no 2º ano de vida[47].

No Brasil, a vacina Hib faz parte do calendário de vacinação da criança, combinada com as vacinas tríplice bacteriana de células inteiras (DTP) e a hepatite B – a vacina pentavalente (DTP/Hib/HepB), administrada aos 2, 4 e 6 meses de idade, por via intramuscular[23]. O impacto da introdução da vacina de Hib na imunização infantil de rotina, no Brasil, foi extraordinário, resultando no controle das meningites por Hib[48,49]. No Brasil, não foi observada re-emergência da doença até o momento, sendo mantido o esquema de 3 doses no 1º ano de vida[49,50].

Vacinas pneumocócicas

As vacinas pneumocócicas disponíveis comercialmente induzem a produção de anticorpos neutralizantes e opsonizantes antipolissacarídeo capsular: vacina pneumocócica polissacarídea 23-valente (VPP23) e as vacinas pneumocócicas conjugadas 10-valente (VPC10) e 13-valente (VPC13).

Vacina pneumocócica polissacarídea 23-valente (VPP23)

A VPP23 contém 25 mg de polissacarídeos de cada um dos sorotipos 1, 2, 3, 4, 5, 6B, 7F, 8, 9N, 9V, 10A, 11A, 12F, 14, 15B, 17F, 18C, 19A, 19F, 20, 22F, 23F e 33F, responsáveis por 85 a 90% das doenças pneumocócicas invasivas (DPI), definidas pelo isolamento do *S. pneumoniae* do sangue ou outro fluido corporal habitualmente estéril[51]. Todos os sorotipos associados à resistência à penicilina estão incluídos na VPP23. Por se constituir de antígenos polissacarídeos purificados, essa vacina induz resposta imune independente de células T e, portanto, não é imunogênica em crianças menores de 2 anos e não induz memória imunológica. Não tem nenhum efeito no estado de portador do pneumococo em nasofaringe.

1. Imunogenicidade: resposta de anticorpos aos sorotipos contidos na vacina é observada em 80 a 95% dos adultos saudáveis após vacinação primária, porém os títulos e a duração dos anticorpos variam para os diversos sorotipos. Em pessoas saudáveis, os títulos de anticorpos começam a declinar 5 anos após a vacinação, atingindo os níveis pré-vacinação 10 anos após. Os títulos e a duração dos anticorpos são menores em crianças e adultos com doenças crônicas e imunodeprimidos, em comparação a pessoas saudáveis da mesma faixa etária.
2. Eficácia: a VPP23 tem eficácia de até 80% na prevenção de DPI em adultos. Entretanto, há controvérsia sobre sua efetividade na prevenção de pneumonia pneumocócica adquirida na comunidade[52].
3. Revacinação: a revacinação com VPP23 também é controversa. Em alguns estudos, doses repetidas de VPP23 em adultos idosos têm sido associadas com hiporresponsividade ou tolerância imunológica, que é a incapacidade do indivíduo montar resposta imune após revacinação, da mesma magnitude ou maior que a resposta induzida após a vacinação primária[53]. Na revacinação, os títulos de anticorpos seriam menores e de duração mais curta do que após a primeira dose. Outros estudos, entretanto, mostram que doses repetidas de VPP23 em adultos idosos são seguras e imunogênicas, sem evidências de hiporresponsividade[54].
4. Eventos adversos: reações locais podem ocorrer em até 30 a 50% dos vacinados, sendo mais frequentes em adultos jovens. Reações sistêmicas (febre, cefaleia, mialgia e indisposição) são pouco frequentes. A revacinação é associada à maior frequência de eventos adversos locais (11%) que a primovacinação (3%), porém a frequência de eventos adversos sistêmicos após revacinação é semelhante à primovacinação.
5. Indicações: a VPP23 está disponível no Programa de Imunobiológicos Especiais do PNI. É recomendada para crianças > 2 anos, adolescentes e adultos com asplenia anatômica ou funcional, cardiopatias crônicas, diabete melito, doença pulmonar crônica, doença renal crônica, hepatopatias crônicas, fístula liquórica e imunodeficiências congênitas e adquiridas. É administrada em dose única, sendo recomendado um único reforço ≥ 5 anos após a primeira dose.

Para crianças de 2 a 5 anos com doenças crônicas que receberam esquema de vacinação completo com a VPC10, é recomendada uma dose da VPP23 administrada ≥ 2 meses após a última dose da VPC10[3].

Vacinas pneumocócicas conjugadas

As vacinas pneumocócicas de polissacarídeo conjugado à proteína estimulam resposta T dependente, são imunogênicas em crianças e induzem memória imunológica. A introdução, nos EUA, da primeira vacina pneumocócica conjugada 7-valente (VPC7, a primeira vacina pneumocócica conjugada comercializada, atualmente não mais disponível) na imunização de rotina das crianças resultou em significativa diminuição da incidência de DPI, não só no grupo etário alvo da vacinação (< 12 meses), mas também em crianças e adultos não vacinados, em decorrência de redução da colonização da orofaringe nas crianças vacinadas, e consequente diminuição da transmissão dos sorotipos contidos na vacina para os não vacinados (proteção de rebanho). Houve redução de 75% na incidência de DPI causada por todos os sorotipos de pneumococos em crianças < 5 anos, em comparação ao período pré-vacinação[55]. Houve, porém, emergência de outros sorotipos de pneumococos não incluídos na vacina como causadores de DPI (substituição de sorotipos)[56].

Vacina pneumocócica conjugada 10-valente (VPC10)

A VPC10 contém os sorotipos 1, 4, 5, 6B, 7F, 9V, 14, 23F, conjugados à proteína D, da superfície do *H. influenzae* não tipável, o sorotipo 19F conjugado ao toxoide diftérico e o 18C conjugado ao toxoide tetânico.

1. Imunogenicidade: estudo comparando a VPC10 com a VPC7 mostrou que 4 doses da VPC10 induzem títulos de anticorpos não inferiores aos obtidos com a VPC7[57].
2. Efetividade: em estudo caso-controle, realizado no Brasil em crianças < 3 anos de idade, a VPC10 mostrou efetividade de 83,8% na proteção de DPI causada pelos sorotipos contidos na vacina e apresentou proteção cruzada em relação a sorotipos relacionados aos contidos na vacina[58]. Estudo de base populacional realizado na Finlândia mostrou o impacto da vacinação de crianças com VPC10 na redução da DPI[59]. Por ser conjugada à proteína D do *H. influenzae*, a VPC20 confere proteção para otite média aguda[60].
3. Eventos adversos: reações no local de aplicação (eritema, enduração e dor) não são incomuns após a VPC10, porém, em geral, são leves e autolimitadas. Irritabilidade também pode ocorrer.
4. Indicações: a VPC10 pode ser utilizada em crianças de 6 semanas a 59 meses de idade. Na rotina do PNI, o esquema de vacinação recomendado é de 3 doses (aos 2, 4 e 6 meses), com reforço entre 12 e 15 meses de idade. A VPC10 também está disponível nos CRIE para crianças até 5 anos de idade com maior risco de doença pneumocócica[3].

Vacina pneumocócica conjugada 13-valente (VPC13)

A emergência de sorotipos não incluídos na VPC7 como causadores de doença (substituição de sorotipos) e a necessidade de ampliação da proteção levou à substituição da VPC7 pela VPC13, que contém os mesmos sorotipos da VPC10 acrescidos dos sorotipos 3, 6A e 19F, todos conjugados à proteína CRM197.

1. Imunogenicidade: estudo comparando crianças que receberam VPC13 ou VPC7 mostrou que, aos 13 meses de idade, mais de 97% das crianças que receberam 3 doses de VPC13 tinham títulos de anticorpos específicos para os sorotipos contidos na vacina em concentração ≥ 0,35 mcg/mL, exceto para o sorotipo 3, e 93% das crianças que receberam VPC13 tinham títulos de OPA ≥ 1:8. A VPC13 foi imunogênica para os 13 sorotipos e bem tolerada[61].
2. Efetividade: a incidência de DPI em crianças < 5 anos de idade, na cidade de Nova York, caiu 69,6%, após a introdução da VPC13. A incidência de doença causada pelos sorotipos vacinais caiu 82,5%[62].

Em estudo realizado em Quebec, no Canadá, cujo objetivo foi avaliar a efetividade das três vacinas pneumocócicas conjugadas, usadas sequencialmente na região, na prevenção de DPI em crianças, todas mostraram alto nível de proteção[63].

O sucesso obtido com o uso das vacinas pneumocócicas conjugadas nas crianças levou à investigação do seu uso em populações de idosos e imunodeprimidos. A eficácia da VPC13 na prevenção de pneumonia adquirida na comunidade em adultos ≥ 65 anos, comparada a placebo, foi avaliada em um ensaio clínico conduzido na Holanda. A eficácia foi de 45,6% na prevenção de pneumonia pneumocócica causada pelos sorotipos contidos na vacina e de 75% na prevenção de DPI[64]. Não há estudos comparando a VPP23 e a VPC13 em adultos.

Embora o assunto ainda seja controverso, alguns autores sugerem potencial vantagem de iniciar a vacinação, com a VPC13, do adulto com condições que predispõem à doença pneumocócica mais grave e do idoso, pelo potencial de estimular memória imunológica[65].

3. Eventos adversos: VPC13 é segura e bem tolerada[64].
4. Indicações: a VPC13 não está disponível no PNI. Está disponível em clínicas particulares de vacinação.

A Sociedade Brasileira de Imunizações recomenda seu uso para idosos ≥ 60 anos de idade e pessoas com condições que predispõem à doença pneumocócica mais grave. O esquema recomendado é iniciar com uma dose da VPC13 seguida de uma dose de VPP23 depois de 2 meses, e uma segunda dose de VPP23 depois de 5 anos. Em crianças, o esquema de vacinação recomendado é de 3 doses (aos 2, 4 e 6 meses), com reforço entre 12 e 15 meses de idade.

Vacinas meningocócicas

Anticorpos antipolissacarídeos capsulares conferem proteção contra o sorogrupo homólogo do meningococo. Vacinas para os sorogrupos A, C, W e Y utilizam o polissacarídeo capsular purificado como antígeno, sendo disponíveis vacinas polissacarídicas (A+C, ACW, ACWY) e vacinas conjugadas (A, C, ACWY).

Vacinas meningocócicas polissacarídeas

As vacinas meningocócicas polissacarídeas são disponíveis desde a década de 1970, sendo formuladas como vacina bivalente (A+C), trivalente (ACW) e tetravalente

(ACWY). Apenas a vacina polissacarídea A+C é comercializada no Brasil. São imunogênicas e eficazes em adultos e crianças mais velhas, porém estimulam resposta imune humoral de curta duração, não induzem memória imunológica e são ineficazes em crianças < 2 anos de idade, exceto a vacina meningocócica A, que induz resposta significativa em crianças > 12 meses de idade[66]. Em razão das características da resposta imune, essas vacinas não são adequadas para imunização de rotina, sendo utilizadas no controle de surtos e epidemias, e para viajantes para áreas hiperendêmicas.

As vacinas meningocócicas polissacarídeas têm sido extensivamente usadas por décadas e são consideradas seguras. Eventos adversos, como reações leves a moderadas no local da injeção, e reações sistêmicas leves, como cefaleia, discreto mal-estar e febre baixa, podem ocorrer após a vacinação. Reações adversas graves são raras.

Vacinas meningocócicas conjugadas

Em 1999, o Reino Unido, que apresentava um surto de doença meningocócica por um clone hipervirulento de meningococo C, foi o primeiro país a introduzir a vacina meningocócica C conjugada (MenCc) no programa nacional de imunização, com grande impacto na epidemiologia da doença, o que levou outros países a também introduzirem esta vacina na imunização de rotina, com resultados semelhantes[66].

Atualmente, estão disponíveis as vacinas meningocócicas conjugadas C, ACWY e A, sendo essa última disponível apenas na África. Como todas as vacinas conjugadas, as vacinas meningocócicas conjugadas estimulam resposta imune dependente de células T e, portanto, são imunogênicas em crianças < 2 anos, induzem memória imunológica e reduzem a colonização da nasofaringe pelo meningococo. Estas vacinas podem ter, como proteínas carreadoras, o toxoide tetânico (T), o toxoide diftérico (D) ou uma variante não tóxica da toxina diftérica (CRM197). Vacinas conjugadas ao toxoide tetânico induzem títulos de anticorpos mais altos, que poderia estar associado a maior persistência de anticorpos[66].

As vacinas meningocócicas (polissacarídeas ou conjugadas) não são indicadas para profilaxia de comunicantes de caso de doença meningocócica, uma vez que títulos protetores de anticorpos só são alcançados 7 a 10 dias após a vacinação e a progressão da infecção meningocócica é rápida, com doença fulminante em 1 a 4 dias após a infecção[67]. A profilaxia pós-exposição deve ser feita com antibióticos.

Vacinas meningocócicas C conjugadas (MenCc)

Nos estudos realizados no Reino Unido, a efetividade da vacina MenCc foi alta, variando de 83 a 100%, conforme a faixa etária. Em crianças vacinadas no primeiro ano de vida, a efetividade foi de 98,4% (IC95%, 95,7-99,4%) no primeiro ano após a vacinação, porém houve redução da efetividade para 78% no segundo ano[68]. Estudos de imunogenicidade demonstraram que a diminuição da efetividade da vacina nas crianças vacinadas no primeiro ano de vida ocorria paralelamente à redução dos títulos de anticorpos bactericidas, que não foi observado em adolescentes, grupo no qual a efetividade da vacina era sustentada ao longo do tempo. Falha vacinal após queda dos títulos de anticorpos sugere que a presença de altos títulos de anticorpos circulantes no momento da exposição é mais importante para a proteção do que a capacidade de montar resposta tipo *booster* por estímulo de imunidade de memória[68]. Os estudos de imunogenicidade demonstraram que duas doses da vacina são suficientes para induzir títulos de anticorpos protetores em 98 a 100% das crianças ≤ 6 meses. Com base nesses dados, foi proposto esquema de vacinação com duas doses (aos 2 e 4 meses) e uma dose de reforço no segundo ano de vida, adotado no Reino Unido, desde 2006[68].

Estudos envolvendo adolescentes de 15 a 17 anos de idade demonstraram redução significativa no estado de portador do meningococo C na nasofaringe, por pelo menos 2 anos. A efetividade da MenCc na proteção da colonização de nasofaringe foi estimada em 75% (IC95%, 23-92%)[68]. Proteção de rebanho também foi demonstrada. A possibilidade teórica de que a vacinação meningocócica C em massa permitisse a disseminação de clones superinvasivos ou a substituição do meningococo C por outros sorogrupos não foi observada na prática[68].

A vacina MenCc pode ser administrada concomitantemente a outras vacinas utilizadas na imunização infantil. A vacina é muito bem tolerada. Eventos adversos locais (dor, eritema, enduração) e sistêmicos, como febre e cefaleia, podem ser ocorrer. Anafilaxia é rara.

No Brasil, a vacina meningocócica C conjugada foi introduzida no calendário de imunização infantil do PNI, em 2010, em esquema de duas doses (3 e 5 meses de idade) e um reforço (aos 12 meses). Em um estudo caso-controle, conduzido em Salvador, a efetividade da vacina MenCc foi de 98% (IC 95%, 89-100%)[69].

A vacina está também disponível nos CRIE para pessoas com: asplenia anatômica ou funcional e doenças relacionadas; imunodeficiências congênitas e adquiridas; deficiência de complemento e frações; implante de cóclea; fístula liquórica e derivação ventrículo peritoneal (DVP); trissomias; doenças de depósito; hepatopatia crônica; doença neurológica crônica incapacitante; pessoas vivendo com HIV/aids; e microbiologistas rotineiramente expostos a isolamento de *N. meningitidis*[3].

Vacinas meningocócicas conjugadas quadrivalentes (ACWY)

As vacinas conjugadas meningocócicas quadrivalentes (ACWW) estão licenciadas para uso em dose única para pessoas de 2 a 55 anos e em esquema de duas doses para crianças de 9 a 23 meses[67].

Nos EUA, a vacina quadrivalente é recomendada no calendário de vacinação do adolescente (1 dose aos 11 a 12 anos e reforço aos 16 anos) e para vacinação de pessoas ≥ 2 meses com risco aumentado de doença meningocócica (asplenia anatômica ou funcional, deficiência de complemento; pessoas vivendo com HIV/aids; microbiologistas com risco ocupacional; militares)[67]. Nos primeiros 5 anos após a introdução da vacinação de adolescentes (2006-2010), houve redução da incidência de doença meningocócica pelos sorogrupos C e Y em adolescentes (11 a 18 anos), mas não em outras faixas etárias, sugerindo impacto da vacinação no grupo vacinado, porém sem evidências de proteção de rebanho[67]. Estudo caso-controle demonstrou que a efetividade da vacina quadrivalente conjugada ao toxoide diftérico (MenACWY-D) em adolescentes foi de 82% (IC 95%, 54-93%) no primeiro ano após a vacinação, 80% (IC95%, 52-92%) no segundo ano, 71% (34-87%) no terceiro ano, e 59% (IC95%, 5-83%) entre 3 e 6 anos após a vacinação, sugerindo redução da proteção conferida pela vacina com o tempo[67]. Esses resultados são consistentes com os resultados de estudos de imunogenicidade que demonstraram redução dos títulos de anticorpos bactericidas com o passar do tempo após a vacinação, e enfatizaram a importância de altos títulos de anticorpos no momento da exposição para a proteção[67]. Após revacinação com a MenACWY-CRM197, ≥ 99% das pessoas previamente vacinadas com MenACWY-D ou MenACWY-CRM197 apresentam títulos de anticorpos protetores[67].

Eventos adversos locais (eritema, edema) e sistêmicos (febre, cefaleia, tonturas e síncopes) foram relatados após imunização com as vacinas conjugadas MenACWY[67].

Vacina meningocócica A conjugada (MenAfriVac)

Uma vacina meningocócica A conjugada (MenAfriVAc) vem sendo utilizada em programas de vacinação em massa na região do Cinturão Africano da Meningite desde 2010. Até 2014, 151 milhões de pessoas de 1 a 29 anos de idade tinham sido vacinadas em vários países da região, com importante redução da incidência da doença meningocócica pelo sorogrupo A nos locais onde a vacinação foi implementada[70]. É esperado que as grandes epidemias por meningococo A na região sejam controladas com o uso desta vacina, porém ainda não é claro como os outros sorogrupos irão se comportar. Em Níger, houve emergência do sorogrupo W, que foi responsável pela maioria dos casos após o desaparecimento do sorogrupo A[71].

Vacinas meningocócicas B

O polissacarídeo capsular do meningococo B tem semelhança com uma molécula de adesão do cérebro fetal humano (N-CAM) e é fracamente imunogênico, além de haver risco potencial de indução de autoimunidade. Portanto, diferente abordagem foi necessária para o desenvolvimento de uma vacina eficaz para o meningococo B[72].

Proteínas da vesícula da membrana externa da bactéria (*outer menbrane vesicles*, OMV) foram utilizadas em algumas vacinas. Uma destas vacinas teve sucesso no controle de surto de doença meningocócica B em Cuba na década de 1980. No entanto, a vacina cubana (formulada em combinação com a polissacarídea C, vacina meningocócica B+C) não teve nenhum impacto na epidemia de meningococo B, no Brasil, no final da década de 1980 e início da década de 1990[73,74]. Outras vacinas baseadas em proteínas da membrana externa (MenB-OMV) foram desenvolvidas sob medida para o controle de epidemias de meningococo B na Noruega, na década de 1980, e na Nova Zelândia, nos anos 2000[66,72]. Essas vacinas tiveram efetividade comprovada nos locais onde a cepa circulante era a mesma cepa utilizada na vacina, porém, pouco ou nenhum efeito contra cepas heterólogas. O principal antígeno indutor de anticorpos bactericidas nas vesículas de membrana externa é uma proteína transmembrana – porina A (PorA) –, que apresenta alta variabilidade entre cepas de um mesmo sorogrupo. A proteção conferida por vacinas MenB-OMV é limitada a cepas que contêm o mesmo subtipo de PorA, ou seja, essas vacinas são cepa (sorosubtipo) específicas[72].

Por meio de "vacinologia reversa" – técnica que envolve o uso de bioinformática para rastrear o genoma do patógeno em busca de genes que parecem codificar proteínas da superfície da bactéria – foram identificadas várias proteínas que poderiam potencialmente ser utilizadas como antígenos vacinais. Em 2013, foi comercializada uma vacina meningocócica B de quatro componentes (4cMenB), constituída de três proteínas recombinantes identificadas por vacinologia reversa: fHbp (fator H *binding protein*), NadA (*neisserial adhesion* A) e NHBA (*neisserial heparina-binding antigen*), combinadas com a PorA da vacina MenB-OMV da Nova Zelândia (sorosubtipo P1.4)[75]. Essa vacina teve imunogenicidade e segurança demonstradas em ensaios clínicos de fase 2[75]. Ainda há muitas dúvidas sobre a 4cMenB, como sua efetividade, duração da proteção, efeito na colonização de nasofaringe e proteção de rebanho, esquema (número de doses) e a proporção de cepas circulantes para as quais a vacina confere proteção. As proteínas de superfície do meningococo não são ligadas a sorogrupos específicos e, assim, a vacina 4cMenB poderia potencialmente conferir proteção para múltiplos sorogrupos, incluindo A, C, W, Y e mesmo o sorogrupo X, para o qual não há vacina disponível. Essa hipótese ainda não foi demonstrada. A vacina está licenciada na Europa, na Austrália e no Canadá.

Vacinas de poliomielite

Há duas vacinas de pólio disponíveis: vacina oral de vírus vivo atenuado (VOP) e vacina inativada (VIP). Pela indução de imunidade de mucosa robusta, facilidade de administração, baixo custo e ampla aceitação, a VOP constituiu a base do programa de erradicação da pólio. O Plano Estratégico de Erradicação da OMS, para 2013 a 2018, recomenda nova estratégia de vacinação, com a inclusão de pelo menos uma dose da VIP no calendário de imunização de todos os países[76].

Vacinas vivas atenuadas de uso oral (VOP)

A VOP é constituída por poliovírus (PV) vivos atenuados por passagens em culturas de células, que reduz a neurovirulência e a transmissibilidade em comparação ao PV selvagem. É disponível em formulações monovalente, bivalente (tipos 1 e 3) e trivalente (contendo $10^{5,9}$ do sorotipo 1; $10^{5,0}$ do sorotipo 2 e $10^{5,8}$ do sorotipo 3) e administrada por via oral (duas gotas ou 0,1 mL) em esquema básico de três doses, com intervalos de 2 meses (2, 4 e 6 meses) e dois reforços.

A VOP induz resposta humoral sistêmica e de mucosa. A imunidade de mucosa local (IgA secretora) pode bloquear a replicação do PV na faringe e no trato intestinal, enquanto os anticorpos séricos IgG e IgM previnem a invasão de neurônios motores. Em países de alta renda, soroconversão para os três sorotipos ocorre em aproximadamente 100% dos suscetíveis que recebem três doses de VOP trivalente[76]. No entanto, menores taxas de soroconversão após esquema de três doses foram relatadas em países de baixa renda, como a Índia[76]. Vários fatores foram aventados para explicar essa diferença, como a interferência de infecções intestinais por outros patógenos ou diarreia no momento da vacinação, deficiências nutricionais e interferência dos anticorpos maternos. Estudos conduzidos na Índia demonstraram que a imunogenicidade das vacinas monovalentes é maior que a da VOP bivalente que, por sua vez, é maior que a da VOP trivalente[76].. Administração de uma dose da VOP logo após o nascimento e uso da VOP bivalente (1+3) foram propostos para aumentar a efetividade da vacina nas regiões ainda endêmicas. A efetividade da VOP na prevenção de pólio paralítica é > 90%.

A maioria dos vacinados não imunes elimina o vírus vacinal nas secreções nasofaríngeas e fezes durante 1 a 3 semanas após a vacinação, podendo ocorrer transmissão para comunicantes próximos, o que, por um lado, é considerada uma vantagem da VOP, pois permite que não vacinados tenham resposta de anticorpos (imunidade de rebanho)[76].

Por ser constituída de vírus vivos atenuados, a VOP é contraindicada para imunodeprimidos e seus comunicantes, que devem receber a VIP. Embora, em geral, bastante segura e bem tolerada, a VOP é associada a raros eventos adversos graves.

Poliomielite paralítica associada à vacina (VAPP, do inglês, *vaccine-associated paralytic poliomyelitis*), clinicamente indistinguível da pólio paralítica causada pelo PV selvagem, pode ocorrer esporadicamente, tanto no receptor da vacina como em seus comunicantes domiciliares suscetíveis. Em países de renda alta e média, a maioria (81%) dos casos de VAPP ocorre em crianças < 1 ano, após a primeira dose da VOP, ou em seus comunicantes próximos, enquanto em países de baixa renda, a maioria (63%) ocorre em crianças maiores (1 a 4 anos) que haviam recebido anteriormente 3 doses ou mais da VOP[77]. Uma revisão recente estimou 498 casos de VAPP (podendo variar de 256 a 1.018) no mundo, a cada ano. Como a maioria dos países de renda alta e média substituiu a VOP pela VIP ou adotou esquema sequencial VIP-VOP, atualmente, a maioria dos casos de VAPP ocorre nos países de baixa renda[77]. Nos países da América Latina e Caribe, de 1992 a 2011, isto é, após a eliminação da circulação do PV selvagem na região, o sistema de vigilância de paralisia flácida identificou 191 casos de VAPP (72 em vacinados e 119 em comunicantes), com risco estimado de 1 caso de VAPP para 1,19 milhões de recém-nascidos (IC95%, 1,04-1,39)[78].

Os PV vacinais podem ser transmitidos pessoa a pessoa por longo tempo em populações com baixas coberturas vacinais ou replicar no trato gastrointestinal de imunodeprimidos por tempo prolongado. As cepas vacinais são geneticamente instáveis, podendo reverter à neurovirulência durante o processo de replicação prolongada, resultando em PV derivados da vacina (VDPV, do inglês, *vaccine-derived poliovirus*), que diferem da cepa vacinal em 1 a 15% dos nucleotídeos[76]. VDPV podem ser isoladas de pessoas com imunodeficiências e infecção prolongada após exposição à VOP (VDPV do imunodeprimido – VDPVi), ou ser associadas à transmissão sustentada pessoa a pessoa (VDPV circulantes – VDPVc). Há relatos de surtos de paralisia flácida aguda (PFA) associados à VDPVc desde 2001. A grande maioria dos casos e surtos de VDPV foram associados ao PV tipo 2, cuja atenuação exigiu menor número de mutações. Os VDPV têm comportamento semelhante ao PV selvagem, com taxas de ataque de PFA semelhantes e transmissão sustentada na população. Os surtos de VDPV foram contidos com campanhas de vacinação com VOP. Manutenção de altas coberturas vacinais é essencial para prevenir a emergência de VDPV[76].

O reconhecimento dos PVDV evidenciou que a erradicação da pólio só será alcançada com a eliminação dos PV selvagens e dos derivados de vacinas e, portanto, com a interrupção do uso da VOP. Considerando a erradicação do PV selvagem tipo 2 e os surtos frequentes por VDPVc tipo 2, o Plano Estratégico de Erradicação da OMS, para 2013 a 2018, propõe a retirada do PV tipo 2 da composição da VOP utilizada na imunização de rotina, ou seja, será adotada a vacina bivalente (1+3). Isso poderá ser feito logo após o controle dos surtos por VDPV tipo 2 e assim que todos os países tiverem incluído uma dose de VIP no calendário de rotina. A VOP monovalente tipo 2 poderá ser usada, se necessário, para controle de surtos por PV2 selvagem ou derivado de vacina[76].

Vacinas inativadas de uso parenteral (VIP)

A VIP é preparada a partir de PV selvagens cultivados em cultura de células e inativados por formaldeído. Mais recentemente, foi desenvolvida uma vacina inativada a partir de PV atenuados (cepas Sabin). A vacina é trivalente, contendo três partes do PV tipo 1, para uma parte do tipo 2 e uma do tipo 3. Deve ser administrada por via subcutânea ou intramuscular, em três doses (0,5 mL), aos 2, 4 e 6 meses, e um reforço (15 meses).

A imunização com VIP induz altos títulos de anticorpos neutralizantes contra os três tipos de PV. Esquema de 2 doses resulta em soroconversão em 95% dos vacinados. A resposta imune mucosal, entretanto, é menos intensa que a obtida com a VOP: IgA secretora é detectada em 90 e 100% dos vacinados, respectivamente, com VIP e VOP; e os títulos de anticorpos IgA são 3 a 4 vezes mais altos nos vacinados com a VOP. Nos ensaios clínicos originais, a eficácia da VIP foi de 80 a 90% contra pólio paralítica, e de 60 a 70% contra todas as formas de poliomielite. A vacina é bem tolerada, podendo ocorrer reações no local de aplicação (eritema, enduração e dor), em geral leves e de curta duração[76].

Esquema de vacinação sequencial VIP-VOP

Com a eliminação da transmissão autóctone do PV selvagem, em muitos países, o risco de VAPP passou a ser maior do que o risco de PFA pelo vírus selvagem. Entretanto, dado o risco de reintrodução do PV selvagem em áreas que já conseguiram sua eliminação, por importação das regiões endêmicas, há necessidade de manter toda a população imunizada. Desde a década de 1990, muitos países de alta renda passaram a usar a VIP, em esquema exclusivo ou sequencial VIP-VOP, na imunização de rotina, para garantir altas coberturas vacinais, imunização adequada da população e prevenir VAPP. Nos EUA, o esquema sequencial, com VIP nas duas primeiras doses, resultou em redução de 54% no número de casos de VAPP; nenhum caso de VAPP foi detectado em recipientes do esquema sequencial[79].

No Brasil, desde 2012, o Programa Nacional de Imunizações adota o esquema sequencial com duas doses de VIP (aos 2 e 4 meses) seguidas de três doses de VOP (aos 6 e 15 meses, e aos 5 anos)[80]. A VIP está disponível no Programa de Imunobiológicos Especiais para a vacinação de crianças imunodeprimidas, comunicantes de imunodeprimidos, filhos de mães vivendo com HIV/aids, recém-nascidos que permaneçam internados em unidades neonatais por ocasião da vacinação e crianças que apresentaram paralisia flácida após dose anterior de VOP[3].

Vacinas de rotavírus

A primeira vacina de rotavírus comercializada (RotaShield), constituída de vírus vivos atenuados resultantes de rearranjo genético de rotavírus símio e humano, foi retirada do mercado em 1999, pela associação com intussuscepção (invaginação intestinal). Estudos epidemiológicos evidenciaram que a ocorrência de intussuscepção nas 2 semanas após a vacinação aumentou com a idade da criança: 80% dos casos de intussuscepção ocorreram em crianças > 3 meses de idade quando receberam a primeira dose.

Duas novas vacinas orais de rotavírus constituídas de vírus vivos atenuados foram comercializadas em 2005: uma vacina monovalente de rotavírus humano G1P[8] e uma vacina pentavalente constituída de vírus resultantes de rearranjo genético de rotavírus bovino e humano contendo os sorotipos humanos G1, G2, G3, G4 e P[8]. Ambas as vacinas tiveram eficácia e segurança demonstradas em ensaios clínicos de fase 3, e a introdução acelerada dessas vacinas nos Programas Nacionais de Imunizações, em especial nos países em desenvolvimento, é considerada uma prioridade pela OMS. No Brasil, a vacina monovalente de rotavírus humano foi introduzida no calendário do PNI, em março de 2006. Ambas as vacinas de rotavírus têm mostrado consistente proteção para hospitalização por diarreia na América Latina e no Caribe. A efetividade das vacinas é maior no primeiro ano após a vacinação[81].

Vacina oral de rotavírus humano (VORH)

O rotavírus humano (sorotipo G1P[8]) foi atenuado por múltiplas passagens em culturas de células. A vacina monovalente replica bem no intestino e é eliminada nas fezes por até 50% das crianças após a primeira dose[82]. A vacina é apresentada liofilizada, em frascos com dose única, devendo ser reconstituída com 1 mL de solução tampão antes da administração. O esquema recomendado é de duas doses, aos 2 e aos 4 meses de idade. Como medida de segurança, é recomendada restrição quanto à idade de aplicação da vacina. A idade mínima para administração da primeira dose é 1 mês e 15 dias, e a máxima, 3 meses e 15 dias. Para a segunda dose, a idade mínima é de 3 meses e 15 dias, e a máxima, até 7 meses e 29 dias[83]. A VORH pode ser administrada simultaneamente às vacinas DTP, DTPa, Hib, hepatite B, pneumococo conjugada 10-valente e pólio inativada. A VORH e a VOP podem ser administradas simultaneamente ou com intervalo de 2 semanas ou mais.

Estudos conduzidos no Brasil, após a introdução da VORH no calendário de rotina, demonstraram efetividade de 85% para gastroenterites graves e de 76% para hospitalizações por gastroenterite[84,85].

No México, foi observado risco aumentado (5,3, IC 95%, 3,0-9,3) de intussuscepção nos primeiros 7 dias após a primeira dose da VORH[86]. No Brasil, foi observado risco aumentado (2,6, IC 95%, 1,3-5,2) de intussuscepção nos primeiros 7 dias após a segunda dose[86]. Estes dados sugerem um aumento do risco de intussuscepção após a VORH, embora muito inferior àquele observado com a vacina RotaShield. Os benefícios obtidos com o amplo uso dessa vacina suplantam o risco de evento adverso mais grave[87,88].

Vacina pentavalente de rearranjo genético bovino-humano

A vacina pentavalente é resultante de recombinação genética de uma cepa de rotavírus bovino (WC3), naturalmente atenuada em humanos, com os rotavírus humanos mais comuns (G1, G2, G3, G4 e P[8]). A vacina replica mal no intestino humano, e a eliminação do vírus vacinal nas fezes foi observada em menos de 10% das crianças vacinadas[89]. A vacina é apresentada em frascos monodose (2 mL), não precisando de reconstituição. Não contém conservantes ou timerosal. O esquema recomendado é de 3 doses, com a primeira dose aplicada entre 6 e 12 semanas de vida e intervalos de 4 a 10 semanas entre as doses. O esquema vacinal deve ser completado até 32 semanas de vida[89].

Em ensaio clínico, a eficácia da vacina foi de 74% (IC 95%, 67 a 79%) contra diarreia por rotavírus de qualquer intensidade e de 98% (IC 95%, 90 a 100%) contra doença grave por rotavírus. A vacina foi eficaz contra os sorotipos contidos na vacina (G1 a G4) e contra o G9. Houve redução de 96% (IC 95%, 91 a 98%) nas hospitalizações por diarreia por rotavírus e de 59% (IC 95%, 56 a 65%) nas hospitalizações por diarreia de qualquer etiologia no grupo vacinado em comparação ao controle. Não foi observada diminuição da eficácia do esquema vacinal com aleitamento materno ou administração simultânea de outras vacinas[89].

A efetividade das vacinas de rotavírus tem sido mais baixa em países em desenvolvimento que a observada em países desenvolvidos[90]. Entretanto, está claramente demonstrado que as vacinas de rotavírus levam a maior redução de doença grave em países em desenvolvimento, em comparação com regiões desenvolvidas[90]. Outras vacinas vivas atenuadas de uso oral, como a da poliomielite, da febre tifoide, do cólera e de gerações anteriores de vacinas de rotavírus, também foram menos eficazes em países em desenvolvimento do que em países desenvolvidos. Fatores biológicos, como altos títulos de anticorpos maternos, aleitamento materno, desnutrição, presença de outros patógenos intestinais e doenças intercorrentes, como infecção por HIV e malária, podem comprometer a resposta imune das crianças às vacinas.

Dados de vigilância após comercialização da vacina pentavalente sugerem baixo risco de intussuscepção[91]. Os casos, muito raros, ocorrem geralmente na primeira semana após a primeira dose da vacina.

Vacina de febre amarela

A medida mais eficaz de prevenção febre amarela (FA) é a vacinação. A primeira vacina de FA utilizada, a neurotrópica francesa, foi descontinuada em 1982 em razão da alta incidência de meningoencefalite com letalidade de até 40%[92]. As vacinas utilizadas atualmente são compostas por vírus vivos atenuados cultivados em ovos embrionados de galinha. Duas subcepas são utilizadas para fabricação da vacina: 17DD e 17D-204[92].

As vacinas são altamente imunogênicas, sendo que 80 a 100% dos vacinados desenvolvem anticorpos neutralizantes 10 dias após a vacinação, e > 99% dos vacinados em 28 dias. A viremia ocorre 3 e 7 dias após a primovacinação, com duração de 1 a 3 dias[92]. A resposta à vacinação de FA é precoce com ativação da resposta imune inata, com pico no 7º dia, resultando em ação de células *natural killers* (NK), interferon e complemento. Além da expressão de moléculas antivirais protetoras, há estimulação do sistema imune adaptativo, com resposta Th1, Th2, produção de células CD4+ de memória e persistência de células B[92,93]. Não há correlatos de proteção definidos para a vacina de FA[94].

A vacina de FA é contraindicada para pessoas com imunodepressão por doença ou uso de imunossupressores, portadores de doença de timo, crianças < 6 meses e pessoas com hipersensibilidade grave a ovo ou a qualquer componente da vacina. Mulheres que estão amamentando não devem ser vacinadas, pela possibilidade de transmissão do vírus vacinal pelo leite materno[95]. Deve haver precaução na vacinação de gestantes, portadores de HIV assintomáticos com contagem de linfócitos T CD4+ > 200 células/mm^3 e pessoas > 60 anos. Nestes casos, os riscos de aquisição da doença e o risco de eventos adversos pós-vacinação devem ser considerados. Crianças entre 6 e 9 meses de idade podem ser vacinadas em situações de epidemia[96,97].

Eventos adversos leves, como febre, cefaleia, mialgia, desconforto no local da aplicação, prurido, urticária e exantema, podem ocorrer em até 25% dos vacinados[92,98]. Podem ocorrer eventos adversos graves, como:

- Reações anafiláticas ou de hipersensibilidade, com risco estimado de 2,2 casos/100.000 doses aplicadas. São imediatas e mais comuns em pessoas com antecedente de alergia grave a ovo ou gelatina[97];
- Doença neurológica associada à vacina: associada à invasão do sistema nervoso central pelo vírus vacinal com meningite e/ou encefalite (doença neurotrópica), e manifestações autoimunes com acometimento do sistema nervoso, como síndrome de Guillain-Barré ou encefalomielite disseminada aguda. Em geral, apresenta boa evolução, com letalidade < 5%. Ocorre de 2 a 30 dias após a vacinação. A ocorrência da DNAV é estimada em 0,8/100.000 doses aplicadas[93,97,98];
- Doença viscerotrópica associada à vacina: decorre da disseminação do vírus vacinal, sendo o quadro clínico semelhante ao da doença causada pelo vírus selvagem. A incidência de DVAV é estimada em 0,3 a 0,4/100.000 doses aplicadas[93,97,98].

No Brasil, um estudo baseado no Sistema Nacional de Vigilância de Eventos Adversos Relacionados à Vacinação estimou as incidências de EAPV graves em: hipersensibilidade 0,9/100,000 doses; choque anafilático 0,023/100,000 doses; DNAV 0,084/100,000 doses; e DVAV 0,019/100,000 doses[99].

A vacinação de FA é recomendada para residentes de áreas endêmicas, viajantes que se deslocam para tais regiões e viajantes provenientes de áreas endêmicas e que irão para áreas livres da doença, porém nas quais existem vetores, a fim de evitar a introdução do vírus[96,97].

A OMS recomenda, atualmente, dose única de vacina de FA[97]. No Brasil, a Secretaria de Vigilância em Saúde do Ministério da Saúde passou a recomendar, a partir de março de 2014, uma dose de vacina de FA aos 9 meses com reforço aos 4 anos. Para as pessoas acima de 4 anos de idade, está recomendada apenas uma dose de reforço com intervalo mínimo de 10 anos da primeira dose[100].

Vacinas de sarampo, caxumba, rubéola e varicela

As vacinas de sarampo, caxumba, rubéola e varicela são constituídas de vírus vivos atenuados. As cepas vacinais, suas características, a imunogenicidade e a eficácia/efetividade das vacinas estão apresentadas no Quadro 5[101-106].

No Brasil, estas vacinas podem ser encontradas nas seguintes formulações: vacina dupla viral (SR – sarampo e rubéola), vacina tríplice viral (SCR – sarampo, caxumba e rubéola), vacina tetra viral (SCR + varicela) e vacina de varicela.

Vacina tríplice viral (SCR) e dupla viral (SR)

A vacina tríplice viral mantém a mesma imunogenicidade e eficácia/efetividade das vacinas monovalentes. A experiência acumulada mostra que duas doses das vacinas de sarampo, caxumba e rubéola são necessárias para a proteção por longo prazo.

A vacina tríplice viral é apresentada em forma liofilizada, devendo ser reconstituída para uso por via de administração subcutânea, na dose de 0,5 mL. Deve ser administrada aos 12 meses de vida e para adolescentes e adultos até 49 anos de idade, não previamente vacinados ($\leq$ 19 anos devem ter duas doses comprovadas, e $\geq$ 20 anos, pelo menos 1 dose comprovada).

A vacina dupla viral (SR) tem sido usada predominantemente em "Campanhas de Seguimento", quando é administrada para todas as crianças de 18 a 59 meses, independentemente de vacinação prévia, com objetivo de ampliar a cobertura vacinal e reduzir as falhas vacinais, primária e secundária. As vacinas de sarampo, caxumba e rubéola também podem ser usadas para controle de surtos (vacinação de bloqueio).

Eventos adversos relacionados à vacina tríplice viral são geralmente leves e ocorrem cerca de 6 a 12 dias após a vacinação. Febre de até 39°C, com duração de até 2 dias, pode ocorrer em 5 a 15% dos vacinados; exantema maculopapular em 5%[1]. Convulsões febris também são relatadas. Edema de parótida e sublingual, que ocorre em 1 a 2% dos vacinados, está associado ao componente caxumba, assim como a meningite asséptica, relatada com frequência de 1 a 1,8 casos/1 milhão de doses aplicadas, mais comumente associada às cepas Urabe e Leningrado[103]. Artralgia, rara em crianças, pode ocorrer em até 25% das mulheres adultas vacinadas e está associada ao componente rubéola. Embora seja raro, a vacina está associada a maior risco de desenvolvimento de púrpura trombocitopênica idiopática. Trombocitopenia é relatada em cerca de 1/30.000 vacinados e em cerca de 1/3.000 casos de rubéola[102]. Reações de hipersensibilidade são raras. Anafilaxia ocorre em 1 a 3,5 casos em cada um milhão de doses aplicadas. Não há evidências científicas da associação das vacinas com autismo[107].

Os vírus vacinais são cultivados em culturas de células de embrião de pinto (sarampo e caxumba) e células diploides humanas (rubéola). Crianças com alergia a ovo podem ser vacinadas com segurança e não necessitam de precauções especiais para a vacinação. As raras reações de hipersensibilidade imediata após a vacinação são associadas a outros componentes da vacina, principalmente a gelatina usada como estabilizante ou a neomicina[17].

É contraindicada em caso de reação anafilática à dose prévia. A vacinação de rubéola permanece como contraindicada para gestantes, embora não existam evidências de dano fetal nos casos em que a vacina de rubéola foi administrada durante a gestação[109,109]. À semelhança de outras vacinas de vírus vivos, as vacinas de sarampo, caxumba, rubéola e varicela não devem ser administradas a pessoas com comprometimento da imunidade celular. Entretanto, a vacina de sarampo é preconizada para crianças vivendo com HIV/aids, uma vez que o risco de sarampo grave é alto e poucos são os eventos adversos relacionados à vacinação destas crianças. Familiares e cuidadores de pacientes imunocomprometidos devem ser vacinados, para evitar que sejam fonte de infecção para esses pacientes. Não há evidências de transmissão do vírus vacinal de SCR.

Vacina de varicela

A vacina de varicela é segura e bem tolerada por crianças saudáveis. Os eventos adversos mais comuns são reações no local da injeção (dor, enduração, eritema e exantema vesicular localizado), observados em até 20% dos vacinados. Exantema generalizado tipo varicela, leve, pode ocorrer em até 5% dos vacinados. Eventos adversos graves são raros e, em geral, ocorrem em pessoas com imunodepressão celular grave vacinadas inadvertidamente[106]. Transmissão do vírus vacinal para os comunicantes, com doença leve nos casos secundários, foi raramente relatada[106]. O vírus vacinal estabelece latência, porém o risco de zoster é significativamente menor entre os vacinados que após a infecção natural[106]. A cepa vacinal é sensível ao aciclovir.

A vacina é contraindicada para indivíduos com imunodepressão grave, mas pode ser administrada para crianças com leucemia em remissão e para crianças vivendo com HIV/aids sem imunodepressão grave[106].

Nos EUA, a introdução de uma dose da vacina de varicela na imunização das crianças levou a importante redução na incidência e em hospitalizações por varicela. No entanto, surtos da doença continuaram ocorrendo, o que levou à adoção de esquema de vacinação com duas doses (a primeira, aos 12 a 15 meses, e a segunda, aos 4 a 6 anos), com posterior redução da doença entre os vacinados e controle dos surtos[110].

Vacina tetra viral (SCRV)

A vacina tetra viral possui maior quantidade de vírus varicela-zóster (pelo menos 7 vezes) que a vacina de varicela monovalente e a mesma composição da vacina tríplice viral com relação aos componentes sarampo, caxumba e rubéola[111]. A vacina tetra viral parece ser mais

Quadro 5. Vacinas de sarampo, caxumba, rubéola e varicela: cepas vacinais, características, imunogenicidade e eficácia/efetividade

	Cepas	Características	Imunogenicidade	Eficácia/Efetividade
Sarampo[101]	Schwarz, Edmonston-Zagreb, Moraten, Connaught	Todas as cepas são derivadas da cepa Edmonston, isolada em 1954. Diferem entre si pelo número e temperatura de passagens em culturas, pelo tipo de células utilizadas para sua atenuação e produção. Cultivadas em cultura de células de embriões de pinto ou em células diploides humanas. As cepas Schwarz e Moraten são mais atenuadas por passagens adicionais em culturas de células. Não há diferenças clínicas significativas em termos de eficácia e segurança entre as cepas	Resposta imune humoral e celular semelhante à infecção natural. Anticorpos são detectados 12 a 15 dias após a vacinação, com pico entre 21 e 28 dias. Soroconversão em 90 a 95% das crianças vacinadas aos 12 meses e em 85% das vacinadas aos 9 meses de idade. A maioria das crianças que não responderam à 1ª dose soroconvertem após 2ª dose administrada ≥ 12 meses de idade. Os títulos de anticorpos declinam com o tempo, principalmente em situação de não exposição ao vírus selvagem, podendo tornar-se indetectáveis	Eficácia clínica de 90 a 95%. Há falha vacinal secundária, cuja frequência aumenta com o tempo pós-vacinação: 0% nos primeiros 4 anos; 3,2% entre 5 a 10 anos; e 9,9% entre 10 e 14 anos após a vacinação
Rubéola[102]	RA27/3 é a mais utilizada no mundo	Cultivada em células diploides humanas. A cepa RA27/3 induz resposta imune que mais se assemelha a infecção natural	Soroconversão em ≥ 95% quando administrada para crianças ≥ 12 meses. Títulos de anticorpos são mais baixos que após infecção natural. Crianças que receberam uma dose da vacina têm queda significativa dos títulos de anticorpos nos 10 a 15 anos seguintes	Proteção clínica de 90 a 100% durante surtos. Proteção ocorre 2 a 3 semanas após a vacinação. Vacinados podem apresentar infecção subclínica (≤ 7 a 10% dos vacinados com RA27/3). Reinfecção é mais frequente após vacinação que após infecção natural. Raramente, pode ocorrer viremia durante reinfecção
Caxumba[103]	RIT-4385, Jeryl-Lynn, Urabe, Leningrado-Zagreb	A cepa RIT-4385, usada no Brasil, é derivada da cepa Jeryl-Lynn. É cultivada em cultura de células de embrião de pinto ou células diploides humanas. Não há diferença entre as cepas quanto à soroconversão e à eficácia, mas parece haver menor risco de meningite asséptica pós-vacinação com as cepas RIT-4385 e Jeryl-Lynn	Soroconversão ≥ 90% após uma dose. Não há diferença na taxa de soroconversão entre crianças vacinadas aos 9, 12 ou 15 meses de idade. Os títulos de anticorpos neutralizantes pós-vacinação são cerca de 5 vezes menores que após infecção natural. Após revacinação, > 50% das pessoas apresentam aumento acima de 4 vezes nos títulos de anticorpos	Eficácia após uma dose ≥ 95% em ensaios clínicos. Na rotina, foi observada menor efetividade: de 62 a 91% após 1 dose e de 79 a 95% após 2 doses (cepa Jeryl-Lynn). O risco de adquirir caxumba aumenta com o tempo decorrido após a vacinação
Varicela[104-106]	Oka	Atenuada no Japão na década de 1970. Cultivada em células diploides humanas	Soroconversão (> 5 gp ELISA): de 85 a 89% das crianças, após uma dose, e em 99%, após segunda dose. Menos imunogênica em adolescentes e adultos. Segunda dose da vacina induz resposta tipo *booster* em pessoas que responderam parcialmente à primeira dose, com aumento da imunidade humoral e celular	Eficácia após exposição domiciliar – uma dose: 90,2%, e duas doses: 96,4%. Efetividade de 1 dose da vacina é de 95% na proteção contra doença grave e de 80 a 85% na proteção contra infecção. Há falha vacinal primária e secundária. Crianças vacinadas com uma dose e expostas ao vírus selvagem podem apresentar varicela leve, com poucas (< 50) lesões (*breakthrough varicella*). Profilaxia pós-exposição: 1 dose da vacina, administrada até 3 a 5 dias após a exposição, teve eficácia de 79 a 100% na prevenção de doença grave

imunogênica que a vacina de varicela monovalente[104]. Os títulos de anticorpos antissarampo medidos 6 semanas após a vacinação são mais altos em crianças vacinadas com a vacina tetra viral que em crianças que receberam as vacinas tríplice viral e de varicela simultaneamente, enquanto os títulos de anticorpos antivaricela são semelhantes nos dois grupos[111].

Nos ensaios clínicos, foi observado maior risco de febre após a primeira dose da tetra viral (21,9%), em comparação às crianças que receberam as vacinas tríplice viral e varicela simultaneamente em diferentes sítios anatômicos (14,9%)[111]. Estudos epidemiológicos demonstraram aumento de cerca de 2 vezes no risco de convulsão febril, nos primeiros 7 a 10 dias após a vacinação, em crianças de 12 a 23 meses que receberam a primeira dose da vacina tetra viral, em comparação às crianças da mesma idade que receberam as vacinas tríplice viral e de varicela simultaneamente[15]. Crianças de 4 a 6 anos que receberam a vacina tetra viral após terem recebido uma primeira dose de vacina tríplice viral (SCR) não tiveram maior risco de convulsões febris quando comparadas às crianças da mesma idade que receberam, simultaneamente, as vacinas tríplice viral e varicela[111]. O risco aumentado de febre e convulsão febril foi atribuído à resposta imune mais vigorosa à maior replicação do vírus do sarampo[111]. Assim, as vacinas tríplice viral e varicela administradas simultaneamente têm sido recomendadas na primeira dose, e a tetra viral, na segunda dose[106,111].

A vacina tetra viral (composta pelas cepas Schwarz do sarampo, RIT 4385 da caxumba, RA 27/3 do vírus da rubéola e pela cepa OKA da varicela) foi incluída no calendário de vacinação da criança do PNI, em 2013. É administrada para crianças de 15 meses que já tenham recebido uma dose da vacina tríplice viral. A vacina de varicela está disponível apenas nos CRIE, para indivíduos com maior risco de desenvolver varicela grave, como portadores de anemia falciforme, candidatos a transplante de órgãos sólidos, leucemias em remissão há mais de 1 ano, transplantados de medula óssea há mais de 24 meses e profissionais da saúde suscetíveis, entre outros. Nas indicações dos CRIE, é recomendada administração de duas doses com intervalo de 2 meses entre elas[3]. A vacina também está disponível no PNI para controle de surtos hospitalares (para crianças ≥ 9 meses).

Imunoglobulina humana específica de varicela-zóster (VZIg)

A VZIg é obtida de plasma humano contendo altos títulos de IgG antivírus varicela-zóster. Contém de 10 a 18% de globulina e timerosal como conservante[3]. É recomendada para a profilaxia pós-exposição em pessoas suscetíveis com contraindicação para a vacinação. A dose recomendada é de 125 U para cada 10 kg de peso corporal (dose mínima de 125 U e máxima de 625 U), devendo ser aplicada por via intramuscular, em até 96 horas após o contato.

No PNI, está disponível nos CRIE para crianças menores de 1 ano com exposição hospitalar; imunodeprimidos; gestantes; recém-nascidos de mães nas quais o início da varicela ocorreu nos cinco últimos dias de gestação ou até 48 horas depois do parto; recém-nascidos prematuros com > 28 semanas de gestação, cuja mãe nunca teve varicela; recém-nascidos prematuros, com < 28 semanas de gestação (ou com < 1.000 g ao nascimento), independentemente de história materna de varicela[3].

Vacinas de hepatite A

Existem dois tipos de vacinas de hepatite A: a vacina inativada, usada na maioria dos países, e uma vacina viva atenuada, usada na China. As vacinas de hepatite A licenciadas no Brasil são constituídas por vírus cultivados em culturas de fibroblastos humanos e inativados por formaldeído. Há diferentes formulações para uso pediátrico e em adultos, sendo que a formulação para adultos contém o dobro de antígeno em relação à formulação infantil. A vacina de hepatite A está também disponível comercialmente combinada com a vacina de hepatite B. A via de administração é IM. É recomendada a partir dos 12 meses de idade, por causa da interferência dos anticorpos maternos na resposta imune à vacina.

A vacina inativada é altamente imunogênica: altos títulos de anticorpos são detectados em 95 a 97% dos vacinados, 2 a 4 semanas após a primeira dose, e em 100% após a segunda dose da vacina. Embora correlatos de proteção para hepatite A não estejam claramente definidos, títulos de anticorpos > 10 a 15 mUI/mL são considerados protetores[112].

A efetividade da vacina na proteção contra doença clínica é de 95%. A proteção conferida por duas doses da vacina é de longa duração. Tem sido demonstrada a persistência dos anticorpos em 99 a 100% dos vacinados após 10 anos[113]. A vacina induz imunidade celular e memória imunológica, que pode garantir proteção após a queda de anticorpos. A experiência clínica sugere que pode haver proteção após a vacinação mesmo na ausência de anticorpos detectáveis[111,113].

A vacina foi testada em ensaios clínicos em esquema de duas doses, com intervalo de 6 meses (0 e 6 meses). Em 2005, a Argentina introduziu a vacina de hepatite A no programa nacional de imunização, em esquema de dose única administrada no segundo ano de vida, alcançando alta cobertura vacinal, e observou importante redução (88%) na incidência da doença em todas as faixas etárias[114]. A OMS considera que o esquema de dose única parece ter a mesma efetividade que o esquema de duas doses, podendo ser adotado em programas de saúde pública[113,115].

A vacina de hepatite A pode ser utilizada na profilaxia pós-exposição, com base em ensaio clínico que mostrou não inferioridade da vacina em relação à imunoglobulina. A eficácia da vacina foi estimada em 73 a 86% quando administrada até 14 dias após contato[116].

A vacina é bem tolerada. Eventos adversos locais como dor, eritema e edema, em geral leves e de curta duração, podem ocorrer em até 21% crianças vacinadas. Eventos adversos sistêmicos, como fadiga, febre, diarreia e vômitos, ocorrem em menos de 5% dos vacinados[113].

No Brasil, a vacina de hepatite A foi introduzida no calendário da criança do PNI em 2014, com dose única aos 12 meses de idade[117]. Além disso, a vacina está disponível nos CRIE para pacientes suscetíveis, com hepatopatias crônicas e imunocomprometidos[3]. Nas indicações dos CRIE, é recomendado esquema de duas doses (0 e 6 meses).

Vacinas de influenza

As vacinas de *influenza* podem ser constituídas de vírus inativados ou de vírus vivos atenuados (essa última, administrada por *spray* nasal, não é disponível no Brasil). As primeiras vacinas inativadas eram constituídas de partículas virais inteiras inativadas. As vacinas utilizadas atualmente são constituídas por vírus inativados fragmentados (rompidos por ação de detergentes) ou por subunidades virais purificadas (hemaglutinina [HA] e neuraminidase [NA]), que retêm a mesma imunogenicidade da partícula viral completa, porém com menor reatogenicidade.

As vacinas são compostas por duas cepas de *influenza* A (H3N2 e H1N1) e uma cepa B (vacina trivalente). Desde 2012, é também disponível uma vacina tetravalente, composta por duas cepas de *influenza* A e duas cepas B. A composição da vacina é reavaliada pela OMS a cada 6 meses, de acordo com as cepas circulantes nos meses anteriores: em fevereiro, é definida a composição da vacina que será utilizada a partir de novembro, no hemisfério norte, e, em setembro, é definida a composição da vacina que será utilizada no hemisfério sul a partir de abril do ano seguinte. Imunidade para um tipo ou subtipo de vírus da *influenza* confere proteção cruzada limitada para outro tipo ou subtipo. Embora a proteção conferida pela vacina possa persistir por mais de 1 ano, por conta da alta variabilidade antigênica do vírus, é recomendada vacinação anual, durante o outono, antes do aumento sazonal de circulação do vírus. A vacina inativada é administrada por via IM, em dose única, porém crianças de 6 meses a 9 anos que estão recebendo a vacina pela primeira vez na vida devem receber duas doses com intervalo de 4 semanas.

Quanto à imunogenicidade, 2 semanas após a vacinação, 90% dos adultos saudáveis apresentam títulos de anticorpos > 1:40, que indicam redução de 50% no risco de *influenza*, e são aceitos como correlatos de proteção[118]. O pico de anticorpos ocorre entre 4 e 6 semanas após a vacinação, declinando a seguir, podendo cair até 50% após 6 meses. As vacinas inativadas induzem títulos de anticorpos IgG mais altos que os induzidos pelas vacinas atenuadas. Por outro lado, as vacinas de vírus vivos atenuados induzem melhor resposta de IgA secretória[119]. Há evidências de que a resposta de anticorpos é diminuída em idosos e imunocomprometidos. Um estudo mostrou melhor imunogenicidade da vacinação com dose dobrada em pessoas ≥ 65 anos, comparada à dose padrão[119].

As duas vacinas (inativada e viva atenuada) tiveram eficácia demonstrada em crianças e adultos. A eficácia das vacinas de *influenza* depende da idade e da competência imunológica do vacinado, do grau de similaridade entre os vírus contidos na vacina e os vírus circulantes, e do desfecho analisado no estudo (*influenza* confirmada por cultura ou sorologia, ou definida clinicamente), resultando em grandes variações entre os estudos[120]. O Quadro 6 apresenta resultados de estudos de eficácia/efetividade da vacina inativada em diferentes populações[121-126]. A vacina inativada tem menor eficácia em crianças pequenas em comparação a crianças mais velhas. A efetividade da vacina inativada é baixa em crianças < 5 anos que receberam apenas uma dose no primeiro ano de vacinação. A eficácia da vacina inativada de influenza na prevenção da exacerbação de asma em crianças não é clara. Da mesma forma, é controverso o papel da vacina inativada na prevenção de otite média aguda[120].

Filhos de gestantes vacinadas têm menor risco de infecção por *influenza* (RR=0,59; IC95%, 0,37-0,93) e de hospitalização por *influenza* definida clinicamente (RR=0,61; IC95%, 0,45-0,84)[120]. Alguns estudos envolvendo adultos jovens saudáveis demonstraram redução do absenteísmo no trabalho e redução do uso de recursos de saúde, quando há boa correspondência entre as cepas vacinais e as cepas circulantes[120].

Em alguns estudos, a vacinação de influenza em idosos foi associada à redução do risco de complicações, hospitalização e morte associada à influenza, entretanto, esses estudos não avaliaram influenza comprovada laboratorialmente[120].

Estudos comparando as vacinas inativada e viva atenuada demonstraram que as duas vacinas têm eficácia similares ou que a vacina inativada é mais eficaz em adultos. Em crianças, a vacina viva atenuada tem eficácia superior à da vacina inativada. Em uma metanálise, a eficácia da vacina viva atenuada na prevenção de otite média aguda em crianças de 6 a 83 meses foi de 85% (IC95%, 78-90%)[120].

As duas vacinas são bem toleradas. Reações inflamatórias no local de aplicação (dor, eritema e enduração) são os eventos adversos observados com mais frequência após a administração da vacina inativada. Em geral, são leves e raramente persistem mais de 1 a 2 dias. Reações sistêmicas são menos frequentes. Febre, cefaleia, mialgia e artralgia podem ocorrer, sendo mais comuns em crianças pequenas e com o uso da vacina inativada de vírus inteiros. A vacina atenuada pode causar sintomas respiratórios leves[127]. Um estudo que avaliou registros de atendimentos médicos, em Ontario, no Canadá, no período de 1993 a 2011, encontrou aumento de 52% no risco de desenvolvimento de síndrome de Guillain-Barré nas 6 semanas após a vacinação, com maior risco entre 2 e 4 semanas após a vacinação. No mesmo estudo, o risco de desenvolvimento de síndrome de Guillain-Barré nas 6 semanas após episódio de *influenza* foi significativamente maior que após a vacinação[128].

A vacina de *influenza* faz parte do calendário de imunização do PNI desde 1999, sendo administrada anualmente nos meses de outono (abril a junho). A vacina utilizada é a trivalente inativada e fragmentada. Os seguintes grupos são considerados prioritários para a vacinação de *influenza*: todas as crianças de 6 a 59 meses; adultos com 60 anos ou mais; gestantes em qualquer período gestacional; puérperas até 45 dias após o parto; pessoas > 6 meses portadoras de doenças crônicas (cardiopatia, pneumopatia, diabete, doenças hepática ou renal, imunodepressão congênita ou adquirida, uso de drogas imunossupressoras, uso crônico de AAS, obesidade grau III); portadores de trissomias; profissionais da saúde do setor público e privado; população privada de liberdade e funcionários do sistema prisional; e população indígena[129] (Quadro 6).

Vacinas de papilomavírus humano (HPV)

As vacinas de HPV são constituídas por proteínas estruturais do capsídeo viral (L1) recombinantes, que se juntam formando partículas virais vazias (*DNA-free virus-like particles* – VLP). Há duas vacinas disponíveis comercialmente; ambas contêm proteínas de superfície (L1) recombinante dos HPV oncogênicos 16 e 18, responsáveis por cerca de 70% dos cânceres cervicais em todo o mundo. A vacina quadrivalente também contém os tipos 6 e 11, não oncogênicos, responsáveis por 90% das verrugas genitais (Quadro 7). As vacinas não contêm timerosal, antibióticos ou outros conservantes.

Ambas as vacinas induzem forte resposta de anticorpos IgG neutralizantes tipo-específico. Após vacinação, os títulos de anticorpos são até 100 vezes mais altos que após infecção natural. IgG é o anticorpo predominante nas secreções vaginais. O mecanismo de proteção é por transudação de IgG pelo epitélio vaginal[130]. Um estudo comparou a imunogenicidade das duas vacinas em mulheres de 18 a 45 anos, tendo observado títulos de anticorpos neutralizantes significativamente mais altos nas mulheres que receberam a vacina bivalente. O significado clínico desses títulos de anticorpos mais altos não é conhecido, uma vez que não há correlatos de proteção; é possível que estejam associados a maior duração de proteção. As diferenças de imunogenicidade entre as vacinas são atribuídas aos adjuvantes (Quadro 7)[131,132].

As duas vacinas foram testadas em mulheres de 15 a 26 anos, em ensaios clínicos fase 3 que avaliaram, como desfecho, lesões precursoras de câncer cervical: neoplasia intraepitelial cervical (NIC) 2 e 3, adenocarcinoma *in situ* (AIS), NIC-1 e infecção persistente por HPV. A avaliação de câncer cervical como desfecho não foi possível por questões éticas (lesões precursoras devem ser tratadas) e práticas (o grande tamanho da amostra e a longa duração dos estudos os tornariam impraticáveis). Os resultados mais relevantes dos ensaios clínicos são os da análise por intenção de tratamento modificada, que incluiu as mulheres sem infecção prévia por HPV (soronegativas e DNA negativas para os tipos vacinais, no momento da inclusão) e que receberam pelo menos uma dose da vacina, pois esse grupo é o que mais se aproxima da população alvo dos programas de vacinação (meninas antes do início da vida sexual). Em seguimento de 4 anos, as duas vacinas tiveram alta eficácia na proteção de lesões precursoras pelos tipos vacinais (Quadro 7)[133].

Há diferenças entre as vacinas: a vacina bivalente confere significativa proteção cruzada para lesões precursoras de câncer por tipos não vacinais. Por outro lado, a vacina quadrivalente tem alta eficácia na proteção de verrugas genitais (Quadro 7)[134].

Nos ensaios clínicos de fase 3 (mulheres de 15 a 26 anos), as duas vacinas foram testadas em esquemas de três doses administradas em período de 6 meses. Estudos

Quadro 6. Eficácia/efetividade da vacina inativada de influenza em diferentes populações, conforme tipo de estudo e desfecho avaliado

Tipo de estudo	População	Eficácia/ efetividade % (IC 95%)	Correspondência entre cepas vacinais e circulantes	Desfecho
Revisão sistemática (17ECR, 19 coortes, 11 estudos caso-controle)[121]	Crianças: 6-23 meses 24-59 meses	 40 (6-61) 60 (30-78)	-	Incluiu diferentes desfechos
Metanálise[122]	Adultos 16-65 anos saudáveis	62 (52-69) 55 (41-64)	Anos com boa correspondência Anos com correspondência subótima	*Influenza* confirmada laboratorialmente
Metanálise (10 ECR)[123]	Adultos 18-65 anos saudáveis	59 (51-67)		*Influenza* confirmada por RT-PCR ou cultura
Estudo observacional multicêntrico[124]	Crianças e adultos (geral): 2-8 anos 9-49 anos ≥ 50 anos	62 (55-68) 71 (58-78) 52 (37-64) 47 (24-63)	Boa	*Influenza* confirmada por RT-PCR
Estudo caso-controle[125]	Adultos saudáveis Adultos 50-64 anos com doenças crônicas	60 (43-72) 48 (21-66)	Ano com correspondência subótima	*Influenza* confirmada laboratorialmente
Ensaio clínico randomizado[126]	Adultos ≥ 60 anos	58 (26-77)	Boa	*Influenza* confirmada sorologicamente

Quadro 7. Composição e eficácia das vacinas de HPV disponíveis comercialmente

	Vacina bivalente	**Vacina quadrivalente**
Tipos HPV	16 e 18	6, 11, 16 e 18
Proteína L1 / dose (0,5 mL)	20 / 20 mcg	20 mcg (HPV 6 e 18) e 40 mcg (HPV 11 e 16)
Célula produtora	*Trichoplusia ni*	*Saccharomyces cerevisiae*
Adjuvante	ASO4 (monofosforil lipid A + hidróxido de alumínio)	*Sulfato de alumínio*
Esquema vacinal	9-14 anos: 2 doses (0 e 6 meses)	
≥ 15 anos: 3 doses (0, 1 e 6 meses)	9-13 anos: 2 doses (0 e 6 meses)	
≥ 14 anos: 3 doses (0, 2 e 6 meses)		
Eficácia para lesões precursoras de câncer cervical por tipos vacinais de HPV, em mulheres de 15 a 26 anos, sem infecção prévia por HPV, que receberam ≥ 1 dose vacina, % (IC 95%)		
NIC 2	99,0 (94,2 - 100)	100 (91,9 - 100)
NIC 3	100 (85,5 - 100)	100 (90,5 - 100)
AIS	100 (15,5 - 100)	100 (< 0 - 100)
Proteção cruzada para lesões precursoras de câncer cervical por tipos não vacinais de HPV, % (IC 95%)		
31, 33, 35, 39, 45, 51, 52, 56, 58, 59	–	32,5 (6 - 51,9)
31, 33, 35, 39, 45, 51, 52, 56, 58, 59, 66, 68	56,2 (37,2 - 69,9)	–
Eficácia para condiloma acuminado em mulheres sem infecção prévia por HPV, % (IC 95%)		
Tipos vacinais (6, 11, 16, 18)	–	96,3 (92,8 - 98,1)
Todos os tipos HPV		82 (74,5 - 88,4)

NIC: neoplasia intraepitelial cervical; AIS: adenocarcinoma *in situ*.

posteriores demonstraram não inferioridade da imunogenicidade de esquema de duas doses, quando administradas com intervalo de 6 meses, em meninas e meninos de 9 a 14 anos, comparado a esquema de três doses em mulheres de 15 a 26 anos. Os esquemas vacinais atualmente recomendados pela OMS são de duas doses para adolescentes de 9 a 14 anos e de três doses para pessoas mais velhas (Quadro 7)[130].

A duração da proteção induzida pela vacina e a necessidade de doses de reforço não é bem conhecida. Foi demonstrada persistência de anticorpos e eficácia por até 8 anos após a vacinação[130]. Resposta de anticorpos tipo *booster* à dose de reforço, administrada 5 anos após a vacinação básica, foi demonstrada para a vacina quadrivalente[133].

As duas vacinas apresentam excelente perfil de segurança. Reações no local de aplicação são relatadas para ambas em frequência semelhante: dor, eritema e edema foram relatados em até 80%, 25% e 25% dos vacinados, respectivamente, porém são de curta duração e resolvem-se espontaneamente. Eventos adversos sistêmicos podem ocorrer, principalmente cefaleia e síncope imediatamente após vacinação, atribuída a síndrome vasovagal[130]. Como precaução, adolescentes vacinadas devem permanecer sentadas, em observação, por 15 minutos após a vacinação.

É importante salientar que as recomendações de triagem de câncer cervical persistem as mesmas para mulheres que receberem a vacina de HPV.

Vacinas com maior número de tipos de HPV, como a vacina nonavalente (tipos 6, 11, 16, 18, mais 31, 33, 45, 52 e 58, responsáveis por 90% dos cânceres cervicais) estão sendo avaliadas[132].

A vacina HPV quadrivalente foi introduzida no calendário de vacinação de adolescentes do PNI, em esquema de duas doses (0 e 6 meses). No primeiro ano do programa (2014), foram vacinadas meninas de 11 a 13 anos de idade; no segundo ano (2015), meninas de 9 a 11 anos, e, a partir de 2016, meninas de 9 anos de idade. A vacinação é feita em escolas, em duas campanhas anuais (março e setembro). A vacina também está disponível nas Unidades Básicas de Saúde (UBS) durante todo o ano[135]. A vacina de HPV está disponível, em todas as salas de vacina, também para mulheres vivendo com HIV/aids de 9 a 26 anos.

Vacina de raiva

As vacinas de raiva são compostas por vírus inativados. Inicialmente, as vacinas eram produzidas a partir de preparados de tecido nervoso de animais, com alta incidência de eventos adversos e baixa imunogenicidade. A partir da década de 1940, foram desenvolvidas vacinas mais eficazes e menos reatogênicas, produzidas em cultura de células e, mais recentemente, de ovos embrionados de galinha[136,137].

A OMS recomenda o uso dessas vacinas mais seguras, porém, alguns países da Ásia e da América Latina ainda utilizam a vacina de tecido nervoso. No Brasil, são utilizadas somente vacinas de cultivo celular (células Vero ou de embrião de galinha)[17]. A vacina pode ser administrada por via intramuscular ou subcutânea. Em razão da gravidade da doença, não há contraindicação à vacinação.

Podem ocorrer eventos adversos locais, sendo que dor, prurido, edema e pápulas urticariformes são os mais comuns, ocorrendo em 3 a 25% dos vacinados. São descritos também abscesso local e linfadenopatia regional. Eventos adversos sistêmicos como febre, mal-estar, cefaleia, náuseas, dor abdominal, mialgia e tontura podem ocorrer em 10 a 20% dos vacinados[17].

Há dois esquemas de vacinação: pré e pós-exposição. A vacinação pré-exposição está indicada para profissionais de laboratório que manipulam o vírus da raiva, pessoas que estão em áreas de risco, como espeleólogos e guias de ecoturismo, ou que trabalham com animais que podem transmitir a doença, como veterinários, biólogos, funcionários de zoológicos. Viajantes para áreas endêmicas para raiva devem ser avaliados individualmente. Na pré-exposição, a vacina é administrada em 3 doses, nos dias 0, 7 e 21 a 28 dias. Deve ser realizada sorologia a partir do 14º dia após a última dose e títulos de anticorpos ≥ 0,5 UI/mL são considerados satisfatórios. Pessoas sob risco constante devem realizar sorologia periodicamente e, em caso de resultado < 0,5 UI/mL, devem receber uma dose de reforço[138]. Pessoas que receberam o esquema pré-exposição, se expostos, devem completar o esquema de 5 doses da vacina, não sendo necessária a administração de soro ou imunoglobulina antirrábica.

A indicação de vacinação pós-exposição deve levar em consideração o animal agressor e o ferimento.

1. Exposição grave: mordedura e/ou arranhadura em mãos, pés, cabeça ou pescoço; lesões múltiplas, profundas ou extensas; lambedura de mucosas.
2. Exposição leve: mordedura e/ou arranhadura causando lesão única, superficial e pouco extensa, exceto em mãos, pés, cabeça e pescoço; lambedura de pele lesada.
3. Contato indireto, como a manipulação de utensílios, pelos ou lambedura da pele íntegra não são considerados acidentes de risco e não exigem esquema profilático.

O Quadro 8 mostra as indicações de profilaxia de raiva pós-exposição[138]. Em todos os acidentes, o local do contato ou ferimento deve ser lavado com água e sabão. Acidentes com morcegos são considerados de alto risco para raiva e devem sempre ser tratados com soro ou imunoglobulina antirrábica e vacina ou conduta de reexposição[138]. Roedores urbanos e coelhos são considerados de baixo risco de transmissão de raiva e não é necessária profilaxia. O esquema de imunização pós-exposição consiste em 5 doses de vacina nos dias 0, 3, 7, 14 e 28. A administração de imunoglobulina ou soro antirrábico, quando indicado, é feita, no máximo, até a 3ª dose de vacina[138].

Vacinas de febre tifoide

Duas vacinas de febre tifoide estão disponíveis no mercado (Quadro 9)[139,140]:

1. Vacina oral Ty 21A: constituída de bactérias vivas atenuadas da cepa *Salmonella typhi* Ty 2, com apresentações na forma líquida ou em cápsulas de revestimento entérico. Além de eficácia moderada para *S. typhi*, há evidência clínica de alguma proteção cruzada contra *S. paratyphi* B[141]. Por ser de bactérias vivas atenuadas, é contraindicada para imunodeprimidos. Medicamentos antimaláricos, como proguanil e mefloquina, e antibióticos devem ser interrompidos por 3 dias antes e 3 dias após a administração da vacina oral[140].
2. Vacina polissacarídea capsular Vi: constituída de antígeno capsular Vi purificado. Por ser constituída de polissacarídeos, induz imunidade humoral, de curta duração (cerca de 3 anos) e não é eficaz em crianças < 2 anos.

Estas vacinas são indicadas para pessoas de maior risco de doença, como trabalhadores que entram em contato com esgoto, além dos viajantes que se dirigem por tempo prolongado para áreas de alta endemicidade[142]. A necessidade de revacinação não está bem estabelecida para nenhuma das vacinas.

Vacina de herpes-zóster

A vacina para prevenção do herpes-zóster (reativação do vírus varicela-zóster – VVZ) é de vírus vivos atenuados, formulada com a mesma cepa da vacina de varicela,

Quadro 8. Profilaxia de raiva pós-exposição, de acordo com o tipo de exposição e o animal agressor

	Condições do animal agressor		
Tipo de exposição	Cão ou gato sem suspeita de raiva	Cão ou gato com suspeita de raiva	Cão ou gato raivoso, animal silvestre* ou domésticos de interesse econômico**
Exposição leve	Observar o animal por 10 dias. Se o animal morrer, desaparecer ou se tornar raivoso: administrar 5 doses de vacina	Iniciar o esquema de vacinação e observar o animal por 10 dias. Se o animal permanecer sadio, suspender a vacinação. Se o animal morrer, desaparecer ou se tornar raivoso: completar o esquema de vacinação	Iniciar esquema completo de vacinação
Exposição grave	Iniciar o esquema de vacinação e observar o animal por 10 dias. Se o animal morrer, desaparecer ou se tornar raivoso: administrar soro/imunoglobulina e completar o esquema de vacinação	Iniciar o esquema de soro/imunoglobulina e vacina e observar o animal por 10 dias. Se o animal permanecer sadio, suspender a vacinação. Se o animal morrer, desaparecer ou se tornar raivoso: completar o esquema de vacinação	Iniciar o esquema de soro/imunoglobulina e vacina

* Exceto morcegos.
** Bovinos, equinos, suínos, caprinos.

Quadro 9. Vacinas de febre tifoide disponíveis: via de administração, dose, idade para administração e eficácia

Vacina		Via de administração	Doses	Idade recomendada	Eficácia[3]
Ty 21A	Cápsula	Oral	3 ou 4 com intervalo de 2 dias	≥ 5 anos	33 a 67%
	Líquido	Oral	3	> 2 anos	53 a 78%
Polissacarídica Vi		IM ou SC	1	> 2 anos	~ 70%

a cepa Oka. Tem uma concentração aproximadamente 14 vezes mais alta que a da vacina de varicela, de no mínimo 19.400 UFC/dose. A vacina induz reforço da imunidade celular em pessoas com infecção latente pelo VVZ.

1. Eficácia: em ensaio clínico envolvendo pessoas com 60 anos de idade ou mais, imunocompetentes, sem história prévia de herpes-zóster, a vacinação levou à redução de 51,3% na incidência de herpes zóster e de 66,5% na da neurite pós-herpética. A vacina foi segura e bem tolerada[143].
2. Indicações: a vacina é recomendada para pessoas com 60 anos de idade ou mais. Deve ser aplicada por via subcutânea, em dose única.
3. Contraindicações: não deve ser utilizada em pessoas suscetíveis ao VVZ (sem história de varicela prévia). Por ser vacina de vírus vivos, está contraindicada em pessoas com imunodeficiências primárias ou adquiridas, incluindo neoplasias de órgãos sólidos ou hematológicas, pessoas que vivem com HIV/aids, que fazem uso de drogas imunossupressoras e com tuberculose ativa não tratada. No Brasil, só está disponível na rede privada.

Vacinação em imunocomprometidos

O primeiro objetivo da imunização de pessoas imunocomprometidas é a proteção individual. É importante também do ponto de vista de saúde pública, uma vez que não é desejável o aumento do número de indivíduos suscetíveis a agentes infecciosos, o que facilita a manutenção da circulação do agente etiológico. A segurança e a eficácia das vacinas variam conforme o tipo de imunodeficiência. Como regra geral, vacinas vivas atenuadas não devem ser administradas a pessoas com deficiências da imunidade celular.

A vacinação dos familiares e cuidadores dos imunocomprometidos reduz o risco de exposição a *influenza*, varicela e outras doenças imunopreveníveis.

Transplante de células-tronco hematopoiéticas (TCH)

Os pacientes transplantados de células-tronco hematopoiéticas devem ser revacinados. Diversos fatores interferem na reconstituição imune após o transplante, influenciando a revacinação: a doença de base, o condicionamento pré-transplante, a quantidade de anticorpos remanescentes do doador e a imunidade prévia do receptor, entre outros. Após TCH alogênico, há uma profunda imunossupressão. Inicialmente, qualquer célula plasmática remanescente é responsável pela produção de IgG, mas entre o 4º e 6º mês, as células progenitoras do enxerto começam a produzir células B *naïve* produtoras de IgM. A produção de IgG e, eventualmente, de IgA ocorre mais tardiamente e depende em parte da disponibilidade de células T CD4+. Problemas com o *switch* de IgM para IgG e deficiências de IgG e IgA podem persistir por meses após o transplante. A presença de doença do enxerto contra o hospedeiro (DECH) aguda ou crônica afetará esse processo, resultando em redução de células B e T mediadas por CD4+[144,145]. Em decorrência da imunodeficiência, há risco aumentado de infecções.

No TCH autólogo, não há disparidade imunológica entre o enxerto e o hospedeiro; a depressão imunológica se deve fundamentalmente ao regime de condicionamento. Geralmente, a reconstituição imune é mais rápida e mais completa do que no transplante alogênico. A vulnerabilidade às infecções, embora ainda presente, pode ser menor do que no TCH alogênico, porém, a resposta às vacinas parece ser comparável[146,147]. O Quadro 10 apresenta as vacinas recomendadas para receptores de TCH. O esquema de vacinação pode ser iniciado 3 a 12 meses após o transplante, porém vacinas vivas só devem ser administradas após 12 meses (SCR) a 24 meses (varicela).

Transplante de órgãos sólidos

Os candidatos a receber transplantes de órgãos sólidos devem ter seus esquemas vacinais avaliados e atualizados. Sua vacinação deve ser orientada com antecedência suficiente para que os esquemas vacinais sejam administrados e possa ocorrer resposta imune adequada antes do transplante, justificando, em algumas circunstâncias, o encurtamento do esquema vacinal, que deverá ser completado, se possível, até 14 dias antes do transplante. Nos transplantes de órgãos sólidos, a imunossupressão persiste durante a vida, impedindo a administração de vacinas vivas atenuadas. As vacinas recomendadas para os candidatos e receptores de transplantes de órgãos sólidos, assim como para doadores de órgãos e comunicantes domiciliares de transplantados, são apresentadas no Quadro 11.

A imunização de pessoas em uso de terapia imunossupressora ainda é controversa. Na imunodepressão secundária a quimioterapia, radioterapia, corticoterapia ou câncer, a duração da condição de imunodepressão e o histórico vacinal são importantes para avaliação do paciente. Preferencialmente, a vacinação não deve ocorrer durante o período máximo de imunodepressão, para obter melhor resposta imunológica e evitar o risco de eventos adversos pós-vacinação. A vacinação de pessoas que neces-

Quadro 10. Vacinas para receptores de transplantes de células tronco hematopoiéticas[1]

Vacinas	Número de doses	Intervalos sugeridos entre as doses
DTP, DTPa ou dT	3 doses + 1 dose de reforço a cada 10 anos	Mínimo de 30 dias entre cada dose
Hib	3 doses	Mínimo de 30 dias entre cada dose
Pólio inativada (VIP)	3 doses	Mínimo de 30 dias entre cada dose
Meningo conjugada	1 dose	
Pneumo conjugada	Até 5 anos, esquema conforme a idade	
Pneumo PS23	Para maiores de 5 anos, 1 dose	Reforço após 5 anos
Influenza inativada	1 dose	Anual
Hepatite B	3 doses padrão	0,1 e 6 meses
Hepatite A	2	0 e 6 meses
SCR[2]	2	Mínimo de 30 a 60 dias entre cada dose
Varicela[2]	2 doses	Mínimo de 30 a 60 dias entre cada dose
Febre amarela[3]	1 dose após reconstituição imunológica	a cada 10 anos

Fonte: SVS/MS.
[1] Iniciar vacinação 3 a 12 meses após o transplante.
[2] Contraindicadas em pacientes com doença enxerto contra hospedeiro (DECH).
[3] Pelo menos um serviço no Brasil relata vacinação de febre amarela em transplantados de células-tronco hematopoiéticas (dados não publicados). Estes pacientes devem ser avaliados caso a caso, considerando-se o risco epidemiológico e o estado imunológico do paciente.

Quadro 11. Vacinas para candidatos e receptores de transplantes de órgãos sólidos, pessoas que convivem com transplantados e doadores cadastrados em programa de transplante[1]

	Receptor			
Vacinas	**Antes do transplante**	**Após o transplante**	**Doador**	**Convívio domiciliar[6]**
BCG	Não	Não	Não	
DPT, DT, dT ou DTPa	Sim[3]	Sim[3]	Sim[2]	
Pólio oral (VOP)	Não	Não	Não	Não
Pólio inativada (VIP)	Sim[2]	Sim[2]	Sim[2]	Sim[2]
Hepatite B	Sim	Sim	Sim	
Hepatite A	Sim	Sim	Sim	
Pneumo conjugada10[5]	Sim	Sim	Não	
Pneumo PS23[5]	Sim	Sim	Não	
Haemophilus	Sim[2], se < 19 anos	Sim[2], se < 19 anos	Sim[2], se < 19 anos	
Influenza	Sim	Sim	Sim	Sim
SCR	Sim[4]	Não	Sim[2]	Sim[2]
Varicela	Sim[4]	Não	Sim, se suscetível	Sim, se suscetível

Fonte: SVS/MS.
[1] Seguir, sempre que possível, os intervalos do calendário vacinal de rotina do PNI. Pessoas com vacinação anterior comprovada, ou história clínica, ou de imunidade, quando disponível, não necessitam ser vacinadas.
[2] De acordo com as normas de vacinação de rotina do PNI.
[3] Fazer preferencialmente DTPa.
[4] Se não houver patologia que contraindique o uso de vacinas vivas.
[5] Para menores de 5 anos: pneumo conjugada 10-valente conforme calendário vacinal. Para maiores de 5 anos: 1 dose de pneumo polissacarídea 23 com reforço após 5 anos.
[6] Além das vacinas aqui indicadas, pessoas que convivem com transplantados devem receber as vacinas do calendário normal de vacinações do PNI conforme sua idade. As vacinas de rotavírus e de tuberculose, pela faixa etária restrita de administração, dificilmente serão aplicáveis a estes indivíduos, mas não estão contraindicadas para os contatos domiciliares de pacientes transplantados.

sitam de tratamentos imunossupressores deve ser feita, idealmente, pelo menos 15 dias antes do início do tratamento. Não há contraindicação à administração de vacinas inativadas durante ou após a quimioterapia e/ou radioterapia ou durante o uso do imunossupressor, porém, a resposta à vacina é diminuída. As vacinas recomendadas para esses pacientes são apresentadas no Quadro 12.

Pessoas vivendo com HIV/aids

Estudos mostrando aumento da carga viral do HIV após vacinação foram, em sua maioria, realizados na época em que somente eram disponíveis os medicamentos análogos de nucleosídeos para tratar a infecção pelo HIV. Atualmente, nos pacientes tratados com terapêutica antirretroviral de alta potência, é reconhecido que o aumento transitório da viremia plasmática, pós-vacinação, não tem importância clínica e não é contraindicação para a imunização[149,150]. Sempre que possível, deve-se adiar a administração de vacinas em pacientes sintomáticos ou com indicadores laboratoriais de imunodeficiência grave, até que um grau satisfatório de reconstituição imune seja obtido com a terapia antirretroviral, no intuito de melhorar a resposta vacinal e reduzir o risco de eventos adversos pós-vacinação.

Para as pessoas que vivem com HIV/aids estão recomendadas, além das vacinas de rotina de acordo com a faixa etária, a vacina pneumocócica, podendo ser usada VPP23, VPC10 ou VPC13, de acordo com a faixa etária; meningocócica C conjugada, 2 doses com intervalo de 2 meses; hepatite B, 4 doses (0, 1, 2 e 6-12 meses) com dose dobrada; hepatite A, se suscetível, 2 doses com intervalo de 6-12 meses; *influenza*, anualmente, de acordo com as indicações do Ministério da Saúde.

As vacinas vivas atenuadas são contraindicadas. Dependendo das circunstâncias epidemiológicas, poderão ser indicadas se a contagem de células CD4 for $\geq 25\%$ da contagem específica para a idade. As vacinas de SCR, varicela e febre amarela devem ser avaliadas de acordo com os níveis de CD4. Em adultos, se a contagem de linfócitos T CD4 > 350 células/mm^3, indicar vacinação; se entre 200 e 350 células/mm^3, avaliar risco/benefício individual conforme situação epidemiológica; se < 200 células/mm^3, contraindicar vacinação.

Vacinação para viajantes

As vacinas constituem importante medida profilática a ser adotada para os viajantes, ao lado de recomendações em relação ao uso de água, alimentos, proteção contra exposição a insetos e outras. A vacinação do viajante tem como finalidade não só a proteção individual (evitar que o viajante contraia a infecção), mas também a proteção coletiva (evitar que o viajante seja fonte de disseminação da infecção na comunidade)[151]. As vacinas devem ser aplicadas no mínimo 10 a 15 dias antes da viagem, para assegurar que o viajante chegue ao seu destino com proteção adequada. No caso de doses de reforço, a proteção é mais rápida.

A imunização de viajantes inclui as vacinas de rotina, recomendadas para todos os indivíduos, de acordo com a faixa etária, independentemente da viagem, as vacinas obrigatórias e as vacinas recomendadas em situações especiais. As vacinas de bactérias e vírus vivos são contraindicadas para imunodeprimidos, e todos os viajantes devem ser questionados sobre sua situação imunológica.

Quadro 12. Vacinas recomendadas para pessoas com neoplasias, ou doenças imunomediadas* e/ou que necessitem de quimioterapia, radioterapia, corticoterapia ou imunoterapia** e pessoas que convivem com esses pacientes[1]

Vacinas	Antes do tratamento	Durante o tratamento	Convívio domiciliar[6]
BCG	Não	Não	
DPT, DT, dT ou DTPa	Sim[3]	Sim[3]	
Pólio oral (VOP)	Não	Não	Não
Pólio inativada (VIP)	Sim[2]	Sim[2]	Sim[2]
Hepatite B	Sim	Sim	
Hepatite A	Sim	Sim	
Pneumo conjugada 10[5]	Sim	Sim	
Pneumo PS23[5]	Sim	Sim	
Haemophilus	Sim[2], se < 19 anos	Sim[2], se < 19 anos	
Influenza	Sim	Sim	Sim
SCR	Não[4]	Não[4]	Sim[2]
Varicela	Não[4]	Não[4]	Sim, se suscetível
Febre amarela	Não	Não	

Fonte: SVS/MS e modificado de Rahier, 2010[148].

* Artrite reumatoide, lúpus eritematoso, psoríase, doença de Crohn, retocolite ulcerativa e outras doenças relacionadas à desregulação da liberação de citocinas e aumento do fator de necrose tumoral.

** Infliximabe, adalimumabe, etanercepte, certolizumabe, golimumabe, anakinra, rituximabe, abatacepte, tocilizumabe, aleafacepte, efalizumabe, ustekinumabe e outros.

1 Seguir, sempre que possível, os intervalos do calendário vacinal de rotina do PNI.

2 De acordo com as normas de vacinação de rotina do PNI.

3 Fazer preferencialmente DTPa.

4 Em reumatologia, não se considera o uso de imunomodulação em baixa dosagem como contraindicação à vacinação de varicela ou SCR. Em neoplasias, deve-se avaliar caso a caso.

5 Para menores de 5 anos: pneumo conjugada 10-valente conforme calendário vacinal. Para maiores de 5 anos: 1 dose de pneumo polissacarídea 23-valente com reforço após 5 anos.

6 Além das vacinas aqui indicadas, aqueles que convivem com esses pacientes devem receber as vacinas do calendário normal de vacinações do PNI conforme sua idade. As vacinas de rotavírus e de tuberculose, pela faixa etária restrita de administração, dificilmente serão aplicáveis a estes indivíduos, mas não estão contraindicadas para os conviventes domiciliares de imunocomprometidos.

Vacinas de rotina

Crianças e adultos devem estar com o calendário vacinal de rotina atualizado. Deve ser aproveitada a oportunidade da viagem para atualização do calendário. A vacina de sarampo merece especial atenção. Em países onde a transmissão autóctone do sarampo foi controlada, a vacina deve ser administrada para todos os viajantes não previamente vacinados, a fim de evitar que estes indivíduos adquiram a infecção e reintroduzam o vírus na comunidade[151].

Outra vacina de rotina que merece destaque é a de poliomielite. É recomendada para viajantes que se dirigem a regiões com circulação do vírus selvagem. Além da proteção individual do viajante, a vacinação previne a reintrodução do vírus selvagem no território brasileiro.

A vacina de hepatite B já faz parte do calendário de rotina para todos os adultos no Brasil e é recomendado atualizá-la na ocasião da consulta pré-viagem, especialmente para viajantes que terão contato com sangue ou fluidos corpóreos. O esquema básico de 3 doses, com intervalo de 6 meses entre a primeira e a terceira dose, pode ser acelerado (3 doses: 0, 7, 21-28 dias, devendo ser administrada uma 4ª dose aos 6 meses), para assegurar a proteção do indivíduo antes da viagem[152].

Vacinas obrigatórias

Em situações específicas, algumas vacinas são obrigatórias para o viajante, exigindo certificado internacional de vacinação (Quadro 13). Nessas situações, viajantes com contraindicação para receber a vacina de febre amarela devem ter o "certificado internacional de isenção de vacinação".

Vacinas recomendadas em situações especiais

1. Vacina de *influenza*: todas as pessoas que viajam, se expostas a surtos de *influenza*, estão sujeitas a contrair a doença. Turistas estão sob risco particular, pois usam veículos lotados e visitam locais com aglomerações. Viajantes idosos, com doenças crônicas e pessoas que irão trabalhar na área de saúde constituem grupo de particular risco, para os quais a vacina é fortemente recomendada.

2. Vacina de hepatite A: é a mais comum das doenças imunopreveníveis no viajante. A vacina é recomendada para pessoas suscetíveis que se dirigem a regiões com risco de infecção moderado a alto.

3. Vacina pneumocócica: viajantes com doenças crônicas, predispostos a maior risco de infecção ou doença grave, não previamente imunizados, devem ser vacinados.

4. Vacina de raiva: o risco do viajante contrair raiva em área endêmica é proporcional ao contato que terá com animais potencialmente raivosos. Crianças têm maior risco. A imunização pré-exposição deve ser oferecida a viajantes que irão trabalhar em laboratório com o vírus da raiva, veterinários, tratadores de animais, principalmente de animais selvagens, e pessoas que irão permanecer por longo tempo em áreas endêmicas para raiva.

5. Vacina de febre tifoide: os viajantes que se dirigem a áreas com precárias condições higiênico-sanitárias correm potencial risco de adquirir a doença. O risco é baixo para viajantes que, nestas áreas de risco, se hospedam em locais com boas condições de higiene[152].

6. Vacina de encefalite japonesa: o risco de encefalite japonesa no sudeste asiático é baixo e varia de acordo com a estação, o tipo de acomodação e a duração da exposição. Indivíduos que viajam e se hospedam em área rural e realizam atividades ao ar livre têm maior risco. A vacina deve ser considerada para viajantes que irão permanecer por > 2 semanas em áreas rurais endêmicas. Esta vacina não está disponível no Brasil.

7. Vacinas de cólera: há duas vacinas de cólera disponíveis, ambas para administração oral (Quadro 14). A vacina monovalente (Dulkoral) contém a subunidade B da toxina colérica, que é análoga a toxina termolábil da *E. coli* e oferece proteção parcial contra diarreia causada pelo *V. cholerae* e por *E. coli*.[155]. Estas vacinas não estão disponíveis na rede pública no Brasil. A vacinação deve ser acompanhada de outras medidas preventivas, como evitar o consumo de água ou alimentos potencialmente contaminados.

Quadro 13. Situações em que as vacinas de febre amarela, meningocócica e poliomielite são exigência ou recomendação para o viajante

Vacina	Exigência	Recomendação
Febre amarela	Países que exigem o Certificado Internacional de Vacinação segundo Regulações de Saúde Internacional. O objetivo é evitar a introdução do vírus em países vulneráveis (com a presença do vetor)	Para os maiores de 9 meses que irão viajar para áreas endêmicas para febre amarela na América do Sul ou África. O objetivo é a proteção individual do viajante
Meningocócica	Peregrinos que se dirigem à Meca para as peregrinações do Hajj ou Humrah (vacina quadrivalente - ACWY)[153]	Viajantes que se destinam a áreas epidêmicas, como o "Cinturão da Meningite" na África (idealmente, a vacina quadrivalente - ACWY)
Vacina da poliomielite	Peregrinos, provenientes de países com transmissão de pólio, que se dirigem à Meca para as peregrinações religiosas Viagens internacionais de ou para países onde haja circulação ou vulnerabilidade para reintrodução do poliovírus: 1 dose da vacina administrada 4 semanas a 12 meses antes da viagem com certificado internacional (recomendações temporárias da OMS)[154]	Viajantes que se destinam a áreas endêmicas de poliomielite

Quadro 14. Vacinas de cólera disponíveis: composição, idade recomendada, esquema de vacinação e vantagens

Vacinas	Composição	Idade recomendada	Esquema	Vantagens
Monovalente + Subunidade B	Células inteiras mortas de *V. cholerae* da cepa O1 + subunidade B da toxina colérica	≥ 2 anos	≥ 6 anos: 2 doses 2-5 anos: 3 doses Intervalo entre as doses de ≥ 7 dias	Proteção cruzada contra *E. coli*
Bivalente	Células inteiras mortas de *V. cholerae* das cepas O1 e O139	≥ 1 ano	2 doses, com intervalo de 14 dias	Proteção mais duradoura em < 5 anos

Referências bibliográficas

1. Plotkin S, Orenstein W, Offit P. Vaccines. 6.ed.: Elsevier Saunders, 2013.
2. MS/PNI/SVS. Calendário Nacional de Vacinação. Disponível em: http://portalsaude.saude.gov.br/index.php/o-ministerio/principal/leia-mais-o-ministerio/197-secretaria-svs/13600-calendario-nacional-de-vacinacao. Acesso em: 12/4/15.
3. MS/SVS/DVDT. Manual dos Centros de Referência para Imunobiológicos Especiais. Brasília/DF. Disponível em: http://portalsaude.saude.gov.br/images/pdf/2014/dezembro/09/manual-cries-9dez14-web.pdf. 2014. Acesso em: 12/4/2015.
4. Manz RA, Hauser AE, Hiepe F, Radbruch A. Maintenance of serum antibody levels. Annu Rev Immunol. 2005;23:367-86.
5. McHeyzer-Williams LJ, McHeyzer-Williams MG. Antigen-specific memory B cell development. Annu Rev Immunol. 2005;23:487-513.
6. Gourley TS, Wherry EJ, Masopust D, Ahmed R. Generation and maintenance of immunological memory. Semin Immunol. 2004;16(5):323-33.
7. Tokoyoda K, Egawa T, Sugiyama T, Choi BI, Nagasawa T. Cellular niches controlling B lymphocyte behavior within bone marrow during development. Immunity. 2004;20(6):707-18.
8. Pinschewer DD, Perez M, Jeetendra E, Bächi T, Horvath E, Hengartner H et al. Kinetics of protective antibodies are determined by the viral surface antigen. J Clin Invest. 2004;114(7):988-93.
9. Nicol M, Huebner R, Mothupi R, Käyhty H, Mbelle N, Khomo E et al. Haemophilus influenzae type b conjugate vaccine diluted tenfold in diphtheria-tetanus-whole cell pertussis vaccine: a randomized trial. Pediatr Infect Dis J. 2002;21(2):138-41.
10. Cassidy WM, Watson B, Ioli VA, Williams K, Bird S, West DJ. A randomized trial of alternative two- and three-dose hepatitis B vaccination regimens in adolescents: antibody responses, safety, and immunologic memory. Pediatrics. 2001;107(4):626-31.
11. Ahman H, Käyhty H, Vuorela A, Leroy O, Eskola J. Dose dependency of antibody response in infants and children to pneumococcal polysaccharides conjugated to tetanus toxoid. Vaccine. 1999;17(20-21):2726-32.
12. Bosnak M, Dikici B, Bosnak V, Haspolat K. Accelerated hepatitis B vaccination schedule in childhood. Pediatr Int. 2002;44(6):663-5.
13. Lambert PH, Liu M, Siegrist CA. Can successful vaccines teach us how to induce efficient protective immune responses? Nat Med. 2005;11(4 Suppl):S54-62.
14. Diseases NCfIaR. General recommendations on immunization – Recommendations of the Advisory Committee on Immunization Practices (ACIP). MMWR Recomm Rep. 2011;60(2):1-64.
15. MacDonald SE, Dover DC, Simmonds KA, Svenson LW. Risk of febrile seizures after first dose of measles-mumps-rubella-varicella vaccine: a population-based cohort study. CMAJ. 2014;186(11):824-9.
16. Pichichero ME. Protein carriers of conjugate vaccines: characteristics, development, and clinical trials. Hum Vaccin Immunother. 2013;9(12):2505-23.
17. MS/SVS/DVDT. Manual de Vigilância de Eventos Adversos Pós Vacinação. Brasília, DF. Disponível em: http://www.saude.pr.gov.br/arquivos/File/-01VACINA/manual_Eventos_adversos.pdf. Acesso em: 12/5/2015.
18. Vasconcelos PF, Luna EJ, Galler R, Silva LJ, Coimbra TL, Barros VL et al. Serious adverse events associated with yellow fever 17DD vaccine in Brazil: a report of two cases. Lancet. 2001;358(9276):91-7.
19. Martins R, Maia M, Santos E, Cruz R, Santos P, Carvalho S. Yellow fever vaccine post marketing surveillance in Brazil. Procedia in Vaccinology. 2010;178-83.
20. Fine P, Eames K, Heymann DL. "Herd immunity": a rough guide. Clin Infect Dis. 2011;52(7):911-6.
21. Kim TH, Johnstone J, Loeb M. Vaccine herd effect. Scand J Infect Dis. 2011;43(9):683-9.
22. Nascimento Silva JR, Camacho LA, Siqueira MM, Freire MeS, Castro YP, Maia MeL et al. Mutual interference on the immune response to yellow fever vaccine and a combined vaccine against measles, mumps and rubella. Vaccine. 2011;29(37):6327-34.
23. MS/SVS/DVDT. Manual de Normas e Procedimentos de Vacinação. Brasília, DF. Disponível em: http://bvsms.saude.gov.br/bvs/publicacoes/manual_procedimentos_vacinacao.pdf. 2014.
24. Prymula R, Siegrist CA, Chlibek R, Zemlickova H, Vackova M, Smetana J et al. Effect of prophylactic paracetamol administration at time of vaccination on febrile reactions and antibody responses in children: two open-label, randomised controlled trials. Lancet. 2009;374(9698):1339-50.
25. Cuestas E. Acetaminophen may decrease antibody response in infants being immunized. J Pediatr. 2010;156(5):857-8.
26. CVE/SESSP. Atualização das medidas de controle. Sarampo/Rubéola. Estado de São Paulo. Disponível em: http://www.cve.saude.sp.gov.br/htm/resp/pdf/Sarampo14_medida_controle.pdf. 2014.
27. World Health Organization (WHO). BCG vaccine. WHO position paper. Wkly Epidemiol Rec. 2004;79(4):27-38.
28. Hur YG, Gorak-Stolinska P, Lalor MK, Mvula H, Floyd S, Raynes J et al. Factors affecting immunogenicity of BCG in infants, a study in Malawi, The Gambia and the UK. BMC Infect Dis. 2014;14:184.
29. Tchakoute CT, Hesseling AC, Kidzeru EB, Gamieldien H, Passmore JA, Jones CE et al. Delaying BCG vaccination until 8 weeks of age results in robust BCG-specific T-cell responses in HIV-exposed infants. J Infect Dis. 2015;211(3):338-46.
30. Revised BCG vaccination guidelines for infants at risk for HIV infection. Wkly Epidemiol Rec. 2007;82(21):193-6.
31. Hesseling AC, Jaspan HB, Black GF, Nene N, Walzl G. Immunogenicity of BCG in HIV-exposed and non-exposed infants following routine birth or delayed vaccination. Int J Tuberc Lung Dis. 2015;19(4):454-62.
32. Dantas OM, Ximenes RA, de Albuquerque MeF, da Silva NL, Montarroyos UR, de Souza WV et al. A case-control study of protection against tuberculosis by BCG revaccination in Recife, Brazil. Int J Tuberc Lung Dis. 2006;10(5):536-41.
33. Rodrigues LC, Pereira SM, Cunha SS, Genser B, Ichihara MY, de Brito SC et al. Effect of BCG revaccination on incidence of tuberculosis in school-aged children in Brazil: the BCG-REVAC cluster-randomised trial. Lancet. 2005;366(9493):1290-5.
34. Fonseca MO, Pang LW, de Paula Cavalheiro N, Barone AA, Heloisa Lopes M. Randomized trial of recombinant hepatitis B vaccine in HIV-infected adult patients comparing a standard dose to a double dose. Vaccine. 2005;23(22):2902-8.
35. Lopes MH, Sartori AM, Souza TV, Mascheretti M, Chaves ToS. Hepatitis B revaccination for healthcare workers who are anti-HBs-negative after receiving a primary vaccination series. Rev Soc Bras Med Trop. 2012;45(5):639-42.
36. Lee C, Gong Y, Brok J, Boxall EH, Gluud C. Effect of hepatitis B immunisation in newborn infants of mothers positive for hepatitis B surface antigen: systematic review and meta-analysis. BMJ. 2006;332(7537):328-36.
37. World Health Organization (WHO). Pertussis vaccines: WHO position paper. Wkly Epidemiol Rec. 2010;85(40):385-400.
38. Amirthalingam G, Gupta S, Campbell H. Pertussis immunisation and control in England and Wales, 1957 to 2012: a historical review. Euro Surveill. 2013;18(38).
39. Witt MA, Arias L, Katz PH, Truong ET, Witt DJ. Reduced risk of pertussis among persons ever vaccinated with whole cell pertussis vaccine compared to recipients of acellular pertussis vaccines in a large US cohort. Clin Infect Dis. 2013;56(9):1248-54.
40. Revised guidance on the choice of pertussis vaccines. July 2014. Wkly Epidemiol Rec. 2014;89(30):337-40.
41. Berezin EN, de Moraes JC, Leite D, Carvalhanas TR, Yu AL, Blanco RM et al. Sources of pertussis infection in young babies from São Paulo State, Brazil. Pediatr Infect Dis J. 2014;33(12):1289-91.
42. Chiappini E, Stival A, Galli L, de Martino M. Pertussis re-emergence in the post-vaccination era. BMC Infect Dis. 2013;13:151.
43. Centers for Disease Control and Prevention (CDC). Updated recommendations for use of tetanus toxoid, reduced diphtheria toxoid, and acellular pertussis vaccine (Tdap) in pregnant women – Advisory Committee on Immunization Practices (ACIP), 2012. MMWR Morb Mortal Wkly Rep. 2013;62(7):131-5.
44. Amirthalingam G, Andrews N, Campbell H, Ribeiro S, Kara E, Donegan K et al. Effectiveness of maternal pertussis vaccination in England: an observational study. Lancet. 2014;384(9953):1521-8.
45. MS/SVS/DVE/CGPNI. Informe Técnico para Implantação da Vacina Adsorvida Difteria, Tétano e Coqueluche (Pertussis Acelular) Tipo adulto – dTpa. Brasília2014.
46. Haemophilus influenzae type b (Hib) Vaccination Position Paper – July 2013. Wkly Epidemiol Rec. 2013;88(39):413-26.
47. Ladhani SN. Two decades of experience with the Haemophilus influenzae serotype b conjugate vaccine in the United Kingdom. Clin Ther. 2012;34(2):385-99.
48. Ribeiro GS, Lima JB, Reis JN, Gouveia EL, Cordeiro SM, Lobo TS et al. Haemophilus influenzae meningitis 5 years after introduction of the Haemophilus influenzae type b conjugate vaccine in Brazil. Vaccine. 2007;25(22):4420-8.
49. Schossler JG, Beck ST, de Campos MM, Farinha LB. Incidence of meningitis caused by Haemophilus influenzae in the state of Rio Grande do Sul 1999-2010: impact of vaccination campaign. Cien Saude Colet. 2013;18(5):1451-8.
50. Zanella RC, Bokermann S, Andrade AL, Flannery B, Brandileone MC. Changes in serotype distribution of Haemophilus influenzae meningitis isolates identified

through laboratory-based surveillance following routine childhood vaccination against H. influenzae type b in Brazil. Vaccine. 2011;29(48):8937-42.
51. Brandileone MC, de Andrade AL, Di Fabio JL, Guerra ML, Austrian R. Appropriateness of a pneumococcal conjugate vaccine in Brazil: potential impact of age and clinical diagnosis, with emphasis on meningitis. J Infect Dis. 2003;187(8):1206-12.
52. Leventer-Roberts M, Feldman BS, Brufman I, Cohen-Stavi CJ, Hoshen M, Balicer RD. Effectiveness of 23-valent pneumococcal polysaccharide vaccine against invasive disease and hospital-treated pneumonia among people aged ≥ 65 years: a retrospective case-control study. Clin Infect Dis. 2015;60(10):1472-80.
53. Poolman J, Borrow R. Hyporesponsiveness and its clinical implications after vaccination with polysaccharide or glycoconjugate vaccines. Expert Rev Vaccines. 2011;10(3):307-22.
54. Fedson DS, Guppy MJ. Pneumococcal vaccination of older adults: conjugate or polysaccharide? Hum Vaccin Immunother. 2013;9(6):1382-4.
55. Centers for Disease Control and Prevention (CDC). Direct and indirect effects of routine vaccination of children with 7-valent pneumococcal conjugate vaccine on incidence of invasive pneumococcal disease--United States, 1998-2003. MMWR Morb Mortal Wkly Rep. 2005;54(36):893-7.
56. Weinberger DM, Malley R, Lipsitch M. Serotype replacement in disease after pneumococcal vaccination. Lancet. 2011;378(9807):1962-73.
57. Vesikari T, Wysocki J, Chevallier B, Karvonen A, Czajka H, Arsène JP et al. Immunogenicity of the 10-valent pneumococcal non-typeable Haemophilus influenzae protein D conjugate vaccine (PHiD-CV) compared to the licensed 7vCRM vaccine. Pediatr Infect Dis J. 2009;28(4 Suppl):S66-76.
58. Domingues CM, Verani JR, Montenegro Renoiner EI, de Cunto Brandileone MC, Flannery B, de Oliveira LH et al. Effectiveness of ten-valent pneumococcal conjugate vaccine against invasive pneumococcal disease in Brazil: a matched case-control study. Lancet Respir Med. 2014;2(6):464-71.
59. Jokinen J, Rinta-Kokko H, Siira L, Palmu AA, Virtanen MJ, Nohynek H et al. Impact of ten-valent pneumococcal conjugate vaccination on invasive pneumococcal disease in Finnish children – A population-based study. PLoS One. 2015;10(3):e0120290.
60. Prymula R, Peeters P, Chrobok V, Kriz P, Novakova E, Kaliskova E et al. Pneumococcal capsular polysaccharides conjugated to protein D for prevention of acute otitis media caused by both Streptococcus pneumoniae and non-typable Haemophilus influenzae: a randomised double-blind efficacy study. Lancet. 2006;367(9512):740-8.
61. Snape MD, Klinger CL, Daniels ED, John TM, Layton H, Rollinson L et al. Immunogenicity and reactogenicity of a 13-valent-pneumococcal conjugate vaccine administered at 2, 4, and 12 months of age: a double-blind randomized active-controlled trial. Pediatr Infect Dis J. 2010;29(12):e80-90.
62. Farnham AC, Zimmerman CM, Papadouka V, Konty KJ, Zucker JR, Nattanmai GV et al. Invasive pneumococcal disease following the introduction of 13-valent conjugate vaccine in children in New York City from 2007 to 2012. JAMA Pediatr. 2015.
63. Deceuninck G, De Serres G, Boulianne N, Lefebvre B, De Wals P. Effectiveness of three pneumococcal conjugate vaccines to prevent invasive pneumococcal disease in Quebec, Canada. Vaccine. 2015;33(23):2684-9.
64. Bonten MJ, Huijts SM, Bolkenbaas M, Webber C, Patterson S, Gault S et al. Polysaccharide conjugate vaccine against pneumococcal pneumonia in adults. N Engl J Med. 2015;372(12):1114-25.
65. Jackson LA, Gurtman A, van Cleeff M, Frenck RW, Treanor J, Jansen KU et al. Influence of initial vaccination with 13-valent pneumococcal conjugate vaccine or 23-valent pneumococcal polysaccharide vaccine on anti-pneumococcal responses following subsequent pneumococcal vaccination in adults 50 years and older. Vaccine. 2013;31(35):3594-602.
66. Vipond C, Care R, Feavers IM. History of meningococcal vaccines and their serological correlates of protection. Vaccine. 2012;30 Suppl 2:B10-7.
67. Cohn AC, MacNeil JR, Clark TA, Ortega-Sanchez IR, Briere EZ, Meissner HC et al. Prevention and control of meningococcal disease: recommendations of the Advisory Committee on Immunization Practices (ACIP). MMWR Recomm Rep. 2013;62(RR-2):1-28.
68. Campbell H, Borrow R, Salisbury D, Miller E. Meningococcal C conjugate vaccine: the experience in England and Wales. Vaccine. 2009;27 Suppl 2:B20-9.
69. Cardoso CW, Ribeiro GS, Reis MG, Flannery B, Reis JN. Effectiveness of meningococcal C conjugate vaccine in salvador, Brazil: a case-control study. PLoS One. 2015;10(4):e0123734.
70. Daugla DM, Gami JP, Gamougam K, Naibei N, Mbainadji L, Narbé M et al. Effect of a serogroup A meningococcal conjugate vaccine (PsA-TT) on serogroup A meningococcal meningitis and carriage in Chad: a community study [corrected]. Lancet. 2014;383(9911):40-7.
71. Collard JM, Issaka B, Zaneidou M, Hugonnet S, Nicolas P, Taha MK et al. Epidemiological changes in meningococcal meningitis in Niger from 2008 to 2011 and the impact of vaccination. BMC Infect Dis. 2013;13:576.
72. Roderick M, Finn A. Advances towards the prevention of meningococcal B disease: a multidimensional story. J Infect. 2014;68 Suppl 1:S76-82.
73. Mitchell ML. Improved thyroxine radioimmunoassay, for filter paper discs saturated with dried blood. Clin Chem. 1976;22(11):1912-4.
74. Noronha CP, Struchiner CJ, Halloran ME. Assessment of the direct effectiveness of BC meningococcal vaccine in Rio de Janeiro, Brazil: a case-control study. Int J Epidemiol. 1995;24(5):1050-7.
75. Andrews SM, Pollard AJ. A vaccine against serogroup B Neisseria meningitidis: dealing with uncertainty. Lancet Infect Dis. 2014;14(5):426-34.
76. World Health Organization (WHO). Polio vaccines: WHO position paper, January 2014. Wkly Epidemiol Rec. 2014;89(9):73-92.
77. Khomenko RM, Gruzov MA, Shliakhovenko VS, Lukinov DI, Komissarenko SV, Zak KP. The number and ultrastructure of CD4+ lymphocytes in the blood of healthy persons and in patients with type 1 diabetes mellitus. Fiziol Zh. 1989;35(5):31-7.
78. Landaverde JM, Trumbo SP, Danovaro-Holliday MC, Cochi SE, Gandhi R, Ruiz-Matus C. Vaccine-associated paralytic poliomyelitis in the postelimination era in Latin America and the Caribbean, 1992-2011. J Infect Dis. 2014;209(9):1393-402.
79. Alexander LN, Seward JF, Santibanez TA, Pallansch MA, Kew OM, Prevots DR et al. Vaccine policy changes and epidemiology of poliomyelitis in the United States. JAMA. 2004;292(14):1696-701.
80. Domingues CM, de Fátima Pereira S, Cunha Marreiros AC, Menezes N, Flannery B. Introduction of sequential inactivated polio vaccine-oral polio vaccine schedule for routine infant immunization in Brazil's National Immunization Program. J Infect Dis. 2014;210 Suppl 1:S143-51.
81. Oliveira LH, Camacho LA, Coutinho ES, Ruiz-Matus C, Leite JP. Rotavirus vaccine effectiveness in Latin American and Caribbean countries: a systematic review and meta-analysis. Vaccine. 2015;33 Suppl 1:A248-54.
82. Pérez-Vargas J, Isa P, López S, Arias CF. Rotavirus vaccine: early introduction in Latin America-risks and benefits. Arch Med Res. 2006;37(1):1-10.
83. SES-SP. Intervalo entre as doses de vacina. Disponível em: www.cve.saude.sp.gov.br/htm/imuni/pdf/vac_rotina_intervalo.pdf. Acesso em: 13/4/2015.
84. Correia JB, Patel MM, Nakagomi O, Montenegro FM, Germano EM, Correia NB et al. Effectiveness of monovalent rotavirus vaccine (Rotarix) against severe diarrhea caused by serotypically unrelated G2P[4] strains in Brazil. J Infect Dis. 2010;201(3):363-9.
85. Justino MC, Linhares AC, Lanzieri TM, Miranda Y, Mascarenhas JD, Abreu E et al. Effectiveness of the monovalent G1P[8] human rotavirus vaccine against hospitalization for severe G2P[4] rotavirus gastroenteritis in Belém, Brazil. Pediatr Infect Dis J. 2011;30(5):396-401.
86. Patel MM, López-Collada VR, Bulhões MM, De Oliveira LH, Bautista Márquez A, Flannery B et al. Intussusception risk and health benefits of rotavirus vaccination in Mexico and Brazil. N Engl J Med. 2011;364(24):2283-92.
87. de Soárez PC, Valentim J, Sartori AM, Novaes HM. Cost-effectiveness analysis of routine rotavirus vaccination in Brazil. Rev Panam Salud Publica. 2008;23(4):221-30.
88. Weintraub ES, Baggs J, Duffy J, Vellozzi C, Belongia EA, Irving S et al. Risk of intussusception after monovalent rotavirus vaccination. N Engl J Med. 2014;370(6):513-9.
89. Cortese MM, Parashar UD. Prevention of rotavirus gastroenteritis among infants and children: recommendations of the Advisory Committee on Immunization Practices (ACIP). MMWR Recomm Rep. 2009;58(RR-2):1-25.
90. Jiang V, Jiang B, Tate J, Parashar UD, Patel MM. Performance of rotavirus vaccines in developed and developing countries. Hum Vaccin. 2010;6(7):532-42.
91. Buttery JP, Danchin MH, Lee KJ, Carlin JB, McIntyre PB, Elliott EJ et al. Intussusception following rotavirus vaccine administration: post-marketing surveillance in the National Immunization Program in Australia. Vaccine. 2011;29(16):3061-6.
92. Monath TP. Yellow fever vaccine. In: ScienceDirect, editor. Vaccines. 6.ed. 2013. p.870-978.
93. Staples JE, Gershman M, Fischer M. Yellow fever vaccine: recommendations of the Advisory Committee on Immunization Practices (ACIP). MMWR Recomm Rep. 2010;59(RR-7):1-27.
94. Mason RA, Tauraso NM, Spertzel RO, Ginn RK. Yellow fever vaccine: direct challenge of monkeys given graded doses of 17D vaccine. Appl Microbiol. 1973;25(4):539-44.
95. Centers for Disease Control and Prevention (CDC). Transmission of yellow fever vaccine virus through breast-feeding - Brazil, 2009. MMWR Morb Mortal Wkly Rep. 2010;59(5):130-2.
96. CVE/CCD. Imunizações, Zoonoses. Informe Técnico Vacina Contra Febre Amarela. 2011.
97. Vaccines and vaccination against yellow fever. WHO position paper – June 2013. Wkly Epidemiol Rec. 2013;88(27):269-83.
98. Lindsey NP, Schroeder BA, Miller ER, Braun MM, Hinckley AF, Marano N et al. Adverse event reports following yellow fever vaccination. Vaccine. 2008;26(48):6077-82.
99. Martins R, Maia L, Santos E, Cruz RLS, Santos PRG, Carvalho SMD. Yellow fever vaccine post-marketing surveillance in Brazil. Procedia in Vaccinology. 2010;2(2):178-83.
100. MS. Orientações quanto à vacinação contra a febre amarela. Disponível em: http://portalsaude.saude.gov.br/index.php/orientacoes-febreamarela. Acesso em: 22/5/2015.
101. World Health Organization (WHO). The immunological basis of immunization series. Module 7 – Measles, 2009.
102. World Health Organization (WHO). The immunological basis of immunization series. Module 11 – Rubella, 2008.
103. World Health Organization (WHO). The immunological basis of immunization series. Module 16 – Mumps, 2010.
104. World Health Organization (WHO). The immunological basis of immunization series. Module 10 – Varicella-zoster virus, 2008.
105. World Health Organization (WHO). Varicella and herpes zoster vaccines: WHO position paper, June 2014. Wkly Epidemiol Rec. 2014;89(25):265-87.

106. Papaloukas O, Giannouli G, Papaevangelou V. Successes and challenges in varicella vaccine. Ther Adv Vaccines. 2014;2(2):39-55.
107. Taylor LE, Swerdfeger AL, Eslick GD. Vaccines are not associated with autism: an evidence-based meta-analysis of case-control and cohort studies. Vaccine. 2014;32(29):3623-9.
108. Soares RC, Siqueira MM, Toscano CM, Maia MeL, Flannery B, Sato HK et al. Follow-up study of unknowingly pregnant women vaccinated against rubella in Brazil, 2001-2002. J Infect Dis. 2011;204 Suppl 2:S729-36.
109. Sato HK, Sanajotta AT, Moraes JC, Andrade JQ, Duarte G, Cervi MC et al. Rubella vaccination of unknowingly pregnant women: the São Paulo experience, 2001. J Infect Dis. 2011;204 Suppl 2:S737-44.
110. Marin M, Güris D, Chaves SS, Schmid S, Seward JF, Advisory Committee on Immunization Practices CnfDCaPC. Prevention of varicella: recommendations of the Advisory Committee on Immunization Practices (ACIP). MMWR Recomm Rep. 2007;56(RR-4):1-40.
111. Marin M, Broder KR, Temte JL, Snider DE, Seward JF. Use of combination measles, mumps, rubella, and varicella vaccine: recommendations of the Advisory Committee on Immunization Practices (ACIP). MMWR Recomm Rep. 2010;59(RR-3):1-12.
112. World Health Organization (WHO). The immunological basis for immunization series. Module 18 – Hepatitis A, 2011.
113. World Health Organization (WHO). WHO position paper on hepatitis A vaccines – June 2012. Wkly Epidemiol Rec. 2012;87(28/29):261–76.
114. Vizzotti C, González J, Gentile A, Rearte A, Ramonet M, Cañero-Velasco MC et al. Impact of the single-dose immunization strategy against hepatitis A in Argentina. Pediatr Infect Dis J. 2014;33(1):84-8.
115. World Health Organization (WHO). SAGE Hepatitis A Working Group Report Evidence for the use of single dose inactivated hepatitis A vaccine schedules: Background paper for SAGE decision Addendum to SAGE Hepatitis A WorKing Group report to SAGE November 2011.2012.
116. Victor JC, Monto AS, Surdina TY, Suleimenova SZ, Vaughan G, Nainan OV et al. Hepatitis A vaccine versus immune globulin for postexposure prophylaxis. N Engl J Med. 2007;357(17):1685-94.
117. MS. Informe técnico da Introdução da Vacina Adsorvida Hepatite A (Inativada). 2013.
118. Reber A, Katz J. Immunological assessment of influenza vaccines and immune correlates of protection. Expert Rev Vaccines. 2013;12(5):519-36.
119. Nichol KL, Treanor JJ. Vaccines for seasonal and pandemic influenza. J Infect Dis. 2006;194 Suppl 2:S111-8.
120. Centers for Disease Control and Prevention (CDC). Prevention and control of seasonal influenza with vaccines. Recommendations of the Advisory Committee on Immunization Practices--United States, 2013-2014. MMWR Recomm Rep. 2013;62(RR-07):1-43.
121. Jefferson T, Rivetti A, Di Pietrantonj C, Demicheli V, Ferroni E. Vaccines for preventing influenza in healthy children. Cochrane Database Syst Rev. 2012;8:CD004879.
122. Jefferson T, Di Pietrantonj C, Rivetti A, Bawazeer GA, Al-Ansary LA, Ferroni E. Vaccines for preventing influenza in healthy adults. Cochrane Database Syst Rev. 2014;3:CD001269.
123. Osterholm MT, Kelley NS, Sommer A, Belongia EA. Efficacy and effectiveness of influenza vaccines: a systematic review and meta-analysis. Lancet Infect Dis. 2012;12(1):36-44.
124. Treanor JJ, Talbot HK, Ohmit SE, Coleman LA, Thompson MG, Cheng PY et al. Effectiveness of seasonal influenza vaccines in the United States during a season with circulation of all three vaccine strains. Clin Infect Dis. 2012;55(7):951-9.
125. Herrera GA, Iwane MK, Cortese M, Brown C, Gershman K, Shupe A et al. Influenza vaccine effectiveness among 50-64-year-old persons during a season of poor antigenic match between vaccine and circulating influenza virus strains: Colorado, United States, 2003-2004. Vaccine. 2007;25(1):154-60.
126. Govaert TM, Thijs CT, Masurel N, Sprenger MJ, Dinant GJ, Knottnerus JA. The efficacy of influenza vaccination in elderly individuals. A randomized double-blind placebo-controlled trial. JAMA. 1994;272(21):1661-5.
127. DiazGranados CA, Dunning AJ, Kimmel M, Kirby D, Treanor J, Collins A et al. Efficacy of high-dose versus standard-dose influenza vaccine in older adults. N Engl J Med. 2014;371(7):635-45.
128. Kwong JC, Vasa PP, Campitelli MA, Hawken S, Wilson K, Rosella LC et al. Risk of Guillain-Barré syndrome after seasonal influenza vaccination and influenza health-care encounters: a self-controlled study. Lancet Infect Dis. 2013;13(9):769-76.
129. SES/CCD/CVE/DI. Informe técnico 17ª campanha nacional de vacinação contra a influenza 2015. Acesso em: 10/5/2015.
130. World Health Organization (WHO). Human papillomavirus vaccines: WHO position paper, October 2014. Wkly Epidemiol Rec. 2014;89(43):465-91.
131. Einstein MH, Takacs P, Chatterjee A, Sperling RS, Chakhtoura N, Blatter MM et al. Comparison of long-term immunogenicity and safety of human papillomavirus (HPV)-16/18 AS04-adjuvanted vaccine and HPV-6/11/16/18 vaccine in healthy women aged 18-45 years: end-of-study analysis of a Phase III randomized trial. Hum Vaccin Immunother. 2014;10(12):3435-45.
132. Kim KS, Park SA, Ko KN, Yi S, Cho YJ. Current status of human papillomavirus vaccines. Clin Exp Vaccine Res. 2014;3(2):168-75.
133. Schiller JT, Castellsagué X, Garland SM. A review of clinical trials of human papillomavirus prophylactic vaccines. Vaccine. 2012;30 Suppl 5:F123-38.
134. Tjalma WA. There are two prophylactic human papillomavirus vaccines against cancer, and they are different. J Clin Oncol. 2015;33(8):964-5.
135. MS/SVS/DVDT/CGPNI. Informe Técnico sobre a vacina papilomavirus (HPV) na atenção básica. Brasília, 2013.
136. Publication W. Rabies vaccines: WHO position paper – Recommendations. Vaccine. 2010;28(44):7140-2.
137. Fooks AR, Banyard AC, Horton DL, Johnson N, McElhinney LM, Jackson AC. Current status of rabies and prospects for elimination. Lancet. 2014;384(9951):1389-99.
138. MS. Normas Técnicas de Profilaxia da Raiva Humana Brasília/DF. Disponível em: http://bvsms.saude.gov.br/bvs/publicacoes/normas_tecnicas_profilaxia_raiva.pdf. Acesso em: 22/5/2015.
139. MacLennan CA, Martin LB, Micoli F. Vaccines against invasive Salmonella disease: current status and future directions. Hum Vaccin Immunother. 2014;10(6):1478-93.
140. World Health Organization (WHO). Typhoid vaccines: WHO position paper. Wkly Epidemiol Rec. 2008;83(6):49-59.
141. Levine MM, Ferreccio C, Black RE, Lagos R, San Martin O, Blackwelder WC. Ty21a live oral typhoid vaccine and prevention of paratyphoid fever caused by Salmonella enterica Serovar Paratyphi B. Clin Infect Dis. 2007;45 Suppl 1:S24-8.
142. SES/SP. Informações sobre doenças transmitidas por água e alimentos. Disponível em: cve.saude.sp.gov.br. Acesso em: 15/5/2015.
143. Oxman MN, Levin MJ, Johnson GR, Schmader KE, Straus SE, Gelb LD et al. A vaccine to prevent herpes zoster and postherpetic neuralgia in older adults. N Engl J Med. 2005;352(22):2271-84.
144. Storek J. B-cell immunity after allogeneic hematopoietic cell transplantation. Cytotherapy. 2002;4(5):423-4.
145. Storek J, Viganego F, Dawson MA, Herremans MM, Boeckh M, Flowers ME et al. Factors affecting antibody levels after allogeneic hematopoietic cell transplantation. Blood. 2003;101(8):3319-24.
146. Engelhard D, Nagler A, Hardan I, Morag A, Aker M, Baciu H et al. Antibody response to a two-dose regimen of influenza vaccine in allogeneic T cell-depleted and autologous BMT recipients. Bone Marrow Transplant. 1993;11(1):1-5.
147. Gandhi MK, Egner W, Sizer L, Inman I, Zambon M, Craig JI et al. Antibody responses to vaccinations given within the first two years after transplant are similar between autologous peripheral blood stem cell and bone marrow transplant recipients. Bone Marrow Transplant. 2001;28(8):775-81.
148. Rahier JF, Moutschen M, Van Gompel A, Van Ranst M, Louis E, Segaert S et al. Vaccinations in patients with immune-mediated inflammatory diseases. Rheumatology (Oxford). 2010;49(10):1815-27.
149. Glesby MJ. Immunizations during HIV infection. Curr Opin Infect Dis. 1998;11(1):17-21.
150. De Sousa dos Santos S, Lopes MH, Simonsen V, Caiaffa Filho HH. Haemophilus influenzae type b immunization in adults infected with the human immunodeficiency virus. AIDS Res Hum Retroviruses. 2004;20(5):493-6.
151. Lo S, Mascheretti M, Chaves T, Lopes M. Vacinação dos viajantes: experiência do Ambulatório dos Viajantes do Hospital das Clínicas da Faculdade de Medicina da Universidade de São Paulo. Rev Soc Bras Med Trop. 2008. p. 474-8.
152. World Health Organization (WHO). International Travel and Health Publication. Disponível em: http://www.who.int/ith/en/ Acesso em: 15/5/2015.
153. Health conditions for travellers to Saudi Arabia for the pilgrimage to Mecca (Hajj), 2014. Wkly Epidemiol Rec. 2014;89(32/33):357-60.
154. World Health Organization (WHO). Statement on the 5th IHR Emergency Committee meeting regarding the international spread of wild poliovirus. Disponível em: http://who.int/mediacentre/news/statements/2015/polio-5th-statement/en/2015. Acesso em: 18/5/2015.
155. World Health Organization (WHO). Cholera vaccines: WHO position paper – Recommendations. Vaccine. 2010;28(30):4687-8.

Viroses Respiratórias Agudas 24

Angela Naomi Atomiya
Heverton Zambrini
Clarisse Martins Machado
Maria Aparecida Shikanai Yasuda
Sílvia Vidal Campos

SUMÁRIO

Introdução

As viroses respiratórias agudas caracterizam-se pela elevada frequência, distribuição cosmopolita, caráter endêmico ou epidêmico, elevada morbidade e gravidade em lactentes, idosos, imunodeprimidos e pacientes com comorbidades como pneumopatias crônicas, cardiopatias, nefropatias e gestantes. Mais de duas centenas de sorotipos causam diferentes síndromes no trato respiratório superior e inferior.

Etiologia

Quando se dispõe de técnicas adequadas para o diagnóstico, a etiologia viral pode ser comprovada em cerca de 50 a 70% dos casos de infecções respiratórias agudas, para técnicas como a imunofluorescência direta, e aproximadamente 98% quando aplicada a técnica de reação de cadeia em polimerase (PCR). No Quadro 1, são apresentados os agentes e as síndromes clínicas mais frequentes.

Quadro 1. Síndromes clínicas e agentes de viroses respiratórias agudas

Vírus	Síndromes clínicas
Adenovírus (família: *Adenoviridae*)	Gripe, ceratoconjuntivite, febre faringoconjuntival, laringite, laringotraqueobronquite aguda, gastroenterite aguda, cistite hemorrágica, sinusite e pneumonia
Rinovírus (família: *Picornaviridae*)	Gripe, laringite, laringotraqueobronquite e sinusite
Enterovírus (família: *Picornaviridae*)	Gripe, laringotraqueobronquite e diarreia
Coxsackie (família: *Picornaviridae*)	Gripe, pleurite e laringotraqueobronquite
Parainfluenza 1-3 respirovírus e *parainfluenzae* 2-4 rubulavírus (família: *Paramyxoviridae*)	Gripe, laringotraqueobronquite aguda (crupe), laringite, sinusite, bronquiolite e pneumonia
Vírus respiratório sincicial (família: *Paramyxoviridae*)	Gripe, traqueobronquite, bronquiolite e pneumonia
Coronavírus (família: *Coronaviridae*)	Gripe, laringite e síndrome respiratória aguda
Influenza (família: *Ortomixoviridae*)	Gripe, laringite, laringotraqueobronquite, sinusite e pneumonia
Metapneumovírus (família: *Metapneumoviridae*)	Pneumonia e bronquiolite

Epidemiologia

Estudo multicêntrico norte-americano demonstrou recentemente que os vírus respiratórios são os agentes mais frequentemente isolados em amostras de trato respiratório e sangue de crianças entre 0 e 17 anos de idade com pneumonia adquirida na comunidade e que necessitaram de internação hospitalar. A prevalência das infecções virais chega a quase 90% dos casos em menores de 2 anos, 75% entre 2e 4 anos, 55% entre 5 e 9 anos e 40% entre 10 e 17 anos. O vírus sincicial respiratório (VSR) foi o agente mais importante na faixa etária até 5 anos, e o rinovírus entre 5 e 17 anos de idade[1].

No Brasil, em 2003 em Salvador[2], observou-se elevada incidência de rinovírus (48,3%), sendo este o segundo agente mais comum em crianças hospitalizadas com bronquiolite aguda (17%), seguindo o VSR. A prevalência de vírus respiratórios em crianças com bronquiolite em duas unidades pediátricas de terapia intensiva em Porto Alegre[3] foi de 38,7%, com detecção de VSR em 36% dos casos de bronquiolite. O adenovírus foi responsável por 7,7% das pneumonias com maior mortalidade associada quando comparado ao VSR. A maior frequência de VSR como causa dessas infecções também foi relatada no Rio de Janeiro[3] (47,1%) e em Uberlândia (51%), em 2005. De modo semelhante ao que ocorre em regiões tropicais, a maior incidência é no outono, iniciando-se no verão no Nordeste e estendendo-se até o inverno. Em crianças com asma em São Paulo[4], em 2003, houve identificação viral em 13,9% das crianças com sinais de infecção respiratória do trato superior. Das infecções do trato respiratório inferior de crianças hospitalizadas em São Paulo, 41,8% foram por VSR, 4,6% por adenovírus e 0,8% por influenza A. Em Curitiba, em 2005, a taxa de infecção em aspirados de nasofaringe e lavado broncoalveolar de crianças hospitalizadas e não hospitalizadas foi de 30%, sendo o VSR o mais frequente, e o vírus influenza, o mais comum nas crianças não hospitalizadas.

Em unidades de transplante de medula óssea, o VRS também é o mais encontrado (48%), no total de 7% das amostras de secreção respiratória com identificação etiológica. O influenza A (23%), o influenza B (15%), o parainfluenza (11%) e o adenovírus (3%) foram encontrados com menor frequência. A maior frequência de VSR é também relatada em lactentes pré-termo de unidades de terapia intensiva (14,1%).

Fisiopatogenia

A transmissão respiratória por gotículas é a forma mais comum de infecção, além do contato direto manual com secreções ou indireto, por meio de objetos contaminados. Os pacientes também podem autoinocular-se pelo manuseio da secreção da mucosa nasal e, posteriomente da mucosa conjuntival. O acometimento das vias aéreas superiores desencadeia resposta imune celular com liberação de citocinas e prostaglandinas no epitélio respiratório com quebra da defesa local (redução do *clearance* mucociliar) e risco aumentado de acometimento das vias aéreas inferiores. O trato gastrointestinal e o miocárdio podem ser acometidos em doenças disseminadas.

Quadro clínico

As viroses respiratórias podem ter manifestações clínicas idênticas que as tornam indistinguíveis entre si. Rinorreia, tosse, expectoração, febre, dor torácica e diarreia podem estar presentes. O mais importante é identificar fatores que possam alertar o clínico para aqueles pacientes sob maior risco de desenvolver pneumonia grave e/ou infecção bacteriana sobreposta. Estudo recente identificou como fatores de risco para pneumonia viral: idade (maiores 60 anos), doença pulmonar obstrutiva crônica (DPOC), neoplasias, diabete, doença cardíaca isquêmica, acidente vascular cerebral (AVC) prévio e disfunção renal como as principais comorbidades. Entre os 327 pacientes avaliados, a presença de rinorreia, linfocitose ao hemograma, creatinina normal e opacidades em vidro fosco à tomografia computadorizada (TC) de tórax foram os fatores associados à pneumonia viral[5].

Tratamento e profilaxia

O tratamento das viroses respiratórias agudas é inespecífico e consiste em analgésicos, descongestionantes, anti-histamínicos e antitussígenos, para o alívio dos sintomas e suporte clínico intensivo nos casos graves. Entretanto, o reconhecimento da etiologia viral impacta na limitação do uso de antimicrobianos para agentes bacterianos, reduzindo efeitos adversos experimentados pelos pacientes, bem como a pressão seletiva para surgimento de bactérias resistentes a multidrogas. Poucos antivirais e vacinas estão disponíveis para tratamento específico, exceto para o vírus influenza e VRS, e serão abordados neste capítulo separadamente.

Particularidades dos vírus respiratórios

Rinovírus (*Picornaviridae*)

Os rinovírus são vírus pequenos (30 nm de diâmetro), não envelopados, constituídos de genoma de RNA de fita simples e contidos em um cápside icosaédrico, com cerca de 101 sorotipos conhecidos. Eles pertencem à família *Picornaviridae*, que inclui os gêneros *Rhinovirus*, *Enterovirus*, *Cardiovirus* e *Aphthovirus*.

Embora a infecção mais associada a esse vírus seja o resfriado comum, os rinovívus também podem causar nasofaringite, bronquiolite e pneumonia. Esses vírus também têm um papel importante na patogênese da otite média e nas exacerbações de crises de asma[6]. Em estudo que avaliou as infecções virais de pacientes com pneumonia grave em unidades de terapia intensiva, as infecções por rinovírus apresentaram a maior mortalidade associada (52,9%)[7].

A eliminação de rinovírus pela via aérea é intensa (cerca de 1 milhão de vírions/mL de lavado nasal), inicia-se antes dos sintomas da doença, com pico entre o 2º e o 7º dias, podendo se estender até 3 a 4 semanas. A primeira superfície de contato desse vírus é a mucosa nasal, onde utiliza a molécula-1 de adesão intercelular (ICAM-1) como receptor para adesão ao epitélio, infecção e disseminação viral local[8]. A ligação dos rinovírus ao ICAM bloqueia o seu ligante natural, o LFA-1. Ambos são fundamentais para a ativação de linfócitos T, B e células *natural killers*, com alteração da imunidade local da via aérea. Em estudos com lavados nasais, observou-se aumento de bradicininas e albumina (sugerindo o aumento da permeabilidade vascular), neutrófilos e aumento de citocinas pró-inflamatórias (IL-1b, IL-6, IL-8, TNF-alfa e fator estimulador de colônia de macrófagos e granulócitos ou GMCSF), tendo a IL-1b e a IL-8 um papel importante na patogenia da doença. A temperatura ótima para a replicação do rinovírus é de, aproximadamente, 33 a 35°C. Eles não replicam de forma eficaz sob a temperatura corporal; assim, a viremia é incomum. Entre o 3º e o 5º dia da doença, a rinorreia pode tornar-se mucopurulenta, pela presença de leucócitos polimorfonucleares que migraram em resposta aos fatores quimiotáticos e IL-8. O movimento mucociliar nasal diminui durante a doença e permanece alterado por semanas. Por fim, a doença é contida tanto pela IgA da mucosa quanto pelo aparecimento de anticorpos séricos específicos.

Enterovírus (*Picornaviridae*)

Os enterovírus são responsáveis por até 25% das infecções de etiologia viral em crianças hospitalizadas na Finlândia. Na França[10], os enterovírus representaram 9% dos agentes causais de bronquiolite em lactentes, além de mais 13% de coinfecção com rinovírus. No Rio de Janeiro[11], em um estudo prospectivo de 1985 a 1991, observou-se que os enterovírus foram a 4ª causa de doença respiratória viral, após o VSR, o adenovírus e a influenza. Em estudos prospectivos com PCR – transcriptase reversa, demonstrou-se que o RNA de enterovírus em infecções respiratórias sintomáticas demoram 2 a 3 semanas para desaparecer do muco nasal.

Coxsackie (*Picornaviridae*)

O coxsackie B4 tem sido descrito como uma causa de pneumonia intersticial e diarreia, sendo uma complicação da síndrome de hiper IgM-1, que cursa com diminuição dos níveis de IgG, IgA e IgE, em decorrência das mutações do gene *CD40* ligante. O coxsackie A21 apresenta sequências idênticas às do poliovírus; porém, causa um quadro respiratório, por compartilhar receptores comuns com os rinovírus.

Parainfluenza (*Paramyxoviridae*)

Os vírus parainfluenza (VPI 1, 2, 3 e 4) causam, aproximadamente, 30 a 40% de todas as infecções respiratórias agudas em adultos e crianças. Na idade adulta, mais de 90% das pessoas apresentam anticorpos para esses vírus. Nos Estados Unidos, as infecções por VPI-1 e VPI-2 ocorrem sobretudo no outono, enquanto as infecções por VPI-3 podem ocorrer durante o ano inteiro, com pico na primavera. O VPI-4 causa uma doença leve, com padrão sazonal não bem definido[12,13]. Nos países tropicais e em desenvolvimento, as variações sazonais não são bem definidas e as epidemias são causadas principalmente por VPI-1.

Os vírus parainfluenza pertencem à família *Paramyxoviridae*; o tipo 1 foi o primeiro vírus descrito (VPI-1), em 1952, no Japão. Em 1955, foi isolado o vírus parainfluenza tipo 2 (VPI-2); em 1985, o VPI-3 e, em 1960, o VPI-4 – os três últimos foram isolados de crianças com infecção respiratória. O VPI-4 é classificado pelos subtipos A e B. Atualmente, os VPI são classificados em dois gêneros: respirovírus (VPI-1 e VPI-3) e rubulavírus (VPI-2 e VPI-4). O VPI é um vírus envelopado, com 150 a 200 nm de diâmetro, constituído de RNA de fita simples, em sentido negativo, que codifica pelo menos 8 proteínas virais (proteína do nucleocápside NP, fosfoproteína P, proteína da matrix M, glicoproteína de fusão F, glicoproteína hemaglutinina-neuraminidase HN, polimerase L e duas proteínas de função incerta C e D)[14]. As proteínas HN e F projetam-se do envelope lipídico e constituem os principais alvos antigênicos para os anticorpos neutralizantes. O nucleocápside é composto de proteínas NP, P, L, em associação com o RNA viral. As glicoproteínas HN estão envolvidas na ligação do vírus à célula hospedeira por interações com resíduos do ácido siálico da superfície celular[15]. Essa interação permite que a proteína F medeie a fusão da membrana vírus-célula, necessária para a entrada do nucleocápside e infecção do hospedeiro.

Após a transmissão do VPI (inoculação direta por meio de secreções infectantes ou aerossóis inalados), os vírus ligam-se aos receptores celulares do hospedeiro. O vírus infecta, inicialmente, as células epiteliais da narina e da nasofaringe (por ligação da hemaglutinina com o receptor do ácido neuramínico e fusão com a membrana celular mediada pelos receptores F1 e F2), disseminando-se distalmente ao trato respiratório. Cerca de 24 horas após a infecção, há intensa replicação viral nasal e pulmonar, atingindo o pico após 2 a 5 dias, quando o antígeno viral pode ser detectado na porção apical das células epiteliais respiratórias[16].

O VPI é excretado nos exsudatos respiratórios 1 a 4 dias após a infecção, por um período de 3 a 16 dias. A invasão por esses vírus causa alterações inflamatórias na membrana superficial mucosa (perda ciliar, lesão celular e edema), com obstrução da via aérea, espasmo de músculos laríngeos e edema de cordas vocais, causando o estridor laríngeo (típico no crupe).

Após a infecção viral, ocorrem alterações morfológicas celulares, com aumento do citoplasma e do núcleo, diminuição da atividade mitótica celular, vacúolos citoplasmáticos únicos ou múltiplos, inclusões basofílicas ou eosinofílicas e formação de células multinucleadas gigantes, que ocorrem tardiamente na infecção.

A defesa contra o VPI é mediada principalmente pela imunidade humoral dirigida para duas glicoproteínas do vírus: HN e F. O papel da resposta imune celular não está bem definido nas infecções por parainfluenza.

A maioria das crianças nasce com anticorpos neutralizantes para os quatro sorotipos do vírus; porém, esses títulos diminuem durante os primeiros 6 meses de vida. A principal resposta humoral ocorre via imunoglobulina G1 (IgG1), mas 30% dos adultos têm aumentos significativos de IgG3, IgG4, IgA sérica e IgM. A IgA secretória também tem um papel importante na defesa natural contra o VPI. Após a doença, os adultos e as crianças desenvolvem níveis de anticorpos no sangue que se correlacionam com a recuperação e a prevenção de uma nova infecção. A reinfecção com parainfluenza pode ocorrer ao longo da vida em pacientes idosos ou imunodeprimidos, com potencial de complicações dessas infecções.

As síndromes clínicas relacionam-se ao tipo de vírus, sendo que o tipo 1 é a principal causa de crupe em crianças, e o tipo 2, também associado ao crupe, causa um quadro mais leve. O tipo 3 está associado a pneumonia e bronquiolite, mimetizando infecção por VSR.

Vírus sincicial respiratório (*Paramyxoviridae*)

O VSR foi descoberto em 1956, em um grupo de chimpanzés de uma colônia no extremo de Washington, DC (EUA), por recuperação de um agente citopático de um dos chimpanzés com doença do trato respiratório superior (coriza e mal-estar), e deram-lhe o nome de *chimpanzee coryza agent* (CCA)[17]. Posteriormente, o agente foi identificado em um grupo de seres humanos que lidavam com esses animais, apresentando um quadro clínico de doença do trato respiratório superior menos grave que a dos chimpanzés.

O VSR é classificado no gênero *Pneumovirus*, pertencente à família *Paramyxoviridae*[17]. Indiscutivelmente, é o patógeno mais envolvido em infecções respiratórias na infância. Tem apenas um sorotipo, mede de 120 a 300 nm de diâmetro e é instável à temperatura de 37°C ou mais. Não se multiplica em ovo embrionado, sendo recuperado em cultura de células de linhagem contínua (células Hep-2, HeLa e WI-38), nas quais induz a formação de sincício (efeito citopático decorrente da fusão celular). O RNA viral do VSR decodifica 10 proteínas, 7 das quais são estruturais (F, G, L, M, N, P e SH). A glicoproteína F (proteína de fusão) e a glicoproteína G (proteína de ataque) são proteínas de superfície e são os determinantes antigênicos maiores do vírus. A glicoproteína G é responsável pelo ataque viral, e a F, pela penetração e formação de sincício.

O VSR é considerado, atualmente, o agente mais importante de doenças respiratórias graves do lactente. Em crianças com até 4 anos de idade, o VSR foi isolado em 58% dos casos de bronquiolite, em 28% dos casos de pneumonia, em 24% dos casos de faringite-bronquite grave e em 8% dos casos de laringite, em estudos realizados em crianças hospitalizadas. Evidências epidemiológicas demonstram um impacto do VSR em idosos semelhante às infecções não epidêmicas pelo vírus influenzae. A taxa de ataque em casas de repouso é de, aproximadamente, 5 a 10% por ano, com pneumonia em 10 a 20 dos casos e mortalidade de 2 a 5%.

A resposta imunológica à primoinfecção é autolimitada no trato respiratório, porém, na reinfecção, observa-se uma maior reatividade imunológica tanto na mucosa respiratória quanto no soro. A infecção pelo VSR induz uma resposta imune celular com transformação blástica de linfócitos, resposta celular T-citotóxica e resposta citotóxica celular dependente do anticorpo. Diversas substâncias também estão envolvidas no processo infeccioso, como citocinas, quimiocinas e metabólitos do ácido araquidônico. Muitos desses produtos são fundamentais no recrutamento de células para o sítio infeccioso. Além disso, durante o curso da infecção, há a indução de moléculas de adesão celular e moléculas solúveis de adesão intercelular (CD11B, ICAM1 e E-selectina), necessárias para mobilizar as células inflamatórias e imunológicas para o sítio infeccioso[17].

A infecção primária pelo VSR induz a resposta com IgM em 5 a 10 dias, dependendo da idade do paciente. Níveis baixos de IgM são observados em crianças com menos de 6 meses de vida. Os títulos de IgM persistem por 1 a 3 meses, podendo ser detectados em até 1 ano, de acordo com alguns estudos. Os títulos de IgG são detectados, na maioria dos pacientes, no máximo, em 20 a 30 dias após o início dos sintomas. A resposta IgG ocorre principalmente nas classes IgG-1 e IgG-3, indicando a natureza antigênica das proteínas F e G do VSR. Após 1 ano de infecção, os níveis de IgG começam a declinar. Com uma reinfecção, observa-se o efeito *booster* (elevação dos níveis de IgG), com 5 a 7 dias de doença. A resposta IgA sérica ocorre alguns dias após a resposta IgM e IgG, sendo mais intensa em crianças com mais de 6 meses de vida.

A bronquiolite é causada pelo VSR (principal agente etiológico dessa síndrome) e pelos vírus da parainfluenza (1, 2 e 3) em cerca de, respectivamente, 60 e 25% dos casos; adenovírus, rinovírus, enterovírus e vírus da influenza também têm sido isolados em uma menor porcentagem de doentes[18].

A bronquiolite incide quase exclusivamente nos 2 primeiros anos de vida, em particular nos primeiros 6 meses. Inicia-se com febre baixa, tosse seca e coriza; em seguida, de forma progressiva, instala-se a dispneia, que se acentua, com tiragem alta e baixa e, em casos mais graves, com cianose. A tosse torna-se paroxística, prejudicando muito o repouso e a alimentação. O exame físico pode demonstrar, à ausculta pulmonar, estertores subcrepitantes finos, sibilos e expiração prolongada. Em contraste com a intensa dispneia, também pode ser muito leve, observando-se apenas acentuada redução do murmúrio vesicular. A radiografia do tórax evidencia quadro de enfisema (hipertransparência pulmonar, horizontalização das costelas e achatamento diafragmático), acompanhado, às vezes, por faixas de atelectasia.

As complicações observadas com maior frequência na bronquiolite são a pneumonia bacteriana e a insuficiência cardíaca congestiva. Quando se instala uma infecção bacteriana secundária, a febre – de início baixa – sofre elevação. Se não houver complicações, a evolução não se estende por mais de uma semana, ocorrendo melhora progressiva do quadro. Com uma adequada assistência respiratória, a letalidade não alcança 5%.

As crianças com maior risco de doença grave por VSR são: prematuras, baixo peso, com displasia pulmonar, doença cardíaca congênita, imunodeficientes congênitos ou adquiridos, doenças hematológicas malignas, transplantes de órgãos sólidos ou de medula e crianças com fibrose cística[17].

Idosos com doenças cardíacas, doenças pulmonares e imunodeprimidos[20] têm risco aumentado de desenvolver pneumonia pelo VSR e óbito.

Tratamento

O antiviral disponível para o tratamento das infecções de trato respiratório inferior pelo VSR é a ribavirina inalatória. As formas endovenosas e orais da ribavirina não atingem a concentração necessária para inibir a replicação viral e, por isso, limitam-se ao tratamento de infecções de vias aéreas superiores com o intuito de reduzir a evolução da infecção para o trato respiratório inferior e causar pneumonia. Em crianças, ainda não existe um consenso sobre o tratamento do VSR com a ribavirina inalatória, em decorrência da publicação de 11 estudos controlados[54]. Em 6 deles, o tratamento com a ribavirina, um análogo sintético da guanosina, associou-se à redução na gravidade da doença, à diminuição da excreção viral, à melhor oxigenação e à melhora do quadro clínico. Recentemente, uma metanálise desses estudos apresentou resultados desanimadores, mas consistentes com a experiência dos pediatras: a ribavirina não leva à melhora significativa dos parâmetros clínicos importantes e seu uso pode ser benéfico para algumas crianças sob risco de maior gravidade da doença. A ribavirina também não se mostrou eficaz no sentido de evitar os episódios recorrentes de sibilância e melhorar outras funções pulmonares. Até recentemente, o tratamento com ribavirina inalatória também estava recomendado para receptores de transplante de células-tronco hematopoiéticas (TCTH), com diagnóstico de infecção por VSR. Estudos não controlados sugeriram possível benefício da ribavirina inalatória, com ou sem associação com a imunoglobulina endovenosa, em pacientes com maior risco de pneumonia e óbito pelo VSR. Tais pacientes são aqueles infectados pelo VSR antes da enxertia da medula ou em uso de altas doses de drogas imunossupressoras. Entretanto, um estudo randomizado não demonstrou diminuição do risco de complicações nos pacientes que receberam a ribavirina inalatória (60 mg/mL, 2 g total, 3 vezes/dia, por 2 horas). Nesses pacientes, observou-se apenas diminuição da carga viral do VSR, em comparação aos não tratados, e não houve interrupção do tratamento por efeitos adversos. Com essas novas evidências, espera-se que a recomendação do uso de ribavirina inalatória nesses pacientes, para diminuição de complicações, seja revista com mais rigor. Alternativas ao uso do antiviral são as imunoglobulinas específicas para o VSR (VRS-IVIg) e o anticorpo monoclonal humanizado, o palivizumabe. A Academia Americana de Pediatria sugere que a profilaxia com VRS-IVIg seja considerada para pacientes com displasia broncopulmonar, principalmente aqueles que já fazem uso de oxigenoterapia, e para prematuros com idade gestacional menor que 32 semanas, em especial se nascidos imediatamente antes ou durante o período de maior circulação do VSR. Com relação ao uso do palivizumabe, a recomendação é similar no Brasil. Crianças com menos de 2 anos de idade com doença pulmonar crônica ou cardiopatia congênita devem ser consideradas para profilaxia com o palivizumabe. Da mesma forma, crianças nascidas com 28 semanas ou menos podem se beneficiar de profilaxia até 1 ano de idade. O tratamento da infecção em adultos e idosos é baseado no suporte clínico geral.

Adenovírus (*Adenoviridae*)

O adenovírus, cujo nome se relaciona com sua capacidade de se multiplicar e se tornar latente em tecidos glandulares (adenoide, tonsilas palatinas, placas de Peyer etc.), são vírus de DNA de dupla-hélice, com 70 a 90 nm de diâmetro, desprovidos de envelope, com mais de 100 sorotipos, dos quais se demonstrou que 47 são responsáveis pela infecção humana. Os adenovírus são muito sensíveis ao calor (destruídos ao fim de 30 minutos a 56°C) e possuem antígeno fixador do complemento. O vírus se multiplica em aproximadamente 6 dias, em culturas de tecidos, em células primárias de rim de embrião humano e em linhagens de células humanas de origem epitelial[20].

A infecção primária por adenovírus ocorre, comumente, na infância, enquanto a reativação se observa em crianças e adultos imunocomprometidos. As formas clínicas mais comuns são as infecções de trato respiratório superior e a conjuntivite. Pacientes imunodeprimidos estão sob maior risco de infecção exógena ou reativação, podendo evoluir com pneumonia, hepatite e infecção disseminada, que podem levar ao óbito. A gastroenterite aguda também é observada em crianças e é provocada sobretudo pelos sorotipos 40 e 41. Os sorotipos 11 e 21 são responsáveis pela cistite hemorrágica grave. Ainda não há nenhum medicamento antiviral ativo contra os adenovírus, porém, em quadros graves como na doença disseminada (pneumonite, hepatite, cistite hemorrágica) em pacientes imunossuprimidos, devem ser considerados a redução da imunossupressão e o tratamento antiviral com cidofovir 5 mg/kg/semana até elevação de linfócitos TCD3 e queda de 2 log no PCR quantitativo para adenovírus. Na impossibilidade de realização destes exames, considerar 6 semanas de tratamento antiviral[21].

Coronavírus (*Coronaviridae*)

Em 2003, um novo vírus corona (CoV), identificado pela primeira vez em Hong Kong, nos Estados Unidos e na Alemanha, foi associado à síndrome respiratória aguda (SRA), denominado vírus corona associado a SRA (SRA-CoV). Desde então, foram identificados os coronavírus NL63 e HKU1 e, em 2014, a síndrome respiratória do Oriente Médio (MERS-CoV)[24].

Os vírus corona (ordem Nidovirales, família *Coronaviridae* e gênero *Virus Corona*) são membros de uma família de vírus com cadeias positivas de RNA, com envelope e de grande dimensão, que se replicam no citoplasma das células do hospedeiro animal. Os viriões medem 100 a 140 nm de diâmetro. A maioria, mas não todas as partículas virais, apresenta projeções superficiais características, que dão origem ao nome (coroa, do latim *corona*).

O genoma do SRA-CoV contém quatro *open reading frames* principais que codificam a poliproteína: as espículas (S), o envelope (E), as glicoproteínas da membrana (M) e a nucleocápside proteica (N).

A principal função da proteína S é ligar-se a receptores celulares específicos da espécie hospedeira e despoletar a fusão entre o envelope viral e a membrana celular. Muitas das especificidades da infecção inicial dependem dessas interações específicas com o receptor. Por fim, a proteína S é o principal antígeno viral que suscita o aparecimento de anticorpos neutralizantes no hospedeiro. Todas são muito importantes para a formação da arquitetura do SRA-CoV, em especial as proteínas S e N, que podem ser as melhores candidatas à terapêutica-alvo de SRA.

Os coronavírus humanos (HCoV), inicialmente associados às doenças benignas, situam-se no grupo 1 (HCoV-229E) e no grupo 2 (HCoVOC43) e são a maior causa de doenças respiratórias leves. Ocasionalmente, podem ser responsáveis por infecções graves do trato respiratório inferior, em crianças e em adultos, e por enterocolites necrotizantes em recém-nascidos[23]. Nos animais, o coronavírus pode causar infecções respiratórias, entéricas ou neurológicas, altamente virulentas, assim como hepatites, como as encontradas na SRA[22]. Os coronavírus são altamente espécie-específicos e podem multiplicar-se no fígado, nos pulmões, nos rim, nos intestinos, no baço, no cérebro, na medula espinal, na retina e em outros tecidos[22]. Em hospedeiros imunocompetentes, a infecção dá origem a anticorpos neutralizantes e respostas imunitárias mediadas por células, que destroem as células infectadas. O reservatório natural do SRA-CoV não foi identificado, mas um número de espécies selvagens consumidas no sul da China demonstraram, laboratorialmente, evidência de infecção pelo coronavírus – Civeta (*Paguma larvata*), texugo furão da China (*Melogale moschata*) e *raccoon dog* (*Nyctereutes procyonoides*), assim como gatos domésticos e furões (*Mustela furo*).

Na ausência de uma vacina, a maneira mais eficaz de controlar uma nova doença viral, como a SRA, é quebrar a cadeia de transmissão entre pessoas infectadas e pessoas saudáveis. Em quase todos os casos documentados, a SRA é transmitida por contato próximo, face a face com gotículas infectadas quando um doente espirra ou tosse[28]. Estudos epidemiológicos sobre a introdução da SRA em uma população suscetível concluem que, se o coronavírus SRA não fosse controlado, infectaria a maioria das pessoas nos locais onde fosse introduzido, mas poderia ser controlado com boas medidas básicas de saúde pública: melhora das medidas de controle nos hospitais, quarentena dos casos relatados e redução voluntária de contatos na população.

Os últimos dados referidos de epidemia de SRA no mundo são (21 de abril de 2004 – WHO):

- Número de casos cumulativos: 8.096.
- Número de óbitos: 774.

Em relação ao MERS-CoV, até fevereiro/2015, 971 casos confirmados haviam sido documentados, sendo 356 óbitos. Os homens (63%) de meia-idade (48 anos) foram os mais acometidos[29]. O modo da transmissão viral ainda não foi identificado.

O sintoma mais comum nos doentes com SRA é a febre, com uma temperatura corporal superior a 38°C. A febre é o principal critério na definição de caso suspeito ou provável da SRA da OMS. Contudo, a febre pode estar ausente durante os primeiros estágios da doença e em indivíduos com comorbidade que não desenvolvem febre. A febre está associada a outros sintomas que incluem arrepios, rigidez, cefaleias, tonturas, mal-estar e mialgia. São menos comuns a produção de expectoração, inflamação da garganta, coriza, náuseas, vômitos e diarreia.

O período de incubação da doença é curto, 6 dias em média. A evolução clínica da doença é altamente variável, podendo ocorrer desde sintomas rápidos até uma doença grave com insuficiência respiratória e morte. O aumento da deterioração clínica combinado com a dessaturação de oxigênio exige cuidados intensivos e suporte ventilatório, o que ocorre, em geral, 7 a 10 dias após o aparecimento dos sintomas. Nos casos graves, a SRA é uma doença fulminante que progride de um estado em que o doente se sente "confortável", até atingir a insuficiência respiratória, que requer entubação em menos de 24 horas.

A evolução clínica da SRA segue, na maioria dos casos, um padrão trifásico:

- 1ª semana: febre, mialgia e outros sintomas sistêmicos que, em geral, melhoram após alguns dias.
- 2ª semana: os doentes, com frequência, apresentam recaída de febre, diarreia e dessaturação em oxigênio. A febre reaparece em 85% dos doentes, em média, após 8,9 dias. A degradação radiológica foi observada em 80%, em média, ao fim de 7,4 dias. Quase metade dos doentes desenvolve alteração nas lesões radiológicas, o que foi evidenciado pela melhora da lesão inicial seguida do aparecimento de novas lesões. O agravamento da doença pode ocorrer após o 10º ao 15º dia, quando já tiver ocorrido soroconversão de IgG.
- A 3ª fase da doença é caracterizada por insuficiência respiratória, necessitando de suporte ventilatório. Diversos doentes desenvolvem sepse nosocomial durante essa fase de falha orgânica terminal e linfopenia grave.

O RNA SRA-CoV-específico pode ser detectado por PCR em várias amostras clínicas, como sangue, fezes, secreções respiratórias ou tecidos orgânicos. A reação da polimerase em cadeia em tempo real (RT-PCR) possibilita o diagnóstico rápido e apresenta vantagens em relação ao PCR convencional para coronavírus, uma vez que apresenta maior sensibilidade e maior especificidade, reduz etapas de risco de contaminação e permite a quantificação do alvo em investigação, sendo um teste que apresenta menor tempo de execução.

Os anticorpos IgM e IgG podem ser detectados por imunofluorescência indireta a partir do 10º dia ou por imunoperoxidade (Elisa) a partir do 20º dia de infecção, podendo os de classe IgG persistir por período maior. Anticorpos neutralizantes quantificam a capacidade sérica de neutralização viral em uma cultura celular e, provavelmente, têm a melhor correlação com a proteção[29].

Apesar de o uso de ribavirina sistêmica durante o surto de SRA-CoV em 2003, com aparente resposta clínica em alguns casos, não foi demonstrada evidência do benefício do antiviral. O suporte clínico intensivo ainda é a melhor abordagem no manejo das infecções graves por coronavírus.

Influenza humana (*Orthomyxoviridae*)

O vírus influenza pode infectar o homem (influenza humana) e outras espécies animais, como as aves (influenza aviária), os porcos (influenza suína) e os cavalos (influenza equina), entre outros. As infecções causadas por esses vírus podem ser divididas em influenza sazonal, influenza animal e pandemia de influenza[33].

A influenza sazonal é uma infecção do trato respiratório, de curso autolimitado, com surtos ao longo do ano (geralmente nos meses mais frios), causados por variantes antigênicas da influenza humana em circulação. É uma das infecções mais comuns na humanidade e uma das mais contagiosas por via aérea. A disseminação do vírus depende da suscetibilidade da população.

A transmissão da influenza animal ocorre, em geral, dentro da mesma espécie, exceto no porco, que faz parte da cadeia de transmissão da influenza aviária e da influenza humana. Embora seja rara, também pode ocorrer a transmissão do vírus influenza A de aves para o homem, resultando em uma doença de gravidade variável, dependendo da cepa viral.

A pandemia de influenza refere-se à doença de maior gravidade decorrente de mutações na estrutura antigênica da influenza humana, culminando em cepas completamente distintas dos vírus circulantes, aos quais a população seja suscetível. A influenza A, em particular, é a mais patogênica entre os vírus influenza, com alta variabilidade nas características antigênicas das glicoproteínas do envelope (hemaglutinina e neuraminidase), sendo responsável pelas pandemias de influenza.

Os vírus influenza humano são transmitidos de pessoa para pessoa por via aérea, pelas secreções respiratórias de um indivíduo infectado, eliminadas ao falar, espirrar ou tossir ou diretamente após o contato das mãos contaminadas com a mucosa oral, nasal ou conjuntival.

Na influenza aviária, o vírus é eliminado nas secreções nasais, na saliva e nas fezes de aves infectadas. Todas as aves são suscetíveis à infecção por esse vírus, porém, algumas espécies são mais resistentes que outras. As aves aquáticas, sobretudo patos selvagens, são os principais reservatórios naturais do vírus da influenza aviária e podem disseminar a doença durante a migração. As aves domesticadas, como galinhas, patos e perus, podem desenvolver a doença por contato direto com materiais contaminados (água, solo ou alimento).

A gripe aviária em humanos é causada pela influenza A/H5N1 de aves, que infecta os seres humanos por meio do contato direto com aves infectadas.

Três pandemias de influenza marcaram o século XX: a gripe espanhola (1918), a asiática (1957) e a de Hong Kong (1968). No século XXI, a pandemia pelo influenza A/H1N1 (gripe suína) em 2009 originou-se no México e espalhou-se por mais de 200 países. Acometeu principalmente crianças, idosos, pacientes com comorbidades pulmonares e/ou do sistema cardiovascular e gestantes. Resultou em mais 8.700 óbitos. Atualmente, ainda se está na fase pós-pandêmica da infecção por influenza A/H1N1, quando há controle da doença, porém é mantida a vigilância mundial da transmissão viral. As cepas de influenza A humana implicadas nessas quatro pandemias foram originadas de recombinações com a influenza aviária[34], conforme demonstra o Quadro 2.

Durante um longo tempo, acreditou-se que a influenza aviária não fosse transmitida diretamente aos homens, sendo necessário o rearranjo genético entre a cepa humana e aviária. Entretanto, desde 1997, têm sido confirmados casos humanos por diferentes subtipos de influenza aviária, resultantes do contato direto com aves infectadas ou de materiais contaminados com suas excreções/secreções,

Quadro 2. Ocorrência de pandemias e alterações antigênicas do vírus influenza

Ano	Subtipo	Gravidade do surto	Alteração da influenza
1918-19 Gripe espanhola	H1N1	Pandemia grave	Influenza derivado de cepa aviária H1N1 adaptado ao homem: 8 genes originários da influenza aviária - provável *shift*
1957-58 Gripe asiática	H2N2	Pandemia grave	Combinação de 3 genes de influenza aviária H2N2 com influenza humana H1N1 circulante na época; originaram o vírus H2N2 - provável *drift*
1968-69 Gripe de Hong Kong	H3N2	Pandemia moderada	Combinação de 2 genes de influenza aviária H3 com influenza humana H2N2 circulante na época - provável *drift*
2009-2010 Gripe suína	H1N1	Pandemia grave	Rearranjo quádruplo de cepas de influenza (2 suínas, 1 aviária e 1 humana)

Fonte: modificado de De Jong e Tran[35].

culminando no recente surto de influenza A/H5N1 e risco de tornar-se uma nova pandemia[35], conforme mostram os Quadros 3 e 4.

Os vírus influenza são vírus RNA da família *Orthomyxoviridae*, envelopados, altamente transmissíveis e mutáveis. O vírus da influenza humana divide-se em três tipos: A (mais mutável, responsável por epidemias e pandemias), B e C. Embora haja similaridades biológicas e estruturais, os vírus apresentam grande variabilidade antigênica (Quadro 5).

Somente a influenza A apresenta subtipos de acordo com as diferenças em suas glicoproteínas de superfície, hemaglutinina (H) e neuraminidase (N). A função da H é facilitar a entrada do vírus na célula, enquanto da N é facilitar a sua saída após a replicação viral. Os subtipos de influenza A e os vírus de influenza B, por sua vez, são também classificados em cepas.

O vírus influenza é altamente mutável, em decorrência da segmentação do seu genoma, que permite a troca de material genético com outros vírus influenza. O influenza A é mais mutável e patogênico que o tipo B, que é mais mutável que o tipo C. Em geral, epidemias e pandemias são causadas pela influenza do tipo A.

Existem dois mecanismos de alterações genéticas, conhecidas como *drift* e *shift* antigênicos[38], conforme observado no Quadro 5.

Na influenza humana sazonal, o período de incubação varia de 18 a 72 horas. O curso da doença é benigno e autolimitado, com replicação viral máxima em 24 a 48 horas do início do quadro e com queda entre 5 e 10 dias. Os sintomas sistêmicos resultam da liberação de mediadores da inflamação.

O mecanismo de defesa inata é a principal justificativa para a sobrevivência do restante da população du-

Quadro 3. Evolução dos vírus H5N1 de 1996 a 2004

Ocorrência	Vírus	Isolamento	Surto	Comentário
1996	H5N1	Gansos	Guangdong – China	Provável origem do gene hemaglutinina (H) da atual influenza aviária
1997	H5N1	Aves domésticas e humanos	Hong Kong	
1999-2002	H5N1	Galinhas (alta patogenicidade) Patos (não patogênicos)	Sul da China	Diferente patogenicidade do vírus com o decorrer do tempo
2001-2002	H5N1	Galinhas (alta patogenicidade) Patos (não patogênicos)	Hong Kong	
2002	H5N1 (possível *drift*)	Patos (alta patogenicidade) e aves migratórias selvagens	Hong Kong	
2003	H5N1	2 infecções humanas em uma família	Hong Kong	
2000-2004	H5N1	Aves domésticas e humanos	China, Hong-Kong, Indonésia, Tailândia e Vietnã	Diferente capacidade de replicação viral em mamíferos: transmissão de influenza entre patos e porcos

Fonte: De Jong e Tran, 2006[35].

Quadro 4. Tipos, subtipos e cepas de influenza

Tipos de influenza	Influenza A	Influenza B	Influenza C
Hospedeiro	Homem, aves, porcos, cavalos, cachorros, focas, outros	Apenas o homem	Apenas o homem
Subtipos, de acordo com H e N	Influenza A H5 – 9 subtipos potenciais (a cepa H5N1 é de alta patogenicidade) Influenza A H7 – 9 subtipos potenciais (a infecção é rara em humanos, pode ocorrer infecção resultante de contato com aves infectadas, alta ou baixa patogenicidade) Influenza A H9 – são conhecidos 9 subtipos potenciais (baixa patogenicidade)	Não são classificados em subtipos	Não são classificados em subtipos
Cepas	Diversas cepas decorrentes de *drift* antigênico ou *shift*	Diversas cepas decorrentes apenas de *drift* antigênico	Não são classificados em cepas
Comentários	Apenas o vírus influenza A infecta as aves, e as aves podem ser infectadas por todos subtipos conhecidos do vírus A No homem, apenas alguns subtipos de influenza A, em geral, estão em circulação (H1N1, H1N2 e H3N2)	Não causam pandemias, mas podem causar epidemias, geralmente menos graves que as de influenza A	Doença leve no homem; não causam epidemias ou pandemias

Quadro 5. Mecanismos de alterações genéticas do vírus influenza

Alteração genética	Definição	Ocorrência
Drift antigênico	Mudanças pequenas e graduais, que ocorrem por meio de mutações aleatórias nos genes da hemaglutinina e da neuraminidase	Esse fenômeno ocorre com frequência nas influenzas A e B Ocasiona surtos ou pandemias com extensão e gravidades variáveis
Shift antigênico	Mudanças maiores na hemaglutinina e na neuraminidase	Ocorre durante a transmissão direta de influenza de aves para o homem ou pela mistura de genes entre vírus da influenza humana e aviária. O *shift* antigênico resulta em um novo subtipo de vírus influenza A humano. Está associado a epidemias ou pandemias de maior gravidade, ocorrendo, às vezes, na influenza A

Fonte: Treanor, 2004[38].

rante as pandemias. Acredita-se que haja uma grande diversidade individual de suscetibilidade às infecções por vírus influenza (Figuras 1 e 2); dessa forma, não se disseminam de uma pessoa para outra qualquer, mas para um indivíduo suscetível.

O período de incubação varia de 1 a 4 dias após a infecção. Os sintomas iniciam-se de forma abrupta, com febre (> 38°C, durante 3 dias), cefaleia (frontal ou retro-orbitária), mialgia e mal-estar, acompanhados de dor de garganta e tosse seca. Em crianças, pode ocorrer febre mais alta, aumento dos linfonodos cervicais, diarreia e vômitos. Os sintomas respiratórios se tornam mais evidentes, mantendo-se por 3 a 4 dias após o desaparecimento da febre. O período de transmissibilidade é de 2 dias

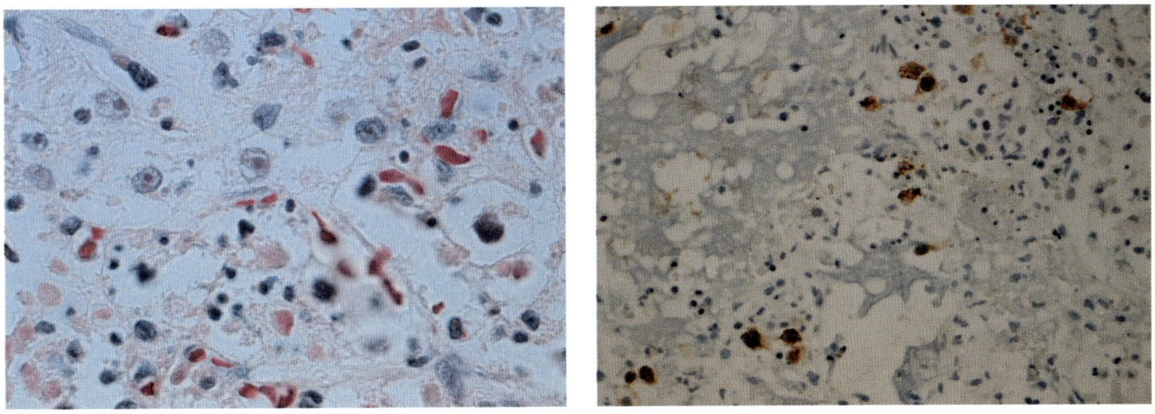

Figura 1. Pneumócitos evidenciando células com inclusões virais precoces de adenovirose (ponto central anfofílico nos núcleos) e célula com inclusão viral bem estabelecida (núcleo com aspecto borrado) (numeradas). As células infectadas podem ser visualizadas em marrom à direita, por meio do método imuno-histoquímico.
Fonte: cortesia da bióloga Sueli Nonogaki e do Dr. Iberê Cauduro Soares, do Instituto Adolfo Lutz em São Paulo.

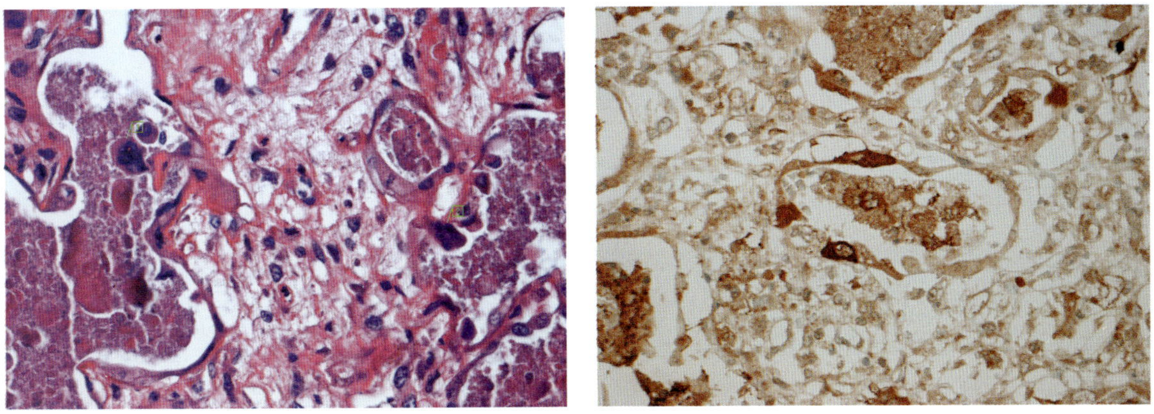

Figura 2. Pulmão com dano alveolar difuso e edema intersticial da pneumonia por vírus sincicial respiratório, evidenciando células infectadas formando sincícios multinucleados (numerados). As células infectadas podem ser visualizadas em marrom forte à direita, por meio do método imuno-histoquímico.
Fonte: cortesia da bióloga Sueli Nonogaki e do Dr. Iberê Cauduro Soares, do Instituto Adolfo Lutz em São Paulo.

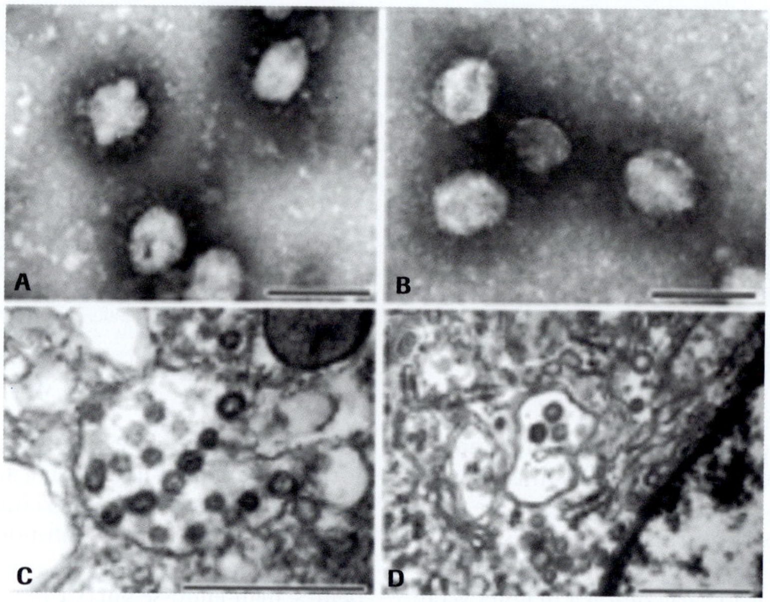

Figura 3. Microscopia eletrônica de SRA-CoV inoculado (A e B) e amostras de tecidos de *Macaca fascicularis* infectados experimentalmente (C e D)[42].

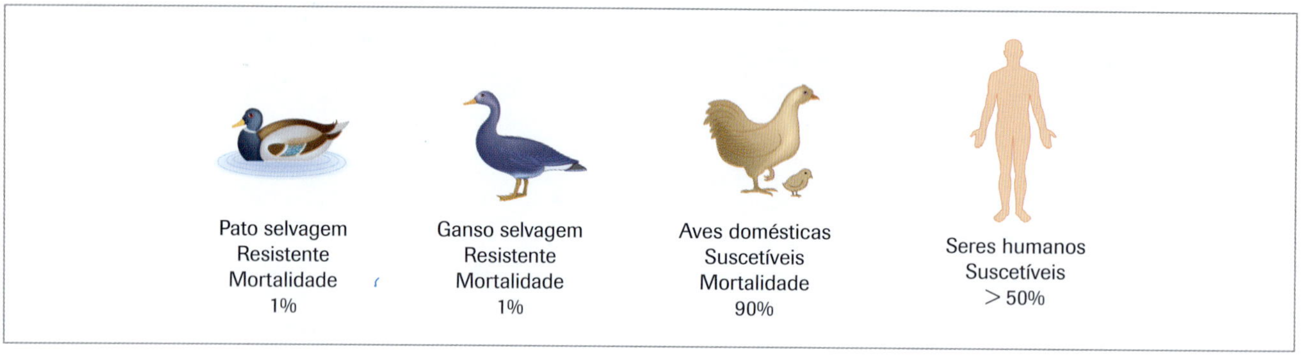

Figura 4. Suscetibilidade do hospedeiro e mortalidade na infecção por influenza A/H5N.
Fonte: adaptada de Rumyantsev, 2006[39].

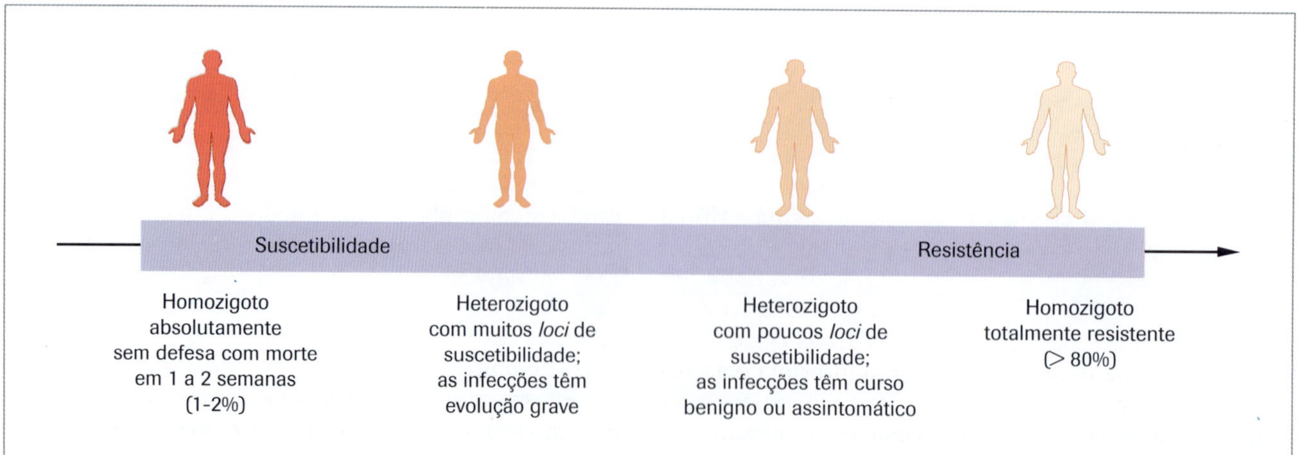

Figura 5. Suscetibilidade às infecções.
Fonte: adaptada de Rumyantsev, 2006[39].

antes até 5 dias após o início dos sintomas. Alguns pacientes evoluem com fraqueza ou fadiga fácil após a infecção (astenia pós-influenza), que dura várias semanas.

As manifestações variam desde uma doença respiratória afebril semelhante ao resfriado até o predomínio de sinais e sintomas de doença sistêmica e pouco envolvimento do trato respiratório. Embora seja benigna, pode evoluir como uma doença grave em idosos, recém-nascidos, imunodeprimidos, gestantes e portadores de doenças crônicas (como cardiopatia ou pneumopatia crônica, diabetes e doença renal crônica).

As complicações da influenza variam desde pneumonia (mais comum), miosite ou rabdomiólise (mais comum em crianças) a envolvimento do sistema nervoso central (meningite asséptica, encefalite, mielite transversa e síndrome de Guillain-Barré), miocardite e pericardite. A pneumonia pode ser primária, resultante do envolvimento pulmonar diretamente pelo vírus influenza e, em geral, é grave. Deve-se suspeitar de pneumonia na persistência e piora dos sintomas, com febre alta, dispneia e progressão para cianose.

A pneumonia também pode ser secundária, causada por *Streptococcus pneumoniae* (principal agente), *Staphylococcus aureus* (segundo patógeno mais comum) ou *Haemophilus influenzae*. Há exacerbação da febre e dos sintomas respiratórios após a melhora inicial, com tosse, escarro purulento e infiltrado pulmonar à radiografia de tórax.

Durante surtos e pandemias, a infecção por influenza pode ser confirmada por meio de cultura viral em laboratórios de referência (a partir de amostras de *swab* de orofaringe, lavado nasal, escarro ou lavado broncoalveolar), para o estudo epidemiológico das cepas em circulação. Embora seja o exame padrão-ouro do diagnóstico laboratorial, são necessárias 48 a 72 horas para a visualização do efeito citopático viral na cultura celular do material coletado, de preferência até 48 horas do início dos sintomas, e não após 5 dias do início do quadro.

Para o diagnóstico rápido, utilizam-se provas imunológicas (imunofluorescência, imunoenzimático e inibição de hemaglutinação com aumento de 4 vezes do título de anticorpos) e moleculares (PCR), atualmente consideradas padrão-ouro.

Profilaxia - Vacinas

A vacina é a principal medida de prevenção. A infecção por influenza sazonal pode ser prevenida por meio da vacina trivalente com as cepas de maior circulação dos vírus naquele ano. Desde 2010, o vírus influenza A/H1N1 é contemplado na vacina. A eficácia da vacina é tipo e subtipo-específica, variando de 40% (idosos) a 90% (indivíduos sadios) de proteção. Em virtude da variabilidade genética do vírus influenza humano, tanto a composição das vacinas quanto as vacinações devem ser atualizadas anualmente. A vacina está indicada para indivíduos com mais de 60 anos de idade e para crianças com mais de 6 meses, com cardiopatias ou pneumopatias crônicas, doença renal crônica, diabete, gestantes e imunodepressão congênita ou adquirida.

Nos pacientes com maior risco de doença grave, podem ser utilizadas as drogas antivirais, para o controle dos surtos e para o bloqueio da transmissão em fases iniciais de uma pandemia.

Metapneumovírus humano (*Paramoxyviridae*)

O metapneumovírus (hMPV) foi inicialmente isolado por Van den Hoogen et al.[22] na Holanda, em 2001, a partir de aspirados de nasofaringe coletados ao longo de 20 anos de crianças que apresentavam doença do trato respiratório. As manifestações clínicas observadas mostraram-se muito semelhantes às causadas pelo VSR, incluindo desde sintomas respiratórios leves, como tosse e coriza, até complicações mais graves, como pneumonia e bronquiolite, em geral acompanhados por febre, mialgia e vômitos. O sequenciamento do vírus a partir dessas amostras evidenciou tratar-se de um agente relacionado geneticamente ao pneumovírus aviário, membro do gênero *Metapneumovirus*, sendo então designado metapneumovírus humano[41]. Desde esse relato inicial, a maioria dos estudos sobre o hMPV foi realizada em populações infantis e apresentou taxas de prevalência em torno de 10% até o 1º ano de vida[42].

As manifestações clínicas no trato respiratório baixo são indistinguíveis da infecção pelo VSR. Em alguns estudos, a idade média das crianças infectadas pelo hMPV mostrou-se discretamente maior que a dos infectados pelo VSR[43], mas não em outros indivíduos[39]. Contudo, está claro que lactentes e crianças pequenas são as populações sob maior risco de infecções graves pelo hMPV. Os mesmos fatores de risco para gravidade do VSR, como prematuridade, doença cardíaca ou pulmonar e imunodepressão, também foram observados nas infecções pelo hMPV[22,45].

Além da ocorrência em crianças, o hMPV também pode causar infecção respiratória em outros grupos etários, adultos jovens e idosos. Falsey et al.[46] detectaram hMPV em 3,4% dos adultos com infecção respiratória aguda. Nenhum dos 158 controles sem queixa respiratória apresentou teste positivo para o hMPV, mostrando que a infecção assintomática também é rara em adultos imunocompetentes. Recentemente, alguns estudos avaliaram o impacto das infecções pelo metapneumovírus em receptores de transplante de células-tronco hematopoiéticas (TCTH) e de órgãos sólidos (TOS). Martino et al. diagnosticaram hMPV em 16 de 177 pacientes (9%) sintomáticos. O agente foi detectado em 13% dos lavados broncoalveolares e em 7% dos aspiradores de nasofaringe de receptores de TCTH, com sintomas de infecção respiratória alta e/ou baixa. A progressão da infecção do trato respiratório alto para o baixo foi observada em 60% dos casos e, em metade desses, a pneumonia foi a causa do óbito[47].

Em receptores de transplante de pulmão, as infecções por rinovírus e coronavírus foram as mais frequentes em estudo conduzido por Kumar et al., no Canadá[48]. Os autores observaram também uma correlação entre a ocorrência de infecção por vírus respiratórios e o aparecimento de rejeição aguda e disfunção crônica do enxerto[48]. Outros estudos são necessários para avaliar a dinâmica da excreção do hMPV em receptores de transplante e o impacto dessa ocorrência na transmissão nosocomial desse agente.

Bocavírus

O bocavírus humano (HBoV) é um parvovírus recentemente identificado em associação com sintomas de infecção do trato respiratório. Esse vírus possui um genoma de aproximadamente 5.217 nucleotídeos que contém 3 *open reading frames*, os quais codificam 4 proteínas (NS1, NP-1, VP-1 e VP-2). O HBoV tem sido detectado em amostras respiratórias de diversas partes do mundo, incluindo Austrália, América do Norte, Europa, Ásia e África, o que sugere distribuição global desse vírus.

Os sintomas mais comumente observados são rinorreia, tosse, febre e chiado, que são observados geralmente em mais de 50% dos casos positivos para HBoV. A sensibilidade da cultura varia de 60 a 90%, e a especificidade está próxima a 100%. Provas rápidas utilizando a imunofluorescência vêm se tornando cada vez mais acessíveis. As técnicas mais rápidas de diagnóstico consistem na detecção de antígenos virais. Pode ser realizada por meio de reação de imunofluorescência direta (IFD) e indireta (IFI), que apresentam sensibilidade de 80% e especificidade de 90%.

Diagnóstico das viroses respiratórias

Para maior eficiência do diagnóstico das viroses respiratórias, são importantes a qualidade da amostra clínica obtida e a aplicação de técnicas sensíveis e rápidas.

A coleta da amostra tem se mostrado importante na recuperação do agente. As amostras clínicas podem ser obtidas por meio de aspirado de nasofaringe, lavado nasal ou *swab* nasal ou de orofaringe. Estudos recentes demonstram que melhores resultados são obtidos por meio da coleta de aspirados ou lavados de nasofaringe, em especial, para o diagnóstico do VSR. Em crianças com bronquiolite, Macfarlane et al.[52] observaram sensibilidade de 97% no diagnóstico de VSR por imunofluorescência direta em aspirados de nasofaringe, significativamente maior que a observada em amostras obtidas por *swab* nasal (67%; p = 0,0014). Ao utilizar o isolamento viral em cultura de células como técnica diagnóstica, Heikkinen et al. observaram resultados semelhantes, com sensibilidades de 97% *versus* 76% para o diagnóstico de VSR pelo aspirado de nasofaringe ou *swab*, respectivamente. Para os demais vírus respiratórios, a sensibilidade da detecção foi similar, independentemente de as amostras terem sido obtidas por *swab* ou aspirado de nasofaringe.

Em resumo, o aspirado de nasofaringe é a melhor técnica para a coleta de secreções respiratórias em crianças pequenas. Em crianças maiores e em adultos que conseguem assoar o nariz, a coleta por meio do lavado de nasofaringe permite uma excelente recuperação dos vírus respiratórios e é o método mais utilizado. A coleta por meio do *swab* de orofaringe deve ser utilizada como última opção, levando em conta a possibilidade de falsos-negativos no caso de infecção pelo VSR.

Em relação às técnicas diagnósticas, os vírus respiratórios podem ser detectados por meio do isolamento viral em diferentes linhagens celulares, pela detecção por meio de anticorpos monoclonais por imunofluorescência direta ou indireta, pelo ensaio imunoenzimático, pela PCR e, mais recentemente, pela RT-PCR.

O isolamento viral era considerado o padrão-ouro no diagnóstico das viroses respiratórias até recentemente, quando as técnicas moleculares passaram a ocupar essa posição. As técnicas de cultivo de vírus respiratórios são laboriosas, lentas e requerem várias linhagens celulares, para que os vírus cultiváveis possam ser detectados. Enquanto alguns vírus respiratórios são dificilmente cultiváveis, outros podem ser isolados em diversas linhagens celulares, como o VSR, e outros ainda têm preferência por determinada cultura celular, como é o caso dos vírus da influenza B (MDCK)[53] ou do metapneumovírus (LLC-MK2)[47]. As linhagens celulares mais utilizadas são a Hep2, MDCK, WI-38, LLC-MK2, NCI, HEK, entre outras. É importante ressaltar que, para melhor recuperação do agente no isolamento viral, as amostras devem ser mantidas entre 4 a 8°C e rapidamente enviadas ao laboratório para processamento.

As técnicas com anticorpos monoclonais são, em geral, mais sensíveis e rápidas que o isolamento viral, permitindo o diagnóstico em algumas horas após a coleta. As técnicas mais utilizadas nessa categoria são a imunofluorescência direta (IFD) ou indireta (IFI) e os ensaios imunoenzimáticos (ELISA). Em um estudo comparando a IFD e o isolamento viral, Shetty et al.[54] observaram que a imunofluorescência foi significativamente mais sensível que o cultivo em 1.069 amostras de *swab* de nasofaringe analisadas. Além disso, a demora dos resultados dos cultivos impediu que essa técnica tivesse grande impacto em relação à tomada de decisões clínicas, ao contrário da IFD.

Os *kits* comerciais das técnicas com monoclonais disponíveis permitem o diagnóstico de VSR, influenza A e B, parainfluenza 1, 2 e 3 e adenovírus, sendo que, para este último, a sensibilidade do teste é baixa. Mais recentemente, anticorpos monoclonais para diagnóstico do metapneumovírus humano por imunofluorescência foram disponibilizados comercialmente. Vale lembrar que uma amostra rica em células do epitélio respiratório é importante no diagnóstico por imunofluorescência, daí a importância de uma boa técnica de coleta do material.

As técnicas moleculares (PCR e RT-PCR) são, atualmente, as melhores opções no diagnóstico rápido das viroses respiratórias. Diversos estudos demonstram a superioridade dessas técnicas em comparação ao isolamento viral e à imunofluorescência[51,52,53]. Além do menor custo em comparação à IFD, as técnicas moleculares podem ser "desenhadas" de forma que incluam vários alvos para amplificação (PCR multiplex), permitindo o diagnóstico de diversos vírus respiratórios na mesma reação.

Para as reações de PCR, o processamento rápido das amostras ou o seu congelamento a -80°C é recomendável, uma vez que os vírus RNA (a grande maioria dos vírus respiratórios) degradam-se facilmente se esses cuidados não forem tomados.

Em relaçao ao diagnóstico do vírus influenza, considerar:

- Teste imunoenzimático (EIA): aproximadamente 50 a 70% de sensibilidade e 90 a 95% de especificidade, comum casos de falsos-negativos (necessita testes confirmatórios). Falsos-positivos quando a prevalência é baixa.
- IFD: mais sensível comparado a EIA, requer equipe altamente treinada e qualificada; resultados são altamente dependentes dos horários do laboratório.
- Cultura viral: leva de 3 a 10 dias; muito demorada.
- RT-PCR: é o padrão-ouro atual no diagnóstico de influenza; o tempo para o resultado depende do método, da frequência dos testes e do lote de amostras. É altamente sensível e específico. A maioria trata-se de alta complexidade. Alguns fornecem informações de subtipos.
- Painéis multiplex para vírus respiratórios: desempenho e resultado variam.
- Testes rápidos: podem identificar erroneamente as cepas H1N1 2009 em até 40%.

Em relação ao diagnóstico do adenovírus, o isolamento viral em cultura de células apresenta sensibilidade de 88% e especificidade de 95%, porém este método demanda de 3 a 10 dias. As reações de imunofluorescência direta e Elisa em lavado ou *swab* de nasofaringe, empregando anticorpos poli ou monoclonais, apresentam especificidade entre 80 e 90%. No entanto, a sensibilidade de ambos os testes é baixa. Métodos moleculares têm sido utilizados para a detecção viral em razão das vantagens de alta sensibilidade, especificidade e velocidade diagnóstica. A PCR é uma técnica de diagnóstico rápido e apresenta sensibilidade maior que 90% e especificidade de 100%.

Tratamento

Influenza

Ao contrário do descrito para o VSR, alternativas mais eficazes estão disponíveis para o controle das infecções pelo vírus da influenza, sobretudo em populações de risco. A melhor estratégia é a prevenção por meio da vacinação anual de idosos, imunocomprometidos, profissionais de saúde, crianças com asma, prematuros e crianças com displasia broncopulmonar. Em razão da evidência de maior risco de complicações, mesmo em crianças saudáveis menores de 5 anos de idade, países como os Estados Unidos passaram a indicar a vacinação contra a influenza nessa faixa etária[58]. No Hospital das Clínicas da Faculdade de Medicina da Universidade de São Paulo (HCFMUSP), Machado et al.[59] observaram eficácia clínica de 80% da vacina contra a influenza em receptores de TCTH.

Além da prevenção por meio da vacinação, alguns antivirais têm ação contra os vírus da influenza. Classicamente, a amantadina e a rimantadina foram utilizadas no tratamento das infecções pelo vírus da influenza A. Em decorrência de suas limitações (intolerância, ação restrita a influenza A, menor eficácia), o uso dessas drogas tem sido substituído pelos inibidores da neuraminidase (oseltamivir e zanamivir), que são mais eficazes e bem tolerados e possuem espectro de ação também contra os vírus da influenza B.

O zanamivir (inalatório) está aprovado para uso em crianças acima de 7 anos de idade e o oseltamivir (oral) para crianças acima de 1 ano[60]. Em crianças entre 1 e 12 anos de idade com influenza, o uso do oseltamivir reduziu em 26% o tempo médio de doença, em 40% o tempo para retorno às atividades normais e em 40% o número de crianças com otite média e, como consequência, o uso de antibióticos[60]. No Quadro 6, está representado um resumo da ação das drogas antivirais contra o vírus da influenza.

No caso da influenza aviária, o vírus H5N1 apresenta resistência à amantadina, enquanto a rimantadina não é disponível em muitos locais do mundo. A maioria dos casos é suscetível tanto ao oseltamivir quanto ao zanamivir, embora já existam estudos de resistência durante o tratamento de ambas as drogas, em decorrência das mutações no sítio ativo da neuraminidase.

No HCFMUSP, um estudo conduzido em receptores de TCTH demonstrou o valor da IFD no diagnóstico rápido das infecções por influenza, permitindo a introdução precoce de oseltamivir, o que resultou em menor frequência de pneumonia e outras complicações descritas nesses pacientes[61].

Quadro 6. Drogas antivirais com ação na influenza

Classe	Droga	Observação
Bloqueadores dos canais M2 do envelope viral	Rimantadina (Flumadine®) Amantadina (Symmetrel®)	Ação apenas para influenza A Induzem rápida resistência viral Podem causar resistência cruzada Em geral, não são recomendados para a influenza
Inibidores da neuraminidase	Oseltamivir (Tamiflu®) oral, 75 mg a cada 12 h, por 5 dias Zanamivir (Relenza®) inalatório, 10 mg, a cada 12 h, por 5 dias (pode desencadear broncoespasmo em asmáticos)	Ação para influenzas A e B Menor resistência viral

Rinovírus

Diversos medicamentos com ação antiviral têm sido estudados:

- Pirodavir: apresenta atividade antipicornavírus. Estudos clínicos mostram diminuição da eliminação viral e dos sintomas.
- Pleconaril: também tem sido avaliado no tratamento das infecções pelos rinovírus.
- Bloqueadores de receptores virais: bloqueiam a internalização do vírus.
- Anticorpo antirreceptor: diminui a frequência de infecções.
- ICAM-1 solúvel: o vírus liga-se à molécula solúvel e impede a adesão e a internalização.

Parainfluenza

No momento, não existem antivirais com eficácia comprovada para as infecções por vírus parainfluenza. Em pacientes transplantados de medula óssea, utiliza-se a ribavirina, um análogo nucleosídeo sintético com atividade antiviral *in vitro*, inclusive por via inalatória, mas com poucos relatos de eficácia *in vivo*. As alternativas incluem uso de imunoglobulina intravenosa associada ou não a ribavirina e imunoterapias (corticosteroides e imunomoduladores tópicos), porém outros estudos são necessários. Os antibióticos são utilizados somente quando existem complicações bacterianas (otite, sinusite e pneumonia secundária).

Outros vírus respiratórios

A evidência de benefício do uso de outros antivirais em outras viroses respiratórias é menos consistente e não há recomendações oficiais de uso. A ribavirina inalatória também tem sido utilizada nas infecções por metapneumovírus e SRA-CoV. Embora com ação *in vitro* contra o adenovírus, drogas como ribavirina, cidofovir, ganciclovir e vidarabina não estão oficialmente liberadas para uso no tratamento das infecções pelo adenovírus[56].

Considerações finais

Rinovírus

- A transmissão de rinovírus ocorre por aerossóis e por contato direto com secreções contaminadas.
- A doença tem um curso benigno, com duração média de 7 dias, e não necessita de antibioticoterapia.
- A presença de rinorreia mucopurulenta não é indicativa de sinusite e pode acompanhar febre e outros sinais compatíveis com sinusite.
- Antibióticos e antivirais não são recomendados para quadros não complicados.

Parainfluenza

- O vírus parainfluenza causa cerca de 30 a 40% das infecções respiratórias agudas em adultos e crianças.
- O vírus parainfluenza 1 é a principal causa de crupe em crianças, o tipo 2 está associado a um quadro mais leve de crupe, enquanto o tipo 3 está associado a pneumonia e bronquiolite.
- Em imunodeprimidos, pode causar pneumonia grave, complicações e maior mortalidade.
- Não existem antivirais com eficácia comprovada para as infecções por vírus parainfluenza.

Coronavírus

- A evolução clínica da doença é altamente variável, podendo causar desde sintomas leves até uma doença grave com insuficiência respiratória e morte.
- O sintoma mais comum nos doentes com SRA-CoV e do MERV-CoV é a febre (temperatura corporal superior a 38°C), associada a outros sintomas que incluem calafrios, cefaleia, mal-estar e mialgia, podendo também desenvolver tosse com expectoração, odinofagia, coriza, náuseas, vômitos e diarreia.
- O diagnóstico pode ser realizado por testes moleculares e detecção de anticorpos.
- Principais medidas com o objetivo de conter a disseminação da doença: utilização de máscara N-95 pelo paciente e pelos profissionais de saúde, que ainda devem utilizar gorros, luvas e aventais, e isolamento dos pacientes em quartos privativos com pressão negativa.

Influenza

- A influenza sazonal ou gripe é uma infecção do trato respiratório, autolimitada, podendo ser mais grave ou cursar com complicações em idosos, lactentes, imunodeprimidos e portadores de comorbidades.
- A manifestação de influenza aviária em humanos varia desde sintomas de gripe comum até insuficiência respiratória aguda grave, com complicações e alta mortalidade.
- A transmissão do vírus influenza A de aves para o homem ocorre por contato direto com aves infectadas ou superfícies contaminadas, com raros casos de infecção pessoa para pessoa.
- A transmissão do vírus influenza A de suínos para o homem ocorre por contato direto, e os casos de infecção de pessoa para pessoa constituíram a última pandemia por influenza em 2009.
- A pandemia de influenza é decorrente de mutações na estrutura antigênica do vírus ou recombinações entre vírus humano e aviário, que infecta a população suscetível.

Referências bibliográficas

1. Jain S, Williams DJ, Arnold SR, Ampofo K, Bramley AM, Reed C et al. Community-acquired pneumonia requiring hospitalization among U.S. children. N Engl J Med. 2015;372:835-45.
2. Souza LS, Ramos EA, Carvalho FM, Guedes VM, Souza LS, Rocha CM et al. Viral respiratory infections in young children attending day care in urban Northeast Brazil. Pediatr Pulmonol. 2003;35:184-91.
3. Straliotto SM, Siqueira MM, Machado V, Maia TM. Respiratory viruses in the pediatric intensive care unit: prevalence and clinical aspects. Mem Inst Oswaldo Cruz. 2004;99:883-7.
4. Diniz EM, Vieira RA, Ceccon ME, Ishida MA, Vaz FA. Incidence of respiratory viruses in preterm infants submitted to mechanical ventilation. Rev Inst Med Trop São Paulo. 2005;47:37-44.
5. Kim JE, Kim UJ, Kim HK, Cho SK, An JH, Kang SJ et al. Predictors of viral pneumonia in patients with community-acquired pneumonia. PLOS One. 2014;9(12):114710.
6. Pitkaranta A, Hayden FG. Rinoviruses: important respiratory pathogens. Ann Med. 1998;30(6):529-37.
7. Choi SH, Hong SB, Ko GB, Lee Y, Park HJ, Park SY et al. Viral infection in patients with severe pneumonia requiring intensive care unit admission. Am J Respir Crit Care Med. 2012;186(4):325-32.
8. Gern JE, Joseph B, Galagan DM, Borcherding WR, Dick EC. Rinovirus inhibits antigen-specific T cell proliferation through an intercellular adhesion molecule-1-dependent mechanism. J Infect Dis. 1996;174(6):1143-50.
9. Turner RB. New considerations in the treatment and prevention of rinovirus infections. Pediatr Ann. 2005;34(1):53-7.
10. Jacques J, Bouscambert-Duchamp M, Moret H, Carquin J, Brodard V, Lina B et al. Association of respiratory picornaviruses with acute bronchiolitis in French infants. J Clin Virolol. 2006;35:463-6.
11. Portes A, da Silva EE, Siqueira MM, de Filippis AM, Krawczuck M, Nascimento JP. Enteroviruses isolated from patients with acute respiratory infections during seven years in Rio de Janeiro (1985-1991). Rev Inst Med Trop São Paulo. 1998;40:337-42.
12. Denny FW Jr. The clinical impact of human respiratory virus infections. Am J Respir Crit Care Med. 1995;152(4Pt2):S4-12.
13. Denny FW, Clyde Jr. WA. Acute lower respiratory tract infections in nonhospitalized children. J Pediatr. 1986;108:635-46.
14. Heilman CA. From the National Institute of Allergy and Infectious Diseases and the World Health Organization. Respiratory syncytial and parainfluenza viruses. J Infect Dis. 1990;161:402-6.
15. Moscona A. Interaction of human parainfluenza virus type 3 with the host cell surface. Pediatr Infect Dis J. 1997;16:917-24.
16. Castleman WL, Brundage-Anguish LJ, Kreitzer L, Neuenschwander SB. Pathogenesis of bronchiolitis and pneumonia induced in neonatal and weanling rats by parainfluenza (Sendai) virus. Am J Pathol. 1987;129:277-86.
17. Ogra PL. Respiratory syncytial virus: the virus, the disease and the immune response. Paediatr Respir Rev. 2004;5(Suppl A):S119-26.
18. Smyth R, Openshaw PJM. Bronchiolitis. Lancet. 2006;368:312-22.
19. Falsey AR, Walsh EE. Respiratory syncytial virus infection in elderly adults. Drugs Aging. 2005;22(7): 577-87.
20. Falsey AR, Walsh EE. Viral pneumoniae in older adults. Clin Infect Dis. 2006;42:518-24.
21. Lindemans CA, Leen AM, Boelens JJ. How I treat Adenovirus in hematopoietic stem cell transplant recipients. Blood. 2010;116(25):5476-85.
22. Van den Hoogen BG, de Jong JC, Groen J, Kuiken T, Groot R, Fouchier RA et al. A newly discovered human pneumovirus isolated from young children with respiratory tract disease. Nat Med. 2001;7:719-24.
23. Drosten C, Günther S, Preiser W, van der Werf S, Brodt HR, Becker S et al. Identification of a novel coronavirus in patients with severe acute respiratory syndrome. N Engl J Med. 2003;348:1967-76.
24. Al-Tawfiq JA, Zumla A, Gautret P, Gray GC, Hui DS, Al-Rabeeah AA et al. Surveillance for emerging respiratory viruses. Lancet Infect Dis. 2014;14:992-1000.
25. Holmes KV, Enjuanes L. The SARS coronavirus: a postgenomic era. Science. 2003;300:1377-88.
26. McIntosh K. Coronaviruses. In: Mandell GL, Bennett JE, Dolin R (eds.). Mandell, Douglas, and Bennett's Principles and practice of infectious diseases. 5.ed. Philadelphia: Churchill Livingstone, 2000.
27. Marra MA, Jones SJM, Astell CR, Holt RA, Brooks-Wilson A, Butterfield YS et al. The genome sequence of the SARS associated coronavirus. Science. 2003;300:1399-404.
28. Ksiazek TG, Erdman D, Goldsmith CS, Zaki SR, Peret T, Emery S et al. A novel coronavirus associated with severe acute respiratory syndrome. New Eng J Med. 2003;348:1953-66.
29. World Health Organization (WHO). MERSV-CoV: Summary of current situation, literature update and risk assement. Disponível em: www.who.int.
30. Centers for Disease Control and Prevention (CDC). Update: outbreak of severe acute respiratory syndrome - Worldwide, 2003. MMWR. 2003;52:241-8.
31. World Health Organization (WHO), WER 20/2003. SARS Outbreak in the Philippines. Weekly Epidemiol Rec. 2003;78:189-92.
32. World Health Organization (WHO). Guidelines for the global surveillance of severe acute respiratory syndrome (SARS). Updated recommendations – October, 2004.
33. Brasil. Ministério da Saúde. Material didático em CD-ROM: influenza humana e influenza aviária. Secretaria de Gestão do Trabalho e da Educação na Saúde. Secretaria de vigilância em saúde. Brasília: Ministério da Saúde, 2006. Disponível em: www.saude.gov.br/svs.
34. Belshe RB. The origins of pandemic influenza: lessons from the 1918 virus. N Engl J Med. 2005;353(21):2209-11.
35. De Jong MD, Tran TH. Review: Avian influenza A (H5N1). J Clin Virol. 2006;35:2-13.
36. World Health Organization (WHO). Avian influenza – situation in Indonesia – update 14. Disponível em: www.who.int/csr/don/2006_05_23/en/index.html. Acessado em: 18/1/2007.
37. World Health Organization (WHO). Cumulative number of confirmed human cases of avian influenza A/(H5N1) reported to WHO 19/6/2008. Disponível em: www.who.int/csr/disease/avian_influenza/country/cases_table_2008_06_19/en/index.html. Acessado em: 27/8/2008.
38. Treanor J. Influenza vaccine – Outmaneuvering antigenic shift and drift. N Engl J Med. 2004;350(3):218-20.
39. Rumyantsev SN. Genetic immunity and influenza pandemics. FEMS Immunol Med Microbiol. 2006;48:1-10.
40. De Jong MD, Bach VC, Phan TQ, Vo MH, Tran TT, Nguyen BH et al. Fatal avian influenza A (H5N1) in a child presenting with diarrhea followed by coma. N Engl J Med. 2005;352:686-91.
41. Yuen KY, Chan PK, Peiris M, Tsang DN, Que TL, Shortridge KF et al. Clinical features and rapid viral diagnosis of human disease associated with avian influenza A H5N1 virus. Lancet. 1998;351:467-71.
42. The Writing Committee of the World Health Organization (WHO). Consultation on human influenza A/H5. Current concepts: Avian influenza A (H5N1) infection in humans. N Engl J Med. 2005;353(13):1374-85.
43. Stohr K. The global agenda on influenza surveillance and control. Vaccine. 2003;21:1744-8.
44. Williams JV, Harris PA, Tollefson SJ, Halburnt-Rush LL, Pingsterhaus JM, Edwards KM et al. Human metapneumovirus and lower respiratory tract disease in otherwise healthy infants and children. N Engl J Med. 2004;350:443-50.
45. Mullins JA, Erdman DD, Weinberg GA, Edwards K, Hall CB, Walker FJ et al. Human metapneumovirus infection among children hospitalized with acute respiratory illness. Emerg Infect Dis. 2004;10:700-5.
46. Boivin G, Abed Y, Pelletier G, Ruel L, Moisan D, Côté S et al. Virological features and clinical manifestations associated with human metapneumovirus: a new paramyxovirus responsible for acute respiratory-tract infections in all age groups. J Infect Dis. 2002;186:1330-4.
47. Pelletier G, Dery P, Abed Y, Boivin G. Respiratory tract reinfection by the new human metapneumovirus in an immunocompromised child. Emerg Infect Dis. 2002;8:976-8.
48. Falsey AR, Erdman D, Anderson LJ, Walsh EE. Human metapneumovirus infections in young and elderly adults. J Infect Dis. 2003;187:785-90.
49. Martino R, Porras RP, Rabella N, Williams JV, Ramila E, Margall N et al. Prospective study of the incidence, clinical features, and outcome of symptomatic upper and lower respiratory tract infections by respiratory viruses in adult recipients of hematopoietic stem cell transplants for hematologic malignancies. Biol Blood Marrow Transplant. 2005;11:781-96.
50. Kumar D, Erdman D, Keshavjee S, Peret T, Tellier R, Hadjiliadis D et al. Clinical impact of community-acquired respiratory viruses on bronchiolitis obliterans after lung transplant. Am J Transpl. 2005;5:2031-6.
51. Macfarlane P, Denham J, Assous J, Hughes C. RSV testing in bronchiolitis: which nasal sampling method is best? Arch Dis Child. 2005;90:634-5.
52. Petric M, Comanor L, Petti CA. Role of the laboratory in diagnosis of influenza during seasonal epidemics and potential pandemics. J Infect Dis. 2006;194(Suppl 2):S98-110.
53. Shetty AK, Treynor E, Hill DW, Gutierrez KM, Warford A, Baron EJ. Comparison of conventional viral cultures with direct fluorescent antibody stains for diagnosis of community-acquired respiratory virus infections in hospitalized children. Pediatr Infect Dis J. 2003;22:789-94.
54. Freymuth F, Vabret A, Cuvillon-Nimal D, Simon S, Dina J, Legrand L et al. Comparison of multiplex PCR assays and conventional techniques for the diagnostic of respiratory virus infections in children admitted to hospital with an acute respiratory illness. J Med Virol. 2006;78:1498-504.
55. Kuypers J, Wright N, Ferrenberg J, Huang ML, Cent A, Corey L et al. Comparison of real-time PCR assays with fluorescent-antibody assays for diagnosis of respiratory virus infections in children. J Clin Microbiol. 2006;44:2382-8.
56. Domachowske JB, Rosenberg HF. Respiratory syncytial virus infection: immune response, immunopathogenesis, and treatment. Clin Microbiol ver. 1999,12:298-309.
57. Harper SA, Fukuda K, Uyeki TM, Cox NJ, Bridges CB. Prevention and control of influenza. Recommendations of the Advisory Committee on Immunization Practices (ACIP). MMWR Moeb Mortal Wkly Rep. 2005;54(RR08):1-40.
58. Machado CM, Cardoso MR, da Rocha IF, Boas LS, Dulley FL, Pannuti CS. The benefit of influenza vaccination after bone marrow transplantation. Bone Marrow Transplant. 2005;36:897-900.
59. Whitley RJ, Monto AS. Prevention and treatment of influenza in high-risk groups: children, pregnant women, immunocompromised hosts and nursing home residents. J Infect Dis. 2006;194:S133-8.
60. Machado CM, Boas LS, Mendes AV, da Rocha IF, Sturaro D, Dulley FL et al. Use of oseltamivir to control influenza complications after bone marrow transplantation. Bone Marrow Transplant. 2004;34:111-4.
61. Ison MG. Adenovirus infections in transplant recipients. Clin Infect Dis. 2006;43:331-9.

Índice Remissivo

E